# Springer

*Berlin*
*Heidelberg*
*New York*
*Barcelona*
*Budapest*
*Hongkong*
*London*
*Mailand*
*Paris*
*Santa Clara*
*Singapur*
*Tokio*

H.-J. Schmoll  K. Höffken  K. Possinger  (Hrsg.)

# Kompendium
# Internistische Onkologie

**Teil 2:** Therapie von Leukämien, Lymphomen, soliden Tumoren
Spezielle Therapiemodalitäten · Regionale Chemotherapie · Notfälle

Zweite, völlig neu bearbeitete Auflage

Unter Mitarbeit von P. Schöffski

Mit Beiträgen von

Arnold R. Aulitzky W. E. Bamberg M. Berthold F. Bokemeyer C. Borghardt E. J.
Boyle P. Brittinger G. Bruaset I. Büchner T. Bülzebruck H. Budach V. Burg G.
Calaminus G. Cerny T. Creutzig U. Deicher H. de Mulder P. H. M. Deppermann K.-M.
Diehl V. Dommann S. Dralle H. Drings P. du Bois A. Dummer R. Dunst J.
Eigler F. W. Emmerich B. Engelhard M. Feller A. C. Freund M. Fricke H.-J. Gadner H.
Garbe C. Gebel M. Göbel U. Gründel O. Gutjahr P. Haas R.-J. Harstrick A.
Hartlapp J.-H. Havemann K. Havers W. Heermann R. Herr H. W. Herrmann R.
Hiddemann W. Hiller E. Hoelzer D. Höffken K. Hoffmann W. Hohenberger W.
Höltl H. Huber C. Hübner G. Huhn D. Illiger H.-J. Issels R. D. Issing P. R. Jungi W. F.
Jürgens H. Kaanders J. H. A. M. Kath R. Kleeberg U. R. Klempnauer J. Koch P.
Köhne C.-H. Kornacker M. Kortmann R.-D. Kotz R. Krauseneck P. Kreuser E. D.
Krysa S. Kühl J. Kunert C. Lechner K. Lenarz T. Lorenz M. Ludwig H.
Marres H. A. M. Meerpohl H. G. Meusers P. Meyer H.-J. Mitrou P. S. Niederle N.
Pape H. Paulussen M. Peschel C. Pflüger K.-H. Pfreundschuh M. Pop L. A. M.
Possinger K. Pötter R. Pralle H. Preiß J. Raue F. Reiners C. Reiter A. Richter W.
Riehm H. Sack H. Schalhorn A. Schellong G. Schirren J. Schlag P.M. Schlappack O.
Schlichter A. Schmoll E. Schmoll H.-J. Schneider P. Schöber C. Schöffski P.
Schönermark M. Schrappe M. Schrappe M. Schuppert F. T. Schwarzinger I. Stahl M.
Steinau H.-U. Steinke B. Strumberg D. Stuschke M. Theml H. Trainer C. Trainer S.
Treuner J. Vogt-Moykopf I. Weidmann B. Wildfang I. Wilke H. Winkler K.
Wolf M. Wolff J. E. A.

Mit 109 Abbildungen und 248 Tabellen

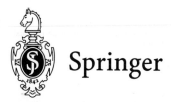 Springer

*Prof. Dr. med. Hans-Joachim Schmoll*
Direktor der Klinik und Poliklinik, Innere Medizin IV
Abteilung Hämatologie/Onkologie
Martin-Luther-Universität Halle-Wittenberg
Ernst-Grube-Straße 40, 06120 Halle/Saale

*Prof. Dr. med. Klaus Höffken*
Direktor der Klinik und Poliklinik für Innere Medizin II
Klinikum der Friedrich-Schiller-Universität Jena
Erlanger Allee 101, 07740 Jena

*Prof. Dr. med. Kurt Possinger*
Direktor der Medizinischen Klinik II
Schwerpunkt Onkologie und Hämatologie
Humboldt-Universität, Universitätsklinikum Charité
Schumannstraße 20/21, 10117 Berlin

*Dr. med. Patrick Schöffski, M.S.P.*
Abteilung Hämatologie/Onkologie
Medizinische Hochschule Hannover
Konstanty-Gutschow-Straße 8, 30625 Hannover

ISBN 3-540-60830-3 Springer-Verlag Berlin Heidelberg New York

Die Deutsche Bibliothek – CIP-Einheitsaufnahme
Kompendium Internistische Onkologie – Teil 2 / H.-J. Schmoll ... (Hrsg.). Unter Mitarb. von P. Schöffski.
2., völlig neu bearbeitete Auflage. – Berlin; Heidelberg; New York; Barcelona; Budapest; Hongkong;
London; Mailand; Paris; Santa Clara; Singapur; Tokio: Springer, 1997
    ISBN 3-540-60830-3
NE: Schmoll, Hans-Joachim [Hrsg.]; Schöffski, Patrick [Mitarbeiter]

Datenkonvertierung und Satz: Elsner & Behrens GdbR, Oftersheim
SPIN 10530332        19/3133-5 4 3 2 1 0 – Gedruckt auf säurefreiem Papier

Für unsere Patienten

# Inhaltsverzeichnis

**Tumoren im Kopf-Hals-Bereich**

**Tumoren des Thorax und des Mediastinums**

**Solide Tumoren im Kindesalter**

**Spezielle Therapiemodalitäten**

**Notfallindikationen in der Onkologie**

## Bewertungskriterien der Tumortherapie

# Autorenverzeichnis

Arnold, R., Prof. Dr. med.
Abt. Innere Medizin,
Schwerpunkt Verdauungs- und
Stoffwechselkrankheiten,
Klinikum der Philipps-Universität
Baldingerstr., D-35033 Marburg

Aulitzky, W.E., Priv.-Doz. Dr. med.
Abt. Hämatologie,
Robert-Bosch-Krankenhaus,
Auerbachstr. 100, 70376 Stuttgart

Bamberg, M., Prof. Dr. med.
Klinik für Strahlentherapie,
Radiologische Universitätsklinik,
Hoppe-Seyler-Str. 3,
D-72076 Tübingen

Berthold, F., Prof. Dr. med.
Pädiatrische Onkologie und
Hämatologie, Klinik für Kinder-
heilkunde, Universitätsklinik,
Joseph-Stelzmann-Str. 9,
D-50924 Köln

Priv.-Doz. Bokemeyer, C., Dr. med.
Abt. Innere Medizin II,
Hämatologie und Onkologie,
Universitätsklinikum Tübingen,
Otfried-Müller-Str. 10,
D-72076 Tübingen

Borghardt, E.J., Dr. med.
Deister-Süntel-Kliniken,
Deisterallee 36–38,
D-31848 Bad Münder

Boyle, P., Prof.
Divisione di Epidemiologia
e Biostatistica,
Istituto Europeo di Oncologia,
Via Ripamonti 435, I-20141 Milano

Brittinger, G., Prof. Dr. med.
Abt. Hämatologie, Zentrum Innere
Medizin, Medizinische Klinik und
Poliklinik, Universität –
Gesamthochschule,
Hufelandstr. 55, D-45122 Essen

Bruaset, I., Dr. med.
Mund- und Kieferchirurgie,
University Hospital Nijmegen,
Geert Grooteplein 8,
NL-6500 HB Nijmegen

Büchner, T., Prof. Dr. med.
Medizinische Universitätsklinik
und Poliklinik,
Albert-Schweitzer-Str. 33,
D-48129 Münster

Bülzebruck, M., Dr. med.
Thoraxklinik Heidelberg-Rohrbach
der LVA Baden,
Amalienstr. 5, D-69126 Heidelberg

Budach, V., Prof. Dr. med.
Klinik und Poliklinik
für Strahlentherapie,
Universitätsklinikum Charité,
Schumannstr. 20/21, D-10117 Berlin

Burg, G., Prof. Dr. med.
Dermatologische Klinik,
Universitätsspital,
Gloriastr. 31, CH-8091 Zürich

Calaminus, G., Dr. med.
Klinik für Pädiatrische Hämatologie
und Onkologie,
Heinrich-Heine-Universität,
Moorenstr. 5, D-40225 Düsseldorf

Cerny, T., Prof. Dr. med.
Institut für Medizinische Onkologie,
Inselspital, Universität Bern,
Freiburgstr., CH-3010 Bern

Creutzig, U., Priv.-Doz. Dr. med.
Hämatologie/Onkologie, Klinik und
Poliklinik für Kinderheilkunde,
Westfälische Wilhelms-Universität,
Albert-Schweitzer-Str. 33,
D-48129 Münster

Deicher, H., Prof. Dr. med.
Abt. Immunologie und
Transfusionsmedizin,
Medizinische Hochschule Hannover,
Konstanty-Gutschow-Str. 8,
D-30625 Hannover

de Mulder, P. H. M., Prof.
Department of Internal Medicine,
Division of Medical Oncology,
University Hospital Nijmegen,
Geert Grooteplein 8,
NL-6500 HB Nijmegen

Deppermann, K.-M., Dr. med.
Abt. Innere Medizin mit Schwerpunkt
Kardiologie und Pulmologie, Univer-
sitätsklinikum Benjamin Franklin der
Freien Universität,
Hindenburgdamm 30, D-12200 Berlin

Diehl, V., Prof. Dr. med.
Medizinische Klinik I,
Universitätsklinik,
Josef-Stelzmann-Str. 9, D-50924 Köln

Dommann, S., Dr. med.
Dorfstr. 94, CH-8706 Meilen

Dralle, H., Prof. Dr. med.
Klinik für Allgemeinchirurgie,
Martin-Luther-Universität,
Ernst-Grube-Str. 40,
D-06120 Halle/Saale

Drings, P., Prof. Dr. med.
Innere Medizin - Onkologie,
Thoraxklinik Heidelberg-Rohrbach,
Amalienstr. 5, D-69126 Heidelberg

du Bois, A., Dr. med.
Frauenklinik mit
Hebammenlehranstalt,
St.-Vincentius-Krankenhäuser,
Südendstr. 32, D-76137 Karlsruhe

Dummer, R., Priv.-Doz. Dr. med.
Dermatologische Klinik,
Universitätsspital,
Gloriastr. 31, CH-8091 Zürich

Dunst, J., Prof. Dr. med.
Klinik für Strahlentherapie,
Martin-Luther-Universität,
Voßstr. 1, D-06097 Halle/Saale

Eigler, F. W., Prof. Dr. med.
Klinik für Allgemeine Chirurgie,
Universitätsklinikum,
Hufelandstr. 55, D-45122 Essen

Emmerich, B., Prof. Dr. med.
Abt. Hämatologie und Onkologie
der Medizinischen Klinik,
Klinikum Innenstadt der Ludwig-
Maximilian-Universität,
Ziemssenstr. 1, D-80336 München

Engelhard, M., Dr. med.
Abt. Hämatologie,
Medizinische Klinik,
Universitätsklinikum,
Hufelandstr. 55, D-45122 Essen

Feller, A.C., Prof. Dr. med.
Institut für Pathologie,
Medizinische Universität,
Ratzeburger Allee 160,
D-23538 Lübeck

Freund, M., Prof. Dr. med.
Abt. Hämatologie/Onkologie,
Klinik und Poliklinik für Innere
Medizinische Universitätsklinik,
Ernst-Heydemann-Str. 6,
D-18057 Rostock

Fricke, H.-J., Priv.-Doz. Dr. med.
Klinik für Innere Medizin II,
Klinikum der Friedrich-Schiller-
Universität,
Erlanger Allee 101, D-07740 Jena

Gadner, H., Prof. Dr.
St.-Anna-Kinderspital,
Universitätsklinik Wien,
Kinderspitalgasse 6, A-1090 Wien

Garbe, C., Prof. Dr. med.
Universitäts-Hautklinik
und Poliklinik,
Klinikum Benjamin Franklin
der Freien Universität,
Hindenburgdamm 30, D-12200 Berlin

Gebel, M., Prof. Dr. med.
Abt. Gastroenterologie
und Hepatologie,
Medizinische Hochschule Hannover,
Konstanty-Gutschow-Str. 8,
D-30625 Hannover

Göbel, U., Prof. Dr. med.
Klinik für Pädiatrische Hämatologie
und Onkologie, Zentrum für
Kinderheilkunde, Heinrich-Heine-
Universität,
Moorenstr. 5, D-40225 Düsseldorf

Gründel, O.
Hämatologie/Onkologie,
Medizinische Hochschule Hannover,
Konstanty-Gutschow-Str. 8,
D-30625 Hannover

Gutjahr, P., Prof. Dr. med.
Hämatologie und Onkologie,
Universitätskinderklinik,
Langenbeckstr. 1, D-55101 Mainz

Haas, R.-J., Prof. Dr. med.
Abt. Hämatologie und Onkologie,
Universitäts-Kinderklinik,
Lindwurmstr. 4, D-80337 München

Harstrick, A., Dr. med.
Innere Klinik und Poliklinik,
Universitätsklinik,
Hufelandstr. 55, D-45122 Essen

Hartlapp, J.-H., Prof. Dr. med.
Klinik für Onkologie, Hämatologie
und Immunologie,
Städtische Kliniken,
Am Finkenhügel 1,
D-49076 Osnabrück

Havemann, K., Prof. Dr. med.
Abteilung Hämatologie, Onkologie
und Immunologie,
Zentrum für Innere Medizin,
Philippsuniversität,
Baldingerstr., D-35043 Marburg

Havers, W., Prof. Dr. med.
Abt. Pädiatrische Hämatologie
und Onkologie,
Universitätskinderklinik,
Hufelandstr. 55, D-45122 Essen

Heermann, R., Dr. med.
Hals-Nasen-Ohrenklinik,
Medizinische Hochschule Hannover,
Konstanty-Gutschow-Str. 8,
D-30625 Hannover

Herr, H. W., M.D
Urology Service,
Memorial Sloan-Kettering
Cancer Center,
1025 York Avenue,
New York (NY), USA

Herrmann, R., Prof. Dr. med.
Abteilung für Onkologie,
Departement für Innere Medizin,
Kantonspital Basel,
Petersgraben, CH-4031 Basel

Hiddemann, W., Prof. Dr. med.
Abt. Hämatologie/Onkologie,
Georg-August-Unversität,
Robert-Koch-Str. 40,
D-37075 Göttingen

Hiller, E., Prof. Dr. med.
Medizinische Klinik und Poliklinik III,
Klinikum Großhadern,
Ludwig-Maximilians-Universität,
Marchioninstr. 15, D-81377 München

Hoelzer, D., Prof. Dr. med.
Abt. Hämatologie, Zentrum Innere
Medizin, Johann-Wolfgang-Goethe-
Universität,
Theodor-Stern-Kai 7,
D-60590 Frankfurt am Main

Höffken, K., Prof. Dr. med.
Klinik für Innere Medizin II,
Klinikum der Friedrich-Schiller-
Universität,
Erlanger Allee 101, D-07740 Jena

Hoffmann, W., Dr. med.
Klinik für Strahlentherapie,
Radiologische Universitätsklinik,
Hoppe-Seyler-Str. 3, D-72076 Tübingen

Hohenberger, W., Prof. Dr. med.
Klinik und Poliklinik für Chirurgie,
Universitätsklinik,
Franz-Josef-Strauß-Allee 11,
D-93042 Regensburg

Höltl, H., Priv.-Doz. Dr. med.
Urologische Abteilung,
Kaiser-Franz-Joseph-Spital,
Kundratstr. 3, A-1100 Wien

Huber, C., Prof. Dr. med.
Hämatologie/Onkologie,
III. Medizinische Klinik,
Universitätsklinik,
Langenbeckstr. 1, D-55101 Mainz

Hübner, G., Dr. med.
Abt. Hämatologie/Onkologie,
Medizinische Hochschule Hannover,
Konstanty-Gutschow-Str. 8,
D-30625 Hannover

Huhn, D., Prof. Dr. med.
Medizinische Klinik und Poliklinik,
Universitätsklinikum Rudolf-Virchow,
Spandauer Damm 130,
D-14050 Berlin

Illiger, H.-J., Prof. Dr. med.
Klinik für Innere Medizin II,
Städtische Kliniken,
Dr.-Eden-Str. 10, D-26133 Oldenburg

Issels, R. D., Priv.-Doz. Dr. med.
Dipl.-Biochem.
Medizinische Klinik III,
Klinikum Großhadern,
Ludwig-Maximilians-Universität,
Marchioninstr. 15, D-81377 München

Issing, P. R., Dr. med.
Hals-Nasen-Ohrenklinik,
Medizinische Hochschule Hannover,
Konstanty-Gutschow-Str. 8,
D-30625 Hannover

Jungi, W. F., Dr. med.
Kantonsarzt,
Gesundheitsdepartement,
Moosbruggstr. 11,
CH-9001 St. Gallen

Jürgens, H., Prof. Dr. med.
Pädiatrische Onkologie/Hämatologie,
Universitätskinderklinik,
Albert-Schweitzer-Str. 33,
D-48149 Münster

Kaanders, J. H. A. M., Dr. med.
Institute of Radiotherapy,
University Hospital Nijmegen,
Geert Grooteplein 32,
NL-6500 HB Nijmegen

Kath, R., Priv.-Doz, Dr. med.
Innere Medizin II, Klinik für Innere
Medizin, Klinikum der Friedrich-
Schiller-Universität,
Erlanger Allee 101, D-07740 Jena

Kleeberg, U. R., Prof. Dr. med.
Hämatologisch-onkologische Praxis
Altona,
Max-Brauer-Allee 52,
D-22765 Hamburg

Klempnauer, J., Prof. Dr. med.
Ruhruniversität,
Knappschaftskrankenhaus,
In der Schornau 23–25,
D-44892 Bochum

Koch, P., Dr. med.
Medizinische Klinik und Poliklinik,
Westfälische Wilhelms-Universität,
Albert-Schweitzer-Str. 33,
D-48129 Münster

Köhne, C.-H., Dr. med.
Virchow-Klinikum, Humboldt-
Universität, Robert-Rössle-Klinik,
Lindenberger Weg 80, D-13122 Berlin

Kornacker, M., Dr. med.
Medizinische Klinik I,
Universitätsklinik
Josef-Stelzmann-Str. 9,
D-50924 Köln

Kortmann, R.-D., Dr. med.
Strahlentherapie, Radiologische
Universitätsklinik,
Hoppe-Seyler-Str. 3,
D-72076 Tübingen

Kotz, R., Prof. Dr. med.
Universitätsklinik für Orthopädie,
Allgemeines Krankenhaus der Stadt
Wien,
Währinger Gürtel 18, A-1090 Wien

Krauseneck, P., Prof. Dr. med.
Dipl.-Psych.
Klinik für Neurologie,
Nervenklinik Bamberg,
St. Getreu-Str. 1418,
D-96049 Bamberg

Kreuser, E. D., Prof. Dr. med.
Abt. Innere Medizin mit Schwerpunkt
Hämatologie und Onkologie,
Universitätsklinikum Benjamin
Franklin der Freien Universität,
Hindenburgdamm 30, D-12200 Berlin

Krysa, S., Dr. med.
Chirurgische Abt., Thoraxklinik
Heidelberg-Rohrbach der LVA Baden,
Amalienstr. 5, D-69126 Heidelberg

Kühl, J., Priv.-Doz. Dr. med.
Kinderonkologie, Kinderklinik
der Universität,
Josef-Schneider-Str. 2,
D-97080 Würzburg

Kunert, C., Dr. rer. nat.
Klinik für Innere Medizin II,
Klinikum der Friedrich-Schiller-
Universität,
Erlanger Allee 101, D-07740 Jena

Lechner, K., Prof. Dr. med.
Abt. Hämatologie/Hämostaseologie,
Innere Medizin I,
Universitätsklinik Wien,
Währinger Gürtel 18-20, A-1090 Wien

Lenarz, T., Prof. Dr. med.
Hals-Nasen-Ohrenklinik,
Medizinische Hochschule Hannover,
Konstanty-Gutschow-Str. 8,
D-30625 Hannover

Lorenz, M., Priv.-Doz. Dr. med.
Klinik für Allgemeinchirurgie der
Johann-Wolfgang-Goethe-Universität,
Theodor-Stern-Kai 7,
D-60590 Frankfurt

Ludwig, H., Prof. Dr. med.
I. Medizinische Abt. mit Onkologie,
Wilhelminenspital,
Montleartstr. 37, A-1171 Wien

Marres, H. A. M., Dr. med.
Department Hed and Neck,
University Hospital Nijmegen,
Geert Groteplein, NL-6500 Nijmegen

Meerpohl, H. G., Prof. Dr. med.
Frauenklinik mit
Hebammenlehranstalt,
St.-Vincentius-Krankenhäuser,
Südendstr. 32, D-76137 Karlsruhe

Meusers, P., Prof. Dr. med.
Abt. Hämatologie im Zentrum Innere
Medizin, Universitätsklinikum
Hufelandstr. 55, D-45122 Essen

Meyer, H.-J., Prof. Dr. med.
Abdominal- und
Transplantationschirurgie,
Medizinische Hochschule Hannover,
Konstanty-Gutschow-Str. 8,
D-30625 Hannover

Mitrou, P.S., Prof. Dr. med.
Abt. Hämatologie, Zentrum der
Inneren Medizin der Universität,
Theodor-Stern-Kai 7,
D-69590 Frankfurt am Main

Niederle, N., Prof. Dr. med.
Medizinische Klinik 3 (Onkologie,
Hämatologie, Immunologie),
Klinikum Leverkusen,
Dhünnberg 60, D-51375 Leverkusen

Pape H., Dr. med.
Klinik und Poliklinik für Strahlenthe-
rapie und Radiologische Onkologie,
Heinrich-Heine-Universität Düsseldorf,
Moorenstr. 5, D-40225 Düsseldorf

Paulussen M., Dr. med.
Klinik für Pädiatrische
Hämatologie/Onkologie,
Westfälische Wilhelms-Universität,
Albert-Schweitzer-Str. 33,
D-48129 Münster

Peschel, C., Priv.-Doz. Dr.
Hämatologie, III. Medizinische
Klinik, Universitätsklinik,
Langenbeckstr. 1, D-55101 Mainz

Pflüger, K.-H., Prof. Dr. med.
Abt. Hämatologie und Onkologie,
Medizinische Klinik,
Ev. Diakonissenanstalt,
Gröpelinger Heerstr. 406/408,
D-28239 Bremen

Pfreundschuh, M., Prof. Dr. med.
Medizinische Klinik und Poliklinik,
Universität des Saarlandes,
Postfach, D-66421 Homburg/Saar

Pop, L. A. M., Dr. med.
Institute of Radiotherapy,
University Hospital Nijmegen,
Geert Grooteplein 32,
NL-6500 Nijmegen

Possinger, K., Prof. Dr. med.
Medizinische Klinik und Poliklinik II,
Universitätsklinikum Charité,
Humboldt-Universität,
Schumannstr. 20/21, D-10117 Berlin

Pötter, R., Univ. Prof. Dr. med.
Klinik für Strahlentherapie und
Strahlenbiologie, Universität Wien,
Währinger Gürtel 18-20, A-1090 Wien

Pralle, H., Prof. Dr. med.
Klinik für Innere Medizin IV,
Hämatologie, Justus-Liebig-Universität,
Klinikstr. 36, D-35385 Gießen

Preiß, J., Prof. Dr. med.
Klinik für Onkologie/Immunologie,
Caritasklinik St. Theresia,
Rheinstr. 2, D-66113 Saarbrücken

Raue, F., Prof. Dr. med.
Abt. Innere Medizin I
Endokrinologie, Medizinische
Universitätsklinik,
Bergheimerstr. 58,
D-69115 Heidelberg

Reiners, C., Prof. Dr. med.
Klinik und Poliklinik für Nuklear-
medizin, Universitätsklinikum,
Joseph-Schneider-Str. 2,
D-97080 Würzburg

Reiter, A., Dr. med.
Pädiatrische Hämatologie und
Onkologie, Kinderheilkunde IV,
Medizinische Hochschule Hannover,
Konstanty-Gutschow-Str. 8,
D-30625 Hannover

Richter, W., Dr. med.
Thoraxchirurgie, Thoraxklinik
Heidelberg-Rohrbach der LVA Baden,
Amalienstr. 5, D-69126 Heidelberg

Riehm, H., Prof. Dr. med. Dr. h.c.
Pädiatrische Hämatologie und
Onkologie, Kinderheilkunde IV,
Medizinische Hochschule Hannover,
Konstanty-Gutschow-Str. 8,
D-30625 Hannover

Sack, H., Prof. Dr. med.
Strahlenklinik, Universitätsklinikum,
Hufelandstr. 55, D-45122 Essen

Schalhorn, A., Prof. Dr. med.
Medizinische Klinik III,
Klinikum Großhadern der Ludwig-
Maximilian-Universität,
Marchioninistr. 15, D-81377 München

Schellong, G., Prof. Dr. med.
Abt. Hämatologie und Onkologie,
Universitäts-Kinderklinik,
Albert-Schweitzer-Str. 33,
D-48129 Münster

Schirren, J., Dr. med.
Thoraxklinik der LVA Baden,
Heidelberg-Rohrbach,
Amalienstr. 5, D-69126 Heidelberg

Schlag, P.M., Prof. Dr. med.
Chirurgie und Chirurgische
Onkologie, Robert-Rössle-Klinik,
Universitätsklinikum Rudolf-Virchow,
Lindenberger Weg 80, D-13122 Berlin

Schlappack, O., Dr. med.
Klinik für Strahlentherapie,
Allgemeines Krankenhaus
der Stadt Wien,
Währinger Gürtel 18–20,
A-1090 Wien

Schlichter A., OA Dr. med.
Klinik und Poliklinik für Urologie,
Klinikum der Friedrich-Schiller-
Universität,
Lessingstr. 1, D-07740 Jena

Schmoll, E.,
Abt. Hämatologie/Onkologie,
Medizinische Hochschule,
Konstanty-Gutschow-Str. 8,
D-30625 Hannover

Schmoll, H.-J., Prof. Dr. med.
Klinik für Hämatologie/Onkologie,
Martin-Luther-Unversität
Halle-Wittenberg,
Ernst-Grube-Str. 40,
D-06120 Halle/Saale

Schneider, P., Dr. med.
Chirurgische Abt., Thoraxklinik der
LVA Baden, Heidelberg-Rohrbach,
Amalienstr. 5, D-69126 Heidelberg

Schöber, C., Dr. med.
Klinik für Hämatologie/Onkologie,
Martin-Luther-Unversität
Halle-Wittenberg,
Ernst-Grube-Str. 40,
D-06120 Halle/Saale

Schöffski, P., Dr. med., M.S.P.
Abt. Hämatologie/Onkologie,
Medizinische Hochschule Hannover,
Konstanty-Gutschow-Str. 8,
D-30625 Hannover

Schönermark, M., Dr. med.
Hals-Nasen-Ohrenklinik,
Medizinische Hochschule Hannover,
Konstanty-Gutschow-Str. 8,
D-30625 Hannover

Schrappe, M., Priv.-Doz. Dr. med.
Klinik I für Innere Medizin,
Universitätsklinik,
Joseph-Stelzmann-Str. 9,
D-50924 Köln

Schrappe, M., Dr. med.
Pädiatrische Hämatologie und
Onkologie, Kinderheilkunde IV,
Medizinische Hochschule,
Konstanty-Gutschow-Str. 8,
D-30625 Hannover

Schuppert, F.T., Dr. med.
Abt. Klinische Endokrinologie,
Zentrum Innere Medizin,
Medizinische Hochschule,
Konstanty-Gutschow-Str. 8,
D-30625 Hannover

Schwarzinger, I., Univ.-Doz. Dr. med.
Hämatologie, Klinisches Institut für
medizinische und chemische
Labordiagnostik,
Währinger Gürtel 18-20, A-1090 Wien

Stahl, M., Dr. med.
Kliniken Essen-Mitte, Medizinische
Klinik, Hämatologie/Onkologie,
Henricistr. 92, D-45136 Essen

Steinau, H.-U., Prof. Dr. med.
BG-Kliniken Bergmannsheil, Univer-
sitätsklinik, Klinik für plastische
Chirurgie und Schwerbrandverletzte,
Gilsingstr. 14, D-44789 Bochum

Steinke, B., Prof. Dr. med.
Medizinische Klinik,
Kreiskrankenhaus,
Krankenhausstr. 30, D-78628 Rottweil

Strumberg, D., Dr. med.
Innere Klinik und Poliklinik
(Tumorforschung),
Universitätsklinikum,
Hufelandstr. 55, D-45122 Essen

Stuschke, M., Priv.-Doz. Dr. med.
Strahlenklinik, Universitätsklinikum,
Hufelandstr. 55, D-45122 Essen

Theml, H., Prof. Dr. med.
Abt. Innere Medizin II,
St.-Vincentius-Krankenhäuser,
Südendstr. 32, D-76137 Karlsruhe

Trainer, C., Dr. med.
Thoraxklinik Heidelberg-Rohrbach
der LVA Baden,
Amalienstr. 5, D-69126 Heidelberg

Trainer, S., Dr. med.
Thoraxklinik Heidelberg-Rohrbach
der LVA Baden,
Amalienstr. 5, D-69126 Heidelberg

Treuner, J., Prof. Dr. med.
Abt. Onkologie und Hämatologie,
Olgahospital – Pädiatrisches Zentrum,
Bismarckstr. 8, D-70176 Stuttgart

Vogt-Moykopf, I., Prof. Dr. med.
Chirurgische Abt., Thoraxklinik
Heidelberg-Rohrbach der LVA Baden,
Amalienstr. 5, D-69126 Heidelberg

Weidmann, B., Dr. med.
Medizinische Klinik 3,
Onkologie, Hämatologie,
Immunologie,
Klinikum Leverkusen,
Dhünnberg 60, D-51375 Leverkusen

Wildfang, I., Dr. med.
Abt. Strahlentherapie
und spezielle Onkologie,
Medizinische Hochschule,
Konstanty-Gutschow-Str. 8,
D-30625 Hannover

Wilke, H., Priv.-Doz. Dr. med.
Kliniken Essen-Mitte, Medizinische
Klinik, Hämatologie/Onkologie
Henricistr. 92, D-45136 Essen

Winkler, K., Prof. Dr. med.
Abt. Pädiatrische Hämatologie
und Onkologie, Universitäts-
Kinderklinik Eppendorf,
Martinistr. 52, D-20246 Hamburg

Wolf, M., Priv.-Doz. Dr. med.
Abt. für Innere Medizin,
Hämatologie/Onkologie/
Immunologie
Klinikum der Phillips-Universität,
Baldingerstr., D-35043 Marburg

Wolff, J. E. A., Priv.-Doz. Dr. med.
Pädiatrische Onkologie/Hämatologie,
Kinderklinik der Universität,
Albert-Schweitzer-Str. 33,
D-48129 Münster

# 34 Therapiekonzepte

# Akute und chronische Leukämien

## 34.1 Akute myeloische Leukämie (AML, ANLL)

Th. Büchner, K. Lechner, I. Schwarzinger

### 1 Epidemiologie

*Inzidenz:* 2,5–3/100000/Jahr

*Ätiologie:* Gesicherte Auslöser sind ionisierende Strahlen, Benzol sowie antineoplastische Chemotherapeutika der Gruppen der alkylierenden Substanzen, Podophyllotoxine und Anthrazykline.

*Genetische Prädisposition:* Eine familiäre Häufung ist bekannt, wenn auch selten. Eindeutig disponieren Down-Syndrom und andere kongenitale Anomalien zu AML.

*Altersverteilung:* Altersmedian 60 Jahre (Männer und Frauen)

### 2 Histologie, Zytologie und Klassifikation

Die Diagnose der ANLL wird aufgrund der Zytologie (und eventuell Histologie) des Knochenmarks gestellt, wobei in der Regel (aber nicht immer) auch Blasten im peripheren Blut nachweisbar sind. Die Voraussetzung für die Diagnose der ANLL ist der Nachweis von > 30% Blasten (bezogen auf alle Knochenmarkszellen oder auf die nichterythropoetischen Knochenmarkszellen) im Knochenmark, wobei die normale Hämopoese vermindert und/oder dysplastisch verändert ist.

Infolge der großen Heterogenität der ANLL gibt es noch keine allumfassende Klassifikation, die alle potentiellen Charakteristika der verschiedenen Leukämiezellen berücksichtigt, obwohl Versuche in dieser Hinsicht unternommen wurden, z. B. mit der MIC- (morphologisch, immunologisch, zytogenetisch) Klassifikation [14]. Die übliche Vorgangs-

**Tabelle 1.** Zytochemie bei verschiedenen FAB-Typen. (Nach K. Miller)

| FAB | POX | CAE | NBE | PAS |
|-----|-----|-----|-----|-----|
| M0 | – | – | – | – |
| M1 | +/– | – | – | – |
| M2 | ++ | ++ | – | – |
| M3 | +++ | +++ | – | +/– |
| M4 | +++ | ++ | ++ | – |
| M5a | +/– | – | +++ | – |
| M5b | – | – | +++ | +/– |
| M6 | – | – | – | +++ |
| M7 | – | – | – | ++ |
| ALL | – | – | – | +++ |

POX = Peroxidase, CAE = Chloracetatesterase (spezifisch), NBE = N-Butylacetatesterase (unspezifisch), PAS = Periodic-acid-Schiff-Färbung

weise ist so, daß zunächst der FAB-Typ (eventuell unter Zuhilfenahme der Immunphänotypisierung) definiert wird und zusätzliche Charakteristika (Immunphänotyp, Zytogenetik, Molekularbiologie) hinzugefügt werden, z. B. CD19-positive AML M2 mit t(8;21) und AML 1/ETO-Rearrangement.

## 2.1 Morphologische und zytochemische Diagnostik

Diese Verfahren erlauben folgende diagnostische Feststellungen:
– Feststellung, daß eine akute Leukämie vorliegt,
– Differenzierung von AML und ALL (in der Mehrzahl der Fälle möglich),
– Diagnose des M3-Subtyps (der einer speziellen Behandlung bedarf).

Aufgrund morphologischer und zytochemischer Kriterien (Tabelle 1) lassen sich folgende FAB-Typen unterscheiden (FAB = French-American-British Cooperative Group) [4]:

*MO (minimal differenzierte AML)* [6]
Morphologisch Blasten mit agranulärem Plasma (ähnlich Lymphoblasten). Weniger als 3% der Blasten sind zytochemisch Peroxydase (POX) und/oder Sudanschwarz-positiv. Die Diagnose kann durch Nachweis von Myeloperoxidase durch Elektronenmikroskopie (oder durch Nachweis des MPO Proteins durch monoklonale Antikörper) *und* die CD13- und/

oder CD33-Positivität bei gleichzeitiger Negativität lymphatischer Antigene der Blasten gestellt werden.

*M1 (Myeloblastenleukämie)*
Die Blasten sind mittelgroß bis groß mit variabler Kern/Plasma-Ratio. Mehr als 90% der nichterythropoetischen Zellen sind Blasten. Der Kern enthält eine bis mehrere Nukleolen, das Plasma kann einige Granula und/oder Auerstäbchen enthalten. Die Abgrenzung gegenüber M0 erfolgt durch den zytochemischen Nachweis von MPO und/oder Sudanschwarz (> 3% der Zellen) und gegenüber M2 durch das Fehlen einer Ausreifung (< 10% ausreifende Zellen).

*M2 (Myeloblastenleukämie mit Ausreifung)*
30–89% der nichterythropoetischen Zellen sind Blasten und mehr als 10% Promyelozyten, Myelozyten, Metamyelozyten oder Neutrophile. Die Zahl monozytärer Zellen ist < 20%. Die Kerne haben ein feines Chromatin und ein oder zwei Nukleolen, das Plasma ist reichlich, oft basophil, enthält eine variable Zahl von Granula und oft Auerstäbchen. In manchen Fällen besteht eine Eosinophilie oder Basophilie (M2 Eo, M2 Baso).

*M3 (Promyelozytenleukämie)*
Morphologisch unterscheidet man bei diesem Subtyp zwei Formen – die hypergranuläre Form und die mikrogranuläre Form (M3 Variant, M3v). Beiden gemeinsam ist die spezifische Chromosomenabnormalität (t(15;17)), das häufige Vorkommen einer disseminierten intravaskulären Gerinnung und das Ansprechen auf „trans all retinoic acid" (ATRA).
– Bei der *hypergranulären Form* ist die leukämische Zelle ein abnormaler Promyelozyt. Charakteristisch die dichtgepackten, groben roten oder rotvioletten Granula im Plasma in den meisten Zellen. Auerstäbchen sind häufig nachweisbar. Ein kleiner Teil der Zellen kann auch agranulär sein. Die Kerne sind oft nierenförmig, gefaltet oder bilobulär und infolge der Granuladichte oft schlecht zu erkennen.
– Die *mikrogranuläre Form* ist charakterisiert durch die typische Kernform wie oben beschrieben und das Fehlen der typischen Granula im Plasma der meisten Zellen, ein kleiner Teil der Zellen ist jedoch meist hypergranulär. Diese Form kann mit der M5 verwechselt werden, die Unterscheidung ist aber zytochemisch, immunologisch, zytogenetisch und/oder molekularbiologisch eindeutig möglich. Sie unterscheidet sich von der hypergranulären Form neben der Morphologie durch in der Regel höhere Leukoytenzahl, einen anderen Bruchpunkt im PML-Gen und einer größeren Häufigkeit von CD2-Positivität.

*M4 (myelomonozytäre Leukämie)*
Die Diagnose der M4 basiert auf der Beurteilung von Knochenmark *und* peripherem Blut. Das Knochenmark muß
- > 30% Blasten,
- > 30%, aber < 80% aller nicht-erythropoetischen Zellen mit myeloischer Differenzierung (Blasten + Promyelozyten + Myelozyten + reifere Granulozyten),
- > 20%, aber < 80% monozytäre Zellen enthalten.

Zusätzlich müssen im peripheren Blut mehr als 5000/µl monozytäre Zellen (Monoblasten, Promonozyten, Monozyten) vorhanden sein *oder* Lysozym im Serum oder Harn um das Dreifache erhöht sein *oder* mehr als 20% der Knochenmarkszellen mit zytochemischen Methoden als monozytär identifiziert werden.

Die Diagnose M4 kann auch gestellt werden, wenn das Knochenmark einer M2 entspricht, aber im peripheren Blut > 5000/µl monozytäre Zellen vorhanden sind und der Lysozymspiegel erhöht ist.

*M5 (Monozytenleukämie)*
Das einzige Kriterium ist das Vorhandensein von > 80% Monoblasten, Promonozyten oder Monozyten (bezogen auf nichterythropoetische Zellen) im Knochenmark. Wenn mehr als 80% der monozytären Zellen Monoblasten sind, spricht man von M5a, wenn weniger als 80% der monozytären Zellen Monoblasten sind, von M5b.

*M6 (Erythroleukämie)* [4, 37])
Diese Diagnose kann gestellt werden, wenn mehr als 50% der Knochenmarkszellen erythropoetische Zellen und > 30% der nichterythropoetischen Zellen Blasten sind. Ist die Zahl der Blasten < 30% ist die Diagnose MDS.

*M7 (Megakaryozytenleukämie)*
Der Blastzellgehalt des Knochenmarks ist > 30%. Die Megakaryoblastennatur der Blasten kann durch monoklonale Antikörper (CD41, CD61) oder Antikörper gegen Willebrand-Faktor) und/oder durch ultrastrukturelle (elektronenmikroskopische) Morphologie nachgewiesen werden [5].

**Spezielle morphologische Subtypen der AML**

*M2 mit Basophilie*
Charakteristika der M2 mit auffallender Basophilie. Charakteristischerweise findet sich zytogenetisch eine t(6;9) und molekularbiologisch ein DEK/CAN-Rearrangement (ist aber nicht spezifisch für diese Form der Leukämie).

*M4 mit Eosinophilie (M4 Eo)*
Charakteristika der M4 + Eosinophilie (5% der nichterythropoetischen Zellen oder mehr). Die Eosinophilen sind abnormal und haben zusätzlich zu den typischen eosinophilen Granula große unreife basophile Granula und einen unsegmentierten Kern. Zytogenetisch findet sich häufig eine inv 16, die auch molekularbiologisch nachgewiesen werden kann. Klinisch charakterisiert durch gute Prognose und Neigung zu ZNS-Befall.

*AML (M4/M5) mit Erythrophagozytose*
Die Blasten zeigen eine Erythrophagozytose. Zytogenetisch ist eine t(8;16) typisch. Klinisch besteht eine Blutungsneigung infolge Hyperfibrinolyse und eine Neigung zu ZNS-Befall. Die Prognose ist schlecht.

*AML mit Myelodysplasie*
Dieser Typ ist charakterisiert durch das Vorhandensein von > 25% abnormalen Erythroblasten und > 50% abnormaler Neutrophiler und Megakaryozyten [8]. Man findet diese Form bei 10–20% von De-novo-AML und beim Großteil der M6 und M7. Diese Patienten zeigen häufig eine Exposition gegenüber organischen Lösungsmitteln und Pestiziden. Die Remissionsrate ist niedrig, und das Rezidiv erfolgt häufig als MDS.

*Biphänotypische Leukämien*
Bei einem Teil von sonst morphologisch und immunologisch typischen Fällen von AML lassen sich auf den Blasten typische lymphatische Antigene (CD2, CD7, CD19) [17] oder molekularbiologisch ein Ig- oder TCR-Rearrangement nachweisen. Die myeloischen und lymphatischen Marker lassen sich in diesen Fällen auf der gleichen Zelle nachweisen. Dies kann auf eine abnormale Genexpression oder abnormale Reifung der unreifen Zelle zurückgehen.

Davon ist zu unterscheiden die *echte biklonale Leukämie*, bei der zwei verschiedene Populationen von Blasten vorhanden sind, die manchmal schon morphologisch zu erkennen und mit Hilfe von immunologischen Methoden als lymphatisch und myeloisch zu differenzieren sind. Die Prognose dieser Patienten ist in der Regel schlecht.

In seltenen Fällen kann es im Verlauf der Erkrankung zu einer Änderung des Leukämietyps kommen. Ein typisches Beispiel ist die Entwicklung einer AML nach erfolgreicher Behandlung einer T-ALL.

## 2.2 Immunnphänotypisierung der Leukämiezellen

Eine Immunphänotypisierung (Nachweis von Oberflächen- und intrazytoplasmatischen Antigenen mittels fluoreszenzmarkierter monoklonaler Antikörper) der Blasten sollte (zumindestens in begrenztem Umfang) in jedem Fall von akuter Leukämie vorgenommen werden. Der Wert der Immunphänotypisierung liegt [33]

- in der *Abgrenzung von AML und ALL*, in Fällen, die morphologisch und zytochemisch nicht eindeutig zuordenbar sind.
- in der Diagnostik bestimmter *Subtypen* (MO, M7), die morphologisch und zytochemisch nicht eindeutig zuordenbar sind, und der Ergänzung der morphologischen, zytochemischen Subtypisierung bei M2, M4, M5 und M6.
- zur Feststellung von *biphänotypischen* oder *biklonalen* Leukämien.
- zur Feststellung bestimmter *Sonderformen*, z. B. von M2, M3 und M4. Beispiele dafür sind:
  - häufige Koexpression des B-Zellantigens CD19 bei M2 mit t(8;21) [29],
  - häufige Koexpression des T-Zellantigens CD2 bei M3 mit dem 5'-Bruchpunkt des PML/RAR Fusionsgens [15],
  - Assoziation von CD2-Koexpression bei M4 mit inv 16 [2],
  - Koexpression des T-Zellantigens CD7 bei M4 spricht für schlechte Prognose [28].
- zur eventuellen Feststellung eines *leukämiespezifischen Phänotyps*, der die Erfassung der *„minimal residual leukemia"* ermöglicht [16, 45].

In der Regel besteht eine gute Übereinstimmung zwischen morphologisch-zytochemisch und immunologisch festgestellten Subtyp, die Übereinstimmung ist jedoch vor allem bei unreifzelliger ANLL nicht komplett.

Der Immunphänotyp bei den verschiedenen FAB-Typen ist in Tabelle 2 dargestellt.

## 2.3 Zytogenetisch und/oder molekularbiologisch definierte Typen der AML

Die zytogenetische Untersuchung der Leukämiezellen sollte in jedem Fall angestrebt werden, da die zytogenetischen Veränderungen den wichtigsten prognostischen Faktor darstellen und insbesondere bei jüngeren Patienten einen entscheidenden Einfluß auf die Entscheidung haben können, ob eine allogene Knochenmarktransplantation durchgeführt werden soll. Die zytogenetische Untersuchung wird am besten aus Knochen-

**Tabelle 2.** Reaktivität mit monoklonalen Antikörpern bei verschiedenen FAB Typen (vereinfacht). (Mod. nach Bain, 1990 [3])

| | Marker von Vorläuferzellen | | | Myeloische Marker | | | Monozytäre | | Sonstige |
|------|------|------|------|------|------|------|------|------|------|
| FAB | TdT | Ia | CD34 | DC13 | CD33 | CD15 | CD11b | CD14 | Sonstige |
| M0 | +/− | ++ | ++ | + | + | +/− | − | − | |
| M1 | +/− | ++ | + | + | ++ | − | +/− | − | |
| M2 | − | ++ | − | ++ | ++ | ++ | +/− | − | |
| M3 | −− | −− | −− | ++ | ++ | +/− | − | − | |
| M4 | −− | ++ | − | + | ++ | ++ | ++ | ++ | |
| M5 | −− | ++ | − | +/− | ++ | ++ | ++ | ++ | |
| M6 | −− | +/− | −− | +/− | +/− | − | +/− | − | CD71+ |
| M7 | −− | + | + | − | +/− | −− | −− | −− | CD41 und CD61++ |

markszellen nach Kurzzeitkultur durchgeführt. Bei 70% der Patienten lassen sich Anomalien nachweisen. Der Wert der zytogenetischen Untersuchung (im Gegensatz zur molekularbiologischen Untersuchung und FISH) besteht darin, daß auch multiple oder komplexe Chromosomenabnormalitäten erfaßt werden können. Die Zytogenetik ist jedoch nicht zum Monitoring der „minimal residual leukemia" geeignet, da ihre Sensitivität nicht größer als die der Morphologie ist.

Die Fluoreszenz-in-situ-Hybridisierung (FISH) ist vor allem zur Erfassung von numerischen Abnormalitäten geeignet; ihr Vorteil besteht darin, daß für ihre Durchführung keine Mitosen erforderlich sind.

Die molekularbiologische Untersuchung ist hochspezifisch und sehr sensitiv. Bei Verwendung der PCR können kleinste Mengen von Leukämiezellen nachgewiesen werden, die Methode ist daher zum Feststellen der „minimal residual leukemia" sehr geeignet (Sensitivität 1:100000–1:1000000). Ein weiterer Vorteil der molekularbiologischen Untersuchung besteht darin, daß manchmal zytogenetisch nichterfaßbare Veränderungen (insbesondere Rearrangements) erfaßt werden können. Ihr Nachteil besteht darin, daß sie bisher nur bei einem relativ geringen Anteil der Leukämien anwendbar ist und jeweils nur eine spezifische Abnormalität erfaßt, jedoch nicht allfällige zusätzliche genetische Abnormalitäten.

Die Übereinstimmung zwischen FAB-Klassifikation und zytogenetischem bzw. molekularbiologischem Befund ist mit Ausnahme der Promyelozytenleukämie nur mäßig gut.

Nach dem zytogenetischen und/oder molekularbiologischen Befund können folgende Typen der ANLL unterschieden werden [7, 16]:

*AML mit t(8;21)*

Die t(8;21) ist am häufigsten bei der AML M2, seltener auch bei M4 oder MDS nachweisbar. 60% der kindlichen und etwa ein Viertel der Erwachsenen-M2 zeigen diese Translokation. Die Translokation ist häufig mit sekundären Chromosomenveränderungen, wie Verlust von X oder Y Chromosom, 9q−, 7q− und +8 vergesellschaftet.

Die Translokation unterbricht das AML1-Gen am Chromosom 21 und das ETO-Gen am Chromosom 8. Das Fusionsgen kann molekularbiologisch mit Southern blot und der PCR nachgewiesen werden [34]. Alle Patienten mit t(8;21) zeigen das AML1/ETO-Rearrangement, das Rearrangement kann aber auch bei einigen Patienten ohne zytogenetisch nachweisbarer t(8;21) nachgewiesen werden.

Patienten mit t(8;21) sind jung, haben eine hohe Leukozytenzahl, eine hohe Remissionsrate und möglicherweise auch eine günstige Langzeitprognose. Interessanterweise läßt sich bei Patienten in CR (auch Langzeit-CR) das AML1/ETO-Rearrangement mit der PCR nachweisen [35]. Nur durch allogene KMT läßt sich PCR-Negativität erreichen. Patienten mit t(8;21) neigen zu extramedullären Manifestationen (Myelosarkom).

*t(15;17)(q22;ql2-q21)*

Diese Translokation ist spezifisch mit M3 assoziiert und kommt bei keinem anderen Subtyp der AML vor. Sekundäre chromosomale Veränderungen sind selten, am häufigsten ist +8.

Die Translokation unterbricht das Retinoid-Rezeptor-α(RARA)-Gen am Chromosom 17 und das PML-Gen am Chromosom 15. Die Fusions-RNS kann mit der RT-PCR nachgewiesen werden [7]. Die Bruchpunkte am PML-Gen sind variabel (5′ oder 3′ Ende).

Patienten mit t(15;17) bzw. RARA/PMLI-Rearrangement sprechen auf eine Therapie mit „Trans all retinoic acid" (ATRA) an [20]. Durch die Kombination von ATRA und Chemotherapie (aber auch durch Chemotherapie allein) läßt sich PCR-Negativität erreichen. Das Erreichen von PCR-Negativität ist die Voraussetzung für eine Langzeitremission, ein Teil der Patienten rezidiviert aber trotz PCR-Negativität.

*Inversion 16 (p13;q22) und Deletion 16 (q22)*

Die Chromosomenabnormalität ist hochassoziiert mit M4 E0. Diese Patienten haben eine gute Prognose, aber eine Neigung zu ZNS-Befall. Die

Hälfte der Patienten hat zusätzliche Chromosomenabnormalitäten, wie Trisomie 8, 21 oder 22 oder 7q.
Die Inversion kann auch molekularbiologisch nachgewiesen werden.
Patienten in hämatologischer CR können PCR-negativ werden.

*AML mit t(6;9)(p23;q34)*
Diese Translokation kommt vor allem bei AML M2 Baso, aber auch bei M4 und M1 sowie beim MDS vor [41]. Molekularbiologisch läßt sich ein Fusionsgen aus Teilen von DEK und CAN nachweisen. Die Prognose ist schlecht.

*AML mit Inv (3)(q21q26) oder t(3;3)(q12;q26)*
Die Abnormalität findet sich bei M1, M2, M4 und M7 sowie bei MDS. Hämatologisch charakteristisch für diese Fälle ist die hohe (oder relativ hohe) Thrombozytenzahl. Die Prognose ist schlecht. Molekularbiologisch findet sich eine Überexpression des Evi 1-Gens, das für ein Zinkfingerprotein kodiert.

*Abnormalitäten von Chromosom 11 q23 und q13–14* [46]
Solche Störungen finden sich beim FAB-Typ M5, vor allem bei Kindern, sowie bei biklonalen akuten Leukämien und sekundären Leukämien nach Therapie mit Etoposid. Man findet Deletionen (delq23) und verschiedene Translokationen, wie t(9;11), t(11;l9), t(6;11) und t(1;11). Die Prognose ist schlecht.

*Monosomie 5 und 7 und komplexe Chromosomenabnormalitäten*
Solche Chromosomenveränderungen findet man vor allem bei therapiebedingten sekundären Leukämien und bei der M6 [44]. Vermutlich ist bei den Monosomien ein Tumorsuppressorgen deletiert. Die Prognose ist schlecht.

# 3 Stadieneinteilung

Bei der ANLL ist keine Stadieneinteilung erforderlich, da es sich immer um eine Erkrankung des gesamten myelopoetischen Systems handelt.

# 4 Diagnostische Maßnahmen vor Therapiebeginn

Akute myeloische Leukämien sollten grundsätzlich nur an hämatologisch-onkologischen Zentren behandelt werden.

Vor Beginn der Therapie ist bei jedem Patienten ein extensives Untersuchungsprogramm erforderlich, das folgende Punkte berücksichtigen muß:

- Möglichst exakte Feststellung des Typs der Leukämie mit Hilfe morphologischer, zytochemischer, immunologischer, zytogenetischer und molekularbiologischer Untersuchungen.
- Für die Wahl der Initialtherapie ist insbesondere die Klärung folgender Punkte erforderlich:
    - Sichere Unterscheidung zwischen AML und ALL.
    - Identifizierung des Subtyps M3 (Promyelozytenleukämie), der einer speziellen Behandlung bedarf.
    - Feststellung spezifischer Komplikationen der Leukämie, wie disseminierte intravasale Gerinnung, infektiöse Komplikationen, ZNS-Befall etc.
    - Feststellung allfälliger Kontraindikationen gegen die Chemotherapie (insbesondere Herz-, Nieren- und Leberfunktion).

## 4.1 Anamnese

Bei der Anamnese müssen insbesondere folgende Punkte berücksichtigt werden:

- Vermutliche *Dauer der Erkrankung* (diese kann vor allem bei jüngeren Patienten relativ leicht durch plötzlichen Gesundheitsabbruch, hämorrhagische Diathese oder Fieber definiert werden. Bei älteren Patienten ist der Beginn der Erkrankung in der Regel schleichender. Eine lange „Vorphase" läßt an die Möglichkeit denken, daß die akute Leukämie aus einem MDS hervorgegangen ist).
- Vorhandensein von *präexistenten Blutbildveränderungen* (z. B. im Sinne eines MDS oder auch anderer hämatologischer Veränderungen).
- Vorangegangene Chemotherapie oder Strahlentherapie.
- Vorangegangene Erkrankungen, die mit einem *erhöhten Leukämierisiko* einhergehen, wie myeloproliferative Erkrankungen, MDS, Myelom (auch ohne Chemotherapie).
- Berufliche *Exposition*, z. B. Benzol oder Pestizide.

## 4.2 Klinische und apparative Untersuchungen

Die klinischen und apparativen Untersuchungen müssen sich auf 2 Punkte konzentrieren:

- *Feststellung eines Organbefalls im Rahmen der Leukämie und von Komplikationen,*

- Organomegalie: Leber, Milz, Lymphknoten (eher selten),
- sorgfältige Inspektion der Mundschleimhaut (Petechien, Infektionen, Gingivahyperplasie [bei monozytärer Leukämie], Nekrosen),
- Hautveränderungen: Petechien, Hämatome, Blutungen aus den Stichstellen (verdächtig auf Fibrinogenmangel), leukämische Infiltrate (insbesondere bei Monozytenleukämie), Ecthyma gangraenosum,
- anale und perianale Infektionen und/oder Nekrosen,
- Thoraxröntgen (Infektionen und [selten] leukämiespezifische Veränderungen wie pulmonale Blutungen),
- Augenhintergrunduntersuchung (Blutungen, leukämische Infiltrate),
- fakultativ: Nasennebenhöhlenröntgen, Zahnstatus, Abdomensonographie,
- *Untersuchungen zur Feststellung allfälliger Kontraindikationen gegen die Chemotherapie,*
- EKG, eventuell Echokardiographie.

*Hämatologische Untersuchungen und Labor*
- Komplettes *Blutbild* mit Differentialblutbild.
- *Knochenmarksaspiration* (aus dem Beckenkamm oder dem Sternum) und Durchführung folgender Untersuchungen: Morphologie, Zytochemie, Immunphänotypisierung der Blasten, Zytogenetik und molekularbiologische Untersuchung. Wenn möglich, sollten Zellen des Knochenmarks (eventuell auch periphere Zellen) für spätere Untersuchung tiefgefroren werden.
- *Beckenkammbiopsie*: ist in der Regel für die Diagnostik nicht erforderlich, außer, wenn in der Aspiration nicht ausreichend Zellen gewonnen werden können (z. B. infolge Markfibrose).
- *Gerinnungsuntersuchung*, insbesondere Fibrinogen und Aktivierungsmarker (TAT, Dimer, F12), Prothrombinzeit (wenn pathologisch Einzelfaktorenanalyse vor allem von Faktor V und X).

*Klinisch-chemische Untersuchungen*
- Nierenfunktionsproben (BUN, Kreatinin, Harnsäure, Elektrolyte).
- Leberfunktionsproben (Bilirubin, GOT, GPT, alkalische Phosphatase, gamma-GT), LDH.

*Sonstige Untersuchungen*
- Blutgruppe,
- HLA-Typisierung, insbesondere bei jüngeren Patienten mit potentiellen Knochenmarkspendern.

## 5 Charakteristik der Erkrankung und Krankheitsverlauf

Die akute myeloische Leukämie (AML) ist eine neoplastische Erkrankung, die durch das ungezügelte Wachstum differenzierungs- und reifungsgestörter granulopoietischer Vorläuferzellen charakterisiert ist. Die leukämische Zellpopulation infiltriert das Knochenmark und supprimiert das Wachstum normaler hämatopoetischer Zellen mit konsekutiver Anämie, Granulozytopenie, Thrombozytopenie. Unbehandelt führt die Erkrankung nach etwa 2 Monaten zum Tode. Die Patienten sterben in der Regel an den Folgen einer Infektion und/oder einer hämmorrhagischen Diathese.

Die ALL betrifft 10% der akuten Leukämien beim Erwachsenen, ALL und AUL betreffen 10–15% der akuten Leukämien des Erwachsenen.

Eine AML liegt vor, wenn im Knochenmark mehr als 30% Blasten vorhanden sind, die eine myeloische Differenzierung erkennen lassen. Die Leukozytenzahl kann erhöht, im Normbereich oder gar erniedrigt sein. Die Blastenzahl im Blut variiert mit der Höhe der Leukozytenzahl; alle chemischen Verläufe sind möglich. Den verschiedenen morphologischen Ausprägungen der ALL nach der FAB-Klassifikation entsprechen auch einige klinische Charakteristika (s. 2.1).

## 6 Therapiestrategie

### 6.1 Übersicht

Die primäre Therapie der AML hat grundsätzliche eine kurative Zielsetzung. Rückgrat der Therapie ist nach wie vor die Chemotherapie. Eine starke zusätzliche Option bildet die *allogene* und inzwischen zunehmend die *autologe Knochenmarktransplantation*. Für die Chemotherapie gilt als essentiell, daß sie zur *Remissionsinduktion* in 1–2 aplasieerzeugenden Kursen gegeben wird. Weiterhin ist zum Erreichen einer Langzeitremission bzw. Heilung eine *Postremissionstherapie* durch *mindestens 2 Kurse vom Induktionstyp (Konsolidierung)* oder eine *prolongierte myelosuppressive Erhaltungstherapie von mindestens 1 Jahr* Dauer essentiell. Etablierte Kombinationsschemata in Standarddosierung entsprechen „7 + 3" oder „TAD" (s. 12).

Neuere Optionen der Chemotherapie bilden deren Intensivierung durch Hochdosis-AraC in der Konsolidierung, inzwischen auch in der Induktionstherapie. Eine weitere Form der Intensivierung besteht in der sogenannten *Doppelinduktion*. Intensivierungen zielen grundsätzlich auf eine höhere Remissionsqualität bzw. Heilungschance ab. Prolongierte Erhaltungstherapie ergab in vergleichenden Studien die besten Langzeitergebnisse (u. a. AMLCG-Studie 1981). Ähnliche Resultate wurden mit intensivierter Konsolidierung anstelle der Erhaltungstherapie erzielt, allerdings z. T. mit gleichzeitigem Anstieg der Mortalität in Remission. So ist bisher der Wert der intensivierten Konsolidierung in Relation zur Erhaltungstherapie noch offen. Dagegen steht fest, daß eine Doppelinduktion die Langzeitremissionsrate signifikant erhöht. Diese Strategie ist noch wirksamer, wenn Hochdosis-AraC im 2. Induktionskurs vorkommt (HAM-Schema, AMLCG-Studie 1985). Am besten fundiert erscheint heute die Therapiesequenz (altersadaptiert durchgeführt): TAD-HAM-Induktion → TAD-Konsolidierung → AD-AT-AC usw. Erhaltung [9, 10, 12, 13, 18, 22, 23, 31, 38–40, 42, 43, 47].

Die *allogene Knochenmarktransplantation* nach Ganzkörperbestrahlung und/oder Chemotherapie jeweils in myeloablativer Dosis ersetzt die gesamte oder den größten Teil der Postremissionschemotherapie und fügt als wesentliches Wirkungselement den *Graft-versus-leukemia-(GVL)-Effekt* hinzu. Soweit ein fairer Vergleich möglich ist, erscheint allogene KMT der Chemotherapie durchweg überlegen. Das gilt jedoch vor allem für das leukämiefreie Überleben und nicht für das Gesamtüberleben, und zwar aufgrund der höheren Mortalität in Remission und der schlechteren Prognose nach Rezidiv bei KMT-Patienten. Somit ist der Wert der allogenen KMT in 1. CR nur relativ und daher unentschieden. Gesichert ist ihre Überlegenheit allerdings nach Rezidiv und wahrscheinlich bei „Poor-risk-AML" (s. oben). Die *autologe KMT* kann als hochintensive Konsolidierung betrachtet werden. Ihre Überlegenheit gegenüber Chemotherapie ist in 1. CR unsicher, nach Rezidiv jedoch wahrscheinlich [19, 21].

Es ist gut begründet, jede KMT erst für den Fall eines Rezidivs vorzusehen. KMT in 1. CR sollte adäquat angelegten Studien vorbehalten sein.

Eine neuartige Therapieoption eröffnet sich in der *terminalen Differenzierung* und damit *Elimination der Leukämiezellen*. Dieses Vorgehen ist bisher streng beschränkt auf den Subtyp M3 (akute Promyelozytenleukämie) und verwendet Alltrans-Retinsäure (ATRA) als Induktionstherapie. Der Fortschritt liegt in einem raschen Rückgang der M3-typischen Gerinnungsstörung und dem Erreichen einer CR unter Vermeidung einer Markaplasie. In der Postremissionstherapie scheinen Patienten mit AML M3 von der bei den anderen Subtypen üblichen Chemotherapie zu profitieren [20, 27].

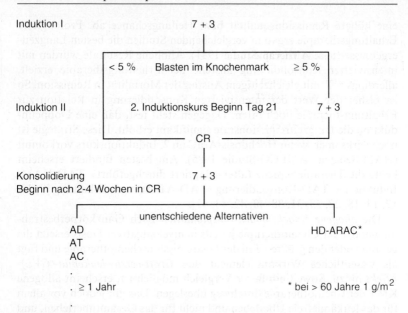

**Abb. 1.** Flußdiagramm der Standardtherapie

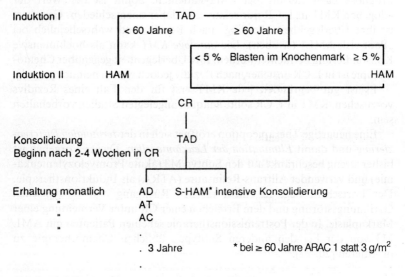

**Abb. 2.** Flußdiagramm der Studientherapie AMLCG

## 6.2 Stellung der Chirurgie

### 6.2.1 Chirurgische Therapie mit kurativem Ziel

Chirurgische Indikationen sind seltene Ausnahmen. *Diagnostisch*: Probeexcisionen extramedullärer Manifestationen und Infektionsherde (Lungenbiopsie). *Therapeutisch*: Inzisionen und Drainagen von Abszessen, Exzision residualer Infektionsherde (Lungenaspergillose), Entlastung bei Einblutungen (Gehirn, Darmwand).

### 6.2.2 Palliative Chirurgie

*Therapeutisch*: In Ausnahmen wie 6.2.1.

## 6.3 Stellung der Strahlentherapie

Die Strahlentherapie hat eine gesicherte Stellung, vor allem als Ganzkörperbestrahlung im Rahmen der Knochenmarktransplantation. Ob sie hierbei durch eine myeloablative Chemotherapie zu ersetzen ist, ist nach bisherigen Studienergebnissen noch unentschieden. Darüber hinaus hat sie nur selten eine Indikation.

### 6.3.4 Kurativ orientierte Strahlentherapie

In seltenen Ausnahmefällen können tumoröse Manifestationen der AML eine Indikation zur Strahlentherapie bieten (Chlorom). Das gilt auch für zerebrale Tumormanifestationen. Eine Meningeosis leucaemica wird zunächst mit intrathekaler Chemotherapie behandelt und nur bei unbefriedigendem Ansprechen mit einer Schädelbestrahlung.

### 6.3.5 Palliative Strahlentherapie

Indikationen sind bei seltenen Tumormanifestationen vorstellbar.

## 6.4 Stellung der Chemotherapie

### 6.4.1 Übersicht

Im Rahmen der Gesamtstrategie (s. 6.1.) besitzt die Chemotherapie eine zentrale Stellung. Ihre kurative antileukämische Wirksamkeit ist in allen 3 Phasen der Primärtherapie (Induktion, Konsolidierung und Erhaltungs-

**Tabelle 3.** Chemotherapieintensität und Langzeitresultate in multizentrischen Studien (+ reduziert, ++ Standard, +++ intensiviert)

| Induktion | Konsolidierung | Erhaltung | Fünfjahresrezidivfreiheit [%] | Mortalität in Remission [%] |
|---|---|---|---|---|
| ++ | ++ | | 6–10 | 2 |
| ++ | | + | 10–16 | 0– 9 |
| ++ | ++ | + | 15–17 | 3 |
| ++ | | ++ | 19–24 | |
| ++ | ++ | ++ | 18–25 | 1–4–23 |
| ++ | +++ | | 27–35 | 10–21 |
| +++ | ++ | ++ | 33 | 6 |

therapie) nachweisbar. Allerdings geben die einschlägigen vergleichenden multizentrischen Studien kaum Auskünfte über den relativen Wert einzelner Therapieelemente. Erst eine Gesamtauswertung der Studien erlaubt das Erkennen von Trends. Tabelle 3 zeigt sie anhand der 5-Jahres-Rezidivfreiheit und Mortalität in Remission, jeweils bezogen auf die Intensität der Chemotherapie in den 3 Therapiephasen. Als Standard der Intensität gelten Ara-C/Daunorubicin „7+3" oder TAD in der Induktion und Konsolidierung sowie AD, AT und AC in der Erhaltungstherapie. Intensivierte Kurse enthalten in der Regel Hochdosis-Ara-C. Eine intensivierte Induktionstherapie ist auch die Doppelinduktion (Lit. s. 6.1).

Aus diesem Gesamtvergleich empfiehlt sich eine unreduzierte Erhaltungschemotherapie. Sie ist möglicherweise durch eine intensivierte Konsolidierung zu ersetzen, was bisher noch offen ist. Vor allem Strategien mit Intensivierung scheinen das Risiko der Mortalität in Remission zu erhöhen. Gut fundiert ist bereits eine altersadaptierte Doppelinduktion gefolgt von Standardkonsolidierung und Standarderhaltung (s. Flußdiagramm zu 6.1).

# 7 Indikation zur Chemotherapie

Sowohl jede De-novo-AML als auch AML nach Präleukämie oder als Zweittumor bietet grundsätzlich die Indikation zur Chemotherapie, sofern keine speziellen Kontraindikationen vorliegen. Hohes Alter per se stellt keine Kontraindikation dar. Einige Begleiterkrankungen und Komplikationen der AML bieten – zumindest für die Dauer ihres Bestehens – Kontraindikationen für eine Standardchemotherapie. Hierzu gehören

kongestive Herzinsuffizienz, chronische Lungenerkrankung oder schwere
Pneumonie mit Hypoxämie, schwere therapierefraktäre Hypertonie,
refraktäre Niereninsuffizienz oder Leberfunktionsstörung, wenn nicht
durch leukämische Infiltration erklärt, unkontrollierte schwere Infektion
oder Sepsis, unkontrollierte lebensbedrohliche Blutung, schwere geistige
Störung, Kachexie.

## 7.1  Auswahl der Patienten

Grundsätzlich eingeschlossen sind De-novo-AML, sekundäre AML nach
Präleukämie bzw. Myelodysplasie oder AML als Zweittumor.

## 7.2  Zeitpunkt des Therapiebeginns

Der Therapiebeginn sollte möglichst früh nach Diagnosestellung sein, um
Komplikationen der AML auf jeden Fall zuvorzukommen. Bei sekundä-
rer AML, hohem Alter und langsamer Progredienz kann individuell ein
Abwarten bis zur kritischen Progredienz vorzuziehen sein.

## 7.3  Wahl der Therapie

Der morphologische Subtyp nach der FAB-Klassifikation hat keinen
Einfluß auf die Wahl der Therapie mit Ausnahme der Promyelozytenleukämie (AML-M3).
    Grundsätzlich sollte zur Auswahl nur entweder eine Standardtherapie
entsprechend Abb. 1 oder eine Studientherapie entsprechend Abb. 2
jeweils in voller Dosierung stehen. Die einzige Dosierungsänderung
betrifft eine schematische Altersadaptation für intensivierte Chemotherapie. Die Wahl der Therapie sollte keinen Unterschied zwischen De-novo-
AML und sekundärer AML machen. Ebenso gibt es keine Basis für eine
unterschiedliche Chemotherapie bezüglich „Good-risk"-, „Intermediate-
risk"- und „Poor-risk"-AML. Diese Risikogruppen können dagegen zur
Entscheidung über eine Knochenmarktransplantation in 1. Remission
beitragen. Bei Vorliegen von Kontraindikationen gegen eine Standard-
oder Studienchemotherapie (s. oben) kann eine Low-dose-AraC-Therapie
(s. 12) gewählt werden, die im allgemeinen palliativ ist, obwohl bei etwa
25% der Patienten eine komplette Remission hierdurch erzielt wird [30].

*Promyelozytenleukämie*
Die AML-M3 stellt eine eigene therapeutische Entität dar, da die Leukämiezellen sich durch Retinoide zur terminalen Differenzierung und

ATRA Monotherapie 45 mg/m² täglich oral, maximal 80 mg täglich

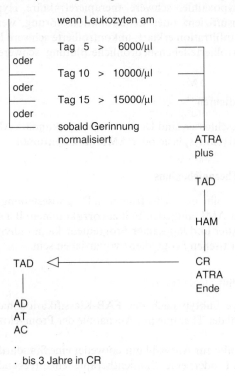

**Abb. 3.** Flußdiagramm der Promyelozytenleukämie (AML-M3)

damit Elimination bringen lassen. Mittels Alltrans-Retinsäure-(ATRA-) Monotherapie läßt sich bei fast allen Patienten eine komplette Remission unter Umgehung einer Knochenmarkaplasie induzieren. Außerdem bewirkt ATRA eine rasche Besserung des M3-typischen Gerinnungsdefekts mit den Charakteristika einer disseminierten intravasalen Gerinnung. Dagegen scheint ATRA nicht geeignet, die Remission zu erhalten. Deshalb ist eine zusätzliche, AML-typische Chemotherapie notwendig. Sie setzt nach Erreichen der kompletten Remission oder bereits nach Behebung des Gerinnungsdefekts ein, oder bei Patienten, die unter ATRA eine Hyperleukozytose entwickeln, zu diesem Zeitpunkt. Die Gesamtstrategie für die Promyelozytenleukämie ist noch Gegenstand laufender

Studien. Es empfiehlt sich deshalb, die Therapie für diese Subgruppe möglichst stark an die übrige AML-Therapie anzulehnen; für die AMLCG-Studie s. Abb. 3 [20, 27].

### 7.4 Therapiedauer

Die Studientherapie der AMLCG sieht eine Postremissionstherapie von 3 Jahren vor. Kürzere Therapiezeiten sind nicht ausreichend fundiert. Als Standard sollte eine Erhaltungstherapie mindestens 1 Jahr dauern. Wird die Erhaltungstherapie durch intensivierte Konsolidierung ersetzt (neuer Therapiearm in der AMLCG-Studie), ist die gesamte Chemotherapie in der Regel innerhalb 1/2 Jahres abgeschlossen.

### 7.5 Modifikation der Standarddosis

Eine individuelle Dosisabweichung ist nicht vorgesehen und nicht fundiert. Speziell für intensivierte Kurse ist eine schematische Altersanpassung notwendig, z. B.: Hochdosis-AraC 1 g statt 3 g pro $m^2$ und Dosis.

### 7.6 Besonderheiten zur Begleittherapie

### 7.6.1 Diurese

In seltenen Fällen ist infolge leukämischer Infiltration der Nieren deren Funktion gestört. Etwas häufiger liegt leukämiebedingt und/oder bedingt durch therapieinduzierte Zytolyse eine Hyperurikämie vor mit der Gefahr des Nierenversagens und der Hyperkaliämie. Deshalb ist eine engmaschige Kontrolle der Nierenfunktionswerte und Urinausscheidung erforderlich, außerdem prophylaktisch/therapeutisch
- Allopurinol p.o. tägl. 600 mg,
- Alkalisierung des Urins ($NaHCO_3$ i.v., Uralyt-U p.o.),
- Hydrierung mit 3–4 l Flüssigkeit pro Tag,
- notfalls Dialyse.

Unter diesen Maßnahmen sollte die antileukämische Chemotherapie regulär durchgeführt werden.

### 7.6.2 Antiemetika

Diese können individuell notwendig werden, meist bei Gabe von Daunorubicin oder Hochdosis-AraC.

### 7.6.3 Substitution von Blutzellen

*Erythrozytensubstitution* ist indiziert bei Abfall des Hb auf $< 8$ g/dl, evtl. bereits bei höheren Werten bei älteren Patienten bzw. Tachykardie, Dyspnoe. Vorzuziehen sind unbedingt leukozyten- und thrombozyten-arme Erythrozytenkonzentrate (Benutzung von Leukozytenfilter obligat).

*Thrombozytensubstitution*: Sie erstrebt die Aufrechterhaltung einer Thrombozytenzahl von 20000/µl, individuell evtl. noch höherer Werte, abhängig von Blutungszeichen (Petechien, Schleimhäute, Augenhintergrund). Ist durch technisch optimale Substitution der Wert von 20000/µl nicht zu erreichen, muß täglich substituiert werden. Vorzuziehen sind unbedingt separatorgewonnene Plättchenkonzentrate von Einzelspendern, bei schlechter Verträglichkeit (Fieber, Schüttelfrost, Blutdruckabfall) oder ausbleibendem Anstieg der Thrombozytenzahl möglichst von HLA-identischen Spendern. Diese sollten bei potentiellen Knochenmarktransplantationskandidaten jedoch vermieden werden, da HLA-identische Zellkonzentrate das Risiko einer Graft-versus-host-Reaktion erhöhen.

*Granulozytensubstitution* hat – aus der Erfahrung fraglicher Effizienz und Unverträglichkeitserscheinungen – heute keine eindeutige Indikation mehr. Neue Strategien könnten sich allerdings aus der Erhöhung des Granulozytenertrages vom Spender mittels hämatopoetischen Wachstumsfaktoren (G-CSF, GM-CSF) zur Transfusion bei schweren septischen, therapierefraktären Infektionen ergeben.

*Cave: Alle Blutpräparationen* sollten zur Vermeidung einer möglichen Graft-versus-host-Reaktion mit $\geq 15$ Gy *bestrahlt werden*. Benutzung von Leukozytenfiltern ist obligat, wenn später eine allogene KMT vorgesehen ist.

### 7.6.4 Spezielle Maßnahmen gegen Blutungskomplikationen

Über die regelmäßig auftretende Thrombozytopenie hinaus sind Patienten mit AML auch durch komplexere Störungen der Hämostase gefährdet. So treten beim Subtyp M3 praktisch regelmäßig Zeichen einer disseminierten intravasalen Gerinnung (DIC) mit Abfall von Fibrinogen, Quick-Test und $\alpha_2$ Antiplasmin auf, gelegentlich auch bei anderen Subtypen, und zwar leukämie- und/oder therapiebedingt, jedoch auch bei Sepsis. Daneben kann durch toxische Leberschädigung die Synthese von Gerinnungsfaktoren gestört sein. Die komplexen Gerinnungsstörungen erfordern Substitution durch Faktorenkonzentrate oder kryokonserviertes Plasma. Die Gabe von Heparin (10000 Einheiten/24 h) bei der DIC ist nicht ausreichend belegt. Bei AML M3 erwies sich ATRA als rasch wirksam gegen den Gerinnungsdefekt.

### 7.6.5 Antiinfektiöse Maßnahmen

Infolge der leukämie- und therapiebedingten hochgradigen Neutropenie über mehrere Wochen sind AML-Patienten stark infektionsgefährdet. Bakterielle und vor allem Pilzinfektionen sind Hauptursache der Frühletalität.

**Antiinfektiöse Prophylaxe**
- *Isolierung*
  - möglichst Einzelzimmer, täglich Sonderreinigung, Wäschewechsel, Duschen mit Desinfektionslösung, Hautpflege, Besucherreduzierung, keine Pflanzen in der Umgebung;
  - separate Arbeitskittel, Mundschutz, Händedesinfektion.
- *Selektive Darmdekontamination*, Empfehlung
  - Colistin 6 Mio. E tägl. oral,
  - Amphotericinsuspension 2400 mg tägl.,
  - Cotrimoxazol 2880 mg tägl.

**Antiinfektiöse Interventionstherapie**
Mikrobiologisch dokumentierte Infektionen mit Erregernachweis (Blutkultur, Bronchialsekret, Infektionsherd, Stuhl) und Resistogramm sind die Ausnahme. In diesem Fall erfolgt eine entsprechende gezielte Chemotherapie. Die Regel sind Infektionen unter dem Bild des „fever of unknown origin" (FUO) oder auch der „febrilen Neutropenie" mit Fieber allein und Infektionen mit Lungeninfiltration, jedoch ohne Erregernachweis.

Diese Regelfälle erfordern eine empirische Therapie, die beim Fieberanstieg ($\geq$ 38,5 Grad) einsetzt. Empfohlen wird eine Strategie in Anlehnung an Studie II der Studiengruppe „Infektionen in der Hämatologie/ Onkologie" der PEG. Vorgehen bei FUO [32]:

*Stufe 1:* Penicillin oder Cephalosporin, jeweils plus Aminoglykosid. Bei Persistenz des Fiebers am Tag 4.

*Stufe 2:* Imipenem plus Glykopeptid plus Antimykotikum (entweder AmphoB plus 5-Fluorcytosin (5FC) oder Fluconazol). Bei Persistenz des Fiebers ab Tag 5 der Stufe 2.

*Stufe 3:* Wechsel der Antibiotika (z. B. Chinolon, anderes Aminoglykosid), Antimykotikum in jedem Fall (AmphoB plus 5FC).

Modifikationen bei klinischen Hinweisen wie:
- Pneumonie: In jedem Fall von Beginn an AmphoB-5FC,
- Darminfektion: Metronidazol oder Vancomycin oral,
- Hautinfektion: Glykopeptid.

Dauer einer empirischen antiinfektiösen Therapie: 1 Woche über Erscheinungsfreiheit hinaus.

### 7.6.6 Hämatopoetische Wachstumsfaktoren

GM-CSF und G-CSF sind inzwischen Bestandteile der Supportivtherapie mit gesicherter Wirkung. Bei Patienten mit Hochrisiko AML (höheres Alter, Rezidiv) konnten sowohl durch G-CSF als auch durch GM-CSF, nach Chemotherapie angewandt, die Neutrophilenerholungszeit wie auch klinische Komplikationen signifikant reduziert werden. Bedenken bezüglich einer Aktivierung der Leukämie fanden sich bisher nicht bestätigt. Langzeitresultate hierüber stehen jedoch noch aus. Eine typische Toxizität in Form von Fieber, Capillary-leak-Syndrom, Atemfunktionsstörung, Synthesestörung der Leber betrifft vor allem GM-CSF. Aus diesen Gründen gibt es zur Zeit noch keine gesicherte Indikation für Wachstumsfaktoren in der Standardtherapie.

Anderes gilt für intensivierte Konsolidierungsregime, die erfahrungsgemäß mit langer Aplasiedauer und entsprechender Komplikationsrate einhergehen, was den Einsatz von Wachstumsfaktoren nach dem Therapiekurs ausreichend begründet. Der relative Wert einer prophylaktischen gegenüber einer interventionellen Anwendung in dieser Situation ist Gegenstand einer laufenden Studie (AMLCG). Generell sollten hämatopoetische Wachstumsfaktoren nur im Rahmen einer Studientherapie eingesetzt werden [11, 36].

### 7.7 Erhaltungstherapie (s. auch unter 6.4.1 und 12)

Am besten fundiert ist eine monatliche Erhaltungstherapie vom CALGB-Typ über 3 Jahre, die auch Konzept der Deutschen AML-Studie (AMLCG) ist (s. Abb. 2). Als Standard außerhalb der Studie sollte die Dauer mindestens 1 Jahr betragen. Intensivierte Konsolidierung statt Erhaltungstherpaie ist bisher nicht ausreichend fundiert und Studiengegenstand (AMLCG).

**7.8 Knochenmarktransplantation in 1. Remission** (s. auch 6.1. und 7.3)

Aufgrund der verbesserten Langzeitergebnisse der Chemotherapie hat sich die Indikation zur KMT in 1. CR wieder relativiert. Der Vorteil der höheren antileukämischen Potenz der KMT sollte vor allem bei Patienten mit *Hochrisiko-AML* genutzt werden.

Hochrisikokriterien sind:
- Chromosomenverlust oder -deletion −5, 5q−, −7, 7q− oder komplexe Karyotypanomalien;
- hohe Serum-LDH über 1000 U/l;
- sekundäre AML nach MDS oder Chemo-/Radiotherapie einer anderen Neoplasie).

Bei *Niedrigrisiko-AML*:
- (t(8;21), t(15;17), inv(16); Subtyp M3;
- niedrige LDH unter 700 U/l plus Leukozytenzahl unter 25000/µl) ist die Heilungschance von etwa 50% durch Chemotherapie ernsthaft gegen die Nachteile der KMT (vor allem der allogenen) abzuwägen (höhere Mortalität in Remission, schlechtere Prognose bei Rezidiv nach Transplantation). Einschlägige Studien zur optimalen Strategie fehlen noch.

Als Standardvorgehen empfiehlt sich eine KMT bei
- Hochrisiko-AML in 1. CR und bei den
- übrigen Patienten in 2. CR.

Die *Wahl der KMT-Modalität* sollte der Priorität folgen:
1. allogener Geschwisterspender,
2. allogener verwandter Spender,
3. autologe KMT oder (bisher unentschieden) Fremdspender-KMT.

# 8 Rezidiv-/Salvage-Therapie

Die Prognose nach Rezidiv hängt stark von der Dauer der 1. CR ab.
- Betrug diese *mehr als 1 Jahr*, so ist eine *Wiederholung der primären Induktionstherapie* (TAD, 7+3) aussichtsreich mit ≥ 50% CR und teils längerer Remissionsdauer.
- Bei *kürzerer Dauer der 1. CR* hat nur eine *intensivierte Second-line-Therapie* einige Erfolgsaussicht. Gut fundiert ist die Kombination „HAM", inzwischen für die Second-line-Therapie weiterentwickelt zu „S-HAM" (s. 12). Nach Protokoll der Rezidivstudie der AMLCG bei

Alter < 60 und 1. CR-Dauer < 6 Monate: „S-HAM" mit 3 g AraC/m$^2$/ Einzeldosis, bei ≥ 6 Monaten 1 g/m$^2$/Einzeldosis bzw. bei Alter ≥ 60 J.: entsprechend 1 oder 0,5 g.

– Die Salvagetherapie bei Patienten, die nie in eine CR kamen, erfordert „Hochdosis Ara-C" (S-HAM) mit 3 g bei Alter < 60 und 1 g ≥ 60 J.

– Bei primär refraktärer AML bietet sich alternativ die Indikation zur KMT an, auch ohne zuvor induzierte Remission.

– Wurde durch Chemotherapie (S-HAM) bei primär refraktärer AML oder Rezidiv eine CR erreicht, besteht eine hohe Priorität für eine anschließende KMT (allogen, autolog oder Fremdspender).

## 9 Maßnahmen zur Therapiekontrolle unter und nach Chemotherapie

– *Status der Leukämie im Knochenmarkaspirat* (adequate Blastenreduktion, CR-Kriterien).
– *Infektionsstatus*
    – mikrobiologisch aus Rachenabstrich, Stuhl, Urin, Blutkultur,
    – serologisch auf Candida-/Aspergillenantigen und -antikörper,
    – bildgebend bei Fieber: Thoraxröntgenübersicht, Thorax plus Oberbauch-CT.
– *Blutchemischer Status auf Organfunktionen*
    – kardiologischer Status einschl. Echokardiographie, bei speziellem Risiko Radionuklidventrikulographie vor jedem neuen Kurs mit Anthracyclinen.

## 10 Besondere Hinweise

**Multizentrische AML-Studie der AML Kooperative Gruppe (AMLCG)**
*Studienleitung:* Prof. Dr. Th. Büchner, Medizinische Universitätsklinik, Albert-Schweitzer-Str. 33, 48149 Münster, Tel.: 0251/83– 7596 oder 7597, Fax: 0251/83–7597

**Multizentrische AML-Studie der Süddeutschen Hämoblastosegruppe**
*Studienleitung:* Prof. Ehninger

**Multizentrische AML-Studien der EORTC Leukemia Cooperative Group**
*Studienleitung:* Prof. R. Zittoun, Hotel Dieu, 1 Place Du Parvi Notre
Dame, 75181 Paris Cedex 04, Tel.:(0033)-1/42348413,
Fax: (0033)-1/42348406

## 11 Zukünftige Entwicklungen

Eine Weiterentwicklung der AML-Therapie ist vor allem von folgenden
derzeitigen klinischen Forschungsprojekten zu erwarten:
- intensivierte Konsolidierung mit Wachstumsfaktoren – Support,
- Wachstumsfaktor – Priming zur Erhöhung der antileukämischen
  Zytotoxizität,
- risikoadaptierte Einplanung der KMT,
- Monitoring der residualen AML und dessen therapeutische Umsetzung [45],
- Modulation der Mechanismen des septischen Schocks.

## 12 Therapieschemata

### 12.1 Therapieschemata – Induktionstherapie

| Ara-C/Daunorubicin | | | | (Rai, 1981) |
|---|---|---|---|---|
| Ara-C | 100 mg/m² | i.v. | Kont. Infusion | Tag 1–7 |
| Daunorubicin | 45 mg/m² | i.v. | Bolus | Tag 1, 2, 3 |

| 6-Thioguanin/Ara-C/Daunorubicin | | | | TAD (Büchner, 1985) |
|---|---|---|---|---|
| 6-Thioguanin | 100 mg/m² | p.o. | alle 12 h | Tag 3–9 |
| Ara-C | 100 mg/m² | i.v. | kont. Infusion | Tag 1,2 |
| | 100 mg/m² | i.v. | alle 12 h | Tag 3–8 |
| | | | 30-min-Infusion | Tag 3–8 |
| Daunorubicin | 60 mg/m² | i.v. | 1-h-Infusion | Tag 3, 4, 5 |

| Hochdosis-Ara-C/Mitoxantron zur Induktionstherapie | | Induktions-HAM (Hiddemann 1987, Büchner 1991) | |
|---|---|---|---|
| Ara-C | $3\,g/m^2$ | i.v. | alle 12 h; 3-h-Infusion | Tag 1, 2, 3 |
| Mitoxantron | $10\,mg/m^2$ | i.v. | 1-h-Infusion (vor HD-Ara-C) | Tag 3, 4, 5 |

## 12.2 Induktionstherapie – promyelozytäre Leukämie (AML M3)

| Alltransretinsäure | | | ATRA (Fenaux 1993, AMLCG-Studie) |
|---|---|---|---|
| Alltransretinsäure | $45\,mg/m^2$ [a] | p.o. | tägl. fortlaufend |

wenn Tag 5 Leukos > 6000 oder Tag 10 Leukos > 10000 oder Tag 15 Leukos > 15000 oder Gerinnung normalisiert: → zusätzlich Induktionschemotherapie AML (TAD)

[a] max. 80 mg

## 12.3 Therapieschemata – Erhaltungstherapie

| Ara-C/Daunorubicin | | | | AD (Büchner 1985) |
|---|---|---|---|---|
| Ara C | $100\,mg/m^2$ | s.c. | alle 12 h | Tag 1, 2, 3, 4, 5 |
| Daunorubicin | $45\,mg/m^2$ | i.v. | 1-h-Infusion | Tag 3, 4 |

| Ara-C/6-Thioguanin | | | | AT (Büchner 1985) |
|---|---|---|---|---|
| Ara-C | $100\,mg/m^2$ | s.c. | alle 12h | Tag 1, 2, 3, 4, 5 |
| 6-Thioguanin | $100\,mg/m^2$ | p.o. | alle 12h | Tag 1, 2, 3, 4, 5 |

| Ara-C/Cyclophosphamid | | | | AC |
| --- | --- | --- | --- | --- |
| | | | | (Büchner 1985) |
| Ara-C | 100 mg/m² | s.c. | alle 12 h | Tag 1, 2, 3, 4, 5 |
| Cyclophosphamid | 1000 mg/m² | i.v. | Kurzinfusion | Tag 3 |

## 12.4 Therapieschemata – Rezidivtherapie und intensivierte Konsolidierung

| Sequentielles Hochdosis-Ara-C/Mitoxantron | | | | S-HAM |
| --- | --- | --- | --- | --- |
| | | | | (Hiddemann 1992) |
| Ara-C | 3 g/m² | i.v. | alle 12 h | Tag 1, 2, 8, 9 |
| | | | 3-h-Infusion | |
| Mitoxantron | 10 mg/m² | i.v. | 1-h-Infusion | Tag 3, 4, 10, 11 |
| | | | (vor Ara-C) | |

## Literatur

1. Adriaansen HJ et al. (1993) Detection of residual disease in AML patients by use of double immunological marker analysis for terminal deoxynucleotidyl transferase and myeloid markers. Leukemia 7:472–481
2. Adriaansen HJ et al. (1993) Acute myeloid leukemia M4 with bone marrow eosinophilia (M4Eo) and inv(16)(p13q22) exhibits a specific immunophenotype with CD2 expression. Blood 81:3043–3051
3. Bain BJ (1990) Leukaemia diagnosis. Lippincott, Philadelphia
4. Bennett JM et al. (1985) Proposed revised criteria for the classification of acute myeloid leukemia. Ann Intern Med 103:626–629
5. Bennett JM et al. (1985) Criteria for the diagnosis of acute leukemia of megakaryocyte lineage(M7). Ann Intern Med 103:460–462
6. Bennett JM et al. (1991) Proposal for the recognition of minimally differentiated acute myeloid leukaemia (AML-M0). Br J Haematol 78:325–329
7. Borrow J et al. (1992) Molecular analysis of the t(15;17) translocation in acute promyelocytic leukaemia. In: Young BD (Hrsg) Bailliere's Clinical Haematology. Bailliere Tindall, London Philadelphia Sydney Tokyo Toronto, pp 833–856
8. Brito-Babapulle F et al. (1987) Clinical and laboratory features of de novo acute myeloid leukaemia with trilineage myelodysplasia. Br J Haematol 66:445–450
9. Büchner T (1993) Acute leukemia. Current Opinion in Hematology 173–182
10. Büchner T, Hiddemann W, Löffler G et al. (1991) Improved cure rate by very early intensification combined with prolonged maintenance chemotherapy in

patients with acute myeloid leukemia: Data from the AML Cooperative Group. Semin Hematol 28 [Suppl 4]:76–79

11. Büchner T, Hiddemann W, Koenigsmann M et al. (1991) Recombinant human granulocyte-macrophage colony-stimulating factor after chemotherapy in patients with acute myeloid leukemia at higher age or after relapse. Blood 78:1190–1197

12. Büchner T, Urbanitz D, Hiddemann W et al. (1985) Intensified induction and consolidation with or without maintenance chemotherapy for acute myeloid leukemia (AML): Two multicenter studies of the German AML Cooperative Group 3:1583–1589

13. Cassileth PA, Lynch E, Hines JD et al. (1992) Varying intensity of postremission therapy in acute myeloid leukemia. Blood 79:1924–1930

14. Catovsky D et al. (1991) A classification of acute leukaemia for the 1990s. Ann Hematol 62:16–21

15. Claxton DF et al. (1992) Correlation of CD2 expression with PML gene breakpoints in patients with acute promyelocytic leukemia. Blood 1992:582–586

16. Cline MT (1994) The molecular basis of leukemia. NEJM 330:328–336

17. Cuneo A et al. (1992) Correlation of cytogenetic patterns and clinicobiological features in adult acute myeloid leukemia expressing lymphoid markers. Blood 79:720–727

18. Dillmann RO, Davis RB, Green MR et al. (1991) A comparative study of two different doses of cytarabine for acute myeloid leukemia: a phase III trial of Cancer and Leukemia Group B. Blood 78:2520–2526

19. Ehninger G, Schuler U, Haas R (1993) Stellenwert der Knochenmarktransplantation in der Behandlung von Leukämien. Internist 34:550–557

20. Fenaux P, Le Deley MC, Castaigne S et al. (1993) Effect of all transretinoic acid in newly diagnosed acute promyelocytic leukemia. Results of a multicenter randomized trial. Blood 82:3241–3249

21. Gorin NC, Labopin M, Meloni G et al. (1991) Autologous bone marrow transplantation for acute myeloblastic leukemia in Europe: Further evidence of the role of marrow purging by mafosfamide. Leukemia 5:896–904

22. Hansen OP, Pedersen-Biergaard J, Ellegaard J et al. (1991) Aclarubicin plus cytosine arabinoside versus daunorubicin plus cytosine arabinoside in previously untreated patients with acute myeloid leukemia: a Danish national phase III trial. Leukemia 5:510–516

23. Hayat M, Jehn U, Willemze R et al. (1986) A randomized comparison of maintenance treatment with androgens, immunotherapy, and chemotherapy in adult acute myelogenous leukemia. Cancer 58:617–623

24. Herzig RH, Lazarus HM, Wolff SN, Philips GL, Herzig GP (1992) Highdose cytosine arabinoside therapy with and without anthracycline antibiotics for remission reinduction of acute nonlymphoblastic leukemia. J Clin Oncol 3:992

25. Hiddemann W, Aul C, Maschmeyer G et al. (1992) High-dose versus intermediate-dose cytosine arabinoside combined with mitoxantrone for the treatment of relapsed and refractory acute myeloid leukemia: Results of an age-adjusted randomized comparison. Haematology and Blood Transfusion 34:412–417

26. Hiddemann W, Kreutzmann H, Straif K et al. (1987) High-dose cytosine arabinoside and mitoxantrone: A highly effective regimen in refractory acute myeloid leukemia. Blood 69:774–779
27. Huang ME, Ye YC, Chen SR (1988) Use of all-trans retinoic acid in the treatment of acute promyelocytic leukemia. Blood 72:567–572
28. Jensen AW et al. (1991) Solitary expression of CD7 among T-cell antigens in acute myeloid leukemia: identification of a group of patients with similar T-cell receptor β and α rearrangements and course of disease suggestive of poor prognosis. Blood 78:1292–1300
29. Kita K et al. (1992) Phenotypical characteristics of acute myelocytic leukemia assosiated with the t(8;21)(q22;q22) chromosomal abnormality: frequent expression of immature B-cell antigen CD19 together with stem cell antigen CD34. Blood 80:470–477
30. Kusnierz-Glaz CR, Normann D, Weinberg R et al. (1993) Subcutaneous low dose arabinosyl-cytosine and oral idarubicin in high risk adult acute myelogenous leukemia. Hematological Oncology, vol II:1–8
31. Mandelli F, Vegna MI, Avvisati G et al. (1992) A randomized study of the efficacy of postconsolidation therapy in adult acute nonlymphocytic leukemia: a report of the Italian Cooperative Group GIMEMA 64:166–172
32. Maschmeyer G, Link H, Hiddemann W et al. (1994) Eimpirische antimikrobielle Therapie bei neutropenischen Patienten. Med Klinik 89:114–123
33. Neame PB et al. (1986) Classifying acute leukemia by immunophenotyping: a combined FAB-immunologic classification of AML. Blood 68:1355–1362
34. Nucifora G et al. (1993) Detection of DNA rearrangements in the AML1 and ETO loci and of an AML1/ETO fusion mRNA in patients with t(8;21) acute myeloid leukemia. Blood 81:883–888
35. Nucifora et al. (1993) Persistence of the 8;21 translocation in patients with acute myeloid leukemia type M2 in long-term remission. Blood 82:712–715
36. Ohno R, Tomonaga M, Kobyashi T et al. (1990) Effect of granulocyte colony-stimulating factor after intensive induction therapy in relapsed or refractory acute leukemia. New Engl J Med 323:871–877
37. Olopade OI et al. (1992) Clinical, morphologic, and cytogenetic characteristiss of 26 patients with acute erythroblastic leukemia. Blood 80:2873–2882
38. Preisler H, Davis RB, Kirshner J et al. (1987) Comparison of three remission induction regimens and two postinduction strategies for the treatment of acute nonlymphocytic leukemia: a cancer and leukemia group B study. Blood 69:1441–1449
39. Rai KR, Holland JF, Glidewell OJ et al. (1981) Treatment of acute myelocytic leukemia: a study by Cancer and Leukemia Group B. Blood 58:1203–1212
40. Rees JKH, Gray RG, Swirsky D, Hayhoe FG (1986) Principal results of the Medical Research Council's 8th acute myeloid leukaemia trial. Lancet 29:1236–1242
41. Soekarman D et al. (1992) The translocation (6;9)(p23;q34) shows consistent rearrangement of two genes and defines a myeloproliferative disorder with specific clinical features. Blood 79:2990–2997
42. Vogler WR, Velez-Garcia E, Weiner RS, Flaum MA, Bartolucci AA, Omura GA, Gerber MC, Blanks PLC (1992) A phase III trial comparing idarubicin

and daunorubicin combination with cytarabine in acute myelogenous leukemia: a Southeastern Cancer Study Group Study 10:1103–1111

43. Vogler WR, Winton EF, Gordon DS, Raney MR, Go B, Meyer L (1984) A randomized comparison of postremission therapy in acute myelogenous leukemia: a Southeastern Cancer Study Group trial. Blood 63:1039–1045

44. Westbrook CA et al. (1992) Myeloid malignancies and chromosome 5 deletions. In: Young BD (Hrsg) Bailliere's Clinical Haematology Bailliere Tindall, London Philadelphia Sydney Tokyo Toronto, pp 931–942

45. Wörmann B (1993) Implications of detection of minimal residual disease. Curr Opinion Oncol 5:3–12

46. Young BD (1992) Cytogenetic and molecular analysis of chromosome 11q23 abnormalities in leukaemia. In: Young BD (Hrsg) Bailliere's Clinical Haematology. Bailliere Tindall, London Philadelphia Sydney Tokyo Toronto, pp 881–895

47. Zittoun R, Jehn U, Fiere D et al. (1989) Alternating u repeated postremission treatment in adult acute myelogenous leukemia: a randomized phase III study (AML6) of the EORTC Leukemia Cooperative Group. Blood 73:896–906

# 34.2 Akute lymphatische Leukämie (ALL)

M. Freund, D. Hoelzer

## 1 Epidemiologie

*Häufigkeit:* Seltene Erkrankung, etwa 20% der akuten Leukämien bei Erwachsenen sind lymphatisch.

*Inzidenz:* Ca. 1/100000 Einwohner und Jahr.

*Ätiologie:* Häufung nach Strahlenexposition, Belastung mit Benzol, Zytostatika, insbesondere Alkylanzien. Für die kindliche ALL hat eine Strahlenbelastung der Väter eine Bedeutung.

*Endemische T-ALL des Erwachsenen:* Nachweis des Retrovirus HTLV I (Human T-Cell Leukemia Virus I); endemisch in Japan, Afrika und Karibik mit weltweiter Ausbreitungstendenz; nur ein geringer Teil der Infizierten entwickelt die manifeste Erkrankung.

*Genetische Prädisposition:* Bei *Down-Syndrom* (Trisomie 21) 20fach erhöhtes Risiko. Erhöhtes Risiko auch bei Klinefelter-Syndrom, Fanconi-Anämie, Bloom-Syndrom, Ataxia teleangiectatica, Neurofibromatose und Shwachman-Syndrom.

*Altersverteilung:* Häufigste Leukose des Kindesalters; bei Erwachsenen im mittleren Lebensalter relativ selten. Häufigkeitszunahme in einem 2. Altersmaximum jenseits des 4. Lebensjahrzehnts.

## 2 Einteilung

### 2.1 Einführung

Ausgang von maligne entarteten Vorläuferzellen. Die Differentialdiagnose und Unterteilung findet aufgrund der Morphologie, Zytochemie, Zytogenetik und Molekularbiologie statt. Eine Zuordnung der Leukämien zur lymphatischen und myeloischen Reihe gelingt bis auf wenige Fälle.

**Tabelle 1.** Morphologische Einteilung der ALL nach FAB. (Nach FAB Co-Operative Group 1976)

| Zytologische Charakteristika[a] | L1 | L2 | L3 |
|---|---|---|---|
| *Zellgröße* | Kleine Zellen herrschen vor | Große Zellen, heterogene Größenverteilung | Große Zellen, homogene Größenverteilung |
| *Chromatinstruktur* | Homogen innerhalb jedes Falls | Unterschiedlich – hererogen | Feinkörnig und homogen innerhalb jedes Falls |
| *Kernform* | Regelmäßig, gelegentliche Einkerbungen oder Eindellung | Unregelmäßig. Einkerbungen und Eindellungen häufig | Regelmäßig – oval bis rund |
| *Nucleoli* | Nicht sichtbar oder klein und unverdächtig | Einer oder mehrere Nucleoli häufig groß | Prominent, einer oder mehrere, vesikulär |
| *Zytoplasmamenge* | Spärlich | Unterschiedlich, oft mäßig vermehrt | Mäßig vermehrt |
| *Zytoplasmabasophilie* | Gering oder mäßig, selten intensiv | Unterschiedlich, deutlich in einigen Fällen | Sehr intensiv |
| *Zytoplasmavakuolen* | Unterschiedlich | Unterschiedlich | Oft sehr deutlich |
| Verteilung [%] | 27,5 | 67,7 | 4,9 |

[a] In bezug auf jede dieser Eigenschaften können bis 10% der Zellen von den vorherrschenden Charakteristika abweichen.

## 2.2 Zytologie

### 2.2.1 Morphologie

Verwendung luftgetrockneter Knochenmark- und Blutausstriche, gegebenenfalls Leukozytenkonzentrat. Peripher sind nur in einem Teil der Fälle Blasten nachweisbar. Das Knochenmark ist hyperzellulär mit massiver Infiltration mit Blasten und Verdrängung der normalen Hämatopoese. Die blastären Zellen haben keine Zytoplasamagranulation. Die Unterteilung geschieht entsprechend der *French-American-British-(FAB-)Klassifikation* in 3 Gruppen (Tabelle 1). Die Unterscheidung der Untergruppen L1 und L2 hat keine klinische Bedeutung. Die L3-Morphologie spricht meist, jedoch nicht immer, für eine B-ALL.

### 2.2.2 Zytochemie

Die Zytochemie erleichtert die Unterscheidung von ALL und AML (Tabelle 2). Zytochemische Leitreaktion der ALL ist die grobkörnig bis schollig ausfallende PAS (Period-Schiff)-Reaktion. Die Peroxidase- oder Sudanschwarzfärbung (Leitreaktion myeloischer Leukämien) sollte bei unter 3% der Zellen positiv sein. Charakteristikum der T-ALL ist in einem Teil der Fälle die fokale Positivität der sauren Phosphatase. Spezifischer, allerdings nicht so sensitiv, ist die Dipeptidylaminopeptidase IV (DAP IV) (Löffler et al. 1987). Die Differentialdiagnose zur AML M0 und AML M7 ist mit Zytochemie und Morphologie allein meist nicht möglich.

**Tabelle 2.** Zytochemische Klassifizierung der akuten lymphatischen Leukämie

| Typ ALL/FAB | Sudanschwarz-färbung | PAS[a] | Saure Phosphatase | DAP IV[b] |
|---|---|---|---|---|
| *B-Vorläufer ALL* (L1, L2) | Negativ (<1%) | +++ Grob-gra-nulärschollig | ± (Uncharak-teristisch) | – |
| *B-ALL (L3)* | Negativ (<1%) | ± | ± (Granulär) | – |
| *T-ALL (L1, L2)* | Negativ (<1%) | ++ Granulär | ++ Fokal | ++ Fokal |

[a] Perjodsäure-Schiff-Reaktion
[b] Dipeptidylpeptidase IV

**Tabelle 3.** Immunphänotypisierung der akuten lymphatischen Leukämie (ALL)

| Antigen | prä-prä-B | c-ALL | prä-B | B-ALL reife | prä-T | T-ALL |
|---|---|---|---|---|---|---|
| | B-Vorläufer-ALL | | | B-ALL | T-Linien-ALL | |
| TdT | + | + | + | − | + | + |
| HLA-DR | + | + | + | + | ± | − |
| CD10 | − | + | ± | ± | ± | ± |
| CD19 | + | + | + | + | − | − |
| cyIg | − | − | + | − | − | − |
| mIg | − | − | − | + | − | − |
| cyCD3 | − | − | − | − | + | + |
| CD7 | − | − | − | − | + | + |
| CD1a/2/3 | − | − | − | − | − | ± |
| Inzidenz [%] | 11 | 51 | 10 | 4 | 7 | 17 |

*Tdt* terminale Desoxyribonukleotidyltransferase; *HLA-DR* HLA-Antigene Klasse II; *cy* zytoplasmatisch; *m* membranständig; + Expression in ≥ 10% (intrazytoplasmatische Antigene) bzw. auf ≥ 20% (membranständige Antigene) der Leukämiezellen; *c-ALL* CALLA („common acute lymphocytic leukemia antigen " = CD10) positive ALL.

## 2.2.3 Immunzytologie und Durchflußzytometrie

Die Einteilung der ALL-Subtypen erfolgt mit Hilfe von Oberflächenmarkern (s. Tabelle 3). Die Immunzytologie kann an frischen, weniger als 8 h alten oder nach dem Trocknen eingefrorenen luftgetrockneten Präparaten mit der APAAP-Technik vorgenommen werden. Sensitiver und besser quantifizierbar ist die Messung von Zellsuspensionen mittels Durchflußzytometrie. Material: Blut und Knochenmark mit konservierungsmittelfreiem Heparin 100 IE/ml. Viabilität etwa 24 h.

## 2.3 Zytogenetik und Molekularbiologie

Zytogenetik und Molekularbiologie gewinnen zunehmende Bedeutung. Sie sind Grundlage für die Definition von biologischen Untergruppen der ALL. Für die Zytogenetik sind Viabilität und Kultivierbarkeit der Zellen Voraussetzung. Material: Knochenmark und *zusätzlich* peripheres Blut (die Kultivierung aus dem Mark liefert bessere Ergebnisse auch bei hohen

peripheren Blastenzahlen). Versand per Eilpost (Laufzeit nicht länger als 24 h).
Für molekularbiologische Untersuchungen ist bei Untersuchungen auf mRNS-Ebene die Viabilität der Zellen bedeutsam. Eine Alternative kann in der Fixierung der Zellen mit geeigneten Zusätzen liegen.

## 3 Stadieneinteilung

Eine Stadieneinteilung ist nicht sinnvoll. Die Erkrankung ist stets disseminiert. Es kann eine Organbeteiligung bestehen. Häufig: *Lymphknotenschwellung*, *Mediastinaltumor* (v. a. bei T-ALL), *Leber- und Milzbeteiligung*. Klinisch bedeutsam ist ein *initialer ZNS-Befall* mit Vorliegen einer *Meningeosis*. Hodenbefall ist bei Erwachsenen selten.

*Abgrenzung der ALL von lymphoblastischen NHL* nach dem Ausmaß der Knochenmarkinfiltration:
- ALL: $\geq 25\%$ Blasten im Knochenmark,
- NHL: $< 25\%$ Blasten im Knochenmark.

## 4 Prognose

Unbehandelt liegt die mediane Überlebenszeit der ALL bei 4 Monaten. Mit Chemotherapie wurden zwischen 64 und 85% komplette Remissionen und Langzeitremissionsraten zwischen 18 und 40% erzielt. Die Langzeitprognose unterscheidet sich je nach Risiko und Untergruppe (s. unten).

## 5 Diagnostik

Allgemeine Symptome wie Infektions- und Blutungsneigung, Schwäche und durch Tumormasse bedingte Symptome sind Grundlage für den klinischen Verdacht. Im Blutbild finden sich Granulopenie, Thrombopenie und Anämie. Die Diagnosesicherung erfolgt durch die Knochenmarkzytologie.
Die differenzierten Therapiemöglichkeiten erfordern ein über die Routineuntersuchungen hinausreichendes spezielles Untersuchungsprogramm. *Deshalb sollte eine Überweisung in ein spezialisiertes Zentrum bereits bei einem Verdacht auf ALL erfolgen.*

**Untersuchungsprogramm**

Die *klinische Untersuchung* muß neben der allgemeinen internistischen Untersuchung den Augenhintergrund, das periphere und zentrale Nervensystem berücksichtigen sowie besonderen Augenmerk auf die Inspektion der Orifizien legen, um Lokalinfektionen festzustellen. Bei der *Anamnese* sollte nach Geschwistern gefragt werden, die für eine *eventuelle Knochenmarkspende in Frage kämen.*

**Hämatologische Laboruntersuchungen:** Großes Blutbild mit Differentialblutbild und Retikulozyten. Knochenmarkaspiration mit Anfertigen von 20 Ausstrichen. Gewinnung von Material für die Zytogenetik (3 ml Knochenmark und 10 ml peripheres Venenblut mit 100 IE/ml konservierungsmittelfreiem Heparin). Material für die Immunphänotypisierung mittels Durchflußzytometrie (3–5 ml Knochenmark und/oder 10–20 ml peripheres Venenblut mit 100 IE/ml konservierungsmittelfreiem Heparin). Material für die Molekularbiologie (2 ml Knochenmark und/oder 5 ml peripheres Venenblut mit 100 IE/ml konservierungsmittelfreiem Heparin, alternativ Verwendung von Röhrchen nach Maßgabe des molekularbiologischen Labors). Bei fehlender Aspirierbarkeit des Marks und Fehlen von Blasten in der Peripherie kann die Diagnostik problematisch sein. Gegebenenfalls müssen zytologische Präparate aus abgerollten Biopsiezylindern verwendet werden oder Biopsiezylinder selbst aufgearbeitet werden.

Durchführung einer *Liquorpunktion* mit Bestimmung der Zellzahl, Liquoreiweiß und Glukose sowie Liquorzytologie. Kriterien für die Diagnose eines ZNS-Befalls s. Übersicht

**Kriterien eines ZNS-Befalls bei ALL**

*Liquor:* Zellzahl von > 19/3, zusätzlich morphologischer Nachweis von Leukämiezellen im Zytozentrifugenpräparat, insbesondere für grenzwertig niedrige Zellzahlen.

*CT:* Positiver Befund des kranialen Computertomogramms.

*Klinik:* Eindeutige ZNS-Symptome, wenn andere Ursachen ausgeschlossen sind.

*Apparative Untersuchungen:* In der Röntgenaufnahme des Thorax imponiert bei einem Teil der Patienten eine Verbreiterung des vorderen oberen Mediastinums. Meist besteht eine T-ALL. Pneumonische Infiltrationen können als Folge der Infektionsneigung bei Granulopenie vorliegen. Sonographisch kann eine Hepatosplenomegalie leicht erfaßt und quantifiziert werden. Darüber hinaus gibt die Untersuchung einen Überblick über eine etwaige Beteiligung abdominaler Lymphknoten. Zusammenfassende Empfehlungen für Routine- und Verlaufsuntersuchungen finden sich in Tabelle 4.

# 6  Charakteristika der Erkrankung und Krankheitsverlauf

## 6.1 Allgemeines

Die Erkrankung beginnt uncharakteristisch mit Abgeschlagenheit, Leistungsknick, gelegentlich Knochenschmerzen. Mit zunehmender Knochenmarkinsuffizienz treten Anämie, Granulopenie und Thrombopenie sowie vermehrtes allgemeines Krankheitsgefühl durch zerfallende Tumormassen auf. Weitere Symptome sind Dyspnoe und Tachykardie bei körperlicher Belastung, vermehrtes Schlafbedürfnis, subfebrile Temperaturen, vermehrte Blutungsneigung mit Nasenbluten, Zahnfleischbluten, Petechien oder verlängerte Periodenblutungen; seltener Zeichen einer spezifischen Tumorinfiltration, z. B. retrosternales Druckgefühl bei Patienten mit T-ALL und Mediastinaltumor.

Der kinische Befund ist nicht sehr charakteristisch mit Blässe der Schleimhäute, Petechien oder subkutanen Hämatomen. Bei vielen Patienten finden sich Lymphome, Hepatomegalie und Splenomegalie. Ein ZNS-Befall zeigt sich klinisch durch Reflexausfälle, Sensibilitätsstörungen und Paresen einschließlich Hirnnervenläsionen. Ein primärer ZNS-Befall besteht in 6,5% der Fälle (Hoelzer et al. 1988).

Mit der zunehmenden Verbesserung der Diagnostik ist es gelungen, bedeutsame Subgruppen der ALL bis auf die molekulare Ebene zu definieren. Die Verläufe der verschiedenen Subgruppen unterscheiden sich in manchen Aspekten. Risikofaktoren können daher nicht mehr global angewendet werden (s. Abb. 1).

## 6.2 T-ALL

20–25% der ALL im Erwachsenenalter sind T-Linien-ALL. Das Häufigkeitsmaximum liegt im jüngeren bis mittleren Erwachsenenalter. Es liegt häufiger ein Mediastinaltumor sowie eine hohe Leukozytenzahl vor, die jedoch keine prognostische Bedeutung hat. Die Therapieergebnisse sind gut: 80–85% der Patienten erreichen eine komplette Remission und 45–60% sind langfristig krankheitsfrei (Hoelzer et al. 1988). Die Verbesserung der Prognose ist zu einem Teil durch die Aufnahme von Cytosin-

**Tabelle 4.** Plan für die allgemeine Routinediagnostik bei ALL (für spezielle diagnostische Untersuchungen s. Text)

| Bei jeder Aufnahme | täglich | 2mal/Woche | 1mal/Woche | Alle 14 Tage |
|---|---|---|---|---|
| (Nur bei Erstaufnahme) Blutgruppe, HLA-Typisierung Patient und Spender | | | | |
| Blutbild, Thrombozyten, Diff., Retikulozyten | Blutbild Thrombozyten | Zusätzlich Diff. | Zusätzlich Retikulozyten | |
| Quick-Wert, PTT, Fibrinogen, ATIII[a] | | Quick-Wert, PTT, Fibrinogen | | |
| Mehrfachanalyse (Na, K, Cl, Kreatinin, Harnstoff, Harnsäure, Bilirubin, Protein, Glukose) | | Mehrfach-analyse | | |
| Enzyme (GOT, GPT, GLDH, AP, Gamma-GT, CHE, LDH, Amylase) | | Enzyme | | |
| Serumelektrophorese | | | Elektrophorese | |
| Immunelektrophorese, Immunglobuline quantitativ | | | Immunglobuline quantitativ | |
| Candida-HA-Test, Candida-Antigen, Aspergillustiter | | | Candida-HA + AG Aspergillustiter | |
| Titer, Lues | | | | |
| Serologie: Herpes simplex Herpes simplex Varizella zoster Zytomegalie Toxoplasma gondii HIV | | | | Zytomegalie |

| | |
|---|---|
| HBS-Ag, Anti-HBS-AK, Anti-HCV | |
| T3, T4, TBC, TSH | |
| Folsäurespiegel | Folsäurespiegel |
| Urinstatus + Sediment | Status, Sediment |
| Bei Frauen unter 50 Jahren: Schwangerschaftstest | |
| 24-h-Kreatininclearance | |
| Rachenabstrich, Stuhlkultur, Urinkultur<br>Bei Klinik Sputum, Wundabstriche | Kulturen |
| EKG, Sonographie Abdomen<br>Thoraxröntgen in 2 Ebenen[b]<br>CT bei Mediastinaltumor | |

[a] Unter Asparaginase täglich alle Gerinnungsuntersuchungen
[b] Wiederholung bei Fieber, unter refraktärem Fieber Wiederholung bis zu täglich.

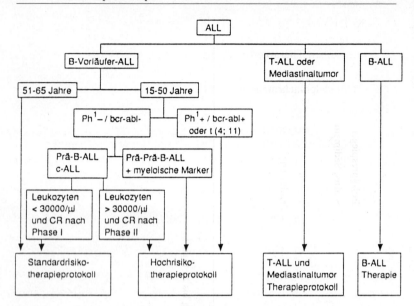

**Abb. 1.** Algorithmus der Therapiestrategie bei der ALL des Erwachsenen

Arabinosid und Cyclophosphamid in die Therapie bedingt (Hoelzer et al. 1994).

Die HTLV-I positive T-ALL des Erwachsenenalters ist endemisch in Südostasien, der Karibik und Afrika. Sie ist durch Hautinfiltrate, Osteolysen und häufig durch Hyperkalzämie gekennzeichnet. Ihre Prognose ist schlecht.

### 6.3 B-Vorläufer ALL

B-Vorläufer ALL liegen in einem Anteil von 52% vor. Es wurde eine Reihe von prognostisch wichtigen Subentitäten identifiziert. Für Patienten, die *nicht* in diese Untergruppen fallen, sind als Risikofaktoren bedeutsam: *Leukozytose* $> 30000/\mu$l und *spätes Erreichen der CR* (nach Induktionsphase II). Vorliegen eines Risikofaktors bedingt die Einordnung als Hochrisikopatienten. Die Risikofaktoren können streng genommen nur im Rahmen der Therapiestudie der Deutschen Multizentrischen ALL-Studiengruppe (GMALL) Gültigkeit haben, da sie in Beziehung zur durchgeführten Therapie stehen.

Die Prognose der Niedrigrisikopatienten ist in der Studie 02/84 mit 48% langfristigem krankheitsfreiem Überleben hervorragend. Die Ergebnisse der neuen Therapiestudien müssen abgewartet werden.

### 6.3.1 Philadelphiachromosom-positive (Ph$_1$+) ALL

Die Ph$_1$+ ALL ist die wichtigste prognostische Subgruppe der B-Vorläufer-ALL. Zytogenetisch liegt eine Translokation t(9;22)(q34.1;q112) vor. Molekularbiologisch kann ein Fusionsgen aus bcr/c-abl mit einer Rekombination in der „minor" oder „major breakpoint region" festgestellt werden. Der Nachweis mit Hilfe der extrem sensitiven PCR ist auf mRNS-Ebene möglich und eignet sich für die Bestimmung minimal residualer Erkrankung.

Die Ph$_1$+ ist immunologisch eine B-Vorläufer-ALL (c-ALL oder prä-B-ALL). 55% der erwachsenen Patienten mit c-ALL sind Ph$_1$+ (Maurer et al. 1991). Die Ph$_1$+ ALL ist bei Kindern selten (2–5%). Mit zunehmendem Alter nimmt ihre Häufigkeit zu. Bei Patienten mit ALL und einem Alter von über 50 Jahren sind 44% Ph$_1$+ (Secker-Walker et al. 1991). Unter allen erwachsenen Patienten beträgt ihr gesamter Anteil 25–32% (Hoelzer et al. 1994).

Eine komplette Remission wird von 60% aller Patienten mit Ph$_1$+ ALL erreicht. Die mediane Remissionsdauer beträgt auch mit intensiver Therapie nur 5–10 Monate. Nach 3-5 Jahren leben zwischen 0 und 15% der Patienten. Bessere Ergebnisse sind in kleinen Patientengruppen mit allogener Knochenmarktransplantation erzielt worden. Die langfristige Rezidivfreiheit betrug hier 44% (Barrett et al. 1991).

### 6.3.2 Translokation t(4,11)

Adoleszente und erwachsene Patienten mit ALL und t(4;11)(q21;q23) sind mit 6% der ALL selten. Häufiger ist diese Subgruppe bei Neugeborenen. Molekulargenetisch wurde eine Beteiligung des MLL-Gens an der Translokation nachgewiesen, eines Homeoboxgens, das an der Gestaltgebung von Drosophila melanogaster beteiligt ist (Trithoraxgen) (Thirman et al. 1993). Es stehen Primer für die molekulargenetische Diagnostik der Aberration zur Verfügung. Es liegt bei praktisch allen Patienten eine prä-prä-B-ALL mit Koexpression myeloischer Marker vor, die die weitgehende Identifikation dieser Subgruppe bereits aus dem Markerprofil erlaubt.

Die Patienten fallen meist durch sehr hohe Leukozytenzahl auf. Die Prognose der Erkrankung ist im Erwachsenenalter noch nicht ganz klar, die Patienten werden jedoch als Hochrisikopatienten behandelt. Im Rezidiv besteht eine Neigung zur Ausprägung monozytärer Eigenschaften.

## 6.4 B-ALL

Bei der B-ALL liegen zytogenetisch Translokationen mit Beteiligung des langen Arms von Chromosom 8 und mit Beteiligung von verschiedenen Immunglobulingenloci vor: am häufigsten ist t(8;14)(q24.1;q32.3), seltener t(8;22)(q24.1;q11) oder t(2;8)(p11-13;q24.1). Die Bedeutung der Translokation scheint in der Deregulation von *c-myc* [Lokalisation auf 8(q24.1)] zu liegen. Die Morphologie der Zellen imponiert meist als L3 (Burkitt-Typ), ist jedoch nicht deckungsgleich mit dieser Gruppe. Immunologisch ist die B-ALL durch den Nachweis von membranständigem Immunglobulin gekennzeichnet.

Der Verlauf der B-ALL ist rapide progredient. Es besteht eine massive LDH-Erhöhung. Häufig bestehen abdominale Tumormassen. Die B-ALL kann unbehandelt in wenigen Tagen zum Tode führen. Bei rechtzeitiger Diagnosestellung und Behandlung mit dem B-NHL-Protokoll bestehen hervorragende Heilungsaussichten mit einem langfristigen krankheitsfreien Überleben von bis zu 57% (Fenaux et al. 1989; Hoelzer et al. 1992).

## 6.5 ALL mit myeloischen Markern

Auf der Grundlage der jetzt verfügbaren immunologischen Techniken wird eine Reihe von Patienten mit ALL mit myeloischen Markern identifiziert (CD13, CD14, CD33, CDw65). Diese Untergruppe ist auch als Hybridleukämie, biphänotypische Leukämie und „mixed leukemia" beschrieben worden. Eine Unterscheidung von ALL mit Koexpression von myeloischen Markern ist nicht immer einfach und in der Literatur teilweise nicht nachvollziehbar. Die wenigen bei Erwachsenen verfügbaren Daten zeigen eine schlechtere Prognose dieser Patienten (Hoelzer et al. 1994).

## 7 Therapiestrategie

### 7.1 Übersicht

Das Vorgehen bei ALL ist im aktuellen Protokoll 05/93 der Deutschen Multizentrischen ALL-Studiengruppe (GMALL) in 4 Therapiearme stra-

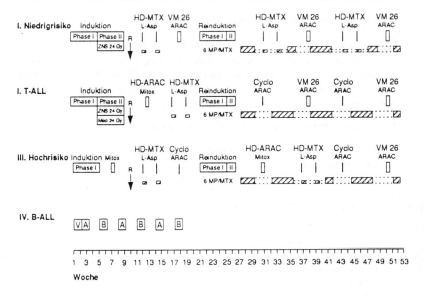

**Abb. 2.** ALL des Erwachsenen: Therapiestudie 5/93 – Gesamttherapieplan für die Induktions-, Reinduktions- und Konsolidationstherapie im 1.–12. Monat

tifiziert (Abb. 2). Die Stratifikation berücksichtigt die biologisch definierten Untergruppen, das Alter sowie die Risikofaktoren für Patienten mit B-Vorläufer-ALL.

## 7.2 Stellung der Chirurgie

Chirurgische Maßnahmen spielen in der ursächlichen Behandlung der ALL keine Rolle. Bei der *B-ALL* ist die Entfernung von abdominalen Tumormassen wegen der rapiden Progredienz *nicht indiziert*.

## 7.3 Stellung der Strahlentherapie

Eine Strahlentherapie findet an 2 Stellen Eingang in die Therapie: als *Strahlentherapie des ZNS* zur Therapie und Prophylaxe des ZNS-Befalls und als *Mediastinalbestrahlung* bei allen Patienten mit T-ALL und allen Patienten mit radiologisch nachweisbarem Mediastinaltumor.

## 7.4 Stellung der Chemotherapie

Zahlreiche Medikamente sind wirksam. Exakte Angaben über die Remissionsrate der Monotherapie sind häufig nicht möglich oder sinnvoll. Wirksame Substanzen sind in der nachfolgenden Übersicht zusammengefaßt. Die modernen Chemotherapieregimes zeichnen sich durch Kombination und Sequenz zahlreicher verschiedener Substanzen aus.

**Wirksame Substanzen bei ALL des Erwachsenen**

– Prednisolon, Prednison, Dexamethason;
– Vincristin, Vindesin, Vinblastin;
– Daunorubicin, Doxorubicin, Mitoxantron, Idarubicin;
– M-Amsa;
– L-Asparaginase, Erwinia-Asparaginase;
– Cytosin-Arabinosid;
– Cyclophosphamid, Ifosamid;
– Methotrexat;
– Teniposid, Etoposid;
– 6-Mercaptopurin;
– 6-Thioguanin.

## 7.5 Andere Therapiemodalitäten

Immunmodulatoren werden in Studien untersucht, sind jedoch noch keine etablierten Therapieelemente.

Frühe Studien hatten keine überzeugende Wirksamkeit einer Therapie mit *Interferon-α* bei Patienten mit hochmalignen NHL und ALL zeigen können. Bei 93 Patienten wurde ein Ansprechen von 20% berichtet, dabei allerdings nur 6% komplette Remissionen (Freund et al. 1994). Es gibt einzelne positive Berichte für eine Wirkung bei $Ph_1+$ ALL (Haas et al. 1988; Ohyashiki et al. 1991). In jüngster Zeit wird Interferon-α zur Erhaltungstherapie bei $Ph_1$-positiver ALL in Studien untersucht (Harousseau et al. 1994).

Interleukin-2 wurde zur Immuntherapie bei Patienten nach autologer Knochenmarktransplantation eingesetzt (Blaise et al. 1990; Meloni et al. 1992). Daten aus vergleichenden Studien liegen noch nicht vor.

## 7.6 Knochenmarktransplantation

### 7.6.1 Allogene Knochenmarktransplantation

Die *allogene Knochenmarktransplantation* (HLA-identischer Spender) ist eine sehr wirksame Konsolidierungstherapie. Nach Transplantation in erster Remission besteht langfristige Krankheitsfreiheit zwischen 34 und 51%, in 2. Remission zwischen 18 und 45% (Hoelzer et al. 1994). Für die antileukämische Wirksamkeit ist zu einem erheblichen Teil der GvL-Effekt (Graft-versus-Leukemia-Effekt) verantwortlich. Auf der anderen Seite ist auch heute noch die transplantationsbedingte Mortalität (TRM) beträchtlich. Sie ist v. a. auf die GvH-(Graft-versus-host-)Reaktion zurückzuführen. Patienten mit HLA-identischem, *nicht verwandtem Spender* haben ein gesteigertes Risiko für die TRM.

### 7.6.2 Autologe Knochenmarktransplantation

Die *autologe Knochenmarktransplantation* ist als Therapiemaßnahme gut verträglich. Durch den fehlenden GvL-Effekt bildet das Rezidiv das Hauptproblem. Ein langzeitiges leukämiefreies Überleben zwischen 38 und 53% in 1. und zwischen 23 und 31% in 2. Remission sind beschrieben (Hoelzer et al. 1994). Ob eine Reinigung des autologen Marks von Tumorzellen („purging") vorteilhaft ist, ist nicht geklärt.

Vor diesem Hintergrund muß das mögliche Ergebnis einer alleinigen Chemokonsolidationstherapie gegen den potentiellen Nutzen einer allogenen oder autologen Knochenmarktransplantation abgewogen werden. Die Übersicht gibt eine Empfehlung zur Knochenmarktransplantation bei ALL wieder.

### 7.6.3 Indikationen zur Knochenmarktransplantation (KMT) bei der ALL (nach einer Übereinkunft der Deutschen Multizentrischen ALL-Studiengruppe mit der Deutschen Arbeitsgemeinschaft für Knochenmarktransplantation)

**1 Allogene KMT**

*1.1 Knochenmarkspender*

- HLA-identische Geschwister,
- partieller Mismatchfamilienspender (ein Mismatch auf HLA-A oder HLA-B),
- HLA-identische Fremdspender (nicht in 1. Vollremission).

*1.2 Patientenauswahl, Indikationen und Zeitpunkt*

*KMT in 1. Vollremission:*
Hochrisikopatienten (15–50 Jahre):
- $Ph_1$/*bcr-abl*-positive Patienten,
  t(4;11)-positive Patienten,
- Patienten mit prä-pra-B-ALL mit Koexpression myeloischer Marker,
- Patienten mit B-Vorläufer-All, Alter 15–50 Jahre, *und* erreichter CR nach Phase II der Induktion oder initialer Leukozytenzahl > 30000/µl (Hochrisikopatienten).

Zeitpunkt: 4–6 Wochen nach Ende der Induktionstherapie. Bei Patienten mit CR nach Phase II der Induktion sollte vor der KMT eine zusätzliche Konsolidation erfolgen. Verzögert sich die allogene KMT, wird die Konsolidationstherapie weiter durchgeführt.

*Sonderindikationen:*
– Keine CR, aber gute partielle Remission nach Induktionstherapie ($< 30\%$ Blasten im Knochenmark): alle Patienten mit ALL einschließlich B-ALL mit fehlender CR nach dem 3. Therapieblock.
– Beginnendes 1. Rezidiv ($< 30\%$ Blasten im Knochenmark): alle Patienten mit ALL (Niedrig- und Hochrisikopatienten, T-ALL und B-ALL).

*KMT in 2. Vollremission:*
– Alle Patienten (Standardrisiko, T-ALL und B-ALL).

Wegen der im allgemeinen kurzen Dauer der 2. Vollremission sollte die KMT innerhalb von 6 Wochen nach Erreichen einer CR durchgeführt sein.

*KMT in 3. Vollremission oder beginnendem 2. Rezidiv:*
– Alle Patienten.

*1.3 Konditionierung*

*Fraktionierte Ganzkörperbestrahlung* mit 10–14,5 Gy.

*Ausnahmen:* Patienten mit einer Bestrahlung des Mediastinums oder der Neuroachse können mit einer alleinigen Chemotherapie konditioniert werden.

*Chemotherapie:*
– Patienten in 1. Vollremission: VP 16 60 mg/kg KG.
– Patienten in 2. Vollremission: Cyclophosphamid 2mal 50 mg/kg KG und VP 16 45 mg/kg KG.

**2 Autologe KMT**

*2.1 Knochenmarkentnahme*

*In 1. Vollremission:*
– Bei Hochrisikopatienten, soweit technisch und logistisch möglich vor der Reinduktionstherapie.

*In 2. Vollremission:*
– Bei Patienten, bei denen zuvor keine autologe Knochenmarkentnahme erfolgte.

*2.2 Indikationen zur autologen KMT und Zeitpunkt*

*Autologe KMT in 1. Vollremission:*
– $Ph_1$/*bcr-abl*-positive Patienten (Zeitpunkt möglichst vor bzw. bis zum Zeitpunkt der sonst stattfindenden Reinduktionstherapie).

*Autologe KMT in 2. Vollremission:*
– Standardrisikopatienten und T-ALL-Patienten (Zeitpunkt nach Erreichen einer CR).

# 8 Indikation zur Chemotherapie

Das Ziel der Therapie ist die vollständige Elimination des leukämischen Zellklons und die Restitution der normalen Hämatopoese.

Die Behandlungsstrategie der akuten lymphatischen Leukämie ist von der GMALL in konsekutiven Therapiestudien optimiert worden. Es kann nach wie vor jedoch keine Standardtherapie definiert werden. In der Folge wird auf einige Aspekte der Chemotherapie eingegangen, um einen Überblick über die derzeit angewendeten Protokolle zu geben.

Eine aggressive Chemotherapie der ALL sollte *immer im Rahmen von Studien* erfolgen. Nur auf dieser Grundlage kann die Therapie optimiert werden. Da wichtige Konsolidierungselemente (z. B. die allogene Knochenmarktransplantation bei Patienten mit T-ALL oder B-Vorläufer-ALL mit niedrigem Risiko) nicht mehr in der ersten Remission angewendet werden, ist auch für die Rezidivtherapie die Kontrolle der Qualität im Rahmen der Studien essentiell.

Wie bereits auf S. 44 u. 45 dargelegt, werden die Patienten in dem derzeit aktuellen Protokoll der GMALL 05/93 in 4 Arme stratifiziert (Abb. 3). Die Standardrisikotherapie und das Protokoll für die T-ALL und Patienten mit Mediastinaltumor sind bis auf die zusätzliche Mediastinalbestrahlung identisch. Beide Protokolle haben im Ablauf Ähnlichkeiten mit der Hochrisikotherapie.

*Das B-ALL-Protokoll hat einen völlig anderen Aufbau.*

Auf einige Besonderheiten wie *Mediastinalbestrahlung bei der T-ALL* und die *Therapie des alten Patienten* wird weiter unten eingegangen.

## 8.1 T-Linien und B-Vorläufer ALL

Die wichtigsten Therapieelemente dieser Protokolle bestehen aus *Vorphasetherapie*, *Induktionstherapie*, *Konsolidationstherapie* und *Erhaltungstherapie*. Des weiteren muß die *systemische Therapie* von der *ZNS-Prophylaxe* unterschieden werden.

### 8.1.1 Vorphasetherapie

Bei Patienten mit großer Leukämiezellmasse, insbesondere hoher Leukozytenzahl ($> 25000/\mu l$) und/oder ausgeprägter Organomegalie ist eine Vorphasetherapie mit Steroiden und Vincristin zur schonenden Zytoreduktion sinnvoll.

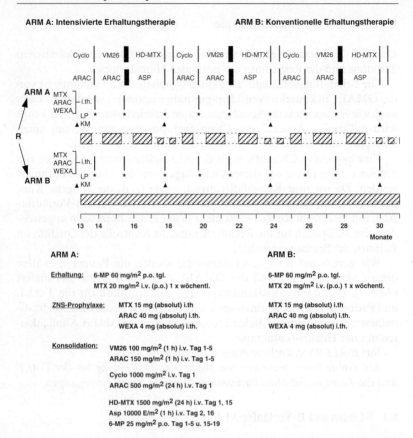

**Abb. 3.** ALL des Erwachsenen: Therapiestudie 5/93 – randomisierte Erhaltungstherapie für Standardrisiko-, T-All- und Hochrisikotherapie im 13.–30. Monat

## 8.1.2 Induktionstherapie

Ziel ist die komplette Remission. Allein Patienten mit kompletter Remission haben eine Chance auf eine verlängerte Überlebenszeit. Die Induktionstherapie induziert eine Knochenmarkaplasie und erfordert daher eine optimale Supportivtherapie, die an erfahrenen Zentren verfügbar ist.

Bereits eine Kombination von Vincristin und Prednison kann bei 36–67% der Patienten eine komplette Remission erzeugen. Dabei beträgt die mediane Remissionsdauer aber nur 3–7 Monate. Die Effektivität steigt mit einer zusätzlichen Gabe von Daunorubicin oder Doxorubicin (ViDaP) (Hoelzer et al. 1994). Das Grundgerüst der über 4 Wochen applizierten ViDaP Therapie findet sich noch heute in Phase I der Induktionstherapie. Durch Gabe von Asparaginase wird die Wirksamkeit weiter erhöht. 74% der Patienten erreichen heute nach dieser Therapie eine komplette Remission.

Für diese Patienten stellt die Induktion der Phase II bereits eine Frühkonsolidierung dar. Bei fehlender CR nach der Phase I wird bei einem weiteren Teil der Patienten eine komplette Remission induziert und damit die Remissionsrate auf 82% erhöht. Im Standardrisiko- und T-ALL-Protokoll besteht die Phase II aus einer Kombination aus Cyclophosphamid, Cytosin-Arabinosid und 6-Mercaptopurin. Im Hochrisikoprotokoll besteht sie aus hochdosiertem Cytosin-Arabinosid und Mitoxantron.

### 8.1.3 Konsolidierungstherapie

Trotz aggressiver Induktionstherapie würden ohne Konsolidation bei etwa 90% der Patienten Rezidive auftreten. In den Protokollen finden sich unterschiedliche *Konsolidierungselemente*. Sie enthalten jeweils 2–3 wirksame Medikamente in relativ kurzen, zum Teil jedoch myelosuppressiven Zyklen:
- Teniposid/Cytosin-Arabinosid,
- Cyclophosphamid/Cytosin-Arabinosid,
- Hochdosis-MTX/Asparaginase,
- Hochdosis-Cytosin-Arabinosid/Mitoxantron.

Zwei weitere Konsolidationselemente werden in Woche 21 bis 26 gegeben. Wegen der Ähnlichkeit zur Induktionstherapie hat sich historisch der Name *Reinduktionstherapie* ergeben.
- *Reinduktion Phase I* besteht aus einer abgewandelten ViDaP-Kombination mit Prednison/Vincristin/Doxorubicin über 4 Wochen.
- In *Reinduktion Phase II* wird die Kombination Cyclophosphamid/Cytosin-Arabinosid/6-Thioguanin gegeben.

### 8.1.4 Erhaltungstherapie

Der Wert einer Erhaltungstherapie ist bei der ALL allgemein akzeptiert, allerdings nur unzureichend in Studien geprüft. Es ist insbesondere unklar, wieweit verschiedene Untergruppen der ALL von einer Erhaltungstherapie profitieren. So wurden die letzten Rezidive bei T-ALL nach 3 Jahren beobachtet, was den Nutzen einer protrahierten Erhaltung in Frage stellen könnte.

Die wesentliche Grundlage der konventionellen Erhaltungstherapie besteht aus einer nicht myeloablativen Dauertherapie mit 6-Mercaptopurin und Methotrexat; zwischen beiden Substanzen besteht ein ausgeprägter Synergismus. Die Erhaltungstherapie wird über eine Zeitdauer von 1,5 Jahren durchgeführt, so daß die gesamte Therapiedauer z. Z. 2,5 Jahre beträgt.

Die GMALL prüft z. Z. den Wert einer intensivierten Erhaltungstherapie. Dabei werden alle 8 Wochen rotierende Blöcke von Teniposid und Cytosin-Arabinosid bzw. Hochdosismethotrexat und Asparaginase gegeben.

Bei Patienten mit $Ph_1+$ ALL wird eine Erhaltungstherapie mit Interferon-$\alpha$ geprüft.

### 8.1.5 ZNS-Prophylaxe

Historische Erfahrungen zeigen, daß 21–50% der Patienten mit ALL ein ZNS-Rezidiv erleiden, wenn nicht eine Prophylaxe stattfindet (Hoelzer 1984; Kantarjian et al. 1988). Biologische Grundlage ist eine Affinität der leukämischen Zellen zum Zentralnervensystem und die mangelnde Penetration der konventionellen systemischen Chemotherapie. Mit einer ZNS-Prophylaxe unter Einschluß einer Schädelbestrahlung kann die ZNS-Rezidivrate bei erwachsenen Patienten auf 10–15% gesenkt werden (Hoelzer 1984). Die Frage, ob auch die alleinige Gabe von ZNS-wirksamer Chemotherapie wie Hochdosis-Methotrexat oder Hochdosis-Cytosin-Arabinosid ausreicht, ist noch nicht abschließend geklärt.

Bei *Hochrisikopatienten* hat die GMALL aufgrund einer zweimaligen Therapie mit Hochdosis-Cytosin-Arabinosid auf die *prophylaktische Schädelbestrahlung verzichtet.*

Für die *anderen Patienten* sind Elemente der ZNS-Prophylaxe die *Schädelbestrahlung* (24 Gy) und die *intrathekale Chemotherapie* (je nach Plazierung alleinige Gabe von Methotrexat oder Kombination von Methotrexat, Cytosin-Arabinosid und Steroid).

### 8.1.6 Therapie eines ZNS-Befalls

Bei nachgewiesenem ZNS-Befall (Kriterien s. Übersicht auf S. 38, 39) wird eine intrathekale Gabe von Zytostatika zunächst 2- bis 3mal durchgeführt, bis der Liquor blastenfrei ist. Danach Gabe von weiteren 5 Dosen und anschließende Schädelbestrahlung und Bestrahlung der gesamten Neuroachse mit 24 Gy.

### 8.1.7 Mediastinalbestrahlung bei T-ALL

Der Wert einer Mediastinalbestrahlung bei noch persistierendem Mediastinaltumor nach Phase I der Induktionschemotherapie bzw. einer zusätzlichen adjuvanten Mediastinalbestrahlung bei kompletter Rückbildung konnte retrospektiv in der 1. und prospektiv in der 2. Studie der GMALL für die T-ALL und für die wenigen Patienten mit B-Vorläufer ALL und Mediastinaltumor gezeigt werden. Die *Mediastinalbestrahlung mit 24 Gy in Phase II der Induktionstherapie* ist daher heute Teil des Protokolls für diese Patienten.

### 8.1.8 Therapie des alten Patienten mit ALL

Die *Häufigkeit der ALL* nimmt im fortgeschrittenen Alter in einem *2. Häufigkeitsmaximum exponentiell zu.* Bestimmend für die *ungünstigere Prognose älterer Patienten* ist neben der schlechter tolerierten Therapie die zunehmende Häufigkeit der $Ph_1+$ ALL. Dennoch profitieren ältere Patienten von einer intensiven Chemotherapie. In den Studien der GMALL überlebten nach 3 Jahren zwischen 17 und 22% der Patienten über 51 Jahre. Da die Frühtodesrate bei diesen Patienten erhöht ist (20–28%), muß auf die *supportive Therapie* ein besonderes Augenmerk gelegt werden.

Die GMALL hat sich entschieden, Patienten mit einem Lebensalter zwischen 51 und 65 Jahren im Standardrisikotherapieprotokoll zu behandeln. Hochdosis-Cytosin-Arabinosid wird in einer auf 1000 mg/m$^2$ reduzierten Dosis gegeben.

## 8.2 Therapie der B-ALL

Die Therapie der B-ALL ist fundamental unterschiedlich. Die Erkrankung ist besonders sensibel auf Alkylanzien und hochdosiertes Methotrexat. Dieser Tatsache ist Rechnung getragen.

Initial sorgt eine *Vorphase* für eine schonende Zytoreduktion. Unmittelbar an die Vorphase schließt sich ohne Pause Block A der Therapie an. Nach Regeneration erfolgt die Therapie mit Block B. Die alternierende Gabe von Block A und B wird auf eine Gesamtzahl von 3 abwechselnden Gaben wiederholt. Eine Erhaltungstherapie ist nicht sinnvoll, da Rezidive nach mehr als 6 Monaten Remission praktisch nicht mehr auftreten.

*Achtung: Die Therapie erfordert besondere Erfahrungen und Möglichkeiten. Durchführung in erfahrenen Zentren auf der Grundlage des Therapieprotokolls der GMALL.*

## 8.3 Palliative Therapie

Bei sehr alten, multimorbiden Patienten oder bei Patienten mit mehrfachen Rezidiven sowie bei Patienten mit primär refraktärer Erkrankung ist nur eine palliative Chemotherapie indiziert.

Rückgrat der palliativen Therapie ist die gut verträgliche und stark wirksame Kombination von Vincristin und Steroiden (ViP), die bei etwas größerer Belastbarkeit des Patienten durch Daunorubicin erweitert werden kann (ViDaP). Im VAD-Schema ist eines der hauptsächlich wirksamen Therapieelemente das hochdosierte Dexamethason. Die Substanz wird in dieser Dosis allerdings unterschiedlich von den Patienten toleriert.

## 8.4 Besonderheiten der Begleittherapie

Aspekte der Begleittherapie sind detailliert den Protokollen der GMALL zu entnehmen.

Besonders sei auf die Komplikationen der Asparaginasetherapie hingewiesen. Unter der Gabe wird häufig eine Hypofibrinogenämie (Blutungsneigung!) und eine Depletion für Antithrombin III beobachtet (Thrombosegefährdung). Die entsprechenden Werte müssen täglich überprüft werden. Eine Substitution von Fibrinogen erfolgt bei Werten unter 0,8 g/dl und von Antithrombin III bei Werten unter 70%.

## 9 Rezidiv-/Salvagetherapie

### 9.1 Chemotherapie bei 1. Rezidiv

Die langfristige Prognose der rezidivierten akuten lymphatischen Leukämie ist schlecht. Bei der Mehrzahl der Patienten mit *B-Vorläufer und T-Linien-ALL* kann erneut eine Remission induziert werden. In einer Studie der Deutschen Multizentrischen ALL-Studiengruppe konnten bei 67 Patienten im 1. Rezidiv 67% komplette Remissionen erreicht werden (Freund et al. 1992). Die mediane Remissionsdauer der Patienten lag

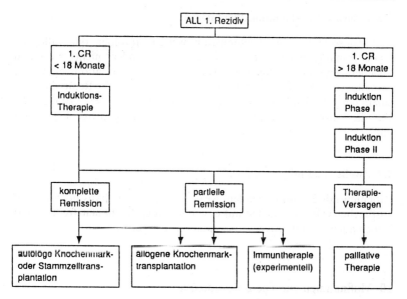

**Abb. 4.** ALLREZ 02/92: Protokoll zur Behandlung der ALL des Erwachsenen im 1. Rezidiv

allerdings bei nur 3,6 Monaten und das mediane Überleben bei 7,2 Monaten. Nur 13% der Patienten blieben nach 5 Jahren krankheitsfrei (Freund et al. 1994). Die Ergebnisse bei den wenigen größeren und ausreichend lange beobachteten Patientenkollektiven liegen in einem vergleichbaren Rahmen. Ein wichtiger Risikofaktor für Ansprechen und Remissionsdauer ist die Dauer der vorausgehenden ersten kompletten Remission.

Einen Überblick über das aktuelle Behandlungsprotokoll 02/92 wird in Abb. 4 gegeben. Die Patienten werden nach der Dauer der vorausgehenden Remission stratifiziert.

Zur *Rezidivtherapie der B-ALL* gibt es keine systematischen Erkenntnisse. Die Prognose ist wegen der rapiden Progredienz der Erkrankung extrem schlecht. Die GMALL empfiehlt eine allogene Knochenmarktransplantation für Patienten, bei denen sich eine Resistenz unter der Primärtherapie bereits abzeichnet (keine CR nach dem 3. Therapieblock). Im Rezidiv kann der Versuch einer Reinduktion mit Wiederholung der Primärtherapie oder alternativ mit dem HAM-Protokoll versucht werden.

## 9.2 Intensive Konsolidationstherapie

Zur Konsolidation in 2. Remission werden autologe oder allogene Knochenmarktransplantate von verwandten oder nichtverwandten Spendern empfohlen. Nach den Daten der Transplantationsregister ist bei allogener Knochenmarktransplantation in der 2. Remission mit einem langfristigen krankheitsfreien Überleben von 18–45% zu rechnen. Für die autologe Transplantation liegen weniger günstige Ergebnisse vor.

## 9.3 Zweites und folgendes Rezidiv

Patienten mit 2. und folgendem Rezidiv können durchaus noch einmal ansprechen. Die Aussichten auf eine langzeitige Krankheitsfreiheit sind jedoch auch mit intensiver Konsolidation sehr gering.

## 10 Maßnahmen zur Therapiekontrolle

Die Evaluation des Therapieerfolgs findet nach den Induktionstherapien durch Knochenmarkpunktion und Beurteilung des peripheren Blutbildes statt (Kriterien s. Übersicht). Die Evaluation auf das Anhalten der Remission wird in der Regel vor den Therapieblöcken der Konsolidationstherapie und in regelmäßigen Abständen unter Erhaltungstherapie sowie in der Nachsorge durchgeführt.

Die Intensität der Therapie erfordert eine regelmäßige Überwachung der Patienten auf Komplikationen. Hinweise zur Therapie mit Asparaginase sind der Übersicht auf S. 60 aufgeführt. Detaillierte Anweisungen finden sich in den Protokollen der GMALL.

### Kriterien für die Remissionsbeurteilung bei ALL

*Vollremission:* Organbefall nicht nachweisbar, peripheres Blut blastenfrei, Knochenmark M 0 (ohne leukämische Zellen) oder M 1 (0–5% Blasten) mit mindestens 15% Erythropoese und 25% normaler Granulopoese. Kriterien für Vollremission nach Abschluß der Induktion: Thrombozyten > 100000/µl, Granulozyten > 1500/µl, Hb > 10 g/dl.

*Teilremission:* Knochenmark M 2 (6–25% Blasten) mit mindestens 10% Erythropoese und 25% normaler Granulopoese.

*Versager:* Eines der folgenden Kriterien: Organbefall, Blasten im peripheren Blut, Knochenmark M 3 oder M 4 (> 25% bzw. > 50% Blasten), fehlende Regeneration der normalen Hämatopoese.

## 11 Besondere Hinweise

*Wahl der Therapie*
- Primäre Therapie im Rahmen der Protokolle der GMALL,
- Therapie des 1. Rezidivs im Rahmen des Rezidivprotokolls der GMALL,
- Therapie folgender Rezidive im Rahmen von Phase-II-Studien.

**Ansprechpartner für die Primärtherapie und für Phase-II-Protokolle:**
*Studienleitung:* Prof. Dr. D. Hoelzer, Johann-Wolfgang Goethe-Universität, Zentrum der Inneren Medizin, Abteilung Hämatologie, Theodor-Stern-Kai 7, 60590 Frankfurt am Main, Tel: 069-6301 6366 , Fax: 069-6301 7326

**Ansprechpartner für die Rezidivtherapie und für Phase-II-Protokolle:**
*Studienleitung:* Prof. Dr. M. Freund, Abteilung Hämatologie und Onkologie, Klinik und Poliklinik für Innere Medizin, Universität Rostock, Ernst-Heydemann-Str. 6, 18055 Rostock, Tel: 0381-4947420, Fax: 0381-4947422

**Koordination für die Knochenmarktransplantation bei ALL:**
*Studienleitung:* Frau Prof. Dr. R. Arnold, Medizinische Klinik II, Schwerpunkt Hämatologie/Onkologie, Universitätsklinikum Charité, Schumannstr. 20/21, 10117 Berlin, Tel: 030-28022228, Fax: 030-28025902

## 12 Zukünftige Entwicklungen

Eine wichtige weitere Entwicklung wird die einheitliche und reproduzierbare Charakterisierung von Subentitäten der ALL auf der Grundlage immunologischer, zytogenetischer und molekularbiologischer Befunde sein. Dadurch vermindert sich die Bedeutung einiger globaler Risikofaktoren. Man sollte jedoch durch das Vorliegen gut charakterisierter chromosomaler Bruchpunkte nicht auf eine absolute Homogenität der resultierenden Erkrankung schließen. Die gleiche Aberration kann auf der Ebene unterschiedlicher Progenitorzellen auftreten. Dadurch können Risikofaktoren innerhalb der Subentitäten eine neue Relevanz bekommen.

Der verbesserte Nachweis von leukämischen Zellen durch molekularbiologische Techniken wird neue Einsichten in das Verhalten minimal residualer Erkrankung erlauben. Dadurch könnte die Effektivität von Induktions- und Konsolidationstherapien besser evaluiert werden.

Entwicklungen, die zu einem Durchbruch in der Therapie der ALL führen könnten, zeichnen sich z. Z. nicht ab. Es ist zu erwarten, daß die Stellung der Knochenmarktransplantation im Rahmen der Gesamttheapiestrategie noch exakter definiert werden wird. Erste Ergebnisse mit peripherer Stammzelltransplantation sind ermutigend. In weiterer Zukunft sind gentherapeutische Ansätze denkbar.

Der Einsatz von hämatopoetischen Wachstumsfaktoren wird eine konsequentere Durchführung der Chemotherapie erlauben. Erste Erfahrungen mit einer gleichzeitigen Gabe von Chemotherapie und G-CSF in der Phase II der Induktionstherapie sind ermutigend.

## 13 Therapieschemata

### 13.1 Primärtherapie der B-Vorläufer- und T-Linien-ALL (Protokoll 05/93 der GMALL)

In der Folge wird eine Übersicht über den Aufbau des Primärtherapieprotokolls der GMALL gegeben (Gesamtaufbau s. Abb. 2 und 3). Es befinden sich Anweisungen für die Therapiedurchführung im Protokoll, die aufgrund der Erfahrungen der Studiengruppe ergänzt werden. Der Sinn dieses Überblicks kann daher nur eine allgemeine Information sein. Die Durchführung der Therapie aufgrund der folgenden Angaben ist nicht möglich.

#### 13.1.1 Vorphasetherapie

| Vorphasetherapie ViP | | | | |
|---|---|---|---|---|
| Prednisolon | 3mal 20 mg/m$^2$ | p.o. | | Tag 1–7 |
| Vincristin | 2 mg (absolut) | i.v. | Bolus | Tag 1 |

## 13.1.2 Induktionstherapie

---

**Induktionstherapie Phase I**

| Prednisolon | 3mal 20 mg/m$^2$ | p.o. | | Tag 1–28 |
|---|---|---|---|---|
| Vincristin | 2 mg (absolut) | i.v. | Bolus | Tag 1, 8, 15, 22 |
| Daunorubicin | 45 mg/m$^2$ | i.v. | Kurzinfusion | Tag 1, 8, 15, 22 |
| L-Asparaginase | 5000 E/m$^2$ | i.v. | 30-min-Infusion | Tag 15–28 |
| Methotrexat | 15 mg (absolut) | i.th. | | Tag 1 |

---

**Induktionstherapie Phase II (Standardrisiko und T-ALL)**

| Cyclophosphamid | 1000 mg/m$^2$ | i.v. | Bolus | Tag 29, 43, 57 |
|---|---|---|---|---|
| Cytosin-Arabinosid | 75 mg/m$^2$ | i.v. oder s.c. | 1-h-Infusion | Tag 31–34, 38–41, 45–48, 52–55 |
| 6-Mercaptopurin | 60 mg/m$^2$ | p.o. | | Tag 29–57 |
| Methotrexat | 15 mg (absolut) | i.th. | | Tag 31, 38, 45, 52 |

---

**Induktionstherapie Phase II für Hochrisikopatienten**

**Hochdosis-Cytosin-Arabinosid/Mitoxantron                    HAM**

| Cytosin-Arabinosid | 2mal 3000 mg/m$^2$ [a] | i.v. | 3-h-Infusion | Tag 1, 2, 3, 4 |
|---|---|---|---|---|
| Mitoxantron | 10 mg/m$^2$ | i.v. | 30-min-Infusion | Tag 3, 4, 5 |

[a] 12 h Abstand.

### 13.1.3 Konsolidationstherapie

---

**Teniposid/Cytosin-Arabinosid**                                    **(VM26/ARAC)**

| | | | | |
|---|---|---|---|---|
| Cytosin-Arabinosid | 150 mg/m$^2$ | i.v. | 1-h-Infusion | Tag 1, 2, 3, 4, 5 |
| Teniposid | 100 mg/m$^2$ | i.v. | 1-h-Infusion | Tag 1, 2, 3, 4, 5 |
| Methotrexat | 15 mg (absolut) | i.th. | | Tag 1 |
| Cytosin-Arabinosid | 40 mg (absolut) | i.th. | | Tag 1 |
| Dexamethason[a] | 4 mg (absolut) | i.th. | | Tag 1 |

[a] Für die in Deutschland verfügbaren Dexamethasonpräparationen liegt keine Zulassung für die intrathekale Therapie vor. Im Rahmen der ALL-Studiengruppe ist für die i.th.-Therapie ein Prüfpräparat erhältlich. Alternativ wird die Injektion von 10 mg Prednisolonreinsubstanz (Solu-Decortin H®) empfohlen.

---

**Cyclophosphamid/Cytosin-Arabinosid**                             **(Cyclo/ARAC)**

| | | | | |
|---|---|---|---|---|
| Cyclophosphamid | 1000 mg/m$^2$ | i.v. | Bolus | Tag 1 |
| Cytosin-Arabinosid | 500 mg/m$^2$ | i.v. | 24-h-Infusion | Tag 1 |
| Methotrexat | 15 mg (absolut) | i.th. | | Tag 1 |
| Cytosin-Arabinosid | 40 mg (absolut) | i.th. | | Tag 1 |
| Dexamethason[a] | 4 mg (absolut) | i.th. | | Tag 1 |

[a] Für die in Deutschland verfügbaren Dexamethasonpräparationen liegt keine Zulassung für die intrathekale Therapie vor. Im Rahmen der ALL-Studiengruppe ist für die i.th.-Therapie ein Prüfpräparat erhältlich. Alternativ wird die Injektion von 10 mg Prednisolonreinsubstanz (Solu-Decortin H®) empfohlen.

---

**Hochdosis-Methotrexat/Asparaginase**

| | | | | |
|---|---|---|---|---|
| Methotrexat[a] | 1500 mg/m$^2$ | i.v. | 1/10 in 30 min und dann 9/10 in 23,5 h | Tag 1, 15 |
| L-Asparaginase | 10000 E/m$^2$ | i.v. | 1-h-Infusion | Tag 2, 16 |
| 6-Mercaptopurin | 25 mg/m$^2$ | p.o. | | täglich Tag 1–5 und 15–19 |

[a] Dies Schema erfordert einen speziellen Folinsäurerescue, der dem Protokoll zu entnehmen ist.

---

**Hochdosis Cytosin-Arabinosid/Mitoxantron**

| | | | | |
|---|---|---|---|---|
| Cytosin-Arabinosid | 2mal 3000 mg/m² [a] | i.v. | 3-h-Infusion | Tag 1, 2, 3, 4 |
| Mitoxantron | 10 mg/m² | i.v. | 30-min-Infusion | Tag 3, 4, 5 |

[a] In der Konsolidierung der Hochrisikopatienten 3000 mg/m², bei T-ALL-Patienten in der Konsolidierung 1000 mg/m².

---

### 13.1.4 Erhaltungstherapie

Die rotierenden Blöcke in der Erhaltungstherapie sind identisch mit den entsprechenden Blöcken aus der Konsolidationstherapie.

---

**6-MP/MTX-Erhaltungstherapie**

| | | | | |
|---|---|---|---|---|
| 6-Mercaptopurin | 60 mg/m² | p.o. | | täglich morgens, nüchtern |
| Methotrexat[a] | 20 mg/m² | i.v. | Bolus | 1mal/Woche |

[a] obligat.

---

### 13.2 Therapie der B-ALL (Protokoll 05/93 der GMALL)

Es wird darauf hingewiesen, daß zu den nachfolgenden Schemen umfangreiche Anweisungen für die Therapiedurchführung und den Folinsäurerescue erforderlich sind, die im Studienprotokoll der GMALL dokumentiert sind. Die Durchführung der Therapie ist nur in erfahrenen Zentren mit Kenntnis dieser Informationen möglich.

---

**B-ALL-Vorphasetherapie**

| | | | | |
|---|---|---|---|---|
| Cyclophosphamid | 200 mg/m² | i.v. | 1-h-Infusion | Tag 1, 2, 3, 4, 5 |
| Prednisolon | 3mal 20 mg/m² | p.o. | | Tag 1, 2, 3, 4, 5 |

**B-ALL-Induktionstherapie: Block A**

| | | | | |
|---|---|---|---|---|
| Vincristin | 2 mg (absolut) | i.v. | Bolus | Tag 1 |
| Methotrexat[a] | 3000 mg/m² | i.v. | 24-h-Infusion | Tag 1 |
| Ifosfamid | 800 mg/m² | i.v. | 1-h-Infusion | Tag 1–5 |
| Teniposid | 100 mg/m² | i.v. | 1-h-Infusion | Tag 4, 5 |
| Cytosin-Arabinosid | 2mal 150 mg/m² | i.v. | 1-h-Infusion | Tag 4, 5 |
| Dexamethason | 10 mg/m² | p.o. | | Tag 1–5 |
| Methotrexat | 15 mg (absolut) | i.th. | | Tag 1, 5 |
| Cytosin-Arabinosid | 40 mg (absolut) | i.th. | | Tag 1, 5 |
| Dexamethason[b] | 4 mg (absolut) | i.th. | | Tag 1, 5 |

[a] Folinsäurerescue nach besonderen Richtlinien erforderlich.
[b] Für die in Deutschland verfügbaren Dexamethasonpräparationen liegt keine Zulassung für die intrathekale Therapie vor. Im Rahmen der ALL-Studiengruppe ist für die i.th.-Therapie ein Prüfpräparat erhältlich. Alternativ wird die Injektion von 10 mg Prednisolonreinsubstanz (Solu-Decortin H®) empfohlen.

**B-ALL – Induktionstherapie : Block B**

| | | | | |
|---|---|---|---|---|
| Vincristin | 2 mg (absolut) | i.v. | Bolus | Tag 1 |
| Methotrexat[a] | 3000 mg/m² | i.v. | 24-h-Infusion | Tag 1 |
| Cyclophosphamid | 200 mg/m² | i.v. | Bolus | Tag 1–5 |
| Adriamycin | 25 mg/m² | i.v. | 15-min-Infusion | Tag 4, 5 |
| Dexamethason | 10 mg/m² | p.o. | | Tag 1–5 |
| Methotrexat | 15 mg (absolut) | i.th. | | Tag 1, 5 |
| Cytosin-Arabinosid | 40 mg (absolut) | i.th. | | Tag 1, 5 |
| Dexamethason[b] | 4 mg (absolut) | i.th. | | Tag 1, 5 |

[a] Folinsäurerescue nach besonderen Richtlinien erforderlich
[b] Für die in Deutschland verfügbaren Dexamethasonpräparationen liegt keine Zulassung für die intrathekale Therapie vor. Im Rahmen der ALL-Studiengruppe ist für die i.th.-Therapie ein Prüfpräparat erhältlich. Alternativ wird die Injektion von 10 mg Prednisolonreinsubstanz (Solu-Decortin H®) empfohlen.

## 13.3 Rezidivtherapie

### 13.3.1 Behandlung von Patienten mit vorausgehender kompletter Remission von weniger als 18 Monaten im Rahmen des Protokolls ALLREZ 02/92 der GMALL

| ALL-Rezidivtherapie: Induktionstherapie | | | | |
|---|---|---|---|---|
| Cytosin-Arabinosid | 3000 mg/m$^2$ [a] | i.v. | 3-h-Infusion | Tag 1, 2, 3, 4, 5 2 × täglich |
| Idarubicin | 12 mg/m$^2$ [b] | i.v. | Bolus | Tag 2, 3, 4 abends |
| G CSF | 5 µg/kg | s.c. | | täglich ab Tag 6 bis zur Regeneration der Neutrophilen |

[a] Patienten > 50 Jahre erhalten Cytosin-Arabinosid 1000 mg/m$^2$.
[b] Patienten > 50 Jahre erhalten Idarubicin 8 mg/m$^2$.

### 13.3.2 Behandlung von Patienten mit vorausgehender kompletter Remission von mehr als 18 Monaten (Protokoll ALLREZ 02/92 der GMALL)

| ALL-Rezidivtherapie – Induktion Phase I | | | | |
|---|---|---|---|---|
| Prednisolon | 60 mg/m$^2$ | p.o. | | Tag 1–21 |
| Vindesin | 3 mg/m$^2$ (maximal 5 mg) | i.v. | Bolus | Tag 1, 8, 15 |
| Daunorubicin | 45 mg/m$^2$ | i.v. | Kurzinfusion | Tag 1, 8, 15 |
| Erwinia-Asparaginase | 10000 E/m$^2$ | i.v. | | Tag 7, 8, 14, 15 |
| Methotrexat | 15 mg (absolut) | i.th. | | Tag 1, 8 |
| Cytosin-Arabinosid | 40 mg (absolut) | i.th. | | Tag 1, 8 |
| Dexamethason[a] | 4 mg (absolut) | i.th. | | Tag 1, 8 |

[a] Für die in Deutschland verfügbaren Dexamethasonpräparationen liegt keine Zulassung für die intrathekale Therapie vor. Im Rahmen der ALL-Studiengruppe ist für die i.th.-Therapie ein Prüfpräparat erhältlich. Alternativ wird die Injektion von 10 mg Prednisolonreinsubstanz (Solu-Decortin H®) empfohlen.

**ALL-Rezidivtherapie – Induktion Phase II**

| | | | |
|---|---|---|---|
| Prednisolon | 60 mg/m² | p.o. | Tag 1, 2, 3, 4 |
| Ifosfamid | 1500 mg/m² | i.v. 1-h-Infusion | Tag 1, 2, 3, 4 |
| Methotrexat[a] | 5000 mg/m² | i.v. 24-h-Infusion | Tag 1 |
| Etoposid | 100– 250 mg/m² [b] | i.v. 1-h-Inf. morgens | Tag 3, 4 |
| Cytosin-Arabinosid | 500–1000 mg/m² [b] | i.v. 1-h-Inf. abends | Tag 3, 4 |
| G-CSF | 5 µg/kg KG | s.c. | täglich ab Tag 6 bis zur Regeneration der Neutrophilen |

[a] Die Methotrexatgabe erfordert einen speziellen Folinsäurerescue, der aus dem Protokoll hervorgeht.
[b] Dosiseskalationsstudie, aktueller Stand ist bei der Studienzentrale zu erfragen.

### 13.3.3 Anderes Therapieschemata für die Behandlung von ALL-Rezidiven

**Hochdosis Ara-C/Mitoxantron**                                    **HAM**
                                                          (Hiddemann 1990)

| | | | |
|---|---|---|---|
| Cytosin-Arabinosid | 3000 mg/m² | i.v. 3-h-Infusion | Tag 1–4 2mal täglich |
| Mitoxantron | 10 mg/m² | i.v. Bolus | Tag 2–5 |
| Augentropfen[a] | 2 Tr./Auge | 6mal täglich | Tag 1–6 |

[a] An den ersten 3 Tagen indifferente Augentropfen, später Dexamethason-Augentropfen 6mal täglich.

### 13.4 Palliativtherapie

**Vincristin/Prednison**                                            **ViP**

| | | | |
|---|---|---|---|
| Vincristin | 1,4 mg/m² (maximal 2 mg) | i.v. Bolus | Tag 1 |
| Prednison | 40 mg/m² | p.o. | Tag 1–7 |

Wiederholung wöchentlich, mindestens 4 Wochen.

| Vincristin/Daunorubicin/Prednison | | | | ViDaP |
|---|---|---|---|---|
| Prednisolon | 3mal 20 mg/m² | p.o. | | Tag 1–28 |
| Vincristin | 2 mg (absolut) | i.v. | Bolus | Tag 1, 8, 15, 22 |
| Daunorubicin | 45 mg/m² | i.v. | Kurzinf. | Tag 1, 8, 15, 22 |

| Vincristin/Adriamycin/Dexamethason | | | | VAD (Walters 1986) |
|---|---|---|---|---|
| Vincristin | 0,4 mg | i.v. | 24-h-Infusion | Tag 1–4 |
| Adriamycin | 12 mg/m² | i.v. | 24-h-Infusion | Tag 1–4 |
| Dexamethason | 40 mg/m² | p.o. | | Tag 1–4, 9–12, 17–20 |

Wiederholung Tag 22–35.

## Literatur

Barrett AJ, Horowitz MM, Bortin MM (for the International Bone Marrow Transplant Registry) (1991) HLA-identical sibling bone marrow transplants for Ph'-chromosome positive acute lymphoblastic leukemia in first remission. Exp Hematol 19:569 (Abstract)

Blaise D, Olive D, Stoppa AM et al. (1990) Hematologic and immunologic effects of the systemic administration of recombinant interleukin-2 after autologous bone marrow transplantation. Blood 76:1092–1097

Fenaux P, Lai JL, Miaux O, Zandecki M, Jouet JP, Bauters F (1989) Burkitt cell acute leukaemia (L₃ ALL) in adults: A report of 18 cases. Br J Haematol 71:371–376

French-American-British (FAB) Co-Operative Group, Bennett JM, Catovsky D, Daniel MT, Flandrin G, Galton DAG, Gralnick HR, Sultan C (1976) Proposals for the classification of the acute leukaemias. Br J Haematol 33:489–496

Freund M, Diedrich H, Ganser A et al. (1992) Treatment of relapsed or refractory adult acute lymphocytic leukemia. Cancer 69:709–716

Freund M, Heil G, Arnold R et al. (1994) Salvage therapy in adult ALL. Ann Hematol 68 [Suppl. I]. A10 (Abstract)

Freund M, Kleine H-D, Heußner P, Poliwoda H (1994) Clinical significance of interferons in the treatment of malignant lymphomas. In: Bergmann L, Mitrou PS (eds) Cytokines in cancer therapy. Contrib. Oncol. Vol. 46. Karger, Basel, pp 53–70

Haas OA, Mor W, Gadner H, Bartram CR (1988) Treatment of Ph-positive acute lymphoblastic leukemia with α-interferon. Leukemia 2:555

Harousseau JL, Guilhot F, Fière D, Casassus P (1994) Alpha interferon as maintenance therapy in Philadelphia positive acute lymphocytic leukemia. Ann Hematol 68 [Suppl. I]: A11 (Abstract)

Hiddemann W, Buchner T, Heil G et al. (1990) Treatment of refractory acute lymphoblastic leukemia in adults with high dose cytosine arabinoside and mitoxantrone (HAM). Leukemia 4:637–640

Hoelzer D (1984) Current status of ALL/AUL therapy in adults. Recent Results Cancer Res 93:182–203

Hoelzer D (1994) Treatment of acute lymphoblastic leukemia. Semin Hematol 31:1–15

Hoelzer D, Thiel E, Löffler H et al. (1988) Prognostic factors in a multicenter study for treatment of acute lymphoblastic leukemia in adults. Blood 71:123–131

Hoelzer D, Thiel E, Ludwig WD et al. (1992) The German multicentre trials of acute lymphoblastic leukemia in adults. Leukemia 6 [Suppl. 2]:175–177

Kantarjian HM, Walters RS, Smith TL, Keating MJ, Barlogie B, McCredie KB, Freireich EJ (1988) Identification of risk groups for development of central nervous system leukemia in adults with acute lymphocytic leukemia. Blood 72:1784–1789

Löffler H, Kayser W, Schmitz N et al. (1987) Morphological and cytochemical classification of adult acute leukemias in two multicenter studies in the Federal Republic of Germany. In: Büchner T, Schellong G, Hiddemann W, Urbanitz D, Ritter J (eds) Haematology and blood transfusion, vol 30: Acute leukemias. Springer, Berlin Heidelberg New York Tokyo, pp 21–27

Ludwig WD, Maurer J, Bartram CR et al. (1991) Bedeutung zellbiologischer Merkmale von Leukämiezellen für die Entwicklung risikoadaptierter Therapiestrategien bei akuten lymphatischen Leukämien (ALL). In: Universitätsklinikum Steglitz der Freien Universität (ed) Wissenschaftswoche. Universitätsklinikum Steglitz der Freien Universität, Berlin, S 58–60

Maurer J, Janssen JWG, Thiel E et al. (1991) Detection of chimeric BCR-ABL genes in acute lymphoblastic leukemia by the polymerase chain reaction. Lancet 337:1055–1058

Meloni G, Foa R, Capria S, Tosti S, Vignetti M, Gavosto F, Mandelli F (1992) IL-2 for the treatment of acute leukemias. Leukemia 6 [Suppl 2]:28–30

Ohyashiki K, Ohyashiki JH, Tauchi T et al. (1991) Treatment of Philadelphia chromosome-positive acute lymphoblastic leukemia: a pilot study which raises important questions. Leukemia 5:611–614

Secker-Walker LM, Craig JM, Hawkins JM, Hoffbrand AV (1991) Philadelphia positive acute lymphoblastic leukemia in adults: age distribution, BCR breakpoint and prognostic significance. Leukemia 5:196–199

Thirman MJ, Gill HJ, Burnett RC et al. (1993) Rearrangement of the MLL gene in acute lymphoblastic and acute myeloid leukemias with 11q23 chromosomal translocations. N Engl J Med 329:909–914

Walters R, Kantarjian H, Keating M et al. (1986) VAD: Effective, low morbidity, outpatient induction therapy for adult acute lymphocytic leukemia (ALL). Proc Am Soc Clin Oncol 5:167 (Abstract)

# 34.3 Chronische myeloische Leukämie (CML)

W. E. Aulitzky, C. Peschel, C. Huber

## 1 Epidemiologie

*Häufigkeit:* 20% der Leukämien; konstant.

*Inzidenz:* 1/100 000 (Männer und Frauen).

*Ätiologie:* In den meisten Fällen kann kein ätiologischer Faktor identifiziert werden; eine Zunahme der Häufigkeit wurde nach Exposition mit ionisierender Strahlung berichtet.

*Genetische Prädisposition:* Nicht bekannt.

*Altersverteilung:* Die Erkrankung tritt bei Männern geringfügig häufiger als bei Frauen in allen Lebensaltern auf, der Altersgipfel liegt im 5.–6. Lebensjahrzehnt.

*Primäre Prävention:* Keine wirksame Präventionsmaßnahmen bekannt.

## 2 Histologie/Zytologie

### 2.1 Einführung

Die CML ist charakterisiert durch einen biphasischen Verlauf. Während der chronischen Phase bestimmt die myeloide Hyperplasie mit massiver Ausschwemmung ausreifender, funktionell normaler granulozytärer Zellen das Bild. Infiltration der Leber und Milz mit leukämischen Zellen führen zu einer manchmal massiven Vergrößerung dieser Organe. Im Blastenschub transformiert die Erkrankung in eine sekundäre akute Leukämie mit massiver Blastenvermehrung im Knochenmark, Leber und Milz.

## 2.2 Zytologie

### 2.2.1 Chronische Phase

*Peripheres Blut:*
- Leukozytose mit pathologischer Linksverschiebung: Nachweis aller Reifungsstufen der Granulopoese mit relativ größtem Anteil von Myelozyten und Granulozyten,
- absolute Vermehrung von Basophilen und Eosinophilen,
- relative Verminderung der Monozyten,
- Thrombozytose (bei ca. 30% der Patienten)
- Anämie (normochrom und normozytär) ist häufig bei unbehandelter CML mit Leukozyten $> 15000$ mm$^3$,
- alkalische Leukozytenphosphatase erniedrigt, kann sich vorübergehend während Infektionen, Schwangerschaft und bei hämatologischer Remission normalisieren.

*Knochenmark:*
- Zellularität gesteigert,
- Myeloid/Erythroid-Ratio 25:1 (normal 2:1 bis 5:1),
- Megakaryozyten vermehrt mit dysplastischen Formen,
- Fibrose möglich.

*Hepatosplenomegalie*

### 2.2.2 Blastentransformation

- Zahl der Blasten und Promyelozyten im Knochenmark und/oder peripheren Blut auf mehr als 30% vermehrt;
- zytomorphologisch variabel; es kommen alle Varianten primärer und sekundärer akuter Leukämien vor:
  60% myeloischer Blastenschub,
  30% lymphatischer Blastenschub; häufig TdT- und CD10-positiv,
  10% megakaryozytäre, erythrozytäre oder biphänotypische Blastenschübe.

Die Immunzytologie und Bestimmung von TdT ist zur Differentialdiagnose des Blastenschubes sinnvoll.

## 2.3 Zytogenetik

*Philadelphia-Chromosom:* bei 90% der Patienten mit CML nachweisbar, bei weiteren 5% der Patienten sind Varianten dieser Translokation vorhanden. Als Philadelphia-Chromosom ($Ph_1$) wird die verkrüppelte Form des Chromosoms 22 bezeichnet, die bei der reziproken Translokation (t 9/22) (q34;q11) entsteht. Dabei wird ein zelluläres Onkogen (c-abl) mit einem Gen unbekannter Funktion (bcr) fusioniert. Das resultierende Fusionsprotein bcr-abl ist in seiner Funktion verändert und bewirkt 1) DNS-Instabilität in bcr-abl-positiven Zellen mit konsekutiver Entstehung mutlipler Mutationen und 2) konstitutive Aktivierung von Signaltransduktionswegen hämatopoetischer Wachstumsfaktoren und damit die myeloide Hyperplasie bei der chronischen Phase der CML.

Mit zunehmender Dauer der Erkrankung treten häufig zusätzliche Chromosomenaberrationen auf (Verdoppelung des Philadelphia-Chromosoms, Trisomie 8, Trisomie 19 oder Isochromosom (17q)). Solche Veränderungen werden bei Erstdiagnose bei 10–20%, bei Transformation bei mehr als 80% der Patienten gefunden.

## 2.4 Molekularbiologie

- Direkter Nachweis der bcr-abl-Fusions-RNS mit Polymerasekettenreaktion.
- Nachweis des Genrearrangements, das dem Philadelphia-Chromosom zugrunde liegt, mit Southern Blot.

Die molekularbiologischen Methoden sind zum raschen Nachweis des Philadelphia-Chromosoms geeignet. Sie liefern jedoch, im Gegensatz zur Zytogenetik, keine Information über zusätzliche chromosomale Anomalien.

## 3 Stadieneinteilung (s. Tabelle 1)

Die CML wird in 3 Phasen eingeteilt:

- chronische Phase,
- Akzeleration,
- Blastenschub.

Die akzelerierte Phase ist nicht exakt definiert und läßt sich von den beiden anderen Phasen nur ungenau abgrenzen.

**Tabelle 1.** Stadieneinteilung CML (International Bone Marrow Transplant Registry)

| | |
|---|---|
| *Chronische Phase* mediane Dauer: 4 Jahre | Keine wesentlichen Beschwerden Keines der Kriterien für akzelerierte Phase |
| *Akzeleration* Dauer: wenige Monate | Sekundäre Therapieresistenz unter Hydroxyurea und Busulfan Rasche Leukozytenverdoppelung ($< 5$ Tage) $> 10\%$ Blasten im peripheren Blut oder Knochenmark $> 20\%$ Blasten und Promyelozyten im peripheren Blut oder Knochenmark $> 20\%$ Basophile + Eosinophile im peripheren Blut Therapierefraktäre Anämie oder Thrombopenie (trotz Behandlung mit Busulfan oder Hydroxyurea) Persistierende Thrombozytose Zusätzliche Chromosomenanomalien Progrediente Splenomegalie Entwicklung von Chloromen oder Myelofibrose |
| *Blastenschub* mediane Überlebenszeit: Monate | $> 30\%$ Blasten + Promyelozyten in Blut oder Knochenmark (KM) |

**Tabelle 2.** Prognostische Klassifizierung. (Nach Kantarjian et al. 1985)

| Risiko- gruppe | Definition | Parameter |
|---|---|---|
| | | Kriterien A: |
| 1 | 0 oder 1 Kriterium A | – Alter $> 60$ Jahre – Milz $> 10$ cm unter Ribo |
| 2 | 2 Kriterien A | – Blasten $> 3\%$ im Blut oder $> 5\%$ im KM – Basophile $> 7\%$ im Blut – Basophile $> 3\%$ im KM |
| 3 | 3 oder mehr Kriterien A | – Thrombozyten $> 700000/mm^3$ |
| 4 | 1 oder mehr Kriterien B | Kriterien B: – zusätzliche Chromosomenaberration – Blasten $> 15\%$ im Blut – Blasten + Promyelozyten $> 30\%$ im Blut – Basophile $> 20\%$ im Blut – Thrombozyten $< 100000/l$ |

# 4 Prognose

Zusätzliche prognostische Parameter, die eine Information über die Stadieneinteilung hinaus beinhalten, sind in den letzten Jahren mehrfach publiziert und auch in prospektiven Studien getestet worden. Angesichts fehlender therapeutischer Konsequenzen ist ihre klinische Anwendung bisher limitiert. Ein Beispiel ist in Tabelle 2 gezeigt. Zusätzlich korreliert unter Behandlung mit IFN-α das Ausmaß der Rückbildung der Erkrankung sehr gut mit der Prognose unter dieser Behandlung. Patienten mit zytogenetischer Remission zeigen unter dieser Therapie eine ausgezeichnete Langzeitprognose.

# 5 Diagnostische Maßnahmen

*Labor:*
Über die Routineuntersuchungen hinaus obligat:
- komplettes peripheres Blutbild einschließlich Differentialblutbild, Thrombozyten;
- alkalische Leukozytenphosphatase;
- Vitamin $B_{12}$ im Serum;
- LDH;
- bei Alter < 55 Jahre HLA-A, B, C-DR-Typisierung des Patienten und seiner Geschwister.

*Zyto-/Histologie:*
- Knochenmarkaspiration;
- Zytogenetik (Philadelphia-Chromosom und andere Chromosomenanomalien);
- Beckenkammbiopsie.

*Bei Blastentransformation:*
- Zytochemie;
- immunologische Typisierung;
- Chromosomenanalysen;
- Liquorzytologie bei meningealer Symptomatik.

*Apparative Diagnostik·*
- Oberbauchsonographie.

## 6 Charakteristika der Erkrankung und Krankheitsverlauf

Die chronische myeloische Leukämie ist eine Stammzellerkrankung, bei der die Proliferation des $Ph_1$-positiven Zellklons von pluripotenten hämatopoetischen Vorläuferzellen ausgeht. Granulozyten, Erythrozyten, Thrombozyten und Lymphozyten gehören dem malignen Klon an, während die normale Hämatopoese mit üblichen Methoden häufig nicht nachweisbar ist.

Die CML hat klinisch einen biphasischen Verlauf. Die chronische Phase ist oligosymptomatisch und vorwiegend durch Folgen der myeloiden Hyperplasie gekennzeichnet: Leukozytose, Thrombozytose und Hepatosplenomegalie sowie geringgradige konstitutionelle Symptome wie subfebrile Temperaturen, Nachtschweiß. Selten kann auch ein Leukozytostasesyndrom bei exzessiver Hyperleukozytose auftreten.

Nach einer variablen Zeitdauer (median 4–5 Jahre, Bereich 0–20 Jahre) tritt bei allen Patienten die Blastentransformation auf, d. h. es entsteht durch klonale Evolution eine sekundäre akute Leukämie. Häufig ist diese Transformation von einer Zunahme der konstitutionellen Beschwerden, langsamen Entwicklung einer Knochenmarkinsuffizienz, Auftreten von extramedullären Krankheitsmanifestationen und therapierefraktärer Splenomegalie begleitet. Diese symptomatische Phase wird, solange die Kriterien des Blastenschubes nicht erfüllt sind, häufig als akzelerierte Phase zusätzlich abgegrenzt.

Der Blastenschub ist unabhängig vom Phänotyp mit bisherigen Methoden nicht gut behandelbar und führt nahezu ausnahmslos innerhalb weniger Monate zum Tode.

## 7 Therapiestrategie

### 7.1 Übersicht

*Erstes Ziel der Behandlung der chronischen Phase der CML ist entweder Heilung der Erkrankung* oder *Verhinderung der Progression der Erkrankung in einen Blastenschub:* Heilung ist nach bisherigem Wissen lediglich durch vollständige Elimination des $Ph_1$-positiven Zellklons zu erreichen.

*Allogene Knochenmarkspendertransplantation* kann zu Langzeitremissionen bei der CML und damit vermutlich zur Heilung dieser Erkrankung bei einem großen Teil der Patienten führen. Die Effektivität dieser Therapie ist in früher chronischer Phase am höchsten, daher sollen alle

Patienten mit HLA-identischem Familienspender unter 55 Jahren möglichst innerhalb der ersten 1–2 Jahre nach Diagnosestellung transplantiert werden. Bei der Fremdspendertransplantation ist das Risiko deutlich höher (50% Mortalität bei Transplantation in chronischer Phase). Daher ist der ideale Zeitpunkt für diese Behandlung derzeit noch kontroversiell.

*Chemotherapie* mit *Hyroxyurea* oder *Busulfan* ist zur Kontrolle der Leukozytenzahl bei minimalen Nebenwirkungen gut geeignet. Diese Behandlungen bietet aber keinen Schutz vor Progression in den Blastenschub.

*Interferon-α* (IFN-α) führt im Gegensatz zur Chemotherapie bei ca. 25% der Patienten zu einer Rekonstitution normaler, $Ph_1$-negativer Hämopoese. Patienten mit solchen zytogenetischen Remissionen haben in bisherigen Studien ein exzellentes Langzeitüberleben gezeigt. Dieser Überlebensvorteil wurde in einer ersten randomisierten Studie bestätigt. IFN-α-2 stellt derzeit die einzige Behandlungsmöglichkeit dar, durch die

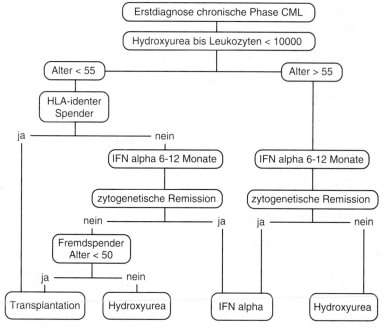

**Abb. 1.** Flußdiagramm: Behandlung der CML in der chronischen Phase

der Eintritt des Blastenschubes vermutlich bei einem Teil der Patienten verzögert werden kann. Deshalb wird IFN-α von den meisten Zentren als Therapie 1. Wahl für Patienten ohne Familienspender-KM-Transplantationsoption angesehen.

*Zweites Therapieziel ist die Milderung klinischer Beschwerden und der Schutz vor Komplikationen der Erkrankung durch Kontrolle der myeloiden Hyperplasie.* Dieses Ziel kann während der chronischen Phase sowohl durch Chemotherapie als auch durch IFN-$\alpha_2$-Behandlung meist erreicht werden.

### 7.2 Stellung der Chirurgie

Die Chirurgie besitzt bei der Behandlung der CML keinen Stellenwert. Insbesonders besteht bei der CML keine Indikation für eine Splenektomie.

### 7.3 Stellung der Strahlentherapie

Der Stellenwert der Bestrahlung ist die palliative Bestrahlung von extramedullären Herden der Erkrankung. Daneben kann in der späten Phase der Erkrankung die refraktäre symptomatische Splenomegalie eine Indikation für Milzbestrahlung darstellen.

Indikation für eine Strahlentherapie sind:
– *Milzbestrahlung* in der Akzelerationsphase bei chemotherapierefraktärer symptomatischer Splenomegalie (*Cave:* Verstärkung der Granulozyto- und Thrombozytopenie),
– extramedulläre Herde (Haut, Knochen, Lymphknoten),
– lokale Bestrahlung bei lytischen Knochenherden, insbesondere in gewichttragenden Knochen,
– ZNS-Bestrahlung bei ZNS-Befall (30 Gy).

### 7.4 Stellung der systemischen Therapie

Systemische Behandlung ist das Mittel der Wahl bei der CML. Ausreichend untersucht wurde die Wirksamkeit von Busulfan, Hydroxyurea und IFN-$\alpha_2$. Vergleichsuntersuchungen zwischen diesen Behandlungsarten waren z. T. kontrovers. In der letzten Zeit wurden aber große Untersuchungen publiziert, die einerseits die Überlegenheit von IFN-α gegenüber Hydroxyurea, andererseits die Überlegenheit von Hydroxyurea gegenüber Busulfan zeigen. Daten über sequentielle Behandlung sind kaum publiziert. Aufgrund des raschen Wirkungseintritts ist ein Behandlungsbeginn, insbesondere bei hohen Leukozytenzahlen, mit Hydroxyurea zur Zytoreduktion zu empfehlen. Anschließend ist eine Behandlung mit IFN-α indiziert. Busulfan sollte aufgrund seiner schlechten Steuerbarkeit und deutlich häufigeren Nebenwirkungen vorwiegend bei Patienten mit Hydroxyurearesistenz eingesetzt werden.

### 7.4.1 Chronische Phase (s. Tabelle 3)

#### Hydroxyurea

Diese Behandlung besitzt einen raschen Wirkungseintritt und eine relativ kurze Wirkdauer. Hydroxyurea ist Busulfan sowohl in bezug auf Überlebenszeit als auch Häufigkeit der Nebenwirkungen überlegen. Hämatologische Remissionen werden durch Hydroxyurea in 80–90 % der Fälle erreicht. Zytogenetische Remissionen treten jedoch nur bei 3 % der Patienten auf.

Die Anfangsdosierung dieser Behandlung ist 30–60 mg/kg KG und muß individuell angepaßt werden. Höhere Tagesdosen als 4 g/Tag sollen vermieden werden. Wegen des raschen Wirkungseintritts wird diese Behandlung auch bei drohenden oder bereits eingetretenen Komplikationen wie exzessive Leuko-/Thrombozytose, Priapismus oder Hyperviskositätssyndrom empfohlen. Wegen des kurzen Wirkdauer ist mit Hydroxyurea eine relativ strenge Leukozytenkontrolle möglich.

Die Frage, in welchem Ausmaß eine Reduktion der Leukozytenzahl anzustreben ist, ist nicht definitiv beantwortet. Studien mit IFN-α und Hydroxyurea zeigen, daß Patienten mit Normalisierung der Leukozytenzahl eine bessere Prognose besitzen als Patienten mit partieller hämatologischer Remission. Auch wenn dieses Konzept bisher nicht interventionell getestet wurde, erscheint doch die Normalisierung der Leukozytenzahl bei Hydroxyureatherapie ein wünschenswertes Therapieziel.

#### Interferon-α

Mittel der Wahl zur Dauertherapie ist IFN-α. IFN-α induziert hämatologische Remissionen bei 60–70 % der Patienten mit chronischer Phase. Bei 20–30 % kommt es jedoch zu zytogenetischen Remissionen. Diese Patienten besitzen übereinstimmend nach 3 großen, unkontrollierten Studien eine ausgezeichnete Langzeitprognose (> 80 % Survival nach 7 8 Jahren), während Patienten ohne zytogenetischen Response vermutlich keinen wesentlichen Nutzen von einer Behandlung mit IFN haben. Auch in einer randomisierten Studie wurde ein signifikanter Überlebensvorteil gegenüber der Behandlung mit Hydroxyurea gezeigt.

**Tabelle 3.** Übersicht über systemische Behandlung der chronischen Phase

|  | Interferon-α | Hydroxyurea | Busulfan |
|---|---|---|---|
| Wirkmechanismus | Unbekannt | Hemmung der Ribonukleosid-reductase | Alkylans |
| Hämatolog. Remission | ca. 70% | 80–90% | 85–90% |
| Mediane ÜLZ | 62 Monate | 50 Monate | 40–48 Monate |
| Zytogenet. Remission | ca. 25% | < 5% | < 5% |
| Dosis | 5mal $10^6$ U/Tag s.c. 9mal $10^6$ U/m$^2$/Tag s.c. | 30 mg/kg KG bis maximal 4 g/Tag als orale Einzeldosis | Beginn mit 2–8 mg/Tag Erhaltung 1–3 mg Pause unter WBC < 20000/mm$^3$ |
| Nebenwirkungen | Akut: „Flulike-Syndrom" mit Fieber, Arrhalgien. Chronisch: Malaise, Anorexie, Depression | KM-Depression meist kurzdauernd und reversibel. Selten: gastrointestinale Beschwerden, Hautreaktionen | KM-Depression, häufig protrahiert, selten fatale Aplasie. Selten: gastrointestinale Beschwerden, Lungenfibrose, Infertilität |
| Vorteil | Überlebensvorteil wahrscheinlich | Geringe Toxizität, gute Steuerbarkeit | Intermittierende Therapie meist ausreichend |
| Nachteil | Beeinträchtigung der Lebensqualität durch Nebenwirkungen, tägliche Injektion, hohe Kosten | Dauertherapie erforderlich | Anhaltende Zytopenien, selten andere schwere Neben-wirkungen |

Die Frage der optimalen Dosierung ist nicht geklärt. Die Remissionsqualität war in Studien mit höheren Dosierungen (5–8 MU/m$^2$ KO) besser als in Studien mit niedrigen Dosen (3,5 MU/m$^2$ KO). Dennoch war die Überlebenszeit der jeweils am besten ansprechenden Patientengruppe identisch. Es ist somit unklar, ob Schutz vor Progression der Erkrankung von einer möglichst weitgehenden Reduktion des $Ph_1$-positiven Klons abhängt oder ob IFN einen davon unabhängigen Effekt auf die DNS-Stabilität bei der CML besitzt.

Zusammenfassend suggerieren diese Daten, daß IFN-α einen protektiven Effekt bei einer Untergruppe von 20–30% der CML-Patienten in der chronischer Phase besitzt. Diese Gruppe besteht überwiegend aus Patienten mit wenig Risikokriterien und kurzdauernder Krankheitsgeschichte. Der einzige Parameter zur Identifizierung dieser Patienten ist das Auftreten eines zytogenetische Remission unter IFN-Behandlung. Daher sollen alle Patienten, die nicht unmittelbar einer allogenen Knochenmarktransplantation (KMT) unterzogen werden, mit IFN-α behandelt werden. Patienten mit zytogenetischer Remission nach 6–12 Monaten sollen auf Dauer mit IFN-α behandelt werden. Für Patienten, die keine solche Remission erreichen, ist ein Wechsel der Behandlung auf Hydroxyurea aufgrund der besseren Verträglichkeit und geringeren Kosten sinnvoll. Somit hat IFN-α nur in der frühen Phase der Erkrankung eine Stellenwert. Es ist nicht sinnvoll, diese Behandlung als Salvagetherapie bei gegen Hydroxyurea oder Busulfan resistente Patienten einzusetzen.

**Busulfantherapie**

Busulfan war bis vor einigen Jahren das Medikament der Wahl und wird wegen der zwar seltenen, aber manchmal fatal verlaufenden Aplasie und anderer Nebenwirkungen heute seltener verwendet. Eine Behandlung mit Busulfan ist jedoch bei Auftreten einer Hydroxyurearesistenz sinnvoll. Dadurch können neuerliche Remissionen von im Mittel 21 Monaten Dauer erzielt werden.

### 7.4.2 Akzelerierte Phase

Die bei der akzelierten Phase auftretenden Symptome haben unterschiedliche Ursachen; entsprechend individuell ist das therapeutische Vorgehen:
– Bei abfallenden Thrombozytenwerten unter 100000/mm$^3$ soll auf Medikamente mit geringer Hemmwirkung auf die Thrombopoese (z. B. Cyclophosphamid, 6-Thioguanin) gewechselt werden.
– Bei persistierender Panzytopenie muß eine Knochenmarkfibrose als Ursache ausgeschlossen werden (Histologie!); bei Knochenmarkfibrose: keine weiteren zytotoxischen Substanzen; die alleinige supportive Theapie ist die bessere Palliativmaßnahme.
– Bei chemotherapierefraktärer symptomatischer Splenomegalie kann in Einzelfällen die Milzbestrahlung sinnvoll sein.

### 7.4.3 Blastentransformationen („Blastenkrise")

Die Blastentransformation (sog. Blastenkrise) bedeutet den Übergang in eine akute Leukämie, die weitgehend therapierefraktär ist. Die optimale Standardtherapie ist nicht definiert. Für die Therapieentscheidung ist die Abtrennung der lymphoiden von der myeloischen Transformation wichtig.

Bei lymphoider Transformation spricht annähernd die Hälfte der Patienten auf eine Chemotherapie an (Vincristin/Prednison oder Vindesin/Prednison). Patienten mit TDT-positiven Blasten haben eine höhere Ansprechrate (70% Remissionen) auf Vindesin/Prednison gegenüber 7% bei Patienten mit TDT-negativen Blasten. Aggressive, bei primärer ALL sehr wirksame Zytostatikakombinationen sind bei lymphoider Blastentransformation (auch bei TDT-positiven Blasten) nicht wirksamer als Vincristin/Prednison, jedoch erheblich toxischer.

Bei myeloischer Transformation sind aggressivere Kombinationen mit Anthrazyklinen, Cytosin-Arabinosid, Alkylanzien, Vincristin und Kortikosteroiden weit weniger wirksam als bei primärer ANLL. Wegen der erheblichen Toxizität (hohe Letalität durch Infektionen und Blutungen in der anhaltenden Knochenmarkaplasie) sind aggressivere Kombinationschemotherapien außerhalb von Studienprotokollen nicht indiziert. Die Behandlung verfolgt rein palliative Ziele, deshalb sind zur Kontrolle exzessiver Leukozytosen niedrigdosierte, ambulant durchführbare Therapien vorzuziehen. Häufig verwendet werden 6-Mercaptopurin und Low-dose-Ara-C.

### 7.5 Stellenwert der Knochenmarktransplantation

### 7.5.1 Allogene Knochenmarktransplantation mit HLA-identischem Familienspender

Die allogene Knochenmarktransplantation mit einem Familienspender ist die einzige Therapieform, die bei einem Großteil der Patienten zu Heilung führen kann. Die Heilungsraten sind um so besser, je früher die Transplantation im Verlauf der chronischen Phase der Erkankung durchgeführt wird. Eine Transplantation bei Blastenformation ist wegen der geringen Erfolgsaussichten nur in Ausnahmefällen indiziert. Somit sollte bei Vorhandensein eines optimalen Familienspenders und beim Fehlen anderer Risikofaktoren für die Transplantation diese Maßnahme in früher chronischer Phase angestrebt werden.

Das Risiko der Fremdspendertransplantation ist hingegen deutlich höher. Alle bisher berichteten großen Serien verzeichneten eine Überlebensrate von maximal 50%. Diese Behandlung sollte daher nur bei Risikopatienten durchgeführt werden. Dazu gehören alle Patienten, die unter Behandlung mit IFN-α keine hämatologische Vollremission bzw. auch nach langdauernder Behandlung mit IFN-α keine zytogenetische Remission erreichen.

### 7.5.2 Autologe Knochenmarktransplantation

Die Ergebnisse der autologen Knochenmarktransplantation in der Blastenkrise sind gegenwärtig noch unbefriedigend. Diese Therapieform muß vorerst noch als rein experimenteller Ansatz angesehen werden.

## 8 Indikation zur Chemotherapie

### 8.1 Chronische Phase

#### 8.1.1 Therapiebeginn

Indikation für systemische Therapien mit dem Ziel der Heilung oder Verhinderung der Krankheitsprogression ist die gesicherte Diagnose einer chronischen myeloischen Leukämie.

Palliativ wirkende Maßnahmen sind in jedem Fall bei Eintreten eines der folgenden Kriterien indiziert:
- Leukozytenzahl $> 100\,000/mm^3$,
- Thrombozytose $> 1\,000\,000/mm^3$,
- symptomatische Splenomegalie,
- allgemeines Krankheitsgefühl mit Leistungsminderung,
- Gewichtsverlust über 10% während der letzten 6 Monate,
- Fieber ungeklärter Genese über 38,5°C an 5 Tagen,
- Beschwerden durch Spleno- und Hepatomegalie.

#### 8.1.2 Wahl der Therapie

- Bei Leukozytenwerten über $50\,000/mm^3$: Remissionsinduktion mit *Hydroxyurea* bis Leukozyten $< 20\,000/mm^3$, anschließend Interferon-α$_2$,
- bei Leukozytenwerten $< 50\,000/mm^3$ kann die Behandlung sofort mit *IFN-α* begonnen werden,
- bei klinischen Komplikationen (Hyperviskositätssyndrom, Thrombosen, KHK): Leukapharese mit gleichzeitiger Chemotherapie.

### 8.1.3 Therapiedauer

Die Induktionstherapie mit *Hydroxyurea* wird fortgeführt bis:
- Leukoyzten < 20000/mm$^3$.

Erhaltungstherapie mit IFN-α wird fortgeführt bis entweder
- Progression,
- fehlende zytogenetische Remission nach 1 Jahr Therapie,
- stabile zytogenetische Vollremission vorliegt.

### 8.1.4 Dosis und Dosismodifikation

**IFN-α**
Klinische Wirksamkeit und identische Langzeitergebnisse wurden mit Dosen von 3,5–9 MU/m$^2$ berichtet. Zugelassen wurde eine IFN-Behandlung bei der CML mit einer Dosis von 5 MU/m$^2$.
   *Kontraindikationen* stellen schwere depressive Verstimmungen dar. *Dosismodifikationen* sind bei chronischen Nebenwirkungen (Malaise, Anorexie und ausgeprägten dysphorischen Zustandsbildern) erforderlich. Es können dabei sowohl die Tagesdosis reduziert als auch das Dosierungsintervall verlängert werden. Es ist häufig eine individuelle Dosierung empfehlenswert, die auch auf die Lebenssituation des Patienten abgestimmt ist. Dosisreduktion ist ebenfalls erforderlich bei Auftreten bedrohlicher Zytopenien (Leukozytenzahl < 2000/mm$^3$, Thrombozytenzahl < 50000/mm$^3$).
   Akute Nebenwirkungen im Sinne eines „Flu-like-Syndroms" erfordern eine Begleittherapie mit Paracetamol, machen aber aufgrund der Tachyphylaxie bei Fortsetzung der Behandlung nur selten Dosisreduktionen erforderlich (Tabelle 4).

**Hydroxyurea**
Die Behandlung wird mit einer Dosis von 30–60 mg/kg KG begonnen. Die Dosis für die Dauerbehandlung muß individuell entsprechend den Leukozytenzahlen ermittelt werden. Es ist nicht durch prospektive Studien geklärt, welches Ausmaß der Leukozytenkontrolle anzustreben ist. Retrospektive Analysen legen jedoch nahe, daß eine möglichst intensive Kontrolle der Leukozytenzahlen auf Werte zwischen 3000 und 5000/mm$^3$ mit einer bessseren Prognose assoziiert ist.
   Aufgrund der guten Verträglichkeit gibt es keine Kontraindikationen für Hydroxyurea. Da die Substanz zu 80% renal eliminiert wird, ist bei Niereninsuffizienz eine Dosisanpassung erforderlich.

**Tabelle 4.** Nebenwirkungen der IFN Behandlung

| Beschwerden Befunde | Kommentar | Maßnahmen |
|---|---|---|
| *„Flu-like-Syndrom"* | | |
| Fieber und Schüttelfrost | Beginn: 3–6 h nach Injektion Dauer: bis zu 24 h Tachyphylaxie häufig | Paracetamol 4stündlich 0,5–1 g bis zu einer Tagesmaximaldosis von 4 g |
| Malaise, Müdigkeit, Anorexie | Häufig dosislimitierend | Bei Persistenz > 4 Wochen Dosisreduktion |
| *Neurologische Nebenwirkungen* | | |
| Konzentrationsschwäche, Irritabilität, Depression | Bei bis zu 70% reversibel | Bei Persistenz > 4 Wochen Dosisreduktion |
| *Niere/Leber* | | |
| Erhöhte Transaminasen, Kreatininerhöhung, Proteinurie | Selten, meist asymptomatisch, dosisabhängig | Dosisreduktion |
| *Hämatologische Nebenwirkungen* | | |
| Neutropenie, Thrombopenie | Reversibel, dosisabhängig | Dosisreduktion |
| *Kardiovaskuläre Nebenwirkungen* | | |
| Tachykardie, unspezifische EKG-Veränderungen | Selten, dosisabhängig, erhöhtes Risiko bei kardialer Vorerkrankung | Je nach Schweregrad Dosisreduktion oder Abbruch |

## Busulfan

Busulfan wird initial als Dauertherapie p.o. eingesetzt. Die Dosierung wird unterschiedlich gehandhabt (2–4 bis 8 mg). Bei der gebräuchlichen Dosis von 0,1 mg/kg KG/Tag tritt der Wirkungseintritt verzögert nach 2–4 Wochen ein. In der Latenzphase ist eine Leukozytenanstieg möglich (keine Dosissteigerung oder Therapieabbruch!); anschließend erfolgt der Leukozytenabfall exponentiell. Zur Vermeidung einer schweren, oft irreversiblen Knochenmarkhypoplasie (Letalität 50%) ist bei Leukozytenwerten zwischen 30000 und 40000/mm³ eine Dosisreduktion um 50%, bei Werten unter 25000/mm³ eine Therapieunterbrechung erforderlich. Nach Absetzen von Busulfan fallen die Leukozyten noch über weitere 2–4 Wochen ab. Selten, dann jedoch besonders bedrohlich, ist eine akute, allergisch bedingte Knochenmarkhypoplasie, die schon bei geringen Dosen von Busulfan frühzeitig auftreten kann. Daher sind schon in der Initialphase der Therapie engmaschige Blutbildkontrollen erforderlich.

## 8.1.5 Erhaltungstherapie

Die Notwendigkeit einer Erhaltungstherapie wird von der Geschwindigkeit der Leukozytenverdopplung bestimmt:
- bei langsamen Wiederanstieg: Abwarten bis zum Auftreten erneuter Symptome und/oder Leukozytenwerten $> 50000/\text{mm}^3$;
- bei raschem Wiederanstieg der Leukozyten nach wenigen Wochen: Dauertherapie mit dem Ziel, die Leukozytenwerte zwischen 10000 und $20000/\text{mm}^3$ zu stabilisieren; individuelle Dosierung (um 0,5–2 mg/Tag); in Einzelfällen ist auch eine geringe Dosis ausreichend.

Bei Dauertherapie sind die kumulativen dosisabhängigen Nebenwirkungen von Busulfan zu berücksichtigen [Amenorrhö, Infertilität, Hyperpigmentation; Epitheldysplasie; interstitielle Lungenfibrose (selten); Pseudo-Addison-Syndrom mit Hyperpigmentation, Hypotonie, Adynamie und Gewichtsverlust: Therapieabbruch!].

## 8.1.6 Begleittherapie

*IFN-Nebenwirkungen*
Zur Prophylaxe der konstitutionellen Nebenwirkungen am Beginn der IFN-Behandlung ist Paracetamol bis zu 4mal 1 g indiziert.

*Maßnahmen zur Vermeidung der Uratnephropathie*
- ausreichende Hydratation,
- Allopurinol p.o. 300–600 mg/Tag,
- *Cave:* Interaktion mit 6-Mercaptopurin; Dosisreduktion von 6-MP um 66–75% erforderlich!

## 8.2 Blastentransformation

Wegen der geringen Erfolgswahrscheinlichkeit besteht bei der Blastentransformation in der Regel nur eine Indikation zu einer wenig aggressiven Chemotherapie. Die Wahl der Therapie wird durch den vorherrschenden Zelltyp bestimmt:

- lymphoide Transformation: Vincristin/Prednison oder Vindesin/ Prednison; bei fehlender Wirkung nach 3–4 Wochen: Therapie beenden;
- myeloische Transformation: Nach Möglichkeit sollen diese Patienten im Rahmen experimenteller Protokolle behandelt werden. Ein Versuch der Krankheitskontrolle mit Low-dose-Ara-C oder 6-Mercaptopurin kann sinnvoll sein.
- Eine Blastenkrise als Erstmanifestation einer CML spricht auf aggressivere Kombinationen etwas besser an als eine Blastentransformation nach längerem chronischem Verlauf. Daher besteht hier eine relative Indikation für eine aggressivere Primärtherapie. Bei geeigneten Einzelfällen (junges Alter, guter Allgemeinzustand, keine schweren Begleiterkrankungen) kann eine aggressive Chemotherapie wie bei der ANLL diskutiert werden. Durchführung nur in hämatologischen Zentren!

## 9 Rezidiv-/Salvagetherapie

### 9.1 Vorgehen bei chronischer Phase

*Bei Resistenz gegen IFN-α:* Behandlung mit Hydroxyurea entprechend dem Protokoll der Primärtherapie mit Hydroxyurea.

*Bei Resistenz gegen Hydroxyurea:* Busulfan kann bei der Mehrzahl der Patienten auch bei Hydroxyurearesistenz hämatologische Remissionen mit einer mittleren Dauer von 21 Monaten erzielen.

### 9.2 Vorgehen bei Blastentransformation

Bei einem therapierefraktären Blastenschub ist eine aggressive Chemotherapie nicht zu empfehlen.

## 10 Therapiekontrolle/-überwachung

### 10.1 Bei IFN-α-Therapie

Bei IFN-α-Behandlung sind zur Überwachung des Therapieerfolges zytogenetische Kontrollen erforderlich.

## 10.2 Hydroxyureatherapie

Dosisadaptierung mit individueller Erhaltungstherapie mit Ziel der Leukozyteneinstellung auf 10000–20000/mm$^3$. Insbesondere in der Anfangszeit der Behandlung sind wöchentliche Blutbildkontrollen erforderlich.

## 10.3 Busulfantherapie

Dosisreduktion um 50% bei Leukozytenabfall auf 30–40000/mm$^3$, bei Leukozytenwerten um 25000/mm$^3$ Unterbrechung der Therapie.

Wegen der seltenen allergischen (dosisunabhängigen) Knochenmarkaplasie sind während der ersten Wochen engmaschige Blutbildkontrollen erforderlich, 2- bis 3mal wöchentlich. Bei entsprechenden Hinweisen muß Busulfan sofort abgesetzt werden.

## 10.4 Definition der Remission bei chronischer Phase

### 10.4.1 Hämatologische Remission

*Komplette hämatologische Remission:*
- Normalisierung der Leukozytenzahl,
- Normalisierung des Differentialblutbildes,
- Verschwinden aller Symptome und Krankheitszeichen einschließlich der tastbaren Milzvergößerung.

*Partielle hämatologische Remission:*
- > 50%ige Verminderung der Leukozytenzahl auf < 20000/mm$^3$, oder
- Normalisierung der Leukozytenzahl bei persistierender Splenomegalie.

### 10.4.2 Zytogenetische Remission

- *Komplette zytogenetische Remission:* vollständige Elimination Ph$_1$-positiver Metaphasen.
- *Partielle zytogenetische Remission:* Reduktion des Anteils Ph$_1$-positiver Metaphasen auf < 35%.
- *Zytogenetische Besserung:* Reduktion des Anteils Ph$_1$-positiver Metaphasen auf < 90%.

## 10.5 Remissiondefinition bei Blastenschub

*Komplette Remission:* Rückführung in die chronische Phase:
- Blasten im Knochenmark < 5%,
- normale periphere Blutzellwerte,
- Rückbildung von Organvergrößerung (z. B. Milztumor).

*Partielle Remission:*
- normale periphere Blutwerte,
- Blasten im Knochenmark < 30%,
- inkomplette Rückbildung von Organvergrößerungen.

# 11 Besondere Hinweise

## 11.1 Behandlung des Hyperviskositätssyndroms

Bei klinischen Zeichen des Hyperviskositätssyndroms: rasche Senkung der Leukozytenwerte durch intensive tägliche Leukapherese und simultane Chemotherapie mit Hydroxyharnstoff (bis 4 g täglich).

*Cave:* Verstärkung der Hyperviskosität durch Bluttransfusionen! Daher dürften Transfusionen erst nach Leukozytenreduktion (nach Leukapherese) durchgeführt werden. Bei Patienten mit initialer Thrombozytopenie kann eine prophylaktische Thrombozytensubstitution (bis zu 30% Reduktion der peripheren Thrombozyten pro Zytapherese) notwendig sein.

## 11.2 Hyperkalzämie

Bei lytischen Knochenherden infolge einer extramedullären Blastentransformation kann es zu einer Hyperkalzämie kommen.
Behandlung s. Kap. „Hyperkalzämie".

## 11.3 Schwangerschaft

Bei Notwendigkeit einer Therapie im 1. Trimenon der Schwangerschaft (Mißbildungen durch Busulfan) sollte an Stelle der Chemotherapie behandelt werden mit
- Leukapherese,
- evtl. Bestrahlung der Milz (mit Abdeckung von Uterus und Ovarien).

## 11.4 Priapismus

*Vorkommen:* bei 1–2% der Männer mit CML bei extrem hohen Leukozytenwerten (> 300000/mm$^3$).

*Prodome:* prolongierte Erektion.

Hier ist eine schnelle Zellreduktion erforderlich durch:
– Leukapherese + Hydroxyharnstoff (6–8 g täglich).

*Zusatzmaßnahmen:*
– Analgesie mit Morphinderivaten,,
– lokale Kälteapplikation,
– Lokaltherapie durch Punktion der Corpora cavernosa; spätestens nach 48 h ist eine operative Intervention mit Shuntoperation erforderlich. In der Regel folgt eine bleibende Erektionsschwäche.

## 11.5 Studien

Deutsche CML Studiengruppe

*Studienleitung:*

Prof. Dr. R. Hehlmann, III. Medizinische Klinik Mannheim, Theodor-Kutzer-Ufer, Mannheim, Tel.: 0621/383-4115 od. 4103, FAX: 0621/383-4201

## 12 Zukünftige Entwicklungen

Die derzeitige Behandlungsmethoden sind bei Fehlen der Möglichkeit einer KMT mit HLA-identischem Familienspender lediglich für die ca. 25% umfassende Untergruppe von IFN-hochsensiblen Patienten zufriedenstellend. Bei allen anderen Patienten führt die Erkrankung nach wie vor weitgehend unbeeinflußt von therapeutischen Maßnahmen zum Tode.

Derzeit werden 2 Strategien intensiv beforscht: KMT mit allogenen, nichtverwandten HLA-identischen Spendern. Es ist zu erwarten, daß die derzeit noch sehr hohe Toxizität dieser Maßnahme in den nächsten Jahren auf ein erträgliches Maß reduziert wird. Gleichzeitig wird es zum Aufbau großer KM-Spenderdateien kommen. Damit wird diese Behandlung vermutlich zu einer nützlichen Bereicherung der Therapiemöglichkeiten bei CML werden.

Auch die Möglichkeit der autologen KMT wird geprüft. Dabei erscheint insbesondere die Möglichkeit, nach aggressiver Chemotherapie Ph$_1$-negative periphere Stammzellen zu einer Transplantation zu verwenden, von großem Interesse.

# 13 Therapieschemata

## 13.1 Chronische Phase

---

**Interferon-α-Monotherapie**                    (Talpaz et al. 1986)

---

IFN-α                5 Mio. E m$^2$/Tag     s.c.         täglich

---

Dauertherapie bis Erreichen einer zytogenetischen Vollremission. Abbruch bei Nichterreichen einer mindestens partiellen zytogenetische Remission nach 12 Monaten.

---

**Interferon-α-Monotherapie**                    (Thaler et al. 1991)

---

IFN-α                3,5 Mio. E         s.c.         täglich fortlaufend

---

Dauertherapie bis Erreichen einer zytogenetischen Vollremission. Abbruch bei Nichterreichen einer zumindest zytogenetischen Besserung nach 12 Monaten.

---

**Hydroxyurea-Monotherapie**

---

Hydroxyurea          40–60 mg/kg KG     p.o.         täglich fortlaufend

---

Individuelle Dosisanpassung entsprechend Leukozytenabfall!!
Dauertherapie: 20–30 mg/kg KG/Tag

---

**Busulfan-Monotherapie**

---

Busulfan             0,1 mg/kg KG       p.o.         täglich fortlaufend

---

Bei Abfall der Leukozyten auf Werte zwischen 30000/mm$^3$ und 40000/mm$^3$: Halbierung der Dosis; bei Werten <25000/mm$^3$ Therapieunterbrechung. Fortsetzung der Therapie abhängig vom Wiederanstieg der Leukozyten. Bei raschem Anstieg: individuell zu ermittelnde Dauertherapie.

## 13.2 Akzelerierte Phase

---

**Busulfan/6-Mercaptopurin/Allopurinol** (Allan 1978)

| | | | |
|---|---|---|---|
| Busulfan | 2 mg | p.o. | täglich fortlaufend |
| 6-Mercaptopurin | 50 mg | p.o. | täglich fortlaufend |
| Allopurinol | 300 mg | p.o. | täglich fortlaufend |

Fortlaufende Therapie; bei stärkerem Leukozytenabfall ggf. Dosisreduktion erforderlich.

---

## 13.3 Blastentransformation

---

**Vincristin/Prednisolon** (Canellos 1971)

| | | | |
|---|---|---|---|
| Vincristin | $1,4 \text{ mg/m}^2$ [a] | i.v. | Tag 1 |
| Prednisolon | $40 \text{ mg/m}^2$ | p.o. | Tag 1–4 |

[a] Maximal 2 mg.
Wiederholung Tag 8, 15, 22; bei Ansprechen fortlaufend wöchentlich bis Remission; dann Erhaltungstherapie:

| | | | |
|---|---|---|---|
| Methotrexat | $15 \text{ mg/m}^2$ | p.o. | 2mal/Woche |
| oder | | | |
| Hydroxyurea | 500 mg | p.o. | täglich fortlaufend |

---

**Hydroxyurea/6-Mercaptopurin/Prednison** (Colemann 1980)

| | | | |
|---|---|---|---|
| Hydroxyurea | 15 mg/kg KG | p.o. | täglich fortlaufend |
| 6-Mercaptopurin | 1,5 mg/kg KG | p.o. | täglich fortlaufend |
| Prednison | 0,75 mg/kg KG | p.o. | täglich fortlaufend |

Bei fehlendem Leukozyten- oder Blastenabfall nach 14 Tagen: Dosissteigerung möglich; bei Wirkungseintritt: Dosisreduktion um 50% oder individuell entsprechend der beobachteten Toxizität.

---

# Literatur

Allan NC et al. (1978) Combination chemotherapy for chronic granulocytic leukaemia. Lancet II: 523ff

Arlin ZA et al. (1986) Treatment of blastic transformation of chronic myelogenous leukemia with mitoxantrone. Cancer Chemother Pharmacol 17:189–190

Baccarani M and the Italian Cooperative Study Group on Chronic Myeloid Leukemia (1981) Early splenectomy and polychemotherapy versus polychemotherapy alone in chronic myeloid leukemia. Leuk Res 5:149-157

Brodsky I et al. (1979) Myeloproliferative disorders: II CML: Clonal evolution and its role in management. Leuk Res 3:379-293

Champlin R et al. (1983) Allogeneic bone marrow transplantation for chronic myelogenous leukemia in chronic or accelerated phase. Transplant Proc 15:1401–14.04

Clarkson B (1985) Chronic myelogenous leukemia: Is aggressive treatment indicated? J Clin Oncol 3:135-139

Coleman M et al. (1980) Combination chemotherapy for terminal phase chronic granulocytic leukemia. Cancer and Leukemia Group B Studies. Blood 55:19-36

Cunningham I et al. (1979) Results of treatment of Ph1 + chronic myelogenous leukemia with an intensive treatment regimen (L-5 protocol). Blood 53:375-395

Douglas ID, Whiltshaw E (1978) Remission induction in chronic granulocytic leukaemia using intermittent high-dose busulphan. Br J Haematol 40:59–64

Goldman JM et al. (1986) Bone marrow transplantation for patients with chronic myeloid leukemia. New Engl J Med 314:202–205

Gomez GA et al. (1976) Splenectomy for palliation of chronic myelocytic leukemia. Am J Med 61:14–22

Hellriegel KP (1981) Therapie der Blastenkrise der chronischen myeloischen Leukämie. Ergebnisse einer Phase-II-Studie mit Vindesin. Folia Haematol (Leipzig) 108:699–704

Hehlmann and the German CML study group (1993). Randomized comparison of busulfan and hydroxyurea in chronic myelogenous leukemia: prolongation of survival by hydroxyurea. Blood 82:398–407

The Italian Study Group on Chronic Myeloid Leukemia (1984) Results of a prospective randomized trial of early splenectomy in chronic myeloid leukemia. Cancer 54:333–338

The Italian Cooperative Group on chronic myeloid leukemia (1994) Interferon-α 2a as compared with conventional chemotherapy for the treatment of chronic myeloid leukemia. N Eng J Med 330:820–826

Jehn U, Metzger J (1984) Phase II-Studie zur Behandlung der CML-Blastenkrise mit Vindesin und Prednison. Onkologie 7:342–345

Kantarjian HM et al. (1985) Intensive combination chemotherapy (ROAP 10) and splenectomy in the management of chronic myelogenous leukemia. J Clin Oncol 3:192–200

Kantarjian HM et al. (1990) Proposal for a simple prognostic staging system in chronic myelogenous leukemia. Am J Med 88:1–8

Karanas A, Silver RT (1968) Characteristics of the terminal phase of chronic granulocytic leukemia. Blood 32:445–450

Kennedy BJ (1972) Hydroxyurea therapy in chronic myelogenous leukemia. Cancer 29:1052–1056

Kyle RA et al. (1961) A syndrome resembling adrenal cortical insufficiency associated with long term busulfan (myleran) therapy. Blood 18:497–510

Lahnerter-Palacios J et al. (1986) Rapid control of myeloid compartment with vindesine in chronic phase of chronic myelogenous leukemia (letter). Cancer Treat Rep 70:315–316

Lemoine F, Najman I (1985) Vindesine and prednisone in the treatment of blast crisis of chronic myeloid leukemia. Cancer Treat Rep 69:203–204

Lowenthal RM et al. (1975) Intensive leukapheresis as initial therapy for chronic granulocytic leukemia. Blood 46:835–844

Mahmoud HK et al. (1985) Bone marrow transplantation for chronic granulocytic leukaemia. Klin Wochenschr 63:560–564

Mandelli F et al. (1982) Vindesine in the treatment of refractory hematologic malignancies: A phase II study. Leuk Res 6:649–652

Marks SM et al. (1978) Terminal transferase as a predictor of initial responsiveness to vincristine and prednisone in blastic chronic myelogenous leukemia. N Engl J Med 198:812 f

McGlave P. et al.. (1992) Unrelated donor marrow transplantation therapy for chronic myelogenous leukemia: initial experience of the national marrow donor program. Blood 81:543–550

Medical Research Council's Working Party for Therapeutic Trials in Leukemia (1968) Chronic granulocytic leukaemia: Comparison of radiotherapie and busulfan therapy. Br Med J I:201–208

Murphy ML, Chaube S (1964) Preliminary survey of hydroxyurea (NSC-32065) as a teratogen. Cancer Chemother Rep 40:1–7

Niederle N et al. (1991) Interferon-α 2b in acute and chronic phase chronic myelogenous leukaemia: initial response and long term results. Eur J Cancer 27:4–11

Phillips GL, Herzig GP (1984) Intensive chemotherapy, total body irradiation, and autologous marrow transplantation for chronic granulocytic leukemia-blast phase: Report of four additional cases. J Clin Oncol 2:379–384

Schiffer CA et al. (1982) Treatment of the blast crisis of chronic myelogenous leukemia with 5-azacytidine and VP 16–213. Cancer Treat Rep 66:167–271

Sharp JC et al. (1979) Karyotypic conversion in Ph1 positive myloid leukaemia with combination chemotherapy. Lancet 1:1370–1372

Sokal JE et al. (1984) Prognostic discrimination in „good-risk" chronic granulocytic leukemia. Blood 63:789–799

Speck B et al. (1982) Allogenic marrow transplantation for chronic granulocytic leukemia. Blut 45:237–242

Spiers ASD (1979) Metamorphosis of chronic granulocytic leukemia: Diagnosis, classification and management. Br J Haematol. 41, 1–7

Spiers ASD et al. (1974) Chronic granulocytic leukamia: Multiple-drug chemotherapy for acute transformation. Br Med J 3:77ff.

Talpaz M et al. (1986) Hematologic remission and cytogenetic improvement induced by recombinant human interferon alpha2 in chronic myelogenous leukemia. New Engl J Med 334:1065–1069

Talpaz M et al.. (1991) Interferon alpha produces sustained cytogenetic responses in chronic myeloid leukemia. Ann Int Med 114:532–538

Thaler et al.. (1991) Rekombinantes Interferon alpha 2c bei Ph positiver chronisch myleoischer Leukämie. Dtsch Med Wsch 117:721–726

Uzuka Y, Saito Y (1985) Treatment of chronic myelogenous leukemia in blastic crisis with chemotherapy incorporating vindesine-prednisolone. Cancer Treatm Rp 69:1297–1299

Winston EF et al. (1981) Intensive chemotherapy with daunorubincin, 5-azacytidine, 6-thioguanine and cytarabine (DATA) for the blastic transformation of chronic granulocytic leukemia. Cancer Treat Rep 65:389–392

## 34.4 Myelodysplastisches Syndrom (MDS)

(Synonyme: Präleukämie, oligoblastische Leukämie, refraktäre Anämie, Smoulderingleukämie, dysmyelopoetisches Syndrom u.a.)

H.-J. Fricke, C. Kunert, K. Höffken

## 1 Epidemiologie

*Häufigkeit:* 2–3% aller malignen Erkrankungen, Tendenz steigend.

*Inzidenz:* 1–2/100000/Jahr.

*Ätiologie:* Multifaktoriell: leukämogene Agenzien der Umwelt, wie Benzol, Toluol, darüber hinaus durch Zytostatika (insbesondere Alkylanzien) und ionisierende Strahlen; genetische Kofaktoren.

*Genetische Prädisposition:* Geschlechtspräferenzen: 5q-Syndrom bei refraktären Anämien von Frauen doppelt so häufig; chronisch-myelomonozytäre Leukämie kommt überwiegend bei älteren Männern vor.

*Altersverteilung:* Steigende Inzidenz im höheren Lebensalter: < 15 Jahre; 0,34/100000; 50–70 Jahre: 4,5/100000; > 70 Jahre: 20/100000.

*Primäre Prävention:* Keine Vermeidungsstrategien bekannt.

## 2 Histologie

### 2.1 Einführung

Dem Wesen nach klonale Erkrankung der pluripotenten Stammzelle (Beweis durch Unterschiede im Isoenzymmuster der Glukose-6-Phosphat-Dehydrogenase zwischen hämatopoetischen Zellen und Fibroblasten bzw. Epithelzellen oder mit Hilfe des Restriktionsfragmentlängenpolymorphismus von x-linked-Genen).

Wahrscheinlich Mehrschrittpathogenese: Aktivierung von Onkogenen (Punktmutation ras-Onkogen); Inaktivierung von Tumorsuppressorgenen (p53); Anhäufung genetischer Defekte. Folgeerscheinungen: verminderte Ansprechbarkeit von Vorläuferzellen auf Proliferations- und Differenzierungsfaktoren. Das bedingt abnormes Proliferationsverhalten und Dysplasien. Deswegen periphere Mono-, Bi- und/oder Trizytopenien.

**Tabelle 1.** Myelodysplastische Syndrome (FAB-Klassifikation)

| FAB-Klassifikation | Blastenanteil | |
|---|---|---|
| | im peripheren Blut | im Knochenmark |
| Refraktäre Anämie (RA) | < 1% | < 5% |
| Refraktäre Anämie mit Ringsideroblasten (RARS) | < 1% | < 5% > 15% Ringsideroblasten |
| Refraktäre Anämie mit Blastenüberschuß | < 5% | 5–20% |
| Chronische myelomonozytäre Leukämie (CMML) | < 5% | 5–20% Promonozyten + Monoblasten |
| Refraktäre Anämie mit Blastenüberschuß in Transformation (RAEBT) | > 5% | 20–30% > 30% = manifeste Leukämie |

Prospektiv hohe Wahrscheinlichkeit, in eine akute nichtlymphatische Leukämie überzugehen.

Ätiologische Faktoren meist nicht erkennbar: „primäres" MDS; in Einzelfällen ätiologische Zusammenhänge deutlich, z. B. Chemo-, Strahlentherapie („therapy related", Latenz 2–6 Jahre), oder berufliche Expositionen: „sekundäres" MDS.

## 2.2 Tabellarische Übersicht

Für das MDS stehen erst seit 1982 (Bennet et al. 1982) standardisierte Diagnosekriterien zur Klassifikation zur Verfügung (Tabelle 1).

Sonderformen des MDS (erworbene rein erythropoetische, sideroblastische Anämie, MDS mit hypoplastischem Knochenmark, primäres MDS mit Myelofibrose) sind in dieser Klassifizierung nicht berücksichtigt.

## 2.3 Zytologie

Das Knochenmark ist meist hyperzellulär, manchmal normozellulär, gelegentlich hypozellulär (s. „Sonderformen"). Ausreifungsstörungen aller 3 Knochenmarkzellreihen:

– Dyserythropoese (makrozytär bis megaloblastär, oft mehrkernige Erythroblasten mit Kernatypien, Kernbrücken, Kernfaltungen),
– Dysgranulopoese (Linksverschiebung, erhöhter Blastenanteil, Pseudopelgerformen, Hypo- oder Hypergranulierung der Neutrophilen, Auer-Stäbchen),
– Dysmegakaryopoese (Störungen der Kern-Plasma-Relation, Mikroformen, übersegmentierte Megakaryozyten).

## 2.4 Zytogenetische, molekulargenetische Befunde

*Zytogenetische Abnormalitäten* beim primären MDS in 40–90% der Fälle, beim sekundären MDS in nahezu 100%. Chromosomenveränderungen sowohl einzeln als auch mehrfach.
– *Häufig:* Abnormalitäten oder vollständige bzw. teilweise Deletion der Chromosomen 5, 7 und 20; Trisomie 8.
– *Weniger häufig:* Trisomie 9, 11, 19, 21; Verlust des Y-Chromosoms; Duplikation des langen Arms von Chromosom 17.

Chromosomenaberrationen auch durch quantitative DNS-Analyse erfaßbar (DNS-Aneuploidie in 10–15% der Fälle).

*Molekulargenetische Befunde:*
– *Onkogene:* ras-Mutationen (35%), besonders bei CMML; c-fms-Mutationen (15%), besonders bei CMML
– *Tumorsuppressorgene:* p53-Mutationen bei fortgeschrittenen Formen der RAEB, RAEBT.
– *Interferonregulatorgene:* IRF-1-Verlust.

## 3 Stadieneinteilung

Eine Stadieneinteilung erfolgt beim MDS nicht.

## 4 Prognose

Transformationsrisiko und Überlebenszeit (typischerweise begrenzt durch Blutungsereignis oder Infektion) abhängig von FAB-Subtyp (Tabelle 2). Prognosefaktoren sind:
– *Blutbildparameter* (Prognosescore, Tabelle 3);
– *zytogenetische Befunde: ungünstig:* Monosomie 7, Trisomie 8, DNS-Anenploidien; *günstig:* Deletion eines Teils des langen Arms von Chromosom 5 (5q-);

- *histologische Befunde: ungünstig:* Nachweis von ALIP-Bezirken („abnormal localisation of immature precursors");
- *Zellkulturassay: ungünstig:* „leukämischer" Wachstumstyp der Vorläuferzellen im klonalen In-vitro-Zellkulturassay.

**Tabelle 2.** Leukämisches Transformationsrisiko und mittlere Überlebenszeit (mittlere ÜZ) bei MDS

| FAB-Typ | Transformation [%] | Mittlere ÜZ (Monate) |
|---------|--------------------|-----------------------|
| RA | 0–20 | 60 |
| RARS | 0–15 | 70 |
| RAEB | 10–50 | 10 |
| RAEB-T | 10–75 | 5 |
| CMML | 5–55 | 10 |

**Tabelle 3.** Risikogruppenermittlung (klinisch, paraklinisch)

| | Bournemouth-Score (Mufti 1985, zitiert 1992) | | Düsseldorf-Score (Aul et al. 1988) | |
|---|---|---|---|---|
| Hämoglobin | < 10 g/dl | 1 Punkt | < 9 g/dl | 1 Punkt |
| Granulozyten | < 2,5 G/l | 1 Punkt | – | |
| Thrombozyten | 100 G/l | 1 Punkt | < 100 G/l | 1 Punkt |
| LDH | – | | > 200 U/l | 1 Punkt |
| Blasten | > 5% | 1 Punkt | > 5% | 1 Punkt |
| *Gruppe A* (gute Prognose) | | 0–1 Punkt | | 0 Punkte |
| *Gruppe B* (intermediäre Prognose) | | 2–3 Punkte | | 1–2 Punkte |
| *Gruppe C* (schlechte Prognose) | | 4 Punkte | | 3–4 Punkte |

## 5 Diagnostik

(1 = obligat; 2 = fakultativ)

**Labordiagnostik**
- *Blutausstriche:* Färbungen: Pappenheim (1), Peroxidase (2), Monozytenesterase (2).
- *Knochenmarkausstriche:* Färbungen: Pappenheim (1), Peroxidase (Blastennachweis) (2), Eisenfärbung (Ringsideroblasten) (1), PAS (atypische Erythroblasten) (1), Monozytenesterase (Monozyten) (2).
- *Knochenmarkhistologie:* Färbungen: HE (1), Pappenheim oder Giemsa (1), Faserfärbung (1), Eisenfärbung (1).
  Immunphänotypisierung (2), zytogenetische Untersuchung (2), molekulargenetische Untersuchung (2), Stammzellkulturassay (2).
- *Des weiteren neben Standardlaboruntersuchungen (alle 2):* Ferritin, Eisen, Haptoglobin im Serum, Vitamin $B_{12}$, Folsäurespiegel, kleiner Gerinnungsstatus, Coombs-Test, ANF, Rheumafaktoren.

**Apparative Diagnostik**
Thoraxgroßaufnahmen (1), Oberbauchsonographie (1).

## 6 Charakteristika der Erkrankung und Krankheitsverlauf

Nach anfänglich teilweise langem asymptomatischem Verlauf treten dann Allgemeinsymptome auf (Leistungsabfall, Gewichtsverlust, Fieber). Zeichen der hämatopoetischen Insuffizienz werden deutlich (Anämie 85%, Neutropenie 50%, Thrombopenie 25%). Nach unterschiedlich langer Dauer dieses Zustandes kommt es zur Transformation in eine manifeste Leukämie. Deren Verlauf ist in der Regel etwas protrahierter als der einer De-novo-Leukämie (Tabelle 2).

## 7 Therapiestrategie

### 7.1 Übersicht

Für die Wahl der Therapiestrategie ist die vorliegende Krankheitsintensität maßgebend. Diese wird durch den Subtyp des MDS und das klinische Bild (Gefährdung, Progredienz) bestimmt. Maßzahl der Krankheitsintensität ist der medulläre Blastenanteil, d. h. die Intensität steigt an von der

**Tabelle 4.** Therapiestrategien beim MDS in Abhängigkeit von Alter und FAB-Subtyp. (Nach Heimpel; pers. Mitteilung, 1994)

**< 45 Jahre**

RAEBT
RAEB (gefährdet/progredient)  } Spender verfügbar: AML-Therapie, KMT
CMML (gefährdet/progredient)  } Spender nicht verfügbar: AML-Therapie

RA                            } Beobachtung, Supportivtherapie,
RARS                          } experimentelle Protokolle

**45–60 Jahre**

RAEBT
RAEB (gefährdet/progredient)  } AML-Therapie, Low-dose Cytarabin-
CMML (gefährdet/progredient)  } therapie, experimentelle Protokolle

RA                            } Beobachtung, Supportivtherapie,
RARS                          } experimentelle Protokolle

**> 60 Jahre**

RAEBT
RAEB (gefährdet/progredient)  } Supportivtherapie,
CMML (gefährdet/progredient)  } Low-dose-Cytarabintherapie

RA                            }
RARS                          } Beobachtung, Supportivtherapie

RA bis hin zur RAEBT. Des weiteren wird die Wahl der Therapiestrategie beeinflußt von Alter und Allgemeinzustand (Tabelle 4).

Therapiestrategien für niedrige Krankheitsintensitäten:
– *Supportivtherapie*
   (Blutzellersatz, antimikrobielle Therapie),
– *Einsatz von Hämatopoetinen*
   (zur Stimulation der Hämopoese oder zur Abschwächung der Infektneigung);

Therapiestrategien für hohe Krankheitsintensitäten:
– *Chemotherapie*
   (Polychemotherapie wie bei der akuten myeloischen Leukämie oder Low-dose-Cytarabintherapie; in niedrigen Dosierungen finden z. T. auch Etoposid, Hydroxyurea und 5-Azacytidin Anwendung),
– *Knochenmarktransplantation.*

Kurativ sind diejenigen Konzepte, die es ermöglichen, den pathologischen Zellklon zu eliminieren. Praktisch ist nur die Knochenmarktransplantation dazu in der Lage. In Einzelfällen gelingt dies auch mit der Polychemotherapie und der Low-dose-Cytarabintherapie. Die übrigen, in Niedrigdosierung angewandten Präparate (s. oben) erreichen die Wirksamkeit der niedrigdosierten Cytarabintherapie nicht.

Andere Therapiestrategien tragen experimentellen Charakter. Sie sind auf Fälle mit niedriger Krankheitsintensität konzentriert bzw. auf Fälle, bei denen eingreifende Therapieformen nicht möglich sind. Sie besitzen keine kurative Potenz, insbesondere nicht in ihrer gegenwärtigen Anwendungsweise. Dazu gehören:
- *Hormontherapie*
  (Glukokortikoide, Androgene, Gonadotropinanaloge),
- *Therapie mit Differenzierungsinduktoren*
  (cis-Retinsäure, 1,25-Dihydroxycalciferol),
- *Gaben von Interferon-γ.*

## 7.2 Stellung der Chirurgie

Chirurgische Interventionen sind beim MDS nicht Bestandteil von Therapiemaßnahmen.

## 7.3 Stellung der Strahlentherapie

Die Strahlentherapie ist beim MDS nur im Rahmen der Konditionierungsbehandlung vor Knochenmarktransplantation Bestandteil der Therapiestrategie.

## 7.4 Stellung der systemischen Therapie

### 7.4.1 Übersicht

Die systemische Therapie wird in Abhängigkeit von der Krankheitsintensität differenziert: Für niedrige Krankheitsintensitäten (RA, RARS) sind Supportivtherapie und Infektionsbekämpfung bzw. Infektionsprophylaxe angezeigt. Bei höheren Krankheitsintensitäten (CMML, RAEB, RAEBT) ist es die Eradikation des pathologischen Zellklons entweder durch Chemotherapie oder durch die Knochenmarktransplantation.

Zur systemischen Therapie des MDS gehören:

- *Supportivtherapie:* Sie umfaßt bedarfsweise die Erythrozytensubstitutionen (bei Hb < 8 g/dl) und Thrombozytensubstitutionen (bei < 10 Gpt/l bzw. bei manifester Blutungsneigung) sowie Antibiotikagaben bei infektiösen Komplikationen. Letztere sind ätiologisch meist ungeklärt. Deshalb sind bakterizide Kombinationen, z. B. Breitspektrumcephalosporin/Aminoglykosid, angezeigt; bei Nichtansprechen Erweiterung durch gegen Staphylokokken wirksame Antibiotika bzw. Antimykotika und Virostatika.

- *Einsatz von Hämatopoetinen:* Da für den Einzelfall eine sicher kalkulierbare Wirksamkeit nicht besteht, sind außerhalb von Studien durchgängig gültige Indikationen nicht zu benennen. Während G-CSF und GM-CSF in über 80% der Anwendungen eine Granulozytopenie überwinden, bewirken sie kaum Anstiege der Retikulozyten (10%) und der Thrombozyten (5%).

  Thrombozytopenien werden durch IL-3 am häufigsten positiv beeinflußt (26%). Anämien sprechen auf Kombinationen von Erythropoetin mit G-CSF oder GM-CSF bzw. IL-3 besser an (39%) als auf Erythropoetin allein.

  Eine Exzeßprogression des blastären Anteils unter G-CSF ist nicht bewiesen, unter GM-CSF nicht ausschließbar.

- *Polychemotherapie:* Kernstück der systemischen Therapie beim MDS ist eine zur akuten myeloischen Leukämie analoge Polychemotherapie unter Einsatz von z.B. Cytarabin, Thioguanin, Daunorubicin, Idarubicin.

  Komplette Remissionen werden in 40–70% der Fälle erreicht. Die mittlere Remissionsdauer liegt unter 12 Monaten. Ein rezidivfreies Überleben nach 2 Jahren ist nur in 1–10% der Fälle zu verzeichnen.

- *Low-dose-Cytarabintherapie:* Diese Therapieform findet bei Patienten Anwendung, bei denen eine Polychemotherapie nicht möglich ist. Komplette Remissionen treten in 12–24% der Fälle ein. Die mediane Remissionsdauer liegt unter 12 Monaten, der Median des rezidivfreien Überlebens beträgt 15 Monate. Alternativen zur Low-dose-Cytarabintherapie (Etoposid, Hydroxyurea, 5-Azacytidin) stehen zur Diskussion, ohne daß Überlegenheit bewiesen werden konnte.

- *Knochenmarktransplantation:* Die Knochenmarktransplantation ist die einzige Methode mit kurativer Potenz. Nach 3 Jahren besteht Rezidivfreiheit in 30–60% der Fälle. Die Durchführung erfolgt bei CMML, RAEB und RAEBT als primäre Therapie (nicht an Remissionseintritt gebunden!) oder als Konsolidierung nach Polychemotherapie (unabhängig vom Remissionsstatus). Bei medullären Blasten > 20% bzw.

sekundärer AML ist die Knochenmarktransplantation als primäre Therapie wenig aussichtsreich. Allerdings beschränkt sich die Anwendung der Knochenmarktransplantation auf Patienten jünger als 45 Jahre mit voll kompatiblem Spender, wodurch diese Therapie nur für 10% aller MDS-Patienten zugängig ist.

Zu systemischen Therapieformen mit experimentellem Charakter gehören:

– *Glukokortikoide:* Wirkung nur dann wahrscheinlich, wenn in vitro positiver Einfluß auf Zellkultur nachweisbar ist (z. B. Prednisolon).
– *Androgene:* Wirkung nur in Einzelfällen, bei denen die Anämie im Vordergrund steht (z. B. Metenolon).
– *Gonadotropinhemmer:* Wirkung bei geringgradiger Thrombopenie möglich (z. B. Danazol).
– *Differenzierungsinduktoren:* Wirkungen sehr unsicher. In Einzelfällen soll 13-cis-Retinsäure positive Effekte auf Erytro- und Thrombopoese ausüben. Das 1,25-Dihydroxycalciferol soll dagegen sowohl Thrombozyten- als auch Granulozyten- und Monozytenzahl erhöhen. Starke Nebenwirkungsbelastung der beiden Therapieformen.
– *Interferon-γ:* Nur zum Teil geringe Verbesserung der Erythropoese und Verringerung der medullären Blasten.

## 8 Indikation zur Chemotherapie

Die Indikation zur Chemotherapie ergibt sich aus dem diagnostizierten Subtyp des MDS, dem feststellbaren Gefährdungsgrad (Prognosekriterien) und dem klinischen Verlauf (Progredienz; Tabellen 2 und 3).

Eine bestehende Indikation zur Chemotherapie impliziert auch das Bestehen der Indikation zur Knochenmarktransplantation. Ihre Durchführbarkeit (Alter, Zustand des Patienten, Verfügbarkeit eines Spenders) ist zu klären, ihre Durchführung (primär oder als Konsolidierung) in das Therapiekonzept einzuordnen.

### 8.1 Auswahl der Patienten

Bei gegebener Indikation (Tabelle 4) ist die Chemotherapie in allen Altersstufen indiziert. Nachgeordnete Auswahlkriterien bestehen nicht.

### 8.2 Zeitpunkt des Therapiebeginns

Mit Feststellung der Indikation zur Chemotherapie ist der Zeitpunkt des Therapiebeginns gegeben.

## 8.3 Wahl der Therapie

- Bei Patienten < 45 Jahre, gutem Allgemeinzustand, verfügbarem Spender: Knochenmarktransplantation; zuvor Polychemotherapie (primäre Knochenmarktransplantation in der Praxis technisch kaum möglich, möglichst weitgehender Remissionsgrad vor Transplantation günstig);
- bei Patienten > 45 Jahre und < 60 Jahren, gutem Allgemeinzustand: Polychemotherapie;
- bei Patienten > 60 Jahren: Low-dose-Cytarabintherapie (s. „Therapie-schemata").

## 8.4 Therapiedauer

Polychemotherapie und Low-dose-Cytarabintherapie: 1 (bis 2) Induktionskurse, 1 Konsolidierungskurs vom Induktionstyp. Bei schweren Komplikationen während der Induktion von Wiederholung absehen.

## 8.5 Modifikation der Standarddosierung bei der Polychemotherapie

Zum Teil reduzierte Dosierungen gegenüber der Dosierung bei der AML (z. B. 75 % der Dosen des AIDA-Protokolls); für die Low-dose-Cytarabintherapie statt 2mal 10 mg/m$^2$ täglich auch 2mal 5 mg/m$^2$ in Abhängigkeit von der Toleranz anzuwenden; ggf. bei der Low-dose-Cytarabintherapie Zyklusdauer unter 21 Tage verkürzen.

## 8.6 Begleittherapie

Sie entspricht der Supportivtherapie der angewandten Polychemotherapieprotokolle (selektive Dekontamination, Mundspülungen). Zusätzlich nach Erfordernis Substitution von Blutbestandteilsprodukten, Gabe von Antibiotika. Die Gabe von Hämatopoetinen in Verbindung mit der Polychemotherapie erfolgt gegenwärtig vorzugsweise unter Studienbedingungen.

## 8.7 Erhaltungstherapie

Der Wert der Erhaltungstherapie nach Erreichen einer kompletten Remission ist nicht gesichert.

## 9 Rezidiv-/Salvagetherapie

Rezidive beim MDS sind in der Blastenzahl und dem sich daraus ergebenden Subtyp des MDS unterschiedlich. Als Therapiestrategie für das Rezidiv ist grundsätzlich die Strategie für die Primärerkrankung nutzbar (Tabelle 4). Bei Indikation zur Polychemotherapie kann die Einbeziehung einer remissionsgradunabhängigen Doppelinduktionstherapie erwogen werden. Für die Low-dose-Cytarabintherapie ist für einen Teil der Fälle die Polychemotherapie eine mögliche und erfolgreiche Second-line-Therapie.

Die Einbeziehung einer Salvagetherapie (Hochdosistherapie) in Analogie zur Therapie als Option für die AML-Behandlung ist nicht gebräuchlich (Altersstruktur des Patienten; hohe Letalität unter konventionellen Dosierungen).

## 10 Maßnahmen zur Therapiekontrolle

Blutbildkontrollen, Laborkontrollen (Akute-Phase-Parameter, Leberfunktion, Nierenfunktion, Gerinnungsparameter); Kontrollbiopsien des Knochenmarks am Tag 15 und Tag 30 nach Beginn der Polychemotherapie bzw. nach Abschluß eines Kurses der Low-dose-Cytarabintherapie.

## 11 Besondere Hinweise

Alle Verdachtsfälle eines MDS werden vom Deutschen MDS-Register Jena erfaßt (Datenkoordinationsstelle: Klinisches Krebsregister Jena, Sylvia Sänger, Institut für Pathologie, 07740 Jena, Tel. 03641/633114, Fax 03641/633111). Das MDS-Register gewährleistet – wenn erforderlich – Unterstützung zur Bestätigung der Diagnose und gibt Empfehlungen zum therapeutischen Vorgehen unter Berücksichtigung der in Deutschland angängigen Studien. Meldebögen können jederzeit angefordert werden.

## 12 Zukünftige Entwicklungen

Die Wertigkeit der Behandlungsintensivierung (Doppelinduktion, Spätkonsolidierung) und die Einbeziehung von Zytokinen in den Behandlungsablauf der Polychemotherapie werden gegenwärtig geprüft. Die Tatsache, daß es sich beim MDS um eine Entkopplung von Reifung und

Proliferation handelt, macht die Differenzierungsinduktion als zukünftige Therapieform interessant. Als Einzelsubstanz sind sowohl G-CSF als auch GM-CSF und IL-3 mit solchen Wirkungen verbunden. Das ist Anlaß, jetzt die synergistischen Effekte dieser Stoffe zu untersuchen, z. B. den Synergismus zwischen IL-3 und Erythropoetin. Darüber hinaus ergeben sich in vitro Ansätze für eine gentechnisch mögliche Differenzierungsinduktion. Es ließ sich zeigen, daß ein Antisense-myc-Oligomer in der Zellkultur zur Inhibition der c-myc-Expression, einer Abnahme des Zellwachstums und einer Induktion der Zelldifferenzierung führt, ein Befund, der möglicherweise therapeutische Relevanz erlangen kann.

## 13 Therapieschemata

### 13.1 Polychemotherapie

---

**AIDA (dosisreduziert)**                                  (nach Berman 1989)

| | | |
|---|---|---|
| Cytarabin | 75 mg/m², i.v.-Bolus | Tag 1 |
| Cytarabin | 150 mg/m², kontinuierliche i.v.-Infusion | Tag 1, 2, 3, 4, 5 |
| Idarubicin | 9 mg/m² i.v. | Tag 1, 2, 3 |

Wiederholung nach Restitution der Hämatopoese

---

**TAD-9-Protokoll**                          (AML Cooperative Group; Büchner 1985)

| | | |
|---|---|---|
| Thioguanin | 100 mg/m² p.o. (alle 12 h) | Tag 3–9 |
| Cytarabin | 100 mg/m², kontinuierliche i.v.-Infusion | Tag 1, 2 |
| Cytarabin | 100 mg/m² i.v. (30-min-Infusion alle 12 h) | Tag 3–9 |
| Daunorubicin | 60 mg/m² i.v. | Tag 3, 4, 5 |

Wiederholung nach Restitution der Hämatopoese

| **DAV-I-Protokoll** | (Süddeutsche Hämoblastosengruppe; Kurrle 1988) | |
|---|---|---|
| Daunorubicin | 60 mg/m$^2$ i.v. | Tag 3, 4, 5 |
| Cytarabin | 100 mg/m$^2$ kontinuierliche i.v. Infusion | Tag 1–8 |
| VP16 (Etoposid) | 100 mg/m$^2$ i.v. | Tag 4, 5, 6, 7, 8 |
| Wiederholung nach Restitution der Hämatopoese | | |

## 13.2 Monotherapie in Niedrigdosierung

| **Low-dose-Cytarabintherapie** | | (Baccarani 1979) |
|---|---|---|
| Cytarabin | 10 mg/m$^2$ s.c. (alle 12 h) | Tag 1–14 (21) |
| Wiederholung Tag 28 oder nach Restitution der Myelosuppression | | |

## Literatur

Aul C, Schneider W (1989) The role of low-dose cytosine arabinoside and aggressive chemotherapy in advanced myelodysplastic syndromes. Cancer 64:1812–1818

Aul C, Heyll A (1990) Therapie der myelodysplastischen Syndrome. Dtsch Med Wochenschr 115:1842–1850

Aul C, Derigs G, Schneider W (1988) A simple scoring system for prognostic evaluation of the myelodysplastic syndromes. Blut 56:6–13

Baccarani M, Tura J (1979) Differentiation of myeloid leukemia cells: new possibilities for therapy. Br J Haematol 42:485–490

Bennett JM, Catovsky D, Daniel MT, Flandrin G, Galton DAG, Gralnick HR, Sultan C (1982) French-American-British (FAB) cooperative group. Proposals for the classification of myelodysplastic syndromes. Br J Haematol 48: 189–199

Berman E, Raymond U et al. (1989) Idarubicin in acute leukemia. Semin Oncol 16 [Suppl 2]:30–34

Büchner T, Urbanitz D, Hiddemann W et al. (1985) Intensified induction and consolidation with or without maintenance chemotherapy for acute myeloid leukemia (AML): two multicenter studies of the German AML Cooperative Group. Clin Oncol 3:1583

Coiffier B, Adeleine P, Viala J, Bryon P (1989) Dysmyelopoetic syndromes: A search for prognostic factors in 193 patients. Cancer 52:58ff.

De Witte T (1994) New treatment approaches for myelodysplastic syndrome and secondary leukemias. Am Oncol 5:401–408

Foucar K, Langdon RM, Armitage JO et al. (1985) Myelodysplastic syndromes: A clinical and pathologic analysis of 109 cases. Cancer 56:553–561

Jacobs A (1985) Myelodysplastic syndromes: Pathogenesis, functional abnormalities and clinical complications. J Clin Pathol 38:1201–1217

Koeffler HP (1986) Myelodysplastic syndromes (preleukemia). Semin Hematol 23:284–299

Krieger O, Lutz D (1993) Myelodysplastische Syndrome. Onkologie Forum International 2:2–20

Kurrle E, Ehninger G, Freund M et al (1988) A multicentre study on intensive induction and consolidation therapy in acute myelogenous leukemia. Blut 56:233–236

Mittelman M, Lawrence SL (1991) Myelodysplasia (Preleukemia) In: Moossa AR, Schimpff SC, Robson MC (eds) Comprehensive textbook of oncology, vol. I. Williams & Wilkins, Baltimore, p 1232

Mufti GJ (1992) A guide to risk assessment in the primary myelodysplastic syndrome. Hematology/Oncology Clin North Am 6:587–606

Sanz GF, Sanz MA (1992) Prognostic factors in myelodysplastic syndromes. Leukemia Res 16:77–86

Silverman LR (1993) Myelodysplastic Syndromes. In: Holland JF, Freill E, Bast Jr RC, Kufe DW, Morton DL, Weichselbaum RR (eds) Cancer medicine, vol II. Lea & Febiger, Philadelphia, p 1888

Taylor KM, Rodwell RL, Taylor DL, Seeley GO (1994) Myelodysplasia. Curr Opin Oncol 6:32–40

Tricot G (1992) Prognostic factors in the myelodysplastic syndromes. Leukemia Res 16:109–115

Tricot G, Vlietinck R, Booggaerts M et al. (1985) Prognostic factors in the myelodysplastic syndromes. Importance of initial data on peripheral blood counts bone marrow cytology, trephine biopsy and chromosomal analysis. Br J Haematol 60:19ff

Wörmann B (1993) Myelodysplastisches Syndrom und sekundäre Leukämie. Internist 34:518–525

# Morbus Hodgkin und Non-Hodgkin-Lymphome

## 34.5 Morbus Hodgkin

V. Diehl, M. Pfreundschuh

### 1 Epidemiologie

*Häufigkeit:* Hodgkin-Lymphome machen 0,5% aller Krebserkrankungen aus (Saarland 1991).

*Inzidenz:* 2,9/100000 pro Jahr (Frauen 0,8; Männer 2,1).

*Ätiologie:* Unbekannt; das Epstein-Barr-Virus-Genom findet sich in den neoplastischen Hodgkin- und Reed-Sternberg-Zellen nur in 50% der Fälle, so daß ein kausaler Zusammenhang nicht besteht.

*Altersverteilung:* Hauptaltersgipfel 3. Lebensjahrzehnt, 2. Gipfel 7. Lebensjahrzehnt.

### 2 Histologie

#### 2.1 Einführung

Entsprechend den Vorschlägen der Konferenz von Rye (1965) werden 4 histologische Typen unterschieden (s. unten). Ob Modifikationen dieser Einteilung eine klinische Relevanz haben, ist umstritten. Die Unterteilung nach Lennert unterscheidet weitere Unterformen des lymphozytenreichen Typs: 1. noduläres Paragranulom, 2. diffuses Paragranulom, 3. lymphozytenreiches Hodgkin-Lymphom, wobei das noduläre Paragranulom wohl eher den niedrigmalignen Non-Hodgkin-Lymphomen vom B-Zell-Typ zuzuordnen ist, und trennt von der gemischten Zellularität eine epitheloidzellreiche Variante ab. Bennet unterteilt die noduläre Sklerose in NS Grad 1 (ca. 90% aller NS: lymphozytenreich, wenige pleomorphe Hodgkin-Zellen) und NS Grad 2 (ca 10%: lymphozytenarm, reichlich pleomorphe Hodgkin-Zellen).

**Tabelle 1.**

| Typ | Abkürzung | Häufigkeit [%] |
|---|---|---|
| Lymphozytenreicher Typ | LP | 3 |
| Noduläre Sklerose | NS | 63 |
| Gemischte Zellularität | MC | 19 |
| Lymphozytenarmer Typ | LD | 1 |
| Unklassifizierbar | | 14 |

## 2.2 Tabellarische Übersicht

Tabelle 1 zeigt die histologischen Subtypen und die Verteilung nach der Deutschen Hodgkin-Studiengruppe:

## 2.3 Zytologie

Eine Zytologie reicht zur Sicherung der Diagnose nicht aus; sie sollte nur in Ausnahmefällen (z. B. Frage der M.-Hodgkin-Beteiligung bei Perikarderguß, Pleuraerguß) eingesetzt und von einem erfahrenen Befunder beurteilt werden.

## 2.4 Zytogenetische und molekulargenetische Befunde

Typischer Oberflächenmarker der Hodgkin- und Reed-Sternberg-Zellen ist das CD30-Antigen. Wegen der Minderheit, die Hodgkin- und Reed-Sternberg-Zellen im befallenen Gewebeverband darstellen, sind molekulargenetische Befunde, die am Gesamtgewebe erhoben wurden, widersprüchlich (Rearrangement der für die schwere Kette des Immunglobulins und den T-Zellrezeptor kodierenden Gene). Eine pathognomonische Chromosomenanomalie ist ebenfalls nicht beschrieben.

## 3 Stadieneinteilung

### 3.1 Stadieneinteilung der Ann Arbor Konferenz 1971

| Nodales Stadium | Extranodales Stadium |
|---|---|
| *Stadium I*<br>Befall einer einzigen Lymphknotenregion | *Stadium I$_E$*<br>Befall einer einzigen Lymphknotenregion mit Übergriff auf benachbartes extralymphatisches Gewebe<br>oder<br>einzelner, lokalisierter Herd in einem extralymphatischen Organ (exklusive Leberbefall: immer Stadium IV) |

| Nodales Stadium | Extranodales Stadium |
|---|---|

*Stadium II*
Befall von 2 oder mehr
Lymphknotenregionen auf
der gleichen Seite des
Zwerchfells

*Stadium III*
Befall von Lymphknoten-
regionen beiderseits des
Zwerchfells ± Milzbefall
(IIIS)

Zusätzliche Unterteilung des
Stadium III (nach Desser,
1977; s. Abb. 1):

*Stadium III₁*
Abdomineller Befall, be-
schränkt auf Milz oder
Milzhilus-, zöliakale
und/oder portale Lymph-
knoten

*Stadium III₂*
Befall der mesenterialen,
paraaortalen, iliakalen und
inguinalen Lymphknoten mit
oder ohne Befall der Lymphknotenstationen oberhalb
des Truncus coeliacus

*Stadium II$_E$*
Lokalisierter Befall eines extralymphatischen
Gewebes und einer oder mehrerer Lymph-
knotenregionen auf der gleichen Seite des
Zwerchfells

*Stadium III$_E$*
Befall von Lymphknotenregionen beiderseits
des Zwerchfells ± Milzbefall zusätzlich zu
lokalisiertem Befall extralymphatischen
Gewebes

*Stadium IV*
nichtlokalisierter, diffuser oder disseminierter
Befall eines oder mehrerer extralymphatischer Organe oder Gewebe, mit oder ohne
Befall des lymphatischen Systems

*Anm.:* Das lymphatische System umfaßt Lymphknoten, Milz, Thymus, Waldeyer-
Rachenring, Appendix und Peyer-Plaques.

### 3.1.1 Zusatzbezeichnungen „A" und „B"

Entsprechend der auf der Konferenz von Ann Arbor (1971) vorgeschlagenen Stadieneinteilung erhält jedes Stadium die Zusatzbezeichnung „B",
wenn *mindestens eines der folgenden Symptome* vorliegt:
– unerklärter Gewichtsverlust von über 10% des Ausgangsgewichtes
   innerhalb der letzten 6 Monate,

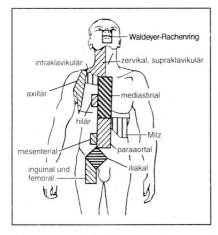 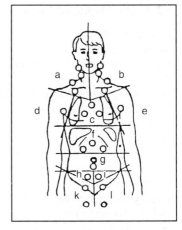

Ann Arbor                                    EORTC

**Abb. 1.** Schematische Darstellung der Lymphknotenregionen für die Unterteilung des Stadiums III (III$_1$ vs. III$_2$) beim M. Hodgkin nach Ann Arbor (*links*). Im Vergleich dazu die Lymphknotenareale der EORTC (*rechts*). *a/b* zervikale + supra- + infraklavikuläre Lymphknoten, *c* hiläre + mediastinale Lymphknoten, *d/e* axilläre Lymphknoten, *f* obere abdominelle Lymphknoten (zöliakal, Milz-Leberhilus); *g* untere abdominelle (paraaortal, mesenterial); *h/i* iliakale Lymphknoten, *k/l* inguinale + femorale Lymphknoten

–  persistierendes bzw. wiederholt auftretendes Fieber unklarer Genese > 38 °C,
–  Nachtschweiß.

Bei Fehlen dieser „B"-Symptome wird das jeweilige Stadium mit „A" bezeichnet.

*Nicht als B-Symptome nach Ann Arbor gelten:*
–  Juckreiz; in einigen Studien erwies sich jedoch ein ausgeprägter Pruritus (sichtbare Kratzeffekte!) in retrospektiven Analysen als prognostisch ungünstiger Parameter; bei Vorhandensein zur Rezidivdiagnostik geeignet.
–  Alkoholschmerz; dieses selten zu beobachtende Symptom ist ebenfalls kein allgemein anerkannter prognostischer Parameter; auch zur Rezidivdiagnostik nutzbar.

## 3.2 Cotswolds-Klassifikation

In der Konferenz von Cotswolds 1988 wurden Vorschläge für eine Modifikation der Ann Arbor Stadieneinteilung gemacht. Die Cotswolds-Klassifikation gibt Empfehlungen, welche Kriterien erfüllt sein müssen, damit ein M. Hodgkin-Befall eines bestimmten Lymphknotens oder Organs angenommen werden kann, und berücksichtigt dabei modernere bildgebende Verfahren wie z. B. die Computertomographie. Außerdem wird empfohlen, das Stadium II durch die Zahl der befallenen Lymphknotenregionen genauer zu spezifizieren und das *„bulky disease"* (s. unten) bzw. einen *großen Mediastinaltumor* als Risikofaktor bei der Stadieneinteilung mit dem Suffix „X" zu dokumentieren. *Zwei oder mehr „E"-Befälle* sollen grundsätzlich als *Stadium IV* gewertet werden. Außerdem wird vorgeschlagen, residuelle Lymphome nach der Therapie bei fehlenden anderen Krankheitszeichen als CRu (= CR „uncertain" oder „undefined") zu definieren, da solche Befunde bei wörtlicher Anwendung der Ann-Arbor-Kriterien nicht als CR gewertet werden können. Die beiden letzten Modifikationen der Cotswolds-Klassifikationen haben bisher aber noch keine allgemeine Akzeptanz gefunden.

## 3.3 Klinische vs. pathologische Stadieneinteilung

Die *klinische Stadieneinteilung (CS)* beruht auf der Anamnese, der körperlichen Untersuchung, den Laboratoriumsbefunden und den Ergebnissen der bildgebenden Verfahren.

Die *pathologisch-anatomische Stadieneinteilung (PS)* beruht auf den Ergebnissen invasiver (chirurgischer) Methoden wie der explorativen Laparotomie mit Splenektomie. Knochenmark- und Leberbiopsie bedingen gemäß den Ann-Arbor-Kriterien ebenfalls eine PS, werden in Europa aber als diagnostische Maßnahmen innerhalb des klinischen Staging (CS) gewertet.

Das Symbol CS wird dem Stadium vorangestellt, wenn keine invasive Diagnostik durchgeführt worden ist; wurde eine diagnostische Laparotomie mit Splenektomie durchgeführt, so erhält das Stadium die Bezeichnung PS.

## 3.4 Zusatzbezeichnung bei histologischer Überprüfung von Organen

Zur weiteren Definition der Krankheitsausbreitung wird das Stadium mit den Symbolen der histologisch untersuchten Organe versehen, mit „+" bei nachgewiesenem Befall bzw. mit „−" bei negativer Histologie/Zytologie (Tabelle 2).

**Tabelle 2.** Zusatzbezeichnung bei histologisch überprüftem Organbefall mit Symbolen

| Befallenes Organ | Histologisch | |
| --- | --- | --- |
| | positiv | negativ |
| Leber | H + | H − |
| Milz | S + | S − |
| Lunge | L + | L − |
| Knochenmark | M + | M − |
| Pleura | P + | P − |
| Knochen | O + | O − |
| Haut | D + | D − |
| Lymphknoten | N + | N − |

## 3.5 Zahl der befallenen Lymphknotenregionen

Entsprechend den Empfehlungen der Cotswolds-Konferenz soll ein Stadium II durch die Angabe der Zahl der befallenen Lymphknotenregionen genauer definiert werden. Dies geschieht durch eine als Suffix stehende arabische Zahl, z. B. CS $II_3$A bei Befall des Mediastinums sowie der zervikalen/supraklavikulären Lymphknoten beidseits.

## 3.6 „Bulky disease" und großer Mediastinaltumor

Das „bulky disease" und ein großer Mediastinaltumor stellen insbesondere bei alleiniger Strahlentherapie einen Risikofaktor dar. Entsprechend den Cotswolds-Empfehlungen wird das *„bulky disease"* definiert als *einzelner Lymphknoten oder ein Lymphknotenkonglomerat mit einem maximalen Durchmesser* $\geq 10\,cm$ (Deutsche Hodgkin-Studiengruppe $\geq 5\,cm$). Ein großer Mediastinaltumor wird definiert als ein *Mediastinaltumor > 1/3 des Thoraxquerdurchmessers auf Höhe des Zwischenwirbelraums Th 5/6 (Cotswolds)* bzw. *des maximalen Thoraxquerdurchmessers* (Deutsche Hodgkin-Studiengruppe), jeweils gemessen mit einer Thoraxröntgenaufnahme im Stehen. Sowohl der große Mediastinaltumor als auch ein sonstiges „bulky disease" werden durch das *Suffix X* gekennzeichnet, z. B. werden der Befall eines linkszervikalen Lymphknotens und ein großer Mediastinaltumor als CS $II_2$ X dokumentiert.

### 3.7 „E"-Befall: Probleme bei der Stadienzuordnung

Lokalisierter Organbefall (außer von Leber und Knochenmark) entweder durch direktes Einwachsen aus einem beteiligten Lymphknoten oder mit engem anatomischem Bezug zu einem befallenen Lymphknoten wird nicht als Stadium IV gewertet, sondern gilt als „E-Stadium" (z. B. ist ein Befall hilomediastinaler Lymphknoten mit Ausdehnung in die Lunge ein Stadium IIE). In der Klinik ergeben sich gelegentlich Probleme bei der Abgrenzung eines E-Befalls von einem Stadium IV, insbesondere bei einem Befall der Lunge. Als Richtlinie kann in solchen Fällen der praktische Ansatz dienen, daß alle durch lokale Maßnahmen (Strahlentherapie) sinnvoll zu behandelnden Organbefälle als „E"-Stadium zu werten sind. In der Lunge ist dies z. B. ein auf 1 Segment beschränkter Befall. Nach der Ann-Arbor-Klassifikation sind (im Gegensatz zur Cotswolds-Klassifikation) demnach auch 2 oder mehr E-Befälle mit einem Stadium II bzw. III verträglich.

### 3.8 Lymphknotenareale vs. Lymphknotenregionen

Die EORTC berücksichtigt im Stadium II die Zahl der befallenen *Lymphknotenareale*, die *nicht* mit den nach Ann Arbor definierten *Regionen* identisch sind. Ein Vergleich der Regionen und Areale ist in Abb. 1 dargestellt.

### 3.9 Sonstige Stadiengruppierungen

Viele Studiengruppen unterscheiden heute differentialtherapeutisch nur noch 3 Gruppen von M.-Hodgkin-Patienten. Die *prognostisch günstige Gruppe* umfaßt Patienten in den Stadien I und II ohne Risikofaktoren, in die *Gruppe mit intermediärer Prognose* fallen i. allg. die Patienten der Stadien I und II mit Risikofaktoren sowie solche im Stadium IIIA. Allerdings wird die Abgrenzung der intermediären Prognosegruppe sowohl zu der prognostisch günstigen als auch zu der prognostisch ungünstigen Gruppe von verschiedenen Studiengruppen uneinheitlich gehandhabt. In die *prognostische ungünstige Gruppe* fallen Patienten in den Stadien IIIB/IV, wozu aber manche Arbeitsgruppen auch Patienten im Stadium IIB zählen.

## 3.10 Beispiele zur Stadiendefinition

| | |
|---|---|
| CS IB | Klinisches Stadium I mit B-Symptomen |
| PS IIIB$_{S-H-N+M-}$ | Bei der Laparotomie Nachweis von befallenen paraaortalen Lymphknoten; Milz, Leber und Knochenmarkbiopsien histologisch negativ |

| | |
|---|---|
| CS II$_4$A | Bei klinischer Untersuchung klinisches Stadium II ohne B-Symptomatik mit Befall supraklavikulärer und axillärer Lymphknoten beidseits |
| CS II$_{5X}$A | Beim Thoraxröntgen ergibt sich ein großer Mediastinaltumor |
| CS II$_{7XE}$A | Beim Thorax-CT zeigt sich ein zusätzlicher Befall beider Hili sowie eine Infiltration eines Lungensegments |
| PS IIIA$_{1S+H-N-M-}$ | Bei der Laparotomie ist die Milz entfernt und histologisch positiv; außerdem findet sich ein Befall der Lymphknoten oberhalb des Truncus coeliacus. Leber, Lymphknoten unterhalb des Truncus und Knochenmarkbiopsie negativ |

| | |
|---|---|
| CS IIIB | Klinisches Stadium III mit B-Symptomatik |
| PS IVB$_{S+H+N+M-}$ | Milz, Leber und Lymphknoten bei der Laparotomie positiv; Knochenmarkbiopsie negativ |

| | |
|---|---|
| CS IIIA | Lymphknotenbiopsie zervikal positiv; Milz klinisch vergrößert |
| PS IA$_{S-H-N-M-}$ | Bei Laparotomie negative Histologie für Milz, Leber, Lymphknoten sowie negative Knochenmarkbiopsie |

# 4 Prognose

Die histopathologische Subtypisierung verliert mit zunehmender Intensität der Therapie an prognostischer Bedeutung und stellt bei einer aggressiven Polychemotherapie keine unabhängige prognostische Variable mehr dar. Lediglich für eine alleinige Strahlentherapie gilt eine in der Reihenfolge LP > NS > MC > LD schlechter werdende Prognose. Die von der BNLI-Gruppe berichtete schlechtere Prognose von NS-2 gegenüber NS-1 konnte von anderen Arbeitsgruppen nicht bestätigt werden.

Die Fünf- bzw. Zehnjahresüberlebensraten betragen für die günstige Prognosegruppe (Stadien I/II ohne Risikofaktoren) 90 bzw. 85%, für die intermediäre Prognosegruppe (I/II mit Risikofaktoren, IIIA) 85 bzw. 75% und für die ungünstige Prognosegruppe (IIIB/IV) 60 bzw. 50%.

## 5 Diagnostische Maßnahmen zur Stadieneinteilung

Für die Therapieplanung ist die exakte Kenntnis der Tumorausdehnung erforderlich. Hierzu gehören alle nachher aufgeführten Untersuchungen. Auf den Stellenwert der diagnostischen Laparotomie mit Splenektomie wird später eingegangen.

### 5.1 Diagnostische Maßnahmen zur klinischen Stadieneinteilung

1. *Histologische Diagnosesicherung* durch (exzisionale) Biopsie; eine Zytologie ist nicht ausreichend. Inguinale Lymphknoten sollten nur dann exzidiert werden, wenn keine anderen vergrößerten peripheren Lymphknoten einer Biopsie zugänglich sind.
2. *Anamnese* (Gewichtsverlust? Fieber? Nachtschweiß?).
3. *Körperliche Untersuchung* einschließlich des Waldeyer-Rachenrings mit Dokumentation befallener Regionen.
4. *Labor*: Blutbild mit Differentialblutbild, BSG nach 1 h, SGOT (ASAT), SGPT (ALAT), $\gamma$-GT, LDH, alkalische Phosphatase, Kreatinin, Eiweißelektrophorese (Albumin); möglicherweise ist der Nachweis erhöhter prätherapeutischer Werte von Serum-CD30, Serum-CD25 (= löslicher Interleukin-2-Rezeptor) und löslichem CD8 prognostisch ungünstig.
5. *Apparative Diagnostik:*
   *Obligat:*
   – Thoraxröntgen in 2 Ebenen,
   – Computertomographie Thorax (mit Kontrastmittel und 1 cm Schichten),
   – Sonographie und Computertomographie des Abdomens/Beckens,
   – bipedale Lymphangiographie bei unauffälligem Sonogramm und CT des Abdomens, d. h. bei Lymphknoten < 1,5 cm,
   – Beckenkammbiopsie (mindestens auf 1 Seite) mit Zytologie und Histologie,
   – nur bei klinisch fortgeschrittenem Befall (CS III/IV) bzw. entsprechender Symptomatik: Leberbiopsie (unter sonographischer Kontrolle bzw. gezielt bei sonographisch nachweisbaren Leberherden),
   – Skelettszintigraphie mit Röntgen + CT und Biopsie verdächtiger Läsionen,
   *Fakultativ* bzw. zum Ausschluß eines vermuteten Befalls (*cave:* falschpositive Befunde, deshalb nur bei negativem Ergebnis sicher verwertbar): Kernspintomogramm, Galliumszintigramm.

## 5.2 Stellenwert der diagnostischen Laparotomie mit Splenektomie

Die explorative Laparotomie mit Splenektomie deckt bei etwa 25% der Patienten im Stadium CS I und CS II einen Befall unterhalb des Zwerchfells (insbesondere okkulten Milzbefall) auf, der mit bildgebenden Verfahren nicht nachweisbar ist. Andererseits kommt es bei ca. 10% der Fälle zu einem „Downstaging", d. h. ein klinisch bzw. aufgrund bildgebender Verfahren vermuteter infradiaphragmaler Befall wird ausgeschlossen. Je nach Therapiestrategie führt die Staginglaparotomie bei ca. 20% der Patienten zu einer Änderung des therapeutischen Vorgehens. Lediglich bei bestimmten Patienten im Stadium CS IA besteht eine Wahrscheinlichkeit < 10% eines infradiaphragmalen Befalls: 1. Frauen, 2. Männer im Stadium CS I A mit ausschließlich hochzervikalem Befall und LP-Histologie. Diese Gruppe mit geringer Wahrscheinlichkeit eines infradiaphragmalen Befalls macht jedoch nur ca. 1–5% aller primär diagnostizierten Patienten aus. Daher wird die diagnostische Laparotomie mit Splenektomie heute noch an vielen Zentren als Routinemaßnahme durchgeführt.

Allerdings hat dieser Eingriff eine hohe Morbidität (ca. 10–40%), v. a. perioperative Komplikationen wie z. B. Sekundärheilungen, subphrenische Abszesse, Thrombosen, Blutungen, Pneumonien, Pankreatitis, eine erhöhte Infektanfälligkeit, insbesondere bei Kindern unter 14 Jahren und älteren Patienten, und eine hohe potentielle Letalität (zwischen 0,5% an Zentren und 7% außerhalb von Zentren). Außerdem weisen die Ergebnisse zweier unabhängiger Studien auf ein erhöhtes Leukämierisiko nach Splenektomie hin. Aufgrund der unmittelbaren und langfristigen Komplikationen der Staginglaparotomie ist die Indikation für diesen Eingriff sehr eng zu stellen.

Grundsätzlich ist die Frage, ob eine diagnostische Laparotomie mit Splenektomie durchgeführt werden soll, *nur im Zusammenhang mit dem therapeutischen Gesamtkonzept* (s. Abb. 2) zu diskutieren. Der Eingriff sollte außerhalb von Studien *nur bei Patienten durchgeführt werden, die aufgrund der klinischen Ergebnisse für eine alleinige Strahlentherapie* in Frage kommen. Bei Patienten, bei denen aufgrund der klinischen Stadieneinteilung bzw. bestimmter Risikofaktoren eine alleinige Chemotherapie oder eine Chemotherapie in Kombination mit einer Strahlentherapie geplant ist, ist die diagnostische Laparotomie mit Splenektomie nicht indiziert. Die Patienten sollten darauf hingewiesen werden, daß das Gesamtüberleben in den Stadien CS I/II ohne Risikofaktoren mit und ohne diagnostische Laparotomie praktisch identisch ist, da Rezidive nach alleiniger Strahlentherapie effektiv therapiert werden können. Lediglich das rezidivfreie Überleben ist nach diagnostischer Laparotomie um ca. 10–15% besser.

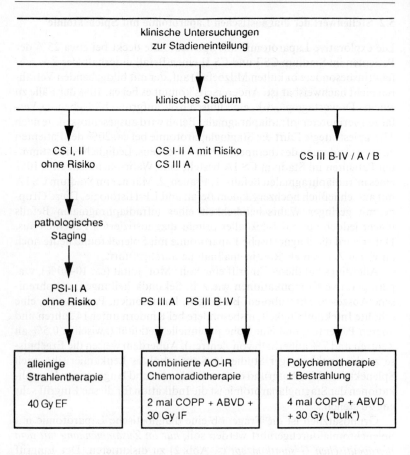

**Abb. 2.** Therapiestrategie bei Hodgkin-Lymphomen (außerhalb von Studien)

Außerhalb von differentialtherapeutischen Erwägungen kann eine Indikation zur Splenektomie u. U. dann gegeben sein, wenn bei einer Bestrahlung der Milz eine Strahlenschädigung der linken Niere, die zu ca. einem Drittel im Strahlenfeld liegt, klinisch nicht akzeptiert werden kann (z. B. bei eingeschränkter Funktion der rechten Niere).

## 5.3 Vorgehen bei der explorativen Laparotomie

Dieser Eingriff beinhaltet die sorgfältige Inspektion des Bauchraumes, Biopsien aus den wichtigsten Lymphknotenstationen des Abdomens (Milzhilus, Leberpforte, zöliakal, paraaortal, iliakal, mesenterial), unabhängig vom Palpations- oder Inspektionsbefund mit anschließender Markierung der entnommenen Regionen (wegen störender Artefakte beim Computertomogramm möglichst Titanclips o. ä.), Splenektomie und Biopsien des rechten und linken Leberlappens.

Die diagnostische Laparotomie mit Splenektomie sollte nur in chirurgischen Zentren durchgeführt werden, die über ausreichende Erfahrung mit dieser Maßnahme verfügen. Der Eingriff ist nur zu rechtfertigen, wenn er nach einem vorher festgelegten Plan durchgeführt wird (s. Übersicht). Wichtig ist die sorgfältige histologische Aufarbeitung des entnommenen Materials einschließlich Lamellierung der Milz (Untersuchung von Scheiben mit einer Dicke von 0,3–1 cm) sowie die Dokumentation aller Maßnahmen und Befunde.

**Richtlinien zur explorativen Laparotomie und Splenektomie**

- Splenektomie mit
  - Markierung des Milzstiels und Lamellierung der Milz,
  - wichtig: exakte Angabe der Zahl der Herde;
- Entfernung von Lymphknoten am Gefäßstiel der Milz und am Pankreasschwanz;
- Aufsuchen von Lymphknoten an der großen Kurvatur des Magens;
- Hochziehen und Ausbreiten des großen Netzes und des Colon transversum mit Inspektion der Mesenterialwurzel;
- Inspektion des gesamten Dünndarmmesenteriums mit Entnahme eines oder mehrerer Lymphknoten;
- bei eventeriertem Dünndarm: Spalten des Retroperitoneums und Inspektion der unteren paraaortalen Lymphknoten bis zur Bifurkation;
- Palpation, Inspektion und Biopsie der iliakalen Lymphknoten;
- laterale Ovariopexie bei jungen Frauen (kein absoluter Schutz gegen die Schädigung durch Streustrahlung, die bis zu 20% der eingestrahlten Dosis betragen kann);
- Exploration der oberen paraaortalen Lymphknoten und der Lymphknoten an der Leberpforte;

- Beurteilung der Leber, Keilexzision aus dem rechten Leberlappen und je 3 Nadelbiopsien vom linken und rechten Leberlappen sowie Biopsien von suspekten Läsionen.

## 5.4 Pneumokokkenimpfung

Das amerikanische Center for Disease Control empfiehlt die Durchführung einer Immunisierung gegen Pneumokokkenkapselantigene. Hierdurch soll die Inzidenz fulminanter Septikämien bei splenektomierten Patienten (OPSI = „overwhelming postsplenectomy syndrome"; vorwiegend bei Kindern), die in über 50% der Fälle durch Pneumokokken verursacht sind, reduziert werden. Die Impfung soll mindestens 10 Tage vor der Splenektomie durchgeführt werden, um eine ausreichende Zeit zur Antikörperbildung zu gewähren. Sie findet praktischerweise deshalb bereits zu Beginn der Staginguntersuchung statt.

## 5.5 Laparoskopie

Untersuchungen zum Stellenwert der Laparoskopie im Rahmen der Staginguntersuchungen liegen nicht vor. Trotz geringerer Morbidität ist ihre Indikation daher genauso streng zu stellen wie die Laparotomie, d. h. nur bei differentialtherapeutischer Relevanz. Sie kann diskutiert werden als Ersatz für eine Laparotomie bei Vorliegen von Kontraindikationen gegen eine Operation und Narkose, wenn eine alleinige Strahlentherapie geplant ist und folgende klinische Situationen vorliegen:
- unklare Befunde von Leber und/oder Milz beim klinischen Staging, die allein noch nicht die Zuordnung zu einem höheren Stadium oder eine systematische Therapie rechtfertigen; insbesondere bei
- pathologisch erhöhte Leberwerte ($\gamma$-GT, AP, SGOT, SGPT).
- Hepatosplenomegalie,
- vergrößerte hochsitzende paraaortale und zöliakale Lymphknoten (im Computertomogramm).

## 5.6 Postprimäre explorative Laparotomie

Eine Indikation zu einer postprimären Laparotomie nach einer primären Chemotherapie bei klinischer Stadieneinteilung und primär verdächtigen Befunden von Leber und Milz oder Lymphknoten ist nur in sehr seltenen Fällen gegeben. Es ist nicht gesichert, daß eine unmittelbar (z. B. bei Nachweis eines residuellen Tumors) einsetzende Salvagetherapie wirksamer ist als dieselbe Therapie, die erst bei klinisch nachweisbarem Progreß bzw. Rezidiv beginnt. Grundsätzlich sollten vor einem solchen Eingriff alle anderen diagnostischen Möglichkeiten (z. B. Feinnadelpunktion suspekter Läsionen) ausgeschöpft sein.

## 6 Charakteristika der Erkrankung und Krankheitsverlauf

Das Hodgkin-Lymphom entsteht wahrscheinlich unizentrisch in einem Lymphknoten (90% supradiaphragmal: zervikal/supraklavikulär → mediastinal) und breitet sich dann zunächst lymphogen, später hämatogen (Leber, Knochenmark, Lunge) aus. Daneben gibt es den direkten Ausbreitungsweg (per continuitatem) z. B. aus mediastinalen Lymphknoten in die Lunge. Die Unterform des nodulären Paragranuloms des lymphozytenreichen Typs manifestiert sich oft in peripheren (z. B. hochzervikalen) Lymphknoten als Stadium 1 A und zeigt einen langsamen Spontanverlauf, neigt aber zu Rezidiven, die auch noch nach Jahren auftreten können. Häufigste Primärsymptome sind Lymphknotenschwellungen, gefolgt von den sog. B-Symptomen, wobei insbesondere Fieber die Klinik im fortgeschrittenen Stadium bestimmen kann. Im Verlauf der Erkrankung kann es zur histologischen Progression kommen mit kontinuierlicher Zunahme der Hodgkin- und Reed-Sternberg-Zellen und Abnahme der reaktiven Zellen im befallenen Gewebe (lymphozytenreich/noduläre Sklerose/Mischtyp/lymphozytenarmer Subtyp). Die häufigste Todesursache therapierefraktärer Fälle sind Infektionen, seltener sekundäres Versagen eines Organs (Leber, Lunge).

## 7 Therapiestrategie

### 7.1 Übersicht

Das Ziel der Behandlung des Hodgkin-Lymphoms ist die Heilung, die durch eine Therapie mit akzeptabler akuter und Langzeittoxizität erreicht werden soll. Hodgkin-Lymphome sind sehr strahlen- und chemotherapieempfindlich. Hinsichtlich der Therapiestrategie lassen sich 3 Gruppen von M.-Hodgkin-Patienten mit unterschiedlicher Prognose unterscheiden:

- günstige Prognosegruppe: Patienten in den Stadien I und II ohne Risikofaktoren,
- intermediäre Prognosegruppe: Patienten in den Stadien I und II mit Risikofaktoren und im Stadium III A,

– ungünstige Prognosegruppe: Patienten im Stadium III B-IV; manche Studiengruppen zählen hierzu auch Patienten in den Stadien II B/III A mit bestimmten Risikofaktoren.

*Günstige Prognosegruppe*

Bei den Patienten in den Stadien PS I–II A ohne Risikofaktoren führt eine alleinige Strahlentherapie in 70–80% der Fälle zu Langzeitremissionen und Heilungen; in den Stadien CS I/II A liegt das krankheitsfreie Überleben um ca. 10–15% niedriger bei (aufgrund einer effektiven Therapie der Rezidive mit Chemotherapie) vergleichbaren Gesamtüberlebensraten. Bei dieser Gruppe stellt die Strahlentherapie die Therapie der Wahl dar. Inwiefern eine primäre Chemotherapie oder kombinierte Chemo-/Strahlentherapie ein Rezidiv und damit eine Rezidivtherapie vermeiden kann, ist Gegenstand laufender Studien (z. B. HD-7).

*Intermediäre Prognosegruppe*

Als Risikofaktoren bei Patienten im Stadium III A sowie in den Stadien I und II gelten prätherapeutisch identifizierbare klinische oder Laborparameter, die mit einem erhöhten Rezidivrisiko nach alleiniger Strahlentherapie assoziiert sind. Aufgrund prospektiver und retrospektiver Studien sind folgende Parameter mit einem *ca. 50%igen Rezidivrisiko* assoziiert (Tabelle 3):

– großer Mediastinaltumor (> 1/3 des Thoraxdurchmessers in Höhe von Th 5),
– massiver Milzbefall (5 oder mehr Knoten, diffuser Befall),
– extranodaler Befall (E-Stadium, insbesondere bei kontinuierlicher Ausbreitung in Lungenparenchym/Perikard),
– CS II B (praktisch alle Patienten im Stadium II B haben bereits mindestens einen der übrigen Risikofaktoren).

Mit einem ca. 30%igen Rezidivrisiko sind assoziiert:
– BSG über 50 mm/h bei A-Stadien, über 30 mm/h bei B-Stadien,
– 3 oder mehr befallene Lymphknotenregionen,
– Hiluslymphknotenbefall (nicht allgemein akzeptiert).

Allerdings werden auch bei Auftreten eines Rezidivs nach alleiniger Strahlentherapie die meisten dieser Patienten durch eine dann konsequent durchgeführte aggressive Chemotherapie geheilt, so daß die Überlebensraten nicht signifikant schlechter sind, wenn statt der empfohlenen primären kombinierten Therapie eine alleinige Strahlentherapie durchgeführt wird. Besonders nach vorausgegangener ausgedehnter Strahlentherapie ist aber die Knochenmarkreserve vieler Patienten eingeschränkt, was

**Tabelle 3.** Ungünstige Prognosefaktoren bei M. Hodgkin (*NS* noduläre Sklerose, *MC* gemischte Zellularität, *LD* lymphozytenarmer Typ)

| | Faktoren für ungünstigere Prognose bei primärer Therapie mit | |
|---|---|---|
| | Strahlentherapie | Chemotherapie |
| Krankheits-ausbreitung | Großer Mediastinaltumor (> 1/3 des Thoraxdurch-messers) Kontinuierliche Ausbreitung (E) in Lungenparenchym/ Perikard Stadium III$_2$ A Massiver Milzbefall (≥ 5 Knoten) | Große Tumormasse Mediastinaltumor (> 1/3 des Thoraxdurchmessers) Abdominelle Lymphome, Durchmesser > 5 cm |
| | > 3 Lymphknotengruppen befallen Hiluslymphknotenbefall | |
| Histologie | MC, LD | NS Grad 2 (?) |
| Allgemein-symptome | B-Symptome | B-Symptome |
| Labor | BKS-Beschleunigung (Stadium A < 30 mm/h; Stadium B > 30 mm/h; nach 1 h gemessen) | Erhöhte Serumwerte von sCD30, sCD8, sCD25 |
| Therapie | | Progression oder inkomplette Remission nach der Primär-therapie |

die Durchführbarkeit einer aggressiven Chemotherapie erschwert. Außerdem besteht nach vorausgegangener großvolumiger Strahlentherapie und späterer Chemotherapie des Rezidivs ein deutlich erhöhtes Leukämierisiko.

An den meisten onkologischen Zentren werden die Patienten dieser intermediären Prognosegruppe mit einer kombinierten Chemo-/Strahlentherapie behandelt. Es sind jedoch noch zahlreiche Fragen unbeantwortet (Abgrenzung der Patientenpopulation gegenüber der günstigen und ungünstigen Prognosegruppe, Ausdehnung der Bestrahlung („extended field vs. involved field"), Strahlendosis (20–40 Gy), Zahl der Chemotherapiezyklen (2–6), Art der Chemotherapie (mild vs. aggressiv). Wegen dieser *ungeklärten Fragen sollen Patienten der intermediären Prognosegruppe grundsätzlich nur innerhalb von prospektiven Therapiestudien therapiert werden.*

## Ungünstige Prognosegruppe

Zu dieser Gruppe gehören Patienten in den Stadien IIIB/IV. Da in manchen Therapieprotokollen für die intermediäre Prognosegruppe (insbesondere wenn > 6 Zyklen Chemotherapie gegeben wurden) Patienten im Stadium IIB und IIIA mit bestimmten Risikofaktoren (in der Deutschen Hodgkin-Studie z. B. mit großem Mediastinaltumor, massivem Milzbefall oder extranodalem Befall) eine weniger gute Prognose hatten, behandeln einige Studiengruppen auch letztere Patienten innerhalb von Therapieansätzen, die für die ungünstige Prognosegruppe entwickelt wurden (z. B. HD9-Protokoll der Deutschen Hodgkin-Studiengruppe).

Bei der Patientengruppe mit schlechter Prognose (Stadium IIIB, IVA/B) stellt die Chemotherapie den Eckpfeiler der Therapie dar. Allerdings sind auch bei der Behandlung dieser Patientengruppe noch zahlreiche Fragen unbeantwortet (optimale Zytostatikakombination, Stellung der Strahlentherapie, Indikation, Dosis, Feldgröße).

## 7.2 Stellung der Chirurgie

### 7.2.1 Chirurgische Maßnahmen zur Definition der Krankheitsausbreitung

Chirurgische Maßnahmen zur Definition der Krankheitsausbreitung sind
– Biopsie zur primären Diagnosestellung (einschließlich Thorakotomie bei Verdacht auf primären mediastinalen Befall und nicht genügender Aussage durch die Mediastinoskopie),
– Biopsien zur Feststellung der Krankheitsausdehnung (z. B. explorative Laparotomie mit Splenektomie, s. oben),
– sekundäre Biopsie (evtl. auch postprimäre Staginglaparotomie) bei unklarem klinischem Befund nach Abschluß der Therapie.

### 7.2.2 Palliative chirurgische Verfahren

Mögliche Indikationen sind:
– Splenektomie bei Hypersplleniesyndrom,
– frakturgefährdete, anderweitig nicht behandelbare Skelettläsionen,
– mechanischer Ileus,
– Perikardektomie bei therapieresistenten Perikardergüssen.

### 7.2.3 Therapeutische chirurgische Maßnahmen

Chirurgische Eingriffe sind als therapeutische Maßnahme bei Hodgkin-Lymphomen nicht indiziert, auch nicht zur Tumorverkleinerung („debulking"), weil sie weder einen Einfluß auf die Remissionsqualität noch auf die Remissionsdauer haben.

### 7.3 Stellung der Strahlentherapie

Hodgkin-Lymphome sind sehr strahlensensibel: Mit einer alleinigen Strahlentherapie erreicht man 50–80% Heilungen bei lokalisierten Stadien. Eine Heilungschance besteht jedoch nur, wenn die technisch sehr komplizierte Bestrahlung an Zentren mit entsprechender Erfahrung und technischer Ausrüstung durchgeführt wird.

*Voraussetzungen* für eine kurativ orientierte Bestrahlung sind:
– Einstrahlung tumorizider Dosen (40–45 Gy; Lokalrezidive treten dann nur in <5% der Fälle auf),
– geeignete Therapiegeräte (Linearbeschleuniger oder Hochvolttechnik mit $^{60}$Co), die eine homogene Durchstrahlung mit scharfer Begrenzung der Strahlenfelder bei akzeptabler Hautbelastung ermöglichen,
– große zusammenhängende Felder; die Großfeldbestrahlung ist der Bestrahlung mit vielen kleineren Einzelfeldern und konventionellen Kobaltgeräten wegen der Gefahr der lokalen Unter- oder Überdosierung grundsätzlich vorzuziehen.

Zur Senkung der Mitbestrahlung normaler Gewebe ist eine sorgfältige Evaluierung, Planung und Durchführung erforderlich, wobei die Möglichkeit der *computertomographisch gesteuerten Planung, Simulation, Dosiskalkulation und Messung* gegeben sein muß. Die Strahlenbelastung vitaler Organe (Lunge, Herz, Niere, Rückenmark) kann durch Verwendung von individuell anzufertigenden Bleiblöcken gesenkt werden, wobei Änderungen der Abschirmung entsprechend den kritischen Grenzdosen normaler Gewebe und dem Ansprechen während der Therapie vorgenommen werden können („shrinking fields"). Nur wenn diese Voraussetzungen erfüllt werden, sind die guten Ergebnisse der Strahlentherapie bei akzeptabler Toxizität gewährleistet.

Trotz der Berücksichtigungen dieser Sicherheitsmaßnahmen treten *relevante Nebenwirkungen* auf:
– Strahlenpneumonitis (ca. 2–6 Monate nach Abschluß der Strahlentherapie bei 6–20% aller Mantelfeldbestrahlungen; gefährdet sind insbe-

sondere adipöse Patienten; Glukokortikoidtherapie häufig erforder-
lich; bei akutem Absetzen Aufflammen der Pneumonitis häufig!),
- Perikarditis (13%),
- Myokardschädigungen (bis zu 20%),
- erhöhtes Risiko für koronare Herzkrankheit,
- Hypothyreose (20%),
- Risiko zur Entwicklung von Zweitmalignomen (Leukämierisiko < 1%;
  erhöhte Inzidenz von Non-Hodgkin-Lymphomen v. a. des Gastrointe-
  stinaltrakts im Strahlenvolumen; erhöhte Inzidenz von kleinzelligen
  Bronchialkarzinomen bei Rauchern),
- Myelosuppression (nach 40 Gy im Bereich des Knochenmarks erfolgt
  eine Regeneration der Hämatopoese nach 1–3 Jahren).

*Definition der Bestrahlungsfelder*
Die Strahlentherapie des M. Hodgkin wird in Abhängigkeit von dem
Krankheitsstadium und den Risikofaktoren unterschiedlich durchge-
führt. Grundsätzlich zu unterscheiden ist:
- „Involved-field-Radiatio" (IF), bei der nur die befallenen Lymphkno-
  tenregionen bestrahlt werden,
- „Extended-field-Radiatio" (EF), bei der eine Mitbestrahlung benach-
  barter, nicht befallener Lymphknotenstationen erfolgt.

Bei der Großfeldtechnik werden folgende Bestrahlungsfelder unterschieden (Abb. 3):
- Mantelfeldbestrahlung (MF): gleichzeitige Bestrahlung der zervikalen,
  supra- und infraklavikulären, axillären und mediastinalen Lymphknoten,
- umgekehrte Y-Feldbestrahlung: infradiaphragmale Bestrahlung mit
  Einschluß der paraaortalen, iliakalen, inguinalen und femoralen
  Lymphknoten sowie des Milzstiels bzw. bei nichtentfernter Milz
  Mitbestrahlung der Milz,
- subtotal-nodale Bestrahlung (STNI = extendierte Mantelfeldbestrahlung; MEF); Kombination von Mantelfeld- und Paraaortalbestrahlung
  mit Milzstiel; evtl. Milz,
- total-nodale Bestrahlung (TNI): Mantelfeldbestrahlung plus infradiaphragmale umgekehrte Y-Feldbestrahlung; evtl. Milzbestrahlung.

*Dosierung und Fraktionierung*
- ED 1,6–2 Gy, Wochendosis 8–10 Gy, Bestrahlungsdauer bei Mantelfeldbestrahlung 4–5 Wochen.
- Bestrahlungspause von 3 (– 4) Wochen zwischen Mantelfeldbestrahlung und umgekehrter Y-Feldbestrahlung.

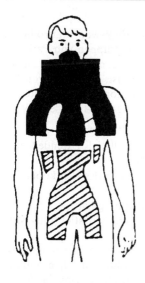 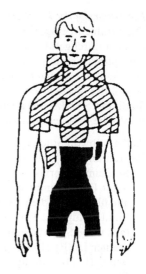

**Mantelfeld + Waldeyer-Ring**            **umgekehrtes Ypsilon**

**Abb. 3.** Definition der Bestrahlungsfelder bei Großfeldtechnik: Mantelfeld und umgekehrtes Y

– Bei erhöhter Akuttoxizität (Leukopenie, Thrombopenie) sollte die Behandlung nicht länger als 2 Wochen unterbrochen werden. Ein „split course" (Unterteilung der Strahlentherapie in mehrere, durch Therapiepausen getrennte Abschnitte zur Erholung des Normalgewebes bzw. des Allgemeinzustandes des Patienten) ist nicht erlaubt!

### 7.3.1 Primäre Bestrahlung bei kurativer Behandlungsplanung

Die Indikation zur kurativ intentionierten alleinigen Strahlentherapie besteht in folgenden Fällen:
– PS IA, B ohne Risikofaktoren,
– PS IIA, B ohne Risikofaktoren (Stadien IB und IIB ohne Risikofaktoren (Definition der Risikofaktoren s. o.) kommen praktisch nicht vor,
– CS IA zervikal hochsitzend (unter Verzicht auf die diagnostische Laparotomie mit Splenektomie),
– CSIA und CSIIA ohne Risikofaktoren nur innerhalb von Studien oder wenn die diagnostische Laparotomie mit Splenektomie vom Patienten abgelehnt wird.

*Durchführung der kurativen Strahlentherapie*

Die Strahlentherapie sollte möglichst nur innerhalb von kontrollierten Studien durchgeführt werden, da für viele Untergruppen von Patienten das optimale strahlentherapeutische Vorgehen (z. B. die Dosis im „involved field" vs. „extended field") noch umstritten ist. Im HD7-Protokoll wird unter Verzicht einer diagnostischen Laparotomie bei Patienten im Stadium CS I/IIA eine alleinige Strahlentherapie gegen 2 Kurse ABVD + identische Strahlentherapie geprüft.

Außerhalb von Studien erfolgt die Bestrahlung i. allg. als Extended-field-Bestrahlung (EF) mit einer Dosis von 40–45 Gy:

– Stadium IA zervikal hochsitzend (Befall oberhalb des Kehlkopfs): EF unter Einbeziehung des Waldeyer-Rachenringes;

– alle übrigen Stadien IA (B)/IIA (B) supradiaphragmal: Mantelfeld- plus Paraaortalfeldbestrahlung mit Milzstiel (plus Milz, falls keine Splenektomie);

– Stadien IA (B)/IIA (B) infradiaphragmal: bei ausschließlich inguinalem Befall (IA/B) nur umgekehrte Y-Feldbestrahlung; in allen anderen Fällen umgekehrte Y-Feld- plus T-Feldbestrahlung (mediastinal + beiderseits supraklavikulär);

– Stadium III$_1$A: total-nodale Bestrahlung im Prinzip möglich, aber obsolet, da im Stadium IIIA Chemotherapie bzw. kombinierte Chemo-/Radiotherapie vorzuziehen ist.

### 7.3.2 Adjuvante Strahlentherapie (s. auch kombinierte Chemo-/Strahlentherapie)

Der Wert einer adjuvanten Strahlentherapie nach Erreichen einer kompletten Remission durch eine primäre Chemotherapie im Sinne einer Konsolidierungstherapie ist nicht gesichert. Außerdem ist die Art der Strahlentherapie (Zielvolumen: „involved field" vs. „extended field"; Dosis 20–40 Gy) umstritten. Eine adjuvante Strahlentherapie sollte deshalb *nur innerhalb von Studien* durchgeführt werden.

Sie wird diskutiert in folgenden Fällen:

– primär große Tumormassen („bulky disease"),

– Stadien IIIB/IV,

– Lymphknotenbefall, der nur langsam auf die Chemotherapie angesprochen hat („slow responders"),

– lokalisierter extranodaler Befall in fortgeschrittenen Stadien (z. B. Knochen, Lunge).

### 7.3.3 Additive Bestrahlung (s. auch kombinierte Chemo-/Strahlentherapie)

Sie erfolgt meist im Rahmen eines Behandlungskonzepts, das eine kombinierte Chemo-Strahlenthcrapie beinhaltet, insbesondere bei Patienten mit Risikofaktoren für ein Rezidiv nach alleiniger Chemotherapie (großer Mediastinaltumor, extranodaler Befall usw.); auch hier sollte die Therapie *nur innerhalb kontrollierter Studien* durchgeführt werden, da das optimale Vorgehen (Volumen, Dosis) ungeklärt ist.

Viele Arbeitsgruppen, deren Konzept grundsätzlich eine alleinige Chemotherapie vorsieht, setzen eine Strahlentherapie als additive Maßnahme ein bei nach Chemotherapie persistierenden Lymphknotenvergrößerungen („Restlymphome") unklarer Dignität (CRu) als sogenannte „Eisbergbestrahlung"). Solche Resttumoren, am häufigsten nach ursprünglich großen Mediastinaltumoren bei nodulärer Sklerose, bedeuten nach einer additiven Radiotherapie kein erhöhtes Rezidivrisiko, unabhängig davon, ob es nach Strahlentherapie zu einer kompletten Rückbildung kommt oder nicht.

### 7.3.4 Palliative Strahlentherapie

Eine palliative Strahlentherapie unter Berücksichtigung der Vorbehandlung (Chemotherapie mit Anthrazyklinen? Strahlentherapie?) ist indiziert bei chemotherapierefraktären, symptomatischen Läsionen (nodal und extranodal; z. B. Leber bis 25 Gy).

### 7.3.5 Salvagestrahlentherapie

Bei inkompletter Remission nach Chemotherapie mit persistierendem nodalem Befall (histologische Sicherung anstreben; DD: Resttumor ohne vitale Tumorzellen, „Narbengewebe") sollte in kurativer Intention möglichst aggressiv bestrahlt werden (Resttumor 40 Gy, ursprüngliche Manifestationen (Herde) IF bzw. EF mit 30 Gy), soweit dies die Toxizität (vorausgegangene Chemotherapie!) erlaubt. In Einzelfällen können bei geeigneten Patienten auch bei Rezidiven mit chemotherapierefraktärem Lymphknotenbefall durch eine kurativ orientierte Strahlentherapie Langzeitremissionen über 12 Monate und selten auch Heilungen erzielt werden; hierbei ist stets die Vorbehandlung bei der Wahl der Dosis zu berücksichtigen.

## 7.4 Stellung der systemische Therapie (Chemotherapie)

### 7.4.1 Übersicht

Hodgkin-Lymphome sind sehr chemotherapiesensibel. Die wirksamsten Substanzen sind: Alkylanzien (Ansprechraten 45–63%), Vincaalkaloide (63–79%), Procarbazin (67%), Nitrosoharnstoffe (46–53%), Doxorubicin (39%), Bleomycin (29%), DTIC (56%), Methotrexat (50%), Etoposid (27% bei vorbehandelten Patienten) und Kortikosteroide (50%). Eine Monotherapie ist nur in palliativer Situation zu rechtfertigen; bei kurativer Intention muß eine Polychemotherapie eingesetzt werden.

Die am längsten bekannte Chemotherapiekombination ist das von De Vita 1964 eingeführte MOPP-Regime (Mechlorethamin/Vincristin/Procarbazin/Prednison). Die Remissionsraten für diese Kombination liegen zwischen 40% und 84%; bis zu 50% aller mit MOPP-Chemotherapie behandelten Patienten im Stadium IIIB und IV überleben nach 14 Jahren. Allerdings konnten diese am NCI erzielten sehr guten Ergebnisse mit dem MOPP-Schema von anderen Arbeitsgruppen nicht bestätigt werden. Ob diese unterschiedlichen Ergebnisse auf eine weniger konsequente Dosierung (insbesondere von Vincristin, das am NCI nicht auf eine maximale Einzeldosis von 2 mg beschänkt wurde) oder aber auf einen unterschiedlichen Anteil von Patienten mit ungünstigen Prognoseparametern (Risikofaktoren unter MOPP-Therapie: B-Symptomatik in fortgeschrittenen Stadien; „bulky disease", Alter > 60 Jahre) zurückzuführen ist, muß offenbleiben. Auch eine Vielzahl von Modifikationen der MOPP-Kombination (Ersatz von Mechlorethamin durch Cyclophosphamid, Chlorambucil oder Lomustin und von Vincristin durch Vinblastin) führte zwar z. T. zu geringeren Toxizitäten ohne Wirkungsverlust, jedoch nicht zu besseren Therapieergebnissen. Wegen der geringeren gastrointestinalen Nebenwirkungen (insbesondere Nausea und Erbrechen) und wahrscheinlich geringeren Leukämogenität wird in Deutschland das COPP (C-MOPP-Regime) bevorzugt eingesetzt, das Mechlorethamin durch Cyclophosphamid ersetzt.

Vergleiche mit dem ursprünglich von Bonadonna als Salvageprotokoll entwickelten und zu MOPP nichtkreuzresistenten ABVD-Regime (Doxorubicin/Bleomycin/Vinblastin/Dacarbazin; Bonadonna 1975) deuten darauf hin, daß hiermit insbesondere die Ergebnisse von Patienten mit Risikofaktoren für eine MOPP-Therapie (s. oben) verbessert werden können. Weitere Vorteile für die Anwendung von ABVD als primäre Induktionschemotherapie sind die geringere Rate von Fertilitätsstörungen (Azoospermie bzw. Amenorrhö: nach 6 Kursen MOPP 80%, nach

ABVD 30%) und das verminderte Risiko zur Entwicklung von Zweitneoplasien, v. a. Leukämien; Nachteile des ABVD sind zum einen die
stärkere Emetogenität (Brechreiz durch DTIC), die allerdings seit der
Einführung von Serotininantagonisten kein klinisch relevantes Problem
mehr darstellt, außerdem die additive kardiale und pulmonale Toxizität
(Doxorubicin/Bleomycin), insbesondere wenn ABVD mit einer Strahlentherapie des Mediastinums kombiniert wird.

### 7.4.2 Neoadjuvante Chemotherapie

Diese entfällt.

### 7.4.3 Adjuvante Chemotherapie

Diese entfällt.

### 7.4.4 Additive Chemotherapie

Diese entfällt.

### 7.4.5 Palliative Chemotherapie

Bei Patienten, denen eine Kombinationschemotherapie nicht mehr zugemutet werden kann oder bei denen eine solche Therapie aufgrund des
Krankheitsverlaufes („austherapierte Patienten") nicht mehr sinnvoll ist,
kann mit einer „milden" Chemotherapie häufig noch eine befriedigende
Palliation erreicht werden, z. T. sogar partielle Remissionen. Zur Auswahl
stehen mehrere Monotherapien, die ggf. durch eine Kortikosteroidthera-
pie ergänzt werden können: Etoposid, Vinblastin, Prednimustin, Low-
dose-Anthracyclin.

### 7.4.6 Kombinierte Chemo-/Strahlentherapie

Ein kombiniertes Vorgehen wird heute v. a. in folgenden Fällen für
sinnvoll gehalten:
- CS/PS IA, B/IIA, B/IIIA mit „bulky disease", insbesondere bei
  großem Mediastinaltumor,
- CS/PS IA, BE/IIA, BE/IIIAE (mit primär extranodalem Befall, z. B.
  isoliertem Knochen- oder Weichteilbefall),
- CS/PS I/II/IIIA mit anderen Risikofaktoren (z. B. massiver Milzbefall, 3 oder mehr befallene Lymphknotenareale, hohe BSG; s. oben).

Umstritten ist das optimale Vorgehen (CT-RT-CT vs. CT-RT; IF vs. EF; Strahlendosis); daher ist die Behandlung dieser Stadien innerhalb von kontrollierten Studien erforderlich. Die Deutsche Hodgkin-Studiengruppe prüft im HD8-Protokoll eine IF-Strahlentherapie gegen eine EF-Strahlentherapie nach 2 Doppelzyklen COPP + ABVD.

### 7.4.7 Hochdosischemotherapie ± Stammzellreinfusion

Eine Intensivierung der primären Chemotherapie, meist unter Einsatz der Wachstumsfaktoren der Hämatopoese, wird insbesondere für Patienten in der ungünstigen Prognosegruppe von vielen Arbeitsgruppen geprüft. Da es innerhalb dieser Patientengruppe jedoch im Gegensatz z. B. zu den Patienten mit hochmalignen Non-Hodgkin-Lymphome keine allgemein anerkannten Risikofaktoren gibt, die eine Patientengruppe mit besonders schlechter Prognose identifizieren lassen, wird der Ansatz einer Hochdosischemotherapie (z. B. mit dem BEAM-Schema), die die Reinfusion von Blutstammzellen nötig macht, nur von wenigen Arbeitsgruppen in der Primärtherapie geprüft. Eine solche Hochdosischemotherapie ist jedoch zu erwägen bei Patienten im Rezidiv, wo allerdings der Stellenwert einer solchen Therapie gegenüber einer intensiven konventionellen Rezidivchemotherapie erst noch in Studien definiert werden muß (s. unten).

### 8 Indikation zur Chemotherapie

Eine Chemotherapie ist indiziert bei Patienten der intermediären und ungünstigen Prognosegruppe. Aufgrund mehrerer Studien hat sich in den letzten Jahren für die fortgeschrittenen Stadien eine Chemotherapie mit 8 monatlich alternierenden Zyklen MOPP + ABVD bzw. COPP + ABVD (Tabelle 3) als Standardchemotherapie etabliert. Mit Strahlentherapie kombinierte Therapieansätze sowie alle anderen Therapieschemata dürfen nur innerhalb von kontrollierten Studien zum Einsatz kommen.

Eine COPP+ABVD-Therapie ist einer alleinigen MOPP bzw. COPP-Therapie sowie dem MOPP/ABV-Hybridschema überlegen. Die ABVD-Therapie erscheint ebenso wirksam wie die MOPP+ABVD-Therapie. Außerhalb von Studien kann eine alleinige ABVD-Therapie für solche Patienten in Frage kommen, die einen ausgeprägten Kinderwunsch haben, da die ABVD-Therapie weniger Fertilitätsstörungen induziert als die MOPP+ABVD-Therapie. Solche Patienten sollten allerdings auch darüber aufgeklärt werden, daß 8 Zyklen ABVD zu hohen kumulativen Anthrazyklindosen führen und insbesondere bei gleichzeitiger Bestrahlung des Mediastinums mit erhöhter pulmonaler und kardialer Toxizität zu rechnen ist.

Bei verkürzten Chemotherapien in Kombination mit einer Strahlentherapie, wie sie von vielen Arbeitsgruppen für die intermediäre Prognosegruppe eingesetzt werden, liegen keine Daten vor, die die Präferenz für ein bestimmtes Schema ausreichend begründen könnten. Wegen der hohen Heilungsrate sind hier insbesondere die Aspekte der Langzeittoxizität von Bedeutung. Eine Therapie mit 2 Doppelzyklen COPP+ABVD, wie sie in den Studien der Deutschen Hodgkin-Studiengruppe durchgeführt wird, erscheint für diese Patienten in Kombination mit einer Strahlentherapie auch außerhalb von Studien gerechtfertigt, da es durch die jeweils 2 Zyklen COPP+ABVD zu nur geringen kumulativen Toxizitäten im Hinblick auf Fertilität, Leukämogenität sowie kardialer und pulmonaler Toxizität kommt.

Neuere Schemata, z. B. das COPP+ABV+IMEP-Schema oder das BEACOPP-Schema, sollten nur innerhalb von randomisierten Studien gegen COPP+ABVD geprüft werden. Wegen der offenen Frage der optimalen Chemotherapie für die intermediäre Prognosegruppe und den weiterhin unbefriedigenden Ergebnissen mit der MOPP+ABVD- und ABVD-Therapie in der ungünstigen Prognosegruppe sollten grundsätzlich alle M.-Hodgkin-Patienten, die eine Chemotherapie benötigen, deshalb nur innerhalb von kontrollierten Studien behandelt werden. Ziel laufender Studien ist es, in der intermediären Prognosegruppe bei gleicher Wirksamkeit die Toxizität einer kombinierten Therapie zu verringern und bei der ungünstigen Prognosegruppe die Therapieergebnisse durch eine Intensivierung der Therapie bis hin zum Einsatz von myeloablativen Hochdosistherapien in der Primärtherapie zu verbessern.

Zusammengefaßt bleibt festzuhalten, daß wegen der zahlreichen noch ungelösten Fragen bei der intermediären Prognosegruppe und den noch in kontrollierten Studien zu verbessernden Ergebnissen der ungünstigen Prognosegruppe auf jeden Fall alle diese Patienten nur innerhalb kontrollierter Studien therapiert werden sollten. Im HD9-Protokoll der Deutschen Hodgkin-Studiengruppe werden in einer 3armigen Studie 4 Doppelzyklen COPP + ABVD gegen 8 Zyklen BEACOPP (Basisdosierung) und 8 Zyklen BEACOPP der Eskalationsstufe 4 verglichen.

*Therapie der Wahl außerhalb von Studien (unvermeidbare Einzelfälle)*

| | |
|---|---|
| – Stadium CS/PS IIIA, I/II mit Risikofaktor: | 2mal COPP + ABVD + Strahlentherapie (30 Gy IF) |
| – Stadium CS/PS IIIB/IV: | 4mal COPP + ABVD[a] |
| ÷ Stadium CS/PS IIB-IVB mit großer Tumormasse: | 4mal COPP + ABVD[a] additive/ adjuvante Strahlentherapie (30–40 Gy auf „Tumorbulk" bzw. Restlymphome) |

[a] Bei ausgeprägtem Kinderwunsch kann 4mal COPP+ABVD durch 8mal ABVD ersetzt werden.

## 8.1 Auswahl der Patienten

Die Indikation zur Chemotherapie gilt grundsätzlich für alle Patienten der intermediären und ungünstigen Prognosegruppe ohne Berücksichtigung einer Altersgrenze. Patienten, bei denen aufgrund von Begleiterkrankungen oder wegen fortgeschrittenen Alters mit einer erhöhten Toxizität der Standardchemotherapie gerechnet werden muß, sollten unbedingt in einem onkologischen Zentrum vorgestellt werden. Die Wahl der Therapie muß individuell erfolgen und sollte möglichst wenig von der Standardtherapie abweichen. Monotherapien sind nach Möglichkeit zu vermeiden, da mit ihnen keine kompletten Remissionen zu erzielen sind und die Lebenserwartung, insbesondere aber die Lebensqualität des Patienten, nur unzureichend verbessert wird.

## 8.2 Zeitpunkt des Therapiebeginns/Therapiedurchführung

Mit der Therapie wird unmittelbar nach Abschluß der Staginguntersuchungen begonnen.

## 8.3 Wahl der Therapie

Außerhalb von Studien erfolgt die Wahl der Therapie wie unten beschrieben.

## 8.4 Therapiedurchführung/Therapiedauer

– Bis zur Beurteilung des Ansprechens müssen 2 Zyklen gegeben werden.
– Bei Ansprechen wird die Chemotherapie über mindestens 6 Monate bzw. bei spätem Remissionseintritt 2 Monate über das Erreichen einer kompletten Remission hinaus fortgesetzt.

## 8.5 Modifikation der Standarddosis

Die Zytostatikadosen müssen möglichst nahe an 100% der errechneten Dosen in möglichst kurzer Zeit gegeben werden. Der nächste Zyklus kann beginnen, sobald nach Durchschreiten des Nadirs die Zahl der Leukozyten > 2500/µl, die der Thrombozyten > 80000/µl beträgt. Werden diese Werte zum geplanten Beginn des nächsten Zyklus nicht erreicht, wird zunächst nach 3–4 Tagen, dann nach 1 Woche das Blutbild kontrolliert. Bei Verzögerungen < 1 Woche sollte die Dosis nicht reduziert werden; bei Verzögerungen von 1–2 Wochen sollten die myelosuppressiven Zytostatika (d. h. alle außer Bleomycin, Vincristin und Prednison) auf 75%, bei Verzögerungen > 2 Wochen auf 50% reduziert werden.

## 8.6 Besonderheiten zur Begleittherapie

Der Einsatz von Wachstumsfaktoren der Hämatopoese ist bei der COPP+ABVD-Therapie nicht indiziert. Er kann diskutiert werden, wenn es zu Infektionen bei ausgeprägten Leukozytopenien kommt oder eine Therapieverzögerung > 1 Woche (s. oben) allein durch die Leukozytopenie bedingt wird, was häufig bei älteren Patienten der Fall sein kann.

## 8.7 Erhaltungstherapie

In den fortgeschrittenen Stadien (ungünstige Prognosegruppe) wird grundsätzlich eine Zykluszahl von mindestens 2 Zyklen Chemotherapie über das Erreichen der Remission hinaus empfohlen. Da die meisten Remissionen nach 6 Zyklen erreicht sind, sind in einer Standardtherapie von 8 Chemotherapiezyklen meist 2 Zyklen als Konsolidierungstherapie „versteckt"; allerdings ist das optimale Vorgehen (alternativ: Strahlentherapie) nicht gesichert. Eine Erhaltungstherapie ist nicht indiziert.

# 9 Rezidiv-/Salvagetherapie

## 9.1 Rezidivtherapie

Im Falle eines Rezidivs ist ein komplettes Restaging zur genauen Erfassung der Krankheitsausbreitung erforderlich. Ziel der Rezidivtherapie ist das Erreichen einer erneuten anhaltenden Remission. Es wird empfohlen, bei jedem Rezidiv ein onkologisches Zentrum zu konsultieren.

**Tabelle 4.** Rezidivtherapie bei Hodgkin-Lymphomen

| Primär-<br>therapie | Rezidiv-<br>lokalisationen | Vorschlag |
|---|---|---|
| Bestrahlung | Lokal, innerhalb ursprüng-<br>lichem Bestrahlungsvolumen | RT, falls kuratives Volumen +<br>Dosis möglich, sonst CT |
|  | Lokal, Rand | RT, falls ausreichende Dosis<br>möglich, sonst CT |
|  | Nodal; außerhalb ursprüng-<br>lichem Bestrahlungsfeld | RT, falls kuratives Volumen +<br>Dosis möglich, sonst CT |
| Chemotherapie | „low risk"[a]<br>Andere[b] („high risk") | RT (Salvage-CT ± RT) |
| MOPP |  | ABVD |
| ABVD |  | CEP (CEVD, MOPP + CEP) |
| MOPP + ABVD < 60 Jahre |  | Dexa-BEAM ± AMBT/PSCT |
| MOPP + ABVD > 60 Jahre |  | CEVD (CEP) |

[a] „low risk": Erfüllung aller folgender Kriterien:
  – keine systemischen Symptome,
  – begrenzter nodaler Befall,
  – vorausgegangene Remissionsdauer > 12 Monate oder nach ausschließlicher
    Strahlentherapie.
[b] „high risk": alle anderen Rezidive.

Man unterscheidet sog.
– *„Niedrigrisikotherapieversager"*: keine systemischen Symptome, begrenzter nodaler Befall, Rezidiv nach mindestens 12 Monate andauernder therapiefreier Remission oder nach ausschließlicher Strahlentherapie von den übrigen, den sog.
– *„Hochrisikotherapieversagern"*.

Grundsätzlich ergeben sich folgende *Therapiestrategien* (Tabelle 4):

*Alleinige Strahlentherapie:* Sie ist indiziert bei den seltenen Fällen von
Therapieversagern mit den Charakteristika des *Niedrigrisikos* (s. oben),
wenn das Rest- bzw. Rezidivlymphom auf den Befall solcher Lymphknotenregionen beschränkt ist, die ursprünglich nicht bestrahlt worden
waren, und ausreichende Dosen eingestrahlt werden können.
*Chemotherapie:* Bei den *„Hochrisikoversagern"* (s. oben) muß immmer
individuell entschieden werden, ob ein kuratives Therapiekonzept noch

sinnvoll und möglich ist, oder ob nicht eine nebenwirkungsarme palliative Therapie vorzuziehen ist, und zwar mit Strahlentherapie, wenn damit die Beschwerden des Patienten beseitigt werden können, sonst mit einer Monotherapie mit Vinblastin, Lomustin, Chlorambucil, Procarbazin oder Etoposid alleine oder in Kombination mit Steroiden.

Bei *kurativer Intention* sollte ein mit der ursprünglich eingesetzten Chemotherapiekombination nicht kreuzresistentes Schema eingesetzt werden: nach MOPP- oder COPP-Therapie das ABVD-Protokoll (komplette Remissionen bis zu 60%; langfristige Heilungsraten max. 20%, mittlere Überlebenszeit 0,5–2 Jahre), bei Resistenz gegen MOPP und ABVD ist abhängig vom Alter bis zu 60 Jahren ein intensives Rezidivschema, z. B. das Dexa-BEAM-Schema, ggf. mit anschließender Hochdosistherapie mit Stammzellsupport (autologe Knochenmarktransplantation oder periphere Stammzelltransplantation), zu empfehlen; bei älteren Patienten ein weniger aggressives Vorgehen mit dem CEVD-Schema (CCNU, Etoposid, Vindesin, Dexamethason) oder dem CEP-Schema (CCNU, Etoposid, Prednimustin). Bei Schemata der letztgenannten Kategorie betragen die kompletten Remissionen <50%, die mittlere Überlebenszeit <2 Jahre und langfristige Heilungen <20% ).

*Hochdosischemotherapie:* Eine Hochdosischemotherapie mit Stammzellsupport (autologe Knochenmarktransplantation = ABMT oder periphere Stammzelltransplantation = PBSCT) kann für Patienten bis zu 60 Jahren empfohlen werden, die mit einer intensiven Induktionschemotherapie keine komplette Remission erreichen oder innerhalb eines Jahres nach einer Chemotherapie rezidivieren, wenn sie auf eine Salvagechemotherapie (z. B. mit Dexa-BEAM) ein erneutes Ansprechen zeigen: In diesen Fällen erreichen 60% der Patienten eine komplette Remission, wovon die Hälfte andauern. Die Frühletalität einer solchen Hochdosischemotherapie beträgt <5%. Der Stellenwert für die Rezidivtherapie mit einer intensiven Salvagetherapie mit oder ohne PBSCT/ABMT wird gegenwärtig in Studien geprüft (z. B. HDR1-Protokoll). Da es sich bei den Rezidivchemotherapien um Phase-II-Studien handelt, die häufig durch aktuellere Schemata ersetzt werden, wird vor dem Einsatz eines entsprechenden Schemas grundsätzlich Rücksprache mit einer Studiengruppe empfohlen.

*Studien:* Die Deutsche Hodgkin-Studiengruppe prüft im HDR1-Protokoll 4 Zyklen Dexa-BEAM gegen 2 Zyklen Dexa-BEAM gefolgt von Hochdosis-BEAM mit Stammzellsupport.

**9.2 Salvagetherapie**

Eine Salvagetherapie sollte versucht werden bei
- Progreß unter Chemotherapie,
- Nichtansprechen nach 2 Zyklen,
- Nichterreichen einer kompletten Remission nach Abschluß der Chemotherapie.

Das Ansprechen auf die Salvagetherapie und die Prognose dieser Patienten ist schlechter als die von Patienten mit Rezidiv nach vorausgegangener kompletter Remission, insbesondere wenn die Remission > 6 oder gar > 12 Monate angedauert hat.

Eine Salvagetherapie wird durchgeführt in Form einer
- Strahlentherapie bei (histologisch gesichertem) persistierendem nodalem oder lokalisiertem E-Befall (seltene Ausnahmen);
- Chemotherapie mit nichtkreuzresistenten Kombinationen bei persistierendem diffusem bzw. Organbefall außerhalb von Studien mit Schemen, wie oben für die Rezidivtherapie beschrieben.
- Bei Patienten < 60 Jahren sollte innerhalb von Studien im Falle des Ansprechens auf die Salvagetherapie eine Hochdosistherapie mit Stammzellsupport (autologe Knochenmark– oder periphere Blutstammzelltransplantation) durchgeführt werden.

**10 Maßnahmen zur Therapiekontrolle**

**10.1 Untersuchungen vor/unter Therapie**

- *Spermakonservierung* bei Patienten mit Kinderwunsch (starke Beinträchtigung der Spermiogenese nach MOPP, COPP, MVPP, OPEC)
- während Therapie wöchentliche *Blutbildkontrolle;*
- vor jedem Zyklus genaue *klinische Kontrolle des Ansprechens* unter Therapie (evtl. unter Einbeziehung bildgebender Verfahren); falls kein Ansprechen nach 2 Zyklen: früher Wechsel auf Salvage-Therapie (s. oben).
- Bei primärer Leuko- oder Thrombozytopenie und Splenomegalie sollte durch eine *Knochenmarkuntersuchung* ein Hypersplenismus ausgeschlossen werden (hyperregeneratorisches Mark bei Hypersplenismus!).
- *Dosisreduktion beachten;*
- Früherkennung einer *Vincristinpolyneuropathie;*

- Beachtung der kumulativen *Grenzdosis von Doxorubicin:* 550 mg/m$^2$ (450 mg/m$^2$ bei Vorbestrahlung von Herz/Mediastinum)
- Früherkennung einer *Lungentoxizität durch Bleomycin* (Bestimmung der CO-Diffusionskapazität)
- evtl. *orale Kontrazeptiva* zur Verminderung der chemotherapieinduzierten Amenorrhö (Wirksamkeit nicht gesichert!).

## 10.2 Untersuchungen zur Beurteilung des Therapieerfolgs

Die Untersuchungen zur Beurteilung des Therapieerfolgs beinhalten die Kontrolle aller vor Therapiebeginn als befallen nachgewiesener Lymphknoten und Organe mit den adäquaten diagnostischen Maßnahmen. Hierzu gehören auch die Rebiopsie von Knochenmark und Leber, falls diese Organe ursprünglich befallen waren, sowie die Biopsie von klinisch weiterhin verdächtigen Lymphknoten.

Ein Problem stellen persistierende Lymphknotenvergrößerungen, insbesondere des Mediastinums (v. a. bei NS) nach Behandlung eines großen Mediastinaltumors dar (CRu der Cotswolds-Klassifikation). In diesen Fällen kann ein negatives Galliumszintigramm bei der Diagnose einer kompletten Remission hilfreich sein. Meistens ist der verbleibende Resttumor prognostisch ohne Bedeutung und sollte nur dann eine Indikation zur Behandlung darstellen, wenn eindeutige Zeichen eines Rezidivs bzw. Progresses nachweisbar sind.

## 10.3 Kontrolluntersuchung nach Therapie/Nachsorge

- Nach kompletter Remission 2 Jahre lang alle 2–3 Monate, dann alle 3–4 Monate, ab dem 5. Jahr halbjährlich:
  klinische Untersuchung, BSG, Blutbild γ-GT, alkalische Phosphatase; Thoraxröntgen in 2 Ebenen, Sonogramm des Abdomens (evtl. CT-Abdomen), Skelettszintigramm (bei ursprünglichem ossärem Befall);
- bei ungeklärten Veränderungen des Blutbildes (Makrozytose: MHC > 32 mg, MCV über 100 mm$^3$, Anämie, Leuko- oder Thrombopenie): Knochenmarkzytologie zum Ausschluß eines myelodysplastischen Syndroms oder einer sekundären nichtlymphatischen Leukämie,
- bei ungeklärtem BSG-Anstieg während der kompletten Remission: dringender Verdacht auf Rezidiv!
- bei Spätrezidiv immer histologische Sicherung, da häufiger Non-Hodgkin-Lymphome als Zweitmalignom (bes. bei abdominellem und zerebralem Befall) auftreten.

## 11 Besondere Hinweise

### Deutsche Hodgkin-Studiengruppe (BMFT-Studien)

Die beschriebenen Therapiestrategien und Therapieschemata werden teilweise im Rahmen der von der Deutschen Krebshilfe geförderten kooperativen Studien der Deutschen Hodgkin-Studiengruppe geprüft.

*Studienleitung:* Prof. Dr. med. V. Diehl, Studiensekretariat Morbus Hodgkin, Medizinische Universitätsklinik I, Joseph-Stelzmann-Str. 9, 50924 Köln, Tel.: 0221/478–6032/4478

*EORTC-Studien:* Nr. V-20811, V-20821, V-20822, 20851, 20852, 20861.

## 12 Zukünftige Entwicklungen

Studien mit toxingekoppelten bzw. bispezifischen Antikörpern werden an den Universitätskliniken Köln bzw. Homburg durchgeführt. Weitere Fortschritte werden aber v. a. von einer besseren molekularbologischen Charakterisierung der neoplastischen Hodgkin- und Reed-Sternberg-Zellen abhängen.

## 13 Therapieschemata – Induktionstherapie und palliative Therapie

### 13.1 Therapieschemata – Induktionstherapie

| Mustargen/Oncovin/Procarbazin/Prednison | | | | MOPP (De Vita 1970) |
|---|---|---|---|---|
| Mustargen | 6 mg/m² | i.v. | Bolus | Tag 1, 8 |
| Vincristin (Oncovin) | 1,4 mg/m² [a] | i.v. | Bolus | Tag 1, 8 |
| Procarbazin | 100 mg/m² | p.o. | | Tag 1–14 |
| Prednison | 40 mg/m² | p.o. | | Tag 1–14 |
| [a] Maximal 2 mg, | | | | Wiederholung Tag 29. |

| Cyclophosphamid/Oncovin/Procarbazin/Prednison | | | | COPP<br>(Morgenfeld 1972) |
|---|---|---|---|---|
| Cyclophosphamid | $650\,mg/m^2$ | i.v. | Bolus | Tag 1, 8 |
| Vincristin (Oncovin) | $1,4\,mg/m^2$ [a] | i.v. | Bolus | Tag 1, 8 |
| Procarbazin | $100\,mg/m^2$ | p.o. | | Tag 1–14 |
| Prednison | $40\,mg/m^2$ | p.o. | | Tag 1–14 |

[a] Maximal 2 mg,    Wiederholung Tag 29.

| Doxorubicin/Bleomycin/Vinblastin/Dacarbazin | | | | ABVD<br>(Bonnadonna 1975) |
|---|---|---|---|---|
| Doxorubicin | $25\,mg/m^2$ | i.v. | Bolus | Tag 1, 15 |
| Bleomycin | $10\,mg/m^2$ | i.v. | Bolus | Tag 1, 15 |
| Vinblastin | $6\,mg/m^2$ | i.v. | Bolus | Tag 1, 15 |
| Dacarbazin | $375\,mg/m^2$ | i.v. | Bolus | Tag 1, 15 |

Wiederholung Tag 29.

| Mustargen/Oncovin/Procarbazin/Prednison<br>– Doxorubicin/Bleomycin/Vinblastin/Dacarbazin | | | | MOPP/ABVD<br>(Bonnadonna 1978) |
|---|---|---|---|---|
| Mustargen | $6\,mg/m^2$ | i.v. | Bolus | Tag 1, 8 |
| Vincristin (Oncovin) | $1,4\,mg/m^2$ [a] | i.v. | Bolus | Tag 1, 8 |
| Procarbazin | $100\,mg/m^2$ | p.o. | | Tag 1–14 |
| Prednison | $40\,mg/m^2$ | p.o. | | Tag 1–14 |
| Doxorubicin | $25\,mg/m^2$ | i.v. | Bolus | Tag 29, 43 |
| Bleomycin | $10\,mg/m^2$ | i.v. | Bolus | Tag 29, 43 |
| Vinblastin | $6\,mg/m^2$ | i.v. | Bolus | Tag 29, 43 |
| Dacarbazin | $375\,mg/m^2$ | i.v. | Bolus | Tag 29, 43 |

[a] Maximal 2 mg,    Wiederholung Tag 57.

**Cyclophosphamid/Oncovin/Procarbazin/Prednison**          **COPP+ABVD**
**– Doxorubicin/Bleomycin/Vinblastin/Dacarbazin**
(Deutsche Hodgkin-Studiengruppe 1983)

| | | | | |
|---|---|---|---|---|
| Cyclophosphamid | $650\,mg/m^2$ | i.v. | Bolus | Tag 1, 8 |
| Vincristin (Oncovin) | $1,4\,mg/m^2$ [a] | i.v. | Bolus | Tag 1, 8 |
| Procarbazin | $100\,mg/m^2$ | p.o. | | Tag 1–14 |
| Prednison | $40\,mg/m^2$ | p.o. | | Tag 1–14 |
| Doxorubicin | $25\,mg/m^2$ | i.v. | Bolus | Tag 29, 43 |
| Bleomycin | $10\,mg/m^2$ | i.v. | Bolus | Tag 29, 43 |
| Vinblastin | $6\,mg/m^2$ | i.v. | Bolus | Tag 29, 43 |
| Dacarbazin | $375\,mg/m^2$ | i.v. | Bolus | Tag 29, 43 |

[a] Maximal 2 mg.                               Wiederholung Tag 57

---

**Mustargen/Oncovin/Procarbazin/**               **MOPP/ABV-Hybvrid**
**Prednison-Doxorubicin/Bleomycin/Vinblastin**          (Klimo 1985)

| | | | | |
|---|---|---|---|---|
| Mustargen | $6\,mg/m^2$ | i.v. | Bolus | Tag 1 |
| Vincristin (Oncovin) | $1,4\,mg/m^2$ [a] | i.v. | Bolus | Tag 1 |
| Procarbazin | $100\,mg/m^2$ | p.o. | | Tag 1–7 |
| Prednison | $40\,mg/m^2$ | p.o. | | Tag 1–14 |
| Doxorubicin | $35\,mg/m^2$ | i.v. | Bolus | Tag 8 |
| Bleomycin | $10\,mg/m^2$ | i.v. | Bolus | Tag 8 |
| Vinblastin | $6\,mg/m^2$ | i.v. | Bolus | Tag 8 |

[a] Maximal 2 mg.                               Wiederholung Tag 29

---

**BEACOPP II – Basisschema**          (Deutsche Hodgkin-Studiengruppe 1993)

| | | | | |
|---|---|---|---|---|
| Cyclophosphamid | $650\,mg/m^2$ | i.v. | Bolus | Tag 1 |
| Doxorubicin | $25\,mg/m^2$ | i.v. | Bolus | Tag 1 |
| Etoposid | $100\,mg/m^2$ | i.v. | 1-h-Inf. | Tag 1, 2, 3 |
| Procarbazin | $100\,mg/m^2$ | p.o. | | Tag 1–7 |
| Prednison | $40\,mg/m^2$ | p.o. | | Tag 1–14 |
| Vincristin | $1,4\,mg/m^2$ [a] | i.v. | Bolus | Tag 8 |
| Bleomycin | $10\,mg/m^2$ | i.v. | Bolus | Tag 8 |

[a] Maximal 2 mg.                               Wiederholung Tag 22

---

**BEACOPP II – Eskalationsstufe IV**   (Deutsche Hodgkin-Studiengruppe 1993)

| | | | | |
|---|---|---|---|---|
| Cyclophosphamid | $1250\,mg/m^2$ | i.v. | Bolus | Tag 1 |
| Etoposid | $175\,mg/m^2$ | i.v. | 2-h-Inf. | Tag 1, 2, 3 |
| Doxorubicin | $35\,mg/m^2$ | i.v. | Bolus | Tag 1 |
| Bleomycin | $10\,mg/m^2$ | i.v. | Bolus | Tag 8 |
| Vincristin | $1,4\,mg/m^2$ [a] | i.v. | Bolus | Tag 8 |
| Procarbazin | $100\,mg/m^2$ | p.o. | | Tag 1–7 |
| Prednison | $40\,mg/m^2$ | p.o. | | Tag 1–14 |

[a] Maximal 2 mg.                                   Wiederholung ab Tag 43

## 13.2  Therapieschemata – palliative Chemotherapie

**Vinblastinmonotherapie**

| | | | | |
|---|---|---|---|---|
| Vinblastin | $6\,mg/m^2$ | i.v. | Bolus | Tag 1 |

Wiederholung wöchentlich bzw. entsprechend der Knochenmarktoxizität; Reevaluation nach frühestens 4 Wochen; bei Ansprechen Weiterführung der Therapie bis Progression.

**Prednimustinmonotherapie**

| | | | |
|---|---|---|---|
| Prednimustin | $40\,mg/m^2$ | p.o. | täglich fortlaufend |

Dosisanpassung entsprechend der Knochenmarktoxizität; Reevaluation nach frühestens 4 Wochen; bei Ansprechen Weiterführung der Therapie bis Progression.

**Etoposidmonotherapie**

| | | | |
|---|---|---|---|
| Etoposid | 2mal $25\,mg/m^2$ | p.o. | Tag 1–14 |

Wiederholung Tag 21 oder entsprechend der Knochenmarktoxizität; Reevaluation nach 2 Kursen; bei Ansprechen Weiterführung der Therapie bis Progression.

## 13.3  Therapieschemata – Rezidivtherapie

| CCNU/Etoposid/Prednimustin | | | **CEP** (Santoro 1982) |
|---|---|---|---|
| CCNU | $80\,mg/m^2$ | p.o. | Tag 1 |
| Etoposid | $100\,mg/m^2$ | p.o. | Tag 1–5 |
| Prednimustin | $60\,mg/m^2$ | p.o. | Tag 1–5 |
| Wiederholung Tag 29; bei Ansprechen maximal bis Progression. | | | |

| CCNU/Etoposid/Vindesin/Dexamethason | | | | **CEVD** (Pfreundschuh 1987) |
|---|---|---|---|---|
| CCNU | $80\,mg/m^2$ | p.o. | | Tag 1 |
| Etoposid | $120\,mg/m^2$ [a] | p.o. | | Tag 1–5, 22–26 |
| Vindesin | $3\,mg/m^2$ | i.v. | Bolus | Tag 1, 22 |
| Dexamethason | $3\,mg/m^2$ | p.o. | | Tag 1–8 |
| | $1,5\,mg/m^2$ | p.o. | | Tag 9–26 |
| [a] Oder $60\,mg/m^2$ bei i.v.-Gabe, | | | Wiederholung Tag 43. | |

| Dexa-BEAM | | | | (Pfreundschuh 1994) |
|---|---|---|---|---|
| Dexamethason | 3mal 8 mg | p.o. | | Tag 1–10 |
| BCNU | $60\,mg/m^2$ | i.v. | Kurzinfusion | Tag 2 |
| Etoposid | $250\,mg/m^2$ | i.v. | 1-h-Infusion | Tag 4–7 |
| Cytosin-Arabinosid | $100\,mg/m^2$ | i.v. | alle 12 h, 2mal/Tag | Tag 4–7 |
| Melphalan | $20\,mg/m^2$ | i.v. | Bolus | Tag 3 |

# Literatur

Armitage JO (1992) Autologous bone marrow transplantation. Annals Oncol 3 [Suppl 4]:95–96

Bernhards J, Fischer R, Hübner K, Schwarze E.-W, Georgii A (1992) Histopathological classification of Hodgkin's lymphomas. Results form the reference pathology of the German Hodgkin Trial. Annals Oncol 3 [Suppl. 4]:31–33

Biti GP, Cimino G, Cartoni C et al (1992) Extended-field radiotherapy is superior to MOPP chemotherapy for the treatment of pathologic stage I-IIA Hodgkin's disease: Eight-year update of an Italian prospective randomized study. J Clin Oncol 10:378

Blayney DW, Longo DL, Young RC et al (1987) Decreasing risk of leukemia with prolonged follow-up after chemotherapy and radiotherapy for Hodgkin's disease. N Engl J Med 316:710

Bonadonna G et al (1975) Combination chemotherapy of Hodgkin's disease with adriamycin, bleomycin, vinblastin, and imidazole carboxamide versus MOPP. Cancer 36:252–259

Bonadonna G et al (1978) MOPP vs MOPP plus ABVD in stage IV Hodgkin's disease. Proc. Am. Assoc. Cancer Res. Clin. Oncol. 19:363

Bonadonna G et al (1985) Third-line salvage chemotherapy in Hodgkin's disease. Semin Oncol 12 [Suppl 2]:23–25

Bonadonna G et al (1986) Alternating non-cross-resistant combination chemotherapy or MOPP in stage IV Hodgkin's disease. A report of 8-year results. Ann Intern Med 104:739–746

Canellos GP et al (1988) MOPP vs. ABVD vs. MOPP alternating with ABVD in advanced Hodgkin's disease: a prospective randomized CALGB trial. Proc Am Soc Clin Oncol 7:230

Carbone PP et al (1971) Report of the committee on Hodgkin's disease staging classification. Cancer Res 31:1860–1861

Connors JM, Klimo P, Adams G, Burns B, Cooper I et al (1992) MOPP/ABV-Hybrid versus alternating MOPP/ABVD for advanced Hodgkin's disease. Proc Am Soc Clin Oncol 11:317

De Vita VT et al (1970) Combination chemotherapy in the treatment of advanced Hodgkin's disease. Ann Intern Med 73:881–895

De Vita VT (1987) The chemotherapy of lymphomas: Looking back, moving forward – The Richard and Hinda Rosenthal Foundation Award Lecture. Cancer Res 47:5810–5824

Diehl V et al (1986) Zwischenergebnisse der Therapiestudien HD 1, HD 2 und HD 3 der Deutschen Hodgkin-Studiengruppe. Med Klin 81:1–6

Diehl V, Pfreundschuh M, Löffler M et al (1989) Combined modality therapy for stages I-IIA massive mediastinal Hodgkin's disease: a randomized trial of two double cycles of COPP + ABVD plus extended-field radiotherapy 40 Gy versus 20 Gy (bulky disease 40 Gy). Proc Am Soc Clin Oncol 8:253

Diehl V et al (1993) Studienprotokolle HD7, HD8 und HD9 der Deutschen Hodgkin-Lymphom Studiengruppe.

Gause A, Pohl C, Tschierch A et al (1991) Clinical significance of soluble CD30 antigen in the sera of patients with untreated Hodgkin's disease. Blood 77:1983–1988

Gause A et al (1992) Soluble CD8, CD25, and CD30 antigens as prognostic markers in patients with untreated Hodgkin's lymphoma. Annals Oncol 3 [Suppl. 4]:49–52

Henry-Amar M (1992) Second cancer after the treatment for Hodgkin's disease: A report from the International Database on Hodgkin's Disease. Annals Oncol 3 [Suppl 4]:117–128

Hoppe RT (1990) Radiation therapy in the mangement of Hodgkin's disease. Semin Oncol 6:704–715

Klimo P, Connors JM (1988) An update on the Vancouver experience in the management of advanced Hodgkin's disease with the MOPP/ABV Hybrid program. Semin Hematol 25:34–40

Kornblith AB et al (1991) Comparison of psychosocial adaptation and sexual function of survivors of advanced Hodgkin's disease treated by MOPP, ABVD, or MOPP alternation with ABVD. Cancer 70:2508–2516

Lathan B, Pfreundschuh M, Diehl V (1993) Therapiestrategien des Morbus Hodgkin. Internist 34:146–154

Lister TA et al (1983) The treatment of stage IIIA Hodgkin's disease. J Clin Oncol I:745–749

Lister TA et al (1989) Report of a committee convened to discuss the evaluation and staging of patients with Hodgkin's disease: Cotswolds meeting. J Clin Oncol 7:1630–1636

Löffler, M. Pfreundschuh M, Hasenclever D et al (1988) Prognostic risk factors in advanced Hodgkin's lymphoma. Report of the German Hodgkin Study Group. Blut 56:273

Longo DL, Young RC, DeVita VT et al (1986) Twenty years of MOPP therapy for Hodgkin's disease. J Clin Oncol 4:1295

Longo DL (1990) The use of chemotherapy in the treatment of Hodgkin's disease. Semin Oncol 17:716–735

Longo DL et al (1992) Conventional-dose salvage combination chemotherapy in patients relapsing with Hodgkin's disease after combination chemotherapy: the low probability for cure. J Clin Oncol 10:210–218

Lukes RJ, Craver LF, Hall TC, Rappaport H, Rubin P (1986) Report of the nomenclature committee. Cancer Res 26:1311

Mauch P et al (1990) Prognostic factors for positive surgical staging in patients with Hodgkin's disease. J Clin Oncol 8:257–265

Mauch P, Somers R (1992) Controversies in the use of diagnostic staging laparotomy and splenectomy in the management of Hodgkin's disease. Annals Oncol 3 [Suppl 4]:41–44

McMillan A, Goldstone A (1991) What is the value of autologous bone marrow transplantation in the treatment of relapsed or resistant Hodgkin's disease? Leukemia Res 15:237–243

Morgenfeld M et al (1972) Treatment of malignant lymphoma with cyclophosphamide, vincristine, procarbazine and prednisone combination. XIV Internat Congr Hematolog Sao Paulo (abstract No 578), Brasilien 1972

Pfreundschuh MG, Schoppe WD, Fuchs R, Pflüger K-H, Loeffler M, Diehl V (1987) Lomustine, etoposide, vindesine, and dexamethasone (CEVD) in Hodgkin's lymphoma refractory to cyclophosphamide, vincristine, procarbazine, and prednisone (COPP) and doxorubicin, bleomycin, vinblastine, and dacarbazine (ABVD): a multicenter trial of the German Hodgkin Study Group. Cancer Treat Rep 71:1203

Pfreundschuh M, Lathan B, Loefller M, Hasenclever D, Rüffer U, Diehl V (1992) Future trials in Hodgkin's disease. Report of a workshop. Ann Oncol 3 [Suppl 4]:101–104

Pfreundschuh M, Koch P, Kuse R et al (1994) Dexa-BEAM as salvage therapy for COPP+ABVD refractory Hodgkin's disease: a phase II study of the German Hodgkin Study Group. J Clin Oncol 12:580–586

Roach M, Kapp DS, Rosenberg SA et al (1987) Radiotherapy with curative intent: An option in selected patients relapsing after chemotherapy for advanced Hodgkin's disease. J Clin Oncol 5:550

Rosenberg SA (1966) Report of the Committee in the staging of Hodgkin's disease. Cancer Res 26:1310

Rosenberg SA et al (1985) The evolution and summary results of the Stanford randomized clinical trial of the management of Hodgkin's disease: 1962–1984. Int J Radiat Oncol Biol Phys 11:5–22

Santoro A et al (1982a) Salvage chemotherapy with ABVD in MOPP resistant Hodgkin's disease. Ann Intern Med 96:139–143

Santoro A et al (1982b) Alternating drug combinations in advanced Hodgkin's disease. N Engl J Med 306:770–775

Santoro A, Viviani S, Valagussa P (1986) CCNU, etoposide and prednimustine (CEP) in refractory Hodgkin's disease. Sem Oncol 13 [Suppl 1]:23

Santoro A, Bonadonna G, Valagussa P et al (1987) Long-term results of combined chemotherapy-radiotherapy approach in Hodgkin's disease: Superiority of ABVD plus radiotherapy versus MOPP plus radiotherapy J Clin Oncol 5:27

Specht L, Nordentoft AM, Cold S, Clausen NT, Nissen NI (1987) Tumour burden in early stage Hodgkin's disease: the single most important prognostic factor for outcome after radiotherapy. Br J Cancer 55:535

Tubiana M, Henry-Amar M, Hayat M et al (1984) The EORTC treatment of early stages of Hodgkin's disease: the role of radiotherapy. Int J Radiat Oncol Biol Phys 10:197

Tubiana M et al (1984) Prognostic significance of erythrocyte sedimentation rate in clinical stages I-II of Hodgkin's disease. J Clin Oncol 2:194–200

Tubiana M et al (1985) A multivariate analysis of prognostic factors in early stage Hodgkin's disease. Int J Radiat Oncol Biol Phys 11:25–30

Valagussa P (1993) Second neoplasms following treatment of Hodgkin's disease. Curr Opin Oncol 5:805–811

# 34.6 Klassifikation der Non-Hodgkin-Lymphome

A. C. Feller

## 1 Einleitung

Die Erstellung eines Klassifikationssystems soll biologischen Prinzipien folgen. Als Basishypothese kann dabei die Überlegung dienen, daß jeder lymphatischen Neoplasie ein normales, physiologisch vorhandenes, zelluläres Kompartiment als Ausgangsfraktion gegenübersteht. Bei einer derartigen Analyse wird primär das zytologische Bild der Neoplasie beschrieben, sekundär das Wachstumsmuster eines malignen Lymphoms einbezogen. Die morphologische Deskription derartiger Kriterien führte 1974 zur Entwicklung der Kiel-Klassifikation als Klassifikationsprinzip der Non-Hodgkin-Lymphome (NHL). Neben der grundsätzlichen Unterscheidung von niedrig- und hochmalignen Lymphomen, die jeweils entweder vorwiegend aus „Zyten" (niedrigmaligne) oder „Blasten" (hochmaligne) bestehen, zeigte die spätere Analyse immunologischer Parameter die notwendige Trennung in B- und T-Zellymphome. Bereits diese Vierteilung der Klassifikation beschreibt klinisch relevante Subgruppen. Die Kiel-Klassifikation wurde primär für nodale Lymphome entwickelt. Innerhalb der letzten 10 Jahre zeigte es sich, daß darüber hinaus extranodale Lymphomentitäten bestehen, die teilweise entsprechend der Kiel-Klassifikation einzuteilen sind und teilweise als hierin nicht enthaltene klinisch-pathologische Entitäten beschrieben werden können.

## 2 Histologie nodaler und extranodaler Lymphome

Die überarbeitete und erweiterte Kiel-Klassifikation aus dem Jahre 1992 (Tabelle 1) führte v. a. zu einer klaren Abgrenzung von B- und T-Zelllymphomen. Dies hat sich bereits heute als ein auch klinisch wichtiges Prinzip erwiesen. Weiterhin wurde die Aufteilung in niedrig- und hochmaligne Lymphome beibehalten, um die Übersichtlichkeit zu erhalten und um die klinisch relevante Beobachtung eines Überganges eines niedrigmalignen Lymphoms in ein hochmalignes Lymphom beschreiben zu können. Die Abgrenzung primärer und sekundärer hochmaligner Lymphome

**Tabelle 1.** Erweiterte Kiel-Klassifikation der Non-Hodgkin-Lymphome (1988) mit Ergänzung 1992

| B | T |
|---|---|
| **Niedrigmaligne Lymphome** | |
| Lymphozytisch | Lymphozytisch |
| – chronische lymphozytische Leukämie (CLL) | – chronische lymphozytische Leukämie |
| – Prolymphozytenleukämie (PLL) | – Prolymphozytenleukämie |
| – Haarzellenleukämie (HCL) | Kleinzellig, zerebriform |
| | Mycosis fungoides, Sézary-Syndrom |
| Lymphoplasmozytisch/-zytoid (Immunozytom) | Lymphoepithelioid (Lennert-Lymphom) |
| Plasmozytisch | Angioimmunoblastisch (AILD, LGX) |
| Zentroblastisch-zentrozytisch (cb-cc) | T-Zonenlymphom |
| – follikulär ± diffus | |
| – diffus | |
| Zentrozytisch (Mantelzellenlymphom (cc) | Pleomorph, kleinzellig (HTLV-1 ±) |
| Monozytoid, einschließlich Marginalzonen | |
| **Hochmaligne Lymphome** | |
| Zentroblastisch | Pleomorph, mittelgroß und großzellig (HTLV-1 ±) |
| Immunoblastisch | Immunoblastisch (HTLV-1 ±) |
| Burkitt-Lymphom | |
| Großzellig anaplastisch | Großzellig anaplastisch |
| Lymphoblastisch | Lymphoblastisch |
| **Seltene Typen** | **Seltene Typen** |

erscheint klinisch relevant, ebenso wie die Abgrenzung derartiger Übergänge gegenüber sog. Kombinationslymphomen („composite lymphoma", z. B. B- und T-Zellymphom, NHL und M. Hodgkin).

Somit weist die klinisch relevante Beschreibung niedrig- oder hochmaligner Non-Hodgkin-Lymphome ausschließlich auf ein morphologisches Korrelat hin und bezieht sich nicht primär auf die Prognose des Patienten.

Innerhalb der B-Zellymphome stellen die lymphozytischen Lymphome und das zentroblastisch-zentrozytische Lymphom die häufigsten Entitäten dar. Innerhalb der T-Zellymphome ist dies der AILD-Typ.

Immunhistochemische Untersuchungen der NHL haben v. a. innerhalb der B-Zellymphome die morphologisch getroffene Abgrenzung der Entitäten bestätigt (CD 5, CD 11, D, CD 21, CD 23). Ferner ist mit Hilfe der Immunhistochemie eine eindeutige Abgrenzung von B- und T-Zelllymphomen möglich. Innerhalb der T-Zellymphome finden sich bisher nur wenige charakterisierende Antigenexpressionen, die eine Unterscheidung verschiedener Entitäten erlauben (CD 4, CD 8, CD 56).

Die Relevanz der Abgrenzung der beschriebenen Lymphomentitäten wird auch durch zytogenetische Untersuchungen unterstrichen. Neben den typischen Aberrationen für verschiedene B-Zellymphome [t(14; 18) – zentroblastisch-zentrozytisch; t(8; 14) – Burkitt-Lymphom; t(11; 14) – Mantelzellymphom] zeigen auch T-Zellymphome charakteristische chromosomale Veränderungen wie Trisomie 3 sowie 5 (AILD, Lennert-Lymphom, T-Zonenlymphom) sowie t(2; 5) (großzellig anaplastisches Lymphom).

## 3 Epidemiologie – Häufigkeit

*Inzidenz:* pro 100 000 ca. 1,5–1,8 (ohne kutane Lymphome).

*Geschlechtsverteilung:* 1,2:1 (männlich:weiblich). Nur das zentroblastisch-zentrozytische Lymphom zeigt ein umgekehrtes Verhältnis.

*Altersverteilung:* Niedrigmaligne NHL der B-Zellreihe zeigen ein mittleres Erkrankungsalter von 65 Jahren, entsprechendes gilt für hochmaligne Lymphome. Die hochmalignen NHL zeigen darüber hinaus einen ersten Gipfel im 2. Lebensjahrzehnt für lymphoblastische Lymphome und das Burkitt-Lymphom. Das mediane Erkrankungsalter für T-Zellymphome liegt etwa zwischen 55 und 65 Jahren.

Innerhalb der NHL ergibt sich eine Häufigkeit von 77% B-Zell- und 17% T-Zellymphome. Fügt man die unklassifizierten Fälle (z. T. immunologisch nicht definiert) hinzu, ergibt sich in Europa eine maximale Gesamthäufigkeit der T-Zellymphome von etwa 20% aller Lymphome (Tabelle 2). Etwa 30% der NHL sind extranodal lokalisiert.

## 4 Beziehung zu anderen Lymphomklassifikationen

Etwa zur gleichen Zeit, zu der die Kiel-Klassifikation erstmals beschrieben wurde, publizierten Lukes u. Collins ein Klassifikationssystem, welches auf einem nahezu identischen biologischen Grundprinzip aufbaute.

**Tabelle 2.** Non-Hodgkin-Lymphome an Lymphknotenbiopsien, diagnostiziert 1983 im Lymphknotenregister in Kiel (n = 1284). Mehrmalige Biopsien und extranodale Lymphome sind nicht enthalten. (Nach Lennert u. Feller 1992)

| | B [%] | | T [%] |
|---|---|---|---|
| **Niedrigmaligne Lymphome** | **28** | | **8,9** |
| Lymphozytisch | 11,1 | Lymphozytisch | 0,8 |
| CLL, PLL, HCL | | CLL, PLL | |
| | | Kleinzellig, zerebriform | 0,9 |
| | | MF und Sézary-Syndrom | |
| Lymphoplasmozytoid/zytisch | 12,3 | Lymphoepithelioid (LeL) | 1,4 |
| Plasmozytisch | <0,5 | AILD(LgX)-Typ | 3,6 |
| Zentroblastisch-zentrozytisch | 20,4 | T-Zonenlymphom | 0,9 |
| Zentrozytisch | 5,4 | Pleomorph, kleinzellig | 1,3 |
| Monozytoid | 0,5 | | |
| Grenzfälle/Übergänge in | 2,6 | | |
| hochmaligne NHL | | | |
| **Hochmaligne Lymphome** | **25,1** | | **8,2** |
| Zentroblastisch | 13,7 | Pleomorph, mittelgroß | 2,0 |
| | | und großzellig | |
| Immunoblastisch | 4,3 | Immunoblastisch | 1,1 |
| Burkitt-Lymphom | 2,6 | | |
| Großzellig anaplastisch | 0,1 | Großzellig anaplastisch | 1,3 |
| Lymphoblastisch | 0,9 | Lymphoblastisch | 3,2 |
| Nicht klassifizierbar | 3,5 | Nicht definiert | 5,0 |
| | 77,9 | 2 | 2,1 |

Daher sind diese beiden Klassifikationssysteme gut miteinander vergleichbar und die Entitäten weitgehend austauschbar. In den USA wurde über mindestens 2 Jahrzehnte überwiegend die Rappaport-Klassifikation verwendet, die primär das Wachstumsmuster und den Grad der Differenzierung der Lymphome beschreibt, ohne auf die sehr vielfältigen zytologischen Details verschiedener Lymphomentitäten einzugehen. Die Einführung der Working Formulation 1980, gedacht als Übersetzungshilfe zwischen verschiedenen Klassifikationen, wurde allerdings in den USA vielfach als neues Klassifikationssystem verwendet. Hierbei fehlen allerdings z. B. einzelne, gut definierte Entitäten ebenso wie die notwendige Unterscheidung von B- und T-Zellneoplasien vollständig. Darüber hinaus findet sich z. B. das auch genotypisch gut beschriebene follikuläre

Lymphom zentroblastisch-zentrozytisch in verschiedenen Entitäten der Working Formulation wieder, ebenso werden distinkte B- und T-Zelllymphome der Kiel-Klassifikation unter einem Begriff zusammengefaßt.

**Extranodale Lymphome, die besondere klinisch-pathologische Entitäten darstellen:**

*B-Zellymphome*
–  Lymphome des mukosaassoziierten lymphatischen Gewebes,
–  mediastinales B-Zellymphom,
–  polymorphes B-Zellymphom bei Immunsuppression;

*T-Zellymphome*
–  Granuloma gangraenescens,
–  lymphomatoide Granulomatose,
–  enteropathieassoziierte intestinale T-Zellymphome,
–  monomorphe NK/T-Zellymphome – EBV-assoziiert.

Eine internationle Studiengruppe hat 1994 in einer begrüßenswerten Kooperation zwischen europäischen und amerikanischen Hämatopathologen ein neues Klassifikationssystem vorgeschlagen. Hierbei werden der Grundgedanke der Kiel-Klassifikation ebenso wie die Mehrzahl der Eintitäten der Kiel-Klassifikation als zentrale Einheit übernommen. Weiterhin werden einzelne in Tabelle 1 aufgelistete extranodale Lymphome eingeschlossen sowie außerordentlich seltene Lymphomtypen, die aufgrund ihrer Rarität in der Kiel-Klassifikation lediglich als Anhang beschrieben werden. Vorläufig werden einzelne Entitäten neu formuliert (Keimzentrumslymphom) sowie einige morphologisch distinkte hochmaligne Lymphome zusammengefaßt. Dieser Vorschlag ist allerdings derzeit nicht geeignet, um als selbständige Klassifikation angewendet zu werden. Gegenüber der Working Formulation ist er als deutlicher Fortschritt durch die Aufnahme der biologischen Grundprinzipien der Kiel-Klassifikation anzusehen, gegenüber der in Europa überwiegend verwendeten Kiel-Klassifikation bestehen allerdings Schwächen. Klinische Studien werden helfen, die Anwendbarkeit zu prüfen sowie erste formulierte Gedanken und Vorschläge zu präzisieren.

**Literatur**

Lennert K, Feller AC (1992) Histopathology of Non-Hodgkin's lymphomas. Springer, Berlin Heidelberg New York Tokyo

# 34.7 Chronische lymphatische Leukämie

B. Emmerich

Die chronische lymphatische Leukämie (CLL) ist ein stets leukämisch verlaufendes, lymphozytisches Non-Hodgkin-Lymphom vom niedrigen Malignitätsgrad.

## 1 Epidemiologie

*Inzidenz:* Etwa 3/100000 Einwohner und Jahr. Die CLL ist nicht nur das häufigste Non-Hodgkin-Lymphom (11%), sondern auch die häufigste Leukämie in den westlichen Ländern. Die Erkrankungshäufigkeit nimmt mit steigendem Lebensalter zu.

*Ätiologie:* Unklar. Der Einfluß von Umweltfaktoren und chronischen Infekten wird diskutiert, da bei Arbeitern in der Landwirtschaft und in der gummiverarbeitenden Industrie sowie nach Asbestexposition eine erhöhte Inzidenz beobachtet wurde. Ionisierende Strahlen und Retroviren spielen dagegen keine ätiologische Rolle.

*Genetische Prädisposition:* Auf inhärente genetische Faktoren weist die niedrige Inzidenz in Asien und bei den Nachkommen der japanischen US-Emigranten hin. Auch Kinder von CLL-Patienten haben im Vergleich zur Normalbevölkerung ein 3fach erhöhtes Risiko, an einer CLL oder einer anderen lymphatischen Neoplasie zu erkranken.

*Altersverteilung:* Das mediane Alter bei Erstdiagnose liegt bei 65 Jahren. Männer erkranken häufiger als Frauen (M:F = 1:7).

## 2 Immunzytologie und Pathogenese

### 2.1 Zytologie

Pathogenetisch beruht die CLL auf einer monoklonalen Expansion von Vorstufen der kleinen B-Lymphozyten. Diese akkumulieren in Blut,

Knochenmark, Lymphknoten und Milz und führen zur Organvergrößerung und Knochenmarkinsuffizienz. Morphologisch ähneln die B-CLL-Zellen reifen Blutlymphozyten. Aufgrund ihres charakteristischen Immunphänotyps können sie von Zellen anderer lymphoproliferativer Erkrankungen unterschieden werden. Nach der NCI-Working Group on CLL sind 3 immunphänotypische Merkmale für die Diagnose erforderlich:

1) Extrem wenig Oberflächenmembranimmunglobuline (SmIg), meistens IgM oder IgM und IgD und nur eine Immunglobulinleichtkettenklasse, entweder $\varkappa$ oder $\lambda$.
2) Ein oder mehrere B-Zell-assoziierte Membranantigene wie CD 19, CD 20, und CD 23.
3) Das nominelle T-Zellantigen CD 5.

Die bei der B-CLL transformierte B-Vorläuferzelle findet sich physiologischerweise in Lymphknoten und Milz von menschlichen Feten und bei Erwachsenen am Rande der Keimzentren in Milz und Lymphknoten. Im peripheren Blut exprimieren 15% der normalen B-Zellen das CD 5-Antigen. Da CD 5-positive B-Zellen bei Autoimmunerkrankungen vermehrt gefunden werden, wird diskutiert, daß diese Zellen an der Bildung natürlicher Autoantikörper beteiligt sind. Eine so bedingte Störung der B-Zellfunktion zusammen mit einer defekten T-Zellregulation spielt bei der häufig mit der CLL-assoziierten autoimmunhämolytischen Anämie und bei der weniger häufig beobachteten Immunthrombozytopenie bzw. Neutropenie eine Rolle. Die CD 5-positiven B-CLL-Zellen können auch Zytokine wie TNF-$\alpha$, IL-1 TGF-$\beta$ und IL-6 produzieren und sezernieren. Hierdurch kann die normale Hämotopoese unterdrückt und möglicherweise auch der Krankheitsverlauf beeinflußt werden.

Die Hälfte der CLL-Patienten entwickelt eine Hypogammaglobulinämie, die zusammen mit einer Beeinträchtigung der T-Zell- und Makrophagenfunktion zu der klinisch auffälligen Infektanfälligkeit führt.

## 2.2 Zytogenetische und molekulargenetische Befunde

Klonale chromosomale Veränderungen finden sich in etwas mehr als 50% der Fälle. Die Prognose von CLL-Patienten mit einer klonalen Chromosomenaberration ist schlechter als von solchen mit normalem Karyotyp (7,7 Jahre vs. 15 Jahre und länger). Vom klinischen Stadium unabhängige ungünstige Prognosefaktoren sind der Prozentsatz abnormer Metaphasen und komplexe karyotypische Veränderungen. Die häufigste Abnormalität ist die Trisomie 12 (30% der Fälle). Sie kann neuerdings auch unabhängig von der Zellteilung, d. h. in der Interphase, mit der sensitiveren FISH-Technik (Fluoreszenz-in-situ-Hybridisation) nachgewiesen werden. Mit der FISH-Technik sieht man in 22% der Fälle eine Deletion des Retinoblastomgens, das auf dem langen Arm von Chromosom 13 liegt (del(13q-)). In 13% der CLL-Fälle finden sich Veränderungen am langen Arm von Chromosom 14. Die 14q+-Veränderungen gelten unter den einfachen Chromosomenaberrationen als die prognostisch ungünstigsten. Eine monoallelische Deletion des Tumorsuppressorgens p53 ist mit einem schlechten Ansprechen auf Purinanaloga verbunden und ist einer der stärksten unabhängigen Indikatoren für einen schlechten Krankheitsverlauf. Unter therapeutischen Gesichtspunkten ist bemerkenswert, daß CLL-Lymphozyten die Multi-drug-resistance-Gene MDR1 und MDR3 stark exprimieren.

# 3 Stadieneinteilung

Der natürliche Krankheitsverlauf der CLL ist extrem variabel. Die Überlebenszeit ab Diagnosezeitpunkt reicht von 2 bis 20 Jahren. Basierend auf der Beobachtung, daß in früheren Krankheitsstadien die zunehmende Tumormasse und in den fortgeschrittenen Stadien das Ausmaß der Knochenmarkinsuffizienz die Prognose bestimmt, entwickelten Rai (1975) und Binet (1981) Stadieneinteilungen, die prognostisch differente Gruppen definieren.

**Stadieneinteilung nach Rai** (1975)

| Stadium | Definition |
| --- | --- |
| Niedriges Risiko | |
| 0 | Lymphozytose $> 15000/mm^3$ <br> Knochenmarkinfiltration $> 40\%$ |
| Intermediäres Risiko | |
| I | Lymphozytose und Lymphadenopathie |
| II | Lymphozytose und Hepatomegalie und/oder <br> Splenomegalie (mit oder ohne Lymphadenopathie) |

Stadium    Definition

Hochrisiko

III        Lymphozytose und Anämie (Hb < 11,0 g%)
           (mit oder ohne Lymphadenopathie und/oder Organomegalie)

IV         Lymphozytose und Thrombozytopenie (< 100000/mm$^3$)
           (mit oder ohne Anämie, Lymphadenopathie, Organomegalie)

**Stadieneinteilung nach Binet** (1981)

Stadium    Definition

A          Hb > 10,0 g/dl
           Thrombozytenzahl normal
           < 3 vergrößerte Lymphknotenregionen

B          Hb > 10,0 g/dl
           Thrombozytenzahl normal
           ≤ 3 vergrößerte Lymphknotenregionen

C          Hb ≤ 10,0 g/dl und/oder
           Thrombozytenzahl < 100000 10$^9$/l
           unabhängig von der Zahl der befallenen Regionen

Zervikale, axilläre und inguinale Lymphknotenvergrößerungen unilateral oder
bilateral sowie Leber- und Milzvergrößerung gelten als je eine Region.

## 4 Prognose

Die Erfassung der Krankheitsstadien erlaubt eine grobe Abschätzung der
Prognose und ist Grundlage der Therapieplanung. Die mediane Überlebenszeit in der Niedrigrisikogruppe (Binet Stadium A und Rai Stadium 0)
beträgt über 10 Jahre, in der intermediären Risikogruppen (d. h. Stadium
Binet B oder Rai Stadium I und II) 5–7 Jahre, in der Hochrisikogruppe
(d. h. Stadium Binet C und Rai Stadium III und IV) weniger als 2 Jahre.
Da heute zunehmend Patienten in den frühen Stadien diagnostiziert
werden und hier die Prognose relativ inhomogen ist, wurde versucht,
mittels zusätzlicher Prognosefaktoren *indolente Frühformen* von solchen
mit *rascher Progression* zu unterscheiden. Hilfreich sind dabei das Knochenmarkinfiltrationsmuster und die Lymphozytenverdopplungszeit.

Mittels des
- Knochenmarkinfiltrationsmuster (nodulär),
- des Hämoglobinspiegels (Hb > 12 g/dl),
- der Verdopplungszeit der Blutlymphozyten (Lymphozytenverdopplungszeit > 12 Monate) und
- der absoluten Lymphozytenzahl (< 30000 µl)

kann die sog. „Smoldering-CLL" als besonders günstige Verlaufsform unterschieden werden. Ihre Überlebenszeit unterscheidet sich nicht von altersadaptierten Kontrollgruppen. Dazu gehören 20% aller CLL-Patienten und 45% der Patienten im Stadium Binet A. Diese Patienten bedürfen keiner Therapie.

Dagegen sind Patienten im Stadium A, die nicht diese Kriterien erfüllen, prognostisch nicht von Patienten im Stadium B zu unterscheiden und haben ein deutlich höheres Progressionsrisiko. Weitere prognostisch relevante Faktoren sind eine erhöhte $\beta_2$-Mikroglobulinkonzentration (über 3,5 mg/l) und möglicherweise auch erhöhte Serumthymidinkinasewerte (über 5–8 U/l). Wird ein Patient zytostatisch behandelt, ist das initiale Ansprechen der stärkste prognostische Faktor, der alle anderen Parameter übertrifft.

## 5 Diagnostik

Nach Empfehlung des International Workshop on CLL müssen zur Diagnosestellung folgende Kriterien erfüllt sein:
1) Permanente Erhöhung der absoluten Lymphozytenzahl im Blut über 10000/µl. In Fällen mit absoluten Lymphozytenzahlen zwischen 5000 und 10000 µl ist eine Immunphänotypisierung zusätzlich erforderlich.
2) Mehr als 30% reife Lymphozyten im Knochenmark bei normaler oder erhöhter Zellularität.

Für die Diagnosestellung und Stadieneinteilung sind folgende Untersuchungen *obligatorisch:*
- Blutbild mit Differentialblutbild,
- Knochenmarkaspiration und -biopsie sowie
- Abdomensonographie.
- Die histologische Untersuchung des Infiltrationsmusters ergibt wichtige Informationen für die Abschätzung der individuellen Prognose. Eine rein noduläre Knochenmarkinfiltration läßt einen indolenten Verlauf erwarten. Ein interstitiell oder diffus infiltriertes Knochenmark spricht dagegen für einen progressiven Krankheitsverlauf.

*Fakultative* diagnostische Maßnahmen sind:
- Thoraxröntgen in 2 Ebenen,
- evtl. Computertomographie des Abdomens,
- immunphänotypische Analyse in diagnostischen Grenzfällen,
- quantitative Bestimmung der Serumimmunglobuline, Serumelektrophorese, Immunelektrophorese, Kreatinin, Harnsäure, Bilirubin, Transaminasen, Blutzucker, LDH, $\beta_2$-Mikroglobulin und Serumthymidinkinase.

## 6 Charakteristika der Erkrankung und Krankheitsverlauf

Trotz des meist langsamen Fortschreitens ist die CLL nicht heilbar. Die Erkrankung beginnt meist schleichend mit uncharakteristischen Beschwerden. Leitsymptome sind Lymphknotenschwellungen, Leber- und Milzvergrößerungen sowie eine Leukozytose. 20% der Patienten leiden bei Diagnosestellung an B-Symptomen (Nachtschweiß, Gewichtsverlust und Fieber).

Bei der Mehrzahl der Patienten ist der Krankheitsverlauf durch die unterschiedlich rasch zunehmende Tumorzellmasse und die dadurch bedingte hämatopoetische und immunologische Insuffizienz bestimmt. Der klinische Verlauf wird kompliziert durch eine zunehmende Neigung zu Infekten. Außerdem kommt es zu autoimmunologischen Komplikationen wie Coombs-positiven hämolytischen Anämien und mit zunehmender Erkrankung zu einer Knochenmarkinsuffizienz. Haupttodesursachen sind systemische Infektionen (Pneumonie und Sepsis) und Blutungen. Selten findet eine Transformation in ein hochmalignes Non-Hodgkin-Lymphom (Richter-Syndrom) oder in eine Prolymphozytenleukämie statt. Das Risiko, an einem Karzinom im Bereich der Lungen und des Gastrointestinaltraktes zu sterben, gilt bei CLL-Patienten im Vergleich zu altersgleichen Kontrollen als etwas erhöht.

## 7 Therapiestrategie

### 7.1. Übersicht

Die Therapie der CLL ist vorwiegend palliativ, da durch keines der konventionellen Zytostatikaregime der maligne Zellklon vollständig beseitigt werden kann. Eine Heilungschance besteht derzeit nur für die wenigen jungen Patienten mit CLL, bei denen eine allogene Knochenmarktransplantation durchgeführt werden kann. Durch Behandlung mit den Alkylanzien Chlorambucil und Cyclophosphamid mit oder ohne Kortikosteroide und radiologischen Maßnahmen kann bei ca. 80% der Patienten eine Besserung der Symptome erreicht werden. Eine Verbesserung der Knochenmarkfunktion gelingt aber nur bei 60% der Patienten. Eine Korrektur des Immundefektes ist bisher nicht möglich. Knochenmarkinsuffizienz und Immundefekt erfordern häufig supportive Maßnahmen wie Blutzellersatz, Antibiotikagabe und Immunglobulinsubstitution. Bei immunhämolytischen Anämien und Immunthrombozytopenien sollte zunächst mit einer Kortikosteriodtherapie begonnen werden. Führt diese nicht zum Erfolg, ist eine Splenektomie zu erwägen.

Übereinstimmung besteht darin, daß Patienten im Stadium A keiner Therapie bedürfen, Patienten im Stadium B nur dann, wenn die Krankheit symptomatisch ist. Patienten im Stadium C werden dagegen regelmäßig behandelt.

## 7.2 Stellung der Chirurgie

Die Splenektomie ist die einzige chirurgische Maßnahme, die therapeutisch bei der CLL eingesetzt wird. Sie kann indiziert sein bei medikamentös nicht beherrschbarer autoimmunhämolytischer Anämie oder Immunthrombozytopenie, bei Hypersplenismus sowie rezidivierenden schmerzhaften Milzinfarkten.

## 7.3 Stellung der Strahlentherapie

Die Strahlentherapie der CLL ist immer eine lokale Maßnahme. Sie ist sinnvoll bei großen, störenden oder zu Komplikationen führenden Lymphomen (24–30 Gy). Eine niedrigdosierte Bestrahlung der Milz führt zu gutem palliativem Erfolg bei schmerzhafter Splenomegalie, Hypersplenismus und Hyperleukozytose (Leukozytenwerte über 300000/μl).

## 7.4 Stellung der systemischen Therapie

Normalerweise befindet sich nur ein sehr geringer Anteil der CLL-Lymphozyten in der aktiven Phase des Zellzyklus. Somit sind Alkylanzien und nicht Antimetaboliten die Zytostatika der ersten Wahl. Von den Alkylanzien sind Chlorambucil und Cyclophosphamid die wirksamsten Medikamente. Die orale Gabe von Chlorambucil, das täglich oder intermittierend mit oder ohne Kortikosteroide verabreicht werden kann, ist der Goldstandard der systemischen Therapie. Die intermittierende

Gabe wird besser toleriert und daher bevorzugt. In kontrollierten Studien konnte bisher nicht zweifelsfrei bewiesen werden, daß in den fortgeschrittenen Krankheitsstadien durch den Einsatz von Kombinationsregimen wie COP oder anthracyclinhaltigen Kombinationen wie CHOP eine Verbesserung der Überlebenszeit im Vergleich zur Chlorambucil-/Prednison-Therapie erreicht werden kann.

Aufgrund des palliativen Therapieansatzes wurde bisher selten der Therapieeffekt nach objektiven Kriterien kontrolliert. Erst nachdem durch den Einsatz der Purinanaloga gehäuft komplette Remissionen bei der CLL beobachtet werden, ist die Therapiebeurteilung anhand standardisierter Remissionskriterien sinnvoll. Nach den Kriterien der NCI Working Group und des International Workshop on CLL ist eine komplette Remission (CR) durch das Verschwinden aller CLL-Symptome, einen normalen physikalischen Untersuchungsbefund, Blutlymphozyten $<4 \cdot 10^9/l$, Neutrophile $>1,5 \cdot 10^9/l$, Thrombozyten $>100 \cdot 10^9/l$ und Hb (ohne Bluttransfusionen $>11$ G/dl) und im Knochenmark $<30\%$ Lymphozyten definiert. Eine partielle Remission (PR) besteht nach den NCI-Kriterien, wenn die Vergrößerung von Lymphknoten, Milz oder Leber um mehr als $50\%$ abnimmt und wenigstens eines der folgenden Kriterien erfüllt ist: Neutrophile $>1,5 \cdot 10^9/l$, Thrombozyten $>100 \cdot 10^9/l$ und Hb $>11$ g/dl oder Anstieg des initial erniedrigten Hämoglobins und Thrombozytenwerte über $50\%$. Nach dem Vorschlag des international Workshop on CLL kann von einer partiellen Remission auch gesprochen werden, wenn sich das klinische Binet-Stadium verbessert. Die genannten klinischen Besserungen müssen wenigstens 2 Monate anhalten.

## 8 Indikationen zur Chemotherapie

Nur wenige CLL-Patienten sind bei Diagnosestellung so symptomatisch oder haben eine so extrem hohe Leukozytenzahl, daß sofort mit einer zytostatischen Therapie begonnen werden muß. Bei den meisten Patienten ist die Krankheit kaum progredient, so daß Zeit bleibt, den Patienten einige Monate ohne Behandlung zu beobachten. In dieser Zeit kann die individuelle Krankheitsaktivität anhand der Symptome des Patienten (B-Symptome), des Lymphknotenwachstums, der Lymphozytenverdopplungszeit, der Entwicklung des Hämoglobin- und Thrombozytenwertes, des $\beta_2$-Mikroglobulins und der Serumthymidinkinase beurteilt werden. Unabhängig vom klinischen Stadium ist eine zytostatische Therapie indiziert, wenn folgende Symptome vorliegen:

- B-Symptome oder schmerzhaft vergrößerte Lymphknoten,
- zunehmende Vergrößerung vom Lymphknoten oder Milz mit lokalen Kompressionssymptomen, Schmerzen oder Hypersplenismus,
- zunehmende Anämie oder Thrombopenie durch Knochenmarkinsuffizienz,
- autoimmunhämolytische Anämie und Thrombozytopenie,
- progressive Hyperleukozytose mit Gefahr eines Hyperviskositätssyndroms.

### 8.1 Therapie bei Patienten mit niedrigem Risikostadium Binet A

Patienten im Binet-Stadium A bedürfen in der Regel keiner Therapie. Ein frühzeitiger Einsatz von Chlorambucil kann sogar von Nachteil sein. So wurde in der französischen kooperativen CLL-Gruppe beobachtet, daß frühzeitig mit Chlorambucil behandelte Patienten im Vergleich zu Unbehandelten eine Chemotherapieresistenz und eine erhöhte Inzidenz von Zweittumoren aufwiesen und dadurch ihre Lebenszeit verkürzt war. Auch durch den Einsatz von Interferon-α bei Patienten, die aufgrund eines diffusen oder interstitiellen Knochenmarkbefalles und kurzer Lymphozytenverdopplungszeit oder hoher Serumthymidinkinase ein hohes Progressionsrisiko haben, kann nach dem Ergebnis einer kontrollierten Studie der AIO das Fortschreiten der Krankheit nicht gemindert werden.

### 8.2 Therapie bei Patienten mit intermediärem Risikostadium Binet B

Patienten im Stadium B mit den genannten Symptomen sollten mit Chlorambucil behandelt werden. Neben einer Dauertherapie mit kleinen Dosen kommt auch eine intermittierende hochdosierte Chlorambuciltherapie in Frage. Wegen der geringeren Knochenmarktoxizität ist die intermittierende Gabe der kontinuierlichen Gabe vorzuziehen. Obwohl in dieser Risikogruppe der Nutzen von Kortikosteroiden nicht erwiesen ist, gilt die intermittierende Gabe in Kombination mit Prednison (Knospe-Schema) als Standardtherapie. Zur vollen Ausschöpfung der Wirksamkeit dieses Schemas ist die vorgesehene Dosiserhöhung von Chlorambucil entsprechend der Knochenmarktoleranz zu beachten.

Die individuellen Gegebenheiten des Patienten, insbesondere zusätzliche Begleiterkrankungen, sind bei der Entscheidung, welche Form der Chlorambucilbehandlung eingeleitet werden soll, zu berücksichtigen. Bei Vorliegen eines Diabetes mellitus oder einer erhöhten Infektanfälligkeit wird man auf Kortikosteroide verzichten. Wenn Chlorambucil nicht vertragen wird, kann gleichwertig Cyclophosphamid eingesetzt werden.

Bei Patienten mit intermediärem Risiko ist bisher nicht erwiesen, daß sie, wenn sie eine objektive Remission erreichen, einen Überlebensvorteil haben. Die Dauer der Chemotherapie richtet sich daher im wesentlichen nach der Linderung bzw. dem Verschwinden der Symptome, die zur Einleitung der Therapie geführt haben. Eine solche Symtomverbesserung ist bei einer Therapiedauer von 6 Monaten bei etwa 80% der Patienten zu erreichen. Bei erneuter Krankheitsprogression ist Chlorambucil wieder das Medikament der ersten Wahl.

### 8.3 Therapie bei Patienten mit hohem Risikostadium Binet C

Patienten im Binet-Stadium C oder Rai-Stadium III oder IV, bei denen der niedrige Hb-Wert nicht durch eine Coombs-positive autoimmunhämolytische Anämie bedingt ist, haben eine gleichermaßen schlechte Prognose. Die mittlere Überlebenserwartung liegt bei 2 Jahren. Sie werden daher immer behandelt. Die Standardtherapie ist ebenfalls Chlorambucil in Kombination mit Prednison. Im Gegensatz zur intermediären Risikogruppe ist hier der Endpunkt der Therapie klarer definiert. Ziel ist das Erreichen einer objektiven Remission (CR oder PR), da sie hier mit einem signifikanten Überlebensvorteil verbunden ist. Chlorambucil und Prednison werden daher so lange gegeben, bis ein Plateau mit optimaler Tumorzellreduktion und Rekonstitution der primär insuffizienten Hämatopoese erreicht ist. Die Ansprechrate nach Chlorambucil plus Prednison liegt bei Patienten im Stadium Binet C um 35%, wobei die Rate an kompletten Remissionen unter 10% liegt.

Die Frage, ob mit einer intensiveren Primärtherapie als Chlorambucil plus Prednison in fortgeschrittenen Stadien der CLL bessere Ergebnisse erzielt werden, wurde in den letzten Jahren in mehreren Studien geprüft. Man erreicht zwar höhere Ansprechraten, aber keine eindeutigen Überlebensvorteile. In der kürzlich abgeschlossenen, prospektivvergleichenden Untersuchung der Eastern Cooperative Oncology Group (ECOG) ergab sich kein Unterschied in der Überlebenszeit, wenn Patienten im Stadium Rai III und IV mit COP oder Chlorambucil plus Prednison behandelt wurden. In der Studie der französischen kooperativen CLL-Gruppe wurde zwar ein signifikanter Überlebensvorteil für Patienten im Stadium C nach Behandlung mit CHOP im Vergleich zu COP, das hier ungewöhnlich schlecht abschnitt, beobachtet. Dieses Ergebnis konnte aber in 2 großen skandinavischen Studien, in denen verschiedene CHOP-Dosierungen mit Chlorambucil und Prednison verglichen wurden, nicht bestätigt werden. Chlorambucil plus Prednison muß daher nach heutigem Kenntnisstand vorerst weiter als

Standard für die Primärtherapie der fortgeschrittenen CLL angesehen werden.

## 8.4 Hochdosistherapie

Obwohl Hochdosistherapien zur Konsolidierung oder im Rezidiv (bei Response auf Salvagechemotherapie) effektiv zu sein scheinen, ist ihre Rolle im Gesamtkonzept der Therapie der CLL noch nicht definiert. Patienten sollten an Zentren überwiesen werden zur Therapie innerhalb von Studien.

## 9 Rezidiv-Salvagetherapie

Bei Nichtansprechen auf Chlorambucil und Prednison oder erneuter Krankheitsprogression wurden bisher Polychemotherapieprotokolle wie COP, CHOP, CAP, POACH oder das M2-Protokoll eingesetzt. Die Ansprechrate (PR und CR) bei vorbehandelten Patienten liegt mit solchen Polychemotherapieprotokollen, die neben alkylierenden Substanzen Vinkaalkaloide und Anthrazykline enthalten, bei ca. 25%, und das mittlere Überleben beträgt weniger als 2 Jahre. Durch die Entwicklung der bei lymphozytischen Non-Hodgkin-Lymphomen besonders wirksamen Purinanaloga besteht aber berechtigte Hoffnung, daß die Prognose dieser Patienten verbesert werden kann.

**Fludarabin (Fludara)** ist das bei CLL am besten untersuchte Purinanalogon. Es ist ein fluoriertes Derivat von Adenin und damit definitionsgemäß ein Antimetabolit. Bei CLL-Patienten, die gegenüber Chlorambucil oder Cyclophosphamid refraktär sind, kann mit Fludarabin noch in 25–55% der Fälle ein Ansprechen mit 5–37% kompletten Remissionen erzielt werden. Fludarabin ist daher das effektivste Medikament zur Behandlung der refraktären CLL. Die Kombination mit Prednison bietet keinen Vorteil. Häufigste Nebenwirkungen sind Myelosuppression mit Thrombo- und Granulozytopenie und eine länger anhaltene Suppression von T-Helferlymphozyten. Das Risiko für opportunistische Infektionen ist daher etwas erhöht. In weniger als 20% der Fälle kommt es zu Fieber, Übelkeit und neurologischen Veränderungen. Der Stellenwert von Fludarabin in der Primärtherapie der CLL und in der Kombination mit anderen Substanzen wird z.Z. in mehreren klinischen Studien geprüft. Hierzu kann daher noch keine verbindliche Empfehlung gegeben werden. In einer europäischen klinischen Phase-III-Studie erwies sich Fludarabin wirksamer als eine anthracyclinhaltige Polychemotherapie (CAP oder CHOP).

Ein weiteres, auch bei der CLL wirksames, neues Purinanalogon ist **2-Chlordeoxyadenosin (Leustatin, Cladribin)**. Die Gesamtansprechrate bei vorbehandelten Patienten im Stadium C liegt nach 2 Zyklen mit 45% in der gleichen Größenordnung wie die nach Fludarabintherapie. Es werden aber weniger komplete Remissionen (5%) erreicht. Hauptnebenwirkungen von 2-Chlordeoxyadenosin sind eine schwere Neutropenie, Fieber und Infektionen. Zusätzlich können weniger stark ausgeprägt Müdigkeit, Übelkeit, Hautrötung und Kopfschmerzen auftreten. Inzwischen wurde auch über ein tödlich verlaufendes Tumorlysesyndrom nach einer 2-Chlordeoxyadenosin-Behandlung bei einer refraktären CLL berichtet.

**Pentostatin (2-Deoxycoformycin, Nipent)** ist das 3. Purinanalogon, das bei refraktärer CLL in den letzten Jahren eingesetzt wurde. Es ist deutlich weniger wirksam als Fludarabin und 2-Chlordeoxyadenosin. Die Ansprechrate liegt bei ca. 25%, wobei vorwiegend partielle Remissionen erreicht wurden. Die Toxizität dieser Substanz ist durch eine Myelosuppression, Infektionen infolge Übelkeit, Erbrechen und zum Teil allergischer Hautreaktion geprägt.

Der endgültige Stellenwert der Purinanaloga in der Behandlung der chronischen lymphatischen Leukämie kann erst nach Abschluß der zur Zeit laufenden klinischen Studien beurteilt werden.

In einzelnen Fällen kann Methotrexat p.o. oder Etoposid p.o. versucht werden.

## 10 Maßnahmen zur Therapiekontrolle

Zur Beurteilung der Wirksamkeit der zytostatischen Therapie sollten die oben angegebenen Remissionskriterien herangezogen werden. Hierzu ist eine regelmäßige Kontrolle des Blutbildes, des Lymphknotenstatus und der Leber- und Milzgröße erforderlich (s. auch Kap. 35. 7. 6 „Immunozytom", Tabelle 1). Die Purinanaloga führen regelmäßig zu einer schweren T4-Lymphopenie. Zur Abschätzung des Infektionsrisikos gegenüber opportunistischen Infektionen kann dieser Wert bestimmt werden.

Bei dem häufig ausgeprägten Antikörpermangelsyndrom ist bei Infektionen eine frühe und intensive antimikrobielle und antivirale (Aciclovir) Therapie angezeigt. Eine prophylaktische Immunglobulinsubstitution mit 0,15 mg/kg KG alle 3–4 Wochen sollte nur bei rezidivierenden Infekten erfolgen.

# 11  Besondere Hinweise

## 11.1  Chronische lymphatische Leukämie vom T-Zelltyp (T-CLL)

### 11.1.1  Einführung

Die T-CLL ist äußerst selten und wird als eigenständige Krankheitsentität neuerdings in Frage gestellt. Bei Diagnose ist sie daher sorgfältig von anderen T-Zelleukämien wie der T-Prolymphozytenleukämie, der adulten HTLVI-positiven Leukämie oder leukämischen T-Zellymphomen abzugrenzen. Nach der aktualisierten Kiel-Klassifikation werden 3 zytologische Subtypen unterschieden.

### 11.1.2  Zytologie/Immunzytologie

**Typ I:** Beim *„Knobbytyp"* haben die Kerne unregelmäßige und oft multiple Vorbuckelungen bei schmalem, nichtgranuliertem Zytoplasma. Immunzytologisch sind diese Zellen CD4-positiv.

**Typ II:** Der *„azurophile Typ"* ist charakterisiert durch Zellen mit rundlichen Kernen und einem breiten, graublauen Zytoplasma, das azurophile Granula aufweist. Sie entsprechen den „large granular lymphocytes" (LGL) und exprimieren CD8, CD16, CD57 und CD2. Dieser Subtyp wird auch als LGL-Leukämie oder LGL-Lymphozytose mit Granulozytopenie oder T-γ-lymphoproliferative Erkrankung bezeichnet und ist als eigenständige Entität unbestritten.

**Typ III:** Der 3. *„pleomorphe Typ"* zeigt Zellen mit sehr unregelmäßigen Kernen mit tiefen Einkerbungen und einem mäßig breiten, graublauen Zytoplasma ohne Azurgranula. Die Zellen sind CD8-positiv. Er ist morphologisch der in Japan endemisch auftretenden Adult-T-Zell-Leukämie (ATL) ähnlich, aber HTLV-I-negativ.

### 11.1.3  Klinischer Verlauf und Prognose

Das klinische Bild ist geprägt durch eine sehr starke Milzvergrößerung (80% der Patienten) und eine Leberschwellung. 40% der Patienten haben unterschiedliche Hautsymptome, meist in Form einer diffusen Erythrodermie. Der Krankheitsverlauf der T-CLL von Typ I und III ist in der Regel äußerst progredient mit rascher Lymphozytenexpansion und infiltrativem Wachstum (Lunge, Perikard, ZNS) sowie der Entwicklung einer Panzytopenie. Das mittlere Überleben liegt bei 1,5 Jahren. Dagegen ist in den meisten Fällen des Typs II der Verlauf benigne. Er kann kompliziert sein durch eine immunologische Suppression der Hämatopoese, insbesondere der Granulopoese und der Erythropoese, letztere im Sinne einer Pure-red-cell-Aplasie.

### 11.1.4 Therapie

Bei der Therapie von Typ I und III können wie bei der B-CLL alkylierende Substanzen oder auch Polychemotherapien wie COP und CHOP eingesetzt werden. Ziel sollte eine komplette Remission sein. Bei einigen Fällen wurde ein gutes Ansprechen auch auf Pentostatin und 2-Chlordeoxyadenosin beobachtet. Wegen der Seltenheit dieser Erkrankung bestehen aber insgesamt nur anekdotische Therapieerfahrungen, so daß keine Standardtherapie empfohlen werden kann. Bei sehr hoher Zellzahl ist eine rasche Zytoreduktion auch mittels einer Leukapherese möglich. Bei der LGL-Leukämie (Typ II) können bei Suppression der Granulopoese oder Erythropoese Kortikosteroide und hämatopoetische Wachstumsfaktoren wie G-CSF eingesetzt werden.

### 11.2 Prolymphozytenleukämie (PLL)

#### 11.2.1 Einführung

Die Prolymphozytenleukämie ist eine gut definierte Sonderform der chronischen lymphatischen Leukämie mit massiver Splenomegalie und extrem hohen Leukozytenzahlen. Lymphknotenschwellungen sind eher ungewöhnlich.

#### 11.2.2 Zytologie/Immunzytologie

Nach dem immunologischen Phänotyp werden 2 Formen, die etwas häufigere B-PLL und die T-PLL, unterschieden.

#### 11.2.3 Klinischer Verlauf und Prognose

Morphologisch ist die PLL gekennzeichnet durch große Lymphozyten mit einem breiten, gering basophilen Zytoplasma. Der Kern zeigt eine kondense Chromatinstruktur mit meist einem prominenten Nukleolus. Zur Diagnose der PLL wird gefordert, daß über 55% der Lymphozyten diese Prolymphozytenmorphologie haben. Liegt der Anteil der Prolymphozyten zwischen 11 und 55%, spricht man von CLL/PLL. Bei der

CLL dürfen 10% Prolymphozyten vorkommen. Immunzytologisch zeigen die B-PLL-Lymphozyten eine hohe Dichte an Membranimmunglobulinen und eine stärkere Expression des relativ reifen B-Zellantigens CD22. Die T-PLL ist morphologisch heterogener. Es gibt auch eine kleinzellige Variante. Immunzytologisch exprimieren die Zellen im wechselnden Ausmaß CD4 (65% der Fälle), CD8 (13%) oder CD4 plus CD8 (21%). Typisch für die T-PLL sind Veränderungen des Chromosoms 14. Die Inversion qll/q32 ist die häufigste Aberration des Chromosoms 14.

Die bei der CLL üblichen Therapieansätze sind bei der PLL kaum wirksam. Die Prognose ist insgesamt schlecht: Bei der PLL vom T-Zelltyp beträgt die mittlere Überlebenszeit 7,5 Monate und ist damit deutlich schlechter als bei der vom B-Zelltyp (3 Jahre).

### 11.2.4 Therapie

Auch bei der Prolymphozytenleukämie kann keine Standardtherapie empfohlen werden. Vorübergehende Besserungen können im Einzelfall durch eine Splenektomie, Milzbestrahlung oder CHOP-Polychemotherapie erreicht werden. Mit Fludarabin konnte dagegen bei ca. 35% der Patienten komplette und partielle Remissionen erzielt werden. Auch Pentostatin ist bei der T-PLL wirksam. In ca. 50% der Fälle kann man mit Remissionen (vor allem partiellen Remissionen) rechnen. Die Remissionsdauer liegt zwischen 9 und 12 Monaten. Ist eine intensive Chemotherapie nicht möglich, kann auch eine Monotherapie mit Interferon-α versucht werden. Bei exzessiv hohen Leukozytenzahlen kann eine Leukapherese indiziert sein.

### 11.3 Studien

**Eine multizentrische CLL-Studie ist in Vorbereitung.**

*Auskunft:* Prof. Dr. B. Emmerich, Medizinische Klinik, Klinikum Innenstadt der Universität München, Ziemssenstraße 1, 80336 München, Tel.: 089/5160-2205, Fax: 089/5160-4412.

## 12 Zukünftige Entwicklungen

Mit Fludarabin steht erstmals ein Medikament zur Verfügung, mit dem bei unbehandelten CLL-Patienten komplette Remissionen in nennenswertem Ausmaß erreicht werden können.

Als Konsolidierungstherapie in der kompletten Remission bietet sich bei jüngeren Patienten mit HLA-identischen Geschwistern die allogene Knochenmarktransplantation an. Vorläufige Erfahrungen der EBMT mit intensiv vorbehandelten Patienten sind mit einer Vierjahresüberlebensrate von 45% ermutigend. Bei jungen Patienten ohne HLA-identische Geschwister werden z. Z. verschiedene Hochdosischemotherapien mit anschließender autologer Knochenmarktransplantation oder Transplantation von peripheren Blutstammzellen mit und ohne Purging des Transplantates erprobt. Da die meisten Patienten, die eine komplette Remission erreichen, immunsupprimiert sind, werden auch immunrestaurative Ansätze mit Zytokinen erforscht.

## 13 Therapieschemata

### 13.1 Induktionstherapie

| Chlorambucil/Prednison | | | CP (Knospe 1974) |
|---|---|---|---|
| Chlorambucil[a] | 0,4 mg/kg KG oder 18 mg/m$^2$ | p.o. | Tag 1 |
| Prednison | 75 mg/kg KG | p.o. | Tag 1 |
| | 50 mg/kg KG | p.o. | Tag 2 |
| | 25 mg/kg KG | p.o. | Tag 3 |

Wiederholung ab Tag 15
[a] Dosissteigerung von Chlorambucil um jeweils 0,1 mg/kg KG oder 5 mg/m$^2$, bis Wirkungseintritt oder Toxizität erreicht sind. Die Dosis kann auch auf die Tage 1–3 verteilt werden.

| Chlorambucil | C kontinuierlich (Sawitsky 1977) |
|---|---|
| Chlorambucil    0,08 mg/kg oder 4–8 mg Gesamtdosis p.o.    täglich | |

Fortlaufend, bis maximales klinisches Ansprechen erreicht ist. Eine Erhaltungstherapie bringt keinen Vorteil.

| **Cyclophosphamid-Monotherapie** | | | (Rai 1993) |
|---|---|---|---|
| Cyclophosphamid | 10–15 mg/kg KG | i.v.-Bolus | Tag 1 |

Wiederholung nach 7–10 Tagen, oder

Cyclophosphamid 1–5 mg/kg KG p.o. täglich fortlaufend
(Minimum 4 Wochen).

Dosisanpassung an den antileukämischen Effekt und die Myelotoxozität.

## 13.2 Rezidivtherapie

| **Cyclophosphamid/Vincristin/Prednison** | | | | **COP** (Montserrat 1985) |
|---|---|---|---|---|
| C | Cyclophosphamid | 300 mg/m$^2$ | i.v./p.o. | Tag 1, 2, 3, 4, 5 |
| O | Vincristin | 1 mg/m$^2$ [a] | i.v. | Bolus | Tag 1 |
| P | Prednison | 40 mg/m$^2$ | p.o. | Tag 1, 2, 3, 4, 5 |

| Wiederholung ab Tag 22 | [a] maximal 2 mg |
|---|---|

| **Cyclophosphamid/Adriamycin/Vincristin/Prednison** | | | | **mini CHOP** (French Cooperative Group 1986) |
|---|---|---|---|---|
| C | Cyclophosphamid | 300 mg/m$^2$ | i.v./p.o. | Tag 1, 2, 3, 4, 5 |
| H | Adriamycin | 25 mg/m$^2$ | i.v. | Bolus | Tag 1 |
| O | Vincristin | 1 mg/m$^2$ [a] | i.v. | Bolus | Tag 1 |
| P | Prednison | 40 mg/m$^2$ | p.o. | Tag 1, 2, 3, 4, 5 |

| Wiederholung ab Tag 22 | [a] maximal 2 mg |
|---|---|

| **Cyclophosphamid/Adriamycin/Prednison** | | | | **CAP** (Keating 1990) |
|---|---|---|---|---|
| C | Cyclophosphamid | 750 mg/m$^2$ | i.v. | Bolus | Tag 1 |
| A | Adriamycin | 50 mg/m$^2$ | i.v. | Bolus | Tag 1 |
| P | Prednison | 100 mg/m$^2$ | p.o. | Tag 1, 2, 3, 4, 5 |

Wiederholung ab Tag 22

**Melphalan/Cyclophosphamid/BCNU/Vincristin/Prednison**                    **M2**
                                                                    (Kempin 1982)

| V | Vincristin[a] | 0,03 mg/kg | i.v. | Bolus | Tag 1 |
|---|---------------|------------|------|-------|-------|
| M | Melphalan | 0,25 mg/kg | p.o. | | Tag 1–4 |
| C | Cyclophosphamid | 10 mg/kg | i.v. | Bolus | |
| B | BCNU | 0,5 mg/kg | i.v. | Bolus | Tag 1 |
| P | Prednison | 1,0 mg/kg | p.o. | | Tag 1–7 |
| | | 0,5 mg/kg | p.o. | | Tag 8–14 |
| | | 0,25 mg/kg | p.o. | | Tag 15–35 |

Wiederholung Tag 36                                         [a] Maximal 2 mg

---

**Fludarabin-Monotherapie**                                              **F**
                                                                  (Keating 1989)

Fludarabin          $25 \, mg/m^2$        i.v.   30-min-Infusion   Tag 1–5

Wiederholung ab Tag 28

---

**2-Chlordeoxyadenosin**                                              **2CDA**
                                                                    (Piro 1988)

2-Chlordeoxyadenosin  0,1 mg/kg KG   i.v.   24-h-Infusion   Tag 1–7
(Leustatin, Cladribin)

Bei Thrombozyten < 60000/µl 0,05 mg/kg KG
Wiederholung ab Tag 29

---

**Deoxycoformycin (Pentostatin, Nipent®)**                              **DCF**
                                                                 (Dillmann 1989)

Deoxycoformycin        $4 \, mg/m^2$         i.v.   Kurzinfusion   Tag 1

Wiederholung ab Tag 15

# Literatur

Cooperative Group for the Study of Immunoglobulin in Chronic Lymphocytic Leukemia (1988) Intravenous immunoglobulin for the prevention of infection in chronic lymphocytic leukemia. A randomized controlled clinical trial. N Engl J Med 319:902–907

Dillman RO, Mick R, McIntyre OR (1989) Pentostatin in chronic lymphocytic leukemia: A Phase II trial of Cancer and Leukemia Group. Br J Clin Oncol 7:433–438

Döhner H, Ho AD, Thaler J et al. (1993) Pentostatin in prolymphocytic leukemia: Phase II Trial of the European Organization for Research and Treatment of Cancer Leukemia Cooperative Study Group. J Natl Cancer Inst 85:658–662

Döhner H, Fischer K, Bentz M et al. (1995) p53 gene deletion predicts for poor survial and non-response to therapy with purine analogs in chronic B-cell leukemia. Blood 85:1580–1589

Foon KA, Gale RP (1992) Is there a T-cell form of chronic lymphocytic leukemia? Leukemia 6:867–868

Foon KA, Rai KR, Gale RP (1990) Chronic lymphocytic leukemia. New insights into biology and therapy. Ann Intern Med 113:525–539

French Cooperative Group on Chronic Lymphocytic Leukemia (1986) Effectiveness of „CHOP" regimes in advanced untreated chronic lymphocytic leukemia. Lancet I, 1346–1349

French Cooperative Group on chronic lymphocytic leukemia (1990) Effects of chlorambucil and therapeutic decision in initial forms of chronic lymphocytic leukemia (stage A): Results of a randomized clinical trial on 612 patients. Blood 75:1414–1421

Hansen MM, Andersen E, Birgens H et al. (1991) CHOP versus chlorambucil + prednisolone in chronic lymphocytic leukemia. Leuk Lymphoma 5:97–100

Hiddemann W (1993) Chronische lymphatische Leukämie: Aktueller Stand und Pespektiven. Internist 34:534–541

Imby E, Mellstedt H (1991) Chlorambucil/prednisone versus CHOP in symptomatic chronic lymphocytic leukemias of B-cell type. A randomized trial. Leuk Lymphoma 5:93–96

International Workshop on Chronic Lymphocytic Leukemia (1988) Chronic lymphocytic leukemia: Recommendations for diagnosis, staging, and response criteria. Ann Intern Med 110:236–238

Kantarjian HM, Childs G, O'Brien S et al. (1991) Efficacy of Fludarabine, a new adenine nucleoside analogue in patients with prolymphocytic leukemia. Am J Med 90:233–228

Keating MJ, Scouros M, Murphy S et al. (1988) Multiple agent chemotherapy (POACH) in previously treated and untreated patients with chronic lymphocytic leukemia. Leuk Lymphoma 2:157–164

Keating MJ, Kantarjian H, Talpaz M et al. (1989) Fludarabine: A new agent with major activity against chronic lymphocytic leukemia. Blood 74:19–25

Keating MJ, Hester JP, McCredie KB, Burgess MA, Murphy WK, Freireich EJ (1990). Long-term results of CAP therapy in chronic lymphocytic leukemia. Leuk Lymphoma 2:391–397

Kempin S, Lee BH III, Thaler HT et al. (1982) Combination chemotherapy of advanced chronic lymphocytic leukemia. The M2-protocol (vincristine, BCNU, cyclophosphamide, melphalan and prednisone). Blood 60:1110–1121

Knospe WH, Loeb V, Hugulex CM (1974) Biweekly chlorambucil treatment of chronic lymphocytic leukemia. Cancer 33:555–562

Matutes E, Catovsky D (1993) CLL should be used only for the disease with B-cell phenotype (letter). Leukemia 7:917–918

Matutes E, Brito-Babapulle V, Swansburg J et al. (1991) Clinical and laboratory features of 78 cases of T-prolymphocytic leukemia. Blood 78:3269–3274

Melo JV, Catovsky D, Salton DAG (1986) The relationship between chronic lymphatic leukemia and prolymphocytic leukemia. I. clinical and laboratory features of 300 patients and characterisation of an intermediate group. Br J Hematol 63:377–387

Michallet M, Corront B, Hollard D, Gratwohl A et al. (1991) Allogeneic bone marrow transplantation in chronic lymphocytic leukemia: 17 cases. Report from the European Cooperative Group for bone marrow transplantation. Bone Marrow Transplant 7:275–279

Montserrat E, Alcala A, Parody R et al. (1985) Treatment of chronic lymphocytic leukemia in advanced stages: A randomized trial comparing chlorambucil plus prednisone versus cyclophosphamid, vincristine and prednisone. Cancer 56:2369–2375

OBrien S, del Giglio A, Keating M (1995) Advances in the Biology and Treatment of B-Cell Chronic Lymphocytic Leukemia. Blood 85:307–318

Piro LD, Carrera CJ, Beutler E, Carson DA (1988) Chlorodeoxyadenosine. An effective new agent for the treatment of CLL, chronic lymphatic leukemia. Blood 72:1069–1073

Rabinowe SN, Soiffer RJ, Gribben JG et al. (1993) Autologous and allogeneic bone marrow transplantation for poor prognosis patients with B-Cell chronic lymphocytic leukemia. Blood 82:1366–1376

Rai KR, Rabinowe SN (1993) Chronic lymphocytic leukemia. In: Holland IF, Frei E III, Bart RC et al. (eds) Cancer Medicine, vol II, 3rd edn. Lea & Febiger, Philadelphia London, pp 1971–1988

Raphael B, Andersen JW, Silber R et al. (1991) Comparison of chlorambucil and prednisone versus cyclophosphamide, vincristine, and prednisone as initial treatment for chronic lymphocytic leukemia: Long-term follow-up of an Eastern Cooperative Oncology Group randomized clinical trial. J Clin Oncol 9:770–776

Rozman C, Montserrat E (1989) When and how to treat chronic lymphocytic leukemia. Blut 59:467–474

Saven A, Carrera CJ, Carson DA, Beutler E, Piro LD (1991) 2-Chlorodeoxyadenosine treatment of refractory chronic lymphocytic leukemia. Leuk Lymphoma 5:133–138

Sawitsky A et al. (1977) Comparison of daily versus intermittant chlorambucil and prednisone therapy in the treatment of patients with chronic lymphocytic leukemia. Blood 50:1049–1059

# 34.8 Haarzelleukämie

H. Pralle

## 1 Epidemiologie

*Inzidenz:* In der Bundesrepublik Deutschland rechnet man pro Jahr mit etwa 150 neudiagnostizierten Fällen.

*Ätiologie:* Keine Assoziation zu familiärer Belastung, Viren oder Umweltgiften bekannt. Die Patienten kommen aus allen Berufsgruppen.

*Genetische Prädisposition:* Die Haarzelleukämie (HZL) trifft überwiegend Männer; Frauen erkranken 4- bis 6mal seltener.

*Altersverteilung:* ca. 50 Jahre im Median.

## 2 Histologie/Zytologie

### 2.1 Peripheres Blut

Oft lenkt die Panzytopenie die Aufmerksamkeit auf die Diagnose. Nur in etwa 60% der Blutbilder kommen – und dann meist wenige – *„hairy cells"* (HZ) vor. Sie zeichnen sich durch die namengebenden langen Protrusionen des weiten, hellen und unruhigen Zytoplasmas aus. Zusammen mit dem lockeren und oft gebuchteten Kern sind sie oft ohne weiteres sicher zuzuordnen. Anisozytose, Monozytopenie und niedrige Retikulozyten festigen die Vermutung einer HZL.

*Elektronenoptisch* sind neben den langen Protrusionen besondere Ribosomenlamellenkomplexe charakteristisch.

### 2.2 Morphologische Klassifikationen – Untergruppen

Von der HZL werden ein *splenomegales kleinzelliges Lymphom mit villösen B-Zellen mit mehr leukämischem Verlauf* und eine *„variant form"* abgetrennt. Beide sprechen typischerweise nicht auf Interferon an. Die „variant form" widersteht offenbar auch den Nukleosidanaloga. Nach der Kernform wurde zudem ein „ovoider" von einem „indented" Typ unterschieden. Die Bedeutung der Unterscheidung ist unklar.

## 2.3 Organinfiltrationen

In der immer beteiligten Milz ist bevorzugt die rote Pulpa infiltriert. Mikroskopisch finden sich hier ungewöhnliche Pseudosinus wie auch in der Leber. Das Sinusendothel ist dabei abgelöst und durch HZ ersetzt. Ähnlich können sie Alveolarendothel und Mesothelien unterwandern. Selten infiltrieren sie blande Lymphknoten. Zunächst muß deshalb bei Lymphknotenschwellungen an eine Lymphadenitis oder an ein anderes Lymphom gedacht werden. Einzelne Knochenläsionen und pathologische Frakturen wurden beschrieben. Auch über Doppellymphome wurde berichtet (HZL und Immunozytom oder Plasmozytom).

## 2.4 Zytochemischer Marker

Die Reaktion der tartratresistenten sauren Phosphatase (Isoenzym V) bot die erste Möglichkeit, die HZL abzugrenzen. Sie wurde von der Immunophänotypisierung verdrängt.

## 2.5 Immunophänotypisierung

Die Immunophänotypisierung der „hairy cell" belegt ihren B-Zellcharakter: Die linienspezifischen Antigene CD 19 und CD 20 sind positiv, der

**Tabelle 1.** Phänotyp der „hairy cell" und der leukämisch verwandten B-Zellen

|  | HZL | HZL Variant | Splenomegales Immunozytom | CLL |
|---|---|---|---|---|
| *Zytochemie* |  |  |  |  |
| Saure Phosphatase | ++ | +/++ | − | − |
| *Immunophäntotyp* |  |  |  |  |
| CD 5 | −− | −− | +/− | + |
| CD 11c | + | +/− | +/− | − |
| CD 22 | ++ | + | + | +/− |
| CD 25 | ++ | − | +/− | − |
| CD 103 | + | + | − | − |
| CyIgG | +/− | +/− | +/− | − |
| sIgG | ++ | ++ | ++ | + |

Aktivierungsmarker CD 22 stark exprimiert. Dazu sind CD 25 (Interleukin-2-Rezeptor) und das trimäre Glykoprotein aktivierter T-Zellen (CD 103) dicht ausgebildet. Das mukosaassoziiert vorkommende CD103, mit den Antikörpern BLy7 oder BerACT8 dargestellt, gilt daher in Milz und Knochenmark als Beleg der HZ. Diagnostisch kann zusätzlich noch das Adhäsionsmolekül CD11c verwendet werden, das sie mit Monozyten teilt, wie sie funktionell auch Tusche phagozytiert (vgl. Tabelle 1).

## 2.6 Molekulargenetik und Zytogenetik

Molekulargenetische Befunde bestätigten die Zuordnung zu B-Zellen. Die schweren Ketten sind rearrangiert und klonal beschränkt mit einer Leichtkette verbunden. Zytogenetisch wurden Veränderungen am Chromosom 12 beschrieben.

## 3 Stadieneinteilung

Die verbreitete klinische Stadieneinteilung nach Jansen (Tabellen 2 und 3) erfaßt im wesentlichen neben der Milzmasse die zunehmende hämopoeti-

**Tabelle 2.** Stadien bei Stellung der Diagnose. (Nach Jansen 1992)

| Stadium | Hb (g/dl) | Milz cm unter Rb |
|---------|-----------|------------------|
| I | > 12,0<br>>  8,5 | < 10 oder<br><  4 |
| II | 8,5–12,0<br><  8,5 | > 10 oder<br><  4 |
| III | 8,5–12,0<br><  8,5≥  4 | > 10 oder |

**Tabelle 3.** Stadien nach Milzentfernung. (Nach Jansen 1992)

| Stadium | Hb (g/dl) | Neutrophile/µl |
|---------|-----------|----------------|
| A | > 12,0 | > 500 |
| B | > 12,0<br>8,5–12,0 | < 500 oder<br>> 500 |
| C | 8,5–12,0<br><  8,5 | 500 oder<br>– |

sche Insuffizienz. Die hohe Wirksamkeit von Interferon-α hob die prognostische Bedeutung der Stadien allerdings auf; die Nukleosidanaloga dürften sie ebenso überwinden lassen.

# 4 Prognose

Die Prognose war weder durch Zytostatika noch durch die Splenektomie wesentlich verändert worden. Die Lebenszeit dauerte mit weiten Schwankungen im Median 4–5 Jahre. Der Tod wurde meist nicht durch leukämiebedingte Konsumption, sondern in >80% der Fälle durch Infektionen verursacht.

Unter Interferon-α (IFN-α) erreichen 91% der Patienten 4 Jahre Lebenszeit mit guter Lebensqualität. Sie können zudem erwarten, sowohl wiederholt erfolgreich mit IFN wie auch sequentiell mit den verschiedenen Substanzen erneut erfolgreich behandelt zu werden.

# 5 Diagnostische Maßnahmen und Charakteristika der Erkrankung

### Anamnese

Die *Anamnese* läßt oft bei ungewöhnlichen Infektionen oder Erregern die HZL vermuten. Die körperliche Untersuchung deckt eine eindrucksvolle Milzvergrößerung bei fehlenden Lymphomen auf. Das Blut ist panzytopenisch mit hervorstechender Mono- und Retikulozytopenie. Typische „hairy cells" im peripheren Blut können dann schon als beweisend gelten. Allerdings erschwert die Zytopenie in vielen Fällen die Erkennung.

### Knochenmarkbiopsie

Die *Stanzbiopsie des Knochenmarks* liefert den beweisenden Befund. Die Aspiration endet oft mit einem „dry tap". Die schüttere, kleinzellige Infiltration weist bei geringer Zelldichte den Weg. Infiltratgebunden sieht man Retikulinfasern, und Mast- sowie Plasmazellen sind hier vermehrt. Wenn bei schlechter Morphologie die Zellausläufer nicht erkennbar sind, dann kann die HZL an den lockeren, ovoiden oder eingekerbten Kernen und am hellen, unruhigen Zytoplasma erkannt werden. Es erscheint rosa und enthält keine Granula. Abrisse davon liegen oft frei auf dem Objektträger. Die Marker CD 19 und CD 22 werden mit dem ersten B-Zellpanel erfaßt. Wenn CD 5 negativ ist, sollte es auf die Marker CD 11c und CD 25 erweitert werden. Zuletzt kann das Antigen CD 103 die HZL praktisch beweisen.

*Fehlen von Hämolysezeichen*
Niedrige Retikulozyten, LDH, Bilirubin und erhaltenes Haptoglobin weisen auf die HZL mit ihrer „splenomegalen Markhemmung" hin.

*Serummarker*
Im Gegensatz zu anderen niedrigmalignen B-Zellymphomen sind die Immunglobuline nicht vermindert. Selten findet sich monoklonales IgM. Oft ist die alkalische Phosphatase niedrig. Mit Immuntechniken wurden einige Antigene der riesigen Zelloberfläche der HZ im Serum gefunden. Auch der Rezeptor für IL2 zirkuliert als solubler Rezeptor (sIL-2R). Er kann für eine Schätzung der Resttumormenge verwendet werden.

*Bildgebende Untersuchungen*
Mit Hilfe der Magnetresonanztomographie kann die Infiltration im Knochenmark geschätzt werden. Die Computertomographie läßt Infiltrationen oder Infektionen von parenchymatösen Organe und Lymphknoten zuordnen.
    *Merkmale der HZL und Differentialdiagnose* sind in Tabelle 4 dargestellt.

**Tabelle 4.** Klinische Abgrenzung der HZL von den anderen niedrigmalignen leukämischen B-Zell-Non-Hodgkin-Lymphomen

|  | HZL | HZL Variant | Splenomegales Immunozytom | CLL |
|---|---|---|---|---|
| m./w. | 4:1 | ? | 2:1 | 1,3:1 |
| Milztumor [%] | 90 | >90 | 90 | 50 |
| LK tastbar [%] | 5 | < 5 | 25 | 80 |
| Knochenmarkinfiltration | fokal/ diffus | fokal/ diffus | fokal/ diffus | interstitiell bis diffus |
| Retikulinfasern | ++ | + | + | − |
| Milzinfiltrate | Rot | Rot | Weiß (und rote Pulpa) |  |
| Leukozytose | −/+ | +/++ | −/+ | +++ |
| Monozytopenie | ++ | − | − | − |
| Granulozyten < 500/µl | +/− | − |  | − |

# 6 Antileukämische Therapie

## 6.1 Frühere Therapieversuche

Die früher einzig geübte *Splenektomie* bewirkte nur in seltenen Fällen anhaltende Knochenmarkremissionen. Die schlechte Vorhersagbarkeit von Remissionen und Komplikationen relativieren ihren Wert. Die zweite depletorische Maßnahme, die *Leukapherese*, wurde nur vereinzelt angewendet. Eine konventionelle Chemotherapie konnte nicht etabliert werden.

## 6.2 Moderne Therapie

Heute wird die HZL mit Interferon (IFN) und mehreren Nukleosidanalogen beeinflußt (z. T. noch in klinischen Studien). Kombinationen verbesserten die Remissionen bisher nicht.

### 6.2.1 Remissionskriterien

1986 wurde unter dem Eindruck der starken Wirksamkeit von IFN und Desoxycoformycin die Definition der kompletten Remission auf die Fälle beschränkt, deren Blutbild unauffällig und deren Knochenmark frei von HZ waren („free from discernible HC"), und der Begriff der guten Teilremission geprägt. Es bedeuten:

*Komplette Remission (CR)*
Keine Krankheitszeichen einschließlich Organomegalie; Hämoglobin > 12 g/dl, neutrophile Granulozyten > 1500/µl; Thrombozyten > 150000/µl, Blut und Knochenmark frei von HZ.

*Gute Teilremission (GPR)*
Wie CR, außer daß bis zu 5% HZ im Knochenmark verblieben sind und die Milz nur klinisch nicht tastbar ist.

*Teilremission (PR)*
Wie CR, aber bis zu 50% der HZ ihres Ausgangsanteils an der Hämopoese sind verblieben.

*Geringes Ansprechen (MR)*
Normalisierung eines der 3 hämatologischen Parameters ohne Verschlechterung anderer Parameter.

*Keine Änderung (NC)*
Schlechter als MR.

## 6.3 Übersicht der Therapieoptionen

### 6.3.1 Interferon-α

**Interferon bei Patienten ohne Risiko**
Aus Leukozyten isoliertes IFN-α (leu) und die humanen rekombinanten (hr-)IFN-*alfa*-2(a, b, und c) führen nach wochen- bis zu jahrelanger Anwendung zu Remissionen, die unter Erhaltungstherapie stabil bleiben. Die Remissionsrate lag in großen Studien bei wenig unter 90%. Unter IFN wird zunächst die Milz kleiner, die Thrombozyten steigen an, gefolgt vom Hämoglobin. Verzögert normalisieren sich die Granulo- und Monozyten über 1–3 Jahre. Eine besondere, höherdosierte Gabe zur Induktion der Remission scheint nicht erforderlich, beschleunigt aber die Verbesserung der Laborparameter.

*Induktionstherapie*
Eine einschleichende Dosierung in der ersten Woche verringert die Nebenwirkungen. Interferon ist im Gegensatz zu den Nukleosidanalogen wahrscheinlich nicht muta- oder teratogen und beeinträchtigt nicht die Spermiogenese. Die Injektion am frühen Nachmittag vermindert eine nachhängende Müdigkeit am folgenden Morgen. Die Gabe von 0,5 g Paracetamol nach 3–4 h vermindert das 4–6 h nach der Injektion zu erwartende Fieber.

*Erhaltungstherapie*
Angepaßte Dosen von ca 2–3 Mio. IFN/Woche sind zur Erhaltung der Remission ratsam, da die HZL sonst nach 8–22 Monaten rezidiviert (abhängig von der Dauer der Therapie).

**Interferon bei Risikopatienten**
Interferon wirkt schon ab Dosen von 0,2–0,5 Mio. E. IFN; auch Intervalle von bis zu 3 Wochen Dauer heben die positiven Effekte nicht auf. Die intermittierende Gabe von niedrigen Dosen ist bei alten Patienten oder Schwerkranken mit Infektionen (besonders nach Splenektomie) der sicherste Weg zur Besserung. Überwachung und Nebenwirkungen wie oben. Schwere Infektionen und Depressionen sind seltener. Nach Stabilisierung kann das primäre Ansprechen durch die Standarddosis oder eines der Nukleosidanaloga in eine echte Remission überführt werden.

**Interferonzusammenfassung**
*Wirkmechanismus:* nicht bekannt.
*Ergebnis:* 80% Teil- und komplette Remissionen.
*Überwachung:* Blutbild, Infektionsgefährdung über 4 Monate, Antikörper gegen das verwendete IFN.
*Nebenwirkungen:* Neurologisch und kardial (bei der angewendeten Dosis selten und oft wenig belästigend). *Psychiatrisch:* unangenehme Depression.

### 6.3.2 Nukleosidanaloga

Hochwirksame Medikamente gegen die HZL, evtl. wirksamer als Interferon, sind die Nukleosidanaloga Pentostatin (Desoxycoformycin (2-DCF), als Nipent® im Handel, und Chladribin (2-Chlordesoxyadenosin (2-CdA) als Leustatin® in Studien in Deutschland in Erprobung). In den USA wurde Leustatin® 1993 neben Interferon bei der Primärbehandlung wegen der geringen subjektiven Beeinträchtigung verwendet. In Deutschland wurde Nipent® als Arzneimittel 1994 zugelassen.

**Adenosindesaminase-Inhibition durch Pentostatin**
Die intravenöse Gabe von Pentostatin erfolgte an 3 aufeinanderfolgenden Tagen, in Wochenabständen für 3 Wochen und in Monatsabständen für 3 Monate. Die einfachere Anwendung von 6 Gaben alle 14 Tage setzt sich heute offenbar durch.
*Ergebnis:* 85% Teil- und komplette Remissionen, ähnliche Quote auch bei Versagen von IFN.
*Wirkung:* DCF oder Pentostatin hemmt langdauernd die Adenosindesaminase (ADA). Haarzellen und T-Lymphozyten werden zerstört.
*Überwachung:* Kreatinin, Blutbild, evtl. parenterale Ernährung; T-Lymphozyten; Gefahr der Pilz- und Virusinfektionen über 2–6 Monate.
*Nebenwirkungen:* Übelkeit, selten Erbrechen; Einschränkung der Kreatininclearance; terato- und mutagen in Tierversuchen; Infektionsgefährdung durch Hemmung von T-Lymphozyten.

**Einbau des Adenosinanalogon Chladribin (2-Chlordesoxyadenosin)**
Die Dauerinfusion von 0,1 mg/kg KG 2-Chlordesoxyadenosin (2-CdA) pro Tag über 7 Tage führte fast nebenwirkungsfrei bei >95% der Patienten mit HZL zu kompletten oder nahezu kompletten Remissionen. Die subkutane Applikation an 5 aufeinanderfolgenden Tagen wird in Studien erprobt. Ebenso scheint die orale Gabe möglich, da von einer Resorption von 50% ausgegangen werden kann.

*Wirkung:* 2-CdA wird analog Adenosin in alle Nukleotide eingebaut: DNS, RNS, Flavinadeninnukleotide und zyklisches Adenosinmonophosphat (cAMP).

*Ergebnis:* 97% Teil- und komplette Remissionen nach einmaliger Behandlung, ähnliche Quote auch bei Versagen von IFN und nach Pentostatin.

*Überwachung:* Das Blutbild, besonders eine Thrombopenie, muß öfter ausgeglichen werden. Bakterielle, Pilz- oder Virusinfektionen treten bis zu 2 Monaten gehäuft auf.

*Nebenwirkungen:* Subjektive Störungen sehr selten. Objektiv muß bei dem Analogon mit Muta- und Teratogenität gerechnet werden.

Applikation in 2-h-Infusion und orale Gabe (ca. 50% Resorption) werden z. Z. auf ihre Wirksamkeit geprüft.

### 6.4 Wahl der Therapie

Während in den USA 2-CdA wegen der besseren Verträglichkeit und der hohen Effektivität bei einmaliger Applikation (über 7 Tage als Dauerinfusion) derzeit als Therapie der Wahl angesehen wird, wird in der BRD z. Z. noch Interferon-α als Standard in der Induktionstherapie angesehen. Nach Zulassung von 2-CdA in der BRD wird sich diese Präferenz evtl. ändern. Pentostatin tritt somit als Primärtherapie in den Hintergrund.

### 6.5 Begleittherapie

#### 6.5.1 Support bei schwerer Neutropenie und bei Zustand nach rezenter Infektion insbesondere bei splenektomierten Patienten

Jede hier beschriebene Therapieform beeinträchtigt die Abwehr weiter, bevor die Erholung der Hämopoiese einsetzt und die negativen Effekte überspielt. Eine Infektion sollte vor dem Therapiebeginn unter Kontrolle gebracht werden. Außer der antibiotischen Therapie eignete sich Granulozytenwachstumsfaktor (G-CSF) insbesondere bei Pneumonien dazu.

#### 6.5.2 G-CSF-Support bei schwerer Neutropenie und bei Infektion

Standarddosen von G-CSF über etwa 14 Tage waren in den Berichten ausreichend, um Infektionen im Vorfeld der Therapie zu behandeln.

*Ergebnis:* Anstieg der Neutrophilen bis in den Normalbereich.

*Überwachung:* Blutbild, Milzgröße.

*Nebenwirkungen:* klinisch: Leukoklastische Vaskulitis bis zur Purpura Schönlein-Henoch, Aktivierung von Infektionsherden. *Cave:* Einschmelzungen und Milzvergrößerung durch extramedulläre Blutbildung bis zur spontanen Milzruptur.

# 7 Therapieschemata

| **Interferon-α-2 und α** | | | (Golomb 1993) |
|---|---|---|---|
| IFN α-2(a–c, α)    2- bis 3mal $10^6$ E | | s.c. | 2mal/Woche |
| Fortlaufend, evtl. Reduktion auf 1mal/Woche. | | | |

| **IFN bei Infektionen oder Granulozytopenie < 250/α** | | | (Pralle 1987; Zinzani 1991) |
|---|---|---|---|
| IFN-α-2(a–c)    2mal $10^6$ E | | s.c. | Tag 1, 2, 3, 4, 5 |
| Neubeginn Tag 14 oder 21. Übergang auf Standardschema nach dem 4. Monat möglich. | | | |

| **Cladribin** | | | | (Saven 1993) |
|---|---|---|---|---|
| 2-CDA | 0,1 mg/kg KG | i.v. | kont. Infusion | Tag 1–7 |
| Einmalige Behandlung. | | | | |

| **Pentostatin** | | | | (Ho 1989) |
|---|---|---|---|---|
| 2-DCF | 0,4 mg/m² | i.v. | 30-min-Infusion | Tag 1 |
| Wiederholung Tag 14, insgesamt 3 Monate. | | | | |

| G-CSF – supportive Therapie | | | (Glaspy 1988) |
| --- | --- | --- | --- |
| G-CSF | $250\,\mu g/m^2$ | s.c. | Tag 7–14 |
| Halbieren der Dosis bei > 5000/μl Granulozyten | | | |

# 8 Studien

**Phase-II-Studien zur Therapie niedrigmaligner Non-Hodgkin-Lymphome mit Purinanaloga**

*Studienleitung*: Prof. Dr. med. P. Mitrou, Zentrum für Innere Medizin, Universitätsklinik Frankfurt, Theodor-Stern-Kai 7, 60590 Frankfurt am Main, Tel. 069/6301–5195, Fax 069/6301–7373

**Rückfragen zur abgeschlossenen Pilotstudie zur HZL:**

*Studienleitung*: Prof. Dr. med. H. Pralle, Zentrum für Innere Medizin, Univ.-Klinik Giessen, Klinikstraße, 35385 Gießen, Tel. 0641/702–3690 Fax 0641/7201535

# Literatur

Beutler E (1992) Cladribine (2-chlorodeoxyadenosine). Lancet 340:952–956

Bouroncle BA et al. (1958) Leukemic reticuloendotheliosis. Blood 13:609–630

Braide I et al. (1991) Demonstrated benefit of continuous interferon alfa-2b therapy in hairy cell leukemia. A two years follow-up. Leukemia Lymphoma 5:23–31

Calvo F et al. (1985) Intensive chemotherapy of hairy cell leukemia in patients with aggressive disease. Blood 65:115–119

Carson DA et al. (1984) Antileukemic and immunosuppressive activity of 2-chlorodeoxyadenosine. Proc Natl Acad Sci USA 81:2232–2236

Cassileth P et al. (1991) Pentostatin induces durable remissions in hairy cell leukemia. J Clin Oncol 9:243–246

Catovsky D et al. (1987) Consensus resolution: proposed criteria for evaluation of response to treatment of hairy cell leukemia. Leukemia 1:405–406

Cheson B. (1992) The purine analogs – a therapeutic beauty contest. J Clin Oncol 10:352–355

Estey EH et al. (1992) Treatment of hairy cell leukemia with 2-chlorodeoxyadenosine (2-CdA). Blood 79:882–887

Foon KA et al. (1986) Response to 2'-deoxycoformycin after failure of interferon alpha in non-splenectomized patients with hairy cell leukemia. Blood 68:297–300

Glaspy JA et al. (1988) Therapy for neutropenia in hairy cell leukemia with recombinant human granulocyte colony-stimulating factor. Ann Intern Med 109:789–795

Golomb HM et al. (1993) Interferon treatment for hairy cell leukemia: an update on a cohort of 69 patients treated from 1983–86. Leukemia 6:1177–1180

Grever M et al. (1992) A randomized comparison of deoxycoformycin (DCF) versus alfa-2a interferon (IFN) in previuosly untreated patients with hairy cell leukemia (HCL): An NCI-sponsored Intergroup Study (SWOG, ECOG, CALGB, NCIT, CTG). Proc Am Soc Clin Oncol 11:868 (Abstract)

Hakimian D et al. (1993) Detection of residual minimal disease by immunostaining of bone marrow biopsies after 2-chlorodeoxyadenosine for hairy cell leukemia. Blood 82:1798–1802

Ho AD et al. (1989) Response to pentostatin in hairy-cell leukemia refractory to interferon-alpha. J Clin Oncol 7:1533–1538.

Jansen J et al. (1982) Clinical staging system for hairy cell leukemia Blood 60:571–577

Juliusson G et al. (1992) Rapid recovery fom cytopenia in hairy cell leukemia (HCL) after treatment with 2-chloro-2'-deoxyadenosine (2-CdA) Blood 79:888–894

Kantarjian HM et al. (1991) Fludarabine therapy in hairy cell leukemia. Cancer 67:1291–293

Kraut E et al. (1986) Low-dose desoxycoformycin in the treatment of hairy cell leukemia Blood 68:1119–1122

Liliemark J et al. (1992) On the bioavailability of oral and subcutaneous 2-chloro-2'-deoxyadenosine in humans: alternative routes of administrations. J Clin Oncol 10:1514–1518

Martin A et al. (1990) Treatment of hairy cell leukemia with alternating cycles of pentostatin and recombinant leukocyte A interferon: Results of a phase II study. J Clin Oncol 8:721–730

Nanba K et al. (1977) Splenic pseudosinuses and hepatic angiomatous lesions in hairy cell leukemia. Am J Clin Pathol 67:451

Piro LD et al. (1990) Lasting remissions in hairy-cell leukemia induced by a single infusion of 2-chlorodeoxyadenosine. N Engl J Med 322:1117–1121

Pralle H et al. (1987) Primäre Behandlung der Haarzelleukämie mit niedrigdosiertem humanen rekombinanten Interferon-Alpha2c (Hr-IFn Alpha 2c) im Vergleich zur Therapie nach Splenektomie. Onkologie 10:5–10

Quesada JR et al. (1984) Alpha Interferon for induction of remission in hairy cell leukemia N Engl J Med 310:15–17

Saven A et al. (1993) Complete remissions in hairy cell leukemia with 2'-Chlorodeoxyadenosin after failure with 2'-deoxycoformycin. Ann Intern Med 119:278– 283

Saven A et al. (1994) Drug therapy: Newer purine analogues for the treatment of hairy cell leukemia. N Engl J Med 330:691– 697

Schilsky RL et al. (1987) Gonodal and sexual function in male patients with hairy cell leukemia: Lack of adverse effects of recombinant A2-interferon treatment. Cancer Treatm Rep 71:179–181

Steis RG et al. (1991) Loss of interferon antibodies during prolonged continuous interferon alfa-2a therapy in hairy-cell-leukemia. Blood 77:792–795

Tallman MS et al. (1992) A single cycle of 2-chlorodeoxyadenosine results in complete remission in the majority of patients with hairy cell leukemia. Blood 80:2203–2209

Van Norman et al. (1986) Splenectomy for Hairy Cell Leukemia. Cancer 57:644–648

Zinzani PL et al. (1991) Comparison of Low-dose versus Standard-dose alpha Interferon Regimen in the Hairy cell Leukemia Treatment. Acta Haematol 85:16–19

## 34.9 Niedrigmaligne Non-Hodgkin-Lymphome – Allgemeine Übersicht

W. Hiddemann, H.-J. Schmoll

### 1 Definition und Klassifikation

Die niedrigmalignen Non-Hodgkin-Lymphome (NHL) stellen eine heterogene Gruppe von neoplastischen Erkrankungen des lymphatischen Systems dar, die überwiegend der B-Zellreihe zuzuordnen sind. Wie bei den hochmalignen Lymphomen ist die zelluläre Grundlage der meisten niedrigmalignen NHL bekannt. Dementsprechend läßt sich die maligne Population von korrespondierenden Zellen des normalen lymphatischen Systems ableiten. Diese Voraussetzung ist Grundlage ihrer Einordnung in die von Lennert et al. nach morphologischen und biologischen Kriterien ausgerichtete „Kiel-Klassifikation" (Lennert u. Feller 1992), die ihre Fortsetzung in der jüngst vorgeschlagenen Revised European American Lymphoma-(REAL-)Klassifikation findet (Harris et al. 1994). Beide Klassifikationssysteme sowie die im amerikanischen Raum noch überwiegend verwandte „Working Formulation" sind in Tabelle 1 übersichtsmäßig dargestellt.

Innerhalb der Gruppe der niedrigmalignen Lymphome können die 4 Subtypen lymphozytisches Lymphom, lymphomplasmozytoides Immunozytom, zentroblastisch-zentrozytisches Lymphom (CB-CC) und zentrozytisches Lymphom (CC) unterschieden werden. Diese Erkrankungen differieren nicht nur in ihrer Histologie, sondern auch in ihrer Prognose. So beträgt die mediane Überlebenszeit von Patienten mit CB-CC-Lymphomen etwa 5–8 Jahre und ist damit wesentlich länger als die Überlebenszeit von Patienten mit CC-NHL, die im Median bei 3 Jahren liegt (Brittinger et al. 1984).

Die diesen klinischen Unterschieden zugrundeliegenden biologischen Charakteristika werden dank moderner zytogenetischer und molekularbiologischer Methoden zunehmend erkennbar. Diese sind in Tabelle 2 zusammengestellt. Das zunehmende Verständnis der Biologie und Pathogenese dieser Erkrankungen ist nicht nur von wissenschaftlichem Interesse, sondern auch Ausgangspunkt für eine differenziertere Diagnostik und Verlaufskontrolle, die zunehmend Eingang in die klinische Routine erfährt. Darüber hinaus stellt es die Grundlage für neue an der Patho-

**Tabelle 1.** Klassifikationen der Non-Hodgkin-Lymphome der B-Zellreihe

| Kiel-Klassifikation | Working Formulation | REAL-Klassifikation |
|---|---|---|
| *Niedrigmaligne Lymphome* | *Niedrigmaligne Lymphome* | |
| Lymphozytisch | Kleinzellig lymphozytisch (A) | Lymphozytisch |
| Lymphoplasmozytoid | | Lymphozytisch mit plasmazellulärer Differenzierung |
| | | Marginalzonenlymphom |
| Zentrozytisch/zentroblastisch | Follikulär kleinzellig (B) | Follikuläres Follikelzentrumlymphom |
| | Follikulär gemischtzellig (C) | |
| *Intermediärmaligne Lymphome* | *Intermediärmaligne Lymphome* | |
| Zentroblastisch (follikulär) | Follikulär großzellig (D) | Follikuläres Follikelzentrumlymphom (großzellig) |
| | | Mantelzellymphom |
| Zentrozytisch | Diffus kleinzellig (E) | Diffus kleinzelliges Follikel- |
| Zentrozytisch/zentroblastisch (diffus) | Diffus gemischtzellig (F) | zentrumlymphom |
| | Diffus großzellig (G) | |
| *Hochmaligne Lymphome* | *Hochmaligne Lymphome* | |
| Zentroblastisch (diffus, monomorph) | Immunoblastisch großzellig (H) | Diffus großzelliges B-Zellenlymphom |
| Immunoblastisch | Lymphoblastisch (I) | Großzellige B-Vorläuferzellenlymphome |
| Lymphoblastisch | Lymphoblastisch, kleinzellig, nicht | Burkitt-Tumor |
| Burkitt-Tumoren | gekerbt (J) | |

**Tabelle 2.** Biologische Charakteristika der niedrigmalignen Non-Hodgkin-Lymphome der B-Zellreihe

| Histologie | Immunphänotyp | Chromosomale Translokation | Onkogen | Proteinfunktion |
|---|---|---|---|---|
| CB-CC (follikulär) | $SIg^+$, $CD10^+$, $CD5^-$ | t(14;18) | bcl 2 | Hemmung der Apoptose |
| CC | $SIg^+$, $CD10^{+/-}$, $CD5^+$, $CD23^-$, $CD25^-$ | t(11,14) | PRAD 1 (bcl 1, CCND1) | Kontrolle des $G_1$-S-Übergangs |
| LP-IC | $Ig^+$, $CD10^-$, $CD5^-$, $CD38^{+/-}$, $CD19^+$, $20^+$, $CD22^+$ | t(9,14) | ? | ? |
| LL | $SIg^{(+)}$, $CD10^-$, $CD5^+$, $CD23^{+/-}$ | t(14;19) | bcl 3 | Hemmung der Transkription |

genese orientierte und damit spezifischere Therapiekonzepte dar, die in naher Zukunft klinische Realität zu werden versprechen.

Weitere detaillierte Ausführungen zur Histologie und molekularen Diagnostik finden sich in dem vorangehenden Kap. 34.6 „Klassifikation der Non-Hodgkin-Lymphome".

## 2 Epidemiologie

Die Inzidenz der niedrigmalignen Non-Hodgkin-Lymphome variiert in unterschiedlichen Regionen der Welt in erheblichem Maße. Während diese Erkrankungen in Südosteuropa und Asien selten sind, stellen sie in den Ländern der westlichen Welt die häufigste Form der Lymphome dar.

In den USA betrug die Inzidenz niedrigmaligner Lymphome 1989 ca. 14–17 pro 100000 Einwohner pro Jahr, während sie in Deutschland 1983 zwischen 2 und 5 pro 100000 Einwohnern pro Jahr lag.

Insbesondere in den USA, aber auch in Europa, wurde in den vergangenen Jahren eine erhebliche Zunahme der Erkrankungsrate beobachtet. Dabei weisen epidemiologische Untersuchungen auf einen ursächlichen Zusammenhang mit externen Faktoren hin.

Exposition mit folgenden Substanzen scheint die Entwicklung von Non-Hodgkin-Lymphomen zu begünstigen:

## Pestizide
Phenoxyherbizide, insbesondere die 2,4-Phenoxyverbindungen, sind mit einem 1,3- bis 2,2fach höheren Risiko für ein Non-Hodgkin-Lymphom assoziiert bis hin zu einem 7fachen Risiko bei solchen Personen, die 3 Wochen und mehr pro Jahr mit dem Herbizid umgehen. Dies gilt auch für Organophosphatinsektizide und Fungizide (4- bis 9faches Risiko).

## Lösungsmittel
Folgende Lösungsmittel sind mit einer höheren Inzidenz von Non-Hodgkin-Lymphomen verbunden: Benzol, Styrol, 1,3-Butadien, Trichloräthylen, Perchloräthylen, Kreosote, Bleiarsenat, Formaldehyd, Lösungsvermittler für Lacke und Öle.

## Staubpartikel und Haarfärbemittel
Exposition mit Staubpartikeln führt zu einem höheren Risiko für hochmaligne Non-Hodgkin-Lymphome, aber wohl nicht für niedrigmaligne Lymphome. Demgegenüber scheint häufiger und langanhaltender Gebrauch insbesondere von dunkelfärbenden Haarfärbemittel mit einer deutlichen Risikosteigerung sowohl für niedrig- als auch hochmaligne Lymphome assoziiert zu sein (Faktor 1,8–4,7).

## Diät
Vermehrte Nitrataufnahme, z. B. durch kontaminiertes Trinkwasser, scheint mit einer erhöhten Rate von Magenlymphomen verbunden zu sein. Ebenso steigern hohe Mengen von Milch, Butter, Leber, vielfach ungesättigten Ölen und methylxantinhaltigen Getränken wie Kaffee, Tee und Cola das Risiko für Non-Hodgkin-Lymphome; Vollkornbrot, Nudeln, grünes Gemüse und Karotten hingegen haben eine protektiven Effekt, ebenso Zitrusfrüchte.

## Rauchen
Tabakrauchen ist assoziiert mit einem 1,4- bis 2,8fach erhöhtem Risiko für die Entwicklung von Non-Hodgkin-Lymphomen, insbesondere für hochmaligne Non-Hodgkin-Lymphome. Dies gilt möglicherweise auch für Passivrauchen.

## 3 Diagnoseverdacht

- Persistierende und/oder progrediente, meist indolente Lymphknotenvergrößerungen.
- Spleno- und weniger häufig Hepatomegalie.
- Extranodale Raumforderungen (z. B im HNO-Bereich, Gastrointestinaltrakt, ZNS, Haut).
- Allgemeinsymptome: Fieber, Gewichtsverlust, Nachtschweiß.
- Unspezifische Allgemeinsymptome in Abhängigkeit von der Beeinträchtigung der Hämatopoese: allgemeine Abgeschlagenheit und Müdigkeit – Anämie; vermehrte Blutungsneigung in Form von Petechien – Thrombozytopenie; Infektneigung – Granulozytopenie, Lymphozytopenie, Antikörpermangelsyndrom.

## 4 Diagnosebeweis

Histologische Sicherung aus bioptisch gewonnenem Gewebematerial (Lymphknoten, Knochenmark, extranodale Läsion etc.) einschließlich Immunhistochemie am Schnittpräparat. Eine alleinige zytologische Untersuchung z. B. von Feinnadelmaterial oder Knochenmarkaspirat ist unzureichend.

## 5 Wichtigste Differentialdiagnosen

- Reaktive Lymphadenitis im Rahmen von viralen, bakteriellen oder parasitären Infektionen, z. B. EBV, CMV, HTLV-I, HIV; Toxoplasmose.
- Hochmaligne Lymphome und M. Hodgkin.
- Metastasen solider Tumoren.
- M. Castleman.
- Kollagenosen.
- Sarkoidose.

## 6 Stadieneinteilung

Die Stadieneinteilung erfolgt nach der von Mushoff vorgeschlagenen Modifikation der Ann-Arbor-Klassifikation (Musshoff et al. 1975); (s. bei M. Hodgkin und hochmalignen Lymphomen). Sie bedarf jedoch einer

Erweiterung für extranodale Lymphome, insbesondere des Gastrointe-stinaltrakts, für die jedoch noch keine allgemein akzeptierte Klassifikation besteht. Am gebräuchlichsten ist z. Z. die Wiener Klassifikation (Radas-kiewicz et al. 1992).

## 6.1 Stadieneinteilung der nodalen Lymphome (entsprechend der Ann-Arbor-Klassifikation)

*Stadium I:* Nodaler Befall in einer einzigen Region (I) oder Vorliegen eines einzelnen lokalisierten extranodalen Herdes (I E).

*Stadium II:* Nodaler Befall (II) in 2 oder mehr Regionen auf einer Seite des Zwerchfells oder Vorliegen eines oder mehrerer lokalisierter extranodaler Herde (II E) mit oder ohne Befall einer oder mehrerer Lymphknotenregio-nen auf einer Seite des Zwerchfells (II N, E).

*Stadium III:* Nodaler Befall in 2 oder mehreren Regionen auf beiden Seiten des Zwerchfells (III) oder Befall von einem oder mehreren lokalisierten extranodalen Herden mit oder ohne Befall einer oder mehrerer Lymph-knotenregionen, so daß ein Befall auf beiden Seiten des Zwerchfells vorliegt (III N, E).

*Stadium IV:* Disseminierter Befall einer oder mehrerer extralymphatischer Organe mit oder ohne Befall vom Lymphknoten. Ein Befall von Leber oder Knochenmark gilt grundsätzlich als Stadium IV.

*Anmerkung:* Zum lymphatischen Gewebe gehören Lymphknoten, Milz, Thymus, Waldeyer-Rachenring.
   Lymphozytische und lymphoplasmozytoide Lymphome liegen meist im Stadium IV vor. Zur Stadieneinteilung wird in diesen Fällen die Klassifikation der chronischen lymphatischen Leukämie nach Binet oder Rai verwendet.

## 6.2 Untergliederung in Subgruppen A und B

Je nach Fehlen (A) oder Vorhandensein (B) von Allgemeinsymptomen werden die Stadien I–IV in die Untergruppen A bzw. B unterteilt. Allgemeinsymptome sind:
- nicht anderweitig erklärbares Fieber über 38 °C,
- nicht anderweitig erklärbarer Nachtschweiß,
- nicht anderweitig erklärbarer Gewichtsverlust von mehr als 10% des Körpergewichts innerhalb von 6 Monaten.

# 7 Diagnostik

## 7.1 Diagnostik – Erstuntersuchung

- Anamnese unter besonderer Berücksichtigung von B-Symptomen,
- körperliche Untersuchung.

**Labor**
- Blutzellzahlen, Differentialblutbild, Retikulozyten;
- BSG, Elektrolyte, Gesamteiweiß;
- GOT, GPT, AP, $\gamma$-GT, Bilirubin, Kreatinin, Harnsäure, Blutzucker;
- LDH, $\beta_2$-Mikroglobulin;
- Immunglobuline quantitativ, Immunelektrophorese;
- Urinstatus.

**Hämatologische Diagnostik**
- Knochenmarkbiopsie beidseits;
- Knochenmarkzytologie;
- Oberflächenmarker (nur bei leukämischen NHL);
- Hämolyseparameter (LDH, Haptoglobin, Bilirubin);
- Coombs-Test;
- Gerinnungsstatus (Quick-Wert, PTT, Fibrinogen).

**Apparative Diagnostik**
- Thoraxröntgen in 2 Ebenen;
  falls negativ oder nicht eindeutig beurteilbar: CT des Thorax;
- Sonographie des Abdomens;
  falls negativ oder nicht eindeutig beurteilbar: CT des Abdomens;
- HNO-ärztliche Untersuchung;
- EKG.

**Bei klinischem Stadium I und II und ggf. vorgesehener kurativ orientierter Strahlentherapie**
- Leberblindpunktion,
- explorative Laparatomie.

**Bei entsprechender klinischer Symptomatik**
- Endoskopie (Gastroskopie, Koloskopie),
- Skelettszintigraphie und -röntgenuntersuchung.

## 7.2 Diagnostik – Verlaufskontrolle

### Unter und unmittelbar nach Therapie
*Ziel: Therapiekontrolle, Erkennung von Komplikationen und Nebenwirkungen:*
- Anamnese und körperliche Untersuchung,
- Blutzellzahlen,
- Leber- und Nierenfunktionsparameter und ggf. weitere Labordiagnostik zur Therapieüberwachung und Komplikationskontrolle.

### 7.3 Diagnostik – Therapiebewertung

*Ziel: Beurteilung der Antilymphomwirksamkeit, Überwachung von Nebenwirkungen*
mindestens nach jedem zweiten Zyklus einer zytostatischen Therapie, bei klinischem Verdacht auf Progreß oder Komplikationen jederzeit:
- Anamnese und körperliche Untersuchung,
- Wiederholung intialer pathologischer Befunde, soweit zur Entscheidungsfindung erforderlich,
- Ausschluß von Therapiekomplikationen (Leber-, Nierenparameter, EKG, Thoraxröntgen etc.).

### 7.4 Diagnostik – Langzeitkontrolle (Nachsorge)

Verlaufskontrollen nach Abschluß der Therapie alle 3 Monate im 1. Jahr, alle 6 Monate im 2. Jahr, ab den 3. Jahr in 6- bis 12monatigen Abständen.
*Ziel: Remissionsüberwachung bzw. Rezidiverkennung, Erkennung von Langzeittoxizitäten:*
- Anamnese und körperliche Untersuchung,
- Zellzählung, Differentialblutbild,
- Nieren- und Leberfunktionsparameter,
- bildgebende und weiterführende Diagnostik in Abhängigkeit vom Initialbefund bzw. Befund nach Abschluß der Therapie, unter sparsamem Einsatz apparativer Untersuchungen.

## 8 Therapie

Das therapeutische Vorgehen richtet sich in erster Linie nach dem Krankheitsstadium. In den frühen Ausbreitungsstadien I und II sowie im limitierten Stadium III A (weniger als 5 betroffene Lymphknoten-regionen, keine „Bulky-Manifestation") stellt die Strahlentherapie die Behandlung der Wahl dar und ist mit einem kurativen Anspruch verbunden. In den Stadien III und IV ist das Therapiekonzept derzeit palliativ und verfolgt das Ziel der Lebensverlängerung und Krankheits- und Symptomkontrolle. Ein potentiell kurativer Ansatz zeichnet sich bei jüngeren Patients ($<$60 Jahre) auch bei den fortgeschrittenen Stadien in Form der kombinierten Ganzkörperbestrahlung und hochdo-sierten Chemotherapie mit nachfolgender autologer Knochenmark- oder Stammzellreinfusion ab.

## 9  Therapieschemata für niedrigmaligne Non-Hodgkin-Lymphome

### 9.1  Induktionstherapie

| Chlorambucil/Prednison | | | | CP<br>(Knospe 1974) |
|---|---|---|---|---|
| Chlorambucil[a] | 0,4 mg/kg KG<br>(bzw. 18 mg/m$^2$) | | p.o. | Tag 1 |
| Prednison | 75 mg | | p.o. | Tag 1 |
| | 50 mg | | p.o. | Tag 2 |
| | 25 mg | | p.o. | Tag 3 |
| Wiederholung ab Tag 15. | | | | |

[a] Dosissteigerung von Chlorambucil um jeweils 0,1 mg/kg KG oder 5 mg/m$^2$ bis Wirkungseintritt oder Toxizität erreicht ist. Die Dosis kann auch auf die Tage 1–3 verteilt werden.

| Chlorambucil/kontinuierlich | | | C kont.<br>(Sawitsky 1977) |
|---|---|---|---|
| Chlorambucil | 0,08 kg KG (oder<br>2- bis 4 mg Gesamtdosis) | p.o. | täglich<br>fortlaufend |
| bis maximales Ansprechen erreicht ist. Keine Erhaltungstherapie. | | | |

| Cyclophosphamid intermittierend | | | | Cycl-Mono (Rai 1993) |
|---|---|---|---|---|
| Cyclophosphamid | 10–15 mg/kg KG | i.v. | Bolus | Tag 1 |
| Wiederholung ab Tag 8–11. | | | | |

| Cyclophosphamid kontinuierlich | | | Cycl-kont. (Rai 1993) |
|---|---|---|---|
| Cyclophosphamid | 1–5 mg/kg KG (Minimum 4 Wochen) | p.o | täglich fortlaufend |
| Dosisanpassung an die Wirkung auf das Lymphom und die Myelotoxizität. | | | |

| Cyclophosphamid/Vincristin/Prednison | | | | COP (Bagley 1972) |
|---|---|---|---|---|
| C Cyclophosphamid | 400 mg/m$^2$ | i.v. | Bolus | Tag 1, 2, 3, 4, 5 |
| O Vincristin (Oncovin) | 1,4 mg/m$^2$ [a] | i.v. | Bolus | Tag 1 |
| P Prednison | 100 mg/m$^2$ | p.o. | | Tag 1, 2, 3, 4, 5 |
| [a] Maximal 2 mg. Wiederholung Tag 22. | | | | |

| Mitoxantron/Prednimustin | | | | PmM (Landys 1987; Hiddemann 1995) |
|---|---|---|---|---|
| Prednimustin | 100 mg/m$^2$ | p.o. | | Tag 1, 2, 3, 4, 5 |
| Mitoxantron | 8 mg/m$^2$ | i.v. | Bolus | Tag 1, 2 |
| Wiederholung Tag 29. | | | | |

*Ersatzschema für PmM, wenn Prednimustin nicht zur Verfügung steht:*

| **Mitoxantron/Chlorambucil/Prednison** | | | | **MCP** (Hiddemann 1995) |
|---|---|---|---|---|
| Mitoxantron | 8 mg/m² | i.v. | Bolus | Tag 1, 2 |
| Chlorambucil | 3mal 3 mg/m² | p.o. | | Tag 1, 2, 3, 4, 5 |
| (3 Tagesdosen in 8stündigem Abstand) | | | | |
| Prednison | 25 mg/m² | p.o. | | Tag 1, 2, 3, 4, 5 |
| Wiederholung Tag 29. | | | | |

## 9.2 Erhaltungstherapie

| **Interferon-α** | | | |
|---|---|---|---|
| Interferon-α | 5 Mio. E | s.c. | Tag 1, 3, 5 |
| Fortlaufend bis Progression, Dosisanpassung an Toxizität. | | | |

## 9.3 Rezidiv-/Salvagetherapie

| **Cyclophosphamid/Doxorubicin (Adriamycin)/Vincristin/Prednison** „Mini-CHOP" (French Cooperative Group 1986) | | | | |
|---|---|---|---|---|
| C | Cyclophosphamid | 300 mg/m² | i.v./p.o. Bolus | Tag 1, 2, 3, 4, 5 |
| H | (Adriamycin) | 25 mg/m² | i.v. Bolus | Tag 1 |
| O | Vincristin | 1 mg/m² [a] | i.v. Bolus | Tag 1 |
| P | Prednison | 40 mg/m² | p.o. | Tag 1, 2, 3, 4, 5 |

[a] Maximal 2 mg.
Wiederholung Tag 22.

**Cyclophosphamid/Doxorubicin (Adriamycin)/Vincristin/Prednison      CHOP**
(McKelvey 1976)

| C | Cyclophosphamid | $750\,\text{mg/m}^2$ | i.v. | Bolus | Tag 1 |
|---|---|---|---|---|---|
| H | (Adriamycin) | $50\,\text{mg/m}^2$ | i.v. | Bolus | Tag 1 |
| O | Vincristin | $1,4\,\text{mg/m}^2$ [a] | i.v. | Bolus | Tag 1 |
| P | Prednison | $100\,\text{mg/m}^2$ | p.o. | | Tag 1, 2, 3, 4, 5 |

[a] Maximal 2 mg.
Wiederholung Tag 15–22.

---

**Vincristin/Doxorubicin (Adriamycin)/Dexamethason      VAD**
(Barlogie 1984)

| V | Vincristin | $0,4\,\text{mg}$ (!) | i.v. | 24-h-Infusion | Tag 1, 2, 3, 4 |
|---|---|---|---|---|---|
| A | (Adriamycin) | $9\,\text{mg/m}^2$ | i.v. | 24-h-Infusion | Tag 1, 2, 3, 4 |
| D | Dexamethason | $40\,\text{mg/m}^2$ | p.o. | | Tag 1–4, 9–12, 17–20 |

Wiederholung Tag 43; ab 2. Zyklus Dexamethason nur an den Tagen 1–4 und 17–20.

---

**Fludarabin      F**
(Keating 1994; Hiddemann 1993)

| Fludarabin | $25\,\text{mg/m}^2$ | i.v. | 30-min-Infusion | Tag 1, 2, 3, 4, 5 |
|---|---|---|---|---|

Wiederholung Tag 29.

---

**Cladribin (2-Chlor-2'-deoxyadenosin)      2-CDA**
(Leustatin)      (Piro 1988)

| Cladribin | $0,1\,\text{mg/kg}$[a] | i.v. | 24-h-Infusion | Tag 1, 2, 3, 4, 5, 6, 7 |
|---|---|---|---|---|

Wiederholung Tag 28.
[a] Bei Thrombozyten $<60000/\mu l$    $0,05\,\text{mg/kg}$ KG.

| Pentostatin (2′-Deoxycoformycin) | | | | DCF (Dillman 1989) |
|---|---|---|---|---|
| Pentostatin | $4\,mg/m^2$ | i.v. | Bolus | Tag 1 |

Wiederholung Tag 15–29.

| Idarubicin oral | | | Ida (Case 1990) |
|---|---|---|---|
| Idarubicin | $15\,mg/m^2$ | p.o. | Tag 1–3 |

Wiederholung Tag 22.

| Etoposid oral | | | | Eto (Hainsworth 1990) |
|---|---|---|---|---|
| Etoposid | $50\,mg/m^2$ | p.o. | täglich fortlaufend | Tag 1–21 |

Vorzeitiger Abbruch der Therapie bei Leukozyten $<2000/mm^3$ oder Thrombozyten $<50000/mm^3$; Wiederholung ab Tag 22 in Abhängigkeit von der hämatopoetischen Regeneration.

| Taxol | | | | (Younes 1995) |
|---|---|---|---|---|
| Paclitaxel (Taxol)[a] | $200\,mg/m^2$ | i.v. | 3-h-Infusion | Tag 1 |

Wiederholung Tag 22.
[a] Begleittherapie mit Antihistaminika, Kortikosteroiden und $H_2$-Blocker erforderlich.

**Doxorubicinmonotherapie wöchentlich**

| Doxorubicin | 12–15 mg/m$^2$ (maximal bis 20 mg) | i.v.-Bolus | Tag 1, 18, 15 usw. fortlaufend wöchentlich |

Minimum: 4–6 Wochen.
**Cave:** Grenzdosis von Doxorubicin.

---

**Epirubicinmonotherapie**

| Epirubicin | 15–25 mg/m$^2$ | i.v. | Bolus | Tag 1, 8, 15 usw. fortlaufend wöchentlich |

Minimum: 4–6 Wochen.

---

**Mitoxantronmonotherapie**

| Mitoxantron | 12 mg/m$^2$ | i.v. | Bolus | Tag 1 |

Wiederholung Tag 29.
**Cave:** Grenzdosis von Mitoxantron.

---

**Etoposidmonotherapie**                                        (Nakada 1984)

| Etoposid | 200 mg/m$^2$ | p.o. | Tag 1, 3, 5 |

Wiederholung Tag 22 bzw. nach Regeneration des Blutbildes.
Startdosis bei ausgiebiger Vorbehandlung 100 mg/m$^2$.

# Literatur

Bagley CM, DeVita VT jr, Berard CW, Canellos GP (1972) Advanced lymphosarcoma: Intensive cyclical combination chemotherapy with cyclophosphamide, vincristine, and prednisone. Ann Intern Med 76:227–234

Barlogie B, Smith L, Alexanian R (1984) Effective treatment of advanced multiple myeloma refractory to alkylating agents. N Engl J Med 310:1353–1356

Bonadonna G, Zucali R, Monfardini S, De Lena M, Ustenghi C (1975) Combination chemotherapy of Hodgkin's disease with adriamycin, bleomycin, vinblastine, and imidazole carboxamide versus MOPP. Cancer 36:252–259

Brittinger G, Bartels H, Common H et al. (1984) Clinical and prognostic relevance of the Kiel classification of non-Hodgkin lymphomas: Results of a prospective multicenter study by the Kiel Lymphoma Study Group. Hematol Oncol 2:269–306

Case DC, Hayes DM, Gerber M, Gams R (1990) Phase II study of oral idarubicin in favorable histology non-Hodgkin's lymphoma. Proc Am Assoc Cancer Res 31:A1146

Dillman RO (1994) A new chemotherapeutic agent: Deoxycoformycin (pentostatin). Semin Hematol 31:16–27

French Cooperative Group on Chronic Lymphocytic Leukaemia (1986) Effectiveness of "CHOP" regimes in advanced untreated chronic lymphocytic leukaemia. Lancet I:1346–1349

Hainsworth, JD, Johnson DH, Frazier SR, Greco FA (1990) Chronic daily administration of oral etoposide in refractory lymphoma. Eur J Cancer 26:818–821

Hancock BW (1985) Vindesine, Etoposide (VP-16), and Prednisolone (VEP) in relapsed patients with grade II non-Hodgkin's lymphoma. Semin Oncol 12 [Suppl 2]:26–28

Harris NL et al. (1994) A proposal for an international consensus on the classification of lymphoid neoplasms. Blood 84:1361–1392

Hiddemann W et al. (1993) Fludarabine single agent therapy for relapsed low grade non-Hodgkin's lymphomas: a phase II study of the German Low Grade Non-Hodgkin's Lymphoma Study Group. Semin Oncol 20 [Suppl 7]:28–31

Hiddemann W, Unterhalt M (1994) Current status and future perspective in the treatment of low-grade Non-Hodgkin's Lymphomas. Blood Rev 8:1–9

Hiddemann W et al. (1994) New aspects in the treatment of advanced low-grade non-Hodgkin's lymphomas: prednimustine/mitoxantrone (PmM) vs. cyclophosphamide/vincristine/prednisone (COP) followed by interferon α vs. observation only – a preliminary update of the German Low Grade Lymphoma Study Group. Semin Oncol 1994 (in press)

Jungi WF, Kroner Th, Obrecht JP, Burk K, Berchtold W, Cavalli F (1984) Chemotherapy with vindesine, iphosphamide and prednisone (VIP) as treatment for refractory non-Hodgkin's Lymphoma. 2nd International Conference on Malignant Lymphoma, Lugano, 13.–16 Juni (Abstract P91)

Keating MJ et al. (1994) Fludarabine phosphate: A new active agent in hematologic malignancies. Semin Hematol 3:28–39

Knospe WH (1974) Bi-weekly chlorambucil treatment of CLL. Cancer 33:555–562

Landys KE (1987) Mitoxantrone in combination with prednimustine in treatment of unfavorable non-Hodgkin's lymphoma. Blut 55:328

Lennert K, Feller AC (eds) (1992) Histopathology of Non-Hodgkin's Lymphomas. (Based on the updated Kiel classification), 2nd edn. Springer, Berlin Heidelberg New York Tokyo

McKelvey EM, Gottlieb JA, Wilson H et al. (1976) Hydroxydaunomycin (adriamycin) combination chemotherapy in malignant lymphoma. Cancer 38:1484–1493

Montserrat E, Alcala A, Parody R et al. (1985) Treatment of chronic lymphocytic leukemia in advanced stages: A randomized trial comparing chlorambucil plus prednisone versus cyclophosphamide, vincristine and prednisone. Cancer 56:2369–2375

Musshoff K, Schmidt-Vollmer H (1975) Prognosis of non-Hodgkin's lymphomas with special emphasis on the staging classification. Z Krebsforsch 83:323–341

Nakada H et al. (1984) A phase II clinical trial of oral VP-16-123 in non-Hodgkin's lymphoma. 2nd International Conference on malignant Lymphoma, Lugano, 13.–16. Jini (Abstract T93)

Piro LD, Carrera CJ, Beutler E, Carson D (1988) Clorodeoxyadenosine. An effective new agent for the treatment of CLL, chronic lymphatic leukemia. Blood 72:1069–1073

Radaszkiewicz T, Dragosics B, Bauer P (1992) Gastrointestinal malignant lymphomas of the mucosa-associated lymphoid tissue: Factors relevant to prognosis. Gastroenterology 102:1628–1638

Rai KR, Rabinowe SN (1993) Chronic lymphocytic leukemia. In: Holland JF, Frei III E, Bart RC, Kufe DW, Morton DL, Weichselbaum RR (eds) Cancer Medicine, vol II, 3rd edn. Lea & Febiger, Philadelphia London, pp 1971–1988

Sawitsky A, Rai KR, Glidewell O, Silver RT and participating members of CALGB (Cancer and Leukemia Group B) (1977) Comparison of daily versus intermittent chlorambucil and prednisone therapy in the treatment of patients with chronic lymphocytic leukemia. Blood 50:1049–1059

Stahel RA, Jost LM, Piechert G, Witmer L (1995) High-dose chemotherapy and autologous bone marrow tranplantation for malignant lymphomas. Cancer Treat Rev 21:3–32

Tirelly U et al. (1984) A pilot study with VP-16 and prednimustine in elderly patients with non-Hodgkin's lymphoma (NHL): Preliminary results. 2nd International Conference on Malignant Lymphoma, Lugano, 13.–16. Juni (Abstract T94, p24)

Weisenburger DD (1994) Epidemiology of non-Hodgkin's lymphoma: Recent findings regarding an emerging epidemic. Ann Oncol 5 [Suppl 1]:19–24

Younes A, Sarris A, Melyuk A et al. (1995) Three-hour paclitaxel infusion in patients with refractory and relapsed Non-Hodgkin's-lymphoma. J Clin Oncol 13:583–587

# 34.10 Zentroblastisch-zentrozytisches Lymphom

W. Hiddemann, H.-J. Schmoll, H. Theml, W. Hoffmann

## 1 Epidemiologie

*Inzidenz:* Die Inzidenz der zentroblastisch-zentrozytischen Lymphome, die mit Ausnahme der follikulären zentroblastischen Lymphome mit den follikulären Lymphomen der Working Formulation und der neuen REAL-Klassifikation gleichzusetzen sind, variiert in unterschiedlichen Regionen der Welt in erheblichem Maße. Während diese Erkrankungen in Südosteuropa und Asien selten sind, stellen sie in den Ländern der westlichen Welt nach der chronischen lymphatischen Leukämie die häufigste Untergruppe maligner Lymphome dar. In den USA betrug die Inzidenz follikulärer Lymphome 1989 13,7 pro 100000 Einwohner pro Jahr, während sie in Deutschland 1983 zwischen 2,2 und 5,1 pro 100000 Einwohner pro Jahr lag (Weisenburger 1994; Becker et al. 1988).

*Ätiologie:* Insbesondere in den USA wurde in den vergangenen 20 Jahren eine nahezu 3fache Steigerung der Erkrankungsrate beobachtet, die durch externe Faktoren bedingt zu sein scheint. Epidemiologische Untersuchungen weisen darauf hin, daß u. a. bestimmte Pestizide und Lösungsmittel, aber auch Baumwollstaubpartikel, Staub und Haarfärbemittel als krankheitsbegünstigende oder kausale Umweltfaktoren anzusehen sind (Weisenburger 1994).

*Altersverteilung:* Das mediane Erkrankungsalter follikulärer zentroblastisch-zentrozytischer Lymphome liegt bei 55–60 Jahren; beide Geschlechter sind annähernd gleich häufig betroffen.

## 2 Histologie und genetische Aberrationen

### 2.1 Zytologie

Zytologisch scheinen die zentroblastisch-zentrozytischen Lymphome von Zellen des Follikelzentrums auszugehen. Dementsprechend ist das histologische Bild durch eine Mischung von Zentrozyten und Zentroblasten

geprägt, wobei der Anteil der Zentrozyten dominiert. Nach dem Infiltrationsmuster können überwiegend
- follikulär (ca. 55–65%),
- follikulär und diffus (ca. 35%),
- oder rein diffus (ca. 1–5%)

wachsende Subtypen differenziert werden. Diese Differenzierung ist von prognostischer Relevanz, da die allerdings selten vorkommenden rein diffusen Wachstumsformen mit einer ungünstigeren Prognose assoziiert sind.

## 2.2 Zytogenetik und Molekularbiologie

Bei 70–95% der follikulären Lymphome ist eine Translokation t(14;18) nachweisbar. Diese führt zur Umlagerung des auf Chromosom 18 lokalisierten Onkogens bcl 2 an das auf Chromosom 14 lokalisierte Gen für die schwere Kette der Immunglobuline. Durch dieses Rearrangement kommt es zu einer Überexpression von bcl 2 und über die damit einhergehende Hemmung des physiologischen Prozesses der Apoptose zu einer verlängerten Überlebenszeit von Lymphomzellen (Korsmeyer 1992; Tsujimoto et al. 1985). Die definitive maligne Transformation wird jedoch mit hoher Wahrscheinlichkeit von weiteren molekularen Ereignissen bestimmt, deren Eintreten durch die verlängerte Überlebenszeit und die bcl-2-Aktivierung begünstigt wird. Darüber hinaus ist eine bcl-2-Überexpression mit einer erhöhten Resistenz gegen bestimmte zytostatische Substanzen wie Kortikosteroide und Anthrazykline verbunden (Reed et al. 1994).

Die Translokation t(14;18), die mit Hilfe molekularer Techniken wie der Polymerasekettenreaktion mit hoher Sensitivität nachweisbar ist, kann auch als diagnostisches Kriterium bei der Abgrenzung von follikulären Lymphomen gegen andere Lymphomentitäten sowie insbesondere zur Erkennung residueller Lymphomzellen und zur Therapieverlaufskontrolle herangezogen werden.

## 2.3 Immunphänotyp

Während die Analyse genetischer Aberrationen bisher nicht obligatorischer Bestandteil der Diagnostik ist, sind Immunhistochemie bzw. Immunphänotypisierung des histologischen Präparats unbedingt erforderlich. Follikuläre Lymphome sind dabei durch folgende Oberflächenmarkerkonstellationen charakterisiert: SIg+, CD 10+/−, CD 5−, CD 23−/+, CD 43−, CD 11c− (Harris et al. 1994).

## 3 Stadieneinteilung

Die Stadieneinteilung erfolgt nach der modifizierten Ann-Arbor-Klassifikation.

## 4 Prognose

Zentroblastisch-zentrozytische Lymphome haben unter den niedrigmalignen Lymphomen einen relativ günstigen Verlauf. Die mediane Überlebenszeit von Patienten in den fortgeschrittenen Stadien III und IV liegt im Bereich von 5–8 Jahren. In bis zu 15–20% der Fälle werden vorübergehende spontane Regressionen beobachtet (Horning et al. 1984). Bei längerem Krankheitsverlauf kommt es jedoch bei ca. 40% aller Patienten zu einer Transformation in ein sekundär hochmalignes, meist zentroblastisches Lymphom.

## 5 Diagnostik

Das diagnostische Vorgehen richtet sich nach den für alle niedrigmalignen Lymphome geltenden Kriterien (s. Kap. 34.9 „Niedrigmaligne Non-Hodgkin-Lymphome – Allgemeine Übersicht"). Bei den limitierten Stadien I und II ist ggf. eine extensive Diagnostik zur Sicherung des Stadiums notwendig, wenn eine potentiell kurative Strahlentherapie vorgesehen ist.

## 6 Charakteristika der Erkrankung und Krankheitsverlauf

Das klinische Erscheinungsbild ist vorwiegend durch Lymphknotenvergrößerungen meist im Hals-, Axillar- und Inguinalbereich sowie paraaortal bestimmt; eine Splenomegalie ist seltener. Primär extranodale Manifestationen kommen in weniger als 20% der Fälle vor.

## 7 Therapiestrategie

### 7.1 Übersicht

#### 7.1.1 Therapie in den Stadien I und II sowie III A mit limitierter Lymphomausdehnung

Nur ca. 15–20% der zentroblastisch-zentrozytischen Lymphome werden in den frühen Stadien I und II diagnostiziert. In diesen Fällen ist eine total-nodale oder Extended-field-Bestrahlung mit Gesamtdosen von mindestens 30 Gy in der Lage, eine langdauernde Krankheitsfreiheit und potentielle Heilungen zu erzielen (s. Abschn. „Stellung der Strahlentherapie"). Dies gilt möglicherweise auch für die Stadien III A mit limitierter Lymphommasse (< 5 befallene Lymphknotenregionen, keine „Bulkymanifestationen").

Ungeklärt ist, ob eine zusätzliche adjuvante Chemotherapie nach Erreichen einer Remission durch Strahlentherapie zu einer höheren Heilungsrate führt als die alleinige Strahlentherapie. Ebenso ist ungeklärt, ob eine primäre Chemotherapie gefolgt von Radiotherapie oder eine kombinierte Radio-/Chemotherapie im Sinne einer „Sandwichtherapie" bessere Langzeitergebnisse erbringt; diese Fragen werden derzeit in Studien überprüft.

Vor Einleitung einer potentiell kurativen Strahlentherapie ist eine extensive Diagnostik zur Sicherung des Lymphomstadiums zwingend erforderlich. Diese muß ggf. eine Leberbiopsie und explorative Laparotomie einschließen. Die unkritisch eingesetzte Bestrahlung gefährdet das kurative Potential dieser Behandlungsform.

### 7.1.2 Therapie in den fortgeschrittenen Stadien III und IV

Der Krankheitsverlauf der fortgeschrittenen zentroblastisch-zentrozytischen Lymphome ist variabel und kann einen rasch progredienten, jedoch auch einen über lange Zeit stabilen, symptomarmen Verlauf nehmen. In bis zu 15–20% der Fälle kommt es zu intermittierenden Spontanregressionen.

Aufgrund dieser Charakteristika und des lediglich palliativen Anspruchs bisher etablierter Therapiemodalitäten sollte außerhalb klinischer Studien zunächst der spontane Verlauf der Erkrankung beobachtet werden. Eine Therapie ist erst beim Auftreten von Symptomen oder eindeutiger Krankheitsprogression indiziert und besteht vorzugsweise in einer Chemotherapie von moderater Intensität.

Ein potentiell kurativer Ansatz zeichnet sich derzeit bei Patienten im Alter < 60 Jahre ab, die nach Erreichen einer Remission durch die initiale Chemotherapie einer kombinierten Ganzkörperbestrahlung und hochdosierten Chemotherapie mit nachfolgender Blutstammzellreinfusion zugeführt werden können. Eine Überprüfung dieses Ansatzes erfolgt derzeit im Rahmen prospektiver Studien, in die entsprechende Patienten eingebracht werden sollten.

Bei Patienten, die für ein derartiges Vorgehen nicht qualifiziert sind, sollte sich an die initiale Chemotherapie eine Erhaltungstherapie mit

Interferon-α anschließen, die zu einer signifikanten Verlängerung des krankheitsfreien Intervalls führt.

Der Verlauf nichtkurativ behandelter Patienten ist durch intermittierende Phasen wiederkehrender Krankheitsaktivität geprägt. Dementsprechend sind wiederholte therapeutische Interventionen notwendig, deren Abfolge im nachfolgenden dargestellt wird.

Darüber hinaus ist zu beachten, daß es bei ca. 40% aller Patienten zu einer Transformation in ein hochmalignes Lymphom kommt. Bei entsprechendem klinischem Verdacht ist eine histologische Untersuchung und ggf. eine Anpassung des therapeutischen Vorgehens erforderlich. Im Gegensatz zu primär hochmalignen Lymphomen besteht für die aus niedrigmalignen Lymphomen hervorgegangenen, sekundär hochmalignen Lymphome kein kurativer Anspruch durch eine alleinige zytostatische Chemotherapie. Ob eine kurative Perspektive in Analogie zum Vorgehen bei niedrigmalignen Lymphomen mittels myeloablativer Radio-/Chemotherapie und Retransfusion von Blutstammzellen eröffnet werden kann, ist derzeit nicht gesichert.

## 7.2 Stellung der Chirurgie

Außer palliativen Indikationen, wie Operation einer pathologischen lymphombedingten Fraktur oder intestinaler Perforation etc., gibt es keine Indikation zu einer chirurgischen Intervention. Auch im lokalisierten Stadium I ist die chirurgische Resektion keine kurative Maßnahme und sollte daher vermieden werden. Dies gilt auch für Lokalisationen im Gesicht, Schädel, ZNS oder Skelett sowie weiteren Organen (Schilddrüse, Leber etc.).

## 7.3 Stellung der Strahlentherapie

### 7.3.1 Primäre kurativ intentionierte Strahlentherapie

Wegen der ausgeprägten Strahlensensibilität des zentroblastisch-zentrozytischen Lymphoms ist eine alleinige kurativ intentionierte Strahlentherapie in den lokalisierten Stadien I und II sowie in selektionierten Fällen im Stadium III A mit begrenzter Lymphomausdehnung möglich.

Die nachfolgend beschriebenen Zielvolumina entstammen der inzwischen abgeschlossenen Studie „Therapie der Non-Hodgkin-Lymphome hoher Malignität des Stadiums I, der niedrigmalignen Non-Hodgkin-Lymphome der Stadien I und II und der zentroblastisch-zentrozytischen Lymphome der Stadien I–III", die von der Universitätsstrahlenklinik in

Essen koordiniert wurde. Die ursprünglich im Protokoll vorgesehenen Gesamtdosen im Zielvolumen der Großfelder von 26 Gy (gefolgt von einem Boost auf die primär vergrößerten Lymphknoten von weiteren 10 Gy) haben sich in einer Zwischenauswertung als unzureichend erwiesen, um langfristig eine sichere Tumorkontrolle zu erzielen. Aufgrund dieser Ergebnisse werden daher höhere Dosen von 30 Gy (10 Gy Boost) empfohlen.

– *Stadium I, oberhalb des Zwerchfells (**ohne** Mediastinalbefall):*
  Mantelfeld gefolgt von einer Bestrahlung der paraaortalen Lymphknotenstationen sowie Boost auf die primär vergrößerten Lymphknoten.
– *Stadium I, oberhalb des Zwerchfells (**mit** Mediastinalbefall):*
  Mantelfeld gefolgt von abdominellem Bad, anschließend Boost auf die primär vergrößerten Lymphknoten.
– *Stadium I, unterhalb des Zwerchfells:*
  Abdominelles Bad sowie sequentiell „Minimantel" und Boost auf die primär vergrößerten Lymphknoten.
– *Stadium II, oberhalb des Zwerchfells:*
  Mantelfeld sowie Bestrahlung der paraaortalen Lymphknotenstationen, anschließend Boost auf die primär vergrößerten Lymphknoten. Bei Tumorsitz oberhalb des Zungenbeins Mitbestrahlung des Waldeyer-Rachenrings.
– *Stadium II, unterhalb des Zwerchfells:*
  Abdominelles Bad, Mantelfeld sowie Boost auf die primären Lymphknotenstationen.
– *Stadium III A, Lymphomausdehnung < 5 befallene Lymphknotenregionen, keine „Bulkymanifestationen":*
  Abdominelles Bad, Mantelfeld und Boost auf die primären Lymphknotenstationen.

Vor Einleitung der Therapie empfiehlt es sich, ein höheres Stadium auszuschließen. Hierbei sind insbesondere ein Leberbefall ggf. durch laparoskopische multiple Biopsien und ein Milzbefall durch eine Laparotomie mit Splenektomie auszuschließen. Falls keine Splenektomie durchgeführt wurde, muß bei einer Bestrahlung die Milz, analog der Strahlentherapie bei M. Hodgkin ohne diagnostische Laparotomie, in das Strahlenfeld integriert werden.

### 7.3.2 Additive Strahlentherapie nach Chemotherapie in den fortgeschrittenen Stadien III und IV

Es ist offen, ob eine additive oder adjuvante Bestrahlung von „Bulkyläsionen" nach mittels initialer Chemotherapie erreichter partieller oder kompletter Remission das krankheitsfreie Intervall oder die Überlebenszeit verlängert. Derzeit gibt es daher außerhalb von Studien keine Indikation zu einer additiven Strahlentherapie nach Chemotherapie.

### 7.3.3 Palliative Strahlentherapie

Über Notfallindikationen hinaus wie obere Einflußstauung, Manifestationen in tragenden Skelettbereichen, retrobuläres Lymphom, ZNS-Befall etc. ist eine palliative Strahlentherapie nur selten z. B. bei Gefährdung von Organfunktionen durch Verdrängung oder wegen besonderer kosmetischer Aspekte indiziert. Die applizierte Dosis ist an den gewünschten palliativen Effekt zu adaptieren; es reichen in der Regel schon geringere Strahlendosen als bei der kurativ intentionierten Bestrahlung aus, um einen befriedigenden Effekt zu erreichen.

### 7.4 Stellung der Chemotherapie

#### 7.4.1 Übersicht

Folgende Substanzen weisen eine besonders gute Wirksamkeit bei den niedrigmalignen Non-Hodgkin-Lymphomen und insbesondere beim zentroplastisch-zentrozytischen Lymphom (CB-CC-NHL) auf: die Gruppe der Alkylanzien, insbesondere Cyclophosphamid, Ifosfamid, Chlorambucil; die Anthrazykline Doxorubicin und Epirubicin; das Anthrachinon Mitoxantron; die Vincaalkaloide Vincristin, Vinblastin, Vindesin und Vinorelbin; die Kortikoide; wirksam sind auch Bleomycin, Methotrexat, Etoposid und Fludarabin.

Als etablierte Behandlungsverfahren werden derzeit Therapieregime geringer oder moderater Intensität angesehen. Dazu zählen die Monotherapie mit Chlorambucil, die Kombination von Chlorambucil mit Prednison sowie die Kombinationen von Cyclophosphamid, Vincristin, Prednison (COP) und Prednimustin, Mitoxantron (PmM) bzw. dessen Nachfolgeprotokoll Mitoxantron, Chlorambucil, Prednison (MCP).

Bisher konnte nicht gezeigt werden, daß eine intensivierte initiale Kombinationstherapie gegenüber einem primär abwartenden Verhalten („watchful waiting") mit Beginn einer Chemotherapie moderater Intensität beim Auftreten krankheitsbedingter Symptome einen Vorteil in bezug auf die krankheitsfreie und Gesamtüberlebenszeit bewirkt (Tabelle 1). Aus diesem Grunde erscheint es derzeit weiterhin gerechtfertigt, zunächst den natürlichen Verlauf der Erkrankung abzuwarten und eine zytostatische Chemotherapie erst beim Auftreten von Symptomen einzuleiten.

**Tabelle 1.** Chemotherapie niedermaligner Non-Hodgkin-Lymphome in den Stadien III und IV

| Therapie | Patienten-zahl (n) | Remissions-rate (CR und PR) [%] | 5 Jahre Krank-heits-frei-heit [%] | 5 Jahre Über-leben [%] | Autoren |
|---|---|---|---|---|---|
| Cb | 33 | 33 | 0 | 60 | Portlock et al. (1987) |
| CP | 48 | 64 | 22 | 62 | Ezdinli et al. (1985) |
| CP | 132 | 36 | n.a. | 49 | Kimby et al. (1994) |
| Mitox | 21 | 100 | 50 | 85 | Nissen et al. (1990) |
| COP | 35 | 91 | n.a. | n.a. | Bagley et al. (1972) |
| COP | 84 | 57 | 18 | 60 | Steward et al. (1988) |
| COP | 99 | 85 | n.a. | n.a. | Hiddemann et al. (1994) |
| COP | 248 | 80 | n.a. | n.a. | Hagenbeck et al. (1993) |
| PmM | 93 | 86 | n.a. | n.a. | Hiddemann et al. (1994) |
| COP-Bleo | 77 | 71 | 29 | 50 | Jones et al. (1983) |
| CHOP | 415 | 64 (nur CR) | n.a. | 35 | Dana et al. (1993) |
| CHOP | 127 | 60 | n.a. | 54 | Kimby et al. (1994) |
| CHOP-Bleo | 75 | 72 | 38 | 57 | Jones et al. (1983) |
| CHOP-Bleo | 22 | 81 | 62 (est.) | 81 | Peterson et al. (1990) |
| CHOP-Bleo | 96 | 77 | 28 | 65 | Romaguera et al. (1991) |
| CHOP-Bleo +CMED | 108 | 72 (nur CR) | 60 | 62 | Velasquez et al. (1994) |
| M-BACOD | 18 | 56 | 22 | 46 | Anderson et al. (1984) Licht et al. (1990) |
| m-BACOD | 86 | 69 (nur CR) | 31 | 62 | Canellos et al. (1987) |
| MACOP-B | 125 | 84 (nur CR) | 25 | 70 | Klimo et al. (1987) |
| CAP-BOP | 59 | 49 (nur CR) | 16 | 40 | Anderson et al. (1993) |

*Cb* Chlorambucil; *CP* Chlorambucil, Prednison; *Mitox* Mitoxantron; *COP* Cyclophosphamid, Vincristin, Prednison; *PmM* Prednimustin, Mitoxantron; *COP-Bleo* Cyclophosphamid, Vincristin, Prednison, Bleomycin; *M-BACOD* Methotrexat, Bleomycin, Doxorubicin, Cyclophosphamid, Vincristin, Dexamethason; *CMED* Cyclophosphamid, Methotrexat, Etoposid, Dexamethason; *CAP-BOP* Cyclophosphamid, Adriamycin (Doxorubicin), Mitoxantron, Procarbazin, Bleomycin, Vincristin, Prednison; *n.a.* nicht angegeben

Die Wahl des Therapieprotokolls richtet sich nach dem Allgemeinzustand und dem Lebensalter, der angestrebten Langzeitperspektive und potentiell bestehenden Zweiterkrankungen wie Diabetes mellitus, Herzinsuffizienz etc.

Die gewählte Therapie sollte eine ausreichende Effektivität mit guter Toleranz und geringen Nebenwirkungen verbinden. Diese Bedingungen erscheinen derzeit am besten durch die Kombination von Prednimustin und Mitoxantron (PmM) bzw. durch die Nachfolgekombination Mitoxantron, Chlorambucil, Prednison (MCP) gegeben.

Bei Vorliegen von Kontraindikationen sollte Chlorambucil allein oder in Kombination mit Prednison als Initialtherapie eingesetzt werden.

### 7.4.2 Therapiedauer

Grundsätzlich sollte die Therapie bis zum Zeitpunkt des maximalen Ansprechens fortgesetzt werden. Meist werden komplette oder partielle Remissionen bei mehr als 80% aller Patienten nach 4- bis 6maliger Applikation von PmM bzw. MCP erzielt. Nach Erreichen einer partiellen oder kompletten Remission werden 2 weitere Therapiezyklen zur Konsolidierung gegeben. Eine weitere Fortführung der Chemotherapie in Remission ist nicht indiziert.

Bei unzureichendem Ansprechen auf die initial gewählte Kombination kann in Abhängigkeit vom Krankheitsverlauf auf ein alternatives Protokoll gewechselt werden (s. dazu Abschn. 9 „Rezidiv-/Salvagetherapie").

### 7.4.3 Kombinierte Chemo-/Strahlentherapie

Die Kombination von Chemotherapie mit Strahlentherapie entweder sequentiell oder mit Sandwichtechnik ist keine Standardtherapie, da ihre Überlegenheit gegenüber der alleinigen Strahlentherapie in den frühen Stadien bzw. der Chemotherapie in den fortgeschrittenen Stadien nicht bewiesen ist.

*Ergänzende Strahlentherapie*
Eine ergänzende Strahlentherapie initial bestehender Lymphommassen oder nach Chemotherapie persistierender Lymphommanifestationen hat nach aktuellen Erkenntnissen keine vorteilhaften Einfluß auf das krankheitsfreie Intervall oder die Gesamtüberlebensdauer. Sie ist daher nicht generell zu empfehlen und lediglich bei gravierenden lokalen Verdrängungserscheinungen indiziert.

## 7.5 Stellung der Therapie mit Interferon-α

In klinischen Phase-I- und Phase-II-Studien konnte eine signifikante Aktivität von Interferon-α bei Patienten gezeigt werden, die refraktär auf die konventionelle zytostatische Chemotherapie geworden waren bzw. ein Rezidiv aufwiesen. Aus diesem Grunde wurde der Einsatz von Interferon-α sowohl in Kombination mit einer initialen zytoreduktiven Chemotherapie als auch als Erhaltungstherapie nach erfolgreicher primärer Chemotherapie geprüft.

### 7.5.1 Interferon-α in Kombination mit primärer Chemotherapie

Zum primären Einsatz von Interferon-α in Kombination mit einer initialen Chemotherapie liegen widersprüchliche Ergebnisse vor. In mehreren prospektiv randomisierten Studien konnte gezeigt werden, daß die zusätzliche Gabe von Interferon-α zu Alkylanzien enthaltenden Therapien wie Chlorambucil oder COP keine höhere Remissionsrate oder

**Tabelle 2.** Kombination von Interferon- mit Chemotherapie bei niedrigmalignen Non-Hodgkin-Lymphomen in den Stadien III und IV

| Therapie | Patientenzahl (n) | Remissionsrate (CR und PR) [%] | 3 Jahre Krankheitsfreiheit [%] | 3 Jahre Überleben [%] | Autoren |
|---|---|---|---|---|---|
| Cb | 26 | 62 | 55 | 58 | Chisesi et al. |
| Cb + IFN | 34 | 65 | 71 | 73 | (1991) |
| Cb | 59 | 71 | 21 | 75 | Price et al. |
| Cb + IFN | 49 | 55 | 78 | 75 | (1991) |
| CP | 265 | 89 | 53 | 80 | Peterson et al. |
| CP + IFN | 266 | 84 | 54 | 78 | (1993) |
| COPA | 127 | 86 | 21 | 61 | Smalley et al. |
| COPA + IFN | 122 | 86 | 40 | 78 | (1992) |
| CHVP | 1134 | 58 | 27 | 69 | Solal-Celigny |
| CHVP + IFN | 137 | 76 | 47 | 86 | et al. (1993) |

*Cb* Chlorambucil; *CP* Cyclophosphamid; *IFN* Interferon-α; *COPA* Cyclophosphamid, Vincristin, Prednison, Adriamycin (Doxorubicin); *CHVP* Cyclophosphamid, Doxorubicin, Teniposid, Prednison

Remissionsdauer bewirkt. Für die Kombination von Interferon-α mit anthrazyklinhaltigen Kombinationen ergaben sich jedoch Hinweise auf eine höhere initiale Ansprechrate und eine Verlängerung des krankheitsfreien Intervalls sowie auch der Überlebenszeit (Tabelle 2). Diese Daten bedürfen jedoch der Bestätigung, so daß außerhalb klinischer Studien ein primärer Einsatz von Interferon-α in Kombination mit einer intialen zytoreduktiven Chemotherapie nicht gerechtfertigt ist.

### 7.5.2 Interferon-α als Erhaltungstherapie in Remission

In der Mehrzahl der bislang vorliegenden Untersuchungen konnte gezeigt werden, daß eine Erhaltungstherapie mit Interferon-α nach Erreichen einer Remission durch eine initiale zytostatische Chemotherapie zu einer signifikanten Verlängerung des krankheitsfreien Intervalls führt. Dieser Effekt scheint dabei von der Dauer der Interferontherapie abzuhängen. Nach den Daten der Deutschen Studiengruppe zur Behandlung Niedrig Maligner Lymphome wird eine Erhaltungstherapie mit Interferon-α über mehrere Jahre gut toleriert, wenn die Dosierung an individuelle Nebenwirkungen angepaßt wird. Daher sollte die Dauer der Therapie zeitlich nicht begrenzt sein und Interferon-α bis zum Rezidiv oder dem Auftreten nichttolerabler Nebenwirkungen fortgesetzt werden.

Trotz dieser günstigen Ergebnisse sollte der Einsatz von Interferon-α dennoch weiterhin vorzugsweise in Rahmen klinischer Studien erfolgen. So ist bisher ungeklärt, ob eine Erhaltungstherapie mit Interferon-α auch zu einer Verlängerung der Gesamtüberlebenszeit führt. Aktuelle Untersuchungen sind ferner darauf ausgerichtet, die Applikationsweise und Dosierung von Interferon-α zu optimieren. Diese Fragen sind Gegenstand des aktuellen Studienkonzeptes der Deutschen Studiengruppe zur Behandlung Niedrig Maligner Lymphome, das in Abb. 1 dargestellt ist.

### 7.6 Stellung der myeloablativen Radio-/Chemotherapie mit Stammzelltransplantation

Eine im Anschluß an eine erfolgreiche initiale zytoreduktive Chemotherapie durchgeführte myeloablative Radio-/Chemotherapie mit nachfolgender Stammzellreinfusion eröffnet eine neue, möglicherweise kurative Perspektive bei jüngeren Patienten mit fortgeschrittenen Stadien niedrigmaligner Lymphome. Essentielles Element dieses Ansatzes ist die Ganzkörperbestrahlung.

Trotz vielversprechender Ergebnisse nichtrandomisierter Pilotstudien ist der Stellenwert dieses Konzeptes bislang jedoch nicht gesichert. Offen

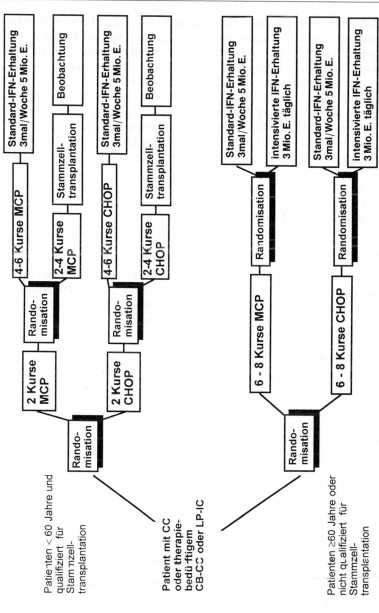

**Abb. 1.** Konzept der Deutschen Studiengruppe zur Behandlung Niedrig Maligner Lymphome

bleibt auch die Frage, ob Patienten bereits in erster Remission oder erst in fortgeschritteneren Stadien der Erkrankung der myeloablativen Hochdosistherapie und Stammzellreinfusion zugeführt werden sollten. Aus diesen Gründen ist die myeloablative Radio-/Chemotherapie mit Stammzellreinfusion derzeit nur innerhalb klinischer Studien indiziert.

Abbildung 1 verdeutlicht dazu das Konzept der Deutschen Studiengruppe zur Behandlung Niedrig Maligner Lymphome, das sowohl den Stellenwert der myeloablativen Hochdosistherapie im Vergleich zu einer Erhaltungstherapie mit Interferon-α prüft als auch der Frage nachgeht, ob eine derartige Behandlung bereits in der 1. oder erst in der 2. Remission erfolgen sollte.

# 8 Indikation zur Chemotherapie

## 8.1 Auswahl der Patienten

Grundsätzlich kommen alle Patienten für eine systemische Chemotherapie in Betracht, die nicht einer primär kurativ intentionierten Strahlentherapie zugeführt werden können. Die Intensität und Art der Therapie sollte den individuellen Risikofaktoren angepaßt werden.

## 8.2 Zeitpunkt des Therapiebeginns

*Kurativ intentionierte Therapie*
Bei kurativer Intention sollte eine Strahlentherapie so früh wie möglich nach der Diagnose begonnen werden.

*Palliativ intentionierte Therapie*
Eine zytostatische Chemotherapie ist erst beim Auftreten krankheitsbedingter Symptome indiziert. Dies bedeutet, daß nach der Diagnosestellung der natürliche Verlauf der Erkrankung im Sinne eines „watchful waiting" beobachtet werden kann und eine Therapie erst bei Vorliegen von Symptomen begonnen wird. Eine Indikation zum Therapiebeginn besteht bei:
– B-Symptomatik,
– hämatopoetischer Insuffizienz (Anämie mit Hb unter 10 g/dl, Thrombozytopenie unter 100000/mm$^3$, Granulozytopenie unter 1500/mm$^3$),
– „bulky disease",
– deutlicher Progression der Lymphome.

## 8.3 Wahl der Therapie

### 8.3.1 Kurativ orientierte Strahlentherapie in den Stadien I–III A

- *Stadium I A/B:* Strahlentherapie mit kurativer Intention.
- *Bei primärer Lymphomexstirpation und Stadium I:* adjuvante Strahlentherapie in jedem Fall erforderlich.
- *Stadium II A/B:* Strahlentherapie mit kurativer Intention.
- *Stadium III A mit geringer, ausschließlich nodaler Manifestation, weniger als 5 befallenen Lymphknotenregionen und Durchmesser der Lymphome unter 5 cm:* Bestrahlung mit kurativer Intention (Mantelfeld plus abdominelles Bad).

### 8.3.2 Therapie in den fortgeschrittenen Stadien III und IV

Bei Vorliegen krankheitsbedingter Symptome: *Chemotherapie moderater Intensität* (plus Radiotherapie in Einzelfällen, bei großen funktionsbeinträchtigenden Lymphomen).

Die Wahl des Therapieprotokolls richtet sich neben der im Einzelfall angestrebten Langzeitperspektive auch nach therapieassoziierten Nebenwirkungen und potentiell bestehenden Zweiterkrankungen wie Diabetes mellitus, Herzinsuffizienz etc:

- Die Kombination von *Mitoxatron, Chlorambucil, Prednison (MCP)* stellt die Therapie der ersten Wahl dar. Sie verbindet eine gute Tolerabilität mit hoher Remissionsrate und raschem Therapieerfolg. Vergleichbar effektiv ist auch die Kombination von
- *Cyclophosphamid, Vincristin* und *Prednison (COP),* die jedoch eine höhere Rate von Nebenwirkungen v. a. in Form von Alopezie, Übelkeit und Erbrechen aufweist.
- Bei Patienten mit *Kontraindikationen* oder *eingeschränkter Therapietoleranz* sollte *Chlorambucil* als Initialtherapie gewählt werden.

## 8.4 Modifikation der Standarddosis

- Bei therapiebedingter Myelosuppression ist eine Dosisreduktion um 30–50% vorzunehmen. Diese wird begünstigt durch die oft bereits vor Therapiebeginn bestehende hämatopoetische Insuffizienz aufgrund einer Lymphominfiltration des Knochenmarks.
- Bei deutlicher Einschränkung der Nierenfunktion (GFR unter 50 ml/min) ist eine entsprechende Dosisreduktion von Cyclophosphamid oder Chlorambucil erforderlich.

## 8.5 Besonderheiten zur Begleittherapie

Therapiebegleitende Maßnahmen umfassen:
- eine ausreichende Hydrierung insbesondere zu Beginn der Chemotherapie,
- ggf. die zusätzliche Gabe von Allopurinol,
- Antiemetika.

Nicht erforderlich sind eine antibiotische Prophylaxe bei zu erwartender Granulozytopenie sowie die prophylaktische Gabe hämatopoetischer Wachstumsfaktoren.

## 8.6 Therapie in Remission

Eine Fortführung der Chemotherapie nach Erreichen einer kompletten oder partiellen Remission (über die Konsolidierungstherapie hinaus) ist nicht indiziert.

Ebenso besteht keine Indikation für eine adjuvante Bestrahlung residueller Lymphommanifestationen.

Die Form einer weiterführenden Therapie in Remission richtet sich in erster Linie nach dem Lebensalter und dem Allgemeinzustand. Patienten im Alter unter 60 Jahren sollten nach Möglichkeit Studien zugeführt werden, in denen der Stellenwert der myeloablativen Radio-/Chemotherapie mit nachfolgender Stammzelltransplantation geprüft wird. Ältere Patienten bzw. Patienten, die aus anderen Gründen nicht für eine intensivierte, myeloablative Therapie in der Remission qualifiziert sind, sollten eine Erhaltungstherapie mit Interferon-$\alpha$ erhalten. Da der Effekt der Interferontherapie offensichtlich auf die Dauer der Substanzgabe begrenzt ist, sollte eine Erhaltungstherapie mit Interferon bis zur erneuten Krankheitsprogression oder dem Auftreten nichttolerabler Nebenwirkungen fortgeführt werden. Die Höhe der Interferondosis ist dabei an die Nebenwirkungen zu adaptieren. Auch diese Behandlung sollte vorzugsweise im Rahmen klinischer Studien erfolgen, in denen Modifikationen der Applikationsweise und Dosierung von Interferon-$\alpha$ geprüft werden.

## 9 Rezidiv-/Salvagetherapie

Bei Rezidiven, die nach längerer, d. h. > 6 Monate dauernder Therapiefreiheit auftreten, kann ein erneuter Behandlungsversuch mit der vorausgegangenen Chemotherapie unternommen werden. Bei Resistenz oder wesentlich kürzerem therapiefreiem Intervall sollte ein Wechsel auf ein alternatives Protokoll erfolgen (z. B. nach Vorbehandlung mit COP, Einsatz von MCP und vice versa, nach Vorbehandlung mit Chlorambucil, Prednison Wechsel zu COP oder MCP).

Für sich daran anschließende spätere Krankheitsphasen kann keine allgemeinverbindliche Empfehlung gegeben werden. Das therapeutische Vorgehen sollte sich neben dem Gesichtspunkt einer ausreichenden Effektivität auch an der Aufrechterhaltung der Lebensqualität orientieren. Substanzen, die diesen Anforderungen entsprechen, sind u. a. Purinanaloga wie insbesondere Fludarabin, aber auch Etoposid, v. a. in der oralen Applikation, sowie Taxol und Taxotere. Vielversprechend sind auch erste Ergebnisse von Irinotecan (CPT11) und dem Einsatz unkonjugierter Antikörper, z. B. mit anti CD20. Der Einsatz derartiger Substanzen ist derzeit jedoch ausschließlich klinischen Studien vorbehalten.

## 10 Maßnahmen zur Therapiekontrolle

Bei den niedrigmalignen Non-Hodgkin-Lymphomen ist das Ansprechen auf die Chemotherapie leicht kontrollierbar durch Palpation peripherer Lymphome und/oder Sonographie des Abdomens. Computertomographische Untersuchungen sind in der Regel nur im Rahmen von Studien sinnvoll. Gleiches gilt für die Knochenmarkbiopsie; eine Kontrolle ist nur dann erforderlich, wenn die Verifikation einer Remission auch im Knochenmark therapeutische Konsequenzen hat.

Bei Anthrazyklintherapie sollte auf die Kardiomyopathie bzw. Anthrazyklingrenzdosis geachtet werden.

## 11 Studien

*Studie:* Therapie zentroblastisch/zentrozytischer, zentrozytischer und lymphoplasmozytoider Lymphome in fortgeschrittenen Stadien.

*Studienleiter:* Prof. Dr. med. W. Hiddemann, Dr. M. Unterhalt, Abt. Hämatologie/Onkologie, Universitätsklinik Göttingen, Robert-Koch-Str. 40, 37075 Göttingen, Tel.: 0551/398535 und 396305; Fax: 392914.

*Studie:* Therapie von Patienten mit Rezidiven intermediär- und hochmaligner Non-Hodgkin-Lymphome mit Hochdosis-Busulfan/Cyclophosphamid und peripherer Stammzelltransplantation als früher Konsolidierung *und*

*Studie:* Immunmagnetisches Purging peripherer autologer Stammzell-transpantate von Patienten mit Rezidiven intermediär- und hochmaligner Non-Hodgkin-Lymphome.

*Ansprechpartner:* Prof. Dr. med. B. Emmerich, Medizinische Klinik des Klinikums Innenstadt der LMU München, Ziemensstr. 1, 80336 München, Tel.: 089/5160-2205 und 51660-2298, Fax.: 089/5160-4412.

*Studie:* Multizentrisch-prospektive randomische Studie zur Therapie zentroblastisch zentrozytischer Non-Hodgkin Lymphome in frühen Stadien mit alleiniger Strahlentherapie.

*Studienleitung:* Prof. Dr. med. H. Sack, Frau Dr. A. Engelhard, Abt. Strahlentherapie, Universitätsklinikum Essen, Hufelandstr. 55, 45122 Essen, Tel.: 0201/7232320, Fax.: 0201/7235960.

*Studie:* Studienprotokoll zur autologen T-Zelltransplantation bei der Behandlung von B-Lymphomen mit autologer Stammzellreinfusion.

*Ansprechpartner:* Prof. Dr. med. H.-J. Kolb, Medizinische Klinik III des Klinikums Großhadern der LMU München, Marchioninistr. 15, 81377 München, Tel.: 089/7095-3039, Fax.: 089/7095-8824.

## 12 Zukünftige Entwicklungen

Weiterführende Perspektiven eröffnen sich durch den Einsatz monoklonaler Antikörper, die gegen Oberflächenmerkmale niedrigmaligner Lymphome gerichtet sind und mit Immuntoxinen oder Radioisotopen gekoppelt werden. Gegen CD 20 gerichtete Antikörper weisen darüber hinaus eine primäre Zytotoxizität auf. Vielversprechende Ansätze bieten sich ferner durch die Entwicklung von Antisenseoligonukleotiden oder Ribozymen, die gegen krankheitsassoziierte pathologisch aktivierte Gene bzw. deren Produkte gerichtet sind und damit einen an der Pathogenese orientierten Behandlungsansatz darstellen.

## 34.11 Immunozytom (lymphoplasmozytisches/ lymphoplasmozytoides Lymphom)

P. Meusers, G. Brittinger, M. Bamberg

### Definition

Morphologische und immunhistochemische Kriterien führen innerhalb der Kiel-Klassifikation zur Differenzierung zwischen der chronischen lymphatischen Leukämie (B-CLL) und dem Immunozytom (Lennert u. Feller 1992). Für die klinische und prognostische Bedeutung dieser Unterteilung sprechen die Ergebnisse einer prospektiven, multizentrischen Beobachtungsstudie (Brittinger et al. 1984, 1985; Engelhard et al. 1991). Das Immunozytom subsumiert die früher als nosologische Einheit betrachtete Makroglobulinämie Waldenström sowie Erkrankungsformen, die vor der Erarbeitung der Kiel-Klassifikation klinisch-prognostisch als „atypische" chronische lymphatische Leukämie imponierten.

### 1 Epidemiologie

*Häufigkeit:* Im Krankengut des Kieler Lymphknotenregisters ist das Immunozytom mit 12,4% in etwa gleicher Häufigkeit wie die B-CLL vertreten. In den USA wird das Immunozytom mit 5% der Non-Hodgkin-Lymphome deutlich seltener diagnostiziert. Die Geschlechtsverteilung zeigt ein geringgradiges Überwiegen der Männer (männlich:weiblich = 1,1:1).

*Altersverteilung:* Im Kieler Lymphknotenregister entspricht die Altersverteilung der Patienten weitgehend derjenigen der CLL mit einem Median im 7. Dezennium (Bereich: 28–88 Jahre); ganz vereinzelt wird das Immunozytom auch im Kindesalter diagnostiziert.

*Genetische Prädisposition:* Das Immunozytom tritt gehäuft bei Autoimmunerkrankungen, insbesondere beim Sjögren-Syndrom auf (Lennert u. Feller 1992).

## 2 Histologie

### 2.1 Einführung

Neben kleinen, reifen Lymphozyten werden zusätzlich lymphoplasmozytoide Elemente (lymphoplasmozytoider Subtyp), Plasmazellen oder vereinzelt Immunoblasten (lymphoplasmozytischer Subtyp, entspricht weitgehend der Makroglobulinämie Waldenström) angetroffen. PAS-positive Kerneinschlüsse in den lymphoplasmozytoiden Zellen oder den Plasmazellen helfen bei der Abgrenzung des Immunozytoms von der B-CLL. Der immunhistochemische Nachweis von zytoplasmatischem monoklonalem Immunglobulin, insbesondere von Leichtketten in den lymphoplasmozytoiden und/oder Plasmazellen, ist nahezu pathognomonisch für das Immunozytom.

Auf die Abgrenzung eines polymorphen Subtyps des Immunozytoms wird in der neueren Version der Kiel-Klassifikation verzichtet (Lennert u. Feller 1992).

### 2.2 Immunphänotypisierung

Neben dem Nachweis monoklonaler Immunglobuline auf der Oberfläche der neoplastischen Zellen lassen sich im Gegensatz zur B-CLL im Zytoplasma eines Teils der Zellen Immunglobuline desselben Isotyps identifizieren, wobei die Expression von IgM, häufig begleitet von IgD, dominiert. Neben typischen B-Zellmarkern (CD19, CD20 und CD22) exprimieren etwa 80% der Immunozytome des lymphoplasmozytoiden Subtyps CD5 und CD23, während der lymphoplasmozytische Subtyp nahezu immer CD5-negativ ist.

### 2.3 Manifestationsmuster und klinische Parameter

Im Gegensatz zur B-CLL finden sich beim Immunozytom in etwa 2,5% der Fälle lokoregional begrenzte Krankheitsmanifestationen und gelegentlich ein primär extranodaler Befall, z. B. im Gastrointestinaltrakt oder in der Haut. Seltener als bei der B-CLL werden eine Knochenmarkinfiltration und/oder eine Blutlymphozytose oder eine Leberinfiltration angetroffen (Engelhard et al. 1991).

Monoklonale Serumimmunglobuline, überwiegend vom IgM-Typ, werden bei etwa 30% der Patienten beobachtet. Die Häufigkeit Coombs-positiver hämolytischer Anämien ist beim Immunozytom mit 13% größer als bei der B-CLL.

# 3 Stadieneinteilung

Für die nichtgeneralisierten Erkrankungsformen findet die Ann-Arbor-Klassifikation (Carbone et al. 1971), evtl. in der Modifikation von Musshoff u. Schmidt-Vollmer 1975, Anwendung. Im Generalisationsstadium bieten sich die für die CLL konzipierten Einteilungen von Rai et al. 1975 und Binet et al. 1981 an (s. Kap. 34.7 „Chronische lymphatische Leukämie").

# 4 Prognose und Risikoeinschätzung

In den sehr seltenen Fällen mit nur lokoregionaler Ausbreitung der Erkrankung (Ann-Arbor-Stadien I/I E und II/II E) lassen sich durch eine alleinige Strahlenbehandlung Langzcitremissionen bzw. Heilungen induzieren.

Nach Anwendung weitgehend identischer therapeutischer Maßnahmen zeigten Immunozytompatienten im Generalisationsstadium mit einer medianen Überlebenswahrscheinlichkeit von 44 Monaten eine ungünstigere Prognose als Patienten mit B-CLL (60 Monate); zu diesem Unterschied trug v. a. der lymphoplasmozytoide Subtyp bei (Brittinger et al. 1984; Engelhard et al. 1991). Die prognostische Relevanz der Rai- und der Binet-Klassifikation dürfte für Patienten mit Immunozytom geringer sein als für Kranke mit B-CLL; lediglich Patienten im Krankheitsstadium A der Binet-Klassifikation wiesen in der oben genannten Beobachtungsstudie eine signifikant längere Überlebenszeit als die übrigen Kranken auf. Anders als die Sekretion monoklonaler Immunglobuline wirkt sich ein Knochenmarkbefall ungünstig auf den Krankheitsverlauf aus; dies gilt auch für einen schlechten Allgemeinzustand zum Zeitpunkt der Diagnose und ein hohes Lebensalter (Engelhard et al. 1991).

# 5 Diagnostik

Die histologische Biopsatuntersuchung durch einen in der Lymphomdiagnostik erfahrenen Pathologen mit der Identifizierung PAS-positiver Kerneinschlüsse in lymphoplasmozytoiden Zellen oder Plasmazellen erlaubt in den meisten Fällen die Abgrenzung von der B-CLL. Bei den übrigen Kranken gelingt dies durch den Nachweis von Immunglobulinen, inbesondere von Leichtketten im Zytoplasma, so daß nur eine kleine diagnostische „Grauzone" zwischen beiden Lymphomentitäten verbleibt.

Im Gegensatz zur B-CLL ist beim Immunozytom die Ausbreitungsdiagnostik zur Erfassung der wenigen potentiell heilbaren Patienten in den Stadien I/I E und II/II E der Ann-Arbor-Klassifikation unverzichtbar. Hierzu gehört ggf. das gesamte Spektrum der Untersuchungsmöglichkeiten einschließlich einer gastrointestinalen Diagnostik. Die Anamnese soll u. a. nach Allgemeinsymptomen, der Geschwindigkeit des Lymphomwachstums, extralymphatischen Manifestationen, einer Infektanfälligkeit, einer *hämorrhagischen Diathese, Zeichen einer Kryoglobulinämie* (u. a. Raynaud-Phänomen, Nierenfunktionsstörung) und/oder eines *Hyperviskositätssyndroms* (u.a. Veränderungen im Bereich der Retina, des zentralen und peripheren Nervensystems) und/oder einer *Autoimmunhämolyse* sowie bei Patienten mit Sekretion monoklonaler Immunglobuline nach Funktionsstörungen durch eine mögliche Amyloidose fahnden.

Der klinische Verdacht (u. a. Nierenfunktionsstörungen, sensomotorische Polyneuropathie, Zeichen der Herzinsuffizienz, in seltenen Fällen arthritische Beschwerden) und/oder weitere Hinweise auf eine komplizierende Amyloidose (EKG-Veränderungen, Proteinurie) müssen zu einer einschlägigen invasiven Diagnostik (z. B. Untersuchung von Rektumbiopsaten mit Kongorotfärbung) führen. Die Indikation zum Infusionsurogramm sollte beim Nachweis monoklonaler Immunglobuline im Serum sehr zurückhaltend gestellt werden. Vor einer evtl. Splenektomie ist der Frage nachzugehen, ob sich nach einem Immunisierungsversuch gegen Pneumokokken ausreichende Antikörpertiter entwickelt haben.

Bei limitiert erscheinenden Stadien und fehlenden Zeichen einer Krankheitsgeneralisation sind umfangreiche diagnostische Maßnahmen zur Sicherung der potentiell heilbaren Stadien I/I E oder II/II E erforderlich, z. B. Computertomographie, endoskopische und radiologische Untersuchungen des Gastrointestinaltraktes sowie Histologie eines Leberblindbiopsates (tabellarische Übersicht zur Basisdiagnostik s. S. 190).

## 6 Charakteristika der Erkrankung und Krankheitsverlauf

Patienten mit Immunozytom in den Stadien I/I E und II/II E sind durch eine alleinige Strahlenbehandlung prinzipiell heilbar.

Bei einer insgesamt etwas ungünstigeren Prognose zeigten Patienten mit generalisierten Krankheitsformen Verläufe, die meist denjenigen von Kranken mit B-CLL entsprachen (prospektive Beobachtungsstudie der Kieler Lymphomgruppe; Brittinger et al. 1984). Der kontinuierlich oder auch phasenweise ablaufende Prozeß der Akkumulation und Proliferation neoplastischer Lymphozyten kann am besten durch die für die

B-CLL formulierten Stadieneinteilungen entsprechend der Rai- und der Binet-Klassifikation erfaßt werden. Etwas seltener als bei der B-CLL finden sich eine initiale Knochenmarkinfiltration (86%), eine Blutlymphozytose (62%), eine Lymphknotenvergrößerung (89%) und eine Leberbeteiligung (47%). Die Krankheitsprogredienz wird von einer zunehmenden Infektanfälligkeit begleitet, so daß diese zusammen mit der hämatopoetischen Insuffizienz die Haupttodesursache bildet. Zweitneoplasien unterschiedlicher Art und Lokalisation werden bei etwa 8%, der Übergang in ein hochmalignes Lymphom vom immunoblastischen Typ bei etwa 4% der Patienten beobachtet. Dem höheren Lebensalter der meisten Immunozytompatienten entsprechend führen bei einem Drittel der Patienten lymphomunabhängige Ursachen zum Tode (Engelhard u. Brittinger 1991).

# 7 Therapiestrategie

## 7.1 Übersicht

Nur die seltenen lokoregional begrenzten Krankheitsformen (Stadium I und II) können einer potentiell kurativen Strahlentherapie zugeführt werden. Im Generalisationsstadium haben alle Behandlungsmaßnahmen bisher lediglich eine palliative Zielsetzung. Eine Ausnahme bildet evtl. der experimentelle kombinierte Einsatz einer hochdosierten zytostatischen Chemotherapie und einer Ganzkörperbestrahlung mit anschließender autologer Knochenmark- bzw. Stammzellenreinfusion.

Die Therapiestrategie orientiert sich bisher im wesentlichen an den für die B-CLL entwickelten Prinzipien. Alkylanzien, z. B. Chlorambucil oder Cyclophosphamid, zumeist in Kombination mit Glukokortikoiden, werden bei Krankheitsprogredienz in den Stadien B bzw. II und immer in den Stadien C bzw. III und IV der Binet- bzw. der Rai-Klassifikation eingesetzt. Eine Besonderheit stellt der milzdominante Subtyp dar, bei dem die Splenektomie zu mehrjähriger Symptomfreiheit zu führen vermag (Theml et al. 1977).

Gerade in den fortgeschrittenen Krankheitsstadien spielen wegen der zunehmenden hämatopoetischen und immunologischen Insuffizienz supportive Maßnahmen eine bedeutende Rolle. Bei komplizierenden autoimmunologischen Störungen kommen Glukokortikosteroide zum Einsatz; bei fehlendem Erfolg muß die Splenektomie erwogen werden; Beobachtungen an kleinen Patientenzahlen legen darüber hinaus eine günstige Wirkung von Nukleosidanaloga bei der Autoimmunhämolyse nahe (Beutler 1994). Ein Hyperviskositätssyndrom läßt sich rasch durch Plasmapherese oder Plasmaseparation kontrollieren.

## 7.2 Stellung der Chirurgie

Die Splenektomie sollte beim milzdominanten Subtyp, einer medikamentös nicht beherrschbaren Autoimmunhämolyse und/oder Immunthrombozytopenie sowie bei Zeichen des Hypersplenismus oder verdrängungsbedingten Beschwerden in Erwägung gezogen werden, wobei im Einzelfall der vorherige Versuch einer Milzbestrahlung zu erwägen ist.

## 7.3 Stellung der Strahlentherapie

### 7.3.1 Kurativ orientierte Strahlentherapie

Etwa 10% der Patienten mit Immunozytom lassen nach umfassender Ausbreitungsdiagnostik eine lokoregional begrenzte Lymphommanifestation (Ann-Arbor-Stadien I und II) erkennen. Bei diesen Patienten bildet die Strahlentherapie unter kurativer Zielsetzung die Behandlung der Wahl, die Fünf- und Zehnjahresüberlebensraten von über 80% bzw. 70% zu erzielen vermag. Eindeutige Ergebnisse über die optimale Ausdehnung der Bestrahlungsfelder liegen nicht vor, überwiegend wird aber der „Extended-field-Bestrahlung" (EF-Bestrahlung) der Vorzug gegeben. Es werden Zielvolumendosen von 30 Gy auf die befallenen und benachbarten Lymphknotenstationen appliziert, gefolgt von zusätzlichen 10 Gy als „Boost" auf die primäre Tumorregion (Lawrence et al. 1988; Taylor et al. 1988; Epelbaum et al. 1992). Nach diesem Therapiekonzept wurden in einer prospektiven multizentrischen Studie (Studienleitung: Prof. Dr. H. Sack, Universität Essen) 62 Patienten mit Immunzytom der Ann-Arbor-Stadien I (n = 47) und II (n = 15) einer alleinigen Strahlentherapie zugeführt. Nur 10 Patienten wiesen ein nodales Lymphom auf. An extranodalen Lokalisationen waren u. a. der Magen und die HNO-Region in jeweils 10 und die Orbita in 15 Fällen betroffen. Insgesamt rezidivierten 13 Patienten; 70% der Patienten sind nach 5 Jahren rezidivfrei, und die Fünfjahresüberlebenswahrscheinlichkeit aller Kranken beträgt 81%.

### 7.3.2 Kombinierte Strahlen-/Chemotherapie

Eine zusätzliche zytostatische Chemotherapie hat die Gesamtüberlebensraten in diesen frühen Stadien nicht verbessern können. Der Stellenwert weiterer Behandlungsstrategien, wie primäre Chemotherapie mit nachfol-

gender „Involved-field-Bestrahlung" oder eine chemoradio-chemothera-
peutische Verbundkonzeption („Sandwichmethode"), wurde bisher nicht
prospektiv überprüft (Carde et al. 1984; Yahalom et al. 1993).

### 7.3.3 Palliativ orientierte Strahlentherapie

Unter palliativer Intention wird die Radiotherapie bei Splenomegalie
ähnlich wie bei der CLL eingesetzt. Mit der Milzbestrahlung sollen die oft
von Kapselschmerz begleitete Organgröße vermindert und eine positive
systemische Wirkung mit Reduktion der Lymphozytenmasse, insbesondere der Knochenmarkinfiltration, erzielt werden. Dadurch kann der
ungünstige Einfluß des Milztumors auf die Erythrozyten- und Thrombo-
zytenüberlebenszeit abnehmen, so daß die Hämoglobinkonzentration
und die Thrombozytenzahl ansteigen.

Bei der Milzbestrahlung werden 0,5–1,0 Gy in 2–3 Fraktionen pro
Woche bis zu Gesamtdosen zwischen 6,0 und 10,0 Gy homogen auf das
gesamte Organ verabreicht. Die Remissionsdauer kann mehrere Monate
betragen und durch höhere Gesamtdosen – bis zu 24 Gy unter Schonung
der linken Niere und Verlaufsbeobachtung des Blutbildes – noch verlängert werden.

Symptomproduzierende und kosmetisch ungünstige chemotherapierefraktäre Manifestationen können durch eine lokale Bestrahlung (40 Gy)
ebenfalls *langfristig günstig* beeinflußt werden (Paule et al. 1985).

## 7.4 Stellung der systemischen Chemotherapie

### 7.4.1 Übersicht

Klinische und prognostische Ähnlichkeiten des Immunozytoms mit der
B-CLL sowie die fehlende Anwendung der Kiel-Klassifikation in einigen
Ländern haben die Entwicklung einer maßgeschneiderten Therapiestrategie, insbesondere für das Immunozytom ohne Immunglobulinsekretion,
bisher verhindert. Die Behandlungsempfehlungen entsprechen daher
weitgehend denjenigen, die für Patienten mit B-CLL gegeben werden.
Legt man eine palliative Intention zugrunde, werden deshalb Patienten im
Generalisationsstadium nach einer Phase des Beobachtens und Abwar-
tens (*„watch and wait"*) erst bei Zeichen der Krankheitsprogredienz bzw.
bei klinischer Symptomatik behandelt. Angesichts des Fehlens prospektiver Behandlungsstudien können zum gegenwärtigen Zeitpunkt keine
anderen Therapieansätze verbindlich empfohlen werden. Die Ergebnisse
einer prospektiven Beobachtungsstudie der Kieler Lymphomgruppe

(Brittinger et al. 1984) mit mehrjährigen Vollremissionen nach Applikation von Chlorambucil plus Prednision oder der COP-Kombination bei etwa 10% der Patienten mit generalisierter Erkrankung, die wie Patienten mit Teilremission eine signifikant günstigere Prognose aufwiesen als Therapieversager, erweckt allerdings Zweifel an der generellen Zweckmäßigkeit dieses Konzeptes. Experimentelle Strategien mit kurativem Ziel, insbesondere bei jüngeren Patienten mit geringer Tumormasse, erscheinen theoretisch sinnvoll und werden bereits durchgeführt; bei Patienten in Voll- oder guter Teilremission nach konventioneller Chemotherapie erfolgt hierbei eine zytostatische Hochdosiskonsolidierungstherapie mit zusätzlicher Ganzkörperbestrahlung plus autologer Knochenmark- oder Blutstammzellenreinfusion.

**Nukleosidanaloga**
Ausgehend von den ermutigenden Ergebnissen des Einsatzes in der Rezidivtherapie der B-CLL (Binet 1993) und des M. Waldenström (Dimopoulos et al. 1993) werden Nukleosidanaloga zweifellos Eingang in die Initialbehandlung des Immunozytoms finden. Von besonderem Interesse scheint die Kombination mit Zytostatika, z. B. Cytarabin (Gandhi et al. 1992), und/oder Zytokinen als „biological response modifier" zu sein. Unter den Nebenwirkungen der Nukleosidanaloga bildet ein meist mehr als 6 Monate anhaltender zellulärer Immundefekt das Hauptproblem.

**Zytokine**
Interferon-α läßt als Monotherapie lediglich in den frühen Stadien der B-CLL günstige Ergebnisse erwarten, die Frage einer evtl. remissionsstabilisierenden Wirkung muß in kontrollierten Studien untersucht werden. Erste Beobachtungen lassen eine antiproliferative Wirkung auch von Interleukin-2 und Interleukin-4 auf die Lymphozyten der B-CLL erkennen; die klinische Relevanz dieser Zytokine wird derzeit überprüft (Binet 1993).

Erst wenn nachgewiesen ist, daß eine hohe Dosisintensität oder Hochdosistherapie die Prognose verbessern, scheint der Einsatz von Wachstumshormonen der Hämatopoese zur Verkürzung der neutropenischen Phase sinnvoll (Binet 1993).

**Hochdosistherapie und Ganzkörperbestrahlung mit autologer oder allogener Knochenmark- bzw. Blutstammzellenreinfusion**
Erste Ergebnisse bei der B-CLL sind durchaus ermutigend (Gale u. Montserrat 1993), der endgültige Stellenwert dieser Therapiemodalität

kann aber noch nicht beurtcilt werden; beim Immunozytom liegen bisher keine definitiven Erfahrungen vor.

**Monoklonalc Antikörper**

Unkonjugierte monoklonale Antikörper, z. B. CAMPATH-1H, haben ihre Wirksamkeit als palliative Therapeutika bei verschiedenen Lymphomentitäten bewiesen. Zur Anwendung von Immuntoxinen und Radioimmuntherapeutika liegen erste Erfahrungen vor. Theoretische Überlegungen sprechen für ihren Einsatz zur Eliminierung minimaler residualer Lymphomzellen, z. B. im Zusammenhang mit einer radio-chemotherapeutischen Hochdosisverbundbehandlung (Grossbard et al. 1992; Rabinowe et al. 1993).

**Resistenzmodulatoren**

Von den zahlreichen Resistcnzmechanismen gewinnt der Nachweis der mdr-1-Expression durch die Lymphomzellcn, insbesondere bei rezidivierenden Erkrankungsformen, insofern eine gewisse klinische Bedeutung, als nichtzytotoxische Medikamente zur Hemmung des Glykoproteins P170 für den klinischen Einsatz zur Verfügung stehen (Chabner et al. 1994). Von Phase-I/II-Studien abgesehen ist bisher aber eine klinische Relevanz von MDR-Modulatoren nicht definiert.

### 7.4.2 Adjuvante Chemotherapie

Ob im Stadium II/IIE oder sogar im Stadium I/IE wegen der hohen Disseminierungstendenz des Immunozytoms eine adjuvante zytostatische Chemotherapie oder eine chemo-radiochemotherapeutische Verbundbehandlung („Sandwichmethode") die durch alleinige Strahlenbehandlung erreichbare Heilungsquote steigert, ist noch nicht geklärt, für das Stadium I/IE aber eher unwahrscheinlich (Yahalom et al. 1993).

### 7.4.3 Palliative zytostatische Chemotherapie

Eine zytostatische Chemotherapie verfolgt beim Immunozytom fast ausnahmslos palliative Zielsetzungen und wird deshalb erst bei Vorliegen von Behandlungsindikationen eingesetzt. Ob eine adjuvante Bestrahlung, z. B. der Hauptmanifestationsorte, die Ergebnisse einer derartigen Behandlung zu verbessern vermag, muß derzeit noch offen bleiben.

**7.4.4 Hochdosischemotherapie und Ganzkörperbestrahlung
mit anschließender antologer Knochenmark- bzw.
Blutstammzellentransplantation**

Als experimentelle Maßnahme ist sie nur im Rahmen von Studien für
„jüngere" Patienten bis zum 5.(6.) Dezennium in gutem Allgemeinzustand
und ohne relevante Begleiterkrankungen im Sinne einer Konsolidierungstherapie (s. oben) oder als Salvagemaßnahme indiziert.

Eine chemo-radiotherapeutische Kombinationstherapie mit allogener
Knochenmarktransplantation ist ebenfalls experimentell und Einzelfällen
vorbehalten.

# 8  Indikation zur Chemotherapie

Bei fehlendem Datenmaterial müssen sich die Behandlungsempfehlungen
an denjenigen für die Therapie der B-CLL, bei Patienten mit monoklonaler Immunglobulinsekretion an denjenigen für die Behandlung des M.
Waldenström orientieren. Bei palliativer Zielsetzung erfolgt die Therapie
in den fortgeschrittenen Stadien III und IV der Rai- bzw. im Stadium C der
Binet-Klassifikation. Hiervon abweichend werden nur Patienten mit
besonderer Krankheitsdynamik bzw. entsprechenden Symptomen, wie sie
z. B. vom National Cancer Institute formuliert wurden (s. Tabelle 1;
Cheson et al. 1988), behandelt.

## 8.1  Auswahl der Patienten

– Bei *palliativer* Zielsetzung kann – unter der Annahme einer Versager-
  quote von etwa 50% nach zytostatischer Chemotherapie – bei Patienten in hohem Alter und schlechtem Allgemeinzustand die Beschränkung auf alleinige supportive Behandlungsmaßnahmen sinnvoll oder
  geboten sein.
– Bei *jüngeren* Patienten, insbesondere mit limitierter Krankheitsausdehnung, kann der Versuch einer sofortigen, höherdosierten Therapie
  inklusive Hochdosistherapie +/− Ganzkörperbestrahlung im Rahmen
  von Studien erwogen werden.

## 8.2  Zeitpunkt des Therapiebeginns

Auftreten belastender Symptome und/oder Zeichen der Progredienz und/
oder Behandlungswunsch des Patienten:

- Allgemeinsymptome (B-Symptomatik: ungeklärter Gewichtsverlust ≥ 10% innerhalb von 6 Monaten und/oder Fieber ≥ 38,5°C während 2 Wochen ohne Hinweis auf eine infektiöse Genese und/oder Nachtschweiß ohne Infektion).
- Leistungsabfall (Allgemeinzustand Grad 2 entsprechend der WHO- bzw. ≤ 70% entsprechend der Karnofsky-Einteilung).
- Hämatopoetische Insuffizienz (Stadien III und IV der Rai- oder Stadium C der Binet-Klassifikation oder Entwicklung bzw. Verschlechterung einer Anämie und/oder Thrombozytopenie).
- Autoimmunhämolytische Anämie und/oder Immunthrombozytopenie ohne ausreichendes Ansprechen auf eine Glukokortikosteroidbehandlung.
- Starke (> 6 cm unterhalb des linken Rippenbogenrandes) oder progrediente Splenomegalie (Alternative: Milzbestrahlung, Splenektomie).
- Sehr große („bulky disease", z. B. Durchmesser > 10 cm) Lymphome oder progredientes Lymphomwachstum.
- Rascher Anstieg der Blutlymphozytenzahl (> 50% innerhalb von 2 Monaten oder Verdopplungszeit innerhalb von weniger als 6 Monaten).
- Komplizierender Konzentrationsanstieg monoklonaler Serumimmunglobuline (Hyperviskositätssyndrom, Nierenfunktionsstörungen, Polyneuropathie, hämorrhagische Diathese, sekundäre Amyloidose u. a.) nach symptomkontrollierenden Plasmapheresen.
- Schmerzhafte und/oder verdrängende und/oder organinfiltrierende Lymphommanifestationen.
- Behandlungswunsch des Patienten.

## 8.3 Wahl der Therapie

Standardtherapie bei Vorliegen von Behandlungsindikationen, aber langsamer Lymphomprogression und/oder weniger bedrohlicher Symptomatik:

- *Intermittierend Chlorambucil/Glukokortikosteroid* (Knospe et al. 1974) oder (wegen der höheren Knochenmarktoxizität weniger empfehlenswert):
- *kontinuierlich Chlorambucil/Glukokortikosteroid* (Sawitsky et al. 1977) *oder Cyclophosphamidmonotherapie* (Rai u. Rabinowe 1993).

Bei fehlendem Behandlungserfolg innerhalb von 6–8 Wochen, bei Notwendigkeit der möglichst raschen Symptomkontrolle und/oder rascher Lymphomprogredienz:

- Cyclophosphamid/Vincristin/Prednison (COP; Bagley et al. 1972; Montserrat et al. 1985);
- Doxorubicin/Cyclophosphamid/Vincristin/Prednison (COP + Doxorubicin, „Mini-CHOP"; French Cooperative Group 1986).

Bei fehlendem Ansprechen nach 3–4 Zyklen COP oder „Mini-CHOP" und/oder Verschlechterung des Allgemeinzustandes und/oder komplizierenden Begleitproblemen:
- Beschränkung auf supportive Behandlungsmaßnahmen.

Bei fehlendem Ansprechen bzw. Krankheitsprogredienz und ausreichendem Allgemeinzustand (Karnofsky-Index > 70%) nach Überprüfung der Diagnose mit Nachweis des Übergangs in ein hochmalignes, z. B. immunoblastisches Lymphom:
- Zytostatikakombinationen zur Behandlung hochmaligner NHL, z. B. CHOP (McKelvey et al. 1976) oder
- experimentelle Maßnahmen, bevorzugt im Rahmen von Studien:
- Nukleosidanaloga (Fludarabin; 2-Chlordesoxyadenosin; Pentostatin; Keating et al. 1994; Piro et al. 1988; Dillman 1994);
- unkonjugierte oder konjugierte monoklonale Antikörper.

## 8.4 Therapiedauer

Bis zur Symptomkontrolle, Wiedergewinnung eines prognostisch günstigeren Krankheitsstadiums innerhalb der Rai- oder Binet-Klassifikation oder bis zum Erreichen einer Teil- oder Vollremission. Bei fehlendem Behandlungserfolg durch 2–3 Zyklen des gewählten Therapieschemas: Übergang auf eine andere Zytostatikakombination oder zunächst therapiefreie Beobachtung.

## 8.5 Modifikation der Standarddosis/Therapie

Bei komplizierender Autoimmunhämolyse kann nach alleiniger Glukokortikosteroidtherapie die kontinuierliche der intermittierenden Zytostatikabehandlung überlegen sein. Verzicht auf Glukokortikosteroide bei schwer einstellbarem Diabetes mellitus.

## 8.6 Besonderheiten der Begleittherapie

*Immunglobulinsubstitution* (400 mg IgG/kg Körpergewicht i.v. alle 3 Wochen) bei schwerem Immunglobulinmangel und/oder Infektanfälligkeit (Cooperative Group for the Study of Immunoglobulin in CLL 1988).

*Plasmapherese:* Fakultativ bei klinisch symptomatischer, mäßig ausgeprägter Hyperviskosität (2–4 mPas), obligatorisch bei einer Plasmaviskosität oberhalb von 4 mPas, nach Möglichkeit vor Einleitung der zytostatischen Chemotherapie und bei durch Kryoglobulinämie bedingten Beschwerden.

*Leukapheresen* bei Hyperlymphozytose mit klinischer Leukostasesymptomatik, z. B. Sehstörungen.

## 8.7 Erhaltungstherapie

Der Wert einer Erhaltungstherpaie ist bei der B-CLL nicht bewiesen und beim Immunozytom bisher nicht in kontrollierten Studien überprüft.

# 9 Rezidivtherapie

Bei Spätrezidiven nach mindestens 6monatigem behandlungsfreiem Intervall kann die Initialbehandlung mit Chlorambucil/Prednison oder Cyclophosphamid, Vincristin und Prednison (COP) wieder aufgenommen werden. Die Anwendung einer palliativen zytostatischen Monotherapie zur Symptomkontrolle ist bei Patienten in stark reduziertem Allgemeinzustand vertretbar, wobei neben Chlorambucil oder Cyclophosphamid vorher nicht angewandte Zytostatika, z. B. Etoposid ($100\,\text{mg/m}^2$ i.v. oder p.o. täglich für 1–3–5 Tage in 3wöchentlichen Intervallen) oder Doxorubicin ($12\,\text{mg/m}^2$ maximal 20 mg täglich in wöchentlichen Intervallen unter Beachtung der kumulativen Anthracyclinhöchstdosis) als Monotherapeutika eingesetzt werden können.

Bei therapierefraktären Patienten und Patienten im Frührezidiv bieten sich neben den für hochmaligne NHL geeigneten zytostatischen Polychemotherapieprotokollen Schemata an, die beim Plasmozytom wirksam sind, z. B. das M2- (Kempin et al. 1982) oder das VAD-Protokoll (Barlogie et al. 1984) oder Prednimustin/Mitoxantron (PmM-Protokoll; Landys 1987).

Eine experimentelle Alternative zu konventionellen Zytostatikaprotokollen stellt der alleinige oder kombinierte Einsatz von Nukleosidanaloga dar. Die bei der B-CLL und dem M. Waldenström bisher gemachten Erfahrungen können als Anhaltspunkte für die Wirksamkeit dieser Substanzen beim Immunozytom angesehen werden. Fludarabin in einer Tagesdosis von $20–30\,\text{mg/m}^2$ über 5–7 Tage in 3- bis 4wöchentlichen Abständen führt bei vorbehandelten Patienten mit B-CLL zu Ansprechquoten von 12–55 % und zu Vollremissionsquoten von 0–37 % (Keating et al. 1994). Etwa die Hälfte der vorbehandelten und/oder primär refraktären Patienten mit M. Waldenström sprechen auf Fludarabin in 5tägiger Applikationsweise an (mediane Dauer des Ansprechens 38 Monate). Interessanterweise stieg bei 5 von 7 Patienten mit Thrombozytopenie die Blutplättchenzahl auf > 100000/µl an. Die Erfahrungen mit 2-Chlordesoxyadenosin (Cladribin) sind geringer, die Ansprechquoten betragen bei vorbehandelten Patienten mit B-CLL und M. Waldenström etwa 40–50% (Beutler 1994). Zur Wirksamkeit von Desoxycoformycin (Pentostatin) beim M. Waldenström liegen nur wenige kasuistische Beobachtungen vor. Die bisherigen Daten erlauben aber noch kein abschließendes Urteil über den Stellenwert der Nukleosidanaloga bei der Behandlung des Immunozytoms.

## 10 Maßnahmen zur Therapiekontrolle

### 10.1 Stadien I/IE und II/IIE

Bei Vollremission nach Radiotherapie: anfänglich (1. und 2. Jahr) in 3- bis 4monatigen, in der Folgezeit in 6- bis 12monatigen Intervallen Überprüfung des Remissionsstatus, wobei neben den wichtigsten Laboratoriumsuntersuchungen (Blutbild, Serum-CAF-Elektrophorese, -Immunelektrophorese, Parameter zur Kontrolle der Leber- und Nierenfunktion) jeweils eine Röntgenuntersuchung der Thoraxorgane, eine Abdomensonographie und – in Abhängigkeit vom Initialbefund – computertomographische Kontrollen erfolgen sollen.

### 10.2 Generalisierte Erkrankungsformen

In 3- bis 4monatigen Intervallen Kontrolluntersuchungen, die die Anwendung der Rai- bzw. Binet-Klassifikation sowie der Kriterien der NCI Working Group und des International Workshop on CLL erlauben (s. Tabelle 1). Hierzu gehören die sorgfältige Palpation aller Lymphknotenstationen, die oben aufgeführten Laboratoriumsuntersuchungen, die Abdomensonographie sowie gelegentliche zytologische und histologische Knochenmarkuntersuchungen. Der lymphoplasmozytische Subtyp mit monoklonaler Immunglobulinsekretion verlangt eine Verlaufskontrolle der Plasmaviskosität. Bei entsprechendem klinischen Verdacht ist die Überprüfung der Hämolyseparameter bzw. die Untersuchung auf das Vorliegen von Kälteagglutininen oder Kryoglobulinen erforderlich. Eine komplizierende Amyloidose macht weiterführende Organfunktionsprüfungen notwendig.

**Tabelle 1.** Definition des klinischen Ansprechens bei Patienten mit Immunozytom in Analogie zur B-CLL (NCI-Richtlinien für CLL-Protokolle)

| | CR[a] | PR[b] | Progredienz[c] |
|---|---|---|---|
| **Körperliche Untersuchung** | | | |
| Lymphknoten | Keine | $\geq 50\%$ Größen-abnahme | $\geq 50\%$ Größen-zunahme, neue Lymphommani-festationen |
| Leber/Milz | Nicht vergrößert, tastbar | $\geq 50\%$ Größen-abnahme | $\geq 50\%$ Größen-zunahme, erneut vergrößert, tastbar |
| B-Symptome | Keine | – | – |
| **Blut** | | | |
| Segmentkernige Granulozyten | $\geq 1500/\mu l$ | $\geq 1500/\mu l$ oder $> 50\%$ Anstieg im Vergleich zum Initialbefund | – |
| Thrombozyten | $> 100000/\mu l$ | $> 100000/\mu l$ oder $> 50\%$ Anstieg im Vergleich zum Initialbefund | – |
| Hämoglobin (ohne Transfusion) | $> 11,0\,g/dl$ | $> 11,0\,g/dl$ oder $> 50\%$ Anstieg im Vergleich zum Initialbefund | – |
| Lymphozyten | $\leq 4000/\mu l$ | $\geq 50\%$ Abfall | $\geq 50\%$ Anstieg |
| **Knochenmark** | $< 30\%$ Lymphocyten | | |

[a] Vollremission (CR): Erfüllung aller Kriterien während eines Zeitraumes von $> 2$ Monaten; anschließend sollte die CR durch eine zytologische und histologische Knochenmarkuntersuchung bestätigt werden.

[b] Teilremission (PR): Verminderung der Blutlymphozytenzahl um $\geq 50\%$, Rückbildung der Lymphome und/oder der Hepatosplenomegalie sowie Verbesserung eines der oben aufgeführten Blutbildparameter für die Dauer von $> 2$ Monaten.

[c] Ohne weitere Zeichen der klinischen Progredienz sollte ein Abfall der Hämoglobinkonzentration um $\geq 2\,g/dl$ oder der Rückgang der Thrombozytenzahl und/oder der Granulozytenzahl um $\geq 50\%$ nicht zur Unterbrechung eines Behandlungsprogramms bzw. einer Studie führen.

## 11 Besondere Hinweise

Studie zur Therapie niedrigmaligner NHL mit myeloablativer radio-
chemotherapeutischer Konsolidierungsbehandlung plus Blutstammzellenreinfusion.
*Studienleitung:* Prof. Dr. W. Hiddemann, Zentrum für Innere Medizin,
Abt. für Hämatologie und Onkologie, Georg-August-Universität Göttingen, Robert-Koch-Str. 40, 35075 Göttingen; Tel.: 0551/3988535, Fax:
0551/39-2914.

## 12 Therapieschemata

Die Therapieschemata sind auf S. 192–197 dargestellt.

## Literatur

Bagley CM, DeVita jr VT, Berard CW, Canellos GP (1972) Advanced lyphosarco-
ma: Intensive cyclical combination chemotherapy with cyclophosphamide,
vincristine, and prednisone. Ann Intern Med 76:227–234

Barlogie B, Smith L, Alexanian R (1984) Effective treatment of advanced multiple
myeloma refractory to alkylating agents. N Engl J Med 310:1353–1356

Beutler E (1994) New chemotherapeutic agents: 2-Chlorodeoxyadenosine. Semin
Hematol 31:40–45

Binet JL (1993) Treatment of chronic lymphocytic leukaemia. In: Bailliére's
Clinical Haematology. International Practice and Research, vol 6/no 4.
Bailliéere Tindall, London Philadelphia Sydney Tokyo Toronto, pp 867–878

Binet JL, Catovsky D, Chandra P, Dighiero G, Montserrat E, Rai KR, Sawitsky A
(1981) Chronic lymphocytic leukaemia: Proposals for a revised prognostic
staging system. Report from the International Workshop on CLL. Br J
Haematol 48:365–367

Brittinger G, Bartels H, Common H et al. (1984) Clinical and prognostic relevance
of the prospective multicenter study by the Kiel Lymphoma Study Group.
Hematol Oncol 2:269–306

Brittinger G, Meusers P, Musshoff K, Gyenes T (1985) Non-Hodgkin-Lymphome
und Plasmozytom. In: Gross R, Schmidt CG (Hrsg) Klinische Onkologie.
Thieme, Stuttgart New York, pp 41.0–41.81

Carbone PP, Kaplan HS, Musshoff K, Smithers DW, Tubiana M (1971) Report of
the committee on Hodgkin's disease staging classification. Cancer Res
31:1860–1861

Carde P, Burger JMV, Glabbeke M van, Hayat M, Cosset JM, Somers R (1984)
Combined radiotherapy for early stages non-Hodgkin's lymphoma: The 1975–
1980 EORTC controlled lymphoma trial. Radiother Oncol Biol Phys 6:125–
134

Chabner BA, Bates SE, Fojo AT, Spolyar M, Wilson WH (1994) Drug resistance in adult lymphomas. Semin Hematol 31:70–87

Cheson BD, Bennett JM, Rai KR et al. (1988) Guidelines for clinical protocols for chronic lymphocytic leukemia: Recommendations of the National Cancer Institute-sponsored Working Group. Am J Hematol 29:152–163

Cooperative Group for the Study of Immunoglobulin in Chronic Lymphocytic Leukemia (1988) Intravenous immunoglobulin for the prevention of infection in chronic lymphocytic leukemia. A randomized, controlled clinical trial. N Engl J Med 319:902–907

Dillman RO (1994) A new chemotherapeutic agent: Deoxycoformycin (pentostatin). Semin Hematol 31:16–27

Dimopoulos MA, O'Brien S, Kantarjian H et al. (1993) Fludarabine therapy in Waldenström's macroglobulinemia. Am J Med 95:49–52

Engelhard M, Brittinger G, Heinz R et al. (1991) Chronic lymphocytic leukemia (B-CLL) and immunocytoma (LP-IC): Clinical and prognostic relevance of this distinction. Leukemia and Lymphoma [Suppl]:161–173

Epelbaum R, Kuten A, Coachman NM et al. (1992) Stage I–II low grade non-Hodgkin's lymphoma: Prognostic factors and treatment results. Strahlenther Onkol 168:66–72

French Cooperative Group on Chronic Lymphocytic Leukaemia (1986) Effectiveness of „CHOP" regimes in advanced untreated chronic lymphocytic leukaemia. Lancet I:1346–1349

Gale RP, Montserrat E (1993) Intensive therapy of chronic lymphocytic leukaemia. In: Bailliére's Cliniucal Haematology. International Practice and Research, vol 6/no 4. Bailliére Tindall, London Philadelphia Sydney Tokyo Toronto, pp 879–885

Gandhi V, Kemena A, Keating MJ, Pluinkett W (1992) Fludarabine infusion potentiates arabinosylcytosine metabolism in lymphocytes of patients with chronic lymphocytic leukemia. Cancer Res 52:897–903

Grossbard ML, Press OW, Appelbaum FR, Bernstein ID, Nadler LM (1992) Monoclonal antibody-based therapies of leukemia and lymphoma. Blood 80:863–878

Karnofsky DA, Burchenal JH (1948) The evaluation of chemotherapeutic agents against neoplastic disease. Cancer Res 8:388–389

Keating MJ, O'Brien S, Plunkett W et al. (1994) Fludarabine phosphate: A new active agent in hematologic malignancies. Semin Hematol 31:28–39

Kempin S, Lee BH III, Thaler HT et al. (1982) Combination chemotherapy of advanced chronic lymphocytic leukemia. The M-2 protocol (vincristine, BCNU, cyclophosphamide, melphalan and prednisone). Blood 60:1110–1121

Knospe WH, Loeb jr V, Huguley jr CM (1974) Biweekly chlorambucil treatment of chronic lymphocytic leukemia. Cancer 33:555–562

Landys KE (1987) Mitoxantrone in combination with prednimustine in treatment of unfavorable non-Hodgkin's lymphoma. Blut 55:328

Lawrence TS, Urba WJ, Steinberg SM, Sundeen JT, Cossman J, Young RC, Glatstein E (1988) Retrospective analysis of stage I and II indolent lymphomas at the National Cancer Institute. Int J Radiat Oncol Biol Phys 14:417–424

Lennert K, Feller AC (eds) (1992) Histopathology of non-Hodgkin's lymphomas (based on the updated Kiel classifikation), 2nd edn. Springer, Berlin Heidelberg New York Tokyo

McKelvey EM, Gottlieb JA, Wilson HE et al. (1976) Hydroxyldaunomycin (adriamycin) combination chemotherapy in malignant lymphoma. Cancer 38:1484–1493

Montserrat E, Alcala A, Parody R et al. (1985) Treatment of chronic lymphocytic leukemia in advanced stages: A randomized trial comparing chlorambucil plus prednisone versus cyclophosphamide, vincristine and prednisone. Cancer 56:2369–2375

Musshoff K, Schmidt-Vollmer H (1975) Prognosis of non-Hodgkin's lymphomas with special emphasis on the staging classification. Z Krebsforsch 83:323–341

Paule B, Cosset JM, Le Bourgois JP (1985) The possible role of radiotherapy in chronic lymphocytic leukaemia: A critical review. Radiother Oncol 4:45–54

Piro LD, Carrera CJ, Beutler E, Carson DA (1988) Chlorodeoxyadenosine. An effective new agent for the treatment of chronic lymphatic leukemia. Blood 72:1069–1073

Rabinowe SN, Grossbard ML, Nadler LM (1993) Innovative treatment strategies for chronic lymphocytic leukemia: Monoclonal antibodies, immunoconjugates, and bone marrow transplantation. In: Cheson BD (ed) Chronic lymphocytic leukemia: Scientific advances and clinical developments. Dekker, New York, pp 337–367

Rai KR, Rabinowe SN (1993) Chronic lymphocytic leukemia. In: Holland IF, Frei III E, Bart RC, Kufe DW, Morton DL, Weichselbaum RR (eds) Cancer medicine, vol II, 3rd edn. Lea & Febiger, Philadelphia London, pp 1971–1988

Rai KR, Sawitsky A, Cronkite EP, Chanana AD, Levy RN, Pasternack BS (1975) Clinical staging of chronic lymphocytic leukemia. Blood 46:219–234

Sawitsky A, Rai KR, Glidewell O et al. (1977) Comparison of daily versus intermittent chlorambucil and prednisone therapy in the treatment of patients with chronic lymphocytic leukemia. Blood 50:1049–1059

Taylor RE, Allan SG, McIntyre MA, Kerr GR, Talor AJ, Ritchie GL, Leonard RCF (1988) Low grade stage I and II non-Hodgkin's lymphoma: Results of treatment and relapse pattern following therapy. Clin Radiol 39:287–290

Theml H, Burger A, Keiditsch E et al. (1977) Beobachtungen zur Charakterisierung des splenomegalen Immunozytoms. Med Klin 72:1019–1032

Yahalom J, Varsos G, Fuks Z, Myers J, Clarkson BD, Straus DJ (1993) Adjuvant cyclophosphamide, doxorubicin, vincristine, and prednisone chemotherapy after radiation therapy in stage I low-grade and intermediate-grade non-Hodgkin lymphoma. Results of a prospectice randomized study. Cancer 71:2342–2350

## 34.12 Zentrozytisches Lymphom (Mantelzellenlymphom)

P. Meusers, G. Brittinger, M. Bamberg

### 1 Epidemiologie

*Häufigkeit:* Als zentrozytisches Lymphom wurden 5,4% der Non-Hodgkin-Lymphome (NHL) im Kieler Lymphknotenregister diagnostiziert.

*Alters- und Geschlechtsverteilung:* Der Altersmedian der Patienten lag im 7. Dezennium (Bereich 16–86 Jahre) mit einem deutlichen Überwiegen (2,7:1) des männlichen Geschlechts (Lennert u. Feller 1992).

### 2 Histologie

Der Tumor zeigt eine monoton wirkende Proliferation kleiner bis mittelgroßer Zellen. Bei Giemsa-Färbung stellen sich die Kerne schwächer (grauer) dar als bei der CLL oder beim Immunozytom. Die Kernform ist üblicherweise unregelmäßig und gelegentlich gekerbt. Das Chromatin ist fein bis kondensiert, aber nicht geklumpt; die Nukleolen sind meist unauffällig. Das Zytoplasma stellt sich in der Giemsa-Färbung praktisch nicht dar. Transformierte Zellen mit basophilem Zytoplasma (Zentroblasten, Immunoblasten) werden selten oder gar nicht gesehen. Es findet sich ein lockeres Netzwerk follikulärer dendritischer Retikulumzellen, teilweise in Gestalt mehrkerniger Riesenzellen. Um die kleinen Blutgefäße herum sind hyaline Ablagerungen nachweisbar, die für dieses NHL sehr charakteristisch sind. Die Zahl der Mitosen ist meist gering, wechselt aber von Fall zu Fall. Das Wachstumsmuster ist diffus und/oder nodulär; ein „Mantelzonenmuster" (bandförmiges Wachstum der Tumorzellen um reaktive oder residuale Keimzentren) findet sich bei knapp der Hälfte der Patienten. Neben dem typischen Mantelzellenlymphom werden Varianten dieses NHL beobachtet, bei denen die beschriebenen Kriterien nur teilweise erfüllt sind; so finden sich z. B. großzellige („anaplastische") Formen. In jüngster Zeit wurde die ursprüngliche Bezeichnung „zentrozytisches" Lymphom durch „Mantelzellenlymphom" ersetzt, da sich die Tumorzellen nicht von den Zentrozyten des Keimzentrums, sondern von einer CD5-positiven und CD23-negativen Subpopulation der B-Zellen des inneren Follikelmantels ableiten (Weisenburger 1992).

## 2.1 Zytologie

Die Diagnose wird durch die histologische Untersuchung gestellt. Tupf-präparate eignen sich besonders für die Abgrenzung der Tumorzellen von Lymphoblasten, deren Zytoplasma basophiler ist als dasjenige der Mantelzellen.

## 2.2 Immunphänotypisierung

Die Oberfläche der Tumorzellen ist für Pan-B-Marker (z. B. CD20) positiv. Starke IgM-, meist auch IgD-Positivität; λ- häufiger als ϰ-Ketten. Außerdem Positivität für CD5, bcl–2 und oft auch für CD43, dagegen Negativität für CD10, CD10c, CD23 und CD25 (vgl. CD23-Positivität von B-CLL und Immunozytom, CD5-Negativität der follikulären NHL). Follikuläre dendritische Retikulumzellen sind nachweisbar (KiM4-Positivität). Ki67-Positivität findet sich bei 5–50% (Mittel etwa 20%) der Fälle.

## 2.3 Zytogenetik und Molekulargenetik

In der Mehrzahl der Fälle Translokation t(11; 14) (unter Beteiligung der Immunglobulinschwerketten und des bcl-1-Lokus auf dem langen Arm von Chromosom 11), mit oder ohne Überexpression des Gens PRAD 1, das für Cyclin D1 kodiert (Zellzyklusprotein, das von normalen lymphoiden Zellen nicht exprimiert wird).

## 3 Stadieneinteilung

Ann-Arbor-Klassifikation der Hodgkin-Lymphome (Carbone et al. 1971), evtl. in der Modifikation von Musshoff u. Schmidt-Vollmer (1975).

## 4 Prognose

In den Stadien I/I E und II/II E lassen sich durch eine alleinige Strahlen-therapie Fünfjahresüberlebensraten bis zu 90% erzielen. Andere Autoren berichten über langanhaltende Vollremissionen von 70–80% bei ihren

Patienten. Die mediane Überlebenswahrscheinlichkeit von Patienten in den Stadien III und IV, die mit konventionellen zytostatischen Behandlungsmaßnahmen nicht heilbar sind, liegt bei etwa 3 Jahren mit einer Fünfjahresüberlebenswahrschcinlichkeit von weniger als 20%; mehr als 10jährige Krankheitsverläufe sind nur durch Einzelfälle belegt. Eine histo- und/oder zytologisch nachweisbare Zunahme größerer neoplastischer Zellen im Krankheitsverlauf mit ausgeprägter Kernpolymorphie, d. h. der Übergang in ein Lymphom höheren Malignitätsgrades, verschlechtert die Prognose zusätzlich.

## 5 Diagnostik

Die *Diagnosesicherung* erfolgt immer histologisch an Biopsaten durch einen in der Lymphomdiagnostik erfahrenen Pathologen. Neben mit Formalin fixiertem Material sollten vom Lymphknoten Tupfpräparate angefertigt und, wenn möglich, Frischmaterial für ergänzende Untersuchungen, z. B Immunphänotypisierung sowie zytogenetische und molekularbiologische Analysen, kryokonserviert werden.

Bei der Anamnese finden allgemeine Krankheitszeichen, z. B. eine B-Symptomatik und ein rasches Lymphknotenwachstum besondere Berücksichtigung. Labor- und Basisdiagnostik s. S. 190.

Die *Ausbreitungsdiagnostik* ist v. a. dann von entscheidender Bedeutung, wenn der klinische Eindruck eines lokoregional begrenzten und damit heilbaren Mantelzellenlymphoms besteht: Knochenmarkbiopsie (beidseitige Jamshidi-Biopsie), perkutane Leberbiopsie, Computertomographie (CT) des Thorax bei unklarem Befund der konventionellen Röntgenuntersuchung, CT des Abdomens, Skelettszintigraphie, ggf. gezielte röntgenologische und/oder kernspintomographische Untersuchung klinisch verdächtiger Regionen.

Eine endoskopische und/oder röntgenologische Untersuchung des Gastrointestinaltraktes ist generell empfehlenswert, unbedingt erforderlich jedoch bei symptomatischen Patienten oder Befall des Waldeyer-Rachenringes sowie bei Annahme der Stadien I und II. Liquoruntersuchung bei klinischem Verdacht auf eine Meningeosis lymphomatosa oder anderen Störungen des Zentralnervensystems. **Cave:** Infusionsurogramm bei Nierenfunktionsstörungen und/oder ausgedehntem intraabdominalem Lymphombefall mit Verdacht auf renale Abflußbehinderung, da ein besonderes Risiko einer durch Kontrastmittel induzierten Nephropathie bei monoklonaler Gammopathie besteht.

## 6 Charakteristika der Erkrankung und Krankheitsverlauf

Initial bemerkt etwa die Hälfte der Patienten Allgemeinsymptome (B-Symptome), insbesondere Nachtschweiß und Gewichtsverlust, seltener Fieber, sowie ein rasches Lymphknotenwachstum mit deutlicher Größenzunahme innerhalb der vorangegangenen 3 Monate. Etwa 20% der Patienten klagen über zumeist lymphombedingte Schmerzen oder haben bereits eine Anämie und/oder Thrombozytopenie entwickelt. Nur wenige Patienten lassen eine Infekt- oder Blutungsneigung, neurologische Symptome, ein monoklonales Immunglobulin im Serum und/oder Urin oder einen positiven direkten Coombs-Test erkennen.

Mehr als 90% der Patienten zeigen initial einen Lymphknotenbefall. Ein Stadium III liegt bei 8%, ein Stadium IV bei 81% der Patienten vor, so daß nur 11% einen strahlentherapeutisch beeinflußbaren lokoregionalen Befall aufweisen. Bei etwa 60–70% der Patienten läßt sich eine Hepatosplenomegalie oder eine Knochenmarkbeteiligung nachweisen, wobei atypische Zellen im Blut nur in etwa 20–30% der Fälle zytomorphologisch identifiziert werden können. Eine Beteiligung des Gastrointestinaltraktes oder anderer extralymphatischer Organe kann bei etwa 20% der Patienten nachgewiesen werden. Haut, Pleura und Zentralnervensystem sind initial nur bei einzelnen Patienten befallen (Brittinger et al. 1984; Meusers et al. 1989).

## 7 Therapiestrategie

### 7.1 Übersicht

In den Stadien I/IE und II/IIE ist das Mantelzellenlymphom durch eine alleinige Strahlenbehandlung potentiell heilbar.

Trotz des guten Ansprechens der Lymphome bei mehr als 70% der Patienten im fortgeschrittenen Stadium (III und IV) auf eine mäßig intensive zytostatische Chemotherapie, z. B. COP (Bagley et al. 1972), werden wegen der prinzipiell instabilen Voll- und Teilremissionen nur palliative Effekte erzielt. Dies gilt auch bei Anwendung des für hochmaligne Lymphome konzipierten CHOP-Protokolls (McKelvey et al. 1976), PmM oder anderer, vergleichbar intensiver Kombinationen. Die Neigung zu einer fast kontinuierlichen, meist raschen Progredienz verhindert in nahezu allen Fällen eine abwartende („watch and wait") Strategie, die daher nur bei einzelnen Patienten mit fehlender Wachstumstendenz des Lymphoms ohne Nachteile für den Krankheitsverlauf Anwendung finden kann.

Als Standardkombination bietet sich initial das COP-Protokoll (Bagley et al. 1972) oder – bei Kontraindikationen gegen die neurotoxischen Vincaalkaloide – das PmM-Protokoll (Landys 1987) an. Bei fehlendem Ansprechen können eines der für hochmaligne Lymphome geeigneten Salvageprotokolle oder eine Anthracyclinmonotherapie sowie Nukleosidanaloga angewandt werden. Über die therapeutische Wirksamkeit von Nukleosidanaloga (Pentostatin, Fludarabin und 2-Chlordesoxyadenosin) sowie unkonjugierter und konjugierter monoklonaler Antikörper liegen Beobachtungen an kleinen Patientengruppen vor, die ein Ansprechen in 20–50% der Fälle vermuten lassen.

Erst längere Beobachtungszeiten können zeigen, ob die Kombination einer hochintensiven, myeloablativ wirkenden zytostatischen Chemotherapie und einer Ganzkörperbestrahlung mit anschließender autologer Knochenmark- oder Blutstammzellenreinfusion als Konsolidierungsbehandlung die Prognose verbessern oder sogar zu Heilungen führen kann. Erste Beobachtungen zeigen, daß bei etwa der Hälfte entsprechend behandelter Patienten zwar nach 2–3 Jahren mit Rezidiven gerechnet werden muß, insgesamt aber eine Tendenz zu längeren Krankheitsverläufen vermutet werden kann (Haas et al. 1993).

Der Stellenwert einer zytostatischen Erhaltungstherapie ist ungeklärt. Der Einfluß einer Interferonbehandlung wird von verschiedenen Arbeitsgruppen überprüft.

## 7.2 Chirurgische Maßnahmen

Operative tumorverkleinernde Maßnahmen, die in Einzelfällen aus vitaler Indikation erforderlich werden können, sind ohne Relevanz für den Gesamtverlauf des Mantelzellenlymphoms. Eine Splenektomie sollte lediglich bei gesichertem Hypersplenismus oder ausgeprägten Verdrängungsbeschwerden und unbefriedigendem Ansprechen auf eine Milzbestrahlung in Erwägung gezogen werden.

## 7.3 Strahlentherapie

### 7.3.1 Kurativ orientierte Strahlentherapie

Unter 87 Patienten mit zentrozytischem Lymphom der prospektiven Kieler Beobachtungsstudie (Brittinger et al. 1984) waren nur 7% im Stadium I und 4% im Stadium II. Lediglich diese Gruppe von 11% konnte einer Radiotherapie unter kurativer Zielsetzung zugeführt werden. Entsprechend einer Auswertung einer prospektiven Behandlungsstudie im

April 1994 beträgt die Überlebensrate nach 5 Jahren für die Patienten der beiden Stadien 79% bei einer rezidivfreien Überlebensrate von 74%.

In Abhängigkeit von den befallenen Regionen und Organen wird eine „Extended-field-Bestrahlung" (EF-Bestrahlung) unter Einschluß der benachbarten Lymphknotenstationen durchgeführt. Es werden Zielvolumendosen von 30 Gy über 3 Wochen eingestrahlt, an die sich bei makroskopischem Tumorrest eine lokale Dosiserhöhung („Boost") bis 40 Gy anschließt. Bei gastrointestinalen Lymphomen wird das gesamte Abdomen („abdominelles Bad") bis 25,5 Gy (Einzeldosis 1,5 Gy) unter Schonung der Nieren mit nachfolgendem Boost bis ebenfalls 40 Gy bestrahlt.

Die Strahlentherapie kann bei Mantelzellenlymphomen in den fortgeschrittenen Stadien III und IV der Ann-Arbor-Klassifikation bei großer Gesamttumormasse („bulky disease") lokal oder als Ganzkörperbestrahlung im Rahmen einer Knochenmarktransplantation in die Therapiekonzeption integriert werden.

### 7.3.2 Palliative Strahlentherapie

Es bietet sich eine palliative Bestrahlung bei symptomatischen und/oder vorbehandelten Lymphknotenherden an.

### 7.4 Stellung der Chemotherapie

Grundsätzlich gilt das gleiche wie für das zentrozytisch-zentroblastische Non-Hodgkin-Lymphom. Weder die PmM-Kombination aus Prednimustin und Mitoxantron noch das Cyclophosphamid-, Doxorubicin-, Vincristin- und Prednison-haltige CHOP-Protokoll haben in randomisierten Studien zu besseren Ergebnissen als das COP-Regime geführt.

## 8 Indikation zur Chemotherapie

### 8.1 Auswahl der Patienten

Patienten in den Stadien III und IV sowie Patienten im Stadium II/IIE, die einer Strahlentherapie nicht zugeführt werden können (z. B. große Gesamttumormasse, „bulky disease"), werden initial mit einer Standardchemotherapie behandelt entsprechend dem zentrozytisch-zentroblastischen oder lymphoplasmazytoiden/lymphoplasmazytischen Lymphom.

## 8.2 Zeitpunkt des Therapiebeginn

Behandlungsbeginn sofort nach Diagnosestellung; eine abwartende Strategie ist nur bei intensiver Überwachung des Patienten mit Kontrolluntersuchungen in kurzen Intervallen (1–2 Monate) vertretbar.

## 8.3 Wahl der Therapie

*Standardtherapie:* Cyclophosphamid, Vincristin, Prednison (COP),
- allenfalls bei *älteren Patienten und/oder polyneuropathischen Beschwerden:* intermittierende Chlorambucil-/Glukokortikosteroidgaben (Knospe et al. 1974).

*Therapieablauf* nach 2–3 Induktionszyklen und gutem Ansprechen:
- Fortführung bis zur Teil- oder Vollremission (weitere 3–6 Zyklen) oder
- bis zum Rückgang der klinischen Symptomatik, insbesondere bei älteren, multimorbiden Patienten und/oder schwerwiegenden Nebenwirkungen, danach Therapiepause.

*Bei Voll- oder guter Teilremission:*
- therapiefreie Nachbeobachtung
oder bei jüngeren Patienten in gutem Allgemeinzustand
- konsolidierende myeloablative kombinierte zytostatische Hochdosistherapie und Ganzkörperbestrahlung mit autologer Knochenmark- oder Blutstammzellentransplantation; angesichts der ungünstigen Prognose des fortgeschrittenen Mantelzellenlymphoms ist auch eine allogene Knochenmarktransplantation nach der o. g. Konditionierung zu erwägen, insbesondere bei Vorhandensein eines geeigneten Familienspenders.

*Bei Progredienz oder fehlendem Ansprechen:*
- Wechsel auf intensivere Therapie, z. B. auf das CHOP-Protokoll, oder andere, für hochmaligne, evtl. sogar lymphoblastische Lymphome geeignete Kombinationen.
- Therapieversuch mit Nukleosidanaloga (Fludarabin, Cladribin), evtl. in Kombination mit anderen zytostatisch wirkenden Substanzen (z. B. Mitoxantron).
- Therapieversuch mit unkonjugierten oder konjugierten monoklonalen Antikörpern (vorerst nur für Studien erhältlich).
- Beschränkung auf supportive Behandlungsmaßnahmen evtl. unterstützt durch palliative zytostatische Mono- oder Polychemotherapie bei sehr alten und/oder multimorbiden Patienten in schlechtem Allgemeinzustand.

## 8.4 Erhaltungstherapie

Der Stellenwert einer Erhaltungstherapie wurde bisher nicht systematisch untersucht. Im Rahmen einer randomisierten Studie führte auch die längerfristige Gabe von Interferon-α-2b nicht zu einer signifikanten Verlängerung des rezidivfreien Krankheitsverlaufs.

# 9 Rezidivtherapie

Im Rezidiv ist ein neuer Behandlungsversuch mit der initial angewandten Zytostatikakombination sinnvoll; darüber hinaus bieten sich andere, für NHL von niedrigem und hohem Malignitätsgrad geeignete Kombinationen an. Bei jüngeren Patienten mit gutem Ansprechen sollte unbedingt eine konsolidierende Therapie erwogen werden (kombinierte Hochdosischemotherapie und Ganzkörperbestrahlung mit anschließender autologer Knochenmark- oder Blutstammzellentransplantation).

Bei Patienten, bei denen eine Hochdosischemotherapie im Rahmen von Protokollen nicht in Frage kommt (Alter > 60 Jahre, Allgemeinzustand reduziert, Komorbidität), sollten weniger toxische Monotherapien gewählt werden, z. B. mit Idarubicin, Etoposid, Fludarabin etc.

# 10  Zukünftige Entwicklungen

Der endgültige Stellenwert der Nukleosidanaloga, der konjugierten und unkonjugierten monoklonalen Antikörper sowie der Immuntoxine und Radioimmuntherapeutika zur Behandlung des Mantelzellenlymphoms kann erst im Rahmen derzeitiger und zukünftiger Studien exakt definiert werden. Dies gilt auch für die Anwendung einer konsolidierenden Hochdosischemotherapie und Ganzkörperbestrahlung mit anschließender Blutstammzellen- bzw. autologer oder allogener Knochenmarktransplantation.

# 11  Studien

Das Mantelzellenlymphom wird zumeist zusammen mit anderen NHL von niedrigem Malignitätsgrad, insbesondere dem zentroblastisch-zentrozytischen Lymphom, behandelt.

*Stadien III und IV:* Multizentrische randomisierte Studien, in der das COP- im Vergleich zum PmM-Protokoll überprüft wird. Patienten in Voll- oder Teilremission werden in randomisierter Weise entweder therapiefrei nachbeobachtet oder mit Interferon-α-2b behandelt; eine konsolidierende kombinierte radio-chemotherapeutische Hochdosistherapie mit anschließender autologer Blutstammzellenreinfusion ist vorgesehen. *Studienleitung:* Prof. Dr. W. Hiddemann, Abt. für Hämatologie und Onkologie, Medizinische Klinik und Poliklinik, Georg-August-Universität Göttigen, Robert-Koch–Straße 40, 37075 Göttingen.

## 12 Therapieschemata

Die Therapieschemata sind auf S. 192–197 dargestellt.

## Literatur

Bagley CM, DeVita jr VT, Berard CW, Canellos GP (1972) Advanced lymphosarcoma: Intensive cyclical combination chemotherapy with cyclophosphamide, vincristine, and prednisone. Ann Intern Med 76:227–234

Brittinger G, Bartels H, Common H et al. (1984) Clinical and prognostic relevance of the Kiel classification of non-Hodgkin lymphomas results of a prospective multicenter study by the Kiel Lymphoma Study Group. Hematol Oncol 2:269–306

Carbone PP, Kaplan HS, Musshoff K, Smithers DW, Tubiana M (1971) Report of the committee on Hidgkin's disease staging classification. Cancer Res 31:1860–1861

Haas R, Möhle R, Theilgaard-Mönch K, Goldschmidt H, Witt B, Wannenmacher M, Hunstein W (1993) Peripheral blood stem cell transplantation (PBSCT) in non-Hodgkin's lymphoma (NHL). Ann Hematol 67 [Suppl]:A44 (abstract 140)

Knospe WH, Loeb jr V, Huguley jr CM (1974) Biweekly chlorambucil treatment of chronic lymphocytic leukemia. Cancer 33:555–562

Landys KE (1987) Mitoxantrone in combination with prednimustine in treatment of unfavorable non-Hodgkin's lymphoma. Blut 55:328

Lennert K, Feller AC (eds) (1992) Histopathology of Non Hodgkin's Lymphomas (based on the Updated Kiel Classification), 2nd edn. Springer, Berlin Heidelberg New York Tokyo

McKelvey EM, Gottlieb JA, Wilson HE et al. (1976) Hydroxyldaunomycin (adriamycin) combination chemotherapy in malignant lymphoma. Cancer 38:1484–1493

Meusers P, Engelhard M, Bartels H et al. (1989) Multicentre randomized therapeutic trial for advanced centrocytic lymphoma: Anthracycline does not improve the prognosis. Hematol Oncol 7:365–380

Musshoff K, Schmidt-Vollmer H (1975) Prognosis of non-Hodgkin's lymphomas with special emphasis on the staging classification. Z Krebsforsch 83:323–341

Weisenburger DD (1992) Mantle cell lymphoma. In: Knowles DM (ed) Neoplastic hematopathology, chap. 20. Williams & Wilkins, Baltimore, pp 617–628

## 34.13 Angioimmunoblastische Lymphadenopathie mit Dysproteinämie (AILD)

P. S. Mitrou

### 1 Epidemiologie

Sehr seltene Krankheit, deren Inzidenz nicht näher angegeben werden kann. Sie kommt bei beiden Geschlechtern in gleicher Häufigkeit vor, der Altersgipfel liegt zwischen 50 und 70 Jahren.

### 2 Histologie

Die Krankheitsbezeichnung enthält einige histologische und klinische Charakteristika dieser Krankheit. Die Gefäßproliferation, insbesondere der postkapillären Venolen, die nicht immer nachweisbare starke Vermehrung von Immunoblasten sowie die polyklonale Gammopathie haben dieser Krankheit, die auch unter verschiedenen anderen Namen publiziert worden ist, den Namen gegeben. Die Lymphknotenstruktur ist zerstört, einschließlich der Follikel und Keimzentren, zusätzlich kommt fokale Proliferation der interdigitierenden Retikulumzellen vor. Zusätzlich findet man in der Regel zahlreiche Plasmazellen. Einzelheiten s. Lennert u. Feller (1990). Die dominierenden Zellen sind T-Lymphozyten, sowohl CD4+ als auch CD8+ . Die vorhandenen B-Lymphozyten und Plasmazellen sind polyklonal. Molekularbiologische Untersuchungen zeigen eine oligoklonale Proliferation von T- und B-Lymphozyten, die u. U. reversibel ist. Bei 10–20% aller Fälle sind Übergänge in ein hochmalignes T- oder auch B-immunoblastisches Lymphom beschrieben worden. Die AILD wird heute als eine T-Zellneoplasie angesehen und in der revidierten europäisch-amerikanischen Klassifikation als „angioimmunoblastic T-cell lymphoma" bezeichnet.

### 3 Stadieneinteilung

Sie erfolgt nach den üblichen Kriterien der Ann-Arbor-Klassifikation für maligne Lymphome.

**Tabelle 1.** Klinische Symptome und pathologische Laborbefunde in Anlehnung an die Literatur

| Symptome und Laborbefunde | Häufigkeit [%] |
| --- | --- |
| Lymphknotenschwellung | 87 |
| Anämie | 78 |
| Fieber | 72 |
| Polyklonale Gammopathie | 70 |
| Splenomegalie | 62 |
| Hepatomegalie | 60 |
| Gewichtsabnahme | 58 |
| Hautexanthem/Hauterythem | 46 |
| Juckreiz | 44 |
| Nachtschweiß | 42 |
| Lymphopenie | 39 |
| Pleuraerguß | 37 |
| Leukozytose | 34 |
| Eosinophilie | 29 |
| Thrombozytose | 24 |
| Thrombopenie | 20 |
| Arthralgien | 18 |
| Leukopenie | 16 |

## 4 Klinik und Diagnostik

Die Krankheit kann schleichend über Monate bis sogar einige Jahre beginnen, zeigt jedoch in der Regel einen foudroyanten Verlauf. Spontane Rückbildungen wurden beschrieben. Die wichtigsten klinischen Symptome sowie pathologischen Laborbefunde sind der Tabelle 1 zu entnehmen. Weitere Symptome sind Synovitis, Knochenmarkinfiltration, periphere Neuropathie und Hyperkalzämie. Die Anämie ist meistens Coombs-positiv.

Die Diagnostik erfolgt nach den allgemeinen Richtlinien für maligne Lymphome.

## 5 Therapiestrategien

Es gibt keine allgemein akzeptierte Behandlung für diese Krankheit. Vor Therapiebeginn sollten andere, nichtneoplastische Krankheiten, die zu ähnlichen Lymphknotenveränderungen führen können, ausgeschlossen werden. Dazu gehören EBV-Infektion, Toxoplasmose, Röteln, medikamentös induzierte Lymphadenopathien etc.

Bei dem seltenen schleichenden Krankheitsverlauf ist nach Ausschluß der oben genannten Ursachen zunächst eine Behandlung mit Kortikosteroiden zu empfehlen, die bei der Hälfte der Patienten zu meistens kurzen Remissionen führen. Bei aggressivem Verlauf ist die Prognose der Krankheit infaust, der Stellenwert der Chemotherapie jedoch ungeklärt. Bei einer prospektiven Phase-II-Studie an 62 Patienten mit COPLAM/ IMVP-16 betrug die Vierjahresüberlebensrate 36%. Die Patienten sterben an der rezidivierenden Krankheit bzw. am Übergang zu einem hochmalignen Lymphom oder an Infektionen, die bei AILD überdurchschnittlich häufig vorkommen. Generell würde man zur Chemotherapie die Kombination CHOP wie bei hochmalignen Lymphomen empfehlen. Remissionen mit anderen Chemotherapieschemata, Interferon-α oder Ciclosporin A wurden beschrieben.

## 6 Erhaltungstherapie/Konsolidierungstherapie

Hierzu sind keine Angaben möglich.

## 7 Rezidivtherapie

Eine spezielle Empfehlung ist nicht möglich. Man kann sich nach den Rezidivprotokollen bei hochmalignen Lymphomen richten. Möglicherweise käme auch eine sehr aggressive Chemotherapie mit Rescue von autologem Knochenmark oder peripheren Stammzellen in Frage.

## 8 Therapiekontrolle/Überwachung

Die Nachsorge sollte wie bei anderen hochmalignen Lymphomen erfolgen.

## 9 Besondere Hinweise

Eine Überprüfung der Histologie durch ein Referenzzentrum ist wegen der Differentialdiagnose zu benignen (reaktiven) Veränderungen immer anzustreben. Eine Therapiestudie ist im deutschsprachigen Raum nicht bekannt.

# Literatur

Boumpas DT, Wheby MS, Jaffe ES et al. (1990) Synovitis in angioimmunolblastic lymphadenopathy with dysproteincmia simulating rheumatoid arthritis. Rheum 33:578–582

Coupland RW, Pontifex AH, Salinas FA (1985) Angioimmunoblastic lymphadenopathy with dysproteinemia. Circulating immune complexes and the review of 18 cases. Cancer 55:1902–1906

Ferrer I, Vidaller A, Fernandez de Silva et al (1988) Peripheral neuropathy associated with angioimmunoblastic lymphadenopathy. Clin Neurol Neurosurg 90:159–162

Flandrin G, Daniel MY, El Yafi G et al. (1972) Sarcomatoses ganglionnaires diffuses a differenciation plasmacytaire avec anemie hemolytique auto-immune. Actual Hematol 6:25–41

Frizzera G, Moran EM, Rappaport H (1974) Angio-immunoblastic lymphadenopathy wirth dysproteinemia. Lancet I:1070–1073

Frizzera G, Peterson BA, Bayrd ED, Goldman A (1985). A systemic lymphoprolif erative disorder with morphologic features of Castleman's disease: Clinical findings and clinicopathologic correlations in 15 patients. J Clin Oncol 3:1202–1216

Harris NL, Jaffe ES, Stein H et al. (1994) A revised european-american classification of lymphoid neoplasms: A proposal from the International Lymphoma Study Group. Blood 84:1361–1392

Knecht H (1989). Angioimmunoblastic lymphadenopathy: Experience and state of current knowledge. Semin Hematol 26:208–215

Lennert K, Feller AC (1990). Histopathologie der Non-Hodgkin-Lymphome. Springer, Berlin Heidelberg New York Tokyo

Lukes RJ, Tindle BH (1975) Immunoblastic lymphadenopathy. A hyperimmune entity resembling Hodgkins disease. N Engl J Med 292:1–8

Murayama T, Imoto S, Takahashi T et al. (1992) Successful treatment of angioimmunoblastic lymphadenopathy with dysproteinemia with cyclosporin A. Cancer 69:2567–2570

Nathwani BN, Rappaport H, Moran EM et al. (1978) Malignant lymphoma arising in angioimmunoblastic lymphadenopathy. Cancer 41:578–606

Ohsaka A, Saito K, Sakai T et al. (1992) Clinicopathologic and therapeutic aspects of angioimmunoblastic lymphadenopathy-releated lesions. Cancer 69:1259–1267

Pangalis GA, Moran EM, Rappaport H (1978). Blood and bone marrow findings in angioimmunoblastic lymphadenopathy. Blood 51:71–83

Pangalis GA, Moran EM, Nathwani BN et al. (1983) Angioimmunoblastic lymphadenopathy. Long-term follow-up study. Cancer 52:318–321

Radasziewicz T, Lennert K (1975) Lymphogranulomatosis X. Klinisches Bild, Therapie und Prognose. Dtsch Med Wochenschr 100:1157–1163

Schauer PK, Strauss DJ, Bagley CM et al. (1981) Angioimmunoblastic lymphadenopathy. Clinical spectrum of disease. Cancer 48:2493–2498

Schmitz N, Prange E, Haferlach T et al. (1991) High dose chemotherapy and autologous bone marrow transplantation in relapsing autoimmunoblastic lymphadenopathy with dysproteinemia. Bone Marrow Transplant 8:503–506

Schwarzmeier JD, Reinisch WW, Kurkciyan IE et al. (1992) Interferon-α induces complete remission in angioimmunoblastic lymphadenopathy: Late development of aplastic anemia with cytokine abnormalities. Br J Hematol 79:336–337

Siegert W, Nerl C, Meuthen I et al. (1991) Recombinant human interferon-α in the treatment of angioimmunoblastic lymphadenopathy: Results in 12 patients. Leukemia 5:892–896

Siegert W, Nerl C, Agthe A et al. (1994) Angioimmunoblastic lymphadenopathy (AILD)-type T-cell lymphoma: Prognostic relevance of clinical and laboratory symptoms at presentation. Cancer Res Clin Oncol [Suppl] 120: R30

Suchi T (1974) Atypical lymph node hyperplasia with fatal outcome. A report on the histopathological, immunological and clinical investigations of the cases. Recent Adv Res 14:13–34

Uphouse WJ, Woods JC (1987) Angioimmunoblastic lymphadenopathy with dysproteinemia. Complete remission with cisplatin-based chemotherapy. Cancer 60:2161-2164

# 34.14 Hochmaligne nodale Non-Hodgkin-Lymphome, lymphoblastische und Burkitt-Lymphome

M. Engelhard, K.-H. Pflüger, H. Sack

## 1 Epidemiologie

*Inzidenz:* Bei einer Gesamtinzidenz der Non-Hodgkin-Lymphome (NHL) von ca. 6/100000 pro Jahr sind nach den Daten des Kieler Lymphknotenregisters in etwa 30% der Fälle Erkrankungen an hochmalignen NHL zu erwarten. Die Inzidenz liegt für Männer generell etwas höher als für Frauen, wobei der Quotient für die einzelnen NHL-Entitäten variiert.

## 2 Histologie und Manifestationsmuster

### 2.1 Einführung

Bei hochmalignen NHL liegen vorrangig Erkrankungsformen des B-Zellsubtypes vor. Im Jahreseingang 1983 des Kieler Lymphknotenregisters ergab sich in der Gruppe nodaler hochmaligner NHL für den B-Zellsubtyp eine Inzidenz von 64% im Vergleich zu 23% für den T-Zelltyp, während in 13% B- oder T-Zellmarker immunologisch nicht nachweisbar waren. Innerhalb der B-Zellymphome dominiert das zentroblastische Lymphom (59%) im Vergleich zu den immunoblastischen (18%) oder Burkitt-Lymphomen (11%). Beim T-Zellsubtyp sind das T-lymphoblastische (39%) sowie die mittel- und großzelligen pleomorphen Lymphome (32%) häufige Erkrankungsformen im Gegensatz zu den großzelligen anaplastischen (16%) oder T-immunoblatischen (13%) Lymphomen. Diesem Verteilungsmuster entsprechen auch weitgehend die in großen prospektiven Therapiestudien untersuchten Patientenkollektive. Aufgrund besonderer klinischer Merkmale sind auch seltenere Entitäten beachtenswert wie z. B. die großzelligen anaplastischen Ki-1-Lymphome (ca. 15–20% initialer Haut- und Skelettbefall) und das großzellige sklerosierende B-Zellymphom des Mediastinums (großer lokoregional infiltrativ wachsender Tumor, Auftreten fast ausschließlich bei jungen Frauen).

## 2.2 Diagnosesicherung

Die zweifelsfreie Sicherung der histologischen Entität und möglichst auch des immunologischen Subtyps ist von fundamentaler Bedeutung für die Wahl des therapeutischen Vorgehens sowie für die langfristige Führung des Patienten. Dabei gilt es vorrangig, niedrigmaligne NHL (oder nichtlymphatische Tumoren) sicher auszuschließen, innerhalb der hochmalignen NHL die lymphoblastischen und die Burkitt-Lymphome gegenüber den übrigen Entitäten abzugrenzen und den Übergang eines niedrigmalignen in ein sekundär hochmalignes NHL, zu erfassen. In die histomorphologische Beurteilung sollte die vollständige Immunphänotypisierung zur Bestimmung des T- oder B-Zelltyps sowie des Ki-1-Antigens einbezogen werden. Die ergänzende molekularbiologische und zytogenetische Charakterisierung ist anzustreben, zumindest in denjenigen Fällen, in denen die vorgenannten Parameter noch keine zweifelsfreie Diagnose erlauben. Voraussetzung für eine exakte Diagnose ist eine großzügige Lymphknoten- oder Tumorbiopsie. Das durch Feinnadelpunktionen gewonnene Material ist in aller Regel für die Sicherung der Diagnose nicht ausreichend und kann allenfalls zur Klärung des Befallsmusters eines bereits histologisch definierten hochmalignen NHL beitragen.

## 3 Stadieneinteilung

Grundlage der Stadieneinteilung ist die Ann-Arbor-Klassifikation in der Modifikation von Musshoff u. Vollmer (1975). Für die Wahl des Therapiekonzeptes ist dabei die Abgrenzung des Stadiums I/IE von besonderer Relevanz, während z. B. die Differenzierung des Stadiums II 1 (Befall zweier benachbarter Regionen) vom Stadium II 2 (Befall nichtbenachbarter oder mehrerer Lymphknotenregionen) an Bedeutung verloren hat.

## 4 Prognose und Risikoeinschätzung

Durch den Einsatz einer konsequenten und ausreichend intensiven Induktionstherapie gelingt es in der Mehrzahl der Fälle hochmaligner NHL (60–80%) eine Vollremission zu induzieren, deren Stabilität die langfristige Prognose wesentlich beeinflußt. Bei einer Rezidivhäufigkeit von 20–30% in den ersten Jahren ergibt sich eine Fünfjahresüberlebenswahrscheinlichkeit von etwa 55% und eine langfristige Heilungsrate von etwa 40%.

**Tabelle 1.** Internationaler Risikoindex für hochmaligne NHL-Patienten. Risikofaktoren: Alter > 60 Jahre, Karnofsky-Index < 80%, Stadium > II, LDH erhöht, > 1 extranodale Manifestation

| Risikokategorie | Zahl der Risiko- faktoren | Komplette Remission [%] | Rezidivfreies Überleben (5 Jahre) [%] | Gesamt- überleben (5 Jahre) [%] |
|---|---|---|---|---|
| Niedrig | 0,1 | 87 | 70 | 73 |
| Niedrig-intermediär | 2 | 67 | 50 | 51 |
| Hoch-intermediär | 3 | 55 | 49 | 43 |
| Hoch | 4,5 | 44 | 40 | 26 |

Zahlreiche Einzeluntersuchungen einschließlich einer internationalen Metaanalyse unterstreichen darüber hinaus die vorrangige Bedeutung der initialen Befundkonstellation für die Risikoeinschätzung. So ist eine Reihe von Parametern erkannt worden, die die Vollremissionswahrscheinlichkeit, das Rezidivrisiko und damit die kurative Chance wesentlich beeinflussen, und dies weitgehend unabhängig von der Wahl des Standardtherapieschemas. Zu diesen prognostischen Risikofaktoren zählen vorrangig das Alter und der Allgemeinzustand des Patienten, die Serum-LDH-Konzentration, das Ann-Arbor-Stadium sowie die Zahl der extranodalen Manifestationen (Tabelle 1 und 2), weiterhin die B-Symptomatik und die Tumorgröße. Durch Einzeluntersuchungen bereits gesichert ist auch die prognostische Relevanz des Serumalbumins bzw. -$\beta_2$-Mikroglobulins.

Der immunologische Subtyp beeinflußt die Prognose insofern, als beim T-Zelltyp die Remissionswahrscheinlichkeit geringer und das Rezidivrisiko höher als beim B-Zelltyp sind, während dieser Unterschied in der Langzeitüberlebensdauer weniger deutlich ausgeprägt ist. Innerhalb der Hauptentitäten ist unter standardisierten Therapiebedingungen die Prognose des immunoblastischen Lymphoms signifikant, die des mediastinalen B-Zellymphoms etwas und der Ki-1-Lymphome deutlich schlechter als die des zentroblastischen Lymphoms. Bei sekundär hochmalignen NHL manifestiert sich bei den häufigen Rezidiven oft auch der niedrigmaligne Zellklon.

Die Weiterentwicklung der molekularbiologischen Techniken sowie der zytogenetischen Diagnostik erlaubt es inzwischen, zusätzliche Merkmale des individuellen Tumors, wie z. B. Proliferationsantigene, den

**Tabelle 2.** Altersadaptierter internationaler Risikoindex für hochmaligne NHL-Patienten ≤ 60 Jahre. Risikofaktoren: Karnofsky-Index < 80%, Stadium > II, LDH erhöht, > 1 extranodale Manifestation

| Risikokategorie | Zahl der Risiko-faktoren | Komplette Remission [%] | Rezidivfreies Überleben (5 Jahre) [%] | Gesamt-überleben (5 Jahre) [%] |
|---|---|---|---|---|
| Niedrig | 0 | 92 | 86 | 83 |
| Niedrig-intermediär | 1 | 78 | 66 | 69 |
| Hoch-intermediär | 2 | 57 | 53 | 46 |
| Hoch | 3 | 46 | 58 | 32 |

Immunglobulin- oder T-Zellrezeptor-Rearrangementstatus, chromosomale Aberrationen oder die Onkogenexpression, initial zu erfassen und im Verlauf zu verfolgen. Wenn auch die prognostische Relevanz dieser Parameter im einzelnen noch nicht geklärt ist, so werden sie zukünftig zumindest in Einzelfällen zur Einschätzung etwa des Rezidivrisikos und damit zur Wahl geeigneter Therapieformen beitragen.

## 5 Ausbreitungsdiagnostik

Voraussetzung für den Therapiebeginn ist eine umfassende und vollständige Ausbreitungsdiagnostik (Staginguntersuchung), die auch dem Risiko extranodaler Organmanifestationen Rechnung trägt. In der Anamnese muß die Präsenz der typischen Allgemeinsymptome (B-Symptome) erfragt werden: Fieber, Nachtschweiß und/oder Gewichtsabnahme > 10% binnen 6 Monaten. Bei der klinischen Untersuchung sollte der Allgemeinzustand des Patienten nach den WHO- bzw. ECOG-Kriterien festgelegt werden.

### 5.1 Obligate Untersuchungen

*Labor*
Die *Routinelaboruntersuchungen* sind zu ergänzen durch: Differentialblutbild, Retikulozyten, Gerinnungsstatus, Fibrinogen, LDH, alkalische Phosphatase, Elektrophorese, Eisen, Ferritin, quantitative Immunglobuline, Immunelektrophorese, Coombs-Tests, Haptoglobin, $\beta_2$-Mikro-

globulin, Antikörperbestimmungen gegen HIV, EBV, Toxoplasmose, CMV.

*Bildgebende* und *endoskopische Untersuchungen*
- Thoraxröntgen und -CT,
- Abdomensonogramm und -CT,
- Ösophagogastroduodenoskopie,
- Magen-Dünndarm-Passage,
- röntgenologische oder endoskopische Exploration des Kolons,
- Knochenmarkzytologie und -biopsie (beidseitige Jamshidi-Punktion),
- HNO-fachärztlicher Spiegelbefund,
- bei Ki-1-Lymphomen: Knochenszintigramm,
- bei lymphoblastischen und Burkitt-Lymphomen: Liquorpunktion.

### 5.2 Fakultative Untersuchung

In Abhängigkeit von einer richtungsweisenden klinischen Symptomatik bzw. der primären Hauptlokalisation erfolgen zusätzlich
- Schädel-, Gesichtsschädel- oder Hals-CT,
- eine gynäkologische oder urologische Untersuchung,
- Knochenszintigramm,
- Leberbiopsie.
- Die Kernspintomographie ist in der initialen Stagingdiagnostik nur in Ausnahmefällen (z. B. zur Vorbereitung eines neurochirurgischen Entlastungseingriffs) indiziert.
- Wenn bei Vorliegen eines Stadium I eine alleinige Strahlentherapie geplant ist, müssen eine Leberbiopsie und eine bipedale Lymphangioadenographie erfolgen und eine Staginglaparatomie in Erwägung gezogen werden. Zu den grundlegenden Bedenken gegenüber diesem Vorgehen und zu Therapiealternativen wird aber ausdrücklich auf Abschn. 7.3.3 verwiesen.

## 6  Charakteristika des Krankheitsverlaufs

Bei etwa der Hälfte der Patienten mit hochmalignen NHL liegt ein rein nodaler Befall vor, während bei den übrigen bereits initial eine primär extranodale bzw. extralymphatische Manifestation besteht. In den lokoregional begrenzten Stadien I/II sind rund 45% der Lymphome extranodalen Ursprungs (Stadium IE/IIE). In den ausgedehnten Stadien III/

IV mit extranodaler Manifestation ist diese als möglicher Ursprung des NHL oft nicht sicher von einer sekundären Organinfiltration abzugrenzen.

Die hochmalignen NHL sind charakterisiert durch ein meist aggressives Wachstumsverhalten mit der Tendenz zur Knochenmark- und Organinfiltration sowie zur raschen Generalisation. Dies impliziert eine kontinuierliche Verschlechterung der Prognose, so daß bei zu spätem oder fehlendem Einsatz geeigneter Therapiemaßnahmen immer ein schnelles Fortschreiten der Erkrankung mit tödlichem Verlauf erwartet werden muß.

## 7 Therapiestrategie

### 7.1 Übersicht

Die Intention der Induktionstherapie bei hochmalignen NHL ist grundsätzlich kurativ. Dies erfordert eine zügige Durchführung der Staginguntersuchungen einschließlich der Abschätzung des prognostischen Risikos für den unmittelbar anschließenden Einsatz des gewählten Therapiekonzeptes.

Da die erheblichen, u. U. lebensbedrohlichen Nebenwirkungen der erforderlichen intensiven Therapie die Verfügbarkeit geeigneter supportiver Maßnahmen sowie Erfahrung im Umgang mit den zu erwartenden Komplikationen voraussetzen, kann die Behandlung hochmaligner NHL nur in geeigneten Zentren erfolgen.

Lediglich für Patienten in weit fortgeschrittenem Lebensalter wird es gelegentlich aufgrund der Komorbidität erforderlich sein, die kurative Intention zugunsten eines palliativen Konzeptes zurückzustellen. Es muß aber betont werden, daß auch für Patienten jenseits z. B. des 70. Lebensjahres eine Heilungschance besteht, die man nach Prüfung der individuellen Situation keinesfalls außer Acht lassen sollte.

Die Wahl der Induktionstherapie erfolgt in Abhängigkeit vom initialen Stadium, dem Alter des Patienten und der Risikokonstellation. Dabei wird zwischen dem Stadium I einerseits und den Stadien II–IV andererseits unterschieden. Im Stadium I sind Voraussetzungen und Möglichkeiten einer alleinigen Strahlentherapie im Vergleich zu einer Kombination mit der Chemotherapie abzuwägen. Im Stadium II–IV ist die Induktionstherapie immer eine Polychemotherapie. Während Patienten unterhalb des 70. Lebensjahrs in der Regel problemlos einer Standardtherapie zugeführt werden können, sollten Patienten $\geq 70$ Jahre, vorrangig aufgrund der eingeschränkten Knochenmarkreserve, in den ersten Zyklen besonders überwacht werden. Richtungweisend für die Risikoeinschätzung jüngerer Patienten ist eine erhöhte Serum–LDH, von nachgeordneter, aber erheblicher Bedeutung sind auch ein reduzierter Allgemeinzustand, Stadium III/IV oder das Vorliegen von mehr als einer extranodalen Manifestation.

Grundsätzlich sollte die Therapie möglichst im Rahmen von Studien erfolgen. Dies gilt *imperativ für lymphoblastische und Burkitt-Lymphome bei jüngeren Patienten* (s. Abschn. 11) sowie für *Risikopatienten < 60 Jahre,* da noch nicht zweifelsfrei geklärt ist, ob deren ungünstige Prognose nicht durch intensivierte Therapieformen verbessert werden kann.

## 7.2 Stellung der Chirurgie

Begrenzte chirurgische Eingriffe sind erforderlich zur Diagnosesicherung, welche sich gelegentlich auch über eine Notfallintervention (z. B. bei akutem Abdomen) ergibt. Nur wenn die histologische Sicherung eines hochmalignen NHL, insbesondere der Ausschluß eines soliden Tumors, die Abgrenzung gegenüber niedrigmalignen NHL oder die Identifikation eines lymphoblastischen oder Burkitt-Lymphoms, aus leicht zugänglichen Biopsien nicht möglich war, ist z. B. ausnahmsweise eine Thorakotomie oder Probelaparotomie gerechtfertigt.

Eine operative Tumormassenreduktion sollte in besonderen Fällen nur beim Burkitt-Lymphom (s. Abschn. 11) in Betracht gezogen werden.

## 7.3 Stellung der Strahlentherapie

Aufgrund der hohen Strahlensensibilität hochmaligner NHL kann durch alleinige Strahlentherapie im pathologischen Stadium I (also gesichert durch eine erweiterte Stadiendiagnostik einschließlich Staginglaparotomie und Splenektomie) nahezu immer eine Vollremission sowie eine Langzeitüberlebenswahrscheinlichkeit von 80–90% erreicht werden. Wurde das Stadium I lediglich durch ein klinisches Staging definiert, reduziert sich diese Rate durch das gehäufte Auftreten von Rezidiven (meist außerhalb des Strahlenfeldes) auf etwa 60%. Inzwischen belegen mehrere Studien, daß sich die mit der Staginglaparotomie verbundenen zeitlichen Verzögerungen, Risiken und Spätkomplikationen umgehen lassen unter Beibehaltung einer hohen Remissionsstabilität durch eine kombinierte Radio-/Chemo- oder Chemo-/Radiotherapie. Dabei wird die Chemotherapie begrenzt auf 3–4 Zyklen. Ein

Konsens über die optimale Sequenz der beiden Therapiemodalitäten besteht noch nicht.

### 7.3.1 Technische und methodische Voraussetzungen

Die Effizienz und Sicherheit der Radiotherapie ist gebunden an eine präzise Definition der Strahlenfelder, das Erreichen einer möglichst homogenen Bestrahlung des Zielvolumens mit der geplanten Dosis unter Berücksichtigung der Belastung der normalen Gewebe und der besonders strahlenempfindlichen Organe.

Diese Kriterien einer optimalen Strahlentherapie bei akzeptablen Nebenwirkungen werden erreicht durch den Einsatz geeigneter Geräte sowie eine sorgfältige Bestrahlungsplanung und -überwachung. Technische Voraussetzung dazu ist die ausschließliche Verwendung von Megavoltgeräten (Kobalt-60-Quellen, Linearbeschleuniger). Der Einsatz von Elektronen ist zur Dosissupplementation bei oberflächlich liegenden Lymphknotengruppen möglich. Zur Vorbereitung, Durchführung und Kontrolle der Bestrahlung müssen eine Simulation sowie exakte Dosiskalkulationen und Dosismessungen, ggf. mit Rechnerplanung, erfolgen. Zusätzlich muß die Dosislimitierung für bestimmte Organe bzw. besondere Risikobereiche durch Verwendung individuell angefertigter Blenden gewährleistet werden.

### 7.3.2 Definition der Zielvolumina, Dosis und Fraktionierung

Bei der primären Radiotherapie im Stadium I erfolgte bisher eine „Extended-field-Bestrahlung" der befallenen und der benachbarten nicht-befallenen Lymphknotenregionen.

Bei der hier bevorzugten Vorgehensweise einer kombinierten Chemo-/ Radiotherapie hochmaligner nodaler NHL auch im Stadium I ist nur noch die „Involved-field-Bestrahlung" der initial befallenen Lymphknotenregionen indiziert. In den fortgeschrittenen Stadien III/IV werden u. U. nur ausgedehnt befallene Regionen („main bulk") oder Regionen bestimmter Tumorgröße („bulky disease") bestrahlt. Folgende Lymphknotenregionen werden unterschieden:

- zervikal und supraklavikulär (rechts oder links),
- Mediastinum,
- Axilla (rechts oder links),
- paraaortal infradiaphragmal, .
- parailiakal (rechts oder links),
- inguinal (rechts oder links).

In der Kombinationstherapie erfolgt die Bestrahlung mit einer Zielvolumendosis von 40 Gy. Initial ausgeprägte Lymphome oder ein großer Mediastinaltumor können zusätzlich mit einem „boost" von 10 Gy bis zu einer Gesamtherddosis von 50 Gy bestrahlt werden. Die Fraktionierung erfolgt in Einzeldosen von 1,8 oder 2 Gy 5mal wöchentlich.

### 7.3.3 Indikationen zur Strahlentherapie

**Kurative Strahlentherapie bzw. Strahlen-/Chemotherapie – Stadium I**
Im Stadium I wird die alleinige Strahlentherapie, die ein pathologisches Staging voraussetzt, nicht mehr empfohlen. Es sollte vielmehr auf die Staginglaparotomie mit Splenektomie verzichtet und eine Kombinationstherapie durchgeführt werden. Mit dem Ziel einer raschen Erfassung mikroskopischer Fernmanifestationen und unter dem Eindruck einer besseren Compliance der Patienten wird dabei der initialen Chemotherapie z. B. mit dem CHOP–Schema in begrenzter Zykluszahl (3- bis 4mal) und nachfolgender Bestrahlung gegenüber der umgekehrten Reihenfolge der Vorzug gegeben.

Um langfristig eine Optimierung der Behandlungsergebnisse zu ermöglichen, sollte auch die Therapie im Stadium I nach den Detailvorgaben von Studienprotokollen möglichst mit Risikostratifikation erfolgen.

**Konsolidierende Strahlentherapie nach Chemotherapie – Stadium II–IV**
In den Stadien II–IV ist die prognostische Relevanz einer „adjuvanten" konsolidierenden Radiotherapie nach chemotherapieinduzierter Vollremission nicht zweifelsfrei geklärt. Die wenigen systematischen Untersuchungen haben dafür keine durch ausreichende Fallzahlen gesicherten Ergebnisse erbringen können. So wird die adjuvante Bestrahlung im außereuropäischen Raum eher zurückhaltend eingesetzt. In Europa ist sie dagegen ein Element mehrerer Therapiekonzepte wie z. B. der integrativen Studie zur Behandlung hochmaligner Non-Hodgkin-Lymphome in Deutschland. Die Primärmanifestationen werden dabei als „involved field" oder „main bulk" mit 36 Gy bestrahlt.

**Additive Strahlentherapie**
Wird nach primärer Chemotherapie nur eine Teilremission erreicht, so kann durch zusätzliche Radiotherapie durchaus noch mit kurativer Intention behandelt und eine stabile Vollremission erreicht werden. Die Bestrahlung erfolgt als „Involved-field-Therapie" mit einer Zielvolumendosis von 40 Gy und einer Aufsättigung der nach Chemotherapie noch residualen Tumormanifestationen um 10 Gy.

**Prophylaktische ZNS-Bestrahlung**
In der Gesamtgruppe hochmaligner NHL ist eine prophylaktische Schädelbestrahlung lediglich beim lymphoblastischen Lymphom indiziert, und zwar wegen des hohen ZNS-Rezidivrisikos. Bei Einzeldosen von 2 Gy 5mal pro Woche wird bis zu einer Gesamtdosis von 24 Gy bestrahlt parallel zur intrathekalen Prophylaxe (s. Abschn. 11).

## 7.4 Stellung der Chemotherapie

### 7.4.1 Übersicht

Aufgrund der hohen Empfindlichkeit der hochmalignen NHL gegenüber einer Vielzahl von Zytostatika stellt eine Polychemotherapie ausreichender Intensität das entscheidende kurative Prinzip dar. Von grundlegender Bedeutung für eine rasche Remissionsinduktion sind Alkylanzien (Cyclophosphamid), Anthrazykline (Doxorubicin) und Vincaalkaloide (Vincristin), wie sie in dem CHOP-Schema erstmals mit einem Kortikosteroid kombiniert und inzwischen langjährig erprobt wurden. Hochwirksam sind darüber hinaus Antimetaboliten (Methotrexat, Cytarabin), Etoposid (VP-16), Teniposid (VM-26) und Bleomycin sowie die neueren Wirkstoffe Mitoxantron und die Anthrazyklinderivate Epirubicin und Idarubicin. In der Rezidiv- und Hochdosistherapie haben sich zusätzlich Cisplatin, Carmustin (BCNU) und Lomustin (CCNU) bewährt.

### 7.4.2 Standardtherapie

Durch Einsatz des CHOP-Protokolls gelingt es, bei rund 60% aller Patienten eine Vollremission zu induzieren. Bei einer Rezidivquote von etwa 30% können nach einer Verlaufsbeobachtung von mehr als 12 Jahren letztlich aber nur etwa 30–40% der Patienten als geheilt betrachtet werden. Durch die Einbeziehung weiterer Wirkstoffe (CHOP-Bleo, CHOEP, COPBLAM, CHVmP-VB, M/m-BACOD) sowie Modifikationen der Dosierung und zeitlichen Verabreichung der einzelnen Zytostatika oder Kombinationen (MACOP-B, ProMACE-CytaBOM, LNH 80, CHOP/VIM-Bleo, hCHOP/IVEP, COP-BLAM/IMVP-16) wurde eine Verbesserung dieser Ergebnisse angestrebt. Tatsächlich gelang es mit einigen dieser Behandlungsschemata der „2. und 3. Generation", die Remissionsquoten bis auf 80–90% zu erhöhen bei einer Vierjahresüberlebenswahrscheinlichkeit von etwa 50–60%, während Langzeitverlaufsbeobachtungen noch ausstehen.

Durch sorgfältige Risikofaktorenanalysen ist inzwischen jedoch die überragende Bedeutung bestimmter initialer Parameter erkannt worden, die möglicherweise einen größeren Einfluß auf die Langzeitprognose haben als das gewählte konventionelle Polychemotherapieprotokoll. Diese Einschätzung erfuhr kürzlich Bestätigung durch eine Therapiestudie, in welcher an einem Kollektiv von rund 900 Patienten 3 Schemata der 3. Generation (MACOP-B, m-BACOD, ProMACE-CytaBOM) mit dem CHOP-Protokoll randomisiert verglichen wurden. Dabei erwiesen sich diese 4 Schemata als gleichwertig innerhalb einer Risikogruppe (bei deutlich unterschiedlicher Toxizität), während die initialen Risikokonstellationen die Remissions- und Überlebensquoten entsprechend den Voraussagen des internationalen Index entscheidend beeinflußten.

Ob andere Schemata dem CHOP evtl. überlegen sind bzw. inwieweit eine initiale Risikostratifikation und eine Dosisintensivierung zur Optimierung der Therapieergebnisse führen können, ist noch nicht endgültig beurteilbar. Dies ist jedoch die Zielsetzung aktueller Therapiestudien.

### 7.4.3 Dosisintensivierte Therapie

Noch nicht zweifelsfrei geklärt ist der prognostische Wert der Dosisintensität (Dosis pro Zeit), d. h. die durchschnittliche Dosis einzelner Wirkstoffe oder Kombinationen pro Woche während der Behandlungsphase. Einige retrospektive Analysen zeigen, daß Patienten, die mit reduzierter Dosis behandelt wurden, eine schlechtere Prognose hatten. Besonders kritisch ist die Frage der Dosisintensität für die Gruppe der Hochrisikopatienten, bei denen mit zunehmender Zahl der Risikofaktoren die Vollremissionsrate, die Rezidivfreiheit und die Langzeitüberlebenswahrscheinlichkeit kontinuierlich sinken. So wird derzeit in Studien geprüft, wieweit sich unter supportivem Einsatz der hämatopoetischen Wachstumsfaktoren G- oder GM-CSF die Dosisintensität einzelner Wirkstoffe prognostisch relevant steigern läßt.

Besondere Aufmerksamkeit verdient die aktuelle integrative Studie B zur Behandlung hochmaligner Non-Hodgkin-Lymphome. Im randomisierten Vergleich zu CHOP wird die therapeutische Effizienz des Etoposid im CHOEP bestimmt und zusätzlich geprüft, ob bei Standarddosierung der CHOP- und CHOEP-Schemata eine Dosisintensitätssteigerung durch Intervallverkürzung die Prognose relevant zu verbessern vermag.

### 7.4.4 Hochdosistherapie

In diesem Zusammenhang gewinnt die myeloablative Hochdosistherapie mit nachfolgender autologer Knochenmarktransplantation oder peripherer Progenitorzellsubstitution an Bedeutung. In mehreren Studiengruppen wie auch der integrativen Studie A zur Behandlung hochmaligner Non-Hodgkin-Lymphome wird inzwischen untersucht, ob diese Therapie bei Hochrisikopatienten bereits früh in der Induktionstherapie einer Behandlung mit Standardprotokollen überlegen ist. Dieser Therapieansatz muß bislang aber als experimentell gelten und kann nur im Rahmen der entsprechenden Studien verwirklicht werden. Angesichts der schlechten Prognose bei bestimmten Risikokonstellationen sollte jedoch bei geeigneten, insbesondere jüngeren Patienten frühzeitig ein derartiges Vorgehen erwogen und mit einem entsprechenden Zentrum Kontakt aufgenommen werden.

## 8 Durchführung der Chemotherapie

### 8.1 Indikation

**Stadium CS I:** Im klinischen Stadium I sollte anstelle der alleinigen Radiatio (und damit erforderlichem chirurgischem Staging) eine primäre Chemotherapie gewählt werden, gefolgt von konsolidierender „Involved-field-Bestrahlung" (s. Abschn. 7.3.3).

**Stadium CS II–IV:** Bei allen Patienten ohne gravierende Kontraindikationen besteht die Indikation zur primären Chemotherapie, die risikoadaptiert und möglichst im Rahmen der laufenden, prospektiv randomisierten Studien eingesetzt werden sollte (s. Abschn. 7.1).

### 8.2 Zeitpunkt des Therapiebeginns

Wegen der raschen Progression unbehandelter hochmaligner NHL sollte die Chemotherapie unmittelbar nach zügiger Durchführung der Ausbreitungsdiagnostik eingeleitet werden.

### 8.3 Wahl des Schemas

Die Polychemotherapie sollte möglichst im Rahmen der Therapiestudien, ansonsten aber in engster Anlehnung an die Studienprotokolle erfolgen.

Bei der Wahl des Therapieschemas sind die wenigen absoluten Kontraindikationen (z. B. gegen Doxorubicin) zu beachten. Wenn keine Kontraindikationen dagegen bestehen, gilt derzeit das CHOP-Schema als Standardtherapie, sowohl im Stadium I als auch im Stadium II–IV.

## 8.4 Therapiedauer

Bei gutem Ansprechen (s. Abschn. 10) werden im Stadium I zur Kombination mit nachfolgender Radiotherapie 3 (– 4) Zyklen Chemotherapie empfohlen.

Im Stadium II–IV sollten außerhalb von Studien in der Regel 6–8 Therapiezyklen appliziert werden. Zum Vorgehen bei unzureichendem Ansprechen wird auf den Abschnitt 9 verwiesen.

## 8.5 Modifikation der Standarddosis

Bei der grundsätzlich kurativen Behandlungsintention sollten Dosisreduktionen und Intervallverlängerungen in dem gewählten Schema vermieden, ggf. aber nach den Protokollempfehlungen vorgenommen werden. Dosisanpassungen sind oft erforderlich jenseits des 70. Lebensjahres (z. B. Start mit 2/3 der vorgesehenen Solldosis und Anpassung je nach Myelotoxizität).

## 8.6 Besonderheiten der Begleittherapie

Zum sinnvollen und gezielten Einsatz der Wachstumsfaktoren, den erforderlichen supportiven Maßnahmen zu einzelnen Wirkstoffen sowie zu den Besonderheiten der Begleittherapie (Hydratation, Hyperurikämieprophylaxe, antiemetische Therapie) wird ausdrücklich auf die entsprechenden Beiträge sowie auf die Vorgaben der Protokolle verwiesen.

## 8.7 Erhaltungstherapie

Eine Erhaltungstherapie nach Abschluß der Induktionstherapie ist nicht indiziert. Wurde nur eine partielle Remission erreicht, muß der Einsatz der Radiotherapie oder eines Konzeptes zur „Salvagetherapie" erwogen werden.

## 9 Rezidivtherapie und Behandlung der primär refraktären Fälle

Mit Auftreten eines Rezidivs bzw. bei nur ungenügendem Ansprechen auf die Induktionstherapie verschlechtert sich die Prognose des Patienten erheblich. Wenn auch für diese Situationen eine Reihe effizienter Schemata zur Verfügung stehen, so kann doch nur bei etwa 40% der Patienten mit einer 2. Remission gerechnet werden, die sich in rund 60% der Fälle dann auch als instabil erweist. Je früher das Rezidiv auftritt, um so ungünstiger ist die Prognose; dies gilt besonders für die primär refraktären Fällen.

### 9.1 Standardtherapie

Bei *Spätrezidiven* (nach dem 1. Jahr nach Abschluß der Primärtherapie) kann durch erneuten Einsatz eines Induktionsschemas (unter Berücksichtigung der kumulativen Anthrazyklindosis) oft eine 2. stabile Remission induziert werden.

Bei *Frührezidiven und primär refraktären Fällen* läßt keines der angegebenen Schemata eine eindeutige therapeutische Überlegenheit in der Verlaufsbeobachtung erkennen. Die Applikation des am wenigsten toxischen IMVP-16-Schemas ist unproblematisch und erlaubt seinen breiteren Einsatz, während bei den übrigen Schemata die speziellen Kontraindikationen und supportiven Erfordernisse zwingend berücksichtigt werden müssen.

### 9.2 Hochdosistherapie

Auch in der Therapie primär refraktärer oder früh rezidivierter Patienten bietet die Hochdosistherapie eine Chance, die jedoch an spezielle Voraussetzungen, u. a. an das erneute Ansprechen des Lymphoms auf die der Hochdosistherapie vorgeschaltete reguläre Rezidivtherapie („sensitive relapse") gebunden ist. Der ausschließlich experimentelle Charakter dieses Vorgehens muß jedoch ausdrücklich betont werden, da die relevanten Studien (Evaluierung der Hochdosistherapie im randomisierten Vergleich mit Standardverfahren) noch nicht abgeschlossen sind. Eine frühzeitige Kontaktaufnahme zu den entsprechenden Zentren wird dringend empfohlen.

# 10 Maßnahmen zur Therapiekontrolle

Das Ansprechen auf die Chemotherapie, d. h. die kontinuierliche Rückbildung der Lymphome, muß in der Behandlungsphase mehrfach kontrolliert werden. Dazu werden die Haupttumormanifestationen (Indikatorläsionen) orientierend bereits nach dem 1. und 2. Zyklus, definitiv dann nach dem 3. oder 4. Zyklus überprüft, um zu entscheiden, ob die geplante Therapie fortgeführt werden kann. Bei ungenügendem Ansprechen, d. h. Rückbildung der Tumormassen um weniger als 50% und damit kein Erreichen zumindest einer Teilremission nach ca. 3 Zyklen, muß der Übergang auf ein 2., bei jüngeren Patienten intensiveres Protokoll erwogen werden. Andernfalls ist die Fortführung der Therapie nur noch mit palliativer Intention möglich und sinnvoll. Nach Abschluß der Chemotherapie ist eine vollständige Restaginguntersuchung einschließlich Überprüfung aller initialen Lymphommanifestationen erforderlich. Nur bei Erreichen einer Vollremission ist längere Rezidivfreiheit und letztlich Heilung möglich. Bei Nachweis residualer Tumoren müssen additive Maßnahmen, z. B. die Radiotherapie, eingesetzt werden.

# 11 Therapiestrategie bei lymphoblastischen und Burkitt-Lymphomen

## 11.1 Einführung

Beide Lymphomentitäten nehmen eine Sonderstellung insofern ein, als sie besonders aggressive Krankheitsbilder darstellen mit einer hohen Tendenz zur initialen Generalisation. So verbietet sich auch in dem seltenen (~ 10%) Stadium I eine initiale Strahlentherapie. Jüngere Patienten (< 25 Jahre) müssen mit einer intensiven Mehrphasenpolychemotherapie behandelt werden, die nur an großen Zentren in besonderen Studien durchgeführt werden kann. Bei älteren Patienten ist die Toxizität dieser Studienprotokolle in der Regel nicht mehr zumutbar. Diese Patienten können mit einem Standardprotokoll (z. B. CHOP) behandelt werden. Auch bei jüngeren Patienten mit nur geringer (< 25%) oder fehlender Knochenmarkinfiltration wird teilweise mit den konventionellen Schemata (z. B. CHOEP) erfolgreich behandelt. Es muß jedoch darauf hingewiesen werden, daß diese Vorgehensweise nicht allgemein akzeptiert ist und daher nur in kontrollierten Studien gewählt werden sollte. Durch die intensive Mehrphasentherapie bei jüngeren Patienten darf bei ca. 70%, durch die Standardtherapie bei älteren Patienten bei ca. 50% mit dem

Erreichen einer Vollremission gerechnet werden. Das Rezidivrisiko ist jedoch hoch, die Prognose dann äußerst ungünstig.

## 11.2 Lymphoblastisches Lymphom

In der Mehrzahl der Fälle liegt ein T-lymphoblastisches Lymphom vor mit bereits initial fortgeschrittenem Stadium III/IV. Häufig bestehen ein ausgedehnter Mediastinaltumor sowie eine Knochenmarkinfiltration. Ist diese ausgeprägt, kommt es rasch zur Ausschwemmung von Lymphoblasten und damit zum fließenden Übergang in das klinische Bild einer akuten lymphoblastischen Leukämie.

### 11.2.1 Therapiekonzept

Die Behandlung erfolgt nach dem BMFT-Protokoll „Multizentrische intensivierte Therapiestudie der akuten lymphoblastischen Leukämie des Erwachsenen" (Stand 1993) wie die T-ALL. Eine ZNS-Prophylaxe erfolgt obligat durch Hirnschädelbestrahlung mit 24 Gy, ergänzt durch die intrathekale Gabe von MTX, Ara-C, Dexamethason. Bei ZNS-Befall erfolgt eine Bestrahlung des Hirnschädels und der Neuroachse mit 24 Gy. Das Mediastinum wird zusätzlich prophylaktisch bestrahlt („involved field", 24 Gy).

Bei Auftreten von Rezidiven muß die Prognose als äußerst ungünstig betrachtet werden. Eine relevante Beeinflussung der Überlebenswahrscheinlichkeit kann nur durch einen Therapieversuch im Rahmen gesonderter Rezidivprotokolle erhofft werden.

## 11.3 Burkitt-Lymphom

### 11.3.1 Klinisches Bild

Das klinische Bild des Burkitt-Lymphoms ist gekennzeichnet durch ein besonders aggressives und expansives Wachstum neben der Tendenz zur frühen Generalisation. Dabei kommt es oft zur Bildung umschriebener, sehr ausgedehnten Tumoren (in ca. 30% im Bauchraum lokalisiert), häufig mit diffuser Infiltration extranodaler Gewebe oder Organe. Da das Burkitt-Lymphom gehäuft bei HIV-Infektion auftritt und nicht selten deren erste klinische Manifestation darstellt, muß die initiale Labordiagnostik obligat einen HIV-Antikörpertest einschließen.

### 11.3.2 Therapiekonzept

Initial ist eine Resektion der Haupttumormasse, insbesondere im Bauchraum, manchmal nicht zu umgehen und muß auch bei anderen extranodalen Manifestationen im Einzelfall kritisch erwogen werden. Postoperativ sollte jedoch so bald als möglich die intensive Polychemotherapie angeschlossen werden. Die Therapie erfolgt nach dem BMFT-Protokoll „Multizentrische intensivierte Therapiestudie der akuten lymphoblastischen Leukämie des Erwachsenen" (Stand 1993) wie die B-ALL. Die ZNS-Prophylaxe erfolgt durch intrathekale Gabe von MTX, Ara-C, Dexamethason. Nur bei ZNS-Befall erfolgt eine Bestrahlung des Hirnschädels und der Neuroachse mit 24 Gy. Die Haupttumormanifestation kann bei ausgedehnten Tumoren zusätzlich bestrahlt werden („involved field" 40 Gy).

Bei Auftreten von Rezidiven muß die Prognose als äußerst ungünstig betrachtet werden. Auch hier kann eine relevante Beeinflussung der Überlebenswahrscheinlichkeit nur durch einen Therapieversuch im Rahmen gesonderter Rezidivprotokolle erhofft werden.

## 12 Besondere Hinweise

### 12.1 Studienprotokolle

BMFT-Studie „Therapie der Non-Hodgkin-Lymphome von hoher Malignität des Stadiums I, der niedrigmalignen Non-Hodgkin-Lymphome der Stadien I und II und der zentroblastisch-zentrozytischen Lymphome der Stadien I–III"
*Studienleiter:* Prof. Dr. H. Sack, Direktor der Klinik und Poliklinik für Strahlentherapie, Radiologisches Zentrum, Universität Essen, Hufelandstraße 55, 45147 Essen

Integratives Konzept zur Behandlung hochmaligner Non-Hodgkin-Lymphome
*Studie A:* Risikopatienten unter 60 Jahren
*Studienleiter:* Prof. Dr. K. Havemann, Direktor der Abteilung für Innere Medizin, Hämatologie/Onkologie/Immunologie, Zentrum für Innere Medizin, Klinikum der Philipps-Universität, Baldinger Straße, 35043 Marburg/Lahn
*Studien B:* Übrige Patienten
*Studienleiter:* Prof. Dr. M. Pfreundschuh, Direktor der Medizinischen Klinik I der Universitätskliniken, 66421 Homburg/Saar

Multizentrische intensivierte Therapiestudie für akute lymphatische Leukämien im Erwachsenenalter
*Studienleiter:* Prof. Dr. D. Hoelzer, Direktor der Medizinischen Klinik III, Zentrum der Inneren Medizin, Klinikum der Johann-Wolfgang-Goethe-Universität, Theodor-Stern-Kai 7, 60596 Frankfurt

Therapiestudie zur Durchführbarkeit des IIVP-16-Schemas bei therapieresistenten und rezidivierten hochmalignen Non-Hodgkin-Lymphomen
*Studienleiter:* Dr. A. Engert, Klinik I für Innere Medizin der Universität zu Köln, Joseph-Stelzmann-Str. 9, 50931 Köln

Placebo-controlled study of SDZ ILE 964 (rhIL-3) in relapsed lymphoma treated with IEV chemotherapy (Studie der Münchner Lymphomgruppe)
*Studienleiter:* Prof. Dr. H. Gerhartz, Medizinische Klinik, Städt. Kliniken Duisburg, Klinikum Kalkweg, Zu den Rehwiesen 9, 47055 Duisburg

Studienprotokoll zur Therapie von rezidivierten und primär refraktären Non-Hodgkin-Lymphomen mittlerer und hoher Malignität bei Erwachsenen (Phase I/II)
*Studienleiter:* Prof. Dr. W. Siegert, Medizinische Klinik und Poliklinik, Universitätsklinikum Rudolf Virchow, Augustenburger Platz 1, 13353 Berlin

## 13 Therapieschemata

### 13.1 Induktionstherapie der hochmalignen NHL

| Cyclophosphamid/Adriamycin/Vincristin/Prednison | | | | CHOP (McKelvey 1976) |
|---|---|---|---|---|
| C Cyclophosphamid | $750\,mg/m^2$ | i.v. | Kurzinfusion | Tag 1 |
| H Adriamycin (Doxorubicin) | $50\,mg/m^2$ | i.v. | Bolus | Tag 1 |
| O Vincristin | $1,4\,mg/m^{2\ a}$ | i.v. | Bolus | Tag 1 |
| P Prednison | 100 mg | p.o. | | Tag 1, 2, 3, 4, 5 |

Wiederholung Tag 15–22; insgesamt 6 (–8) Zyklen.
[a] Maximal 2 mg.

| Cyclophosphamid/Adriamycin/Vincristin/Etoposid/Prednison | | | | CHOEP (Köppler 1991) |
|---|---|---|---|---|
| C | Cyclophosphamid | $750\,mg/m^2$ | i.v. | Kurzinfusion | Tag 1 |
| H | Adriamycin (Doxorubicin) | $50\,mg/m^2$ | i.v. | Bolus | Tag 1 |
| O | Vincristin | 2 mg | i.v. | Bolus | Tag 1 |
| E | Etoposid | $100\,mg/m^2$ | i.v. | 1-h-Infusion | Tag 3, 4, 5 [a] |
| P | Prednison | 100 mg | p.o. | | Tag 1–5 |

Wiederholung Tag 22 (insgesamt 4 Zyklen, ergänzt durch „Involved-field-Radiotherapie")

[a] In der aktuellen Therapiestudie „Integratives Konzept zur Behandlung hochmaligner Non-Hodgkin-Lymphome" wird abweichend von der Erstmitteilung Etoposid an Tag 1–3 verabreicht.

| Cyclophosphamid/Vincristin/Prednison/Bleomycin/Adriamycin/ Procarbazin | | | | COP-BLAM (Gerhartz 1993) |
|---|---|---|---|---|
| C | Cyclophosphamid | $700\,mg/m^2$ | i.v. | Kurzinfusion | Tag 1 |
| O | Vincristin | $1\,mg/m^2$ | i.v. | Bolus | Tag 1 [a] |
| P | Prednison | $50\,mg/m^2$ | p.o. | | Tag 1–7 |
| BL | Bleomycin | 15 mg | i.v. | Bolus | Tag 14 |
| A | Adriamycin (Doxorubicin) | $60\,mg/m^2$ | i.v. | Bolus | Tag 1 |
| M | Procarbazin | $100\,mg/m^2$ | p.o. | | Tag 1–7 |

Wiederholung Tag 22 (insgesamt 6 Zyklen)
[a] Zyklen 1–3 Tag 1 und 15, Zyklen 4–6 nur Tag 1.

## 13.2 Induktionstherapie der hochmalignen NHL mit verkürzten Intervallen (Studie!)

| Cyclophosphamid/Adriamycin/Vincristin/Prednison | | | | CHOP (Steinke 1992; Pfreundschuh 1993) |
|---|---|---|---|---|
| C | Cyclophosphamid | $750\,mg/m^2$ | i.v. | Kurzinfusion | Tag 1 |
| H | Adriamycin (Doxorubicin) | $50\,mg/m^2$ | i.v. | Bolus | Tag 1 |
| O | Vincristin | 2 mg | i.v. | Bolus | Tag 1 |
| P | Prednison | 100 mg | p.o. | | Tag 1–5 |
| | G-CSF < 75 kg: | 300 µg | s.c. | | Tag 6–14 |
| | ≥ 75 kg: | 480 µg | s.c. | | Tag 6–14 |

Wiederholung Tag 15 (insgesamt 6 Zyklen)

| Cyclophosphamid/Adriamycin/Vincristin/Etoposid/Prednison | | | | CHOEP |
|---|---|---|---|---|
| | | | | (Pfreundschuh 1993) |

| C | Cyclophosphamid | $750\,mg/m^2$ | i.v. | Kurzinfusion | Tag 1 |
|---|---|---|---|---|---|
| H | Adriamycin (Doxorubicin) | $50\,mg/m^2$ | i.v. | Bolus | Tag 1 |
| O | Vincristin | $2\,mg$ | i.v. | Bolus | Tag 1 |
| E | Etoposid | $100\,mg/m^2$ | i.v. | 1-h-Infusion | Tag 1, 2, 3 |
| P | Prednison | $100\,mg$ | p.o. | | Tag 1–5 |
| | G-CSF | <75 kg: | $300\,\mu g$ | s.c. | | Tag 4–13 |
| | | ≥75 kg: | $480\,\mu g$ | s.c. | | Tag 4–13 |

Wiederholung Tag 15 (insgesamt 6 Zyklen)

## 13.3 Therapieschemata – Salvagetherapie

| Ifosfamid/Methotrexat/VP-16 | | | | | IMVP-16 |
|---|---|---|---|---|---|
| | | | | | (Cabanillas 1982) |

| I | Ifosfamid | $1000\,mg/m^2$ | i.v. | 1-h-Infusion | Tag 1, 2, 3, 4, 5 |
|---|---|---|---|---|---|
| | Mesna | $200\,mg/m^2$ | i.v. | Bolus | 0, 4, 8 h |
| | | | | | nach Ifosfamid |
| M | Methotrexat | $30\,mg/m^2$ | i.v. | Bolus | Tag 3, 10[a] |
| VP-16 | Etoposid | $100\,mg/m^2$ | i.v. | 1-h-Infusion | Tag 1, 2, 3 |

Wiederholung Tag 22 (insgesamt 4–6 Zyklen)
[a] MTX am Tag 10 nur bei Leukozytenwerten ≥ 3000/μl.

| Dexamethason/Cytosin-Arabinosid/Cisplatin | | | | DHAP |
|---|---|---|---|---|
| | | | | (Velasquez 1988) |

| D | Dexamethason | $40\,mg$ | i.v. | Kurzinfusion | Tag 1–4 |
|---|---|---|---|---|---|
| HA | Cytosin-Arabinosid | $2\text{mal }1000\,mg/m^2$ | i.v. | Infusion | Tag 2 |
| | | jeweils im Abstand | | | |
| | | von 12 h | | | |
| P | Cisplatin | $100\,mg/m^2$ | i.v. | Infusion | Tag 1 |

Wiederholung Tag 22–29 (insgesamt 4–6 Zyklen)

| **Mitoxantron/Cytosin-Arabinosid** | | | | **NOAC** (Ho 1990) |
|---|---|---|---|---|
| NO Mitoxantron | 10 mg/m² | i.v. | Bolus | Tag 2, 3 |
| AC Cytosin-Arabinosid | 2mal 3000 mg/m² | i.v. | Infusion | |
| | jeweils im Abstand von 12 h | | | Tag 1, 2 |
| GM-CSF | 400 µg | s.c. | | Tag 5–14 |

Wiederholung Tag 22 (insgesamt 1–2 Zyklen)

---

| **Etoposid/Methylprednisolon/Cytosin-Arabinosid/Cisplatin** | | | | **E-SHAP** (Velasquez 1993) |
|---|---|---|---|---|
| E Etoposid | 40 mg/m² | i.v. | Kurzinfusion | Tag 1–4 |
| SH Methylprednisolon | 250–500 mg | i.v. | Kurzinfusion | Tag 1–4 |
| HA Cytosin-Arabinosid | 2000 mg/m² | i.v. | Infusion | Tag 5 |
| P Cisplatin | 25 mg/m² | i.v. | ½-h-Infusion | Tag 1–4 |

Wiederholung Tag 22–29 (insgesamt 4 Zyklen)

---

| **Ifosfamid/Idarubicin/VP-16** | | | | **IIVP-16** (Engert 1993) |
|---|---|---|---|---|
| I Ifosfamid | 1000 mg/m² | i.v. | 1-h-Infusion | Tag 1–5 |
| Mesna | 200 mg/m² | i.v. | Bolus | 0, 4, 8 h nach Ifosfamid |
| I Idarubicin | 10 mg/m² | i.v. | Bolus | Tag 1, 2 |
| VP-16 Etoposid | 150 mg/m² | i.v. | 1-h-Infusion | Tag 1, 2, 3 |
| G-CSF < 75 kg: | 300 µg | s.c. | | ab Tag 6[a] |
| ≥ 75 kg: | 480 µg | s.c. | | ab Tag 6[a] |

Wiederholung Tag 22 (insgesamt 4 Zyklen)
[a] Bis Leukocyten ≥ 4 000/µl.

| Ifosfamid/Epirubicin/VP-16 | | | | IEV (Gerhartz 1993) |
|---|---|---|---|---|

| I | Ifosfamid | 2500 mg/m$^2$ | i.v. | 1-h-Infusion | Tag 1, 2, 3 |
|---|---|---|---|---|---|
| | Mesna | 400 mg/m$^2$ | i.v. | Bolus | 0, 4, 8 h nach Ifosfamid |
| E | Epirubicin | 100 mg/m$^2$ | i.v. | Bolus | Tag 1 |
| VP-16 | Etoposid | 150 mg/m$^2$ | i.v. | 1-h-Infusion | Tag 1, 2, 3 |
| | GM-CSF | 400 µg | s.c. | | Tag 5–14 |

Wiederholung Tag 22 (insgesamt 4 Zyklen)

## Literatur

Armitage JO (1993) Treatment of non-Hodgkin's lymphoma. N Engl J Med 328:1023–1030

Cabanillas F, Hagemeister FB, Bodey GP, Freireich EJ (1982) IMVP-16 An effective regimen for patients with lymphoma who have relapsed after initial combination chemotherapy. Blood 60:693–697

Coleman NC, Picozzi VR jr, Cox RS et al. (1986) Treatment of lymphoblastic lymphoma in adults. J Clin Oncol 4:1628–1637

Engelhard M, Meusers P, Brittinger G et al. (1991) Prospective multicenter trial for the response-adapted treatment of high-grade malignant non-Hodgkin's lymphomas: Updated results of the COP-BLAM/IMVP-16 protocol with randomized adjuvant radiotherapy. Ann Oncol 2 [Suppl 2]:177–180

Engelhard M, Löffler M (1993) Klinisch relevante Prognosefaktoren maligner Lymphome. Internist 34:127–131

Engert A, Engelhard M, Scheulen M et al. (1993) Phase-II study of idarubicin, ifosfamide, and VP-16 (IIVP-16) in patients with relapsed aggressive non-Hodgkin's lymphoma. Ann Hematol 67 [Supp]:A30 (Abstr 117)

Fisher RI, Gaynor ER, Dahlberg S et al. (1993) Comparison of a standard regimen (CHOP) with three intensive chemotherapy regimens for advanced non-Hodgkin's lymphoma. N Engl J Med 328:1002–1006

Gerhartz HH, Walther J, Bunica O et al. (1992) Clinical hematological and cytokine response to interleukin 3 (IL-3) supported chemotherapy in resistant lymphomas: A phase II study. Proc Am Soc Clin Oncol 11:329 (Abstr 1123)

Gerhartz HH, Engelhard M, Meusers P et al. (1993) Randomized, double-blind, placebo-controlled, phase III study of recombinant human granulocyte-macrophage colony-stimulating factor as adjunct to induction treatment of high-grade malignant non-Hodgkin's lymphomas. Blood 82:2329–2339

Gordon LI, Harrington D, Andersen J et al. (1992) Comparison of a second-generation combination chemotherapeutic regimen (m-BACOD) with a standard regimen (CHOP) for advanced diffuse non-Hodgkin's lymphoma. N Engl J Med 327:1342–1349

Gribben JG, Goldstone AH, Linch DC et al. (1989) Effectiveness of high-dose combination chemotherapy and autologous bone marrow transplantation for patients with non-Hodgkin's lymphomas who are still responsive to conventional-dose chemotherapy. J Clin Oncol 7:1621–1629

Grogan TM, Miller TP (1993) Immunobiologic correlates of prognosis in lymphoma. Semin Oncol 20 [Suppl 5]:58–74

Haioun C, Lepage E, Gisselbrecht C et al. (1992) Autologous bone marrow transplantation (ABMT) versus sequential chemotherapy in first complete remission aggressive non-Hodgkin's lymphoma (NHL): first interim analysis on 370 patients (LNH87 protocol). Proc Am Soc Clin Oncol 11:316 (Abstr 1071)

Havemann K, Köppler H, Brittinger G, Steinke B (1993) Therapiestrategien für hochmaligne Non-Hodgkin-Lymphome. Internist 34:139–145

Ho AD, Del Valle F, Haas R et al. (1990) Sequential studies on the role of mitoxantrone, high-dose cytarabine, and recombinant human granulocyte-macrophage colony-stimulating factor in the treatment of refractory non-Hodgkin's lymphoma. Semin Oncol 17 [Suppl 10]:14–19

Hoelzer D, Thiel E, Löffler H et al. (1984) Intensified therapy in acute lymphoblastic leukemia in adults. Blood 64:38–47

Hoelzer D, Thiel E, Ludwig WD et al. for the German Adult ALL Study Group (1992) The German multicentre trials for treatment of acute lymphoblastic leukemia in adults. Leukemia 6 [Suppl 2]:175–177

Jones SE, Fuks Z, Kaplan HS, Rosenberg SA (1973) Non-Hodgkin's lymphomas: V. Results of radiotherapy. Cancer 32:682–691

Jones SE, Miller TP, Conners JM (1989) Long-term follow-up and analysis for prognostic factors for patients with limited-stage diffuse large cell lymphoma treated with initial chemotherapy with or without adjuvant radiotherapy. J Clin Oncol 7:1186–1191

Kath R, Höffken K, Günzel K et al. (1990) Chemotherapie des nichtendemischen Burkitt-Lymphoms. Dtsch Med Wochenschr 115:1219–1226

Köppler H (1993) Early dose intensification with autologous hematopoetic stem cell support for poor prognosis high grade non-Hodgkin's lymphomas (HL). Ann Hematol 67 [Suppl]:A67 (Abstr 263)

Köppler H, Pflüger KH, Eschenbach I et al. (1991) Sequential versus alternating chemotherapy for high-grade non-Hodgkin's lymphomas: A randomzed multicentre trial. Hematol Oncol 9:217–223

Köppler H, Pflüger KH, Klausmann M, Havemann K (1992) High-dose cyclophosphamide, etoposide, and BCNU with non-cryopreserved autologous bone marrow transplantation for poor prognosis malignant lymphoma. Leukemia Lymphoma 6:219–225

Köppler H, Pflüger KH, Eschenbach I et al. (1994) Randomised comparison of CHOEP versus alternating hCHOEP/IVEP for high grade non-Hodgkin's lymphomas. Treatment results and prognostic factor analysis in a multi-centere trial. Ann Oncol 5:49–55

Lennert K, Feller AC (1992) Histopathology of non-Hodgkin's lymphomas. Springer, Berlin Heidelberg New York Tokyo

Linch DC, Vaughan Hudson G, Anderson L (1993) Comparison of CHOP vs. PACEBOM in diffuse and large cell lymphomas with an analysis of outcome in poor prognosis younger patients: A BNLI randomised trial. Proc Fifth Int Conf on malignant lymphoma, Lugano: 55 (Abstr 69)

Longo DL, De Vita VT Jr, Duffey PL et al. (1991) Superiority of ProMACE-Cyta-BOM over ProMACE-MOPP in the treatment of advanced diffuse aggressive lymphoma: Results of a prospective randomized trial. J Clin Oncol 9: 25–38

McKelvey EM, Gottlieb JA, Wilson HE et al. (1976) Hydroxydaunomycin (adriamycin) combination chemotherapy in malignant lymphoma. Cancer 38: 1484–1493

Meyer RM, Hryniuk WM, Goodyear MDE (1991) The role of dose intensity in determining outcome in intermediate-grade non-Hodgkin's lymphoma. J Clin Oncol 9: 339–347

Meyer RM, Quirt IC, Skillings JR et al. (1993) Escalated as compared with standard doses of doxorubicin in BACOP therapy for patients with non-Hodgkin's lymphoma. N Engl J Med 329: 1770–1776

Musshoff K, Schmidt-Vollmer H (1975) Prognosis of non-Hodgkin's lymphomas with special emphasis on the staging classification. Z Krebsforsch 83: 323–341

O'Connell MJ, Harrington DP, Earle JD et al. (1988) Chemotherapy followed by consolidation radiation therapy for the treatment of clinical stage II aggressive histologic type non-Hodgkin's lymphoma. Cancer 61: 1754–1758

Pettengell R, Crowther D (1994) Haemopoetic growth factors and dose intensity in high-grade and intermediate grade lymphoma. Ann Oncol 5 [Supp 2]: 133–141

Pettengell R, Gurney H, Radford JA et al. (1992) Granulocyte colony-stimulating factor to prevent dose-limiting neutropenia in non-Hodgkin's lymphoma. A randomized controlled trial. Blood 80: 1430–1436

Rizzoli V, Almici C, Philip T, Bron D, Gughielmi C, Coiffier C (1993) The Parma International Randomized Prospective Study in relapsed non-Hodgkin's lymphoma: First interim analysis in 153 patients. In: Zander AR, Barlogie B (eds) Autologous bone marrow transplantation for non-Hodgkin's lymphoma and multiple myeloma. Springer, Berlin Heidelberg New York Tokyo, pp 35–39

Sack H, Budach V, Stuschke M, Hoederath A (1992) Non-Hodgkin lymphomas (NHL) – Early stages: Interim results of a multi-centre trial. Cancer Res Clin Oncol 118 [Suppl]: R115

Salles G, Shipp MA, Coiffier B (1994) Chemotherapy of non-Hodgkin[s aggressive lymphomas. Semin Hematol 31: 46–69

Somers R, Carde P, Thomas J et al. (1994) EORTC study of non-Hodgkin's lymphoma: Phase III sudy comparing CHVmP-VB and ProMACE-MOPP in patients with stage II, II, and IV intermediate and high grade lymphoma. Ann Oncol 5 [Suppl 2]: 85–89

Shepherd JD, Phillips GL (1993) High-dose therapy for lymphoma. Curr Op Oncol 5: 797–804

Steinke B, Bross K, Reinold HM et al. (1992) Cyclic alternating chemotherapy of high-grade malignant non-Hodgkin lymphomas with VIM-Bleo and CHOP. Eur J Cancer 28: 100–104

Steinke B, Manegold C, Freund M et al. (1992) G-CSF for treatment intensification in high-grade malignant non-Hodgkin's lymphomas. Onkologie 15:46–50

Sweetenham JW, Proctor SJ, Blaise D et al. (1994) High dose therapy and autologous bone marrow transplantation in first complete remission for adult patients with high grade non-Hodgkin lymphoma: The EBMT experience. Ann Oncol 5 [Suppl 2]:155–160

The International Non-Hodgkin's Lymphoma Prognostic Factors Project (1993) A predictive model for aggressive non-Hodgkin's lymphoma. N Engl J Med 329:987–994

Tondini C, Zanini M, Lombardi F et al. (1993) Combined modality treatment with primary CHOP chemotherapy followed by locoregional irradiation in stage I or II histologically aggressive non-Hodgkin's lymphomas. J Clin Oncol 11:720–725

Trümper L, Renner C, Nahler M et al. (1993) Intensification of the CHOEP regimen for high-grade non-Hodgkin's lymphomas by G-CSF: Feasability of a 14-day regimen. Onkologie 17:69–71

Velasquez WS, Cabanillas F, Salvator P (1988) Effective salvage therapy for lymphoma with cisplatin in combination with high-dose Ara-C and dexamethasone. Blood 71:117–122

Velasquez WS, Hagemeister F, McLaughlin P et al. (1992) E-SHAP: An effective treatment for refractory and relapsing lymphoma. A long follow-up. Proc Am Soc Clin Oncol 11:326 (Abstr. 1111)

## 34.15 Primäre gastrointestinale Non-Hodgkin-Lymphome

P. Koch, H.-J. Schmoll

### 1 Epidemiologie

*Häufigkeit:* Primäre gastrointestinale Non-Hodgkin-Lymphome (NHL) sind mit 30–40% die größe Gruppe extranodaler Lymphome. Unter ihnen überwiegen anteilmäßig die Magenlymphome mit 50–80%, gefolgt von NHL des Dünndarms einschließlich der Ileozökalregion (15–20%) und des Kolons (2–10%). In der prospektiven Münsteraner Studie war bei 258 Patienten der Magen in 74%, der Dünndarm in 9% und die Ileozökalregion in 6% betroffen. In 7% der Fälle lag eine gleichzeitige Beteiligung mehrerer GI-Organe vor.

Bei Patienten aus dem östlichen Mittelmeerraum überwiegt das immunoproliferative Syndrom des Dünndarms (IPSID; α-Kettenkrankheit; ca. 75% aller Fälle).

Im Vergleich zu anderen Malignomen des GI-Traktes ist der Anteil der Lymphome mit 1–3% sehr niedrig. Allerdings wird in letzter Zeit eine Zunahme beobachtet, wobei offen bleibt, ob es sich um eine reale Erhöhung der Inzidenz oder aber um eine Verbesserung der bioptischen und histopathologischen Diagnostik handelt.

*Inzidenz:* 0,6–0,8/100000 pro Jahr; Männer:Frauen 1,3:1.

*Altersverteilung:* 6.–7. Lebensdekade.

*Ätiologie:* Lymphatisches Gewebe, das im Magen primär nicht lokalisiert ist, bildet sich dort fast ausschließlich auf dem Boden einer chronischen Infektion mit Helicobacter pylori (H.p.). Eine Kausalität zur Entstehung eines Lymphoms liegt nahe. Umgekehrt kann bei 60–90% der niedrigmalignen Lymphome H.p. nachgewiesen werden. Isaacson et al. (1993) haben diese Beziehungen durch ihre Untersuchungen bestätigt und gezeigt, daß zumindest eine Regredienz des Lymphoms durch eine Eradikation von H.p. erzielt werden kann (s. 7.5).

Bereits zuvor war für die α-Kettenkrankheit des Dünndarms (IPSID) eine chronische Antigenstimulation im Rahmen einer Infektion als ätiologischer Faktor erkannt worden.

## 2 Histologie

Die histologische Klassifizierung der nodalen Lymphome erfolgt in Deutschland und den meisten europäischen Ländern nach der Kiel-Klassifikation in ihrer aktualisierten Version von 1988, in die die von Isaacson u. Wright (1984) beschriebenen MALT-Lymphome („mucosa associated lymphatic tissue") noch nicht integriert worden sind.

Insbesondere niedrigmaligne MALT-Lymphome weisen in ihrer Struktur Eigenschaften des physiologischen MALT-Systems (z. B. Peyer-Plaques) auf und entstehen in der Marginalzone eines Follikels (Synonym: Marginalzonenzellymphome). Ihre Zellen sind klein und ähneln Zentrozyten („zentrozytoid"). Ein typisches Charakteristikum dieser Lymphome sind die sog. lymphoepithelialen Läsionen in Krypten und Drüsen, die durch eine Invasion des Epithels durch die malignen Zellen entstehen.

In ihrer 1988 für Magen-Darm-Lymphome vorgeschlagenen Klassifikation trennen Isaacson et al. Lymphome des MALT-Typs mit niedrigen und hohem Malignitätsgrad von nodalen Äquivalenten ab, die ebenfalls primär im GI-Trakt entstehen können. Die synonyme Verwendung der histologischen Bezeichnung „MALT-Lymphom" für Magen-Darm-Lymphome ist falsch.

**Klassifikation primärer gastrointestinaler Lymphome**
(nach Isaacson u. Norton 1994)

*B-Zellymphome*
- MALT-Typ,
  - niedrigmaligne,
  - hochmaligne, mit oder ohne niedrigmaligne Anteile,
- immunoproliferatives Syndrom des Dünndarms,
  - niedrigmaligne,
  - hochmaligne, mit oder ohne niedrigmaligne Anteile,
- Mantelzellymphom (lymphomatöse Polypose),
- Burkitt- oder Burkitt-ähnliche Lymphome,
- andere niedrig- oder hochmaligne Lymphome, die nodalen Äquivalenten entsprechen.

*T-Zellymphome*
- Enteropathie-assoziiertes T-Zellymphom (EATL),
- andere Lymphome, ohne Enteropathie.

*Seltene Arten (einschließlich lymphatischen Proliferationen, die Lymphomen ähneln können).*

In der Münsteraner Studie sind ca. 38% der Magenlymphome vom niedrigmalignen MALT-Typ. Unter den hochmalignen Lymphomen (58%; ohne Burkitt-NHL) weisen ca. 36% die typischen zytomorphologischen und immunhistochemischen Eigenschaften niedrigmaligner MALT-NHL auf und sind so als primäre MALT-Lymphome morphologisch identifizierbar. Ähnliche Daten wurden auch von der Gruppe um Isaacson publiziert. Ein kontinuierlicher Übergang des Malignitätsgrades von niedrig- zu hochmalignen MALT-NHL wird daher diskutiert.

Während im Magen Lymphome des MALT-Typs überwiegen, handelt es sich im übrigen GI-Trakt in der Mehrzahl um Keimzentrumslymphome von B-Zelltyp.

## 3 Stadieneinteilung

Die Stadieneinteilung maligner Lymphome stützt sich auf die 1971 für den M. Hodgkin formulierte *Ann-Arbor-Klassifikation* (s. Kap. „M. Hodgkin"). Sie berücksichtigt allerdings nicht die besondere Biologie der Non-Hodgkin-Lymphome, die häufig extranodalen Ursprungs sind. Musshoff variierte 1977 diese Klassifikation durch eine Einteilung in nodale und primär extranodale Lymphome. Außerdem unterschied er im Stadium II E benachbarte ($II_1$ E) von entfernten Lymphknoten ($II_2$ E).

Radaszkiewicz et al. (1992) grenzen zusätzlich im Stadium I E den Befall von Mukosa und Submukosa (E $I_1$) von einem darüber hinausgehenden Stadium (E $I_2$) ab. Dieser Unterscheidung könnte bei alleiniger Operation eine prognostische Bedeutung zukommen. Klinisch ist sie allerdings nur durch eine endosonographische Untersuchung zu treffen.

Die Ann-Arbor-Modifikation von Musshoff, auf die sich die Angaben in diesem Beitrag beziehen, hat sich für Non-Hodgkin-Lymphome durchgesetzt. Sie kommt auch bei primären gastrointestinalen NHL zur Anwendung, jedoch ist die Stadienzuordnung gerade bei diesem Lymphomtyp in einigen Fällen problematisch. Während in der Ann-Arbor-Klassifikation das Suffix „E" im Sinne der Extension eines Per-continuitatem-Wachstums in ein nichtlymphatisches Organ angewandt wird, bezeichnet es bei Musshoff den extralymphatischen Ursprung des Lymphoms. Die doppelsinnige Verwendung des Suffixes kann so leicht zur Zuordnung in ein Stadium IV führen, eine Stadienbezeichnung, die bei primären GIT-NHL auf die hämatogene Aussaat in nichtgastrointestinale Organe beschränkt bleiben sollte, um die Erstellung eines Therapiekonzeptes nicht falsch zu bahnen. Die sog. *Lugano-Klassifikation* versucht, diese Unsicherheit zu umgehen, indem sie das Suffix „E" wieder im Sinne von Ann Arbor einsetzt. Allerdings subsumieren die Autoren einen Befall oder- und unterhalb des Zwerchfells (Stadium III) ohne zwingende Gründe unter das Stadium IV und schaffen so eine neue Unsicherheit in der Stadieneinteilung.

Bisher erfaßt keine Klassifikation ein multilokales Befallsmuster. Ist mehr als ein Organ des GI-Traktes betroffen, läge ein Stadium IV vor, obwohl es sich nicht in jedem Fall um eine generalisierte Erkrankung handelt, die einer lokalisierten Therapiemaßnahme nicht mehr zugänglich wäre.

Diese Schwächen der etablierten Stadieneinteilungen müssen in der Therapieplanung berücksichtigt werden. Allerdings steht eine Überarbeitung der Ann-Arbor-Klassifikation speziell für GI-Lymphome auf der Basis der Münsteraner Studie vor der Publikation.

### Stadieneinteilung für primär extranodale NHL nach Musshoff

| Stadium | Befallsmuster |
| --- | --- |
| I E | Einzelnes extralymphatisches Organ oder Gewebe |
| II$_1$ E | Einzelnes extralymphatisches Organ mit Beteiligung regionärer Lymphknoten |
| II$_2$ E | Einzelnes extralymphatisches Organ mit über den regionären Befall hinausgehender Lymphknotenbeteiligung auf einer Seite des Zwerchfells |
| III E | Einzelnes extralymphatisches Organ oder Gewebe mit Lymphknotenbeteiligung beiderseits des Zwerchfells |
| IV E | Diffuser oder disseminierter Befall eines oder mehrerer Organe oder Gewebe mit und ohne Lymphknotenbeteiligung |

### Stadieneinteilung für GI-Lymphome nach Radaszkiewicz

| Stadium | Befallsmuster |
| --- | --- |
| E I | Lokalisierter Befall eines oder mehrerer GI-Organ(e) auf einer Seite des Zwerchfells ohne Lymphknoteninfiltration |
| E I$_1$ | Lymphom begrenzt auf die Mukosa und Submukosa, sog. Frühlymphom |
| E I$_2$ | Ausdehnung des Lymphoms über die Submukosa hinaus (Muskularis, Subserosa, Serosa) |
| E II | Lokalisierter Befall eines oder mehrerer GI-Organ(e) auf einer Seite des Zwerchfells mit Lymphknotenbeteiligung, unabhängig von der Tiefe der Lymphominfiltration des Organs |

| Stadium | Befallsmuster |
|---------|---------------|
| E II$_1$ | + Infiltration regionärer Lymphknoten |
| E II$_2$ | + Infiltration überregionärer Lymphknoten |
| E III | Lokalisierter Befall des GI-Traktes und Lymphknoten beiderseits des Zwerchfells |
| E IV | Diffuser oder disseminierter Befall eines oder mehrerer Organe oder Gewebe mit und ohne Lymphknotenbeteiligung |

**Lugano-Klassifikation für gastrointestinale Lymphome**

| Stadium | Befallsmuster |
|---------|---------------|
| I | Auf den GI-Trakt beschränkter Tumor, uni- oder multifokal |
| II | Das primäre GI-Organ überschreitender Tumor |
| II$_1$ | + lokale Lymphknotenbeteiligung (paragastrisch bei Magen-NHL und paraintestinal bei intestinalen NHL) |
| II$_2$ | + entfernte Lymphknotenbeteiligung (mesenteriell bei intestinalen NHL, sonst paraaortal, parakaval, parailiakal, inguinal) |
| II E | + Serosainfiltration mit Beteiligung benachbarter Organe oder Gewebe (mit Angabe der betroffenen Organe/Gewebe; z. B. II E$_{Pankreas}$, II E$_{Dickdarm}$, II E$_{Retroperitoneum}$) |
| IV | Disseminierter extranodaler Befall oder GI-Lymphom mit supradiaphragmaler Lymphknotenbeteiligung |

## 4 Prognose

Daten zur Prognose von primären Magen-NHL unterliegen der Unsicherheit fehlender prospektiver Untersuchungen. Viele Autoren sehen im Malignitätsgrad der Lymphome keinen prognostischen Unterschied. Für resezierte Lymphome werden in den Stadien I E und II E Heilungsraten von 30–55% berichtet. Die Hinzunahme einer postoperativen Bestrahlung hebt diese Rate auf 60–70% an. Ähnliche Zahlen sind für eine alleinige Strahlentherapie publiziert. In lediglich 2 Publikationen, die allerdings die Klassifikation von Isaacson für ihre retrospektiven Analysen zugrunde legen, finden sich signifikante Unterschiede bei Patienten in den Stadien I E + II E in Abhängigkeit vom Malignitätsgrad (Fünfjahresüberlebenszeit: niedrigmaligne NHL 75–90%, hochmaligne NHL 35–40%).

Handelt es sich um fortgeschrittene Lymphome (> Stadium II E), ist wahrscheinlich von gleichen Ergebnissen wie bei nodalen Lymphomen auszugehen.

## 5 Diagnostik

*Definition:* Primäre gastrointestinale Lymphome entstehen extranodal und sind zu unterscheiden von einer Beteiligung des Magen-Darm-Traktes im Rahmen einer Generalisation eines nodalen Lymphoms. Die Zuordnung als primäres GI-NHL, die bei hochmalignen Lymphomen aufgrund der Zytomorphologie nicht immer möglich ist (s. 2), erfolgt rein klinisch, d. h. daß Läsionen oder Symptome, die vom GI-Trakt ausgehen, zur Diagnose führen. Stellt sich im Rahmen der Untersuchungen auch eine Beteiligung peripherer Lymphknoten oder nichtgastrointestinaler Organe heraus, widerspricht das nicht der Definition.

### 5.1 Histologische Sicherung

#### 5.1.1 Magenlymphome

Magenlymphome bieten endoskopisch kein typisches Bild. Sie können wie ein Karzinom mit wulstigen Schleimhautfalten imponieren oder lediglich wie Erosionen oder Ulzera aussehen.

Ihre histologische Sicherung gelingt in der Regel durch die endoskopisch gewonnene Biopsie, die tief genug sein muß, um auch submukös wachsende Lymphome zu erfassen. Ist bei makroskopisch auffälligem Befund das mit einer normalen Zange entnommene Material negativ, ist die Untersuchung unter Verwendung einer Makrozange zu wiederholen.

Grundsätzlich müssen mehrere Proben entnommen werden. Dabei kommt es darauf an, Biopsien sowohl aus dem Zentrum als auch aus den Randbereichen einer Läsion zu gewinnen, da diese bei hochmalignen Lymphomen mit niedrigmaligner Komponente am Rand gefunden wird.

Um einen multifokalen Befall auszuschließen oder zu beweisen, sind auch aus makroskopisch unauffälligen Schleimhautanteilen Proben (> 10) in Form von Stufenbiopsien zu entnehmen, die das Duodenum miteinbeziehen müssen. Der Pathologe soll gezielt auf den Nachweis von H.p. hingewiesen werden.

Gelingt der histologische Nachweis nicht endoskopisch, ist bei Verdacht auf ein Malignom im Ausnahmefällen eine Operation erforderlich.

Durch eine intraoperative Schnellschnittuntersuchung sollte die Differentialdiagnose des Karzinoms geklärt werden, um danach das operative Vorgehen auszurichten.

### 5.1.2 Darmlymphome

Die primäre endoskopische Diagnose eines Darmlymphoms gelingt nur selten, da die Patienten bei Auftreten von Blutungen, Tumorbildung oder Ileus meistens als Notfall operiert werden. In diesen Fällen lassen sich durch eine histologische Schnellschnittdiagnose Folgen eines radikalen Vorgehens wie beim Karzinom vermeiden (z. B. Anlage eines Anus praeter). Die Resektionsränder müssen mit Titanclips markiert werden.

### 5.2 Klinische Untersuchungen zur Stadieneinteilung

Zur Festlegung des Befallsmusters primärer Magen-Darm-Lymphome sind die gleichen Untersuchungen wie bei nodalen Lymphomen erforderlich (s. die Kap. „Non-Hodgkin-Lymphome"), die aufgrund der besonderen Biologie der GI-NHL durch entsprechende diagnostische Maßnahmen ergänzt werden müssen.

Die *Anamnese* sollte besonders auf *Symptome seitens des GI-Traktes* ausgerichtet sein, um Hinweise auf einen möglichen Befall mehrerer Organe zu erhalten. Dem Gewichtsverlust als *B-Symptomatik* ist nicht die gleiche Bedeutung zuzumessen wie bei nodalen Lymphomen, da er häufig durch Appetitlosigkeit, Völlegefühl oder Schmerzen infolge der Tumorläsion bedingt ist.

Bei der *Labordiagnostik* muß zusätzlich das prozentual häufigere Auftreten primär extranodaler Lymphome bei HIV-positiven Patienten berücksichtigt werden.

Der bei Lymphompatienten übliche klinische Status muß wegen des häufig *gleichzeitigen oder konsekutiven Befalles des Waldeyer-Rachenringes* obligat durch eine *HNO-ärztliche Untersuchung* ergänzt werden. Verdächtige Läsionen sollten durch eine Biopsie geklärt werden.

Die wichtigsten Untersuchungsmethoden zur Ausdehnungsdiagnostik bei GI-NHL sind

*Endoskopie:*
- Gastroduodenoskopie,
- Rektoskopie,
- Koloskopie mit *ausgedehnten Biopsien* (s. 5.1.1);

*Röntgenkontrastdarstellungen:*
- Dünndarm und Kolon jeweils im Doppelkontrast.

Wegen des potentiellen multilokulären Befalles erfordern Magen- und Darmlymphome die gleichen Untersuchungen.

Fakultativ ist die *Endosonographie des Magens.* Sie erhöht die Treffsicherheit bei der Gewinnung von Biopsien in Bereichen, in denen die Schleimhaut makroskopisch noch unauffällig ist. Außerdem ermöglicht sie die bildgebende Darstellung der Schichten der Magenwand und damit die Feststellung der Eindringtiefe eines Lymphoms sowie den Nachweis perigastrischer Lymphknoten, die der externen Sonographie oder dem Computertomogramm entgehen. Ihr Stellenwert in der Therapieplanung ist aufgrund der eingeschränkten Verfügbarkeit der Methode noch offen.

## 5.3 Explorative Laparotomie

Die diagnostische Operation zur pathologischen Stadieneinteilung hat mit der Verbesserung der bildgebenden Diagnostik und Änderungen in den therapeutischen Strategien zunehmend an Stellenwert verloren und wird in Therapiestudien zu Lymphomen nicht mehr gefordert. Sie sollte bei Magen-Darm-Lymphomen nur noch dann durchgeführt werden, wenn die Operation im Rahmen des therapeutischen Konzeptes oder aber wegen einer primär unklaren Histologie erfolgt, da die daraus gewonnenen Informationen in die Therapieplanung einfließen können (z. B. Einschränkung des Strahlenfeldes). Erforderlich sind die genaue Inspektion des Bauchraumes, Biopsien aus den einzelnen Lymphknotenstationen (perigastrisch, paraaortal, parailiakal, Mesenterialwurzel, Leber- und Milzhilus) und aus beiden Leberlappen. Falls es technisch möglich ist, sollte auch eine Splenektomie durchgeführt werden. Die Entnahmestellen müssen mit Titanclips markiert werden.

## 6 Charakteristika der Erkrankung

Die klinische Symptomatik ist unspezifisch und reicht von unklaren Oberbauchbeschwerden, Schmerzen, Erbrechen und Blutung über Diarrhö und Obstipation bis zum Ileus bei intestinalen Lymphomen, bei denen auch eine abdominelle Tumorbildung führend sein kann. In der Münsteraner Studie waren unabhängig von der Lokalisation Schmerzen das Leitsymptom. Bei Magenlymphomen war die Blutung mit 24% führend, während bei intestinalen Lymphomen Zeichen der Okklusion im Vordergrund standen. Bei Magenlymphomen betrug die mittlere Anamnesedauer ca. 7,8 Monate. In Einzelfällen ließ sich die histologische Diagnose retrospektiv bis zu 5 Jahren eher stellen. Hochmaligne Lymphome wurden organunabhängig bereits nach ca. 4,8 Monaten diagnostiziert.

In der gleichen Untersuchung befanden sich Magenlymphome unabhängig vom Malignitätsgrad zu 78% in den umschriebenen Stadien I E und $II_1$ E, jedoch zeigten hochmaligne Lymphome eine höhere Tendenz zur Generalisation. Mit zunehmender Ausdehnung war keine Bevorzugung des MALT-Systems festzustellen, sondern ein Übergreifen auf regionäre Lymphknoten. Ein Befall extragastrointestinaler Organe war fast so häufig wie eine Beteiligung eines weiteren Organs des GI-Traktes.

Intestinale Lymphome sind bei Diagnosestellung zwar auch lokalisiert, befinden sich jedoch überwiegend bereits im Stadium II E.

# 7 Therapiestrategie

## 7.1 Übersicht

Im Gegensatz zu nodalen Lymphomen gibt es für primäre Magen-Darm-Lymphome *keine durch prospektive Studien abgesicherten Therapiekonzepte.* Auch retrospektive Untersuchungen lassen keine etablierten prognostischen Faktoren erkennen, auf die sich ein klares stratifiziertes Vorgehen gründen könnte, da größere Fallzahlen bei der Seltenheit der Erkrankung nur über längere Zeiträume von 10 und mehr Jahren rekrutiert wurden.

Dieses Vorgehen führte zwangsläufig zu einer Inhomogenität des Patientenkollektivs, bedingt durch den Wandel in den histologischen Klassifikationen, durch die Verbesserung der nichtinvasiven diagnostischen Möglichkeiten – sowohl bildgebend als auch endoskopisch – und durch Änderungen in den Therapiekonzepten durch die Entwicklungen in der Strahlentherapie (Hochvolt- und Großfeldtechnik) und der internistischen Onkologie (Polychemotherapie). Uneinheitliche Definitionen des Krankheitsbildes, Verwendung unterschiedlicher Stadieneinteilungen, nicht auszuschließende Selektion durch Beschränkung auf Patienten in umschriebenen Stadien oder eine überwiegende Betrachtung jeweils nur eines Organs des Magen-Darm-Traktes erschweren die vergleichende Interpretation der publizierten Studien. Bis zum Vorliegen definitiver Daten aus prospektiven Untersuchungen muß sich die Therapieplanung daher auf die Erfahrungen in der Behandlung nodaler Lymphome stützen unter Berücksichtigung der besonderen Biologie der GI-Lymphome und der bisher nicht geprüften Mitteilungen in der Literatur zu ihrer Therapie.

In lokalisierten Stadien wird die *Operation* von den meisten Autoren favorisiert – ein Vorgehen, das überwiegend unter historischem Aspekt zu sehen ist. In Ermangelung einer leistungsfähigen Endoskopie wurde die histologische Diagnose früher in der Regel erst postoperativ gestellt. Eine bei Lymphomen potentiell kurative Strahlen- und Chemotherapie wurden erst Ende der 60er bzw. Anfang der 70er Jahre entwickelt. Eine aussagekräftige bildgebende Diagnostik stand erst in den 80er Jahren zur Verfügung. Eine subtotale bzw. totale Gastrektomie als alleinige Therapiemaßnahme führt bei ca. 30–55% der Patienten in den umschriebenen Stadien I E und II E zu einer Heilung. Postoperative Lokalrezidive nach kurativer Resektion lassen sich durch multifokalen, klinisch nicht erkennbaren mikroskopischen Befall des Restmagens erklären; die überwiegende Zahl der Rezidive tritt aber außerhalb des primären Tumorbettes auf. Ab dem Stadium II$_2$ E, d. h. der Beteiligung organferner Lymphknoten, ist ebenso wie in fortgeschrittenen Stadien durch eine alleinige Operation eine Heilung der Patienten nicht zu erwarten.

Das häufig für eine Tumorresektion und gegen eine konservative Therapie genannte Argument, die Operation vermeide typische Komplikationen wie Blutung oder Perforation des Tumors, hält neueren Analysen der Literatur nicht stand: Auch in der Münsteraner Studie konnte keine therapieassoziierte Mortalität bei nichtoperierten Patienten festgestellt werden.

Die Hinzunahme einer postoperativen adjuvanten oder additiven *Strahlentherapie* führte zu einer Verbesserung der krankheitsfreien Überlebenszeit auf 60–70% bei Patienten in lokalisierten Stadien; allerdings werden ähnliche Ergebnisse auch von Patienten berichtet, die nur bestrahlt wurden, ohne daß sich eine gegenüber der Operation erhöhte Nebenwirkungsrate durch Perforation oder Blutung zeigte. In der Behandlung nodaler Lymphome ist das kurative Potential der Strahlentherapie in umschrieben Stadien zumindest bei niedrigmalignen Lymphomen durch zahlreiche Studien belegt.

Eine Rezidivanalyse nach Kombinationsbehandlung aus Operation und Bestrahlung zeigt, daß *60% der Rückfälle außerhalb des Wirkungsbereiches der beiden lokalen Therapiemodalitäten* zu erwarten sind. Dieses Rezidivmuster zeigt die Bedeutung einer systemischen Komponente in der Behandlungsplanung.

Zur alleinigen *Chemotherapie* bei hochmalignen GI-NHL liegen zu wenig Daten in der Literatur vor. Sie weisen allerdings ähnliche Überlebenskurven auf wie bei Patienten, die kombiniert chemo- und strahlentherapiert wurden, und sie entsprechen denen von Patienten mit nodalen Lymphomen in umschriebenen Stadien.

## 7.2 Stellung der Chirurgie

### 7.2.1 Magenlymphome

**Lokalisierte Stadien**

Bei *niedrigmalignen Lymphomen* ist eine Operation nur in den klinischen Stadien I E + II E ohne einen Per-continuitatem-Befall in ein Nachbarorgan zu vertreten. Obwohl bei *niedrigmalignen Lymphomen* die R 0-Resektion von zahlreichen Autoren ohne adjuvante Bestrahlung als kurativ angesehen wird, muß bedacht werden, daß ein potentieller mikroskopischer Lymphombefall des Restmagens das Risiko eines Lokalrezidiv beinhaltet, das nur durch eine Gastrektomie zu umgehen wäre. Stellt sich postoperativ ein Restbefall (R 1, 2) heraus, ist immer eine additive Strahlentherapie erforderlich.

Bei *hochmalignen Lymphomen* in lokalisierten Stadien ist im Falle einer primären operativen Therapie ebenfalls eine R 0-Resektion anzustreben, der jedoch unabhängig vom Resektionsgrad eine additive/adjuvante kombinierte Chemo-/Strahlentherapie folgen sollte. Grundsätzlich ist zu bedenken, daß sich nach einer Magenresektion aufgrund des histologischen Befallsmusters postoperativ Befunde ergeben können, die eine Zusatztherapie erforderlich machen, deren Durchführung in einem nicht unerheblichen Umfang durch postoperative Komplikationen oder Morbidität verzögert oder gar vom Patienten abgelehnt werden kann.

Grundsätzlich muß der Eingriff mit einer Exploration des Bauchraumes verbunden sein (s. 5.3). Eine anzustrebende R 0-Resektion erfordert eine Lymphknotendissektion der Kompartments 1 + 2. Bei hilären Lymphknotenvergrößerungen der Milz oder bei klinischem Verdacht auf einen Befall ist eine Splenektomie anzustreben.

**Fortgeschrittene Stadien**

In *fortgeschrittenen Stadien* (III E und IV E) *unabhängig vom Malignitätsgrad* besteht keine Indikation zur Operation. Der Wert einer operativen Tumorverkleinerung bei ausgedehntem Lymphombefall ist nicht belegt. Eine Indikation besteht nur bei Notfällen wie spontaner Blutung oder Perforation.

### 7.2.2 Darmlymphome

Aufgrund ihrer in der Regel einer präoperativen Diagnose nicht zugänglichen Lokalisation erfolgt bei den Darmlymphomen primär die Tumorresektion, deren Ausmaß nach Vorliegen einer Schnellschnitthistologie nicht die Radikalität einer Karzinomoperation haben sollte. Lediglich bei Burkitt-Lymphomen scheint eine ausgedehnte Resektion möglicherweise sinnvoll zu sein. Auch bei den Lymphomen des Darmes ist ein bimodales Behandlungskonzept anzustreben.

### 7.3 Stellung der Strahlentherapie

Die Strahlentherapie ist als adjuvante bzw. additive Maßnahme nach Operation eines Magen-Darm-Lymphoms etabliert. Bei niedrigmalignen Lymphomen in umschriebenen Stadien hat sie als alleinige Behandlungsmaßnahme in Form der Extended-field-Bestrahlung ein kuratives Potential. Ob im Stadium II E eine vorgeschaltete zytoreduktive Chemotherapie zur Verkleinerung der Tumormasse erforderlich ist, muß geprüft werden, kann aber bei Vorliegen von „bulky disease" (Tumor > 5 cm) aufgrund der Literaturdaten empfohlen werden.

Obwohl bei hochmalignen nodalen Lymphomen der Stellenwert einer konsolidierenden Bestrahlung kontrovers diskutiert wird, ist sie als Involved-field-Behandlung bei hochmalignen GI-Lymphomen zur Behandlung der möglichen niedrigmalignen Komponente obligat.

Da im Gegensatz zum M. Hodgkin bei Non-Hodgkin-Lymphomen die Dosis-Wirkungs-Beziehung nicht geklärt ist, sollten Dosen von 40 Gy im Bereich des Tumor(bettes) nicht unterschritten werden.

### 7.4 Stellung der Chemotherapie

### 7.4.1 Niedrigmaligne NHL

Bei niedrigmalignen Lymphomen kann eine Chemotherapie zwar remissionsinduzierend sein, wirkt in den meisten Fällen aber nur zytoreduktiv und hat einen palliativen Charakter. Entsprechend erfolgt ihr Einsatz in der Therapie der GI-Lymphome.

In umschriebenen Stadien kann eine Chemotherapie – besondere bei „bulky disease" (Tumor > 5 cm) – vor Durchführung einer kurativen Bestrahlung zytoreduktiv eingesetzt werden. Bei ausgedehntem Tumorbefall erfolgt die Behandlung palliativ analog der nodaler Lymphome, deren Therapieprotokolle (z. B. Knospe-Schema, COP) in gleicher Zahl und Dosierung zur Anwendung kommen.

## 7.4.2 Hochmaligne NHL

Anthrazyklinhaltige Polychemotherapien sind bei hochmalignen nodalen Lymphomen kurativ wirksam. Bei Magen-Darm-Lymphomen können sie wegen der möglichen niedrigmalignen Komponente – auch nach Tumorresektion – nicht als alleinige Therapiemaßnahme empfohlen werden; in allen Stadien sollte grundsätzlich eine zusätzliche Involved-field-Bestrahlung des Tumors durchgeführt werden. Die Anwendung der unterschiedlichen Therapieprotokolle folgt in Dosierung und Zahl der Zyklen den Prinzipien der nodalen NHL.

*Lymphoblastische Lymphome* des GI-Traktes müssen je nach immunologischem Subtyp mit der Protokollen zur Therapie akuter lymphatischer Leukämien behandelt werden.

## 7.5 Eradikationsbehandlung bei Helicobacter-pylori-Nachweis

Seit der ersten Veröffentlichung durch die Gruppe um Isaacson über eine erfolgreiche Lymphomregression nach Eradikation von H.p. sind Therapieergebnisse bei ca. 100 Patienten mit niedrigmalignen MALT-Lymphomen von mehreren Studiengruppen berichtet worden. Danach liegen die Remissionsraten im Stadium I E nach erfolgreicher Eradikation zwischen 61 und 83%. Über die Dauer dieser Remissionen läßt sich aufgrund der kurzen Beobachtungszeiten noch keine Auskunft geben; Rezidive sind möglich.

Zur Eradikationsbehandlung sollte eine Tripletherapie (Protonenpummenhemmer plus 2 Antibiotika, z. B. Amoxycillin plus Cladribin oder Metronidazol) gewählt werden, da die bisher überwiegend in Deutschland angewandte Kombination von Omeprazol und Amoxicillin international zu deutlichen geringeren Eradikationserfolgen geführt hat.

Wegen vieler offener Fragen und bei fehlender Langzeitbeobachtung soll eine *Eradikationsbehandlung nur im Rahmen von kontrollierten Studien* durchgeführt werden, mit optimaler histopathologischer Diagnostik, exaktem prätherapeutischen Staging und langfristiger engmaschiger Patientenüberwachung, möglichst unter regelmäßiger endosonographischer Kontrolle.

## 8 Wahl der Therapie

*Vorbemerkung:* Aufgrund der neueren Literatur lassen sich bei lokalisierten Stadien z. Z. außerhalb von Studien zwei therapeutische Konzepte vertreten:

- die *primäre Operation,* in der eine R0-Resektion angestrebt werden soll, wenn ein präoperatives Staging dieses Operationsergebnis wahrscheinlich erscheinen läßt (Stadium CS I E, II$_1$ E). Im Stadium II$_2$ E sinkt die Rate der R0-Resektionen unter 50%;
- das *konservative Konzept,* das in Abhängigkeit vom histologischen Malignitätsgrad aus einer reinen Strahlentherapie bzw. einer kombinierten Chemo-/Radiootherapie besteht.

Im folgenden wird daher zwischen klinischem (CS) und pathologischem Stadium (PS) unterschieden unter Berücksichtigung des Resektionsgrades (R) nach Operation.

Bei nicht lokalisierten Stadien ist ein primär chirurgisches Vorgehen nur in Notfällen (Blutung, Perforation) indiziert.

Die AIO, ARO und CAO bereiten eine Konsensuspublikation vor; die Vorgaben zur Therapie mögen in Details von den folgenden Vorgaben abweichen. Zur besseren Definition und Erarbeitung von Therapiestandards sollten aber nach Möglichkeit alle Patienten wegen der Seltenheit der Erkrankung und der unzureichenden klinischen Erfahrungen in Studien behandelt werden.

### 8.1 Niedrigmaligne NHL des Magens, klinisches Stadium CS I E, H.p. positiv

Eradikationsbehandlung mit einer Tripletherapie *nur im Rahmen von kontrollierten Studien* (Anschriften bei den Autoren).

### 8.2 Niedrigmaligne Lymphome

| Konzept | Stadium (Musshoff) | Therapie | | Therapie-ziel |
|---|---|---|---|---|
| Operativ | PS I E, R 0 | Adjuvant: | lokale Bestrahlung | Kurativ |
| | PS I E, R 1,2 | Additiv: | Extended-field-Bestrahlung | Kurativ |
| Konservativ | CS I E | | Extended-field-Bestrahlung | Kurativ |
| Operativ | PS II$_1$ E, R 0 | Adjuvant: | lokale Bestrahlung | Kurativ |
| | PS II$_1$ E, R 1,2 | Additiv: | Extended-field-Bestrahlung | Kurativ |
| | PS II$_2$ E | | Extended-field-Bestrahlung | Kurativ |
| Konservativ | CS II E | | Extended-field Bestrahlung (optional bei bulk > 5 cm 6mal COP vor RX) | Kurativ |
| Konservativ | CS III/IV E | | In Abhängigkeit von klinischen Bild (jeweils palliativ!) <br> – „watch and wait" oder <br> – Knospe-Protokoll (analog der CLL; s. dort) oder <br> – Versuch der Remissionsinduktion mit 6mal COP | Palliativ |

## 8.3 Hochmaligne Lymphome

*Vorbemerkung:* In allen Stadien besteht ein kurativer Therapieanspruch. Die Strahlentherapie wird nicht im Sinne einer Konsolidierung, sondern zur Kuration einer bekannten oder einer möglicherweise der histopathologischen Diagnostik entgangenen niedrigmalignen Komponente des Lymphoms eingesetzt.

| Konzept | Stadium | Therapie (immer kurativ orientiert) | |
|---|---|---|---|
| Operativ | PS I E, R 0 | adjuvant: | CHOP 4mal → Involved-field-Bestrahlung (IF RX) |
| | PS I E, R 1,2 | additiv: | CHOP 4mal → IF RX |
| Konservativ | CS I E | | CHOP 4mal → Extended-field-Bestrahlung (EF RX) |
| Operativ | PS II$_1$ E, R 0 | adjuvant: | CHOP 4mal → IF RX (optional) |
| | PS II$_1$ E, R 1,2 | additiv: | CHOP 6mal → IF RX |
| | PS II$_2$ E | | CHOP 6mal → IF RX |
| Konservativ | CS II$_{1,2}$ E | | CHOP 6mal → IF RX |
| Konservativ | CS III E, IV E | | CHOP 6mal → IF RX |

## 8.4 Lymphoblastische oder Burkitt-Lymphome

In Abhängigkeit vom immunologischen Subtyp (B, T, Null) folgt die Behandlung den entsprechenden Protokollen zur Therapie der akuten lymphatischen Leukämie (s. dort).

## 9 Rezidiv-/Salvagetherapie

Die Strategie muß sich nach der Art des Rezidivs richten (lokalisiert vs. generalisiert). Im Falle eines isolierten Lokalrezidivs muß die Möglichkeit einer lokalisierten Therapie evaluiert werden (z. B. Operation nach primär konservativem Vorgehen). Handelt es sich um ein disseminiertes Rezidiv oder um ein primäres Therapieversagen, gelten die gleichen Richtlinien wie bei nodalen Lymphomen.

## 10  Maßnahmen zur Therapiekontrolle

Die Nachsorgeuntersuchungen entsprechen im Prinzip denen primär nodaler Lymphome (s. dort). Patienten, die konservativ behandelt wurden oder bei denen lediglich eine Teilresektion erfolgte, bedürfen der zusätzlichen endoskopischen Kontrolle im 3monatigen Abstand – zumindest während der ersten 2 Jahre – in Verbindung mit der Kontrolle des H.p.-Status. Obwohl entsprechende Daten fehlen, ist bei positivem H.p.-Befund eine Eradikation durchzuführen.

## 11  Besondere Hinweise

In Deutschland ist z. Z. eine multizentrische Studie aktiviert, die alle Patienten mit Magen- und Darm-Lymphomen erfaßt.

*Studienleitung:* P. Koch, W. Hiddemann, N. Willich; Studienzentrale: Medizinische Klinik und Poliklinik, Abteilung A Hämatologie/Onkologie, Albert-Schweitzer-Str. 33, 48149 Münster; Telefon: 0251/837593 oder 837591, Fax: 0251/837592.

Weitere deutsche Studien erfassen Teilaspekte gastrointestinaler Lymphome.

*Würzburger Studie:* Prospektive Therapiestudie mit Stratifizierung entsprechend Stadium und Malignitätsgrad inklusive der Eradikationstherapie.

*Studienleitung:* Prof. Dr. med. W. Fischbach, Gastroenterologische Abteilung, Klinikum Aschaffenburg, Am Hasenkopf 1, 63739 Aschaffenburg; Telefon 06021/323011, Fax: 06021/323031

*Münchner Studie:* Stellenwert der Eradikationstherapie bei niedrigmalignem Lymphom vom MALT-Typ.

*Studienleitung:* PD Dr. med. E. Bayerdorfer, Zentrum für Innere Medizin, Klinik für Gastroenterologie – Hepatologie, Haus Nr. 39, Leipziger Straße 44, 39120 Magdeburg; Telefon: 0391/6713228, Fax: 0391/6713291

## 12 Zukünftige Entwicklungen

Viele Aspekte zur Biologie und Therapie der GI-NHL sind weiterhin unklar, da die Daten z. Z. laufender oder abgeschlossener Studien zu jung und noch nicht auswertbar sind. Das zeigt die Kontroverse im Vorfeld zu einem zur Publikation anstehenden Konsensus zur Diagnostik und Therapie von Magenlymphomen der CAO, AIO und ARO der deutschen Krebsgesellschaft um den Stellenwert der Operation, der sich möglicherweise einem Wandel unterziehen wird.

## Literatur

Aisenberg AC (1991) Malignant lymphoma: biology, natural history, and treatment. Lea & Febiger, Philadelphia London

Azab MB, Henry-Amar M, Rougier P et al. (1989) Prognostic factors in primary gastrointestinal Non-Hodgkin's Lymphoma. A multivariate analysis, report of 106 cases, and review of the literature. Cancer 64:1208

Bayerdorfer E et al. (1995) Regression of primary gastric lymphoma of mucosa-associated lymphoid tissue type after cure of Helicobacter pylory infection. Lancet 345:1591–1594

Burgers JMV, Taal BG, Heerde P van, Somers R, Hartog Jager FAC den, Hart AAM (1988) Treatment results of primary stage I and II non-Hodgkin's lymphoma of the stomach. Radiother Oncol 11:319

Cammoun M, Jaafoura H, Tabbane F, Halphen M, and the TUFRALI Group (1989) Immunoproliferative small intestinal disease without alpha-chain disease. A pathological study. Gastroenterology 96:750

Carbone PP, Kaplan HS, Musshoff K, Smithers DW, Tubiana M (1971) Report of the committee on Hodgkin's Disease staging classification. Cancer Res 31:1860

d'Amore F, Brincker H, Gronbaek K et al. (1994) Non-Hodgkin's lymphoma of the gastrointestinal tract: a population-based analysis of incidence, geographic distribution, clinicopathologic presentation features, and prognosis. Danish Lymphoma Study Group. J Clin Oncol 12:673

Dühmke E (1989) Möglichkeiten der Radiotherapie primärer gastrointestinaler Lymphome. Verdauungskrankheiten 7:66

Fleming ID, Mitchell S, Dilawari RA (1982) The role of surgery in the management of gastric lymphoma. Cancer 49:1135

Gobbi PG, Dionigi P, Barbieri F et al. (1990) The role of surgery in the multimodal treatment of primary gastric Non-Hodgkin's lymphomas. Cancer 65:2528

Gospodarowicz MK, Bush RS, Brown TC, Chua T (1983) Curability of gastrointestinal lymphoma with combined surgery and radiation. Int J Radiat Oncol Biol Phys 9:3

Grothaus-Pinke B, Hiddemann W, Willich N et al. for the German Multicenter Study Group on GI-NHL (1995) Primary gastrointestinal lymphoma: Multilocal involvement, stage dependant malignancy, frequent occurrence of secondary high grade lymphoma: 3-years-results of a prospective study. Onkologie 18 [Suppl 2]:122

Haber DA, Mayer RJ (1988) Primary gastrointestinal lymphoma. Semin Oncol 15:154

Hayes J, Dunn E (1989) Has the incidence of primary gastric lymphoma increased? Cancer 63:2973

Herrmann R, Panahon AM, Barcos MP, Walsh D, Stutzman L (1980) Gastrointestinal involvement in Non-Hodgkin's lymphoma. Cancer 46:215

Hussell T, Isaacson PG, Crabtree JE, Spencer J (1993) The response of cells from low-grade B-cell gastric lymphomas of mucosa-associated lymphoid tissue to Helicobacter pylori. Lancet 342:571

Isaacson PG, Norton AJ (1994) Extranodal lymphomas. Churchill Livingstone, Edinburgh London

Isaacson PG, Spencer J (1987) Malignant lymphoma of mucosa-associated lymphoid tissue. Histopathology 11:445

Isaacson P, Wright D (1983) Malignant lymphoma of mucosa-associated lymphoid tissue. A distinctive type of B-cell lymphoma. Cancer 53:1410

Isaacson PG, Wright DH (1984) Extranodal malignant lymphoma arising from mucosa-associated lymphoid tissue. Cancer 53:2515

Koch P, Koch OM, Herrmann R (1993) Diagnostik und Therapie gastrointestinaler Lymphome. Internist 34:155

Lennert K, Feller AC (1990) Histopathologie der Non-Hodgkin-Lymphome (nach der aktualisierten Kiel-Klassifikation). Springer, Berlin Heidelberg New York Tokyo

List AF, Greer JP, Cousar JC et al. (1988) Non-Hodgkin's lymphoma of the gastrointestinal tract: An analysis of clinical and pathological features affecting outcome. J Clin Oncol 6:1125

Maor MH, Maddux B, Osborne BM et al. (1984) Stages I E and II E non-hodgkin's lymphoma of the stomach: Comparison of treatment modalities. Cancer 54:2330

Maor MH, Velasquez WS, Fuller LM, Silvermintz KB (1990) Stomach conservation in stage I E and II E gastric non-Hodgkin's lymphoma. J Clin Oncol 8:266

Müller-Hermelink HK, Ott G, Ott MM, Greiner (1994) Pathologie and Pathogenese der extranodalen Lymphome im Gastrointestinaltrakt. Schweiz Rundschau Med Prax; Sonderband: Klinische Onkologie, S 142–147

Musshoff K (1977) Klinische Stadieneinteilung der Nicht-Hodgkin-Lymphome. Strahlentherapie 153:218

Paulson S, Sheehan RG, Stone MJ, Frenkel EP (1983) Large cell lymphomas of the stomach: Improved prognosis with complete resection of all intrinsic gastrointestinal disease. J Clin Oncol 1:263

Radaszkiewicz T, Dragosics B, Bauer P (1992) Gastrointestinal malignant lymphomas of the mucosa-associated tissue: Factors relevant to prognosis Gastroenterology 102:1628

Rao AR, Kagan AR, Potyk D et al. (1984) Management of gastrointestinal lymphoma. Am J Clin Oncol 7:213

Rohatiner A, d'Amore F, Coiffier B et al. (1994) Report on a workshop convened to discuss the pathological and staging classifications of gastrointestinal tract lymphoma. Ann Oncol 5:397

Rossi A, Rohatiner AZS, Lister TA (1993) Primary gastrointestinal Non-Hodgkin's lymphoma: Still an unresolved question? Ann Oncol 4:802

Ruskone Fourmestraux A, Aegerter P, Delmer A, Brousse N, Galian A, Rambaud JC (1993) Primary digestive tract lymphoma: a prospective multicentric study of 91 patients. Groupe d'Etude des Lymphomes Digestifs. Gastroenterology 105:662

Shiu MH, Nisce LZ, Pinna A, Straus DJ, Tome M, Filippa DA, Lee BJ (1986) Recent results of multimodal therapy of gastric lymphoma. Cancer 58:1389

Steward WP, Harris M, Wagstaff J, Scarffe JH, Deakin DP, Todd DH, Crowther D (1985) A prospective study of the treatment of high-grade histology Non-Hodgkin's lymphoma involving the gastrointestinal tract. Eur J Cancer Clin Oncol 21:1195

Weingrad DN, Decosse JJ, Sherlock P, Straus D, Liebermann PH, Filippa DA (1982) Primary gastrointestinal lymphoma: A 30-year-review. Cancer 49:1258

Wotherspoon AC, Doglioni C, Isaacson PG (1992) Low-grade gastric B-cell lymphoma of mucosa-associated lymphoid tissue (MALT): a multifocal disease. Histopathology 20:29

Wotherspoon AC, Doglioni C, Diss TC, Pan L, Moschini A, de Boni M, Issacson PP (1993) Regression of primary low-grade B-cell gastric lymphoma of mucosa-associated lymphoid tissue type after eradication of Helicobacter pylori. Lancet 342:575

Wotherspoon AC, Doglioni C, de Boni M, Spencer J, Isaacson PG (1994) Antibiotic treatment for low-grade gastric MALT lymphoma. Lancet 343:1503

# 34.16 Kutane Non-Hodgkin-Lymphome

G. Burg, S. Dommann, R. Pötter, O. Schlappack, R. Dummer

## 1 Epidemiologie

*Inzidenz:* 1–2/100000 pro Jahr. Dabei handelt es sich in 65% der Fälle um kutane T-Zellymphome (CTCL) und in 25% um kutane B-Zellymphome (CBCL); die restlichen 10% verteilen sich auf nicht sicher zuzuordnende oder seltene Entitäten.

*Ätiologie:* Wie bei nodalen Lymphomen und Leukämien werden als ätiologische Faktoren retrovirale Infektionen diskutiert, die allenfalls in Endemiegebieten eine gesicherte Rolle spielen.

*Altersverteilung:* Mittleres Alter bei kutanen T-Zellymphomen 61 Jahre (14–90 Jahre), bei kutanen B-Zellymphomen 63 Jahre (24–91 Jahre); Geschlechtsverteilung: kutane T-Zellymphome, Männer : Frauen 1,5:1; kutane B-Zellymphome, Männer : Frauen 1:1

## 2 Histologie (Tabelle 1)

Die Klassifikation der kutanen Lymphome (CL) richtet sich grundsätzlich nach der Kiel-Klassifikation bzw. der Working Formulation (WF). Daneben gibt es zahlreiche weitere für das Hautorgan typische Lymphomentitäten, die hier nur genannt, aber nicht weiter ausgeführt werden sollen (Jörg et al. 1993): *„granulomatous slack skin", lymphomatoide Papulose, Ki-1-Lymphom, systemische Angioendotheliomatose, syringolymphoide Hyperplasie mit Alopezie, subkutanes (lipotropes) T-Zellymphom, T-zellreiches B-Zell–Lymphom, B-zellreiches T-Zell–Lymphom, großzelliges multilobuliertes Lymphom* (B oder T) und andere.

Ähnlich wie der Lymphknoten enthält die Haut unterschiedliche Kompartimente. *T-lymphozytäre Infiltrate* finden sich bandartig im oberen Korium mit Epidermotropismus (Eindringen von Zellen und nestartiger Ansammlung in der Epidermis). Typisch für dieses sog. T-Zellmuster ist auch die Proliferation postkapillärer Venolen. Zytomorphologisch finden sich entweder kleine Zellen mit zerebriformen Kernen

**Tabelle 1.** Histologie der kutanen Non-Hodgkin-Lymphome

| Kiel-Klassifikation | Working Formulation |
|---|---|
| **1   T-Zellymphome** | |
| 1.1   Lymphome der T-Vorläuferzellen | ML, lymphoblastisch (I) |
| T-lymphoblastisches Lymphom/Leukämie[a] | |
| 1.2   Peripheres T-Zellymphom | |
| T-chronische lymphozytische Leukämie[a] | ML, small lymphocytic, consistent with CLL(A) |
| Mycosis fungoides (MF) | Mycosis fungoides (A) |
| Sézary-Syndrom | Sézary-Syndrom |
| Pagetoide Retikulose, umschrieben, disseminiert | – |
| Pleomorphes T-Zellymphom, HTLV-I ±, klein-, mittel-, großzellig | ML, polymorph (H) |
| Immunoblastisches Lymphom, T-Zelltyp (Ki-1+) | ML, large cell, immunoblastic |
| Großzellig anaplastisches Lymphom, T-Zelltyp (Ki-1+) | |
| **2   B-Zellymphome** | |
| B-chronische lymphozytische Leukämie[a] | ML, small lymphocytic, consistent with CLL (A) |
| Lymphoplasmozytoides Immunozytom | ML, small lymphocytic plasmacytoid (A) |
| Plasmozytom | extramedullary plasmacytoma |
| Zentroblastisch/zentrozytisches Lymphom | ML, mixed small cleaved and large (B-G) |
| Zentroblastisches Lymphom | ML, large cell non cleaved (D, G) |
| Zentrozytisches (Mantelzell-) Lymphom | ML, small cleaved (E, G) |
| Immunoblastisches Lymphom | ML, large cell, immunoblastic (H) |
| Burkitt-Lymphom | ML, small non-cleaved, Burkitt (J) |
| Skin-associated-lymphoid-tissue- (SALT-) Lymphom (?) | |
| **3   Seltene Formen lymphoproliferativer Erkrankungen** | |
| Granulomatous slack skin | |
| Lymphoepitheloid lymphoma (Lennert) | |
| Midline-Granulom[a] | |
| Lymphomatoide Papulose | |
| Systemische Angioendotheliomatose (angiotropes Lymphom) (B > T) | |
| Lymphomatoide Granulomatose (Liebow)[a], angiozentrisch, angiodestruktiv | |

**Tabelle 1** (Fortsetzung)

Kiel-Klassifikation

Angiolymphoide Hyperplasie mit Eosinophilie (Kimura)
Syringolymphoide Hyperplasie mit Alopezie
Subkutanes (lipotropes) T-Zellymphom
Sinushistiozytosis mit massiver Lymphadenopathie (Rosai-Dorfman)[a]
Peripheres T-Zellymphom vom AILD-Typ[b]
T-zellreiches großzelliges B-Zellymphom
B-zellreiches T-Zellymphom
Großzelliges Lymphom vom multilobulierten Zelltyp (B oder T)
T-Zellymphom δ-TCR exprimierend

[a] Normalerweise sekundäre Hautinfiltration.
[b] AILD: angioimmunoblastische Lymphadenopathie mit Dysproteinämie.

(MF, SS und PR) oder große Blasten, wie sie bei den nodalen Lymphomen in den verschiedenen Varianten vorkommen.

Die Zytomorphologie der *B-Zellymphome* entspricht den korrespondierenden nodalen Entitäten.

Phänotypisch handelt es sich bei den *CTCL* überwiegend um *T-Helferzellinfiltrate,* die insbesondere bei höhermalignen Entitäten einen Teil der Differenzierungsmarker verlieren. Die *CBCL* exprimieren überwiegend Oberflächenmarker kleiner und großer *Keimzentrumszellen* oder von *plasmozytoiden* Zellen und entsprechen damit den nodalen Entitäten.

Die diagnostische Einordnung erfolgt nach der Kiel-Klassifikation bzw. der Working-Formulation auf dem Boden des histopathologischen und zytomorphologischen Bildes ggf. unter Zuhilfenahme immunhistochemischer Marker, wobei eine Bestätigung der Diagnose letztlich über den Klonalitätsnachweis erfolgt, der bei
- *CTCL* mittels Southern-blot-Analyse der β-Kette des T-Zellrezeptors oder PCR-Technik, bei den
- *CBCL* durch Nachweis einer Leichtkettenrestriktion oder eines klonales Genrearrangements für eine schwere Kette durchgeführt wird.

# 3 Stadieneinteilung

**CTCL**
Die CTCL werden in Anlehnung an das TNM-System klassifiziert. Besondere Bedeutung kommt dabei der Beurteilung des Hautbefundes zu

(T-Kategorien), die neben der Qualität des Hautbefalls (Plaques, Tumoren, Erythrodermie) die Quantität (ausgedrückt durch Prozent/Körperoberfläche) beinhaltet.

In Zukunft werden neuere, bessere Klassifikationsmodelle zu entwickeln sein, die die Gesamttumormasse berücksichtigen.

## CBCL

Eine allgemein akzeptierte Stadienklassifikation der primären CBCL existiert nicht, wenngleich auch hier Vorschläge auf der Basis des TNM-Systems existieren.

### 3.1 Stadieneinteilung der CTCL

**T    Hautbeteiligung**
T 0    Klinisch und/oder histologisch suggestiv für kutanes T-Zellymphom
T 1    Plaques, Papeln oder ekzematöse Patches, weniger als 10% der Körperoberfläche bedeckend
T 2    Generalisierte Plaques, Papeln oder erythematöse Patches, mehr als 10% der Körperoberfläche bedeckend
T 3    Ein oder mehrere Tumor(en)
T 4    Erythrodermie

**N    Periphere Lymphknoten**
N 0    Klinisch und histologisch normal
N 1    Klinisch abnorm, histologisch unauffällig
N 2    Klinisch normal, histologisch Non-Hodgkin-Lymphom nachweisbar
N 3    Klinisch abnorm, histologisch Non-Hodgkin-Lymphom nachweisbar

**M    Viszerale Organe**
M 0    Kein Befall
M 1    Histologisch gesicherter Befall

**B    Peripheres Blut**
B 0    Atypische zirkulierende Zellen unter 5%
B 1    Atypische zirkulierende Zellen über 5%

## 3.2 Stadiengruppierung (UICC/AJC; gilt nur für CTCL)

| Stadium | TNM-Klassifikation | | |
|---------|------|------|------|
| I A   | T 1   | N 0   | M 0 |
| I B   | T 2   | N 0   | M 0 |
| II A  | T 1, 2 | N 1  | M 0 |
| II B  | T 3   | N 0, 1 | M 0 |
| III   | T 4   | N 0, 1 | M 0 |
| IV A  | T 1–4 | N 2, 3 | M 0 |
| IV B  | T 1–4 | N 0–3 | M 1 |

(Die B-Klassifikation nach TNM findet keine Berücksichtigung)

## 4 Prognose

Abbildung 1 gibt die Überlebenswahrscheinlichkeiten für CTCL und CBCL wieder. Es ist erkennbar, daß nach ca. 7 Jahren sich die Überlebenskurven von CBCL und CTCL kreuzen, was drauf hinweist, daß ein Teil der CBCL eine ausgesprochen günstige Prognose aufweist.

Es muß darauf hingewiesen werden, daß die *kutanen Lymphome* sich *prognostisch zum Teil anders* verhalten als die vergleichbaren nodalen Entitäten. Dies betrifft insbesondere die CD-30-positiven Lymphome sowie die T-zellreichen B-Zellymphome und follikuläre Lymphome (B-SALT?), die eine bessere Prognose aufweisen als die primär nodalen Varianten.

Ein günstiges prognostisches Zeichen ist auch eine lange prädiagnostische (ekzematoide) Krankheitsphase bei den CTCL sowie distinkte histopathologische Parameter.

Primäre CBCL der Haut mit Ausgang von den Keimzentrumszellen haben überwiegend eine gute Prognose.

## 5 Diagnostik

Die Diagnostik umfaßt eine genaue *klinische und topographische Beschreibung der Herde* (Plaques, Patches und Knoten) der Haut. Ein *extrakutaner Befall* muß mittels *Ultraschalluntersuchung* des Abdomens und der Lymphknoten sowie eines *Thorax-CT* ausgeschlossen werden. Im *peripheren Blut* müssen die Lymphozytensubpopulationen bestimmt und atypische lymphoide Zellen gesucht werden. Bei histologisch gesicherten

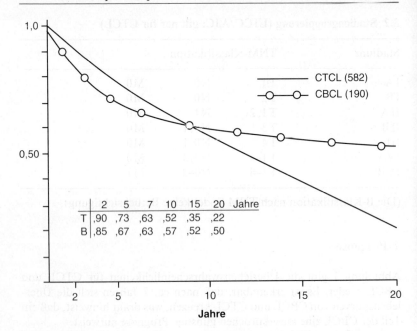

**Abb. 1.** Überlebenswahrscheinlichkeit nach Diagnose eines kutanen B-Zell- und T-Zellymphoms. [EORTC Cutaneous Lymphoma-Study (1993); n = 772]

transformierten CTCL sowie bei allen CBCL ist zusätzlich eine *Knochenmarkpunktion* erforderlich. Es ist zu betonen, daß jeder Organbefall (M1) histologisch gesichert werden muß.

## 6 Charakteristik der Erkrankung und Krankheitsverlauf

### T-Zellymphom

Die *Mycosis fungoides* ist der Prototyp eines peripheren niedrigmalignen *kutanen T-Zellymphoms* (CTCL) und ist durch einen phasenhaften Verlauf über viele Jahr gekennzeichnet, wobei sich aus ekzematoiden Herden plattenartige Infiltrate und schließlich Tumoren entwickeln. Bei der leukämischen Variante der Mycosis fungoides, dem *Sézary-Syndrom,* finden sich Erythrodermie, Juckreiz, Lymphknotenschwellung und atypische zirkulierende Zellen im peripheren Blut (über 5%). Die *pagetoide Retikulose* (PR) zeigt einen solitären umschriebenen psoriasiformen Herd. Andere, besonders hochmaligne T-Zellymphome, manifestieren sich meist primär als tumorartige Infiltrate. Typisch für die CTCL ist die epidermale Beteiligung mit Schuppung, Krustenbildung oder Ulzeration.

**B-Zellymphom**
*Kutane B-Zell-Lymphome* (CBCL) zeigen primär exophytische oder endophytische Knotenbildung ohne epidermale Beteiligung.

## 7 Therapiestrategie

### 7.1 Übersicht

Grundsätzlich ist zu bedenken, daß es sich bei den kutanen Lymphomen meist um wenig aggressive Krankheitsbilder handelt, die – von wenigen Entitäten abgesehen – einer Heilung nicht zugänglich sind und daher durch adäquate prognose- und stadienorientierte Behandlungsmethoden unter Kontrolle gehalten werden müssen. Wie eine randomisierte Studie belegen konnte, zeigt – gemessen an der Überlebensrate – der frühzeitige Einsatz aggressiver Therapiemethoden keine Vorteile gegenüber einer stadienangepaßten konservativen Therapie.

Die Behandlung von CTCL kann grundsätzlich topisch oder systemisch und innerhalb dieser Kategorien wieder aggressiv oder nicht-aggressiv durchgeführt werden (Tabelle 2). Neben den klassischen Behandlungsverfahren gibt es einzelne Erfahrungen mit sog. „experimentellen" Therapieverfahren (s. Übersicht auf S. 305, 306). Ein vielversprechender Ansatz ist die Therapie mit Interferon und Etretinat oder mit Psoralen und UV-A (PUVA) sowie die alleinige Gabe von Interferon-α als Erhaltungstherapie nach kompletter Remission.

**Tabelle 2.** Möglichkeiten der Behandlung kutaner T-Zell-Lymphome

|  | Nichtaggressiv | Aggressiv |
|---|---|---|
| Topisch | Heliotherapie Kortikosteroide PUVA | Operation Röntgentherapie/schnelle Elektronen (lokal) BCNU; Stickstofflostderivate |
| Systemisch | Kortikosteroide niedrigdosierte Chemotherapie Photopherese | Polychemotherapie |

*Folgendes stadiengerechte Vorgehen wird empfohlen:*

## T-Zellymphome

| Stadium | Definition | Vorgehen |
|---------|-----------|----------|
| *IA* | Ekzematoide Herde und plaqueartige Infiltrate, weniger als 10% der Körperoberfläche befallen | Nichtaggressiv topisch |
| *IB* | Ekzematoide Herde und plaqueartige Infiltrate, mehr als 10% der Körperoberfläche befallen | Nichtaggressiv topisch |
| *IIA* | Hautbefall mit dermatopathischer Lymphadenopathie (N1) | Nichtaggressive topische Behandlung, bei Nichtansprechen: aggressive *topische* Therapie (BCNU, HN2, Ganzhautelektronentherapie) oder nichtaggressive *systemische* Behandlung. Der Einsatz einer niedrigdosierten *Chemotherapie* (Chlorambucil) oder von *Interferon-α*, ggf. in Kombination mit Retinoiden (Neotigason), ist insbesondere bei erythrodermischen Formen (Sézary-Syndrom) zu erwägen |
| *IIB* | Tumoren mit oder ohne dermatopathische Lymphadenopathie (N1) | Aggressive topische Therapie durch Exzision oder Orthovoltröntgenbestrahlung, ggf. schnelle Elektronen. Bei Fortschreiten oder bei histologischer Transformation in hochmaligne Lymphome ist der Einsatz einer systemischen Polychemotherapie nach hämatoonkologischen Richtlinien meist nicht zu umgehen, |

| Stadium | Definition | Vorgehen |
|---------|-----------|----------|
| | | sollte jedoch so spät wie möglich erfolgen |
| *III* | Erythrodermie ±N1 | Sofern keine extrakutane Beteiligung vorliegt (beim klassischen Sézary-Syndrom sind Lymphknoten und peripheres Blut meist bereits sehr früh im Krankheitsverlauf befallen), kann zunächst nichtaggressiv topisch behandelt werden. Erfahrungsgemäß müssen aber frühzeitig *aggressive topische* Behandlungsmethoden (Ganzhaut, schnelle Elektronen) oder *nichtaggressive systemische* Maßnahmen (niedrigdosierte Chemotherapie) zum Einsatz kommen. Der Stellenwert der Photopherese ist noch nicht endgültig geklärt |
| *IVA/IVB* | Tumoröse Lymphknotenmitbeteiligung (IVA) und Dissemination mit Organbefall (IVB) | Systemische Chemotherapie nach hämatoonkologischen Gesichtspunkten, ggf. Kombination mit Radiotherapie |

„Experimentelle" Therapieverfahren können in allen Stadien zum Einsatz kommen (s. Übersicht auf S. 305, 306).

### B-Zellymphome

Die Behandlung kutaner B-Zellymphome beschränkt sich auf *lokale aggressive Maßnahmen* (Exzision, Orthovoltröntgentherapie, schnelle Elektronen) oder *systemische Chemotherapie*, die je nach Ausbreitungsstadium (rein kutan oder kutan und extrakutan) nichtaggressiv oder aggressiv nach hämatoonkologischen Gesichtspunkten gestaltet wird.

### 7.2 Stellung der Chirurgie

Die Exzision tumoröser kutaner Lymphominfiltrationen kommt in Einzelfällen im Sinne einer topisch-aggressiven Therapie insbesondere im

Stadium IIB kutaner T-Zellymphome oder bei B-Zellymphomen in Betracht. Grundsätzlich sind *chirurgische Maßnahmen* bei systemischen Erkrankungen wie den malignen Lymphomen *nicht Behandlungsverfahren der ersten Wahl.*

## 7.3 Stellung der Strahlentherapie

Generalisierte Plaquesstadien (T 2) und auch Tumorstadien (T 3) können durch eine Strahlentherapie häufig in eine Remission gebracht werden. Der primäre Behandlungserfolg ist abhängig von der Tumormasse.

Um eine *initiale Remission im Bereich der gesamten Haut* zu erzielen, wird eine technisch aufwendige Ganzhautbestrahlung mit schnellen Elektronen (3–6 MeV) durchgeführt, wobei eine Gesamtdosis von 25–36 Gy in 6–8 Wochen verabreicht wird. Mehrfeldertechniken und Rotationstechniken kommen bevorzugt zur Anwendung. Tumorareale werden lokal mit schnellen Elektronen oder Orthovolttherapie (Röntgenstrahlen 50–150 KV) aufgesättigt. Die Ganzhautbestrahlung wird auch bei höheren Dosen meist gut vertragen. Akute Nebenwirkungen wie Erytheme, subkutane Ödeme, Hauttrockenheit sind meist wenig beeinträchtigend und lassen sich durch Unterbrechung der Behandlung für eine kurze Zeitspanne oder einfache medikamentöse Maßnahmen gut beherrschen. Eine Epilation sowie Verlust von Augenbrauen und Augenwimpern treten dosisabhängig nach einigen Wochen auf und sind ebenfalls dosisabhängig reversibel. Der Verlust von Finger- und Fußnägeln kann durch entsprechende Abschirmungen vermieden werden.

Um eine ausschließlich *lokale Remission* zu erzielen, sind Bestrahlungen mit schnellen Elektronen bzw. eine Orthovolttherapie in befallenen Arealen mit einer Dosis (abhängig von der individuellen Situation) von 20–40 Gy in 2–4 Wochen sinnvoll. Allgemeine Nebenwirkungen wie bei der Ganzhautelektronentherapie sind bei dieser Behandlung mit Ausnahme einer mäßig ausgeprägten akut entzündlichen Reaktion nicht zu erwarten. Lokale Nebenwirkungen sind abhängig von der bestrahlten Region (z. B. Epilation).

Der Vorteil einer niedrigdosierten Ganzhautelektronentherapie bzw. ausschließlich lokaler Behandlungen mit niedriger Dosis besteht darin, daß wiederholte Behandlungen bei den häufig auftretenden Rezidiven möglich sind, ohne die Häufigkeit von Nebenwirkungen zu steigern.

Da die Überlegenheit einer primär aggressiven Behandlung – z. B. in Form einer Ganzhautelektronentherapie – bei den CTCL bisher nicht nachweislich zu längeren Überlebensraten geführt hat und die CTCL als nichtkurabel gelten müssen, sollten *sämtliche radiotherapeutischen Be-*

*handlungsmöglichkeiten unter palliativer Zielsetzung im Rahmen eines stufenweisen Vorgehens* unter Berücksichtigung der möglichen Wirkungen und Nebenwirkungen zum Einsatz kommen (vgl. Tabelle 2).

Für die CBCL können bei niedriger Malignität und in lokalisierten Stadien mit alleiniger lokaler Strahlentherapie hervorragende Ergebnisse sowohl bezüglich Remission wie auch Langzeitüberleben erzielt werden. Bei intermediärer und hoher Malignität führt die lokale Radiotherapie zu hohen anhaltenden lokalen Remissionsraten; da es in einem erheblichen Prozentsatz jedoch zu Rezidiven außerhalb des Bestrahlungsfeldes kommt, sollte bei diesen Malignitätsgraden eine Kombination mit einer systemischen Chemotherapie angestrebt werden, insbesondere wenn ein extrakutaner Befall nachgewiesen wird.

### 7.4 Stellung der systemischen Therapie

Die Indikation zu systemischer Therapie ist im Abschn. „Übersicht" dargestellt. Sie ist vor allen Dingen bei Transformation eines niedrigmalignen in ein hochmalignes Lymphom oder bei extrakutaner Dissemination gegeben. Vor dem Einsatz einer aggressiven Polychemotherapie sollte in jedem Fall ein Versuch mit einer niedrigaggressiven Monochemotherapie (Chlorambucil) gemacht werden, bei niedrigmalignen ebenso wie bei hochmalignen Lymphomen.

Die Durchführung einer systemischen Chemotherapie richtet sich nach allgemeinen hämatoonkologischen Gesichtspunkten. Interferon hat sich zusammen mit Retinoiden sowohl zur Behandlung von niedrigmalignen CTCL bewährt als auch zur Kontrolle von „minimal residual disease" nach klinisch scheinbar kompletter Remission, wobei relativ niedrige, nebenwirkungsarme Dosen ebenso effektiv zu sein scheinen wie hohe Dosen; es empfiehlt sich die Kombination mit Retinoiden (Neotigason).

## 8 Indikation zur Chemotherapie

### 8.1 Auswahl der Patienten

Neben allgemeinen Gesichtspunkten (Alter, Karnofsky-Index) sind das klinische Ausbreitungsstadium (nach TNM) und der histologische Subtyp (Transformation in ein Blastenstadium) zu berücksichtigen.

## 8.2 Zeitpunkt des Therapiebeginns

Bei Auftreten von Hautveränderungen wird behandelt. Das Ziel besteht in der Kontrolle des Krankheitsverlaufes ohne kurativen Anspruch.

## 8.3 Therapiedauer

Eine topische Behandlung wird lebenslänglich durchgeführt. Die Dauer der systemischen Behandlung richtet sich nach hämatoonkologischen Gesichtspunkten.

## 8.4 Besonderheiten zur Begleittherapie

Da insbesondere die CTCL häufig starken Juckreiz verursachen, ist in vielen Fällen eine entsprechende Begleittherapie mit topisch antipuriginös wirksamen Externa sowie Antihistaminika erforderlich. Der in fortgeschrittenen Krankheitsstadien meist exzessive Juckreiz ist oft nur schwer zu beherrschen. Eine niedrigdosierte Ganzhautelektonentherapie kann zur Minderung des Juckreizes beitragen.

## 8.5 Erhaltungstherapie

Nach Einleitung einer Remission durch Strahlen- oder Chemotherapie bei niedrigaggressiver CTCL: PUVA 1mal pro Monat oder Interferon-$\alpha$ (3mal 3 Mio. IE/Woche) über mindestens 1 Jahr.

## 9 Rezidivtherapie

Bei Rezidiven bzw. nicht ausreichender Remission muß die nächstintensivere Therapieform gewählt werden.

## 10 Maßnahmen zur Therapiekontrolle

Klinische Kontrolluntersuchungen und Staging (Blutbild, Thoraxröntgen, Ultraschalluntersuchung des Abdomens und der Lymphknoten) 1mal pro Jahr sowie bei Auftreten neuer Hautveränderungen oder Übergang in das nächsthöhere Krankheitsstadium bzw. zytologischer Transformation von einem kleinzelligen in ein großzelliges CTCL.

## 11 Besondere Hinweise

*Therapiestudien*

Vergleich Interferon-α und Etretinat gegen Interferon-α und PUVA bei CTCL

*Studienleitung:* Prof. Dr. med. W. Sterry, Dermatologische Klinik und Poliklinik, Humboldt-Universität (Charité), Schumannstr. 20/21, D-10117 Berlin

Adjuvante Therapie mit Interferon und Etretinat bei CTCL in kompletter Remission

*Studienleitung:* Prof. Dr. med. G. Burg, Dermatologische Klinik des Universitätsspitals Zürich, Gloriastr. 31, CH-8091 Zürich.

## 12 Zukünftige Entwicklungen

Unter den lokalen Behandlungsmaßnahmen sind die photodynamische Therapie mit δ-Aminolevulinsäure und Bestrahlung mit normalem Licht sowie der Einsatz von Phosphocholin und topischen Zytostatika (BCNU, Carmustin) zu nennen. Unter den systemischen Behandlungsmethoden sind verschiedene Zytostatika, insbesondere die Nukleosidanaloga Deoxycoformycin und 2-Chlordeoxyadenosin (2-CDA) sowie monoklonale Antikörper in der Erprobung. Weitere experimentelle Therapieoptionen sind in der Übersicht aufgelistet.

**„Experimentelle" Therapie bei kutanen Lymphomen**

- Leukapherese
- Extrakorporale Photopherese
- Topische photodynamische Therapie
- Moxibustion
- Zytokine (IFN, IL-2)
- Retinoide
- Cyclosporin A
- Deoxycoformycin
- 2-Chlordeoxyadenosin (2-CDA)
- Phosphocholin
- Transferfaktor
- Antithymozytenglobulin
- Somatische Gentherapie

- Thymidin
- Azyklovir
- Serotherapie (T101, H65-RTA, Cam Path)
- Hochdosistherapie
- Kombinationsbehandlungen

## 13 Thcrapieschemata

| Interferon/Etretinat (Indikation bei CTCL) | | Studienprotokoll |
|---|---|---|
| Interferon-α | 1. Woche<br>ab 2. Woche | 2–6–9 Mio IE s.c./Tag<br>9 Mio IE s.c. 3mal/Woche |
| Etretinat (Neotigason) | 1. Woche<br>2. Woche | 25 mg/Tag p.o.<br>50 mg/Tag p.o. tägl. fortlaufend |

| Interferon/Etretinat-Remissionserhaltung bei CTCL | | | Studienprotokoll |
|---|---|---|---|
| Interferon-α | 3 Mio. I.E. | s.c. | 3mal/Woche |
| Etretinat (Neotigason) | 50 mg | p.o. | tägl. fortlaufend |
| oder | | | |
| Interferon-α | 3mal 3 Mio. I.E./Woche s.c. | | |
| PUVA-Therapie | (nach Hauttyp) | | |
| Fortlaufend; wenigstens 1 Jahr | | | |

| Extrakorporale Photopherese (EKP) | |
|---|---|
| 1. 8-Mop (0,6 mg/kg) | 2 h vor EKP |
| 2. Leukozytenfraktion | Hkv 3–7% |
| 3. UV-A-Bestrahlung der Leukozyten | 1–2 Joule/cm$^2$ |
| 4. Reinfusion des Blutes | |
| Wiederholung Tag 29 | |

| Chlorambucilmonotherapie | | |
|---|---|---|
| Chlorambucil | 2 mg/m² | p.o. tägl. fortlaufend. |
| Fortlaufend; wenigstens 6 Monate | | |

| Methotrexatmonotherapie | | |
|---|---|---|
| Methotrexat | 15–25 mg i.v. | 1mal/Woche |
| Wöchentlich fortlaufend bis Progression | | |

## Literatur

Bamberg M (1987) Spezielle Strahlentherapie der malignen Tumoren: Mycosis fungoides. In: Scherer E (Hrsg): Strahlentherapie. Radiologische Onkologie. Springer Verlag, Berlin Heidelberg New York Tokyo, p 387

Braathen LR, McFadden N (1989) Successful treatment of mycosis fungoides with the combination of etretinate and human recombinant interferon alfa-2a. J Dermatol Treatment 1:29–32

Bunn PA Jr, Ihde DC, Foon KA (1987) Recombinant Interferon alfa-2a, an active agent in advanced cutaneous T-cell lymphomas. Int J Cancer [Suppl] 1:9-13

Burg G, Braun-Falco O (1983) in cooperation with: Kerl H, Leder LD, SchmoeckeL C, Wolff HH, Leider M: Cutaneous lymphomas, pseudolymphomas and related disorders. A textatlas covering clinical, histological, cytochemical, immunological and finestructural features. Springer, Berlin Heidelberg New York Tokyo

Burg G (Hrsg) (1987) Recommendations for staging and therapy of cutaneous lymphomas. A European Concept. EORTC Cutaneous Lymphoma Project Group, München

Burg G, Kerl H, Thiers B (eds) (1994) Cutaneous lymphomas. Dermatologic Clinics. Saunders, Philadelphia

Dummer R et al. (1993) Topical administration of hexadecylphosphocholine in patients with cutaneous lymphomas: Results of a phase I/II study. J Am Acad Dermatol 29:963–970

Dummer R et al. (1993) Peripheral blood mononuclear cells in patients with nonleukemic cutaneous T-cell lymphoma. Arch Dermatol 129:433–436

Heald P, et al. (1992) Treatment of erythrodermic cutaneous T-cell lymphoma with extracorporal photochemotherapy. J Am Acad Dermatol 27:427-433

Holloway XB, Flowers FP, Ramos-Caro FA (1992) Therapeutic alternatives in cutaneous T-cell lymphoma. J Am Acad Dermatol 27:367-378

Hoppe RT, Fuks Z, Bagshaw MA (1977) The rationale for curative radiotherapy in mycosis fungoides. Int J Radiat Biol Phys 2/9 + 10:843-851

Joly P et al. (1991) Cutaneous lymphomas other than mycosis fungoides: follow-up study of 52 patients. J Clin Oncol 9:1994-2001

Jones GJ et al. (1992) Combined treatment with oral etretinate and electron beam therapy in patients with cutaneous T-cell lymphoma (mycosis fungoides and Sezary syndrome). J Am Acad Dermatol 26:960-967

Jörg B et al. (1993) Therapeutic approaches in cutaneous lymphoma. Dermatologic Clinics. Saunders, Philadelphia

Kaye FJ et al. (1989) A randomized trial comparing combination electron beam radiation and chemotherapy with topical therapy in the initial treatment of mycosis fungoides. N Engl J Med 321:1784-1790

Kerl H, Cerroni L, Burg G (1991) The morphologic spectrum of T-cell lymphomas of the skin: A proposal for a new classification. Semin Diagn Pathol 8:55-61.

Knobler RM et al. (1991) Treatment of cutaneous T cell lymphoma with a combination of low-dose interferon alfa 2b and retinoids. J Am Acad Dermatol 24:247-252

Micialy B et al. (1990) The radiation therapy of early stage cutaneous T-cell lymphoma. Int J Radiat Biol Phys 18:1333-1339

Saven A et al. (1992) 2-Chlorodeoxyadenosine: an active agent in the treatment of cutaneous T-cell lymphoma. Blood 80:587-592

Springer A et al.(1993) Correlation of clinical responses with immunologic and morphologic characteristics in patients with cutaneous lymphoma treated with interferon alpha-2a. J Am Acad Dermatol 29:42-46

# 34.17 Weitere extranodale Lymphome

B. Steinke

## 1 Übersicht

*Häufigkeit:* Extranodale Lymphome außerhalb der in den vorhergehenden Kapiteln genannten Organe oder Organsysteme (Magen-Darm-Trakt, Haut) sind nicht selten. Zu unterscheiden sind dabei jeweils primäre, von dem entsprechenden Organ ausgehende Lymphome und der sekundäre Befall eines Organs bei einem generalisierten Non-Hodgkin-Lymphom (NHL). Während strenggenommen ein sicher extranodales NHL nur im Stadium I diagnostiziert werden darf (bei gleichzeitigem Lymphknotenbefall kann nicht entschieden werden, welche Manifestation zuerst vorhanden war), werden klinisch überwiegend solche Lymphome als primär extranodal klassifiziert, bei denen die Symptomatik von seiten eines Organsystems ganz im Vordergrund steht und alle anderen Manifestationen dagegen in ihrer Bedeutung zurücktreten.

Nach dieser Definition ist der HNO-Bereich nach dem Magen-Darm-Trakt der häufigste Manifestationsort primär extranodaler NHL.

*Histologie:* Mehr noch als bei den nodalen NHL befindet sich die histologische Klassifikation der extranodalen NHL in einem stetigen Fluß. Eine allgemein anerkannte internationale Klassifikation existiert nicht. In den deutschsprachigen Ländern werden die extranodalen NHL außerhalb des Magen-Darm-Taktes in der Regel nach der Kiel-Klassifikation eingeteilt (s. nodale NHL) Lymphome im Bereich der Orbita, der HNO-Region, der Mamma und der Lunge können auch den NHL vom MALT-Typ zugeordnet werden (s. Kap. 34.15 „Primäre gastrointestinale Non-Hodgkin-Lymphome"). Da bei vielen Lokalisationen die exakte histologische Klassifikation schwierig ist und auch die Unterscheidung von reaktiven Prozessen Probleme bereiten kann, ist in der Regel eine Zytologie für die Diagnostik nicht ausreichend. Es sollte immer durch Biopsien genügend Gewebe als Grundlage für eine sichere Diagnose gewonnen werden.

*Stadieneinteilung:* Die Stadieneinteilung wird nach der Ann-Arbor-Klassifikation in der Modifikation für extranodale Manifestationen vorgenommen.

*Prognose:* Die Prognose der extranodalen NHL ist derjenigen der nodalen NHL vergleichbar. Die Anzahl der extranodalen Manifestationen ist allerdings als ein Risikofaktor anzusehen, so daß sich also bei Vorhandensein mehrerer extranodaler Erkrankungsorte die Prognose verschlechtert.

*Diagnostik:* Die Diagnostik entspricht dem Vorgehen bei nodalen Lymphomen. Erster Schritt ist die histologische Sicherung durch eine Biopsie, wobei auf ausreichende Gewebsentnahme zu achten ist. Zum Teil werden primär extranodale NHL aber auch eher zufällig bei der histologischen Aufarbeitung von Gewebe diagnostiziert, das zunächst aufgrund einer anderen Verdachtsdiagnose, z. B. der Annahme eines Karzinoms, reseziert wurde.

An die Sicherung der histologischen Diagnose schließt sich ein Staging entsprechend dem bei nodalen Lymphomen an (s. dort).

## Therapiestrategie

*Stellung der Chirurgie:* Die Chirurgie dient in erster Linie der Gewinnung von Gewebe zur Sicherung der histologischen Diagnose. Eine alleinige chirurgische Maßnahme ist in der Regel nicht als kurativ anzusehen. Chirurgische Eingriffe sollten deshalb auch in ihrem Umfang begrenzt bleiben. Die Prognose des Patienten hängt nicht von der Radikalität der Chirurgie ab. Ausgedehnte, verstümmelnde Resektionen sind abzulehnen.

*Stellung der Strahlentherapie:* Die Strahlentherapie ist als Behandlung der Wahl bei lokalisierten niedrigmalignen Lymphomen anzusehen und hat hier ein großes kuratives Potential. Die langfristige Heilungsrate kann mit 60–80% in diesen Fällen angegeben werden. Bei generalisierten niedrigmalignen Lymphomen kann die Strahlentherapie palliativ zur Behandlung lokaler Probleme, z. B. bei Kompression von Gefäßen oder Nerven durch Tumorgewebe, eingesetzt werden. Der lokale Erfolg ist hier sehr gut, der Gesamtkrankheitsverlauf wird aber nicht verändert.

Bei lokalisierten hochmalignen NHL wird die Strahlentherapie in der Regel konsolidierend nach einer Chemotherapie eingesetzt. Randomisierte Studien zum Stellenwert der Radiotherapie nach einer Chemotherapie liegen jedoch nicht vor.

Bei generalisierten hochmalignen Lymphomen wird z. T. eine Strahlentherapie bestimmter Regionen, z. B. solcher mit initialem „bulky disease", durchgeführt. Der Stellenwert einer solchen Strahlentherapie ist jedoch nicht gesichert.

*Systemische Therapie:* Die Chemotherapie wird als primäre Behandlung mit kurativer Zielsetzung bei hochmalignen Lymphomen in allen Stadien eingesetzt. Die Chemotherapieschemata entsprechen denen bei primär nodalen Lymphomen. In lokalisierten Stadien kann eine Strahlentherapie angeschlossen werden.

Bei niedrigmalignen Lymphomen kann die Chemotherapie entsprechend der Behandlung nodaler Lymphome in fortgeschrittenen Stadien palliativ mit sehr guter Wirksamkeit eingesetzt werden. Der Wert einer adjuvanten Chemotherapie nach Bestrahlung lokalisierter niedrigmaligner NHL ist nicht gesichert.

## 2 Non-Hodgkin-Lymphome der HNO-Region

*Häufigkeit:* Die HNO-Region ist nach dem Magen-Darm-Trakt der häufigste Manifestationsort extranodaler NHL und in etwa 3–6% der Fälle der Ausgangsort der Erkrankung. Innerhalb des HNO-Bereiches sind die Tonsillen am häufigsten befallen. Etwa 50% aller NHL der HNO-Region haben hier ihren Ursprung. Der Zungengrund und der Nasopharynx sind in jeweils etwa 10% beteiligt. Ein Befall der Speicheldrüsen ist bei etwa 20% der Lymphome der HNO-Region zu beobachten. Selten sind NHL des Larynx oder der Nasennebenhöhlen.

*Histologie:* Nach den vorliegenden retrospektiven Analysen sind die Lymphome im HNO-Bereich zu etwa 60% als hochmaligne zu klassifizieren. Eine niedrige Malignität ist bei etwa 30% der Tumoren nachzuweisen. In etwa 10% der Fälle gelingt eine sichere Einordnung nicht. Nach neuerer Ansicht sind die Lymphome der HNO-Region ebenfalls dem MALT-Typ zuzuordnen. Die bisherigen retrospektiven Analysen berücksichtigen diese Klassifikation jedoch nicht.

*Stadieneinteilung:* Die Stadieneinteilung geschieht nach der Ann-Arbor-Klassifikation.

*Prognose:* Nach den Literaturangaben ist die Prognose im Stadium $I_E$ sehr günstig mit 10 Jahresüberlebensraten über 80%. Im Stadium $II_E$ wird sie deutlich schlechter mit einer langfristigen Überlebensrate von nur noch etwa 50%. Dabei ist die Prognose für Patienten mit Befall der Nase und der Nebenhöhlen möglicherweise etwas ungünstiger als für solche mit Befall des Waldeyer-Rachenrings oder der Speicheldrüsen.

*Diagnostik:* Die Diagnostik entspricht den allgemeinen Richtlinien beim Vorgehen für NHL. Nach histologischer Sicherung sollte ein Staging wie bei nodalen NHL erfolgen.

*Charakteristika der Erkrankung und Krankheitsverlauf:* Da die Lymphome der HNO-Region den MALT-Lymphomen zugerechnet werden können, sind Rezidive in anderen Bereichen dieses Systems nicht selten. So werden in mehreren Publikationen gehäuft Rezidive im Bereich des Magen-Darm-Traktes beschrieben.

## Therapiestrategie

*Chirurgie:* Wie bei anderen NHL dient die Chirurgie im wesentlichen der Diagnosesicherung. Ausgedehnte chirurgische Eingriffe mit „kurativer Intention" sind abzulehnen.

*Strahlentherapie:* Die Strahlentherapie ist als kurative Maßnahme bei lokalisierten niedrigmalignen NHL der HNO-Region anzusehen. Neben der extranodalen Manifestation werden die entsprechenden Lymphab-flußwege in die Bestrahlung miteinbezogen. Als Strahlendosis werden in der Regel 40–50 Gy angegeben.

In den Stadien III und IV ist bei niedrigmalignen Lymphomen der Einsatz der Strahlentherapie in palliativer Zielrichtung bei großen Tumoren, z. B. mit Verlegung der Atemwege, indiziert.

Die Radiotherapie wird bei hochmalignen lokalisierten Lymphomen der HNO-Region nach einer Chemotherapie adjuvant eingesetzt. Sichere Studien zum Stellenwert dieser adjuvanten Radiotherapie liegen nicht vor. In mehreren, allerdings retrospektiven und nichtrandomisierten Studien ist aber nachgewiesen, daß die Ergebnisse einer kombinierten Chemo-/Radiotherapie der alleinigen Radiotherapie in diesen Fällen deutlich überlegen sind.

*Chemotherapie:* Die Chemotherapie ist die Therapie der Wahl bei allen hochmalignen NHL der HNO-Region. Als Standardtherapieschema gilt das CHOP-Schema. In den Stadien $I_E$ und $II_E$ wird an die Chemotherapie in der Regel eine konsolidierende Strahlentherapie angeschlossen.

## 3  Non-Hodgkin-Lymphome des Hodens

Extranodale Lymphome, die von den Hoden ausgehen, machen nur etwa 0,5–1 % aller NHL aus. Bei Männern über 50 Jahre sind jedoch 50 % aller Hodentumoren maligne Lymphome. Der sekundäre Befall der Hoden ist bei NHL der Erwachsenen sehr selten.

*Histologie:* In Übereinstimmung aller Literaturberichte handelt es sich bei Lymphomen der Hoden fast ausnahmslos um hochmaligne Lymphome. Rein niedrigmaligne Lymphome wurden in zahlreichen Studien nicht beobachtet, selten finden sich niedrigmaligne Areale in einem insgesamt hochmalignen NHL.

*Stadieneinteilung:* Die Stadieneinteilung entspricht derjenigen der übrigen extranodalen NHL.

*Prognose:* Die Prognose der testikulären NHL ist bei alleiniger Operation oder Strahlentherapie schlecht. Es besteht ein hohes Rezidivrisiko mit Ausbreitung insbesondere in das ZNS und in die HNO-Region. Nach einzelnen Berichten soll auch ein Hautbefall nach Behandlung eines testikulären NHL ungewöhnlich häufig auftreten. Durch initiale Chemotherapie kann die Prognose erheblich verbessert werden mit langfristigen Überlebensraten um 90%.

*Diagnostik:* Die Diagnose wird in der Regel anläßlich einer Orchiektomie wegen Verdacht auf Hodentumor gestellt.

Das Staging ist wie bei den übrigen NHL vorzunehmen. Besonders beachtet werden sollte der andere Hoden, die Haut, die HNO-Region und das ZNS.

*Charakteristika der Erkrankung:* Ein Charakteristikum der testikulären NHL ist der beidseitige Befall, der in etwa 20% der Fälle beobachtet wird. In etwa der Hälfte dieser Fälle besteht bereits primär ein bilateraler Befall, in der anderen Patientengruppe kommt es zu einem asynchronen Befall des zweiten Hodens. Eine Ausbreitung der Erkrankung auf das ZNS, die HNO-Region und die Haut wird in 8–20% der Fälle beschrieben. Etwa die Hälfte der testikulären NHL ist zum Zeitpunkt der Diagnosestellung noch dem Stadium $I_E$ zuzuordnen, 30% weisen einen regionalen Lymphknotenbefall auf und sind somit im Stadium $II_E$. Weitere 20% sind primär generalisiert.

## Therapiestrategie

*Chirurgie:* Die Ergebnisse der alleinigen Chirurgie sind schlecht mit Überlebensraten unter 40% im Stadium $I_E$. Wie bei den übrigen extranodalen NHL kommt deshalb der Chirurgie nur eine diagnostische Bedeutung zu.

*Strahlentherapie:* Die Ergebnisse der Strahlentherapie sind mit Überlebensraten zwischen 40 und 50% nur unwesentlich besser als die der Chirurgie. Auch die alleinige Strahlentherapie kann deshalb bei NHL der Hoden nicht empfohlen werden.

*Chemotherapie:* Mit initialer Chemotherapie sind bisher die besten Ergebnisse beschrieben worden. Als Standardtherapieschema kann das CHOP-Schema gelten. Mit primärer Chemotherapie wurden langfristige Remissionsraten von über 93% in den Stadien $I_E$ und $II_E$ beobachtet.

## 4 Non-Hodgkin-Lymphome der Brust

*Häufigkeit:* Auch die Brust ist nur selten Ausgangspunkt eines malignen Lymphoms. Die Inzidenz eines primären NHL der Mamma wird mit 0,5–1% aller NHL angegeben. Ein sekundärer Befall der Brust ist ebenfalls selten. Bis auf wenige Einzelfälle treten NHL der Brust nur bei Frauen auf. Die Altersverteilung zeigt einen Häufigkeitsgipfel um das 30. und um das 60. Lebensjahr.

*Histologie:* Auch bei den Lymphomen der Mamma ist die histologische Klassifikation uneinheitlich. Nach älteren Literaturangaben werden etwa 50% hochmaligne NHL diagnostiziert. In neueren Klassifikationen unter Berücksichtigung der MALT-Lymphome sind jedoch niedrigmaligne MALT-Lymphome bzw. zentroblastisch-zentrozytische Lymphome häufiger als hochmaligne Lymphome.

*Stadieneinteilung:* Die Stadieneinteilung entspricht der der übrigen extranodalen NHL.

*Prognose:* Die Prognose scheint bei niedrigmalignen Formen und insbesondere beim MALT-Typ sehr günstig zu sein. Mit Rezidiven muß hier im Bereich des übrigen mukosaassoziierten lymphatischen Gewebes gerechnet werden. Bei niedrigmalignen Nicht-MALT-Lymphomen scheinen systemische Rezidive dagegen häufig zu sein.

Hochmaligne Lymphome der Brust scheinen eine relativ schlechte Prognose auch im Vergleich zu hochmalignen nodalen Lymphomen zu haben. Die Prognose ist zudem im Stadium $II_E$ schlechter als im Stadium $I_E$ sowie bei Patientinnen unter 45 Jahren ungünstiger als bei älteren Patientinnen. Beim sehr seltenen beidseitigen Befall der Brust ist mit einer sehr schlechten Prognose zu rechnen.

*Diagnostik:* Die histologische Diagnose erfolgt in der Regel an Exzidaten verdächtiger Knoten. Nach Sicherung der histologischen Diagnose ist ein genaues Staging wie bei den übrigen NHL erforderlich.

### Therapiestrategie

Entsprechend dem seltenen Auftreten primärer Lymphome der Mamma sind die therapeutischen Erfahrungen gering. Die Vorschläge zur Behandlung müssen auch die Erfahrungen bei nodalen Lymphomen und MALT-Lymphomen anderer Lokalisationen berücksichtigen.

*Operation:* Für MALT-Lymphome der Brust sind günstige Ergebnisse durch alleinige Exzision berichtet worden. Ob eine größere Operation im Sinne einer Mastektomie erforderlich ist, kann nach den vorliegenden Literaturberichten nicht entschieden werden. Die Mastektomie erfolgt oft unter der Annahme eines Mammakarzinoms, das Lymphom wird dann erst sekundär diagnostiziert.

*Strahlentherapie:* Bei allen niedrigmalignen Lymphomen der Brust ist die Strahlentherapie nach Exzision als kurativ anzusehen. Ob eine Strahlentherapie nach Exzision von MALT-Lymphomen eine Verbesserung der Prognose erbringt, kann derzeit nicht entschieden werden.

Bei lokalisierten hochmalignen Lymphomen der Brust wird in der Regel nach einer Chemotherapie eine lokale Bestrahlung angeschlossen, der Stellenwert ist jedoch nicht belegt.

*Chemotherapie:* Die Chemotherapie ist die Behandlung der Wahl bei hochmalignen Lymphomen der Brust. Als Standardschema kann auch hier das CHOP-Protokoll gelten. Bei niedrigmalignen Lymphomen kann eine Chemotherapie mit palliativer Zielsetzung insbesondere in fortgeschrittenen Stadien eingesetzt werden.

## 5 Non-Hodgkin-Lymphome des Knochens

*Häufigkeit:* Ein Befall des Skelettsystems wird bei NHL eher sekundär als primär beobachtet. Der sekundäre Befall bei generalisierten Lymphomen ist prinzipiell bei allen Histologien möglich, er wird jedoch insbesondere bei immunozytischen und immunoblastischen NHL beschrieben.

Primäre NHL des Knoches sind selten und machen weniger als 1% aller NHL aus. Es wird gerechnet, daß etwa 7% aller bösartigen Knochentumoren NHL sind.

*Histologie:* Histologisch handelt es sich bei den primär ossären Lymphomen in über 80% der Fälle um hochmaligne NHL. Besonders häufig wird eine Knochenbeteiligung bei Burkitt-Lymphomen beobachtet.

*Stadieneinteilung:* Die Stadieneinteilung wird wie bei den übrigen NHL durchgeführt. Bei primären Lymphomen des Knochens sind etwa die Hälfte dem Stadium $I_E$ zuzuordnen, bei der anderen Hälfte der Patienten finden sich weitere Manifestationen im Sinne einer diffusen Erkrankung im Stadium IV.

*Prognose:* Während die Überlebenszeit selbst für das Stadium I$_E$ unter alleiniger Strahlentherapie sehr ungünstig angegeben wird mit nur etwa 40% Langzeitüberlebenszeiten, scheint sich die Prognose durch eine kombinierte Chemo-/Strahlentherapie in lokalisierten Stadien deutlich zu verbessern. Hier werden Fünfjahresüberlebensraten von über 80% angegeben.

*Diagnostik:* Die histologische Diagnostik wird in der Regel bei Biopsien aus tumorverdächtigen Knochenveränderungen gestellt. Radiologisch dominieren Osteolysen, die z. T. auch mit benignen Knochenzysten verwechselt werden können. In selteneren Fällen sind auch osteoplastische Veränderungen beschrieben.

Nach Sicherung der histologischen Diagnose erfolgt das Staging wie bei anderen NHL.

**Therapiestrategie**

*Chirurgie:* Langanhaltende Remissionen sind mit ausgedehnter Chirurgie und anschließender Strahlentherapie beschrieben worden. Da jedoch noch günstigere Ergebnisse für die Kombination Chemo-/Strahlentherapie berichtet werden, sollten verstümmelnde Eingriffe nicht durchgeführt werden. Wesentliches Ziel der Chirurgie ist die Sicherung der histologischen Diagnose.

*Strahlentherapie:* Bei den überwiegend hochmalignen Lympohen ist eine Strahlentherapie nicht als kurativ und allein ausreichend anzusehen. Die besten Ergebnisse sind für die Kombination Chemo- und anschließende konsolidierende Strahlentherapie berichtet worden.

*Systemische Therapie:* Die Chemotherapie (CHOP-Schema) ist auch bei lokalisierten Stadien die Therapie der Wahl. Konsolidierend wird eine Strahlentherapie angeschlossen.

## 6 Maligne Lymphome der Schilddrüse

*Häufigkeit:* Primäre Non-Hodgkin-Lymphome der Schilddrüse sind selten. Sie machen etwa 2% aller NHL und 7% aller malignen Schilddrüsentumoren aus. Sie finden sich fast immer auf dem Boden einer Thyreoiditis vom Typ Hashimoto. Das Erkrankungsalter liegt in der Regel über 60 Jahre. 80–90% der Erkrankten sind Frauen. Eine Hypothyreose wird bei etwa 30–40% der Patienten diagnostiziert und steht im Zusammenhang mit der zugrundeliegenden Thyreoiditis. Bei den übrigen Patienten finden sich normale Schilddrüsenparameter.

*Histologie:* Gerade bei den NHL der Schilddrüse sind die Angaben zur histologischen Klassifikation sehr unterschiedlich. Während einige Autoren fast ausschließlich Lymphome vom intermediären und hochmalignen Typ nach der „Working Formulation" fanden, berichten andere bei der Einteilung nach der Kiel-Klassifikation über mehrheitlich niedrigmaligne Lymphome vom zentroblastisch-zentrozytischen Typ. Nach neueren Angaben sind die NHL der Schilddrüse zumindest zum Teil auch dem MALT-Typ zuzuordnen.

*Stadieneinteilung:* Die Stadieneinteilung erfolgt wie bei den übrigen NHL nach der Ann-Arbor-Klassifikation. Dabei sind dieselben Staginguntersuchung wie bei nodalen NHL erforderlich. Nach den Literaturangaben liegt bei etwa 30% der Patienten ein Stadium $I_E$ vor, bei 70% sind zervikale oder mediastinale Lymphknoten befallen, so daß sich ein Stadium $II_E$ ergibt.

*Prognose:* Die Prognose wird wesentlich durch die Behandlung bestimmt. Nach Operation und/oder Strahlentherapie ist im Stadium $I_E$ mit einer Heilungsrate von 60–80% zu rechnen, die im Stadium $II_E$ auf etwa 30–50% deutlich sinkt. Nach Chemotherapie werden in der Literatur langfristige Überlebensraten von bis zu 90% angegeben.

*Diagnostik:* Die Lymphome fallen in der Regel als rasch wachsende Knoten in einer Struma auf. Laborchemisch ist in der Regel die Hashimo-Thyreoiditis nachweisbar. Die Ultraschalluntersuchung der Schilddrüse zeigt einen echoarmen Bezirk mit oft unregelmäßiger Begrenzung. Durch Punktionszytologie gelingt eine korrekte Diagnose in 80–90% der Fälle. Zur Bestätigung ist immer eine offene Biopsie erforderlich. Weitere operative Eingriffe sollten jedoch nicht durchgeführt werden. An die Festlegung der Histologie schließt sich das Staging wie oben angegeben an.

### Therapiestrategie

*Stellung der Chirurgie:* Chirurgische Maßnahmen sind auf die Diagnostik zu beschränken im Sinne einer offenen Biopsie. Alle vorliegenden Studien zeigen, daß weitergehende chirurgische Maßnahmen wie Schilddrüsenteilresektion oder Thyreoidektomie die Prognose nicht verbessern.

*Stellung der Strahlentherapie:* Die Strahlentherapie ist die Behandlung der Wahl bei niedrigmalignen Lymphomen in Stadium $I_E$ und $II_E$. Hier sind günstige Langzeitergebnisse zu erwarten. Bei hochmalignen Lymphomen kann die Strahlentherapie nach Chemotherapie konsolidierend eingesetzt werden, der Stellenwert ist hier jedoch nicht klar definiert.

*Systemische Therapie:* Durch initialen Einsatz der Chemotherapie wird bei hochmalignen NHL die Prognose erheblich verbessert. Sie ist deshalb in diesen Fällen Behandlungsmaßnahme 1. Wahl. Es kann eine lokale Radiotherapie angeschlossen werden, deren Stellenwert jedoch nicht belegt ist.

Inwieweit bei niedrigmalignen NHL eine adjuvante Chemotherapie sinnvoll ist, kann nach den derzeit vorliegenden Informationen nicht beurteilt werden. Aufgrund der Erfahrung bei nodalen NHL ist hier jedoch von einem eher geringen Stellenwert auszugehen.

Eine evtl. vorliegende Schilddrüsenfunktionsstörung erfordert eine zusätzliche Therapie.

# 7 Non-Hodgkin-Lymphome des ZNS

*Häufigkeit:* Primäre NHL des ZNS galten bis zu Beginn der 80er Jahre als extreme Rarität. Seit dieser Zeit werden diese Tumoren jedoch zunehmend häufiger beobachtet. Dabei ist die steigende Inzidenz besonders auf das gehäufte Auftreten zerebraler NHL bei Patienten mit Immunsuppression, z. B. nach Nierentransplantation, und insbesondere bei Aids-Erkrankten zurückzuführen. Jedoch auch bei immunkompetenten Patienten ist in den letzten 10 Jahren eine Steigerung der Inzidenz zerebraler NHL um das 3fache zu verzeichnen.

Der sekundäre Befall des ZNS, der sich fast ausschließlich als Meningeosis manifestiert, ist schon seit langer Zeit bekannt. Er wird insbesondere in Spätstadien generalisierter hochmaligner Lymphome beobachtet (etwa 50%). Zu einem kleineren Teil wird eine zerebrale Beteiligung als erster Manifestationsort eines Rezidivs (15–20%) bzw. bereits zum Zeitpunkt der Primärdiagnose eines generalisierten Lymphoms (25%) diagnostiziert. Ein besonders hohes Risiko für eine sekundäre ZNS-Beteiligung besteht bei lymphoblastischen Lymphomen sowie bei anderen hochmalignen Lymphomen mit leukämischem Verlauf, Knochenmarkbefall oder Befall der Hoden.

*Histologie:* Die primär zerebralen Lymphome sind ganz überwiegend hochmaligne Lymphome vom großzellig anaplastischen (50%), immunoblastischen (18%) bzw. zentroblastischen (7%) oder lymphoblastischen (7%) Typ. Niedrigmaligne Lymphome werden bei immunkompetenten Patienten nur sehr selten (ca. 15%) angetroffen.

Bei Aids-Patienten ist die Inzidenz niedrigmaligner Lymphome etwas höher (25%), auch hier überwiegen jedoch hochmaligne Lymphome (großzellig anaplastisch ca. 35%, immunoblastisch ca. 35%).

Fast immer ist bei immunkompromittierten Patienten EBV-Genom in den Lymphomzellen nachweisbar, bei immunkompetenten hingegen nicht. Auch beim sekundären ZNS-Befall überwiegen hochmaligne Lymphome bei weitem. Der ZNS-Befall bei generalisierten niedrigmalignen Lymphomen ist eine Rarität. Die frühzeitige Beteiligung des ZNS im Krankheitsverlauf bzw. die Manifestation eines Rezidivs im Bereich des ZNS ist besonders für lymphoblastische NHL typisch, während bei zentroblastischen und immunoblastischen NHL ein ZNS-Befall meist erst in einem weit fortgeschrittenen Krankheitsstadium auftritt.

*Stadieneinteilung:* Auch für die zerebralen Lymphome wird die Ann-Arbor-Klassifikation benutzt. Bei primär zerebralem Befall kann die Unterscheidung zwischen einem Stadium $I_E$ und einem Stadium $IV_E$ Probleme bereiten.

*Prognose:* Die Prognose primär zerebraler NHL ist auch bei immunkompetenten Patienten ungünstig. Trotz oft guten primären Ansprechens auf eine Radiotherapie sind die Ergebnisse hier schlecht mit einer mittleren Überlebenszeit von unter 1 Jahr. Mit Chemotherapie, insbesondere mit Substanzen, die die Blut-Hirnschranke durchdringen, scheinen deutlich bessere Ergebnisse mit mittleren Überlebenszeiten bis zu 40 Monaten möglich. Ähnlich günstige mediane Überlebenszeiten um 40 Monate werden auch mit einer Kombination von Hochdosischemotherapie und Radiotherapie berichtet.

Bei immunsupprimierten und insbesondere Aids-Patienten ist die Prognose der zerebralen NHL noch schlechter. Die mittleren Überlebenszeiten werden mit maximal 3 Monaten angegeben.

Auch beim sekundären Befall des ZNS ist die Prognose in der Regel sehr ungünstig. Die mittlere Überlebenszeit liegt nur zwischen 3 und 6 Monaten nach Diagnose des ZNS-Befalls. Dabei ist die Prognose für Patienten mit ZNS-Befall zum Zeitpunkt der Primärdiagnose des Lymphoms etwas günstiger als für solche Patienten, bei denen die ZNS-Manifestation zum Zeitpunkt des Rezidivs oder im Spätverlauf der Erkrankung diagnostiziert wird. Bei ZNS-Beteiligung zum Zeitpunkt der Primärdiagnose werden sogar etwa 20% Langzeitüberlebensraten beobachtet.

*Diagnostik:* Erste diagnostische Maßnahme bei Patienten mit primär zerebralem NHL ist die CT- bzw. NMR-Untersuchung. Aufgrund bestimmter Charakteristika kann anhand dieser Untersuchungen in der Regel die Verdachtsdiagnose eines NHL gestellt werden. Zur Sicherung ist

eine Biopsie notwendig. Dabei sollten heute nach Möglichkeit stereotaktische Gewebsentnahmen angestrebt werden. Diese erlauben in der Regel
eine exakte und genaue Diagnose des Lymphoms. Erweiterte operative
Eingriffe sind zur Diagnostik in der Regel nicht erforderlich.

Als Staginguntersuchungen sind bei primär zerebralen Lymphomen
immer ein CT, ein NMR des Schädels und der Neuroachse sowie eine
Lumbalpunktion mit Zytologie erforderlich. Immer sollte auch eine
augenärztliche Untersuchung zum Ausschluß einer Beteiligung der Orbita
erfolgen. Mit einer meningealen Beteiligung ist in etwa 10–30% der Fälle,
mit einer Augenbeteiligung in etwa 7% zu rechnen.

Das systemische Staging kann demgegenüber bei primär zerebralen
Lymphomen nach Angaben der Literatur eingeschränkt werden, da ein
Befall weiterer Lokalisationen sehr selten ist. Es wird deshalb z.T.
empfohlen, an weiteren Staginguntersuchungen lediglich eine genaue
klinische Untersuchung, Laboruntersuchungen sowie eine Lungenrönt-
genaufnahme durchzuführen.

Bei sekundärem ZNS-Befall ist die Lumbalpunktion in der Regel die
diagnostische Maßnahme. In über 90% der Fälle lassen sich Lymphomzellen eindeutig im Liquor nachweisen, in 88% bereits nach 1 oder 2 Lumbalpunktionen. Nur selten sind mehr Lumbalpunktionen erforderlich, um
die Diagnose zytologisch zu sichern. Durch moderne molekulargenetische
Methoden kann die Ausbeute an positiven Ergebnissen sicher noch verbessert werden.

**Therapiestrategie**

Der Operation kommt auch bei den zerebralen Lymphomen nur eine
diagnostische Bedeutung zu. Große Operationen unter kurativem Aspekt
sind abzulehnen, da die Ergebnisse solcher Maßnahmen nach Literaturangaben sehr ungünstig sind mit Überlebenszeiten von unter 4 Monaten.

*Strahlentherapie:* Primär zerebrale Lymphome sprechen oft sehr rasch
und gut auf eine Strahlentherapie an. Schon mit geringen Dosen werden
Remissionsraten um 80% erzielt. Leider ist die Rezidivrate hoch und die
Remissionsdauer meist nur kurz, so daß die mittlere Überlebenszeit mit
maximal 1 Jahr angegeben wird. Die Rezidive treten in aller Regel wieder
im Bereich des ZNS auf, generalisierte Rezidive außerhalb des ZNS sind
sehr selten. Auch eine Ausweitung der Strahlentherapie auf die gesamte
Neuroachse verbessert die Ergebnisse dieser Therapieform nicht.

*Chemotherapie:* Die besten Behandlungsergebnisse bei primär zerebralen
Lymphomen sind für die Chemotherapie in Kombination mit Bestrahlung
des Schädels beschrieben. Dabei wird eine hochdosierte Behandlung mit

einem liquorgängigen Zytostatikum in der Regel mit einer intrathekalen Therapie kombiniert. Als effektivstes Behandlungsschema kann derzeit die Therapie nach De Angelis et al. (1992) empfohlen werden.

Angesichts der sehr ungünstigen Prognose bei Aids-Patienten mit primär zerebralem NHL wird hier in aller Regel nur eine Strahlentherapie durchgeführt. Bei dem meist sehr schlechten Allgemeinzustand dieser Patienten ist eine hochdosierte Chemotherapie wie bei immunkompetenten Patienten in der Regel nicht möglich, auch sind die Ergebnisse unbefriedigend.

Bei sekundärem Befall des ZNS ist die intrathekale Chemotherapie, evtl. in Kombination mit einer an der Histologie orientierten systemischen Therapie, als Behandlung der Wahl anzusehen. Konsolidierend wird in günstigen Fällen eine Strahlentherapie des Schädels angeschlossen.

**Therapieschema bei primär zerebralen NHL**
*Vorphase:* Dexamethason 16 mg täglich per os, Anlage eines Ommaya-Reservoirs.

---

*Hauptphase*
Methotrexat   1 g/m$^2$   i.v.   Kurzinfusion          Tag 1 und 8
Methotrexat   12 mg      i.th. (Ommaya-Reservoir) Tag 1, 4, 8, 11, 15, 18

---

*Strahlentherapie* des Gehirns mit 40 Gy mit Aufsättigung des Tumorbereichs mit 14,4 Gy Tag 1–21. Langsame Reduktion der Dexamethasonbehandlung während der Strahlentherapie.

---

*3 und 6 Wochen später:*
**Cytosin-Arabinosid**      3 g/m$^2$      1-h-Infusion      Tag 1 und 2

---

*Begleittherapie* zu Hochdosismethotrexat- und Hochdosis-Cytosin-Arabinosid-Therapie entsprechende Leukämieprotokolle.

*Intrathekale Therapie* bei Meningeosis lymphomatosa:
Methotrexat 15 mg Gesamtdosis intrathekal initial 2mal wöchentlich. Begleitende systemische Chemotherapie entsprechend Stadium und Histologie des vorliegenden Lymphoms.

---

Eine Verbesserung der Ergebnisse durch zusätzliche Gabe von Cytosin-Arabinosid und Dexamethason i.th. ist nicht gesichert.

# Literatur

Bacci G, Picci P, Bertoni F, Gherlinzoni F, Calderoni P, Campanacci M (1982) Primary non-Hodgkin's lymphoma of bone: Results in 15 patients treated by radiotherapy combined with systemic chemotherapy. Cancer Treat Rep 66:1859–1982

Clayton F, Butler JJ, Ayala AG, Ro JY, Zornoza J (1987) Non-Hodgkin's lymphoma in bone: Pathologic and radiologic features with clinical correlates. Cancer 60:2494–2501

Connors JM, Klimo P, Voss N, Fairey RN, Jackson S (1988) Testicular lymphoma: Improved outcome with early brief chemotherapy. J Clin Oncol 6:776–781

Crellin AM, Hudson BV, Bennet MH, Harland S, Hudson GV (1993) Non-Hodgkin's lymphoma of the testis. Radiother Oncol 27:99–106

De Angelis LM, Yahalom J, Thaler HT, Kher U (1992) Combined modality therapy for primary CNS lymphoma. J Clin Oncol 10:635–643

Doll DC, Weiss RB (1986) Malignant lymphoma of the testis. Am J Med 81:515–524

Fine HA, Mayer RJ (1993) Primary central nervous system lymphoma. Ann Intern Med 119:1093–1104

Gleeson MJ, Bennett MH, Cawson RA, Cawson RA (1986) Lymphomas of salivary glands. Cancer 58:699–704

Haddy TB, Keenan AM, Jaffe ES, Magrath IT (1988) Bone involvement in young patients with non-Hodgkin's lymphoma: Efficacy of chemotherapy without local radiotherapy. Blood 72:1141–1147

Jeon HJ, Akagi T, Hoshida Y et al. (1992) Primary non-Hodgkin malignant lymphoma of the breast. An immunohistochemical study of seven patients and literature review of 152 patients with breast lymphoma in Japan. Cancer 70:2451–2459

Louge JP, Hale RJ, Stewart AL, Duthie MB, Banerjee SS (1992) Primary malignant lymphoma of the thyroid: a clinicopathological analysis. Int J Radiat Oncol Biol Phys 22:929–933

Mattia AR, Ferry JA, Harris NL (1993) Breast lymphoma. A B-cell spectrum including the low grade B-cell lymphoma of mucosa associated lymphoid tissue. Am J Surg Pathol 17:574–587

Matsuzuka F, Miyauchi A, Katayama S, Narabayashi I, Ikeda I, Kuma K, Sugawara M (1993) Clinical aspects of primary thyroid lymphoma: diagnosis and treatment based on our experience of 199 cases. Thyroid 3:93–99

Pyke CM, Grant CS, Habermann TM, Kurtin PJ, Heerden JA van, Bergstralh EJ, Kunselman A, Hay ID (1992) Non-Hodgkin's lymphoma of the thyroid: is more than biopsy necessary? World J Surg 16:604–609

Recht L, Straus DJ, Cirrincione C, Thaler HT, Posner JB (1988) Central nervous system metastases from non-Hodgkin's lymphoma: Treatment and prophylaxis. Am J Med 84:425–435

Skarsgard ED, Connors JM, Robins RE (1991) A current analysis of primary lymphoma of the thyroid. Arch Surg 126:1199–1203

Shibuya H, Kamiyama RI, Watanabe I, Horiuchi JI, Suzuki S (1987) Stage I and II Waldeyer's ring an oral-sinonasal non-Hodgkin's lymphoma. Cancer 59:940–944

# 34.18 Multiples Myelom

H. Ludwig, H. Deicher

## 1 Epidemiologie

*Inzidenz:* 3,2/100000 (Männer und Frauen).

*Ätiologie:* Ionisierende Strahlen sind als wichtiger Risikofaktor bekannt (Atombombenopfer, Arbeiter aus Atomanlagen). Ein Zusammenhang mit chronisch-entzündlichen Erkrankungen oder Exposition mit Schadstoffen wird diskutiert, gilt aber derzeit als nicht gesichert.

*Genetische Prädisposition:* nicht bekannt.

*Altersverteilung:* Inzidenz altersabhängig, im 6. und 7. Lebensjahrzehnt ansteigend auf 6–8/100000.

## 2 Histologie

### 2.1 Einführung und Pathogenese

Das multiple Myelom (MM) ist zu den B-Zellymphomen zu rechnen. Die frühere Bezeichnung Plasmozytom sollte wegen des sicheren Nachweises von Idiotyp(Id)-positiven Vorläufer-B-Zellen nur noch für das solitäre Plasmozytom (s. 8.3 1) benutzt werden. Nach heutiger Auffassung findet die initiale maligne Transformation des Myelomklons in einer unreifen B-Zelle statt. Im Knochenmark wurden Vorläufer-B-Zellen mit CD10+ und komplettiertem V-Kettenrearrangement und zytoplasmatischen μ-Ketten nachgewiesen. In der Zirkulation findet sich eine Gruppe von ständig proliferierenden monoklonalen B-Zellen, die typische B-Zellaktivierungsmarker wie CD5, CD10, PCA1 und CD11b exprimieren, die sich aber durch die Expression mehrerer Adhäsionsmoleküle (CD45, LAM-1) von normalen aktivierten B-Zellen unterscheiden und diese Zelle als einen invasiven Zelltyp kennzeichnen. Diese aneuploide, kontinuierlich proliferierende mdr+-Vorläuferzelle invadiert das Knochenmark und entwickelt sich hier analog zur normalen Plasmazelle, wobei der Klassenswitch IgM → IgG, IgA vollzogen wird. Der maligne, i. allg. kaum proliferierende, Id+, monoklonale Immunglobuline und/oder Immunglobulinbruchstücke (Bence-Jones-Proteine) produzierende Tumorzellklon, im Knochenmark und/oder extramedullär angesiedelt, entsteht so im wesentlichen akkumulativ als langlebiges Endprodukt einer malignen B-Zelltransformation.

Maligne Plasmazellen und ihre Vorläufer sind in starkem Maße von durch Stromazellen produzierten Wachstumsfaktoren, insbesondere IL-6, abhängig, wobei die Tumorzellen einiger Patienten auch selbst geringe Mengen IL-6 produzieren können. Der Mechanismus der gegenseitigen Beeinflussung von Tumorzellen und Knochenmarkstroma ist noch nicht vollständig entschlüsselt; er führt u. a. zu der die Erkrankung kennzeichnenden Osteoklastenaktivierung mit progressiver Knochendestruktion und pathologischen Frakturen einerseits und zu dem ebenso typischen, das Schicksal der Erkrankung mitbeeinflussenden sekundären Antikörpermangel andererseits. Daß die heute angewandte Chemotherapie, die sich im wesentlichen an der Möglichkeit orientiert, den malignen Plasmazellpool zu verkleinern, nur eine palliative Wirkung haben kann und dem dynamischen Prozeß des MM nicht gerecht wird, liegt auf der Hand.

Zum Zeitpunkt der Diagnose hat der maligne Myelomzellpool eine Größe von $10^{10} - 5 \times 10^{11}$ Zellen erreicht, wobei über die Größe des Vorläuferzellpools nichts Sicheres bekannt ist.

### 2.2 Histologische Klassifikation

Tabelle 1 zeigt die histologische Klassifikation des MM nach Bartl et al. (1987) und Bartl (1988) und die Zuordnung der verschiedenen Plasmazellvarianten und Infiltrationsmuster zu den Überlebensraten. Eine WHO-Klassifikation existiert nicht. Die Bedeutung insbesondere des Gradings als Prognosefaktor ist klar ersichtlich. Die histologische Untersuchung von in Methacrylat eingebetteten Knochenmarkbioptaten erlaubt über die Differenzierung verschiedener Zelltypen hinaus auch eine Beurteilung des Infiltrationsmusters, der Hämatopoese und der Osteoklasie; sie ist der alleinigen zytologischen Beurteilung daher eindeutig überlegen.

### 3 Stadieneinteilung

Die international am häufigsten verwendete Stadieneinteilung beruht auf der Tumorzellmassenschätzung nach Durie u. Salmon (1975; Tabelle 2), die auf röntgenologischen und Laboratoriumsbefunden basiert, die histologische Klassifikation (s. oben) jedoch nicht berücksichtigt. Diese Be-

**Tabelle 1.** Histologische Manifestation des multiplen Myeloms. Prozentuale Verteilung der verschiedenen Formen und Zuordnung von Zelltyp, Grading und Infiltrationsmuster zu Überlebensraten. (Nach Bartl)

| Zelltyp | Marschalko | kleinzellig | gekerbt | polymorph | asynchron | blastisch |
|---|---|---|---|---|---|---|
| Verteilung Grading | 58% gut differenziert | 12% | 8% | 8% polymorph | 9% | 3% schlecht differenziert |
| Mediane Überlebensrate | 51 Monate | | | 20 Monate | | 8 Monate |

| Infiltrationsmuster | interstitiell | interstitiell gefeldert | interstitiell nodulär | nodulär | volles Mark | sarkomatös |
|---|---|---|---|---|---|---|
| Verteilung | 72% | 13% | 9% | 4% | 15% | 1% |
| Mediane Überlebensrate | 46 Monate | 31 Monate | 22 Monate | 20 Monate | 16 Monate | 9 Monate |

**Tabelle 2.** Stadieneinteilung. (Nach Durie u. Salmon 1975)

| Stadium | Myelom-zellmasse | Kriterien |
|---------|------------------|-----------|
| I | $< 0,6 \cdot 1012/m^2$ | *Erfüllung aller folgender Kriterien:*<br>– Hb > 10 g/100 ml<br>– Serumkalzium normal<br>– keine röntgenologisch nachweisbaren Knochendestruktionen oder maximal 1 Herd<br>– geringe Paraproteinkonzentration im Serum<br>– IgG < 5 g/100 ml<br>– IgA < 3 g/100 ml<br>– Bence-Jones-Proteinausscheidung im Urin < 4 g/24 h |
| II | $0,6–1,2 \cdot 1012/m^2$ | *Patienten, die weder im Stadium I noch im Stadium III sind* |
| III | $> 1,2 \cdot 1012/m^2$ | *Erfüllung eines oder mehrerer der folgenden Kriterien:*<br>– Hb < 8,5 g/100 ml<br>– Serumkalzium > 12 mg/100 ml<br>– fortgeschrittene röntgenologisch nachweisbare Knochendestruktion<br>– hohe Paraproteinkonzentrationen im Serum<br>– IgG > 7 g/100 ml<br>– IgA > 5 g/100 ml<br>– Bence-Jones-Protein im Urin > 12 g/24 h |

*Zusatzbezeichnung:*
– Bei normaler Nierenfunktion oder einem Serumkreatinin < 2 mg/100 ml (176 mmol/l) wird die Bezeichnung „A" angefügt.
– Bei einer eingeschränkten Nierenfunktion mit einem Serumkreatinin von > 2 mg/100 ml (176 mmol/l) wird die Bezeichnung „B" angefügt.

**Regressionsgleichung zur Berechnung der Tumorzellmasse beim Plasmozytom**

*Für IgG-produzierende Plasmozytome:*
**Myelomzellmasse (Zellen $\cdot$ 1012/m$^2$) =**
$0,413 + 0,256 \cdot$ Knochenläsionsindex[a]
$+ 0,019 \cdot$ Urinmyelomproteinkonzentr.
$- 0,059 \cdot$ Hämoglobin
$+ 0,065 \cdot$ Serumkalziumkonzentr.
$+ 0,050 \cdot$ Myelomprotein im Serum

*Für IgA-produzierende Plasmozytome:*
**Myelomzellmasse (Zellen $\cdot$ 1012/m$^2$) =**
$0,610 + 0,283 \cdot$ Knochenläsionsindex[a]
$+ 0,031 \cdot$ Urinmyelomproteinkonzentr.
$- 0,058 \cdot$ Hämoglobin
$+ 0,051 \cdot$ Serumkalziumkonzentr.
$+ 0,028 \cdot$ Myelomprotein im Serum

[a] Knochenläsionsindex: 0 Normalbefund, 1 nur Osteoporose, 2 einzelne Osteolysen, 3 ausgeprägte Knochendestruktion.

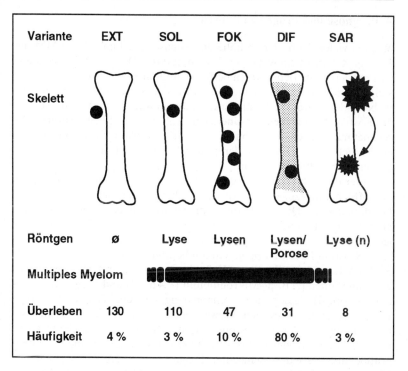

| Variante | EXT | SOL | FOK | DIF | SAR |
|---|---|---|---|---|---|
| Skelett | | | | | |
| Röntgen | ø | Lyse | Lysen | Lysen/ Porose | Lyse (n) |
| Multiples Myelom | | | | | |
| Überleben | 130 | 110 | 47 | 31 | 8 |
| Häufigkeit | 4 % | 3 % | 10 % | 80 % | 3 % |

**Abb. 1.** Formenkreis plasmazellulärer Neoplasien. *EXT* extramedulläres Plasmozytom, *SOL* solitäres Plasmozytom des Knochens, *FOK* multifokales Myelom, *DIF* diffus-systemisches Myelom (Myelomatose), *SAR* plasmablastisches Sarkom, *Überleben* Überlebenszeit ab Initialdiagnose (Monate). (Nach Bartl et al. 1986)

rechnung ist allerdings problematisch, da das Volumen der Plasmazellen schwanken kann, die Bestimmung der Knochenläsionen heute per MR viel sensitiver erfolgt als früher zur Zeit der Erstellung der Regressionsgleichung und zudem des Hb-Wert von der Transfusionsrate abhängig ist. Unschärfen gibt es auch für das Leichtkettenmyelom und das nichtsezernierende Myelom

Eine TNM-Klassifikation des MM ist aufgrund der systemischen Natur der Erkrankung nicht möglich. Eine andere Einteilung ist die nach dem Infiltrationsmuster (Abb. 1). Auch hier ist die Zuordnung zu Überlebenswahrscheinlichkeiten deutlich, insbesondere die schlechte Prognose der plasmablastischen/sarkomatös wachsenden Myelome, die Knochenmark, Knochen und umgebendes Gewebe infiltrieren.

## 4 Prognose und Prognosefaktoren

Wie bei vielen Tumoren im höheren Lebensalter ist auch beim MM das Lebensalter selbst ein wichtiger Prognosefaktor. Die übliche Berechnung von mittleren Überlebensraten berücksichtigt nicht die Tatsache, daß mit steigendem Lebensalter der Anteil von Todesursachen durch andere, insbesondere kardiovaskuläre Erkrankungen wächst, so daß eine scheinbare Altersabhängigkeit der Überlebenswahrscheinlichkeit resultiert. Berechnet man jedoch tumorabhängige Überlebenswahrscheinlichkeiten, so ergibt sich keine Differenz der tumorabhängigen Überlebensraten bei jüngeren und alten Patienten.

Unter den zahlreichen Parametern, die zur Beurteilung der Prognose des MM herangezogen worden sind, zählen neben dem histologischen Grading und der Durie-Salmon-Stadienzuordnung das Serum-$\beta_2$-Mikroglobulin, die Thrombozytenzahl und der sog. Labeling Index (LI), der jedoch nur in wenigen Zentren bestimmt wird. Die mittlere Überlebensrate im Stadium I nach Durie u. Salmon beträgt 72 Monate, im Stadium II 31 Monate und im Stadium III 7 Monate. Auch mit Hilfe einfacher Kombinationen [z. B. $\beta_2$-Mikroglobulin ($< 4$ mg/l) und C-reaktives Protein ($< 6$ mg/l)] lassen sich – unabhängig von der Tumorzellmasse – Prognosegruppen abgrenzen. Verwendet man neben der Tumorzellmasseberechnung nach Durie u. Salmon zusätzlich das histologische Grading und die Thrombozytenzahl ($</>  150000/\mu$l), so läßt sich eine Patientengruppe mit besonders schlechter Prognose (mittlere tumorabhängige Überlebenszeit 12 Monate) abgrenzen, die unabhängig von der Tumorzellmasse durch eine Thrombozytenzahl $< 150000/\mu$l und ein histologisch schlecht differenziertes Myelom gekennzeichnet ist.

## 5 Diagnostik

Die Diagnose eines MM gilt als gesichert, wenn 2 der folgenden 3 Osserman-Kriterien erfüllt sind:
1) $> 10\%$ Plasmazellen im Knochenmark,
2) Nachweis eines monoklonalen Immunglobulins im Serum und/oder Urin,
3) Nachweis einer oder mehrerer Osteolysen und/oder einer generalisierten Osteoporose.

### Laboratoriumsuntersuchungen
Blutbild und Differentialblutbild, Serumelektrolyte einschließlich Kalzium und Phosphat, Protein im Serum und Serumelektrophorese, Immun-

globuline quantitativ, Immunfixationselektrophorese (wahlweise Immunelektrophorese, aber unempfindlicher), Kreatinin im Serum, Kreatininclearance, Proteinurie quantitativ, Urinstatus, Bence-Jones-Proteinnachweis im Urin, $\beta_2$-Mikroglobulin, CRP im Serum.
In einigen Fällen erforderlich: Kryoglobulinanalyse des Serums.

**Bei Verdacht auf Amyloidose Typ AL**
Rektum- oder Mundschleimhautbiopsie, Nierenbiopsie mit Spezialfärbung.

**Apparative Diagnostik**
Röntgenuntersuchungen:
- *Knochenstatus des zentralen Skeletts* (Schädel; HWS, BWS, LWS in 2 Ebenen; Beckenübersicht; knöcherner Thorax; beide Schultern, beide Oberarme, beide Oberschenkel a.-p.).
- Bei negativem Röntgenbefund (keine Osteolysen, keine „Osteoporose"), insbesondere im Stadium I sowie bei „smouldering myeloma": *Kernspintomographie der BWS und LWS.*

Eine *Skelettszintigraphie erübrigt sich,* weil mit dieser Methode der osteoklastische Prozeß im Knochen nicht darstellbar ist.

*Bei neurologischer Symptomatik*
Kernspintomographie und/oder Computertomographie der Wirbelsäule und des Spinalkanals, Liquorpunktion.

## 6  Charakteristika der Erkrankung und Krankheitsverlauf

Fortgeschrittene MM lassen sich einfach und schnell diagnostizieren. Aus der Diagnose ergibt sich jedoch keineswegs eine sofortige Therapieindikation. Vielmehr muß im Einzelfall die progressive Form des MM vom sog. „smouldering myeloma", das keiner primären Chemotherapie bedarf, abgegrenzt werden. Differentialdiagnostisch ist vor allem die *monoklonale Gammopathie ungewisser Signifikanz (MGUS)* zu berücksichtigen, insbesondere im Stadium I. Während eine MGUS bei röntgenologisch nachgewiesenen Osteolysen bereits ausgeschlossen ist, ist dies bei Frauen in höherem Lebensalter wegen der allfälligen osteoporotischen Wirbelimpressionen schwieriger. Ein Mosaik aus verschiedenen Befunden, ergänzt durch die Verlaufsbeobachtung, erlaubt die differentialdiagnostische Einordnung (Tabelle 3).

**Tabelle 3.** Differentialdiagnose zwischen progressivem MM *(PMM)*, „smouldering" MM *(SMM)* und monoklonaler Gammopathie unbestimmter Signifikanz *(MGUS)*

|  | PMM | SMM | MGUS |
|---|---|---|---|
| Serum-M-Protein | > 30 g/l | ≥ 30 g/l | < 30 g/l |
| Serum-M-Proteinanstieg | + | 0 | 0 |
| Bence-Jones-Proteinurie | + + − 0 | (+) | 0[a] |
| Plasmazellinfiltration/KM | ≥ 10% | > 10% < 20% | < 10% |
| Plasmazellmorphologie | variabel | Marschalko small cell | Marschalko |
| Plasmazellwachstumsmuster | variabel | inter- stitiell | inter- stitiell |
| Plasmazell-Labeling-Index (PCLI) | > 0,8% > | < 0,4% | < 0,4% |
| Osteolysen/-penie | + + − + | 0/(+) | 0 |
| $\beta_2$-Mikroglobulin i.S. | > 2,3 mg/l | < 2,3 mg/l | < 2,3 mg/l |
| Anämie | + + − 0 | 0/(+) | 0 |
| Hyperkalzämie | +/0 | 0 | 0 |
| Niereninsuffizienz | +/0 | 0 | 0 |
| Extramedulläre Plasma- zelltumoren | +/0 | 0 | 0 |
| Sekundärer Immunglobulinmangel | + | +/0 |  |

[a] Selten.

## 6.1 Monoklonale Gammopathie ungewisser Signifikanz (MGUS)

Als *MGUS (frühere Bezeichnung: benigne monoklonale Gammopathie)* wird der Nachweis eines monoklonalen Immunglobulins im Serum in niedriger Konzentration ohne die übrigen Osserman-Kriterien bezeichnet. Differentialdiagnostisch kann die Abgrenzung vom Stadium I schwierig sein. Die MGUS ist ein Altersphänomen und findet sich bei 3% der über 70jährigen. Innerhalb von 10 Jahren entwickelt sich bei 20% der MGUS-Träger ein MM oder eine der anderen in der Übersicht aufgeführten Erkrankungen.

**Erkrankungen mit monoklonaler Gammopathie**
- Monoklonale Gammopathie unbestimmter Bedeutung (MGUS),
- multiples Myelom,

- solitäres Plasmozytom,
- Kryoglobulinämie Typ I und II nach Brouet,
- M. Waldenström,
- Plasmazelleukämie,
- Amyloidose Typ AL,
- B-Zell-Lymphome mit immunglobulinsezernierendem Klon,
- Schwerkettenkrankheit ($\alpha$, $\gamma$, $\mu$),
- Kälteagglutininkrankheit,
- Skleromyxödem.

## 6.2 Smouldering („schwelendes") multiples Myelom

Als *„smouldering" („schwelendes") multiples Myelom* wird ein Krankheitsbild bezeichnet, das den diagnostischen Kriterien des MM entspricht, aber über lange Zeit (bis zu mehreren Jahren) stationär bleibt. Die Patienten sind in dieser Phase asymptomatisch und haben keine Hyperkalzämie, Niereninsuffizienz oder progrediente Knochenläsionen; der Labelingindex ist niedrig. Eine Chemotherapie ist in diesen Fällen kontraindiziert.

## 6.3 Plateauphase

Eine *Plateauphase* wird durch eine erfolgreiche Chemotherapie bei etwa 50% der Patienten herbeigeführt, wobei die vor Behandlung progrediente Tumorzellpopulation stark reduziert und in eine zytokinetisch stabile Phase übergeführt wird. Nach neueren Untersuchungen kann eine Plateauphase des MM auch vor Beginn der Therapie bestehen, insbesondere in den Stadien I und II. Diese Krankheitsphase geht mit einer Normalisierung bzw. dem Fehlen wesentlicher klinischer Beschwerden einher und kann Monate bis wenige Jahre andauern. Eine Chemotherapie ist in dieser Phase nicht erforderlich.

## 6.4 Multiples Myelom (MM)

Typisch für das MM ist der *schleichende Beginn* mit oft uncharakteristischer Symptomatik. Der Tumorklon, dessen plasmazellulärer Anteil im Knochenmark akkumuliert, hat bei asymptomatischen Patienten bereits eine Größe von $10^{10}$-$10^{11}$ Zellen und bei symptomatischen Patienten von $10^{11}$-$10^{12}$ Zellen erreicht. Mit Ausnahme chirurgischer Maßnahmen und/oder Strahlentherapie beim solitären Plasmozytom gibt es keine Heilung; alle etablierten Therapiemaßnahmen sind palliativer Natur.

Der Verlauf der Erkrankung ist einerseits abhängig vom Stadium der Erkrankung zum Zeitpunkt der Diagnose, andererseits von den oben genannten prognostischen Kriterien, so daß Verläufe zwischen wenigen Monaten und > 10 Jahren resultieren. Die häufigsten Todesursachen sind interkurrente Infektionen, zunehmende Knochendestruktion mit sekundären Folgen auf das Herz-Kreislauf- und Respirations-System sowie die Niereninsuffizienz entweder im Rahmen einer nicht mehr beherrschbaren Hyperkalzämie oder Bence-Jones-Proteinurie, die zu einer Schädigung der Tubuli mit Atrophie und Nekrosen der Tubulusepithelien durch die Bildung von Eiweißzylindern führen kann.

Zur *Verlaufskontrolle* sind die in 5 genannten Laborparameter, die Röntgenuntersuchung und die Kernspintomographie geeignet. Bei etwa 5% der Patienten ergibt sich eine Diskrepanz zwischen Labor- und Röntgenbefunden (röntgenologisch nachgewiesener Progreß ohne gleichzeitigen Anstieg des Myelomproteins). Auf die wiederholte Röntgenuntersuchung kann daher nicht verzichtet werden; sie sollte in Abhängigkeit vom Verlauf alle 6–12 Monate durchgeführt werden.

## 6.5 Definition von Progreß und Remission

*Progreßkriterien* sind das Auftreten neuer und die Vergrößerung bekannter Osteolysen bzw. die Zunahme der malignen Osteopenie, Auftreten einer Hyperkalzämie, Zunahme der Tumoranämie und/oder der Thrombozytopenie sowie eine mindestens 25%ige Zunahme des M-Gradienten (d. h. der Tumorzellmasse nach Durie u. Salmon 1975). Auch die Zunahme der Niereninsuffizienz signalisiert oft einen Progreß, hier muß jedoch auch die Möglichkeit einer medikamentös induzierten Nierenfunktionsstörung bei bestehender Myelomniere berücksichtigt werden.

Als Kriterien für eine *Remission* wird in der Regel die Reduktion der Serum-M-Komponente (> 50%; Chronic Leukemia-Myeloma Task Force oder > 75%; SWOG, South West Oncology Group) herangezogen. Das Ausmaß der Reduktion des M-Gradienten korreliert jedoch über weite Bereiche der Tumorzellreduktion nicht mit der Überlebenszeit. Klinische Beobachtungen zeigen darüber hinaus, daß bei rascher Remissionsinduktion Rezidive eher eintreten als bei langsam induzierter Remission. Die Definition einer „kompletten" Remission anhand der Beurteilung der Serum-M-Komponente (z. B. Verschwinden der M-Komponente auch in der Immunfixationselektrophorese) ist methodenabhängig, nach langfristigen Beobachtungen wird mit keiner der zur Zeit verfügbaren Behandlungsmaßnahmen der Myelomklon komplett eliminiert.

# 7 Therapiestrategie

## 7.1 Übersicht

Zum therapeutischen Arsenal zählen *Chemotherapie* und *Radiotherapie*, supportive Maßnahmen wie *Immunglobulinsubstitution* bei symptomatischem sekundären Antikörpermangelsyndrom, *Bluttransfusionen*, eine ausreichende *Analgetikabehandlung, chirurgische Maßnahmen* und die Verordnung von Orthesen. Hinzu kommen als neuere Entwicklungen die Applikation von *Bisphosphonaten* (Hemmung der Osteoklasie), die Intensivierung der Chemotherapie in Kombination mit allogener *Knochenmarktransplantation* oder autologem Stammzellsupport sowie Versuche zur Überwindung der sich in der Spätphase der Erkrankung entwickelnden Chemotherapieresistenz (*mdr-Modulation*) und die Applikation von *Zytokinen.*

## 7.2 Medikamentöse Therapie

Behandlungsgrundsätze sind in der nachfolgenden Übersicht dargestellt.

### Medikamentöse Therapie des multiplen Myeloms

*„Smouldering"-Myelom:* Keine primäre Therapieindikation. Mittelfristige Überwachung, Therapieeinleitung nur bei nachgewiesenem Progreß oder bei krankheitsbedingten Symptomen (Knochenschmerzen, Anämie etc.), die meist einen Übergang in ein progressives MM signalisieren.[1]

*Stadium I:* Bei asymptomatischen Patienten mit stabilem Krankheitsbild keine Therapieindikation. Regelmäßige Überwachung (M-Komponente, Nierenfunktion, Kalzium, Hämoglobin und klinische Beurteilung). Therapieeinleitung bei Krankheitsprogression bzw. beim Auftreten krankheitsbedingter Symptome.[1]

*Stadium II und III:* Chemotherapie – im Stadium II nur bei nachgewiesenem Progreß (MP-Standardtherapie; evtl. Polychemotherapie bei ungünstiger Prognose und gutem AZ, z. B. mit VAD, VMCP).[1]

*Remissionserhaltung:* Eine Weiterführung der Chemotherapie nach Erreichen einer maximalen Remission führt nicht zu einer Verlängerung der progressionsfreien und Gesamtüberlebenszeit. Nach konventioneller Induktionstherapie konnte eine Verlängerung der Remissionsdauer durch Interferon-α nur in einigen Studien nachgewiesen werden, dagegen keine Verlängerung der Überlebenszeit.

*Rezidiv:* Nach längerer Remissionsdauer (mehr als 6 Monate) neuerliche Behandlung mit Erstlinienprotokoll; bei kurzer Remissionsdauer: VAD bzw. anderes Polychemotherapieprotokoll oder Dexamethasonmonotherapie.

*Primäre Therapieresistenz:* Besonders ungünstige Prognose; Therapieversuch mit VAD; nur in Studien: hochdosiert Melphalan oder Hochdosistherapie (s. 7.4).

*In allen Situationen:* Adäquate *Schmerztherapie* (NSAID, bei Bedarf Opioide); Bisphosphonate (s. 8.6.1).
Prävention und Therapie der *Niereninsuffizienz* (ausreichende Hydrierung und Diurese, Prophylaxe bzw. Therapie der Hyperkalzämie, s. 8.6.1), Therapie des klinisch relevanten *sekundären Antikörpermangels* mit parenteraler Immunglobulinsubstitution (s. 8.6.2), Therapie der klinisch relevanten *Anämie* mittels Erythropoietin bzw. Erythrozytentransfusionen (s. 8.6.3), Therapie des Hyperviskositätssyndroms durch adäquate Chemotherapie und bei Bedarf Plasmapherese.

---

[1] Frakturgefährdete Osteolysen werden bestrahlt (s. 7.5).

## 7.3 Stellung der systemischen Therapie

### Standardchemotherapie
Wirksam sind in erster Linie Alkylanzien wie Melphalan und Cyclophosphamid sowie weitere Zytostatika wie BCNU, Doxorubicin, Etoposid und Vincaalkaloide mit geringer Monoaktivität von ca. 10–20%. Wichtiger Bestandteil der Therapie sind daneben Kortikosteroide.

Die intermittierende Chemotherapie mit Melphalan und Prednisolon (MP) ist seit 25 Jahren Standardtherapie; sie kann oral oder intravenös erfolgen. Bei 50–70% der Patienten lassen sich so Remissionen und mittlere Überlebenszeiten von 28–43 Monaten erreichen.

Da die Resorptionsrate von *Melphalan* beträchtlichen inter- und intraindividuellen Schwankungen unterliegt, sollte die orale Behandlung nadiradaptiert vorgenommen werden, d. h. die Dosis sollte entsprechend dem Nadirwert der Leukozyten modifiziert werden. In der Praxis wird dabei eine milde Granulozytopenie (etwa 1000-2000/µl) bzw. Thrombopenie ($< 100000$/µl) 3 Wochen nach Therapieverabreichung angestrebt. Bei ausbleibendem Therapieansprechen bzw. fehlender Myelosuppression sollte die Dosis um etwa 20% erhöht werden. Die Therapiezyklen werden in 4- bis 6wöchigen Intervallen appliziert. Von einigen Arbeitsgruppen wird die parenterale Verabreichung von Melphalan empfohlen, da dadurch die Probleme der schwankenden Resorptionsrate sowie die der Patientencompliance umgangen werden können. In diesem Falle ist bei Patienten mit eingeschränkter Nierenfunktion (Kreatininclearance < 20 ml/min.) eine Dosisreduktion um 50% notwendig, da Melphalan kaum metabolisiert und zum Großteil renal ausgeschieden wird.

Cyclophosphamid weist beim MM ebenfalls eine gute Wirksamkeit auf und besitzt im Vergleich zu Melphalan eine geringere leukämogene Potenz, so daß es alternativ zu Melphalan eingesetzt werden kann; allerdings wurden mit Cyclophosphamid kaum kontrollierte Studien durchgeführt.

Aus der Kombination mit einem *Kortikosteroid* ergeben sich mehrere Vorteile. Kortikosteroide können nicht nur die Proliferation lymphoider Zellen direkt hemmen, sondern sie reduzieren auch den Interleukin-6-Serumspiegel. Mit einer alleinigen hochdosierten Dexamethasonmonotherapie können bei 20% der Patienten Remissionen erreicht werden. Außerdem hemmen Kortikosteroide die enterale Kalziumresorption sowie die Produktion verschiedener, für die gesteigerte Knochenresorption verantwortlicher Zytokine. Dieser Mechanismus dürfte zusammen mit dem bekannten antiphlogistischen Effekt der Kortikosteroide zur Reduktion der Knochenschmerzen bei den Patienten beitragen.

**Hochdosierte Melphalantherapie**

Mit hochdosierter Melphalantherapie (140 mg/m$^2$ KOF) können bei frisch diagnostizierten MM-Patienten Remissionsraten von 80% erreicht werden, wobei bei 35% komplette Remissionen mit vollständiger Rückbildung der Paraproteinämie und Normalisierung des Knochenmarks beobachtet werden. Trotz dieser beachtlichen Remissionsrate gelingt es jedoch mit der alleinigen hochdosierten Melphalantherapie nicht, die Remissionsdauer und v. a. die Überlebenszeiten signifikant zu verlängern. *Außerhalb von Studien ist somit eine Hochdosistherapie mit Melphalan nicht indiziert.*

**Polychemotherapie**

Eine große Metaanalyse zahlreicher in vielen Ländern durchgeführter vergleichender Studien mit MP vs. Polychemotherapie hat ergeben, daß letztere keinen Überlebensvorteil beim MM bringt, obwohl mit einzelnen Schemata höhere Remissionsraten erzielt worden sind.

Für eine der meistgebrauchten Kombinationen, VAD, liegt keine prospektive Vergleichsstudie gegen MP vor; ein prospektiver unizentrischer Vergleich VAD vs. Dexamethasonmonotherapie ergab ein um 15% erhöhtes Ansprechen für VAD, jedoch keinerlei Besserung von Remissions- oder Überlebensraten. Auch das in der deutschen Studiengruppe getestete VBAMDex zeigte gegenüber MP keine verbesserte Überlebensrate. *Somit ist die Standardtherapie weiterhin Melphalan/Prednisolon.*

## 7.4 Hochdosischemotherapie

Eine weitere Dosiseskalation ist im Rahmen der autologen oder allogenen Knochenmarktransplantation (KMT) möglich.

### Allogene KMT

Für eine *allogene Transplantation* kommen nur jene 5% der MM-Patienten in Betracht, die einen HLA-kompatiblen Verwandten 1. Grades als Spender haben und jünger als 55 Jahre sind. Die EBMT hat seit 1983 162 transplantierte Patienten in Europa gesammelt, darunter 15% im Stadium I. Die hohe Primärmortalität von 40% und die bisher nicht gesicherte verbesserte Überlebensrate der so behandelten Patienten sowie das Auftreten von sog. Spätrezidiven erlauben z. Z. *keine Anwendung dieses Verfahrens außerhalb von Studien.*

### Hochdosistherapie mit autologer Stammzellreinfusion

Bei der Hochdosischemotherapie mit anschließender *autologer Knochenmark- oder Blutstammzellreinfusion* – ungereinigt oder aufgereinigt – zeigen Phase-II-Studien mehrerer Zentren ähnliche Ergebnisse: einen erhöhten Anteil kompletter Remissionen, aber keine sichere Verlängerung der mittleren Überlebenszeiten gegenüber der Standardtherapie. Attal et al. (1995) haben in einer ersten randomisierten Studie bei Stadium-III-Patienten nach 36 Monaten eine Überlebenswahrscheinlichkeit von 64% gegenüber nur 15% bei einer Kontrollgruppe ohne Knochenmarktransplantation gefunden. Alle bisherigen Studien stimmen darin überein, daß die Ergebnisse über Stadium-I-Patienten besonders gut sind (s. aber 8.2!) und daß dieses Vorgehen für primär und sekundär chemotherapieresistente Patienten bei spätem Einsatz keine guten Ergebnisse liefert. Wesentlich längere Beobachtungszeiten sind erforderlich, um den Wert der autologen Stammzellreinfusion beim MM abgrenzen zu können. Bei dem größeren Teil der Patienten finden sich im Verlauf Hinweise für eine Persistenz des Tumorklons im Sinne eines „minimal residual disease".

Zur Zeit sollen allogene Knochenmarktransplantationen und Hochdosistherapien ausschließlich im Rahmen kontrollierter Studien durchgeführt werden, um eine objektive Bewertung des klinischen Nutzens dieser Therapieverfahren zu ermöglichen. Derartige Studienprotokolle werden gegenwärtig in Europa und in den USA verfolgt. Für Patienten über

65 Jahre, für Patienten mit resistentem Rezidiv oder solche mit primärer Chemotherapieresistenz wird dieser Behandlungsansatz voraussichtlich nicht in Frage kommen.

## 7.5 Stellung der Strahlentherapie

*Die Möglichkeiten der Strahlentherapie werden beim MM, welches relativ strahlenempfindlich ist, oft nicht entsprechend ausgeschöpft.* Insbesondere bei Patienten mit schmerzhaftem und/oder progredientem und/oder frakturgefährdetem Befall des Achsenskelettes ist eine frühzeitige Strahlentherapie indiziert. Beim MM bringt die kombinierte Chemo-/Strahlentherapie oft bessere Analgesie als Chemo- oder Strahlentherapie allein.

Beim *solitären Plasmozytom* oder bei *extramedullären* Myelomen (selten, meist im Bereich des oberen Respirationstraktes) stellt die Strahlentherapie eine potentiell kurative Behandlung dar, vorausgesetzt, es handelt sich zum Therapiezeitpunkt nicht um ein pseudosolitäres Plasmozytom, was durch langfristige Nachkontrollen zu sichern ist. Beim solitären Plasmozytom kann bei ausreichender Dosierung in der Mehrzahl der Fälle mit einer Heilung gerechnet werden.

Folgende Dosierungen sollten angewandt werden:

*Primäre Strahlentherapie:*
- solitäre Plasmozytome          40–50 Gy,
- extramedulläre Myelome         40–50 Gy.

*Palliative Strahlentherapie:*
- lokale Schmerztherapie, statisch unbedeutende Frakturen
  wie Rippenfrakturen             15–30 Gy,
- drohende pathologische Frakturen des Achsenskeletts
  (z. B. Wirbel, proximaler Femur, Becken,
  proximaler Humerus)            40–50 Gy,
- postoperative Strahlentherapie   40–50 Gy.

Prospektive Studien zur systematischen Untersuchung einer kombinierten Chemo-/Strahlentherapie bei MM sind bisher nicht durchgeführt worden.

Bei Knochenschmerzen und der häufigen neurologischen Symptomatik als Folge von Wirbelsinterungen und Destabilisierung der Wirbelsäule bei fortgeschrittener maligner Osteoporose führt die Kombination von Chemo- und Strahlentherapie (mittlere Herddosis um 30 Gy) signifikant häufiger zur Schmerzfreiheit (80% bei Strahlen/Chemotherapie vs. 40% bei alleiniger Chemotherapie).

## 7.6 Stellung der Chirurgie und Orthopädie

Chirurgische und orthopädische Maßnahmen werden beim MM in kurativer und palliativer Absicht eingesetzt.

*Potentiell kurativ:*
- Exstirpation solitärer Plasmozytome,
- Resektion extramedullärer Myelome.

*Palliativ*
- Dekompression des Rückenmarks bei tumorbedingter Kompression,
- Fixation pathologischer Frakturen,
- Endoprothesen,
- Orthesen, insbesondere Rahmenstützkorsett bei Wirbelfrakturen mit neurologischer Symptomatik.

## 8  Indikation zur Chemotherapie

### 8.1  Auswahl der Patienten

*Voraussetzung einer patientengerechten Indikationsstellung ist eine korrekte Stadieneinteilung, die Berücksichtigung besonderer Verlaufsformen sowie das Vorliegen behandlungsbedürftiger Symptome oder der Nachweis eines Krankheitsprogresses durch eine mehrwöchige Verlaufskontrolle* (klinischer Verlauf mit Laborkontrollen, s. 5, evtl. selektive Röntgenbilder).

### 8.2  Zeitpunkt des Therapiebeginns

Da bei > 90% der Patienten im Stadium I sowie bei 20–40% im Stadium II die Erkrankung über längere Zeit stabil bleibt (Plateauphase, s. 6.3) und diese Patienten weitgehend beschwerdefrei sind, ist eine sofortige Chemotherapie nur im Stadium III erforderlich. Bei allen anderen Patienten, insbesondere im Stadium II, ist der Krankheitsprogreß abzuwarten, wobei nachgewiesen wurde, daß ein in dieser Weise „verspäteter" Beginn der Chemotherapie keinen negativen Einfluß auf die Überlebensrate hat (zur Definition von Progreß und Remission s. 6.5).

## 8.3 Wahl der Therapie

### 8.3.1 Solitäres Plasmozytom

Bei solitären Plasmozytom (Skelett, Weichteile) wird eine lokale Strahlenbehandlung durchgeführt (s. 7.5). Wurde zuvor operiert (s. 7.6), sollte in der Regel eine volldosierte Nachbestrahlung erfolgen.

### 8.3.2 Systemische Behandlung des MM

Hier wird auf die Ausführungen unter 7.2, insbesondere auf die Übersicht verwiesen. Abgesehen vom Stadium III ist der Nachweis eines Progresses der Erkrankung Voraussetzung für die Indikation zur Chemotherapie. Die Kombination *Melphalan/Prednisolon* ist unverändert als Standardtherapie zu betrachten; bezüglich Polychemotherapie und Hochdosischemotherapie wird auf 7.3 bzw. 7.4 verwiesen.

## 8.4 Therapiedauer

Bei Patienten, die auf die Behandlung ansprechen, wird die Chemotherapie bis zum Erreichen einer maximalen Remission, maximal 1 Jahr lang verabreicht (8–12 MP-Kurse). Langsames Ansprechen auf die Chemotherapie ist ein prognostisch günstiges Zeichen; in vielen Fällen kann die Entscheidung, ob ein Patient auf die Therapie anspricht, daher erst nach 3 oder mehr MP-Kursen gefällt werden. Versuche, die Überlebenszeit durch Fortsetzen der Chemotherapie in der Remissionsphase als Erhaltungsbehandlung zu verlängern, haben nicht zu einer Verlängerung der mittleren Überlebenszeit geführt.

## 8.5 Modifikationen der Standarddosis

Bei eingeschränkter Nierenfunktion (Kreatininclearance $< 20$ ml/min) wird die Melphalandosis um 50 % reduziert, da Melphalan überwiegend renal ausgeschieden wird. Diese Dosisreduktion gilt v. a. für die intravenöse Applikation; für die orale Applikation sind keine eindeutigen Daten erhältlich, man sollte aber auch bei oraler Medikation von Melphalan zunächst mit einer 50 %igen Dosisreduktion beginnen. Prednisolon wird stets voll dosiert.

**Tabelle 4.** Hyperkalzämiesyndrom

| Symptome | Behandlung |
|---|---|
| *Milde Form* | |
| – Serumkalzium > 2,6– < 3,5 mmol/l | – Adäquate Chemotherapie! |
| – Polyurie, Polydipsie | – Intravenöse Bisphosphonate (z. B. Clodronat 300–600 mg/Tag) für 3–5 Tage, bis normale $Ca^{2+}$-Serumspiegel erreicht sind |
| – Obstipation, Nausea | – Orale Hydration mit bis zu 3 l Mineralwasser mit niedrigem Kalziumgehalt |
| – Neuromuskuläre Schwäche | – Orale Kaliumsubstitution |
| *Toxische Form* | |
| – Serumkalzium > 3,5 mmol/l | – Adäquate Chemotherapie! |
| – Polyurie, später Dehydratation, Oligurie → Anurie, akutes Nierenversagen | – Forcierte Diurese mit 3– > 5 l/Tag 0,15 molarer NaCl-Lösung |
| – Somnolenz, Koma | – Furosemid 40– > 200 mg/Tag (*cave:* Dehydration), Kaliumsubstitution 20 mmol/l |
| – Ventrikuläre Arrhythmien, QT-Intervall verkürzt | – Intravenöse Bisphosphonate (s. oben) |
| | – Calcitonin, Prednisolon |

## 8.6 Begleittherapie

### 8.6.1 Inhibition der Osteoklasie und des Hyperkalzämiesyndroms

Die Knochendestruktion (→ Osteolysen, maligne Osteoporose) beim MM wird durch überschießende Osteoklastenstimulation bewirkt und führt bei massivem Tumorprogreß zum Hyperkalzämiesyndrom. Die Folgen sind Dehydration, Hypokaliämie, Obstipation und neuromuskuläre Schwäche, schließlich Niereninsuffizienz, Somnolenz und kardiale Rhythmusstörungen. Neben der erforderlichen Chemotherapie hat sich die intravenöse Gabe von Bisphosphonaten bewährt, verbunden mit einer gezielten Hydrierung und Kaliumsubstitution (Tabelle 4).

Darüber hinaus zeigen Daten neuerer Studien, daß die *langzeitige Gabe von Bisphosphonaten* (Clodronat, Pamidronat) mit einer signifikanten Besserung der Knochenschmerzen einhergeht, die Anzahl pathologischer

Frakturen und osteolytischer Läsionen ist in der behandelten Gruppe signifikant kleiner als bei alleiniger Chemotherapie. Bisphosphonate werden langfristig im Knochen deponiert und bewirken eine Reduktion der Stoffwechselaktivität der Osteoblasten und insbesondere der Osteoklasten. Fragen wie optimale Dosierung und Behandlungsdauer müssen in weiteren Studien geklärt werden.

### 8.6.2 Sekundäres Antikörpermangelsyndrom

Eines der typischen Symptome des MM ist der sekundäre Immunglobulinmangel, d. h. die Suppression der normalen Antikörperproduktion und insbesondere normaler Primärreaktionen gegen bakterielle und andere Antigene. Ein *klinisch relevantes Antikörpermangelsyndrom* kann als Auftreten von mindestens 3 schwereren (bakteriellen) Infektionen des Respirations- und/oder Harntraktes oder einer septischen Infektion, die eine antibiotische Therapie erfordern, definiert werden. In 2 prospektiven randomisierten Studien wurde die Wirksamkeit einer regelmäßigen Substitution für diese Fälle *nachgewiesen.* Zur Festlegung einheitlicher Dosierungen reichen die Studienergebnisse nicht aus. In der Praxis hat sich bei Erwachsenen eine Initialdosis von 20 g i. v. IgG, gefolgt von monatlichen Gaben von 10 g i. v. IgG, bewährt.

Eine i. v.-IgG-Substitution eines nur numerisch festgestellten Immunglobulinmangels ohne klinisches Korrelat ist nicht indiziert.

### 8.6.3 Korrektur der Anämie

Bei ca. 20 % der Patienten findet sich zum Diagnosezeitpunkt eine ausgeprägte Anämie, die auf eine ungünstige Prognose hinweist. Bei Patienten, die auf die Chemotherapie ansprechen, normalisiert sich auch die Anämie, während bei den chemotherapieresistenten Patienten die Anämie bestehen bleibt und häufig verstärkt substitutionsbedürftig wird. Für diese Situation sowie für Patienten mit lang andauernder Erkrankung und chronischer myelomassoziierter Anämie steht als Alternative zu Bluttransfusionen die *Behandlung mit Erythropoietin* zur Verfügung. Mit rekombinantem Erythropoietin kann die chronische myelomassoziierte Anämie bei ca. 70–80 % der betroffenen Patienten normalisiert werden.

### 8.7 Erhaltungstherapie

Mit Interferon–α konnte in mehreren prospektiv durchgeführten Studien eine signifikante Verlängerung der Remissionsdauer erreicht werden.

Diese Ergebnisse werden als Argument für die Empfehlung zu einer Interferon-Remissionserhaltungstherapie (z. B. 3 Mio. Einheiten, 3mal/ Woche) herangezogen, da die Patienten während der Remission in der Regel weitgehend beschwerdefrei sind. Eine signifikante *Verlängerung der Überlebenszeit* wurde allerdings *nicht beobachtet.*

Die bei einem Teil der Patienten auftretenden interferoneigenen Nebenwirkungen (Abfall der Leistungsfähigkeit, Fieber, Anorexie, Depression), auch der Kostengesichtspunkt, müssen bei der Indikationsstellung berücksichtigt werden.

# 9 Rezidivtherapie

## 9.1 Progreß nach initialer Remission

Patienten, deren Erkrankung nach Erreichen einer Remission und längerer Remissionsdauer (> 6 Monate) rezidiviert, können zu 60% durch den neuerlichen Einsatz der MP-Therapie erneut in Remission gebracht werden. Entsprechend dem biologischen Prinzip maligner Erkrankungen wird aber jede nachfolgende Remission kürzer als die vorangegangene andauern. Der Einsatz von Dexamethason allein oder von Chemotherapiekombinationen bringt oft erneute Remissionen, hat aber keine signifikante Verlängerung der Überlebenszeiten zur Folge.

## 9.2 Primär resistente oder refraktäre Patienten

Die Behandlung von Patienten mit auf die Primärtherapie resistentem MM bzw. von solchen, die auf eine Zweittherapie refraktär sind, ist wenig erfolgreich. Da zur Induktion meist MP eingesetzt wurde, empfiehlt sich für die Behandlung von primär resistenten Patienten der Einsatz des VAD-Protokolls, welches bei 25–40% dieser Patienten noch eine Remission induzieren kann. Bei mehrfach vorbehandelten Patienten ist mit einer geringeren Erfolgsrate zu rechnen.

Eine weitere Alternative für die Behandlung in dieser Krankheitsphase stellt die Hochdosischemotherapie (s. 7.4) oder die Dexamethasonmonotherapie dar. Allerdings ist auch bei Erzielen einer Remission bei derartigen Patienten nur mit einer kurzen Remissionsphase und dementsprechend kurzer Überlebenszeit von 1 Jahr oder darunter zu rechnen.

### 9.3 Versuche zur Überwindung der Zytostatikaresistenz

Bei 8% der Patienten mit MM findet sich schon zum Diagnosezeitpunkt die Expression des vom MDR-Gen kodierten p-Glykoproteins (Pgp-170), welches als Membranpumpe für den raschen Efflux intrazellulärer Toxine und bestimmter Zytostatika wie Doxorubicin, Vincristin und Etoposid sorgt. Mit zunehmender Krankheitsdauer steigt der Prozentsatz der Patienten, bei denen die Tumorzellen diese Membranpumpe exprimieren, auf 50–80% an. Die Funktion des p-Glykoproteins kann durch bestimmte Substanzen (Verapamil und Verapamilanaloga, Toremifen, Ciclosporin A) antagonisiert werden. Klinisch relevante Remissionen konnten bisher nur durch die gleichzeitige Verabreichung von Ciclosporin A und VAD erzielt werden (47% Remissionen bei gegen eine primäre VAD-Therapie resistente Patienten). Dabei ist allerdings die unter Ciclosporin stark reduzierte hepatische Metabolisierung und Exkretion von Doxorubicin zu berücksichtigen (erhöhte Anthrazyklintoxizität!). Außerhalb von Studien ist diese Kombination nicht zu empfehlen.

## 10 Maßnahmen zur Therapiekontrolle

Entsprechend den Angaben in Tabelle 2 und in 5 werden zur Therapiekontrolle alle erforderlichen klinischen, klinisch-chemischen und bildgebenden Verfahren eingesetzt. Da bei 5–10% der Patienten diskrepante Ergebnisse der klinisch-chemischen einerseits und der röntgenologischen Kriterien andererseits (z. B. fortschreitende Osteolysen trotz unverändertem M-Gradienten im Serum) eintreten, sind regelmäßige Röntgenkontrollen alle 6–12 Monate ebenso erforderlich wie eine Untersuchung der klinisch-chemischen Parameter, insbesondere des M-Gradienten im Serum und/oder Urin, alle 6–8 Wochen. Bei Nierenbeteiligung (Myelomniere, Amyloidose AL) ist regelmäßig die *Nierenfunktion zu überprüfen* (Kreatinin- und Harnstoffwerte, Kreatininclearance).

## 11 Besondere Hinweise

*Deutsche Myelomtherapiegruppe (German Myeloma Treatment Group)*
*Studienleitung*: Prof. Dr. D. Peest, Abt. Immunologie, Medizinische Hochschule Hannover, Konstanty-Gutschow-Str. 8, 30625 Hannover, Tel.: 0511/532–3628; Fax: 0511–532–5048

*International Myeloma Reference Center*
Univ. Prof. Dr. H. Ludwig, I. Med. Abteilung mit Onkologie, Wilhelminenspital, Montleartstraße 37, A-1171 Wien

*Intergroupe Francaise du Myelome*
Dr. M. Attal, Chu Purpan, Toulouse, Frankreich

## 12 Therapieschemata

### 12.1 Induktionstherapie

| **Melphalan/Prednisolon p.o.** | | | (Alexanian 1969) |
|---|---|---|---|
| Melphalan | 0,25 mg/kg | p.o. | Tag 1, 2, 3, 4 |
| Prednisolon | 2 mg/kg | p.o. | Tag 1, 2, 3, 4 |

Wiederholung Tag (29–) 43, d. h. alle (4–) 6 Wochen

*Zur besseren Resorption:* morgendliche Melphalaneinnahme auf nüchternen Magen!
*Dosissteigerung:* Wegen unsicherer intestinaler Melphalanresorption sollte die Melphalandosis gesteigert werden, wenn der Leukozytennadir über 1500/µl und/oder der Thrombozytennadir über 100000/µl liegt; ggf. i.v.-Gabe!

| **Melphalan/Prednisolon i.v.** | | | | (Peest 1990) |
|---|---|---|---|---|
| Melphalan | 15 mg/m$^2$ | i.v. | Bolus | Tag 1 |
| Prednisolon | 60 mg/m$^2$ | p.o. | | Tag 1, 2, 3, 4 |

Wiederholung Tag 29

Dosisadaptation bei Kreatininclearance < 20 ml/min: 50% Dosisreduktion von Melphalan

| **Dexamethasonmonotherapie** | | | |
|---|---|---|---|
| Dexamethason | 20 mg/m$^2$ | p.o. | Tag 1, 2, 3, 4, 5 |

Wiederholung Tag 15

## 12.2  Weitere Therapieschemata

| Vincristin/BCNU/Adriamycin/Melphalan/Dexamethason | | | | VBAMDex (Peest 1990) |
|---|---|---|---|---|
| Vincristin | $1\,mg/m^2$ [a] | i.v. | Bolus | Tag 1, 15, 29, 43 |
| BCNU | $40\,mg/m^2$ | i.v. | Bolus | Tag 1 |
| Adriamycin (Doxorubicin) | $15\,mg/m^2$ | i.v. | Bolus | Tag 1, 15, 29, 43 |
| Melphalan | $7\,mg/m^2$ | i.v. | Bolus | Tag 1, 15, 29, 43 |
| Dexamethason | $25\,mg/m^2$ | i.v. | 15-min-Infusion | Tag 1–4, 15–18, 29–32, 43–46 |

[a]  Maximal 2 mg.

Wiederholung Tag 57, d. h. alle 8 Wochen
*Cave:* Pneumocystis-carinii-Prophylaxe erforderlich

| Vincristin/Adriamycin/Dexamethason | | | | VAD (Barlogie 1984) |
|---|---|---|---|---|
| Vincristin | 0,4 mg | i.v. | kont. Inf. | Tag 1, 2, 3, 4 |
| Adriamycin (Doxorubicin) | $9\,mg/m^2$ | i.v. | kont. Inf. | Tag 1, 2, 3, 4 |
| Dexamethason | $40\,mg/m^2$ | p.o. | | Tag 1–4, 9–12, 17–20 |

Wiederholung Tag 43; ab 2. Zyklus Dexamethason nur Tag 1–4, 17–20

| Mittelhoch dosiertes Cyclophosphamid | | | | (Lenhard 1984) |
|---|---|---|---|---|
| Cyclophosphamid | $600\,mg/m^2$ | i.v. | Bolus | Tag 1–4 |

Wiederholung Tag 29

# Literatur

Adamietz IA, Schöber C, Schulte RWM et al. (1991) Palliative radiotherapy in plasma cell myeloma. Radiother Oncol 20:111–116

Alexanian R, Dimopoulos M (1994) The treatment of multiple myeloma. N Engl J Med 330:484–489

Alexanian R, Dimopoulos MA, Delasalle K, Barlogie B (1992) Primary dexamethasone treatment of multiple myeloma. Blood 80:887–890

Attal M, Huguet F, Schlaifer D et al. (1992) Intensive combined therapy for previously untreated aggressive myeloma. Blood 79:1130–1136

Bartl R (1986) Der leise Beginn des multiplen Myeloms. Wie diagnostizieren und wann therapieren? Internist 27:192–200

Bartl R (1988) Histologic classification and staging of multiple myeloma. Hematol Oncol 6:107–113

Bartl R, Frisch B, Fateh-Moghadam A, Kettner G, Jaeger K, Sommerfeld W (1987) Histologic classification and staging of multiple myeloma. Am J Clin Pathol 87:342–355

Bataille R, Boccadoro M, Klein B, Durie B, Pileri A (1992) C-reactive protein and beta-2 microglobulin produce a simple and powerful myeloma staging system. Blood 80:733–737

Cooper MR, Dear K, McIntyre OR et al. (1993) A randomized clinical trial comparing melphalan/prednisone with or without interferon alfa-2b in newly diagnosed patients with multiple myeloma: a Cancer and Leukemia Group B study. J Clin Oncol 11:155–160

Durie BGM, Salmon SE (1975) A clinical staging system for multiple myeloma: Correlation of measured myeloma cell mass with presenting clinical features, response to treatment, and survival. Cancer 36:842–854

Fritz E, Ludwig H, Kundi M (1984) Prognostic relevance of cellular morphology in multiple myeloma. Blood 63:1072–1079

Gahrton G, Tura S, Ljungman P et al. (1991) Allogeneic bone marrow transplantation in multiple myeloma. European Group for Bone Marrow Transplantation. N Engl J Med 325:1267–1273

Gregory WM, Rochards MA, Malpas JS (1992) Combination chemotherapy versus melphalan and prednisolone in the treatment of multiple myeloma: an overview of published trials. J Clin Oncol 10:334–342

Kyle RA (1980) „Smouldering" multiple myeloma. N Engl J Med 302:1347–1349

Ludwig H, Cohen AM, Huber N et al. (1991) Interferon-alfa-2b with VMCP compared to VMCP alone for induction and interferon alfa-2b compared to controls for remission maintenance in multiple myeloma: interim results. Eur J Cancer 27 [Suppl 4]:S40-S45

Ludwig H, Cohen AM, Polliack A et al. (1995) Interferon-alpha for induction and maintenance in multiple myeloma: Results of two multicenter randomized trials an summary of other studies. Ann Oncol 6:467–476

Ludwig H, Fritz E, Kotzmann H, Höcker P, Gisslinger H, Barnass U (1990) Erythropoietin treatment of anemia associated with multiple myeloma. N Engl J Med 322:1693–1699

McElwain TJ, Powles RL (1983) High dose intravenous melphalan for plasma-cell leukemia and myeloma. Lancet II:822–824

Österborg A, Björkholm M, Björeman M et al. (1993) Natural interferon-alpha in combination with melphalan/prednisone versus melphalan/prednisone in the treatment of multiple myeloma stages II and III: a randomized study from the Myeloma Group of Central Sweden. Blood 81:1428–1434

Peest D, Deicher H, Coldewey R et al. (1995) A comparison of polychemotherapy and melphalan/prednisone for primary remission induction, and interferon-alpha for maintenance treatment, in multiple myeloma. A prospective trial of the German Myeloma Treatment Group. Eur J Cancer 146–151

Peest D, Coldewey R, Deicher H et al. (1993) Prognostic value of clinical, laboratory, and histological characteristics in multiple myeloma: improved definition of risk groups. Eur J Cancer 29A:978–983

Salmon SE, Haut A, Bonnet JD, Amare M, Weick JK, Durie BG, Dixon DO (1983) Alternating combination chemotherapy and levamisole improves survival in multiple myeloma: a Southwest Oncology Group study. J Clin Oncol 1:453–461

Schedel I (1986) Application of immunoglobulin preparations in multiple myeloma. In: Nydegger E, Barandun S (eds) Clinical use of Immunoglobulins. Academic Press, London, pp 123–132

Sonneveld P, Durie BG, Lokhorst HM et al. (1992) Modulation of multidrug-resistant multiple myeloma by cyclosporin. Lancet II:255–259

Wilson K, Shelley W, Belch A et al. (1987) Weekly cyclophosphamide and alternate day prednisone: An effective secondary therapy in multiple myeloma. Cancer Treat Rep 71:981–982

## 34.19 Primäre Hirntumoren bei Erwachsenen

P. Krauseneck, H.-J. Schmoll, H. Jürgens, R.-D. Kortmann

**Vorbemerkung**

Von den zahlreichen Tumorarten des Gehirns sind in der internistischen Onkologie bei Erwachsenen nur wenige maligne Formen, die allerdings die Mehrzahl der Hirntumoren ausmachen, relevant (s. Tabelle 2). Neben der generellen Vorgehensweise und einigen Stichpunkten zu selteneren Tumoren sollen daher nur die malignen Gliome und die neuerdings häufiger diagnostizierten primär zerebralen Lymphome besprochen werden.

## 1 Epidemiologie

*Häufigkeit:* 1,4–4,2% aller Sektionen (zusätzlich bei 2–4% der Obduzierten Nachweis von Hirnmetastasen primärer Tumoren außerhalb des ZNS).

*Inzidenz:* 5–15/100000/Jahr (Männer und Frauen); hiervon ca. 30% maligne Gliome und 2–4% primär zerebrale Lymphome (Jellinger 1987; Jänisch et al. 1988; Zülch 1979).

*Ätiologie:* Beim Tier können durch Viren (z. B. Avian-Sarcoma-Virus) sowie durch Ethylnitrosoharnstoff Tumoren induziert werden; beim Menschen ist kein Zusammenhang zwischen Viren und Tumoren des ZNS-Systems nachgewiesen. Ein erhöhtes Risiko für primäre Lymphome des ZNS besteht allerdings bei HIV- oder EBV-Infektion.

Chemische oder Umweltbelastungen erhöhen nicht das Risiko von ZNS-Tumoren; widersprüchlich sind allerdings bisher noch die Diskussionen um Vinylchlorid.

Die Rolle von elektromagnetischen Einflüssen und damit assoziierter Wärmebildung (z. B. bei Handytelefonen oder Funkgeräten) ist nicht definitiv geklärt; bisher gibt es keinen nachgewiesenen Zusammenhang zwischen hirneigenen Tumoren und Elektrosmog.

Nach Bestrahlung der Hypophyse oder parasellärer Tumoren besteht ein geringes Risiko für Fibrosarkome oder maligne Gliome im Strahlenfeld, ebenso bei prophylaktischer oder therapeutischer Ganzhirnbestrahlung in Zusammenhang mit einer antileukämischen Chemotherapie bei Kindern.

Bestimmte Tumoren zeigen eine Geschlechtsbevorzugung, insbesondere die Meningeome, die zusammen mit den Neurinomen bei Frauen deutlich häufiger sind und zum Teil auch Rezeptorstrukturen für Gestagene, Kortisol, Dopamin und selten Östrogene aufweisen. Medulloblastome und Plexuspapillome, bei jungen Patienten auch Gliome, treten bevorzugt bei Männern auf, so daß möglicherweise der Hormonstatus eine Rolle in der Hirntumorentstehung spielt.

*Genetische Prädisposition:* Direkte Verwandte von Patienten mit ZNS-Tumoren haben kein erhöhtes Risiko für einen Hirntumor; allerdings finden sich häufiger bei Verwandten Abnormalitäten der Chromosomen 17 und 22.

Gliome, insbesondere Gliome am N. opticus, und Astrozytome sind assoziiert mit der Neurofibromatose Recklinghausen, der familiären Polyposis des Kolons sowie dem hereditären nichtpolypösen kolorektalen Karzinom (Turcot-Syndrom) sowie der tuberösen Sklerose. Beim Turcot-Syndrom wurde eine genetische Keimbahnveränderung nachgewiesen, und zwar eine Mutation im APC-Gen (Adenomatosis/Polyposis coli) oder eine Mutation eines Mismatch-repair-Gens, die typischerweise nachweisbar ist beim hereditären, nichtpolypösen kolorektalen Karzinom (Lynch-Syndrom). Bei nahezu alle Patienten mit Turcot-Syndrom kann der Nachweis einer Mutation im APC-Gen und DNS-Mismatch-repair-Gen in peripheren Lymphozyten erfolgen. Das Risiko, einen Hirntumor zu entwickeln, ist bei familiärer Polyposis coli um den Faktor 23 erhöht, für das Medulloblastom sogar um den Faktor 92. Wegen des hohen Risikos, einen Hirntumor zu entwickeln, sollten Mitglieder von Familien mit familiärer Polyposis coli regelmäßig sorgfältig neurologisch, evtl. sogar kernspintomographisch untersucht werden (in 40% der untersuchten Familien mit familiärer Polyposis coli fanden sich 2 Verwandte mit Hirntumoren).

*Altersverteilung:* Das infratentorielle Astrozytom, das Medulloblastom, das Ependymom und das Kraniopharyngeom treten bevorzugt im 1. und

2. Lebensjahrzehnt auf, das supratentorielle Astrozytom, das Oligodendrogliom und das Meningeom im 4. Lebensjahrzehnt, das Glioblastom vorwiegend mit 45–55 Jahren.

## 2 Histologie

### 2.1 Histopathologie, Grading und Malignitätseinschätzung

Maligne Tumoren können überall in Gehirn und ZNS entstehen; bei Erwachsenen entstehen ca. 80% der Tumoren oberhalb des Tentoriums und 10–15% im Spinalkanal, bei Kindern treten 67% aller Tumoren unterhalb des Tentoriums auf. Multiple synchrone Läsionen sind möglich. In Einzelfällen können synchrone multiple diskrete, multizentrische Gliome nachweisbar sein. Es findet sich eine große Anzahl verschiedener Histologien. Die Ursprungszelle kann eine Gliazelle, eine neuronale, eine mesenchymale Zelle (Meningen/Gefäße) sein oder eine metastatische Tumorzelle. Die meisten Hirntumoren stammen allerdings von der Gliazelle ab, der im Stützgewebe des ZNS-Systems vorhandenen Zelle; hierzu gehören Glioblastome, Astrozytome, Oligodendrogliome und Ependymome. Tumoren von neuronalem Ursprung sind selten und betreffen die Neuroblastome und Ganglioneurome. Medulloblastome stammen wahrscheinlich von primitiven neuroektodermalen Zellen ab. Die Hirntumoren bei Erwachsenen sind überwiegend Glioblastome, Metastasen, Meningeome, Astrozytome, Oligodendrogliome und Ependymome, während bei Kindern überwiegend Medulloblastome, Astrozytome, pilozytische Astrozytome und Ependymome vorkommen (s. Tabelle 1).

Inzwischen weltweit akzeptiert ist die im wesentlichen auf Zülch u. Rubinstein beruhende WHO-Klassifikation (Zülch 1979), die soeben überarbeitet wurde (Kleihues et al. 1993), aber die genetischen Marker noch nicht mit berücksichtigt.

Neben der histopathologischen Zuordnung erfolgt ein Grading, das neben histologischen Merkmalen auch die klinische Prognose einbezieht und so auch therapeutische Richtlinien impliziert (Tabelle 2). Der Übergang zwischen (semi-)benignen und (semi-)malignen Formen kann fließend sein, so daß besonders in solchen Fällen eine Referenzbeurteilung durch das Hirntumorreferenzzentrum der Deutschen Gesellschaft für Neuropathologie, derzeitiger Leiter Prof. Dr. O. Wiestler, Neuropathologisches Institut der Universität Bonn, zu empfehlen ist.

*Eine histologische Sicherung vor Entscheidung über die Therapiestrategie, z. B. durch stereotaktische Biopsie, ist in jedem Fall zur Bestimmung der Histologie und des Gradings erforderlich und anzustreben!*

**Tabelle 1.** Verteilung der histologischen Entitäten bei Erwachsenen und Kindern.
(Nach Schoenberg 1982)

| Typ | Erwachsene | | Kinder | |
|---|---|---|---|---|
| | Patienten (n) | Anteil [%] | Patienten (n) | Anteil [%] |
| Glioblastom | 1105 | 52,1 | 62 | 20,3 |
| Meningeom | 389 | 18,4 | 14 | 4,6 |
| Astrozytom | 214 | 10,1 | 63 | 20,6 |
| Chromophobes Adenom | 96 | 4,5 | – | – |
| Neurilemmom | 46 | 2,2 | 2 | 0,7 |
| Hämangiom | 41 | 1,9 | 9 | 2,9 |
| Kraniopharyngeom | 30 | 1,4 | 17 | 5,6 |
| Medulloblastom | 27 | 1,3 | 74 | 24,2 |
| Ependymom | 27 | 1,3 | 20 | 6,5 |
| Azidophiles Adenom | 26 | 1,2 | – | – |
| Neuroblastom | – | – | 8 | 2,6 |
| Oligodendrogliom | 22 | 1,0 | 2 | 0,7 |
| Sarkom | 19 | 0,9 | 5 | 1,6 |
| Pinealom | 6 | 0,3 | 6 | 2,0 |
| Teratom | – | – | 6 | 2,0 |
| Andere | 71 | 3,3 | 18 | 5,9 |
| Gesamt | 2119 | 100 | 306 | 100 |

## 2.2 Grading

Es gibt viele verschiedene Gradingsysteme. Die Einteilung der WHO
sollte benutzt werden.

Grad I:    isomorph, geringe Zelldichte, selten Mitosen, kaum Zellkernanaplasie.

Grad II:   isomorph, etwas unruhiges Gewebebild, mittlere Zelldichte,
geringe Zellkernanaplasie, gelegentlich Mitosen, geringe Gefäßproliferation.

Grad III:  heteromorph, unruhiges Gewebsbild, hohe Zelldichte, starke
Zellkernanaplasie, aber Zellabkunft noch erkennbar; reichlich

Mitosen; starke Gefäßproliferation; Endothelproliferation; evtl. punktförmige Nekrosen.

Grad IV: extreme Polymorphie, ausgedehnte Nekrosen; zytologische Herkunft kaum erkennbar; starke Gefäß- und Bindegewebsreaktion.

## 2.3 Molekulargenetische Befunde

Beim Glioblastoma multiforme ist in über 50% der Fälle eine Amplifikation eines Onkogens, z. B. von N-myc, C-myc, N-ras nachweisbar, oft mit simultaner Überexpression von mehr als einem Onkogen. Zusätzlich findet sich häufig eine Überexpression des EGF-Rezeptors (Chromosom 7p) bei Amplifikation von erb-B-Onkogen (in 40% aller Glioblastome). In Tumoren von Grad III-IV findet sich oft eine homozygote Deletion des Interferonlokus auf Chromosom 9p. Bei primitiven neuroektodermalen Tumoren, einschließlich des Medulloblastoms, insbesondere aber beim Astrozytom (30–40% aller Fälle) findet sich eine Deletion des kurzen Arms des Chromosoms 17.

Bei 30% der Glioblastome und undifferenzierten Astrozytome sind p53-Mutationen nachweisbar, selten aber bei Low-grade-Astrozytomen.

Beim familiären, autosomal-dominant vererbten Li-Fraumeni-Syndrom findet sich eine besondere Disposition zum Mammakarzinom, Weichteilsarkom, Osteosarkom und zu Hirntumoren; es ist noch nicht sicher, ob eine Keimlinienmutation des p53-Gens für die Hirntumoren ursächlich mitverantwortlich sein könnte.

Weitere spezifische zytogenetische Aberrationen betreffen insbesondere Chromosom 1, 7, 9, 10 und 22; beim Meningeom findet sich sehr häufig eine Monosomie 22 (Wong et al. 1994). Aberrationen von Chromosom 10 kommen nahezu ausschließlich bei Grad-IV-Tumoren vor.

## 3 Stadieneinteilung

Die in der allgemeinen Onkologie übliche Klassifikation nach dem TNM-System ist auf Hirntumoren nicht sinnvoll anwendbar, da hier die Stadieneinteilung nach Größe, Lymphknotenbeteiligung und der bei hirneigenen Tumoren äußerst seltenen systemischen Metastasierung nicht relevant ist. Vielmehr spielt die topographische Beziehung des Tumors zu wichtigen Hirnstrukturen eine entscheidende Rolle, was u. U. bei histologisch gutartigen Tumoren zu einem malignen Verlauf führen kann.

**Tabelle 2.** Histologische Einteilung und Malignitätsskala menschlicher Hirntumoren (Auswahl der häufigsten Tumoren)

| Tumor | Grad I benigne | Grad II semi-benigne | Grad III maligne | Grad IV maligne |
|---|---|---|---|---|
| Angioblastom | | # | | |
| Chordom | | | # | |
| Epidermoide | # | | | |
| Gangliozytom/Gangliogliom | # | x | | |
| Hämangioperizytom | | # | x | |
| Hypophysenadenom | # | | o | |
| Kraniopharyngeom | # | | | |
| Lipom | # | | | |
| Meningeom | # | x | o | |
| Neurinom, Schwannom | # | | x | |
| Neurozytom | # | | | |
| Pineozytom | | | # | x |
| Plexuspapillom | # | # | x | |
| Subependymom | # | | | |
| Ependymom | x | # | x | |
| Germinom | | | # | |
| Medulloblastom + PNET[a] | | | | # |
| Primär zerebrales Lymphom | | | x | # |
| Primäres Hirnsarkom | | | | # |
| **Gliome:** | | | | |
| Pilozytisches Astrozytom | # | | o | |
| Astrozytom | | # | x | |
| Pleomorphes Xanthoastrozytom | | # | x | |
| Glioblastom | | | | # |
| Oligoastrozytom | | # | x | |
| Oligodendrogliom | | # | x | |
| Metastatische Prozesse | | | | # |

Erklärungen: # Regelfall, x weniger häufig, o selten.

[a] PNET = primitiver neuroektodermaler Tumor mit multipotenter Differenzierung (neuronal, ependymal usw., z. B. auch Pinealoblastom).

Von daher wäre zu prüfen, ob die Einteilung nach WHO/AJC und die entsprechende Stadiengruppierung Therapieergebnisse zumindest in den Studien vergleichbarer macht und Therapievorgaben von Studien dadurch klarer umgesetzt werden können.

## 3.1 Stadieneinteilung nach WHO

**Primärtumor**

*Supratentorieller Tumor*

Tx:  Primärtumor kann nicht bestimmt werden
T0:  kein Hinweis auf primären Tumor
T1:  unilateraler Tumor < 5 cm
T2:  unilateraler Tumor > 5 cm
T3:  Tumor berührt oder infiltriert das Ventrikelsystem
T4:  Tumor kreuzt über die Mittellinie, infiltriert die gegenseitige Hemisphäre oder reicht unterhalb des Tentoriums

*Infratentorieller Tumor*

Tx:  Primärtumor kann nicht bestimmt werden
T0:  kein Hinweis auf primären Tumor
T1:  unilateraler Tumor < 3 cm
T2:  unilateraler Tumor > 3 cm
T3:  Tumor berührt und infiltriert das Ventrikelsystem
T4:  Tumor kreuzt die Mittellinie, infiltriert die gegenseitige Hemisphäre oder reicht über das Tentorium hinaus

**Lymphknoten**
Diese Kategorie trifft hier nicht zu.

**Metastasen**
Mx:  Nachweis von Metastasen ist nicht möglich
M0:  keine Fernmetastasen
M1:  Fernmetastasen nachweisbar

## 3.2 Stadiengruppierung (AJC/UICC)

| Stadium IA:  | G1 | T1         | M0 |
|--------------|----|------------|----|
| Stadium IB:  | G1 | T2 oder 3  | M0 |
| Stadium IIA: | G2 | T1         | M0 |

| Stadium IIB: | G2 | T2 oder 3 | M0 |
|---|---|---|---|
| Stadium IIIA: | G3 | T1 | M0 |
| Stadium IIIB: | G3 | T2 oder 3 | M0 |
| Stadium IV: | G1-4 | T4 | M0 |
| | G4 | T1-4 | M0 |
| | G1-4 | T1-4 | M1 |

## 4 Prognose

Die Einschätzung der Malignität bei den verschiedenen Histologien und die Häufigkeit für maligne Tumoren ist in Tabelle 2 dargestellt. Grundsätzlich kann man folgendermaßen kategorisieren:

**Grad-I-Tumoren** führen bei guter Operabilität und rechtzeitiger Operation nicht zu einer Beeinträchtigung der Lebenserwartung, u. U. bestehen Sekundärkomplikationen, z. B. durch hormonelle Störungen bei Hypophysenadenom oder Kraniopharyngeom.

Patienten mit **Grad-II-Tumoren** haben heute eine Fünfjahresüberlebensrate von 50–80%. Mit Ausnahme der Gliazelltumoren, die stets rezidivieren, kann eine Operation auch kurativ sein.

Patienten mit **Grad-III-Tumoren** weisen mit Ausschöpfung der multimodalen Therapie überwiegend mediane Überlebenszeiten um 2 Jahre auf. Wesentlich längere Überlebenszeiten kommen in dieser heterogenen Gruppe häufig vor.

Patienten mit **Grad-IV-Tumoren** haben in der Mehrzahl der Fälle Überlebenszeiten unter 1 Jahr trotz aggressiver Therapie und Fünfjahresüberlebenszeiten bei $\leq 5\%$ der Patienten. Günstiger liegen Medulloblastome/PNET auch im Erwachsenenalter mit mehreren Jahren medianer Überlebenszeit, was in neueren Serien auch für die primär zerebralen Lymphome gilt.

Aufgrund der in allen großen randomisierten Studien bei den malignen Gliomen konstant ermittelten prognostischen Faktoren Alter, Malignitätsgrad und Karnofsky-Status läßt sich sagen, daß alte Patienten mit einem hochmalignen Tumor Grad IV und einem schlechten Allgemeinzustand (Karnofsky-Index) kaum eine Chance haben, von der Chemotherapie zu profitieren (Ausnahme: primär zerebrale Lymphome), was jedoch einzelne günstige Verläufe nicht ausschließt.

Weitere weniger gewichtige Faktoren wie Anamnesedauer, organisches Psychosyndrom, epileptische Anfälle (günstig) u. a. tragen kaum noch zur Verbesserung der prognostischen Aussage bei. So ist für Gruppen von Patienten zwar aufgrund dieser klinischen Parameter eine gute Vorhersage der Überlebenszeit möglich, nicht aber für Individuen, so daß Fortschritte durch molekulargenetische Marker und In-vitro-Tests erhofft werden müssen. Hier zeichnen sich erste Erfolge durch die Unterscheidung von „primären" und sekundär malignisierten Glioblastomen und dem Nachweis eines potentiellen „Malignisierungsmarkers" auf Chromosom 19 für die Astrozytome Grad II ab, während die Proliferationsmarker Ki-67, PCNA und NOR als Prognosefaktor enttäuscht haben.


# 5 Diagnostik

Computer- und Kernspintomographie mit Kontrastmittelgabe erlauben heute fast stets eine topographisch exakte Diagnose und eine Abschätzung des Malignitätsgrades. Da allerdings dennoch gravierende Irrtumsmöglichkeiten bestehen, sollte in der Regel unverzüglich eine histologische Sicherung, ggf. durch *stereotaktische Biopsie*, angestrebt werden. Auf diese kann nur verzichtet werden, wenn entweder differenzierte therapeutische Schritte nicht in Betracht kommen oder bei multiplen zerebralen Herden ein bekannter, zur ZNS-Metastasierung neigender Primärtumor gesichert ist (v. a. Bronchialkarzinome, Mammakarzinome, Melanome).

Das EEG hat weiterhin neben seiner Rolle als Screeningmethode einen gewissen zusätzlichen Stellenwert in der Verlaufsbeobachtung, insbesondere zur Abgrenzung von toxischen Enzephalopathien.

Bei allen liquorraumnahen Prozessen sollte, sofern keine Gefahr einer zerebralen Herniation/Einklemmung besteht, die Frage der meningealen Aussaat durch Liquorpunktion geklärt werden. Selten (z. B. bei Lymphomen) kann eine positive Liquorzytologie eine histologische Klärung ersetzen.

*Wichtig ist die Abgrenzung gegen entzündliche und andere gutartige Raumforderungen (Abszeß, Kavernom, Granulom)!*

Damit bleiben folgende *obligatorische Untersuchungen:*

*Labor:*
– Über die Routine hinaus LDH, Katecholamine bei Neuroblastom, Hormone bei Hypophysentumoren.

*Apparative Diagnostik:*
- Computertomogramm des ZNS,
- Kernspintomogramm des ZNS (zuverlässiger bei disseminierten zerebralen Lymphomen, Frühstadien des Glioms, knochennahen Prozessen),
- präoperativ: Angiographie,
- EEG (zur Verlaufskontrolle),
- Liquordiagnostik mit Zytologie und ggf. Nachweis von Polyaminen (Medulloblastom) und Tumormarkern wie NSE (Neuroblastom, PNET), CEA, HCG etc.

## 6 Charakteristika der Erkrankung und Krankheitsverlauf

ZNS-Tumoren machen sich nahezu ausschließlich durch ihre lokale Manifestation bemerkbar. Abgesehen von seltenen hormonaktiven neuroendokrinen Tumoren oder Hypophysentumoren und der hirndruckbedingten Übelkeit- und Erbrechenssymptomatik ist mit systemischen Symptomen bei Hirntumoren kaum zu rechnen. Supratentorielle Tumoren verursachen Destruktion und/oder Schwellung des Gehirns mit der Folge von Schwäche, Seh- und Sprachstörungen, Wahrnehmungsstörungen, fokalen oder generalisierten Krampfanfälle in 20% der Patienten sowie Anstieg des intrakraniellen Drucks. Hierdurch werden Kopfschmerz, Übelkeit und Erbrechen, ggf. Veränderung der Persönlichkeit hervorgerufen. Bei Patienten mit infratentoriellen Tumoren treten eher Gleichgewichtsstörungen auf, frühzeitige Symptome der intrakraniellen Drucksteigerung sowie auch Dysfunktion von Hirnnerven.

Eine zunehmende intrakranielle Drucksteigerung kann eine Einklemmung von Teilen des Gehirns in den Tentoriumschlitz oder das Foramen magnum hervorrufen und ist akut lebensbedrohlich. Es kommt zum Bewußtseinsverlust, zur Dilatation zunächst der ipsilateralen Pupille, zur ipsilateralen, manchmal auch kontralateralen Hemiplegie, zu progressiven Hirnstammzeichen, Koma und Tod, wenn die Einklemmung nicht rechtzeitig beseitigt werden kann.

Die häufigste Metastasierung bei Hirntumoren geschieht über den Liquor mit entsprechenden „Abtropfmetastasen" im Spinalkanal. Selten kann einmal bei einem ventrikuloperitonealen Shunt eine Peritonealkarzinose auftreten, z.B. beim Medulloblastom oder Ependymom. Lymphknotenmetastasen sind nahezu nie nachweisbar, hämatogene Metastasen in Lunge, Leber oder Skelett bei weniger als 1% der Patienten.

# 7 Therapiestrategie

## 7.1 Symptomatische Therapie

Eine gut gesteuerte *antiödematöse Therapie* ist die Grundlage des therapeutischen Erfolgs!

Hirndruckzeichen mit Übelkeit, Kopfschmerzen, Erbrechen, evtl. leichtem Meningismus, Druckpuls, RR-Abfall bzw. dann RR-Anstieg erfordern sofortige Behandlung mit Glukokortikoiden und Entwässerung, wobei die *osmotische Diurese* am schnellsten wirkt (Dosierungsvorschläge s. in nachfolgender Übersicht). Glukokortikoide sollten mit Ausnahme der Bestrahlungszeit, in der wegen der besseren Verträglichkeit der Bestrahlung eine Dauermedikation mit mindestens 15 mg Prednisonäquivalent/Tag verabreicht wird, nur bei Bedarf (nach dem Motto: „So wenig wie möglich, so viel wie nötig!") verordnet werden. Bei Verdacht auf ein primär zerebrales Lymphom sollten sie, wenn vertretbar, bis zur Diagnosesicherung zurückgehalten werden. Manche Patienten benötigen eine Dauermedikation über Monate. Es gibt keinen Grund, Dexamethason oder andere hochwirksame fluorierte Kortikoide zu verwenden; ebensogut können äquivalente Dosen Prednison, Methylprednisolon u. a. angewandt werden, was nicht nur billiger, sondern in der Langzeittherapie wegen geringerer Nebenwirkungen (z. B. Kortisonmyopathie) günstiger ist. Bei Leberschädigung empfiehlt sich Prednisolon statt Prednison .

Oft können Glukokortikoide durch eine orale diuretische Therapie eingespart werden. Hinzuweisen ist besonders auf die orale Osmotherapie mit 85 % (oder reinem) Glycerin DAB, z. B. 4- bis 6mal 20–40 ml/Tag, das wegen des süßen Geschmacks mit Zitronensaft, Maracujakonzentrat o. ä. versetzt sein sollte.

**Standardödembehandlung bei Hirntumoren**

| | |
|---|---|
| Methylprednisolon oral/i.v. | 80 mg morgens (1- bis 2mal 20–80 mg/Tag) |
| Prednison oral/i.v. | 100 mg morgens (1- bis 2mal 25–100 mg/Tag) |
| Dexamethason oral/i.v. | 16 mg morgens (1- bis 4mal 0,5–8 mg/Tag) |
| Sorbit 40%/Mannit 20% | 4- bis 6mal 50–100ml/Tag (zentraler Zugang!) |
| oder Glycerosteril i.v. | 5mal 100ml/Tag (evtl. peripherer Zugang) |

oder orales Glycerin DAB 85% oder „reinst" mit Geschmackskorrigens 4- bis 6mal 20–40 ml/Tag (auf ausreichende Flüssigkeitszufuhr achten!)
Eventuell zusätzlich Furosemid 20–80 mg/Tag

In kritischen Fällen Dosissteigerung sinnvoll: Steroiddosis bis 10fach, Osmodiurese bis 3fach (**cave:** zu ausgeprägte Hyperosmolarität über 320–330 mosmol/l!).

Unruhezustände bei schwerkranken Patienten lassen sich meist mit niederpotenten Neuroleptika wie z. B. Melperon, Thioridazin, Chlorprothixen und einer zusätzlichen Ödemtherapie beherrschen. Hochpotente Neuroleptika wie Haloperidol sollten wegen der stark negativen psychotropen Wirkung bei hirnorganisch vorgeschädigten Patienten nur bei Versagen der niederpotenten Neuroleptika eingesetzt werden.

## 7.2 Stellung der Chirurgie

**Primärtumor**
Sofern keine wesentliche Funktionsbeeinträchtigung in Kauf genommen werden muß, besteht das Therapieziel stets in der möglichst kompletten operativen Entfernung des Tumors mit Ausnahme des Lymphoms, bei dem die Radiotherapie +/− Chemotherapie im Vordergrund steht. Bei multiplen Herden, zentraler Lokalisation oder Herden in eloquenten Regionen und bei diffus wachsenden Gliomen ist eine komplette Tumorentfernung meist ausgeschlossen; doch sollte auch hier geprüft werden, ob durch eine Teilresektion die Raumforderung gemindert und so die Bedingungen für weitere therapeutische Schritte verbessert werden können, da Radio- und Chemotherapie initial durch Ödeminduktion eher zur weiteren Raumforderung beitragen können.

Isolierte, gut abgegrenzte Prozesse in „stummen" Regionen sind eine Domäne der Resektion. Die topographische Dichte essentieller Funktionen verbietet aber in der ZNS-Chirurgie die großzügige Resektion im Gesunden, so daß bei malignen Prozessen in aller Regel die Resektion nicht kurativ ist.

**Shuntimplantation und Anlage von Reservoirs**
Bei akut auftretendem Hydrozephalus durch Verlegung der Liquorwege kann eine notfallmäßige Entlastung durch [bevorzugt vorübergehende, externe, gelegentlich permanente (ventrikuloperitonealer Shunt)] Liquordrainage nötig sein (häufig bei Tumoren der Vierhügelregion und des IV. Ventrikels).

Zur Behandlung des Liquorraums bei Meningeosis neoplastica und bei sezernierenden Tumorzysten ist das Anlegen eines punktierbaren Rickham- oder Ommaya-Reservoirs mit Ventrikel- oder Zystenkatheter günstig bzw. erforderlich.

## 7.3 Stellung der Strahlentherapie

Die Therapie der Wahl bei primären Hirntumoren ist in den meisten Fällen die Operation, die lokal so radikal wie möglich sein soll, ohne daß die Nebenwirkungen unvertretbar hoch werden. Dem operativen Eingriff folgt in der Regel eine Strahlentherapie, die hierbei die wichtigste adjuvante Behandlung ist, um eine Heilung bzw. Verbesserung der Prognose zu erreichen. Die Strahlenbehandlung muß zur optimalen Tumorkontrolle präzise das klinische Zielvolumen erfassen und gesundes, umgebendes Gewebe weitgehend schonen. Standardmethode ist die Photonenbestrahlung am Linearbeschleuniger. Die Dosierung ist abhängig von der Histologie und der Ausdehnung des Bestrahlungsfeldes. Bei kurativen Dosierungen von 45–60 Gy werden in der Regel Einzeldosen zwischen 1,8 und 2,0 Gy gegeben, um das Risiko für Spätfolgen zu reduzieren.

Entsprechend der Ausbreitungscharakteristik der einzelnen Tumoren werden folgende unterschiedliche Zielvolumina mit entsprechenden Bestrahlungstechniken eingesetzt.

**Bestrahlung der (erweiterten) Tumorregion**
Die Behandlung konzentriert sich auf das Tumorbett einschließlich eines Sicherheitssaumes mit möglichem subklinischem Befall (in der Regel 2,0 cm). Zur Optimierung der Bestrahlung werden individuell computergestützte Bestrahlungspläne angefertigt, um möglichst viel umgebendes Gewebe zu schonen (z. B. bei niedrig- und hochmalignen Gliomen).

**Ganzhirnbestrahlung**
Eine Bestrahlung des gesamten Gehirns erfolgt aus Gründen der Prophylaxe bei kleinzelligem Bronchialkarzinom sowie malignen Systemerkrankungen (z. B. Leukämie). Die Indikation zur palliativen Ganzhirnbestrahlung wird bei Hirnmetastasen gestellt.

**Strahlenbehandlung der Neuroachse**
Das Gehirn und der Spinalkanal werden bei Tumoren mit spinaler Aussaat bestrahlt (z. B. Medulloblastom). Eine reproduzierbare Lagerung mit entsprechenden Fixationshilfen bildet die Voraussetzung für eine exakte Feldeinstellung (Bamberg et al. 1992).

*1. Lokalbehandlung (erweiterte Tumorregion)*
 – Supratentorielle Tumoren:
   – niedrig- und hochmaligne Gliome,
   – Optikusgliom,

- Kraniopharyngeome,
- Ependymom ohne Liquoranschluß.

2. *Ganzhirnbestrahlung*
   - Präventivbehandlung:
     - maligne Systemerkrankungen (lymphoblastische Leukämien),
     - kleinzelliges Bronchialkarzinom;
   - Hirnmetastasen;
   - primäre Lymphome des ZNS.

3. *Behandlung des gesamten Liquorraumes (Neuroachse)*
   - Tumoren der hinteren Schädelgrube:
     - Medulloblastom,
     - Ependymom;
   - supratentorielle Tumoren mit Anschluß an das Liquorsystem:
     - Pinealistumoren (Keimzelltumoren, Pinealoblastom),
     - PNET,
     - Ependymom,
     - Plexuspapillome.

**Stereotaktische Strahlentherapie**

Die stereotaktische Konvergenzbestrahlung bietet die Möglichkeit, nach multiplanarer CT/MR-Planung kleine Zielvolumina zu behandeln. In der Regel wird sie als stereotaktische Einzeitbehandlung bei solitären Hirnmetastasen, arteriovenösen Malformationen und Akustikusneurinomen eingesetzt. Eine tumorkonforme Bestrahlung, d. h. individuelle Anpassung an irregulär geformte, größere Tumoren wird durch die dreidimensionale Konformationsbestrahlung erreicht. Spezielle, individuelle Kollimatoren ermöglichen eine individuelle Feldanpassung.

## 7.3.1 Hirneigene Tumoren

**Astrozytom und Oligodendrogliom (WHO Gr. II)**

Obwohl auch nach radikaler Tumorresektion häufig Rezidive auftreten, liegen bisher keine gesicherten Daten vor, daß eine postoperative Strahlentherapie einen zusätzlichen therapeutischen Gewinn erbringt (Bamberg et al. 1992; Medbery et al. 1988). Retrospektive Untersuchungen weisen jedoch darauf hin, daß die postoperative Strahlentherapie nach subtotaler Resektion 5-, 10- und 20-Jahresüberlebenszeiten von ca. 46%, 35% und 23% erreichen kann gegenüber 19%, 11% und 0% in der nur operierten Gruppe (Leibel et al. 1987; Bloom 1990). Die EORTC führt hierzu derzeit eine prospektiv randomisierte Studie durch (postoperative Strahlentherapie vs. Strahlentherapie bei Rezidiv).

## Malignes Gliom (WHO Gr. III und IV)

Der therapeutische Gewinn der postoperativen Strahlentherapie besteht im Vergleich zur alleinigen Operation in einer Verlängerung der medianen Überlebenszeit für Patienten mit Glioblastoma multiforme von 4–5 auf 9–12 Monate und auf 18–24 Monate für anaplastische Astrozytome. Die Anwendung von Hyperfraktionierungsschemata, strahlensensibilisierenden Substanzen, hyperbarem Sauerstoff, dicht ionisierenden Strahlen oder Neutroneneinfangtherapie, Hyperthermie oder Immuntherapie haben jedoch die Prognose der Patienten nicht signifikant verbessern können (Bamberg 1992).

## Primäres Lymphom des Zentralnervensystems

Die Aufgabe der Operation besteht im wesentlichen darin, die histologische Diagnose zu sichern. Charakteristisch ist die hohe Ansprechrate der primären ZNS-Lymphome auf Kortison. Es werden häufig Remissionen beobachtet, die jedoch in der Regel nur 1–2 Monate andauern (Nelson et al. 1992). Die alleinige Strahlenbehandlung erreicht eine mediane Überlebenszeit von 10–18 Monaten (Nelson et al. 1992). Die kombinierte Chemo-/Radiotherapie erreicht eine Dreijahresüberlebensrate von 70% (DeAngelis et al. 1990).

## Meningeom

Nach kompletter Resektion ist mit einer lokalen Tumorkontrolle von über 90% bei benignen Meningeomen, bei subtotaler Resektion mit einer Rezidivrate von 50% zu rechnen. Nach retrospektiven Studien liegt die Fünfjahresrezidivrate nach postoperativer RT (erweiterte Tumorregion) bei 15–32%, die Überlebensrate bei 80% (Solan et al. 1985; Taylor et al. 1988). Es liegen jedoch keine randomisierten, prospektiven Studien zum Stellenwert der postoperativen Strahlenbehandlung vor.

## Medulloblastom

Aufgrund der Hirndrucksymptomatik ist die erste Therapiemaßnahme häufig die Entlastung des Ventrikelsytems durch Drainage. Ansonsten bildet die Operation mit Tumorresektion den ersten therapeutischen Schritt. Eine Liquoraussaat liegt zum Zeitpunkt der Erstdiagnose in 25–46% der Fälle vor (Jenkin et al. 1990). Als entscheidende Therapiemaßnahme wird daher die systemische Bestrahlung des gesamten Liquorraumes angesehen. Risikofaktoren wie postoperativer Resttumor bzw. makroskopische Totalexstirpation und Liquoraussaat/Metastasierung beeinflussen die Prognose (Bloom et al. 1990; Jenkin et al. 1990). Das 10 Jahre anhaltende krankheitsfreie Überleben bewegt sich in Abhängigkeit von Prognosefaktoren zwischen 20% und über 90%. Die in mehreren prospektiven Studien zusätzlich eingesetzte Chemotherapie hat bisher die Prognose nicht entscheidend verbessern können. Zytostatika sollten daher nur in kontrollierten Studien eingesetzt werden.

**Ependymom**

Die Malignitätsskala erstreckt sich von hochdifferenzierten, langsam wachsenden Tumoren des WHO-Grad I und II bis hin zu anaplastischen Varianten (WHO-Grad III). Die hochmalignen Formen, insbesondere die infratentoriellen anaplastischen Ependymome, neigen besonders zur Liquoraussaat. Aufgrund ihrer Tendenz zur kraniospinalen Aussaat wird postoperativ eine Strahlenbehandlung der zerebrospinalen Achse mit anschließender Aufsättigung der primären Tumorregion durchgeführt. Lediglich bei supratentoriell gelegenen Ependymomen ohne Liquoranschluß ist eine alleinige erweiterte Lokalbehandlung vertretbar. Nach alleiniger Operation erreichen nur etwa 20–30% der vorwiegend jungen Patienten mit niedrigmalignen Ependymomen die Fünfjahresgrenze, hingegen 70% nach Operation und Strahlentherapie (30% bei höhergradigen Ependymomen; Bloom et al. 1990).

**Tumoren der Pinealisloge/intrakranielle Keimzelltumoren**

Mit Einführung neurochirurgischer Operations- bzw. Biopsietechniken konnte in den letzten Jahren eine eindeutige histologische Diagnose gestellt werden, so daß eine tumorspezifische Therapie durchgeführt werden konnte. Parenchymale Tumoren umfassen primitive Pinealoblastome, aber auch Pineozytome (Russel et al. 1989). Am häufigsten werden die reinen Germinome (Dysgerminome), die histogenetisch den germinalen Tumoren von Hoden und Ovar entsprechen, diagnostiziert (Russel et al. 1989). Seltener finden sich Chorionkarzinome, embryonale Karzinome oder Dottersacktumoren („yolk sac"), die ebenso wie die Germinome in ihrer reinen Form oder kombiniert als Mischformen auftreten können (Russel et al. 1989).

**Reine Germinome**

Die Strahlentherapie folgt nach bioptischer Sicherung. Wegen des Risikos einer spinalen Aussaat empfehlen wir eine Strahlenbehandlung der kraniospinalen Achse mit Aufsättigung der primären Tumorregion. Mit alleiniger Strahlenbehandlung konnte in der deutschen MAKEI-Studie eine rezidivfreie Fünfjahresüberlebensrate von 90% erzielt werden (Calaminus et al. 1994). Die Patienten mit Rückfällen konnten einer erfolgreichen Chemotherapie zugeführt werden (Allen et al. 1985).

## Sezernierende Keimzelltumoren/Teratome

Die Bestimmung der Tumormarker AFP und $\beta$-HCG in Serum und Liquor erfolgt vor der Operation, da bei positivem Markennachweis die Behandlung mit einer Chemotherapie beginnt, gefolgt von einer möglichen Operation zur Entfernung des (nekrotischen) Resttumors. Anschließend erfolgt die systemische Liquorraumbestrahlung mit Aufsättigung der Tumorregion. Durch diese kombinierte Behandlung konnten die Zweijahresüberlebensraten (krankheitsfrei) von nur 6% (Operation/Strahlenbehandlung) auf 67% gesteigert werden (Calaminus et al. 1994)

### 7.3.2 Hirnmetastasen

Unbehandelt sterben fast alle Patienten mit Hirnmetastasen innerhalb von 4 Wochen nach Diagnosestellung (Borgelt et al. 1980). Im Mittelpunkt der Behandlung steht die Strahlentherapie.

### Solitäre Hirnmetastasen

Bei kontrollierter Tumorerkrankung außerhalb des ZNS stellt sich die Indikation zur Operation. Postoperativ folgt eine Strahlenbehandlung des Ganzhirnschädels mit bis zu 30 Gy in 2 Wochen. Die kombinierte Behandlung kann zu einer lokalen Kontrollrate von 80% und einer medianen Überlebenszeit von 40 Wochen, verglichen mit einer Metastasenkontrolle von 50% und einer medianen Überlebenszeit von 15 Wochen nach alleiniger Strahlentherapie, führen (Patchell 1986). Derzeit wird untersucht, ob eine alleinige stereotaktische Einzeitbehandlung eine Operation und/oder eine Ganzhirnbehandlung ersetzten kann (Sturm et al. 1987).

### Multiple Hirnmetastasen

Bei multipler Hirnmetastasierung stellt sich die Indikation zur Ganzhirnbestrahlung. Die Strahlenbehandlung kann bei 70–90% aller Patienten die klinischen Symptome (Kopfschmerzen) bessern. Die mediane Überlebenszeit beträgt jedoch nur 4–6 Monate (Borgelt et al. 1980). Als günstige prognostische Faktoren gelten guter Allgemeinzustand, geringe neurologische Defizite, kontrollierter Primärtumor, ein Alter unter 60 Jahren sowie ein langes krankheitsfreies Intervall und das Fehlen extrazerebraler Metastasen.

### Prophylaktische Hirnbestrahlung

In vielen Zentren wird eine prophylaktische Hirnbestrahlung bei Patienten durchgeführt, die nach chemotherapeutischer Behandlung eines kleinzelligen Bronchialkarzinoms mit initial „limited disease" eine Vollremission erfahren haben. Mit solchen Behandlungen kann das zerebrale Metastasierungsrisiko von 22% auf 6% reduziert werden. Mit einer Verbesserung der Überlebensrate ist allerdings nicht zu rechnen (Pedersen et al. 1988). Das Auftreten von Leukenzephalopathien mit dementiellen Syndromen belastet dieses Behandlungskonzept.

## 7.4 Stellung der Chemotherapie

Ein grundsätzliches Problem ist hierbei, daß neben der Frage der Chemosensitivität wegen der hohen Effektivität der Blut-Hirn-Schranke auch die Verfügbarkeit der Substanz am Tumor zu berücksichtigen ist (*Ausnahme:* extrazerebrale Malignome). Auch wenn die pathologischen Gefäße hirneigener Tumoren die typische Blut-Hirn-Schranke vermissen lassen, so ist sie doch in den Proliferationszonen am Rande des Tumors intakt. Aus diesem Grund spielt die Liquorgängigkeit der Zytostatika als noch relativ bestes Maß der Blut-Hirn-Schrankenfunktion und auch die geeignete Applikationsweise (in der Regel wenige, höher dosierte Einzelgaben i.v.) eine große Rolle (Tabelle 3).

Wesentlich bei allen liquorraumnahen Prozessen ist die regelmäßige Kontrolle des Liquors (*cave:* Einklemmungsgefahr!) und ggf. eine konsequente intrathekale Therapie, möglichst (zusätzlich) über einen ventrikulären Zugang, z. B. Ommaya-Reservoir. Bei malignen Gliomen ist eine primäre Liquoraussaat selten, findet sich aber in 6% der Fälle im Rezidiv.

### 7.4.1 Standardchemotherapie

Zu den wirksamsten Substanzen gehören Procarbazin und die Nitrosoharnstoffe mit gleichzeitig guter Liquorgängigkeit, Cisplatin und Carboplatin trotz fehlender Liquorgängigkeit, VP 16 und VM 26 mit mäßiger Liquorgängigkeit, Thiotepa und, schwächer wirksam, die Antimetaboliten Cytosin-Arabinosid (Ara-C), Methotrexat und 5-FU. Von den neuen Substanzen scheint Taxol eine geringe Wirksamkeit zu besitzen (Taxol wöchentlich) sowie Topotecan (20% Remissionen, starke Hämatotoxizität). Lovastatin, ein Inhibitor der Mevalonatsynthase, scheint beim Astrozytom wirksam zu sein (Übersicht aus Janus et al. 1992; Lesser et al. 1994).

### 7.4.2 Präoperative Chemotherapie

Die Möglichkeit einer neoadjuvanten Chemotherapie bei grenzwertig operablen oder inoperablen Hirntumoren wird derzeit überprüft, insbe-

**Tabelle 3.** Liquorgängigkeit von Zytostatika

| | |
|---|---|
| *Alkylanzien* | |
| – Nitrosoharnstoffe (ACNU, BCNU, CCNU u. a.) | ++ |
| – Procarbazin | ++ |
| – Hydroxyurea | ++ |
| – Hexitolderivate (DAG, DBD, DIAC-DAG) | ++ |
| – Thiotepa | + |
| – Dacarbazin (DTIC) | (+) |
| – Cyclophosphamid/Ifosfamid | +/− nicht die aktiven Metaboliten |
| *Antimetaboliten* | |
| – Cytosin-Arabinosid | ++ nur bei Dauerinfusion = 2 h |
| – Methotrexat | −/+ nur bei Hochdosisbehandlung |
| – 5-Fluoruracil | ++ z. T. widersprüchliche Daten |
| *Antibiotika* | |
| – Doxorubicin, Bleomycin etc. | − |
| – AZQ (Aziridinylbenzochinon) | ++ Ausnahme, nicht im Handel |
| *Mitosehemmer* | |
| – VM 26 | −/+ z. T. widersprüchliche Daten |
| – VP 16 | −/+ nur bei Hochdosisbehandlung |
| – Vincaalkaloide | − |
| *Platinderivate* | − |
| *Zytokine, Interferone* | − |

Überwiegend tierexperimentelle Daten, ergänzt durch Daten von einzelnen Patienten und kleiner Patientenserien.
Erklärungen: ++ 20–30% des Serumspiegels werden im Liquor erreicht, + um 10% des Serumspiegels werden im Liquor erreicht, −0–2% des Serumspiegels werden im Liquor erreicht.

sondere in Kombination mit Strahlentherapie. Trotz einer bei einigen Entitäten eindrucksvollen Rate an Remissionen ist es unklar, ob eine präoperative Chemo- oder Chemo-/Strahlentherapie quoad vitam besser ist als eine Operation, gefolgt von adjuvanter/additiver Strahlen-/Chemotherapie.

### 7.4.3 Adjuvante/additive Chemotherapie

Die postoperative kombinierte Therapie mit Bestrahlung und Chemotherapie ist die Standardtherapie bei malignen Gliomen. Wenngleich BCNU am besten untersucht wurde, sollte, wegen der potentiellen Lungentoxizität von BCNU, eher ACNU oder CCNU verwendet werden. In einigen Studien zeigte sich ein günstiger Effekt durch eine Polychemotherapie, insbesondere bei Patienten mit guten prognostischen Faktoren.

**Voraussetzungen zur adjuvanten Chemotherapie bei malignen Hirntumoren**

- Histologisch gesicherter Tumor;
- Karnofsky-Status mindestens 50%, insbesondere kein schweres Psychosyndrom. Der Patient muß sich – mit Hilfestellung – im wesentlichen selbst versorgen können.
- Blutbild: Leukozyten mindestens 3500/µl, Thrombozyten mindestens 100000/µl, Hämoglobin mindestens 10 g/dl.
- Keine schwerwiegenden Begleiterkrankungen, z. B. schwere asthmoide Bronchitis; Kreatinin maximal 2 mg/dl, Bilirubin maximal 3 mg/dl.
- Keine Schwangerschaft.

### 7.4.4 Hochdosischemotherapie plus Stammzellreinfusion

Neuere Phase-II-Studien zeigen eine relativ hohe Ansprechrate von primären Hirntumoren unter Hochdosischemotherapie, z. B. mit Carboplatin/Thiotepa/VP 16 (43% Überlebende nach 19 Monaten) beim rezidivierenden, inoperablen Medulloblastom. Diese experimentelle Therapie sollte bei geeigneten Patienten in Studien weiterhin untersucht werden; es ist zu erwarten, daß die Hochdosischemotherapie v. a. für Kinder und jugendliche Erwachsene im Rahmen von Studien eine Rolle spielen wird.

### 7.4.5 Regionale intraarterielle Chemotherapie

Negativ wirkte sich bisher der Versuch aus, durch hohe lokale Dosen die Therapiechancen zu verbessern. Sowohl eine osmotische Öffnung der Blut-Hirn-Schranke als auch die ausführlich im Rahmen kleiner Serien geprüfte intraarterielle Therapie führten zu z. T. wesentlich höherer Toxizität, aber nicht zu längeren Überlebenszeiten. Die einzige randomisierte Studie zur intraarteriellen BCNU-Therapie (Shapiro u. Green 1987) wurde deshalb vorzeitig abgebrochen.

## 8 Indikation zur Chemotherapie

Die grundsätzliche Therapiestrategie zur Therapie von Hirntumoren kann wie folgt zusammengefaßt werden:

**Faustregel der standardisierten Hirntumorbehandlung in Abhängigkeit von Malignitätsgrad (WHO)** (Topographie und Größe des Tumors oder der Zustand des Patienten können Modifikationen erzwingen bzw. sinnvoll machen):

**WHO-Grad I:** kurative (!) Operation mit dem Ziel der kompletten Tumorentfernung. Selten „Radiochirurgie".

**WHO-Grad II:** Operation/Reoperation mit individuellem Therapieziel, u. U. kurativ, bzw. nur stereotaktische Biopsie. Bestrahlung bei progredientem Tumor. Vorwiegend individuelles Therapiekonzept. Chemotherapie nur nach Ausschöpfung von Operation und Bestrahlung (mögliche Ausnahme: progressives Oligodendrogliom – laufende Multicenterstudie).

**WHO-Grad III und IV:** primär multimodale Behandlung mit Operation („so schonend wie möglich, so radikal wie möglich!"), postoperativer Strahlentherapie und adjuvanter Chemotherapie.

*Ausnahmen:* lokal begrenztes Germinom (Bestrahlung in der Regel kurativ); maligne Formen von Hämangioperizytom, Meningeom, Neurinom/Schwannom, Pineozytom, Plexuspapillom und Hypophysenadenom, da bei diesen seltenen Tumoren wenig Erfahrungen mit der Chemotherapie vorliegen und diese daher vorläufig nur bei Tumorrest oder progredientem Tumor als indiziert angesehen werden kann.

Im folgenden wird auf die Therapie der unterschiedlichen histologischen Entitäten näher eingegangen.

## 8.1 Malignes Gliom Grad III-IV, malignes Gangliogliom, malignes Ependymom, malignes Plexuspapillom

### Karnofsky-Index

< 50 %:  Keine adjuvante Chemotherapie, bei Progression Monotherapie mit ACNU. Falls erfolglos, Chemotherapie beenden.

50–60 %:  Adjuvante Chemotherapie mit ACNU, bei Progression Umstellung auf Procarbazin oder Polychemotherapie, z. B. BCNU + VM 26, PCV oder Prüfsubstanzen.

≥ 70 %:  Adjuvante Polychemotherapie mit z. B. ACNU + VM 26, bei Progression Umstellung auf Alternativschema, bei erneuter Progression Monotherapie mit Substanzen 2. Wahl wie Cisplatin, Ara-C u. a. oder individuelle Weiterbehandlung mit Prüfsubstanzen der Phase II in klinischen Studien.

*Vorgehen:* Beginn 10–20 Tage postoperativ nach fortgeschrittener Wundheilung gleichzeitig mit Bestrahlung.

*Maligne Ependymome* des Großhirns sollten wegen gleichartiger Prognose und Verlauf wie die malignen Gliome behandelt werden. Bei Ependymomen ist wegen der großen Neigung zur Liquoraussaat eine zusätzliche intrathekale Chemotherapie zu empfehlen, bei infratentoriellem Sitz ist auch eine Neuroaxisbestrahlung zu erwägen.

## 8.2 Medulloblastom/PNET-Tumoren

Bei Medulloblastomen werden bei kompletter Remission des Tumors und Sanierung des Liquorraumes nach Resektion und Bestrahlung vereinzelt langfristige „Heilungen" beobachtet. Dennoch ist wegen der hohen Rezidivneigung und Chemosensitivität eine begrenzte (6 Monate), intensive adjuvante Polychemotherapie zu empfehlen. Dies gilt insbesondere für Patienten mit einem ausreichenden Allgemeinzustand und fehlender Komorbidität.

Aussagekräftige prospektive Studien bei Erwachsenen zum Wert einer adjuvanten Chemotherapie und/oder Neuraxisbestrahlung fehlen. Die Kombination einer Neuraxisbestrahlung mit einer Polychemotherapie birgt erhebliche hämatotoxische Risiken. Die Schemata orientieren sich entweder an den Protokollen der pädiatrischen Onkologie oder an denen der malignen Gliome. Auch hier ist u. E. die intrathekale Chemoprophylaxe – nicht simultan zur Bestrahlung – indiziert.

## 8.3 Meningeosis neoplastica

Eine frühzeitige Diagnosestellung und Behandlung ist entscheidend für den therapeutischen Erfolg. Da der Nachweis maligner Zellen im Liquor oft erst im weiteren Verlauf gelingt, muß bei Vorliegen anderweitig nicht erklärbarer neurologischer Symptome bei bekannter Neoplasie und deutlich erhöhtem Liquoreiweiß eine Meningeose angenommen und behandelt werden.

Meningeosen sind bei hämatologischem Grundleiden potentiell kurabel, während bei soliden Tumoren nur selten mehrjährige Verläufe zu erzielen sind. Unbehandelt beträgt die Überlebenszeit bei solidem Primärtumor nur wenige Wochen.

*Die Therapie ist jedoch weitgehend uniform:* Sofern nicht eine rein palliative Symptomlinderung im Vordergrund steht, sollte stets eine ventrikuläre Applikationsmöglichkeit (Rickham-Kapsel, Ommaya-Reservoir) geschaffen werden, da bei lumbaler Gabe häufig intrakraniell keine ausreichenden Wirkspiegel erreicht werden.

Wir verwenden in erster Linie wegen der praktisch fehlenden Hämatotoxizität als Basisbehandlung Ara-C (40–80 mg/Injektion lumbal, 20–40 mg/Injektion ventrikulär) lumbal mit 10–40 mg Triamcinolonacetonidkristallsuspension, anfangs bis 3mal/Woche bis zum Ansprechen von Klinik und Liquorbefund. Eine Verlängerung auf wöchentliche Intervalle ist in der Regel nach 2 Wochen möglich. Nach 6 Wochen bei saniertem Liquor (d. h. nicht nur fehlender Nachweis maligner Zellen, sondern auch weitgehende Normalisierung des Liquoreiweisses) erfolgt die Behandlung alle 2, dann 3, dann 4 Wochen, jeweils 3mal; danach Beendigung der intrathekalen Eingabe, solange der Liquor saniert bleibt. Gegebenenfalls ist eine erneute intensivierte Therapie erforderlich. Steroide sollten ausschließlich lumbal appliziert werden, wobei wegen der Auslösung von Arachnitiden Acetatverbindungen vermieden werden müssen.

Bei mangelhaftem Ansprechen kommt alternativ eine Therapie mit MTX (20–30 mg/Injektion lumbal, 10–15 mg/Injektion ventrikulär unter Liquorspiegelkontrolle $1/10^{-6}$ mg/dl) zum Einsatz – evtl. im Wechsel mit Ara-C (Schaukeltherapie). MTX strömt aus dem Liquorraum kontinuierlich in geringer Menge aus und führt dadurch auch in niedrigen Dosen zu einer Hämatotoxizität, wegen der eine niedrigdosierte, aber längerfristige Leucovorinsubstitution indiziert ist (15 mg alle 6–12 h für 72 h).

Wo eine effiziente systemische Chemotherapie verfügbar ist, sollte diese stets eingesetzt werden, da Ansprechen und Überlebenszeit deutlich verbessert werden.

Ist die Meningeose hiermit nicht zu beherrschen, so ist eine Strahlentherapie (Ganzhirnbestrahlung, evtl. nur regional im Bereich des Rückenmarks entsprechend der neurologischen Symptomatik/Herdnachweis) einzuleiten.

## 8.4 Primär zerebrale Lymphome

Hier gilt wegen der Gefahr einer schnellen und irreversiblen Verschlechterung der Hirnfunktionen besonders, daß die Diagnose mittels Biopsie/Immunzytologie rasch gestellt werden muß. Da Kortikosteroide wegen der raschen Onkolyse die histologische/zytologische Diagnose u. U. unmöglich machen, muß bei Verdacht auf ein primär zerebrales Lymphom (charakteristisch sind multiple/singuläre, mittelliniennahe, nicht ganz scharf begrenzte Herde im CT oder MR mit geringer oder fehlender Raumforderung) eine antiodematöse Therapie mit Osmotherapeutika, z. B. orales Glycerin bis zur Diagnosesicherung, versucht werden.

Mangels randomisierter Studien ist der Stellenwert der Chemotherapie noch nicht ganz geklärt. Die Erfolge einer ergänzenden, primären, intensiven Chemotherapie inklusive intrathekaler Applikation (Hochberg et al. 1991; Chamberlain und Levin, 1993; DeAngelis et al. 1992) gegenüber alleiniger Strahlentherapie mit einer Verdoppelung (bis Verdreifachung) der medianen Überlebenszeiten sind aber eindrucksvoll. Deshalb sollte eine adjuvante Chemotherapie als Regel gelten. Auch besteht ein hohes Risiko der Meningeose, das regelmäßige Liquoruntersuchungen und eine prophylaktische intrathekale Chemotherapie (Ara-C, MTX) erfordert. Die hohe Chemosensitivität der Lymphome rechtfertigt bei frühzeitiger (!) Behandlung eine Zytostatikagabe auch bei schlechtem Allgemeinzustand. Wegen des Risikos einer späten Neurotoxizität sollte MTX als hochwirksame Substanz nur *vor* einer Bestrahlung appliziert werden.

## 9 Besondere Hinweise

*Studie:* „Risikoadaptierte multimodale Therapie maligner Gliome" der Neuroonkologischen Arbeitsgemeinschaft: NOA-01.

*Studienleitung:* Prof. Dr. med. G. Bock, Neurochirurgische Univ.-Klinik Düsseldorf, Prof. Dr. med. M. Bamberg, Klinik für Strahlentherapie, Univ.-Klinik Tübingen.

*Studiensekretariat:* Dr. Bettina Müller, Neuroonkologie, Klinik Bavaria, 01731 Kreischa, Tel.:035206/62951.

## 10 Therapieschemata

### 10.1 Maligne Gliome Grad III/IV, maligne Ependymome, maligne Gangliogliome, maligne Plexuspapillome

| BCNU-Monotherapie | | | | |
|---|---|---|---|---|
| BCNU | 80 mg/m$^2$ | i.v. | 30-min-Infusion | Tag 1, 2, 3 |
| | oder 200 mg/m$^2$ | i.v. | 30-min-Infusion | Tag 1 |
| Wiederholung Tag 43–57<br>Cave: Lungenfunktionsprüfung vor jeder Applikation! | | | | |

**ACNU-Monotherapie**

| ACNU | 100 mg/m² | i.v. | Kurzinfusion | Tag 1 |

Wiederholung Tag 43–50

---

**ACNU + VM 26**

| ACNU | 90 mg/m² | i.v. | Kurzinfusion | Tag 1 |
| VM 26 | 60 mg/m² | i.v. | 30-min-Infusion | Tag 1, 2 ,3 |

Wiederholung Tag 43–50

---

**Procarbazinmonotherapie**

| Procarbazin | 150 mg/m² | p.o. | | Tag 1–28 |

Wiederholung nach 4 Woche Pause, d. h. Woche 9

---

**Procarbazin/CCNU/Vincristin**                                    **PCV**
                                                          (Levin 1980)

| Procarbazin | 60 mg/m² | p.o. | | Tag 8–21 |
| CCNU | 110 mg/m² | p.o. | | Tag 1 |
| Vincristin | 1,4 mg/m² | i.v. | Bolus | Tag 8, 29 |
| | (maximal 2 mg) | | | |

Wiederholung Tag 50–64, d. h. alle 6–8 Wochen

## 10.2 Medulloblastom/PNET im Erwachsenenalter

| Block I | | | | |
|---------|---|---|---|---|
| Procarbazin | 100 mg/m² | p.o. | | Tag, 1–14 |
| Epirubicin | 50 mg/m² | i.v. | Bolus | Tag 1 |
| DTIC | 400 mg/m² | i.v. | Kurzinfusion | Tag 1, 2 |
| Methotrexat | 20 mg/m² | p.o. | | Tag 1, 8, 15 |
| **Block II** | | | | |
| Cisplatin | 50 mg/m² | i.v. | 30-min-Infusion | Tag 29,30 |
| Ifosfamid | 1600 mg/m² | i.v. | 1-h-Infusion | Tag 29, 30, 31, 32, 33 |

Wiederholung bzw. Beginn erneut bei Block I ab Tag 51
Bei Ansprechen Behandlungsdauer ca. 1 Jahr

## Literatur

Allen JC, Bosl G, Walker R (1985) Chemotherapy trials in recurrent primary intracranial germ cell tumors. J Neurooncol 3:147–152

Allen JC, Kim JH, Packer RJ (1987) Neoadjuvant chemotherapy for newly diagnosed germ-cell tumors of the CNS. J Neurosurg 67:65–70

Bamberg M (1993) Das Zentralnervensystem: Dold U, Hermanek P, Höffken K, Sack H (Hrsg) Praktische Tumortherapie. Thieme, Stuttgart New York, S 565–592

Bamberg M, Hess CF (1992) Radiation therapy of malignant gliomas. Onkologie 15:178–189

Bloom HJG, Glees J, Bell J )1990) The treatment and long-term prognosis of children with intracranial tumors: a study of 610 cases, 1950–1981. Int J Radiat Oncol Biol Phys 18:723–745

Borgelt B, Gelber R, Kramer S )1980) The palliation of brain metastases: Final results of the first two studies by the radiation therapy oncology group. Int J Radiat Oncol Biol Phys 6:1–16

Borgelt B, Gelber R, Larson M, Hendrickson F, Griffin T, Roth R (1981) Ultrarapid high dose irradiation schedules for the palliation of brain metastases: Final results of the first two studies by the radiation therapy oncology group. Int J Radiat Oncol Biol Phys 7:1633–1638

Calaminus G, Bamberg M et al. (1994) Intracranial germ cell tumors: A comprehensive update of the European data. Neuropediatrics 25:26–32

Chamberlain M, Levin VA (1993) Primary central nervous lymphoma: A role for chemotherapy. J Neurooncol 14:271–275

DeAngelis LM, Yalom J, Heinemann MH, Cirrincione C, Thaler HT, Krol G (1990) Primary CNS lymphoma: combined treatment with chemotherapy and radiotherapy. Neurology 40:80–86

DeAngelis LM, Yahalom J, Thaler HT, Kher U (1992) Combined modality therapy for primary CNS lymphomas. J Clin Oncol 10:635–643

Hochberg FH, Löffler JS, Prados M (1991) The therapy of primary brain lymphoma. J Neurooncol 10:191–201

Hoffman W, Mühleisen H, Hess CF, Kortmann RD, Schmidt B, Grote EH, Bamberg M (1995) Atypical and anaplastic meningiomas: Does the new WHO classification of brain tumors affect the indication for postoperative irradiation. Acta Neurochir (Wien) 135:171–178

Jänisch W, Schreiber D, Güthert H (1988) Neuropathologie – Tumore des Nervensystems. Fischer, Stuttgart New York

Janus TJ, Kyritisis AP, Forman AD, Levin VA (1992) Biology and treatment of gliomas. Ann Oncol 3:423–433

Jellinger K (1987) Pathology of human intracranial neoplasia. In: Jellinger K (ed) Therapy of malignant brain tumors. Springer, Wien New York, pp 1–90

Jenkin D, Goddard K, Armstrong D et al. (1990) Posterior fossa medulloblastoma in childhood: treatment results and a proposal for a new staging system. Int J Radiat Oncol Biol Phys 19:265–274

Kleihues P, Burger PC, Scheithauer BW (1993) The new WHO classification of brain tumors. Brain Pathol 3:255–268

Kornblith PL, Walker M (1988) Chemotherapy for malignant gliomas. J Neurosurg 68:1–17

Krauseneck P, Mertens H-G (1987) Results of chemotherapy of malignant brain tumors in adults. In: Jellinger K (ed) Therapy of malignant brain tumors. Springer, Wien, pp 349–395

Kühl J (1988) Chemotherapie bei Hirntumoren im Kindesalter. Klin Pädiatr 200:214–220

Leibel SA, Sheline GE (1987) Radiation therapy for neoplasms of the brain. Neurosurgery 66:1–22

Lesser GJ, Grossman S (1994) The Chemotherapy of high-grade Astrocytomas. Semin Oncol 21 (2):220–235

Levin VA, Edwards MS, Wright DC et al (1980) Modified procarbacine, CCNU, and vincristine (PCV 3) combination chemotherapy in the treatment of malignant brain tumors. Cancer Treat Rep 64:237–241

Mahaley MS Jr (1991) Neuro-oncology index and review (adult primary brain tumors). J Neurooncol 11:85–147

Medbery CA, Strauss KL, Steinberg SM (1988) Low-grade astrocytoma: Treatment results and prognostic variables. Int J Radiat Oncol Biol Phys 15:837–841

Mundinger F (1987) Stereotactic biopsy and technique of implantation (instillation) of radionuclids. In: Jellinger K (ed) Therapy of malignant brain tumors. Springer, Wien New York, pp 134–194

Nelson D, Martz K, Bonner H et al. (1992) Non-Hodgkin's lymphoma of the brain: can high dose, large volume radiation therapy improve survival? Report on a prospective trial by the radiation therapy oncology groups (RTOG): RTOG 8315. Int J Radiat Oncol Biol Phys 23:9–17

Patchel RA, Cirrincione C, Thaler HT (1986) Single brain metastases: Surgery plus radiation or radiation alone. Neurology 36:447–450

Pedersen AG, Kristjansen PEG, Hansen HH (1988) Prophylactic cranial irradiation in small cell lung cancer. Cancer Treat Rev 15:85–103

Russell DS, Rubinstein LJ (1989) Pathology of tumors of the nervous system, 5th edn. Williams & Wilkins, Baltimore

Rustin GJS, Bagshawe KD, Begent RHJ, Crawford SM (1986) Successful management of metastatic and primary germ cell tumors in the brain. Cancer 57:2108–2113

Sauer R (1987) Radiation therapy of brain tumors. In: Jellinger K (ed) Therapy of malignant brain tumors. Springer, Wien New York, pp 195–276

Solan MJ, Kramer S (1985) The role of radiation therapy in the management of intracranial meningiomas. Int J Radiat Oncol Biol Phys 11:675–677

Sturm V, Kober H, Hover KH (1987) Stereotactic percutaneous single dose irradiation of brain metastases with a linear accelerator. Int J Radiat Oncol Biol Phys 13:279–282

Taylor BW, Marcus RB, Friedmann WA et al. (1988) The meningioma controversy: postoperative radiation therapy. Int J Radiat Oncol Biol Phys 15:299–305

Schoenberg BS (1982) Nervous system in cancer epidemiology and prevention. In: Schröttenfeld D, Fraumeni JF jr. (eds). Saunders, Philadelphia, pp 968–983

Shapiro WR, Green SB (1987) Reevaluating the efficacy of intraarterial BCNU [letter]. J Neurosurg 66:313–315

Wong AJ, Zoltick PW, Moscatello DK (1994) The molecular biology and molecular genetics of astrocytic neoplasms. Ann Oncol 21(2):139–148

Zülch KJ (1979) Histological typing of tumours of the central nervous system. WHO, Genf

# 34.20 Pinealistumoren bei Jugendlichen und Erwachsenen

C. Schöber, H.-J. Schmoll

## 1 Epidemiologie

Tumoren der Pinealregion sind selten und machen als Gesamtgruppe 0,4–1% aller Hirntumoren aus. Die Hälfte der Patienten sind jünger als 20 Jahre. Die Keimzelltumoren kommen überwiegend bei männlichen Patienten vor, die anderen Tumorentitiäten zeigen eine gleiche Geschlechtsverteilung.

## 2 Histologie

Keimzelltumoren bilden den Hauptanteil der Pinealtumoren, wobei 60% Germinome sind. Tumoren des Pinealparenchyms selbst sind selten. Hirneigenständige Formen, von Gliazellen oder Hirnparenchym ausgehend, kommen ebenfalls vor. Immunhistologische Methoden können zur Diagnosesicherung beitragen.

### 2.1 Tabellarische Übersicht

Die histologische Klassifikation der Tumoren der Pinealregion und ihre relative Häufigkeit nach WHO 1985 zeigt Tabelle 1.

### 2.2 Zytologie

Die Liquorimmunzytologie nach dem Miliporeverfahren, ggf. mit Kulturversuch, kann bereits die Artdiagnose stellen. Bei nachgewiesenem Liquorbefall sollte in jedem Fall eine Bestrahlung der spinalen Achse erfolgen.

### 2.3 Zytogenetische und molekulargenetische Befunde

Wegen der Seltenheit der Erkrankungen fehlen systematische Untersuchungen. Bei Pineoblastomen konnte ein Isochromosom 17q mit Über-

**Tabelle 1.** Histologie und Häufigkeit der Tumoren der Pinealregion

| Histologie | Häufigkeit [%] |
| --- | --- |
| *I. Keimzelltumoren* | |
| A. Teratome | 12 |
| – Undifferenziertes Teratom | |
| – Reifes Teratom | |
| – Teratokarzinom | |
| B. Germinom | 41 |
| C. Embryonales Karzinom | |
| D. Chorionkarzinom | 13 |
| E. Mischformen | |
| *II. Tumoren der Pinealparenchyms* | |
| A. Primitiver neurektodermaler Tumor (Pineoblastom) | 10 |
| B. Pineozytom | 6 |
| *III. Gliöse Tumoren und andere* | 14 |
| A. Astroztom | |
| B. Glioblastom | |
| C. Ependymom | |
| D. Papillom des Plexus choroideus | |
| E. Meningeom | |
| F. Hämangioperizytom | |
| *IV. Zysten* | 4 |
| A. Epidermoid- und Dermoidzysten | |
| B. Gutartige Zysten und Gefäßneubildungen | |
| – Arachnoidzyste | |
| – Arteriovenöse Malformation | |
| – Galen-Aneurysma | |

expression von n-myc nachgewiesen werden. Germinome exprimieren das Isochromosom 12 p.

# 3 Stadieneinteilung

Eine Einteilung nach der TNM-Klassifikation erscheint nicht sinnvoll.

# 4 Prognose

Germinome können durch alleinige Bestrahlung in 60–100 % der Fälle geheilt werden. Patienten mit nichtgerminomatösen Keimzelltumoren haben dagegen nach alleiniger Operation und additiver oder adjuvanter Bestrahlung eine Fünfjahresüberlebensrate von 5–15%. Die Prognose bei Patienten mit dieser Tumorentität konnte durch neoadjuvante oder adjuvante Chemotherapie mit cisplatinhaltigen Kombinationen auf 50–80% verbessert werden. Patienten mit parenchymatösen oder gliösen Tumoren haben bisher von der Anwendung multimodaler Therapiekonzepte nicht profitiert. Ihre Fünfjahresprognose beträgt lediglich ca. 15%.

## 5 Diagnostik

*Labor:*
- α-Fetoprotein, β-HCG, CEA im Liquor und Serum für Keimzelltumoren,
- Melatonin und Hydroxyindol-O-methyltransferase für Pinealome,
- Bestimmung der Hypophysenhormone bei entsprechendem Verdacht und zur Beurteilung des postoperativen Verlaufs.

*Apparative Diagnostik:*
- Computertomographie oder Kernspintomographie zur Bestimmung der Tumorausdehnung und evtl. der Artdiagnose,
- Liquorzytologie.

Auf Sellazielaufnahmen kann wegen der geringen Sensitivität und Spezifität verzichtet werden.

## 6 Charakteristika der Erkrankung und Krankheitsverlauf

Die Patienten fallen in der Regel erst mit Hirndruckzeichen bei Verschlußhydrozephalus auf. Häufige Symptome wie Ataxie und Augenmuskellähmungen erklären sich durch die anatomische Nachbarschaft.

Zeichen der Hypophyseninsuffizienz finden sich v. a. bei ektopischen Pinealomen und infiltrativem Wachstum.

## 7 Therapiestrategie

### 7.1 Übersicht

Die exakte Diagnosesicherung ist die Grundvoraussetzung für eine zielgerichtete Therapie. Sollte die Diagnose präoperativ nicht durch

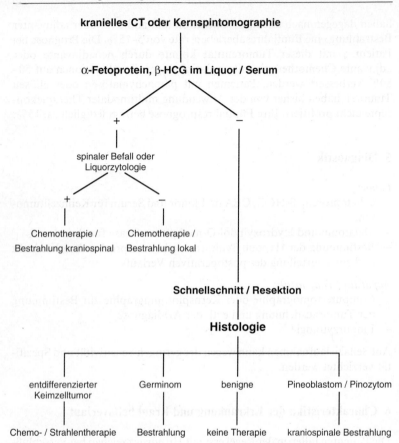

**Abb. 1.** Behandlungsschema für Pinealistumoren (zum Vorgehen bei Keimzelltumoren und Germinomen s. insbesondere Kap. „Keimzelltumoren im Kindesalter")

Bestimmung der Serum- und Liquortumormarker oder der Liquorzytologie eindeutig sein, sollte der Versuch der radikalen Tumorentfernung unternommen werden. Moderne mikrochirurgische Verfahren haben die Mortalität dieses Eingriffes sowie die Häufigkeit von Abtropfmetasen minimiert. Auf eine radikale Tumorentfernung kann verzichtet werden, falls in der Schnellschnitthistologie eindeutig ein Keimzelltumor nachgewiesen werden kann.

Erscheint eine radikale Tumorentfernung nicht möglich, sollte zur Entlastung des Hirndrucks bei Ineffektivität eines Versuchs mit Steroiden eine Shuntoperation vorgenommen und eine Strahlentherapie angeschlossen werden. Bei Keimzelltumoren empfiehlt sich die Kombination mit einer cisplatinhaltigen Chemotherapie.

Im weiteren werden nur die eigenständigen Pinealistumoren und die Keimzelltumoren abgehandelt. Hirneigene Tumore werden behandelt wie im Kap. 34.19 „Primäre Hirntumoren" beschrieben (Übersicht in Abb. 1).

Germinome sind ähnlich wie Seminome sehr strahlensensibel. In zukünftigen Studien wird sich zeigen, ob eine alleinige niedrigdosierte Bestrahlung mit 30–40 Gy für die definitive Versorgung ausreichend ist. Bei nichtgerminomatösen Keimzelltumoren sollte eine adjuvante oder neoadjuvante Chemotherapie mit cisplatinhaltigen Kombinationen additiv zu einer Bestrahlung mit 50 Gy erfolgen.

Für alle anderen Histologien sind Dosierungen von mehr als 50 Gy anzustreben. Eine routinemäßige Bestrahlung der Spinalachse wird nicht generell empfohlen. Im europäischen Raum wird sie jedoch noch in der Regel durchgeführt. Bei Patienten mit positiver Liquorzytologie oder mit ektopen Tumoren, Pineoblastomen und chirurgisch manipulierten Germinomen sollte wegen der erhöhten Wahrscheinlichkeit von Abtropfmetastasen generell eine Bestrahlung der spinalen Achse durchgeführt werden.

## 7.2 Chirurgische Therapie

### 7.2.1 Chirurgische Therapie mit kurativem Ziel

Die radikale mikrochirurgische Entfernung von benignen Zysten, reifen Teratomen, Epidermoid- oder Dermoidzysten ist kurativ. Die operative Mortalität beträgt weniger als 5%. Nur durch operative Freilegung sind maligne Raumforderungen artdiagnostisch sicher abzugrenzen. Sollte die Diagnose nicht durch Tumormarkerbestimmung und Zytologie zu sichern sein, ist je nach Resultat der Schnellschnittuntersuchung die radikale Tumorentfernung Teil eines multimodalen Behandlungskonzeptes.

### 7.2.2 Palliative Chirurgie

Bei inesektablen Tumoren und Steroidresistenz einer Hirndrucksymptomatik sollte eine Shuntoperation durchgeführt werden.

## 7.3 Stellung der Strahlentherapie

Die Bestrahlung ist bei malignen Tumoren der Pinealisregion integrativer Bestandteil eines multimodalen Behandlungskonzeptes. Ihre Intention bei Keimzelltumoren als alleinige Therapiemodalität oder in Kombination mit Operation und/oder Chemotherapie ist kurativ.

**Bestrahlungsdosis**
Germinome gelten ähnlich wie Seminome als äußerst strahlensensible Tumoren. Bei fehlender Liquormetastasierung und fehlender vorausgegangener chirurgischer Manipulation scheint eine alleinige Bestrahlung mit 50 Gy kurativ. Die Fünfjahresüberlebensraten liegen zwischen 60 bis nahezu 90%. Wahrscheinlich kann die notwendige Bestrahlungsdosis auf 30–40 Gy gesenkt werden.

Für alle anderen Histologien liegt die tumorizide Dosis bei 60 Gy. Die alleinige Bestrahlung führt jedoch bei nichtgerminomatösen Keimzelltumoren und Pineoblastomen zu schlechten Ergebnissen.

**Bestrahlungsvolumen**
Randomisierte Studien zur Definition des nötigen Bestrahlungsvolumens fehlen.

In retrospektiven Serien wird als optimales Zielvolumen das Ganzhirn unter Einschluß des 2. Halswirbels mit Boost auf die Tumorregion angegeben. Die Mindestanforderung ist jedoch die Bestrahlung des intrakraniellen Liquorraumes.

Eine routinemäßige prophylaktische Bestrahlung der spinalen Achse sollte nicht erfolgen. Sie wird jedoch z. B. in der MAKAI-95-Studie derzeit noch empfohlen. Bei Pineoblastomen ist wegen der erhöhten Inzidenz von Abtropfmetastasen eine adjuvante spinale Bestrahlung generell durchzuführen.

Bei Nachweis von Tumorzellen im Liquorpunktat und fokalen spinalen Läsionen ist die spinale Bestrahlung zwingend in das therapeutische Konzept einzubeziehen.

Da die Patienten oft jünger als 20 Jahre sind, ist eine exakte Bestrahlungsplanung und Indikationsstellung erforderlich, um Spätfolgen zu minimieren.

### 7.3.1 Präoperative neoadjuvante Strahlentherapie oder kombinierte Chemo-/Strahlentherapie

Germinome sind durch eine alleinige Bestrahlung kurierbar.

Eine Chemotherapie in Kombination zur Bestrahlung mit cisplatinhaltigen Kombinationen bei nichtgerminomatösen Keimzelltumoren verbessert die Prognose. Aus theoretischen Überlegungen sollte sie als neoadjuvanter Therapieansatz geplant und wegen potentiell geringeren Nebenwirkungen vor der Bestrahlung durchgeführt werden. Die optimale Sequenz ist jedoch bisher nicht durch randomisierte Studien belegt.

Bei allen anderen Tumorentitäten ist der Stellenwert einer neoadjuvanten Strahlen-/Chemotherapie nicht definiert.

### 7.3.2 Postoperative adjuvante Strahlentherapie

Bei allen primär operierten malignen Tumoren der Pinealregion ist eine postoperative Bestrahlung indiziert. Die optimale Dosierung sollte mehr als 50 Gy betragen. Zukünftige Studien werden zeigen, ob bei Germinomen niedrigere Dosierungen, wie sie z. B. bei Seminomen verwendet werden, ausreichen.

### 7.3.3 Postoperative additive Strahlentherapie

War bei der initialen Operation der Tumor nicht resezierbar, ist bei allen malignen Tumordiagnosen eine Bestrahlung anzuschließen, bei positivem Spinalbefall unter Einschluß der Neuroachse.

### 7.3.4 Kurativ intentionierte Strahlentherapie

Bei nicht primär operierten oder irresektablen malignen Tumoren der Pinalregion ist eine initiale Bestrahlung indiziert. Bei positivem Liquorbefund und generell bei Pineoblastomen ist eine Bestrahlung der Neuroachse fokal bis zu 45 Gy indiziert.

### 7.3.5 Kombinierte Strahlen/-Chemotherapie

Bei Germinomen ist eine hohe Heilungsrate durch eine alleinige Bestrahlung erreichbar.

Für alle anderen Tumorentitäten gilt das in 7.3.1 Geschilderte.

### 7.3.6 Palliative Strahlentherapie

Um allgemeingültige Empfehlungen zu geben, liegen zu geringe Erfahrungen vor. Da viele Patienten bereits vorbestrahlt sind, ist eine ausreichende Palliation nur bei Rezidiven außerhalb des Bestrahlungsfeldes anzunehmen. Bei Keimzelltumoren sollten wegen des kurativen Therapieansatzes bei bereits vorbestrahlten Patienten Salvagetherapien z. B. unter Einsatz von Hochdosisprotokollen initiiert werden. Siehe hierzu 7.4.7.

## 7.4 Systemische Therapie

### 7.4.1 Übersicht

In den letzten 10 Jahren sind verschiedene Zytostatika allein oder in Kombination v. a. bei Keimzelltumoren erfolgreich primär und bei Rezidivtumoren eingesetzt worden. Die Therapieintention bei Keimzelltumoren ist grundsätzlich kurativ.

Cisplatin oder Carboplatin haben die höchste Monoaktivität, wobei Germinome chemotherapiesensibler als nichtgerminomatöse Keimzelltumoren sind. Wegen der schlechten Ergebnisse nach alleiniger Bestrahlung und Operation bei nichtgerminomatösen Keimzelltumoren werden zunehmend multimodale Therapiekonzepte erarbeitet.

Kombinationen aus Cisplatin, Vinblastin oder Etoposid und Bleomycin scheinen verträglich und effektiv zu sein. Ein optimales Timing und Schema ist noch nicht definiert.

Erfahrungen bei anderen Histologien lassen keine schlüssigen Empfehlungen zu.

### 7.4.2 Neoadjuvante Chemotherapie

Siehe hierzu die Anmerkung in 7.3.1. Fallberichte zeigen, daß eine alleinige Chemotherapie zu kompletten Remissionen bei Germinomen und anderen Keimzelltumoren führen kann. Randomisierte Studien liegen nicht vor.

### 7.4.3 Adjuvante Chemotherapie

Bei nichtgerminomatösen Keimzelltumoren wird die Fünfjahresüberlebensrate durch eine adjuvante Therapie mit cisplatinhaltigen Kombinationen (PVB, PEI oder PEB) im Anschluß an eine postoperative Strahlentherapie verbessert.

Bei Nichtkeimzelltumoren der Pinealisregionen ist der Stellenwert einer adjuvanten Chemotherapie nicht gesichert.

### 7.4.4 Additive Chemotherapie

Nach R1- oder R2-Resektion sollte eine kombinierte Chemotherapie versucht werden. Es gilt das im vorherigen Abschnitt Gesagte.

### 7.4.5 Palliative Chemotherapie

Auch bei chemotherapeutisch vorbehandelten Patienten mit Keimzelltumoren ist die Therapieintention grundsätzlich kurativ.

Bei vorbehandelten Patienten in schlechtem Allgemeinzustand ist ein Versuch mit einer Monotherapie, z. B. mit Carboplatin, Etoposid oder Taxol indiziert. Bei allen anderen Patienten sollte der Versuch einer hochdosierten Salvagechemotherapie z. B. mit einer Hochdosis-PEI inklusive Stammzellsupport gemacht werden.

### 7.4.6 Kombinierte Chemo-/Strahlentherapie

Siehe hierzu Überlegungen zur Strahlen/-Chemotherapie.

### 7.4.7 Hochdosis Chemotherapie +/− Stammzellretransfusion

Hierzu liegen keine Berichte vor. In Analogie zu den Hodentumoren ist eine höhere Heilungsrate bei Hochrisiko- oder Rezidivpatienten mit Keimzelltumoren durch Hochdosistherapie zu erwarten. Dieser therapeutische Ansatz sollte in erfahrenen Zentren im Rahmen von Therapiestudien überprüft werden.

## 8 Indikation zur Chemotherapie

Der Stellenwert einer Chemotherapie bei Pinealistumoren ist lediglich bei Keimzelltumoren etabliert. Eine Behandlung sollte nur im Rahmen von Therapiestudien erfolgen, wie sie zum Beispiel von dem MAHO-95-Protokoll oder der MAKAI-95 Studie vorgeschlagen werden.

Bei Nichtkeimzelltumoren der Pinealisregion sollte die Indikationsstellung und Wahl der Therapieschemata in Analogie zu den Therapieempfehlungen bei den hirneigenen Tumoren erfolgen.

## 8.1 Auswahl der Patienten

Germinome sind durch eine alleinige Bestrahlung zu einem hohem Prozentsatz heilbar.

Wegen der schlechteren Ergebnisse nach alleiniger postoperativer Bestrahlung sind Patienten mit nichtgerminomatäsen Keimzelltumoren Kandidaten für eine adjuvante Chemotherapie. Die Therapieintention ist kurativ. Es kommen alle Patienten mit fehlenden Kontraindikationen für eine Cisplatinkombinationstherapie infrage.

## 8.2 Zeitpunkt des Therapiebeginns

Ist eine Chemotherapie Teil eines multimodalen Therapiekonzeptes, so sollte sie nach operativer Diagnosesicherung und versuchter Tumorentfernung, noch vor einer Bestrahlung, durchgeführt werden.

## 8.3 Wahl der Therapie

Cisplatinhaltige Kombinationstherapien scheinen am effektivsten zu sein. In Anlehnung an die Therapie von Hodentumoren sollte die Kombination Cisplatin/Etoposid/Bleomycin (PEB) als Standard gelten (MAKAI-95-Studie).

## 8.4 Therapiedauer

In der Literatur werden in der adjuvanten/neoadjuvanten Therapiesituation 6 Therapiezyklen empfohlen. Randomisierte Studien hierzu liegen jedoch nicht vor. Wahrscheinlich reichen 4 Zyklen aus.

## 8.5 Modifikation der Standarddosis

Krankheitsspezifische Modifikationen der Therapieschemata sind nicht beschrieben. Bei fehlender Kontraindikation sollte stets die volle Dosis gewählt werden. Die Dosis bei Kindern und jugendlichen Patienten sollte entsprechend der Empfehlung der pädiatrischen Onkologie gewählt werden.

## 8.6 Besonderheiten zur Begleittherapie

Wie bei allen cisplatinhaltigen Chemotherapieprotokollen ist für eine optimale Antiemese zu sorgen. Die Empfehlungen zur forcierten Diurese, zu Elektrolytkontrollen und -substitution, v. a. Kalium und Magnesium, sind identisch mit denen in Kap. „Maligne Keimzelltumoren des Mannes" erwähnten. Die Hirnödemprophylaxe/-therapie ist konsequent mit hochdosierten Steroiden durchzuführen.

### 8.7 Erhaltungstherapie

Hierzu liegen keine Angaben vor. Sie erscheint in Analogie zu den Hodentumoren nicht sinnvoll.

## 9 Rezidivtherapie

Eine kurative Chance ist mit cisplatinhaltigen Chemotherapien bei nicht chemotherapeutisch vorbehandelten Patienten gegeben. Carboplatin war in Einzelfällen selbst nach Cisplatinvortherapie effektiv. Alle Patienten mit Rezidiv sollten in einheitliche Protokolle eingebracht werden, z. B. Hochdosis-PEI mit Stammzellsupport. Die Indikationsstellung sollte großzügig erfolgen.

## 10 Maßnahmen zur Therapiekontrolle

Erfassung von neurologischen Spätfolgen nach alleiniger Strahlentherapie oder in Kombination mit Chemotherapie, Überprüfung der Nierenfunktion und des Elektrolytstatus, Erfassung der Hämatotoxizität. Initial häufige Bestimmung der Tumormarker bei Markerpositivität. Überprüfung des Remissionsstatus vor jedem neuen Zyklus.

## 11 Besondere Hinweise

MAKAI-95-Studie bzw. MAHO-95-Protokoll (s. Kap. „Keimzelltumoren im Kindesalter").

## 12 Zukünftige Entwicklungen

Randomisierte Studien werden den Stellenwert der Art, des Zeitpunktes und des zeitlichen Verlaufs der Chemotherapie in einem multimodalen Konzept definieren müssen. Molekularbiologische und zytogenetische

Befunde werden Prognosefaktoren und eine individuelle, risikoadaptierte Therapieplanung ermöglichen.

## 13 Therapieschemata

| **PVB** | | | | (Matsutani 1985) |
|---|---|---|---|---|
| Cisplatin | 20 mg/m² | i.v. | 1/2-h-Infusion | Tag 1, 2, 3, 4, 5 |
| Vinblastin | 4–6 mg/m² | i.v. | Bolus | Tag 1, 8 |
| Bleomycin | 15 mg/m² | i.v. | Bolus | Tag 1, 8, 15 |
| Wiederholung Tag 22 | | | | |

| **Carboplatinmonotherapie** | | | | (Gaynon 1990) |
|---|---|---|---|---|
| Carboplatin | 400 mg/m² | i.v. | 15 min | Tag 1 |
| Wiederholung Tag 22–29 | | | | |

Weitere Therapieschemata s. Kap. „Keimzelltumoren im Kindesalter".

## Literatur

Allen JC, Kim JH, Packer RJ (1987) Neoadjuvant chemotherapy for newly diagnosed germ cell tumors of the central nervous system. J Neurosurg 67:65

Avizonis VN, Fuller DB, Thomson JW, Walter MJ, Nissoon DE, Menlove RL (1992) Late effects following central nervous system radiation in a pedatric population. Neuropediatrics 23:228–234

Budka H (1985) Pathology of midline brain tumors. Immunocytochemical tumor markers and classificatory aspects. Acta Neurochir [Suppl] 35:23–30

Calaminus G, Bamberg M, Baranzelli MC et al. (1994) Intracranial germ cell tumors: a comprehensive update of the European data. Neuropediatrics 25(1):26–32

Chao CK, Lee ST, Lin FJ, Tang SG, Leung WM (1993) A multivariate analysis of prognostic factors in management of pineal tumor. Int J Radiat Oncol Biol Phys 27(5):1185–1191

Edwards MSB, Levin VA (1987) chemotherapy of third ventricle tumors. In: Appuzzo M (ed) Third ventricular tumors. Williams & Wilkins, Baltimore, p 838

Edwards MSB, Hudgins RJ, Wilson CB et al. (1988) Pineal region tumors in children. J Neurosurg 68:689

Fuller BG, Kapp DS, Cox R (1994) Radiation therapy pf pineal region tumors: 25 new cases and a review of 208 previously reported cases. Int J Radiat Oncol Biol Phys 28(1):229–245

Gouliamos AD, Kalovidouris AE, Kotoulas GK et al. (1994) CT and MR of pineal region tumors. Magn Reson Imaging 12(1):17–24

Hoffman HJ (1987) Pineal region tumors. Prog Exp Tumor Res 30:287

Kees UR, Biegel JA, Ford J et al. (1994) Enhanced MYCN expression and isochromosome 17 q in pineoblastoma cell lines. Genes Chromosom Cancer 9(2):129–135

Kornhuber B, Jacobi G, Weiermann G (1988) Therapie von Germinomen des Zentralnervensystems. In: Bamberg M, Sack H (Hrsg) Therapie primärer Hirntumoren. Zuckschwerdt, München, S 375–379

Lawrence E, Kun D, Souza B, Tefft M (1985) The value of surveillance testing in childhood brain tumors. Cancer 56:1818–1823

Matsutani M (1985) Cisplatin, Vinblastine, Belomycin (PVB) combination chemotherapy in the treatment of intracanial malignant germ cell tumors: A Phase II study. 8th Int Congr Neurol Surg, Toronto, pp 81–82

Salazar OM, Castro Vita H, Bakos RS et al. (1979) Radiation therapy for tumors of the pineal region. Int J Radiat Oncol Biol Phys 5:91

Schmidek HH, Waters A (1985) Pineal masses: Clinical features and management. In: Wilkins RH, Rengachary SS (eds) Neurosurgery. McGraw Hill, New York, p 838

Shibamoto Y, Oda Y, Yamashita J, Takahashi M, Kikuchi H, Abe M (1994) The role of cerebrospinal fluid cytology in radiotherapy planning for intracranial germinoma. Int J Radiat Oncol Biol Phys 29(5):1089–1094

# 34.21 Nasopharynxkarzinom

M. Schönermark, T. Lenarz, H.-J. Schmoll

## 1 Epidemiologie

*Häufigkeit:* Nasopharynxmalignome sind in Europa und in Nordamerika insgesamt selten. 0,2% aller 1992 in den Vereinigten Staaten registrierten Krebserkrankungen waren Nasopharynxkarzinome. In Südostasien, Alaska, Grönland und Zentralafrika sind diese Krebsarten jedoch weit häufiger. In der südchinesischen Provinz Guangdong und in Hongkong ist das Nasopharynxkarzinom die häufigste Krebsart der 15- bis 34jährigen.

*Inzidenz:* USA 1/100000; Südchina 50/100000; Männer:Frauen 2–3:1.

*Ätiologie:* Bei Holzarbeitern ist das Nasopharynxkarzinom als Berufserkrankung anerkannt. Als auslösendes Agens wird neben Holzstaub Formaldehyd diskutiert; der Effekt ist aber sehr umstritten. Als weiterer Faktor werden im Holzstaub enthaltene Chlorphenole diskutiert, mit aber zum Teil inkonsistenten Ergebnissen in den einzelnen Studien. In einigen pflanzlichen Therapeutika enthaltene Phorbolester sind mit einem höheren Risiko für Nasopharynxkarzinome assoziiert.

Die in Südchina übliche Diät mit gesalzenem Fisch gilt als gesicherter ätiologischer Faktor. Dies ließ sich auch in vitro und im Tierversuch bestätigen (Zheng et al. 1994). Möglicherweise sind die enthaltenen Nitrosamine als Kanzerogene verantwortlich. Damit muß auch Tabakrauch als mögliches Kanzerogen gelten. Ein Zusammenhang mit Alkoholkonsum ließ sich im Gegensatz zu den anderen Kopf-Hals-Karzinomen beim Nasopharynxkarzinom nicht nachweisen.

Wenn auch nicht eindeutig bewiesen, muß für das Epstein-Barr-Virus (EBV) aufgrund der epidemiologischen Daten eine ätiologische Rolle zumindest angenommen werden. Unabhängig vom histologischen Subtyp oder von individuellen Faktoren scheint das Nasopharynxkarzinom regelmäßig EBV-assoziiert zu sein. Das EBV nuclear antigen (EBNA), die Virus-DNS wie auch das vollständige Virus lassen sich stets im Tumorgewebe nachweisen. Bei fast allen Patienten mit Typ-II- oder Typ-III-Karzinomen (s. unter Histologie) finden sich erhöhte Antikörpertiter gegen das EBV-Kapsidantigen (EBVCA) oder gegen das EBV early antigen (EBVEA). IgG- und IgA-Titer lassen sich zur Therapie- bzw. Rezidivkontrolle oder (wie in China) als Screeningparameter einsetzen. Neuere Arbeiten deuten auf einen möglichen ätiologischen Zusammenhang mit humanen Papillomviren (HPV-16) hin, die sich mittels Polymerasekettenreaktion (PCR) signifikant häufiger in Nasopharynxkarzinombiopsien nachweisen ließen (Hording et al. 1994).

*Genetische Prädisposition:* In südostasiatischen Patientenkollektiven und bei chinesischen Auswanderen in Kalifornien fand sich ein spezifisches HLA-Profil (A2-BW46), das eine mögliche genetische Prädisposition suggeriert.

Bei jungen Chinesen war der Haplotyp AW19-BW-17 mit einer deutlich schlechteren Prognose korreliert. Europäische Daten liegen nicht vor.

*Altersverteilung:* Plateau über 45 Jahre.

*Primäre Prävention:* Außer diätetischen Maßnahmen (s. unter Ätiologie) und einer Nikotinabstinenz ist eine Prävention nicht möglich.

# 2 Histologie

## 2.1 Einführung

Der Nasenrachen ist ab dem Schulalter mit mehrschichtigem Plattenepithel ausgekleidet, in dem kleine Schleimdrüsen und pigmentbildende Zellen eingelagert sind. Unter dem Epithel befindet sich ein ausgedehntes lymphatisches Kapillarsystem. Etwa 90% der Nasopharynxmalignome sind Plattenepithelkarzinome unterschiedlichen Differenzierungs- und Verhornungsgrades (s. unten). Adenokarzinome, adenoidzystische Karzinome, Sarkome, Chordome, Melanome und Lymphome (bis zu 10%) kommen vor, sind aber extrem selten. Das häufigste Nasopharynxmalignom im Kindesalter ist jedoch das Rhabdomyosarkom. Nach Klassifikation der Weltgesundheitsorganisation (WHO) können 3 verschiedene Tumortypen unterschieden werden (Shanmugaratnam 1991):
- Das *verhornende Plattenepithelkarzinom* zeigt gut differenzierte Epithelzellen mit ausgeprägten interzellulären Brücken und unterschiedlich starker Verhornung.
- Das *nichtverhornende Karzinom* besteht aus uniformen bis spindelförmigen Zellen, die in palisadenartigen Strukturen im umgebenden lymphatischen Stroma angeordnet sind. Es entspricht dem lymphoepithelialen Karzinom von *Typ Regaud.*

– Das *undifferenzierte Karzinom* zeigt irregulär arrangierte, meist spindelförmige Tumorzellen mit ovalen oder runden blasenförmigen Kernen und prominenten Nukleoli. Das histologische Bild erinnert an den zentroblastischen oder immunoblastischen Typ des malignen Lymphoms und kann von diesem letztendlich nur durch die positive Keratin- und die negative LCA- („leucocyte common antigen"-) Färbung unterschieden werden. Das undifferenzierte Karzinom entspricht dem lymphoepithelialen Karzinom vom *Typ Schmincke*.

## 2.2 Tabellarische Übersicht

**WHO-Klassifikation** (1981)

1) Verhornendes Plattenepithelkarzinom
2) Nichtverhornendes Karzinom
   („non-keratinizing carnoma", NKC)
   (lymphoepitheliales Karzinom Typ Regaud)
3) Undifferenziertes Karzinom
   („undifferentiated carcinoma", UC)
   (lymphoepitheliales Karzinom Typ Schmincke)

## 2.3 Zytogenetik/Molekulargenetik

Es findet sich häufig eine umschriebene Deletion im Bereich des kurzen Arms von Chromosom 3 (Lokus 3p25, raf-1-Lokus) sowie 3p14, entsprechend Lokus D3S3 (Choi et al. 1993).

# 3 Stadieneinteilung

## 3.1 Nach der WHO-Klassifikation wird das Nasopharynxkarzinom wie folgt eingeteilt:

T is    Carcinoma in situ.

T 1     Tumor auf einen Unterbezirk des Nasopharynx begrenzt.

T 2     Tumor befällt mehr als einen Unterbezirk des Nasopharynx.

T 3     Tumor dehnt sich auf Oropharynx und/oder Nasenhöhle aus.

T 4     Tumor infiltriert die Schädelbasis und/oder befällt einen oder mehrere Hirnnerven.

*Unterbezirke*
- obere, hintere Wand (Übergang harter/weicher Gaumen bis Schädelbasis),
- Vorderwand (Rückfläche des weichen Gaumens), Seitenwand (einschließlich Rosenmüller-Grube).
- Vomer und Choanen gehören zur Nase.

Die Lymphknotenkategorien sind für alle Kopf-Hals-Karzinome identisch:

N0   Kein klinisch feststellbarer Lymphknoten.

N1   Einzelner homolateraler Lymphknoten unter 3 cm Durchmesser.

N2   Einzelner ipsilateraler Lymphknoten über 3 cm, aber unter 6 cm Durchmesser (N2a) oder mehrere ipsilaterale Lymphknoten unter 6 cm Durchmesser (N2b) oder bilaterale oder kontralaterale Lymphknoten unter 6 cm Durchmesser (N2c).

N3   Lymphknotenmetastase über 6 cm Durchmesser.

## 3.2 Stadiengruppierung AJC/UICC

Basierend auf der TNM-Klassifikation schlägt die AJC folgende Stadieneinteilung vor:

| Stadium 0 | T is | | |
|---|---|---|---|
| Stadium I | T 1 | N0 | M0 |
| Stadium II | T 2 | N0 | M0 |
| Stadium III | T 3 | N0 | M0 |
| | T 1, T 2 oder T 3 | N 1 | M0 |
| Stadium IV | T 4 | N0 oder N 1 | M0 |
| | T 1–4 | N2 oder N3 | M0 |
| | T 1–4 | N 1–3 | M 1 |

## 3.3 Weitere Stadieneinteilungen

1993 wurde aufgrund tumorbiologischer Erkenntnisse eine biologische Stagingeinteilung vorgeschlagen (Schantz 1993). Diese für die Kopf-Hals-Karzinome entwickelte Einteilung geht von der klinischen Beobachtung der Inkongruenz der herkömmlichen Stadieneinteilung mit der tatsächlichen Prognose aus. Ob diese Einteilung das Dilemma löst, bleibt abzuwarten.

| Stadium I | Intraepitheliale Neoplasie |
| Stadium II | Tumorinvasion durch die Basalmembran |
| Stadium III | Lymphknoten- und/oder Fernmetastasen |
| Stadium IV | Therapeutisch refraktäre Tumorerkrankung |

## 4 Prognose

Als Prognosefaktoren beim Nasopharynxkarzinom gelten neben den üblichen allgemeinen Faktoren wie Alter, Ernährungszustand und Begleiterkrankungen insbesondere
- histologischer Tumortyp,
- Tumorstadium und Lymphknotenstatus,
- experimentell ermittelte biologische Tumorcharakteristika.

### Histologie des Tumortyps
Die undifferenzierten Karzinome haben prinzipiell eine bessere Prognose als die ausdifferenzierten Plattenepithelkarzinome (Perez 1992). Das liegt wahrscheinlich an der wesentlich höheren Strahlensensibilität dieser Tumoren.

### Stadium
Wie bei allen Kopf-Hals-Karzinomen gilt auch beim Nasopharynxkarzinom der Lymphknotenstatus als bester isolierter prognostischer Faktor.

### Biologische Charakteristika
Hohe EBV-Antikörpertiter korrelieren mit einer besseren Prognose. Die höchsten AK-Titer finden sich bei den lymphoepithelialen Karzinomen. Wie bei Larynx- und Hypopharynxkarzinomen scheint die molekularbiologisch im Tumorgewebe nachgewiesene Überexpression des c-myc-Onkogens mit einer schlechteren Prognose zu korrelieren (Porter et al. 1994). Patienten mit einem hohen Serumgehalt an löslichem CD 23 haben ein höheres lokales Rezidivrisiko. Insgesamt finden sich in der Literatur Heilungsraten von 70–80% im Stadium I (AJCC) und von 5–20% im Stadium IV.

**Tabelle 1.** Überlebensrate nach T-Stadium

| Stadium | Lokale Kontrolle [%] | Fünfjahresüberlebensrate [%] |
|---------|----------------------|------------------------------|
| T 1 | 70–85 | 60–75 |
| T 2 | 50–60 | 50–65 |
| T 3 | 20–45 | 25–50 |
| T 4 | 15–35 | 5–30 |

**Tabelle 2.** Überlebensrate von Gesamtkollektiven mit Nasopharynxkarzinom

| Autor | Patienten (n) | Anteil T 4 [%] | Anteil lympho-epithelial [%] | Fünfjahres-überlebens-rate [%] |
|-------|---------------|----------------|------------------------------|--------------------------------|
| Mesic et al. (1981) | 251 | 30 | 45 | 52 |
| Gefter (1980) | 47 | 53 | 24 | 44 |
| Hoppe et al. (1976) | 74 | 11 | 36 | 59 |
| Moench u. Phillips (1972) | 146 | – | 25 | 37 |

## 5  Diagnostik

Der diagnostische Ablauf entspricht im wesentlichen dem bei allen Kopf-Hals-Malignomen:

– *Klinische Untersuchung* einschließlich sämtlicher Spiegelbefunde; hierbei besonders sorgfältige Otoskopie (Paukenerguß?), Rhinoscopia posterior unter Zuhilfenahme von flexiblen (transnasal) oder starren Optiken (transnasal oder transoral). Sorgfältige Palpation des Halses einschließlich der Fossa supraclavicularis. Neurologisch orientierende Untersuchung der Hirnnervenfunktion.

– Wenn möglich, *repräsentative Histologiegewinnung* in lokaler Betäubung in gleicher Sitzung (Takahashi- oder Blakesley-Zange) transnasal (Hasselt u. John 1994). Sonst: Panendoskopie in Vollnarkose (s. unten).

**Labordiagnostik**
- Blutbild;
- Gerinnung;
- allgemeine Operations-/Narkosefähigkeitsuntersuchung;
- Antikörpertiter (IgG und IgA) gegen das EBV-Kapsidantigen (EBV-CA) und das EBV nuclear antigen (EBVNA), gelegentlich auch gegen das EBV early antigen (EBVEA).
- Die Suche nach spezifischen Tumormarken bei Kopf-Hals-Tumoren blieb bislang erfolglos (Rassekh et al. 1994); allerdings scheint die Messung von (löslichem) CD 23 prognostisch sinnvoll.

**Apparative Diagnostik**
- Audiometrie und Impedanzmessung;
- bei Verdacht Fazialisdiagnostik;
- ophthalmologisches Konsil (Visus, Gesichtsfeld, Protrusio?);
- Halssonographie (B-mode), insbesondere im Hinblick auf die retropharyngealen und juxtajugulären Lymphknotengruppen;
- hochauflösende Computertomographie in axialer und koronarer Schichtung 4-mm-Schichten, bei fraglicher Knochenläsion 2-mm-Schichten mit und ohne Kontrastmittel.
- Kernspintomographie in axialer, koronarer und sagittaler Schichtung mit und ohne Gadolinium-DTPA. Wegen des besseren Gewebekontrasts der MRT ist die differentialdiagnostische Abgrenzung des Tumors gegen Muskulatur, Schleimhaut oder gefäßreichen Tumoren (z. B. juveniles Angiofibrom; **cave** Biopsie!!) gegenüber der CT wesentlich erleichtert. Bei sehr kleinen und sehr großen Tumoren (kraniokaudale Tumorausdehnung?) ist die Kernspintomographie *vor* der Computertomographie indiziert. Die CT ist vor allem bei der Frage nach knöchernen Läsionen der MRT überlegen (Lenz et al. 1993). Gegebenenfalls digitale Substraktionsangiographie zur Differentialdiagnostik/Ausschluß Gefäßtumor.
- Panendoskopie in Vollnarkose. Diese umfaßt die Nasenracheninspektion mit Velotraktion (hierbei multiple, auch sog. „tiefe" Biopsieentnahmen wegen des möglichen submukösen Tumorwachstums), Hypopharyngoskopie, direkte Laryngoskopie, starre Ösophago- und Tracheo- bzw. Bronchoskopie. Auch hierbei mehrere randomisierte Biopsien.
- Thoraxröntgen,
- Abdomensonographie,
- Knochenszintigraphie.

# 6 Charakteristika der Erkrankung und Krankheitsverlauf

Das häufigste primäre Symptom (70–75%) sind schmerzlose, u. U. schnell wachsende Lymphome. Wegen der unpaaren retropharyngealen Lymphknoten, die die erste Station der Metastasierung darstellen, klinisch jedoch stumm bleiben, finden sich in zweiter Linie uni- (38%) oder bilaterale (52%) Lymphknotenmetastasen, typischerweise in unmittelbarer Nähe des Ansatzes des M. sternocleidomastoideus.

Nasale Symptome wie blutig tingiertes Nasensekret, Epistaxis, Rhinolalie oder (meist) unilaterale Obstruktion sind häufig.

Einseitige Tubenventilationsstörungen mit Paukenerguß und gelegentlich auch chronischer Otitis media, Völlegefühl im Ohr und Hörminderung gehören zu den häufigen otologischen Symptomen. Tinnitus und andere neurootologische Symptome, die von einer Schädigung des VIII. Hirnnerven zeugen, finden sich seltener.

Zu den sog. ophthalmoneurologischen Symptomen zählen neuralgiforme Schmerzen im Gesicht, in Hinterkopf und Schläfe, Ohren-, Augen- und Halsschmerzen. Bei ungefähr 25% der Patienten finden sich Hirnnervenausfälle, wobei ein retroparotideales Syndrom (Nn. IX–XII) von einem petrosphenoidalen Syndrom (Nn. II–VI) unterschieden werden kann. Der N. abducens ist der am häufigsten betroffene Hirnnerv (Wolf et al. 1993).

Weitere, seltenere Symptome sind Horner-Syndrom, Nackensteifheit und Protrusio bulbi. Neben der lymphogenen Metastasierung (s. oben) finden sich hämatogene Metastasen in Lunge, Leber und Knochen. Die Häufigkeit eines Zweitkarzinoms in tieferen Abschnitten des Aerodigestivtraktes ist beim Nasopharynxkarzinom nicht erhöht.

# 7 Therapiestrategie

## 7.1 Übersicht

Das Nasopharynxkarzinom ist eine Domäne der primären Strahlen-/ Chemotherapie. Wegen der heiklen Lokalisation und der bei der Erstdiagnose meist schon weit fortgeschrittenen Tumorausdehnung kommt eine primäre chirurgische Therapie derzeit nicht in Frage. Durch die Weiterentwicklung schädelbasischirurgischer Methoden kann sich diese Therapiestrategie jedoch zukünftig ändern (Wanamaker u. Netterville 1993). Schon heute können kleine, d. h. früh diagnostizierte Ersttumoren und Rezidive bzw. Residuen über eine Pharyngotomia lateralis oder den transpalatinalen Zugangsweg kurativ angegangen werden (Dcnecke u. Ey 1984).

Die radikale oder funktionelle Neck dissection ein- oder beidseitig wird von manchen Autoren routinemäßig empfohlen. Sie sollte auf jeden Fall unter besonderer Berücksichtigung der retropharyngealen Lymphknoten dann durchgeführt werden, wenn nach Bestrahlung bzw. Strahlen-/ Chemotherapie noch Lymphome nachweisbar sind, wenn die Metastasen nicht im Strahlenfeld liegen oder wenn die Bestrahlung des Lymphabflußgebietes nicht adäquat durchgeführt werden kann (z. B. bei Auftreten einer Strahlenmyelitis oder einer drohenden Fibrose).

Die definitive Rolle einer neoadjuvanten oder primären Chemo-/ Radiotherapie bei fortgeschrittenen Stadien (T 3, T 4) des Nasopharynxkarzinoms ist geklärt. Das Ergebnis randomisierter Studien ergab einen eindeutigen Vorteil für eine solche Strategie mit signifikant verbessertem krankheitsfreiem Überleben und Gesamtüberleben. Bei lokoregionärem Rezidiv nach initialer maximaler lokaler Therapie oder Metastasierung ist eine Chemotherapie in jedem Fall indiziert mit Responseraten um 60% inklusive 10–20% kompletter Remissionen; die Remissionsdauer ist allerdings kurz (6–7 Monate im Median), so daß eine weitere Verbesserung der Ergebnisse dringend wünschenswert ist, unter Einsatz neuer Substanzen wie Taxane und Topoisomerase-I-Hemmer.

## 7.2 Stellung der Chirurgie

### 7.2.1 Chirurgische Therapie mit kurativem Ziel

Nur bei den sehr seltenen kleinen, letztlich oft per Zufall diagnostizierten T is- oder T 1-Karzinomen kann eine Operation in kurativer Absicht durchgeführt werden. Der transpalatinale Zugang oder eine Pharyngotomia lateralis, jeweils mit ein- oder beidseitiger funktioneller Neck dissection, stellt die adäquate operative Methode dar. Durch die Weiterentwicklung der Schädelbasischirurgie werden möglicherweise in der Zukunft auch größere Tumoren als kurativ operabel gelten.

### 7.2.2 Palliative Chirurgie

Chirurgische Maßnahmen in palliativer Absicht haben beim Nasopharynxkarzinom keine Bedeutung. In den seltensten Fällen kann zur Schmerzbekämpfung eine operative Nervendekompression oder Neurektomie erfolgen.

## 7.3 Stellung der Strahlentherapie

Die primäre Strahlentherapie gilt beim Nasopharynxkarzinom als Methode der Wahl. Aufgrund neuerer Ergebnisse (RTOG-Studie, EORTC-Studie) ist sie definierter Teil eines kombinierten Therapiekonzeptes in den Stadien III und IV. Unabhängig von der Tumorgröße sollte immer ein großes Feld bestrahlt werden, das die folgenden Strukturen enthält: gesamter Nasopharynx, hintere 2 cm der Nasenhaupthöhle, hintere Siebbeinzellen, Keilbeinhöhle, Sinus cavernosus, Schädelbasis einschl. Foramen ovale und rotundum und Karotiskanal, Flügelgaumengrube, hinteres Drittel der Orbita, hinteres Drittel der Kieferhöhlen, Oropharynxhinter- und -seitenwand, alle Lymphknoten oberhalb des Schildknorpels einschließlich der Nd. retropharyngeales (Mendenhall 1994).

Die eingesetzte Dosis sollte zwischen 50 und 65 Gy liegen, fraktionierte und hyperfraktionierte Protokolle werden derzeit angewandt.

### Technik

Es werden die 4-Feld-Technik oder 2 laterale Felder eingesetzt. $^{60}$Co-Strahler oder 4-6-20MeV-Photonen bzw. -Elektronen kommen zur Anwendung. Nach ca. 45 Gy wird das Feld verkleinert, und weitere 20 Gy werden auf den Primärtumor eingestrahlt. Wegen strahlentechnisch bedingter Dosisverluste sollten weitere 5 Gy als Boost auf die Schädelbasis aufgestrahlt werden (Mendenhall et al. 1994). Kritische Strukturen, insbesondere bei ausgedehnteren Tumoren, die Dosen über 70 Gy und ein größeres Strahlenfeld verlangen, sind das Rückenmark, der Hirnstamm, die Hypophyse, die Nn. optici und das Auge selbst.

### Toxizität

Wegen des großen Schleimhautbezirks im Strahlenfeld ist regelmäßig mit einer ausgeprägten bis schweren Mukositis und Xerostomie zu rechnen. Geschmacks- und Appetitverlust, Fibrosen und fibrosebedingte Tubenobstruktionen sowie Trismus, Nausea und Erbrechen gehören weiter zu den häufigen Begleiterscheinungen der Strahlentherapie. Gefürchtete Komplikationen sind Radiomyelitis und Radioneuritis des Sehnerven mit nachfolgender Erblindung und ein Hypopituitarismus. Regelmäßige ophthalmologische Kontrollen und eine präoperative Zahnsanierung gehören zu den Begleitmaßnahmen der Behandlung.

### 7.3.1 Präoperative neoaduvante Strahlentherapie oder kombinierte Strahlen-/Chemotherapie

Dieses Therapiekonzept hat beim Nasopharynxkarzinom in den Stadien I und II keinerlei Bedeutung, wohl aber in den Stadien III und IV.

### 7.3.2 Postoperative adjuvante Strahlentherapie (bei R0-Resektion)

In den seltenen Fällen einer primär chirurgischen Therapie eines Nasopharynxkarzinoms in sano müssen wegen der hohen Metastasierungswahrscheinlichkeiten die relevanten Lymphabflußgebiete adäquat, d. h. mit voller Dosis nachbestrahlt werden.

### 7.3.3 Postoperative additive Strahlentherapie (bei R1-Resektion)

Wird die Resektion nicht in sano durchgeführt, muß postoperativ wie bei der primären Radiotherapie mit voller Dosis und ausreichendem Feld bestrahlt werden; es empfiehlt sich die Kombination mit Chemotherapie.

### 7.3.4 Kurativ orientierte Strahlentherapie

Sie ist, unabhängig vom histologischen Typus, die Therapie der Wahl in den Stadien I und II.

### 7.3.5 Kombinierte sequentielle Strahlen-/Chemotherapie

Um die Therapieerfolge bei den Tumoren der Stadien III und IV zu verbessern, wurden verschiedene kombinierte Therapiekonzepte erprobt (Dimery et al. 1987; Tannock et al. 1987). Eingesetzt wurden (meist adjuvant) Cisplatin, Bleomycin, Methotrexat, 5-FU und Vincaalkaloide. Die Ansprechrate unter alleiniger Chemotherapie beträgt ca. 80% inklusive 10% chemotherapeutisch induzierter kompletter Remissionen; nach zusätzlicher Strahlentherapie beträgt die Gesamtrate kompletter Remissionen ca. 90% und die krankheitsfreie Vierjahresüberlebensrate ca. 35% (Azli et al. 1992). Diese Daten wurden ebenso bestätigt von Bachouchi (1990); in dieser Studie wurde nach 4 Jahren eine Gesamtüberlebensrate von 66% gesehen.

Aufgrund dieser guten Daten wird das Konzept einer neoadjuvanten Chemotherapie, gefolgt von einer Strahlentherapie als definitive Therapiemaßnahme bei Patienten mit lokal fortgeschrittenen Tumoren, insbesondere mit Lymphknotenmetastasen $\geq N2$ und eventuell T3, T4 durchgeführt. Die vorläufige Analyse der International Nasopharynx Cancer Study Group mit Cisplatin, Epirubicin und Bleomycin ergab eine signifikant verbesserte krankheitsfreie Überlebenszeit nach einem medianen Follow-up von 3 Jahren. Die Studien der RTOG und der EORTC haben einen hochsignifikanten Vorteil für das krankheitsfreie und Gesamtüberleben nachgewiesen und wurden deswegen vorzeitig beendet. Diese kombinierte Therapie gilt deshalb somit als Therapie der Wahl.

### 7.3.6 Palliative Strahlentherapie

Bei den weit fortgeschrittenen Tumoren (IV und T 4) wird die Strahlentherapie letztlich in palliativer Absicht durchgeführt.

### 7.4 Stellung der Chemotherapie

### 7.4.1 Übersicht

Trotz sehr limitierter Daten ist davon auszugehen, daß Cisplatin, 5-Fluoruracil und auf Cisplatin basierende Kombinationen eine hohe Wirksamkeit haben. Weiterhin sind vermutlich wirksam Methotrexat, Bleomycin, Anthrazykline wie Doxorubicin und Epirubicin, Mitoxantron und Taxol. Die objektive Remissionsrate bei Monotherapie beträgt ca. 25% mit einer medianen Dauer von 4–5 Monaten. Bei Kombinationschemotherapien unter Einschluß von Cisplatin scheint die komplette Remissionsrate höher zu sein mit 20–30% kompletten Remissionen, insbesondere im Bereich des Primärtumors, und einer objektiven Remissionsrate von 60–80%. Auch bei fortgeschrittener Erkrankung werden 10–20% komplette Remissionen in diesen Studien berichtet. Die mediane Überlebenszeit beträgt bei Kombinationschemotherapie von lokoregionären Rezidiven ca. 34 Monate und bei metastatischer Erkrankung bis zu 14 Monaten. Diese Ergebnisse rechtfertigen den Einsatz einer Kombinationschemotherapie bei lokal fortgeschrittenem rezidiviertem und ebenso bei metastasiertem Karzinom. Allerdings ist es unklar, welches Regime als Therapie der Wahl anzusehen ist; es sollte nach dem RTOG- oder EORTC-Schema vorgegangen werden.

### 7.4.2 Neoadjuvante (präoperative) Chemotherapie im Stadium I und II

Für das Nasopharynxkarzinom liegen keine Daten vor.

### 7.4.3 Adjuvante Chemotherapie und additive Chemotherapie

Für diese Therapiestrategien gibt es derzeit beim Nasopharynxkarzinom keine Indikation, da die Strahlentherapie die Standardtherapie der Wahl ist; bei R 1- und insbesondere R 2-Operation empfiehlt sich eine Chemo-/ Radiotherapie.

### 7.4.4 Kombinierte Chemo-/Strahlentherapie

Die guten Ergebnisse einer sequentiellen Chemotherapie, gefolgt von einer Bestrahlung bei lokal fortgeschrittenen Tumoren, insbesondere mit Lymphknotenmetastasen ≥ N 2 und im Stadium T 3, T 4 und der Nachweis einer signifikant verlängerten krankheitsfreien Zeit (13 vs. 52 Monate) und Überlebenszeit (55% vs. 80% nach 2 Jahren) im Vergleich zur alleinigen Bestrahlung rechtfertigen dieses Vorgehen bei lokal fortgeschrittenen Fällen außerhalb randomisierter Studien als Standardtherapie.

### 7.4.5 Palliative Chemotherapie

Als Second-line-Therapie bei „ausbestrahltem" Hals, bei großen Primärtumoren oder metastasierenden Karzinomen empfiehlt sich derzeit ein Chemotherapieversuch in palliativer Absicht. Hier sollte ein möglichst einfaches und wenig belastendes Konzept gewählt werden, das ggf. auch ambulant durchgeführt werden kann, z. B. Cisplatin/5-FU/Folinsäure (Chi et al. 1994), mit 23% CR und 79% CR + PR.

### 7.4.6 Hochdosierte Chemotherapie +/− Stammzellreinfusion

Es besteht keine Indikation zur Hochdosischemotherapie außerhalb von Studien.

### 7.4.7 Regionale Chemotherapie

Es besteht keine Indikation zur regionalen Chemotherapie.

## 8 Indikation zur Chemotherapie

### 8.1 Auswahl der Patienten

– *Lokalisierte Stadien ohne Fernmetastasen:*
  – Stadium I und II: Standardtherapie ist die primäre Radiotherapie.
  – Stadium III und IV: primäre Chemotherapie, gefolgt von einer definitiven Strahlentherapie:
    – Cisplatin/5-FU/Folinsäure,
    – Cisplatin/Epirubicin/Bleomycin.

- *Metastasierte Erkrankung:* Bei Patienten im ausreichendem Allgemeinzustand ist der Versuch mit einer cisplatinhaltigen Kombinationschemotherapie sinnvoll. Bei Patienten mit schlechterem Allgemeinzustand
  und Ablehnung einer aggressiveren Chemotherapie sollte ein Therapieversuch mit einer Monotherapie gemacht werden.

## 8.2 Zeitpunkt des Therapiebeginns

Wegen der schnellen Progression eines lokal fortgeschrittenen oder
metastasierten Nasopharynxkarzinoms ist ein möglichst zügiger Beginn
der Chemotherapie nach Diagnose indiziert.

## 8.3 Wahl der Therapie

### 8.3.1 Chemo-/Radiotherapie

- Cisplatin/Epirubicin/Bleomycin analog der Studie der International
  Nasopharynx Cancer Study Group;
- Cisplatin/5-Fluoruracil/Folinsäure analog der Intergroup-Studie.

### 8.3.2 Fortgeschrittene Erkrankung

- *Bei Patienten mit ausreichendem Allgemeinzustand* und ohne Kontraindikationen gegen eine cisplatinhaltige Kombinationstherapie ist ein
  Versuch gerechtfertigt mit Cisplatin/5-Fluoruracil ± Folinsäure.
- Bei Patienten im schlechten Allgemeinzustand, insbesondere älteren
  Patienten und Kontraindikationen gegen eine cisplatinhaltige Kombi-
  nationstherapie, ist zumindest eine Monotherapie sinnvoll.
  - 5-Fluoruracil/Folinsäure (als 24-h-Infusion von Hochdosis-
    5-Fluoruracil/Folinsäure (analog dem Vorgehen in der Salvagethe-
    rapie des kolorektalen Karzinoms),
  - Mitoxantronmonotherapie,
  - Doxorubicin/Epirubicinmonotherapie (3wöchentlich oder wö-
    chentlich).

## 8.4 Therapiedauer

Die Therapie wird fortgeführt bis zur Komplettierung der Induktionstherapie, in der Regel mit 4–6 Zyklen; bei Monotherapie kann die Therapie
bis zur Progression fortgeführt werden.

## 8.5 Modifikation der Standarddosis

Es muß auf die 5-FU-Folinsäure-spezifischen Nebenwirkungen geachtet werden, insbesondere auf die Mukositis/Stomatitis, die besonders problematisch bei Patienten mit vorbestrahltem Nasopharynxbereich sein können. Entsprechend sollte die Dosierung von 5-FU/Folinsäure zurückhaltend sein bzw. Dosisreduktionen im weiteren Verlauf frühzeitig eingeführt werden.

## 8.6 Begleittherapie

Prätherapeutisch sollte eine konsequente Zahnsanierung durchgeführt werden. Während der Therapie ist eine angemessene Hydrierung des Patienten zu gewährleisten. Regelmäßige ophthalmologische Kontrollen sollten durchgeführt werden. Eine adäquate Mukositisprophylaxe ist indiziert. Bei strahlenbedingter Obstruktion der Tuben sollte eine Parazentese mit Paukenröhrcheneinlage durchgeführt werden. Krankengymnastik und Massagen der HWS zählen ebenso zu den flankierenden Maßnahmen wie die rechtzeitige Anlage einer PEG-Sonde zur adäquaten Ernährung.

## 8.7 Erhaltungstherapie

Eine Erhaltungstherapie ist nur bei Monotherapie mit Fortführung dieser Monotherapie indiziert.

# 9 Rezidiv-/Salvagetherapie

Die meisten Rezidive des Plattenepithelkarzinoms ereignen sich während der ersten 2 Jahre nach Erstdiagnose. Die lymphoepithelialen Karzinome können noch nach mehreren Jahren rezidivieren. Je größer das Intervall ist, desto besser ist die Prognose. Wenn das umgebende Gewebe noch bestrahlt werden kann, sollte, insbesondere bei den WHO-II- und -III-Tumoren eine weitere Bestrahlung durchgeführt werden. Dies kann auch als sog. Brachytherapie mit lokal in den Tumor eingeführten Strahlenträgern geschehen (McNeese u. Fletcher 1981; Wang 1987). Kleine lokalisierte Rezidive können mit sehr gutem Erfolg über einen infratemporalen Zugang auch operativ entfernt werden (Fisch 1983). Vereinzelte Lymphknotenrezidive können im Sinne einer Neck dissection mit guter Prognose operativ entfernt werden. Weiter bieten sich chemotherapeutische Konzepte bei „ausbestrahltem" Hals und inoperablem Tumor an. Es sollte dasselbe chemotherapeutische Vorgehen gewählt werden wie unter der Induktionstherapie beschrieben. Bei Versagen einer cisplatinhaltigen Kombinationstherapie besteht ein sinnvoller Therapieversuch mit Taxol (26% Remissionen) oder Topoisomerase-I-Hemmern (Irinotecan, Topotecan).

Ein Versuch mit ABVD könnte sinnvoll sein, wenn nicht schon zuvor Epirubicin +/− Bleomycin gegeben wurde.

## 10 Maßnahmen zur Therapiekontrolle

Regelmäßige engmaschige Kontrollen mit Hilfe von flexiblen oder starren Optiken gehören ebenso zum Follow-up wie die routinemäßige Halssonographie. Als bildgebendes Verfahren eignet sich zur Kontrolle am ehesten die Kernspintomographie. Regelmäßig sollten die Anti-EBV-Titer wie auch die Hypophysenparameter bestimmt werden. Bei jeder Auffälligkeit sollte die Kontrollendoskopie in Vollnarkose mit großzügigen Kontrollbiopsien erfolgen. Als isoliertes bildgebendes Verfahren empfiehlt sich die Kernspintomographie.

## 11 Besondere Hinweise

Derzeit gibt es keine koordinierte Studie zur Therapie des Nasopharynxkarzinoms. Koordinator von multizentrischen Studien bei Kopf-Hals-Karzinomen ist der Schriftführer der Onkologischen Arbeitsgemeinschaft in der Deutschen Gesellschaft für HNO-Heilkunde, Kopf- und Hals-Chirurgie, Prof. Dr. Henning Bier, Universitäts-HNO-Klinik, Moorenstraße 5, 40225 Düsseldorf, Tel.: 0211-311-7570, Fax: 0211-9348211.

## 12 Zukünftige Entwicklungen

Bei der Therapie des Nasopharynxkarzinoms sind verschiedene neuartige Strategien vorstellbar. Dazu zählt zum einen die lokale Brachytherapie mit Strahlenseeds im Tumorgewebe, die die zum Teil erheblichen Begleiterscheinungen mindern könnte. Weiter wird man durch die rasante Weiterentwicklung operativer Techniken in der Schädelbasischirurgie den Begriff der Resektabilität des Primärtumors neu definieren müssen.

# 13 Therapieschemata

## 13.1 Induktionstherapie

| Cisplatin/5-Fluoruracil + Strahlentherapie | | (Al Sarrat et al. 1996) |
|---|---|---|
| Cisplatin | 100 mg/m$^2$ | 2-h-Infusion | Tag 1 |
| 5-Fluoruracil | 1000 mg/m$^2$ | kont. Infusion | Tag 1, 2, 3, 4, 5 |
| Wiederholung Tag 22–29, für 4 Zyklen | | | |
| Strahlentherapie parallel zur Chemotherapie bis 70 Gy | | | |

| Cisplatin/5-Fluoruracil + Strahlentherapie | | (Merlano 1996) |
|---|---|---|
| Cisplatin | 20 mg/m$^2$ | 30-min-Infusion | Tag 1, 2, 3, 4, 5 |
| 5-Fluoruracil | 200 mg/m$^2$ | Bolus | Tag 1, 2, 3, 4, 5 |
| Wiederholung Tag 22, für 4 Zyklen | | | |
| Strahlentherapie 2 Gy/Tag, Woche 2–3, 5–6, 8–9 bis 60 Gy | | | |

| Cisplatin/5-Fluoruracil/Folinsäure | | | PFL |
|---|---|---|---|
| | | | (Chi 1994) |
| Cisplatin | 25 mg/m$^2$ | i.v. | 24-h-Infusion | Tag 1 |
| 5-Fluoruracil | 2200 mg/m$^2$ | i.v. | 24-h-Infusion | Tag 1 |
| Folinsäure | 120 mg/m$^2$ | i.v. | 24-h-Infusion | Tag 1 |
| Wiederholung Tag 8 bis Progression; bei CR weitere 8 Zyklen, dann Therapieende; bei inkomplettem Ansprechen nach 12 Zyklen: Strahlentherapie | | | | |

| Cisplatin/Epirubicin/Bleomycin | | | (Bachouchi et al. 1990) |
|---|---|---|---|
| Cisplatin | 100 mg/m$^2$ | i.v. | 1-h-Infusion | Tag 1 |
| Epirubicin | 70 mg/m$^2$ | i.v. | Bolus | Tag 1 |
| Bleomycin | 15 mg/m$^2$ | i.v. | Bolus | Tag 1 gefolgt von |
| Bleomycin | 12 mg/m$^2$ | i.v. | kont. Infusion | Tag 1, 2, 3, 4, 5 |
| Wiederholung Tag 22, für 3 Zyklen, gefolgt von Radiotherapie 70 Gy in 3 Wochen | | | | |

## 13.2 Salvagetherapie

| Adriamycin/Bleomycin/Vinblastin/Dacarbazin | | | | ABVD (Bonadonna 1975) |
|---|---|---|---|---|
| A  Adriamycin (Doxorubicin) | $25\,\mathrm{mg/m^2}$ | i.v. | Bolus | Tag 1, 15 |
| B  Bleomycin | $10\,\mathrm{mg/m^2}$ | i.v. | Bolus | Tag 1, 15 |
| V  Vinblastin | $6\,\mathrm{mg/m^2}$ | i.v. | Bolus | Tag 1, 15 |
| D  Dacarbazin | $375\,\mathrm{mg/m^2}$ | i.v. | Bolus | Tag 1, 15 |
| Wiederholung Tag 29 | | | | |

| Taxol | | | (Au et al. 1996) |
|---|---|---|---|
| Taxol | $175\,\mathrm{mg/m^2}$ | 3-h-Infusion | Tag 1 |
| Wiederholung Tag 22 | | | |

## Literatur

Al Sarraf M et al. (1990) Superiority of chemoradiotherapy (CT-RT) vs. radiotherapy (RT) in patients (pts) with locally advanced nasopharyngeal cancer (NPC): Preliminary results of Intergroup (0099) (SWOG 8892, RTOG 8817, EWG 2388) randomised study. Proc Am Soc Clin Oncol 15:882

Au E, Ang PT, Chua EJ (1996) Paclitaxel in metastatic nasopharyngeal cancer. Proc Am Soc Clin Oncol 15:919

Azli N, Armand JP, Rahal M et al. (1992) Alternating chemotherapy with cisplatin and 5-fluorouracil plus bleoymcin per continuous infusion for locally advanced undifferentiated carcinoma nasopharyngeal type. Eur J Cancer 28A:1792–1797

Bachouchi M, Knitkovic A, Azli N et al. (1990) High complete response in advanced nasopharyngeal carcinoma with bleomycion, epirubicin and cisplatin before radiotherapy. J Natl Cancer Inst 82:616–620

Chi KH, Chan WK, Cooper DL, Yen SH, Ling CZ, Chen KY (1994) A phase II study of outpatient chemotherapy with cisplatin, 5-fluorouracil, and leucovorin in nasopharyngeal carcinoma. Cancer 73:247–252

Chi KH et al. (1995) Elimination of dose limiting toxicities of cisplatin, 5-fluorouracil and leucovorin using a weakly 24-h-infusion schedule for the treatment of patients with nasopharyngeal cancer. Cancer 76:2186–2192

Choi PKH, Suen MWM, Huang DP, Lo KW, Lee JCK (1993) Nasopharyngeal carcinoma: genetic changes, Epstein-Barr virus infection, or both. Cancer 72:2873–2878

Denecke HJ, Ey W (1984) Operatives Vorgehen bei malignen Nasopharynxtumoren. In: Die Operationen an der Nase und im Nasopharynx. 3. Aufl. Springer, Berlin Heidelberg New York Tokyo, S 269–270

Dimery IW, Hong WK (1993) Overview of combined modality therapies for head and neck cancer. J Natl Cancer Inst 85:95–111

Dimery IW, Legha SS, Peters LJ, Goepfert H, Oswals MJ (1987) Adjuvant chemotherapy for advanced nasopharyngeal carcinoma. Cancer 60:943–949

Dimery IW, Peters LJ, Goepfert H et al. (1993) Effectiveness of combined induction chemotherapy and radiotherapy in advanced nasopharyngeal carcinoma. J Clin Oncol 11:1919–1928

Fandi A, Altun M, Azli N, Cvitkovic E (1994) Nasopharyngeal cancer: epidemiology, staging, and treatment. Semin Oncol 21(3):382–397

Fandi A, Cvitkovic E (1995) Biology and treatment of nasopharyngeal cancer. Curr Opin Oncol 7:255–263

Fisch U (1983) The infratemporal fossa approach for nasopharyngeal tumors. Laryngoscope 93:36–44

Hasselt CA van, John DG (1994) Diagnosing nasopharyngeal cancer. Laryngoscope 104:103–104

Hoppe RT, Goffinet DR, Bagshaw MA (1976) Carcinoma of the nasopharynx: 18 years' experience with megavoltage radiation therapy. Cancer 37:2605–2612

Hording U, Nielsen HW, Daugaard S, Albeck H (1994) Human papillomavirus types 11 and 16 detected in nasopharyngeal carcinomas by the polymerase chain reaction. Largnoscope 104:99–102

Huang SC, Lui LT, Lynn TC (1985) Nasopharyngeal cancer study III. A review of 1206 patients treated with combined modalities. Int J Radiat Oncol Biol Phys 11:1789

Lane M, Donovan DT (1993) Neoplasms of the head and neck. In: Calabresi P, Schein PS (eds) Medical oncology, 2nd edn. McGraw-Hill, New York, pp 565–591

Laramore GE (1988) Radiation therapy of head and neck cancer. Springer, Berlin Heidelberg New York Tokyo

Lenz M, Vogl T, Mödder U (1991) Tumoren des Gesichtsschädels und Nasopharynx. In: Mödder U, Lenz M (Hrsg) Gesichtsschädel, Felsenbein, Speicheldrüse, Pharynx, Larynx, Halsweichteile: Diagnostik mit bildgebenden Verfahren. Springer, Berlin Heidelberg New York Tokyo, S 115–142

McNeese MD, Fletcher GH (1981) Retreatment of recurrent nasopharyngeal carcinoma. Radiology 138:191–193

Mees K, Vogl TH (1992) Neue bilgebende Verfahren bei der Diagnose von Kopf-Halstumoren. In: Vinzenz K, Waclawiczek HW (Hrsg) Chirurgische Therapie von Kopf-Hals-Karzinomen. Springer, Wien, S 31–35

Mendenhall WM, Million RR, Mancuso AA, Stringer SP (1994) Nasopharynx. In: Million RR, Cassisi NJ (eds) Management of head and neck cancer, 2nd edn. Lippincott, Philadelphia, pp 599–626

Merlano M et al. (1996) Natl Cancer Inst 88:583–586

Mesic JB, Fletcher GH, Goepfert H (1981) Megavoltage irradiation of epithelial tumors of the nasopharynx. Int J Radiat Oncol Biol Phys 7:447–453

Million RR, Cassisi NJ (eds) (1994) Management of head and neck cancer, 2nd edn. Lippincott, Philadelphia

Moench HC, Phillips TL (1972) Carcinoma of the nasopharynx: review of 146 patients with emphasis on radiation dose and time factors. Am J Surg 124:515–518

Perez CA (1992) Carcinoma of the nasopharynx. In: Brady LW, Perez CA (eds) Principle and practice of radiation oncology, 2nd edn. Lippincott, Philadelphia, pp 617–644

Porter MJ, Field JK, Leung SF, Lo D, Lee JCK, Spandidos DA, van Hasselt CA (1994) The detection of c-myc and ras oncogenes in nasopharyngeal carcinoma by immunohistochemistry. Acta Otolaryngol (Stockh) 114:105–109

Ressekh CH, Johnson JT, Eibling DE (1994) Circulating markers in squamous cell carcinomas of the head and neck: a review. Oral Oncol, Eur J Cancer 3OB:23–28

Roychowdhury DF, Tseng A, Fu KK, Weinberg V, Weidner N (1995) New prognostic factors in nasopharyngeal carcinoma. Proc Am Soc Clin Oncol 14 (Abstr 864)

Schantz SP (1993) Biologic staging of head and neck cancer. Curr Opin Otol HNS 1:107–113

Sesterhenn K (1992) Bösartige Tumoren des Nasopharynx. In: Naumann HH, Helms J, Herberhold C, Kastenbauer E (Hrsg) Otorhinolaryngologie in Klinik und Praxis, Bd 2. Thieme, Stuttgart, S 669–675

Shanmugaratnam K (1991) Histologic typing of tumors of the upper respiratory tract and ear, 2nd edn. Springer, Berlin Heidelberg New York Tokyo

Sridhar KS (1993) The role of the medical oncologist in head and neck cancer. Curr Opin Otol HNS 1:137–142

Tannock I, Payne D, Cummings B et al. (1987) Sequential chemotherapy and radiation for nasopharyngeal cancer: absence of long-term benefit despite a high rate of tumor response to chemotherapy. J Clin Oncol 5:629–634

Vokes EE (1992) Head and Neck Cancer. In: Perry MC (ed) The chemotherapy source book. Williams & Wilkins, Baltimore, pp 918–931

Vokes EE, Weichselbaum RR, Lippman SM, Hong WK (1993) Head and neck cancer. N Engl J Med 328:184–194

Wanamaker JR, Netterville JL (1993) Current trends in skull base surgery. Curr Opin Otol HNS 1:120–125

Wang CC (1987) Re-irradiation of recurrent nasopharyngeal carcinoma: treatment techniques and results. Int J Radiat Oncol Biol Phys 13:953–956

Wolf GT, Lippman SM, Laramore GE, Hong WK (1993) Head and neck cancer. In: Holland JF, Frei E, Bast RC, Kufe DW, Morton DL, Weichselbaum RR (eds) Cancer medicine, 3rd edn. Lea & Febiger, Philadelphia, pp 1211–1274

Zheng X, Luo Y, Christensson B, Drettner B (1994) Induction of nasal and nasopharyngeal tumours in Sprague-Dawley rats fed with Chinese salted fish. Acta Otolaryngol (Stockh) 114:98–104

# 34.22 Speicheldrüsenmalignome

T. Lenarz, H.-J. Schmoll, J. H. A. M. Kaanders,
H. A. M. Marres, I. Bruaset, L. A. M. Pop, P. H. M. de Mulder

## 1 Epidemiologie

*Häufigkeit:* Speicheldrüsenkarzinome betreffen 3–6% aller Tumoren im HNO-Bereich.

*Inzidenz:* 0,5–1/100000 und Jahr ohne Geschlechtprädilektion; Ausnahme: das mukoepidermoide Karzinom und Azinuszellkarzinom treten 2- bis 4mal häufiger bei Frauen als bei Männern auf. Die höchste Inzidenz tritt bei Eskimos in Grönland auf.

*Ätiologie:* Pleomorphe Adenome können maligne tranformiert werden in ein Karzinom. Risikofaktoren wie Rauchen oder diätetische Mängel hierfür sind aber nicht bekannt. Ionisierende Strahlung spielt eine gesicherte Rolle: Überlebende der Atombombenexplosion in Hiroshima haben ein 9fach höheres Risiko für benigne und maligne Speichendürsentumoren; die Latenzzeit beträgt 15–20 Jahre, wobei die Parotisdrüse besonders betroffen ist. Weitere Risikofaktoren sind Exposition gegenüber Gummiprodukten, Asbest und Metallen. Möglicherweise sprechen auch Viren eine ätiologische Rolle.

*Genetische Prädisposition:* Es ist keine Assoziation zu Syndromen und kein genetisches Risiko bekannt.

*Altersverteilung:* Parotismalignome treten zwischen dem 40. und 70. Lebensjahr auf. Karzinome sind bei älteren Patienten, Mukoepidermoidtumoren bei jungen Menschen häufiger anzutreffen.

*Primäre Prävention:* Es sind keine präventiven Maßnahmen bekannt.

## 2 Histologie

### 2.1 Pathohistologie

Die Speicheldrüsen umfassen die 3 großen paarigen Kopfspeicheldrüsen, Glandula parotidea, Glandula submandibularis, Glandula sublingualis,

**Tabelle 1.** Histologische Klassifikation nach Lotto

| | |
|---|---|
| Acinuszell-Ca | Plattenepithel-Ca |
| Mukoepidermoides Ca | Ca im pleomorphen Adenom |
| − niedrig maligne − gut differenziert | − nichtinvasiv |
| − hochmaligne − schlecht differenziert | − invasiv |
| Adenoidzystisches-Ca | − Karzinosarkom |
| − glandulär/tubulär | − metastasierendes pleomorphes |
| − solide | Adenom |
| Polymorphes niedrigmalignes Adeno-Ca | Myoepitheliales Ca |
| Speicheldrüsengang-Ca | Undifferenziertes Ca |
| Basalzelladeno-Ca | − kleinzelliges Ca |
| Sebaccous Ca | − undifferenziertes Ca mit |
| Papilläres Zystadeno-Ca | lymphoidem Stroma |
| Muzinöses Adeno-Ca | Andere |

sowie die kleinen Speicheldrüsen der Mundhöhle und des Oropharynx. Etwa 15–25% aller Speicheldrüsentumoren sind Malignome, sowie 35% der submandibulären, 85% der sublingualen und 50% der kleinen Speicheldrüsen. Im Gegensatz zu den gutartigen Tumoren treten die Malignome sehr viel häufiger in den kleinen Speicheldrüsen und in der Glandula submandibularis auf. Dies trifft v. a. für die adenoidzystischen Karzinome und den Mukoepidermoidtumor zu. Azinuszellkarzinome und Plattenepithelkarzinome kommen dagegen vorwiegend in der Glandula parotidea vor.

**Histologie (WHO)**

**Häufigkeitsverteilung (nach Seifert et al. 1984)**

| Karzinom | Häufigkeit [%] |
|---|---|
| Azinuszellkarzinom | 11 |
| Mukoepidermoidkarzinom | 20 |
| Adenoidzystisches Karzinom | 16 |
| Adenokarzinom | 15 |
| Karzinom im pleomorphen Adenom | 24 |
| Sonstige Karzinome | 15 |

## 2.2 Zytogenetik und Molekularbiologie

Von prognostischer Relevanz ist die Bestimmung der p53-Expression (immunzytochemisch; Gallo et al. 1995). Eine mäßige bis hohe Expression ist signifikant mit einer schlechteren Prognose assoziiert.

## 3 Stadieneinteilung

*Die Stadieneinteilung erfolgt nach der TNM-Klassifikation (UICC)*

T1    Tumor 2 cm oder weniger in größter Ausdehnung

T2    Tumor mehr als 2 cm, aber nicht mehr als 4 cm in größter Ausdehnung

T3    Tumor mehr als 4 cm, aber nicht mehr als 6 cm in größter Ausdehnung

T4    Tumor mehr als 6 cm in größter Ausdehnung.

Bei sämtlichen Kategorien wird unterschieden in Tumoren mit lokaler Ausbreitung, d. h. Infiltration von Hautweichteilen, Knochen oder Nerven. Die TNM-Klassifikation entspricht derjenigen des Larynxkarzinoms.

## 4 Prognose

Die Prognose und das metastatische Potential sind abhängig vom histologischen Subtyp und Differenzierungsgrad; so metastasieren 70% der adenoidzystischen Malignome, aber nur 10% der Acinuszellmalignome. Die Fünfjahresüberlebensrate liegt bei allen Histologien zusammengenommen bei 40–50%. Anhand der Fünfjahresüberlebensraten muß das
– Karzinom im pleomorphen Adenom als prognostisch ungünstiger Tumor bezeichnet werden.

Bei Angabe eines längeren Beobachtungszeitraumes steht dagegen das
– adenoidzystische Karzinom hinsichtlich der ungünstigen Prognose an 1. Stelle, da echte Heilungen nur in Einzelfällen berichtet wurden. Auf Grund des sehr langsamen Wachstums entlang der Nervenscheiden sowie der frühen hämatogenen Metastasierung kann eine kurative chirurgische Therapie nicht erzielt werden.

– Bei den Azinuszell- und Mukoepidermoidkarzinomen bestimmt der Differenzierungsgrad die Prognose. Hochdifferenzierte Tumoren wachsen langsamer und rezidivieren und metastasieren seltener.

– Die Adenokarzinome sind heterogen und metastasieren häufig lymphogen.

– Bei den Plattenepithelkarzinomen und den undifferenzierten Karzinomen liegen bereits zum Zeitpunkt der Diagnosestellung in über 50% der Fälle Metastasen vor.

Der klinische Verlauf ist allerdings sehr variabel; auch bei metastasierter Erkrankung kann der Verlauf sehr prolongiert sein und über viele Monate auch ohne Chemotherapie eine Progression ausbleiben.

Die lokoregionäre Rezidivrate liegt zwischen 7% und 70% und ist abhängig von der Primärlokalisation, Grading und Behandlung. Die Fünfjahresüberlebensrate beträgt beim adenoidzystischen Karzinom 65–80%, die 15-Jahres-Überlebensrate aber nur noch 20–30%. Die Mutation von p53 bzw. Überexpression, meßbar im histologischen Präparat, erscheint eine strenge Korrelation zur Prognose zu haben: eine mäßige oder hohe p53-Expression ist assoziiert mit einer geringen rezidivfreien Zeit und Überlebenszeit (signifikant im Rahmen einer retrospektiven Analyse); auch bei multivariater Analyse ist eine hohe p53-Expression als signifikanter negativer Prognosefaktor identifiziert worden (Gallo et al. 1995).

# 5 Diagnostik

## 5.1 Biopsie/Histologiegewinnung

Der Zytologie kommt der Stellenwert einer Verdachtserhebung zu. Bei positivem Befund ist eine hohe Trefferquote zu verzeichnen, bei negativem Befund kann ein Malignom grundsätzlich nicht ausgeschlossen werden. Allein gültig ist die Probeexzision, die jedoch aufgrund der Verletzungsmöglichkeiten des N. facialis nur Sonderfällen mit bereits weiteren klinischen Zeichen einer Infiltration der Umgebung vorbehalten sein sollte. In aller Regel sollte für die histologische Diagnosestellung bei Lokalisation in der Glandula parotidea eine primäre Exzision des Tumors unter Darstellung des N. facialis erfolgen. Bei allen anderen Lokalisationen sollte ebenfalls eine primäre totale Exzision angestrebt werden, um ein Ausstreuen des Tumors und bei dem pleomorphen Adenom ein multilokuläres Rezidivwachstum zu vermeiden.

## 5.2 Bestimmung der lokalen Größenausdehnung

Die Tumoren sind der direkten Palpation und Inspektion der Wangenregion sowie der Mundhöhle und des Oropharynx zugänglich. Die präoperative exakte Ausdehnungsbestimmung erfolgt mit bildgebenden Verfahren:
- Sonographie,
- Computertomographie,
- Kernspintomographie.

## 5.3 Ausbreitungsdiagnostik

Eine Ausbreitung über die regionären Lymphknoten hinaus ist selten; trotzdem sollte vor einem definitiven chirurgischen Eingriff eine Ausschlußdiagnostik durchgeführt werden:

- CT des Thorax,
- Sonographie/CT des Abdomens.
- Ein CT des ZNS ist fakultativ möglich.

## 6 Charakteristika der Erkrankung und Krankheitsverlauf

Leitsymptome des Parotismalignoms sind eine rasche schmerzhafte Vergrößerung der Drüse, die Fazialisparese bei Lokalisation in der Glandula parotidea sowie zervikale Lymphknotenmetastasen. Weitere Symptome können eine Kieferklemme, eine Dysphagie sowie eine Otorrhö bei einem Einbruch in der Gehörgang darstellen. Die Ulzeration der Haut ist bei fortgeschrittenen Stadien zu beobachten.

## 7 Therapiestrategie

### 7.1 Übersicht

Grundlage der Therapie ist die chirurgische Resektion des Tumors einschließlich der Sanierung der Lymphabflußgebiete. Bei der Glandula parotidea bedeutet dies in der Regel die totale Parotidektomie. Je nach Tumortyp werden dabei Äste oder der gesamte N. facialis entfernt, wenn der Tumor einen engen Bezug zum Nervenverlauf aufweist. Die Radiotherapie wird adjuvant oder additiv nach erfolgter chirurgischer Therapie oder als alleinige palliative Maßnahme bei lokal fortgeschrittenen, inoperablen Tumoren eingesetzt. Der Chemotherapie kommt z. Z. nur eine Bedeutung bei der Palliativtherapie zu.

### 7.2 Stellung der Chirurgie

#### 7.2.1 Chirurgische Therapie mit kurativem Ziel

**Primärtumor**
Sind die Tumoren glatt abgegrenzt und auf das Organ beschränkt (z. B. bei der Glandula parotidea), ist eine chirurgische Kuration möglich. Dabei bestimmt die Infiltration der Umgebung (Knochen, Gefäße, Nerven) die

Ausdehnung der Resektion und die dabei auftretenden Funktionsstörungen. Beim adenoidzystischen Karzinom muß bis weit in das gesunde Gewebe reseziert werden, um Ausläufer entlang von Gefäßen und Nerven zu erfassen. Nur in Einzelfällen dürfte eine über 5 Jahre hinausgehende Rezidivfreiheit mit einer echten Heilung zu erzielen sein. Bei fortgeschrittenen Tumoren mit Infiltration der Umgebung (T3 und T4) ist eine kurative Therapie nur in Einzelfällen möglich.

Bei kleinen Tumoren, deren Resektion aber mit erheblichen Funktionsverlust assoziiert wäre, ist alternativ – in Einzelfällen – eine Strahlentherapie möglich.

**Lymphknotendissektion**
Die Lymphknotenmetastasen müssen ebenfalls im Sinne einer Neck dissection entfernt werden. Dabei kann je nach Lymphknotengröße und Bezug zu den Umgebungsstrukturen eine konservative oder radikale Neck dissection durchgeführt werden.

### 7.2.2 Palliative Chirurgie

Die palliative Chirurgie hat eine Verbesserung der Lebensqualität zum Ziel. Hierbei sollen exophytische Tumoranteile entfernt und durch plastische rekonstruktive Maßnahmen ein Hautdefekt rekonstruiert werden. Weiterhin stehen eine Verbesserung der Schluckfunktion, eine Wiederherstellung der Atemwege sowie eine Schmerzbehandlung im Vordergrund.

### 7.3 Stellung der Strahlentherapie

**7.3.1** Sehr kleine Tumoren der kleinen Speicheldrüsen, bei denen die chirurgische Resektion zu erheblichen Funktionsverlust führen würde, können alternativ – in Einzelfällen – bestrahlt werden. Dosis: 70 Gy.

### 7.3.2 Adjuvante oder additive Strahlentherapie nach R0- oder R1-Resektion

Ein postoperativer Einsatz der Strahlentherapie ist beim Plattenepithelkarzinom gerechtfertigt; das Ansprechen anderer histologischer Tumortypen ist dagegen eher zweifelhaft.

Durch eine adjuvante Strahlentherapie bei R0-Resektion ist das Risiko des lokoregionären Rezidivs vermutlich geringer (9% im Vergleich zu 30% ohne Radiotherapie); dies gilt insbesondere für R1-Resektionen im

Bereich des N. facialis mit perineuraler Invasion, regionalen zervikalen Lymphknotenmetastasen nach Operation sowie Läsionen in der tiefen Parotisdrüse.

*Indikationen zu postoperativen Bestrahlungen:*
- enge Resektionsgrenzen,
- R 1-Resektion,
- alle hochmalignen Histologien,
- Nachweis perineuraler Invasion,
- Ausdehnung in Knochen oder angrenzende Weichteile,
- Nachweis von Lymphknotenmetastasen,
- nach Resektion eines Rezidivs.

Die Dosis beträgt 50–54 Gy, mit 2 Gy-Fraktionen; bei niedrig malignen Tumoren wird nur das Resektionsgebiet bestrahlt, bei hochmalignen Tumoren oder positiven Lymphknoten auch der Hals. Bei Tumoren der großen Speicheldrüsen wird nur die ipsilaterale Halsseite bestrahlt. Bei perineuraler Infektion müssen die Nerven großzügig in das Strahlenfeld eingeschlossen werden, bis hin zur Schädelbasis (bei den Hirnnerven). Bei hochmalignen Tumoren wird ein Boost (10–14 Gy) auf das Tumorbett appliziert, ebenso bei R 1-Resektion nach extranodaler Lymphknotenausbreitung. Bei makroskopischem Tumorrest (R 2) muß die Gesamtdosis 70 Gy betragen.

### 7.3.3 Palliative Strahlentherapie

Bei lokal inoperablem Speichendrüsentumor ist eine Strahlentherapie (70 Gy) in der Lage, bei 25–35% der Patienten eine effektive lokale Kontrolle der Tumorregion zu ermöglichen. Sie sollte daher eingesetzt werden, wenn eine radikale chirurgische oder R 1-Resektion nicht möglich ist. Die Rückbildung ist langsam, besonders bei niedrigmalignen Tumoren; die Remission kann jahrelang anhalten.

### 7.3.3 Kombinierte Strahlen-/Chemotherapie

Es liegen keine Daten zu einer kombinierten Strahlen-/Chemotherapie bei lokal grenzwertig oder inoperablen Tumoren vor; in Einzelfällen sollte nach Möglichkeit im Rahmen von Studien allerdings so vorgegangen werden (in Analogie zu anderen Tumoren im HNO-Bereich).

## 7.4 Stellung der Chemotherapie

### 7.4.1 Übersicht

Die Speichendrüsenmalignome sind nicht sehr chemosensitiv; darüber hinaus ist wenig über die Wirksamkeit der einzelnen Substanzen bekannt. Am wirksamsten sind vermutlich Doxorubicin, Cisplatin, 5-Fluoruracil; in Analogie zu ihrer Wirksamkeit bei anderen Tumoren im HNO-Bereich ist möglicherweise auch die Wirksamkeit von Taxol oder Taxotere und den Topoisomerase-I-Hemmern Irinotecan und Topotecan zu erwarten; im Einzelfall können diese Substanzen als Ultima ratio eingesetzt werden.

### 7.4.2 Neoadjuvante präoperative Chemotherapie

In Einzelfällen kann bei lokal fortgeschrittenem, inoperablem Tumor auch eine Chemotherapie ± begleitender Radiotherapie durchgeführt werden mit dem Ziel einer Tumorverkleinerung und nachfolgender Operabilität. Relativ gute Ergebnisse sind mit Cisplatin/Doxorubicin/ 5-Fluoruracil berichtet worden (Venook et al. 1987).

### 7.4.3 Palliative Chemotherapie

Durch eine palliative Chemotherapie wird eine objektive Remissionsrate von 40–50% erreicht, inklusive 10% komplette Remissionen, weswegen in Einzelfällen auch bei lokal fortgeschrittenem, inoperablem Tumor ohne Fernmetastasen eine neoadjuvante Chemotherapie überlegt werden könnte (s. 7.4.2). Die Regel ist allerdings eine partielle Remission oder – bei 50% der Patienten – kein Ansprechen. Das Adenokarzinom, das adenoidzystische Karzinom und das Azinuszellkarzinom sprechen am besten an auf Doxorubicin, Cisplatin oder 5-Fluoruracil, während Plattenepithelkarzinome und das mukoepidermoide Karzinom am besten auf Methotrexat und Cisplatin ansprechen. Eine Reihe von Kombinationsregime sind bei kleiner Fallzahl beschrieben worden; bei einer Monotherapie ist die Ansprechrate deutlich geringer, bei zudem kurzen Remissionsdauern von 5(–40) Monaten. Angesichts der kleinen Fallzahl und fehlender prospektiver Studien sollte bei unklarer Effektivität die Chemotherapie nur symptomatischen Patienten sowie bei schneller Progression gegeben werden.

## 8 Indikation zur Chemotherapie

### 8.1 Auswahl der Patienten

- *Bei lokal fortgeschrittenem, inoperablem Speicheldrüsenkarzinom* kann anstelle einer Strahlentherapie in Einzelfällen auch eine Kombinationschemotherapie gewählt werden, bei Patienten in adäquatem Allgemeinzustand und ohne Kontraindikationen gegenüber einer cisplatinhaltigen Chemotherapie.
- *Bei Vorliegen von Metastasen* ist desgleichen eine Chemotherapie indiziert, sofern Allgemeinzustand und Alter des Patienten eine cisplatinhaltige Kombinationstherapie zulassen.

### 8.2 Zeitpunkt des Therapiebeginns

Die Therapie sollte bald nach der Diagnose beginnen, ohne den spontanen Verlauf wesentlich abzuwarten.

### 8.3 Wahl der Therapie

Sowohl für lokal fortgeschrittene, inoperable Tumoren, als auch im Stadium der Metastasierung sollte eine Cisplatin/Doxorubicin-haltige Kombinationstherapie gewählt werden:
- Cyclophosphamid/Doxorubicin/Cisplatin (CAP),
- Cisplatin/Doxorubicin/5-Fluoruracil (PAF).

### 8.4 Therapiedauer

Induktionstherapie: Bei Ansprechen nach einem Zyklus für insgesamt 4 Zyklen, maximal 6 Zyklen.

### 8.5 Besonderheiten zur Begleittherapie

Bei Funktionsausfällen nach einer Operation ist auf eine ausreichende Kompensation zu achten. Dies trifft im wesentlichen für den N. facialis zu. Es muß eine ausreichende Protektion des Auges vor Austrocknung und eine Unterstützung bei der Nahrungsaufnahme erfolgen.

## 9 Rezidiv-/Salvagetherapie

Bei Versagen einer Cisplatin/Doxorubicin-haltigen Therapie ist ein Versuch mit Taxol oder Taxotere möglich, obwohl ausreichende Daten zur Definition der Wirksamkeit dieser Substanzen bisher noch fehlen.

## 10 Maßnahmen zur Therapiekontrolle

Durch Inspektion, Palpation und Sonographie sowie gezielte Feinnadelpunktion unter sonographischer Kontrolle bei Verdacht kann eine gute Therapiekontrolle erfolgen. In größeren Abständen sind im Rahmen der Nachsorge Kontrollen des Thorax sowie des Oberbauches erforderlich. Beim adenoidzystischen Karzinom sind sehr lange Intervalle bis zum Auftreten des Rezidivs möglich (10–15 Jahre).

## 11 Therapieschemata

| Cyclophosphamid/Adriamycin/Cisplatin | | | | CAP (Alberts et al. 1981) |
|---|---|---|---|---|
| C  Cyclophosphamid | $200\,mg/m^2$ | p.o. | | Tag 3, 4, 5, 6 |
| A  Adriamycin (Doxorubicin) | $30\,mg/m^2$ | i.v. | Bolus | Tag 1 |
| P  Cisplatin | $50\,mg/m^2$ | i.v. | 1-h-Infusion | Tag 1 |
| Wiederholung Tag 22. | | | | |

| Cisplatin/Adriamycin/5-Fluoruracil | | | | PAF (Venook et al. 1987) |
|---|---|---|---|---|
| P  Cisplatin | $50\,mg/m^2$ | i.v. | 1-h-Infusion | Tag 1, 8 |
| A  Adriamycin (Doxorubicin) | $30\,mg/m^2$ | i.v. | Bolus | Tag 1, 8 |
| F  5-Fluoruracil | $500\,mg/m^2$ | i.v. | Bolus | Tag 1, 8 |
| Wiederholung Tag 29. | | | | |

– Bei präoperativer Therapie 3 Zyklen.
– Bei palliativer Therapie 3–6 Zyklen; bei guter Toleranz bis Progression.

# Literatur

Alberts DS et al. (1981) Adriamycin/cis-platinum/cyclophosphamide combination chemotherapy for advanced carcinoma of the parotis gland. Cancer 47:645–648

Gallo O, Franchi A, Bianchi S, Boddi V, Giannelli E, Alajmo E (1995) p53 Oncoprotein expression in parotid gland carcinoma is associated with clinical outcome. Cancer 75:2037–2044

Seifert G, Miehlke A, Habrich J, Chilla R (1984) Speichendrüsenkrankheiten. Thieme, Stuttgart New York

Venook AP, Zeng A, Meiers FJ et al. (1987) Cisplatin, doxorubicin and 5-fluorouracil chemotherapy for parotid gland malignancies – A pilot study of the Northern California Oncology Group. J Clin Oncol 5:951–955

# 34.23 Lippen-, Mundhöhlen- und Oropharynx-Tumoren

R. Heermann, T. Lenarz, H.-J. Schmoll

*Definition:* Die Mundhöhle reicht von der Schleimhautgrenze der Lippe bis zum Übergang vom harten zum weichen Gaumen (obere Begrenzung) sowie bis zur Linie der Papillae vallatae. Der Oropharynx beinhaltet den Zungengrund, die Tonsillen und die Rachenhinterwand. Die Epiglottis gehört nach der neuesten UICC-Einteilung zur Supraglottis.

## 1 Epidemiologie

*Häufigkeit:* Aufgrund einer uneinheitlichen Definition des Oropharynx in den verschiedenen Ländern und teilweisen Zuordnung zu anderen Tumoren im HNO-Bereich ist die Definition der Häufigkeit und Inzidenz bei Oropharynxtumoren schwierig. Man kann davon ausgehen, daß 6% aller Krebserkrankungen im Oropharynx auftreten, entsprechend der sechsthäufigsten Krebserkrankung. Die regionalen Schwankungen sind sehr ausgeprägt: In Südasien stellen die Mundhöhlen- und Pharynxkarzinome 18% aller Krebsneuerkrankungen dar, in Westeuropa 4%, in Nordeuropa 2%, in Japan 1,5%. Prädilektionsstellen sind: Unterlippe (38%), Zunge (22%), Mundboden (17%), Tonsillen (5%), Wangenschleimhaut (2%).

*Inzidenz:* Die Inzidenz in der BRD beträgt ca. 3–4/100000 und in Südasien 20–40/100000 und Jahr; die niedrigste Inzidenz mit 0,2/100000 und Jahr wird berichtet für Frauen in einigen Teilen der USA und Westeuropa; eine sehr hohe Inzidenz haben Männer in Frankreich mit 15/100000 und Jahr.

*Geschlechterverteilung:* Das Geschlechtverhältnis variiert von 3:9 bis 9:1 (Männer:Frauen) und beträgt derzeit in der BRD ca. 2,5:1. In den USA liegt die Inzidenz bei schwarzhäutigen Männern signifikant höher als bei weißen Männern.

*Ätiologie:* Übermäßiger Tabakkonsum, inklusive Kautabak, sowie exzessiver Alkoholgenuß und schlechte Mundhygiene sowie schlechte Ernährung sind von eminenter Bedeutung. Über 90% der Patienten mit Oropharynxkarzinom haben eine lange Raucher- und Alkoholanamnese. Bei der Entstehung des Lippenkarzinoms ist die Sonneneinstrahlung ein zusätzlicher Faktor. Eine vorangegangene ionisierende Bestrahlung, Immunsuppression und Vitaminmangel sind möglicherweise ebenso von Bedeutung für das Entstehen des Oropharynxkarzinoms, während berufliche Umweltfaktoren keine eindeutige ätiologische Rolle spielen.

*Genetische Prädisposition:* Hierzu liegen keine gesicherten Daten vor.

*Altersverteilung:* Das Mundhöhlenkarzinom tritt am häufigsten zwischen dem 50. und 60. Lebensjahr auf, die Oropharynxkarzinome zwischen dem 60. und 70. Lebensjahr.

*Primäre Prävention:* Die Vermeidung eines Übermaßes an Nikotin und Alkohol steht voran. Eine ausgeglichene Ernährung sollte erfolgen, eine überdurchschnittliche Sonnenbestrahlung (Lippenkarzinome) vermieden werden. Zur Prävention eines 2. Tumors ist erfolgreich 13-cis-Retinolsäure eingesetzt worden.

## 2 Histologie

### 2.1 Einführung

Etwa 90% der bösartigen Tumoren in dem beschriebenen Bereich sind Plattenepithelkarzinome. Eine Variante, die manchmal als lymphoepitheliales Karzinom beschrieben wird, kommt in der Tonsille und der Zungenbasis vor und ist ein wenig differenziertes Karzinom mit diffuser lymphoider Infiltration. 5% aller oropharnygealen Tumoren sind maligne Lymphome.

Leukoplakien sind potentielle Vorstufen des Plattenepithelkarzinoms. Sie sind in der Mundhöhle häufig zu finden, im Oropharynx hingegen sehr selten. Die Entartungsrate liegt bei der Leucoplacia simplex bei 3%, der Leucoplacia verrucosa bei 24%, bei der Leucoplacia erosiva bei 38%. Als Sonderform gilt die Erythroplakie. Die Oberfläche ist uneben und blutet bereits nach leichter Manipulation. In über 90% der Fälle handelt es sich histologisch bereits um ein Carcinoma in situ (M. Bowen).

Die häufigsten Karzinome sind:
- Plattenepithelkarzinom,
- verruköses Plattenepithelkarzinom,
- Adenokarzinom,
- adenoidzytisches Karzinom,
- Speichelausführungsgangskarzinom,
- Spindelzellkarzinom der Lippen.

*Grading (UICC 1993)*
G 1    Gut differenziert
G 2    Mäßig differenziert
G 3    Schlecht differenziert
G 4    Undifferenziert

## 2.2 Zytologie

Die Zytologie spielt im Mundhöhlen-/Oropharynxbereich aufgrund der guten Zugänglichkeit für Biopsien keine wesentliche Rolle.

## 2.3 Zytogenetik und Molekulargenetik

Häufig findet sich eine Amplifikation des Gens für den „Epidermal-growth-factor-Rezeptor" (über 80% aller Tumoren; lokalisiert auf 17q21) sowie eine Überexpression von erbB2 (ebenso 17q21), eine Amplifikation von c-myc (15–40% der Fälle) und nur selten eine Mutation oder Amplifikation von ras. Am häufigsten findet sich bei HNO-Tumoren eine Überexpression oder Mutation von p53 (33–100% in verschiedenen Studien). Eine p53-Mutation oder Überexpression findet sich schon in hoher Frequenz bei kleinen T1-Tumoren, sogar schon beim Tis (21%). Es ist bisher unklar, ob der Nachweis einer dieser Onkogene oder Suppressorgene im Tumorgewebe von prognostischem Wert ist und damit derzeit eine klinische Relevanz besitzt.

Möglicherweise ist allerdings ein hoher Anteil aneuploider Tumorzellen ein klinisch relevanter prognostischer Faktor, der in prospektiven Studien derzeit untersucht wird. Für eine Routinehistologie ist eine DNS-Flowzytometrie nicht notwendig.

# 3  Stadieneinteilung

## 3.1  WHO-Klassifikation

Nach WHO werden Lippen-/Mundhöhlen-/Oropharynxtumoren wie folgt eingeteilt:
T is    Carcinoma in situ
T 1     bis 2 cm
T 2     2–4 cm
T 3     > 4 cm
T 4     Infiltration von Nachbarstrukturen

*Bezirke und Unterbezirke*

*1    Lippe*
1.1  Oberlippe, Lippenrot
1.2  Unterlippe, Lippenrot
1.3  Mundwinkel

*2    Mundhöhle*
2.1  Mundschleimhaut
   a) Ober-/Unterlippe
   b) Wange
   c) bukkale Umschlagsfalte
2.2  Oberer Alveolarfortsatz, Gingiva
2.3  Unterer Alveolarfortsatz, Gingiva
2.4  Harter Gaumen
2.5  Zunge
   a) Zungenrücken, Zungenrand
   b) Zungenunterseite
2.6  Mundboden

*3    Oropharynx*
3.1  Vorderwand
   a) Zungengrund
   b) Vallecula
3.2  Seitenwand
   a) Tonsillen
   b) Tonsillarfurche, Gaumenbögen
   c) Glossotonsillarfurche
3.3  Hinterwand
3.4  Obere Wand
   a) Vorderseite weicher Gaumen
   b) Uvula

**Regionäre Lymphknoten**
N0    Keine Lymphknotenmetastase (LKM)
N1    Solitäre, ipsilaterale LKM < 3 cm
N2a   Solitäre, ipsilaterale LKM 3–6 cm
N2b   Multiple, ipsilaterale LKM bis 6 cm
N2c   Bi- oder kontralaterale LKM bis 6 cm
N3    LKM > 6 cm

**Fernmetastasen**

Mx   Beurteilung nicht möglich
M0   Keine Fernmetastasen
M1   Fernmetastase vorhanden

**Stadiengruppierung (AJC/UICC)**

| Stadium | T | N | M |
|---------|-----|------|-----|
| 0 | T is | N0 | M0 |
| I | T 1 | N0 | M0 |
| II | T 2 | N0 | M0 |
| III | T 1/2 | N 1 | M0 |
| | T 3 | N 0/1 | M0 |
| IV | T 4 | N 0/1 | M0 |
| | T 1–4 | N 2/3 | M0 |
| | T 1–4 | N 1–3 | M1 |

### 3.2 Klassifikation nach Howaldt

Die Beobachtung, daß das Ausmaß der Infiltrationstiefe eine entscheiden-de Bedeutung bezüglich der Prognose zu haben scheint, veranlaßten Howaldt et al. (1992), eine neue Klassifikation vorzuschlagen:

| Größenausdehnung | Tiefenausdehnung | | | |
|------------------|------------|-----------|------|---------|
| | > 5–10 mm | > 10–20 mm | | > 20 mm |
| <  5 mm | | | | |
| < 20 mm | T 1 | T 2 | T 3 | T 4b |
| > 20–40 mm | T 2 | T 3 | T 3 | T 4b |
| > 40 mm | T 3 | T 4a | T 4a | T 4c |

Eine genauere Klassifizierung erscheint hierdurch möglich. Ob sich diese Einteilung durchzusetzen vermag, bleibt abzuwarten.

## 4 Prognose

Die Häufigkeit und Lokalisation von Lymphknotenmetastasen ist in Tabelle 1 dargestellt.

**Tabelle 1.** Häufigkeit und Lokalisation von Lymphknotenmetastasen

| Lokalisation | Ipsi-laterale Meta-stase [%] | Kontra-laterale Meta-stase [%] | Initial nodale Gruppe |
|---|---|---|---|
| Oberlippe | 5–15 | <5 | Submandibulär (lateral), submental (medial) |
| Bukkale Mukosa | 40–50 | <5 | Submandibulär, bukkal, parotideal, submental |
| Untere Gingiva | 25–47 | <5 | Submandibulär, submental, Kieferwinkel |
| Obere Gingiva und harter Gaumen | 35–71 | <5 | Submandibulär, submental, Kieferwinkel |
| Retromolares Dreieck | 12–68 | <5 | Submandibulär, Kieferwinkel |
| Mundboden | 11–54 | 10–47 | Submandibulär, Kieferwinkel |
| Oraler Zungenteil | 14–76 | 5–27 | Submandibulär, Kieferwinkel |
| Zungengrund | 70–84 | 30 | jugulodigastrisch, Halsgefäß-scheide oder jungulär |
| Weicher Gaumen | 8–67 | 16 | jugulodigastrisch, Halsgefäß-scheide oder jugulär |
| Tonsillen | 70–90 | 5 | Submandibulär, jugulär, laterozervikal |
| Nasopharynx | 83–97 | 50 | Prävertebral, jugulär, retroaurikulär |
| Oropharynx | 25–76 | 30 | jugulodigastrisch, jugulär |
| Hypopharynx | 63–79 | 10–19 | jugulodigastrisch, jugulär, retro-pharyngeal, laterales Halsdreieck |

Folgende Faktoren bestimmen den Krankheitsverlauf und damit die Überlebenszeit:
- Alter und Allgemeinzustand des Patienten (Karnofsky-Index), Ernährungszustand, Begleiterkrankungen;
- Größe des Primärtumors und Lymphknotenstatus;
- histologischer und zytologischer Differenzierungsgrad;
- Infiltrationstiefe des Tumors und Vorhandensein oder Fehlen von Lmyphknotenkapseldurchbruch oder Lymphangiosis carcinomatosa;
- Geschlecht (Frauen haben eine bessere Überlebenschance als Männer);
- je lateraler lokalisiert, um so besser die Überlebenszeit;

- Tumoren des weichen Gaumens und der Tonsillarregion führen zu einer besseren Überlebenswahrscheinlichkeit als Tumoren im Zungengrund und in der posterioren Pharynxwand.

Die Überlebenswahrscheinlichkeit ist somit von vielen Faktoren abhängig und schwer einzuschätzen. Grundsätzlich scheint die Fünfjahresüberlebenszeit für alle Stadien zusammen bei 28% und die krankheitsfreie Fünfjahresüberlebenszeit bei 41% zu liegen; ein signifikanter Anteil von Patienten stirbt an anderen, nichtmalignen Erkrankungen bzw. Begleit-

**Tabelle 2.** Lokale Kontrolle und Fünfjahresüberlebensrate bei verschiedenen Lokalisationen

| Lokalisation | Lokale Kontrolle | | | | Fünfjahresüberlebensrate [%] |
|---|---|---|---|---|---|
| | T1 [%] | T2 [%] | T3 [%] | T4 [%] | |
| Weicher Gaumen | 90 | 67–77 | 58–77 | 35 | 54 |
| Tonsille | 83–94 | 78–81 | 67–72 | 31–63 | 42 |
| Zungengrund | 83–91 | 51–90 | 69–83 | 36–52 | 33 |
| Hintere Pharynxwand | 91 | 57–73 | 44–61 | 20–37 | 32 |

**Tabelle 3.** Zweijahresüberlebensraten für Lippen-, Mundhöhlen- und Oropharynx-karzinome nach AJC-Stadien. (Zum Teil nach Chicarilli u. Ariyan 1987)

| Tumorsitz | Alle Stadien [%] | Stadium I [%] | Stadium II [%] | Stadium III [%] | Stadium IV [%] |
|---|---|---|---|---|---|
| Unterlippe | 80–90 | 90 | 90 | 60 | 40 |
| Oberlippe | 60–70 | 70 | 70 | 40 | 20 |
| Zunge, vordere zwei Drittel | 43 | 35–85 | 26–77 | 10–50 | 0–26 |
| Mundboden | 50 | 58–75 | 40–64 | 21–43 | 0–15 |
| Gingiva | 31–55 | 73 | 41 | 17 | 0–10 |
| Wangenschleimhaut | 42 | 77–83 | 44–65 | 20–27 | 0–18 |
| Tonsillen | 45 | 67–93 | 40–84 | 27–50 | 3–35 |
| Zungengrund | 26 | 56–68 | 50 | 28–37 | 0–18 |

erkrankungen. Ein weiterer, wichtiger Aspekt ist auch die Entwicklung von Zweittumoren im oberen und tiefen Aerodigestivtrakt. Die lokalisationsspezifischen Überlebensraten sind in den Tabellen 2 und 3 entsprechend den Angaben von Chicarilli u. Ariyan dargestellt und im folgenden entsprechen den Daten einer sorgfältigen Studie in den Niederlanden aufgeführt.

Die Kontrollrate bei N0 und N1 ist mit 80–90% hoch, sowohl mit Chirurgie als auch mit Radiotherapie. Bei weiter fortgeschrittenem Lymphknotenbefall ist desgleichen eine hohe lokale Kontrollrate möglich durch Chirurgie und postoperative Strahlentherapie oder Strahlentherapie gefolgt von Chirurgie bei residueller Lymphknotenmasse, und zwar von 70–90%.

Verläßliche Daten bezüglich der Überlebenszeit stehen nur bedingt zur Verfügung. Tabelle 3 versucht in Anbetracht großer Schwankungen dennoch einen Überblick zu geben.

## 5 Diagnostik

Die Diagnostik in dem beschriebenen Bereich gilt nahezu für alle Tumoren im Kopf-Hals-Bereich.

*Physikalische Untersuchung*
- Obligatorisch ist zunächst eine eingehende Anamnese, einschließlich der Eß-, Trink- und Rauchgewohnheiten.
- Es schließlich sich eine gründliche klinische Untersuchung an mit Inspektion und Palpation. Der Untersucher sollte vermeiden, sich direkt dem Haupttumorort zuzuwenden, um nicht weitere Gebiete zu übersehen. Zunächst wird abgeklärt, ob der Patient einen Trismus oder eine verminderte Zungenmobilität hat. Die Inspektion der Mundhöhle schließt den Dentalstatus mit ein. Mit einem Mundspatel ist der Blick in Gaumen und Tonsillargrube möglich, mit dem Spiegel der untere Bereich des Oropharynx. Insbesondere für die Ausdehnung im Bereich des Zungengrundes, bei von der Tonsille ausgehenden Tumoren sowie bei Zungengrundtumoren ist die Palpation sensitiver als die Inspektion, insbesondere im Hinblick auf die Ausdehnung nach vorn und zur Mitte. Eine ausführliche Untersuchung der Halslymphknoten ist erforderlich. Mit Ausnahme von sehr frühen Läsionen im Bereich der Mundhöhle und der vorderen Tonsillenregion sind eine Endoskopie sowie eine Palpation in Narkose notwendig. Multiple Biopsien werden aus verdächtigen Arealen entnommen.

*Labor*

Über die üblichen Laboruntersuchungen hinaus: alkalische Phosphatase, LDH und CEA, Schilddrüsenparameter als Ausgangswert für kommende Verlaufskontrollen nach Therapie.

*Apparative Diagnostik*

–  Computertomographie und Kernspintomographie sind die besten Methoden, um die tiefenanatomischen Strukturen in der Pharynxregion darzustellen und sind obligatorisch, insbesondere um „blinde Flecken" zu untersuchen: parapharyngealer Raum, retropharyngeale Lymphknoten, tiefe Zungenmuskeln, Mundboden, Muskelkompartment pterygoideal, prä- und paravertebrale Areale, präepiglottischer Raum, Knochen und Schädelbasis;
–  Sonographie mit Feinnadelaspiration aus verdächtigen Knoten, Zungengrund und Mundboden;
–  Thoraxröntgen (zum Ausschluß eines synchronen Bronchialkarzinoms oder Lungenmetastasen);
–  Oberbauchsonographie;
–  Ganzkörperszintigraphie bei Verdacht auf Skelettinvasion (auch im Bereich des Schädels/Schädelbasis).

## 6  Charakteristika der Erkrankung und Krankheitsverlauf

Bei Lippenkarzinomen ist in 95% der Fälle die Unterlippe bzw. der Mundwinkel betroffen. Veränderungen äußern sich zunächst in Hyperkeratosen und Präkanzerosen wie Leukoplakien und Erythroplakien. Anfangs bestehen nur geringe oder keine Schmerzen! Auch Basaliome können in echte Karzinome übergehen. 50% der Oberlippenkarzinome bilden Lymphknotenmetastasen aus. Da sich die Lymphbahnen submental häufig kreuzen, sind bilaterale Lymphknotenmetastasen in 25% der Fälle zu beobachten, bei Unterlippenbefall nur in 15%.

Bei der Karzinomentstehung in der Mundhöhle ist die Symptomatik zu Beginn meist ebenso auffallend gering, weshalb bis zur Erstdiagnose oft viel Zeit vergeht. Erst relativ spät zeigen sich schmerzende und blutende Ulzera, die die Nahrungsaufnahme und Artikulation erschweren. Foetor ex ore sowie Speichelfluß treten auf. Bei Diagnosestellung ist häufig bereits die Beteiligung der Halslymphknoten erfolgt. Häufigste Lokalisation: mittlerer Zungenrand, etwas weniger häufig der Mundboden im Bereich des Frenulums, seltener Alveolarkamm-, Gaumen- und Wangenschleimhautbereich.

Malignome des Oropharynx verursachen früher Beschwerden. Starke Schmerzen beim Schlucken sowie eine verwaschene kloßige Sprache mit Passagebehinderung und ggf. Luftnot, einseitige Tonsillengrößenzunahme, Induration des Zungengrundes, Blutungen, Fixierung der Zunge, Hypoglossusparese, Kieferklemme, Otalgie, Gewichtsabnahme und frühe Metastasierung sind typische Befunde bei einem Oropharynxmalignom.

Die Metastasierung in die Halslymphknoten ist von entscheidender prognostischer Bedeutung, mehr als die Größe und Ausdehnung des Primärtumors selbst. Bereits ein solitärer, befallener Lymphknoten vermindert die Fünfjahresüberlebensrate um 45%. Ein extranodales Tumorwachstum reduziert sie auf 11%. Die schlechtere Prognose der Oropharynxkarzinome, verglichen mit den Mundhöhlenkarzinomen, ist somit auch auf die rasche Metastasierungstendenz der Oropharynxmalignome zurückzuführen. Hinzu kommt jedoch zudem die höhere Zweitkarzinomrate.

Die Fernmetastasierung erfolgt typischerweise zunächst in die Lunge, gefolgt von Leber und Knochen.

# 7 Therapiestrategie

## 7.1 Übersicht

Tumoren der Lippe, der Mundhöhle sowie des Oropharynx sind in der Regel chirurgisch gut zugänglich. Bei nicht allzu ausgedehnten Tumoren ist die primäre Resektion in kurativer Absicht somit die Methode der Wahl. Alleinige Bestrahlung oder alleinige Chemotherapie können keine vergleichbaren Ergebnisse erreichen. Allerdings ist es sehr schwer, derzeit eine klare stadiengerechte Therapieempfehlung zu geben, da für keines der in Frage kommende Therapieregime eine Überlegenheit im Vergleich zu anderen Therapieoptionen nachgewiesen worden ist. Es sollte daher in jedem Falle im Rahmen einer multidisziplinären Diskussion die optimale Therapiestrategie für den betroffenen Patienten diskutiert und gewählt werden, unter Einschluß von folgenden Aspekten:
- Stadium und Ausdehnung der Erkrankung, sowie das unter der jeweiligen Therapieoption zu erwartende funktionelle und kosmetische Ergebnis;
- physischer Status und emotionales Befinden des Patienten;
- Erfahrung des behandelnden Teams und Verfügbarkeit der Behandlungsoptionen.

*Primärtumor*
Chirurgie und Radiotherapie sind gleich wirksam in bezug auf die
Kontrolle sehr früher Stadien des Oropharynxkarzinoms; für lokal
fortgeschrittene, resektable T3- und T4-Läsionen sollte primär die
Chirurgie eingesetzt werden, gefolgt von postoperativer Bestrahlung; man
sollte in diesen Fällen die primäre Chemotherapie, gefolgt von Radiotherapie und elektiver Chirurgie bei Resttumor in Erwägung ziehen, da
hierdurch nach neueren Studien eine längere krankheitsfreie und Gesamtüberlebenszeit erreicht werden kann.

*Lymphknoten*
Auch im Falle einer klinisch nicht manifesten Lymphknotenmetastasierung ist das Risiko für eine mikroskopische Lymphknotenmetastasierung
hoch; deswegen wird der Halsbereich *immer* – mit Ausnahme von N0-,
T1- und T2-Tumoren – in die Therapiemaßnahmen miteinbezogen. Bei
klinischem N0-Stadium wird eine elektive Lymphknotenresektion durchgeführt, die in frühen Stadien auf die ipsilaterale Seite begrenzt werden
kann, insbesondere bei gut lateralisierter Läsion im Stadium T1 und im
Oberflächenstadium T2 der vorderen Tonsillenfalte oder Tonsillengrube.
Eine kleine Läsion in der vorderen Tonsillarfalte mit nur einem kleinen
ipsilateralen Lymphknoten ist für diese elektive ipsilaterale Lymphknotenentfernung geeignet. Bei oberflächlichen T1-T2-N0-Tumoren des
weichen Gaumens ist möglicherweise nur eine Resektion der oberen
Halslymphknoten erforderlich. In allen anderen Fällen, das heißt der
überwiegenden Mehrheit aller Mundhöhlen- und Oropharynxtumoren
sollte grundsätzlich eine bilaterale radikale Neck dissection durchgeführt
werden.
   Eine Alternative ist die bilaterale Radiotherapie des Halses mit
Einschluß der retro- und parapharyngealen Lymphknoten. Allerdings ist
diese Therapie mit zum Teil irreversiblen Nebenwirkungen im bestrahlten
Bereich verbunden, insbesondere mit einer Xerostomie, die sehr belastend
sein kann. Es bestehen chirurgischerseits manchmal Vorbehalte gegen
eine bilaterale Neck dissection wegen der erheblich zunehmenden Morbidität; darüber hinaus sind die retro- und parapharyngealen Lymphknoten
normalerweise nicht für eine chirurgische Maßnahme erreichbar; diese
Argumente könnten zusätzlich für eine postoperative Radiotherapie
anstelle einer Lymphknotendissektion sprechen.

## 7.2 Stellung der Chirurgie

### 7.2.1 Chirurgische Therapie mit kurativem Ziel

Die guten Zugangsmöglichkeiten für operative Maßnahmen insbesondere bei kleinen Tumoren und bei größeren Tumoren in Verbindung mit fortgeschrittenen Rekonstruktionsmöglichkeiten lassen heute auch ausgedehnte Tumoren primär grundsätzlich resektabel erscheinen. Aufgrund des häufig submukösen Wachstums sind möglichst 2 cm Sicherheitsabstand einzuhalten. Nur sehr kleine Läsionen des weichen Gaumens und der vorderen Tonsillenfalte können durch einen transoralen Zugangsweg reseziert werden. In den meisten Fällen muß eine Durchtrennung der Mandibula oder eine partielle Mandibulektomie (sogenannte Kommandoprozedur) oder eine anteriore Zervikotomie (für Zungengrundtumoren) durchgeführt werden. Eine totale Glossektomie bei ausgedehnten Tumoren wird heute von den meisten Autoren abgelehnt.

Bei klinisch positivem Lymphknotenstatus muß eine funktionelle oder radikale Neck dissection erfolgen. Eine routinemäßige postoperative Bestrahlung wird für N1- bis N3-Halstumoren empfohlen, ebenso bei Kapseldurchbruch oder Lymphangiosis carcinomatosa; ebenso muß bei R1-Resektion eine Nachbestrahlung durchgeführt werden. Für die Behandlung okkulter Metastasen wird die elektive Bestrahlung diskutiert. Der Einsatz der Chemotherapie in Kombination mit der simultanen hyperfraktionierten Bestrahlung oder die sequentielle Chemo-/Strahlentherapie wird bei resektablen Tumoren geprüft.

Beim Stadium III und IV ohne Fernmetastasen und Resektabilität sollte – bei entsprechender Grundvoraussetzung für eine kombinierte cisplatinhaltige Chemotherapie – eine primäre Chemo- und Strahlentherapie erwogen werden (signifikant längere Überlebenszeit gegenüber der alleinigen Chirurgie gefolgt von Strahlentherapie). In diesen Fällen ist eine verkleinernde Chirurgie ohne Möglichkeit eines kurativen Vorgehens ohne prognostischen Zugewinn für den Patienten und daher in der Regel nicht sinnvoll.

### 7.2.2 Palliative Chirurgie

Die palliative Chirurgie hat ihren Stellenwert bei der Tumorreduktion vor einer sekundären Radio-/Chemotherapie, aber nur für den Fall der Notwendigkeit quoad functionem oder vitam. Eine ausgedehnte chirurgische Resektion ohne Chance, durch die Chirurgie allein oder durch zusätzliche Maßnahmen wie Strahlen-/Chemotherapie einen R0/R1-

Status zu erreichen, ist ohne prognostischen Wert für den Patienten. Eine Ausnahme sind obstruierende oder stenosierende Tumoren, deren chirurgische Behandlung im Sinne eines Debulking vor allem transoral mit Hilfe des $CO_2$-Lasers vitalitätssichernd sein kann. Die postoperativen Folgen der Resektion sollten in jedem Falle zusammen mit dem Patienten und ggf. seinen Angehörigen abgewogen werden.

### 7.3 Stellung der Strahlentherapie

#### 7.3.1 Primäre kurativ orientierte Strahlentherapie

Bei umschriebenen Läsionen ist die lokale Strahlentherapie inklusive Bestrahlung des Lymphabflusses eine Alternative zur chirurgischen Maßnahme; bei entsprechender Fertigkeit des Chirurgen sollte aber die primäre Chirurgie vorgezogen werden, insbesondere dann, wenn der Eingriff nicht verstümmelnd ist.

Bei lokal fortgeschrittenen Tumoren ist die primäre Strahlentherapie eine Alternative für Patienten, bei denen ein chirurgischer Eingriff, insbesondere ein ausgedehnter verstümmelnder Eingriff, aus allgemein medizinischen Gründen nicht durchführbar ist oder vom Patienten abgelehnt wird.

Sollte eine primäre Radiotherapie anstelle der Chirurgie gewählt werden, wird folgendermaßen vorgegangen: Es erfolgt eine Bestrahlung des Primärtumors und des Halses beidseits unter Einschluß der parapharyngealen und retropharyngealen Lymphknoten. Die Dosis beträgt 44–50 Gy, gefolgt von einem Boost auf den Primärtumor und die klinisch involvierten Lymphknoten bis zu einer Gesamtdosis von 70 Gy; lediglich bei T 1-Tumoren kann die Dosis auf 64–66 Gy begrenzt werden.

#### 7.3.2 Postoperative adjuvante Strahlentherapie (R 0-Resektion)

Indikationen für eine adjuvante Strahlentherapie sind
- großer T 3- oder T 4-Tumor,
- enge Resektionsgrenzen,
- Lymphknotenmetastasen mit extrakapsulärer Ausdehnung,
- multiple Lymphknotenmetastasen,
- perineurales Wachstum,
- vaskuläre Invasion.

Die postoperative Strahlentherapie sollte innerhalb von 6 Wochen nach der Operation beginnen. Das gesamte chirurgische Bett und beide Halsregionen werden mit 50–54 Gy bestrahlt, gefolgt von einem Boost von

10–15 Gy auf die Regionen, die mit einem hohen Risiko für Rezidive assoziiert sind, z. B. Resektionsgrenzen oder Lokalisationen von resezierten Lymphknotenmetastasen mit extrakapsulärem Wachstum.

### 7.3.3 Additive Strahlentherapie (R1-Resektion)

Bei mikroskopischem Resttumor bzw. histologisch positiven Resektionsgrenzen erfolgt die Strahlentherapie obligat und in gleicher Form wie bei der postoperativen adjuvanten Strahlentherapie nach R0-Resektion. Es ist bisher nicht gesichert, ob eine zusätzliche Chemotherapie zu einer längeren rezidivfreien und Gesamtüberlebenszeit führt. Außerhalb von Studien sollte diese daher nicht durchgeführt werden.

### 7.3.4 Kombinierte Strahlen-/Chemotherapie

Bei lokal fortgeschrittenen inoperablen Tumoren im Stadium III und IV (ohne Fernmetastasen, M0) wurde in verschiedenen Studien der günstige Effekt einer neoadjuvanten Strahlen-/Chemotherapie nachgewiesen; in der Studie von Merlano (J Natl Cancer Inst 1996) wurde sogar ein Überlebensvorteil für die primäre Strahlen-/Chemotherapie gefolgt von chirurgischer Resektion, falls möglich, gegenüber der chirurgischen (zumeist inkompletten) Resektion gefolgt von einer postoperativen Radiotherapie (Standardvorgehen) nachgewiesen. Bei entsprechend geeigneten Patienten sollte daher dieses Vorgehen erwogen werden, insbesondere dann, wenn die kürzlich abgeschlossene EORTC-Studie zum gleichen positiven Ergebnis gelangt.

### 7.3.5 Palliative Strahlentherapie

Palliative Strahlentherapie +/− Chemotherapie ist sinnvoll bei lokaler, sehr weit fortgeschrittener Erkrankung. Allerdings sollte die Toxizität solcher Vorgehensweisen immer abgewogen werden im Vergleich zu den möglichen Vorteilen; es ist unwahrscheinlich, daß – abgesehen von akut lebensbedrohlichen Tumoren – durch eine palliative Strahlen- oder Strahlen-/Chemotherapie die Überlebenschance signifikant verlängert wird. Von besonderer Bedeutung ist in all diesen Fällen, insbesondere bei schlechtem Allgemeinzustand, eine adäquate supportive Therapie unter Zuhilfenahme aller möglichen Supportivmaßnahmen.

## 7.4 Stellung der Chemotherapie

Tumoren im Kopf-Hals-Bereich sind nur mäßig chemotherapieempfindlich, und Heilungen sind durch eine Chemotherapie nicht möglich. Trotz allem sind eine Reihe von Substanzen wirksam. Das optimale Therapieregime ist weiterhin noch nicht definiert.

*Monotherapie*

Eine Monotherapie mit Low-dose-Methotrexat ist nach wie vor eine akzeptierte Standardtherapie für rezidivierte oder metastasierte HNO-Tumoren. Die Dosis beträgt 40–50 mg/m$^2$ pro Woche mit Eskalation entsprechend der Tolerabilität, wobei eine Mukositis und Myelosuppression dosislimitierend sind. Die Remissionsrate beträgt ca. 30 %, allerdings wurde in randomisierten Studien nur eine Remissionsrate von 10 % nachgewiesen, mit einer Remissionsdauer von nur 2–3 Monaten. Die wirksamste Monosubstanz ist Cisplatin mit einer Remissionsrate von 28 % (14–41 %). Eine Dosiseskalation über 100–120 mg/m$^2$ Cisplatin ergibt keine besseren Ergebnisse als eine Standarddosis von 70–100 mg/m$^2$.

Ebenso wirksam ist Bleomycin. Eine prospektiv randomisierte Studie zeigte allerdings, daß eine Bleomycinmonotherapie mit einer geringeren Überlebenszeit assoziiert ist gegenüber eines Cisplatinmonotherapie (2,8 vs. 4,2 Monate). Die Kombination Bleomycin/Cisplatin ergab desgleichen kein besseres Ergebnis (4 Monate Überlebenszeit). Allerdings war eine Cisplatinmono- oder Kombinationstherapie in Hinblick auf die Überlebenszeit signifikant wirksamer als „best supportive care" mit 2,1 Monaten, so daß nachgewiesen worden ist, daß eine Chemotherapie die sehr schlechte Überlebenszeit der Patienten marginal, aber signifikant verlängern kann (Morton et al. 1985).

In einer randomisierten Studie wurde auch nachgewiesen, daß Cisplatin wirksamer als Methotrexat ist (Liverpool Head and Neck Oncology Group). Bei gleicher Remissionsrate für Cisplatin, Methotrexat, Cisplatin/5-Fluoruracil als Infusion oder Cisplatin/Methotrexat ergaben sich keine signifikanten Unterschiede in der Responserate, aber die Überlebenszeit war in den cisplatinhaltigen Armen signifikant besser als im Methotrexatarm – allerdings unter Inkaufnahme einer erhöhten Toxizität.

Auch Carboplatin scheint eine dem Cisplatin relativ vergleichbare Wirksamkeit zu haben (26 % Remissionsrate); allerdings wurden Cisplatin und Carboplatin nicht prospektiv in einer Studie verglichen. Allerdings zeigt sich in Kombination mit 5-Fluoruracil, daß Carboplatin/5-Fluoruracil weniger aktiv ist als Cisplatin/5-Fluoruracil in bezug auf die Remissionsrate (21 vs. 32 %) mit signifikant längerer Überlebenszeit für

den cisplatinhaltigen Arm im Vergleich zu Mix, nicht aber im Vergleich zu Cisplatin/FU (Forastiere et al. 1992; De Andrés et al. 1995).
Fluorpyrimidine haben eine dem Methotrexat vergleichbare Wirksamkeit. Mit kontinuierlicher 5-FU-Infusion wurde eine Remissionsrate von 17% erreicht; der zusätzliche Beitrag von biochemischen Modulatoren von 5-Fluorouracil ist noch nicht eindeutig klar.

Ifosfamid scheint wirksam zu sein mit 26% Remissionen; bei unvorbehandelten Patienten wurde sogar eine Remissionsrate von 43% erzielt (24-h-Infusion, 5 g/m$^2$; Verweij 1988). Weitere aktive Substanzen sind Doxorubicin, Cyclophosphamid und Bleomycin mit einer Responserate von 10–30%.

Unter den neuen Substanzen besitzen eine sehr hohe Wirksamkeit sowohl Paclitaxel (40% CR, PR) und Docetaxel (31% CR, PR). Auch Topotecan (22%), Vinorelbin (22%) und marginal auch Gemcitabin (13%) scheinen eine signifikante Aktivität bei HNO-Tumoren zu haben.

*Kombinationschemotherapie*
Eine Monotherapie ist selten in der Lage, komplette Remissionen zu induzieren, und ist nur geeignet für die palliative Therapie. In randomisierten Studien wurde nachgewiesen, daß eine auf Cisplatin basierende Kombinationstherapie, in der Regel mit dem Kombinationspartner 5-Fluorouracil, in bezug auf die Induktion einer Remission einer Monotherapie überlegen ist. Die Überlebenszeit wird allerdings nur marginal verbessert. Man geht allerdings davon aus, daß ein gutes lokales Ansprechen insbesondere bei Tumoren im HNO-Bereich mit einer besseren Lebensqualität verbunden ist und möglicherweise der Gewinn an Lebensqualität noch mehr wiegt als ein möglicher, z. T. nur marginaler Gewinn an Überlebenszeit. Die Kombination Cisplatin/5-Fluorouracil ist der allgemein akzeptierte Standard (s. Tabelle 4); eine Alternative ist die Kombination Carboplatin/5-Fluorouracil oder eine Monotherapie mit Cisplatin oder Methotrexat, insbesondere bei den Fällen, bei denen eine Cisplatin/5-FU-Therapie nicht adäquat oder zumutbar erscheint.

Der zusätzliche Benefit der Folinsäure ist noch unklar, ebenso derjenige von Interferon-α. Die Kombination Cisplatin/Taxol oder Cisplatin/Taxotere ist möglicherweise von hoher Aktivität und wird derzeit in prospektiven Studien untersucht. Es ist möglich, daß in Zukunft Dreifachkombinationen unter Einschluß der 3 wirksamsten Substanzen wie Cisplatin, Taxotere und 5-FU oder Ifosfamid zu einer hohen Remissionsrate führen; nach Möglichkeit sollten alle Patienten in diese innovativen Studienprotokolle eingebracht werden.

**Tabelle 4.** Randomisierte Studien zur Chemotherapie von HNO-Tumoren. (Nach Vokes et al. 1996)

| Studie/Chemotherapie | Patienten (n) | CR/PR [%] | CR [%] | Mediane Überlebenszeit (Monate) |
|---|---|---|---|---|
| *Stanford* | 249 | | | |
| Cisplatin/5-FU | 79 | 32 | 5 | 5,5 |
| Cisplatin | 83 | 17 | 3 | 5,0 |
| 5-FU | 83 | 13 | 2 | 6,1 |
| *SWOG-Studie* | 277 | | | |
| Cisplatin | 87 | 32 | 6 | 6,6 |
| Carboplatin | 86 | 21 | 2 | 5,0 |
| Methotrexat | 88 | 10 | 2 | 5,6 |
| *EORTC-Studie* | 365 | | | |
| Carboplatin | 127 | 37 | 10 | 6,5 |
| Cisplatin/5-FU | 116 | 34 | 2 | (alle |
| Cisplatin | 122 | 13 | 3 | Patienten) |
| *Liverpool-Studie* | 200 | | | |
| Cisplatin/5-FU | 50 | 12 | 3 | na |
| Cisplatin/Methotrexat | 50 | 11 | 0 | |
| Cisplatin | 50 | 14 | 1 | |
| Methotrexat | 50 | 6 | 0 | |

na = nicht angegeben

## 7.4.1 Kurativ orientierte Chemotherapie

Eine Chemotherapie wird beim HNO-Tumor nur in Kombination mit einer Strahlentherapie und Chirurgie im Rahmen eines multimodalen Therapiekonzeptes bei lokal fortgeschrittenen, durch eine radikale Chirurgie nicht oder nur mit einem verstümmelnden Eingriff heilbaren Tumoren eingesetzt. In diesem Fall wird die Kombination Cisplatin/5-Fluoruracil gewählt. Bei rezidivierendem oder metastasiertem Tumor im HNO-Bereich ist ein kurativer Therapieversuch in der Regel nicht indiziert; die Therapie hat überwiegend palliativen Charakter.

## 7.4.2 Adjuvante Chemotherapie (R 0-Resektion)

Eine adjuvante Chemotherapie mit Cisplatin/5-Fluoruracil, gefolgt von einer adjuvanten Bestrahlung, reduziert zwar die Inzidenz von Fernmetastasen (von 23% auf 15%), hat aber keinen Einfluß auf die Rate an lokoregionären Rezidiven und auf die Gesamtüberlebenszeit. Eine adjuvante Chemotherapie als Teil der postoperativen adjuvanten Therapiestrategie bei R 0-resezierten HNO-Tumoren ist somit nicht indiziert.

## 7.4.3 Additive Chemotherapie (nach R 1-Resektion)

Eine additive Chemotherapie als Teil der postoperativen Strategie bei R 1-Resektion, gefolgt von einer Radiotherapie, ist ebenso wie die adjuvante Chemotherapie nicht mit einer längeren Überlebenszeit assoziiert; es besteht dafür keine Indikation.

## 7.4.4 Kombinierte Strahlen-/Chemotherapie

*Sequentielle Strahlen-/Chemotherapie*
Die sequentielle Strahlen-/Chemotherapie mit Cisplatin/5-Fluoruracil kann eingesetzt werden als Teil einer multimodalen Therapie bei lokal fortgeschrittenen Tumoren im HNO-Bereich (ohne Fernmetastasen), bei denen eine kurative Resektion nur durch einen verstümmelnden Eingriff möglich ist bzw. nicht möglich ist. In diesen Fällen werden 3 Zyklen Cisplatin/5-Fluoruracil appliziert, gefolgt von einer chirurgischen Maßnahme, falls die Tumorausdehnung sich deutlich verkleinert hat oder gar eine komplette Remission eingetreten ist, anschließend gefolgt von einer definitiven Radiotherapie. Da diese Therapie bisher als wirksam im Sinne eines Überlebensvorteils für die Stadien III und IV (M0) nur in einer randomisierten Studie nachgewiesen worden ist, sollte diese Therapiestrategie zunächst weiter nur in Studien oder in ausgewählten Zentren durchgeführt werden.

*Parallele Strahlen-/Chemotherapie*
Eine Reihe von Studien haben untersucht, ob die parallele Applikation von Strahlen- und Chemotherapie unter Ausnutzung des strahlensensibilisierenden Effektes der – für den lokalen und systemischen Effekt applizierten – Chemotherapie zu einer höheren Rate an lokaler Kontrolle und insbesondere längerer Überlebenszeit führt. Aufgrund der präliminären Daten einer deutschen Studie (Wendt 1989) und der randomisierten Studie von Merlano (1996) ist davon auszugehen, daß die parallele

Strahlen-/Chemotherapie, entweder parallel oder alternierend gegeben, einen Vorteil hat gegenüber der sequentiellen Applikation von zunächst Chemotherapie, dann gefolgt von Radiotherapie. In der Hand von erfahrenen Therapeuten ist dieses Vorgehen trotz höherer Toxizität somit gegenüber der sequentiellen Administration vorzuziehen; in der Studie von Merlano wurde bei 157 Patienten mit der kombinierten Strahlen-/ Chemotherapie im Vergleich zur alleinigen Strahlentherapie (70 Gy) eine Verdoppelung der kompletten Remissionsrate von 22 auf 42% (p = 0,037) und eine signifikante Verlängerung der medianen Überlebenszeit von 12 auf 17 Monate (p < 0,05) und der Dreijahresüberlebenszeit (von 22 auf 41%) erreicht (Stadium III und IV, M0).

In klinischen Studien werden derzeit die Möglichkeiten der Kombination einer Strahlentherapie mit Carboplatin, Methotrexat, Taxol, Taxotere, Bleomycin und Mitomycin untersucht. In diesen Studien wurde bisher kein eindeutiger Überlebensvorteil nachgewiesen.

### 7.4.5 Palliative Chemotherapie (+/− Strahlentherapie)

Bei palliativer Intention, d. h. bei inoperabler Situation und fehlender Möglichkeit, durch eine multimodale Therapie eine kurative Therapie zu ermöglichen, besteht in der Regel die Indikation zu palliativen Therapie. Dabei sollte aufgrund folgender Faktoren zwischen einer Mono- und einer Kombinationstherapie gewählt werden:
- Lokale Tumorausdehnung mit der Erfordernis, eine rasche Remission zu erzielen;
- Begleiterkrankungen und Alter des Patienten;
- Bereitschaft des Patienten für eine kombinierte Therapie mit größerem zeitlichem Aufwand und potentiellem Haarverlust (z. B. bei Cisplatin/ 5-FU, insbesondere bei Taxanen).

*Kombinationstherapie*
Obwohl die Kombination Cisplatin/5-Fluoruracil am besten untersucht und am wirksamsten ist, kann unter dem Aspekt der Lebensqualität auch die nur geringgradig weniger wirksame Kombination mit Carboplatin/ 5-Fluoruracil gewählt werden. Cisplatin/Taxotere sollte nur in klinischen Studien eingesetzt werden (hohe Toxizität; ungesichert ob der Kombination Cisplatin/5-FU wirklich überlegen). Bei Patienten ohne lokale Vorbestrahlung oder bei Strahlenreserve kann zur Optimierung des lokalen Effektes parallel eine Strahlentherapie erfolgen.

*Monotherapie*
Dies gilt auch für die Monotherapie. Unter diesem Aspekt der kombinierten Strahlen-/Chemotherapie könnte auch die Wahl der Monotherapie unterschiedlich ausfallen: Methotrexat und Taxol ist bei begleitender Strahlentherapie mit einem höheren Risiko für eine Mukositis assoziiert, weniger Ifosfamid und Carboplatin, evtl. auch Gemcitabin.

*Intraläsionale Therapie*
Insbesondere bei ausgedehnter Vorbestrahlung und nicht ausreichender Strahlenreserve, mit der eine signifikante Tumorreduktion erzielt werden könnte, sollte die Option einer intraläsionalen Therapie mit z. B. Interferon-$\beta$ in Kombination mit Strahlentherapie evaluiert werden. Diese Therapie kann auch gut kombiniert werden mit einer systemischen Monochemotherapie.

### 7.4.6 Hochdosischemotherapie

Eine Hochdosischemotherapie hat bei HNO-Tumoren keine Relevanz.

### 7.4.7 Regionale Chemotherapie

Es wurden in verschiedenen Studien die Möglichkeiten einer regionalen Chemotherapie über die A. facialis und lingualis, allein oder in Kombination mit Radiotherapie oder Hyperthermie untersucht; außerhalb von experimentellen Konzepten hat die regionale Chemotherapie bei HNO-Tumoren leider weiterhin keine Stellenwert.

## 8 Indikation zur Chemotherapie

### 8.1 Auswahl der Patienten

#### 8.1.1 Neoadjuvante Chemotherapie
im Rahmen eines multimodalen Konzeptes

Bei Patienten mit gutem Allgemeinzustand und lokal forgeschrittener, irresektabler Erkrankung im Stadium III und IV (M0) kann der Versuch mit einer neoadjuvanten Chemotherapie plus begleitender oder nachfolgender Bestrahlung gemacht werden. Ziel ist die Reduktion der lokalen Tumorausdehnung und das Erreichen einer resektablen Situation. Gegenüber einem ausgedehnten chirurgischen Eingriff mit zum Teil verstümmelnden Charakter ist dieses Vorgehen mit einer signifikanten längeren Gesamtüberlebenszeit assoziiert.

## 8.1.2 Palliative Chemotherapie

Bei Patienten mit
- rezidivierenden HNO-Tumoren,
- Fernmetastasen

besteht grundsätzlich eine Indikation zur palliativ orientierten Chemotherapie +/− lokaler Bestrahlung. Die Wahl der Chemotherapie wird abhängig gemacht von den Faktoren
- lokale Tumorausdehnung, mit der Notwendigkeit, möglichst rasch eine Remission zu erzielen,
- Alter und
- Allgemeinzustand des Patienten bzw. Tolerabilität einer cisplatinhaltigen Kombinationstherapie im Vergleich zu einer Monotherapie.

## 8.2 Zeitpunkt des Therapiebeginns

### 8.2.1 Präoperative adjuvante Chemotherapie

Eine neoadjuvante Therapie unter kurativem Aspekt sollte so bald wie möglich nach der Diagnose begonnen werden.

### 8.2.2 Palliative Chemotherapie

Der Beginn einer palliativen Chemotherapie muß abhängig gemacht werden von der Ausdehnung des Primärtumors, der dadurch hervorgerufenen Beeinträchtigung und der Wachtumstendenz.

## 8.3 Wahl der Therapie

### 8.3.1 Adjuvante Chemotherapie + Strahlentherapie +/− Operation

Cisplatin/5-Fluoruracil, 3 Zyklen, gefolgt von Strahlentherapie, gefolgt von Operation bei Tumoransprechen.
- Cisplatin/5-Fluoruracil rasch alternierend mit Strahlentherapie, gefolgt von Operation,
- Carboplatin/5-Fluoruracil plus Bestrahlung, gefolgt von Operation bei Ansprechen.

### 8.3.2 Palliative Chemotherapie

- Kombinationschemotherapie Cisplatin/5-Fluoruracil,
- Carboplatin/5-Fluoruracil,

- Methotrexatmonotherapie,
- Ifosfamidmonotherapie,
- Taxol wöchentlich +/− Radiotherapie,
- Interferon-β intraläsional +/− Radiotherapie,
- Gemcitabin +/− Radiotherapie.

## 8.4 Therapiedauer

### 8.4.1 Neoadjuvante Therapie

In der Regel werden 3 Zyklen appliziert.

### 8.4.2 Palliative Therapie

1 bis maximal 2 Zyklen einer cisplatin- oder carboplatinhaltigen Kombinationstherapie sollten appliziert werden; bei deutlichem Ansprechen sollte die Therapie bis zu maximal 6 Zyklen fortgeführt werden.

Bei Monotherapie kann die Therapie zunächst bis zu 6 Zyklen gegeben werden und bei Ansprechen fortgeführt bis zur Toxizität oder zum maximalen Effekt. Bei gutem Ansprechen und guter Tolerabilität kann eine Dauertherapie bis zur Progression durchgeführt werden.

## 8.5 Modifikation der Standarddosis

Abgesehen von der Anpassung der Dosis an Leberfunktionsparameter, Nierenfunktionsparameter und Allgemeinzustand ist keine spezielle Dosisreduktion notwendig. Unter kombinierter Strahlen-/Chemotherapie unter Einschluß von Methotrexat und Taxanen muß auf eine Mukositis geachtet werden.

## 8.6 Besonderheiten zur Begleittherapie

Siehe hierzu die Ausführungen im Kap. „Larynxkarzinom".

## 8.7 Erhaltungstherapie

Grundsätzlich ist eine Erhaltungstherapie nicht erforderlich mit Ausnahme von gutem Ansprechen und z. B. einer Methotrexatmonotherapie.

# 9 Rezidiv-/Salvagetherapie

Im Falle eines lokoregionären Rezidivs nach primärer Chirurgie sollte erneut die Möglichkeit einer chirurgischen Maßnahme und insbesondere bei initial nicht durchgeführter Radiotherapie die Möglichkeit einer definitiven Radiotherapie evaluiert werden. Diese Therapiemodalitäten sind in der Regel unter kurativem Aspekt möglich. Sollte irgendeine Chemotherapie appliziert werden, sollte in jedem Fall die Möglichkeit einer kombinierten Radio-/Chemotherapie überdacht werden.

Bei Versagen einer Cisplatin/5-Fluoruracil-haltigen Kombinationstherapie kann ein Versuch mit Ifosfamid oder Taxol, möglicherweise auch mit Vinorelbin und Gemcitabin gemacht werden. Bei Versagen einer Methotrexatmonotherapie ist es unwahrscheinlich, daß eine relevante Remission mit Cisplatin +/− 5-Fluoruracil erzielt wird; auch in diesen Fällen ist möglicherweise ein Versuch mit Taxanen, Ifosfamid oder Gemcitabin sowie Vinorelbin sinnvoll, ebenso wie die intraläsionale Interferon-β-Therapie. Sollte noch eine geringe Strahlenreserve vorhanden sein und das Hauptproblem im Bereich des lokoregionären Rezidivs liegen, kann die Chemotherapie und Interferonapplikation mit einer Strahlentherapie kombiniert werden.

# 10 Maßnahmen zur Therapiekontrolle

Bei Patienten mit kurativ behandelten Malignomen der obengeannten Regionen ist eine lebenslange Nachsorge erforderlich. Sie sind nicht nur durch Lokalrezidive (>20%), sondern auch durch Zweitkarzinome (10–20%) und Fernmetastasen (5–10%) gefährdet. Während der ersten 2 Jahre nach Abschluß der Therapie sollte eine 4wöchentliche Kontrolle erfolgen, danach 3monatliche Kontrolluntersuchungen. Neben der lupengestützten HNO-Spiegeluntersuchung werden B-Scanuntersuchungen des Halses, Computertomographien bzw. Kernspintomographien bei unklarem Befund im Primärtumorbereich sowie Thoraxröntgen und Oberbauchsonographie durchgeführt.

# 11 Besondere Hinweise

Koordinator von diversen multizentrischen Studien ist:
1. Schriftführer der Onkologischen Arbeitsgemeinschaft in der Deutschen Gesellschaft für HNO-Heilkunder Priv.-Doz. Dr. H. Bier, Univ.-HNO-Klinik, Moorenstr. 5, 40225 Düsseldorf, Tel.: 0211/311-7570, Fax: 0211/9348211.

2. DÖSAK (Deutsch-Österreichisch-Schweizerischer Arbeitskreis für Tumoren im Kiefer- und Gesichtsbereich); Adressen s. Kap. „Larynxkarzinom".

## 12 Zukünftige Entwicklungen

Eine präventive Strategie zur Verhinderung von Zweittumoren, die bei ca. 20% der Patienten mit HNO-Tumoren im weiteren Verlauf in der HNO- und bronchopulmonalen Region auftreten, kann durch eine Präventionsprophylaxe innerhalb von Studien mit Retinolsäurenderivaten durchgeführt werden.

Die Möglichkeit der Kombination von Retinolsäuren mit Interferon und Strahlentherapie ebenso wie weitere „biological response modifiers" werden derzeit untersucht.

Wegen der noch vielen ungeklärten Fragen und innovativen Therapieansätze sowie wegen dem Einschluß neuer molekulargenetischer Untersuchung zur Biologie und Prognose von HNO-Tumoren sollten Patienten kosequent in prospektiven Studien behandelt werden.

## 13 Therapieschemata

### 13.1 Kombinationstherapie

| Cisplatin/5-Fluorouracil | | | | (Decker 1983) |
|---|---|---|---|---|
| Cisplatin | $100 \text{ mg/m}^2$ | i.v. | 2-h-Infusion | Tag 1 |
| 5-Fluorouracil | $1000 \text{ mg/m}^2$ | i.v. | 24-h-Infusion | Tag 1, 2, 3, 4 |
| Wiederholung Tag 22, 3 Zyklen, anschließend Radiotherapie und/oder Operation | | | | |

| Cisplatin/5-Fluorouracil + Bestrahlung | | | (Merlano 1996) |
|---|---|---|---|
| Cisplatin | $20 \text{ mg/m}^2$ | 30-min-Infusion | Tag 1, 2, 3, 4, 5 |
| 5-Fluorouracil | $200 \text{ mg/m}^2$ | Bolus | Tag 1, 2, 3, 4, 5 |
| Strahlentherapie | | | Tag 15–28 |
| Wiederholung Tag 29 für 3 Zyklen | | | |

| Carboplatin/5-Fluoruracil | | | | (Forastiere 1992) |
|---|---|---|---|---|
| Carboplatin | 300 mg/m² | i.v. | 15 min. | Tag 1 |
| 5-Fluoruracil | 1000 mg/m² | i.v. | Bolus | Tag 1, 2, 3, 4 |
| Wiederholung Tag 22 | | | | |

## 13.2 Monotherapie

| Methotrexatmonotherapie | | | | (Leone 1968) |
|---|---|---|---|---|
| Methotrexat | 40(–60) mg/m² | i.v. | Kurzinfusion | Tag 1, 8, 15 |

Fortlaufend wöchentlich bis Progreß oder Toxizität

Als Minimum bis zur Beurteilung des Wirkungseintritts sind 3 Zyklen erforderlich

Bei Mukositis: Leucovorin 4mal 15 mg alle 6 h, Beginn 24 h nach Methotrexat.

| Ifosfamidmonotherapie | | | | (Verweij 1988) |
|---|---|---|---|---|
| Ifosfamid | 5 g/m² | i.v. | 24-h-Infusion | Tag 1 |

| Taxol + Radiotherapie | | | | |
|---|---|---|---|---|
| Taxol | 50–80 mg/m² | i.v. | 1-h-Infusion | Tag 1, 8, 15, 22 usw. fortlaufend wöchentlich |
| + Radiotherapie | | | | |

| Vinorelbin | | | | (Gebbia 1993) |
|---|---|---|---|---|
| Vinorelbin | 30 mg/m² | i.v. | Bolus | Tag 1, 8, 15 usw. fortlaufend wöchentlich |

| Gemcitabin | | | | (Catimel 1994) |
|---|---|---|---|---|
| Gemcitabin | 1000 mg/m² | i.v. | 2-h-Infusion | Tag 1, 8, 15 |
| Wiederholung Tag 29 | | | | |

| Docetaxel (Taxotere) | | | | (Catimel 1994) |
|---|---|---|---|---|
| Docetaxel (Taxotere) | 100 mg/m² | i.v. | 1-h-Infusion | Tag 1 |
| Wiederholung Tag 22 | | | | |

# Literatur

Ahsee KW, Cooke TG, Pickford IR et al. (1994) An allelotype of sqamous carcinoma of the head and neck using microsatelite markers. Cancer Res 54:1617–1621

Ang KK, Peters LK, Maor MH, Morrison WH, Wendt CCD, Brown BW (1990) Concomitant boost radiotherapy schedules in in the treatment of carcinoma of the oropharynx and nasopharynx. Int J Radiat Oncol Biol Phys 19:1339–1345

Ang KK, Kaanders JHAM, Peters LJ (eds) (1994) Radiotherapy for head and neck cancers: indications and techniques. Lea & Febiger, Philadelphia

Boyle JO, Hakim J, Koch W et al. (1993) The incidence of p53 mutations increases with progression of head and neck cancer. 53:4477–4480

Burkhardt A, Maerker R (1978) Dyplasieklassifikation oraler Leukoplakien und Präkanzerosen. Bedeutung für Prognose und Therapie. Dtsch Z Mund Kiefer Gesichtschir 2:199

Callender T, El-Nagger AK, Lee MS et al. (1994) PRAD-1 (CCBD1)/cyclin D1 oncogene amplification in primary head and neck squamous cell carcinoma. Cancer 74:152–158

Catimel G, Vermorken JB, Clavel M et al. (1994) A phase II study of Gemcitabine (LY 188011) in patients with advanced squamous cell carcinoma of the head and neck. Ann Oncol 5:533–537

Catimel G, Verweij J, Mattijssen V et al. (1994) Docetaxele (Taxotere): An active drug for the treatment of patients with advanced squamous cell carcinoma of the head and neck. Ann Oncol 5:533–537

Chicarilli ZN, Ariyan S (1987) Surgical management. In: Ariyan S (ed) Cancer of the head and neck. Mosby, St. Louis

Cowan JM, Beckett MA, Ahmed-Swan S, Weichselbaum RR (1992) Cytogenetic evidence of the multistep origin of head and neck squamous cell carcinomas. J Natl Cancer Inst 84:793–796

De Andrés L, Brunet J, Lopez-Pousa A et al. (1995) Randomized trial of neoadjuvant cisplatin and fluorouracil versus carboplatin and fluorouracil in patients with stage IV-M0 head and neck cancer. J Clin Oncol 13:1493–1500

Decker DA et al. (1983) Adjuvant chemotherapy with cis-diamminedichloroplatinum II and 1-2-hour infusion 5-fluorouracil in stage III and IV squamous cell carcinoma of the head and neck. Cancer 51:1353–1355

Foote RL, Parsons, JT, Mendenhall WM, Million RR, Cassisi NJ, Stringer ST (1990) Is interstitial implantation essential for successful radiotherapeutic treatment of base of tongue carcinoma? Int J Radiat Oncol Biol Phys 18:1293–1298

Forastiere AA (1991) Randomized trials of induction chemotherapy: A critical review. Hematol Oncol Clin North Am 5:725–736

Forastiere AA, Urba SG (1995) Single agent paclitaxel and paclitaxel plus infosfamide in the treatment of head and neck cancer. Semin Oncol 22:24–27

Forastiere AA, Metch B, Schuller DE et al. (1992) Randomized comparison of cisplatin plus fluorouracil and carboplatin plus fluorouracil versus methotrexate in advanced squamous-cell carcinoma of the head and neck: A Southwest Oncology Group study. J Clin Oncol 10:1245–1251

Gebbia V, Testa A, Valenza R et al. (1993) A pilot study of vinorelbine on a weekly schedule in recurrent and/or metastatic squamous cell carcinoma of the head and neck. Eur J Cancer 29A:1358–1359

Gebbia V, Testa A, Valenza R et al. (1993) Vinorelbine plus cisplatin and 5-fluorouracil in recurrent and/or metastatic squamous cell head and neck carcinoma. Proc Am Soc Clin Oncol 12:283 (Abstr 917)

Goffinet DR et al. (1975) Irradiation of clinically uninvolved cervical lymph nodes. Can J Otolaryngol 4:927

Head and Neck Contracts Program (1987) Adjuvant chemotherapy for advanced head and neck squamous carcinoma: Final report. Cancer 60:301–311

Horiot JC, Le Fur R, N"Guyen T et al. (1992) Hyperfractionation versus conventional fractionation in oropharyngeal carcinoma: final analysis of a randomized trial of the EORTC cooperative group of radiotherapy. Radiother Oncol 25:231–241

Jacobs C, Makuch R (1990) Efficacy of adjuvant chemotherapy for patients with resectable head and neck cancer: A subset analysis of the Head and Neck Contracts Program. J Clin Oncol 8:838–847

Jacobs C, Goffinet DR, Goffinet L et al. (1987) Chemotherapy as a substitute for surgery in the treatment of advanced resectable head and neck cancer. A report from the Northern California Oncology Group. Cancer 60:1178–1183

Jacobs C, Lyman G, Valez-Garcia E et al. (1992) A phase III randomized study comparing cisplatin and fluorouracil as single agents and in combination for advanced squamous cell carcinoma of the head and neck. J Clin Oncol 10:257–263

Jarez P, Fernandez PL. Campo E et al. (1994) PRAD-1/Cyclin D1 gene amplification correlates with mesenger RNA overexpression and tumor progression in human laryngeal carcinomas. Cancer Res 54:4813–4817

Kalniens IK et al. (1977) Correlation between prognosis and degree of lymph node involvement in carcinoma of the oral cavity. Am J Surg 134:450

Keus RB, Pontvert D, Brunin F, Jaulerry Ch, Bataini JP (1988) Results of irradiation in squamous cell carcinoma of the soft palate and uvula. Radiother Oncol 11:311–317

Kristen K, Zöller J (1992) Tumoren im Kopf- und Halsbereich. In: Vinzenz K, Waclawiczek HW (Hrsg) Chirurgische Therapie von Kopf-Hals-Tumoren. Springer, Wien New York

Laramore GE, Scott CB, Al-Sarraf M et al. (1992) Adjuvant chemotherapy for resectable squamous cell carcinomas of the head and neck: Report on intergroup study. Int J Radiat Oncol Biol Phys 23:705–713

Lefebvre JL, Sahmoud T, for the EORTC Head and Neck Cancer Cooperative Group (1994) Larynx preservation in hypopharynx squamous cell carcinoma: Peliminary results of a randomized study (EORTC 24891). Proc Am Soc Clin Oncol 13:283 (Abstr 912)

Leone LA et al (1968) Treatment of carcinoma of the head and neck with intravenous methotrexate. Cancer 21:828–837

Liverpool Head and Neck Oncology Group (1992) A phase III randomized trial of cisplatinum, methotrexate, cisplatinum + methotrexate and cisplatinum + 5-FU in end stage squamous carcinoma of the head and neck. Br J Cancer 61:311–315

Lotan R, Xu XC, Lippman SM et al. (1995) Suppression of retinoic acid receptor-α in premalignant oral lesions and its up-regulation by isotretinoin. N Engl J Med 332:1405–1410

Mak-Kregar S, Hilgers FJM, Levendag PC et al. (1995) A nationwide study of the epidemiology, treatment and survival of oropharyngeal carcinoma in the Netherlands. Eur Arch Otorhinopharyngol 252:133–138

Mashberg A, Meyers H (1976) Anatomical site and size of 222 early asymptomatic oral squamous carcinomas: A continuing prospective study of oral cancer. Cancer 37:1149

Mazer TM, Robbins KT, Mc Murtrey MJ et al. (1988) Resection of pulmonary metastases from squamous carcinoma of the head and neck. Am J Surg 156:238–242

Merlano M, Grimaldi A, Benasso M et al. (1988) Alternating cisplatin-5-fluorouracil and radiotherapy in head and neck cancer. Am J Clin Oncol 11:538–542

Merlano M, Corvo R, Marganno G et al. (1991) Combined chemotherapy and radiation therapy in advanced inoperable squamous cell carcinoma of the head and neck: The final report of randomized trial. Cancer 67:915–921

Merlano M, Vitale V, Rosso R et al. (1992) Treatment of advanced squamous cell carcinoma of the head and neck with alternating chemotherapy and radiotherapy. N Engl J Med 327:1115–1121

Million RR, Cassisi NJ (eds) (1994) Management of head and neck cancer, 2nd edn. Lippincott, Philadelphia

Morton RP, Rugman F, Dorman EB et al. (1985) Cisplatinum and bleomycin for advanced or recurrent squamous cell carcinoma of the head and neck: A randomized factorial phase III controlled trial. Cancer Chemother Pharmacol 15:282–289

Paccagnella A, Orlando A, Marcniori C et al. (1994) Phase III trial of initial chemotherapy in stage III or IV head and neck cancers: A study by the Gruppo di Studio sui Tumori della Testa e del Collo. J Natl Cancer Inst 86:265–272

Parkin DM et al. (1988) Estimates of the worldwide frequency of sixteen major cancers in 1980. Int J Cancer 41:184

Robert F, Wheller RH, Molthrop DC et al. (1994) Phase II study of topotecan in advanced head and neck cancer: Identification of an active new agent. Proc Am Soc Clin Oncol 13:281 (Abstr 905)

Rudert H (1992) Maligne Tumoren der Lippen, der Mundhöhle und des Oropharynx. In: Naumann HH et al. (Hrsg) Otorhinolaryngologie in Klinik und Praxis, Bd 2. Thieme, Stuttgart, S 648–668

Schuller DE, Metch B, Stein DW et al. (1988) Preoperative chemotherapy in advanced resectable head and neck cancer: Final report of the Southwest Oncology Group. Laryngoscope 98:1205–1211

Shanmugaratnam K (1991) Histologic typing of tumours of the upper respiratory tract and ear, 2nd edn. Springer, Berlin Heidelberg New York Tokyo

Shin DM, Kim J, Ro JY et al. (1994) Activation of p53 gene expression in premalignant lesions during head and neck tumorigenesis. Cancer Res 54:321–326

Somers KD, Cartwright SL, Schechter GL (1990) Amplifications of the int-2 gene in human head and neck squamous cell carcinomas. Oncogene 5:915–920

Stevens KR Jr, Britsch A, Moss WT et al. (1993) High-dose reirradiation of head and neck cancer with curative intent. Int J Radiat Oncol Biol Phys 29:913

The Department of Veterans Affairs Laryngeal Cancer Study Group (1991) Induction chemotherapy plus radiation compared with surgery plus radiation in patients with advanced laryngeal cancer. N Engl J Med 324:1685–1690

Van der Riet P, Nawroz H, Hruban RH et al. (1994) Frequent loss of chromosome 9p21-22 early in head and neck cancer progression. Cancer Res 54:1156–1158

Van Dyke DL, Worsham MJ, Benninger MS et al. (1994) Recurrent cytogenetic abnormalities in squamous cell carcinoma of the head and neck region. Genet Chromosom Cancer 9:192–206

Veronesi A, Zagonel V, Tirelli U et al. (1985) High-dose versus low-dose cisplatin in advanced head and neck squamous carcinoma: A randomized study. J Clin Oncol 3:1105–1108

Verweij J, Alexiery-Figresch J, DeBoer MF (1988) Ifosfamide in advanced head and neck cancer. A phase II study of the Rotterdam Cooperative Head and Neck Cancer Study Group. Eur J Cancer Clin Oncol 24:795–796

Vokes EE (1993) Flourouracil modulation in head and neck cancer. In Rustum YM (ed) Novel approaches to selective treatments of human solid tumors: Laboratory and clinical correlation. Plenum Press, New York, pp 197–208

Vokes EE, Athanasiadis I (1996) Chemotherapy for squamous carcinoma of head and neck: The future is now. Ann Oncol 7:15–29

Vokes EE, Weichselbaum RR (1990) Concomitant chemoradiotherapy: Rationale and clinical experience in patients with solid tumors. J Clin Oncol 8:911–934

Vokes EE, Rosenberg RK, Jahanzeb M et al. (1995) Multicenter phase II study of weekly oral vinorelbine for stage IV non-small cell lung cancer. J Clin Oncol 13:637–644

Wang CC (1993) To reirradiate or not to reirradiate? Int J Radiat Oncol Biol Phys 29:913

Wendt TG, Hartenstein RC, Wustrow TP et al. (1989) Cisplatin/fluorouracil with leucovorin enhancement, and synchronous accelerated radiotherapy in the management of locally advanced head and neck cancer: A phase II study. J Clin Oncol 7:471–476

# 34.24 Hypopharynxkarzinom

J. H. A. M. Kaanders, P. R. Issing, L. A. M. Pop, T. Lenarz,
P. H. M. de Mulder, H. J. Schmoll, H. A. M. Marres

## 1 Epidemiologie

Die Hypopharynxkarzinome sind relativ selten. Die Inzidenz variiert erheblich von Land zu Land, und genaue Inzidenzdaten sind schwer zu bekommen, da verschiedene Lokalisationen oft in die Definition des Hypopharynxkarzinoms miteingeschlossen werden. Das holländische Krebsregister weist eine Inzidenz von 1,3/100000 Frauen auf. Die höchste Inzidenz gibt es in Frankreich, wo Hypopharynxkarzinome ca. 1% mit besonderer Bevorzugung von Männern (mehr als 90%) ausmachen. In Skandinavien und im nördlichen Teil der Britischen Inseln ist die Inzidenz insbesondere von postkrikoidalen Tumoren bei der Frau hoch, während in den restlichen Ländern die Tumoren zumeist im Recessus piriformis vorkommen.

*Ätiologie:* Der hauptsächlich ätiologische Faktor ist schwerer Alkoholgenuß und starkes Rauchverhalten und insbesondere die Kombination. Darüber hinaus aber gibt es auch weitere Faktoren; so wird z. B. das häufige Vorkommen des postkrikoidalen Tumors bei Frauen in Skandinavien und im nördlichen Teil von England mit chronischem Ernährungsmangel, insbesondere Vitamin-C- und Eisenmangel, in Verbindung gebracht (Plummer-Vinson-Syndrom). Ältere epidemiologische Studien zeigten, daß in einigen Regionen mehr als die Hälfte aller Patienten mit Hypopharynxkarzinomen zu dieser Kategorie gehören. 1938 wurde daraufhin ein Gesetz in Schweden erlassen zur Eisenanreicherung von Mehl, dies führte zu einer Reduktion der Plummer-Vinson-Fälle ebenso wie des Hypopharynxkarzinoms.

*Geschlechtsverteilung:* Männer erkranken 10mal häufiger als Frauen.

*Altersverteilung:* Der Haupterkrankungsgipfel liegt zwischen dem 50. und 60. Lebensjahr.

# 2 Histologie

Etwa 90% der malignen Tumoren im Oro- und Hypopharynx sind Plattenepithelkarzinome, wobei im Oropharynx überwiegend gut- bis mitteldifferenzierte und im Hypopharynx mäßig- bis entdifferenzierte Karzinome zu finden sind. Typisch ist die Entstehung aus Präkanzerosen im Sinne einer Leukoplakie.

Seltenere maligne epitheliale Neubildungen sind:
- lymphoepitheliales Karzinom vom Regaud-Schmincke-Typ der Tonsille,
- Karzinom der kleinen Speicheldrüsen (z. B. adenoidzystisches Karzinom), Adenokarzinom etc.),
- mesenchymaler Tumor,
- malignes Lymphom (Tonsille, Zungengrund),
- Sarkome.

*Grading*
G1    Gut differenziert
G2    Mittlere Differenzierung
G3    Wenig differenziert
G4    Undifferenziert

# 3 Stadieneinteilung (nach WHO)

## 3.1 Hypopharynx

Der Hypopharynx umfaßt folgende Bezirke:
- Recessus piriformis,
- Postkrikoidbezirk,
- Hypopharynxhinterwand.

*T-Kategorien*
T1    Tumor auf einen Bezirk beschränkt
T2    Tumor ausgedehnt auf mehrere Bezirke ohne Fixation an die Umgebung
T3    Tumor ausgedehnt auf mehrere Bezirke mit Fixation an die Umgebung
T4    Tumor mit Überschreiten des Hypopharynx

Zur N- und M-Klassifikation s. Kap. 34.25 „Larynxkarzinom".

Die Stadiengruppierung des Oro- und Hypopharynxkarzinoms erfolgt entsprechend der WHO/AJC.

**AJC TNM-Klassifikation**

| Stadium I | T 1 | N 0 | M 0 |
|---|---|---|---|
| Stadium II | T 2 | N 0 | M 0 |
| Stadium III | T 3 | N 0 | M 0 |
| | T 1–3 | N 1 | M 0 |
| Stadium IV | T 4 | N 0–1 | M 0 |
| | T 1–4 | N 2–3 | M 0 |
| | T 1–4 | N 1–3 | M 1 |

## 4 Prognose

Hypopharynxkarzinome haben eine relativ schlechte Prognose im Vergleich zu den Karzinomen der Lippe, der Mundhöhle und des Oropharynx, da sie aufgrund ihrer anatomischen Region klinisch sehr spät erkannt und daher in der Regel erst in fortgeschritteneren Stadien diagnostiziert werden. Darüber hinaus haben sie in der Regel ein biologisch aggressiveres Verhalten mit einer hohen Neigung zu lymphatischer und Fernmetastasierung. Darüber hinaus treten sie insbesondere bei solchen Personen auf, die aufgrund ihrer Alkohol- und Nikotinanamnese ein hohes Risiko für multiple Karzinome und andere schwere Komorbiditäten haben.

*Karzinom des Sinus piriformis*
Patienten mit Piriformiskarzinom haben eine absolute und krankheitsspezifische Überlebensrate nach 3 Jahren von 25 bzw. 40–50%; dies zeigt, daß ein erheblicher Teil der Patienten an anderen Begleiterkrankungen als am Hypopharynxtumor sterben. bei Patienten mit lokoregionär umschriebener Erkrankung ist die lokale Kontrollrate besser als bei fortgeschrittenen Tumoren; aufgrund der Komorbiditäten ist die Überlebenschance aber gleich schlecht. Im allgemeinen scheint die lokale Tumorkontrolle besser zu sein bei kombinierter Therapie mit Chirurgie gefolgt von adjuvanter Strahlentherapie im Vergleich zu einer alleinigen chirurgischen oder radiotherapeutischen Modalität. Es gibt leider keine prospektive Studien zu dieser Fragestellung.

*Karzinom der hinteren Pharynxwand*

Die Fünfjahresüberlebensraten betragen 5–25% je nach Studie. Die beste lokale Kontrolle ist erreichbar bei Tumoren kleiner als 4 cm, entweder mit Strahlentherapie oder Chirurgie gefolgt von postoperativer Strahlentherapie. Auch hier ist wegen fehlender prospektiver Studien schwer zu entscheiden, welche Therapieform definitiv besser ist.

*Karzinom des postkrikoidalen Raumes*

Bei primärer Strahlentherapie wird eine Fünfjahresüberlebensrate von 35% in hoch selktioniertem Patientengut erreicht mit sehr kleinen Tumoren und ohne Lymphknotenmetastasen. Die allgemeine Überlebensrate für den Großteil der Patienten beträgt allerdings nach 5 Jahren nur 20%.

# 5 Diagnostik

Das Oropharynxkarzinom ist meist der direkten Inspektion und damit auch der Biopsie zugänglich. Im Gegensatz dazu können kleine Hypopharynxkarzinome der klinischen Untersuchung verborgen bleiben, insbesondere dann, wenn sich der Recessus piriformis nicht spontan entfaltet. Deshalb ist bei entsprechendem Verdacht und auch zum Ausschluß eines Zweittumors des obcren Aerodigestivtraktes eine Panendoskopie in Narkose (starre Endoskope!) unerläßlich. Eine Ösophagoskopie sollte desgleichen durchgeführt werden, um eine Ausdehnung lokal forgeschrittener Tumoren in Richtung Ösophagus zu definieren sowie um gelegentlich vorkommende Zweittumoren im Ösophagus auszuschließen.

*Labor*

Über die Routineuntersuchung hinaus Bestimmung der Schilddrüsenfunktionsparameter als Basisuntersuchung vor der Strahlentherapie.

*Apparative Diagnostik*

- Sonographie des Halses,
- Röntgenuntersuchung des Thorax,
- Computertomographie der Halsregion inklusive Schädelbasis,
- Kernspintomogramm der Halsregion und Schädelbasis,
- Feinnadelbiopsie aus verdächtigen Läsionen.

## 6  Charakteristika der Erkrankung und Krankheitsverlauf

Das häufigste Symptom des Hypopharynxkarzinoms sind Halsschmerzen, Schluckbeschwerden, Fremdkörpergefühl im Hals, Ohrenschmerzen sowie Veränderung der Stimme. Häufig findet sich eine Lymphknotenvergrößerung im Halsbereich als Primärsymptom. Bei fortgeschrittenen Stadien kommt ein inspiratorischer Stridor hinzu. Final kann es zu einer Tumorarrosionsblutung oder Kachexie kommen.

## 7  Therapiestrategie

### 7.1  Übersicht

*Primärtumor*
Frühe Manifestationen des Hypopharynxkarzinoms im Recessus piriformis oder in der dorsalen Pharynxwand (T 1 oder T 2) erlauben eine primäre Therapie durch eine Strahlentherapie. In ausgewählten Fällen ist auch eine partielle Laryngopharyngektomie mit Erhaltung der Stimmbänder möglich. Fortgeschrittene Fälle, insbesondere T 3- und T 4-Tumoren, müssen aber mit einer chirurgischen Resektion behandelt werden. Dies schließt allerdings nahezu immer eine totale Laryngektomie mit partieller Pharyngektomie und manchmal auch kompletter Pharyngektomie ein. Diese mutilierende Therapie ist allerdings nicht mit einem relevanten Überlebensvorteil verbunden, da die Metastasierungshäufigkeit beim Hypopharynxkarzinom außerordentlich groß ist, ebenso die Rate von Zweittumoren und interkurrenten Begleitkrankheiten. Aus diesem Grunde sollte nach Möglichkeit der Versuch unternommen werden, eine Laryngektomie und Pharyngektomie durch eine kombinierte Strahlen-/Chemotherapie zu vermeiden. Unter dem Aspekt der Überlebenschance ist die kombinierte Strahlen-/Chemotherapie anstelle einer Operation eine gute Alternative, allerdings mit Ausnahme der Tumoren, bei denen ein funktioneller Larynx auch durch diese Maßnahme nicht erhalten werden kann, z. B. bei extensiver Destruktion des Knorpels. Postkrikoidale Tumoren werden in jedem Falle operiert, gefolgt von einer adjuvanten oder additiven Strahlentherapie, außer wenn der Primärtumor klein ist und kein Hinweis auf zervikale Lymphknotenmetastasen vorliegt; diese letztere Situation kann gut mit Strahlentherapie alleine behandelt werden.

*Diagnostik und Behandlung der Lymphknoten im Halsbereich*
Im Fall einer Chirurgie als primäre Therapie der Wahl wird diese immer kombiniert mit einer (modifizierten) radikalen Neck dissection, insofern Lymphknotenmetastasen klinisch vorhanden sind. Bei klinisch negativen Lymphknoten wird eine Exploration der Lymphknoten durch Resektion der jugularen Lymphknoten durchgeführt; zeit sich im Gefrierschnitt ein mikroskopischer Befall, wird eine (modifizierte) radikale Neck dissection angeschlossen. Alternativ kann bei klinisch negativen Lymphknoten auch eine modifizierte radikale Neck dissection oder eine selektive Lymphknotenentfernung durchgeführt werden.

Bei primärer Behandlung durch eine Strahlentherapie wird der Halsbereich immer in die Strahlentherapie eingeschlossen. Auch kleinere Tumoren haben ein hohes Risiko für Lymphknotenmetastasen. Auf klinisch befallene Lymphknotenareale wird ein Strahlenboost gegeben, ebenso auf den Primärtumor. Finden sich 6 Wochen nach Abschluß der Strahlentherapie noch klinisch manifeste Lymphknoten, wird eine Neck dissection angeschlossen.

Ausgedehnte, nichtresektable Lymphknotenmetastasen werden zusammen mit dem Primärtumor primär bestrahlt; residuelle Lymphknoten nach Ende der Strahlentherapie sollten in jedem Fall reseziert werden, falls möglich.

*Palliative Therapie*
Bei Patienten mit weit fortgeschrittenen, nichtresektablen Tumoren sollte eine palliative Strahlentherapie zur Kontrolle der lokalen Symptome angestrebt werden. Eine palliative Chemotherapie ist eine Alternative insbesondere bei Patienten mit Fernmetastasen.

## 7.2 Stellung der Chirurgie

### 7.2.1 Kurativ orientierte chirurgische Therapie

Verschieden Techniken sind verfügbar zur chirurgischen Resektion bestimmter Hypopharynxtumoren durch partielle Pharyngektomie oder partielle Larnygopharyngektomie sowie Laserresektionen. Diese Operationen können durchgeführt werden bei frühen, umschriebenen Läsionen des sinus piriformis und des posterioren Pharynx. In mehr fortgeschrittenen Fällen ist eine larynxerhaltende Chirurgie in der Regel nicht möglich und eine partielle Pharyngektomie in Kombination mit totaler Laryngektomie erforderlich. Der Pharynx wird durch primären Verschluß wiederhergestellt. Bei weiter ausgedehnten Tumoren, insbesondere bei massiver

Invasion der posterioren Pharynxwand oder der postkrikoidalen Region, ist eine Resektion der Hypopharynxmukosa und manchmal auch eines Teils des Ösophagus erforderlich. Der Defekt kann ersetzt werden durch freien oder gestielten Lappen (Pectoralis-major-Lappen) oder mikrovaskuläre anastomisierte freie Transplantate (Jejunuminterponat, Radialislappen).

Die Resektion des primären Tumors wird kombiniert mit einer Exploration der bilateralen regionalen Lymphknoten. Eine modifizierte radikale Neck dissection wird durchgeführt, wenn sich Hinweise auf Lymphknotenmetastasen finden. Diese Prozedur erfordert eine ausgefeilte chirurgische Technik und Erfahrung und eine intensive postoperative Nachsorge, insbesondere in bezug auf die pulmonale Situation, Stimmrehabilitation, Ernährung und psychosoziale Unterstützung.

### 7.2.2 Palliative chirurgische Maßnahme

Die palliative chirurgische Maßnahme hat eine Verbesserung der Lebensqualität des Patienten zum Ziel. Indikationen können sich in Einzelfällen ergeben für ein Tumordebulking, bei Verlegung der Atem- und Schluckwege, insbesondere mit Hilfe des $CO_2$-Lasers.

### 7.3 Stellung der Strahlentherapie

### 7.3.1 Primäre und kurativ orientierte Strahlentherapie

Bei frühen Tumoren des Recessus piriformis und der hinteren Pharynxwand ist eine primär kurativ orientierte Strahlentherapie als Alternative zur Chirurgie möglich. In diesem Fall sollten die Strahlentherapie neben dem Primärtumor alle zervikalen Lymphknoten miteinschließen. Auch bei primär sehr kleinen Läsionen ohne nachweisbarer Lymphadenopathie muß wegen des hohen Risikos von okkulten Lymphknotenmetastasen der gesamte Halsbereich mitbestrahlt werden, inklusive der retropharyngealen und parapharyngealen Lymphknoten (die kraniale Feldgrenze muß oberhalb der Schädelbasis liegen!), der posterioren zervikalen Lymphknoten und der supraklavikulären Lymphknoten. Der untere Teil des Tumors und eine potentielle mikroskopische Tumoraussaat muß im vollen Strahlenfeld liegen. Bei Patienten mit kurzem Hals muß eine aufwendigere Technik durchgeführt werden. Die Strahlendosis beträgt 44–50 Gy auf das initiale Zielvolumen, gefolgt von einem Boost auf den Primärtumor und die klinisch befallenen Lymphknoten bis zu einer Gesamtdosis von 64–70 Gy in Abhängigkeit von der Größe des Tumors und dem Stadium der

Erkrankung. Die Dosis per Fraktion ist 2 Gy, gegeben über 6–7 Wochen. Finden sich nach 6–8 Wochen nach Ende der Strahlentherapie noch Hinweise auf einen klinisch faßbaren Tumor, wird eine Resektion durchgeführt.

### 7.3.2 Postoperative adjuvante/additive Strahlentherapie bei R 0- bzw. R 1-Retention

Die Indikationen entsprechen denen für das Larynxkarzinom und Oropharynxkarzinom (s. dort).

### 7.3.3 Kombinierte Strahlen-/Chemotherapie

Die Rolle der Chemotherapie ist beim Plattenepithelkarzinom des Hypopharynx im Prinzip vergleichbar mit deerjenigen bei anderen Plattenepithelkarzinomen des HNO-Bereiches; allerdings ist das Risiko für die Entwicklung von Fernmetastasen bei Hypopharynxkarzinomen erheblich höher als bei höhergelegenen Plattenepithelkarzinomen im HNO-Bereich mit über 25%, bedingt durch die spezifische anatomischen Situation dieser Region. Dieser besonderen Situation muß der Einsatz einer Chemotherapie in Verbindung mit Strahlentherapie Rechnung tragen. Dies gilt insbesondere für solche Fälle, bei denen eine totale Laryngektomie mit partieller Pharyngektomie als initiale Behandlung überlegt wird; in diesen Fällen sollte die Möglichkeit einer primären Chemotherapie gefolgt von einer Strahlentherapie mit dem Versuch des Organerhaltes diskutiert werden. In einer kürzlich abgeschlossenen EORTC-Studie wurde dieses Vorgehen als sehr erfolgreich bewertet: Patienten wurden behandelt mit 3 Zyklen Cisplatin/5-Fluoruracil als Dauerinfusion, gefolgt von einer Strahlentherapie und verglichen mit einer Standardtherapie im Sinne einer primären radikalen Chirurgie gefolgt von einer adjuvanten additiven Strahlentherapie. Die Rate an lokoregionären Rezidiven und die Inzidenz von Zweittumoren war in beiden Therapiearmen gleich; allerdings war die Häufigkeit von Fernmetastasen im Chemotherapiearm mit 25% geringer im Vergleich zur primären Chirurgie mit Strahlentherapie mit 34%; darüber hinaus war die mediane Überlebenszeit signifikant besser in der Gruppe mit primärer Chemo-/Strahlentherapie (44 Monate vs. 25 Monate; p = 0,006!). Die Dreijahres- und Fünfjahresüberlebensraten betragen 42% und 35% im kombinierten Therapiearm. Somit ist davon auszugehen, daß die kombinierte Radiochemotherapie bei andererseits nur radikal chirurgisch behandelbaren Fällen nicht nur eine Organerhaltung in vielen Fällen ermöglicht, sondern auch einen hochsignifikanten Überlebensvorteil erreicht. Dies ist allerdings insbesondere beim Hypopharynxkarzinom zu erwarten, da die Rate an Fernmetastasen bei Hypopharynxtumoren ohne systemische Therapie besonders hoch ist.

## 7.4 Stellung der Chemotherapie

Es gilt grundsätzlich das gleiche wie für sämtliche anderen Plattenepithelkarzinome im HNO-Bereich. Es wird daher auf die Ausführungen im Kap. „Lippen, Mundhöhle und Oropharynx" verwiesen. Die Wahrscheinlichkeit des Ansprechens auf eine systemische Kombinations- oder Monotherapie ist möglicherweise bei Hypopharynxkarzinomen schlechter im Vergleich zu Plattenepithelkarzinomen der Lippen, der Mundhöhle und des Oropharynx; in entsprechenden Fällen sollte trotzdem der Versuch einer palliativ orientierten systemischen Chemotherapie gemacht werden.

## 8 Indikation zur Chemotherapie

Es wird auf das Kap. „Lippen, Mundhöhle und Oropharynx" verwiesen.

## 9 Umschriebene Rezidive nach Radiotherapie

Umschriebene Rezidive nach Radiotherapie können in Einzelfällen erfolgreich kurativ durch chirurgische Maßnahmen behandelt werden. In diesem Falle ist allerdings immer eine totale Laryngopharyngektomie erforderlich. Lokoregionäre Rezidive nach primär chirurgischer Maßnahme können nur sehr selten durch eine strahlentherapeutische Maßnahme geheilt werden. Wenn keine Möglichkeit für eine sinnvolle chirurgische oder radiotherapeutische Maßnahme besteht, sollte der Versuch mit einer palliativen Chemotherapie gemacht werden.

## 10 Maßnahmen zur Therapiekontrolle

Nach erfolgreicher Primärtherapie eines Hypopharynxkarzinomes ist wie bei allen anderen HNO-Tumoren ein frühes Erkennen eines Rezidives sowie eines Zweittumors erforderlich. Darüber hinaus müssen behandlungsbedingte Komplikationen, Fragen der Rehabilitation und psychische Belastung evaluiert werden. Die meisten Rezidive ereignen sich während der ersten 2 Jahre nach der Behandlung; entsprechend richtet sich das Nachsorgeschema danach aus (s. Kap. „Larynxkarzinom"). Beim Hypopharynxkarzinom sollte darüber hinaus insbesondere Wert gelegt werden auf eine ausreichende Nahrungsergänzung mit besonderer vitaminreicher Nahrung.

Da die klinische Beurteilung des Hypopharynx schwierig ist und diese noch mehr erschwert wird nach Durchführung einer Radiotherapie, sollte die Untersuchung zunächst unter Narkose durchgeführt werden, zumindest die Erstuntersuchung 2–3 Monate nach Behandlungsende. Findet sich bei der indirekten Laryngoskopie ein Hinweis auf ein Rezidiv oder persistierende Symptome, so soll desgleichen eine Untersuchung in Narkose durchgeführt werden mit Biopsie der suspekten Areale.

Regelmäßige Kontrolle der Schilddrüsenfunktion nach Strahlentherapie des Halsbereiches sind obligatorisch.

Regelmäßige Kontrolluntersuchung des Thorax sind erforderlich, um Zweittumoren im bronchopulmonalen Bereich früh zu erkennen.

Eine Prophylaxe von Zweittumoren innerhalb von Studien mit Vitaminsäurederivaten ist empfehlenswert (signifikante Reduktion der Entwicklung von Zweittumoren durch 13-cis-Retinolsäure).

## 11 Therapieschemata

Siehe Kap. „Lippen-, Mundhöhlen- und Oropharynx-Tumoren".

## Literatur

Ang KK, Kaanders JHAM, Peters LJ (eds) (1994) Radiotherapy for head and neck cancers: indications and techniques. Lea & Febiger, Philadelphia

Bataini P, Brugere J, Bernier J, Jaulerry CH, Picot C, Ghossein NA (1982) Results of radical radiotherapeutic treatment of carcinoma of the pyriform sinus: Experience of the Institut Curie. Int J Radiat Oncol Biol Phys 8:1277–1286

Busse PM, Clark JR, Beard CJ et al. (1993) Primary site management following induction chemotherapie with cis-platinum, 5-fluorourcil and leucovorin. Head Neck 15:413–418

Decker DA et al. (1983) Adjuvant chemotherapy with cis-diamminedichloroplatinum II and 1–2-hour infusion 5-fluorouracil in stage III and IV squamous cell carcinoma of the head and neck. Cancer 51%1353–1355

El Badawi SA, Goepfert H, Fletcher GH, Herson J, Oswald MJ (1982) Squamous cell carcinoma of the pyriform sinus. Laryngoscope 92:357–364

Fein DA, Mendenhall WM, Parsons JT, McCarty PJ, Strunger SP, Millio RR, Cassisi NJ (1994) Carcinoma of the oral tongue: A comparison of results and complications of treatment with radiotherapy and/or surgery. Head Neck 16:358–365

Ho CM, Lam KH, Wei WI, Yuen PW, Lam LK (1993) Squamous cell carcinoma of the hypopharynx – analysis of treatment results. Head Neck 15:405–412

Jones GW, Browmann G, Goodyear M, Marcellus D, Hodson DI (1993)) Comparison of the addition of T and N integer scores with TNM stage groups in head and neck cancer. Head Neck 15:497–503

Leone LA et al. (1968) Treatment of carcinoma of the head and neck with intravenous methotrexate. Cancer 21:828–837

Lefebvre JL, Chevalier D, Luboinsky B, Kirkpatrick A, Colette L, Sahmoud T (1996) Larynx preservation in pyriform sinus cancer: preliminary results of a European Organization for Research and Treatment of Cancer Phase III trial. J NCI (in press)

Millon RR, Cassisi NJ (eds) (1994) Management of head and neck cancer: a multidisciplinary approach. Lippincott, Philadelphia

Pingree TF, Davis RK, Reichman O, Derrick L (1987) Treatment of hypopharyngeal carcinoma: A 10-year review of 1,362 cases. Laryngoscope 97:901–904

Overgaard J, Hansen HS, Andersen AP et al. (1989) Misonidazole combined with split-course radiotherapy in the treatment of invasive carcinoma of larynx and pharynx: report from the DAHANCA 2 study. Int J Radiat Oncol Biol Phys 16:1065–1068

Steiner W (1994) Therapie des Hypopharynxkarzinoms. Teil I-V. HNO 42:4–13

Stell PM, Ramadan MF, Dalby JE, Hibbert J, Raab GM, Singh SD (1982) Management of post-cricoid carcinoma. Clin Otolaryngol 7:145–152

UICC (International Union Against Cancer) (1992) TNM classification of malignant tumours. Larynx, Berlin Heidelberg New York, Tokyo

## 34.25 Larynxkarzinom

J. H. A. M. Kaanders, T. Lenarz, L. A. M. Pop,
H.-J. Schmoll, P. H. M. de Mulder, H. A. M. Marres

## 2 Histologie

*Häufigkeit:* Mit einem Anteil von 2–2,5% stellt das Larynxkarzinom eines der häufigsten bösartigen Geschwülste beim Mann dar; sein Anteil an den Kopf-Hals-Tumoren beträgt 40–50%.

*Inzidenz:* Die Inzidenz beträgt ca. 8 pro 100000 Männer bzw. 1–1,7 pro 100000 Frauen pro Jahr. Die Inzidenz ist äußerst unterschiedlich und liegt bei über 15 pro 100000 Männern in Italien und Spanien. Die Mortalität beträgt 2,5–3 pro 100000 Männer bzw. 0,4–0,5 pro 100000 Frauen pro Jahr. Bei einer Mortalität von ca. 30% ist in den USA mit 3800 Todesfällen (bei 12600 Neuerkrankungen) pro Jahr durch ein Larynxkarzinom zu rechnen.

*Altersverteilung:* Die Inzidenz ist streng altersabhängig mit 1 Fall pro 100000 und Jahr vor dem 40. Lebensjahr bzw. 24 Fällen pro 100000 und Jahr im 65. Lebensjahr; der Altersgipfel liegt zwischen dem 50. und 70. Lebensjahr.

*Geschlechtsverteilung:* Männer sind 5mal häufiger betroffen als Frauen mit deutlich steigender Inzidenz bei Frauen.

*Ätiologie:* Der hauptsächliche ätiologische Faktor ist das Rauchen mit deutlichem Bezug zu Menge und Dauer. 50–80% aller Patienten mit Larynxkarzinom sind starke Raucher. Das Risiko für ein Larynxkarzinom sinkt deutlich ab bei Exrauchern und erreicht das Risiko wie bei Nichtrauchern nach 10 Jahren Abstinenz. Die Rolle von Alkohol in der Ätiologie des Larynxkarzinomes ist nicht so eindeutig wie bei anderen Tumorlokalisationen im HNO-Bereich. Kokarzinogene Faktoren, die mit dem Larynxkarzinom assoziiert sind, sind bestimmte berufliche Faktoren wie Asbest, sowie organische und anorganische Lösungsmittel, Chromate, Nickelverbindungen, obwohl deren Rolle nicht eindeutig geklärt ist. Allerdings sind folgende Arbeitsstoffe gemäß Berufskrankheitenrecht (BKVO) als krebsauslösend ausgewiesen: Chrom-VI-Verbindungen, Kohledestillate, Nickel und Nickelverbindungen in Form atembarer Stäube und Aerosole.

Als Präkanzerosen gelten die chronische Laryngitis, die Leukoplakie mit Dysplasie und das Kehlkopfpapillom des Erwachsenen. Beim verrukösen Karzinom wird ein ätiologischer Zusammenhang mit der Infektion durch humane Papillomviren diskutiert.

*Genetische Disposition:* Schwarze sind 1,4fach häufiger betroffen als Weiße, unabhängig vom Geschlecht. Beim Tiermodell ist eine genetische Determinierung für die Empfänglichkeit für karzinogene Substanzen bekannt; beim Menschen ist aber bisher kein Zusammenhang zwischen einer Larynxkarzinomerkrankung in der vorangegangenen oder folgenden Generation festgestellt worden.

## 2 Histologie

### 2.1 Einführung

Die Mehrheit der Larynxkarzinome entsteht vom oberflächlichen Epithel und sind daher *Plattenepithelkarzinome.* Sie werden ihrer Morphologie entsprechend einem unterschiedlichen Grading zugeordnet. Schwere Dysplasie und Carcinoma in situ sind prämaligne Veränderungen, die häufig im Bereich des Larynx, insbesondere der Stimmbänder, nachweisbar sind. 1–2% der Stimmbandkarzinome sind *verruköse Karzinome;* deren histologische Diagnose ist schwierig, und oft geht ihr die Diagnose einer Hyperplasie und Hyperkeratose ohne eindeutige morphologische Kriterien für Malignität voran. Multiple Biopsien sind oft notwendig. Tumoren der kleinen Speicheldrüsen (adenoidzystisches Karzinom, mukoepidermoides Karzinom) können in der supraglottischen oder subglottischen Region entstehen, sind aber außerordentlich selten. Noch seltener sind Sarkome, Non-Hodgkin-Lymphome, Chemodektome, Karzinoide und Plasmozytome.

*Einteilung der Dysplasien der Schleimhaut (in Anlehnung an Kleinsasser 1983)*
– Geringgradige Dysplasie (Grad I),
– mittelgradige Dysplasie (Grad II),
– hochgradige Dysplasie (Grad III), auch als Carcinoma in situ bezeichnet; diese hochgradige Dysplasie ist als obligate Präkanzerose einzustufen.

*Grading*

G x  Differenzierungsgrad kann nicht bestimmt werden
G 1  Gut differenziert
G 2  Mäßig differenziert
G 3  Schlecht differenziert
G 4  Undifferenziert

## 2.2 Zytogentische und molekulargenetische Befunde

Über die typischerweise bei HNO-Tumoren vorkommenden molekulargenetischen Veränderungen hinaus findet sich speziell beim Plattenepithelkarzinom des Larynx sehr häufig ein Allelverlust auf Chromosom 17p131 (TP53 CA), 13q143 (Rb 21) und 3p13-14 (d3s197 Locus). Möglicherweise kommt diesen Suppressorgenen eine relevante Rolle bei der Entwicklung des Larynxkarzinoms zu. Eine prognostische Relevanz dieser Suppressorgene ist bisher nicht gezeigt worden und eher unwahrscheinlich, im Gegensatz zu p53 (Fracciola et al. 1995) und dem EGF-Rezeptor (Scholnick et al. 1994).

## 3 Stadieneinteilung

65% der Tumoren nehmen ihren Ursprung vom Stimmband, 33% entwickelten sich im Bereich des Supralarynx und nur 2% unterhalb der Stimmbandebene. Die Stadieneinteilung wird nach der TNM-Klassifikation durchgeführt. Dabei sind für die T-Klassifikation neben der gültigen UICC-Klassifikation weitere alternative Einteilungen in der Diskussion. Grundsätzlich werden der supraglottische, glottische und subglottische Bereich unterschiedlich klassifiziert.

*Supraglottis*

T is  Präinvasives Karzinom (Carcinoma in situ)
T 1  Tumor beschränkt auf einen Unterbezirk der Supraglottis mit normaler Beweglichkeit der Stimmlippen
T 2  Tumor infiltriert mehr als einen Unterbezirk der Supragelenks- oder Glottis, mit normaler Stimmbandbeweglichkeit
T 3  Tumor beschränkt auf den Larynx mit Stimmbandfixation und/ oder Tumor mit Infiltration des Postkrikoidbezirkes, der medialen Wand des Recessus piriformis oder des präepiglottischen Gewebes
T 4  Tumor infiltriert durch den Schildknorpel und/oder breitet sich auf andere Gewebe außerhalb des Larynx aus, z. B. Oropharynx oder Weichteile des Halses

*Glottis*

T is    Präinvasives Karzinom (Carcinoma in situ)
T 1    Tumor beschränkt auf die Glottis mit normaler Beweglichkeit der Stimmlippen
T 1a   Befall der Stimmlippe
T 1b   Befall beider Stimmlippen
T 2    Tumor mit Übergang auf die Subglottis oder die Supraglottis bei normaler oder eingeschränkter Beweglichkeit der Stimmbänder
T 3    Tumor beschränkt auf den Larynx mit Fixation einer oder beider Stimmbänder
T 4    Tumor mit Einbruch in den Schildknorpel oder andere Gewebe außerhalb des Larynx, wie Oropharynx oder Weichteile des Halses

*Subglottis*

T is    Präinvasives Karzinom (Carcinoma in situ)
T 1    Tumor beschränkt auf die Subglottis mit normaler Beweglichkeit der Stimmbänder
T 2    Tumor der subglottischen Region mit Übergang auf eine oder beide Stimmbänder, mit normaler oder eingeschränkter Beweglichkeit
T 3    Tumor beschränkt auf den Larynx mit Fixation einer oder beider Stimmbänder
T 4    Tumor überschreitet den Larynx z. B. mit Einbruch in den Schildknorpel und/oder Ausbreitung in andere Gewebe außerhalb des Larynx, wie Oropharynx oder Weichteile des Halses

Als Weiterentwicklung der Einteilung wird im TNM-Supplementum der UICC (1992) eine Ramifikation mit Einteilung in Untergruppen empfohlen. Bei allen Einteilungen entsprechen die pT-Kategorien den T-Kategorien. Neben dieser gültigen Klassifikation werden aufgrund des klinischen Tumorverhaltens sowie der therapeutischen Ergebnisse folgende zusätzlichen Kriterien diskutiert:
– Größenausdehnung in mm,
– Tiefeninfiltration in mm.

Dabei sind folgende Besonderheiten von Bedeutung:
– Die Ausdehnung bezieht sich immer auf die horizontale Ausbreitung.
– T 2b bedeutet Einschränkung der Stimmbandbeweglichkeit.
– Bei supraglottischen Tumoren wird eine Ausbreitung auf das Präepiglottisgebiet sowie die Postkrikoidregion als T 3 klassifiziert.
– Eine oberflächige auf die Schleimhaut begrenzte Ausbreitung über die Organgrenzen hinaus wird nicht als T 4 klassifiziert. Als äußere

Grenzen gelten dabei das äußere Perichondrium des Schild- und Ringknorpels, die Membrana hyothyreoidea, das Lig. cricothyreoideum, der kaudale Rand des Ringknorpels, die Ränder der aryepiglottischen Falten und die Arytenoidregion.

### N-Klassifikation

N0   Keine Evidenz für einen Befall der regionären Halslymphknoten

N1   Lymphknotenmetastase in einem einzelnen ipsilateralen Halslymphknoten mit einem größten Durchmesser von 3 cm oder weniger

N2   Lymphknotenmetastasen in einem einzelnen ipsilateralen Halslymphknoten mit einem größten Durchmesser von mehr als 3 cm, aber weniger als 6 cm, oder Metastasen in mehreren ipsilateralen Halslymphknoten, von denen keiner mehr als 6 cm im größten Durchmesser mißt, oder in bilateralen oder kontralateralen Halslymphknoten, von denen keiner mehr als 6 cm mißt

N2a  Lymphknotenmetastasen in einem einzelnen ipsilateralen Halslymphknoten mit mehr als 3 cm, aber nicht mehr als 6 cm im größten Durchmesser

N2b  Lymphknotenmetastasen in multiplen ipsilateralen Halslymphknoten, von denen keiner mehr als 6 cm im größten Durchmesser mißt

N2c  Lymphknotenmetastasen in bilateralen oder kontralateralen Halslymphknoten, von denen keiner mehr als 6 cm im größten Durchmesser mißt

N3   Lymphknotenmetastasen mit einem Durchmesser von mehr als 6 cm

In der Diskussion sind weitere Unterteilungen je nach Lokalisation der Lymphknotenmetastasen in den oberen 2 Halsdritteln oder in den unteren 2 Halsdritteln sowie einer Ausbreitung jenseits der Lymphknotenkapsel. Dabei hat es sich bewährt, die Halslymphknoten nach mehreren Gruppen entsprechend einer Klassifikation nach Robbins et al. (1991) zu unterteilen.

### M-Klassifikation

M0   Keine Fernmetastasen

M1   Fernmetastasen vorhanden

## 4 Diagnostik

Vor einer differenzierten Untersuchung geben schon die Symptome des Patienten einen Hinweis auf die Lokalisation und Ausdehnung des Tumors: die Heiserkeit ist das initiale Symptom des Glottiskarzinom; bei supraglottischem Tumor ist das häufigste Erstsymptom die Dysphagie, während die Heiserkeit eher ein Spätsymptom ist. Ohrenschmerz weist auf eine tiefe Infiltration hin. Luftnot und Stridor sind in der Regel die ersten Symptome einer subglottischen Läsion.

*Physikalische Untersuchung*
- Spiegeluntersuchung von Larynx und Hypopharynx,
- Palpation des Halses (Lymphknoten) und des Zungengrundes (besonders bei supraglottischem Tumor),
- Laryngoskopie durch Fiberendoskop bzw. starres Laryngoskop (90°),
- direkte Laryngoskopie ist Fall obligatorisch, wenn eine partielle oder totale Laryngektomie angestrebt wird, zur genaueren Bestimmung der Tumorausdehnung,
- Panendoskopie zur Erfassung von Zweittumoren und Tumorausdehnung in angrenzende Regionen.

*Labor*
Über die allgemeine Laborroutine hinaus Schilddrüsenfunktionsparameter (wegen Veränderungen nach lokaler Chirurgie und/oder Bestrahlung).

*Apparative Diagnostik*
- Computertomogramm und/oder Kernspintomographie (insbesondere günstig für die Diagnostik einer Infiltration des Schildknorpels oder des präepiglottischen Raumes). Diese Diagnostik ist obligatorisch für alle Larynxkarzinome außer T 1-Stimmbandtumoren ohne Ausdehnung in die vordere Kommissur.
- Sonographie des Halses und
- (fakultativ) Feinnadelaspiration aus jedem suspekten Bereich (Ausnahme T 1 und T 2-Stimmbandtumoren, da diese ein geringes Risiko einer Lymphknoteninvasierung haben),
- Thoraxröntgen.

# 5 Prognose

Die Fünfjahresüberlebensrate ist im wesentlichen abhängig von der Tumorlokalisation sowie der Tumorausdehnung. Für kleine Tumorstadien sind dabei die Ergebnisse der Strahlentherapie und der chirurgischen Therapie vergleichbar, wenn die Ergebnisse der Salvagechirurgie beim Versagen der Strahlentherapie miteinbezogen werden. Auf die Vor- und Nachteile der einzelnen Therapieverfahren wird weiter unten eingegangen.

Folgende Fünfjahresüberlebensraten werden angegeben:

*Supraglottisches Karzinom:*
T 1 und T 2     80%,
T 2 und T 4     50–60%.

*Glottisches Karzinom:*
T 1 N 0     > 90%,
T 2 N 0     70–80%,
T 3     60–70%,
T 4     < 50%.

*Subglottisches Karzinom:*
Alle Stadien     35–40%.

*Transglottisches Karzinom:*
Alle Stadien     40–45%.

# 6 Charakteristika der Erkrankung und Krankheitsverlauf

Die Heiserkeit ist das führende Symptom des Kehlkopfkarzinoms. Jede sich innerhalb von Wochen steigernde und mehr als 3 Wochen bestehende Heiserkeit ist zunächst auf ein Larynxkarzinom hin verdächtig und abklärungsbedürftig. Bei glottischer Lokalisation ist dadurch eine echte Frühdiagnose möglich. Karzinome der supraglottischen und infraglottischen Region führen erst bei größerer Tumorausdehnung zur Heiserkeit und werden deswegen in aller Regel erst bei größerer Ausdehnung diagnostiziert. Weitere Symptome sind eine progrediente Atemnot, Schmerzen bei Infiltration des Larynxskelettes sowie eine Hämoptoe. Unspezifische Symptome sind Fremdkörpergefühl, Räusperzwang, Dysphagie und Gewichtsverlust bei fortgeschrittenen Tumoren.

Fernmetastasen sind bei der Diagnose des Primärtumors selten und treten in der Regel erst im weiteren Krankheitsverlauf auf.

Eine Metastasierung zum Zeitpunkt der Diagnosestellung ist bei T1-Tumoren der Glottis sehr selten. Die supraglottischen Karzinome metastasieren dagegen häufiger und früher (40%) in die Lymphknoten. Bei subglottischen Karzinomen treten Metastasen in den regionären Lymphknoten (paratracheale und tiefere Halslymphknoten) in 20% der Fälle auf.

Bei transglottischen Karzinomen, die alle Bereich des Kehlkopfes umfassen, treten in 40% der Fälle Metastasen auf. Hämatogene Fernmetastasen sind zum Zeitpunkt der Diagnosestellung selten, da infolge der Heiserkeit die Diagnose in der Regel frühzeitig gestellt wird.

## 7 Therapiestrategie

### 7.1 Übersicht

Für die frühen Stadien des Larynxkarzinoms gibt es sowohl chirurgische Verfahren als auch die alleinige Strahlentherapie. Die Strahlentherapie ist insbesondere die Therapie der Wahl für die T1- und T2-Tumoren des Larynx, und zwar in den angelsächsischen Ländern und den USA; in der BRD gilt die Chirurgie als Therapie der Wahl für T1- und T2-Tumoren. Bei T1-Tumoren der Glottis ergibt die Strahlentherapie und die Chirurgie vergleichbare Heilungsraten, die funktionellen Stimmbandergebnisse sind besser nach Strahlentherapie. Einzelne Fälle des begrenzten T3-Stadiums sind auch durch eine Radiotherapie behandelbar, während die lokal fortgeschrittenen Tumoren grundsätzlich einer chirurgischen totalen Laryngektomie +/- postoperativer Radiotherapie bedürfen. Aber auch in lokal fortgeschrittenen Stadien ist eine Larynxerhaltung möglich durch Kombination einer primären Strahlentherapie mit hypoxischen Sensitizern, neuer Strahlenfraktionierung und insbesondere der kombinierten Strahlen-/Chemotherapie; jedoch mit geringerer Heilungsrate und dem Risiko eines strahleninduzierten Funktionsverlustes infolge Ödem oder Perichondritis.

### Therapeutisches Vorgehen im Halsbereich

Wenn die Behandlung des Primärtumors in einer chirurgischen Therapie besteht, wird diese immer kombiniert mit einer (modifizierten), radikalen Neck dissection, wenn Lymphknotenmetastasen klinisch vorhanden sind; wenn aufgrund der klinischen und sonographischen Untersuchung keine

Lymphknotenmetastasen wahrscheinlich sind, sollten der Hals nur exploriert und die jugulären Lymphknoten entfernt werden; sollte sich bei der Gefrierschnitthistologie dieser jugulären Lymphknoten eine mikroskopische Lymphknotenmetastasierung herausstellen, wird eine (modifizierte) radikale Neck dissection angeschlossen.

Wird der Primärtumor mit externer Strahlentherapie anstelle chirurgischer Resektion behandelt, wird der Hals in die elektive Therapie miteinbezogen – mit Ausnahme von T 1- und kleinen T 2-Glottistumoren, da diese ein geringes Risiko für Lymphknotenmetastasen haben. Auf klinisch befallene Lymphknotenareale wird ein Boost appliziert, zusammen mit der Bestrahlung des Primärtumors. Wenn 6–8 Wochen nach Ende der Bestrahlung noch residuelle Knoten vorhanden sind, werden diese durch eine Neck dissection reseziert.

*Behandlung von Tumoren im Stadium T3/T4 (ohne Fernmetastasen)*
Kürzlich wurde nachgewiesen (Merlano et al. 1996; Glisson et al. 1996), daß Patienten mit HNO-Tumoren im Stadium T 3 und T 4 (ohne Fernmetastasen) bei kombinierter Strahlen-/Chemotherapie gegenüber der alleinigen Strahlentherapie ein signifikant längere rezidivfreie und insbesondere Gesamtüberlebensdauer haben; bei Ansprechen auf die initiale Therapie wurde eine Resektion des Tumors durchgeführt. Diese Ergebnisse gelten auch für das Larynxkarzinom und empfehlen somit die kombinierte Strahlen-/Chemotherapie als Therapie der Wahl für lokal fortgeschrittene, nichtfunktionserhaltend operable Larynxkarzinome.

*Primäre Fernmetastasierung*
Bei lokal weit fortgeschrittener Erkrankung, bei schlechtem Allgemeinzustand und fehlender Möglichkeit für eine aggressive kombinierte Radio-/Chemotherapie ist eine palliative lokale Strahlentherapie zur Symptomkontrolle sinnvoll, ebenso eine palliative Chemotherapie; diese sollte auch in jedem Fall bei Patienten mit primärer Fernmetastasierung erwogen werden.

## 7.2 Stellung der Chirurgie

### 7.2.1 Chirurgische Therapie mit kurativem Ziel

Die meisten Larynxkarzinome sind einer kurativen chirurgischen Therapie zuführbar. Dabei steht neben der Entfernung des Primärtumors zunehmend die Funktionserhaltung von Stimme und Schluckakt im Vordergrund. Aufgrund der vielfältigen Funktion des Kehlkopfes haben chirurgische Eingriffe erhebliche Auswirkungen auf die Lebensqualität des Patienten. Die Indikation zur Teilresektion einschließlich der laserchirurgischen Resektion wurde dabei in den letzten Jahren zunehmend ausgeweitet. Beachtet werden müssen jedoch die Lokalisationen mit Tiefeninfiltration sowie die flächenmäßige Ausdehnung des Tumors. Bei supraglottischen Läsionen, insbesondere bei T1- bis T2-Tumoren, kann eine supraglottische Laryngektomie durchgeführt werden, insbesondere wenn der Patient sich in einem guten Allgemeinzustand befindet und die allgemeine Operabilität gegeben ist. Der Primärtumor sollte dabei folgende Kriterien erfüllen:

- Die Stimmbänder und Ventrikel sind tumorfrei.
- Die Tumorausdehnung ist begrenzt auf 3 mm oberhalb der anterioren Kommissur und erreicht die Stimmbandebene nicht.
- Normale Beweglichkeit beider Stimmlippen.
- Keine oder nur minimale Ausdehnung in den präepiglottischen Raum.
- Keine Destruktion des Schildknorpels oder Extension in Weichteile im Bereich des Halses.
- Keine oder nur begrenzte Ausdehnung in den Zungengrund.

Die Hauptkomplikation nach supraglottischer Laryngektomie ist die postoperative Aspiration (50% der Fälle); aufgrund dieser Komplikation ist manchmal die totale Laryngektomie erforderlich.

Bei Tis- oder T1-Tumoren der Glottis ist eine Chordektomie von außen oder endolaryngeal, evtl. mit Laser möglich. Allerdings wird die Stimmqualität durch jede chirurgische Maßnahme beeinträchtigt.

Nach chirurgischer Maßnahme muß besonderer Wert auf eine physikalische Rehabilitation, insbesondere im Bereich der Lunge und die Stimmrehabilitation, gelegt werden. Eine besonders gute Stimmrehabilitation ist durch die Erstellung einer tracheoösophagealen Fistel (in die eine Stimmprothese eingeführt wird möglich mit adäquatem Sprachvermögen in 85% der Fälle. Alternativen sind eine Ösophagussprache oder ein Elektrolarynx. In diesem Falle ist eine umfassende psychologische und physiologische Rehabilitation wichtig.

Eine totale Larynxresektion ist erforderlich bei subglottischem Karzinom sowie supraglottischem und glottischem Karzinom im Stadium T3 und T4, insofern keine primäre Strahlen-/Chemotherapie gewählt wird. Bei chirurgischem Vorgehen ist eine diagnostische und evtl. therapeutische Neck dissection obligatorisch. Bei den Stadien T1 und T2 wird nach Maßgabe der bildgebenden Verfahren eine Lymphknotenexploration im Sinne einer Gefäßscheidenrevision oder bei manifesten Lymphknotenmetastasen eine Neck dissection durchgeführt. In Abhängigkeit vom

N-Stadium wird dabei ein- oder beidseitig vorgegangen. Während bei nichtverbackenen und solitären Lymphknoten eine konservative Neck dissection unter Erhaltung der V. jugularis und des M. sternocleidomastoideus möglich ist, muß bei größeren Lymphknotenmetastasen mit Umgebungsinfiltration grundsätzlich eine radikale Neck dissection durchgeführt werden. Die Diskussion über eine leveladaptierte Neck dissection mit partieller Ausräumung nur einzelner Lymphknotenfelder in z. Z. noch nicht abgeschlossen.

Folgende operative Therapiemöglichkeiten stehen zur Verfügung:
- *Mikrolaryngoskopie und mikroskopische Dekortikation* der Stimmlippe bei hochgradiger Dysplasie und Carcinoma in situ,
- *Chordektomie endolaryngeal* (konventionell mikrochirurgisch oder laserchirurgisch) oder von außen (Stimmlippenentfernung).

Indikation: Stimmbandkarzinom bei beweglichem Stimmband (T 1, T 2):
- Larynxteilresektion;
- vertikale Resektion. Indikation: Bei Befall beider Stimmbänder, des Arytänoidknorpels sowie oberflächlicher Ausbreitung in Richtung Sinus Morgagni oder subglottischen Bereich;
- horizontale Resektion. Indikation: Abtragen der Epiglottis bei supraglottischem Karzinom. Dabei kann die Resektion auf den angrenzenden Zungengrund und den Hypopharynx ausgedehnt werden;
- Laryngektomie.

Die *Totalentfernung des Tumors* bedeutet einen Verlust der Stimmbildung und der normalen Atemwegsanatomie. Der Schluckakt bleibt dabei erhalten.

Indikation: Alle Tumorstadien, die einer Teilresektion nicht mehr zugängig sind, in aller Regel T 3- und T 4-Karzinome sowie Rezidivkarzinome nach vorangegangener Teilresektion oder Strahlentherapie. Als Alternative zur primären chirurgischen Therapie kommt eine kombinierte Radio-/Chemotherapie in Betracht, wenn der Patient eine totale Laryngektomie ablehnt, sowie neue Strategien mit anderer Strahlenfraktionierung, Strahlentherapie mit Radiosensitizern oder Modifikation der Oxygenierung.

Die ersten 3 Verfahren sind funktionserhaltend für Stimme, Atmung und Schluckvorgang.

Die laserchirurgische Resektion als Alternative zur klassischen Resektion von außen ist dabei in der Diskussion, kann aber abschließend hinsichtlich der Ergebnisse noch nicht beurteilt werden. Der Stellenwert für die palliative Verkleinerung exophytischer Tumoren zur Wiederherstellung der Atemwege ist dabei unumstritten. Dabei können Mehrfacheingriffe vorgenommen werden, um dem Patienten die Tracheotomie und ggf. die frühzeitige Laryngektomie bei palliativer Zielsetzung zu ersparen.

### 7.2.2 Palliative Chirurgie

Die palliative Chirurgie wird eingesetzt zur Tumorverkleinerung und Verbesserung der Lebensqualität. Dabei steht das Offenhalten der Atemwege sowie der Speisepassage im Vordergrund. Dies kann am besten laserchirurgisch mit Hilfe des $CO_2$-Lasers erfolgen (s. unter 7.1).

### 7.3 Stellung der Strahlentherapie

#### 7.3.1 Primäre kurativ orientierte Strahlentherapie

Eine organerhaltende Alternative zu resezierenden Verfahren ist die perkutane externe Strahlentherapie. Sie wird in den USA und außerhalb der BRD als Standardtherapie für T 1- und T 2-Tumoren der Glottis und der subglottischen Region sowie für selektionierte T 3-Tumoren angesehen, ebenso auch für frühe supraglottische Tumoren. Ein – selten relevanter – Nachteil gegenüber den resezierenden Verfahren ist die mangelnde histologische Kontrolle des Therapieergebnisses, das Strahlenödem mit potentieller Gefahr von Dyspnoe und erforderlicher Tracheotomie, die Perichondritis sowie die chronische Entzündung der Schleimhäute im bestrahlten Bereich. Der Vorteil der primären Strahlentherapie gegenüber resezierenden Verfahren ist die bessere Stimmqualität.

Das Zielvolumen schließt den Primärtumor und die regionalen Lymphknoten ein. Das Ausmaß der Bestrahlung im Halsbereich hängt ab von der Lokalisation und dem Stadium des Primärtumors, der das Risiko einer subklinischen Lymphknotenbeteiligung bestimmt. Bei T 1- und frühen T 2-Glottistumoren ist eine elektive Lymphknotenbestrahlung nicht notwendig. Bei Bestrahlung von ausgedehnten T 2-Tumoren, insbesondere mit eingeschränkter Beweglichkeit der Stimmbänder, sowie bei T 3-Tumoren wird die Halsgefäßscheide beiderseits mitbestrahlt.

Supraglottische Tumoren haben ein höheres metastastisches Potential, so daß die Strahlentherapie die gesamten jugularen Lymphknotenketten beiderseits erfassen muß, mit Ausnahme vom Stadium T 1 N0. Bei subglottischen oder glottischen Tumoren mit Ausdehnung in die Subglottis werden die paratrachealen Lymphknoten mitbestrahlt. Bei klinisch nachweisbarer Lymphknotenmetastasierung ($> N 1$) werden sämtliche Lymphknotenregionen beiderseits des Halses bestrahlt, inklusive der dorsalen Lymphknotenketten und der supraklavikulären Lymphknoten – unabhängig vom Stadium und Ausdehnung.

Nach einer Dosis von 44–50 Gy auf das initiale Zielvolumen wird ein Boost auf den Primärtumor und die klinisch involvierten Lymphknoten appliziert bis zu einer Gesamtdosis von 64–70 Gy. Die Gesamtdosis hängt ab von der Größe und dem Stadium des Primärtumors. Im allgemeinen werden 2 Gy pro Fraktion gegeben, 5mal pro Woche, für insgesamt 6–7 Wochen.

Lassen sich 6–8 Wochen nach Abschluß der Strahlentherapie noch klinisch palpable Lymphknoten nachweisen, wird eine Neck dissection durchgeführt.

### 7.3.2 Postoperative adjuvante Strahlentherapie

Nach chirurgischer Resektion des Primärtumors und/oder der Lymphknoten wird die Indikation zu einer adjuvanten Strahlentherapie gestellt in Abhängigkeit von folgenden histopathologischen Kriterien bzw. dem Risiko für ein lokoregionäres Rezidiv:
- negativen (R0) oder histologisch positive (R1, R2) Resektionsgrenzen,
- Lymphknotenmetastasen mit extrakapsulärer Ausdehnung,
- multiple Lymphknotenmetastasen,
- Invasion in den Schildknorpel und/oder Extension in die Halsweichteile,
- perineurale Infiltration,
- Notfalltracheotomie.

Die adjuvante Strahlentherapie sollte innerhalb von 6 Wochen nach der Operation begonnen worden sein. Das initiale Volumen sollte das gesamte chirurgische Bett und die bilateralen Lymphknotenstationen umfassen. Die Dosis beträgt 50–54 Gy auf das Zielvolumen, gefolgt von einem Boost von 10–14 Gy auf das Gebiet mit dem höchsten Rezidivrisiko wie Resektionsgrenzen oder Regionen befallener Lymphknoten mit extrakapsulärer Ausdehnung.

### 7.3.3 Kombinierte Strahlen-/Chemotherapie

Bei Larynxtumoren, die durch eine alleinige Bestrahlung oder durch eine alleinige chirurgische Resektion nicht beherrscht werden können, oder nur unter Inkaufnahme eines Verlustes der Stimmfunktion bei lokal fortgeschrittenem, nicht kurativ operablem Larynxkarzinom ist die kombinierte Strahlen-/Chemotherapie gefolgt von einer Operation bei Ansprechen auf diese Therapie eine z. T. funktionserhaltende Alternative.

Bei Tumoren, bei denen die Operation die einzige kurative Therapieform darstellt – und wenn keine kurative Bestrahlung möglich ist – kann im Falle des drohenden Verlustes des Larynx die Möglichkeit einer kombinierten Strahlen-/Chemotherapie in Einzelfällen evaluiert werden; die Überlebenszeit ist vergleichbar der bei radikaler kurativ orientierter chirurgischer Maßnahme, allerdings unter Erhaltung der Stimmfunktion für ca. die Hälfte der Patienten.

### 7.3.4 Neue Entwicklungen

Mit dem Ziel, eine larynxerhaltene Therapie mit verringerter therapieassoziierter Toxizität durchzuführen, werden verschiedene Fraktionierungsschedules (hyperfraktioniert, akzeleriert) erprobt, die Kombination der Strahlentherapie mit Modifikation der Oxygenation (hypoxischer Radiosensitizer). Auch in der postoperativen adjuvanten Situation werden kombinierte Strahlen-/Chemotherapieoptionen geprüft zur weiteren Verringerung der regionären Rezidivrate und zur Verbesserung der Gesamtüberlebensrate.

### 7.4 Stellung der Chemotherapie

#### 7.4.1 Kurativ orientierte Strahlen-/Chemotherapie

Bei Patienten mit lokal fortgeschrittenem Larynxkarzinom (T 3 und T 4), bei denen die einzige kurative Chance in einer totalen Laryngektomie besteht, kann die Laryngektomie ersetzt werden durch eine kombinierte Strahlen-/Chemotherapie, ohne daß hierdurch die Überlebenschance beeinträchtigt wird. In der Studie der Verterans Affairs Laryngeol Cancer Study Group (1991) betrug die Dreijahresüberlebenszeit bei kombinierter Strahlen-/Chemotherapie 53% und war ohne Unterschied zu der Gruppe mit primärer Larynxresektion; bei 64% der Patienten konnte eine Laryngektomie durch die kombinierte Strahlen-/Chemotherapie vermieden werden (s. 7.3.2); allerdings ist auch nach 5 Jahren mit Funktionseinbußen durch die Spätfolgen der Strahlentherapie zu rechnen.

#### 7.4.2 Adjuvante Chemotherapie

Eine postoperative adjuvante Chemotherapie hat keinen gesicherten Wert für die Rezidivrate oder die Gesamtüberlebenszeit und ist außerhalb von

Studien nicht indiziert. Eine adjuvante kombinierte Strahlen-/Chemotherapie wird derzeit in Studien untersucht für Fälle, bei denen primär ein organerhaltendes resezierendes Verfahren eingesetzt worden ist.

### 7.4.3 Palliative Chemotherapie

Bei lokal fortgeschrittener Erkrankung und fehlender Voraussetzung für eine aggressive kombinierte Strahlen-/Chemotherapie ist ebenso wie bei primär metastasierter Erkrankung eine palliative Chemotherapie indiziert. Eine kurative Option durch eine alleinige Chemotherapie besteht nicht. Zur Wahl der Therapie s. Kapitel „Oropharynx".

## 8 Indikation zur Chemotherapie und Wahl der Therapie

### 8.1 Neoadjuvante Strahlen-/Chemotheraple

Bei Patienten mit lokal fortgeschrittenen Stadien, bei denen eine alleinige Strahlentherapie keine ausreichende kurative Chance bietet und eine kurative Operation mit Verlust der Stimmfunktion (Laryngektomie) assoziiert ist, sowie bei lokal fortgeschrittenen Stadien ohne Fernmetastasen (Stadium T 3 oder T 4 M 0) ist eine kombinierte Strahlen-/Chemotherapie indiziert. Die Therapie sollte durchgeführt werden entsprechend dem Protokoll der Veterans Affairs Laryngeol Cancer Study Group (1991).

### 8.2 Palliative Chemotherapie

Bei Patienten, bei denen keine kurative lokale Maßnahme mehr möglich ist, kann ein Chemotherapieversuch gemacht werden. Die Intensität und Wahl des Protokolls ist abhängig von der zumutbaren Belastung für den Patienten und das Therapieziel; dieses ist in der Regel palliativ, so daß eine Kombinationschemotherapie insbesondere nur dann indiziert sein wird, wenn eine möglichst rascher lokaler Effekt erzielt werden soll.

## 9 Rezidivtherapie

Rezidive nach einer Radiotherapie können in der Regel durch eine totale Laryngektomie erfolgreich behandelt werden. Bei einzelnen Patienten kann auch eine partielle Laryngektomie durchgeführt werden. Rezidive nach begrenzter chirurgischer Initialmaßnahme können teilweise kurativ behandelt werden durch eine radikale chirurgische Maßnahme, gefolgt von einer postoperativen adjuvanten Radiotherapie. Eine Strahlentherapie allein für den Fall eines Rezidivs nach primärer chirurgischer Maßnahme ist in der Regel keine kurative Maßnahme, allerdings möglich für T 1–T 3-Tumoren. Die Möglichkeit einer kombinierten Radio-/Chemotherapie ist für diese Fälle zu evaluieren.

## 10 Maßnahmen zur Therapiekontrolle

### 10.1 Begleittherapie nach chirurgischer Maßnahme

Die Begleittherapie zielt darauf ab, die funktionellen Ausfälle zu kompensieren, eine Nahrungsaufnahme sicherzustellen sowie den Patienten sozial zu reintegrieren. Dazu zählt die postoperative Stimmtherapie sowie bei einer Laryngektomie die primären chirurgische Stimmrehabilitation durch Einsetzen einer Stimmprothese zwischen Tracheal- und Ösophaguswand. Mit Hilfe der Stimmprothese kann der Patient wieder eine Stimme bilden, die im Ansatzrohr artikuliert wird. Dasselbe Ziel verfolgen das Anbilden der Ösophagusstimme sowie technische Stimmhilfen in Form eines von außen aufgesetzten Vibrators. Weiterhin wichtig ist eine Sicherstellung der Nahrungsaufnahme. In aller Regel geschieht dies unmittelbar postoperativ durch eine eingelegte Magensonde, im weiteren Verlauf ggf. durch Anlage einer PEG-Sonde. Bei fortgeschrittenen Tumorstadien sowie bei einer Perichondritis muß eine ausreichende Schmerztherapie gewährleistet werden. Nach Laryngektomie müssen die Patienten in den Umgang mit dem Tracheostoma eingewiesen werden. Spezielle Pflegesets sowie Trachealkanülen stehen dazu zur Verfügung und werden dem Patienten noch während des stationären Aufenthaltes erklärt. Der Patient wird in den Gebrauch eingewiesen.

### 10.2 Begleittherapie bei Strahlen-/Chemotherapie

Vor Durchführung einer Strahlentherapie muß eine Zahnsanierung durchgeführt werden. Während der Strahlentherapie muß der Mund 3mal täglich mit Hexetidin sowie mit Antimykotika gespült werden. Die Patienten müssen informiert werden bezüglich der Mundhygiene (Zahnreinigung, Mundspülung/Halsspülung); eine professionell Zahnsanierung/-reinigung ist 1- bis 2× pro Woche erforderlich.

## 10.3 Nachsorge

Bei den Patienten sollten regelmäßig Nachsorgeuntersuchungen durchgeführt werden. Dies ist insbesondere deswegen so wichtig, da bei Rezidiven in der Regel kurative Maßnahmen möglich sind, insbesondere dann, wenn sie frühzeitig entdeckt worden sind. 80% der Rezidive treten innerhalb der ersten 2 Jahre nach der Behandlung auf, daher kann das Nachsorgeintervall nach 2–3 Jahren verlängert werden. Folgender Plan wird empfohlen:
- alle 2 Monate im 1. Jahr,
- alle 3 Monate im 2. Jahr,
- alle 4 Monate im 3. Jahr,
- alle 6 Monate im 5. Jahr.

Die Nachsorgeuntersuchung sollte neben der Frage nach Symptomen, der Inspektion der Mundhöhle und das Oropharynx, der Spiegelung des Larynx und des Hypopharynx auch die Palpation des Halses und die Endoskopie mit B-Sonographie der Halsweichteile miteinschließen. Beim supraglottischen Tumor sollte die physikalische Untersuchung auch die Zungenbasis einschließen. Bei Hinweis auf ein lokales Rezidiv muß eine direkte Laryngoskopie in Vollnarkose mit Biopsie aus dem suspekten Areal durchgeführt werden. Bei negativen Biopsien, aber Persistenz der Symptome und unklarem Untersuchungsbefund muß die direkte Laryngoskopie in Vollnarkose wiederholt werden. Bei Patienten, bei denen eine hochdosierte Radiotherapie im Bereich der Schilddrüse oder bei denen eine partielle Thyreoidektomie durchgeführt worden ist (im Rahmen der Resektion des Larynxkarzinoms), muß regelmäßig eine Untersuchung zum Ausschluß einer funktionellen Hypothyreose durchgeführt werden.

Da bei Patienten mit HNO-Tumoren ein erhöhtes Risiko für Zweittumoren im Bereich der Lunge besteht, sollte regelmäßig eine Röntgenuntersuchung des Thorax durchgeführt werden, sowie eine Panendoskopie (1mal pro Jahr) und eine Sonographie des Abdomen (zur Erfassung von möglichen Lebermetastasen).

## 11 Besondere Hinweise

Eine Weiterentwicklung des Klassifikationsschemas des UICC wird erarbeitet, unter Einschluß weiterer Parameter zur Bestimmung der Tumorausdehnung (Studiengruppen in Göttingen, Gießen und Marburg)

Aktuelle Studienprotokolle sind beim Priv.-Doz. Dr. Bier, Univ.-HNO-Klinik, Düsseldorf, zu erfragen.

## 12  Zukünftige Entwicklungen

Es steht zu erwarten, daß weitere Verbesserungen in der Funktionserhaltung bei gleichzeitiger Optimierung der Überlebensraten durch Hinzuziehung neuer Radiotherapietechniken und kombinierter radio-/chemotherapeutischer Verfahren erzielt werden dürften. Ziel ist es, die Ausdehnung der Operation und das Ausmaß der kombinierten Therapie in Abhängigkeit von tumorbiologischen Prognosefaktoren zu optimieren.

Weiterhin spielt die endolaryngeale Laserchirurgie mit falladaptiertem chirurgischem Vorgehen eine zunehmende Rolle für die funktionserhaltende Chirurgie des Larynskarzinoms.

## 13  Therapieschemata

| Chemotherapie | | (Veterans Affairs Laryngeal Cancer Study Group 1991) | | |
|---|---|---|---|---|
| Cisplatin | 100 mg/m$^2$ | i.v. | Bolus | Tag 1, 2, 3, 4, 5 |
| 5-Fluoruracil | 1000 mg/m$^2$ | i.v. | 24-h-Infusion | Tag 1, 2, 3, 4, 5 |
| Wiederholung Tag 22, 43 | | | | |

| Bestrahlung – konventionelles Vorgehen | |
|---|---|
| Primärtumor | 6400–7000 cGy |
| Lymphknotenregion bei N0 | 4400–5000 cGy |
| Lymphknoten < 2 cm | 6600 cGy |
| Lymphknoten > 2 cm | 7000 cGy |
| Rückenmark | < 5000 cGy |
| Fraktion von 200 cGy pro Feld Tag 1, 2, 3, 4, 5 für 12 Wochen | |

Weitere Therapieschemata s. Kap. „Oropharynx und Hypopharynx".

# Literatur

Ang KK, Kaanders JHAM, Peters LK (eds) (1994) Radiotherapy for head and neck cancers: indications and techniques. Lea & Febiger, Philadelphia

Clavel M, Vermorken JB, Cognetti F, Cappelaere P, De Mulder PHM et al. (1994) Randomized comparison of cisplatin, methotrexate, bleomycin and vicristine (CABO) versus cisplatin and 5-fluorouracil (CF) versus cisplatin in recurrent or metastatic squamous cell carcinoma of the head and neck. A phase III study of the EORTC head and neck cancer cooperative group. Ann Oncol 5:521–526

Ferlito A (ed) (1993) Neoplasms of the larynx. Churchill Livingstone, London

Fracchiolla NS, Pignataro L, Capaccio P et al. (1995) Multiple genetic lesions in laryngeal squamous cell carcinoma. Cancer 75:1292–1301

Glanz H (1984) Carcinoma of the larynx. Growth, classification and grading of squamous cell carcinoma of the vocal cords. Adv Otorhinolaryngol 32:1–32

Glisson BS, Hong WK (1996) J Nat Cancer Inst 88:567–568

Harwood AR, Hawkins NV, Beale FA, Rider WD, Ryce DP (1979) Management of advanced glottic cancer. A 10 year review of the Toronto experience. Int J Radiat Oncol Biol Phys 5:899

Johansen LV, Overgaard J, Hjelm-Hansen M, Gadeberg CC (1990) Primary radiotherapy of T1 squamous cell carcinoma of the larynx: analysis of 478 patients treated from 1963 to 1985. Int J Radiat Oncol Biol Phys 18:1307

Kleinsasser O (1983) Bösartige Geschwülste des Kehlkopfes und des Hypopharynx: In: Berendes J, Link A, Zöllner F (Hrsg) Hals-Nasen-Ohrenheilkunde, 2. Aufl., Bd 2, IV/Teil 2. Thieme, Stuttgart

Kleinsasser O (1985) Tumors of the larynx and hypopharynx. Thieme, Stuttgart

Lee NK, Goepfert H, Wendt CD (1990) Supraglottic laryngectomy for intermediate-stage cancer: U.T.M.D. Anderson Cancer Center experience with combined therapy. Laryngoscope 100:831

Merlano M et al. (1996) J Natl Cancer Inst 88:583–589

Million RR, Cassisi NJ (eds) (1994) Management of head and neck cancer: a multidisciplinary approach. Lippincott, Philadelphia

Parsons JT, Mendelhall WM, Mancuso AA, Cassisi NJ, Stringer SP, Million RR (1989) Twice-a-day radiotherapy for T3 squamous cell carcinoma of the glottic larynx. Head Neck 11:123

Pfister DG, Harrison LB, Strong EW et al. (1995) Organ-function preservation in advanced oropharynx cancer: Results with induction chemotherapy and radiation. J Clin Oncol 13:671–680

Popella CH, Glanz H, Kleinsasser O (1991) Prognoserelevanz einer pT/pN-Klassifikation von Larynxkarzinomen und ihre Bedeutung für die Verbesserung der TN-Klassifikation. Eur Arch Otorhinolaryngol [Suppl II]:188–189

Robbins KT, Medina JE, Wolfe GT, Levine PA, Sessions RB, Pruet CW (1991) Standardizing neck dissection terminology. Arch Otolaryngol Head Neck Surg 117:601–605

Scholnick SB, Sun PC, Shaw ME, Haughey BH, El-Mofty SK (1994) Frequent loss of heterozygosity for Rb, TP543, and chromosome arm 3p, but not NME1 in squamous cell carcinomas of the supraglottic larynx. Cancer 73:2472–2480

Spaulding MB, Fischer SG, Wolf GT and the Department of Veterans Affairs Cooperative Laryngeal Cancer Study Group (1994) Tumor response, toxicity, and survival after neoadjuvant organ-preserving chemotherapy for advanced laryngel carcinoma. J Clin Oncol 12:1592–1599

The Department of Veterans Affairs Laryngeal Cancer Study Group (1991) Induction chemotherapy plus radiation compared with surgery plus radiation in patients with advanced laryngeal cancer. N Engl J Med 324:1685–1690

UICC (1992) TNM classification of malignant tumours. Larynx. Springer, Berlin Heidelberg New York Tokyo

Wendt CD, Peters LJ, Ang KK, Morrison WH, Maor MH, Goepfert H, Oswald MH (1989) Hyperfractionated radiotherapy in the treatment of squamous cell carcinomas of the supraglottic larynx. Int J Radiat Oncol Biol Phys 17:1057

Wolfensberger M, Dort JC (1990) Endoscopic laser surgery for early glottic carcinoma: a clinical and experimental study. Laryngoscope 100:1100

Yuen A, Medina JE, Goepfert H, Fletcher GH (1984) Management of stage T3 and T4 glottic carcinomas. Am J Surg 148:467

# 34.26 Schilddrüsenkarzinom

C. Reiners, M. Stuschke, H. Dralle, H.-J. Schmoll

## 1 Epidemiologie

*Häufigkeit:* Schilddrüsenkarzinome zählen zu den seltenen Tumorerkrankungen. Nach einer aktuellen Statistik aus den USA rangiert ihre Prävalenz an 12. Stelle der Häufigkeitsstatistik maligner Tumoren (Byrne 1992). Die Prognose des weitaus am häufigsten differenzierten Schilddrüsenkarzinoms ist mit Zehnjahresüberlebensraten von über 80% sehr gut; die Mortalitätsstatistik erfaßt deswegen nur einen Teil der am Schilddrüsenkarzinom erkrankten Patienten. Nach einer aktuellen Übersicht von Franceschi et al. (1993), die 39 Länder erfaßt, variieren die Mortalitätsraten (jeweils bezogen auf 100000 Einwohner) zwischen 0,8 bis 2,8 für Frauen und 0,2 bis 1,2 für Männer. Aus den Daten des Hamburgischen und Saarländischen Krebsregisters läßt sich für Deutschland eine Mortalitätsrate von 0,6 für Männer und 1,3 für Frauen errechnen. Die entsprechenden Mortalitätsraten, die im Krebsregister der ehemaligen DDR erfaßt waren, betrugen 0,5 für Männer und 1,4 für Frauen. Generell liegen die Mortalitätsraten bei Frauen etwa um den Faktor 2 höher als bei Männern. Die von Franceschi et al. (1993) ausgewertete Mortalitätsdatenbank der Weltgesundheitsorganisation läßt in den letzten 30 Jahren eine Abnahme der Schilddrüsenkarzinomsterblichkeit erkennen.

*Inzidenz:* Nach Franceschi et al. (1993) variieren die alterskorrigierten Inzidenzraten (pro 100000) in den verschiedenen Ländern zwischen 0,2 bis 8,8 für Männer und 0,8 bis 18,2 für Frauen. Im Gegensatz zu den Mortalitätsraten ist über die letzten 30 Jahre ein Trend zur Zunahme der Inzidenz zu erkennen. Dies trifft auch auf die im Krebsregister der ehemaligen DDR erfaßten Inzidenzraten zu, während eine Zunahme der Häufigkeit des Schilddrüsenkrebses nach den Angaben des Saarländischen und Hamburgischen Krebsregisters nicht festzustellen ist. Für den Zeitraum von 1978 bis 1982 findet sich im Saarländischen Krebsregister eine Inzidenzrate von 1,3 für Männer und 2,5 für Frauen; die entsprechenden Raten betragen im Hamburgischen Krebsregister 1,6 und 3,7.

*Ätiologie:* Bei autoptischen Untersuchungen der Schilddrüse finden sich in einem hohen Prozentsatz der untersuchten Fälle sog. okkulte Schilddrüsenkarzinome, bei denen es sich um papilläre Mikrokarzinome mit einem Durchmesser bis zu 1 cm handelt. Je nach Intensität der feingeweblichen Aufarbeitung werden die Inzidenzen für derartige klinisch nicht manifeste Mikrokarzinome mit 6–36% angegeben (Müller u. Reiners 1991). Es findet sich – mit Ausnahme des Kindes- und Jugendalters – keine Altersabhängigkeit der Inzidenzen dieser Mikrokarzinome; sie sind ab dem frühen Erwachsenenalter in gleicher Häufigkeit nachweisbar wie in den darauf folgenden Altersgruppen. Auf der Grundlage dieser Beobachtungen wurde die Hypothese abgeleitet, daß Schilddrüsenkarzinome im frühen Erwachsenenalter entstehen und meist „okkult" bleiben. Nur nach Einwirkung von speziellen „Promotoren" wachsen die Mikrokarzinome und manifestieren sich dadurch klinisch. Da Schilddrüsenkarzinome *bei Frauen 2- bis 3mal häufiger beobachtet werden als bei Männern,* liegt es nahe, hormonelle Faktoren zu derartigen Promotoren zu zählen. Ein eindeutiger Einfluß der endogenen Hormonproduktion und auch der Hormonmedikation zur Kontrazeption oder Substitution nach der Menopause ist jedoch nicht festzustellen (Franceschi et al. 1993).

Unter dem Gesichtspunkt der Prophylaxe ist die Frage von großer Bedeutung, welchen Einfluß der *endemische Iodmangel* auf die Inzidenz und Prognose des Schilddrüsenkarzinoms hat. Die Literaturdaten hierzu sind z. T. widersprüchlich. Beschränkt man sich auf die Publikationen jüngeren Datums, die den heutigen Anforderungen an statistisch-epidemiologische Studien genügen, so ist das relative Risiko für das Schilddrüsenkarzinom beim Jodmangel wohl definitiv erhöht (Franceschi et al. 1989, 1993). So fanden Franceschi et al. (1989) in einer Fallkontrollstudie, daß das relative Schilddrüsenkarzinomrisiko für Einwohner Italiens, die mehr als 20 Jahre in Iodmangelgebieten gelebt hatten, signifikant auf 2,3 erhöht war. Der bevorzugte Verzehr von Fisch und Grüngemüse war mit einem niedrigeren relativen Risiko verbunden, während der vorwiegende Genuß von stärkehaltigen Nahrungsmitteln mit einem erhöhten relativen Risiko einherging.

*Gutartige Schilddrüsenerkrankungen* in der Anamnese sind häufig mit einem erhöhten Risiko für das Schilddrüsenkarzinom verbunden: Nach der Studie von Franceschi et al. (1989) beträgt das relative Karzinomrisiko bei Schilddrüsenknoten 7,8 und bei einer Struma 5,6. Es ist anzunehmen, daß dieses erhöhte Risiko ebenfalls auf dem Iodmangel beruht, da dieser bekanntlich die häufigste Ursache von diffusen und nodösen Strumen ist. Die Angaben zum relativen Risiko des Schilddrüsenkarzinoms bei Patienten mit M. Basedow sind nicht einheitlich; es ist jedoch davon auszugehen, daß dieses nicht signifikant erhöht ist (Franceschi et al. 1993; Krause et al. 1991). Nach einer Untersuchung von Krause et al. (1991) am Patientengut der Essener Universitätsklinik ist die Malignomrate bei Patienten, die wegen eines M. Basedow (2%) bzw. einer funktionellen Autonomie (4%) operiert wurden, nicht höher als allgemein bei Strumaoperationen.

Die Rolle *ionisierender Strahlen* bei der Pathogenese maligner Schilddrüsentumoren ist seit mehr als 40 Jahren bekannt (Reiners 1993). Anfang der 50er Jahre wurden die ersten Fälle von Schilddrüsenkrebs bei Patienten entdeckt, die im Kindesalter und Jugendalter wegen gutartiger Erkrankungen im Kopf- und Halsbereich (wie Thymus- und Tonsillenhyperplasie, Lymphadenopathie oder Tinea capitis) perkutan mit Röntgenstrahlen in relativ niedrigen Dosierungen zwischen 0,1 und 1,5 Gy bestrahlt worden waren. Das relative Risiko für Schilddrüsenkarzinome war 10- bis 40fach erhöht; eine Dosisabhängigkeit konnte festgestellt werden. Außer Karzinomen fanden sich wesentlich häufiger gutartige Schilddrüsentumoren. Ähnliche Beobachtungen machte man bei den Überlebenden der Atombombenabwürfe über Hiroshima und Nagasaki und den Einwohnern der Marshall-Inseln, die dem Fall-out der amerikanischen Atombombenexperimente ausgesetzt waren. Das relative Risiko für Karzinome der Schilddrüse war bei den Einwohnern von Hiroshima und Nagasaki etwa um den Faktor 4 erhöht. Bei den Einwohnern der Marshall-Inseln fand sich ein rund 45fach erhöhtes Risiko, wobei die zum Zeitpunkt der Exposition unter 10jährigen rund 3mal häufiger betroffen waren als die 10- bis 18jährigen. Die minimale Latenzzeit für die Entwicklung eines Schilddrüsenkarzinoms liegt nach den heutigen Erkenntnissen bei rund 3 Jahren, die durchschnittliche Latenzzeit bei 10–15 Jahren. Der sogenannte risikorelevante Zeitraum, bis zu dem noch Karzinome auftreten können, beträgt 40 Jahre. Man rechnet mit durchschnittlich 25 Fällen pro Gy und Risikojahr unter 100 000 Exponierten, wobei das Risiko für ein Schilddrüsenkarzinom bei unter 18jährigen doppelt so hoch angesetzt wird wie bei Erwachsenen. Als besonders kritisch ist eine Strahlenexposition der Schilddrüse bei Kindern jünger als 4 Jahre anzusehen (Reiners 1994).

Auf der Grundlage dieser Erfahrungen ist es nicht überraschend, daß die Inzidenz von Schilddrüsenkarzinomen in den besonders von der Reaktorkatastrophe von Tschernobyl betroffenen Gebieten Weißrußlands und der Ukraine in den letzten Jahren angestiegen ist (Reiners 1993, 1994). Bei der Explosion des Reaktors wurden große Aktivitätsmengen von $^{131}$I in die Atmosphäre freigesetzt. In Weißrußland stieg die relative Inzidenz des Schilddrüsenkarzinoms bei Kindern unter 14 Jahren von 0,5 pro 100 000 in den Jahren 1986–1988 auf 3,4 pro 100 000 im Jahre 1993 an;

in der besonders hoch kontaminierten Gomel-Region 1993 sogar auf 9,4 pro 100000. Auch in der Ukraine hat die Inzidenz des Schilddrüsenkarzinoms bei Kindern seit 1990 zugenommen. Die Inzidenz liegt in den hochkontaminierten Gegenden der Ukraine mit 8 Fällen pro 100000 Kindern unter 14 Jahren in der gleichen Größenordnung wie in Weißrußland. Es ist damit kaum zu bezweifeln, daß $^{131}$I bei Kindern Schilddrüsenkrebs induzieren kann. Es muß jedoch festgehalten werden, daß bei Erwachsenen, die $^{131}$I zur Untersuchung oder Behandlung von gutartigen Schilddrüsenerkrankungen erhalten hatten, keine erhöhte Inzidenz des Schilddrüsenkarzinoms festgestellt wurde.

Bei der Pathogenese von malignen Schilddrüsentumoren spielen in einer frühen Phase offensichtlich *Punktmutationen des Ras-Onkogens* eine wichtige Rolle. Sie konnten bei 25–50% der untersuchten Tumoren nachgewiesen werden, wobei Punktmutationen des Ras-Onkogens bei follikulären Karzinomen etwa doppelt so häufig nachweisbar waren wie bei papillären Karzinomen (Wynford-Thomas 1994). Bei der Ätiologie des papillären Karzinoms spielt demgegenüber das Ret-Onkogen eine gewisse Rolle (Thakker 1994). In einer späteren Phase der Tumorentstehung können Mutationen der GS-Untereinheit der G-Proteine (GSP-Onkogen) von Bedeutung sein. Bei etwa 30% der bisher untersuchten differenzierten Schilddrüsenkarzinome konnten GSP-Mutationen festgestellt werden.

An dem diffizilen Wechselspiel von Tumorwachstum und Hemmung sind *Polypeptidwachstumsfaktoren* wie IGF-1, TGF-α und EGF als Promotoren sowie TGF-β als Antagonist beteiligt. Außerdem spielen auch Zytokine wie Interleukin-1 eine gewisse Rolle. Die größte Bedeutung beim Wachstum von Schilddrüsentumoren hat jedoch das schilddrüsenstimulierende Hormon TSH. Allein die klinische Beobachtung des Wachstums von sichtbaren Metastasen differenzierter Karzinome unter endogener TSH-Stimulation bzw. der Hemmung dieses Effekts durch die TSH-suppressive Schilddrüsenhormontherapie spricht für den Einfluß von TSH als Wachstumsfaktor. Trotzdem ist dieser Einfluß in der Literatur zeitweise kontrovers diskutiert worden. Nach den heute vorliegenden Erkenntnissen belegen jedoch In-vitro-Experimente eindeutig, daß TSH bei Karzinomzellinien von Ratten, Hunden, Schafen wie auch des Menschen ein Wachstumsfaktor ist (Wynford-Thomas 1994).

*Altersverteilung:* Insgesamt gesehen sind papilläre und follikuläre Karzinome bei Frauen etwa 4mal häufiger als bei Männern festzustellen (Reinwein et al. 1989). Demgegenüber werden C-Zellkarzinome und anaplastische Karzinome bei Frauen nur etwa 1,5mal häufiger beobachtet (Reinwein et al. 1989). Die Altersverteilung des papillären Karzinoms ist relativ breitgipflig mit einem Maximum zwischen 30 und 60 Jahren. Demgegenüber ist der Altersgipfel beim follikulären Karzinom spitzer mit einem Maximum zwischen 50 und 60 Jahren. Anaplastische Karzinome finden sich meist erst jenseits des 60. Lebensjahres (Jensen et al. 1990).

## 2 Histologie

### 2.1 Einführung

Für die histologische Einteilung der Schilddrüsentumoren wird heute die 2. Auflage der Klassifikation der Weltgesundheitsorganisation (WHO) von 1988 herangezogen (Hedinger et al. 1988, 1989). Diese Einteilung folgt vorwiegend prognostischen Gesichtspunkten und unterscheidet 5 Hauptgruppen maligner epithelialer Schilddrüsentumoren, nämlich follikuläre, papilläre, medulläre, undifferenzierte und sonstige Karzinome. Im Einflußgebiet der USA wird parallel die Klassifikation des Armed Forces Institute of Pathology (AFIP) benutzt (Rosai et al. 1992). Tabelle 1 stellt die histologische Einteilung epithelialer Schilddrüsentumoren der WHO und des AFIP gegenüber (Schröder 1993).

Die von den Thyreozyten ausgehenden *follikulären und papillären Karzinome* machen 80–90% aller maligner Schilddrüsentumoren aus. In Gebieten mit ausreichender Iodversorgung wie den USA und Japan wurde schon immer – in Relation zu follikulären Karzinomen   ein wesentlich höherer Anteil papillarer Schilddrüsenkarzinome beschrieben. Eine Verschiebung dieser Relation mit Übergewicht der papillären Karzinome wird aber auch in den letzten Jahren in Deutschland festgestellt, obwohl die Iodversorgung hier immer noch nicht ausreichend ist. Eindeutig mit der Verbesserung der Iodversorgung in Zusammenhang zu bringen ist allerdings die Beobachtung, daß der Anteil anaplastischer Karzinome, der vor mehreren Jahrzehnten bei über 20% lag, auf etwa 5% gesunken ist. Ebenfalls etwa 5% machen die nicht von den Thyreozyten, sondern von den parafollikulären C-Zellen ausgehenden medullären Karzinome aus. Bei den verbleibenden seltenen Fällen maligner Schilddrüsentumoren sind Sarkome, maligne Hämangioendotheliome, maligne Lymphome und Metastasen extrathyreoidaler Tumoren (insbesondere von Mammakarzinomen, Bronchialkarzinomen und malignen Melanomen) zu berücksichtigen. Im Patientengut der Essener Universitätsklinik der Jahre 1970–1990 fand sich folgende Verteilung der histologischen Typen des Schilddrüsenkarzinoms: papillär 56%, follikulär 33%, medullär 5%, anaplastisch 4%.

**Tabelle 1.** Histologische Klassifikation der Schilddrüsenkarzinome. (Nach Schröder 1993)

| WHO | Häufigkeit | AFIP |
|---|---|---|
| *Follikuläres Karzinom*<br>– minimal invasiv (gekapselt)<br>– grob invasiv<br>– oxyphile Variante<br>– hellzellige Variante | 33% | *Differenziertes Karzinom*<br>– follikuläres Karzinom<br>– papilläres Karzinom<br>– übliche Formen<br>– Varianten |
| *Papilläres Karzinom*<br>– papilläres Mikrokarzinom<br>– gekapselte Variante<br>– follikuläre Variante<br>– diffus sklerosierende Variante<br>– oxyphile Variante | 56% | *Mäßig differenziertes Karzinom*<br>– insuläres Karzinom<br>– andere Formen<br><br>*Undifferenziertes (anaplastisches) Karzinom* |
| *Medulläres (C-Zell-)Karzinom*<br>– vererbbare Form<br>– medullär-follikuläre Variante | 5% | *Karzinome der C-Zellen und verwandter neuroendokriner Zellen*<br>– medulläres Karzinom<br>– andere Formen |
| *Undifferenziertes (anaplastisches) Karzinom* | 4% | *Karzinome der follikulären und C-Zellen* |
| *Andere Karzinome* | 2% | *Spezielle Varianten der obigen Formen nach zytologischen Merkmalen:*<br>– onkozytäre Variante<br>– hellzellige Variante<br>– Variante mit Plattenepithel<br>– schleimbildende Variante |

Unter prognostischen Gesichtspunkten ist bei den *follikulären Karzinomen* die Unterscheidung zwischen minimal-invasiven, gekapselten Tumoren und grob-invasiven follikulären Karzinomen von Bedeutung. Die oxyphilen bzw. onkozytären malignen Tumoren werden nach der WHO-Einteilung als Varianten der follikulären bzw. papillären Karzinome betrachtet. Demgegenüber sieht die Einteilung des AFIP hierfür eine gesonderte Kategorie vor. Unter Berücksichtigung der Tatsache, daß onkozytäre Karzinome allenfalls im Ausnahmefall in der Lage sind, Radioiod zu speichern und damit eine ungünstigere Prognose als die übrigen von den Thyreozyten ausgehenden Karzinome haben, erscheint die Einteilung in eine Sondergruppe als sinnvoll (Reiners u. Schäffer 1991).

Nach der WHO-Einteilung werden *Mikrokarzinome, gekapselte Karzinome* und *diffus sklerosierende Karzinome* als Varianten der papillären Karzinome bezeichnet. Trotz der relativ häufigen Metastasierung in regionale Lymphknoten weisen die papillären Mikrokarzinome und gekapselten papillären Karzinome eine sehr gute Prognose auf. Demgegenüber finden sich bei den diffus sklerosierenden papillären Karzinomen häufiger Lungenmetastasen (Schröder 1993).

Eine eigene Gruppe von Schilddrüsenkarzinomen stellen die *medullären oder C-Zellkarzinome* dar. Sie gehen von den parafollikulären C-Zellen aus, die im Gegensatz zu den Thyreozyten nicht an der Schilddrüsenhormonsynthese beteiligt sind, sondern Kalzitonin produzieren. Entwicklungsgeschichtlich leiten sie sich vom Neuroektoderm ab. In etwa 20% der Fälle treten medulläre Karzinome familiär gehäuft im Rahmen der sog. multiplen endokrinen Adenomatose Typ II auf (Raue et al. 1994). Als morphologische Charakteristika der erblichen Form wurden das bilaterale Vorkommen und eine begleitende C-Zellhyperplasie beschrieben (Schröder 1993). In der Literatur finden sich einige Berichte über die Koinzidenz von medullären und follikulären Schilddrüsenkarzinomen; auch echte Mischtypen werden beschrieben (Literatur bei Reiners u. Schäffer 1991).

Die *anaplastischen Schilddrüsenkarzinome* stellen eine Gruppe von außerordentlich malignen Tumoren dar. Im Gegensatz zu früheren Einteilungen wird eine kleinzellige Variante in der WHO-Klassifikation von 1988 nicht mehr aufgeführt. Nach heutigen Erkenntnissen ist davon auszugehen, daß es sich bei den beschriebenen Fällen dieser kleinzelligen Variante nicht um anaplastische Schilddrüsenkarzinome, sondern um maligne Lymphome handelte.

## 2.2 Grading

Bei den follikulären und papillären Karzinomen nimmt die WHO-Klassifikation keine Einteilung unter Berücksichtigung des Gradings vor. Es erscheint aber sinnvoll, mindestens die Gruppe der sog. insulären Karzinome (vermutlich mit der früher von Langhans beschriebenen „wuchernden Struma" identisch) entsprechend den Vorschlägen der AFIP gesondert zu betrachten (Schröder 1993).

## 2.3 Zytologie

Zwischen einem gutartig regressiv veränderten Strumaknoten und einem papillären Karzinom kann aufgrund der karyologischen Besonderheiten des Karzinoms ohne größere Schwierigkeiten unterschieden werden. Problematisch ist die Differenzierung zwischen einem sog. atypischen Adenom und dem follikulären Karzinom. Hier gilt die Regel, daß eine in diesen Fällen häufig als follikuläre Neoplasie oder Proliferation eingestufte Läsion der histologischen Klärung zugeführt werden muß.

Die intraoperative Schnellschnittdiagnostik ist – wie die Punktionszytologie – nicht in der Lage, sicher zwischen einem follikulären Adenom und Karzinom zu differenzieren. In vielen Fällen bringt deshalb erst der Paraffinschnitt die endgültige Diagnose eines Schilddrüsenkarzinoms.

Bei der Abgrenzung papillärer von follikulären Karzinomen sind in erster Linie zytologische und/oder karyologische Charakteristika zu berücksichtigen. Obwohl ein Großteil der papillären Karzinome neoplastische Follikel aufweist, können papilläre Karzinome durch typische Milchglaskerne, blasses Zytoplasma und Psammomkörper charakterisiert werden. Die früher teilweise vorgenommene Betrachtung follikulär wachsender Karzinome mit den zytologisch-karyologischen Charakteristika papillärer Karzinome als Sondergruppe wurde aufgegeben, da die Prognose dieser „Mischtypen" offensichtlich identisch mit derjenigen der papillären Karzinome ist.

## 2.4 Molekulargenetische Befunde

Unter den Antionkogenen spielt offensichtlich das p53-Tumorsuppressorgen eine wichtige Rolle in der Schilddrüsenkarzinogenese. Nach den bisher vorliegenden Erkenntnissen finden sich in etwa 60% der Fälle von anaplastischen Karzinomen Punktmutationen des p53-Gens, während derartige Störungen bei den differenzierten Karzinomen nicht festzustellen sind (Wynford-Thomas 1994).

## 3 Stadieneinteilung

Nach der 4. Auflage der TNM-Klassifikation maligner Tumoren von 1987 (UICC 1987) wird für die Schilddrüse nachfolgende klinische Klassifikation verwendet:

## 3.1 TNM – Klinische Klassifikation

**T    Primärtumor**

T x    Primärtumor kann nicht beurteilt werden

T 0    Kein Anhalt für Primärtumor

T 1    Tumor 1 cm oder weniger in größter Ausdehnung, begrenzt auf Schilddrüse

T 2    Tumor mehr als 1 cm, aber nicht mehr als 4 cm in größter Ausdehnung, begrenzt auf Schilddrüse

T 3    Tumor mehr als 4 cm in größter Ausdehnung, begrenzt auf Schilddrüse

T 4    Tumor jeder Größe mit Ausbreitung jenseits der Schilddrüse

Anmerkung: Jede T-Kategorie kann weiter unterteilt werden in:
a)  solitärer Tumor,
b)  multifokaler Tumor (der größte Tumor ist für die Klassifikation bestimmend).

**N    Regionäre Lymphknoten**

N x    Regionäre Lymphknoten können nicht beurteilt werden

N 0    Kein Anhalt für regionäre Lymphknotenmetastasen

N 1    Regionäre Lymphknotenmetastasen

    N 1a  Metastasen in ipsilateralen Halslymphknoten

    N 1b  Metastasen in bilateralen, in der Mittelinie gelegenen oder kontralateralen Halslymphknoten oder in mediastinalen Lymphknoten

*Regionäre Lymphknotenstationen* des Lymphabstromgebietes der Schilddrüse sind die zervikalen und die oberen mediastinalen Lymphknoten (Abb. 1). Die zervikalen Lymphknoten werden eingeteilt in folgende Gruppen (UICC 1990):
1)  submentale Lymphknoten,
2)  submandibuläre Lymphknoten,
3)  kraniale juguläre (tiefe zervikale) Lymphknoten,
4)  mediale juguläre (tiefe zervikale) Lymphknoten,
5)  kaudale juguläre (tiefe zervikale) Lymphknoten,
6)  dorsale zervikale (oberflächliche zervikale) Lymphknoten entlang des N. accessorius,
7)  supraklavikuläre Lymphknoten,
8)  prälaryngeale und paratracheale Lymphknoten,
9)  retropharyngeale Lymphknoten.

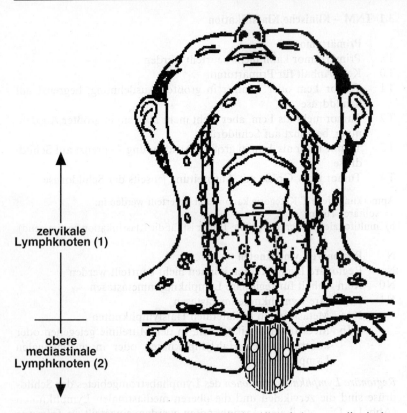

**zervikale Lymphknoten (1)**

**obere mediastinale Lymphknoten (2)**

**Abb. 1.** Regionäre Lymphknoten sind die zervikalen (*1*) und oberen mediastinalen Lymphknoten (*2*)

| M | **Fernmetastasen** |
|---|---|
| Mx | Das Vorliegen von Fernmetastasen kann nicht beurteilt werden |
| M0 | Keine Fernmetastasen |
| M1 | Fernmetastasen |

Die Kategorie M 1 kann wie folgt spezifiziert werden:

| Lunge | PUL | Knochenmark | MAR |
|---|---|---|---|
| Knochen | OSS | Pleura | PLE |
| Leber | HEP | Peritoneum | PER |
| Hirn | BRA | Haut | SKI |
| Lymphknoten | LM | Andere Organe | OTH |

Die von der UICC empfohlenen G-Kategorien für Kopf- und Halstumoren sollten – entsprechend den Empfehlungen zur histopathologischen Klassifikation der WHO – keine Anwendung finden. Die UICC schlägt eine Gruppierung in Risikostadien vor: Die Gruppierung der UICC in Risikostadien berücksichtigt die TNM-Einteilung und das Lebensalter der Patienten. Kritisch anzumerken ist, daß die Prognose jüngerer Patienten mit papillären oder follikulären Karzinomen im fortgeschrittenen Tumorstadium (insbesondere T4 und/oder M1) sicher zu gut bewertet wird. Gleiches gilt – unabhängig vom Lebensalter – für Patienten mit medullären Karzinomen im Stadium T4 N0 M0.

## 3.2 UICC-Risikostadien

**Papilläres oder follikuläres Karzinom**

|  | Unter 45 Jahre | | | 45 Jahre und mehr | | |
|---|---|---|---|---|---|---|
| Stadium I | jedes T | jedes N | M0 | T1 | N0 | M0 |
| Stadium II | jedes T | jedes N | M0 | T2 | N0 | M0 |
|  |  |  |  | T3 | N0 | M0 |
| Stadium III | – |  |  | T4 | N0 | M0 |
|  |  |  |  | jedes T | N1 | M0 |
| Stadium IV | – |  |  | jedes T | jedes N | M1 |

**Medulläres Karzinom**

| Stadium I | T1 | N0 | M0 |
|---|---|---|---|
| Stadium II | T2 | N0 | M0 |
|  | T3 | N0 | M0 |
|  | T4 | N0 | M0 |
| Stadium III | jedes T | N1 | M0 |
| Stadium IV | jedes T | jedes N | M1 |

**Undifferenziertes Karzinom**

| Stadium IV | jedes T | jedes N | jedes M (alle Fälle sind Stadium IV) |
|---|---|---|---|

## 4 Prognose

In den letzten Jahren wurden einige größere Studien zur Prognose vorwiegend des differenzierten Schilddrüsenkarzinoms publiziert (Tabelle 2). Die in der Tabelle zusammengefaßten Studien umfassen rund 11000 Patienten. Es zeigt sich, daß die *Zehnjahresüberlebensraten* bei papillären Karzinomen mit 85–95% sehr günstig sind. Demgegenüber ist die Prognose des follikulären Karzinoms bei einer stärkeren Variationsbreite der Zehnjahresüberlebensraten im Bereich von 60–90% schlechter. Deutlich ungünstiger liegen die Zehnjahresüberlebensraten für das medulläre Karzinom mit 40–60%. In den neueren Studien zum anaplastischen Schilddrüsenkarzinom erlebt kein Patient das 10. Jahr nach Diagnosestellung.

Analysiert man die prognostischen Faktoren genauer, so stellt sich in allen Studien heraus, daß Patienten jünger als 40–45 Jahre eine günstigere Prognose aufweisen als Ältere. Im Essener Untersuchungsgut liegen die Zehnjahresüberlebensraten von jüngeren Patienten mit differenzierten Karzinomen mit 90% deutlich höher als von über 40jährigen mit 60%. In einigen Studien werden ungünstigere Verläufe bei Männern beschrieben; diese Beobachtung ist jedoch nicht durchgängig festzustellen. Die Prognose ist insbesondere von der Größe des Primärtumors und von der Invasivität des Tumorwachstums abhängig. Während die Zehnjahres-

**Tabelle 2.** Zehnjahresüberlebensraten (in %) in neueren großen Studien zur Prognose des Schilddrüsenkarzinoms

| Autor | Papillär | | Follikulär | | Medullär | | Anaplastisch | |
|---|---|---|---|---|---|---|---|---|
| | n | [%] | n | [%] | n | [%] | n | [%] |
| Thoreson et al. (1989) | 800 | 90 | 255 | 85 | – | – | – | – |
| Tournaire et al. (1989) | 327 | 95 | 209 | 85 | – | – | – | – |
| DeGroot et al. (1990) | 269 | 92 | – | – | – | – | – | – |
| Jensen et al. (1990) | 3606 | 93 | 940 | 200 | 60 | 72 | 0 | |
| Rösler et al. (1992) | 270 | 85 | 275 | 60 | – | – | – | – |
| Samaan et al. (1992) | 1289 | 91 | 236 | 87 | – | – | – | – |
| Hay et al. (1993) | 764 | 94 | – | – | – | – | – | – |
| Essen 1970–1990 | 980 | 90 | 578 | 75 | 88 | 40 | 70 | 0 |

überlebensraten von Patienten ≤ 45 Jahre mit papillären pT 1-Tumoren im Essener Untersuchungsgut bei 100% liegen, betragen sie bei Patienten mit Stadium pT4 nur rund 80%. Als besonders ungünstiges prognostisches Zeichen ist das Vorhandensein von Fernmetastasen zu betrachten: Die Zehnjahresüberlebensraten von Patienten mit Fernmetastasen papillärer oder follikulärer Karzinom liegen bei 40%; bei metastasenfreien Patienten erreichen sie 85%. Demgegenüber wird der Einfluß von Lymphknotenmetastasen auf die Prognose des differenzierten Schilddrüsenkarzinoms kontrovers diskutiert; nach einer aktuellen Metaanalyse von 60 großen Studien aus der Literatur beeinflußt die Lymphknotenmetastasierung nicht nur die Überlebensraten, sondern auch das Risiko für ein lokoregionäres Rezidiv.

## 5 Diagnostik

*Labor:* Über die üblichen Laborroutineuntersuchungen hinaus: TSH, Thyreoglobulin; ggf. Kalzitonin und CEA.

*Bildgebende Diagnostik:*
- Die *Sonographie* ist die Methode der Wahl zur Beurteilung der Morphologie der Schilddrüse. Sie erlaubt die Beurteilung der Größe des Organs, von intrathyreoidalen Läsionen sowie von zervikalen Lymphknotenvergrößerungen. Maligne Schilddrüsentumoren stellen sich charakteristischerweise echoarm mit häufig unregelmäßiger Randbegrenzung dar. Nach einer statistischen Analyse von 506 Schilddrüsenkarzinomfällen fand sich ein solid echoarmes Muster in 78%, ein komplex echoarm-echofreies Bild in 16%, liquidzystische Stukturen in 5%, solide echoreiche Läsionen in 1% der Fälle.
- Bei der *Szintigraphie* ist der „kalte Knoten" das Charakteristikum (in 92% der szintigraphierten Solitärknoten; Reinwein et al. 1989). Ein Karzinom in einem funktionell aktiven Knoten ist eine Rarität; trotzdem schließt eine Hyperthyreose ein Karzinom nicht aus. Bei klinischem Malignitätsverdacht ist die weitere Diagnostik und Therapie unabhängig von der Stoffwechsellage durchzuführen.
- Entscheidend zur Beurteilung der Malignität bzw. Dignität von klinisch, sonographisch oder szintigraphisch verdächtigen Läsionen ist die *Punktionszytologie.* Eine richtige Punktionstechnik vorausgesetzt, weist die Aspirationszytologie eine hohe Treffsicherheit in der Erfassung von malignen Schilddrüsenveränderungen auf (Lit. bei Reiners et

al. 1994). Bedingung ist allerdings, daß der Zytologe Material erhält, das zur Beurteilung ausreichend ist. In bis zu 20% der Fälle ist dies nicht der Fall, so daß eine Wiederholungspunktion erforderlich ist. Nach den Erfahrungen großer Zentren sind Sensitivität und Spezifität der Feinnadelpunktion zwischen 80% und 90% anzusetzen (Droese u. Schicha 1987; Galvan 1992).

## 6 Charakteristika der Erkrankung und Krankheitsverlauf

Das Leitsymptom des Schilddrüsenkarzinoms ist der solitäre Knoten. Nach einer Auswertung an 1116 Patienten mit Schilddrüsenkarzinom aus dem Einzugsgebiet der Essener Universitätsklinik (Reinwein et al. 1989) fand sich der Solitärknoten als erstes klinisches Zeichen in 43% der Fälle. Eine Struma multinodosa war in 25% der erfaßten Patienten festzustellen. Insbesondere bei papillären Karzinomen können zervikale Lymphknotenschwellungen erster klinischer Hinweis auf ein Schilddrüsenmalignom sein. Insgesamt zeigten sich bei den Patienten mit papillären Karzinomen in 15% der Fälle initial vergrößerte zervikale Lymphknoten. Auffallend war eine Altersabhängigkeit: Vor dem 50. Lebensjahr fanden sich zervikale Lymphknotenvergrößerungen 3mal häufiger als danach. Am häufigsten, nämlich in 27% der Fälle, waren Lymphknotenmetastasen bei C-Zellkarzinomen erstes klinisches Symptom.

Eine in der Literatur als Frühsymptom des Schilddrüsenkarzinoms beschriebene Heiserkeit als Folge einer Rekurrensparese tritt bei den differenzierten Karzinomen in weniger als 2% der Fälle auf. Lediglich beim anaplastischen Karzinom fand sich dieses Merkmal in 5%. Beim anaplastischen Karzinom ist ein innerhalb weniger Tage bis Wochen zu beobachtendes rasches Wachstum von Knoten mit derber Konsistenz und schlechter Verschieblichkeit pathognomonisch.

Fernmetastasen führten bei 7% der Patienten mit follikulärem Karzinom, 10% der Patienten mit C-Zellkarzinom und nur 1% der Patienten mit papillärem Karzinom zur Diagnose. Fernmetastasen finden sich beim Schilddrüsenkarzinom bevorzugt in der Lunge und im Skelett. Im Essener Patientengut finden sich Fernmetastasen bei 10% der papillären und 15% der follikulären Karzinome (in etwa einem Drittel der Fälle in der Lunge und in einem weiteren Drittel in Skelett). Papilläre Karzinome metastasieren bevorzugt in die Lunge, follikuläre etwa gleich häufig in Lunge und Skelett.

Als weitere, seltenere Lokalisation für Metastasen kommen das Gehirn, die Leber und die Haut in Frage. Nicht selten kommt es erst spät (mehr als 5 Jahre nach der Primärdiagnose) zu einer klinisch feststellbaren Metastasierung (Maxon u. Smith 1990).

# 7 Therapiestrategie

## 7.1 Übersicht

Die relevante kurativ orientierte Therapie ist die Operation gefolgt von Radioiodtherapie und/oder perkutaner Strahlentherapie. Ein weiterer wichtiger Baustein ist die TSH-suppressive protrahierte hormonelle Behandlung. Der Chemotherapie kommt nur unwesentliche Bedeutung zu; im Einzelfall ist sie aber immer indiziert.

Die Behandlung des Schilddrüsenkarzinoms muß grundsätzlich in enger Zusammenarbeit zwischen Chirurgen, Nuklearmedizinern, Strahlentherapeuten und Endokrinologen erfolgen. Abbildung 2 zeigt als Beispiel das interdisziplinäre Therapiekonzept für differenzierte Schilddrüsenkarzinome.

## 7.2 Stellung der Chirurgie

### 7.2.1 Kurativ orientierte Chirurgie

**Papilläres Karzinom**

Chirurgische Standardtherapie des papillären Karzinoms ist die totale Thyreoidektomie und systematische zentrale Lymphadenektomie. Bei Nachweis von Lymphknotenmetastasen im lateralen oder mediastinalen Kompartiment wird eine selektive (solitäre Lymphknotenmetastasen) oder systematische (multiple Lymphknotenmetastasen) Lymphadenektomie im lateralen bzw. mediastinalen Kompartiment (transsternaler Zugang) durchgeführt.

Eingeschränkte Resektionsverfahren können unter bestimmten Voraussetzungen beim papillären Mikrokarzinom (pT1) Berechtigung haben. Aufgrund des gegenwärtigen Kenntnisstandes werden folgende pathologische und klinische Bedingungen als Voraussetzungen zu einem von der Standardtherapie abweichenden eingeschränkten Resektionsverfahren angesehen:

- nichtoxyphiler Zelltyp,
- Fehlen intraglandulär-multifokaler Tumorherde,
- prä- bzw. postoperativ bildgebend bzw. intraoperativ durch Exploration ausgeschlossene lokoregionäre Lymphknotenmetastasierung und
- Fehlen von Fernmetastasen.

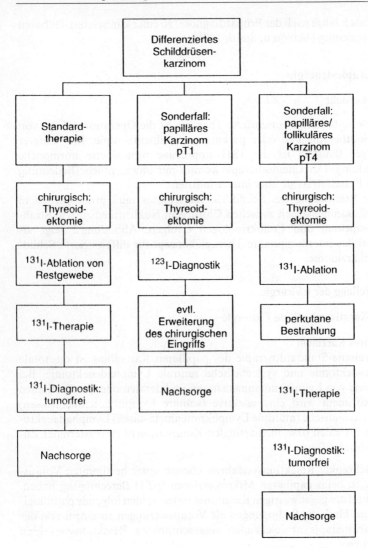

**Abb. 2.** Interdisziplinäres Therapiekonzept für differenzierte Schilddrüsenkarzinome

Als eingeschränkte Resektionsverfahren gelten die tumorseitige Hemithyreoidektomie bzw. Lobektomie oder subtotale Resektion. Als nicht ausreichende Resektion werden die Knotenenukleation oder Knotenrescktion angesehen.

Bei erst postoperativer Diagnose eines papillären Mikrokarzinoms gelten die gleichen Kriterien für eine eingeschränkte Resektion wie bei der Primäroperation. Bei nicht sicher evaluierbarem Status oder nicht gegebenen Voraussetzungen für eine eingeschränkte Resektion sollte eine der Standardresektion entsprechende komplettierende Nachresektion durchgeführt werden.

Beim organüberschreitenden papillären Karzinom (pT4) können En-bloc-Resektionen der infiltrierten Weichteile, ggf. auch infiltrierter Anteile des Luft- und Speiseweges, die Voraussetzungen für die Nachbehandlung verbesssern und die Prognose günstig beeinflussen.

## Follikuläres Karzinom

Chirurgische Standardtherapie des follikulären Karzinoms ist wie beim papillären Karzinom die totale Thyreoidektomie und systematische zentrale Lymphadenektomie. Ebenso wie beim papillären Karzinom erfolgt bei Nachweis von Lymphknotenmetastasen im lateralen oder mediastinalen Kompartiment eine selektive (solitäre Lymphknotenmetastasen) oder systematische (multiple Lymphknotenmetastasen) Lymphadenektomie in dem betroffenen Kompartiment.

Eingeschränkte Resektionsverfahren können aufgrund der frühzeitig möglichen hämatogenen Metastasierung und der fehlenden Möglichkeit der Radioioddiagnostik und -therapie nicht empfohlen werden. Beim organüberschreitenden follikulären Karzinom (pT4) gelten die gleichen Empfehlungen wie beim papillären Karzinom.

## Medulläres Karzinom
Siehe Kap. „Medulläres Schilddrüsenkarzinom".

## Undifferenziertes Karzinom
Standardtherapie des undifferenzierten Karzinoms ist die totale Thyreoidektomie und zentrale Lymphadenektomie wie beim differenzierten Karzinom. Beim Nachweis von lokoregionären Lymphknotenmetastasen wird meist eine selektive Lymphadenektomie zur Vermeidung eines lokalobstruktiven Tumorwachstums und zur Verbesserung der Ausgangssituation für eine postoperative Nachbehandlung (perkutane Bestrahlung) durchgeführt. Eingeschränkte Resektionsverfahren können unter palliativer Intention (s. dort) begründet sein; sie begünstigen jedoch in der Regel

nicht die Voraussetzungen für die Durchführung der postoperativen Nachbehandlung. Beim häufig organüberschreitenden undifferenzierten Karzinom (pT4) können aufgrund der weitgehend unabhängig vom Ausmaß der chirurgischen Resektion außerordentlich ungünstigen Gesamtprognose in Verbindung mit dem meist höheren Lebensalter der Patienten keine allgemeinen Therapieempfehlungen gegeben werden. Lokal-radikale Resektionsverfahren können nur in Einzelfällen gegenüber Palliativverfahren, ohne daß hierdurch in der Regel eine wesentliche Prognoseverbesserung möglich ist, zur Verbesserung der Lebensqualität führen. Bei Infiltration des Luftweges sind radikale Resektionsverfahren auch unter dieser Zielsetzung nur im Ausnahmefall indiziert.

### 7.2.2 Palliative Chirurgie

In der Therapie des Schilddrüsenkarzinoms gewinnt auch in den letzten Jahren die operative Entfernung von synchronen oder metachronen Fernmetastasen in Lunge und Skelett aufgrund der verbesserten chirurgischen Behandlungsverfahren eine zunehmende Bedeutung. Trotz der Möglichkeiten der Radioiodtherapie bei speichernden Lungen- und Knochenmetastasen sollte auf die chirurgische Resektion der Metastasen so oft wie möglich und klinisch sinnvoll zurückgegriffen werden. Allerdings ist nicht geklärt, ob dieses Vorgehen einen relevanten Einfluß auf die Überlebenschance hat.

### 7.3 Stellung der Strahlentherapie

### 7.3.1 Radioiodtherapie

Differenzierte Schilddrüsenkarzinome sind im Prinzip wenig strahlensensibel. Trotzdem stellt die Radioiodtherapie eine sehr effiziente Methode zur Behandlung papillärer und follikulärer Schilddrüsenkarzinome dar. Voraussetzung für diese spezielle Form der Strahlenbehandlung ist, daß Tumorgewebe und gesundes Schilddrüsengewebe soweit wie möglich entfernt wurden, um möglichst hohe Strahlendosen im verbliebenen Tumorgewebe applizieren zu können. Die kurzreichende Betastrahlung (Halbwertschicht 0,5 mm, maximale Reichweite 2 mm in Weichteilgewebe) des relativ langlebigen $^{131}$I (Halbwertszeit 8 Tage) erlaubt es, bei speichernden Schilddrüsenkarzinomen Tumordosen von mehr als 500 Gy zu applizieren. Eine ausreichende Radioiodspeicherung findet sich in etwa 80% der papillären und follikulären Schilddrüsenkarzinome.

**Indikationen zur Radioiodtherapie**

Der Radioiodtherapie sind differenzierte papilläre und follikuläre Schilddrüsenkarzinome zugänglich. Durch diese besondere Form der Strahlentherapie können bei speichernden Karzinomen Tumordosen von mehr als 500 Gy erzielt werden. Die Radioiodtherapie muß in Deutschland aus Strahlenschutzgründen stationär durchgeführt werden. Heute folgt man dabei im deutschsprachigen Raum weitgehend den Empfehlungen der Arbeitsgemeinschaft Therapie der Deutschen Gesellschaft für Nuklearmedizin (Georgi et al. 1992).

Grundsätzlich gibt es bei der Radioiodtherapie 2 unterschiedliche Ansätze:

- Die *prophylaktische Ablation* des nach totaler Thyreodektomie noch vorhandenen restlichen Schilddrüsengewebes,
- die *kurative oder palliative Therapie* [131]I speichernder Lymphknotenmetastasen und/oder lokoregionärer Tumorreste bzw. Rezidive.

Bei den onkozytären, medullären und anaplastischen Schilddrüsenkarzinomen, die aufgrund ihrer zellulären Differenzierung kein [131]I speichern, ist eine Radioiodtherapie in der Regel nicht indiziert (Reiners 1991). Berichte über Erfolge der [131]I-Therapie bei diesen Karzinomtypen dürften mit sehr seltenen „Mischtypen" oder „Doppelkarzinomen" in Zusammenhang zu bringen sein, bei denen neben den onkozytären, medullären oder anaplastischen Tumoranteilen [131]I speichernde Anteile vorhanden waren. Außerdem ist es denkbar, daß nicht [131]I aufnehmendes Tumorgewebe im Bereich des Schilddrüsenbetts von umgebenden speichernden Thyreozyten, die nach der Operation zurückgeblieben sind, indirekt mitbestrahlt wurde. Die Radioiotherapie ist somit probatorisch indiziert bei gesicherten Mischformen oder Doppelkarzinomen. Außerdem kann eine Behandlung mit [131]I im Falle von Tumorresten onkozytärer, medullärer und anaplastischer Schilddrüsenkarzinome in unmittelbarer Nachbarschaft zum speichernden, normalen Follikelepithel versucht werden (Reiners u. Schäffer 1991).

Die Radioiodbehandlung sollte auch unter prophylaktischen Gesichtspunkten bei allen Patienten mit papillären und follikulären Schilddrüsenkarzinomen mit Ausnahme von pT1-Stadien papillärer Karzinome bei Patienten jünger als 40–45 Jahre routinemäßig durchgeführt werden.

Einzige absolute *Kontraindikation* für die Radioiodtherapie ist die Gravidität. Vor der therapeutischen [131]I-Gabe muß eine Schwangerschaft wegen der hohen Strahlenbelastung des Feten, die insbesondere nach Aufnahme des Iodstoffwechsels in der Schilddrüsenanlage in der

12. Woche zum Tragen kommt, sicher ausgeschlossen werden (Reiners 1993).

**Durchführung**

Voraussetzung für die Radioiodtherapie ist eine möglichst *komplette Thyreoidektomie* (Georgi et al. 1992). (Überprüfung der Radikalität durch einen Radioiodtest 3–4 Wochen postoperativ; zu diesem Zeitpunkt liegen die basalen TSH-Spiegel üblicherweise in dem für eine effektive Radioiodbehandlung erforderlichen Bereich von 30 mU/l.) Das Ergebnis von Radioiodtest und -therapie kann durch Schilddrüsenhormone, andere iodhaltige Medikamente und v. a. Röntgenkontrastmittel langfristig negativ beeinflußt werden. Diese Medikamente sind deswegen strikt in der Vorbereitungsphase zum Radioiodtest bzw. zur -therapie zu vermeiden. Liegt der 24-h-Uptakewert im Radioiodtest unterhalb von 5%, so können bis zu 5 GBq auf einmal verabreicht werden. Diese Aktivität reicht in der Regel zur vollständigen *Ausschaltung der Restschilddrüse* aus. Bei Speicherwerten zwischen 5% und 10% geben wir zur Vermeidung einer massiven Strahlenthyreoiditis sowie von langen Verweilzeiten unter stationären Strahlenschutzbedingungen nur 1 GBq, wobei in der Regel erst die nach 3- bis 4 Monaten angeschlossene zweite Radioiodtherapie zur vollständigen Ablation führt. Liegt der 24-h-Speicherwert höher als 10%, so sollte die Frage der erneuten Operation zur Verkleinerung des Schilddrüsen- bzw. des Tumorrestes ernsthaft diskutiert werden (Reiners 1993). Zwischen der ersten und zweiten Radioiodtherapie wird eine Suppressionstherapie mit Schilddrüsenhormonen durchgeführt. Die Levothyroxinbehandlung muß jeweils etwa 4 Wochen vor einer Radioiodbehandlung abgesetzt werden, um eine ausreichende TSH-Stimulation zu erzielen.

Zur *Elimination speichernder Metastasen und lokoregionärer Tumorreste bzw. Rezidive* sind in der Regel höhere Aktivitätsmengen von 6–10 GBq [131]I erforderlich, die meist mehrfach verabreicht werden müssen. Auch hier gilt die Regel, daß – falls irgend möglich – eine operative Verringerung der Tumormasse der Radioiodtherapie vorgeschaltet werden sollte (Reiners 1993).

Nach jeder Radioiodtherapie wird der aktuelle Status durch ein sog. *Posttherapieszintigramm* 3–7 Tage nach Verabreichung der therapeutischen Aktivität dokumentiert. Zu diesem Zeitpunkt kann allerdings der Effekt der aktuellen Radioiodgabe noch nicht vollständig beurteilt werden, da dieser protrahiert im Laufe der folgenden 6–8 Wochen eintritt. Zur Überprüfung des Erfolges einer vorangegangenen Radioiodbehandlung ist somit ein Kontrollszintigramm 3–6 Monate später erforderlich.

## Nebenwirkungen – Risiken

Die *frühen Nebenwirkungen* beruhen in der Regel auf einer Strahlenthyreoiditis. Diese Nebenwirkung tritt im Rahmen der Elimination des Schilddrüsenrestes bei etwa 20% der Karzinompatienten auf. Der Schweregrad der schmerzhaften Reaktion hängt von der applizierten Aktivitätsmenge und der Größe des Schilddrüsenrestes ab. Zur Vorbeugung sind ggf. Antiphlogistika (z. B. Nifluminsäure in der Dosierung von 1000 mg täglich) einzusetzen. Eine weitere Nebenwirkung, die im Rahmen der Karzinomtherapie bei etwa 30% der Patienten nach oraler Gabe höherer [131]I-Aktivitäten auftritt, ist die strahleninduzierte Gastritis. Hier sind Schleimhautschutzmittel und evtl. auch $H_2$-Blocker indiziert.

Bei der Metastasentherapie kann es auch zu entzündlichen Reaktionen kommen, die bei Hirn- oder Rückenmarkmetastasen ohne prophylaktische Gabe von Steroiden möglicherweise zu ernsthaften Kompressionserscheinungen führen. Daher sollte prophylaktisch Dexamethason in einer Dosierung von 2–8 mg täglich über einige Tage gegeben werden.

Zu den *mittelfristigen Nebenwirkungen* der hochdosierten Radioiodtherapie zählt die bei etwa 30% der Karzinompatienten nach einigen Monaten zu beobachtende Verringerung des Speichelflusses aufgrund einer Strahlensialadenitis. Zur Vorbeugung dieser Komplikation sollte auf reichliche Flüssigkeitszufuhr und gustatorische Stimuation der Speicheldrüsen (z. B. durch Zitronen) gesetzt werden. Bei etwa 25% der Patienten beobachtet man verübergehend Thrombo- und Leukopenien, die in der Regel keine besonderen Interventionen erfordern.

Eine gefürchtete *Spätkomplikation* der Radioiodtherapie des differenzierten Schilddrüsenkarzinoms ist die bei hohen Knochenmarkdosen mögliche strahleninduzierte Leukämie. Sie tritt bei etwa 1% der Karzinompatienten durchschnittlich 5 Jahre nach der [131]I-Therapie auf; ihre Inzidenz ist damit gegenüber der Spontaninzidenz etwa um den Faktor 15 erhöht (Reiners 1991). Eine signifikante Erhöhung der Häufigkeit anderer Malignome nach hochdosierter Radioiodtherapie wegen Schilddrüsenkarzinoms läßt sich aus der Literatur nicht ableiten (Reiners 1991). Bei Patienten mit disseminierten Lungenmetastasen des papillären Karzinoms, die gelegentlich eine sehr intensive Radioiodspeicherung aufweisen, muß an das Risiko einer strahleninduzierten Lungenfibrose gedacht werden. Die Inzidenz ist in diesen Fällen zwischen 1% und 10% anzusiedeln; Kinder haben dabei das höchste Fibroserisiko (Reiners et al. 1994).

Zur Frage der *Infertilität* ist festzustellen, daß die Gonadendosis selbst bei Applikation höchster kumulativer [131]I-Aktivitäten in der Größenordnung von 30 GBq, wie sie manchmal bei metastasierten Karzinomen verabreicht werden müssen, unterhalb der Sterilisationsschwellendosis liegen (etwa 1,5 Gy für den Mann und 3 Gy für die Frau). Es erstaunt somit nicht, daß es in der Literatur keine Berichte über gesicherte Fälle von Infertilität nach Radioiodtherapie gibt (Reiners 1991).

*Mutagene Effekte* ionisierender Strahlen sind bisher beim Menschen nicht bewiesen worden. Im Sinne des „konservativen" Strahlenschutzes überträgt man jedoch überlicherweise die Erkenntnis aus Tierexperimenten auf den Menschen, um auch geringe, hypothetische Risiken abschätzen zu können (Reiners 1993). Die bei der Radioiodtherapie des Schilddrüsenkarzinoms für mittlere kumulative Aktivitäten von 10 GBq auftretenden Gonadendosen von etwa 0,5 Gy führen rein rechnerisch zu einer Zunahme aller insgesamt möglichen vererbbaren Störungen um 15%; d.h. daß sich die Spontaninzidenz von rund 6% hypothetisch auf 7% erhöht. Alle Studien, bei denen die Nachkommen von radioiodbehandelten Patienten untersucht wurden, haben jedoch keinen Hinweis auf eine signifikante Erhöhung der Inzidenz genetischer Störungen ergeben (Reiners 1991). Trotzdem empfehlen wir Schilddrüsenkarzinompatienten mit Kinderwunsch nach Radioiodtherapie zur Vorsicht, eine Karenz von etwa 6 Monaten einzuhalten.

## Adjuvante Radioiodtherapie nach R 0-Resektion

Nachdem die Effektivität der Radioiodtherapie in vergangenen Jahren mangels randomisierter prospektiver Studien teilweise recht kontrovers diskutiert worden war, besteht heute weitgehend Einigkeit über den Nutzen dieser speziellen Form der Strahlenbehandlung. Besonders effektiv ist die Radioiodbehandlung bei mikroskopischem Tumorbefall (Maxon u. Smith 1990). In dieser Feststellung liegt die Indikation zur adjuvanten Radioiodtherapie auch bei Patienten ohne makroskopische Tumorreste begründet. Betrachtet man akutelle Studien an großen Patientenzahlen, so zeigt sich, daß die Radioiodtherapie die Prognose des differenzierten Schilddrüsenkarzinoms bezüglich der Überlebensraten signifikant positiv beeinflußt. Darüber hinaus verringert die Radioiodtherapie die Rezidivrate effektiv (DeGroot et al. 1990; Samaan et al. 1992).

Rösler et al. (1992) verglichen 2 Patientengruppen mit papillärem und follikulärem Karzinom bezüglich des Einflusses der *postoperativen Radioiodeliminationstherapie* auf die Rezidivquote (Abb. 3). Es zeigt sich deutlich, daß die Rezidivrate bei den radioiodbehandelten Patienten erheblich niedriger ist als bei den Patienten, bei denen eine Radioiodelimination von Restschilddrüsengewebe nicht vorgenommen wurde.

In einer Übersichtsarbeit stellen Maxon u. Smith (1990) den Nutzen der *Radioiodbehandlung bei speichernden Lymphknoten- und Fernmetastasen*

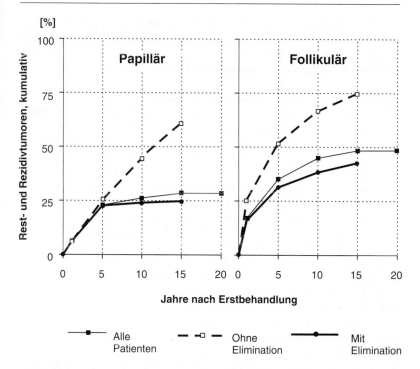

**Abb. 3.** Vergleich von 2 Patientengruppen (papilläres und follikuläres Karzinom) bezüglich des Einflusses der postoperativen Radioiodeliminationstherapie auf die Rezidivquote. (Nach Rösler et al. 1992)

des Schilddrüsenkarzinoms zusammen. Dabei zeigte sich, daß die Radioiodbehandlung in der Lage war, in rund 70% der Fälle Lymphknoten zu eliminieren. Bei Lungenmetastasen war die Radioiodtherapie in rund 50% der davon betroffenen Patienten erfolgreich. Demgegenüber erreichte dieser Prozentsatz bei Patienten mit Knochenmetastasen nicht einmal 10%. Immerhin konnte die Radioiodtherapie bei etwa 30% der Patienten, bei denen eine komplette Remission nicht erzielbar war, zu einer langfristigen Teilremission führen.

### 7.3.2  Perkutane Strahlentherapie

Mit der *perkutanen Strahlentherapie* lassen sich Tumordosen von maximal 60 Gy innerhalb der Toleranz des umgebenden Normalgewebes applizieren. Die perkutane Bestrahlung bleibt damit speziellen Formen des Schilddrüsenkarzinoms, die kein Radioiod speichern bzw. prognostisch ungünstig sind, vorbehalten (anaplastische Karzinome, auch organüberschreitende Stadien differenzierter Karzinome).

**Papilläre und follikuläre Schilddrüsenkarzinome**

Voraussetzung für den Einsatz der perkutanen Strahlentherapie beim differenzierten Schilddrüsenkarzinom ist der Nachweis einer Prognoseverbesserung in bestimmten Risikogruppen. Wie bei anderen seltenen Tumorentitäten fehlen auch bei differenzierten Schilddrüsenkarzinomen prospektiv randomisierte Studien, die einen prognostischen Gewinn der Strahlentherapie nach Tumorresektion, Radioiodtherapie und TSH-Suppression nachweisen. Retrospektive Verlaufsbeobachtungen erbrachten z. T. widersprüchliche Ergebnisse. Bei der Beurteilung dieser retrospektiven Daten muß angemerkt werden, daß nur endgültigen Bewertung von Therapieeffekten beim differenzierten Schilddrüsenkarzinom sehr lange Nachbeobachtungszeiten (10–20 Jahre) erforderlich sind. In diesen Zeiträumen haben sich in der Vergangenheit die Tumorklassifikation und auch die technischen Voraussetzungen der perkutanen Strahlentherapie verändert, so daß Schlußfolgerungen für den derzeitig optimalen Einsatz der Strahlentherapie nur eingeschränkt gezogen werden können. Insgesamt können die vorliegenden Daten von teilweise großen Patientenkohorten die Durchführung prospektiver Therapiestudien zum Stellenwert der perkutanen Strahlentherapie innerhalb eines multimodalen Behandlungskonzepts beim differenzierten Schilddrüsenkarzinom rechtfertigen und als Grundlage für eine Therapieempfehlung außerhalb von Studien bei Vorhandensein der unten gekennzeichneten Risikofaktoren dienen.

**Adjuvante perkutane Strahlentherapie**

**Stadium pT1-3.** Im Stadium pT1–3 N0–1 M0 ist eine perkutane Strahlentherapie beim *papillären und follikulären* Schilddrüsenkarzinom nach kompletter Tumorresektion, Radioiodtherapie und TSH-Suppression nicht indiziert. Dies liegt an der guten lokoregionalen Tumorkontrolle nach dieser Standardtherapie, die sich durch die perkutane Strahlentherapie nicht mehr verbessern läßt (Benker et al. 1990). So liegt die lokoregionale Tumorkontrollrate und die Wahrscheinlichkeit der krankheitsspezifischen Überlebensdauer nach 10 Jahren bei nicht die Schilddrüsenkapsel überschreitenden differenzierten Karzinomen bei >80% bzw. >95%, wobei allerdings die Rezidivrate mit der Tumorgröße ansteigt (Mazzaferri 1991). Kommt es in diesem Stadium nach der Primärtherapie zum isolierten Lokal- oder Lymphknotenrezidiv, ist die Prognose nach einer Rezidivtherapie aus Operation, Radioiodtherapie und perkutaner Strahlentherapie mit krankheitsspezifischen Überlebensraten von $> 80\%$ nach 10 Jahren immer noch günstig (Mazzaferri 1991).

**Stadium pT4.** Bei *papillären* Schilddrüsenkarzinomen im Stadium pT4 werden beim initialen Staging zervikale Lymphknotenmetastasen in etwa 65% und Fernmetastasen in 10% der Patienten gefunden (Gimm et al. 1994), sie metastasieren also überwiegend lymphonodulär. Nach alleiniger Operation beträgt im Stadium pT4 die Rezidivhäufigkeit nach 10 Jahren 40–80% (Gimm et al. 1994; Mazzaferri 1991). Da die Prognose eines Rezidivs bei initial kapselüberschreitendem Tumor eher ungünstig ist, sollte eine maximale lokoregionale Tumorkontrolle bei der chirurgischen Primärtherapie angestrebt werden. Lymphknotenmetastasen stellen einen wichtigen Risikofaktor für die Entwicklung eines Lokalrezidivs dar.

*Follikuläre* Schilddrüsenkarzinome zeigen eine etwa 2mal höhere Fernmetastasierungsrate als papilläre Karzinome, Lymphknotenmetastasen sind hingegen seltener (Mazzaferri 1991). Nach den von Samaan et al. (1992) berichteten Behandlungsergebnissen sind beim follikulären Karzinom unter den krankheitsbedingten Todesursachen Fernmetastasen mit 85% am häufigsten. Das lokoregionäre Rezidiv macht nur 15% der krankheitsspezifischen Todesursachen beim follikulären Schilddrüsenkarzinom, jedoch etwa 50% beim papillären Karzinom aus. Aus dieser Analyse der Tumorausbreitungsmuster folgt, daß eine Verbesserung der lokoregionalen Tumorkontrolle insbesondere beim papillären Schilddrüsenkarzinom im Stadium pT4 einen therapeutischen Gewinn darstellen sollte.

Bei *differenzierten* Schilddrüsenkarzinomen im Stadium pT4 weisen mehrere retrospektive Verlaufsstudien auf den Nutzen einer perkutanen Strahlentherapie hin.

Eine retrospektive multivariate Analyse der Verläufe von 169 seit 1979 in der Essener Universitätsklinik behandelten Patienten mit differenzierten Schilddrüsenkarzinomen im Stadium pT4 ohne Nachweis von Fernmetastasen nach der Radioiodtherapie erbrachte folgendes Ergebnis (Farahati et al. 1995): Durch die perkutane Strahlentherapie wurden die Zeiten bis zum lokoregionalen Rezidiv oder bis zum ersten Rezidiv (lokoregional oder distant) signifikant verlängert. Das relative konditionale Rezidivrisiko für die zusätzlich perkutan bestrahlten Patienten betrug nur 30% des der nicht perkutan bestrahlten Patienten ($p < 0,01$). Patienten mit Lymphknotenmetastasen hatten ein höheres Rezidivrisiko als Patienten ohne regionale Metastasen. Eine Senkung des Rezidivrisikos durch die Strahlentherapie wurde insbesondere bei Patienten mit papillärem Schilddrüsenkarzinom und den Risikofaktoren höheres Alter und Vorhandensein von Lymphknotenmetastasen gesehen. Der Einfluß der perkutanen Strahlentherapie auf die Überlebenszeiten war bei einer noch kurzen medianen Nachbeobachtungszeit jedoch bisher nicht signifikant.

Einige andere Autoren fanden allerdings keinen günstigen Einfluß einer perkutanen Strahlentherapie auf die Überlebenszeiten oder die Zeit bis zum Rezidiv (Samaan et al. 1992).

Zusammengenommen weisen mehrere retrospektive Fallkontrollstudien darauf hin, daß nach Operation und Radioiodtherapie die lokoregionale Tumorkontrolle von follikulären und papillären Schilddrüsenkarzinomen im Stadium pT4 durch eine zusätzliche perkutane Strahlentherapie verbessert werden kann. Der Gewinn scheint überwiegend auf Patienten beschränkt zu sein, bei denen die Risikofaktoren höheres Alter (> 40 Jahre), pT4-Tumor, R1- oder R2-Resektion und Lymphknotenmetastasen zusammen vorliegen. Für diese Risikogruppen kann die perkutane Strahlentherapie nach Operation und Radioiodtherapie in der unten genannten Technik und Dosierung im begründeten Einzelfall empfohlen werden. Da jedoch letztlich bei differenzierten Schilddrüsenkarzinomen eine Verlängerung der Überlebenszeiten durch die perkutane Strahlentherapie bisher nicht durch randomisierte Studien nachgewiesen wurde, sollte erhöhte Nebenwirkungen durch striktes Einhalten der Toleranzdosen der umgebenden Normalgewebe vermieden und bei der Indikation zur Strahlentherapie berücksichtigt werden.

*Additive Strahlentherapie*
Bei Patienten mit nichtresektablen (differenzierten) Schilddrüsenkarzinomen und Lokalrezidiven besteht die Indikation zur perkutanen Strahlentherapie zusätzlich zur Radioiodtherapie.

## Perkutane Strahlentherapie – anaplastisches Schilddrüsenkarzinom

Anaplastische Schilddrüsenkarzinome sind schnell wachsende Tumoren. Bei Diagnosestellung sind sie nur noch bei 2–20% der Patienten auf die Schilddrüse begrenzt (Demeter et al. 1991). Im Laufe der Erkrankung treten Fernmetastasen in einer Häufigkeit von bis zu 85% auf (Hadar et al. 1993; Kim u. Leeper 1987; Levendag et al. 1993; Scheumann et al. 1990). Große Fortschritte sind bei einem derart aggressiven Tumor nur durch die Kombination einer lokalen mit einer systemischen Therapie zu erzielen.

*Primäre Strahlentherapie*
Anaplastische Schilddrüsenkarzinome sind nicht uniform strahlenresitent. Mit der alleinigen perkutanen Strahlentherapie (Orthovolttechnik) erzielten Staunton u. Greening (1976) bei Patienten mit anaplastischem Schilddrüsenkarzinom eine Dreijahresüberlebensrate von 8%. Levendag et al. (1993) konnten den Tumor bei 14% ihrer Patienten mit der alleinigen perkutanen Strahlentherapie lokal kontrollieren. Sie fanden eine Dosis-Effekt-Beziehung mit besseren Tumorkontrollraten nach Gesamtdosen > 50 Gy in koventioneller Fraktionierung. Junor et al. (1992) sahen partielle und komplette Remissionen bei 42% bzw. 40% ihrer Patienten nach einer perkutanen Strahlentherapie. Sie fanden einen Trend zu längeren Überlebenszeiten nach Gesamtstrahlendosen ≥ 50 Gy.

*Additive Strahlentherapie nach R 1-/R 2-Resektion*
Nach nichtradikaler Resektion und perkutaner Strahlentherapie betrug die lokale Tumorkontrolle in der von Levendag et al. (1993) berichteten Behandlungsserie 29%. In anderen Institutionen wurden partielle Tumorrückbildungen nach Gesamtstrahlendosen > 40 Gy bei 40–55% der Patienten gesehen (Demeter et al. 1991).

*Kombinierte Strahlen-/Chemotherapie*
In den meisten größeren Behandlungsserien liegt die Fünfjahresüberlebensrate bei unselektionierten Patienten mit einem großzelligen oder spindelzelligen anaplastischen Schilddrüsenkarzinom nach Operation und postoperativer Strahlentherapie bei deutlich unter 15%. Dabei haben Patienten nach kompletter Resektion eine günstigere Prognose als Patienten mit nicht radikal resektablen Tumoren (Junor et al. 1992; Scheumann et al. 1990). Um den lokalen Effekt der Strahlentherapie zu verstärken, wurde in einigen Studien die perkutane Strahlentherapie mit einer niedrig dosierten simultan applizierten Chemotherapie kombiniert. Kim u. Leeper (1987) kombinierten eine niedrig dosierte Doxorubicinchemotherapie (10 mg/m$^2$ 1mal wöchentlich) mit einer unkonventionell fraktionierten perkutanen Strahlentherapie (2mal 1,6 Gy pro Tag an 3 Tagen pro Woche, Gesamtdosis 57,6 Gy). Zehn der 19 Patienten mit anaplastischem Schilddrüsenkarzinom erhielten vor der Radio-/Chemotherapie eine subtotale Thyroidektomie und eine modifizierte Neck dissection, die übrigen nur eine Biopsie. 84% der Patienten erreichten eine komplette Remission nach der Radio-/Chemotherapie. Die lokale Tumorkontrolle nach 2 Jahren lag bei 68%, die Fünfjahresüberlebensrate bei 20%. Als Todesursache dominierten die Fernmetastasen. Tennvall et al. (1990) berichteten über 16 Patienten, die präoperativ mit einer kombinierten

Doxorubicin- (20 mg, 1mal wöchentlich) zusammen mit einer hyperfraktionierten Strahlentherapie (2mal 1 Gy/Tag bis 30 Gy) behandelt wurden. Danach konnte bei 9 Patienten eine Tumorresektion durchgeführt werden. Postoperativ oder bei nichtresektablen Patienten innerhalb von 3 Wochen nach der ersten Behandlungsserie wurden noch 16 Gy in gleicher Fraktionierung mit simultaner wöchentlicher Doxorubicingabe appliziert. Einige Patienten erhielten eine Erhaltungstherapie mit Doxorubicin (20 mg wöchentlich). Die lokale Tumorkontrollrate nach 10 Monaten betrug 63%. Zwei Patienten lebten länger als 2 Jahre. In einer Essener Behandlungsserie wurden 11 Patienten mit anaplastischem Schilddrüsenkarzinom nach Tumorresektion oder Biopsie hyperfraktioniert-akzeleriert bestrahlt. Das Zielvolumen (zervikale und supraklavikuläre Lymphknoten, Schilddrüsenbett, oberes Mediastinum) erhielt eine Gesamtdosis von 54 Gy in einer Fraktionierung von 2mal 1,5 Gy pro Tag, >6 h Intervall, an 5 Tagen in der Woche. Simultan wurden 7 mg/m$^2$ Mitoxantron einmal pro Woche 4 Wochen lang appliziert. Nach Abschluß der Strahlentherapie wurde Mitoxantron noch 8 Zyklen lang in einer Dosis von 16 mg/m$^2$ in 4wöchigen Abständen gegeben. Bei Progreß wurde auf Cisplatin, 120 mg/m$^2$, Wiederholung nach 4 Wochen, gewechselt. Zwei von 11 Patienten überlebten tumorfrei länger als 2 Jahre (Sauerwein, persönliche Mitteilung). In einigen weiteren kleinen Studien wurden komplette Remissionen bei mehr als 30% der Patienten und Langzeitüberlebende bis 30% nach einer anthrazyklinhaltigen Chemotherapie und simultanen Strahlentherapie gefunden (Schlumberger et al. 1991; Tennvall 1994).

### 7.3.3 Durchführung und Dosierung der perkutanen Strahlentherapie

**Zielvolumina**
Bei der Strahlentherapie differenzierter Schilddrüsenkarzinome umfaßt das Zielvolumen 2. Ordnung (ZV 2) das Schilddrüsenbett sowie die regioalen Lymphknotenstationen im „zentralen Halskompartiment" bis herauf zum Zungenbein, die parajugulären Lymphknoten bis herauf zu den oberen subdigastrischen Lymphknoten, die medialen supra-/infraklavikulären Lymphknoten sowie die Lymphknoten im vorderen oberen Mediastinum (2. Stationen). Das zentrale Halskompartiment breitet sich beidseits von der Trachea bis zur V. jugularis und herab bis zur V. brachiocephalica aus und erhält u. A. die prä- und paratrachealen sowie die prälaryngealen Lymphknotenstationen (Dralle et al. 1992). Im oberen Mediastinum werden auch die prä- und paratrachealen Lymphknoten bis herab zur Trachealbifurkation einbezogen. Bei ausgewählten differenzier-

ten Schilddrüsenkarzinomen, bei denen umschriebene Tumorreste postoperativ verblieben sind und keine Lymphknotenmetastasierung vorlag, können auch initial Strahlenfelder gewählt werden, die nur die Hauptrisikoregion einschließlich eines Sicherheitssaumes umfassen.

Das Zielvolumen 1. Ordnung enthält den vor Therapiebeginn abgrenzbaren makroskopischen Tumor mit einem Sicherheitssaum von 1–2 cm.

**Bestrahlungstechnik**

Der Patient liegt in Rückenlage, die Arme leicht abgewinkelt und in die Hüften gestemmt. Der Kopf ist leicht retroflektiert, der Kinn-Jugulum-Abstand wird festgehalten. Die Reproduzierbarkeit der Lagerung kann durch die Verwendung einer individuell hergestellten Körperform aus Polyurethanschaum, die den Nacken und die Schultern unterstützt, verbessert werden.

Um das komplexe Zielvolumen 2. Ordnung möglichst homogen zu bestrahlen und die Gesamtdosis am Rückenmark auf 40 Gy in konventioneller Fraktionierung zu begrenzen und Dosisüberhöhungen am Larynx zu vermeiden, wurden unterschiedliche Bestrahlungstechniken vorgeschlagen. Diese reichen von der alleinigen Bestrahlung mit schnellen Elektronen mit einer Energie > 12 MeV und Anfertigung eines individuellen Wachsbolus zur Isodosenformung bis hin zur biaxialen Pendelbestrahlung oder bisegmentalen monoaxialen Bewegungsbestrahlung mit Keilfiltern unter Verwendung eines Abschirmblocks im Zentralstrahl mit Photonen eines Linearbeschleunigers. Die ausschließliche Bestrahlung mit Elektronen wird wegen der hohen Hautbelastung und der unzureichenden Erfassung des oberen Mediastinums nicht empfohlen, hingegen kann eine Strahlentherapie über initiale a.-p./p.-a.-Photonenfelder für die Hälfte oder 2/3 der Dosis, gefolgt von der Bestrahlung über ein anteriores Elektronenfeld, befriedigende Resultate erbringen. Mit der vermehrten Verfügbarkeit von 3-D-Bestrahlungsplanungssystemen wird deren Einsatz zur Optinierung von Feldanordnung, Ausgleichsfiltern und Bolusmaterial im Einzelfall immer häufiger möglich sein. Ziel der 3-D-Planung ist die Homogenisierung der Dosisverteilung im komplexen Zielvolumen 2. Ordnung und die Senkung der Dosis in den umliegenden Normalgeweben.

Eine einfachere Bestrahlungstechnik, die bei vielen Patienten zu einer guten Dosisverteilung führt, ist die Bestrahlung des ZV 2 über 1 ventrales und 2 dorsolaterale Photonenfelder (Kim u. Leeper 1987; Abb. 4). Die hintere Feldgrenze der dorsolateralen Felder liegt vor dem Rückenmark. Dosiert wird auf das Isozentrum. Die Gewichtung der Dosisbeiträge der einzelnen Felder wird so gewählt, daß die Rückenmarktoleranz weitgehend ausgeschöpft wird (Gesamtdosis < 40 Gy mit < 2 Gy/Fraktion).

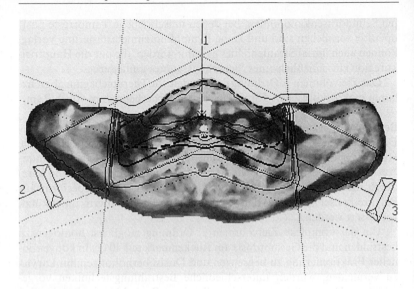

**Abb. 4.** Beispiel für die Feldanordnung und Dosisverteilung bei der perkutanen Strahlentherapie von Schilddrüsenkarzinomen

Dann braucht über jedes Schrägfeld nur ein Dosisanteil von 10–20% im Isozentrum eingestrahlt zu werden. Parajuguläre dorsale Anteile des Zielvolumens am Hals (2. Lymphknotenstation), die nur durch eines der beiden Schrägfelder erfaßt werden, erhalten so immer noch > 80% der Dosis im Isozentrum. Makroskopische Tumorreste vor Beginn der Strahlentherapie erhalten einen Boost über individuelle Photonen- oder Elektronenfelder, deren Beitrag am Rückenmark dann < 10% der Dosis im Referenzpunkt sein sollte. Ist der Armplexus nicht direkt infiltriert, sollte die Maximaldosis hier unter 56 Gy mit 2 Gy pro Fraktion bleiben.

**Dosierung**
*Differenzierte Schilddrüsenkarzinome:* Dosis im Zielvolumen 2. Ordnung: 50 Gy im Referenzpunkt mit 1,8–2,0 Gy pro Fraktion an 5 Tagen pro Woche. Makroskopische Tumorreste erhalten eine Boostdosis von 10–20 Gy mit 1,8–2,0 Gy pro Fraktion (Rückenmarkbelastung insgesamt < 40 Gy, Armplexus ≤ 56 Gy).

*Anaplastische Schilddrüsenkarzinome:* ZV 2: 50–55 Gy im Referenzpunkt mit 1,82 Gy pro Fraktion an 5 Tagen pro Woche. Alternative Fraktionierungsschemata (Hyperfraktionierung, akzelerierte Hyperfraktionierung) und eine Radio-/Chemotherapie sollte im Rahmen von Studien durchgeführt werden. Bei palliativer Indikation und sehr kurzer Lebenserwartung des Patienten können zur Verkürzung der Gesamtbehandlungszeit auch höhere Einzeldosen verwendet werden. Die derzeit akzeptierte Rückenmarktoleranz (30 Gy mit 3 Gy pro Fraktion, 20 Gy mit 4 Gy pro Fraktion) ist einzuhalten.

### 7.4 Stellung der Hormontherapie

Neben der Operation und der Radioiodbestrahlung stellt die TSH-suppressive orale Gabe von Levothyroxin die 3. Säule der Routinetherapie papillärer und follikulärer Schilddrüsenkarzinome dar. Man verfolgt damit das Ziel, das TSH als möglichen Wachstumsfaktor für die differenzierten Karzinome der Thyreozyten zu supprimieren. Bei den anderen Formen des Schilddrüsenkarzinoms (medulläre und anaplastische Karzinome, maligne Lymphome) ist eine TSH-suppressive Therapie nicht erforderlich. Nach den heute vorliegenden Erfahrungen reichen in der Regel Levothyroxindosen von 2,5 g/kg KG täglich aus, um das TSH in den gewünschten Bereich unterhalb von 0,1 mU/l zu supprimieren. Der Hormonbedarf zur ausreichenden Suppression des TSH ist individuell sehr unterschiedlich. Deshalb kann die angegebene Dosierung nur als grober Richtwert dienen; in jedem Fall ist die Therapie durch Hormonbestimmungen zu überprüfen.

Die TSH-suppressive Levothyroxintherapie kann sich u. U. ungünstig auf das Skelett im Sinne eines erhöhten Osteoporoserisikos auswirken. Dies sollte bei der Dosierung berücksichtigt werden. Nach eigenen mehrjährigen Verlaufsuntersuchungen bei Patientinnen, die in der oben angegebenen Weise TSH-suppressiv behandelt wurden, zeigte sich jedoch keine signifikante Abnahme der Knochendichte, die über die normale Reduktion mit dem Lebensalter hinausging.

Patienten nach Thyreoidektomie leiden in bis zu 10% der Fälle an einer dauerhaften parathyreopriven Tetanie. Hier ist darauf zu achten, daß der Kalziummangel durch Kalziumsupplementation und/oder Gabe von Vitamin-D-Analoga unter Kontrolle des Serumspiegels ausgeglichen werden muß.

## 7.5 Stellung der Chemotherapie

### Differenziertes Schilddrüsenkarzinom

Die Chemotherapie kommt nur nach Ausschöpfung der operativen und strahlentherapeutischen Maßnahmen in Betracht. Bei der Indikationsstellung ist zu bedenken, daß differenzierte Schilddrüsenkarzinome trotz Fernmetastasen über Jahre ohne wesentliche Progression verlaufen können. Ein lebensverlängernder Effekt der Chemotherapie ist generell nicht belegt, im Einzelfall kann es jedoch zum eindrucksvollen temporären Ansprechen des Tumors kommen. Nach der bis heute vorliegenden Literatur, die rund 300 Patienten mit Schilddrüsenkarzinom umfaßt, die einer Chemotherapie zugeführt worden waren, finden sich komplette Remissionen in 10–20% der Fälle und Teilremissionen in 20–30% der Fälle (Benker et al. 1987; Benker u. Reiners 1994).

Nach den derzeitigen Erfahrungen ist eine Monotherapie mit Doxorubicin und in zweiter Linie Cisplatin als die Chemotherapie der Wahl für das differenzierte Schilddrüsenkarzinom zu betrachten.

### Anaplastisches Schilddrüsenkarzinom

Die nordamerikanische Studiengruppe ECOG führte eine randomisierte Studie zur Chemotherapie mit Doxorubicin ($60\,mg/m^2$ alle 3 Wochen) vs. Doxorubicin ($60\,mg/m^2$ alle 3 Wochen) und Cisplatin ($40\,mg/m^2$ alle 3 Wochen) durch. Bei anaplastischen Schilddrüsenkarzinomen wurden mit der Kombination bei 18 Patienten 3 komplette und 3 partielle Remission erreicht, mit der Monotherapie bei 21 Patienten nur eine partielle Remission. Zwei der 3 kompletten Remissionen hielten länger als 30 Monate an. Damit scheint die Kombination von Doxorubicin und Cisplatin die derzeit effektivste Chemotherapie zu sein. Den Erfahrungen der ECOG stehen jene von Schlumberger et al. (1991) gegenüber, die bei 6 Patienten mit initialen Lungen- oder Knochenmetastasen keine Rückbildung nach Doxorubicin und Cisplatin fanden. Keiner von 3 Patienten sprach auf eine Mitoxantronmonotherapie an ($15\,mg/m^2$, Wiederholung alle 4 Wochen). Kober et al. (1990) untersuchten den Effekt von Cisplatin mit Mitoxantron oder von Vincristin mit Mitoxantron und fanden einen Wachstumsstillstand oder eine partielle Remission bei 4 und eine komplette Remission bei 1 von 8 Patienten. Insgesamt zeigten die vorliegenden Daten eine mäßige Wirksamkeit einer ausreichend dosierten Chemotherapie beim anaplastischen Schilddrüsenkarzinom.

# 8 Indikation zur Chemotherapie

## 8.1 Auswahl der Patienten

### 8.1.1 Papilläres/follikuläres Schilddrüsenkarzinom

Bei Patienten mit lokal durch Operation oder Radiotherapie nicht mehr behandelbarer Erkrankung und *progredientem* Lokalbefund bzw. Metastasen ist eine Chemotherapie indiziert. Abgesehen von einer schweren kardialen Problematik besteht keine Kontraindikation gegen den Versuch einer palliativ orientierten Chemotherapie. Trotz der relativ geringen Wirksamkeit ist ein Therapieversuch nahezu immer indiziert.

### 8.1.2 Anaplastisches Schilddrüsenkarzinom

*Kurativ orientierte primäre Strahlen-/Chemotherapie:* Bei lokal fortgeschrittener Erkrankung ist eine primäre Strahlen-/Chemotherapie im Einzelfall auch außerhalb von Studien zu erwägen.

*Palliative Chemotherapie:* Bei allen Patienten, denen eine Doxorubicin/Cisplatin-Therapie zugemutet werden kann, sollte diese einer Doxorubicinmonotherapie vorgezogen werden. Bei Patienten mit erheblicher Komorbidität, fortgeschrittenem Alter und/oder schlechtem Allgemeinzustand ist lediglich eine Monotherapie mit Doxorubicin indiziert.

## 8.2 Zeitpunkt des Therapiebeginns

### 8.2.1 Papilläres/follikuläres Schilddrüsenkarzinom

Da vielfach Spontanverläufe mi Wachstumsstillstand auch über längere Zeit möglich sind, sollte eine Chemotherapie erst bei dokumentierter Progression begonnen werden.

### 8.2.2 Anaplastisches Schilddrüsenkarzinom

Wegen der raschen Progredienzneigung sollte eine Chemotherapie begonnen werden, wenn Metastasen nachgewiesen sind und die Indikation zur Chemotherapie gestellt ist.

## 8.3 Wahl der Therapie

### 8.3.1 Papilläres Schilddrüsenkarzinom

– Doxorubicinmonotherapie.
– Bei eindeutigen Kontraindikationen gegen Anthrazykline oder deren Unwirksamkeit: Cisplatinmonotherapie.

### 8.3.2 Anaplastisches Schilddrüsenkarzinom

*Kurativ orientierte primäre Strahlen-/Chemotherapie:*
– Doxorubicin plus Bestrahlung.

*Palliative Chemotherapie:*
– Doxorubicin/Cisplatin.
– Wenn eine Kombinationschemotherapie nicht zumutbar ist: Doxorubicinmonotherapie.

## 8.4 Therapiedauer

*Doxorubicinmonotherapie:*
   minimal 1 Zyklus; bei Ansprechen bis Progression, maximal 1 Jahr.
*Doxorubicin/Cisplatin-Kombinationstherapie:*
   minimal 1 Zyklus; bei Ansprechen bis Progression, maximal 6 Zyklen.

## 8.5 Modifikation der Standarddosis

Keine Modifikation der Standarddosis erforderlich.

## 8.6 Besonderheiten zur Begleittherapie

Die übliche Begleittherapie bei Cisplatin muß durchgeführt werden. Die Substitutionstherapie mit Levothyroxin kann unanhängig von der Chemotherapie weitergeführt werden.

## 8.7 Erhaltungstherapie

*Doxorubicinmonotherapie:*
   Die Therapie wird bis zur Progression – oder kardialer Toxizität – weitergeführt.

*Doxorubicin/Cisplatin:*
Nach Abschluß der Induktionstherapie ist eine Erhaltungstherapie nicht indiziert.

### 8.8 Stellung der Hochdosischemotherapie

Es liegen keine Erfahrungen zur Hochdosischemotherapie beim Schilddrüsenkarzinom vor; eine Dosis-Wirkungs-Beziehung für die wirksamen Substanzen bei diesem Tumor ist wenig wahrscheinlich.

## 9 Rezidiv-/Salvagetherapie

Bei primärer Therapie mit Doxorubicin ist ein Therapieversuch mit Cisplatin sinnvoll, falls der Allgemeinzustand des Patienten dies zuläßt und dies dem Patientenwunsche entspricht. In Einzelfällen kann evtl. auch ein Versuch mit Taxol oder Irrinotecan/Topotecan gemacht werden (bisher fehlen Daten zur Wirksamkeit von Taxanen beim Schilddrüsenkarzinom).

## 10 Maßnahmen zur Therapiekontrolle

Die Verlaufskontrolle des Schilddrüsenkarzinoms hat in Kooperation mit einem darauf spezialisierten Zentrum zu erfolgen (Georgi et al. 1992). Sie richtet sich nach Tumortyp und Risikostadium und umfaßt außer der klinischen Untersuchung als Basismaßnahmen die Sonographie des Halsbereiches sowie bei Karzinomen der Thyreozyten Thyreoglobulin-, bei Karzinomen der C-Zellen Kalzitoninbestimmungen (Hüfner u. Reiners 1987). Die Kontrollintervalle sollen in den ersten 5 Jahren 6–12 Monate, danach 24 Monate betragen. Röntgenaufnahmen des Thorax sind alle 2 Jahre anzufertigen.

Eine einmalige Radioiodganzkörperszintigraphie 1 Jahr nach Vollremission, angefertigt in Hypothyreose 2-4 Tage nach 200–400 MBq $^{131}$I ist bei papillären und follikulären Kaarzinomen in jedem Fall indiziert. Bei Hochrisikofällen (Tumorstadien pT4, pN1, pM1) muß die Ganzkörperszintigraphie u. U. regelmäßig alle 2 Jahre durchgeführt werden. Bei nicht radioiodspeichernden Tumortypen (insbesondere onkozytären Karzinomen) hat sich für die Verlaufskontrolle die Ganzkörperszintigraphie mit $^{201}$Tl-Chlorid oder $^{99m}$Tc-MIBI bewährt; analog kann beim medullären Karzinom die Szintigraphie mit dem pentavalenten $^{99m}$Tc-DMSA oder $^{111}$In-Octreotide eingesetzt werden (Reiners et al. 1994).

Bei den Laborkontrollen der Levothyroxintherapie kann man sich heute auf die Bestimmung des basalen TSH und des FT3 im Serum beschränken. Die Messung eines T4-Parameters ist für die Einstellung der Hormonbehandlung bedeutungslos, da sich typischerweise unter der Levothyroxinmedikation – in Abhängigkeit vom Zeitpunkt der letzten Hormoneinnahme – mehr oder weniger stark erhöhte T4-Werte finden. Zum Ausschluß einer Hyperthyreosis factitia ist zu fordern, daß FT3 die obere Grenze des Referenzbereiches nicht übersteigt. Die für die Therapiesteuerung besonders wichtige Frage der ausreichenden Suppression des TSH läßt sich heute mit einer sensitiven Bestimmung des basalen TSH beantworten. Der TSH-Basisspiegel sollte unterhalb von 0,1 mU/l liegen (Reiners 1991). In diesen Fällen findet sich gelegentlich noch ein TRH-stimulierbares TSH von bis zu 0,5 mU/l. Dies sollte nicht Anlaß zu einer Erhöhung der Levothyroxindosis sein, da es keine Hinweise darauf gibt, daß die Prognose des Schilddrüsenkarzinoms hierdurch zusätzlich günstig beeinflußt wird (Toft 1994). Außerdem muß die Substitution einer evtl. bestehenden parathyreopriven Tetanie mit Bestimmungen von Kalzium und Phosphor im Serum überwacht werden.

## 11 Besondere Hinweise

Rückfragen zu aktuellen Studien bitte bei den Autoren.

## 12 Therapieschemata

| Doxorubicinmonotherapie | | | | (Benker 1983) |
|---|---|---|---|---|
| Doxorubicin | 75 mg/m$^2$ | i.v. | Bolus | Tag 1 |
| Wiederholung Tag 22: **cave:** Doxorubicingrenzdosis bzw. -Toxizität | | | | |

| Doxorubicinmonotherapie | | | | |
|---|---|---|---|---|
| Doxorubicin | 12–15 mg/m$^2$ | i.v. | Bolus | Tag 1, 8, 15 |
| usw. fortlaufend wöchentlich bis zur Progression | | | | |

| Doxorubicin/Cisplatin | | | | (Shimaoka 1985) |
|---|---|---|---|---|
| Doxorubicin | $60\,mg/m^2$ | i.v. | Bolus | Tag 1 |
| Cisplatin | $40\,mg/m^2$ | i.v. | 30-min-Infusion | Tag 1 |
| Wiederholung Tag 22 | | | | |

# Literatur

Belfiore A, LaRosa GL, LaPorta GA, Giuffrida D, Milazzo G, Lupo L, Regalbuto C, Vigneri R (1992) Cancer risk in patients with cold thyroid nodules: Relevance of iodine intake, sex, age and multinodularity. Am J Med 93:363–369

Benker G, Reiners Chr (1995) Schilddrüsenkarzinome. In: Seeber S, Schütte J (Hrsg) Therapiekonzepte Onkologie, 2. Aufl. Springer Berlin Heidelberg New York Tokyo

Benker G, Olbricht TH, Reinwein D, Reiners Chr, Sauerwein W, Krause U, Mlynek ML, Hirche H (1990) Survival rates in patients with differentiated thyroid carcinoma. Cancer 65:1517–1520

Byrne J, Kessler LG, Devesa SS (1992) The prevalence of thyroid cancer among adults in the United States: 1987. Cancer 69:2154–2159

DeGroot LJ, Kaplan EL, McCormick M, Straus FH (1990) Natural history, treatment, and course of papillary thyroid carcinoma. J Clin Endocrinol Metab 71:414–424

DeGroot LJ, Kaplan EL, Straus FH, Shukla MS (1994) Does the method of management of papillary thyroid carcinoma make a difference in outcome? World J Surg 18:123–130

Demeter JG, De Jong SA, Lawrence AM, Paloyan E (1991) Anaplastic thyroid carcinoma: Risk factors and outcome. Surgery 110:956–963

Demeure MJ, Clark OH (1990) Surgery in the treatment of thyroid cancer. Endocrinol Metab North Am 19:663–683

Dralle H (1993) Metaanalysis of thyroid cancer risk in patients with cold thyroid nodules and multinodular goiter. Exp Clin Endocrinol 101:109–117

Dralle H, Scheumann GF, Kotzerke J, Brabant EG (1992) Surgical management of MEN 2. Recent Results Cancer Res 125:167–195

Droese M, Schicha H (1987) Aspirationszytologie der Schilddrüse. Internist 28:542–549

Farahati J, Reiners C, Stuschke M, Müller SP, Stüben G, Sauerwein W, Sack H (1996) Differentiated thyroid cancer: the impact of adjuvant external radiotherapy in patients with perithyroidal tumor infiltration (stage pT4). Cancer (in press)

Franceschi S, Boyle P, Maisoneuve B, Burt AD, Kerr DJ, MacFarlane GJ (1993) the epidemiology of thyroid carcinoma. Crit Rev Oncogenesis 4:25–52

Galvan G (1992) Die Feinnadelpunktion des hypofunktionellen Strumaknotens. Nuklearmediziner 15:33-39

Georgi P, Emrich D, Heidendreich P, Moser E, Reiners Chr, Schicha H (1992) Radiojodtherapie des differenzierten Schilddrüsenkarzinoms. Empfehlungen der Arbeitsgemeinschaft Therapie der Deutschen Gesellschaft für Nuklearmedizin. Nucl-Med 31:151-153

Gimm O, Dralle H (1995) Current primary surgery of thyroid carcinoma. Onkologie 18:8-15

Gimm O, Scheumann GFW, Wegener G, Dralle H (1994) Das pT4-Stadium beim papillären Schilddrüsenkarzinom: eine eigene Prognoseentität? In: Reinwein D, Weinheimer B (Hrsg) Schilddrüse 1993. de Gruyter, Berlin New York

Goretzki PE, Witte J, Ohmann C, Stallmann C, Röher HD (1993) On the significance of lymph-node metastasis in differentiated thyroid carcinoma on tumor recurrence and patient survival (a quantitative approach by metaanalysis and multivariate analyses of retrospective studies). Exp Clin Endocrinol 101:118-123

Grauer A, Raue F, Gagel RF (1990) Changing concepts in the management of hereditary and sporadic medullary thyroid carcinoma. Endocrinol Metab North Am 19:613-635

Hadar T, Mor C, Shvero J, Levy R, Segal K (1993) Anaplastic carcinoma of the thyroid. Eur J Surg Oncol 19:511-516

Hay ID, Bergstralh EJ, Goellner JR, Ebersold JR, Gant CS (1993) Predicting outcome in papillary thyroid carcinoma: Development of a reliable prognostic scoring system in a cohort of 1779 patients surgically treated at one institution during 1949 through 1989. Surgery 114:1050-1058

Hedinger C, Williams ED, Sobin LH (1988) Histological typing of thyroid tumors, WHO International Histological Classification of Tumors No 11, 2nd edn. Springer, Berlin Heidelberg New York Tokyo

Hedinger C, Williams ED, Sobin LH (1989) The WHO histological classification of thyroid tumors: a commentary on the second edition. Cancer 63:908-911

Hüfner M, Reiners Chr (1987) Thyroglobulin and thyroglobulin antibodies in the follow-up of thyroid cancer and endemic goiter. Thieme, Stuttgart New York

Jensen MH, Davis RK, Derrick L (1990) Thyroid cancer: A computer-assisted review of 5287 cases. Otolaryngol Head Neck Surg 102:51-65

Junor EJ, Paul J, Reed NS (1992) Anaplastic thyroid carcinoma: 91 patients treated by surgery and radiotherapy. Eur J Surg Oncol 18:83-88

Kim JH, Leeper RD (1987) Treatment of locally advanced thyroid carcinoma with combination doxorubicin and radiation therapy. Cancer 60:2372-2375

Kober F, Heiss A, Keminger K, Depisch D (1990) Chemotherapie hochmaligner Schilddrüsentumore. Wien klin Wochenschr 102:274-276

Krause U (1990) Operative Strategien beim differenzierten Schilddrüsenkarzinom. In: Junginger TH, Beyer J (Hrsg) Diagnostische und operative Strategien bei endokrinen Erkrankungen. PMI, Frankfurt am Main, S 238-243

Krause U, Olbricht T, Metz K, Rudy T, Reiners Chr (1991) Häufigkeit von Schilddrüsenkarzinomen bei Hyperthyreose. Dtsch Med Wochenschr 116:201-206

Levendag PC, De Porre PM, van Putten WLJ (1993) Anaplastic carcinoma of the thyroid gland treated by radiation therapy. Int J Radiat Oncol Biol Phys 26:126–128

Maxon HR, Smith HS (1990) Radioiodine-131 in the diagnosis and treatment of metastatic well differentiated thyroid cancer. Endocrinol Metabl Clin North Am 19:685–718

Mazzaferri EL (1991) Carcinoma of follicular epithelium: radioiodine and other treatment and outcomes. In: Braverman LE, Utiger RD (eds) The thyroid. Lippincott, Philadelphia

Mazzaferri EL, Young RL (1981) Papillary thyroid carzinoma: a 10 year follow-up report of the impact of therapy in 576 patients. Am J Med 70:511–518

Müller S, Reiners Chr (1991) Zur Indikation der Radiojodtherapie beim Mikrokarzinom der Schilddrüse. Nuklearmediziner 14:5–11

Pasieka JL, Rotstein LE (1993) Consensus conference on well-differentiated thyroid cancer: a summary. Can J Surg 36:298–301

Raue F, Frank-Raue K, Grauer A (1994) Multiple endocrine neoplasia type 2 – clinical features and screening. Endocrinol Metab Clin North Am 23:137–156

Reiners Chr (1991) Stochastische Risiken der I-131-Therapie des Schilddrüsenkarzinoms. Nuklearmediziner 14:44–51

Reiners Chr (1993) Strahleninduzierte Schilddrüsenkrankheiten. In: Holeczke F, Reiners Chr, Messerschmidt O (Hrsg) Strahlenschutz in Forschung und Praxis, Bd 34, Fischer, Stuttgart, S 199–212

Reiners Chr (1993) Radiojodtherapie – Indikation, Durchführung und Risiken. Dtsch Ärztebl 90:2996–3003

Reiners Chr (1994) Prophylaxe strahlenindizierter Schilddrüsenkarzinome bei Kindern nach der Reaktorkatastrophe von Tschernobyl. Nucl-Med 33:229–234

Reiners Chr, Schäffer R (1991) Möglichkeiten und Grenzen der Radiojodtherapie beim onkozytären, medullären und anaplastischen Schilddrüsenkarzinom. Nuklearmediziner 14:37–43

Reiners Chr, Sieper I, Simon G (1994) Schilddrüsendiagnostik – Diagnose, Therapiekontrolle. Behring, Frankfurt am Main

Reinwein D, Benker G, Windeck R et al. (1989) Erstsymptome bei Schilddrüsenmalignomen: Einfluß von Alter und Geschlecht in einem Jodmangelgebiet. Dtsch Med Wochenschr 114:775–782

Röher HD, Hüfner M (1988) Maligne Schilddrüsentumore. In: Herfarth CH, Schlag P (Hrsg) Richtlinien zur operativen Therapie maligner Tumoren (für die Deutsche Gesellschaft für Chirurgie). Demeter, Gräfelfing

Rösler H, Birrer A, Lüscher D, Kinser D (1992) Langzeitverläufe beim differenzierten Schilddrüsenkarzinom. Schweiz Med Wochenschr 122:1843–1857

Rogers JD, Lindberg RD, Hill CS, Gehan E (1974) Spindle and giant cell carcinoma of the thyroid: a different therapeutic approach. Cancer 34:1328–1332

Rosai J, Carcangiu ML, deLellis RA (1992) Tumors of the Thyroid Gland. Atlas of Tumor Pahtology, Fascicle 5, 3rd edn. Armed Forces Institute of Pathology, Washington/DC

Samaan NA, Schultz PN, Hickey RC, Goepfert H, Haynie TP, Johnston DA, Ordonez AG (1992) The results of various modalities of treatment of well differentiated thyroid carcinoma: a retrospective review of 1599 patients. J Clin Endocrinol Metab 75:714–720

Sautter-Bihl ML, Heinze HG (1992) Externe Strahlentherapie des differenzierten Schilddrüsenkarzinoms. Dtsch Med Wochenschr 117:665–668

Scheumann GFW, Wegener G, Dralle H (1990) Radikale chirurgische Intervention mit konventioneller Radiatio versus multimodalem Therapieschema beim undifferenzierten Schilddrüsenkarzinom. Wien Klin Wochenschr 102:271–273

Schlumberger M, Parmentier C, Delisle MJ, Couette JE, Droz JP, Sarrazin D (1991) Combination therapy for anaplastic giant cell thyroid carcinoma. Cancer 67:564–566

Schröder S (1993) Histological classification of thyroid tumours: a review. Exp Clin Endocrinol 101:1–6

Shore R (1992) Issues and epidemiological evidence regarding radiation-induced thyroid cancer. Rad Res 131:98–111

Staunton MD, Groening WP (1976) Treatment of thyroid cancer in 293 patients. Br J Surg 63:253–258

Tennvall J, Tallroth E, El Hassan A (1990) Anaplastic thyroid carcinoma. Acta Oncol 29:1025–1028

Thakker RV (1994) Molecular genetics. In: Wheeler MH, Lazarus JH (eds) Diseases of the thyroid. Chapman & Hall, London, pp 283–297

Thoreson SO, Akslen LA, Glattre E, Haldorsen T, Lund EV, Schoultz M (1989) Survival and prognostic factors in differentiated thyroid cancer – a multivariate analysis of 1055 cases. Br J Cancer 59:231–235

Toft AD (1994) Thyroxine therapy. N Engl J Med 331:174–180

Tournaire J, Bernard-Auger MH, Adelaine P, Milan JJ, Fleury-Goyon MC, Dutrieux-Berger N (1989) Les elements du prognostic des cancers thyroidiens differencies. Ann Endocrinol 50:219–224

Tupchong L, Hughes F, Harmer CL (1986) Primary lymphoma of the thyroid: clincial features prognostic factors, and results of treatment. Int J Radiat Oncol Biol Phys 12:1813–1821

UICC (1987) TNM-Klassifikation maligner Tumoren. In: Hermanek P, Scheibe O, Spiessel B, Wagner G (Hrsg) Springer, Berlin Heidelberg New York Tokyo

UICC (1990) TNM-Atlas. Illustrierter Leitfaden zur TNM/pTNM-Klassifikation Maligner Tumoren, 2. Aufl. Springer, Berlin Heidelberg New York Tokyo

Wynford-Thomas D (1994) Growth factors and oncogenes. In: Wheeler MH, Lazarus JH (eds) Diseases of the thyroid. Chapman & Hall, London, pp 299–322

# Tumoren des Thorax und des Mediastinums

## 34.27 Kleinzelliges Bronchialkarzinom

N. Niederle, B. Weidmann, V. Budach, J. Schirren

### 1 Epidemiologie

*Häufigkeit:* 3–4% aller malignen Tumoren; 15–25% aller Bronchialkarzinome.

*Inzidenz:* Circa 15/100000, Verhältnis Männer : Frauen ca. 5 : 1; deutlicher Anstieg in den letzten Jahren, v. a. bei Frauen, deren Anteil schon bei bis zu 35% liegen kann.

*Ätiologie:* Wichtigster ätiologischer Faktor ist das Zigarettenrauchen mit einem im Vergleich zum Nichtraucher ca. 25fach erhöhten Erkrankungsrisiko; der Anteil des Rauchens an der Verursachung des kleinzelligen Bronchialkarzinoms (SCLC) wird auf fast 90% geschätzt (Jedrychowski et al. 1992). Mit weitem Abstand folgen – teilweise noch immer nicht eindeutig gesichert – Passivrauchen, Radonexposition, berufliche Noxen wie Asbest, Arsen, Chrom, Nickel und polyzyklische aromatische Kohlenwasserstoffe. Zwischen einigen dieser Noxen und dem Rauchen besteht ein Synergismus, so daß bei gleichzeitiger Exposition das Risiko, an einem Bronchialkarzinom zu erkranken, um ein Mehrfaches erhöht werden kann. Stadtbewohner haben ein etwas höheres Risiko als Landbewohner.

*Genetische Prädisposition:* Möglicherweise höheres Risiko bei familiärer Tumoranamnese (Ambrosone et al. 1993), insgesamt jedoch widersprüchliche Daten (Braun et al. 1994). Deutliche geographische Inzidenzunterschiede unabhängig von den Rauchgewohnheiten als möglicher Hinweis auf genetische und/oder Umwelteinflüsse.

*Altersverteilung:* Altersmaximum 55–65 Jahre.

*Primäre Prävention:* In erster Linie Vermeidung des Nikotinabusus; nach Einstellen des Rauchens langsamer Rückgang des Erkrankungsrisikos. Ex-raucher weisen ca. 10–15 Jahre nach Beendigung des Rauchens ein nur noch wenig höheres Erkrankungsrisiko als Niemalsraucher auf. Daneben Reduktion der Schadstoffbelastung der Luft. Alle weiteren Maßnahmen (Vitamin A, E, C u. a.) sind nicht ausreichend gesichert.

## 2 Histologie

### 2.1 Einführung

Nach heutigem Verständnis dürfte das kleinzellige Bronchialkarzinom von endokrinen Zellen (ähnlich den Kulchitsky-Zellen) ausgehen, die die Fähigkeit zur Produktion, Speicherung und Sekretion von Polypeptidhormonen und biologisch aktiven Aminen aufweisen. Elektronenmikroskopisch lassen sich in der Regel membranassoziiert neurosekretorische Granula (Dense-core-Granula) verschiedener Größe nachweisen. Neben diesen Hinweisen auf einen Ursprung aus der Neuralleiste gibt es auch epitheliale Differenzierungsmerkmale wie Desmosomen, Microvilli und Tonofilamente. Typische Merkmale kleinzelliger Bronchialkarzinome sind ein hoher Gehalt an L-Dopa-Decarboxylase (DDC) und neuronspezifischer Enolase (NSE) sowie die Befähigung zur Synthese von Peptidhormonen (z. B. ADH, ACTH, Calcitonin und Gastrin-releasing-Peptid – GRP). Diese sind für die zahlreichen endokrinen paraneoplastischen Syndrome verantwortlich. GRP stimuliert die Proliferation von SCLC-Zellen, so daß eine autokrine Wachstumsregulierung vorliegen könnte (Lorenz 1994).

Wesentlich ist die zuverlässige Abgrenzung von nichtkleinzelligen Bronchialkarzinomen und manchmal auch von Lymphomen.

Die klinische Bedeutung einer Subklassifizierung in verschiedene Typen des SCLC gemäß der WHO-Klassifikation von 1981 ist sicherlich in der Vergangenheit überschätzt worden: Zumindest der lymphozytenähnliche und der intermediäre Typ dürften eine sehr ähnliche Prognose aufweisen. Problematisch für die Differenzierung ist nicht zuletzt eine hohe Variabilität zwischen verschiedenen Untersuchern, mögliche prognostische Unterschiede zwischen den Subtypen werden hierdurch verwischt. Die International Association for the Study of Lung Cancer (IASL) hat deshalb eine neue Klassifikation mit strikteren Zuordnungskriterien und evtl. besserer prognostischer Relevanz vorgeschlagen.

Kleinzellige Bronchialkarzinome sind genetisch instabil, heterogen und schnell proliferierend, so daß leicht eine Selektion chemotherapieresistenter Zellinien erfolgt (Schnipper 1986). Dies spricht für die Wichtigkeit eines frühzeitigen Therapiebeginns und einer auf keinen Fall zu niedrigen Zytostatikadosis.

## 2.2 Histologische Klassifikationen

| WHO | IASL (Hirsch et al. 1988) |
| --- | --- |
| Oat-cell- oder lymphozytenähnlicher Typ | Kleinzelliger Typ (früher Haferzell- und intermediärer Typ) |
| Intermediärer Typ | Kleinzelliger Typ mit großzelligen Anteilen (großzellige Variante) |
| Kombinierter Typ (mit Anteilen eines Plattenepithel-, Adeno- oder großzelligen Karzinoms) | Kombinierter Typ (mit Anteilen eines Adeno- oder Plattenepithelkarzinoms) |

## 2.3 Zytologie

Die Diagnose des SCLC sollte, wenn irgend möglich, nicht zytologisch, sondern histologisch erfolgen, um eine sicherere Abgrenzung zu den nichtkleinzelligen Karzinomen und eine exaktere Subtypisierung zu gewährleisten.

## 2.4 Zytogenetische, molekulargenetische Befunde

Eine spezifische zytogenetische Anomalie konnte beim SCLC bislang nicht gefunden werden. Am häufigsten ist eine Deletion am kurzen Arm eines Chromosoms 3 (3p 14-23), daneben kommen Deletionen an den Chromosomen 13q und 17p, den Orten des Retinoblastom- bzw. des p53-Tumorsuppressorgens, vor. Auch die Chromosomen 6 und 9 können betroffen sein (Harbour et al. 1988; Merlo et al. 1994). Für durch Tabakrauch induzierte Lungentumoren ist typischerweise eine Transversion $G:C \rightarrow T:A$ nachweisbar. Eine Amplifikation des Onkogens c-myc scheint relativ häufig zu bestehen.

Insgesamt können Art und Häufigkeit sowohl molekulargenetischer als auch chromosomaler Anomalien bislang nicht zuverlässig angegeben werden, da einerseits nur selten Operationspräparate nicht chemotherapierter Patienten untersucht werden und andererseits Veränderungen im Krankheitsverlauf sehr häufig sind (Brennan et al. 1991).

# 3 Stadieneinteilung

Für alle operablen Tumoren kommen die TNM-Klassifikation und die Stadieneinteilung der UICC zur Anwendung. Außerdem hat sich für die klinische Anwendung – insbesondere bei fortgeschritteneren Tumoren – die Einteilung in ein Stadium mit auf einen Hemithorax begrenzter Tumorausbreitung („limited disease", LD) und in eines mit weitergehender Dissemination („extensive disease", ED) durchgesetzt. Die Definitionen von LD und ED sind dabei nicht ganz einheitlich; die weiteste Verbreitung hat die Einteilung der Veterans Administration Lung Cancer Study Group (VALG) gefunden. Zur Abgrenzung prognostisch günstigerer Situationen im Stadium ED mit auf den Thorax beschränkter Tumorausbreitung wird im deutschen Sprachraum eine modifizierte Einteilung verwendet.

## 3.1 TNM-Klassifikation (1987)

*T    Primärtumor*

TX    Primärtumor nicht beurteilbar oder Nachweis von malignen Zellen im Sputum oder bei der Bronchiallavage, jedoch Tumor weder radiologisch noch bronchoskopisch sichtbar.

T0    Kein Anhalt für Primärtumor.

Tis    Carcinoma in situ.

T1    Tumor < 3 cm in der größten Ausdehnung, umgeben von Lungengewebe oder Pleura viscralis, kein bronchoskopischer Nachweis einer Infiltration des Lappenbronchus.

T2    Tumor > 3 cm oder Tumor mit Befall des Hauptbronchus, jedoch > 2 cm von der Carina entfernt, oder Tumor infiltriert die Pleura visceralis, oder assoziierte Atelektase, oder obstruktive Entzündung bis zum Hilus, aber nicht der gesamten Lunge.

T3    Tumor jeder Größe mit Infiltration von Thoraxwand, Zwerchfell, mediastinaler Pleura oder Perikard, oder Tumor im Hauptbronchus < 2 cm von der Carina entfernt (diese aber frei), oder Atelektase, oder poststenotische Pneumonie eines ganzen Lungenflügels.

T4    Tumor jeder Größe mit Infiltration von Mediastinum, Herz, großen Gefäßen, Trachea, Ösophagus, Wirbelkörper oder Carina, oder Tumor mit malignem Pleuraerguß.

N     *regionäre Lymphknoten*
      (regionäre Lymphknoten sind die intrathorakalen, Skalenus- und
      supraklavikulären Lymphknoten)
NX    Regionäre Lymphknoten können nicht beurteilt werden.
N0    Keine regionären Lymphknotenmetastasen.
N1    Metastasen in ipsilateralen peribronchialen Lymphknoten und/
      oder in ipsilateralen Hiluslymphknoten (einschließlich einer direk-
      ten Ausbreitung des Primärtumors).
N2    Metastasen in ipsilateralen mediastinalen und/oder subkarinalen
      Lymphknoten.
N3    Metastasen in kontralateralen mediastinalen, kontralateralen Hi-
      lus-, ipsi- oder kontralateralen Skalenus- oder supraklavikulären
      Lymphknoten.

M     *Fernmetastasen*
MX    Das Vorliegen von Fernmetastasen kann nicht beurteilt werden.
M0    Keine Fernmetastasen.
M1    Fernmetastasen.

Die pathologische Einteilung pTNM entspricht den klinischen TNM-
Kategorien.

## 3.2 Stadienklassifikation (AJC/UICC)

| Okkultes Karzinom | TX | N0 | M0 |
|---|---|---|---|
| Stadium 0 | Tis | N0 | M0 |
| Stadium I | T1 | N0 | M0 |
|  | T2 | N0 | M0 |
| Stadium II | T1 | N1 | M0 |
|  | T2 | N1 | M0 |
| Stadium III A | T1 | N2 | M0 |
|  | T2 | N2 | M0 |
|  | T3 | N0–2 | M0 |
| Stadium III B | jedes T | N3 | M0 |
|  | T4 | jedes N | M0 |
| Stadium IV | jedes T | jedes N | M1 |

### 3.3 Einteilung in „limited disease" (LD) und „extensive disease" (ED)

*„limited disease" (LD):*
Auf den ipsilateralen Hemithorax begrenzter Primärtumor ohne Thoraxwandinfiltration

| | |
|---|---|
| plus/minus | ipsilaterale hiläre Lymphknoten |
| plus/minus | ipsilaterale supraklavikuläre Lymphknoten |
| plus/minus | ipsi- und kontralaterale mediastinale Lymphknoten |
| plus/minus | Atelektase |
| plus/minus | Rekurrens- und/oder Phrenikusparese |
| plus/minus | Winkelerguß ohne maligne Zellen. |

*„extensive disease I" (ED I)*
Befall wie bei „limited disease" plus
kontralateralem hilärem Lymphknotenbefall

| | |
|---|---|
| und/oder | kontralateralem supraklavikulärem Lymphknotenbefall |
| und/oder | Thoraxwandinfiltration |
| und/oder | Pleuritis carcinomatosa |
| und/oder | malignem Pleuraerguß (zytologisch nachgewiesen) |
| und/oder | Lymphangiosis carcinomatosa |
| und/oder | Vena-cava-superior-Syndrom |
| und/oder | Einbruch des Tumors in große mediastinale Gefäße. |

*„extensive disease II" (ED II)*
Metastasen in der kontralateralen Lunge und/oder alle sonstigen hämatogenen Metastasen (besonders Leber, Skelett, Nebennieren, Gehirn).

## 4 Prognose

Die Tumorausbreitung bei Behandlungsbeginn ist der wesentliche prognosebestimmende Parameter. Zusätzlich konnten verschiedene klinische und serologische Hinweise auf eine ungünstige Prognose erarbeitet werden, die zumindest z. T. vorzugsweise auch Ausdruck der Tumorausbreitung sind (Niederle et al. 1988; Spiegelman et al. 1989):

- männliches Geschlecht,
- schlechter Allgemeinzustand,
- Alter > 60 Jahre
- Gewichtsverlust > 3 kg vor Behandlungsbeginn,
- hohe Serum-LDH,
- hohe alkalische Phosphatase,

– niedrige Serumharnsäure,
– niedriges Serumnatrium,
– „extensive disease" (besonders ED II), hierbei auch Anzahl metastatisch befallener Organe,
– feingeweblich großzellige Variante.

Der Einfluß des histologischen Subtyps wird dabei kontrovers diskutiert, zumal die WHO-Einteilung verschiedene prognostische Gruppen nicht ausreichend differenziert. Die großzellige Variante nach der IASL-Klassifikation hat aber eine eher ungünstige Prognose (Radice et al. 1982).

Die mittlere Lebenserwartung beträgt ohne Therapie 3–5 Monate, bei behandelten Patienten im Stadium LD ca. 16 Monate, im Stadium ED ca. 10 Monate. Bei Erreichen einer Vollremission verbessert sich die Prognose, so daß bis zu 5% der ED- und bis zu 10–15% der LD-Patienten 5 Jahre überleben können.

## 5 Diagnostik

Ziele der Diagnostik sind die Sicherung der Tumordiagnose, die Bestimmung des histologischen Typs und des Krankheitsstadiums, die Erfassung prognostischer Faktoren sowie der Ausschluß von Begleiterkrankungen und paraneoplastischen Syndromen. Bereits wenige nichtinvasive Untersuchungen können Patienten mit relativ ungünstiger Prognose identifizieren (Shepherd et al. 1993). Im Sinne einer rationellen Diagnostik sollten diese Patienten mit bereits *fortgeschrittener Erkrankung und schlechtem Allgemeinzustand* nur einem *eingeschränkten* Untersuchungsprogramm unterzogen werden.

### Labor
Über Routineuntersuchung hinaus: Parameter der Leber- und Nierenfunktion, $Na^+$, Harnsäure, LDH, alkalische Phosphatase, neuronspezifische Enolase (NSE) und karzinoembryonales Antigen (CEA; bei bis zu 75% der Patienten erhöht).

### Apparative Diagnostik
Die *Diagnosesicherung* sollte vorzugsweise histologisch mittels Bronchoskopie erfolgen. Eine zytologische Diagnose ist nur dann ausreichend, wenn eine histologische Sicherung nicht möglich ist oder sie das therapeutische Vorgehen nicht beeinflussen würde. Bei operablen Tumoren muß sich eine Mediastinoskopie anschließen und die allgemeine Operabilität

geklärt werden (Lungenfunktion u. a.). Nichtinvasive Untersuchungen können einen mediastinalen Lymphknotenbefall nicht zuverlässig ausschließen (Shepherd et al. 1991).

**Primärtumor und Metastasierung**
– Konventionelle Röntgenaufnahmen und eine
– Computertomographie der Thoraxorgane lassen Lokalisation und Ausdehnung des Primärtumors und möglicher intrathorakaler Metastasen feststellen.
– Eine Überlegenheit der Kernspintomographie (MRT) konnte bisher nicht gesichert werden.
– Sonographie und Computertomographie des Abdomens dienen dem Nachweis intraabdomineller oder retroperitonealer Metastasen. Insbesondere in der Darstellung der sehr häufigen Nebennierenmetastasen sind CT und MRT der Sonographie überlegen.
– Die Skelettszintigraphie – ggf. ergänzt durch gezielte Röntgenaufnahmen – weist auf Knochenmetastasen hin.

**Knochenmarkbefall**
– Sprechen die soweit durchgeführten apparativen Untersuchungen für ein Stadium LD, so müssen ein Schädel-CT und eine histologische und zytologische Knochenmarkuntersuchung (am besten durch bilaterale Beckenkammpunktion) durchgeführt werden. Knochenmarkszintigraphie und/oder MRT können die Sensitivität erhöhen, werden derzeit aber kaum routinemäßig eingesetzt. Eventuell können immunhistochemische Untersuchungen die Diagnose einer Knochenmarkbeteiligung verbessern (Skov et al. 1992).

**Weitere Diagnostik**
– Die weitere Diagnostik mit EKG, Echokardiographie und neurologischer Untersuchung dient zum Ausschluß kardialer oder neurologischer Begleiterkrankungen vor einer Therapie mit Anthrazyklinen, Vincaalkaloiden oder Platinderivaten. Außerdem müssen symptomorientiert gezielte Untersuchungen vorgenommen werden, da eine Metastasierung in praktisch jedes Organ vorkommt und bis zu 10% aller SCLC-Patienten überwiegend endokrine (z. B. Syndrom der inadäquaten ADH-Sekretion, ektopes Cushing-Syndrom) oder neurologisch-neuromuskuläre paraneoplastische Syndrome (z. B. Polyneuropathien, Enzephalopathien, Lambert-Eaton-Syndrom) aufweisen (Hennerici u. Toyka 1990; Müller u. von Werder 1990).

# 6 Charakteristik der Erkrankung und Verlauf

Wegen des raschen Tumorwachstums haben Patienten mit SCLC eine häufig nur kurze Anamnese. Im Vordergrund stehen Gewichtsabnahme, Husten, Hämoptoe, Dyspnoe, Thoraxschmerzen, Fieber und Heiserkeit. Häufig führen aber auch Symptome von seiten der Metastasen oder paraneoplastische Syndrome zur Diagnosestellung.

Das kleinzellige Bronchialkarzinom ist eine sehr aggressive Tumorerkrankung. Die mittlere Tumorverdopplungszeit liegt, bei deutlichen interindividuellen Schwankungen, zwischen 20 und 50 Tagen. Die Tendenz zur frühzeitigen Dissemination ist ausgeprägt. Ohne Behandlung betragen die Überlebenszeiten nur Wochen bis wenige Monate. Andererseits hat die Therapie – insbesondere die Chemotherapie – zu einer eindrucksvollen Prognoseverbesserung geführt.

Nach Abschluß der Diagnostik befinden sich wenigstens 60% der Patienten im Stadium ED und besitzen damit praktisch keinen kurativen Therapieansatz. Andererseits liegt bei etwa 5–7% der Patienten ein sehr frühes Krankheitsstadium (T1–2 N0–1 M0) vor. Bei ihnen stellt die Diagnose SCLC oft einen Zufallsbefund nach chirurgischer Entfernung eines suspekten peripheren Lungenrundherdes dar.

Ungelöst und in ihren Ursachen nicht vollständig verstanden ist die Tatsache, daß es bei der überwiegenden Mehrzahl der Patienten trotz initial gutem Therapieansprechen (40–60% CR bei LD) frühzeitig zum Rezidiv kommt, an dem die Betroffenen letztendlich versterben. An dieser Tatsache konnten die bisher verfolgten Behandlungsansätze – Dosisintensivierung, Erhaltungstherapie, alternierende Protokolle, späte Intensivierung, allogene Knochenmarktransplantation u. a. – nichts Grundlegendes ändern.

# 7 Therapiestrategie

## 7.1 Übersicht

Die Therapiestrategie beim kleinzelligen Bronchialkarzinom orientiert sich am raschen Tumorwachstum mit der Annahme einer – ggf. okkulten – Generalisation bereits früh im Krankheitsverlauf, an der ausgeprägten Neigung zum Lokalrezidiv und an der Tatsache, daß die Prognose bei Erreichen einer Vollremission deutlich günstiger ist als im Falle einer Teilremission oder gar nur einer Krankheitsstabilisierung.

**„limited disease"**

Im Stadium „limited disease" (LD) besteht ein prinzipiell *kurativer Therapieansatz*. Im Stadium I oder II (T1–2 N0–1 M0) kann primär operiert werden, insbesondere wenn die histologische Diagnose eines SCLC (noch) nicht eindeutig gesichert ist. Anschließend erfolgt eine adjuvante Chemotherapie sowie die konsolidierende thorakale und adjuvante zerebrale Bestrahlung. Alternativ erfolgt zunächst eine neoadjuvante Chemotherapie und anschließend die Operation mit Nachbestrahlung.

In fortgeschritteneren Stadien (> T2 oder > N1) wird lediglich eine aggressive Kombinationschemotherapie durchgeführt und anschließend konsolidierend bestrahlt.

Mit diesem Vorgehen kann bei 40–60% der Patienten eine vollständige Tumorfreiheit (CR bzw. NED) mit einer mittleren Überlebenszeit von 16–20 Monaten erzielt werden. Bei diesen Patienten scheint wegen der hohen Zahl zerebraler Rezidive eine adjuvante Schädelbestrahlung nützlich.

**„extensive disease"**

Im Stadium „extensive disease" (ED) besteht fast ausschließlich nur ein *palliativer Therapieansatz*. Allerdings verbessert auch hier das Erreichen einer Vollremission die Prognose, so daß – abgesehen von Patienten mit schlechtem Allgemeinzustand – eine Polychemotherapie durchgeführt werden sollte. Grundsätzlich müssen dabei allerdings die zu erwartenden Nebenwirkungen in Relation zum möglichen Behandlungsergebnis gesetzt werden.

Insbesondere bei alten Patienten oder Patienten mit erheblicher Komorbidität kann manchmal auch schon primär eine weniger intensive zytostatische Kombinations- oder gar nur eine Monotherapie sinnvoll sein.

Eine konsolidierende Bestrahlung ist allenfalls im Stadium ED I angezeigt, d.h. bei auf den Thorax beschränkter Erkrankung. Die Entscheidung hierüber muß aber individuell getroffen werden.

Bei einer Ansprechrate von ca. 80% können 15–30% Vollremissionen erwartet werden. Die medianen Überlebenszeiten im Stadium ED liegen allerdings nur zwischen 8 und 12 Monaten.

## 7.2 Stellung der Chirurgie

Die alleinige Operation eines SCLC ist wegen der hohen Rezidiv- und Fernmetastasierungsraten keine adäquate Therapie und war über längere Zeit zugunsten einer kombinierten Chemo-/Radiotherapie fast verlassen worden. Im Rahmen eines multimodalen, kurativ intentionierten Therapiekonzeptes bei LD kommt ihr aber wieder eine zunehmende Bedeutung zu. Grund hierfür ist die trotz konsolidierender thorakaler Bestrahlung mit ca. 30% immer noch sehr hohe Rate an lokalen Rezidiven. Patienten, die operiert werden, stellen dabei keineswegs ein einheitliches Kollektiv dar. Indikationen für eine Resektion sind:

- der periphere Rundherd ohne präoperativer histologischer Sicherung,
- die Mischformen mit kleinzelligen Anteilen (präoperativ nicht erfaßt),
- die chemotherapieresistenten kleinzelligen Bronchialkarzinome (meist Mischtumoren); hierbei muß die Operation gegen eine Bestrahlung abgewogen werden,
- drohende Komplikationen mit poststenotischer Pneumonie, die wegen Sepsisgefahr ein aggressives chemotherapeutisches Vorgehen problematisch erscheinen lassen (selten!),
- bei mediastinaler Lymphknotenmetastasierung nach erfolgreicher Chemotherapie im Sinne eines „downstaging" (bedingt, experimentell).

### 7.2.1 Chirurgische Therapie mit kurativem Ziel

### 7.2.1.1 Primäre Operation

In den klinischen Stadien I und II kann eine primäre Operation erfolgen. Alle Methoden der klinischen Stadieneinteilung – selbst unter Einschluß der Mediastinoskopie – sind mit einer gewissen Unsicherheit bezüglich der Abgrenzung von N0 und N1 behaftet, so daß erst durch die Operation die endgültige Stadieneinteilung möglich ist. Eine nachfolgende adjuvante Chemotherapie ist obligat. Außerdem soll eine Bestrahlung wie bei nichtoperierten Patienten durchgeführt werden. Die publizierten Erfahrungen über primäre Operationen beziehen sich allerdings meist auf Patienten, die nicht zusätzlich bestrahlt worden sind.

Obgleich eine größere prospektiv randomisierte Studie zur exakten Bewertung der primären Resektion durchgeführt werden müßte, lassen Vergleiche mit historischen Kontrollgruppen wie auch mit kleineren konservativ behandelten Kollektiven eine Verbesserung der Überlebensraten erwarten. Bei R0-Resektionen kann eine Dreijahresüberlebensrate von etwa 37% erwartet werden. Insgesamt haben operierte Patienten (R0 + R1 + R2) im Stadium I eine Dreijahresüberlebensrate von 43%, im Stadium II von 32% (Shields et al. 1982; Merkle et al. 1986; Shepherd et al. 1988; Schirren et al. 1991). Bei mediastinalem Lymphknotenbefall (Stadium IIIA) besteht derzeit kein Vorteil der primären Operation gegenüber einer alleinigen Chemo-/Radiotherapie (Hara et al. 1991).

### 7.2.1.2 Sekundäre Operation

Zur neoadjuvanten Chemotherapie mit Operation nach Erreichen einer Voll- oder Teilremission liegen weniger Daten vor als zur primären Operation. Insgesamt können aber ähnliche Ergebnisse erwartet werden (Shepherd et al. 1991). Durch dieses Vorgehen wird möglicherweise die intraoperative Tumorzellverschleppung vermindert. Außerdem ist das aktive Tumorgewebe zerstört und der Tumor gegenüber tumorfreiem Gewebe abgegrenzt. Allerdings ist die Operation durch die Gewebeveränderungen nach Chemotherapie erschwert und die postoperative Komplikationsrate erhöht. Vorteilhaft erscheint die Beurteilbarkeit des Ansprechens auf die Chemotherapie, die Möglichkeit der Verhinderung einer okkulten Metastasierung und die evtl. größere Anzahl operabler Tumoren (Stadium IIIA). Vorteile der primären Operation sind dagegen die sichere Gewinnung einer zuverlässigen Histologie, die exakte Bestimmung des Tumorstadiums, die Verminderung der Tumormasse vor Chemotherapie sowie das geringere Operationsrisiko ohne vorausgehende Myelosuppression.

Bis zur endgültigen Klärung des Stellenwertes einer neoadjuvanten Chemotherapie kann die Entscheidung über den Zeitpunkt der Operation nur individuell getroffen werden.Auf jeden Fall sollte eine zu großzügige Ausdehnung der Operationsindikationen auf fortgeschrittenere Tumorstadien mit Resektabilität erst nach der Chemotherapie vor Abschluß entsprechender Studien nicht erfolgen. Damit kann die Entscheidung zur sekundären Operation bei Patienten mit T3- oder N2-Tumoren derzeit nur in Einzelfällen getroffen werden.

### 7.2.2 Palliative Operation

Wegen des raschen Tumorwachstums ist eine palliative Tumorverkleinerung oder eine thorakale Tumorresektion bei bestehender Fernmetastasierung kaum sinnvoll. Die Chirurgie hat dagegen einen Stellenwert bei Tumorblutungen oder bei drohenden oder eingetretenen pathologischen Frakturen. Die Belastungen durch eine Operation müssen aber immer gegen die in diesen Situationen bestehenden Überlebenszeiten von wenigen Wochen bis Monaten abgewogen werden.

### 7.3 Stellung der Strahlentherapie

Das SCLC gehört zu den strahlensensiblen Tumoren. Mit Gesamtdosen zwischen 50 und 60 Gy können partielle oder häufig sogar komplette

Remissionen erzielt werden. Die Radiotherapie ist daher fester Bestandteil eines multimodalen, kurativ orientierten Therapiekonzeptes.

Wegen der frühzeitigen Generalisation ist allerdings eine alleinige Bestrahlung beim SCLC nicht ausreichend. Ihre Bedeutung liegt in der konsolidierenden Bestrahlung des Thorax nach/während Chemotherapie und/oder Operation im Stadium LD, womit die Zahl der sonst sehr häufigen Lokalrezidive (50–80%) reduziert werden kann. Eine partielle Remission nach Chemotherapie kann durch additive Bestrahlung ggf. in eine Vollremission überführt werden.

Die sog. prophylaktische Schädelbestrahlung nach Vollremission – obwohl immer wieder kontrovers diskutiert – sollte auch weiterhin integraler Bestandteil eines kurativ intentionierten Therapiekonzeptes sein.

Nicht abschließend definiert ist der Wert einer Bestrahlung bei ED I, hier kann im Einzelfall – besonders bei Vena-cava-superior-Syndrom – eine Konsolidierung sinnvoll sein. Auch die ideale Technik (Feldgröße, Zielvolumen, Dosis, Fraktionierung) ist noch Gegenstand von weiteren Untersuchungen.

Palliativ werden Skelett- und Hirnmetastasen sowie sonstige symptomatische Metastasen – z. B. intraspinal – abhängig von der klinischen Situation bestrahlt.

### 7.3.1 Neoadjuvante Strahlentherapie

Eine alleinige präoperative Bestrahlung hat wegen des guten Ansprechens des SCLC auf die Chemotherapie und der Erhöhung des operativen Risikos keine praktische Bedeutung. Die Ergebnisse von präoperativen kombinierten Chemo-/Radiotherapiekonzepten müssen abgewartet werden.

### 7.3.2 Adjuvante Strahlentherapie

#### 7.3.2.1 Konsolidierende thorakale Bestrahlung

**„limited disease"**
Trotz der Induktion einer Vollremission durch die zytostatische Kombinationschemotherapie erleiden mehr als 50% der Patienten im Stadium LD ein Lokalrezidiv. Eine konsolidierende thorakale Bestrahlung senkt diese Rate auf unter 30%. Während der Einfluß auf das mediane Überleben kontrovers beurteilt wird, zeigt sich allerdings eine verbesserte Gesamtüberlebensrate (Warde u. Payne 1992; Pignon et al. 1992). Dieser

Vorteil ist bei älteren Patienten geringer ausgeprägt als bei jüngeren, wofür sicherlich die zum Teil erhebliche Toxizität mitverantwortlich sein dürfte. Wie für das Plattenepithelkarzinom der Bronchien besteht auch für das kleinzellige Bronchialkarzinom eine klare Dosis-Wirkungs-Beziehung mit besseren lokalen Kontrollraten nach höheren Gesamtdosen. Mit ansteigenden Gesamtdosen von 30 über 40 bis 50 Gy nehmen die lokalen Rezidivraten von 84% über 49% bis auf 37% ab (Choi et al. 1989). In der Kombination mit einer Chemotherapie können ähnlich gute Ergebnisse schon mit Gesamtdosen von 30–40 Gy erzielt werden (Cox et al. 1979). Als Standard in Verbindung mit einer sequentiellen Chemotherapie kann zur Zeit bei kompletter Tumorremission die konsolidierende Mediastinalbestrahlung mit 50 Gy empfohlen werden. Das Zielvolumen wird entweder nach der ehemaligen oder der aktuellen Ausdehnung des Primär- und Mediastinaltumors mit einem Sicherheitssaum von 2 cm gewählt. Für Tumoren der Oberlappen umfaßt es auch die Supraklavikulargruben. Sofern bei Beginn der Strahlentherapie noch ein makroskopischer Tumor vorhanden war, werden diese Regionen bis zur einer Gesamtdosis von 60 Gy aufgesättigt. Für eine sparsamere Wahl des Zielvolumens spricht die geringere pulmonale Toxizität. Alternativ kommt auch eine schrittweise Zielvolumenreduzierung nach 30 und 50 Gy in Frage (Liengswangwong et al. 1994).

Gegenüber dem sequentiellen Einsatz von Chemo- und Radiotherapie werden in jüngster Zeit wieder vermehrt *simultane oder alternierende Chemo-/Radiotherapieschemata* überprüft (Arriagada et al. 1985; Johnson et al. 1993). Sie sind trotz eindrucksvoller Verbesserung der Ergebnisse mit medianen Überlebenszeiten von ca. 18 Monaten und einer ca. 50%igen Zweijahresüberlebensrate mit höherer Toxizität, insbesondere an Lunge, Ösophagus, Herz und Rückenmark, behaftet und können derzeit noch nicht als Standard empfohlen werden (Murray et al. 1993; Bunn et al. 1994). Insbesondere die pulmonalen Nebenwirkungen hängen aber auch von der Art der gewählten Chemotherapie ab. So scheinen Kombinationen von Etoposid und Platinderivaten bei gleichzeitiger Bestrahlung im Vergleich zu anthrazyklinhaltigen Kombinationen besser verträglich zu sein (McCracken et al. 1990).

Insgesamt muß die konsolidierende Bestrahlung des Thorax nach initialer Chemotherapie heute als obligater Bestandteil eines kurativ intentionierten Therapiekonzeptes im Stadium LD angesehen werden. Gegenstand laufender Studien ist die Verminderung der Toxizität – besonders pulmonal und ösophageal – bei Erhaltung der Wirksamkeit. Wegen der nicht unerheblichen Nebenwirkungen muß besonders bei pulmonal erheblich vorgeschädigten Patienten und bei Patienten jenseits des 70. Lebensjahres eine sorgfältige Abwägung von Nutzen und Risiko erfolgen.

**„extensive disease I und II"**

Im Stadium ED II ist eine thorakale Bestrahlung auch nach Erreichen einer Vollremission nicht sinnvoll. Bei auf den Thorax beschränkter Erkrankung (ED I) kann eine konsolidierende Bestrahlung die Lokalrezidivrate vermindern, ein eindeutiger Einfluß auf die Überlebenszeit ist aber nicht belegt (Livingston et al. 1984). Die Entscheidung muß im Einzelfall getroffen werden.

### 7.3.2.2 Sogenannte „prophylaktische" Schädelbestrahlung

Das Risiko von Hirnmetastasen im Krankheitsverlauf eines SCLC liegt bei etwa 30–35%, bei Langzeitüberlebenden (> 2 Jahre) bei 50–80%. Die Häufigkeit eines zerebralen Rezidivs nach Vollremission im Stadium LD beträgt gut 20–40%, bei 17–20% ohne zusätzlichem extrazerebralen Tumornachweis zum Zeitpunkt der Manifestation der Hirnmetastasen. Eine adjuvante Bestrahlung des Hirnschädels mit 30 Gy über 3 Wochen senkt dieses Risiko auf 5–8% (Ohnoschi et al. 1993). Die Gesamtüberlebenszeit wird allerdings durch diese Maßnahme wohl nicht verlängert, lediglich die krankheitsfreie Überlebenszeit (Arriagada 1995; Sause 1992). Bei zahlreichen Patienten kommt es zu faßbaren Nebenwirkungen am ZNS: Zum größten Teil werden sie nur in bildgebenden Untersuchungsverfahren (MRT, CT) oder bei neuropsychiatrischen Tests apparent, zum geringen Teil treten aber auch klinisch nachweisbare, wenn auch in ihrer Ursache nicht sicher einordenbare neurologische Symptome auf (Brock u. Niederle 1989; Fleck et al. 1990). Allerdings konnten in vergleichbaren Patientengruppen ohne Bestrahlung ähnliche Veränderungen beobachtet werden (Meyers et al. 1995), so daß eine abschließende Beurteilung noch nicht möglich erscheint.

Somit ergibt sich derzeit folgende Indikation: Alle Patienten im Stadium LD, die eine Vollremission erreichen, sollten möglichst simultan mediastinal und kraniell bestrahlt werden. Patienten ohne kompletter Remission und Patienten im Stadium ED mit CR sollten keine prophylaktische Bestrahlung des ZNS erhalten.

### 7.3.3 Additive Strahlentherapie

Bei etwa 20% der Patienten mit LD und Teilremission nach Chemotherapie kann durch eine additive Bestrahlung noch eine Vollremission induziert werden (Schütte et al. 1989), wobei diese Patienten eine schlechtere Prognose als nach Induktion einer CR durch alleinige Chemotherapie aufweisen dürften.

### 7.3.4 Kurativ orientierte Strahlentherapie

Die alleinige Bestrahlung eines SCLC ist bei kurativem Therapiekonzept nicht ausreichend.

### 7.3.5 Palliative Strahlentherapie

Bei folgenden Indikationen kommt eine Bestrahlung in palliativer Absicht in Frage:
- lokale Tumorprogression unter Chemotherapie,
- lokales Rezidiv (besonders falls nicht vorbestrahlt),
- symptomatische Metastasen v. a. des Skelettsystems,
- Hirnmetastasen und spinale Metastasen,
- Vena-cava-superior-Syndrom (nach primärer Chemotherapie),
- Bronchusstenosen mit Retentionspneumonie (alternativ oder zusätzlich endobronchiale Kleinraumbestrahlung, u. U. nach endobronchialer Lasertherapie),
- Ablehnung einer Chemotherapie durch den Patienten.

### 7.4 Stellung der systemischen Therapie

### 7.4.1 Übersicht

Die Zytostatikagabe ist die wichtigste Therapiekomponente beim kleinzelligen Bronchialkarzinom, da es zu den zytostikasensiblen Tumoren gehört. Die Behandlung mit einer Kombination aus wenigstens 2 Substanzen ist einer Monotherapie überlegen. Im Stadium LD können bis zu 60%, im Stadium ED bis zu 30% komplette Remissionen induziert werden.

Da nur das Erreichen einer kompletten Remission die Prognose deutlich verbessert, wird auch bei primär palliativem Therapiekonzept mit möglichst intensiven Zytostatikakombinationen behandelt. Bei alten Patienten, schlechtem Allgemeinzustand, Komorbidität oder Rezidiven nach Remission können aber auch mit weniger toxischen Zytostatikakombinationen oder einer Monotherapie – insbesondere mit Etoposid oder Epirubicin – Remissionen und damit eine Lebensverlängerung erzielt werden.

Wegen des hohen Lokalrezidivrisikos auch nach Vollremission ist bei kurativem Therapieansatz (LD) eine konsolidierende lokale Behandlung (Bestrahlung, evtl. Operation) erforderlich. Die Verminderung der extrathorakalen Rezidive ist ein bisher ungelöstes Problem und Gegenstand

z. Z. durchgeführter Studien. Die unterschiedlichen Therapieansätze (Dosisintensivierung, myeloablative Chemotherapie mit autologer oder allogener Knochenmarktransplantation, Erhaltungstherapie, späte Intensivierung, alternierende Protokolle, immunologische Therapieformen) haben bisher zu keiner durchgreifenden Verbesserung der Ergebnisse geführt.

### 7.4.2 Neoadjuvante (präoperative) Chemotherapie

Eine neoadjuvante Chemotherapie mit nachfolgender kurativ geplanter Operation bei Voll- oder Teilremission kommt für Patienten mit LD (Stadien I und II) in Frage und erbringt wahrscheinlich Ergebnisse, die denen einer primären Operation mit adjuvanter Chemotherapie gleichwertig sein dürften. Allerdings bestehen mit diesem Vorgehen geringere Erfahrungen.

Im Einzelfall scheint auch bei jüngeren Patienten im Stadium IIIA die Entscheidung zur sekundären Operation nach chemotherapeutisch induzierter klinischer Vollremission vertretbar. Ein eindeutiger Vorteil gegenüber dem ausschließlich konservativen Vorgehen mit konsolidierender thorakaler Bestrahlung nach (während) Chemotherapie ist dabei aber nicht belegt. Für den Einsatz aller 3 Behandlungsverfahren gibt es bisher nur Erfahrungen in Phase-I/II-Studien mit relativ geringen Patientenzahlen, so daß die Durchführung prospektiv randomisierter Studien notwendig ist.

### 7.4.3 Adjuvante Chemotherapie

Bei Patienten mit sogenannter „very limited disease" (Tumorstadien I und II) gilt derzeit die primäre Operation mit nachfolgender adjuvanter Chemotherapie als Vorgehen der Wahl, sofern eine allgemeine Operabilität besteht. Die alleinige Operation führt zu ungünstigeren Langzeitergebnissen. Außerdem wird eine konsolidierende thorakale Bestrahlung und eine sog. prophylaktische Schädelbestrahlung durchgeführt.

### 7.4.4 Chemotherapie bei R1-Resektion

Nach R1- oder R2-Resektion kann mittels einer additiven Chemo- und Strahlentherapie noch eine Vollremission erreicht werden, wodurch die Prognose deutlich verbessert wird.

### 7.4.5 Palliative Chemotherapie

Auch bei primär palliativem Therapieansatz ist die Chemotherapie beim SCLC etabliert. Sie bedingt nicht nur bei den meisten Patienten eine Verbesserung der klinischen Symptome, sondern führt auch zu einer Verlängerung der medianen Überlebenszeiten bei Steigerung der Lebensqualität. Prinzipiell kommen auch bei primär palliativer Zielsetzung ähnliche Kombinationen wie bei kurativer Zielsetzung in Frage, da die Prognose durch Erreichen einer Vollremission verbessert wird. Bei älteren Patienten (> 72 Jahre) oder schlechtem Allgemeinzustand kann auf weniger intensive Kombinationen oder auch auf eine Monotherapie – z. B. mit Etoposid oder ein Anthrazyklin – zurückgegriffen werden.

### 7.4.6 Kombinierte Chemo-/Strahlentherapie

Siehe unter 7.3.2.1.

### 7.4.7 Hochdosischemotherapie

Wegen der ausgeprägten Chemosensitivität des SCLC erscheint eine Erhöhung der Dosisintensität bzw. Gesamtdosis ein sinnvolles therapeutisches Konzept. Bereits durch eine geringe Erhöhung der Dosierung des ersten Chemotherapiezyklus (100 statt 80 mg/m$^2$ Cisplatin, 300 statt 225 mg/m$^2$ Cyclophosphamid bei gleichen Dosen von Doxorubicin und Etoposid) konnte sowohl die krankheitsfreie als auch die Gesamtüberlebenszeit verlängert werden (Arriagada et al. 1993).

Zum Erreichen einer relevanten Dosisintensivierung mittels hämatopoietischer Wachstumsfaktoren liegen unterschiedliche Ergebnisse vor (Paccagnella et al. 1993; Miles et al. 1994). Auf jeden Fall ist eine Verbesserung der Therapieergebnisse für eine solche zytokinunterstützte Hochdosischemotherapie derzeit nicht belegt, zumal für einige der beim SCLC wirksamen Zytostatika – insbesondere Vincaalkaloide und Cisplatin – die Myelosuppression nicht die dosislimitierende Toxizität darstellt, für andere die durch Zytokine derzeit noch kaum beeinflußbare Thrombozytopenie im Vordergrund steht (Wandl u. Niederle 1992). Hier sind die Resultate weiterer Studien mit neueren Substanzen (z. B. IL-3, Thrombopoietin, Stammzellfaktor) abzuwarten.

Eine weitere Dosisintensivierung durch autologe Knochenmarkreinfusion hat sich nach den bisherigen Ergebnissen nicht als sicher überlegen erwiesen (Lazarus 1993). Sowohl mediane als auch progressionsfreie Überlebenszeiten unterscheiden sich nicht signifikant von den Ergebnissen mit konventionellen Therapieschemata. Allerdings sind die Erfahrungen insgesamt beschränkt und die behandelten Patientengruppen klein und hetcrogen (Patienten in Voll- und Teilremission; LD und ED). Insbesondere die hohe Zahl therapiebedingter Frühtodesfälle wog einen eventuellen Nutzen auf. Darüber hinaus sind in vielen Studien relativ niedrig dosierte „Konditionierungsregime" zur Anwendung gekommen. Allerdings konnte in einer prospektiv randomisierten Studie (LD und ED) durch eine hochdosierte Dreifachkombination als „Intensivierungstherapie" eine 20%ige krankheitsfreie Überlebensrate nach einem Jahr erzielt werden, verglichen mit 0% in der Kontrollgruppe (Humblet et al. 1987).

Zusammenfassend scheint die Applikation ausreichend hoher Zytostatikadosen für den Therapieerfolg beim SCLC von Bedeutung zu sein. Von einer – in bester Absicht durchgeführten – niedrigdosierten, „milden" Therapie ist, abgesehen von den oben angegebenen Ausnahmen, abzuraten. Die bisherigen Ergebnisse belegen aber auch nicht, daß Dosierungen, die die Gabe von hämatopoietischen Wachstumsfaktoren notwendig erscheinen lassen, günstigere Therapieergebnisse erbringen (Klasa et al. 1991; Bunn et al. 1994).

Eine ausgeprägtere Dosiserhöhung wird aber heute schon durch die Retransfusion von peripheren Stammzellen bei einer Reihe von malignen Erkrankungen ermöglicht (Kessinger u. Armitage 1991; Brugger et al. 1993). Es erscheint nicht unwahrscheinlich, daß auch beim primär sehr zytostatikasensiblen SCLC dieser Therapieansatz trotz des Alters und der häufig vorhandenen Multimorbidität der Patienten zu einer Reduzierung der unter herkömmlicher Therapie hohen Rezidivraten und damit zu einer Verbesserung der medianen und Langzeitüberlebensraten führt. Zur Definition von Patientengruppen, die von einem solchen Therapieansatz profitieren könnten, bedarf es klar kontrollierter und randomisierter klinischer Therapiestudien.

## 7.4.8 Regionale Chemotherapie

Wegen der raschen Generalisierung haben regionale Chemotherapieverfahren keine klinische Relevanz.

# 8 Indikation zur Chemotherapie

## 8.1 Auswahl der Patienten

Alle Patienten mit kleinzelligem Bronchialkarzinom sollten einer Chemotherapie zugeführt werden. Wenigstens in der Primärtherapie kann durch geeignete Auswahl der Medikamente Rücksicht auf fast jede Vorerkrankung genommen werden, auch auf ein hohes Alter oder einen tumorbedingten schlechten Allgemeinzustand. Lediglich Patienten, die eine Chemotherapie ablehnen, oder solche mit einer terminalen Begleiterkrankung sollten ausgenommen werden.

In der Rezidivbehandlung lassen sich zwar immer noch Remissionen und eine Lebensverlängerung erzielen, die mittlere Lebenserwartung ist aber kurz (< 6 Monate). Deshalb muß die Entscheidung über die Durchführung einer erneuten Chemotherapie individuell getroffen werden.

## 8.2 Zeitpunkt des Therapiebeginns

Wegen des raschen Tumorwachstums sollte die Behandlung *unmittelbar nach Diagnosestellung* beginnen. Auch bei palliativer Zielsetzung kann initial eine Tumorprogression nicht abgewartet werden.

Beim Rezidiv sollte die Behandlung auch baldmöglichst erfolgen, um die rasche Verschlechterung des Allgemeinzustandes und damit eine weitere Verminderung der Behandlungschancen zu verhindern.

## 8.3 Wahl der Therapie

### 8.3.1 Übersicht

Wirksame Einzelsubstanzen sind u. a. Etoposid, Teniposid, Cisplatin, Carboplatin, Doxorubicin (Adriamycin), Epirubicin, Cyclophosphamid, Ifosfamid, CCNU, Vincristin, Vindesin und Methotrexat sowie Taxol, Taxotere, Gemcitabin und Navelbin. Mit einer Monotherapie werden bei 30–80 % der Patienten Remissionen erzielt, allerdings meist nur von kurzer Dauer (Niederle u. Schütte 1985).

Die Kombination mehrerer Substanzen ist bezüglich des Ansprechens eindeutig günstiger als eine Monotherapie, wobei die Hinzufügung weiterer Substanzen einer optimal dosierten Zweierkombination nicht sicher überlegen ist (Lowenbraun et al. 1976; Ihde 1992). Standard stellt deshalb eine Polychemotherapie mit wenigstens 2 Substanzen dar. Im

Stadium LD werden 90–95% Remissionen (40–60% CR) erreicht, im Stadium ED 70–80% (15–30% CR). Als *Standardtherapie* gelten die Kombinationen *Adriamycin/Cyclophosphamid/Vincristin (ACO)*, *Epirubicin/Cyclophosphamid/Vincristin (EPICO)*, *Cisplatin/Etoposid (± Vincristin)* und *Carboplatin/Etoposid (± Vincristin)*. Gut wirksam, aber an weniger großen Patientenzahlen erprobt, sind außerdem *Adriamycin/Cyclophosphamid/Etoposid (ACE)*, Ifosfamid/Etoposid und Carboplatin/Ifosfamid.

Unterschiede bestehen v. a. bezüglich der Art und Häufigkeit von Nebenwirkungen. Die anthrazyklinhaltigen Kombinationen sollten bei kardial vorgeschädigten Patienten nur mit Vorsicht eingesetzt werden, eine kumulative Doxorubicindosis von $550 \, mg/m^2$ bzw. $450 \, mg/m^2$ bei geplanter Bestrahlung darf nicht überschritten werden. Bei simultaner Radio-/Chemotherapie – die zukünftig wohl an Bedeutung gewinnen wird – ist die pulmonale und ösophageale Toxizität bei Verwendung einer anthrazyklinhaltigen Kombination erhöht.

Etoposid weist eine deutliche Myelotoxizität auf, die bei Kombination mit anderen myelotoxischen Substanzen berücksichtigt werden muß. So können bei Kombination mit Carboplatin statt Cisplatin unerwünschte Dosisreduktionen notwendig werden. Darüber hinaus ist die Alopezie unter Etoposid eine für eine rein palliative Therapie wenig akzeptable Nebenwirkung.

Vincristin kann in den oben genannten Kombinationen durch das weniger neurotoxische, dafür aber stärker myelosuppressive Vindesin oder auch Navelbin ersetzt werden.

Zwischen den Kombinationen aus Platinderivaten und Etoposid einerseits bzw. Anthrazyklinen und Alkylanzien andererseits besteht keine vollständige Kreuzresistenz (Monnet et al. 1992). Bei unzureichendem Ansprechen soll deshalb zügig auf ein anderes Protokoll gewechselt werden. Ansonsten hat eine alternierende oder sequentielle Behandlung mit verschiedenen Kombinationen bislang keine signifikanten Vorteile gezeigt (Schütte et al. 1989; Wolf et al. 1991; Alba et al. 1992; Roth et al. 1992; Bunn et al. 1994). Auch eine wöchentliche Zytostatikaapplikation weist nach neueren Untersuchungen keine Vorteile gegenüber herkömmlichen Therapieintervallen auf (Souhami et al. 1994).

### 8.3.2 Wahl der Therapie und Therapieablauf – „limited disease"

Unter Berücksichtigung der guten subjektiven Verträglichkeit, der einfachen Applikation, der unkomplizierten Kombination mit der Bestrahlung und einer möglicherweise etwas besseren Wirksamkeit wird im Stadium

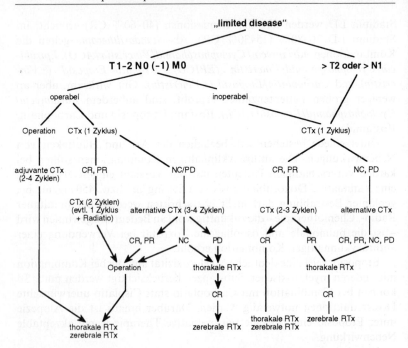

**Abb. 1.** Kleinzelliges Bronchialkarzinom: Therapiestrategie im Stadium „limited disease"

LD die Kombination aus Carboplatin und Etoposid häufig als günstigste Primärtherapie angesehen. Zumindest von gleicher Wirksamkeit bei geringerer Myelosuppression, jedoch höherer Nephro- und Neurotoxizität sowie schlechterer subjektiver Verträglichkeit, und deswegen häufig mit stationärer Aufnahme verbunden, ist die Kombination von Cisplatin und Etoposid (Skarlos et al. 1994). Das optimale Applikationsschema ist noch nicht exakt definiert. Wesentlich scheinen eine besonders initial ausreichende Dosierung (Arriagada et al. 1993), die Fraktionierung der Etoposidtherapie über mehrere Tage und die Gabe von Etoposid zeitlich nach Cisplatin bzw. Carboplatin (Maksymiuk et al. 1994) zu sein.

### Therapieablauf

Bei Patienten mit „limited disease" werden 4 Zyklen appliziert, anschließend wird konsolidierend bzw. additiv bestrahlt. Im Stadium I und II erfolgt – wenn möglich – vor oder nach der Chemotherapie die Operation. Bei Progression nach dem 1. Zyklus wird auf ein alternatives Protokoll umgestellt, ebenso bei unzureichendem Therapieansprechen ("minor response", NC oder PD) nach dem 2. Zyklus. Ist nach 4 Zyklen keine Vollremission erreicht, erfolgt eine additive Bestrahlung; eine Fortführung der Therapie mit dem Induktionsprotokoll oder ein Wechsel auf ein Alternativprotokoll erbringen nur wenige zusätzliche CR ohne wesentliche Prognoseverbesserung. Individuell kann aber auch die Entscheidung zur Fortführung der Chemotherapie über weitere 2 Zyklen getroffen werden, insbesondere wenn primär keine Platin/Etoposid-Kombination zur Anwendung gekommen ist. Wird bei initial gutem Ansprechen auf die Chemotherapie im Resektat vitales Tumorgewebe gefunden, so können ebenfalls noch 1–2 weitere Therapiezyklen zur Konsolidierung vor der Bestrahlung angeschlossen werden (Abb. 1).

### 8.3.3 Wahl der Therapie und Therapieablauf – "extensive disease"

Im Stadium ED erfolgt die Behandlung mit zunächst 2 Zyklen, wobei im Falle einer Progression nach dem 1. Zyklus auch hier eine Umstellung erfolgen muß. Bei Ansprechen werden weitere 2–4 Zyklen gegeben; anschließend, d. h. nach 4 bis maximal 6 Zyklen, wird bis zur Progression ohne Therapie zugewartet. Bei PR nach insgesamt 4 Zyklen kann in ausgewählten Einzelfällen – mit geringer Erfolgsaussicht – ein alternatives Protokoll appliziert werden. Lediglich bei ED I und gutem Tumoransprechen sollte eine konsolidierende Bestrahlung erfolgen. Bei unzureichendem Tumoransprechen auf die Initialtherapie kann auch auf eine Monotherapie gewechselt werden.

Gerade im Stadium ED II können durchaus auch ACO oder EPICO als primäre Therapie verwendet werden, da sie einfach zu applizieren und relativ gut verträglich sind und die Berücksichtigung einer zusätzlichen Strahlentherapie entfällt.

Für ältere Patienten, denen eine der Standardkombinationen nicht zugemutet werden kann, steht eine orale (oder auch intravenöse) Monotherapie mit Etoposid zur Verfügung. Alternativ bieten sich die Kombinationen CCNU/Etoposid/Methotrexat (Schütte et al. 1988) oder Etoposid/Vindesin bzw. eine wöchentliche niedrig dosierte Anthrazyklingabe an (Abb. 2).

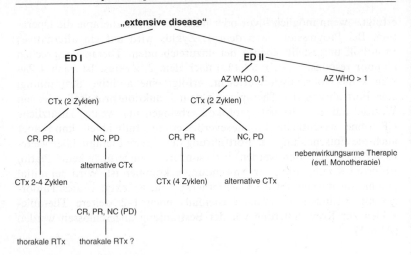

**Abb. 2.** Kleinzelliges Bronchialkarzinom: Therapiestrategie im Stadium „extensive disease"

## 8.4 Modifikation der Standarddosis

Eine planmäßige Dosissteigerung ist – von Ausnahmen abgesehen – bei den meisten Protokollen nicht vorgesehen. Bei Behandlung mit Cisplatin muß insbesondere die Nierenfunktion überwacht werden. Bei Anstieg des Kreatinins und Absinken der GFR unter 60 ml/min sollte eine Umstellung auf Carboplatin einer Dosisreduktion vorgezogen werden. Umgekehrt kann bei bedrohlicher Myelosuppression unter Carboplatin eine Fortführung der Behandlung mit Cisplatin erfolgen.

Nur bei ausgedehntem Knochenmarkbefall kann eine initiale Dosisreduktion um ca. 25% empfohlen werden.

Wegen besserer Steuerbarkeit ist bei der Etoposidmonotherapie die diskontinuierliche Gabe – z. B. 10–14 Tage Therapie mit anschließender Pause von einer Woche – einer Dauertherapie vorzuziehen. Bei signifikanter Knochenmarktoxizität kann die Therapiedauer im nächsten Zyklus um 2–4 Tage verkürzt werden.

Die Behandlung mit Vincristin sollte beim ersten Anzeichen einer Polyneuropathie beendet werden. Bei den Anthrazyklinen ist die Grenzdosis von 450–550 mg/m$^2$ zu beachten, oberhalb derer die Inzidenz einer Kardiomyopathie deutlich zunimmt. Bei Bilirubinwerten oberhalb 1,5 mg/dl wird die Dosis halbiert, oberhalb 3 mg/dl werden nur 25% gegeben.

## 8.5 Besonderheiten zur Begleittherapie

Auch bei den anthrazyklinhaltigen Kombinationen (ACO, EPICO) kann eine konventionelle Antiemetikatherapie mit Metoclopramid und ggf. Dexamethason nicht ausreichend sein; daher sollten auch hier $HT_3$-Antagonisten eingesetzt werden. Obgleich in den üblichen Dosierungen eine hämorrhagische Zystitis selten ist, kann eine begleitende Gabe von Mesna erfolgen (60% der Cyclophosphamiddosis). Diese ist obligat bei jeder Therapie mit Ifosfamid (Mesna jeweils 20% der Ifosfamiddosis, Stunde 0, 4 und 8 nach Ifosfamid). Alle cisplatinhaltigen Kombinationen erfordern eine sorgfältige Überwachung der Diurese mit Gabe von Mannit und Flüssigkeitszufuhr sowie ggf. Diuretika. Außerdem sind wegen des emetogenen Potentials in der Regel $HT_3$-Antagonisten in Kombination mit Dexamethason notwendig. Subjektiv besonders belastend und evtl. nephrotoxisch ist die Kombination von Ifosfamid und Cisplatin. Eine eindeutig wirksame Prophylaxe oder Behandlung der vincaalkaloidinduzierten Polyneuropathie ist nicht bekannt, die Applikation sollte bei den ersten Anzeichen beendet werden.

Beim Vorliegen einer Hyponatriämie als Hinweis auf ein Syndrom der inadäquaten ADH-Sekretion (SIADH) muß die Volumen- und Elektrolytzufuhr vorsichtig und unter engmaschigen Laborkontrollen erfolgen, um zentralnervöse Komplikationen (zentrale pontine Myelinolyse) zu vermeiden (Cluitmans u. Meinders 1990; Gschwantler u. Weiss 1994).

## 8.6 Erhaltungstherapie

Eine Erhaltungstherapie mit Zytostatika verlängert das progressionsfreie Krankheitsintervall zwar marginal, verbessert aber die medianen Überlebenszeiten nicht. Ebenso hat sie keinen Einfluß auf die Zahl der Langzeitüberlebenden.

Eine geringe Anzahl von Patienten mit Teilremission nach 4–6 Zyklen einer Polychemotherapie erreicht unter Fortführung der Behandlung noch eine Vollremission. Dies resultiert insgesamt aber nicht in einem Überlebensvorteil, da Patienten ohne Erhaltungstherapie besser auf eine Second-line-Behandlung ansprechen (Niederle et al. 1982; Ettinger et al. 1990; Giaccone et al. 1993).

Eine Erhaltungstherapie mit Interferon-α (3 Mill. E 5mal wöchentlich bis 6 Mill. E 3mal wöchentlich) scheint im Hinblick auf die Zahl langzeitüberlebender Patienten besonders im Stadium LD einen gewissen Vorteil zu besitzen (Mattson et al. 1992); bis zum Abschluß größerer Studien kann dieses Ergebnis aber noch nicht als bewiesen gelten.

## 9 Rezidiv-/Salvagetherapie

Bei primärer Tumorprogression oder Auftreten eines Rezidivs beträgt die mediane Überlebenszeit weniger als 6 Monate. Die Indikation zur Behandlung ist deshalb auch unter Berücksichtigung des Allgemeinzustandes und der Lebensqualität individuell und in Absprache mit dem Erkrankten zu stellen. Der Wechsel auf ein alternatives Behandlungsprotokoll (z. B. ACO nach Cisplatin/Etoposid oder umgekehrt) kann noch zu einer Remission bei bis 50% der Patienten führen (Niederle et al. 1984; Monnet et al. 1992). Komplette Remissionen sind aber selten. Falls auch mit einem solchen Wechsel keine Remission induziert wird, kann eine zytostatische Monotherapie noch wirksam sein. In Betracht kommen neben Etoposid, Vincaalkaloiden und Anthrazyklinen auch Taxol oder Taxotere. Patienten mit LD oder ED I können thorakal bestrahlt werden.

Beträgt das rezidivfreie Intervall weniger als 6 Monate, wird entsprechend vorgegangen. Ist es länger als 9–12 Monate, kann die initial verwendete Chemotherapiekombination erneut eingesetzt werden. Insbesondere die prolongierte orale Gabe von Etoposid kann bei guter Verträglichkeit noch eine wirksame Rezidivtherapie darstellen, selbst bei Patienten, die bereits eine etoposidhaltige Kombination erhalten haben (Slevin u. Joel 1993). Das optimale Dosierungsschema muß allerdings noch erarbeitet werden.

## 10 Maßnahmen zur Therapiekontrolle

Üblicherweise werden die einfacheren bildgebenden Verfahren (konventionelles Röntgen der Thoraxorgane in 2 Ebenen, Sonographie, evtl. CT) und die initial pathologischen Laborwerte engmaschig – d. h. vor jedem Chemotherapiezyklus – kontrolliert, um rechtzeitig eine Tumorprogression oder ein unzureichendes Ansprechen zu erfassen. Eine Kontrollbronchoskopie zur Dokumentation einer klinischen Vollremission ist außerhalb von Studien nur ausnahmsweise angezeigt, zumal trotz fehlenden feingeweblichen Nachweises vitalen Tumorgewebes derzeit auf eine Nachbestrahlung nicht verzichtet werden kann (Nakhosteen u. Niederle 1983).

Wesentlich ist außerdem die Überwachung der Nierenfunktion wegen der möglichen Nephrotoxizität der Platinderivate. Da Polyneuropathien unter Vincaalkaloiden und Cisplatin häufig und subjektiv belästigend sind, muß bei jeder klinischen Untersuchung nach den Erstsymptomen – Kribbelparästhesien und akrales Taubheitsgefühl – gefragt werden.

# 11 Besondere Hinweise

Im Rahmen klinischer Studien an spezialisierten Zentren müssen besonders solche Patienten behandelt werden, die für eine Hochdosischemotherapie in Frage kommen, oder die von einem multimodalen Therapiekonzept mit neoadjuvanter Chemotherapie, Operation und konsolidierender Bestrahlung profitieren könnten. Informationen über laufende Therapiestudien sind bei den entsprechenden Fachgesellschaften erhältlich.

# 12 Zukünftige Entwicklungen

Wesentliches Ziel zukünftiger Forschungsarbeit muß es sein, die hohe Rezidivneigung des SCLC – offensichtlich bedingt durch eine Selektion von primär oder durch die Induktion von sekundär chemotherapieresistenten Zellpopulationen – zu vermindern. Zum einen dürften Versuche der Dosisintensivierung (Zytostatikum/Zeit) durch supportive Verfahren (z. B. Stammzellreinfusion, neue Zytokine), zum anderen eine Optimierung der Einbindung der Strahlentherapie (Hyperfraktionierung, Dosissteigerung, simultane Radio-/Chemotherapie) bei Verminderung der Toxizität zu verbesserten Ergebnissen beitragen. Ein Purging des Knochenmarks vor autologer Transplantation – z. B. mit Immunotoxinen – könnte das Rezidivrisiko senken (Myklebust et al. 1993). Erste Ansätze einer Gentherapie zur Induktion von Chemosensitivität gibt es derzeit beim nichtkleinzelligen Bronchialkarzinom (Fujiwara et al. 1994). Die Rolle der Erhaltungstherapie mit Interferonen oder anderen Zytokinen muß noch definiert werden. Notwendig ist außerdem eine bessere Charakterisierung der Patienten, die von einer Schädelbestahlung oder einer Operation, vorzugsweise im Rahmen neoadjuvanter Therapiekonzepte, profitieren. Möglichst viele Patienten mit SCLC sollten in klinischen Studien behandelt werden.

# 13 Therapieschemata

## 13.1 Monotherapie

| **Etoposid intravenös** | | | | (Slevin 1989) |
|---|---|---|---|---|
| Etoposid | 170 mg/m$^2$ | i.v. | 1-h-Infusion | Tag 1, 3, 5 |
| Wiederholung Tag 22–29<br>(Dosissteigerung entsprechend der Toxizität) | | | | |

| **Etoposid oral** | | | (Clark u. Cottier 1992) |
|---|---|---|---|
| Etoposid | 2mal 50 mg/m$^2$ p.o. | | Tag 1–10 (–14) |
| Wiederholung Tag 22 | | | |

| **Epirubicin** | | | | (Gatzemeier 1989) |
|---|---|---|---|---|
| Epirubicin | 25 mg/m$^2$ | i.v. | Bolus | Tag 1 |
| Wiederholung wöchentlich | | | | |

| **Carboplatin** | | | | (Smith 1985) |
|---|---|---|---|---|
| Carboplatin | 400 mg/m$^2$ | i.v. | 15-min Infusion | Tag 1 |
| Wiederholung Tag 29 (Reduktion 300 mg/m$^2$ bei > 70 J.; Kreatininanstieg) | | | | |

## 13.2 Kombinationschemotherapie

### 13.2.1 Weniger aggressive Kombinationen

| CCNU/Etoposid/Methotrexat (CEM) | | | | (Schütte et al. 1988) |
|---|---|---|---|---|
| C CCNU | $100\,mg/m^2$ | p.o. | | Tag 2 |
| E Etoposid | $100\,mg/m^2$ | i.v. | 1-h-Infusion | Tag 1, 2, 3, 22, 23, 24 |
| M Methotrexat | $40\,mg/m^2$ | i.v. | Bolus | Tag 1, 22 |
| Wiederholung Tag 43 | | | | |

| Etoposid/Vincristin | | | | (Morgan 1985) |
|---|---|---|---|---|
| Etoposid | $150\,mg/m^2$ | p.o. | | Tag 1, 2, 3, 4, 5 |
| Vincristin | 2 mg | i.v. | Bolus | Tag 1 |

Wiederholung Tag 22; Dosissteigerung von Etoposid bis auf $200–250\,mg/m^2$; Vincristin bei Patienten > 60 Jahren maximal 1,5 mg; bei Patienten > 65 Jahren maximal 1 mg

| Etoposid/Vindesin | | | | (Allan 1984) |
|---|---|---|---|---|
| Etoposid | $120\,mg/m^2$ | i.v. | 1-h-Infusion | Tag 1, 2, 3 |
| Vindesin | $3\,mg/m^2$ | i.v. | Bolus | Tag 1 |
| Wiederholung Tag 22 | | | | |

| Adriamycin/Cyclophosphamid/Vincristin (ACO I) | | | | (Seeber 1980) |
|---|---|---|---|---|
| A Adriamycin | $60\,mg/m^2$ | i.v. | Kurzinfusion | Tag 1 |
| C Cyclophosphamid | $250\,mg/m^2$ | p.o. | | Tag 2, 3, 4, 5 |
| O Vincristin | 2 mg | i.v. | Bolus | Tag 1, 8 |

Wiederholung Tag 22;
Vincristin bei Patienten > 60 Jahren maximal 1,5 mg; bei Patienten > 65 Jahren maximal 1 mg

## 13.2.2 Aggressivere Kombinationen

---

**Cisplatin/Etoposid (PE)**                                    (Wilke 1988)

---

| P | Cisplatin | $50\,mg/m^2$ | i.v. | 1 h-Infusion | Tag 1, 7 |
| E | Etoposid | $170\,mg/m^2$ | i.v. | 2 h-Infusion | Tag 3, 4, 5 |

Wiederholung Tag 22–29

---

**Carboplatin/Etoposid/Vincristin (CEV)**                     (Eberhardt 1993)

---

| Carboplatin | $300\,mg/m^2$ | i.v. | Kurzinfusion | Tag 1 |
| Etoposid | $140\,mg/m^2$ | i.v. | 2-h-Infusion | Tag 1, 2, 3 |
| Vincristin | 1,5 mg | i.v. | Bolus | Tag 1, 8, 15, 22 |

Wiederholung Tag 29

---

**Adriamycin/Cyclophosphamid/Vincristin (ACO II)**           (Niederle 1982)

---

| A | Adriamycin | $60\,mg/m^2$ | i.v. | Kurzinfusion | Tag 1 |
| C | Cyclophosphamid | $750\,mg/m^2$ | i.v. | Kurzinfusion | Tag 1, 2 |
| O | Vincristin | 1,5 mg | i.v. | Bolus | Tag 1, 8, 15 |

Wiederholung Tag 22
Vincristin bei Patienten > 65 Jahren maximal 1 mg;

---

**Epirubicin/Cyclophosphamid/Vincristin (EpiCO)**            (Niederle 1985)

---

| Epi | Epirubicin | $40\,mg/m^2$ | i.v. | Kurzinfusion | Tag 1, 2 |
| C | Cyclophosphamid | $750\,mg/m^2$ | i.v. | Kurzinfusion | Tag 1, 2 |
| O | Vincristin | 1,5 mg | i.v. | Bolus | Tag 1, 8, 15 |

Wiederholung Tag 22
Vincristin bei Patienten > 65 Jahren maximal 1 mg;

| **Adriamycin/Cyclophosphamid/Etoposid (ACE)** | | | | (Aisner 1984) |
|---|---|---|---|---|
| A Adriamycin | $45\,\text{mg/m}^2$ | i.v. | Bolus | Tag 1 |
| C Cyclophosphamid | $1000\,\text{mg/m}^2$ | i.v. | Bolus | Tag 1 |
| E Etoposid | $50–100\,\text{mg/m}^2$ | i.v. | 1-h-Infusion | Tag 1, 2, 3, 4, 5 |

Wiederholung Tag 22

| **Ifosfamid/Etoposid** | | | | (Wolf 1991) |
|---|---|---|---|---|
| Ifosfamid | $1500\,\text{mg/m}^2$ | i.v. | 1-h-Infusion | Tag 1, 2, 3, 4, 5 |
| Etoposid | $120\,\text{mg/m}^2$ | i.v. | | Tag 1, 2, 3 |

Wiederholung Tag 22–29

| **Cyclophosphamid/Cisplatin/Adriamycin/Etoposid** | | | | (Arriagada 1993) |
|---|---|---|---|---|
| Cyclophosphamid | $225\,\text{mg/m}^2$ | i.v. | Bolus | Tag 2, 3, 4, 5 |
| Cisplatin | $80\,\text{mg/m}^2$ | i.v. | 1-h-Infusion | Tag 2 |
| Adriamycin | $40\,\text{mg/m}^2$ | i.v. | Bolus | Tag 2 |
| Etoposid | $75\,\text{mg/m}^2$ | i.v. | 1-h-Infusion | Tag 1, 2, 3 |

Wiederholung Tag 27–32 (Radiotherapie nach Zyklus 2, 3 und 4); im ersten Zyklus Cyclophosphamid $300\,\text{mg/m}^2$ und Cisplatin $100\,\text{mg/m}^2$

## Literatur

Aisner J, Whitacre M, Echo DA van, Fuks JZ (1984) Cyclophosphamide, doxorubicin and etoposide (CAE) for the treatment of small cell lung cancer. In: Issel BF, Muggia FM, Carter SK (eds) Etoposide (VP-16). Current status and new developments. Academic Press, New York, pp 171–182

Alba E, Breton JJ, Alonso L, Paredes G, Belon J, Ballesteros P (1992) Alternating chemotherapy for small-cell lung cancer. A twelve-week schedule of six drugs. Ann Oncol 3:31–35

Allan SG, Gregor A, Cornbleet MA, Leonard RCF, Smyth JF, Grant IWB, Crompton GK (1984) Phase II trial of vindesine and VP 16 in the palliation of poor-prognosis patients and elderly patients with small cell lung cancer. Cancer Chemother Pharmacol 13:106–108

Ambrosone CB, Rao U, Michalek AM, Cummings KM, Mettlin CJ (1993) Lung cancer histologic types and family history of cancer. Analysis of histologic subtypes of 872 patients with primary lung cancer. Cancer 72:1192–1198

Arriagada R, Le Chevalier Th, Baldeyrou P, Pico JL, Ruffie P, Martin M, El Bakry HM, Duroux P, Bignon J, Lenfant B, Hayat M, Rouesse JG, Sancho-Garnier H, Tubiana M (1985) Alternating radiotherapy and chemotherapy schedules in small cell lung cancer, limited disease. Int J Radiat Oncol Biol Phys 11:1461–1467

Arriagada R, Le Chevalier Th, Pignon JP et al. (1993) Initial chemotherapeutic doses and survival in patients with limited small-cell lung cancer. N Engl J Med 329:1848–1852

Arriagada R, Le Chevalier Th, Borie F, Rivière A, Chomy P, Monnet I, Tardivon A, Viader F, Tarayre M, Benhamou S (1995) Prophylactic cranial irradiation for patients with small cell lung cancer in complete remission. J Natl Cancer Inst 87:183–190

Braun MM, Caporaso NE, Page WF, Hoover RN ((1994) Genetic component of lung cancer: cohort study of twins. Lancet 344:440–443

Brennan J, O'Connor T, Makuch RW et al. (1991) Myc family DNA amplification in 107 tumors and tumor cell lines from patients with small cell lung cancer treated with different combination chemotherapy regimens. Cancer Res 51:1708–1712

Brock J, Niederle N (1989) Spätkomplikationen am Gehirn nach adjuvanter ZNS-Therapie. MMW 131:901–904

Brugger W, Birken R, Bertz H et al. (1993) Peripheral blood progenitor cells mobilized by chemotherapy + G-CSF accelerate both neutrophil and platelet recovery after high dose VP 16, ifosfamide and cisplatin. Br J Haematol 84:402

Bunn PA Jr., Van Zandwijk N, Pastorino U et al. (1994) First Euro-American forum on lung cancer treatment. Eur J Cancer 30A:710–713

Choi NC, Carey RW (1989) Importance of radiation dose in achieving improved loco-regional tumor control in limited stage small cell lung carcinoma: An update. Int J Radiat Oncol Biol Phys 17:307–310

Cox JD, Byhardt R, Komaki R, Wilson JF, Libnoch JA, Hansen R (1979) Interaction of thoracic irradiation and chemotherapy on local control and survival in small cell carcinoma of the lung. Cancer Treat Rep 63:1251–1255

Clark PI, Cottier B (1992) The activity of 10-, 14-, and 21-day schedules of single agent etoposide in previously untreated patients with extensive small cell lung cancer. Semin Oncol 19 [Suppl. 14]:36–39

Cluitmans FHM, Meinders AE (1990) Management of severe hyponatremia. Rapid or slow correction? Am J Med 88:161–166

Eberhardt W, Seeber S, Niederle N (1993) CEV – ein wirksames Regime zur Therapie von Patienten mit fortgeschrittenen kleinzelligen Bronchialkarzinomen. In: Hellriegel KP, Seeber S (Hrsg). Neue Aspekte für die Chemotherapie von Malignomen. Zuckschwerdt, München Bern Wien New York (Aktuelle Onkologie, Bd 70, S 1–7)

Ettinger DS, Finkelstein DM, Abeloff MD, Ruckdeschel JC, Aisner SC, Eglleston JC (1990) A randomized comparison of standard chemotherapy versus alternating chemotherapy and maintenance versus no maintenance therapy for extensive-stage small-cell lung cancer: A phase III study of the Eastern Cooperative Oncology Group. J Clin Oncol 8:230–240

Fleck JF, Einhorn LH, Lauer RC, Schultz SM, Miller ME (1990) Is prophylactic cranial irradiation indicated in small-cell lung cancer? J Clin Oncol 8:209–214

Fujiwara T, Grimm EA, Mukhopadhyay T, Zhang WW, Owen-Schaub LB, Roth JA (1994) Induction of chemosensitivity in human lung cancer cells in vivo by adenovirus-mediated transfer of the wild-type p53 gene. Cancer Res 54:2287–2291

Gatzemeier U (1989) Therapie mit Epirubicin wöchentlich bei älteren Patienten mit kleinzelligem Bronchialkarzinom. In: Scheulen ME, Niederle N (Hrsg). Wöchentlich fraktioniertes Epirubicin. Klinische Pharmakologie und Indikationen. Zuckschwerdt, München Bern Wien San Francisco, (Aktuelle Onkologie, Bd 52, S 63–69)

Giaccone G, Dalesio O, McVie GJ et al. for the EORTC Lung Cancer Cooperative Group (1993) Maintenance chemotherapy in small-cell lung cancer: long-term results of a randomized trial. J Clin Oncol 11:1230–1240

Gschwantler M, Weiss W (1994) Hyponatriämisches Koma als Erstsymptom eines kleinzelligen Bronchialkarzinoms. Dtsch Med Wochenschr 119:261–264

Hara N, Ohta M, Ichinose Y, Motohiro A, Kuda T, Asoh H, Kawasaki M (1991) Influence of surgical resection before and after chemotherapy on survival in small cell lung cancer. J Surg Oncol 47:53–61

Harbour JW, Lai SL, Whang-Peng J, Gazdar AF, Mina JD, Kaye FJ (1988) Abnormalities in structure and expression of the human retinoblastoma gene in small cell lung cancer. Science 241:353–357

Hennerici M, Toyka KV (1990) Paraneoplastische Syndrome am Nervensystem. Internist 31:499–504

Hirsch FR, Matthews MJ, Aisner R et al. (1988) Histopathologic classification of small cell lung cancer. Changing concepts and terminology. Cancer 62:973–977

Humblet Y, Symann M, Bosly A et al. (1987) Late intensification chemotherapy with autologous bone marrow transplantation in selected small-cell carcinoma of the lung: a randomized study. J Clin Oncol 5:1864–1873

Ihde DC (1992) Chemotherapy of lung cancer. N Engl J Med 327:1434–1441

Jedrychowski W, Becher H, Wahrendorf J, Basa-Cierpialek Z, Gomola K (1992) Effect of tobacco smoking on various histological types of lung cancer. J Cancer Res Clin Oncol 118:276–282

Johnson DH, Turrisi AT, Chang AY, Blum R, Bonomi P, Ettinger D, Wagner H (1993) Alternating chemotherapy and twice-daily thoracic radiotherapy in limited-stage small-cell lung cancer: a pilot study of the Eastern Cooperative Oncology Group. J Clin Oncol 11:879–884

Kessinger A, Armitage JO (1991) The evolving role of autologous peripheral stem cell transplantation following high dose chemotherapy for malignancies. Blood 77:211

Klasa RJ, Murray N, Coldman AJ (1991) Dose-intensity meta-analysis of chemotherapy regimens in small-cell carcinoma of the lung. J Clin Oncol 9:499–508

Lazarus HM (1993) Autologous bone marrow transplantation for the treatment of lung cancer. Semin Oncol 20:72–79

Liengswangwong V, Bonner JA, Shaw EG et al. (1994) Limited-stage small-cell lung cancer: patterns of intrathoracic recurrence and the implications for radiotherapy. J Clin Oncol 12:496–502

Livingston RB, Mira JG, Chen TT, McGavran M, Costanzi JJ, Samson M (1984) Combined modality treatment of extensive small cell lung cancer: A Southwest Oncology Group study. J Clin Oncol 2:585–590

Lorenz J (1994) Neue zellbiologische Erkenntnisse zur Entstehung des Bronchialkarzonoms. Internist 35:692–699

Lowenbraun S, Bartolucci A, Smalley RV, Lynn M, Krauss S, Durant JR (1976) The superiority of combination chemotherapy over single agent chemotherapy in small cell lung carcinoma. Cancer 38:2208–2216

Maksymiuk AW, Jett JR, Earle JD et al. (1994) Sequencing and schedule effects of cisplatin plus etoposide in small-cell lung cancer: results of a North Central Cancer Treatment Group randomized clinical trial. J Clin Oncol 12:70–76

Mattson K, Niiranen A, Pyrhönen A, Holsti LR, Kumpulainen E, Cantell K (1992) Natural interferon alfa as maintenance therapy for small cell lung cancer. Eur J Cancer 28A:1387–1391

McCracken JD, Janaki LM, Crowley JJ et al. (1990) Concurrent chemotherapy/radiotherapy for limited small cell lung carcinoma: A Southwest Oncology Group study. J Clin Oncol 8:892–898

Merlo A, Gabrielson E, Mabry M, Vollmer R, Baylin SB, Sudransky D (1994) Homozygous deletion on chromosome 9p and loss of heterozygosity on 9q, 6p, and 6q in primary human small cell lung cancer. Cancer Res 54:2322–2326

Merkle N, Mikisch G, Kayser K, Drings P, Vogt-Moykopf I (1986) Surgical resection and adjuvant chemotherapy for small cell carcinoma. Thorac Cardiovasc Surg 34:39–42

Meyers CA, Byrne KS, Komaki R (1995) Cognitive deficits in patients with small cell lung cancer before and after chemotherapy. Lung Cancer 12:231–235

Miles DW, Fogarty O, Ash CM et al. (1994) Received dose-intensity: A randomized trial of weekly chemotherapy with and without granulocyte colony-stimulating factor in small-cell lung cancer. J Clin Oncol 12:77–82

Monnet I, Chariot P, Quoix E et al. (1992) Extensive small-cell lung cancer. A randomized comparison of two chemotherapy programs with early crossover in instances of failure. Ann Oncol 3:813–817

Morgan DAL, McGivern D, Fletcher J (1985) Vincristine and etoposide chemotherapy for advanced small cell lung cancer. 3rd Europ Conf Clin Oncol, Stockholm, Abstr 369

Müller OA, v. Werder K (1990) Paraneoplastische Endokrinopathien. Internist 31:492–498

Murray N, Coy P, Pater JI et al. (1993) Importance of timing for thoracic irradiation in the combined modality treatment of limited-stage small-cell lung cancer. J Clin Oncol 11:336–344

Myklebust AT, Godal A, Pharo A, Juell S, Fodstad O (1993) Eradication of small cell lung cancer cells from human bone marrow with immunotoxins. Cancer Res 53:3784–3788

Nakhosteen JA, Niederle N (1983) Small cell lung cancer: Serial bronchofiberscopy and photographic documentation – the bridge sign. Chest 83:12–16

Niederle N, Schütte J (1985) Chemotherapeutic results in small cell lung cancer. In: Seeber S (Hrsg) Small cell lung cancer. Springer, Berlin Heidelberg New York Tokyo, S 127–145

Niederle N, Krischke W, Schulz U, Schmidt CG, Seeber S (1982) Untersuchungen zur kurzzeitigen Induktions- and zyklischen Erhaltungstherapie beim inoperablen kleinzelligen Bronchialkarzinom. Klin Wochenschr 60:829–838

Niederle N, Schütte J, Schmidt CG, Seeber S (1984) Treatment of recurrent small cell lung carcinoma with vindesine and cisplatin. Cancer Treat Rep 68:791–792

Niederle N, Schütte J, Seeber S, Schmidt CG (1985) Erste Ergebnisse einer alternierenden Kombinationschemotherapie unter Einschluß von Epirubicin, Cyclophosphamid und Vincristin (EPICO) im Vergleich zum ACO-Protokoll beim kleinzelligen Bronchialkarzinom. In: Nagel GA, Wannenmacher M (Hrsg) Farmorubicin – klinische Erfahrungen. Zuckschwerdt, München Bern Wien (Aktuelle Onkologie, Bd 15, S 133–140)

Niederle N, Eberhardt W, Hirche H (1988) Prätherapeutische prognostische Faktoren beim kleinzelligen Bronchialkarzinom. Oncologie 11 [Suppl 2]:43–48

Ohnoshi T, Hiraki S, Ueda N, Fujii M, Machida K, Ueoka H, Yonei T, Kiura K, Kamei H, Segawa Y (1993) Long-term results of combination chemotherapy with or without irradiation in small cell lung cancer: A 5- to 11-year follow-up. Intern Med 32:215–220

Paccagnella A, Favaretto A, Riccardi et al. (1993) Granulocyte-macrophage colony-stimulating factor increases dose intesity of chemotherapy in small cell lung cancer. Cancer 72:697–706

Pignon JP, Arriagada R, Ihde DC et al. (1992) A meta-analysis of thoracic radiotherapy for small-cell lung cancer. N Engl J Med 327:1618–1624

Radice PA, Matthews MJ, Ihde DC et al. (1982) The clinical behaviour of „mixed" small cell/large cell bronchogenic carcinoma compared to „pure" small cell subtypes. Cancer 50:2894–2902

Roth BJ, Johnson DH, Einhorn LH et al. (1992) Randomized study of cyclophosphamide, doxorubicin, and vincristine versus etoposide and cisplatin versus alternation of these two regimens in extensive small-cell lung cancer: A Phase III trial of the Southwestern Cancer Study Group. J Clin Oncol 10:282–291

Sause WT (1992) Prophylactic cranial irradiation: advantages and disadvantages. Ann Oncol 3 [Suppl 3]:S 51–S 55

Schirren J, Krysa S, Bülzebruck H, Horn M, Branscheid D, Drings P (1991) Das kleinzellige Bronchialkarzinom – eine Operationsindikation? Z Herz-, Thorax-, Gefäßchir 5:260–266

Schnipper LE (1986) Clinical implications of tumor-cell heterogeneity. N Engl J Med 314:1423–1431

Schütte J, Niederle N, Doberauer C, Seeber S, Stuschke M, Bamberg M (1988) CCNU, etoposide and methotrexate (CEM) plus/minus radiotherapy – a low toxicity induction therapy for small cell lung cancer patients with cardiac disease, advanced age or poor performance status. Tumor Diagnostik Therapie 9:77–81

Schütte J, Niederle N, Eberhardt W et al. (1989) Sequentielle Induktionschemotherapie und Strahlenbehandlung inoperabler kleinzelliger Bronchialkarzinome. Klin Wochenschr 67:1182–1193

Seeber S, Niederle N, Schilcher RB, Schmidt CG (1980) Adriamycin, Cyclophosphamid und Vincristin (ACO) beim kleinzelligen Bronchialkarzinom. Verlaufsanalyse und Langzeitergebnisse. Onkologie 3:5–11

Shepherd FA, Evans WK, Feld R, Young V, Patterson GA, Ginsberg R, Johansen E (1988) Adjuvant chemotherapy following surgical resection for small cell carcinoma of the lung. J Clin Oncol 6:832–838

Shepherd SA, Ginsberg RJ, Feld R, Evans WK, Johansen E (1991) Surgical treatment for limited small-cell lung cancer: The University of Toronto Lung Oncology Group experience. J Thorac Cardiovasc Surg 101:385–393

Shepherd FA, Ginsberg RJ, Haddad R et al. (1993) Importance of clinical staging in limited small-cell lung cancer: A valuable system to separate prognostic subgroups. J Clin Oncol 8:1592–1597

Shields TW, Higgins GA, Matthews MJ, Keehn RJ (1982) Surgical resection in the management of small cell carcinoma of the lung. J Thorac Cardiovasc Surg 84:481–488

Skarlos DV, Samantas E, Kosmidis P et al. (1994) Randomized comparison of etoposide-cisplatin vs. etoposide-carboplatin and irradiation in small-cell lung cancer. Ann Oncol 5:601–607

Skov BG, Hirsch FR, Bobrow L (1992) Monoclonal antibodies in the detection of bone marrow metastases in small cell lung cancer. Br J Cancer 65:593–596

Slevin ML, Clark PI, Joel SP et al. (1989) A randomized trial to evaluate the effect of schedule on the activity of etoposide. J Clin Oncol 7:1333–1340

Slevin ML, Joel SP (1993) Prolonged oral etoposide in small cell lung cancer. Ann Oncol 4:529–532

Smith IE, Harland SJ, Robinson BA et al. (1985) Carboplatin: A very active new cisplatin analog in the treatment of small cell lung cancer. Cancer Treat Rep 69:43–46

Souhami RL, Rudd R, Ruiz de Elvira MC et al. (1994) Randomized trial comparing weekly versus 3-week chemotherapy in small-cell lung cancer: A cancer research campaign trial. J Clin Oncol 12:1806–1813

Spiegelman D, Maurer LH, Ware JH et al. (1989) Prognostic factors in small-cell carcinoma of the lung: An analysis of 1521 patients. J Clin Oncol 7:344–354

Wandl UB, Niederle N (1992) The concept of dose intensification in the treatment of neoplastic disease. Infection 20 [Suppl 2]:S 107–S 110

Warde P, Payne D (1992) Does thoracic irradiation improve survival and local control in limited-stage small-cell carcinoma of the lung? A meta-analysis. J Clin Oncol 10:890–895

Wilke H, Achterrath W, Schmoll HJ, Gunzer U, Preusser P, Lenaz L (1988) Etoposide and split-course Cisplatin in small-cell lung cancer. Am J Clin Oncol 11:572–578

Wolf M, Pritsch M, Drings P et al. (1991) Cyclic-alternating versus response-oriented chemotherapy in small-cell lung cancer. A German multicenter randomized trial of 321 patients. J Clin Oncol 9:614–624

World Health Organization (1982) The World Health Organization histological typing of lung tumors, 2nd ed. Am J Clin Pathol 77:123–136

## 34.28 Nichtkleinzelliges Bronchialkarzinom

M. Wolf, K. Havemann, P. Schneider, I. Vogt-Moykopf,
V. Budach

## 1 Epidemiologie

*Häufigkeit:* Häufigste Tumorerkrankung in den westlichen Industrienationen. Von 1940–1980 bei Männern rasch steigende Inzidenz von 10 auf 70 pro 100000, seither Plateau der Erkrankungszahlen in den USA. Beim weiblichen Geschlecht seit 1965 permanent steigende Inzidenz von 5 auf 30 pro 100000. Ca. 90% der Patienten versterben an ihrer Erkrankung. Das Bronchialkarzinom ist daher die häufigste tumorbedingte Todesursache beim Mann und die zweithäufigste (nach dem Mammakarzinom) bei der Frau.

*Inzidenz:* Beim Mann ca. 75/100000, bei der Frau ca. 30/100000.

*Ätiologie:* Auf Rauchen sind ca. 80% der Lungentumoren beim Mann und 70% bei der Frau zurückzuführen. Das Risiko eines Lungentumors steigt mit der Anzahl der Zigaretten, der Dauer des Rauchens, der Teer- und Nikotinkonzentration der Zigaretten und fällt mit dem Alter bei Beginn des Rauchens. Erhöhtes Risiko liegt auch beim Passivrauchen vor. Nach Einstellen des Nikotinkonsums sinkt das Risiko, ohne die Risikowerte für Nichtraucher zu erreichen. Weitere Karzinogene stellen Asbest (nachgewiesener Synergismus zum Rauchen), Radon, polyzyklische aromatische Kohlenwasserstoffe, Chrom, Nickel, Beryllium und Arsen dar.

*Genetische Prädisposition:* Mehrere genetische Faktoren tragen zur Entwicklung eines Bronchialkarzinoms bei: Eine erhöhte Cytochrom-P450-Aktivität führt zu vermehrter Bildung von chemischen Kanzerogenen aus Zigarettenrauch und chemischen Verbindungen (Ayesh et al. 1984). Die Bestimmung der Cytochrom-P450-Aktivität ist über die Hydroxylierungsrate von Debrisoquin möglich. Die Cytochrom-P450-Aktivität wird autosoma-rezessiv vererbt und spielt für Adenokarzinome eine untergeordnete Rolle.

Eine verminderte Glutathiontransferaseaktivität führt zu einer verminderten Detoxifikation von aromatischen Kohlenwasserstoffverbindungen (Seidegard et al. 1986). Die Enzymaktivität wird autosomal-dominant vererbt und erscheint insbesondere bei der Entwicklung von Adenokarzinomen von Bedeutung zu sein.

Eine verminderte Aktivität von DNS-Repairenzymen wie $O_6$-Methylguanin-DNS Methyltransferase ist bei Bronchialkarzinompatienten unter 50 Jahren und positiver Familienanamnese nachgewiesen worden (Rudiger et al. 1989).

*Altersverteilung:* Altersgipfel mit 60 Jahren, langsam steigende Tendenz ab dem 25. Lebensjahr.

*Primäre Prävention:* Verzicht auf Rauchgewohnheiten. Möglicherweise ist die zusätzliche regelmäßige Einnahme von Antioxidanzien wie Vitamin C und E sowie von Retinoiden und Selen sinnvoll, aber noch ungesichert.

## 2 Histologie

### 2.1 Einführung

Unter dem Begriff nichtkleinzellige Bronchialkarzinome werden die Gruppen der Plattenepithelkarzinome, der Adenokarzinome und der großzelligen Karzinome subsummiert. Aufgrund vergleichbarer biologischer Eigenschaften und des einheitlichen Therapiekonzeptes werden sie von den kleinzelligen Bronchialkarzinomen abgegrenzt.

### 2.2 Tabellarische Übersicht

Histologische Einleitung der nichtkleinzelligen Bronchialkarzinome nach WHO:
a) Plattenepithelkarzinom;
   *Subtyp:* spindelzelliges Karzinom.
b) Adenokarzinom:
   – azinär,
   – papillär,
   – bronchioloalveolär,
   – solide mit Schleimbildung.
c) Großzelliges Karzinom;
   *Subtypen:*
   – Riesenzelltumor,
   – Klarzelltumor.

d) Seltene Subentitäten:
- adenosquamöses Karzinom,
- adenoid-zystisches Karzinom,
- mukoepidermoides Karzinom,
- Mischtumor,
- Sarkom.

Zusätzlich kann ein *Grading* vorgenommen werden in:
G 1: hochdifferenziert,
G 2: mittelgradig differenziert,
G 3: mäßig differenziert/entdifferenziert.

## 2.3 Zytologie

Die Diagnose wird aufgrund der Morphologie gestellt. Immunzytologische Untersuchungen sind lediglich in Zweifelsfällen zur Abgrenzung gegenüber anderen Tumorentitäten hilfreich.

## 2.4 Molekulargenetische Befunde

In der Entstehung des nichtkleinzelligen Bronchialkarzinoms sind sowohl aktivierte Protokonkogene als auch alterierte Suppressorgene involviert. Deletionen am kurzen Arm (3p14–21), aber auch am langen Arm von Chromosom 3 (Kik et al. 1987) finden sich in ca. 50% bei nichtkleinzelligen Bronchialkarzinomen. Vermutet wird hierdurch der Verlust eines Suppressorgens. Das p53-Gen ist ebenfalls in 40–60% der Karzinome alteriert. Die Punktmutationen des nichtkleinzelligen Bronchialkarzinoms unterscheiden sich von denen des kleinzelligen (Levine et al. 1991). Ein Allelverlust beim Retinoblastomgen findet sich nur selten beim nichtkleinzelligen Bronchialkarzinom. Über die Bedeutung des Allelverlustes des MCC-APC-Gens ist bisher wenig bekannt.

Unter den aktivierten Onkogenen kommt dem ras-Onkogen eine besondere Bedeutung zu. K-ras-Mutationen sind am häufigsten in der Gruppe der Adenokarzinome mit ca. 30% nachweisbar, seltener beim Plattenepithelkarzinom oder beim großzelligen Karzinom. Das erbB-2-oder (HER2/neu)-Onkogen zeigt eine Amplifikation und/oder Überexpression in etwa 40% der untersuchten Fälle. Eine bcl-2-Überexpression findet sich hingegen nur bei etwa 20% der nichtkleinzelligen Bronchialkarzinome. Sehr selten ist eine Aktivierung der Onkogene aus der myc-Familie.

Insgesamt sind trotz der Vielzahl der beim Bronchialkarzinom nachgewiesenen molekularen Veränderungen bis heute die entscheidenden Schritte in der Entstehung dieser Tumoren nicht bekannt.

## 3 Stadieneinteilung

Die Stadieneinteilung des *nichtkleinzelligen Bronchialkarzinoms* erfolgt nach der TNM-Klassifikation der WHO.

**TNM-Klassifikation**

| | |
|---|---|
| *T* | *Primärtumor* |
| TX | Positive Zytologie |
| T1 | Tumordurchmesser >3 cm |
| T2 | >3 cm/Ausbreitung in Hilusregion/Invasion von viszeraler Pleura/ partielle Atelektase |
| T3 | Brustwand/Zwerchfell/Perikard/mediastinale Pleura u. a./totale Atelektase |
| T4 | Mediastinum/Herz/große Gefäße/Trachea/Speiseröhre u. a./maligner Erguß |

| | |
|---|---|
| *N* | *Regionäre Lymphknoten* |
| N1 | Peribronchiale/ipsilaterale hiläre Lymphknoten |
| N2 | Ipsilaterale mediastinale Lymphknoten |
| N3 | Kontralaterale mediastinale/Skalenus- oder supraklavikuläre Lymphknoten |

| | |
|---|---|
| *M* | *Fernmetastasen* |
| M0 | Nicht nachweisbar |
| M1 | Nachweisbar |

**Stadieneinteilung (AJC/UICC)**

| | | | |
|---|---|---|---|
| Okkultes Karzinom | Tx | N0 | M0 |
| Stadium 0 | Tis | N0 | M0 |
| Stadium 1 | T1 | N0 | M0 |
| | T2 | N0 | M0 |
| Stadium II | T1 | N1 | M0 |
| | T2 | N1 | M0 |
| Stadium IIIA | T1 | N2 | M0 |
| | T2 | N2 | M0 |
| | T3 | N0, N1, N2 | M0 |

| Stadium IIIB | jedes T | N3 | M0 |
|---|---|---|---|
|  | T4 | jedes N | M0 |
| Stadium IV | jedes T | jedes N | M1 |

## 4 Prognose

Die Fünfjahresüberlebensrate für alle Patienten beträgt 10%. Die Prognose hängt dabei entscheidend von der Tumorausdehnung ab. Folgende Überlebenswahrscheinlichkeiten sind zu erwarten (Bulzebruck et al. 1992):

|  | Mediane Überlebenszeit (Monate) | Fünfjahres- überlebensrate [%] |
|---|---|---|
| Stadium I | 36 | 40 |
| Stadium II | 18 | 25 |
| Stadium IIIa | 14 | 15 |
| Stadium IIIb | 9 | 5 |
| Stadium IV | 6 | < 2 |

## 5 Diagnostik

Ziel der standardisierten Diagnostik ist eine möglichst exakte Bestimmung der Histologie sowie der Tumorausbreitung. Zusätzlich ist eine exakte Risikoabgrenzung hinsichtlich einer eventuellen Operation notwendig (s. Tabelle 1).

*Labor*
Über die Routineuntersuchungen hinaus ggf. Bestimmung von CEA, NSE, SCC, CYFRA [den etablierten Markern als differentialdiagnostischer Laborparameter überlegen (Ebert et al. 1995)]. Die Tumormarkerbestimmung ist jedoch bezüglich der Diagnosefindung von untergeordneter Bedeutung.

*Apparative Diagnostik*
- Thoraxröntgen in 2 Ebenen;
- Durchleuchtung zur Prüfung der Zwerchfellbeweglichkeit (Phrenikusparese) und zur Abgrenzung eines peripher gelegenen Tumors zur Brustwand (T3);

**Tabelle 1.** Diagnostik des nichtkleinzelligen Bronchialkarzinoms

*1. Stufe:* Diagnoseverdacht
Anamnese, klinische Untersuchung, Basislaboruntersuchungen (BSG, BB, LDH, GOT, AP, GGT, KREA, HS, Gerinnung), ggf. Tumormarker (CEA, NSA, SCC, CYFRA)

*2. Stufe:* Diagnosesicherung
– Röntgenaufnahme in 2 Ebenen
– Histologiegewinnung mittels Bronchoskopie oder ggf.
  – Mediastinoskopie,
  – transthorakale Biopsie,
  – Lymphknotenexstirpation,
  – Thorakoskopie,
  – Thorakotomie

*3. Stufe:* Ausschluß einer Fernmetastasierung
Ultraschall oder CT-Abdomen,
Knochenszintigraphie,
bei klinischem Verdacht:
– CCT,
– Beckenkammbiopsie

*4. Stufe:* Bestimmung der Operabilität
– Technische Resektabilität
  Thorax-CT, ggf. MR,
  Ösophagusbreischluck, Ösophagoskopie, Mediastinoskopie, Pulmonalisangiographie, Kavographie, Thorakoskopie
– Funktionelle Operabilität
  EKG,
  Lungenfunktion, BGA Lungenperfusionsszintigraphie, ggf. Rechtsherzkatheteruntersuchung mit Simulation der postoperativen Belastung

– Ösophagusbreischluck.
– Die klassischen Hilusfilterschichten werden durch den breiten Einsatz der Computertomographie ersetzt. Das Computertomogramm erlaubt eine gute Beurteilung der lokalen Tumorausbreitung und der Größe der mediastinalen Lymphknoten.
– Die Bronchoskopie mit PE aus dem sichtbaren Tumor oder Spülzytologie bei peripherem Tumor ist obligat.

Zum Ausschluß von Fernmetastasen stehen folgende Untersuchungen im Vordergrund:
– Knochenszintigramm,
– Oberbauchsonographie (Leber, Nebennieren),
– Schädel-CT bei neurologischer Symptomatik.

*Weiterführende Diagnostik*

Bei besonderer Fragestellung stehen weiterführende Untersuchungen zur Verfügung. Die histologische Sicherung kann bei peripheren Tumoren durch transbronchiale Biopsie oder CT-gesteuerte perkutane Feinnadelbiopsie invasiv gelingen. Die Mediastinoskopie erlaubt die bioptische Sicherung von paratrachealen, tracheobronchialen und Bifurkationslymphknoten (N2/3-Nachweis).

Die Biopsie sichert bei tastbaren supraklavikulären Lymphknoten eine N3-Situation. Bei zentralen Tumoren und Verdacht auf Beteiligung der zentralen Gefäße (V. cava, Pulmonalishauptstamm, Herz, Aorta) trägt die Angiographie entscheidend zur Klärung der lokalen Operabilität bei. Die Pleurapunktion und die Thorakoskopie mit Pleura-PE differenzieren bei bestehendem Pleuraerguß zwischen malignem Pleuraerguß im Rahmen einer Pleuritis carcinomatosa und blandem Erguß als Ausdruck einer zentralen Lymphabflußbehinderung oder Herzinsuffizienz.

Die *diagnostische Thorakotomie* ist grundsätzlich bei allen anderweitig histologisch nicht gesicherten tumorverdächtigen Befunden indiziert. Sie kann ggf. zum therapeutischen Eingriff erweitert werden.

*Präoperative Risikoabgrenzung*

Die präoperative Risikoabgrenzung für den Fall einer geplanten Operation dient der Prüfung der intraoperativen Belastbareit und zur Abschätzung der postoperativen Funktionsreserven (Abb. 1). EKG, Blutgasanalyse in Ruhe und unter Belastung sowie Lungenfunktionsuntersuchung gehören zum Basisprogramm. Bei eingeschränkter Lungenfunktion wird eine Bodyplethysmographie, evtl. mit medikamentöser Broncholyse durchgeführt. Die Perfusionsszintigraphie mit quantifiziertem Seitenvergleich dient der Prüfung der funktionsfähigen Lungenabschnitte und der Bestimmung der prognostischen $FEV_1$ nach einer Resektion. Schließlich wird bei der Rechtsherzkatheteruntersuchung bei grenzwertiger funktioneller Belastbarkeit eine Druckmessung des kleinen Kreislaufs in Ruhe und in Belastung durchgeführt, um eine manifeste oder latente pulmonale Hypertonie zu erkennen. Bei kardialer Anamnese gehört nach dem Belastungs-EKG auch die Koronarangiographie zur präoperativen Risikoabgrenzung.

# 6  Charakteristika der Erkrankung und Krankheitsverlauf

Nichtkleinzellige Bronchialkarzinome weisen im Vergleich zu kleinzelligen eine niedrigere Proliferationsrate und eine langsame Wachstumsgeschwindigkeit auf. Krankheitssymptome können durch das lokale Tumorwachstum (Husten, Hämoptoe, Dyspnoe, Thoraxschmerz, Heiserkeit, Dysphagie, obere Einflußstauung, Stridor) oder durch Fernmetastasierung (Knochenschmerzen, Oberbauchbeschwerden, neurologische Symptome) bedingt sein. Darüber hinaus sollte auf paraneoplastische Syndrome wie Osteoarthopathie mit Trommelschlegelfinger sowie seltener Endokrinopathien (ACTH-Syndrom, Schwartz-Barter-Syndrom), neurologische Syndrome (Polyneuropathien, Lambert-Eaton-Syndrom) und Acanthosis nigrans geachtet werden. In ca. 30% der Fälle liegt bei Diagnosestellung eine resektable Tumorausbreitung vor, in weiteren 30% eine lokal fortgeschrittene Erkrankung und in den übrigen 40% ein metastasiertes Stadium.

# 7 Therapiestrategie

## 7.1 Übersicht

Die Resektion stellt für die lokalisierten Tumorstadien die Therapie der Wahl dar. Im Stadium I und II wird sie als alleinige Therapiemaßnahme durchgeführt, im Stadium IIIa mit vorhandenem T3-Merkmal oder minimal N2-Befall mit einer adjuvanten Bestrahlung kombiniert. Nicht standardisiert ist bisher das Vorgehen bei fortgeschrittenem N2-Befall. Hier konkurrieren die primäre Operation mit adjuvanter Bestrahlung zu neoadjuvanten Chemo- und Chemoradiotherapieverfahren oder definitiver Chemo- und Radiotherapie. Im Stadium IIIB ist die alleinige Bestrahlung das am häufigsten angewandte Therapieverfahren. Neoadjuvante Strategien und eine definitive kombinierte Chemo-/Radiotherapie können für Subgruppen in Erwägung gezogen werden. Im fernmetastasierten Tumorstadium orientiert sich die Behandlung an der Beschwerdesymptomatik des Patienten. Hier werden Chemotherapie und Radiotherapie unter palliativen Aspekten eingesetzt. Eine Übersicht zeigt das Flußdiagramm in Abb. 1. Siehe auch Tabelle 2.

## 7.2 Stellung der Chirurgie

### 7.2.1 Chirurgische Therapie mit kurativem Ziel

Leider sind nur etwa 30% der Patienten für einen kurativ geplanten Eingriff geeignet. Es muß jedoch vor zu großem Vertrauen in die bildgebenden Verfahren gewarnt werden. Nur in etwa 50% der Fälle

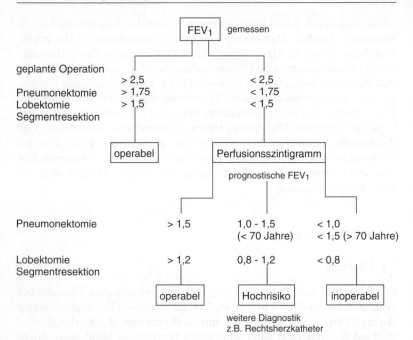

**Abb. 1.** Flußschema zur Evaluierung der funktionellen Operabilitätsgrenze thoraxchirurgischer Eingriffe

stimmt das radiologische Staging mit dem pTNM überein. Dabei halten sich falsch-positive und falsch-negative Befunde die Waage. Steht die Operabilität in Frage, muß die Mediastinoskopie oder sogar die explorative Thorakotomie erwogen werden. Erst die *histologische Sicherung* des N3-Befalls schließt in den meisten Fällen einen operativen kurativen Eingriff aus. Die Computertomographie allein beschreibt lediglich die Größe des Lymphknotens, der möglicherweise entzündlich, z. B. im Rahmen einer Retentionspneumonie, vergrößert sein kann.

– Bei *Patienten mit lokal begrenztem Tumorwachstum ohne Fernmetastasen, d. h. im Stadium T1–3, N0–2, M0,* ist die primäre Operation allen anderen Therapieverfahren überlegen. Die Operation besteht in der Resektion der anatomischen Einheit (Lappen, Flügel) und des dazugehörigen Lymphabflußgebietes im Mediastinum ipsi- und kontralateral. Die Lokalisation des entnommenen Lymphknotens wird anhand eines Lymphknotenschemas (Abb. 2) festgelegt, so daß eine Standardisierung und somit eine Vergleichbarkeit der Therapieergebnisse möglich

**Tabelle 2.** Therapieübersicht für das nichtkleinzellige Bronchialkarzinom *(NSCLC)*. *CT* Chemotherapie, *RT* Radiotherapie, *Op.* Operation

| Stadium | I + II | IIIa | | | IIIb | | | IV |
|---|---|---|---|---|---|---|---|---|
| | | $T_3N_{0-1}$ | Pancoast-Tumor | $N_2$ 1 Lokalisation | $N_2 > 1$ Lokalisation | $N_3$ mediastinal/$T_4$ gering | $N_3$ supraklavikulär/$T_4$ fortgeschritten | |
| Therapie der 1. Wahl | Op. | Initiale Op. → adjuvante RT | Neoadjuvante RT → Operation → adjuvante RT | Initiale OP → adjuvante CT und RT | Neoadjuvante CT oder CT/RT → Operation | Neoadjuvante CT oder CT/RT → Operation | definitive sim. CT/RT | nebenwirkungsarme Polychemotherapie |
| Therapiealternative | Im Stadium II adjuvante CT | Adjuvante oder neoadjuvante CT oder CT/RT | Adjuvante oder neoadjuvante CT oder CT/RT | Neoadjuvante CT oder CT/RT | Initiale Op. → adjuvante CT oder CT/RT; definitive CT/RT | Definitive simultane CT/RT | Strahlensensibilisierung | Monotherapie „best supportive care" |

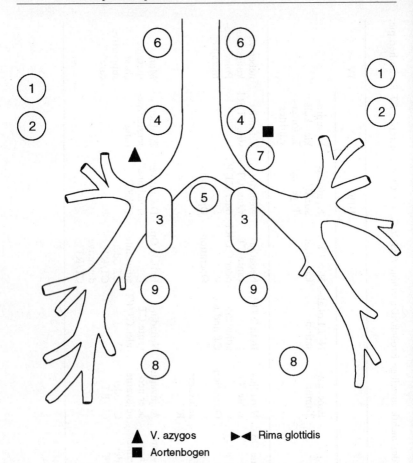

▲ V. azygos    ►◄ Rima glottidis
■ Aortenbogen

| | |
|---|---|
| 1 | lobär / bronchopulmonal |
| 2 | interlobär |
| 3 | Hauptbronchus |
| 4 | tracheobronchial |
| 5 | Bifurkation |
| 6 | paratracheal |
| 7 | subaortal / aortal |
| 8 | Ligamentum pulmonale |
| 9 | paraösophageal |
| 10 | sonstige |

**Abb. 2.** Lymphknotenschema

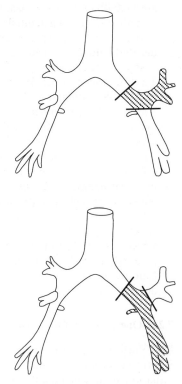

**Abb. 3a, b.** Beispiele bronchoplastischer Operationen. **a** Oberlappenektomie links mit klassischer Manschettenresektion. Reanastomosierung zwischen Unterlappen- und Hauptbronchus. **b** Unterlappenektomie links mit Hauptbronchusresektion (sog. Y-Manschette). End-zu-End-Anastomosierung zwischen Oberlappen und Hauptbronchus

ist. Nur durch die radikale beidseitige Lymphadenektomie erhält man ein exaktes postoperatives TNM-Stadium (wichtig für eventuelle adjuvante Maßnahmen, z. B. Studien; (Schirren et al. 1993; Vogt-Moykopf et al. 1991; Watanabe et al. 1991). Als Zugangsweg hat sich die posterolaterale Thorakotomie im 5. ICR bewährt. Sie bietet einen optimalen Zugang zum Hilus und erlaubt die beidseitige Lymphadenektomie.

– *Standardoperationen* sind die Lobektomie, Bilobektomie, Pneumonektomie und die organsparende Defektresektion am Bronchus und/oder

am Gefäßbaum mit Reanastomosierung unter Erhaltung eines funktionstüchtigen Lungenanteils (sog. Manschettenresektion, s. Abb. 3).
Durch solche organsparenden Operationen läßt sich unter Wahrung
der Radikalität die Pneumonektomie umgehen und damit eine deutlich
bessere Lebensqualität erreichen.

– T3-Situationen an der Brustwand, dem Zwerchfell oder dem Perikard
bzw. T4-Situationen an den Mediastinalstrukturen (V. cava, Carina,
Vorhof) erfordern erweiterte Resektionen. Eine prinzipielle Kontraindikation zur Operation stellen diese Fälle nicht dar. Bei V.-cava-
superior-Infiltration läßt sich die lokale Radikalität durch Resektion
des Gefäßes mit prothetischem Ersatz erreichen. Ein Carinabefall
erfordert eine Manschettenpneumonektomie (d. h. Pneumonektomie
unter Mitnahme der Carina mit Reanastomosierung des kontralateralen Hauptbronchus an die distale Trachea).

– *Eingeschränkte Parenchymresektionen* (Segment-/Keilresektionen)
sind nur bei Patienten mit hohem kardiorespiratorischem Risiko sowie
schlechter Lungenfunktion zulässig, da sie nach eigener Erfahrung mit
einer erhöhten Rezidivquote behaftet sind.

– Eine besondere Form des nichtkleinzelligen Bronchialkarzinoms ist
der sog. *Pancoast-Tumor*.

### 7.2.2 Operation bei Metastasen

Das Vorliegen von Fernmetastasen (Stadium IV) bedeutet i. allg. eine
Kontraindikation für einen chirurgischen Eingriff. Dennoch gibt es
Situationen, in denen die Resektion von solitären Metastasen im *Gehirn,*
in der *Leber* und den *Nebennieren* eine deutliche Lebensverlängerung
bringt. Eine solitäre Metastase in der *ipsilateralen Lunge* sollte im Rahmen
der Primäroperation mitreseziert werden. Diese Patienten zeigen eine mit
dem Stadium III A vergleichbare Fünfjahresüberlebensrate.

### 7.2.3 Palliative Chirurgie

Unter palliativer Chirurgie versteht man die operative Behandlung einer
manifesten oder drohenden Komplikation des Tumors, ohne diesen
radikal therapieren zu können. Therapieresistente Schmerzen bei Thorax-
wandinfiltrationen können im Einzelfall durch Brustwandresektion mit
Brustwandersatz erfolgreich gelindert werden. Zerfallende abszedierende
Tumoren oder Tumorblutungen können durch die Resektion beseitigt
werden.

## 7.3 Stellung der Strahlentherapie

### 7.3.1 Präoperative neoadjuvante Strahlentherapie

Eine präoperative Strahlentherapie wie z. Z. erfolgreich bei den sog. *Pancoast-Tumoren* durchgeführt. Unter Pancoast-Tumoren oder Uppersulcus-Tumoren versteht man eine besondere Gruppe der T3/T4-Tumoren, die an der oberen Thoraxapertur lokalisiert sind. Es handelt sich um periphere Karzinome mit Osteolyse der 1. Rippe und Infiltration des unteren Plexus. Klinisch imponieren sie mit typischen Schmerzen im Versorgungsgebiet C8, Th1+2, bei Vollbild mit Horner-Syndrom.

Die Therapie besteht in einer lokalen Bestrahlung mit 40 Gy über 4 Wochen, gefolgt von einer En-bloc-Resektion des Oberlappens mit der 1. Rippe (oder mehreren) und Lyse des Plexus brachialis. Je nach Ausdehnung ist eine Freilegung und ggf. ein prothetischer Ersatz der großen Armgefäße notwendig. Postoperativ wird die Strahlendosis auf 60 Gy über 2 Wochen aufgesättigt.

Bei verbliebenen Tumorresten, insbesondere an der Wirbelsäule (R2), kommt die Implantation von After-loading-Kathetern für die lokale Hochdosisstrahlentherapie in Frage.

### 7.3.2 Postoperative adjuvante Strahlentherapie (bei R0-Resektion)

Eine routinemäßige postoperative Nachbestrahlung bei R0-Situation ist nicht indiziert; sie wird allerdings durchgeführt bei mediastinalem Lymphknotenbefall (pN2/3), sowie individuell nach Brustwandresektion (pT3) und pT4-Tumoren. Es werden 50 Gy in 5 Wochen auf das Mediastinum und die Tumorregion appliziert. Eine Verlängerung der Überlebenszeit wird gegenüber nichtbestrahlten Patienten erreicht, die Erhöhung der Fünfjahresüberlebensrate ist jedoch gering.

### 7.3.3 Postoperative additive Strahlentherapie (bei R1/R2-Resektion)

Bei inkompletter Resektion (R1–R2) ist eine Nachbestrahlung indiziert. Die perkutane Bestrahlung und die Brachytherapie stehen zur Verfügung.

Bei der perkutanen Bestrahlung ist es sinnvoll, intraoperativ die Tumorreste mit Metallclips zu markieren, um ein möglichst genaues Zielvolumen abzugrenzen.

Die After-loading-Technik setzt voraus, daß vom Chirurgen am Tumorrest After-loading-Katheter implantiert werden. Da solche Entscheidungen meist erst intraoperativ getroffen werden, ist eine enge Zusammenarbeit mit dem Strahlentherapeuten Voraussetzung.

## 7.4 Stellung der systemischen Therapie

### 7.4.1 Übersicht

Eine Chemotherapie kommt sowohl für Patienten im Tumorstadium IIIa/b als auch für Patienten im Tumorstadium IV in Betracht. In der Therapie der lokal fortgeschrittenen Tumorstadien kann dabei die Chemotherapie allein oder in Kombination mit der Strahlentherapie in Form einer adjuvanten Therapie, einer neoadjuvanten Behandlung oder aber auch als alleinige definitive Therapie eingesetzt werden. Dabei kommen neoadjuvante oder adjuvante Therapieansätze insbesondere für Patienten mit N2-Situationen in Betracht, eine neoadjuvante Therapiestrategie kann darüber hinaus noch Patienten mit geringem T4- oder N3-Status einschließen. Die definitive Chemo-/Radiotherapie wird überwiegend in den fortgeschrittenen T4- und/oder N3-Stadien Anwendung finden. Bei metastasierter Erkrankung steht die alleinige Chemotherapie als palliative Therapiemaßnahme zur Verfügung.

### 7.4.2 Auswahl der Medikamente

Medikamente mit Ansprechraten von über 15% in der Monotherapie sind Cisplatin, Ifosfamid, Mitomycin, Vindesin, Etoposid, Carboplatin und – neuerdings – Taxol, Taxotere, Topotecan und Gemcitabin. Aus diesen Medikamenten setzen sich die Chemotherapiekombinationen zusammen, die im Rahmen der neoadjuvanten und adjuvanten Therapiekonzepte wie auch bei simultaner Chemo-/Radiotherapie Anwendung finden. Im metastasierten Stadium können Kombinationen dieser Medikamente wie auch Monotherapien Anwendung finden.

### 7.4.3 Einsatz der Chemotherapie im Stadium III mit N2-Befall

Die Fünfjahresüberlebensrate bei N2-Befall hängt entscheidend von der Ausdehnung der mediastinalen Lymphknotenmetastasierung ab. Bei minimalem N2-Befall werden Fünfjahresüberlebensraten von 20–30%, bei fortgeschrittenem N2-Befall von 10% erreicht. Der adjuvante oder neoadjuvante Einsatz einer Chemotherapie versucht, diese Behandlungsergebnisse zu verbessern.

#### Adjuvante Chemotherapie

Eine adjuvante Chemotherapie nach R0-Resektion ist bisher nicht gesichert. Ältere Therapiestudien mit Cyclophosphamid oder Stickstofflost haben keine Verlängerung der rezidivfreien Überlebenszeit bzw. der Gesamtüberlebenszeit der Patienten erbracht. Die Erfahrungen mit Kombinationschemotherapien, die eine nachweisbare Aktivität beim nichtkleinzelligen Bronchialkarzinom besitzen, sind bisher sehr begrenzt. In einer Studie der Lung Cancer Study Group (Holmes et al. 1986) wurde bei Patienten mit Adenokarzinom oder großzelligem Karzinom eine alleinige Operation mit einer Operation und nachfolgender Chemotherapie mit dem CAP-Protokoll verglichen. Von 130 aufgenommenen Patienten wiesen 45% ein Stadium II und 55% ein Stadium III mit einem geringen N2-Befall auf. Mediane Überlebenszeiten mit 18 vs. 27 Monaten und Fünfjahresüberlebensraten mit 17%, vs. 26% zeigen einen Vorteil für die chemotherapierten Patienten. In der Patientengruppe mit fortgeschrittenem N2-Befall oder R1-Situation führte dieselbe Gruppe eine randomisierte Studie mit dem Vergleich einer alleinigen postoperativen Strahlentherapie mit 40 Gy vs. einer postoperativen Chemotherapie nach dem CAP-Protokoll über 6 Zyklen mit anschließender Bestrahlung durch (Holmes et al. 1993). Hierbei betrugen die Fünfjahresüberlebensraten 12% vs. 23% zugunsten der chemotherapierten Patienten. Diese Ergebnisse deuten einen Vorteil für die adjuvante Therapie an, ihr Stellenwert ist jedoch außerhalb von Studien nicht etabliert.

**Neoadjuvante (präoperative) Chemotherapie**

Als neoadjuvante Chemotherapie werden häufig die Kombinationen Cisplatin/Vincaalkaloid/Mitomycin C (MVP), Cisplatin/Ifosfamid/Mitomycin (MIC) und Cisplatin/Etoposid (PE) eingesetzt. Mit diesen Schemata sind Ansprechraten von 40–80% beschrieben. In der Gruppe aus New York (Martini et al. 1993) wurden 136 Patienten mit ausgedehntem N2-Befall und Befall mehrerer Lymphknotenstationen nach dem MVP-Schema über 3 Zyklen behandelt. Die Remissionsrate betrug 78%. Eine R0-Resektion konnte bei 65% der Patienten durchgeführt werden. Die mediane Überlebenszeit für das Gesamtkollektiv betrug 19 Monate, die Fünfjahresüberlebensrate 17%. In der Toronto-Gruppe (Burkes et al. 1992) wurde mit dem gleichen Chemotherapieprotokoll eine Remissionsrate von 71% und eine R0-Resektionsrate von 51% erreicht. Hierbei betrug die Fünfjahresüberlebensrate 29%.

Ob das neoadjuvante Therapiekonzept signifikante Vorteile gegenüber einer Operation bringt, ist bisher nicht eindeutig geklärt. Kleinere randomisierte Studien mit jeweils 60 Patienten mit N2-Befall aus einer spanischen Arbeitsgruppe (Rosell et al. 1994) und aus dem M.D. Anderson Hospital, Houston (Roth et al. 1994), verglichen die alleinige

Operation mit Nachbestrahlung gegen ein neoadjuvante Chemotherapie mit dem MIC- bzw. CEC- (Cyclophosphamid/Etoposid/Cisplatin-)Protokoll mit anschließender Operation und Nachbestrahlung. Die Überlebenszeitanalysen zeigten hochsignifikante Vorteile für die chemotherapierten Patienten mit einer Zweijahresüberlebensrate von 26% vs. 0% in der spanischen und 50% vs. 15% in der Houstoner Untersuchung. Der wesentliche Kritikpunkt an beiden Studien ist die sehr ungünstige Überlebenskurve des Kontrollarmes mit alleiniger Operation. Zur definitiven Beurteilung einer neoadjuvanten Therapiestrategie sind große randomisierte Studien mit exakt definierten Einschlußkriterien erforderlich.

**Neoadjuvante kombinierte Chemoradiotherapie bei N2-Befall**
In Kombination mit simultaner Bestrahlung werden die Chemotherapiekombinationen Cisplatin/Etoposid, Cisplatin/5-FU oder Cisplatin/Vindesin bzw. Cisplatin/Ifosfamid eingesetzt. Die Behandlung erfolgt über 2–4 Zyklen, die Bestrahlung erfolgt zeitgleich zur Chemotherapie. Die präoperativen Strahlendosen schwanken zwischen 30 und 50 Gy.

Mit dem kombinierten Chemo-/Strahlentherapieverfahren werden Remissionsraten von 60–80% beschrieben. Die SWOG (Albain et al. 1994) führte eine neoadjuvante Behandlung mit Cisplatin/Etoposid plus einer präoperativen Strahlentherapie mit 45 Gy bei insgesamt 74 Patienten mit N2-Befall durch. Die R0-Resektionsrate lag bei 75%, die mediane Überlebenszeit betrug 13 Monate und die Dreijahresüberlebensrate 26%. Vergleichbare Ergebnisse wurden von der Essener Arbeitsgruppe (Wilke et al. 1995) mitgeteilt. Hier erhielten 48 Patienten mit einem N2-Befall eine präoperative Chemotherapie mit Cisplatin/Etoposid und eine hyperfraktionierten Bestrahlung mit insgesamt 34 Gy. Eine R0-Resektion war bei 60% der Patienten möglich, bei 27% fanden sich dabei pathologisch gesicherte komplette Remissionen. Die mediane Überlebenszeit betrug 18 Monate, die Dreijahresüberlebensrate 30%.

Im Vergleich zur alleinigen neoadjuvanten Chemotherapie ist die kombinierte Chemo-/Radiotherapie mit einer höheren Toxizität verbunden. Darüber hinaus kann die Vorbestrahlung die nachfolgende Operation komplizieren und birgt möglicherweise bei Manschettenresektionen ein erhöhtes Nahtinsuffizienzrisiko in sich. Der Zeitpunkt der Operation sollte innerhalb eines Monats nach Beendigung der Strahlentherapie liegen. Ob Vorteile zur alleinigen neoadjuvanten Chemotherapie bestehen, muß in randomisierten Studien geprüft werden.

**Entscheidungskriterien zur Behandlung von Patienten im Stadium IIIa**
Aufgrund der Vielzahl der infrage kommenden Therapiemöglichkeiten kann die Auswahl und Festlegung einer Therapiestrategie im Einzelfall Probleme bereiten. Patienten in einem Stadium T3N0-1 sollten primär operiert und ggf. nachbestrahlt werden. Beim Pancoast-Tumor ist die präoperative Strahlentherapie, die anschließende Resektion und die postoperative Aufsättigung der Strahlendosis etabliert.

In der Diskussion ist die Therapie der N2-Stadien. Die Frage der Effektivität einer neoadjuvanten oder adjuvanten Chemo- oder Chemostrahlentherapie wird derzeit in klinischen Studien geprüft. Ein mögliches therapeutisches Konzept ist bei Patienten mit geringem mediastinalem Lymphknotenbefall im bildgebenden Verfahren eine primäre Operation mit adjuvanter Therapie durchzuführen und bei Patienten mit fortgeschrittenem mediastinalem Lymphknotenbefall und Befall mehrerer Lymphknotenstationen eine neoadjuvante Therapie einzuleiten. Ein Flußdiagramm zur Therapieentscheidung im Stadium IIIa zeigt nachfolgende Abb. 4

### 7.4.4 Einsatz der Chemotherapie im Stadium IIIb

Das Stadium IIIb ist eine lokal fortgeschrittenen Erkrankung, welche im Regelfall einer chirurgischen Therapie nicht mehr zugänglich ist. Weit verbreitet ist bisher die Durchführung einer alleinigen Strahlentherapie, deren Einfluß auf die Langzeitüberlebensrate der Patienten jedoch umstritten ist (Johnson et al. 1990). Für Patienten mit mediastinalem N3-Befall oder einer T4-Lokalisation mit fehlender Abgrenzung gegenüber den Mediastinalstrukturen (z. B. V. cava, Herzvorhof) kann eine Chemotherapie oder kombinierte Chemo-/Strahlentherapie mit neoadjuvanter Intention durchgeführt werden. Für die übrigen Stadium-IIIb-Patienten stehen Chemo- und Strahlentherapie als definitive Behandlungsmaßnahme zur Verfügung.

**Neoadjuvante Chemoradiotherapie im Stadium IIIB**
Die Behandlungsprotokolle entsprechen hier denen der neoadjuvanten Therapie im Stadium IIIA. Bisherige Studienerfahrungen konnten belegen, daß auch im Stadium IIIB unter einer neoadjuvanten Therapie komplette Remissionen einer mediastinalen Lymphknotenmetastasierung zu erreichen sind. In der Untersuchung der SWOG (Albain et al. 1994) wurden 53 Patienten und in der Untersuchung der Essener Arbeitsgruppe (Wilke et al. 1995) 40 Patienten im Stadium IIIB mit Cisplatin/Etoposid und gleichzeitiger Strahlentherapie behandelt. In beiden Studien betrug

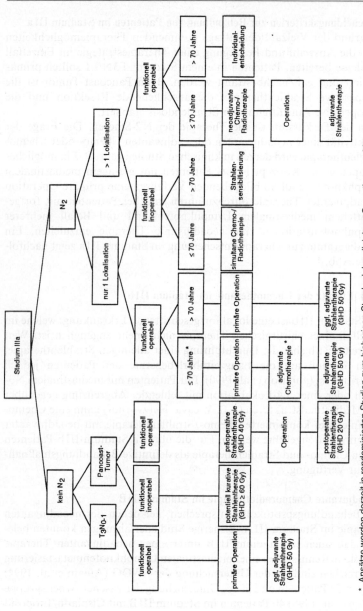

* Ansätze werden derzeit in randomisierten Studien zum bisherigen Standard der alleinigen Operation geprüft.
+ Die Altersangabe berücksichtigt das biologische Alter.

**Abb. 4.** Flußdiagramm zur Therapieentscheidung im Stadium IIIa

die Rate der pathologischen kompletten Remissionen 20%. Eine R0-Resektion war bei 50% der Patienten möglich. Die vorläufige Überlebens-zeitanalyse zeigte eine Dreijahresüberlebensrate von 37% in der Essener Studie. Insgesamt sind diese ersten Untersuchungsergebnisse ermutigend. Die Bestätigung durch größere Studien steht jedoch aus.

### Definitive simultane Chemostrahlentherapie

Beim inoperablen Patienten sind die Erfahrungen einer definitiven simultanen Chemo-/Strahlentherapie begrenzt. Es werden Remissionsra-ten von 50% erreicht, die Überlebenskurven zeigen eine mediane Überle-benszeit von 12–18 Monaten und eine Dreijahresüberlebensrate von 10–15% (Weitberg et el. 1993). Ob dieses Verfahren somit bei inoperablen Patienten im Vergleich zur alleinigen Strahlentherapie Vorteile bietet, ist derzeit nicht geklärt.

### Konsekutive Chemoradiotherapie als definitive Therapie

Mitte der 80er Jahre durchgeführte Untersuchungen mit dem Vergleich einer alleinigen Strahlentherapie vs. Chemotherapie plus anschließender Strahlentherapie erbrachten keinen signifikanten Vorteil für die chemo-therapierten Patienten. Wesentlicher Kritikpunkt in diesen Studien ist die Gabe von Chemotherapiekombinationen mit nicht ausreichender Aktivi-tät beim nichtkleinzelligen Bronchialkarzinom. Neuere Untersuchungen der Cancer und Leukemia Group B (Dillmann et al. 1990), der französi-schen Arbeitsgruppe (Le Chevalier et al. 1991) und einer multizentrischen deutschen Studien (Wolf et al. 1994) zeigen bei Verwendung von effektiven Chemotherapiekombinationen einen signifikanten Vorteil für die chemo-therapeutischen behandelten Patienten. In der CALGB-Studie erhielten 155 Patienten mit T 3- oder N 2-Kriterien entweder eine alleinige Radiothe-rapie mit 60 Gy oder 2 Zyklen mit Cisplatin/Vinblastin und einer anschließenden Radiotherapie. Hier betrugen die medianen Überlebens-zeiten 13,8 vs. 9,7 Monate und die Dreijahresüberlebensraten 20% vs. 10%. Diese Ergebnisse sind zwischenzeitlich in einer Nachfolgestudie der RTOG (Sause et al. 1995) überprüft worden. Hier wurden 450 Patienten randomisiert auf eine alleinige konventionelle Radiotherapie mit 60 Gy, eine hyperfraktionierte Bestrahlung mit gleicher Gesamtdosis oder 2 Zyklen Chemotherapie mit Cisplatin/Vindesin und nachfolgender kon-ventioneller Strahlentherapie. Auch hier zeigt die vorläufige Analyse der Überlebensdaten einen signifikanten Vorteil für die chemotherapierten Patienten, die beiden Strahlungsmodalitäten unterschieden sich bisher nicht.

Aufgrund dieser neueren Daten kann angenommen werden, daß die konsekutive Chemo-/Radiotherapie Überlebensvorteile im Vergleich zur alleinigen Radiotherapie erreicht.

**Strahlensensibilisierung**

Das Prinzip der Strahlensensibilisierung beruht auf der Gabe einer niedrig dosierten Chemotherapie gleichzeitig zur Bestrahlung mit dem Ziel einer verbesserten lokalen Tumorkontrolle. Zum Einsatz kommen im Regelfall Cisplatin oder Carboplatin, neuerdings auch Taxol. Eine randomisierte Studie der EORTC (Schaake-Koning et al. 1992) mit dem Vergleich einer alleinigen Strahlentherapie vs. einer Bestrahlung mit entweder 30 mg/m$^2$ Cisplatin wöchentlich oder 6 mg/m$^2$ Cisplatin täglich zeigte einen signifikanten Vorteil für die tägliche Cisplatingabe im Vergleich zur alleinigen Strahlentherapie. Die wöchentliche Applikation wies eine etwas ungünstigere mediane Überlebenszeit, aber nahezu gleich Dreijahresüberlebensrate wie die tägliche Applikation auf.

Das Platinderivat Carboplatin stellt eine Alternative zur Cisplatinbehandlung dar. In Phase-II-Studien konnten Remissionsraten und Überlebenszeiten mit Carboplatin als Radiosensitizer erzielt werden, die denen des Cisplatins entsprachen. Eingesetzt werden Dosierungen von 150–200 mg/m$^2$ 1mal wöchentlich (Wolf et al. 1992)

Taxol führt zu einer Blockade des Mikrotubulussystems und somit zu einer Arretierung der wachsenden Zellen in der Mitosephase, die die strahlensensibilisierte Zellzyklusphase darstellt. Bei konventioneller Fraktionierung und Splitkursradiotherapie sind maximale Dosen von 85 mg/m$^2$ Paxlitaxel 1mal wöchentlich zusammen mit einer Strahlendosis von 56 Gy applizierbar (Wolf et al. 1995). Bei hyperfraktionierter Bestrahlung ohne Splitkurstechnik liegt die maximale tolerable Dosis mit 60 mg/m$^2$ wöchentlich deutlich niedriger (Choi et al. 1994). Erste klinische Erfahrungen zeigen hohe Remissionsraten, die jedoch einer Überprüfung an größeren Patientenzahlen bedürfen.

**Entscheidungskriterien zur Therapie im Stadium III B**

Für Patientengruppen mit mediastinalen kontralateralen Lymphknotenmetastasen und einer fehlenden sicheren Abgrenzung gegenüber Mediastinalstrukturen wie z. B. der V. cava oder des Herzvorhofs scheint die Durchführung einer neoadjuvanten Therapie heute die Behandlung der ersten Wahl zu sein. Hier besteht trotz des ausgedehnten Tumorstadiums ein kurativer Therapieanspruch. Für Patienten in weiter fortgeschrittenen III B-Stadien mit supraklavikulärem Lymphknotenbefall und nachweisbarer Invasion mediastinaler Organe oder der Wirbelsäule ist die Frage

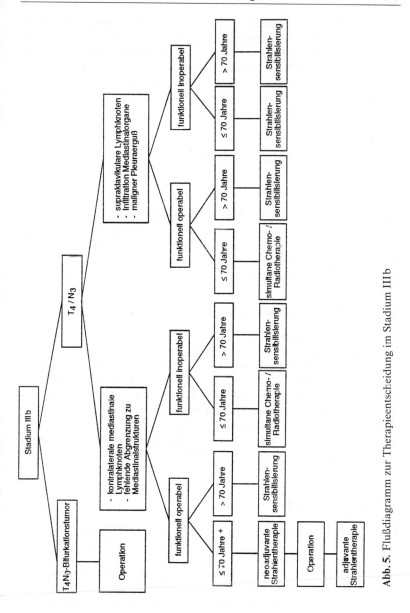

**Abb. 5.** Flußdiagramm zur Therapieentscheidung im Stadium IIIb

nach der optimalen Therapie bisher nicht geklärt. Hier scheint die Durchführung einer zusätzlichen Chemotherapie Vorteile im Vergleich zur alleinigen Bestrahlung zu bringen. Ob diese Chemotherapie in Form eienr konsekutiven Chemo-/Radiotherapie, einer Strahlensensibilisierung oder einer simultanen kombinierten Chemo-/Radiotherapie durchgeführt werden sollte, ist eine offene Frage. Ein Flußdiagramm der Therapieentscheidung im Stadium III B zeigt Abb. 5.

# 8 Indikation zur Chemotherapie im Stadium IV

## 8.1 Auswahl der Patienten

Die Chemotherapie um Stadium IV besitzt palliativen Charakter. Sie sollte nur bei Patienten mit gutem Allgemeinzustand durchgeführt werden. Liegt der Karnofsky-Index unter 80%, sollte auf die Gabe einer Chemotherapie verzichtet werden. Ebenso erscheint die Chemotherapie im hohen Alter nicht indiziert.

## 8.2 Zeitpunkt des Therapiebeginns

Eine palliativ orientierte Chemotherapie sollte bei Progression der Erkrankung oder bei Vorliegen von tumorassoziierten Beschwerden eingeleitet werden. Die Remissionsrate ist bei einer rasch proliferierenden Erkrankung höher als bei langsam wachsenden Tumoren (Wolf et al. 1989). Ein häufiges therapeutisches Vorgehen ist daher die Kontrolle des Tumorwachstums über einen definierten Zeitraum von 2–3 Monaten und Einleitung einer Chemotherapie bei Progreß der Erkrankung. Bei symptomatischen Patienten sollte mit dem Beginn der Chemotherapie nicht gewartet werden, wobei der Allgemeinzustand des Patienten zu beachten ist.

## 8.3 Wahl der Therapie

Die Ansprechraten auf eine Chemotherapie im metastasierten Stadium liegen im Bereich von 20–30%. Polychemotherapien erreichen dabei höhere Remissionsraten als Monotherapien, ihr Einfluß auf die Überlebenszeit ist jedoch umstritten. Neben der Gabe einer Polychemotherapie kommt daher auch die Durchführung einer Monotherapie oder gar der Verzicht auf eine Chemotherapie und die Durchführung eines „best supportive care" für diese Patientengruppe in Betracht.

### 8.3.1 Polychemotherapie

Mehrere große randomisierte Studien mit dem Vergleich der etablierten Polychemotherapiekombinationen (Weinck et al. 1986; Ruckdeschel et al. 1986) zeigen keine oder nur geringe (Crino et al. 1995) Aktivitätsunterschiede zwischen den einzelnen Behandlungsprotokollen. Aufgrund des günstigen Nebenwirkungsprofiles ist der Einsatz der Kombination Mitomycin/Vindesin weit verbreitet (Gatzemeier et al. 1990). Kombinationen mit den neuen Substanzen unter Einschluß von Taxol, Vinorelbin oder Gemcitabin werden derzeit in kontrollierten Studien geprüft. Die Kombination Vinorelbin/Cisplatin scheint der Kombination Etoposid/Cisplatin überlegen zu sein; gleiches gilt möglicherweise für Taxol/Carboplatin, wenngleich randomisierte Studien zu der scheinbaren Überlegenheit von Taxol/Carboplatin noch ausstehen. Insgesamt ist derzeit eine Überlegenheit eines Protokolles im Vergleich zu den übrigen häufig eingesetzten Schemata nicht sicher belegt.

### 8.3.2 Monotherapien

Eine Monotherapie mit einer Substanz mit etablierter Aktivität erreicht zwar niedrigere Remissionsraten als die Kombinationschemotherapie, sie ist jedoch in nahezu allen randomisierten Studien nicht mir einer Verschlechterung der Überlebenszeit verbunden (Bonomi et al. 1989; Rosso et al. 1988; Klastersky ct al. 1989). Die Gabe einer Monochemotherapie stellt daher eine gerechtfertigte Therapieoption dar. Die Auswahl der Medikamente sollte sich an der Toxizität der Substanzen orientieren. Die Substanz Gemcitabin besitzt bei üblicher Applikation ein sehr niedriges Nebenwirkungsprofil und konnte in einer multizentrischen Phase-II-Studie-Remissionsraten von über 20% erreichen (Gatzemeier et al. 1995). Die Substanz Taxol erreichte in 2 kleineren Phase-II-Studien ebenfalls Remissionsraten von über 20%, diese Substanz verursacht jedoch eine Alopezie. Orales Etoposid ist ebenfalls mit dem Nachteil der Alopezie und einer schwierig zu kalkulierenden Knochenmarktoxizität behaftet. Diese Nebenwirkungen sind bei oraler Trophosphamidgabe nicht zu befürchten. Nur noch selten Anwendung finden in der Monotherapie die intravenöse unter stationären Bedingungen zu applizierenden Substanzen Cisplatin und Ifosfamid.

### 8.3.3 „best supportive care"

Aufgrund der unbefriedigenden Ergebnisse der Chemotherapie im Stadium IV wird deren Durchführung kontrovers diskutiert. Mehrere randomisierte Studien haben die Durchführung einer Chemotherapie gegen ein Vorgehen mit „best supportive care" verglichen. Die Ergebnisse dieser Untersuchungen sind nicht einheitlich und zeigen in einigen Studien einen Vorteil für die chemotherapierten Patienten, in anderen Studien hingegen keine Überlebenszeitunterschiede (Übersicht in Cellerino et al. 1990). Die Entscheidung muß daher sehr individuell getroffen werden.

### 8.3.4 Entscheidungskriterien zur Therapieauswahl

Die Entscheidung zur Einleitung einer Chemotherapie im Stadium IV ist im Individualfalle zu treffen und hat verschiedene Faktoren zu berücksichtigen. Ein Flußdiagramm der Therapieauswahl unter Berücksichtigung der wesentlichen Faktoren zeigt Abb. 6.

### 8.4 Therapiedauer

Die Chemotherapie wird zunächst über 1 Zyklus appliziert. Eine Fortsetzung über den 1. Zyklus hinaus ist nur bei fehlender Progression der Erkrankung sinnvoll. Nach 2 Zyklen sollte in jedem Falle eine Kontrolle des Tumoransprechens durchgeführt werden. Bei ansprechenden Patienten ist eine Weiterbehandlung bis zum 4. und in Einzelfällen auch bis zum 6. Zyklus gerechtfertigt. Nicht ansprechende Patienten sollten keine weitere Chemotherapie erhalten.

### 8.5 Modifikation der Standarddosis

Modifikation der Standarddosis orientieren sich an den allgemeinen Richtlinien und sind nicht speziell für diese Tumorentität durchzuführen.

### 8.6 Besonderheiten zur Begleittherapie

Auch hier treten bei nichtkleinzelligen Bronchialkarzinomen keine über die allgemeine bekannten Behandlungsrichtlinien hinausgehenden Besonderheiten auf.

### 8.7 Erhaltungstherapien

Eine Erhaltungstherapie im Stadium IV der Erkrankung ist nicht sinnvoll.

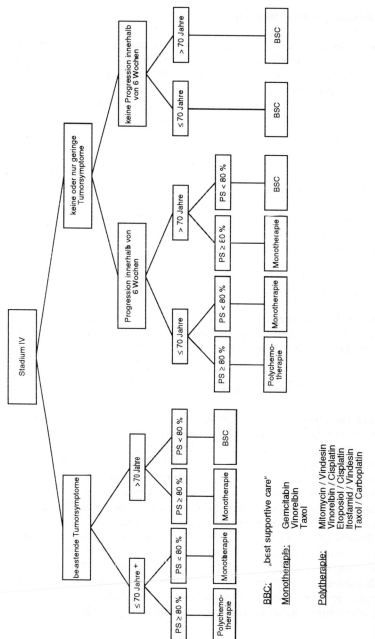

**Abb. 6.** Flußdiagramm zur Therapieentscheidung im Stadium IV

# 9 Rezidiv-/Salvagetherapie

Eine Indikation zur Rezidivtherapie ist nur dann gegeben, wenn beim Patienten eine längerfristige Remission durch die Gabe einer Chemotherapie erzielt werden konnte. Die Remissionsdauer sollte mindestens 3 Monate betragen haben. In diesem Fall kann ein erneuter Behandlungsversuch mit der initial eingesetzten Chemotherapiekombination durchgeführt werden. Spricht die Erkrankung nicht auf die Initialtherapie an, so ist ein Wechsel auf ein Second-line-Therapieprotokoll in der Regel nicht sinnvoll.

# 10 Maßnahmen zur Therapiekontrolle

Die Kontrolle des Ansprechens spätestens nach 2 Chemotherapiezyklen ist essentiell. Blutbildkontrollen zwischen den einzelnen Behandlungen sollten durchgeführt werden.

# 11 Besondere Hinweise

Mehrere Institutionen führen in Deutschland monozentrische und multizentrische Therapiestudien zum nichtkleinzelligen Bronchialkarzinom durch. Die Anschriften sind über die Autoren zu beziehen.

# 12 Zukünftige Entwicklungen

In der Therapie des nichtkleinzelligen Bronchialkarzinoms konzentrieren sich derzeit die therapeutischen Bemühungen um eine Verbesserung der Behandlungsstrategie für Patienten mit lokal fortgeschrittenen Tumorerkrankungen. Zukünftige Studienkonzepte werden hier die Patientengruppen zu definieren haben, die von adjuvanten oder neoadjuvanten Strategien profitieren können. Darüber hinaus sind in den letzten Jahren neue Substanzen entwickelt worden, die in ersten Therapiestudien Remissionsraten von 20% und mehr erreicht haben und somit eine Aktivität beim nichtkleinzelligen Bronchialkarzinom aufweisen. Es handelt sich hierbei im wesentlichen um die Medikamente Taxol, Gemcitabin, Fotemustin, Navelbin, Campothecin und Methotrexatderivate. Die Prüfung dieser Substanzen ist nicht abgeschlossen, insbesondere stehen randomisierte Vergleiche zu etablierten Protokollen aus. Möglicherweise stellen sie jedoch therapeutische Alternativen mit vergleichbarer Aktivität dar.

Ohne nachweisbare Effektivität waren bisher experimentelle Therapieansätze mit der Prüfung von Interferon, Interleukin sowie resistenzmodu-
lierenden Substanzen wie Cyclosporin oder Kalziumkanalblockern. Zur
Prognoseverbesserung der Patienten ist die Entwicklung neuer Therapieansätze auf dem Boden experimenteller Tumorforschung unverzichtbare
Voraussetzung.

## 13 Therapieschemata

Die folgende Zusammenstellung häufig applizierter Chemotherapieprotokolle orientiert sich an der jeweiligen Behandlungsintention und sollte
jeweils nur unter dieser Therapiezielsetzung eingesetzt werden.

### 13.1 Neoadjuvante Chemotherapie Stadium III A und III B

| MVP | | | | (Gralla 1991) |
|---|---|---|---|---|
| Mitomycin C | 8 mg/² | i.v. | Bolus | Tag 1 |
| Vindesin | 3 mg/m² | i.v. | Bolus | Tag 1, 8, 15 |
| Cisplatin | 120 mg/m² | i.v. | 1-h-Infusion | Tag 1 |
| Wiederholung Tag 29 | | | | |

| MIC | | | | (Rosell 1993) |
|---|---|---|---|---|
| Mitomycin C | 6 mg/m² | i.v. | Bolus | Tag 1 |
| Ifosfamid | 3 g/m² | i.v. | 1-h-Infusion | Tag 1 |
| Cisplatin | 50 mg/m² | i.v. | 1-h-Infusion | Tag 1 |
| Wiederholung Tag 29 | | | | |

## 13.2 Neoadjuvante Chemo-/Radiotherapie Stadium IIIA und IIIB

| PE | | | | (Wilke et al. 1995) |
|---|---|---|---|---|
| Cisplatin | 60 mg/m$^2$ | i.v. | 30-min-Infusion | Tag 1, 7 |
| Etoposid | 150 mg/m$^2$ | i.v. | 1-h-Infusion | Tag 3, 4, 5 |
| plus | | | | |
| Cisplatin | 50 mg/m$^2$ | i.v. | 30-min-Infusion | Tag 2, 9 |
| Etoposid | 100 mg/m$^2$ | i.v. | 1-h-Infusion | Tag 4, 5, 6 |
| RT (GHD 45 Gy) | 2mal 1, 5 Gy | | | Tag 1–5, 8–12, 15–19 |

| PV oder PI | | | | (Wolf et al. 1995) |
|---|---|---|---|---|
| Cisplatin | 100 mg/m$^2$ | i.v. | 30-min-Infusion | Tag 1, 29, 56 |
| Vindesin | 3 mg/m$^2$ | i.v. | Bolus | Tag 1, 8, 29, 36, 56, 63 |
| oder | | | | |
| Cisplatin | 100 mg/m$^2$ | i.v. | 30-min-Infusion | Tag 1, 29, 56 |
| Ifosfamid | 1500 mg/m$^2$ | i.v. | 1-h-Infusion | Tag 1, 2, 3, 29, 30, 31, 56, 57, 58 |
| RT (GHD 36 Gy) | 1, 8 Gy | | | Tag 36–40, 43–47, 50–54, 63–67 |

## 13.3 Adjuvante Chemotherapie im Stadium IIIA

| CAP | | | (Holmes u. Gail 1986) |
|---|---|---|---|
| Cisplatin | 40 mg/m$^2$ | i.v. | Tag 1 |
| Adriamycin (Doxorubicin) | 40 mg/m$^2$ | i.v. | Tag 1 |
| Cyclophosphamid | 400 mg/m$^2$ | i.v. | Tag 1, 2, 3, 4 |
| Wiederholung Tag 29 | | | |

Alternativen sind die bereits aufgeführten Protokolle MVP, MIC, PE und PI.

## 13.4 Strahlensensibilisierung im Stadium IIIB

| Cisplatin | | | | (Schaake-Holning 1995) |
|---|---|---|---|---|
| Cisplatin oder | 30 mg/m² | i.v. | 1-h-Infusion | Tag 1, 8, 29, 36 |
| Cisplatin | 6 mg/m² | i.v. | | Tag 1–4, 8–12, 29–33, 36–40 |
| RT (GHD 55 Gy) | 3 Gy | | | Tag 1–5, 8–12 |
| | 2,5 Gy | | | Tag 29–33, 36–40 |

| Taxol | | | | (Wolf et al. 1995) |
|---|---|---|---|---|
| Taxol | 85 mg/m² | i.v. | 3-h-Infusion | Tag 1, 8, 15, 36, 43, 50 |
| RT | 1, 8 Gy | | | 1–5, 8–12, 15–19, 36–40, 43–47, 50–54 |

## 13.5 Palliative Chemotherapie im Stadium IV

### 13.5.1 Monotherapie Stadium IV

| Gemcitabinmonotherapie | | | | (Gatzemeier et al. 1995) |
|---|---|---|---|---|
| Gemcitabin | 1250 mg/m² | i.v. | 3-h-Infusion | Tag 1, 8, 15 |
| ab Tag: weiter in 14tägigen Intervallen bis Progression | | | | |

| Vinorelbinmonotherapie | | | | (Smith et al. 1995) |
|---|---|---|---|---|
| Vinorelbin | 30 mg/m² | i.v. | Bolus | Tag 1, 8, 15, 22 usw. fortlaufend wöchentlich |
| Minimum 4 Wochen; bei Response bis Progression; bzw. bei NC für 18 Wochen | | | | |

| **Taxolmonotherapie** | | | | (Gatzemeier et al. 1995) |
|---|---|---|---|---|
| Taxol | 225 mg/m$^2$ | i.v. | 3-h-Infusion | Tag 1 |
| Wiederholung Tag 22–29 | | | | |

| **Trophosfamidmonotherapie** | | | |
|---|---|---|---|
| Trophosfamid | 100 mg | p.o. | tägl. Dauertherapie |

## 13.5.2 Kombinationschemotherapie Stadium IV

| **IV** | | | | (Wolf et al. 1989) |
|---|---|---|---|---|
| Ifosfamid | 1500 mg/m$^2$ | i.v. | 1-h-Infusion | Tag 1, 2, 3, 4, 5 |
| Vindesin | 3 mg/m$^2$ | i.v. | Bolus | Tag 1, 5 |

| **MV** | | | | (Gatzemeier et al. 1990) |
|---|---|---|---|---|
| Mitomycin C | 10 mg/m$^2$ | i.v. | Bolus | Tag 1 |
| Vindesin | 3 mg/m$^2$ | i.v. | Bolus | Tag 1, 8 |

| **Vinorelbin/Cisplatin** | | | | (Smith et al. 1995) |
|---|---|---|---|---|
| Vinorelbin | 30 mg/m$^2$ | i.v. | Bolus | Tag 1, 8, 15, 22 |
| Cisplatin | 120 mg/m$^2$ | i.v. | 2-h-Infusion | Tag 1 |
| Wiederholung Tag 29, danach Cisplatin nur alle 6 Wochen und Vinorelbin wöchentlich weiter | | | | |

| Taxol/Carboplatin | | | | (Langer et al. 1995) |
|---|---|---|---|---|
| Taxol | 135 mg/m$^2$ | i.v. | 3-h-Infusion | Tag 1 |
| Carboplatin | AUC 7,5 mg/ml/min | i.v. | 15-min-Infusion | Tag 2 |

Die Absolutdosis kann nach der Calvert-Formel berechnet werden. Dosis Carboplatin in mg = Ziel AUX × (GFR + 25). GFR = glomeruläre Filtrationsrate, ermittelt durch $^{51}$Cr-EDTA-Clearance

## Literatur

Albain K, Rusch V, Crowley J et al. (1994) Concurrent cisplatin (DDP), VP16, and chest irradiation (RT) followed by surgery for stages III A and III B non small cell lung cancer (NSCLC): A Southwest Oncology Group (SWOG) Study (#8805). Proc Am Soc Clin Oncol 13. 337 (p 1120)

Ayesh R, Idle JR, Ritchie JC et al. (1984) Metabolic oxidation phenotypes as markers for susceptibility to lung cancer. Nature 312:169–170

Bonomi PD, Finkelstein DM, Ruckdeschl JC et al. (1989) Combination chemotherapy versus single agents followed by combination chemotherapy in stage IV non-small cell lung cancer: A Study of the Eastern Cooperative Oncology Group. J Clin Oncol 7 (11):1602–1613

Bulzebruck H, Bopp R, Drings P et al. (1992) New aspects in the staging of lung cancer. Cancer 70:1102–1110

Burkes RL, Ginsberg RJ, Shepherd FA et al. (1992) Induction chemotherapy with mitomycin, vindesine, and cisplatin in for stage III unresectable non-small-cell lung cancer: Results of the Toronto phase II trial. J Clin Oncol 10:580–586

Cellerino R, Tummarello D, Piga A (1990) Chemotherapy or not in advanced non-small cell lung cancer. Lung Cancer 6:99–109

Charmack Holes E (1993) Postoperative chemotherapy for non small cell lung cancer. Chest 103:30–34

Choy W, Akerley H, Safran H et al. (1994) Phase I trial of outpatient weekly paclitaxel and concurrent radiation therapy for advanced non small cell lung cancer. J Clin Oncol 12 (12):2682–2688

Crino LM, Clerici F, Figoli F et al. (1995) Chemotherapy of advanced non small cell lung cancer. A comparison of three active regimens. A randomized trial of the Italian Oncology Group for Clinical Research (G.O.I.R.C.). Ann Oncol 6:347–353

Dillmann RO, Seagren SL, Propert KJ et al. (1990) A randomized trial of induction chemotherapy plus high-dose radiation versus radiation alone in stage III non small cell lung cancer. N Engl J Med 323:940–945

Ebert W, Dienemann H, Fateh-Moghadam A, Scheulen M, Konietzko N, Schleich T, Bombardiere E (1994) CYTOKERTIN 19 fragment CYFRA 21-1 compared with carcinoembryonic antigen, squamous cell carcinoma antigen and neuron-specific enolase in lung cancer. Eur J Clin Chem Clin Biochem 32 (in press)

Gatzemeier U, Heckmayr M, Hossfeld DK et al. (1990) Chemotherapie des fortgeschrittenen nicht-kleinzelligen Bronchialkarzinoms mit Mitomycin-C/Ifosfamid versus Mitomycin-C/Vindesin versus Cisplatin/Etoposid – Eine randomisierte Studie. Pneumologie 44:91–674

Gatzemeier U, Shepherd F, Le Chevalier T et al. (1995) Activity of gemcitabine in patients with non small lung cancer. A multicentre, extended phase-II-study. Eur J Cancer (in press)

Ginsberg RJ (1993) Multimodality therapy for non small cell lung cancer: the role of surgery. Lung Cancer 9 (Suppl 2):25–30

Holmes EG, Gail M (1986) Surgical adjuvant therapy for stage II and stage III adenocarcinoma and large cell undifferential carcinoma. J Clin Oncol 4:710–715

Johnson DH, Einhorn LH, Bartolussi A et al. (1990) Thoracic radiotherapy does not prolong survival in patients with locally advanced, unresectable non small cell lung cancer. Ann Intern Med 113:33–38

Kik K, Osinga J, Carritt B (1987) Deletion of a DNA sequence at the chromosomal region 3p21 in all major types of lung cancer. Nature 330:578–581

Klatersky J et al. (1989) Cisplatin vs Cisplatin plus Etoposid an the treatment of advanced non small cell lung cancer. J Clin Oncol 7 (8):1087–1092

Konietzko N, Ferlinz R, Loddenkemper R und die Arbeitsgemeinschaft „Diagnostik" der „Deutschen Gesellschaft für Pneumologie und Tuberkulose" (1983) Präoperative Lungenfunktionsdiagnostik. Prax Klin Pneumol 37:1199

Le Chevalier T, Arriagada R, Quoix E et al. (1991) Radiotherapy alone versus combined chemotherapy and radiotherapy in unresectable non small cell lung carcinoma. J Natl Cancer Inst 83:417–423

Levine A, Momand J, Finaly C (1991) The p53 tumor suppressor gene. Nature 351:453–456

Loddenkemper R (1983) Criteria of functional operability in patients with bronchial carcinoma: preoperative assessment of risk and prediction of postoperative function. J Thorac Cardiovasc Surg 31:334

Manegold C, Fischer JR, Vogt-Moykopf I, Drings P (1994) Induction chemotherapy (ICT) in stage III A/B non-small cell lung cancer (NSCLC). J Cancer Res Clin Onkol 120 [Suppl]:279

Martini N, Kries MG, Flehinger J et al. (1993) Preoperative chemotherapy for stage IIa (N2) lung cancer: The Sloan Kettering experience with 136 patients. Ann Thorac Surg 55:1365–1374

Naruke T, Suemasu K, Ishikawa S (1978) Lymph node mapping and curability of various levels of metastases in resected lung cancer. J Thorax Cardiovasc Surg 76:832–839

Rosell R, Gomez-Codina J, Camps C et al. (1994) A randomized trial comparing preoperative chemotherapy plus surgery with surgery alone in patients with non small cell lung cancer. N Engl J Med 330:153–158

Rosso R et al. (1988) Etoposie +/− cisplatin in the treatment of advanced non small cell lung cancer (NSCLC): A fonicap randomized trial. Lung Cancer 4 (6):2.27:A 124

Roth JA, Fossella F, Komaki R et al. (1994) A randomized trial comparing perioperative chemotherapy and surgery with surgery alone in resectable stage III A non small cell lung cancer. J Natl Cancer Inst 86 (9):673–680

Ruckdeschel JC et al. (1986) A randomized trial of the four most active regimens for metastatic non small cell lung cancer. J Clin Oncol 4 (1):14–22

Rudiger H, Schwartz U, Serrand E et al. (1989) Reduced 06-methylguanine repair in fibroblast cultures from patients with lung cancer. Cancer Res 49:5623–5626

Schaake-Koning C, Van den Bogaert W, Dalesio O et al. (1992) Effects of concomitant cisplatin and radiotherapy on inoperable non small cell lung cancer. N Engl J Med 326:524–530

Schildberg FW, Sunder-Plassmann L (1990) Chirurgische Therapie des Bronchial-carcinomas. Chirurg 61:558–564

Schirren J, Krysa S, Trainer S, Bülzebruck H, Wassenberg D, Di Rienzo N, Branscheid D (1993) Die Technik der systematischen Lymphadenektomie beim Bronchialkarzinom unter besonderer Berücksichtigung am linken Hemithorax. Z Herz-Thorax-Gefäßchir 7:178–183

Seidegard J Pero RW, Müller DG et al. (1986) A gluthathione transferase in human leucocytes as a marker for the susceptibility to lung cancer. Carcinogenesis 751–753

Smith ThJ, Hillner BE, Neigbors D et al. (1995) Economic evaluation of a randomized clinical trail comparing vinorelbine, vinorelbine plus cisplatin and vindesine plus cisplatin for non small cell lung cancer. J Clin Oncol 13:2166–2173

Splinter TAW, Verhoeven G, Kho GS, Bos E, Zondervan P (1993) Neoadjuvant chemotherapy in stage 3 non small cell lung cancer (NSCLS): Evaluation of response. Proc ASCO 12:359 (abs. 1213)

Stamatis G, Wilke H, Eberhardt W et al. (1994) Chirurgie des lokal fortgeschrittenen nicht-kleinzelligen Bronchialkarzinoms nach intensiver präoperativer Chemo-/Strahlentherapie. Chirurg 65:42–47

Vogt-Moykopf I, Krysa S, Probst G et al. (1991) Die chirurgische Therapie des Bronchialkarzinoms. In: Drings P, Vogt-Moykopf I (Hrsg) Thoraxtumoren. Springer, Berlin Heidelberg New York Tokyo, S 170–186

Watanabe I, Shimizu J, Oda M (1991) Results of surgical treatment in patients with stage III-A non small cell lung cancer. J Thorac Cardiovasc Surg 39:44–49

Weick JK, Crowley J, Natale RB et al. (1991) A randomized trial of five cisplatin-containing in patients with metastatic non small cell lung cancer: A Southwest Oncology Group Study. J Clin Oncol 9 (7):1157–1162

Weitberg AB, Yashar J, Glicksman AS et al. (1993) Combined modality therapy for stage III A non small cell carcinoma of the lung. Eur J Cancer 29 A/4:511–515

Wilke H, Eberhardt W, Stamatis G et al. (1995) High efficacy of an intensive preoperative chemo-radiotherapy for locally far advanced (LAD) NSCLC. Proc Am Soc Clin Oncol 14/371:1142

Wolf M, Havemann K, Hans K et al. (1989– Spontaneous tumor growth as a selection criterium for chemotherapy in extensive stage non-small cell lung cancer (NSCLC). Proc ECCO 5, Lung Cancer 0-0006

Wolf M, Goerg C, Goerg K, Pfab R, Achterrath W, Havemann K (1992) Carboplatin and simultaneous radiation in the treatment of stage III A/B non small cell lung cancer. Oncology 49 [Suppl 1]:71–77

Wolf M, Merte H, Faoro C et al. (1995) Dose finding study of paclitaxel and simultaneous radiotherapy in stage III non small cell lung cancer NSCLC. Proc Am Soc Clin Oncol 14/348:1052

# 34.29 Seltene Lungentumoren

P. Drings, I. Vogt-Moykopf

## 1 Bronchioloalveoläres Karzinom

### 1.1 Epidemiologie

*Häufigkeit:* Das bronchioloalveoläre Karzinom gehört mit einer Häufigkeit von 1,6–5%, bezogen auf alle malignen Lungentumoren, zu den selteneren Geschwülsten (Sridar et al. 1991; Tao et al. 1978).

*Inzidenz:* 0,5–2,5/100000 pro Jahr

*Ätiologie:* Die Ursache dieses Tumors ist noch unklar. Das bronchioloalveoläre Karzinom wird gelegentlich in lokalisierten Narben nach Tuberkulose, Infarkten, Lungenabszessen oder Bronchiektasen gesehen (Edwards 1984). Es kann sich aber auch auf dem Boden einer vorbestehenden diffusen Lungenerkrankung, wie einer fibrosierenden Alveolitis, einer rheumatoiden Lungenerkrankung u. a., entwickeln (Auerbach et al. 1991; Greco et al. 1986). Eine mögliche Virusgenese wird diskutiert, da die Jaagsektie, eine ansteckende Viruserkrankung der Schafe, das gleiche histologische Bild aufweist wie dieser Tumor. Von menschlichen bronchioloalveolären Karzinomen ist bisher eine Virusisolierung nicht gelungen. Es wurden aber Einschlußkörperchen beschrieben, um die eine kontroverse Diskussion geführt wird (Buck et al. 1986).

*Genetische Prädisposition:* Eine besondere Disposition ist nicht bekannt. Auch konnte bisher keine Beziehung dieses Tumors zu einer beruflichen Disposition festgestellt werden. Als einziges Bronchialkarzinom tritt dieser Tumor etwa gleich häufig bei Männern und Frauen auf. Der Anteil der Nichtraucher ist deutlich höher als bei anderen Bronchialkarzinomen.

*Altersverteilung:* Die Altersverteilung dieses Tumors entspricht jener der anderen Bronchialkarzinome mit einem Gipfel bei 62–64 Jahren.

*Primäre Prävention:* Wegen der unbekannten Ätiologie dieses Tumors gibt es keine primäre Prävention.

## 1.2 Histologie

Nach der WHO-Klassifikation der malignen Lungentumoren von 1981 werden die Adenokarzinome nach den dominierenden histologischen Merkmalen in 4 verschiedene Subtypen differenziert: azinäre, papilläre sowie schleimbildende und bronchioloalveoläre Karzinome (Müller et al. 1991). Diese Einteilung basiert auf dem Nachweis zytologischer Kriterien an den Tumorzellen, die mehr oder weniger ausgeprägt den Stammzellen der Bronchialschleimhaut und der bronchioloalveolären Endstrecke zugeordnet werden können. Sie entsprechen den schleimbildenden Tumorzellen, den Clara-Zellen oder den Pneumozyten II (Dämmrich et al. 1991).

Das bronchioloalveoläre Karzinom ist eine Variante des Adenokarzinoms der Lunge. Als *Synonyme* werden folgende Begriffe verwendet: *diffuse epitheliale Hyperplasie, benigner Alveolarzelltumor der Lunge, pulmonale Adenomatose, solitäres oder multizentrisches bronchioläres Karzinom, mukozelluläres papilläres Adenokarzinom.*

Das bronchioloalveoläre Karzinom kleidet tapetenartig die Alveolarräume unter Benutzung der vorgegebenen Lungenstruktur mit einer überwiegend einschichtigen Lage kubischer bis hochzylinderischer, teils schleimbildender Zellen aus. Charakteristischerweise bleibt dabei nur das Grundgerüst der Lunge, das darunterliegende Gewebe der Alveolarsepten, intakt erhalten. Die aerogene endobronchiale Metastasierung spielt bei seiner Ausbreitung eine größere Rolle als bei anderen pulmonalen Karzinomen (Clayton 1986; Epstein 1990).

Das bronchioloalveoläre Karzinom kann verschiedene Tumoren nachahmen und deshalb mit einer Metastasierung von papillären Schilddrüsenkarzinomen, Siegelringkarzinomen, histiozytären Sarkomen, Hämangioendotheliomen, Melanomen u. a. verwechselt werden. Ein immunhistochemisches Untersuchungsverfahren zur Abgrenzung der primären bronchioloalveolären Karzinome von metastasierten Tumoren ist z. Z. noch nicht verfügbar. Es müssen folgende diagnostische Kriterien erfüllt sein, *um die Diagnose eines bronchioloalveolären Karzinoms stellen zu können* (Edwards 1984; Mase et al. 1990):

- eine periphere Lokalisation des Tumors,
- eine tapetenförmige Auskleidung der Alveolarräume durch Tumorzellen,
- das Intaktbleiben des interstitiellen Lungengerüstes,
- kein Nachweis eines primären extrathorakalen Adenokarzinoms,
- kein Nachweis eines anderen intrathorakalen Karzinoms,
- kein Nachweis pathologischer Zellen aus dem zentralen Bronchialsystem.

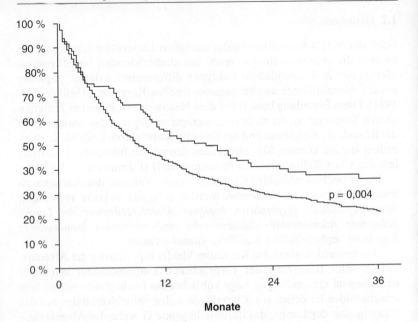

**Abb. 1.** Prognose des bronchioloalveolären Karzinoms im Vergleich zum Adenokarzinom. Überlebenkurven von 104 Patienten mit bronchioloalveolären Karzinom *(obere Kurve)* und 833 Patienten mit Adenokarzinom *(untere Kurve)*

## 1.3 Stadieneinteilung

Die bronchioloalveolären Karzinome werden wie alle anderen Lungenkarzinome nach der neuesten Version der TNM-Klassifikation (Mountain 1986) eingeteilt. Da dieser hochdifferenzierte Tumor relativ langsam wächst, wird er häufiger in den früheren Stadien I und II diagnostiziert als andere Adenokarzinome.

## 1.4 Prognose

Das Tumorstadium und der Leistungsindex des Patienten sind die wesentlichen prognostischen Faktoren. Die Prognose des bronchioloalveolären Karzinoms ist wegen seiner geringeren Proliferationsrate und der Diagnostik in einem früheren Tumorstadium günstiger als die anderer Adenokarzinome der Lunge (Abb. 1).

## 1.5 Diagnostik

Allgemeinsymptome wie Gewichtsverlust, Nachtschweiß, Fieber, Dyspnoe und Husten entwickeln sich allmählich. Hämoptysen, Heiserkeit und Thoraxschmerzen treten seltener als bei anderen Bronchialkarzinomen auf. Die für diesen Tumor typische massive Bronchorrhö wird nur bei wenigen Patienten gesehen.

Das Röntgenbild zeigt sehr unterschiedliche Befunde wie periphere solitäre Herde mit einem Durchmesser von 3–4 cm, multiple kleine Herde oder diffuse Infiltrationen im Sinne einer karzinomatösen Pneumonie (Buck 1986; Greco et al. 1986;, Hill 1984). Differentialdiagnostisch müssen Pneumonien, Lungenödeme, Hämorrhagien, eine Sarkoidose, eine Alveolarproteinose, eine Tuberkulose, eine Nokardiainfektion oder eine Metastasierung ausgeschlossen werden. Zur Diagnosestellung sind eine bronchoskopische Biopsie, eine Nadelbiopsie oder eine Thorakoskopie erforderlich.

Es bewährte sich wie bei den anderen Bronchialkarzinomen die Differenzierung in eine Basisdiagnostik und eine erweiterte Diagnostik:

*Basisdiagnostik:*
- Anamnese,
- klinische Untersuchung und physikalischer Befund,
- Laboruntersuchungen,
- Röntgenaufnahme der Thoraxorgane in 2 Ebenen,
  (Durchleuchtung und Tomographie nach Befunderhebung),
- Bronchoskopie (Bronchuslavage, transbronchiale Biopsie).

*Weiterführende Diagnostik:*
- Perfusionsszintigraphie der Lunge,
- Computertomographie,
- Magnetresonanztomographie,
  (Kernspintomographie),
- Mediastinoskopie,
- Thorakoskopie,
- diagnostische Thorakotomie,
- Diagnostik zum Ausschluß von Fernmetastasen.

## 1.6 Charakteristika der Erkrankung und Krankheitsverlauf

Gegenüber den anderen Bronchialkarzinomen, besonders den Adenokarzinomen, ist dieser Tumor durch seine periphere Lokalisation und seine geringere Proliferation gekennzeichnet. Typisch ist für ihn die allerdings nur bei wenigen Patienten ausgebildete massive Bronchorrhö.

**Tabelle 1.** Therapiestrategie beim bronchioloalveolären Karzinom

| Stadium | Chirurgie | Radiotherapie | Chemotherapie |
|---------|-----------|---------------|---------------|
| I | Ja | Nein | Nein |
| II | Ja | Nein | Nein |
| IIIa | Ja | Ja, bei Inoperabilität postoperativ bei N2 und/oder R1 und R2 | Nein, präoperativ und adjuvant in klinischer Prüfung |
| IIIb | Selten | Ja, primär und nach Operation | Ja, in Verbindung mit Radiotherapie in klinischer Prüfung |
| IV | Nein (Ausnahme Palliation) | Ja, palliativ und/oder | Ja, palliativ |

## 1.7 Therapiestrategie

### 1.7.1 Übersicht

Es gelten für das bronchioloalveoläre Karzinom die gleichen Prinzipien wie bei allen anderen nichtkleinzelligen Bronchialkarzinomen, dargestellt in Tabelle 1.

### 1.7.2 Stellung der Chirurgie

Der radikale chirurgische Eingriff gilt bei operablen bronchioloalveolären Karzinomen bis hin zum Stadium T3 N1 M0 als die Behandlung der ersten Wahl. Er bietet die höchste Heilungschance und ist damit allen anderen Therapieverfahren überlegen. Bei Tx N2 M0 erfolgt die Operation bei günstiger individueller Konstellation. Tumorgröße und Tumorlokalisation bestimmen das Ausmaß des operativen Eingriffs. Standardverfahren sind die Lobektomie und organerhaltende Operationen (Manschettenresektionen am Bronchialbaum und den Lungengefäßen) sowie die Pneumonektomie. Segmentresektionen werden wegen des problematischen Lymphabflusses nur bei stark eingeschränkter ventilatorischer Kapazität vorgenommen. Die Erweiterung der Eingriffe unter Mitnahme benachbarter Strukturen wie Herzbeutel, Vorhof und Brustwand wird in der Regel intraoperativ entschieden.

### 1.7.3 Stellung der Strahlentherapie

**Primär kurative Strahlentherapie**

Eine primär kurative Strahlentherapie ist nur indiziert, wenn aus allgemeinen oder technischen Gründen eine Operation nicht möglich ist oder diese vom Patienten verweigert wird. Das Zielvolumen sollte den Primärtumor, den ipsilateralen Hilus und das Mediastinum einschließen. Die erforderlichen Referenzdosen liegen in einer Größenordnung von 60–70 Gy in 6–8 Wochen.

**Adjuvante Strahlentherapie**

Postoperativ wird die adjuvante Strahlentherapie in den Tumorstadien N2 und N3 sowie bei inkompletter Resektion vorgenommen. Das Zielvolumen umfaßt das ehemalige Tumorgebiet und das Mediastinum, die Referenzdosen betragen 50–60 Gy in 5–7 Wochen.

**Palliative Strahlentherapie**

Eine palliative Radiotherapie ist bei Patienten in hohem Alter und bei reduziertem Allgemeinzustand zur Verhinderung tumorbedingter Komplikationen und zur Beeinflussung von Beschwerden zu erwägen. Die palliative Zielsetzung läßt Referenzdosen von bis zu 40 Gy in 5 Wochen als ausreichend erscheinen.

### 1.8 Stellung der Chemotherapie

Die Chemotherapie hat ausschließlich palliativen Charakter. Wegen der geringeren Wachstumsgeschwindigkeit dieses Tumors sind die Remissionsraten noch geringer als bei anderen nichtkleinzelligen Bronchialkarzinomen. Dementsprechend ist eine *sehr zurückhaltende Indikationsstellung* bei sorgfältiger Berücksichtigung der Nutzen-Lasten-Relation angezeigt. Bezüglich des Zeitpunkts des Therapiebeginns, der Auswahl der Zytostatika, der Therapiedauer und der Begleittherapie gelten die Empfehlungen wie bei den anderen nichtkleinzelligen Bronchialkarzinomen.

## 2 Sonstige seltene Bronchialkarzinome

Hierzu gehören das *Karzinoid, Tumoren der Bronchusdrüsen wie das adenoid-zystische Karzinom bzw. mukoepidermoidale Karzinom sowie Mischtumoren und Karzinosarkome.* Für die Tumoren gelten bezüglich der Diagnostik und der Therapieentscheidung die gleichen Kriterien wie für die anderen, wesentlich häufigeren nichtkleinzelligen Bronchialkarzinome.

## 2.1 Karzinoid

Karzinoide sind neuroendokrinen Ursprungs (Gould et al. 1989; Ochs et al. 1980). Sie sind überwiegend in den großen Bronchien lokalisiert und imponieren deshalb als zentrale Tumoren. Karzinoide kommen häufiger bei jüngeren Erwacsenen (4. Dekade) mit gleicher Verteilung in beiden Geschlechtern vor. Die Tumoren erscheinen als Knoten der polypoide Erhebungen in der Mukosa, sind stark vaskularisiert und bluten deshalb leicht.

Wegen ihrer langsameren Wachstumstendenz entwickelt sich die Symptomatik teilweise über Jahre. Auch wenn diese Tumoren weniger häufig metastasieren, müssen sie doch wegen ihres infiltrativen Wachstums als Karzinome angesehen und wie solche behandelt werden.

## 2.2 Adenoid-zystisches Karzinom (Zylindrom)

Die adenoid-zytischen Karzinome (Synonym Zylindrome) sind wesentlich seltener als die Karzinoide. Ein Drittel erscheint in der Trachea oder der Carina, der Rest in den großen Bronchien, besonders der Unterlappen. Sie entstehen aus den bronchialen Schleimdrüsen. Charakteristisch ist eine extensive submuköse und perineurale lymphatische Infiltration. Ein Drittel bis die Hälfte dieser Tumoren haben zum Zeitpunkt der Resektion bereits Lymphknotenmetastasen entwickelt. Nur 30–50% der Patienten überleben 5 Jahre (Ochs et al. 1980). Charakteristisch für diese Tumoren ist die ausgeprägte Tendenz zu lokalen Rezidiven.

## 3 Maligne Melanome

Diese Tumoren sind im Tracheobronchialbaum sehr selten. Sie enthalten wie Melanome in anderen Körperregionen ein dunkelbraunes bis schwarzes Melaninpigment. Sowohl in ihrem klinischen Verhalten als auch in ihren Wachstumscharakteristika entsprechen die bronchialen Melanome den Karzinomen der Lunge (Ochs 1980). Da extrapulmonale Melanome in die Lunge metastasieren und auch endobronchiale Metastasen entwickeln können, wird die Diagnose eines primären Tracheobronchialmelanoms nur bei Ausschluß eines möglichen extrapulmonalen primären Melanoms gestellt.

# 4 Primäre Sarkome der Lunge

Aus allen mesenchymalen Geweben der Trachea, des Bronchialbaums und der Lunge können Sarkome entstehen. Die Symptomatik und das röntgenologische Erscheinungsbild werden durch ihre Lokalisation bestimmt. Einige haben besondere Eigenschaften. So können Leiomyosarkome mit asthmatischen Beschwerden einhergehen; Gefäßtumoren entwickeln häufiger als andere Sarkome Hämotypsen.

Es treten folgende Sarkome auf:
- Leiomyosarkome,
- Rhabdomyosarkome,
- Fibrosarkome,
- Chondrosarkome,
- Neurofibrosarkome,
- Angiosarkome,
- Lymphangiomyomatosis,
- Blastome.

Die sehr seltene *Lymphangiomyomatose* tritt ausschließlich bei Frauen in der Prämenopause auf, der Krankheitsverlauf erstreckt sich über mehrere Jahre, die Patienten sterben an der respiratorischen Insuffizienz. Es ist unklar, ob dieses Krankheitsbild zu den Hamartomen oder zu den Neoplasien gerechnet werden muß.

Die primären Sarkome der Lunge werden wie die Weichteilsarkome anderer Körperregionen behandelt.

## Literatur

Auerbach O, Garfinkel L (1991) The changing pattern of lung carcinoma. Cancer 86:1973–1977

Buck J, Weiske R, Reichardt W (1986) Zur diagnostischen Problematik der Alveolarkoarzinome. Radiologe 26:10–16

Clayton F (1986) Bronchioalveolar carcinomas: cell types, patterns of growth and prognostic correlates. Cancer 57:1555–1564

Dämmrich JR, Müller-Hermelink HK (1991) Charakterisierung und zelluläre Differenzierung der pulmonalen Adenokarzinome. Med Welt 42:152–159

Edwards CW (1984) Alveolar carcinoma: a review. Thorax 39:166–174

Epstein DM (1990) Bronchioloalveolar carcinoma. Semin Roentgenol 25:105–111

Gould VE, Warren WH (1989) Epithelial neoplasms of the lung. In: Roht Ja, Ruckdeschel JC, Weisenburger TH (eds) Thoracic oncology. Saunders, Philadelphia, pp 77–93

Greco R, Steiner RM, Goldman S (1986) Bronchoalvelolar cell carcinoma of the lung. Ann Thorac Surg 41:652–656

Hill C (1984) Bronchioloalveolar carcinoma: a review. Roentgenology 150:15–20

Masi D de,, Atay Z (1990) Zytomorphologische Kriterien des Bronchioloalveolar-Karzinoms. Pneumologie 44:610–611

Mountain CF (1986) A new international staging system for lung cancer. Chest 89:225–233

Müller K-M, Fisseler-Eckhoff A (1991) Pathologie der Lungentumoren. In: Drings P, Vogt-Moykopf I (Hrsg) Thoraxtumoren. Springer, Berlin Heidelberg New York Tokyo, S 5–24

Ochs RH, Pietra GG (1980) Neoplasm of the lung other than bronchogenic carcinoma. In: Fishman AT (ed) Pulmonary diseases and disorders. Mc Graw Hill, New York, pp 1437–1453

Sridhar KS, Raub W, Duncan RC et al. (1991) Lung carcinoma in 1336 patients. Am J Clin Oncol 14(6):496–508

# 34.30 Das diffuse maligne Pleuramesotheliom

S. Krysa, J. Schirren, P. Schneider, S. Trainer, H. Bülzebruck,
I. Vogt-Moykopf

## 1 Epidemiologie

*Häufigkeit:* Das Pleuramesotheliom ist der häufigste primäre Pleuratumor. Während es am Anfang des Jahrhunderts als ein sehr seltener Tumor galt, nimmt seine Häufigkeit in den letzten Jahrzehnten stark zu.

*Inzidenz:* Männer 2,3/100000 (unter 50 Jahre 1/100000); um 75 Jahre: 5/100000; Frauen 0,2-0-5/100000; Tendenz bei Männern stetig steigend, bei Frauen gleichbleibend.

*Ätiologie:* Die zunehmende Häufigkeit ist auf den vermehrten Umgang mit Asbest in den Nachkriegsjahren zurückzuführen; das Pleuramesotheliom ist innerhalb weniger Jahre zu dem mit Abstand häufigsten „Berufskrebs" (Berufskrankheitsverordnung Ziffer 4105) geworden. Der Nachweis einer beruflichen Exposition gegenüber Asbest ist bei etwa 50% der Patienten zu erbringen. Die Latenzzeit zwischen Beginn und Krankheitsmanifestation liegt bei durchschnittlich 33 Jahren (Koch 1989). Weitere Risikofaktoren sind Strahlenbelastung, insbesondere durch Radon.

*Altersverteilung:* Der Anteil der Frauen am Pleuramesotheliom beträgt rund 20%. Der Altersgipfel bewegt sich entsprechend der langen Latenzzeit zwischen 50 und 70 Jahren.

## 2 Histologie

Beim diffusen Pleuramesotheliom handelt es sich um einen primär hochmalignen Tumor der Pleura, der sich aus der pluripotenten Mesothelzelle entwickelt. Es nimmt seinen Ausgang bevorzugt von der Pleura parietalis; in Frühstadien wächst es in Form multipler kleiner Knötchen, die in fortgeschrittenen Stadien zu einer wenige Millimeter bis mehrere Zentimeter dicken Tumorplatte konfluieren.

Das histologische Bild ist durch ein breites Spektrum verschiedener Wachstumsformen charakterisiert. Es wird unterschieden zwischen dem *epithelialen* Tumortyp und dem *sarkomatösen* Tumortyp sowie der Misch-

**Tabelle 1.** Verteilung der 3 histologischen Subtypen des Pleuramesothelioms

| Histologie | Verteilung [%] |
|---|---|
| Epithelialer Typ | 50 |
| Gemischtphasiger Typ | 35 |
| Sarkomatöser Typ | 15[a] |

[a] Nach einer Sammelstatistik von 900 Patienten

form, dem *gemischt-biphasischen* Tumortyp (Tabelle 1). Auch innerhalb der 3 Subtypen finden sich verschiedene Wachstumsformen, gelegentlich sogar innerhalb eines Tumors. Schwierig ist oftmals die histologische Differenzierung zwischen dem rein epithelialen Pleuramesotheliom und Pleurametastasen anderer Primärtumoren, speziell von Adenokarzinomen.

Histochemische und immunhistochemische Untersuchungsverfahren haben sich hilfreich in der Abgrenzung erwiesen. Ein spezieller Mesotheliommarker existiert nicht, jedoch lassen sich wertvolle Informationen aus verschiedenen Markerprofilen erzielen (CEA, Tumornekrosefaktor α-TNM, EGF-Wachstumsfaktor etc. (Kayser et al. 1992).

## 3 Stadieneinteilung

In den Frühstadien ist das Pleuramesotheliom auf die beiden Pleurablätter beschränkt. Parietale und viszerale Pleura stellen in diesem Stadium sozusagen eine Kapsel dar. Im weiteren Verlauf breitet sich der Tumor per continuitatem auf die Brustwand, das Zwerchfell, das Perikard und die Lunge aus, wächst in den Bauchraum vor und setzt regionale Lymphknotenmetastasen und hämatogene Fernmetastasen. Das Frühstadium I wird zum Zeitpunkt der Diagnosestellung selten beobachtet; meist ist es, bedingt durch das aggressive Tumorwachstum sowie den engen Kontakt zu den umgebenden Strukturen, schon zu einer Infiltration dieser gekommen.

**Klinische Stadieneinteilung** (TNM; (4.ed./2nd revision, 1992)

*Primärtumor (T)*
T1    Der Tumor ist auf die ipsilaterale, parietale und/oder viszerale Pleura beschränkt.

T 2   Der Tumor infiltriert eine oder mehrere der folgenden Strukturen: ipsilaterale Lunge, Fascia endothoracica, Diaphragma, Perikard.

T 3   Der Tumor infiltriert eine oder mehrere der folgenden Strukturen: ipsilaterale Brustwand (Muskeln/Rippen), mediastinale Organe oder Gewebe.

T 4   Der Tumor infiltriert per continuitatem eine oder mehrere der folgenden Strukturen: kontralaterale Pleura, kontralaterale Lunge, Peritoneum, intraabdominale Organe, Halsweichteile.

*Regionäre Lymphknotenmetastasen (N)*

N 0   keine regionalen Lymphknotenmetastasen.

N 1   Metastasen in ipsilateraler peribronchialer, interlobärer oder hilärer Stellung oder direkte Ausbreitung des Tumors in das Hilusgebiet.

N 2   Metastasen in ipsilateralen, mediastinalen Lymphknoten und/oder subkarinalen Lymphknoten.

N 3   Metastasen in kontralateralen, regionalen und/oder mediastinalen Lymphknoten sowie Skalenus- oder supraklavikulären Lympknoten (ipsi- und/oder kontralateral).

*Fernmetastasen (M)*

M 0   keine Fernmetastasierung.

M 1   erfolgte Fernmetastasierung.

Stadiengruppierung (AJC/UICC)

| Stadium I | T 1–2 | N 0 | M 0 |
|---|---|---|---|
| Stadium II | T 1–2 | N 1 | M 0 |
| Stadium III | T 1–2 | N 2 | M 0 |
| | T 3 | N 0–2 | M 0 |
| Stadium IV | T 1–4 | N 3 | M 0 |
| | T 4 | N 0–3 | M 0 |
| | T 1–4 | N 0–3 | M 1 |

## 4 Prognose

Die Prognose der an einem Pleuramesotheliom erkrankten Patienten ist mit und ohne Therapie schlecht. Die mittlere Überlebenszeit beträgt ca. 8 Monate ab Zeitpunkt der Diagnose (Branscheid et al. 1991). Sie ist abhängig vom Tumorstadium und von der Histologie. Während in den Frühstadien die mediane Überlebenszeit nach Diagnosestellung bei etwa 1,5 Jahren liegt mit einer Dreijahresüberlebenswahrscheinlichkeit von 20%, beträgt sie im Stadium IV nur noch 2 Monate. Der epitheliale Tumortyp geht mit einer günstigeren Prognose einher als der sarkomatöse, der biphasische Typ nimmt eine Mittelstellung ein (10 Monate/3 Monate/6 Monate). Die günstigste Prognose zeigen Patienten mit epithelialem Tumortyp im Stadium I. Patienten, die einer chirurgischen Therapie zugeführt werden, weisen eine bessere Prognose auf als Patienten ohne chirurgische Therapie (Branscheid et al. 1991).

## 5 Diagnostik

Ziel der standardisierten Diagnostik ist eine möglichst exakte Bestimmung der Tumorausdehnung sowie der Nachweis bzw. Ausschluß von Fernmetastasen; zusätzlich ist eine Risikoabgrenzung hinsichtlich einer notwendigen Operation erforderlich.

### 5.1 Nichtinvasive Diagnostik

Häufigste röntgenologische Manifestation ist der Pleuraerguß; weitere Veränderungen sind diffuse Verdickungen der Pleura, betont basal, sowie Schrumpfungen und Verziehungen des Hemithorax. Alle diese Befunde sind jedoch nicht spezifisch für das Mesotheliom; differential-diagnostisch müssen die malignen Ergüsse anderer Tumoren sowie die gesamte Palette benigner Pleuraveränderungen, bei Astestexposition insbesondere die hyalinen Pleuraplaques, in Betracht gezogen werden.

Die diagnostischen Maßnahmen umfassen neben der Erhebung der *Berufsanamnese* und der *körperlichen Untersuchung* ein *Routinelabor.*

*Apparative Diagnostik*
- *Thoraxröntgen* in 2 Ebenen und einen
- *Ösophagusbreischluck.*
- *Computertomographie* erlaubt eine gute Beurteilung der Tumorausdehnung und -infiltration sowie der Beurteilung der mediastinalen Lymphknoten.
- *Abdomensonographie.*
- *Knochenszintigraphie.*
- Die früher obligate Laparoskopie bei geplanter Pleuropneumonektomie wird heute nur noch in Zweifelsfällen durchgeführt, wenn die

Ultraschalluntersuchung die Frage offen läßt, ob das abdominalseitige Zwerchfell tumorinfiltriert ist.

*Präoperative Risikoabschätzung*
Die präoperative Risikoabgrenzung dient der Prüfung der intraoperativen Belastbarkeit und bei geplanter Lungenresektionsbehandlung auch der Abschätzung der postoperativen Funktionsreserven. *EKG, Lungenfunktionsanalyse* und *Blutgasanalyse* mit und ohne Belastung sowie die Perfusionsszintigraphie gehören zum Basisprogramm. Bei geplanter Pneumonektomie wird meist eine *Pulmonalisangiographie mit Druckmessung* im kleinen Kreislauf zur Erkennung einer latenten oder manifesten pulmonalen Hypertonie durchgeführt.

### 5.2 Invasive Diagnostik

Ein Pleuraerguß liegt bei 80% aller Pleuramesotheliome vor; stets handelt es sich dabei um ein Exsudat. Die *Ergußpunktion* mit zytologischer Untersuchung auf Tumorzellen bringt beim diffusen Pleuramesotheliom in 40–50% der Fälle positive Ergebnisse. Die Zytologie gibt somit lediglich Anhalt für eine vorläufige Diagnose, eine Bestätigung wird meist bioptisch erbracht. Zur Differenzierung von Ergüssen anderer maligner Ätiologie wird der Hyaluronsäuregehalt sowie das CEA bestimmt. Erhöhte Hyaluronsäurekonzentration begleitet von normalen CEA-Werten sprechen mit hoher Wahrscheinlichkeit für ein Pleuramesotheliom (Ebert et al. 1990).

Die *Thorakoskopie* ist die invasive Methode mit der höchsten Sensitivität von über 80%. Vorteilhaft ist, daß mehrere Biopsien von makroskopisch verdächtigen Stellen des gesamten Pleuraraumes entnommen werden können. Oft ist aufgrund des Wachstumscharakters schon makroskopisch die Verdachtsdiagnose „Pleuramesotheliom" möglich. Weiterhin ermöglicht diese Methode häufig schon prätherapeutisch eine möglichst exakte Stadieneinteilung durch Beurteilung der Tumorinfiltration in die umgebenden Strukturen. Zu berücksichtigen ist bei jeder Vornahme eines invasiven diagnostischen Schrittes, daß das Pleuramesotheliom die Tendenz besitzt, entlang von Punktions- und Schnittkanälen zu wachsen und Impfmetastasen zu setzen. Deshalb sollten Punktionen und Thorakoskopien in dem Bereich der Thoraxwand durchgeführt werden, in dem später die Thorakotomie erfolgt.

Aus differentialdiagnostischen Gründen werden alle Patienten bronchoskopiert, wobei typischerweise das Ergebnis der Zytologien und Biopsien negativ ist.

## 6 Charakteristika der Erkrankung und Krankheitsverlauf

Die führenden klinischen Symptome sind Thoraxschmerzen und Luftnot, wobei eines der Symptome nahezu immer nachweisbar ist. Röntgenologische Zufallsbefunde sind selten. Hinzu kommen Gewichtsabnahme und seltener Fieber. Zwischen Beginn der Symptomatik und Diagnosestellung vergehen im Median 4 Monate. Das aggressive Tumorwachstum führt rasch zu einer Infiltration der benachbarten Organe, so daß die Frühstadien selten angetroffen werden. Die Hauptlokalisation findet sich in den frühen Stadien im basalen Thoraxdrittel. Das klinische Bild ist in den wenigsten Fällen von Metastasen geprägt, trotzdem sind bei etwa 15% der Patienten zum Zeitpunkt der Diagnose schon Fernmetastasen nachweisbar, autoptisch finden sie sich weit häufiger.

Eine operative Intervention bringt den Patienten subjektiv meist eine deutliche Besserung, meist ist jedoch schon innerhalb eines Jahres nach Operation das Fortschreiten der Erkrankung zu beobachten.

## 7 Therapiestrategie

### 7.1 Übersicht

Insgesamt sind die Behandlungsergebnisse beim diffusen Pleuramesotheliom, bedingt durch die tumorbiologischen Eigenschaften, unbefriedigend. Die bisherigen Behandlungsmaßnahmen schließen neben dem chirurgischen Vorgehen die Strahlentherapie, die systemische zytostatische Therapie, die intrapleurale Applikation von Zytostatika sowie die Kombination dieser Behandlungsarten ein.

*Chirurgie*
– Operation mit kurativem Ziel bei funktioneller Operabilität im Stadium I bei epithelialem Tumortyp,
– palliative Chirurgie in jedem Stadium.

*Strahlentherapie*
– Vorwiegend palliativ symptomorientiert,
– adjuvant nach maximaler Tumorreduktion durch intraoperative Brachytherapie und externe Bestrahlung.

*Chemotherapie*
– Adjuvant nach kurativer Radikaloperation bei jungen Patienten (< 40 Jahre) mit epithelialem Tumortyp,
– palliativ in allen Tumorstadien.

## 7.2 Stellung der Chirurgie

### 7.2.1 Chirurgische Therapie mit kurativem Ziel

Die chirurgische Therapie ist die einzige Behandlungsmaßnahme, die zu einer signifikanten Lebensverlängerung führen kann. Aussicht auf Heilung kann sie jedoch nur bei epithelialem Tumortyp geben, wenn das Tumorwachstum noch auf die Pleura beschränkt und weder Infiltrationen noch eine hämatogene und lymphogene Metastasierung erfolgt sind. Bedingt durch das flächenförmige Wachstum mit rascher Infiltration in die eng benachbarten Strukturen trifft dies jedoch nur für etwa 5–10% aller Patienten zu.

Zwei Operationsstrategien kommen in Betracht:
- Die *radikale Pleuropneumonektomie* mit Perikard- und Diaphragmaresektion (PPPD oder P3D) sowie Defektdeckung von Zwerchfell und Perikard mittels Gore-Tex bzw. Marlex-Mesh.
- *Die Pleurektomie und Dekortikation:* Die Pleurektomie erreicht durch schwere Tumorverwachsungen basal im phrenikobasalen Winkel selten radikalen Charakter und kann nur im Sinne einer maximalen Tumorreduktion gesehen werden. Hingegen ist die Pleuropneumonektomie mit Entfernung von Diaphragma und Perikard von der Intention her radikal. Dennoch bringt diese Operationsmethode hinsichtlich der Lebensverlängerung gegenüber der Dekortikation mit maximaler Tumorreduktion keinen Vorteil bei höherer postoperativer Morbidität und Letalität (Bamler u. Maaßen 1974; Butchart et al. 1976; Gabler u. Liebig 1985). Dies kann möglicherweise auf die Beobachtung zurückgeführt werden, daß nach der Radikaloperation – bedingt durch den Wegfall des Zwerchfells als natürliche Barriere – die peritoneale Aussaat im weiteren Krankheitsverlauf weitaus häufiger ist als nach Tumordekortikation. Die Indikation zur erweiterten Pleuropneumonektomie ist somit sehr individuell bei jungen Patienten zu stellen, deren Tumor auf die Pleura begrenzt ist und eine epitheliale Histologie aufweist. Die sarkomatösen Tumortypen stellen keine Indikation zu einem operativen Eingriff dar, allenfalls zur symptomatischen, palliativen Dekortikation.

### 7.2.2 Palliative Chirurgie

Bei fortgeschrittenen Tumorstadien und beim sarkomatösen Tumortyp kann die palliative Pleurektomie zu symptomatischen Einschränkungen der Ergußproduktion wertvoll sein, die Schmerzsymptomatik deutlich lindern und auch zur Lebensverlängerung durch Tumormassenreduktion führen.

## 7.3 Stellung der Bestrahlung

### 7.3.1 Kurativ orientierte Strahlentherapie

Insgesamt zeigt die primäre großvolumige Strahlentherapie oder ihre Kombination mit anderen Behandlungsmodalitäten unter kurativem Ansatz unbefriedigende Behandlungsergebnisse. Sie erfordert ein großes Strahlenvolumen, welches aufgrund des meist mantelförmig um die Lunge wachsenden Tumors sehr schwierig zu applizieren und mit einer hohen Rate therapiebedingter Nebenwirkungen verbunden ist. Ein therapeutischer Ansatz ergibt sich auch in einer Kombinationstherapie aus chirurgischer maximaler Tumorreduktion und intraoperativer Strahlentherapie, gefolgt von externer Bestrahlung (Hilaris et al. 1984); jedoch sind auch damit die Ergebnisse bezüglich der Langzeitüberlebensrate enttäuschend. Die Insitillation von offenen Radionukliden in den Pleuraspalt ist aufgrund der schwer abschätzbaren Dosisverteilung und aus Strahlenschutzgründen obsolet.

### 7.3.2 Palliativ orientierte Strahlentherapie

Unter palliativen Gesichtspunkten ist die symptomorientierte Strahlentherapie die Therapie der Wahl. Der für die Beschwerden verantwortliche Tumoranteil kann oftmals gezielt bis zur Symptomfreiheit mit Radiotherapie behandelt werden. Durch günstige technische Voraussetzungen mit erhöhter Einzeldosis können durch die kurze Dauer der Behandlung auch Patienten mit fortgeschrittenem Tumorstadium noch von der Behandlung profitieren (Manegold et al. 1991).

## 7.4 Stellung der systemischen Therapie

Der Einsatz der Chemotherapie beim Pleuramesotheliom ist insgesamt gering und weitgehend palliativ orientiert. Es existieren bislang keine klinisch kontrollierten Studien, die den eindeutigen Nutzen einer oder mehrerer Chemotherapeutika aufzeigen konnten. Eine zytostatische Standardtherapie existiert nicht.

Aktive Substanzen sind: Doxorubicin (18% objektive Remissionen), Cyclophosphamid (28%), Mitomycin C (17%) und 5-FU (14%). Systemisch appliziertes Cisplatin erwies sich als nahezu unwirksam (10%

objektive Remissionen), jedoch sind Tumorremissionen durch die intrakavitäre Applikation von Cisplatin dokumentiert (Kirmali et al. 1988).

Die Polychemotherapie ist der Monotherapie nicht überlegen; höchste Ansprechraten werden durch die Zweierkombination Doxorubicin/Cisplatin erreicht (Henß et al. 1988), ohne daß die Überlebenszeit gegenüber einer Doxorubicinmonotherapie relevant verlängert wird.

Es muß geprüft werden, inwieweit nach palliativer Tumordekortikation bei jungen Patienten eine Polychemotherapie indiziert ist; nach der Tumordekortikation erscheint die Ansprechrate auf eine Chemotherapie möglicherweise verbessert.

## 8 Indikation zur Chemotherapie

### 8.1 Auswahl der Patienten

Bei dem überwiegend palliativen Charakter der Chemotherapie muß es vom Allgemeinzustand und dem Therapiewunsch sowie der Gesamtsituation abhängig gemacht werden, ob eine Chemotherapie überhaupt begonnen werden soll.
- Bei *minimalem Tumorrest* mit dem Ziel einer maximalen Reduktion der Resttumormasse kann eine Polychemotherapie indiziert sein, bei entsprechenden Patienten jungen Alters und gutem Allgemeinzustand.
- Bei Patienten mit *ausgedehnterer Tumormasse* und/oder schlechterem Allgemeinzustand kann eine Monotherapie im Einzelfall versucht werden.

### 8.2 Zeitpunkt des Therapiebeginns

Bei Symptomatik oder Progression kann mit der Therapie begonnen werden.

### 8.3 Wahl der Therapie

- Rein palliativ orientierte Therapie, schlechterer Allgemeinzustand, fortgeschrittenes Alter: Doxorubicinmonotherapie.
- Bei überwiegendem Pleurerguß: intrapleurale Chemotherapie mit Cisplatin.
- Bei minimaler Resttumormasse nach Operation, meßbarem Parameter, jüngeren Patienten mit gutem Allgemeinzustand: Cisplatin/Doxorubicin-Kombinationstherapie.

## 8.4 Therapiedauer

Die Therapie dauert nur bis zur maximalen Response; bei einer Doxorubicinmonotherapie kann die Therapie, insbesondere bei wöchentlicher Applikation, als Dauertherapie bis zur Progression weitergeführt werden.

## 8.5 Modifikationen der Standarddosis

Beachtung der eingeschränkten Nierenfunktion bei älteren Patienten und entsprechende prophylaktische Maßnahmen bei Cisplatintherapie. Dies gilt auch für die intrapleurale Cisplatintherapie. Beobachtung der linksventrikulären Auswurffraktion (Ejektionfraktion) bei Behandlung mit hohen kumulativen Dosen von Anthracyclinen.

## 8.6 Besonderheiten zur Begleittherapie

Die üblichen Begleitmaßnahmen während einer cisplatinhaltigen Therapie wie Hyperhydratation und Antiemese müssen gerade bei den Patienten mit Pleuramesotheliom im fortgeschrittenem Alter und mit Komorbidität eingehalten werden.

## 8.7 Erhaltungstherapie

Eine Fortführung der Therapie bis zur Progression ist nur sinnvoll bei einer Doxorubicinmonotherapie und entsprechend guter Verträglichkeit. Bei einer Cisplatin/Doxorubicin-Kombinationstherapie wird nach 4 Zyklen einer Induktionstherapie die Therapie beendet.

## 9 Rezidiv-/Salvagetherapie

Bei Versagen einer Doxorubicinmonotherapie könnte ein Versuch gemacht werden mit Cisplatin/Interferon-α oder Ifosfamid, möglicherweise auch mit Etoposid.

# 10  Therapieschemata

## 10.1  Induktionstherapie

| **Epirubicinmonotherapie** | | | | |
| --- | --- | --- | --- | --- |
| Epirubicin | $25\,mg/m^2$ | i.v. | Bolus | Tag 1, 8, 15 usw. fortlaufend wöchentlich |
| Fortführung bis Progression | | | | |

| **Doxorubicin/Cisplatin** | | | | (Ardizzoni 1991) |
| --- | --- | --- | --- | --- |
| Doxorubicin | $60\,mg/m^2$ | i.v. | Bolus | Tag 1 |
| Cisplatin | $60\,mg/m^2$ | i.v. | 30-min-Infusion | Tag 1 |
| Wiederholung Tag 22–29 | | | | |

## 10.2  Salvagetherapie

| **Cisplatin/Interferon-α** | | | | (Soulié 1993) |
| --- | --- | --- | --- | --- |
| Cisplatin | $60\,mg/m^2$ | i.v. | 30-min-Infusion | Tag 1, 8, 15, 22, 29 |
| Interferon-α | 3 Mio. E | s.c. | | Tag 1, 2, 3, 4, 8, 9, 10, 11, 15, 16, 17, 18, 22, 23, 24, 25, 29, 30, 31, 32 |
| gefolgt von 3 Wochen Pause, dann Wiederholung des kompletten Zyklus | | | | |

# Literatur

Ardizzni A, Rosso R, Salvati F et al. (1991) Activity of doxorubicine and cisplatin combination chemotherapy in patients with diffuse malignant pleural mesothelioma. Cancer 67:2984–2987

Bamler KJ, Maaßen W (1974) Über die Verteilung der benignen und malignen Pleuratumoren im Krankengut einer lungenchirurgischen Klinik mit besonderer berücksichtigung des malignen Pleuramesothelioms und seiner radikalen Behandlung einschließlich der Ergebnisse des zwerchfellersatze mit konservierter Dura mater. Thoraxchirurgie 22:386–391

Branscheid D, Krysa S, Bauer E, Bülzebruck H, Schirren J, Vogt-Moykopf I (1991). Diagnostical and therapeutical strategy in malignant pleural mesothelioma. Eur J Cardiothorac Surg 5:466–473

Butchart EG, Ashcroft T, Barnsley WC, Holden MP (1976) Pleuropneumonectomy in the management of diffuse malignant mesothelioma of the pleura. Experience in 29 patients. Thorax 31:15–24

Ebert W, Stabrey A, Sibinger M, Schrenk M (1990) Value of Pleural Fluid Hyaluronic Acid and Carcinoembryonic Antigen Determinations in the Differential Diagnosis between Malignant Mesothelioma and Pleuritis Carcinomatosa. Tumordiagn Ther 12:1–6

Gabler A, Liebig S (1985) Operative Erfahrung beim Pleuramesotheliom. Vortrag auf der 14. jahrestagung der Deutschen Gesellschaft für Thorax-, Herz- und Gefäßchirurgie, Februar 1985, Bad Nauheim. Kurzfassung in: Thorac Cardiovasc Surgeon 33:Special Issue I, 35

Henß H, Fiebig HH, Schildge J, Arnold H, Hass J (1988) Phase-II study with the combination of cisplatin and doxorubicin in advanced malignant mesothelioma of the pleura. Onkology 2:118–120

Hilaris BS, Dattatreyudu N, Kwong E, Kutcher GK, Martini N (1984) Pleurectomy and intraoperative brachytherapy and postoperative radiation in the treatment of malignant pleural mesothelioma. Int J Radiat Oncol Biol Phys 10:325–331

Kayser K, Gabius HJ, Rahn W, Martin H, Hagemeyer O (1992) Variations of binding of labelled tumor necrosis factor alpha, epidermal growth factor, ganglioside GM-1 and N-acetylglucosamine,galactoside-specific mistletoe lecitin and lecitin-specific antibodies in mesothelioma and metastatic adenocarcinoma of the pleura. Lung Cancer 8:185–192

Kirmasi S, Cleory SM, Mowry J, Hawell SB (1988) Intracavitary cisplatin for malignant mesothelioma; an update. Proc Asco 7:273

Koch B (1989) Pleura and Peritoneal-Mesotheliome im Bereich der Berufsgenossenschaft der chemischen Industrie 1975–1987. Z Unfallversicherung 4:202–212

Manegold C, Schraube P, Bischoff H (1991) Die nichtoperative Behandlung primärer und sekundärer Pleuratumoren. In: Drings P, Vogt-Moykopf I (Hrsg) Thoraxtumoren. Springer, Berlin Heidelberg New York Tokyo, S 297–304

Soulié P (1993) Combined systemic CDDP-interferon-alpha (IFN-α) in advanced pleural malignant mesothelioma (MM). Proc Am Soc Clin Oncol 12:Abstract 1369

# 34.31 Thymom

H.-J. Schmoll, P. Schneider, I. Vogt-Moykopf, I. Wildfang

## 1 Epidemiologie

*Häufigkeit:* Thymustumoren stellen mit 10–25% aller Mediastinaltumoren eine sehr seltene Neoplasie dar. Sie sind jedoch, gefolgt von den malignen Lymphomen und den mediastinalen Keimzelltumoren, die häufigsten Tumoren des vorderen Mediastinums. Thymustumoren betreffen ca. 0,2–1,5% aller malignen Tumoren.

*Inzidenz:* Die Inzidenz beträgt ca. 0,2–0,4/100000 und Jahr (geschätzt); es besteht kein Unterschied zwischen Männern und Frauen.

*Ätiologie:* Eine mögliche Beziehung zwischen Epstein-Barr-Virus und Lymphoepitheliom des Thymus, in Analogie zum Nasopharynxkarzinom, wird vermutet, da vielfach EBV-DNS im lymphoepithelialen Thymom nachgewiesen worden ist.

*Genetische Prädisposition:* Thymustumoren sind mit einer ganzen Reihe von Syndromen assoziiert (s. Übersicht unter 6). Die genetischen Zusammenhänge sind allerdings unklar; die meisten Syndrome sind als paraneoplastische Syndrome aufzufassen, einige sind allerdings auch unabhängig vom Thymom vorkommend, so daß eine enge genetische Beziehung zwischen dem Syndrom und einem Thymom vorliegen muß, wie z. B. bei der „red cell hypoplasia".

*Altersverteilung:* Thymome treten in jedem Alter auf, sind aber extrem selten vor dem 20. Lebensjahr. Der Häufigkeitsgipfel liegt zwischen dem 40. und 60. Lebensjahr.

## 2 Histologie

### 2.1 Einführung

Thymome sind nahezu ausschließlich im vorderen Mediastinum lokalisiert. 35–40% der Tumoren im vorderen Mediastinum sind Thymome, weitere 35–40% Lymphome, der Rest Keimzelltumoren (5–10%) und endokrin aktive Tumoren (15%). Dies sind somit die wichtigsten Differentialdiagnosen.

Das Thymom ist ein Tumor, von epithelialen Zellen ausgehend, mit einem unterschiedlich großen Anteil nichtblastischer lymphoider Zellen (überwiegend T-Zellen bzw. Thymozyten). In 80% der Fälle ist der Tumor von einer Kapsel umgeben und oft zystisch. Häufig findet sich eine Lobulierung aufgrund von fibrösen Fasern, die von der Kapsel ausgehen. Die Tumorzellen sind rund, oval, zum Teil auch spindelförmig mit großem Nukleus, zum Teil mit prominenten Nukleoli. Mitosen finden sich eher selten. Es findet sich häufig eine starke Vaskularisierung wie beim Hämangioperizytom.

Die Lichtmikroskopie ebenso wie die Kernmorphometrie oder die Bestimmung des DNS-Gehaltes sind nicht in der Lage, zwischen benignem und malignem Thymom zu unterscheiden. Eine Reihe von histologischen Klassifikationen haben versucht, die Malignität näher zu charakterisieren, was aber in der Regel nicht gelingt. Das entscheidende Kriterium für die Malignität ist der Wachstumstyp mit *infiltrativem Wachstum* beim malignen Thymom.

Die gebräuchlichste histologische Klassifikation lehnt sich an diejenige von Rosai u. Levine (1986) an. Sie schließt neben den epithelialen Thymustumoren auch das Thymuskarzinoid, mesenchymale Tumoren, retikulohistozytäre Tumoren und maligne Lymphome sowie nichtthymogene Mediastinaltumoren wie Keimzelltumoren mit ein und ist daher sehr gut praktikabel. Eine WHO-Klassifikation liegt nicht vor.

## 2.2 Tabellarische Übersicht

### Histologie von Thymustumoren

**1    Epitheliale Thymustumoren = Thymome**

1.1   Gutartige allseits kapselbegrenzte Thymome:
      a) großzellig/epitheloid,
      b) spindelzellig.
      Jeweils mit oder ohne lymphozytäre Assoziation.

1.2   Maligne Thymome ("category I" nach Levine u. Rosai, 1978):
      ohne zytologische Kriterien der Malignität;
      örtlich aggressiv/infiltrativ, auch intrathorakal lymphogen metastasierend.
      Aber: extrem selten extrathorakale lymphogene/hämatogene Metastasierung.

1.3   Thymuskarzinome ("category II" nach Levine u. Rosai 1978):
      maligne, extrathorakal metastasierende Tumoren, insgesamt selten;
      unterschiedlich differenziert, z. B. epidermoid, sarkomatoid, basaloid, mukoepidermoid (bzw. Mischform).

**2    Thymuskarzinoide.**

**3    Mesenchymale Thymustumoren** (ortsständiges Mesenchym, insgesamt sehr selten):

3.1  Thymolipome,

3.2  Tumoren der myoiden Thymuszellen („myoidzellige Sarkome"?).

**4    Retikulohistiozytäre Tumoren.**

**5    Maligne Lymphome:**

5.1  Morbus Hodgkin,

5.2  Non-Hodgkin-Lymphom.

**6    Tumorartige Läsionen:**
     thymogene Zysten.

**7    Nichtthymogene Mediastinaltumoren:**

7.1  Keimzelltumoren, Teratome,

7.2  Angiofollikuläre Lymphknotenhyperplasie („giant lymph node hyperplasia", = „Castleman's lymphoma").

## 2.3 Immunzytologie und Histologie

Die Phänotypisierung der infiltrierenden Lymphozyten ist nicht weiter hilfreich für die histologische Differentialdiagnose.

## 2.4 Zytogenetische und molekulargenetische Befunde

Molekulargenetische und zytogenetische Untersuchungen helfen bei der Differentialdiagnose nicht weiter, allenfalls zum Ausschluß bzw. Diagnose eines Keimzelltumors (Nachweis von i12p mit In-situ-Hybridisierung).

# 3 Stadieneinteilung

Eine nach den Richtlinien der UICC erstellte TNM-Klassifikation existiert für das Thymom nicht. Zu empfehlen ist die Einteilung nach Masaoka et al. (1981), modifiziert nach der Originalarbeit von Bergh et al. (1978):

Stadium I:    makroskopisch komplett kapselbegrenzter Tumor, mikroskopisch *keine* Kapselinfiltration.

Studium II:   1) makroskopisch nachweisbare Tumorinvasion in das parathymische (mediastinale) Fettgewebe oder in die mediastinale Pleura oder

              2) mikroskopisch nachweisbare Kapselinfiltration.

Stadium III:     makroskopisch nachweisbare Infultration angrenzender
                 Organe, z. B. Perikard, Lunge, große Gefäße.

Stadium IVa:    pleurale und/oder perikardiale Tumordissemination.

Stadium IVb:    lymphogene und/oder hämatogene Tumorausbreitung.


## 4 Prognose

Grundsätzlich bestimmt das biologische Wachstumsverhalten von Thymustumoren die Prognose. Ein großer Anteil der Thymustumoren ist
langsam wachsend, nicht expansiv und infiltrativ und insgesamt von lokal
wie allgemein gutartigem Verlauf. Diese Tumoren sind in der Regel von
einer eindeutigen Kapsel umgeben und gut operabel. Nach alleiniger
Resektion dieser Tumoren beträgt die Fünfjahresüberlebensrate 83% und
die Zehnjahresüberlebensrate 80%. Die Überlebensrate ist bei invasiven
Tumoren nach radikaler (R0) Chirurgie allerdings vergleichbar mit 80%
nach 5 Jahren; wenn eine radikale chirurgische Maßnahme aufgrund der
lokalen Ausdehnung nicht mehr möglich ist, beträgt die Überlebenschance nur noch 45–60%. Die chirurgische Resektabilität ist somit der
entscheidende prognostische Faktor, sowohl bei nichtinvasiven als auch
bei invasiven Thymustumoren. Lokale Rezidive sind aber auch beim
nichtinvasiven Thymom möglich in 2–10% der Fälle mit einer Latenzzeit
von Monaten bis zum Teil Jahren. Auch Zweittumoren bei nichtradikaler
Resektion kommen vor. Bei komplett resezierbarem Thymom, ohne
weitere Nachbehandlung, ist die lokoregionäre Rezidivrate mit 20–30%
hoch (mediastinal, pleural oder supraklavikulär und axilläre Lymphknoten; seltener Lunge, Leber, ZNS, Skelett). Bei invasivem oder nichtinvasivem Thymom mit Myasthenia gravis ist die Prognose besser als ohne
dieses paraneoplastische Syndrom.

*Thymuskarzinome* sind biologisch weitaus bösartiger als nichtinvasive
oder gar invasive Thymome; schon bei der Primärdiagnose finden sich
vielfach hämatogene Metastasen. Beim Thymuskarzinom findet sich auch
nie eine Myasthenia gravis als paraneoplastisches Syndrom. Unklar ist die
Lymphozyteninvasion als Prognosefaktor, als unabhängiger Faktor;
spindelzellige und lymphozytenreiche Thymome sind eher von einer
klaren Kapsel umgeben und biologisch benigner im Gegensatz zu
prädominant epithelialen Tumoren, die ehr invasiv sind und entsprechend
klinisch aggressiver verlaufen.

# 5 Diagnose

Der Ausgangspunkt der Diagnostik ist die Abklärung einer mediastinalen Raumforderung unklarer Ätiologie. Nebst allgemeiner Anamnese und klinischer Untersuchung zur Erkennung einer Kompressionssymptomatik (Vena-cava-Syndrom, Tracheakompression) führen die bildgebenden Verfahren zu einer Abschätzung der lokoregionären und allgemeinen Tumorausbreitung.

## Labordiagnostik

Über die üblichen Routinebestimmungen hinaus: LDH; 5-HIESS im Urin, Vanillinmandelsäure im Urin; Katecholaminausscheidung (neurogene Tumoren, Phäochromozytom); CEA; AFP; β-HCG (Keimzelltumoren); Immunglobuline/Immunelektrophorese; bei Verdacht auf Myasthenie: Mestinontest.

## Apparative Diagnostik

- Für die topographische Zuordnung ist eine *Thoraxaufnahme* in 2 Ebenen und ein Computertomogramm mit Kontrastmittel oder eine Kernspintomographie Voraussetzung.
- Bei Raumforderungen im oberen Mediastinum handelt es sich meistens um eine Struma oder einen Thymustumor. Strumen sollten stets durch *Jodszintigramm* gesichert werden, da sie sich meist über einen kollaren Operationszugang exstirpieren lassen.
- *Die Computertomographie* ist die beste Methode zur Darstellung mediastinaler Prozesse; zusätzlich ist bei fraglichen Befunden oder Kontrastmittelallergie die *Kernspintomographie* indiziert. Bei fraglichen Myokardinfiltrationen und der daraus folgenden Inoperabilität ist die MRT dem CT überlegen (Moore 1992; Shamji et al. 1984).
- Die *mediastinale Sonographie* erlaubt bei supraaortalen und perikardialen Raumforderungen oft eine genaue Beziehung zu den umliegenden Strukturen.
- Bei klinischer oberer Einflußstauung oder radiologischer Beteiligung der V. cava superior bzw. V. brachiocephalica sinistra ist die *angiologische Darstellung* zur Planung der Operationsstrategie erforderlich.
- Die *Bronchoskopie* und die
- *Ösophagoskopie* sind bei jeder intrathorakalen Raumforderung im präoperativen Staging erforderlich.

**Biopsie**

Die bioptischen Verfahren im vorderen Mediastinum haben nur eine eingeschränkte Bedeutung. Über Mediastinoskopie erreicht man den prävaskulären Raum nicht. Die Thymusloge ist über die anteriore Mediastinotomie zwar gut zu erreichen, aber die prognostische Aussage über Malignität und Resektabilität kann durch die alleinige PE wegen der histologischen Besonderheit der Thymome nicht gegeben werden. Sie sollte nur bei hochgradigem Verdacht auf malignes Lymphom, metastasierendes Malignom oder Sarkoidose eingesetzt werden. Bei Patienten, die aufgrund eines allgemeinen Risikos, erhöhten Alters oder Inoperabilität sicher keiner kurativen Resektion zugeführt werden, kann diese bioptische Methode ebenfalls gewählt werden, da bei Thymomen durch die offene Biopsie Impfmetastasen im Bereich der Brustwand entstehen können, die eine spätere radikale Resektion in Frage stellen.

Die CT-gesteuerte Feinnadelbiopsie ist in ihrer Aussagekraft verbessert worden, jedoch ist die Differenzierung zwischen Thymom und Lymphom immer noch unsicher (Dienemann et al. 1989). Die Sensitivität beträgt 42%, die Spezifität 96%, die negative Prädiktivität 87% und die positive Prädiktivität 73%. Aus diesen Gründen ist man manchmal gezwungen, die diagnostische Thorakotomie über medianes Sternumsplitting durchzuführen. Sie wird ggf. als therapeutischer Eingriff erweitert. Die endgültige pathologische Diagnose bedarf meist aufwendiger immunhistologischer Aufarbeitungen, so daß auch die intraoperative Schnellschnittuntersuchung einen hohen Unsicherheitsfaktor hat.

## 6  Charakteristika der Erkrankung und Krankheitsverlauf

30–40% aller Thymome sind Zufallsbefunde anläßlich einer Thoraxröntgenuntersuchung aus anderem Grund. Die klinischen Kompressionszeichen wie Husten, Dyspnoe, Thoraxwandschmerzen und obere Einflußstauung sind unspezifisch und treten bei lokal fortgeschrittenen Tumoren auf. Paraneoplastische Syndrome sind häufig (s. Übersicht). Bei etwa 70% aller Patienten mit Thymom finden sich immunologische Störungen, bei etwa 10% andere Malignome und bei 15% endokrine Störungen. Die häufigste assoziierte Krankheit ist die Myasthenia gravis (ca. 50% aller Patienten); sie tritt allerdings nur bei benignem und malignem Thymom, nie aber beim Thymuskarzinom auf. Selten (5%) sind die Zytopenie, insbesondere die aplastische Anämie und eine Hypogammaglubulinämie; die weiteren in der Übersicht aufgeführten Syndrome sind extrem selten, aber durchaus möglich.

**Syndrome und Erkrankungen, die mit einen Thymom assoziiert sein können**

| | |
|---|---|
| Myastenia gravis | Dermatomyositis |
| Zytopenie | Sklerodermie |
| Isolierte aplastische Anämie | |
| („red cell hypoplasia") | Takayashu-Syndrom |
| Hypogammaglobulinämie | Hyperparathyreoidismus |
| Polymyositis | Morbus Addison |
| Systemischer Lupus erythematodes | Panhypopituitarismus |
| Rheumatoide Arthritis | Endokarditis |
| Thyreoiditis | Myokarditis |
| Sjögren-Syndrom | Megaösophagus |
| Chronische ulzerative Kolitis | Chronische mukokutane Candidiasis |
| Raynaud-Phänomen | Isolierte aplastische Anämie |
| Regionale Enteritis | Akute Leukämien |
| Plasmozytom | Pemphigus vulgaris |
| Kaposi-Sarkom | |

# 7 Therapiestrategie

## 7.1 Übersicht

Die Therapieform mit der höchsten kurativen Chance ist die radikale Chirurgie. Diese ist nur in den lokalisierten Stadien ohne Ausbreitung in das umliegende Gewebe (Stadium I und II) möglich und immer als primäre Therapie der Wahl indiziert. Im Stadium I ist eine postoperative adjuvante Bestrahlung möglich, aber nicht sicher indiziert wegen einer geringen lokoregionären Rezidivrate, im Stadium II aber immer indiziert. Bei R1- und insbesondere R2-Resektionen ist eine additive postoperative Bestrahlung in jedem Fall indiziert.

Beim lokal fortgeschrittenen Stadium III hängt die Indikation zur primären Chirurgie von der Möglichkeit ab, eine R0-Resektion zu erreichen. Sollte sich intraoperativ eine Irresektabilität zeigen, muß sorgfältig abgewogen werden, ob der Eingriff als Probethorakotomie abgeschlossen werden soll (Ciernik 1994), oder ob ein sogenanntes Tumordebulking zur Dekompression bei erheblicher Kompressionssymptomatik (Trachea, Vena cava, Herz) vorgenommen wird. In jedem Fall schließt sich eine Chemo-/Strahlentherapie an. Scheint aufgrund der präoperativen Diagnostik eine R0-Resektion nicht oder nur fraglich möglich, sollte eine primäre Chemotherapie gefolgt von einer Strahlentherapie durchgeführt werden. Im Falle der deutlichen Tumorverkleinerung und bei Nachweis von Resttumor ist eine Salvagechirurgie nach Abschluß der Chemo-/Strahlentherapie zu erwägen.

In primär fortgeschrittenen metastasierten Stadien ist eine Chemotherapie indiziert; die Notwendigkeit einer Strahlentherapie hängt von der tumorbedingten Symptomatik ab (Kompressionssymptomatik, Vena-cava-superior-Syndrom etc.); in diesen Fällen sollte die Strahlentherapie mit der Chemotherapie primär kombiniert werden im Sinne einer Notfallmaßnahme. Ein radikale Chirurgie ist beim Stadium IV nicht indiziert, auch nicht bei kompletter Remission der Fernmetastasen unter Chemotherapie.

Der Algorithmus zum therapeutischen Vorgehen ist in Abb. 1 dargestellt.

## 7.2 Stellung der Chirurgie

### 7.2.1 Biopsie

Wie im Abschn. „Histologie" ausgeführt, ist die Sensitivität einer transthorakalen Feinnadelbiopsie nicht sehr hoch, allerdings ist die Spezifität hoch; somit kann im positiven Falle mit Nachweis eines Thymoms auf eine weitere invasive Diagnostik verzichtet werden. Im Falle einer negativen Feinnadelzytologie und eines operabel erscheinenden Tumors ohne massive Ausdehnung in die umliegenden Organstrukturen und ohne Fernmetastasen ist die Probethorakotomie indiziert. Bei intraoperativem Nachweis eines Thymoms (auch die Schnellschnittbiopsie ist nicht 100%ig sicher), wird der diagnostische Eingriff intraoperativ als therapeutischer Eingriff erweitert, wenn eine R0-Resektabilität besteht. Bei klinisch erkennbarem Stadium III, insbesondere wenn eine primäre Chemo-/Strahlentherapie geplant ist, sollte eine zytologische Diagnose wiederholt versucht werden, da ein operativer Eingriff die definitive Chemotherapie und Strahlentherapie verzögern kann. Die Möglichkeit von Impfmetastasen sollte in diesen Fällen keine Rolle spielen, da die Biopsieregion im Strahlenfeld liegt. Allerdings sollte vor einer definitiven Chemo-/Strahlentherapie eine Diagnose abgestrebt werden; sollte dies nicht möglich sein und ein therapeutisches Eingreifen dringend erforderlich werden, kann aber auch ohne definitive Histologie mit der Therapie begonnen werden, da sowohl Lymphome als auch Keimzelltumoren durch die zu wählende PAC-Chemotherapie und die nachfolgende Strahlentherapie miterfaßt und gut behandelt werden. Im Stadium IV sollte in jedem Falle eine Thorakotomie zur Sicherung der Diagnose *vermieden* werden.

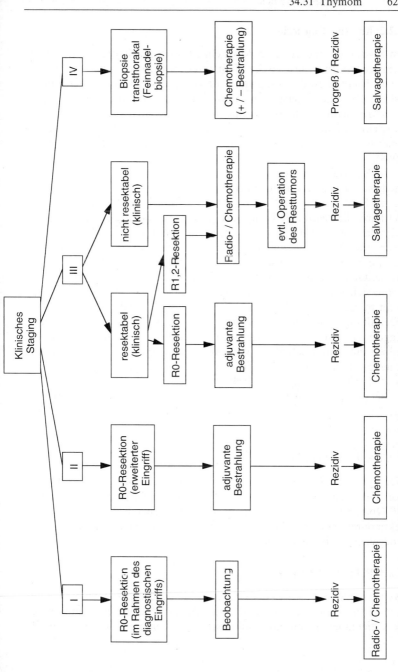

**Abb. 1.** Algorithmus zum therapeutischen Vorgehen beim Thymom

## 7.2.2 Kurative Chirurgie

Im Stadium I und II, nach Möglichkeit auch im Stadium III, ist eine primäre kurative chirurgische Maßnahme anzustreben. Ziel der chirurgischen Therapie ist die komplette Entfernung des Thymoms. Der Eingriff erfolgt über ein mediastinales Sternumsplitting; nur über diesen Zugang zum Mediastinum ist das intraoperative Staging, d. h. die exakte Beurteilung einer eventuellen Infiltration von Mediastinalstrukturen, der Lymphabflußgebiete und beider Lungenflügel, möglich (Branscheid et al. 1988).

Im Stadium I wird eine radikale Resektion der Thymusdrüse mit dem mediastinalen Fett durchgeführt.

Im Stadium II und III muß die Resektion je nach Befund auf das Perikard, die Pleura, die Lungen, N. phrenicus (einseitig!), die Brustwand oder das Zwerchfell erweitert werden. Bei Infiltration der V. cava kann über eine Resektion, ggf. einen prothetischen Ersatz, die Radikalität gewährleistet werden. Allerdings können nur etwa 50% der im Stadium III tentativ kurativ operierten Patienten radikal R0-operiert werden. Sollte sich während der Operation abzeichnen, daß eine R0-Resektion nicht möglich erscheint, sollte der Eingriff als Probethorakotomie ohne „Debulking" abgeschlossen werden und eine Chemo-/Strahlentherapie eingeleitet werden. Bei ausgeprägter Kompressionssymptomatik sollte jedoch ein Tumordebulking vorgenommen werden mit anschließender Chemo-/Radiotherapie. Die Entscheidung zu diesem Schritt bedarf einer großen individuellen onkologischen Erfahrung.

Bei präoperativ nicht R0-operabel erscheinenden Tumoren sollte kein radikaler Operationsversuch unternommen werden, sondern primär eine Chemo-/Strahlentherapie eingeleitet werden.

## 7.2.3 Salvageoperation

Nach primärer Chemotherapie gefolgt von Strahlentherapie und Fehlen von Fernmetastasen sowie gutem Tumoransprechen sollte, sofern eine R0-Operabilität klinisch nunmehr möglich erscheint, der Versuch einer sekundären chirurgischen Maßnahme unternommen werden. Dieses Vorgehen ist aber in Studien noch nicht belegt.

## 7.2.4 Palliative Chirurgie

Wegen der Möglichkeiten der Chemo- und Strahlentherapie bestehen nur wenige Indikationen einer palliativen Chirurgie. Diese ergeben sich aus persistierender chemo- und radioresistenten Kompressionssymptomatik.

Die sogenannte Debulkingoperation ist als Ultima ratio bei Versagen einer Chemo-/Radiotherapie zu erwägen. Hier bedarf es eines kompetenten interdisziplinären Konsils.

## 7.3 Stellung der Strahlentherapie

### 7.3.1 Primäre Strahlentherapie

Das Thymom ist grundsätzlich strahlensensibel; allerdings spricht der lymphatische Anteil unter der Bestrahlung ausgesprochen schnell an, während der epitheliale Anteil langsamer anspricht und eine volle Tumordosis benötigt. Eine primäre alleinige Bestrahlung ist nicht sicher kurativ und nur bei Kontraindikation gegen eine Chirurgie oder Chemotherapie indiziert.

### 7.3.2 Adjuvante Strahlentherapie

Nach vollständiger *Resektion im Stadium I* wird vielfach eine adjuvante Strahlentherapie appliziert; wegen der geringen Rate an lokoregionären Rezidiven von ca. 5% kann aber auch mit entsprechend sorgfältiger Nachsorge zugewartet werden und eine definitive Therapie (Chirurgie oder Chemotherapie gefolgt von Strahlentherapie) im Rezidivfall angewendet werden.

Nach *Resektion im Stadium II* ist eine adjuvante Strahlentherapie in jedem Fall indiziert. Die vorgesehene Dosis beträgt 45 Gy mit Boost von 10 Gy auf die Tumorregion bzw. so weit es die benachbarten Strukturen wie Lunge und Herz zulassen.

Nach *R0-Resektion im Stadium III* gilt die gleiche adjuvante Strahlentherapie wie im Stadium II, mit Boost von 10 Gy auf die resezierten primär involvierten Strukturen.

### 7.3.3 Additive Strahlentherapie

Nach *nichtradikaler Operation im Stadium III (R1- und R2-Operation)* ist eine postoperative Strahlentherapie indiziert. Offen, aber denkbar ist, ob nicht eine postoperative Chemotherapie gefolgt von einer Strahlentherapie in diesen Fällen besser wäre. Im Einzelfall sollte nach den vorliegenden Daten der ECOG–Studie (Loehrer 1995) eine postoperative Chemotherapie, gefolgt von einer Strahlentherapie der Vorzug gegeben werden. Die Strahlendosis beträgt 54 Gy (Mediastinum) und wird appliziert nach 4 Zyklen Cisplatin/Doxorubicin/Cyclophosphamid.

### 7.3.4 Palliative Strahlentherapie

Als Notfallmaßnahme ist eine primäre Strahlentherapie nur indiziert, wenn eine primäre Chemotherapie nicht durchführbar ist; Vorrang hat, wenn durchführbar, die Chemotherapie zur Behandlung einer oberen Einflußstauung bei Thymom.

Bei progredienten Tumor, der durch Operation oder Chemotherapie nicht oder nicht mehr behandelt werden kann, ist in jedem Fall eine palliative Bestrahlung indiziert (45–55 Gy).

### 7.4 Stellung der Chemotherapie

Das Thymom ist relativ chemotherapiesensibel, und zwar unabhängig von dem histologischen Subtyp bzw. der lymphatischen Prädominanz. Das Thymuskarzinom ist deutlich weniger chemotherapiesensibel als das maligne Thymom, trotzdem sollte ein Therapieversuch mit einer cisplatinhaltigen Therapie gemacht werden. Die wirksamsten Substanzen sind Cisplatin, Doxorubicin, Ifosfamid, Cyclophosphamid, Nitrosoharnstoffe, evtl. auch die Vincaalkaloide und insbesondere Prednison. Prednison ist offenbar besonders wirksam bei Thymom mit Myasthenia gravis, vermutlich unwirksam beim Thymuskarzinom.

Die Kombinationstherapie erscheint nach den rudimentären Phase-II-Studien mit jeweils wenigen Patienten möglicherweise wirksamer als eine Monotherapie und sollte daher primär eingesetzt werden. Daten einer prospektiven Studie der ECOG zeigen einen besonderen Wert der Kombination Cisplatin/Doxorubicin/Cyclophosphamid (PAC) als Induktionstherapie, gefolgt von einer Strahlentherapie mit 54 Gy bei lokoregional begrenzten, aber nicht resektablen Thymomen (Loehrer 1995). Von 21 Patienten wurden durch die Chemotherapie allein 3 komplette und 10 partielle Remissionen erreicht (62% objektive Remissionsrate). Nach Abschluß der Chemo-/Strahlentherapie hatten nach einer medianen Zeit von 8 Jahren nur 5 Patienten ein Rezidiv; die mediane Überlebenszeit betrug 46 Monate und die Fünfjahresüberlebensrate 45%. Da diese Daten im Rahmen einer prospektiven kontrollierten Studie erhoben worden sind, empfiehlt sich das verwendete Therapieregime für Behandlungen von Patienten außerhalb von Studien. Nach Möglichkeiten sollten die Patienten mit Thymom wegen der Seltenheit des Tumors und der vielen ungeklärten Fragen aber im Rahmen von Studien behandelt werden.

**Cave:** Bei hohem lymphatischem Anteil ist eine Uratnephropathie unter der initialen Chemotherapie möglich; eine Prophylaxe mit Allopurinol und forcierter Diurese ist daher dringend erforderlich.

### 7.4.1 Kurativ orientierte Chemotherapie

Bei Patienten mit nicht radikal resektablem Stadium II und III ist eine Chemotherapie mit einer cisplatinhaltigen Kombination, am ehesten PAC, indiziert, gefolgt von einer Bestrahlung. Dies gilt auch für Fälle, bei denen die initial kurativ orientierte Operation wegen Inoperabilität als Probethorakotomie beendet worden ist, ebenso wie für R1- und R2-Operationen.

### 7.4.2 Neoadjuvante Chemo-/Chemo- und Strahlentherapie

Es ist offen, ob bei Fällen wie bei der kurativ orientierten Chemotherapie beschrieben und Ansprechen auf die Chemo- und Strahlentherapie eine sekundäre Resektion im Sinne einer Salvagechirurgie durchgeführt werden sollte. Daten aus Studien zu diesem Vorgehen liegen bisher nicht vor. Im Einzelfall sollte aber solch ein Vorgehen versucht werden, da die Fünfjahresüberlebensrate durch alleinige Chemo-/Strahlentherapie nur 45 % beträgt und jeder Versuch, diese Überlebenchance zu verbessern, nur hilfreich sein könnte.

### 7.4.3 Palliative Chemotherapie

Im Stadium IV ist der Wert der Chemotherapie begrenzt. Bei oberer Einflußstauung und tumorbedingter Symptomatik ist auf jeden Fall eine kombinierte Chemotherapie indiziert, um möglichst schnell eine Symptomverbesserung zu erzielen. In anderen Fällen sollte sich die Chemotherapie an den Begleitumständen wie Allgemeinzustand, Tumorsymptomatik, Therapiewunsch des Patienten und Alter orientieren. Eine Monotherapie ist einer Kombinationstherapie möglicherweise zunächst vorzuziehen; ein Versuch mit einer Prednisonmonotherapie ist – abgesehen vom Thymuskarzinom – in diesen Fällen als Monotherapie immer sinnvoll. Eine Alternative ist auch möglicherweise das COPP-Regime.

### 7.3.4 Hochdosischemotherapie

Es liegen keine Berichte zur Relevanz einer Hochdosischemotherapie vor; da das Thymom und das Thymuskarzinom zu den mäßig chemotherapiesensiblen Tumoren zu rechnen sind, ist in entsprechenden Einzelfällen möglicherweise der Versuch mit einer Hochdosischemotherapie als Ultima ratio sinnvoll.

# 8 Indikation zur Chemotherapie

## 8.1 Auswahl der Patienten

### 8.1.1 Neoadjuvante Chemotherapie

Bei Inoperabilität oder R1-/R2-Resektion im Stadium II und III eines Thymoms oder Thymuskarzinoms ist eine primäre Chemotherapie mit kurativer Intention indiziert.

### 8.1.2 Palliative Chemotherapie

Bei fortgeschrittenem Stadium III, schwerer Begleiterkrankung, höherem Alter sowie im Stadium IV ist eine palliative Chemotherapie indiziert.

## 8.2 Zeitpunkt des Therapiebeginns

### 8.2.1 Neoadjuvante kurativ orientierte Chemotherapie

Wegen des kurativen Ziels dieser Chemotherapie ist ein sofortiger Beginn der Chemotherapie nach Diagnosestellung indiziert. Nach Probethorakotomie sollte nicht länger als 3 Wochen abgewartet werden, wenn keine eitrigen oder septischen Komplikationen vorliegen.

### 8.2.2 Palliative Chemotherapie

Bei *Notfallindikation* mit oberer Einflußstauung oder Bronchusobstruktion sollte die vorgesehene Chemotherapie sofort eingesetzt werden ohne weiteres Zuwarten.

Bei *Fehlen dieser akuten Symptomatik* kann nach Diagnosestellung eines fortgeschrittenen, nicht kurativ behandelbaren Thymoms der Spontanverlauf zunächst abgewartet werden und der Einsatz der Chemotherapie am Gesamtverlauf der Erkrankung orientiert werden.

## 8.3 Wahl der Therapie

### 8.3.1 Neoadjuvante kurativ orientierte Chemotherapie

Es sollte primär eine cisplatinhaltige Kombinationschemotherapie gewählt werden, am ehesten

- *Cisplatin/Doxorubicin/Cyclophosphamid* (entsprechend dem ECOG-Protokoll).

Nach 4 Zyklen erfolgt die Strahlentherapie des Mediastinums mit 54 Gy.

## 8.3.2 Palliativ orientierte Chemotherapie

Für die Initialtherapie bestehen folgende Optionen:
- Prednison-Monotherapie,
- COPP,
- CCNU/Vinristin/Cyclophosphamid/Prednison.

Die Wahl des Vorgehens sollte von der individuellen Situation, wie Allgemeinzustand, Alter, Komorbidität etc., abhängig gemacht werden. Es ist ungeklärt, ob eine Kombinationstherapie wirksamer ist als eine Prednisonmonotherapie, so daß in Einzelfällen auch mit einer Prednisonmonotherapie als Initialtherapie begonnen werden kann.

## 8.3.3 Chemotherapie beim Thymuskarzinom

Die Therapie des Thymuskarzinoms muß in jedem Fall eine cisplatinhaltige Kombinationstherapie sein. Offen ist, ob das
- PAC-Schema ausreicht ober ob z. B.
- VIP gewählt werden sollte.

Eine Prednisonmonotherapie ist unwirksam.

## 8.4 Therapiedauer

- Bei Ansprechen einer cisplatinhaltigen Kombinationstherapie werden 4 Zyklen appliziert.
- Bei einer Prednisonmonotherapie wird die Therapie über mindestens 6–8 Wochen fortgeführt; bei Ansprechen wird die Therapie bis zur Progression weitergeführt.

## 8.5 Modifikation der Standarddosis

Zu beachten sind die Dosismodifikationen für Cisplatin und Anthrazyklinen entsprechend den Nierenfunktionsparametern und der kardialen Situation.

## 8.6 Besonderheiten zur Begleittherapie

Bei ausgedehntem Thymom kann es zu schneller Einschmelzung insbesondere des lymphatischen Anteils kommen mit der Gefahr einer Uratnephropathie. In diesen Fällen sollte mit entsprechender Hyperhydratation und Allopurinol vorgesorgt werden. Bei Radiotherapie unter oder nach Anthrazyklinvorbehandlung im Rahmen der Kombinationschemotherapie muß sorgfältig auf die kardiale Ejektionsfraktion geachtet werden.

## 8.7 Erhaltungstherapie

Nach Induktionstherapie mit 4 Zyklen einer cisplatinhaltigen Kombinationstherapie oder COPP ist vermutlich keine Erhaltungstherapie erforderlich. Bei einer Prednisonmonotherapie wird die Therapie fortgeführt bis zur Pregression.

## 9 Rezidivtherapie

Bei Versagen einer cisplatinhaltigen Kombinationschemotherapie sollte ein Versuch mit Prednison oder COPP bzw. ADVD gemacht werden. Weitere Möglichkeiten sind eine Monotherapie mit Ifosfamid, Etoposid, Vincaalkaloiden oder Taxol.

In Einzelfällen, bei besonders jungen Patienten und gutem Allgemeinzustand, ist der Versuch mit einer Hochdosischemotherapie unter Einschluß von Alkylanzien, evtl. auch hochdosierten Platinderivaten sinnvoll.

## 10 Maßnahmen zur Therapiekontrolle

Bei kurativ intentionierter Chemotherapie und Strahlentherapie ist eine sorgfältige Kontrolle des erreichten Therapieerfolges wichtig wegen der Frage einer sekundäre Operationsmöglichkeit. Nach chirurgischer R0-Resektion oder kompletter Remission nach Chemo- und Strahlentherapie ist eine Nachsorge alle 3 Monate für die ersten 2 Jahre, sowie alle 6 Monate für das 3. bis 5. Jahr wichtig, da Reinterventionen mit Chirurgie oder Chemo- und Strahlentherapie kurative Chancen bieten.

Bei palliativem Therapieanspruch ist eine möglichst wenig aufwendige Kontrolle der Tumorparameter sinnvoll.

# 11 Besondere Hinweise

*Studie:* Chemo-/Strahlentherapie des lokal fortgeschrittenen inoperablen Thymoms.

*Studienleitung:* Prof. Dr. H.-J. Schmoll, Dr. I. Wildfang, P. Schneider, Abt. Hämatologie/Onkologie Martin-Luther-Universität Halle-Wittenberg, Tel. 0511/5572606, FAX: 0511/5572950.

# 12 Therapieschemata

## 12.1 Induktionstherapie

| Cisplatin/Adriamycin/Cyclophosphamid | | | | PAC (Loehrer 1995) |
|---|---|---|---|---|
| Cisplatin | 50 mg/m² | i.v. | 60-min-Infusion | Tag 1 |
| Adriamycin (Doxorubicin) | 50 mg/m² | i.v. | Bolus | Tag 1 |
| Cyclophosphamid | 500 mg/m² | i.v. | Bolus | Tag 1 |

Wiederholung Tag 22, bei Ansprechen 4 Zyklen, gefolgt von Bestrahlung mit 54 Gy.

| Cyclophosphamid/Vincristin/Procarbazin/Prednison | | | | COPP (Evans 1980) |
|---|---|---|---|---|
| Cyclophosphamid | 650 mg/m² | i.v. | Bolus | Tag 1, 8 |
| Vincristin (Oncovin) | 1,4 mg/m² [a] | i.v. | Bolus | Tag 1, 8 |
| Procarbazin | 100 mg/m² | p.o. | | Tag 1–14 |
| Prednison | 40 mg/m² | p.o. | | Tag 1–4 |

[a] Maximal 2 mg, Wiederholung Tag 29.

| Prednisonmonotherapie | | | (Hu 1986) |
|---|---|---|---|
| Prednison | 40 mg/m² | p.o. | täglich fortlaufend |

Therapiedauer mindestens 6–8 Wochen; bei Ansprechen Dauertherapie.

| CCNU/Vincristin/Cyclophosphamid/Prednison | | | | (Appelquist 1982) |
|---|---|---|---|---|
| CCNU | $70\,mg/m^2$ | p.o. | | Tag 1 |
| Vincristin | $1,3\,mg/m^2$ [a] | i.v. | Bolus | Tag 1 |
| Cyclophosphamid | $1000\,mg/m^2$ | i.v. | Bolus | Tag 1 |
| Prednison | $40\,mg/m^2$ | p.o. | | Tag 1–7 |

[a] Maximal 2 mg.
Wiederholung Tag 22–29.

## 12.2 Salvagetherapie

| Ifosfamidmonotherapie | | | | (Rankin 1985) |
|---|---|---|---|---|
| Ifosfamid | $1,5\,g/m^2$ | i.v. | 1-h-Infusion | Tag 1, 2, 3, 4, 5 |
| Mesna | je $0,3\,g/m^2$ | i.v./p.o. | Bolus | 0, 4, 8 h nach Ifosfamid |

Wiederholung Tag 29.

| Cisplatin/Etoposid/Ifosfamid | | | | VIP |
|---|---|---|---|---|
| Cisplatin | $20\,mg/m^2$ | i.v. | 30-min-Infusion | Tag 1, 2, 3, 4, 5 |
| Etoposid | $75\,mg/m^2$ | i.v. | 1-h-Infusion | Tag 1, 2, 3, 4, 5 |
| Ifosfamid | $1200\,mg/m^2$ | i.v. | 1-h-Infusion | Tag 1, 2, 3, 4, 5 |

Wiederholung Tag 22–29.

## Literatur

Appelquist P, Kostianen S, Franssila K, Mattila S, Grohn P (1982) Treatment and prognosis of thymoma. Surg Oncol 20:265–268

Arrigada R, Gerard-Marchant R, Tubiana M, Amiel JL, Haij L (1981) Radiation therapy in the management of malignant thymic tumors. Acta Radiol Oncol 20:167–172

Bertram P, Trenter K-H, Winkeltau G, Schumpelick V (1993) Chirurgische Therapie bei Myasthenia gravis und Thymom. Chirurg 64:796–801

Branscheid D, Graewe T, Bülzebrück H, Vogt-Moykof I (1988) Thymome, Operatives Vorgehen. Z Herz- Thorax- Gefäßchirurgie 2:184–190

Chuang E, Gordon MS, Battiato L, Harrison-Mann B, Loehrer PJ (1995) Phase-II trial of subcutaneous (SC) interleukin-2 (Il-2) in patients (PTS) with relapsed and refractory thymoma. Proc Am Soc Clin Oncol 14, Abs. 721

Ciernik IF, Meier U, Lütolf M (1994) Prognostic factors and outcome of imcompletely resected invasive thymoma following radiation therapy. J Clin Oncol 12:1484–1490

Cohen DJ, Ronnigen LD, Graeber G et al. (1984) Management of patients with malignant thymoma. J Thorac Cardiovasc Surg 87:301–307

Dienemann H, Sunder-Plassmann L, Hahn D, Heberer G (1989) Diagnostik mediastinaler Prozesse. Chirurg 60:377

Evans WK, Thompson DM, Simpson WJ et al. (1980) Combination chemotherapy in invasive thymoma – Role of COPP. Cancer 46:1523–1527

Fujimura S, Kondo T, Handa M, Shiraishi Y, Tamahashi N, Nakada T (1987) Results of surgical treatment for thymoma based on 66 patients. J Thorac Cardiovasc Surg 93:708–714

Göldel N, Böning L, Frederik A et al. (1989) Chemotherapy of invasive thymoma. A retrospective study of 22 cases. Cancer 63:1393–1500

Hu E, Levine J (1986) Chemotherapy of malignant thymoma – Case report and review of the literature. Cancer 57:1101–1104

Leyvraz S, Henle W, Chahinian AP et al. (1985) Association of Epstein-Barr virus with thymic carcinoma. N Engl J Med 312:1296–1299

Lissner J, Hahn D (1987) Mediastinum und mediastinale Erkrankungen. In: Frommhold W, Diklmann W, Stender HST, Thurn P (Hrsg), Radiologische Diagnostik in Klinik und Praxis, Bd I/Teil 1, 7. Aufl. Thieme, Stuttgart New York, S 387

Loehrer PJ, Kim K, Chen M, Einhorn LH, Aisner S, Livingston R, Johnson DH (1995) Phase-II-trial of cisplatin (P), doxorubicin (A), cyclophosphamide (C) plus radiotherapy in limited stage unresectable thymoma. Proc Am Soc Clin Oncol 14, Abs. 1375

Maggi G, Giaccone G, Donachio M, Ciuffreda L, Dalesio O, Mancuso M, Calciati A (1986) Thymomas. A review of 169 cases with particular reference to results of surgical treatment. Cancer 58:765–776

Masaoka A, Monden Y, Nakahara K, Tanioka T (1981) Follow-up study of thymomas with special reference to their clinical stages. Cancer 48:2485–2492

Monden Y, Nakahara K, Ioka S et al. (1985) Recurrence of thymoma: clinopathological features, therapy and prognosis. Ann Thorac Surg 39:165–169

Moore E (1992) Radiologic evaluation of mediastinal masses. Chest Surg Clin North Am 2:1–22

Nakahara K, Ohno K, Hashimoto J (1988) Thymoma: Results with complete resection and adjuvant postoperative irradiation in 141 consecutive patients. J Thorac Cardiovasc Surg 95:1041–1947

Park HS, Shin DM, Lee JS et al. (1994) Thymoma – A retrospective study of 87 cases. Cancer 73:2491–2498

Rankin J et al. (1985) Ifosfamide. A highly active agent in the treatment of malignant thymoma. 3rd European Conference on Clinical Oncology, Stockholm, Abstract 17

Rosai J, Levine DG (1976) Tumor of the thymus. Atlas of tumor pathology, 2nd ser., fase 13 (Armed Forces Institute of Pathology, Washington/DC)

Rosenberg JC (1993) Neoplasms of the mediastinum. In: DeVita V (ed) Cancer: Priciples and practise of oncology, 4th edn. Lippincott, Philadelphia, p 759

Shamji F, Pearson FG, Todd TRJ, Ginsberg RJ, Ilves R, Cooper JD (1984) Results of surgical treatment for thymoma. J Thorac Cardiovasc Surg 87:43–47

Späth G, Inninger R, Huth CH, Labenke HG, Joffmeister HE (1987) Thymome – Eine retrospektive Studie über 48 Fälle. Chirurg 58:529–536

Stucke D, Aul C, Schneider W (1994) Chemotherapie maligner Thymome – Untersuchungen am eigenen Krankengut. Intern Prax 34:299–307

Tandan R, Taylor T, DiCostanzo DP, Sharma K, Fries T, Roberts J (1990) Metastasizing thymoma and myastenia gravis. Cancer 64:1296–1290

Verley JM, Hollmann KH (1985) Thymoma: A comparative study of clinical stages, histologic features and survival in 200 cases. Cancer 55:1074–1086

Waller DA, Rees MR (1991) Computed tomography in the pre-operative assessment of mediastinal tumors. Does it imrove surgical management? Thorac Cardiovasc Surg 39:158–161

Weide LG, Ulbright TM, Loehrer PJ, Williams ST (1993) Thymic carcinoma – A distinct clinical entity responsive to chemotherapy. Cancer 71:1219–1223

Weiss LM, Movahed LA, Butler AE et al. (1989) Analysis of lymphoepithelioma and lymphoepithelioma-like carcinomas for Epstein-Barr viral genomes by in situ hybridization. Am J Surg Pathol 13:625–631

# Tumoren des Gastrointestinaltrakts

## 34.32 Ösophaguskarzinom

M. Stahl, H. Wilke, F. W. Eigler, V. Budach

### 1 Epidemiologie

*Häufigkeit:* 1% aller Malignome. In Europa 3% aller tumorbedingten Todesfälle bei Männern, 1,5% bei Frauen.

*Inzidenz:* Männer 6/100000, Frauen 2/100000.

*Ätiologie:* Risikofaktoren: hochprozentiger Alkohol- und Nikotinabusus; möglicherweise zusätzlich Mangelernährung.

*Genetische Prädisposition:* Hohe Assoziation mit der sog. Tylosis palmaris et plantaris. Erhöhtes familiäres Risiko (z. B. bestimmte Stämme der Eingeborenen Alaskas gegenüber USA allgemein.

*Altersverteilung:* Altersgipfel 60 Jahre.

*Primäre Prävention:* Ein protektiver Effekt durch Aufnahme von frischem Obst (Vitamin C, β-Carotin) scheint vorhanden zu sein.

### 2 Histologie

#### 2.1 Einführung

Innerhalb des Ösophagus kommen eine Fülle von epithelialen und nicht-epithelialen Malignomen vor. Zu etwa 90% liegt dabei ein Plattenepithel-karzinom vor. Adenokarzinome im distalen Ösophagus nehmen an Häufigkeit zu (Anteil in manchen Zentren der USA bis 40%). Sie sind oft schwer von Kardiakarzinomen des Magens mit Infiltration des Ösophagus abzugrenzen. Deshalb werden diese Tumoren zunehmend unter dem

Begriff „Karzinome des ösophagogastralen Übergangs" zusammengefaßt. Ein erhöhtes Risiko für das Auftreten von Adenokarzinomen auf dem Boden von Epithelmetaplasien nach Magensäurereflux (Barrett-Ösophagus) ist erwiesen. Dies gilt insbesondere, wenn Nikotinabusus, weibliches Geschlecht und große Längenausdehnung des Barrett-Ösophagus hinzukommen.

## 2.2 Histologische Klassifikation

|  | Häufigkeit |
| --- | --- |
| Plattenepithelkarzinom | 80–90% |
| Adenokarzinom | 10–20% |
| Andere Malignome | unter 5% |

| Grading | |
| --- | --- |
| G 1 | hoch differenziert |
| G 2 | mäßig differenziert |
| G 3 | wenig differenziert |

## 2.3 Zytogenetische/molekulargenetische Befunde

Wie bei zahlreichen anderen soliden Tumoren werden auch beim Ösophaguskarzinom eine erhöhte Expression von Onkogenen (erbB-2) oder ein Fehlen von Suppressorgenen (p53) als bedeutsam für die Tumorentstehung diskutiert. Bisher ist jedoch weder deren ätiologische noch prognostische Bedeutung belegt. Möglicherweise ist die Bestimmung des p53-Proteins in der Vorraussage eines Adenokarzinoms bei bestehendem Barrett-Ösophagus nützlich. Für das seltene familiäre Syndrom der Tylosis palmaris et plantaris, bei dem 95% aller Erkrankten bis zum 65. Lebensjahr an einem Ösophaguskarzinom erkranken sollen, wird eine genetisch bedingte Überexpression des „Epidermal-growth-factor"-Rezeptors ursächlich angenommen.

# 3 Stadieneinteilung

*Vorbemerkung    anatomische Unterbezirke*

1. *Zervikaler Ösophagus*
   Dieser Teil beginnt am unteren Rand des Krikoidknorpels und endet
   beim Eintritt des Ösophagus in den Thorax (Suprasternalgrube), etwa
   18 cm distal der obere Schneidezähne.
2. *Intrathorakaler Ösophagus*
   a) Der obere thorakale Abschnitt reicht vom Eintritt des Ösophagus
      in den Thorax bis zur Höhe der Trachealbifurkation, etwa 24 cm
      distal der oberen Schneidezähne.
   b) Der mittlere thorakale Abschnitt entspricht der oberen Hälfte des
      Ösophagus zwischen Trachealbifurkation und ösophagogastralem
      Übergang. Die untere Grenze liegt etwa 32 cm distal der oberen
      Schneidezähne.
   c) Der untere thorakale Abschnitt, etwa 8 cm in der Länge (einschließ-
      lich des abdominalen Ösophagus), entspricht der distalen Hälfte
      des Ösophagus zwischen Trachealbifurkation und ösophagogastra-
      lem Übergang. Die untere Grenze liegt etwa 40 cm distal der oberen
      Schneidezähne.

## 3.1 Klinische Stadieneinteilung (TNM 1992)

*Primärtumor (T)*

T is   Nichtinvasives Karzinom (Carcinoma in situ).
T 0    Kein Primärtumor nachweisbar.
T 1    Der Tumor ist auf Lamina propria und die Submukosa begrenzt.
T 2    Der Tumor infiltriert die Muscularis propria.
T 3    Der Tumor durchsetzt die gesamte Ösophaguswand und infiltriert
       die Adventitia.
T 4    Der Tumor breitet sich extraösophageal aus und infiltriert umlie-
       gende Strukturen (Tracheobronchialsystem, Gefäße, Nerven).

Optional wird innerhalb von Studien eine Differenzierung zwischen T 1 a
(Tumor infiltriert Lamina propria) und T 1 b (Tumor infiltriert Submuco-
sa) empfohlen.

*Regionäre Lymphknoten (N)*

N 0    Kein Anhalt für Befall regionärer Lymphknoten.
N 1    Befall regionärer Lymphknoten (zervikaler Ösophagus: tiefe zervi-
       kale und supraklavikuläre Lymphknoten; intrathorakaler Ösopha-

gus: mediastinale und paragastrische Lymphknoten. Lymphknotenmetastasen am Truncus coeliacus entsprechen dem Stadium M1-LYM).

*Fernmetastasen (M)*

M0    Kein Nachweis von Fernmetastasen.

M1    Nachweis von Fernmetastasen (hierzu zählen auch Lymphknotenmetastasen jenseits der regionalen Lymphknotenstationen).

### 3.2 Postchirurgische Stadieneinteilung

Die pT-, pN- und pM-Kategorien entsprechen den T-, N- und M-Kategorien.

Abweichend wird optional innerhalb von Studien eine Untergliederung innerhalb des Stadiums N1 abhängig von der Zahl der befallenen Lymphknoten empfohlen (pN1a: 1–3; pN1b: 4–7; pN1c: über 7).

### 3.3 Stadiengruppierung (AJC/UICC)

| AJC-Stadium | TNM |
| --- | --- |
| I | T1 N0 M0 |
| IIA | T2–3 N0 M0 |
| IIB | T1–2 N1 M0 |
| III | T3–4 N1 M0 |
| IV | T1–4 N0-1 M1 |

## 4 Prognose

Der einzige anerkannte Prognosefaktor beim Ösophaguskarzinom ist das Tumorstadium. Dabei lassen sich 3 prognostische Gruppen unterteilen, deren Überlebenswahrscheinlichkeit nach Standardtherapie im folgenden angegeben ist.

Gruppe 1:    potentiell resektable Tumoren (im wesentlichen Tumorstadium T1–2 N0–1 M0; I und IIA).

Gruppe 2:    lokal fortgeschrittene Tumoren (im wesentlichen Tumorstadium T3–4 N0–1 M0; IIB und III).

Gruppe 3:    metastasierte Tumoren (M1; IV).

|                          | Gruppe 1  | Gruppe 2     | Gruppe 3    |
| ------------------------ | --------- | ------------ | ----------- |
| Mediane Überlebenszeit   | –         | 12–14 Monate | 9–12 Monate |
| Zweijahres-Überlebensrate | 55%–70%  | 10%–25%      | <10%        |

Wie bei vielen Tumorerkrankungen haben darüber hinaus jüngere Patienten in gutem Allgemeinzustand eine günstigere Prognose.

## 5 Diagnostik

*Labor*
Routineuntersuchungen (BB, Gerinnung, Elektrolyte, Leber-, Nierenwerte); vor geplanter Operation zusätzlich: Gesamteiweiß, CHE, arterielle Blutgasanalyse.

*Apparative Diagnostik*
*Obligat*: Ösophaguskontrastmittelpassage, Thoraxröntgen in 2 Ebenen, Ösophagoskopie mit Biopsien, CT Thorax, Sonographie des Abdomens, Endosonographie (nicht wenn Fernmetastasen bekannt sind oder ohnehin nur palliative Therapie möglich ist), Bronchoskopie (nicht für distale Tumoren ohne Bezug zum Tracheobronchialsystem).
  *Fakultativ*: Lungenfunktion (wenn Operation geplant), CT Abdomen, Skelettszintigramm bzw. Skelettröntgen (bei ossären Beschwerden), Laparoskopie (v. a bei distalen Tumoren; wenn Operation geplant zum Ausschluß einer Peritonealkarzinose/intrabdomineller LK-Metastasen und zur Abklärung einer Leberzirrhose).

## 6 Charakteristika der Erkrankung und Krankheitsverlauf

Bei 60% aller Patienten mit Ösophaguskarzinom wird die Diagnose erst in fortgeschrittenem Stadium gestellt. Darüber hinaus bestehen insbesondere bei Patienten mit Plattenepithelkarzinomen bereits vor der Erkrankung häufig Ernährungsdefizite (Alkohol- und Nikotinabusus). Eine mehrwöchige Periode der Dysphagie führt deshalb oft bis zum Zeitpunkt der Diagnosestellung zu einem Zustand schwerer Malnutrition. In dieser Situation ist jede Therapie (Operation, Bestrahlung, Chemotherapie) mit dem Risiko erhöhter Nebenwirkungen behaftet. Vordringliches Ziel muß daher, neben der eigentlichen tumorspezifischen Therapie, die rasche Verbesserung der Ernährungssituation sein. Endoskopische/chirurgische Verfahren zur Ermöglichung der enteralen Ernährung müssen deshalb von Beginn an in das therapeutische Konzept einbezogen werden. Bei primär metastasierten oder lokal rezidivierten Tumoren konzentriert sich u. U. die palliative Therapie vorwiegend oder ausschließlich auf die Sicherung der Ernährung des Patienten.

## 7 Therapiestrategie

### 7.1 Übersicht

Die therapeutischen Optionen in Abhängigkeit von der Tumorausdehung und dem Allgemeinzustand bzw. den Begleiterkrankungen des Patienten sind im folgenden Diagramm aufgezeigt. Ein guter Teil der Patienten (nach Schätzungen etwa 25%) ist bei Diagnosestellung inoperabel v. a. wegen Begleiterkrankungen des Herz-Kreislauf-Systems, der Lunge oder der Leber. Für operable Patienten ist – sofern Fernmetastsen nicht nachgewiesen sind – die Operation Therapie der Wahl. Eingeschränkt wird die Prognose nach der Operation allerdings dadurch, daß bei den überwiegend lokal fortgeschrittenen Tumoren in weniger als 50% der Fälle eine komplette und damit vermeintlich kurative Tumorresektion möglich ist. Auch nach kompletter Resektion ist das Rezidivrisiko hoch, da beim Ösophaguskarzinom anatomisch bedingt frühzeitig eine lymphogene und auch hämatogene Metastasierung stattfindet. Aus diesen Gründen wurden in den letzten Jahren zunehmend multimodale Therapiekonzepte, häufig unter Einbeziehung der Chemotherapie, geprüft. Die stadienorientierte Therapiestrategie ist in folgendem Schema dargestellt.

**Schema der Therapiestrategie beim Ösophaguskarzinom**

**Hochsitzender Tumor (zervikal, hochintrathorakal), keine Kontraindikation gegen Chemotherapie**

| Nicht metastasierter Tumor (TX NX M0) | → Chemo-/Strahlentherapie |
|---|---|

**Medizinisch operabler Patient**

| | |
|---|---|
| Potentiell resektabler Tumor – mittleres und unteres Drittel | → radikale Resektion |
| Potentiell resektabler Tumor – oberes Drittel | → Radio-/Chemotherapie oder radikale Resektion |

| | |
|---|---|
| Lokal fortgeschrittener Tumor – suprabifurkal | → präoperative Chemo-/ Strahlentherapie + radikale Resektion (kontrollierte Studien) |

| | |
|---|---|
| Lokal fortgeschrittener Tumor – infrabifurkal | → präoperative Chemo-/ Strahlentherapie + Resektion (kontrollierte Studien) oder primäre radikale Resektion |

**Medizinisch inoperabler Patient/operabler Tumor, aber Ablehnung einer Operation**

| | |
|---|---|
| Nicht metastasierter Tumor (TX NX M0) | → Chemo-/Strahlentherapie |

**Metastasiertes Tumorstadium (TX NX M1)**

| | |
|---|---|
| Abhängig von Tumorlokalisation, AZ, Alter, Symptomatik, Patientenwunsch | → Chemotherapie, Bestrahlung (perkutan; Brachytherapie mit Afterloading); endoskopische (chirurgische) Palliation, symptomatische Therapie |

## 7.2 Stellung der Chirurgie

### 7.2.1 Chirurgische Therapie mit kurativem Ziel

Voraussetzung für eine kurative chirurgische Behandlung ist die *komplette Tumorresektion* (R0-Resektion). Diese ist nur bei etwa 35 % aller Patienten möglich. Die *präoperative Diagnostik* (s. Abschn. „Diagnostik") muß daher möglichst exakt die *Tumorausdehung festlegen, um die Resektabilität einzuschätzen.*

*Frühe Tumoren* (Stadium T 1–2NX) des mittleren und unteren Drittels werden mit alleiniger Operation behandelt. Die Heilungsraten liegen dabei um 65%. Im oberen Drittel ist aus Gründen der Radikalität allerdings meist eine Laryngektomie erforderlich; da eine Strahlentherapie in Kombination mit Chemotherapie hier prognostisch zumindest ebenbürtig ist, sollte sie in dieser Situation bevorzugt werden.

*Lokal fortgeschrittene Tumoren* (Stadium T 3–4NX) können mit alleiniger Chirurgie nur selten (15–25%) kurativ behandelt werden (geringe R0-Resektionsrate, hohes Rezidivrisiko). Die Patienten sollten daher möglichst im Rahmen multimodaler Therapiestudien behandelt werden.

Grundsätzliche Techniken der Operation sind die *abdominale, transmediastinale Resektion* und die *abdominothorakale* En-bloc-Resektion. Erstere verbindet ein möglicherweise geringeres Mortalitätsrisiko mit einer Einschränkung an Radikalität. Da die operative Komplikationsrate entscheidend von der Erfahrung des Operationsteams mit dieser Erkrankung abhängt, sollten Patienten mit Ösophaguskarzinom an entsprechend erfahrene Zentren überwiesen werden. Ob Operationsverfahren mit erweiterter Radikalität, d. h. unter Einbeziehung der radikalen Lymphadenektomie einschließlich cervikaler Lymphknoten (sog. Dreifelderlymphadenektomie) zu einer Verbesserung der Prognose führen, ist bisher nicht geklärt.

### 7.2.2 Palliative Chirurgie

Bei *lokal fortgeschrittenen Tumoren* kann eine palliative Tumorresektion (transmediastinal) eine vorübergehende Wiederherstellung der Nahrungspassage ermöglichen. Eine Verbesserung der *Prognose ist durch R2-Resektionen jedoch nicht möglich* (mediane Überlebenszeit 6 Monate). Eine Verbesserung der lokalen Tumorkontrolle und der Prognose ist nur durch intensivere, multimodale Therapien zu erwarten (s. Absch. „Präoperative (neoadjuvante) Strahlentherapie oder kombinierte Chemo-/Strahlentherapie). Zur Palliation sollten andere Möglichkeiten der Ernährung, wie perkutane endoskopische oder laparoskopische Gastrostomie, Lasertherapie, endoskopische Bougierung mit und ohne Tubusimplantation, bevorzugt werden. Die Wahl der palliativen Maßnahme hängt letztlich vom Wunsch des Patienten und der Erfahrung des behandelnden Arztes ab.

Bei *metastasiertem Tumorstadium* sind bis heute alle Therapiemaßnahmen palliativ. Hier stellt die Chirurgie nur in Einzelfällen eine sinnvolle

Alternative dar. Weniger eingreifende Maßnahmen zur Sicherung der Ernährung (siehe o.), palliative Bestrahlung oder Chemotherapie sind in der Regel zu bevorzugen.

## 7.3 Stellung der Strahlentherapie

*Plattenepithelkarzinome* des Ösophagus sind mäßig strahlensensibel. Die Strahlentherapie wurde überwiegend bei inoperablen Patienten bzw. in palliativer Intention eingesetzt. Neuere klinische Studien, in denen moderne Bestrahlungstechniken eingesetzt wurden, weisen jedoch darauf hin , daß die Bestrahlung in frühen Tumorstadien (I und II, Längenausdehnung unter 5 cm) in hohem Maße zu Langzeitüberleben führen kann. Inwieweit der Einsatz spezieller Bestrahlungverfahren, wie hyperfraktionierte Bestrahlung oder Brachytherapie zu einer höheren lokalen Kontrolle führen, ist bisher nicht geklärt. *Eine Alternative zur Operation stellt die Bestrahlung insbesondere für hochsitzende Tumoren dar.*

Bei lokal fortgeschrittenen Tumoren liegt die Überlebensrate nach 2 Jahren mit alleiniger Bestrahlung unter 10%. Eine Kombination von Strahlen- und Chemotherapie erhöht offenbar die lokale Tumorkontrolle und senkt darüber hinaus die Rate an Fernrezidiven gegenüber alleiniger Bestrahlung.

### 7.3.1 Präoperative (neoadjuvante) Stahlentherapie oder kombinierte Chemo-/Strahlentherapie

Randomisierte Studien konnten den Wert einer präoperativen Strahlentherapie weder hinsichtlich einer erhöhten Resektabilität noch einer verbesserten langfristigen Tumorkontrolle belegen. Sie ist deshalb außerhalb von Studien nicht indiziert.

Für die präoperative Chemo-/Strahlentherapie liegen bisher keine validen Daten randomisierter Studien vor. Die Ergebnisse mehrerer Phase-II-Studien weisen jedoch darauf hin, daß der Einsatz einer präoperativen Chemo-/Strahlentherapie die schlechte Prognose der Patienten mit lokal fortgeschrittenen Tumoren verbessern kann. Überlicherweise wird hierzu eine Chemotherapie mit Cisplatin/5-Fluoruracil simultan mit 30–40 Gy Bestrahlung kombiniert. Ein erhöhtes Risiko postoperativer Morbidität und Mortalität verlangt die Durchführung dieser Therapie in erfahrenen Zentren. Bei potentiell resektablen Tumoren müssen die Ergebnisse randomisierter Studien abgewartet werden. Standardtherapie bleibt hier die alleinige Operation.

### 7.3.2 Postoperative (adjuvante) Strahlentherapie (nach R0-Resektion)

Nach kompletter Tumorresektion führte eine adjuvante Bestrahlung in randomisierten Studien weder zu einer Verbesserung der lokalen Tumorkontrolle, noch des Überlebens. Vielmehr traten vermehrt postoperative- und Spätkomplikationen auf. Diese Maßnahme ist daher nicht indiziert. Auch die Ergebnisse mit prä- und postoperativer Bestrahlung sind enttäuschend. Die intraoperative Bestrahlung hat bisher rein experimentellen Charakter.

### 7.3.3 Postoperative (additive) Strahlentherapie (nach R1-Resektion)

Über eine additive Strahlentherapie nach R1-Resektion liegen keine ausreichenden Daten vor. Die Effektivität einer Strahlentherapie nach inkompletter Tumorresektion wurde in einer randomisierten Studie geprüft. Obwohl die Rate an Lokalrezidiven signifikant reduziert werden konnte, war die Überlebenszeit in der Therapiegruppe (Operation plus Radiotherapie) aufgrund therapiebedingter Nebenwirkungen kürzer. Es ist also denkbar, daß eine additive Bestrahlung nach R1-Resektion die Lokalrezidivrate verringert. Für eine generelle Empfehlung stehen jedoch keine ausreichenden Studienergebnisse zur Verfügung.

### 7.3.4 Kurativ orientierte Strahlentherapie

Die *alleinige Stahlentherapie* wurde überwiegend bei inoperablen Patienten oder fortgeschrittenen, nichtresektablen Tumoren eingesetzt. Dies macht einen Vergleich zur alleinigen Operation unmöglich. Ein Anteil von Langzeitüberlebenden über 5% kann nur in frühen Tumorstadien (Stadium T1–2) erreicht werden, wobei zusätzlich eine Längenausdehnung unter 5 cm bestehen sollte. Zur Kuration müssen Dosen von 60–70 Gy eingestrahlt werden. Die biologische Effektivität kann durch eine Hyperfraktionierung bei reduzierter Spätmorbidität oder eine zusätzliche Brachytherapie gesteigert werden, ohne daß bisher eine Verbesserung der lokalen Kontrolle belegt ist.

Die Indikation zur Bestrahlung mit kurativer Indikation besteht für *nichtmetastasierte, hochsitzende Tumoren*. Hier sind die Ergebnisse eher besser als nach – technisch schwieriger und mutilierender – Resektion. Allerdings weisen klinische Studien *zunehmend auf die Überlegenheit einer kombinierten Chemo-/Strahlentherapie* hin (s. nächsten Abschnitt). In den Fällen, bei denen eine intensive Therapie unter Einschluß der Chemotherapie möglich ist, sollte daher statt der bisher meist durchgeführten alleinigen Bestrahlung eine kombinierte Chemo-/Strahlentherapie durchgeführt werden.

Darüberhinaus ist die Radiatio bei inoperablen Patienten und irresektablen Tumoren indiziert. Letztere sollten jedoch möglichst im Rahmen multimodaler Studienkonzepte behandelt werden.

### 7.3.5 Kombinierte Strahlen-/Chemotherapie

In zahlreichen präklinischen Untersuchungen wurde eine gegenseitige Wirkungsverstärkung von Strahlentherapie und verschiedenen Zytostatika nachgewiesen (Cisplatin, 5-Fluorouracil, Mitomycin). Mehrere Studien haben eine alleinige Bestrahlung mit einer kombinierten Strahlentherapie-Chemotherapie bei nichtmetastasierten Ösophaguskarzinomen verglichen. Bisher wurde eine dieser Studien mit ausreichender Patientenzahl und Beobachtungsdauer veröffentlicht. Danach ist die Kombination aus 4 Kursen Cisplatin/5-FU mit 50 Gy Bestrahlung der alleinigen Bestrahlung mit einer Dosis von 64 Gy hinsichtlich des Überlebens der Patienten überlegen. Trotz der geringeren Strahlendosis wurde durch die Chemotherapie die Lokalrezidivrate gesenkt, was einen starken Hinweis auf die strahlensensibilisierende Wirkung der Chemotherapie gibt. Darüber hinaus traten im Kombinationsarm signifikant weniger Rezidive in Form von Fernmetastasen auf.

Sofern Allgemeinzustand und Begleiterkrankungen eines Patienten dies zulassen, sollte die kombinierte Radio-/Chemotherapie der alleinigen Bestrahlung vorgezogen werden. Folgende Indikationen liegen für eine kombinierte Strahlentherapie-Chemotherapie in kurativer Intention vor:
- inoperabler Patient oder
- Operationsverweigerung und/oder
- hochsitzende Tumoren

bei allen nichtmetastasierten Tumorstadien. Mit Einschränkung gilt dies auch für
- lokal fortgeschrittene Tumoren des oberen und mittleren Drittels.

Hier ist jedoch eine Therapie im Rahmen multimodaler Studien unter Einbeziehung der Chirurgie vorzuziehen.

### 7.3.6 Palliative Strahlentherapie

Neben der seltenen Indikation einer Bestrahlung von Skelettmetastasen besteht die Indikation zur palliativen Bestrahlung v. a. bei *metastasierten Tumoren* und *Lokalrezidiven*, wenn eine hochgradige Passagestörung im

Vordergrund steht. Eine Besserung tumorbedingter Symptome kann bei etwa 75% aller Patienten mit einer externen Bestrahlung von 50–60 Gy erreicht werden. Ihr Nachteil besteht im *Risiko von Fistelbildungen* mit evtl. *Aspirationspneumonie* oder *Mediastinitis* und bei längerer Tumorkontrolle seltener im Auftreten von *Strikturen*. Eine Wirkungsverstärkung durch eine gut verträgliche Chemotherapie (2 Kurse Mitomycin/5-FU oder 5-FU-Dauerinfusion über 5 Tage bis 6 Wochen) erscheint sinnvoll, ist jedoch in der Palliativsituation nicht generell zu empfehlen. Zur Beseitigung maligner Stenosen des Ösophagus wurden in den letzten Jahren vermehrt lokale Verfahren wie *Lasertherapie, intraluminale Bestrahlung (Brachytherapie)* nach Bougierung oder nach Lasertherapie und *photodynamische Therapie* eingesetzt. Diese Therapien bleiben jedoch entsprechend ausgerüsteten und erfahrenen Kliniken vorbehalten und sollten in Studien hinsichtlich Palliation und Überlebensdauer mit der externen Radiotherapie verglichen werden.

## 7.4 Stellung der systemischen Therapie (Chemotherapie)

Plattenepithelkarzinome des Ösophagus sind mäßig chemotherapiesensibel. Dies gilt ähnlich auch für Adenokarzinome, wobei hierzu weniger Daten vorliegen. In der Monotherapie besitzen lediglich die Substanzen *Cisplatin, Vindesin, Mitomycin, Taxol* und *Etoposid*, sowie vermutlich *Bleomycin, 5-FU, Lobaplatin, Taxotere* und *Doxorubicin*, ausreichende Aktivität ( Remissionsraten von mehr als 10%). Höhere Remissionsraten sind mit Kombinationen auf dem Boden von Cisplatin/5-FU oder Mitomycin/5-FU erreichbar. Das Tumoransprechen ist dabei offenbar stadienabhängig (lokale Erkrankung 30–60%, metastasierte Erkrankung 20–40%). Bei metastasierten Tumoren wirken sich höhere Remissionsraten durch Kombinationschemotherapie *nicht* auf das Gesamtüberleben aller Patienten aus. Für multimodale Konzepte, insbesondere präoperativ, sollte die höhere Effektivität der Polychemotherapie gegenüber der Monotherapie genutzt werden. Die Neigung des Ösophaguskarzinons zur frühzeitigen lymphogenen und hämatogenen Streuung ist wesentliche Rationale für den frühen Einsatz der Systemtherapie im Behandlungskonzept dieser Erkrankung.

## 7.4.2 Präoperative (neoadjuvante) Chemotherapie

Die oben genannten besonderen anatomischen Gegebenheiten des Ösophaguskarzinoms und die damit verbundenen schlechten Langzeitergebnisse nach lokalen Therapiemaßnahmen (Operation, Bestrahlung) führten zu zahlreichen Studien mit Einbeziehung der Chemotherapie. Dennoch ist ihr Wert weiterhin umstritten. Die präoperative Chemotherapie mit nachfolgender Tumorresektion muß *getrennt für potentiell resektable und lokal fortgeschrittene Tumoren* (s. Absch. „Prognose") *betrachtet werden.*

Derzeit liegen Daten von 4 randomisierten Studien bei potentiell resektablen Tumoren vor, die eine kombinierte Therapie mit alleiniger Chirurgie verglichen. Trotz 30–50% objektiver Tumorrückbildungen durch die Chemotherapie führte die Kombination in keiner dieser Studien zu einer höheren Resektabilität, zur verbesserten lokalen Tumorkontrolle oder gar zu verlängertem Überleben. Da sämtliche Studien aus unterschiedlichen Gründen vorzeitig beendet wurden (maximal 40 Patienten je Behandlungsarm), ist ein abschließendes Urteil jedoch nicht möglich. Die präoperative Chemotherapie ist weiterhin nur im Rahmen von Studien indiziert.

Für *lokal fortgeschrittene Tumoren* kann derzeit keine Standardtherapie festgelegt werden. Da in diesen Stadien nur etwa 40% der Tumoren resektabel sind und auch nach kompletter Resektion nur eine Überlebensrate nach 2 Jahren von 30% zu erwarten ist, sterben 90% aller Patienten nach alleiniger Operation. Daten randomisierter Studien liegen nicht vor und sind aus technischen und ethischen Gründen auch nicht zu erwarten. Die vorläufigen Ergebnisse mehrerer Phase-II-Studien deuten jedoch auf eine signifikante Prognoseverbesserung durch die präoperative Chemo-(Strahlen)therapie hin. Dies gilt insbesondere für Patienten, die auf die Chemotherapie ansprechen. Der Preis ist eine erhöhte postoperative Morbidität. Patienten mit lokal fortgeschrittenen Tumoren sollten im Rahmen multimodaler Studientherapien behandelt werden.

### 7.4.3 Adjuvante (postoperative) Chemotherapie

Zur adjuvanten Chemotherapie liegen keine Daten vor. Sie kann derzeit nicht empfohlen werden.

### 7.4.4 Additive Chemotherapie nach R1-Resektion

Auch nach R1-Resektion besteht keine Indikation zur Chemotherapie

### 7.4.5 Palliative Chemotherapie

Bei nicht vorbehandelten Patienten mit metastasierten Tumoren kann eine Indikation zur palliativen Chemotherapie gestellt werden. Mit unterschiedlichen, gut verträglichen Monotherapien sind Remissionen bei 10–20% der Patienten beschrieben worden. Die Ansprechdauer beträgt meist nur wenige Wochen. Die Therapie sollte ambulant durchführbar sein (Vindesin, 5-FU, Etoposid). Bei jüngeren Patienten in gutem Allgemeinzustand kann im Einzelfall auch eine Kombinationstherapie mit Cisplatin/5-FU erwogen werden. Wenn eine tumorbedingte Dysphagie besteht, sind zusätzlich symptomatische Lokalmaßnahmen zu empfehlen (Bestrahlung, Lasertherapie, Bougierung, Tubusimplantation, Sondenanlage).

### 7.4.6 Kombinierte Chemo-/Strahlentherapie

Auf dem Boden zahlreicher präklinischer Untersuchungen werden Zytostatika simultan zur Strahlentherapie eingesetzt, um als sog. Radiosensitizer synergistische Wirkung zu entfalten. Klinische Erfahrungen bestehen insbesondere mit den Kombinationen Cisplatin/5-FU und Mitomycin/5-FU, in neuerer Zeit auch mit Cisplatin/Etoposid.

Die Wirkungsverstärkung der Bestrahlung durch eine Kombination mit Cisplatin/5-FU kann heute beim lokoregionär begrenzten Ösophaguskarzinom als gesichert gelten. Wenn mit kurativer Intention behandelt wird, sollte die kombinierte Therapie der alleinigen Bestrahlung vorgezogen werden.

In der präoperativen Therapie führt die kombinierte Chemo-/Strahlentherapie zu einer höheren lokalen Tumorkontrolle als die präoperative Chemotherapie. Es ist nicht gesichert, ob dies in Verbindung mit der nachfolgenden Operation prognostische Bedeutung besitzt. Die präoperative Therapie bleibt weiterhin Studien vorbehalten.

Es gibt zunehmende Hinweise darauf, daß eine kombinierte Chemo-/Strahlentherapie bei potentiell resektablen Stadien eine Alternative zur Operation und bei lokal fortgeschrittenen Tumoren gleichwertig zu multimodalen Konzepten mit Operation sein könnte. Außerhalb von Studien ist ihr Einsatz bisher jedoch nur bei hochsitzenden Tumoren oder medizinisch inoperablen Patienten zu empfehlen, sofern keine Kontraindikationen gegen die Chemotherapie bestehen. Dabei sollte eine Strahlendosis von mindestens 50 Gy in Kombination mit 4 Kursen Cisplatin/5-FU angestrebt werden. Ebenso ist die kombinierte Strahlentherapie indiziert bei Patienten, die eine radikale Operation ablehnen.

### 7.4.7 Hochdosischemotherapie + Stammzellreinfusion

Es gibt bisher keine Hinweise darauf, daß eine Dosisintensivierung der Chemotherapie beim Ösophaguskarzinom zu höherer Wirksamkeit führt. Eine Hochdosistherapie ist daher nicht indiziert.

### 7.4.8 Regionale Chemotherapie

Hierzu bestehen keine Erfahrungen. Sie ist vom Prinzip her nicht indiziert.

## 8 Indikation zur Chemotherapie

Derzeit bestehen außerhalb von Studien folgende Indikationen zur Chemotherapie:

- *Lokoregionär begrenzte, hochsitzende Ösophaguskarzinome*: kurative Indikation. *Therapie*: kombinierte Chemo-/Strahlentherapie (Cisplatin/5-FU + Bestrahlung).
- *Lokoregionär begrenzte Tumoren, unabhängig von der Lokalisation*: Patienten in gutem Allgemeinzustand (Karnofsky-Index mindestens 70%) und Kontraindikation gegen oder Ablehnung der Operation. Kurative Indikation. *Therapie*: Kombinierte Chemostrahlentherapie (Cisplatin/5-FU + Bestrahlung).
- *Metastasierte Tumoren, jüngere Patienten (<ca.50 Jahre) in gutem Allgemeinzustand* (Karnofsky-Index mindestens 80%), insbesondere bei Lymphknotenmetastasen (Ml-LYM): palliative Indikation. *Therapie*: z. B. Cisplatin/5-FU.
- *Metastasierte Tumoren*, Patienten in ambulantem Allgemeinzustand (Karnofsky-Index mindestens 60%): palliative Indikation. *Therapie*: z. B. Vindesin-Monotherapie.

### 8.1 Auswahl der Patienten

Die Patienten müssen sich vor Beginn der Chemotherapie in ambulantem Allgemeinzustand befinden (Karnofsky-Index mindestens 60%). Bei geplanter cisplatinhaltiger Kombinationstherapie ist eine normale Nieren- und Knochenmarkfunktion notwendig.

### 8.2 Zeitpunkt des Therapiebeginns

Aufgrund des in der Regel raschen Tumorwachstums ist ein Therapiebeginn bei Diagnosestellung zu empfehlen.

## 8.3 Wahl der Therapie

Die Art der Chemotherapie ist abhängig vom Tumorstadium und vom Allgemeinzustand des Patienten und den zu erwartenden Nebenwirkungen. Im Einzelnen s. Abschn. „Indikationen zur Chemotherapie".

## 8.4 Therapiedauer

Zur Therapiedauer der Chemotherapie liegen keine vergleichenden Untersuchungen vor. Bei kurativem Einsatz in Kombination mit Bestrahlung ist die Wirksamkeit von 4 Kursen belegt. Das maximale Ansprechen ist in der Regel nach 2–3 Kursen erreicht. Bei palliativer Indikation ist es in Abhängigkeit von der Toleranz der Therapie sinnvoll, 2 Kurse über das maximale Tumoransprechen hinaus zu verabreichen.

## 8.5 Modifikation der Standarddosis

Die Chemotherapie sollte streng nach o. g. Indikationen eingesetzt werden. Dosisreduktionen a priori sind nicht sinnvoll.

## 8.6 Besonderheiten zur Begleittherapie

Für die Cisplatin-haltige Kombinationstherapie gelten die beim Einsatz von Cisplatin üblichen Begleitmaßnahmen (Hydratation, Diuretika, Elektrolytsubstitution, Antiemese mit $5\text{-}HT_3$-Rezeptorblockern).

## 8.7 Erhaltungstherapie

Eine Erhaltungstherapie ist beim Ösophaguskarzinom nicht indiziert.

# 9 Rezidivtherapie

Bei *Rezidiven nach Operation* in Form von Fernmetastasen kann eine palliative Chemotherapie indiziert sein. Es gelten die Kriterien im Abschn. „Palliative Chemotherapie". Für Lokalrezidive nach Resektion kommen symptomatische endoskopische Verfahren (s. im Abschn. „Palliative Chirurgie") oder palliative Strahlentherapie in Frage. Bei *Rezidiven nach cisplatinhaltiger* Chemotherapie ist eine Rezidivchemotherapie *nicht* sinnvoll.

## 10  Maßnahmen zur Therapiekontrolle

- Regelmäßige Kontrolle der Tumormanifestationen mit den Methoden der Eingangsuntersuchungen vor Therapiebeginn.
- Regelmäßige Kontrolle von Blutbild, Kreatinin und Elektrolyten im Intervall bzw. vor jedem weiteren Kurs.
- Bei Anwendung von Vindesin Symptome der Neurotoxizität beachten.
- Bei Tumoren mit bezug zum Tracheobronchialsystem auf Symptome im Sinne einer Fistelbildung achten.

## 11  Studien

Überregionale Studien der AIO oder EORTC sind derzeit fast beendet (Studienende 1994) oder in Planung. Eine oligozentrische Phase-III-Studie beim lokal fortgeschrittenen Ösophaguskarzinom (präoperative Chemostrahlentherapie + Operation versus alleinige Chemo-/Strahlentherapie) ist seit 10.05.94 aktiviert).

*Studienleiter*: Priv.-Doz. Dr. Wilke/Dr. Stahl, Innere Klinik, Univ.-Klinikum Essen; Studienteilnehmer: Univ. Essen, Univ. Düsseldorf, Univ. Tübingen, Med. Hochschule Hannover).

## 12  Perspektiven

Hauptaufgabe der nächsten Jahre ist die Verbesserung der Chemotherapie und Chemo-/Strahlentherapie innerhalb multimodaler Konzepte auf dem Boden präklinischer Untersuchungen (Timing und Scheduling der Kombinationschemotherapie, Optimierung der Kombination von Chemo- und Strahlentherapie zur maximalen Ausnutzung des Synergismus, Optimierung der zeitlichen Abfolge von Vorbehandlung und Operation).

Experimentelle Ansätze ergeben sich möglicherweise aus Therapien mit dem Ziel der Differenzierungsinduktion. Erfolgreiche Berichte mit 13-cis-Retinoidsäure + Interferon-α bei Plattenepithelkarzinomen der Haut und der Cervix uteri könnten auch beim Ösophaguskarzinom interessant sein.

## 13 Therapieschemata

| Vindesinmonotherapie | | | | (Bezwoda 1984) |
|---|---|---|---|---|
| Vindesin | $3\,mg/m^2$ | i. v. | Bolus | Tag 1, 8, 15 |

danach jede 2. Woche bis Progression; cave Polyneuropathie!

| Cisplatin/5-Fluoruracil | | | | (Hellersen 1983) |
|---|---|---|---|---|
| Cisplatin | $100\,mg/m^2$ | i. v. | 2-h-Infusion | Tag 1 |
| 5-Fluoruracil | $1000\,mg/m^2$ | i. v. | kont. Infusion | Tag 1–5 |

Wiederholung Tag 22–29

| Cisplatin/5-Fluoruracil + Bestrahlung | | | | (Herskovic 1992) |
|---|---|---|---|---|
| Cisplatin | $75\,mg/m^2$ | i. v. | 2-h-Infusion | Tag 1 |
| 5-Fluoruracil | $1000\,mg/m^2$ | i. v. | kont. Infusion | Tag 1–4 |

Woche 1,5,8,11

Bestrahlung 2Gy/Tag, 5mal/Woche, parallel in den ersten 5(–6) Wochen

## Literatur

Bezwoda WR, Derman DP, Weaving A, Nissenbaum M (1984) Treatment of esophageal cancer with vindesine: an open trial. Cancer Treat Rep 68:783–785

Fink U, Pfeiffer G, Gossmann A, Wilke H, Preusser P, Lukas P, Siewert JR (1992) Chemotherapie des Plattenepithelkarzinons der Speiseröhre im interdisziplinären Konzept. In:Schmoll HJ, Meyer HJ, Wilke H, Pichlmayr R (Hrsg) Aktuelle Therapie gastrointestinaler Tumoren. Springer, Berlin Heidelberg New York Tokyo, S 31–34

Fok M, Sham JS, Choy JW, Cheng SW, Wong J (1993) Postoperative radiotherapy for carcinoma of the esophagus: A prospective, randomized controlled study. Surgery 113:138–47

Harter KW (1992) Esophageal cancer: Management with radiation. In: Ahlgren JD, Macdonald JS (eds) Gastrointestinal oncology. Lippincott, Philadelphia, pp 123–134

Spiessl B, Beahrs OH, Hermanek P, Hutter RVP, Scheibe O, Sobin LH, Wagner G (1993), TNM-Altas. Illustrierter Leitfaden zur TNM/pTNM-Klassifikation maligner Tumoren. Springer, Berlin Heidelberg New York Tokyo, pp 62–70

Hermanek P, Henson DE, Hutter RVP, Sobin LH (1993) TNM Supplement 1993. A Commentary on uniform use. Springer, Berlin Heidelberg New York Tokyo, pp 119–120

Herskovic A, Mertz K, Al-Sarraf M, Leichman L, Brindle J, Vaitkevisius V, Cooper J, Byhardt R, Davis L, Emami B (1992) Combined chenotherapy and radiotherapy compared with radiotherapy alone in patients with cancer of the esophagus. N Engl J Med 326:1593–98

Klumpp TR, Macdonald JS (1992) Esophageal cancer: epidemiology and pathology. In: Ahlgren JD, Macdonald JS (eds) Gastrointestinal oncology. Lippincott, Philadelphia, pp 71–81

Lerut T, De Leyn P, Coosemans W, Van Raemdonck D, Scheys I, Le Saffre E (1992) Surgical strategies in esophageal carcinoma with emphasis on radical lymphadenectomy. Ann Surg 216:583–590

Müller JM, Jacobi C, Zieren U, Adili F, Kaspers A (1992) Die chirurgische Behandlung des Speiseröhrenkarzinoms: Teil I. Zentralbl Chir 117:311–324

Stahl M, Wilke H, Meyer HJ, Preusser P, Berns T, Fink U, Achterrath, Knipp H, Harstrick A, Berger M, Schmoll HJ (1994) 5fluorouracil, folinic acid, etoposide and cisplatin chemotherapy for locally advanced or metastatic carcinoma of the oesophagus. Eur J Cancer 30A-325–328

Vokes E, Weichselbaum R (1990) Concomitant chemoradiotherapy: Rationale and clinical experience in patients with solid tumors. J Clin Oncol 8:911–934

Wilke H, Siewert JR, Fink U, Stahl M (1994) Current status and future directions on the treatment of losalized esophageal cancer. Ann Oncol 5 [Suppl.3]:S27-S32

# 34.33 Magenkarzinom

H. Wilke, M. Stahl, H.-J. Schmoll, H.-J. Meyer

## 1 Epidemiologie

*Häufigkeit:* Männer ca. 10%, Frauen ca. 6% aller Malignome; stetige Inzidenzabnahme in den letzten Jahrzehnten vorwiegend zugunsten des intestinalen Typs.

*Inzidenz:* ca. 30–35/100000 pro Jahr; männlich:weiblich 2,2:1.

*Ätiologie:* Verschiedene Umweltfaktoren, insbesondere N-Nitrosobildner, sind mit einem erhöhten Magenkarzinomrisiko assoziiert: nitrathaltige Lebensmittel/Trinkwasser, geräuchertes Fleisch, gesalzenes oder gebratenes Essen; niedrige sozioökonomische Klasse, bestimmte Berufe (u. a. Gummi-/Reifenarbeiter, Bergleute), städtischer Lebensraum oder Küstenregionen.

*Genetische Prädisposition:* Ein etwas erhöhtes Magenkarzinomrisiko scheint bei Patienten mit Blutgruppe A (besonders diffuser Typ) und bei engen Verwandten von Magenkarzinompatienten zu bestehen (2- bis 3mal höheres Risiko).

*Altersverteilung:* Altersgipfel > 60 Jahre.

*Primäre Prävention:* Ein protektiver Effekt durch frisches Gemüse/Obst (Vitamin C, β-Carotin) und salz- und nitratarme Ernährung ist wahrscheinlich.
Eine Assoziation mit Helicobacter-(HC)-Infektion bzw. HC-bedingte Gastritis mit Atrophie/Hyperregeneration besteht, eine kausale Beziehung für HC und Magenkarzinom konnte aber nicht nachgewiesen werden. Trotzdem sollte eine HC-Infektion eradiziert werden, wenn sie einmal nachgewiesen wurde.

# 2 Histologie

## 2.1 Einführung

95% aller Magenkarzinome sind Adenokarzinome. Karzinome treten in den 3 Regionen des Magens (oberes, mittleres, unteres Drittel) nicht mit gleicher Häufigkeit auf, sondern bevorzugen das untere Drittel. Allerdings wird speziell in Zentren eine deutliche Zunahme von Karzinomen im oberen Drittel beobachtet. Kenntnisse zur Histopathogenese des Magenkarzinoms sind spärlich. Mögliche Zwischenstufen in der Karzinomenentstehung (präkanzeröse Läsionen) sind Adenome, intestinale Metaplasie, Dysplasie Grad III.

## 2.2 Tabellarische Übersicht

### 2.2.1 Histologische Klassifikation

| WHO-Klassifikation | Häufigkeit |
|---|---|
| Adenokarzinom<br>– papillärer Typ<br>– tubulärer Typ<br>– muzinöser Typ<br>– Siegelringzellkarzinom | 95% |
| Adenosquamöses Karzinom | 4% |
| Plattenepithelkarzinom | < 1% |
| Undifferenziertes Karzinom | < 1% |
| Unklassifiziertes Karzinom | < 1% |

In alleinigen Biopsaten ohne Aufarbeitung des gesamten Tumors kann der Anteil undifferenzierter Karzinome bis zu 20% betragen.

### 2.2.2 Grading

Nach den Vorschlägen der WHO werden *papilläre*, *tubuläre* und *muzinöse* Adenokarzinome in unterschiedliche Differenzierungsgrade eingeteilt.

Grading nach WHO

G 1 hoch (gut) differenziertes Karzinom
G 2 mäßig gut differenziertes Karzinom
G 3 schlecht differenziertes Karzinom

Eine weitere Einteilung der Differenzierung, die vor allem im deutschsprachigen Raum Anwendung findet und erhebliche Bedeutung für die Operationsplanung hat, ist die Klassifikation nach Lauren.

---

Grading nach Lauren

---

1. Nicht anwendbar (kein Adeno-, Siegelringzell- oder undifferenziertes Karzinom)
2. Intestinaler Typ
   - gut differenziert
   - mäßig differenziert
   - schlecht differenziert
3. Diffuser Typ
4. Mischtyp

---

## 2.3 Zytologie

Die Zytologie einschließlich immunzytologischer Färbungen hat für die Diagnostik des Magenkarzinoms keine wesentliche Bedeutung.

## 2.4 Zytogenetische Befunde

Derzeit gibt es keine gesicherten zytogenetischen/molekularbiologischen Befunde, die zum Verständnis der Magenkarzinomentstehung beitragen oder als valide Prognosefaktoren verwendet werden können. Häufiger gefunden werden Isochromosom 8 q sowie ein Verlust von 17 p und Chromosom 18.

# 3 Stadieneinteilung

Die Stadieneinteilung des Magenkarzinoms erfolgt nach der TNM-Klassifikation. *Anatomische Unterbezirke* des Magens sind *Kardia, Fundus, Korpus* sowie *Antrum* und *Pylorus*.

## 3.1 Klinische Klassifikation (TNM 1992)

*Primärtumor (T)*

TX   Primärtumor kann nicht beurteilt werden

T0   Kein Anhalt für Primärtumor

Tis  Carcinoma in situ: intraepithelialer Tumor ohne Infiltration der Lamina propria

T1   Tumor inflitriert die Lamina propria oder Submukosa

T2   Tumor infiltriert Muscularis propria oder Subserosa

T3   Tumor penetriert Serosa (viszerales Peritoneum), infiltriert aber nicht benachbarte Strukturen

T4   Tumor infiltriert benachbarte Strukturen (Milz, Colon transversum, Leber, Zwerchfell, Pankreas, Bauchwand, Nebennieren, Niere, Dünndarm, Retroperitoneum)

*Regionäre Lymphknoten (N)*
*Regionäre Lymphknoten sind die perigastrischen* Lymphknoten entlang der kleinen und großen Kurvatur, entlang den Aa. gastrica sinistra, hepatica communis, lienalis und coeliaca.

*Befall von anderen intraabdominalen Lymphknoten* wie hepatoduodenalen, retropankreatischen, mesenterialen oder paraaortalen Lymphknoten *gilt als Fernmetastasierung.*

NX   Regionäre Lymphknoten können nicht beurteilt werden

N0   Keine regionären Lymphknotenmetastasen

N1   Metastasen in perigastrischen Lymphknoten innerhalb 3 cm vom Rand des Primärtumors

N2   Metastasen in perigastrischen Lymphknoten weiter als 3 cm vom Rand des Primärtumors oder in Lymphknoten entlang den Aa. gastrica sinistra, hepatica communis, lienalis oder coeliaca

*Fernmetastasen (M)*

MX   Das Vorliegen von Fernmetastasen kann nicht beurteilt werden

M0   Keine Fernmetastasen

M1   Fernmetastasen

## 3.2 Pathologische (postoperative) Klassifikation (pTNM)

Die pT-, pN- und pM-Kategorien entsprechen den klinischen T-, N- und M-Kategorien.

## 3.3 Stadiengruppierung (UICC/AJC)

| Stadium (AJC/UICC) | TNM | | |
|---|---|---|---|
| 0 | T is | N0 | M0 |
| I A | T 1 | N0 | M0 |
| I B | T 1 | N1 | M0 |
|  | T 2 | N0 | M0 |
| II | T 1 | N2 | M0 |
|  | T 2 | N1 | M0 |
|  | T 3 | N0 | M0 |
| III A | T 2 | N2 | M0 |
|  | T 3 | N1 | M0 |
|  | T 4 | N0 | M0 |
| III B | T 3 | N2 | M0 |
|  | T 4 | N1 | M0 |
| IV | T 4 | N2 | M0 |
|  | T 1-4 | N0-2 | M1 |

## 3.4 R-Klassifikation (postoperatives Ergebnis)

R0    Makroskopisch und mikroskopisch kein residueller Tumor
R1    Mikroskopisch residueller Tumor
R2    Makroskopisch residueller Tumor

## 3.5 D-Klassifikation

Nach internationaler Übereinkunft wird das Ausmaß der Lymphadenektomie wie folgt eingeteilt:

| | |
|---|---|
| D 1-Resektion | Lymphadenektomie des Lymphknotenkompartiments N 1 |
| D 2-Resektion | Lymphadenektomie des Lymphknotenkompartiments N 2 |
| D 3-Resektion | Lymphadenektomie des ehemaligen Lymphknotenkompartiments N 3 (jetzt M 1 in abdominellen Lymphknoten) |

# 4 Prognose

Die Prognose des Magenkarzinoms wird vom Tumorausbreitungsstadium und – im Prinzip davon abhängig – vom postoperativen Ergebnis bestimmt. Ist eine R0-Resektion möglich, können in Abhängigkeit vom Stadium (UICC) und der pTNM-Kategorie mit adäquater Chirurgie folgende Überlebenszeiten/-raten erreicht werden:

|  | Stadium (AJC/UICC) | | | | |
|---|---|---|---|---|---|
|  | I | II | III A | III B | IV |
| Mediane Überlebenszeit (Monate) | – | 40–50 | 20–30 | 15 | 8–10 |
| Fünfjahresüberlebensrate [%] | 70–80 | 40–50 | 30–40 | 20 | <5 |

Ist bei lokoregionär begrenzten Tumoren ein R0-Resektion nicht möglich oder liegen Fernmetastasen vor, beträgt die mediane Überlebenszeit von nicht weiterbehandelten Patienten 4–6 Monate.

Im Stadium I/II liegen die R0-Resektionsraten über 80%, beim lokal fortgeschrittenen Magenkarzinom (Stadium III/IV) aber nur bei etwa 40–45%. Das heißt, daß die Fünfjahresüberlebensrate aller Patienten mit lokal fortgeschrittenem Magenkarzinom nur ca. 10% beträgt.

# 5 Diagnostik

*Labor:* Über die Routineuntersuchungen hinaus: LDH, CEA, CA 19-9.

*Apparative Diagnostik*
*Obligat:* obere Intestinoskopie mit Biopsien, Magen-Darm-Passage mit hypotoner Duodenographie, Thoraxröntgen in 2 Ebenen, Abdomen-CT, Abdomensonographie, Endosonographie, chirurgische Laparoskopie und peritoneale Lavage (zumindest bei T3 Tumoren).
   *Fakultativ:* Thorax-CT bei proximalen Tumoren, Skelettszintigramm (bei entsprechender Symptomatik).

## 6  Charakteristika der Erkrankung und Krankheitsverlauf

Das Magenkarzinom hat eine unverändert ungünstige Prognose (Fünfjahresüberlebensrate < 20 %). Bei mehr als 2/3 aller Patienten liegt bei Diagnosestellung entweder ein lokal fortgeschrittener oder metastasierter Tumor vor. Bei diesen Patienten ist ein chirurgischer Eingriff mit kurativer Intention häufig nicht mehr möglich bzw. biologisch nicht sinnvoll; auch nach einer technisch manchmal möglichen R0-Resektion bleibt die Prognose ungünstig (Rezidivrate > 80 %). Viele Patienten benötigen daher im Verlauf ihrer Erkrankung palliative Maßnahmen (Chemotherapie, supportive Therapie).

Der Diagnosestellung gehen häufiger längere Zeiträume (Wochen/ Monate) unklarer Oberbauchbeschwerden/Allgemeinsymptome (Völlegefühl, Übelkeit/Erbrechen, Schmerzen, Gewichtsverlust, Leistungsabnahme) voraus. Eine frühzeitige endoskopische Diagnostik ist bei diesen Symptomen von besonderer Bedeutung. Dysphagie, Hämatemesis und Teerstuhl sind relativ selten Primär-(Alarm-)Symptome des Magenkarzinoms.

## 7  Therapiestrategie

### 7.1  Übersicht

Eine nach modernen onkologisch-chirurgischen Gesichtspunkten durchgeführte radikale Resektion des Magens, evtl. mit angrenzenden Organstrukturen, sowie eine adäquate Lymphadenektomie ist die Therapie der Wahl beim *lokoregionär begrenzten operablen* Magenkarzinom. Die Art der Resektion hängt vom Tumorsitz und dem histologischen Subtyp ab. Bei Tumoren des *mittleren und oberen Magendrittels*, insbesondere beim histologisch diffusen Tumortyp, sollte *prinzipiell eine Gastrektomie* durchgeführt werden.

Ist bei *lokal fortgeschrittenen Tumoren* eine radikale Tumorentfernung nicht möglich, kann eine palliative Tumorresektion im Einzelfall zu einer erheblichen Verbesserung der Symptomatik und zu einer Lebensverlängerung führen. Allerdings ist in solchen Fällen grundsätzlich die Möglichkeit einer *„präoperativen" Chemotherapie mit dem Ziel der sekundären R0-Resektion* zu prüfen. Es konnte gezeigt werden, daß durch eine chemotherapieinduzierte Reduktion der Tumorausdehnung die sekundäre R0-Resektion und in Einzelfällen dann auch eine relevante Prognoseverbesserung erreicht werden kann. Abbildung 1 illustriert das Vorgehen bei lokoregionär begrenzten Tumoren.

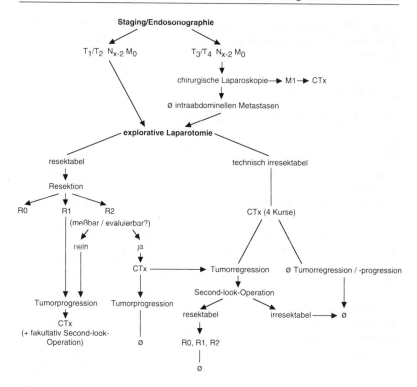

**Abb. 1.** Lokoregionär begrenztes Magenkarzinom (medizinisch operabel) – Behandlungsstrategie. *CTx* Chemotherapie

*Postoperative adjuvante Therapiemodalitäten* (Chemotherapie, Chemo-/ Strahlentherapie, Strahlentherapie) waren bisher *ohne* signifikanten Einfluß auf die Überlebenszeit.

Der Wert intraoperativer bzw. direkt postoperativer Therapieverfahren (intraoperative Strahlentherapie, intraperitoneale Chemotherapie) ist ebenso ungesichert.

Beim metastasierten Magenkarzinom ist die Chemotherapie als Palliativmaßnahme die Therapie der Wahl (Tumorruckbildungsraten von 30–50%, mediane Überlebenszeiten von 6–12 Monaten). Gegenüber alleinigen Supportivmaßnahmen („best supportive care") führt sie nicht nur zu einer signifikanten Verlängerung der Überlebenszeit, sondern kann bei einem großen Teil der Patienten mit objektiver Tumorrückbildung (CR/PR) und auch bei nur stabiler Erkrankung („no change", MR) tumorbedingte Symptome reduzieren und die Lebensqualität verbessern.

## 7.2 Stellung der Chirurgie

### 7.2.1 Chirurgische Therapie mit kurativem Ziel

Die Chirurgie ist die Therapie der Wahl bei lokoregionär begrenzten Tumoren. In dieser Situation muß das Ziel eines jeden chirurgischen Eingriffs das Erreichen einer R0-Resektion sein. Um Patienten eine unnötige Laparotomie zu ersparen, sollte eine chirurgische Laparoskopie (zumindest bei endosonographisch T3/T4-Tumoren) präoperativ durchgeführt werden. Hiermit können bei ca. 20% der Patienten peritoneale oder hepatische Tumorabsiedelungen nachgewiesen werden, aber auch die Frage der lokalen Resektabilität mitbeurteilt werden.

Tumorsitz und histologischer Subtyp bestimmen das Resektionsverfahren (*Gastrektomie*; *subtotale Gastrektomie*; *organüberschreitende Resektionen*). Inwieweit die *Lymphadenektomie* über das Kompartiment 1 (*D1-Resektion*) hinaus auch das Kompartiment 2 (*D2-Resektion*) umfassen sollte, ist Gegenstand kontroverser Diskussionen. Nach bisherigen Ergebnissen aus Japan und Deutschland profitieren wohl Patienten mit Stadium II und IIIA von der D2-Resektion; deshalb sollte bis zum Beweis des Gegenteils grundsätzlich eine Resektion des Kompartiments 2 erfolgen.

### 7.2.2 Palliative Chirurgie

*Bei lokal nicht kurativ resezierbaren Tumoren (ohne Fernmetastasen)* sollte primär eine Chemotherapie durchgeführt werden. Unter entsprechenden Voraussetzungen (medizinische Operabilität, Allgemeinzustand, Alter) kann bei Tumoransprechen auf die Chemotherapie eine sekundäre R0-Resektion ermöglicht werden. Auch unter palliativen Gesichtspunkten ist die Chemotherapie der Operation vorzuziehen. Indikationen für eine palliative Chirurgie wären z.B. Blutung und Perforation.

Bei *Vorliegen von Fernmetastasen* ist eine palliative Tumorresektion nur in Einzelfällen sinnvoll, z.B. wenn Kontraindikationen gegen eine Chemotherapie bestehen, die Chemotherapie unwirksam ist und mit supportiven Maßnahmen tumorbedingte Symptome nicht entscheidend gebessert werden oder bei notfallmäßigen Indikationen (z.B. Blutung, Perforation).

## 7.3 Stellung der Strahlentherapie

Die Strahlentherapie hat als alleinige Behandlungsmaßnahme und in multimodalen Therapiekonzeptionen derzeit keinen etablierten Platz in der kurativen und – abgesehen von wenigen Indikationen – auch in der palliativen Therapie des Magenkarzinoms.

### 7.3.1 Präoperative neoadjuvante Strahlentherapie oder kombinerte Chemo-/Strahlentherapie

Aussagekräftige Studienergebnisse zum Stellenwert einer präoperativen Bestrahlung +/- Chemotherapie liegen nicht vor. Ein solches Vorgehen ist derzeit außerhalb von Studien nicht indiziert.

### 7.3.2 Intraoperative Strahlentherapie

Die Ergebnisse der intraoperativen Strahlentherapie (IORT) sind bisher widersprüchlich. Die IORT ist weiterhin nur Studien vorbehalten.

### 7.3.3 Postoperative adjuvante Strahlentherapie oder kombinierte Chemo-/Strahlentherapie (bei R0-Resektion)

Es gibt Hinweise, vorwiegend aus Phase-II-Studien, daß eine postoperative adjuvante Strahlentherapie insbesondere in Kombination mit einer Chemotherapie die lokale Tumorkontrolle verbessern kann. Dies hatte aber keinen Einfluß auf die Gesamtüberlebenszeit. Ein solches Vorgehen ist außerhalb von Studien nicht indiziert.

### 7.3.4 Postoperative additive Strahlentherapie oder kombinierte Chemo-/Strahlentherapie (bei R1-Resektion)

Nach R1-Resektion wird die Gesamtprognose durch eine postoperative additive Strahlentherapie oder Chemo-/Strahlentherapie nicht verbessert. Ein solches Vorgehen ist außerhalb von Studien nicht indiziert.

### 7.3.5 Kurativ orientierte Strahlentherapie oder kombinierte Chemo-/Strahlentherapie

Eine Heilung ist mit einer Strahlentherapie oder kombinierten Chemo-/Strahlentherapie äußerst selten. Der alleinige Einsatz dieser Therapiemodalitäten ist daher nur im Einzelfall bei Fehlen anderer Therapiemöglichkeiten (Chirugie und/oder Chemotherapie) zu erwägen.

### 7.3.6 Palliative Strahlentherapie

Die palliative Bestrahlung (45–50 Gy) kann im Einzelfall – Chirurgie/
Chemotherapie nicht möglich, Versagen der Chemotherapie – sinnvoll
sein, z. B. beim Kardiakarzinom, Skelettmetastasen.

## 7.4 Stellung der Chemotherapie

### 7.4.1 Übersicht

Das Magenkarzinom ist aufgrund der Ergebnisse, die in den letzten
Jahren mit neuen Chemotherapieprotokollen erzielt worden sind, als ein
chemotherapiesensibler Tumor anzusehen. Die wirksamsten Substanzen
mit Remissionsraten von ca. 15–25% (30%) und nur selten kompletten
Remissionen sind: Doxorubicin,4-Epidoxorubicin, Cisplatin, 5-Fluorura-
cil, Mitomycin C, Etoposid, Taxotere und Irinotecan (CPT-11).

Bis vor wenigen Jahren galt die Dreierkombination 5-Fluoruracil/
Doxorubicin (Adriamycin)/Mitomycin (FAM) als die sog. „Standard"-
Chemotherapie (Remissionsrate < 30%; Überlebenszeit 6–8 Monate) des
fortgeschrittenen Magenkarzinoms. Modifikationen dieser Kombination
durch Ersetzen von Mitomycin durch andere Zytostatika (in konventioneller i.v.-Bolusgabe) oder durch Hinzufügen einer 4. Substanz verbesserten die Ergebnisse gegenüber der Ausgangskombination nicht.

Bessere Therapieergebnisse verglichen mit FAM wurden in den letzten
Jahren mit den Protokollen FAMTX (5-FU/Doxorubicin/Methotrexat),
EAP (Etoposid/Doxorubicin/Cisplatin), ELF (Etoposid/Folinsäure/
5-FU), Cisplatin/5-FU, ECF (4-Epidoxorubicin/Cisplatin/5-FU als
21wöchige Dauerinfusion) und Modifikationen dieser Regime erreicht.
Die nachfolgend angegebenen summierten Remissionsraten/Überlebens-
zeiten, die mit diesen Kombinationen erreicht wurden, setzten sich aus
z. T. sehr divergenten Studienergebnissen zusammen. Diese Diskrepan-
zen sind z. T. durch Unterschiede in der Patientenselektion, in Kriterien
der Remissionsdefinition und in der persönlichen Erfahrung bei der
Chemotherapie des Magenkarzinoms zu erklären.

FAMTX wurde in Phase-II- und Phase-III-Studien geprüft. Bei ca. 300
Patienten wurde eine Gesamtremissionsrate von 42% einschließlich 10%
klinisch kompletter Remissionen und mediane Überlebenszeiten von 3–10
Monaten erreicht. In einer Studie der EORTC wurde FAMTX randomisiert mit FAM verglichen. Hierbei war FAMTX der Kombination FAM
hinsichtlich der Remissionsrate (42% versus 9%) und der Überlebenszeit
(11 vs. 7 Monaten) signifikant überlegen. FAMTX ist deshalb als der

Studienstandard anzusehen, gegen den neue Chemotherapieprogramme zu prüfen sind. FAMTX kann zu schweren Nebenwirkungen führen und hat erhebliche Kontraindikationen (eingeschränkte Nierenfunktion, Aszites, Pleuraerguß). Seine Durchführung erfordert zusätzlich die Möglichkeit der Methotrexatserumspiegelmessung und Erfahrung im Umgang mit MTX-Hochdosistherapie. Deshalb sollte FAMTX nur von erfahrenen Onkologen eingesetzt werden.

Mit EAP wurden bei mehr als 500 Patienten 44% Gesamtremissionen einschließlich 10% kompletter Remissionen erzielt. Die medianen Überlebenzeiten betrugen 3–9 Monate. Aufgrund seiner z.T. erheblichen subjektiven und objektiven Nebenwirkungen (WHO-Grad 3/4 Myelotoxizität bei 60–70% der Patienten) und nicht überlegenen Wirksamkeit gegenüber FAMTX ist EAP bei palliativen Behandlungsindikationen nicht indiziert.

ELF wurde bisher an 119 Patienten geprüft (Gesamtremissionsrate 40%, komplette Remissionsrate 7%, mediane Überlebenszeit 8–11 Monate). ELF ist eine ambulant durchführbare Kombination, die selten zu schweren Nebenwirkungen führt, subjektiv gut tolerabel ist und auch bei älteren Patienten und/oder Patienten mit kardialen Risiken eingesetzt werden kann. ELF ist allerdings mit dem Nachteil einer Alopezie (durch Etoposid) belastet und daher – trotz ambulanter Applikation – nicht ideal für eine palliative Therapie.

Mit Cisplatin/5-FU (5-FU als Dauerinfusion über 5 Tage) wurde bei 211 Patienten eine Gesamtremissionsrate von 45%, ca.10% komplette Remissionen und mediane Überlebenszeiten von 7–9 Monaten beobachtet.

Als besonders wirksam erwies sich Cisplatin (alle 2 Wochen) und 5-FU/Folinsäure als wöchentliche 24-h-Infusion. Diese Therapie, die ambulant durchgeführt werden kann, führte selten zu ausgeprägten Nebenwirkungen, wurde subjektiv gut toleriert und induzierte in einer noch laufenden Studie (Interimsanalyse) 65% objektive Remissionen.

Ähnlich hohe Remissionsraten wurden auch mit der Kombination ECF (5-FU als 7wöchige Dauerinfusion) erzielt. Bei 133 Patienten betrug die Gesamtremissionsrate 72%, die komplette Remissionsrate 11%. Die mediane Überlebenszeit lag aber auch nur bei 8 Monaten.

Für die Palliativtherapie geeignet, weil ambulant durchführbar und gut verträglich, scheint auch die wöchentliche Gabe von 5-FU/Folinsäure/Interferon zu sein. Bei 72 Patienten wurde eine Remissionsrate von 42% und eine mediane Überlebenszeit von 9 Monaten erreicht.

Zum jetzigen Zeitpunkt ist es schwierig, für die Primärtherapie des fortgeschrittenen Magenkarzinoms eine Standardtherapie zu definieren bzw. eine generelle Empfehlung abzugeben. Die meisten neueren Regime sind bisher vorwiegend in Phase-II-Studien geprüft worden und/oder können nur bei selektionierten Patientengruppen eingesetzt werden. Inwieweit die noch laufende Studie der EORTC (FAMTX vs. ELF vs. Cisplatin/5-FU) oder die Studie mit FAMTX vs. ECF (England) hier zur Klärung beitragen, ist abzuwarten.

Die Entscheidung für ein bestimmtes Therapieprotokoll hängt von mehreren Faktoren ab: palliative Therapie, perioperative Therapie, Allgemeinzustand, Alter, Begleiterkrankungen, Tumorlokalisationen (z. B. Peritonealkarzinose/Aszites). Näheres s. unter 7.4.2, 7.4.6 und 8.

### 7.4.2 Neoadjuvante (präoperative) Chemotherapie

Bei Patienten mit lokal fortgeschrittenen und irresektablen Tumoren konnte gezeigt werden, daß eine wirksame präoperative Chemotherapie eine sekundäre R0-Resektion mit potentiell kurativer Intention bei ca. 40–50% der Patienten ermöglichen kann. So wurde z. B. mit EAP bei 35 Patienten mit lokal fortgeschrittenen Tumoren, deren Irresektabilität durch eine explorative Laparotomie nachgewiesen wurde, eine sekundäre R0-Resektionsrate von 46% und eine Fünfjahresüberlebensrate von 20% erreicht. Positive Ergebnisse (R0-Resektionsraten von 60–80%) wurden mit unterschiedlichen, meist cisplatinhaltigen Zytostatikakombinationen auch bei Patienten mit klinisch als nicht kurativ resektabel definierten Tumoren erzielt.

Aufgrund dieser Studien sollte bei Patienten mit *lokal fortgeschrittenen, irresektablen Tumoren* (explorative Laparotomie) der Versuch mit einer präoperativen Chemotherapie mit dem Ziel einer sekundären Resektabilität gemacht werden. Voraussetzung hierfür ist allerdings, daß durch die Chemotherapie eine Tumorrückbildung erreicht wird. In Abhängigkeit von der individuellen Patientencharakteristik (Alter, Allgemeinzustand etc.) und der Erfahrung des behandelnden Arztes können hier EAP, Cisplatin-/FU-Kombinationen oder FAMTX eingesetzt werden. Eine präoperative Chemotherapie bei nur klinisch als fortgeschritten eingeschätzten Tumoren ist derzeit nur innerhalb von Studien durchzuführen.

### 7.4.3 Adjuvante Chemotherapie

Der Stellenwert der adjuvanten Chemotherapie (Mono-/Polychemotherapie) bezüglich einer Prognoseverbesserung ist weiterhin nicht gesichert, obwohl eine Metaanalyse (13 Studien, >2000 Patienten) nur einen geringen positiven Einfluß der adjuvanten Chemotherapie nachwies. Eine adjuvante Chemotherapie ist derzeit außerhalb von Studien nicht indiziert.

### 7.4.4 Additive Chemotherapie bei R1-Resektion

Eine postoperative Chemotherapie nach R 1-Resektion ist außerhalb von Studien nicht indiziert, da bisher nicht belegt ist, daß ein solches Vorgehen die Prognose positiv beeinflußt.

### 7.4.5 Chemotherapie bei R2-Resektion

Wird bei einem lokoregionär begrenzten Tumor der operative Eingriff als R 2-Resektion beendet und ist der makroskopisch verbliebene Resttumor meß-/evaluierbar, kann versucht werden, durch chemotherapieinduzierte Tumorrückbildung die sekundäre Resektion des Resttumors zu ermöglichen.

### 7.4.6 Palliative Chemotherapie

In der palliativen Behandlungssituation haben randomisierte Studien gezeigt, daß eine Chemotherapie im Vergleich mit „best supportive care" nicht nur die Überlebenszeiten sigifikant verlängert, sondern auch die bessere Palliativtherapie ist. Es ist derzeit allerdings nicht möglich, „eine" Standardchemotherapie zu definieren. FAMTX, ELF, 5-FU/ Folinsäure/Interferon, Cisplatin/FU-haltige Kombinationen scheinen hinsichtlich der Remissionsinduktionsrate (30–50%) und der erzielten Überlebenszeiten (6–11) Monate vergleichbar zu sein. Unterschiede bestehen in ihrem Toxizitätsspektrum und Durchführbarkeit (ambulant/ stationär). Hier haben ELF, 5-FU/Folinsäure/Interferon gegenüber FAMTX und konventionellen Cisplatin/5-FU-Schedules relevante Vorteile.

### 7.4.7 Hochdosischemotherapie +/- Stammzellseparation

Erfahrungen mit Hochdosischemotherapieprogrammen beim Magenkarzinom sind spärlich; sie haben keinen relevanten Stellenwert als Hochdosistherapie.

## 8 Indikation zur Chemotherapie

Grundsätzlich besteht eine Indikation zur Chemotherapie bei einem inoperablen oder metastasierten Magenkarzinom mit meßbaren/evaluierbaren Tumorparametern, wobei die Wahl der Therapiemodalität (Polychemotherapie/Monochemotherapie) von krankheits- und patientenbezogenen Faktoren abhängt.

### 8.1 Auswahl der Patienten

Voraussetzungen für die Durchführung einer Chemotherapie:
- meßbare/evaluierbare Tumorparameter,
- ausreichender Allgemeinzustand (Karnofsky-Index > 50%),
- keine schweren Begleiterkrankungen,
- keine Kontraindikationen gegenüber den gewählten Zytostatika.

### 8.2 Zeitpunkt des Therapiebeginns

#### 8.2.1 Meßbarer/evaluierbarer Tumor

Wegen des raschen Spontanverlaufs (Lebenserwartung unbehandelter Patienten ca. 2–4 Monate) sollte *beim metastasierten Magenkarzinom* die Chemotherapie *sofort nach Diagnosestellung* begonnen werden.

Dies gilt auch für das lokoregionär begrenzte Magenkarzinom, wenn aus medizinischen Gründen nicht operiert werden kann.

Der Beginn einer *„präoperativen" Therapie* beim lokal fortgeschrittenen, technisch irresektablen Magenkarzinom (explorative Laparotomie) sollte so früh wie möglich angesetzt werden (2–3 Wochen postoperativ).

#### 8.2.2 Nichtmeßbarer/evaluierbarer Tumor

Eine sofortige Therapie ist bei nichtmeßbaren/evaluierbaren Tumorparametern (dies gilt auch für R 1-Resektionen) derzeit nicht indiziert und sollte erst beim Nachweis von Tumormanifestationen (engmaschige Kontrolle!) begonnen werden.

### 8.3 Wahl der Therapie

*Bei kurativer Intention(„präoperative" Chemotherapie)* ist eine intensive Chemotherapie bei jüngeren Patienten (< 65 Jahre) und gutem Allgemeinzustand (Karnofsky-Index > 60%) gerechtfertigt. Bei dieser Indikation sind cisplatinhaltige Kombinationen zu bevorzugen.

- Neben der Kombination *EAP* (cave: 60% Mylotoxizität WHO-Grad 3/4), die – wenn überhaupt – nur von im Umgang mit EAP erfahrenen Ärzten eingesetzt werden sollte, kommen vor allem
- *cisplatin-/5-FU-haltige Kombinationen* in Frage. Hier erwies sich die ambulant durchführbare
- wöchentliche Gabe von Hochdosis-5-FU (24-h-Infusion) plus Folinsäure und 2wöchentliche Gabe von Cisplatin als ausgesprochen wirksam [Remissionsrate insgesamt 65%; deutliche Tumorregression („major response") bei nur lokal fortgeschrittenen Tumoren > 90%] und gut steuerbar. Solche Therapien sind möglichst innerhalb von Studien durchzuführen.
- Bei *älteren* Patienten (> 70 Jahre) kann *ELF* „präoperativ" verwendet werden.

*Bei palliativer Behandlungsintention* (Abb. 2) sind
- Monotherapien mit Anthracyclinen oder 5-FU-Bolustherapie nur wenig wirksam und keine Alternativen zu o. g. Regimen.
- ELF ist aufgrund seiner einfachen Handhabung bei vergleichbarer Wirksamkeit den Kombinationen FAMTX und Cisplatin/5-FU überlegen. Voraussetzung für eine Kombinationschemotherapie ist auch hier ein ausreichend guter Allgemeinzustand.

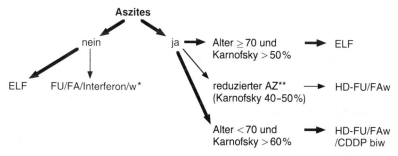

**Abb. 2.** Chemotherapie bei palliativer Indikation (außerhalb von Studien). *FU/FA/Interferon (wöchentlich), wenn eine Chemotherapie wegen Haarverlust abgelehnt wird. **Individuelle Entscheidung, keine generelle Therapieempfehlung. *HD-FU/FAw* wöchentliche 24-h-Hochdosisinfusion von 5-FU + Folinsäure. *HD-FU/FAw/CDDP biw* wöchentliche 24-h-Hochdosisinfusion von 5-FU + Folinsäure + 2wöchentlich Cisplatin

- Bei Patienten, die eine Chemotherapie wegen *Haarverlust* ablehnen, ist die Kombination 5-FU/Folinsäure/Interferon eine therapeutische Alternative, und bei einem krankheitsbedingten *Karnofsky-Index von 40–50%* (individuelle Entscheidung) kann eine *wöchentliche Therapie* mit Hochdosis-5-FU +/- Folinsäure versucht werden.
- Beim *malignen Aszites* scheinen wöchentliche Therapien mit Hochdosis-5-FU/Folinsäure plus Cisplatin wirksamer zu sein als ELF und konventionelle Cisplatin/FU-Protokolle.

Grundsätzlich sollten Patienten mit Magenkarzinom, wenn eine Chemotherapie durchgeführt wird, im Rahmen von prospektiven Therapiestudien behandelt werden (EORTC/AIO).

## 8.4 Therapiedauer

- Bei *präoperativer Therapie* bis zum maximalen Tumoransprechen (üblicherweise 3–4 Therapiekurse, bzw. 12–18 Wochen bei wöchentlicher Therapie). Keine postoperative Fortführung der Chemotherapie.
- Bei *palliativer Therapie* bis zum maximalen Tumoransprechen plus Konsolidierung (üblicherweise (3)4 Therapiekurse plus 2 Konsolidierungskurse, bei wöchentlicher Therapie 12 Wochen plus 6 Wochen).

## 8.5 Modifikation der Standarddosis

- Im EAP-Protokoll ist bei Patienten über 60 Jahre die Etoposiddosis auf 100 mg/m$^2$ zu reduzieren.
- Für die anderen o. g. Kombinationen sind in der Initialtherapie keine Dosismodifikationen vorgesehen.

## 8.6 Besonderheiten zur Begleittherapie

- Der obligate Einsatz von hämatopoietischen Wachstumsfaktoren ist in keinem der gängigen Chemotherapieprotokolle vorgesehen.
- Diurese und Antiemese bei cisplatinhaltigen Kombinationen wie üblich.
- Ausreichende Flüssigkeits- und Natriumbikarbonatzufuhr und Urin-pH-Kontrolle bei FAMTX (s. Therapieschema).

## 8.7 Erhaltungstherapie

Beim Magenkarzinom gibt es keine Belege für den therapeutischen Nutzen einer Erhaltungstherapie.

### 8.7.1 Neoadjuvante Chemotherapie

Nach R0-Resektion ist derzeit eine postoperative Chemotherapie nicht indiziert. Das gilt auch für R1- und R2-Resektionen.

### 8.7.2 Adjuvante Chemotherapie

Außerhalb von Studien nicht indiziert.

### 8.7.3 Kurativ orientierte/palliative Chemotherapie

– Bei Polychemotherapien sind abgesehen von der Konsolidierung (s. 8.4) nach Erreichen des maximalen Tumoransprechens keine Erhaltungstherapien indiziert.
– Inwieweit Patienten von einer Monotherapie, die bis zur Progression fortgeführt wird, profitieren, ist unklar. Hier muß die Entscheidung von der jeweiligen Therapie und der individuellen Patientensituation abhängig gemacht werden.

## 9 Rezidiv-/Salvagetherapie

Bei einem Rezidiv nach längerem therapiefreiem Intervall kann eine erneute Therapie mit dem Primärprotokoll erwogen werden. Eine etablierte Rezidivtherapie nach primärem Versagen der Chemotherapie oder bei Frührezidiven besteht nicht. Bei Vortherapie mit ELF, FAMTX, Cisplatin/FU (nichtwöchentliches Schedule) und konventionellen Bolustherapien kann ein Therapieversuch mit *wöchentlicher Hochdosis-5-FU/Folinsäure-Gabe* gemacht werden. Hiermit wurden nach o. g. Vorbehandlung nochmals eine Tumorwachstumskontrollrate von ca. 60% und eine mediane Überlebenszeit von 5 Monaten erreicht. Nach Vorbehandlung mit wöchentlichen Hochdosis-5-FU/Folinsäure-Gaben +/-Cisplatin kann im Einzelfall eine Monotherapie mit Doxorubicin/Epirubicin (wöchentlich) erwogen werden.

## 10 Maßnahmen zur Therapiekontrolle

– Regelmäßige Kontrolle der Tumormanifestationen mit den Methoden der Eingangsuntersuchungen vor Therapiebeginn.
– Regelmäßige Kontrolle von Blutbild, Nieren-Leber-Funktion, Elektrolyte im Intervall bzw. vor jedem Therapiekurs.

– Regelmäßiges Monitoring von Nebenwirkungen.
– Beim Einsatz von Methotrexat Kontrolle der Serummethotrexatspiegel.

## 11 Studien

Aktivierte Studien:

**EORTC-Studie 40905: Randomisierte Studie mit adjuvanter Chemotherapie (FAMTX) versus alleinige Chirurgie.**

*Studienleitung:* M. Lise/D. Nitti, Padua/Italien, Fax: 39–49-651991.

**EORTC/AIO-Studie: Randomisierte Studie mit einem wöchentlichen Schedule von Hochdosis-5-FU +/-Folinsäure +/-Cisplatin vs. FAMTX.**

*Studienleitung:* Priv.-Doz. Dr. Wilke, Innere Klinik (Tumorforschung), Universitätsklinikum Essen.

**Oligozentrische randomisierte Studie mit präoperativer Chemotherapie vs. primäre Chirurgie beim lokal fortgeschrittenen Magenkarzinom (T 3/T 4).**

*Studienleitung*: Prof. Fink, Chirurgische Klinik, Technische Universität, Klinikum rechts der Isar, München.

## 12 Zukünftige Entwicklungen

Neben der Prüfung neuer Substanzen/Kombinationen wird in den nächsten Jahren die Weiterentwicklung multimodaler Therapiekonzepte [perioperative Chemotherapie (prä-, intra-, postoperative, intraperitoneale), perioperative Chemo-/Strahlentherapie] bei lokoregionär begrenzten Magenkarzinomen von besonderer Bedeutung sein.

# 13 Therapieschemata

| Folinsäure/Etoposid/5-Fluoruracil | | | | ELF<br>(Wilke 1990) |
|---|---|---|---|---|
| Folinsäure | 300 mg/m² | i. v. | 10-min-Infusion | Tag 1,2,3 |
| Etoposid | 100 mg/m² | i. v. | 50-min-Infusion | Tag 1,2,3 |
| 5-Fluoruracil | 500 mg/m² | i. v. | 10-min-Infusion | Tag 1,2,3 |
| Wiederholung Tag 22 | | | | |

| 5-Fluoruracil/Doxorubicin/Methotrexat | | | | FAMTX<br>(Klein 1982) |
|---|---|---|---|---|
| Methotrexat | 1500 mg/m² | i. v. | Kurzinfusion | Tag 1 |
| Folinsäure | je 15 mg/m² | p. o. | alle 6 h, 12mal<br>(Beginn 12–24 h<br>nach MTX bis<br>zu 48 h nach MTX) | |
| 5-Fluoruracil | 1500 mg/m² | i. v. | Bolus<br>(1 h nach<br>MTX-Injektion) | Tag 1 |
| Doxorubicin | 30 mg/m² | i. v. | Bolus | Tag 14 |
| Wiederholung Tag 29 | | | | |

Wichtig:
- Methotrexatspiegelbestimmung
- 3000 ml 5%ige Glukose/24 h + 150 mmol/m² Natriumbikarbonat/24 h infundieren)
- Urin-pH-Kontrolle: pH muß über 7,4 sein; bei niedrigerem pH: Uralyt p. o.
- Serumalbumin > 35 g/l vor Therapiebeginn

**Etoposid/Doxorubicin/Cisplatin**                              **EAP**
                                                          (Preusser 1989)

| Doxorubicin | 20 mg/m² | i. v. | Bolus | Tag 1, 7 |
| Cisplatin | 40 mg/m² | i. v. | 1-h-Infusion | Tag 2, 8 |
| Etoposid | (100)ª–120 mg/m² | i. v. | 1-h-Infusion | Tag 4, 5, 6 |

Wiederholung Tag 22–29
ª Cave: Bei Patienten über 60 Jahre Reduktion von Etoposid auf 100 mg/m²

---

**Cisplatin/5-Fluoruracil**                              (Mahjoubi 1990)

| 5-Fluoruracil | 1000 mg/m² | i. v. | 24-h-Infusion | Tag 1–5 |
| Cisplatin | 100 mg/m² | i. v. | 2-h-Infusion | Tag 2 |

Wiederholung Tag 29

---

**Cisplatin/Hochdosis-5-Fluoruracil/Folinsäure**        (Wilke 1995)

| Folinsäure | 500 mg/m² | i. v. | 2-h-Infusion | Tag 1, 8, 15, 22, 29, 36 |
| 5-Fluoruracil | 2 g/m² | i. v. | 24-h-Infusion | Tag 1, 8, 15, 22, 29, 36 |
| Cisplatin | 50 mg/m² | i. v. | 1-h-Infusion | Tag 1, 15, 29 |

Wiederholung Tag 50

---

**5-Fluoruracil/Folinsäure/Interferon**                  (Knuth 1994)

| Folinsäure | 500 mg/m² | i. v. | 2-h-Infusion | Tag 1 |
| 5-Fluoruracil | 500 mg/m² | i. v. | Midpointbolus | Tag 1 |
| Interferon | 6 Mio./U | s. c. | | Tag 1 |

fortlaufend wöchentlich, mindestens 4 Wochen; bei Ansprechen bis Progression

| Hochdosis-5-Fluoruracil/Folinsäure | | | | (Vanhöfer 1994) |
|---|---|---|---|---|
| Folinsäure | 500 mg/m² | i. v. | 2-h-Infusion | Tag 1, 8, 15, 22, 29, 36 |
| 5-Fluoruracil | 2,6 g/m² | i. v. | 24-h-Infusion | Tag 1, 8, 15, 22, 29, 36 |

Wiederholung Tag 50

| Doxorubicinmonotherapie | | | | |
|---|---|---|---|---|
| Doxorubicin | 20 mg/m² | i. v. | Bolus | Tag 1, 8, 15, 22, usw. |

fortlaufend wöchentlich bis Progression; mindestens 4 Wochen

# Literatur

Budach VGF (1994) The role of radiation therapy in the management of gastric cancer. Ann Oncol (Suppl 3) 5:37–48

Findlay M, Cunningham D (1993) Chemotherapy of carcinoma of the stomach. Cancer Treat Rev 19:29–44

Hermans J, Bonenkamp JJ, Boon MC et al. (1993) Adjuvant therapy after curative resection for gastric cancer: meta-analysis of randomized trials. J Clin Oncol 11:1441–1447

Hermans J, Bonenkamp H (1994). In reply. J Clin Oncol 12:879–880

Klein HO, Wickramanayake D, Farrokh GH (1986) 5-Fluorouracil (5-FU), Adriamycin (ADM) and methotrexate (MTX) – a combination protocol (FAMTX) for treatment of advanced stomach cancer. Proc Am Soc Clin Oncol 5:84 (abstr)

Mahjoubi M, Rougier P, Oliviera J et al. (1990) Phase II trial of combined 5-FU+CDDP in gastric cancer (GC). J Cancer Res Clin Oncol [Suppl, Part 1] 116:677 (abstr)

Meyer HJ, Jähne J, Pichlmayr R (1994) Strategies in the surgical treatment of gastric carcinoma. Ann Oncol [Suppl 3] 5:33–36

Preusser P, Wilke H, Achterrath W, et al. (1989) Phase II study with etoposide, doxorubicin, and cisplatin in advanced and measurable gastric cancer. J Clin Oncol 9:1310–1317

Roder JD, Böttcher K, Siewert JR et al. (1993) Prognostic factors in gastric carcinoma. Cancer 72:2089–2097

Spiessl B, Beahrs OH, Hermanek P et al. (1993) TNM-Atlas. Springer, Berlin Heidelberg New York Tokyo, S 71–81

Stahl M, Wilke H, Meyer HJ et al. (1995) Chemotherapy of gastric cancer. Acta Chir Austriaca (in press)

Vanhöfer U, Wilke H, Weh HJ et al. (1994) Weekly high-dose 5-fluorouracil and folinic acid as salvage treatment in advanced gastric cancer. Eur J Cancer (in press)

Wilke H, Preusser P, Fink U et al. (1989) Preoperative chemotherapy in locally advanced and nonresectable gastric cancer: a phase II study with etoposide, doxorubicin, and cisplatin. J Clin Oncol 7:1318–1326

Wilke H, Preusser P, Fink U et al. (1990) High-dose folinic acid/etoposide/5-fluorouracil in advanced gastric cancer – a phase II study in elderly patients or patients with cardiac risk. Invest New Drugs 8:65–70

Wilke H, Vanhöfer U, Fink U et al. (1994) Pilot study with weekly high-dose FU/Folinic acid (HD-FU/FA) plus biweekly cisplatin (C) = (group A) or HD-FU/FA plus alternating C/epidoxorubicine (E) = (group B) for advanced gastric cancer. Ann Oncol (abstr)

Wils JA, Klein HO, Wagener DJT et al. (1991) Sequential high-dose methotrexate and fluorouracil combined with doxorubicin – a step ahead in the treatment of advanced gastric cancer. A trial of the European Organisation for Research and Treatment of Cancer Gastro-intestinal Tract Cooperative Group. J Clin Oncol 9:827–831

Wils J., Meyer HJ, Wilke H et al. (1994) Current status and future directions in treatment of localized gastric cancer. Ann Oncol [Suppl 3] 5:69-72

# 34.34 Dünndarmtumoren

P. Schöffski, C.-H. Köhne-Wömpner, H.-J. Schmoll

## 1 Epidemiologie

*Häufigkeit*: Gut- und bösartige Neubildungen des Dünndarms sind vergleichsweise selten und machen lediglich 5–10% aller gastrointestinalen Tumoren aus. Zwei Drittel dieser Tumoren sind maligne, entsprechend einem Anteil von nur 0,1–0,3% aller bösartigen Erkrankungen. In den USA werden jährlich 2100–2400 Neuerkrankungen registriert.

*Inzidenz*: Die Inzidenz wird mit 1,0/100000 (Frauen: 0,7–0,8/100000; Männer 0,8–1,3/100000) angegeben.

*Altersverteilung*: Die Neuerkrankungsrate steigt mit zunehmendem Alter. Während im Alter unter 30 Jahren maligne Dünndarmerkrankungen als Raritäten zu betrachten sind, nimmt die Inzidenz mit höherem Alter kontinuierlich zu; der Altersgipfel der Neuerkrankungsrate liegt bei etwa 70 Jahren (Weiss u. Yang 1987).

*Ätiologie*: Der Dünndarm repräsentiert 75% der Gesamtlänge des Gastrointestinaltrakts; dies entspricht ungefähr 90% der resorptiven Darmoberfläche. Maligne Erkrankungen des Dünndarms hingegen sind vergleichsweise selten; so ist die Inzidenz von kolorektalen Karzinomen etwa 50mal höher. Verschiedene Hypothesen können zur Erklärung dieses Phänomens angeführt werden:

1) Durch die halbflüssige Konsistenz des Speisebreis im Dünndarm werden mechanische Irritationen der Mukosa weitgehend vermieden.
2) Potentielle Karzinogene aus der Nahrung werden durch die hohe Sekretionsrate im Dünndarm deutlich verdünnt.
3) Durch die kurze Transitzeit des Chymus in Jejunum und Ileum ist die Mukosa karzinogenen Substanzen weniger exponiert.
4) Dem alkalischen pH-Wert des Dünndarmsekrets und spezifischen Enzymsystemen des Dünndarms (z. B. Benzopyrenhydroxylase) wird eine protektive Funktion zugeschrieben.
5) Die Abwesenheit metabolisch aktiver Bakterienpopulationen wird als möglicher Schutzfaktor diskutiert.

6) Die Schleimhaut des Dünndarms beinhaltet eine hohe Anzahl von immunkompetenten T- und B-Zellen sowie hohe Konzentrationen von Immunglobulin A.

*Prävention*: Die Neuerkrankungsrate von Dünndarmkarzinomen und kolorektalen Karzinomen korreliert im nationalen Vergleich mit dem mittleren Fettgehalt der Nahrung (Lowenfels et al. 1977); erhöhter Fettkonsum geht einher mit hoher Inzidenz von malignen Dünndarm- und Dickdarmtumoren. Im Tierversuch können Adenokarzinome des Dünndarms mit N-Nitrosoaminen induziert werden, so z.B. mit N-Methyl-N-nitro-N-nitrosoguanidin (Lehnert et al. 1990); durch Futterrestriktion kann in diesem Modell die Tumorrate deutlich gesenkt werden. Interventionsstudien liegen zu diesen potentiellen Ansätzen zur primären Prävention von Dünndarmtumoren jedoch nicht vor.

*Prädispositionen*: Bei Patienten mit Morbus Crohn, Peutz-Jeghers-Syndrom, familiärer Polyposis, Gardner-Syndrom, nichttropischer Sprue, Morbus Recklinghausen, Morbus Caroli (kongenitale biliäre Ektasie), zystischer Fibrose und Muir-Torre-Syndrom besteht möglicherweise ein erhöhtes Risiko, an einem malignen Dünndarmtumor zu erkranken, ebenso bei Patienten mit angeborenen oder erworbenen Immundefekten (Wiskott-Aldrich-Syndrom, HIV-Infektion, Hypogammaglobulinämie, Zustand nach Organtransplantation, Therapie mit Immunsuppressiva).

Das relative Risiko, an einem Adenokarzinom des Dünndarms zu erkranken, wird für Patienten mit *Morbus Crohn* mit ungefähr 10 angegeben (Fielding et al. 1972). Als besonders gefährdet gelten Patienten mit Umgehungsanastomosen oder ausgeprägter Fistelbildung; mehr als ein Drittel aller Patienten entwickelt den Tumor in einer ausgeschalteten Dünndarmschlinge. Adenokarzinome des Dünndarms treten bei Enteritis regionalis in der Regel erst nach einer Latenz von 10–18 Jahren auf.

Patienten mit *Peutz-Jeghers-Syndrom* haben ein um den Faktor 16 erhöhtes Risiko, an einem malignen Dünndarmtumor zu erkranken (Dozois et al. 1969). Das Tumorwachstum ist bei dieser Patientengruppe ungewöhnlich aggressiv.

Dünndarmtumoren bei *familiärer Polyposis coli* sind in der Literatur wiederholt beschrieben worden, aber im Vergleich zu den bei der Polyposis fast regelhaft auftretenden Kolonkarzinomen bei diesem Syndrom vergleichsweise selten; ein relatives Risiko kann nicht angegeben werden.

Patienten mit *Gardner-Syndrom* erkranken überzufällig häufig an periampullären Adenokarzinomen des Duodenums; genaue Inzidenzangaben liegen auch hier nicht vor.

Bei Patienten mit *nichttropischer Sprue* besteht ein erhöhtes Risiko für Adenokarzinome und Lymphome des Dünndarms; das relative Risiko für die Entstehung eines Adenokarzinoms bei glutensensitiver Enteropathie liegt bei 25 (Marsch et al. 1990). Adenokarzinome kommen bei diesem Krankheitsbild familiär gehäuft (Verhulst et al. 1993), teils auch multifokal vor (Dannenberg 1989).

Bei Patienten mit *angeborenen oder erworbenen Immundefekten* werden maligne Lymphome des Dünndarms vermehrt beobachtet, bei *HIV-Infektion* zudem Kaposi-Sarkome besonders im Bereich der distalen Dünndarmabschnitte.

Adenokarzinome des Dünndarms sind auch im Rahmen *familiärer Tumorsyndrome* beschrieben worden (Multiple-primary-malignant-neoplasia-(MPMN-)Syndrom; Lynch-Syndrom II; Baigrie 1991; Lynch et al. 1989). Auch nach abdomineller Bestrahlung können sekundäre Dünndarmmalignome auftreten.

Patienten mit malignen Dünndarmtumoren haben zudem eine erhöhte Inzidenz von Zweittumoren. Bemerkenswert ist auch die verhältnismäßig hohe Inzidenz von malignen Veränderungen in Jejunum- oder Ileuminterponaten, wie sie z. B. im Rahmen rekonstruktiver Eingriffe in der Urologie zum Einsatz kommen (Uretersigmoidostomie, Ileozystoplastie).

## 2 Histologie

### 2.1 Einführung

Mehr als 35 verschiedene histologische Varianten primärer benigner und maligner Neubildungen des Dünndarms sind in der Literatur beschrieben. Zwei Drittel dieser Tumoren sind bösartig. Hiervon abzugrenzen ist ein sekundärer Befall des Dünndarms durch Metastasen oder durch peritoneale Aussaat von Primärtumoren benachbarter Organe.

## 2.2 Tabellarische Übersicht

**Tabelle 1.** Benigne und maligne Tumoren des Dünndarms (Mod. nach Hart u. Levin 1993; Coit 1993)

| Ursprungsgewebe | Benigner Tumor | Maligner Tumor |
|---|---|---|
| Epithel | Adenom | Adenokarzinom |
| Bindegewebe | Fibrom | Fibrosarkom |
| Glatte Muskulatur | Leiomyom | Leiomyosarkom |
| Fettgewebe | Lipom | Liposarkom |
| Blutgefäße | Hämangiom | Hämangiosarkom, Kaposi-Sarkom |
| Lymphgefäße | Lymphangiom | Lymphangiosarkom |
| Lymphatisches Gewebe | Pseudolymphom | Lymphome |
| Nervengewebe | Neurofibrom | Neurofibrosarkom |
| Glia | Neurilemmom | Malignes Schwannom |
| Enterochromaffine Zellen | | Karzinoid |
| Pluripotente Stammzellen | Hamartom | maligne Mischtumoren[a] |

[a] Teratome, Adenokarzinoide, adenosquamöse Karzinome

**Tabelle 2.** Anatomische Verteilung maligner Dünndarmtumoren. (Nach Coit 1993; Surveillance, Epidemiology and End Results Data (SEER) 1987)

| Tumor | Duodenum [%] | Jejunum [%] | Ileum [%] | Gesamt [%] |
|---|---|---|---|---|
| Adenokarzinome | 48 | 33 | 19 | 45.4 |
| Karzinoide | 4 | 9 | 87 | 29.4 |
| Lymphome | 5 | 35 | 60 | 14.8 |
| Sarkome | 18 | 47 | 35 | 10.4 |

## 2.3 Zytologie

Die Diagnose von Dünndarmtumoren wird in der Regel histologisch gesichert. Entsprechendes Untersuchungsmaterial wird endoskopisch abgetragen oder im Rahmen der Laparotomie gewonnen. Insbesondere polypoid wachsende Läsionen sind bioptisch meistenteils gut zugänglich. Nur im Einzelfall wird die Diagnose zytologisch gestellt. Brushzytologien können endoskopisch gewonnen werden.

# 3 Stadieneinteilung (UICC 1993)

Die Klassifikation gilt nur für Karzinome von Duodenum, Jejunum und Ileum. Eine histologische Diagnosesicherung ist erforderlich. Die Klassifikation gilt nicht für Karzinome der Ampulla Vateri.

*T – Primärtumor*

TX   Primärtumor kann nicht beurteilt werden
T0   Kein Anhalt für Primärtumor
Tis  Carcinoma in situ
T1   Tumor infiltriert Lamina propria oder Submukosa
T2   Tumor infiltriert Muscularis propria
T3   Tumor infiltriert durch die Muscularis propria in die Subserosa oder maximal 2 cm in das nichtperitonealisierte perimuskuläre Gewebe (Mesenterium oder Retroperitoneum)
T4   Tumor perforiert das viszerale Peritoneum oder infiltriert andere Organe oder Strukturen (darin sind eingeschlossen andere Dünndarmschlingen, Mesenterium oder Retroperitoneum mit mehr als 2 cm und Bauchwand auf dem Wege über die Serosa; für das Duodenum auch Infiltration des Pankreas)

*Anmerkung:* Das nichtperionealisierte perimuskuläre Gewebe ist beim Jejunum und Ileum Teil des Mesenteriums und beim Duodenum in den Bereichen, in denen die Serosa fehlt, Teil des Retroperitoneums.

*N – regionäre Lymphknoten*
Die regionären Lymphknoten für das Duodenum sind pankreatikoduodenale Lymphknoten, pylorische Lymphknoten, Lymphknoten am Ductus choledochus, Lymphknoten am Ductus cysticus, Lymphknoten am Leberhilus (Lymphknoten des Ligamentum hepatoduodenale) und obere mediastinale Lymphknoten.

Die regionären Lymphknoten für Jejunum und Ileum sind mesenteriale Lymphknoten (einschließlich obere mesenteriale Lymphknoten) und ileozökale Lymphknoten (einschließlich hintere zökale Lymphknoten bei Tumoren des terminalen Ileums).

NX   Regionäre Lymphknoten können nicht beurteilt werden
N0   Keine regionären Lymphknotenmetastasen
N1   Regionäre Lymphknotenmetastasen

*pTN – pathologische Klassifikation*
Die pT- und pN-Kategorien entsprechen den T- und N-Kategorien.

*M – Fernmetastasen*

MX    Das Vorliegen von Fernmetastasen kann nicht beurteilt werden

M0    Keine Fernmetastasen

M1    Fernmetastasen

## 4 Prognose

Die Prognose von Dünndarmtumoren ist wie bei anderen malignen Erkrankungen auch abhängig von Histologie, Differenzierungsgrad, Infiltrationstiefe, Stadium der Erkrankung bei Diagnosestellung, Vorliegen lokoregionärer Lymphknotenmetastasen oder Fernmetastasen und technische Resektabilität. Weiterführende krankheitsspezifische Prognosefaktoren sind für Dünndarmtumoren bisher nicht nachgewiesen (Rotman et al. 1994).

Die Fünfjahresüberlebensrate von Patienten mit Adenokarzinomen oder Sarkomen ist deutlich schlechter als die von Patienten mit Lymphomen oder Karzinoiden des Dünndarms (Tabelle 3).

Beim Adenokarzinom des Dünndarms gilt insbesondere der Befall regionärer Lymphknoten als bedeutsamer Prognosefaktor. In neueren Serien wurde die Fünfjahresüberlebensrate bei nodal-negativen Patienten mit bis zu 70%, bei Patienten mit regionärem Lymphknotenbefall mit weniger als 15% angegeben (Ouriel u. Adams 1984).

Trotz fortschreitender Verbesserung der technisch-operativen Möglichkeiten hat sich im Verlauf der letzten Jahre die Prognose von Patienten mit Adenokarzinomen des Dünndarms (Fünfjahresüberlebensrate um 20%) nicht verbessert (Donohue u. Kelly 1991).

**Tabelle 3.** Fünfjahresüberlebensrate von Patienten mit malignen Erkrankungen des Dünndarms. (Mod. nach Coit 1993)

| Tumor | Fünfjahresüberlebensrate [%] | Range [%] |
|-------|------------------------------|-----------|
| Adenokarzinome | 21 | 0–62 |
| Karzinoide | 58 | 31–87 |
| Lymphome | 41 | 10–80 |
| Sarkome | 30 | 10–50 |

## 5 Diagnostik

*Apparative Diagnostik*
- Sonogramm des Abdomens,
- Abdomenröntgenübersicht im Stehen,
- fraktionierte Magen-Dünndarm-Kontrastmittelpassage (nach Sellink),
- Computertomogramm des Abdomens,
- obere Intestinoskopie mit Biopsie.

*Fakultative apparative Diagnostik*
- Endosonographie des Duodenums,
- retrograde Ileoskopie mit Biopsie,
- Rektosigmoidoskopie mit Biopsie (Ausschluß einer chronisch-entzündlichen Darmerkrankung),
- Angiographie (Ausschluß von Gefäßmalformationen oder Hämangiomen; Nachweis von Ischämien der Mesenterialgefäße beim Karzinoid),
- Somatostatinrezeptorszintigraphie mit $^{111}$In-Pentreotid (bei Verdacht auf Karzinoid oder neuroendokrinem Tumor),
- $^{131}$I-Metaiodbenzylguanidin-Scan (bei Verdacht auf neuroektodermalem Tumor).

*Labordiagnostik*
- Guaiak-Test,
- Blutbild,
- Differentialblutbild,
- Serumtransaminasen,
- Serumbilirubin,
- Urin-5-Hydroxyindolessigsäure (positiv bei ca. 30% aller Karzinoidpatienten; cave: falsch-positive Resultate durch Urinsammelfehler, Genuß von Bananen, Avocados, Ananas, Walnüssen, Einnahme von Reserpin und anderen Medikamenten; falsch-negative Resultate bei Behandlung mit Phenothiazinen),
- Serum-karzinoembryonales Antigen (bei Verdacht auf Adenokarzinom).

Die Mehrzahl aller klinisch-radiologischen Diagnosen eines Dünndarmtumors wird heute mittels Computertomographie gestellt. Die Sensitivität der Untersuchung wird in der Literatur mit 97%, die Spezifität mit 80% angegeben. Die CT-Morphologie läßt bei 69% der Patienten mit Dünndarmtumoren Rückschlüsse auf die Histologie des Tumors, bei 61% der

Patienten Rückschlüsse auf das Tumorstadium zu (Laurent et al. 1991). Computertomographisches Korrelat ist in der Regel eine Darmwandverdickung im Bereich des Primärtumors; das Vorliegen von lokoregionären oder Fernmetastasen, aber auch die Infiltration benachbarter Organe wie Pankreas, V. cava oder Niere kann bei vielen Patienten sicher beurteilt werden.

Die Wertigkeit der Endosonographie zur Beurteilung des T- und N-Stadiums von malignen Tumoren des Duodenums kann derzeit noch nicht abschließend beurteilt werden (Rösch et al. 1992); besonders sinnvoll erscheint der Einsatz bei Verdacht auf submuköses Tumorwachstum ohne endoskopisches Tumorkorrelat.

Patienten mit okkulten chronischen gastrointestinalen Blutverlusten sollte selbst bei geringen Symptomen zur zeitgerechten Durchführung einer explorativen Laparotomie geraten werden, wenn die oben genannten klinisch-diagnostischen Verfahren nicht zur Ursachenklärung beigetragen haben.

# 6 Charakteristika der Erkrankung und Krankheitsverlauf

## 6.1 Benigne Dünndarmtumoren

Gutartige Dünndarmtumoren werden meist als Zufallsbefund bei einer Laparotomie oder Sektion diagnostiziert, da mehr als 50 % der Patienten mit benignen Neubildungen des Dünndarms völlig asymptomatisch sind. Bei symptomatischen Patienten sind abdomineller Schmerz durch Obstruktion des Darmlumens (40–70 %) und Anämie durch intestinale Blutungen (20–50 %) die häufigsten Beschwerden.

## 6.2 Maligne Dünndarmtumoren

90 % aller Patienten mit *malignen Tumoren des Dünndarms* sind bei Diagnosestellung symptomatisch. Das Beschwerdebild ist hier meist sehr unspezifisch, entsprechend wird die mittlere Diagnoseverzögerung in der Literatur mit 6–8 Monaten angegeben (Kaminski et al. 1993). Die Erkrankung verläuft lange Zeit ohne wesentliche klinische Zeichen und wird deshalb meist erst im fortgeschrittenen Krankheitsstadium diagnostiziert. Abdomineller Schmerz (30–80 %), chronischer Gewichtsverlust (30–70 %) und intestinaler Blutverlust stehen im Vordergrund. Darmperforationen (10 %) und palpable Raumforderungen (25 %) treten insbesondere bei Patienten mit fortgeschrittenen Lymphomen und Sarkomen des Dünndarms auf. Bei Patienten mit tumorbedingter Obstruktion der

extrahepatischen Gallenwege oder ausgeprägter intrahepatischer Metastasierung kann es zum Ikterus kommen. Ein mechanischer Ileus tritt nur bei 5–38% der Patienten auf und gilt als Spätsymptom der Erkrankung; selbst höhergradige Engstellen des Dünndarmlumens werden vom halbflüssigen Chymus des Dünndarms problemlos passiert.

Ein charakteristischer Symptomenkomplex ist lediglich für sekretorisch aktive Karzinoide des Dünndarms beschrieben, das sog. *Karzinoidsyndrom*: Flush, Hitzewallungen, Palpitationen, Cephalgien, Diarrhöen, obstruktive Ventilationsstörung, Teleangiektasien und Rechtsherzdekompensation als Zeichen einer Endokardfibrose bei chronischem Verlauf. Das Fehlen dieser Symptome schließt das Vorliegen eines Karzinoids allerdings nicht aus.

Das Beschwerdebild bei Dünndarmtumoren ist meist so unspezifisch, daß breite differentialdiagnostische Überlegungen angestellt werden müssen: Dünndarmileus nichtmaligner Genese (z. B. bei Verwachsungen, Hernien, Infektionen), Mesenterialzyste, Mesenterialinfarkt, Dickdarmerkrankungen etc.

### 6.2.1 Adenokarzinome des Dünndarms

Die folgenden Ausführungen beziehen sich ausschließlich auf das Adenokarzinom des Dünndarms, welches numerisch die größte klinische Bedeutung hat. 45% aller malignen Dünndarmtumoren sind Adenokarzinome. Karzinoide des Darms werden ungeachtet ihrer Primärlokalisation im Kap. „Karzinoid" dargestellt, Sarkome im Kap. „Weichteilsarkome", primäre gastrointestinale Lymphome (MALT-Lymphome) im entsprechenden Beitrag.

Adenokarzinome kommen bevorzugt in den proximalen Anteilen des Dünndarms vor, ein Befall des Ileums ist eher selten. 45% aller *Adenokarzinome* des Dünndarms entstehen im *Duodenum*, mit einer besonderen Bevorzugung der distalen Duodenalabschnitte. Erstes Symptom der Erkrankung ist Schmerz im oberen Abdomen, oft einhergehend mit mikrozytärer, hypochromer Anämie und Nachweis von okkultem Blut im Stuhl, seltener mit biliärer Obstruktion und Ikterus. Die Mehrzahl aller Adenokarzinome des Duodenums kann präoperativ endoskopisch-bioptisch diagnostiziert werden.

55% aller *Adenokarzinome* des Dünndarms entstehen in *Jejunum und Ileum*. Die Erkrankung manifestiert sich in der Regel durch okkulte gastrointestinale Blutungen und Obstruktion. Die Mehrzahl dieser Tumoren kann klinisch nicht sicher diagnostiziert werden; die Diagnose wird meist im Rahmen einer Laparotomie oder Sektion gestellt.

Als Präkanzerosen für Adenokarzinome des Dünndarms gelten villöse und tubulovillöse Adenome der Dünndarmschleimhaut (Bugra et al. 1991; Lioe und Biggart 1990; Dupont Lampert und Landmann 1989). Die Adenom-Karzinom-Sequenz, die für Karzinome von Kolon und Rektum hinreichend untersucht ist, ist für maligne Dünndarmtumoren bisher nicht gut dokumentiert.

Makroskopisch imponieren Adenokarzinome des Dünndarms meist als polypoide intraluminale Raumforderungen, häufig auch als annuläre oder semizirkuläre, das Darmlumen verengende Tumoren; in seltenen Fällen wachsen Adenokarzinome ausschließlich submukös. Nach histomorphologischen Kriterien besteht eine große Ähnlichkeit von Adenokarzinomen des Dünndarms mit Kolonkarzinomen; nicht selten sind auch gut differenzierte und schleimbildende Tumoren.

Adenokarzinome des Dünndarms metastasieren lymphogen in regionäre und periphere Lymphknoten, hämatogen meist in Leber, Lunge und Knochen. Die Mehrzahl der Patienten mit Adenokarzinomen des Dünndarms hat bereits zum Zeitpunkt der Diagnosestellung organüberschreitenden Tumorbefall, d. h. lokoregionäre Lymphknotenmetastasen oder Fernmetastasen.

## 7 Therapiestrategie

### 7.1 Stellung der Chirurgie

Beim Adenokarzinom des Dünndarms ist primär die weite chirurgische Resektion en bloc mit Gefäßstiel, Lymphabflußwegen und regionären Lymphknoten anzustreben. Die Patienten müssen im Vorfeld auf die potentiellen Folgen einer Dünndarmresektion hingewiesen werden (*Short-Bowel-Syndrom, Kurzdarmsyndrom*). Resektionen des Duodenums führen zu einer Malabsorption von Calcium und Eisen, Resektionen des Ileums zur Malabsorption von konjugierten Gallensäuren und Vitamin $B_{12}$, ausgedehnte Dünndarmresektionen gehen einher mit Malresorption durch Verkleinerung der resorptiven Oberfläche und Verkürzung der Transitzeit.

### 7.1.1 Chirurgische Therapie des Adenokarzinoms des Duodenums mit kurativem Ziel

Adenokarzinome des Duodenums werden nach endoskopischer Diagnose mit kurativer Intention operiert. Die Tumorresektionsrate wird in der

Literatur mit 71% (40–100%) angegeben, die operative Mortalität liegt bei 9% (0–36%) (Coit 1993).

Bei Patienten mit Tumoren der proximalen Duodenalabschnitte ist die *Pankreatikoduodenektomie (Whipple-Operation)* das operative Vorgehen der Wahl. Ziel des operativen Eingriffs ist die R0-Resektion mit tumorfreien Absetzungsrändern. Bei positiv selektionierten Patienten wurden in kleineren Serien mit diesem Eingriff Fünfjahresüberlebensraten von bis zu 50% erreicht; grundsätzlich ist aber von einer deutlich schlechteren Prognose auszugehen. Bei distalem Befall des Duodenums kann im Einzelfall auch lediglich eine *segmentale Duodenektomie* mit primärer Anastomosierung durchgeführt werden; hierbei ist generell von einer günstigeren Prognose auszugehen.

Bei allen Patienten mit Adenokarzinom des Duodenums wird eine *regionale Lymphadenektomie* durchgeführt, da 22–71% aller Patienten bereits zum Zeitpunkt der Resektion regionären Lymphknotenbefall aufweisen. Synchrone, operable Lebermetastasen sind nach Möglichkeit im Rahmen des primären operativen Eingriffs zu resezieren.

### 7.1.2 Chirurgische Therapie des Adenokarzinoms des Jejunums und Ileums mit kurativem Ziel

Die Diagnose eines Adenokarzinoms des Jejunums oder Ileums wird meist erst im Rahmen einer Laparotomie gestellt. 77–100% dieser Tumoren sind technisch resektabel; das betroffene Darmsegment wird mit entsprechendem Sicherheitsabstand reseziert und End-zu-End-anastomosiert. Patienten mit malignen Tumoren des terminalen Ileums hingegen werden durch eine *rechte Hemikolektomie* versorgt.

Ziel des operativen Vorgehens ist auch hier immer die R0-Resektion mit tumorfreien Absetzungsrändern. Die Mesenterien des befallen Dünndarmabschnitts werden mitreseziert, anatomisch limitiert durch die A. mesenterica superior als Endarterie. Auch beim Adenokarzinom der distalen Dünndarmabschnitte wird immer eine *regionale Lymphadenektomie* durchgeführt; regionärer Lymphknotenbefall ist sehr häufig. Operable Lebermetastasen werden reseziert.

### 7.1.3 Palliative Chirurgie

Bei lokaler Inoperabilität kann die Anlage einer Umgehungsanastomose indiziert sein. Diese wird als Enterostomie oder Enterokolostomie durchgeführt. In jedem Fall ist auch bei primär palliativem Vorgehen immer die histologische Diagnosesicherung im Rahmen der Laparotomie anzustreben.

Die Ergebnisse palliativer Eingriffe beim Dünndarmkarzinom sind zufriedenstellend; so wird z. B. die perioperative Mortalität für die Gastrojejunostomie mit 2.5% angegeben bei akzeptabler postoperativer Morbidität und guter Langzeitpalliation (Lillemoe et al. 1993).

## 7.2 Stellung der Strahlentherapie

### 7.2.1 Präoperative neoadjuvante Strahlentherapie oder kombinierte Strahlen-/Chemotherapie

Außerhalb von klinischen Studien besteht keine Indikation zur präoperativen kombinierten Strahlen-/Chemotherapie bei resektablen Tumoren. Eine mögliche Indikation kann bei lokal-fortgeschrittenen, grenzwertig oder nicht R0-resektablen Tumoren gegeben sein (siehe 7.3.6).

### 7.2.2 Postoperative adjuvante Strahlentherapie (bei R0-Resektion)

Außerhalb von klinischen Studien besteht keine Indikation zur adjuvanten Strahlentherapie nach R0-Resektion eines Adenokarzinoms des Dünndarms.

### 7.2.3 Postoperative additive Strahlentherapie (bei R1-Resektion)

Bei Patienten mit marginaler Tumorresektion und entsprechend hohem Risiko eines Lokalrezidivs kann die Durchführung einer postoperativen perkutanen Strahlentherapie erwogen werden; eine sichere Indikation besteht nicht. Klare Richtlinien für dieses Vorgehen sind nicht etabliert, Studiendaten zur additiven Bestrahlung liegen nicht vor. Die Motilität des Dünndarms insbesondere im Bereich von Jejunum und Ileum erschwert die Definition und Einhaltung des Strahlenfeldes. Aufgrund der Erfahrung bei anderen gastrointestinalen Tumoren ist allenfalls ein mäßiger Effekt bezüglich der Senkung der Lokalrezidivrate, nicht jedoch eine Überlebensverbesserung zu erwarten. Die individuelle Wirksamkeit der postoperativen Bestrahlung kann mangels meßbarer Tumorläsionen nicht beurteilt werden, so daß der Einsatz außerhalb kontrollierter Studien in Anbetracht der Toxizität der Strahlentherapie sehr kritisch bewertet werden muß.

## 7.2.4 Palliative Strahlentherapie

Bei Patienten mit lokal fortgeschrittenem, metastasiertem und/oder technisch irresektablem Tumor des Duodenums kann eine palliative Bestrahlung des betroffenen Darmsegments als symptomatische Maßnahme angezeigt sein, z. B. bei schwerem chronischem Blutverlust oder tumorbedingtem Schmerz. Die Bestrahlung von Jejunum und Ileum ist aufgrund der Mobilität dieser Darmabschnitte technisch schwierig und potentiell toxisch.

Die Anwendung einer intraoperativen Strahlentherapie (IORT) bei Patienten mit irresektablem Tumor hat derzeit noch experimentellen Charakter, ist jedoch eine möglicherweise wirksame Behandlungsform mit geringerer Nebenwirkungsrate, deren Einsatz weiterer klinischer Prüfung bedarf (Abe 1980; Sindelar et al. 1988).

Symptomatische, irresektable Fernmetastasen wie z. B. Knochenmetastasen können mit analgetischer Zielsetzung und gutem palliativem Effekt bestrahlt werden.

## 7.3 Stellung der systemischen Chemotherapie

### 7.3.1 Übersicht

Die Chemotherapie wird beim Adenokarzinom des Dünndarms grundsätzlich mit palliativer Intention verabreicht. Eine Standardchemotherapie für fortgeschrittene, technisch irresektable Tumoren ist nicht etabliert. Mangels valider Studiendaten beschränkt sich die Erfahrung mit systemischer Therapie bei diesem Patientengut auf Einzelfallbeobachtungen oder kleine retrospektive, monozentrische Serien. Partielle Remissionen sind bei Patienten mit metastasiertem Tumor unter Monotherapie mit Antimetaboliten (5-FU, UFT), Nitrosoharnstoffderivaten und Mitomycin C beobachtet worden. Ein therapeutischer Vorteil durch Kombination potentiell wirksamer Substanzen im Rahmen einer Polychemotherapie ist für das Adenokarzinom des Dünndarms nicht gesichert.

### 7.3.2 Neoadjuvante (präoperative) Chemotherapie

Eine präoperative systemische Chemotherapie ist beim Adenokarzinom des Dünndarms nicht indiziert.

### 7.3.3 Adjuvante (postoperative) Chemotherapie

Eine adjuvante Chemotherapie ist nach R0-Resektion eines Adenokarzinoms des Dünndarms nach bisherigem Kenntnisstand nicht angezeigt. Aufgrund der Erfahrungen beim fortgeschrittenen Kolonkarzinom kann eine postoperative Chemotherapie bei intestinalen Adenokarzinomen zu einer signifikanten Verbesserung der rezidivfreien Überlebenszeit und der Gesamtüberlebenszeit beitragen; für Tumoren des Dünndarms liegen entsprechende Daten jedoch bisher nicht vor.

### 7.3.4 Additive Chemotherapie bei R1-Resektion

Es besteht keine Indikation zur systemischen Chemotherapie nach marginaler Resektion eines Adenokarzinoms des Dünndarms. Eine Bewertung der Wirksamkeit einer solchen potentiell toxischen Therapie ist mangels meßbarer Tumorläsionen im Einzelfall nicht möglich, klinische Studiendaten zu dieser Frage liegen nicht vor. Ein exspektatives Vorgehen ist sinnvoll.

### 7.3.5 Palliative Chemotherapie

In Anbetracht fehlender verläßlicher Studiendaten kann nur eine empirische Empfehlung zur palliativen Chemotherapie fortgeschrittener Adenokarzinome des Dünndarms gegeben werden, die sich an der Behandlungsstrategie des metastasierten kolorektalen Karzinoms orientiert (s. 8).

### 7.3.6 Kombinierte Chemo-/Strahlentherapie

Falls im Rahmen einer Probelaparotomie der Befund eines technisch irresektablen Adenokarzinoms des Duodenums erhoben wird, kann ein Therapieversuch mit kombinierter Strahlen-/Chemotherapie erwogen werden. Ziel der Behandlung ist ein Downstaging des Primärtumors und regionärer Lymphknotenmetastasen und die Verbesserung der Resektabilität.

Yeung et al. (1993) haben in einer durch ihre Fallzahl beschränkt aussagekräftigen Phase-II-Studie positive Ergebnisse publiziert. Begleitend zur hochdosierten Strahlentherapie (5040 cGy) wurden 5-Fluoruracil als Dauerinfusion und Mitomycin C als Bolus verabreicht (s. 10). 5 Patienten konnten nach präoperativer Strahlen-/Chemotherapie komplett reseziert werden; 4 von 5 Patienten waren zum Zeitpunkt der sekundären Laparotomie nach Strahlen-/Chemotherapie mikroskopisch tumorfrei.

Eine Empfehlung zur multimodalen Therapie bei irresektablem Adenokarzinom der distalen Dünndarmabschnitte kann nicht gegeben werden.

### 7.3.7 Regionale und intratumorale Chemotherapie

In Anlehnung an das Vorgehen bei metastasierten kolorektalen Karzinomen kann auch bei irresektablen Lebermetastasen eines Adenokarzinoms des Dünndarms der Versuch einer regionalen Chemotherapie erwogen werden. Kontrollierte Studiendaten liegen zu dieser Frage jedoch nicht vor. Auch die intratumorale Injektion von antineoplastischen Substanzen wie z. B. Mitomycin C hat beim Adenokarzinom des Dünndarms noch experimentellen Charakter (Wagner u. Waitz 1990).

## 8  Indikation zur Chemotherapie

Die Indikation zur systemischen Chemotherapie besteht bei Patienten mit lokal fortgeschrittenen, technisch irresektablen und/oder metastasierten, histologisch gesicherten Adenokarzinomen des Dünndarms. Mögliche Kontraindikationen für die Chemotherapie sind hohes Alter, schlechter Allgemeinzustand und schwere Begleiterkrankungen.

Während Patienten mit tumorbezogenen Beschwerden sofort behandelt werden müssen, sollte bei asymptomatischen Patienten die Therapie erst bei dokumentiertem Krankheitsprogreß, d. h. bei Größenzunahme meßbarer Metastasen um mehr als 25% oder Auftreten neuer Läsionen begonnen werden. Andernfalls ist ein exspektatives Vorgehen angezeigt.

Therapie der ersten Wahl ist die 5-Fluorouracil-Monotherapie in Kombination mit Folinsäure, die bis zum dokumentierten Tumorprogreß durchgeführt werden kann. Mögliche Salvagetherapie ist die Behandlung mit Mitomycin-C-Monotherapie.

## 9  Zukünftige Entwicklungen

Im historischen Verlauf hat sich trotz fortschreitender Verbesserung der operativen Möglichkeiten die Fünfjahresüberlebensrate von Patienten mit Dünndarmkarzinomen nicht wesentlich verbessert (Donohue u. Kelly 1991). Die Seltenheit des Tumors, das unspezifische Beschwerdebild und das Fehlen effizienter Maßnahmen zur Krankheitsfrüherkennung oder Prävention führen zur Diagnose des Tumors meist erst im fortgeschrittenen Krankheitsstadium. Möglichkeiten zur Verbesserung der Prognose ergeben sich somit nur über die Optimierung der systemischen Therapie durch Entwicklung innovativer Therapieregime, die Erprobung neuer Substanzen sowie den Einsatz multimodaler Behandlungsstrategien. Patienten mit Adenokarzinomen des Dünndarms sollten deshalb zur Teilnahme an klinischen Studien ermutigt werden.

## 10 Therapieschemata

### Induktionstherapie

| 5-Fluorouracil/Folinsäure | | | (Poon et al. 1991) |
|---|---|---|---|
| 5-Fluorouracil | 425 mg/m² | i. v. | Tag 1–5 |
| Folinsäure | 20 mg/m² | i. v | Tag 1–5 |
| Wiederholung Tag 29–36 | | | |

### Rezidivtherapie

| Mitomycin-C-Monotherapie | | |
|---|---|---|
| Mitomycin C | 10 mg/m² | i. v.    Tag 1 |
| Dosissteigerung bis auf 12 mg/m²; Wiederholung Tag 29 | | |

### Kombinierte präoperative Strahlen-/Chemotherapie

| 5-Fluorouracil, Mitomycin C + Strahlentherapie | | | | (Yeung et al. 1993) |
|---|---|---|---|---|
| 5-Fluorouracil | 1000 mg/m²/Tag | i. v. | Dauerinfusion | Tag 2–5, 28–32 |
| Mitomycin C | 10 mg/m² | i. v. | Bolus | Tag 2 |
| Radiotherapie 5mal 1,8 Gy/Woche, Ziel 50, 4 Gy | | | | |

# Literatur

Abe M, Takahashi M, Yabumoto E (1980) Clinical experience with intraoperative radiotherapy of locally advanced cancer. Cancer 45:40–48

Baigrie R J (1991) Seven different primary cancers in a single patient. A case report and review of multiple primary malignant neoplasia. Eur J Surg Oncol 17;81–83

Barnhill M, Hess E, Guccion JG, Nam LH, Bass BL, Patterson RH (1994) Tripartite differentiation in a carcinoma of the duodenum. Cancer 73:266–272

Barquist E, Zinner M (1993) Neoplasms of the small intestine, vermiform appendix and peritoneum. In: Holland JF, Frei E, Bast RC, Kufe DW, Morton DL, Weichselbaum RR (eds) Cancer medicine. Lea & Febiger, Philadelphia London, pp 1485–1493

Bastug DF, Cochran RC, Caldwell R, Foster D (1991) Adenocarcinoma of the small intestine in Crohn's disease: a unique finding. W V Med J 87:295–298

Bugra D, Alper A, Goksen Y, Emre A (1991) Villous tumors of the duodenum. Hepatogastroenterology 38:84–85

Coit GC (1993) Cancer of the small intestine. In: De Vita VT, Hellman S, Rosenberg SA (eds) Cancer: Principles & practice of oncology. J. B. Lippincott, Philadelphia, pp 915–928

Dannenberg A, Godwin T, Rayburn J, Goldin H, Leonard M (1989) Multifocal adenocarcinoma of the proximal small intestine in a patient with celiac sprue. J Clin Gastroenterol 11:73–76

Del Vecchio R, La Torre P, Cotugno M, Costarelli L (1989) Adenocarcinoma of the duodenum associated with skin neurofibromatosis and Caroli's disease. Minerva Chir 44:2421–2426

Donohue JH, Kelly KA (1991). Cancers of the small intestine. In: Moossa AR, Schimpff SC, Robson MC (eds) Comprehensive textbook of oncology. Williams & Wilkins, Baltimore, pp 892–903

Dozois RR, Judd ES, Dahlin DC (1969) The Peutz-Jeghers syndrome: Is there a predisposition to the development of intestinal malignancy? Arch Surg 98:509–517

Dupont Lampert V, Landmann J (1989) Tubulo-villous adenoma of the duodenum: case report and review of the literature. Schweiz Med Wochenschr 119:1057–1059

Fielding JR, Prior P, Waterhouse JA, Cooke WT (1972) Malignancy in Crohn's disease. Scand J Gastroenterol 7:3–7

Good CA (1963) Tumors of the small intestine. Am J Roentgenol 89:685–705

Hart R, Levin B (1993) Neoplasms of the small bowel. In: Calabresi P, Schein PS (eds) Medical oncology. Basic principles and clinical management of cancer. Mc Graw-Hill, New York, pp 741–747

Jigyasu D, Bedikian AY, Stroehlein JR (1984) Chemotherapy for primary adenocarcinoma of the small bowel. Cancer 53:23–25

Jones MA, Griffith LM, West AB (1989) Adenocarcinoid tumor of the periampullary region: a novel duodenal neoplasm presenting as biliary tract obstruction. Hum Pathol 20:198–200

Kaminsky N, Shahm D, Eliakim R (1993) Primary tumours of the duodenum. Postgrad Med J 69:136–138

Kusumoto H, Kumashirso R, Kido K, Inutsuka S (1991) Simultaneous adenocarcinoma of the stomach and fourth portion of the duodenum: case report and review of the literature. Radiat Med 9:223–228

Laurent F, Raynaud M, Biset JM, Boisserie-Lacroix M, Grelet P, Drouilliard J (1991) Diagnosis and categorization of small bowel neoplasms: Role of computed tomography. Gastrointest Radiol 16:115–119

Lehnert T, Deschner EE, Karmali RA, DeCosse JJ (1990) Effect of fluriprofen and 16,16-dimethyl prostaglandin E2 on gastrointestinal tumorigenesis induced by N-methyl-N-nitro-N-nitrosoguanidin in rats: glandular epithelium of stomach and duodenum. Cancer Res 50:381–384

Lillemoe KD, Sauter PK, Pitt HA, Yeo CJ, Cameron JL (1993) Current status of surgical palliation of periampullary carcinoma. Surg Gynecol Obstet 176:1–10

Lioe TF, Biggart JD (1990) Primary adenocarcinoma of the jejunum and ileum: clinicopathological review of 25 cases. J Clin Pathol 43:533–536

Lowell JA, Rossi RL, Munson JL, Braasch JW (1992) Primary adenocarcinoma of third and fourth portions of duodenum. Favourable prognosis after resection. Arch Surg 127:557–560

Lowenfels AB, Sonni A (1977) Distribution of small bowel tumors. Cancer Lett 3:83–86

Lynch HT, Smyrk TC, Lynch PM et al. (1989) Adenocarcinoma of the small bowel in Lynch syndrome II. Cancer 64:2178–2183

Michelassi F, Erroi F, Dawson PJ, Pietrabissa A, Noda S, Handcock M, Block GE (1989) Experience with 647 consecutive tumors of the duodenum, ampulla, head of the pancreas, and distal common bile duct. Ann Surg 210:544–554

Ohkusa T, Ohtomo K, Yamamoto N, Fujimoto H (1991) Primary adenocarcinoma of duodenal bulb benefitted by chemotherapy. Dig Dis Sci 36:1653–1656

Panday SC, Go IH, Mravunac M, Koning RW de (1993) Obstructive jejunal adenocarcinoma in the Muir-Torre syndrome. Neth J Med 43:116–120

Poon MA, O'Connell MJ, Wieand HS, Krook JE, Gerstner JB, Tschetter LK, Levitt R, Kardinal CG, Mailliard JA (1991) Biochemical modulation of fluorouracil with Leucovorin: confirmatory evidence of improved therapeutic efficacy in advanced colorectal cancer. J Clin Oncol 9(11):1967–1972

Reddy VB, Husain AN, Gattuso P, Abraham K, Castelli MJ (1990) Synchronous adenocarcinomas of jejunum and cecum following transverse colon carcinoma. A case study. Mt Sinai J Med 57:34–36

Rösch T, Lorenz R, Zenker K et al. (1992) Local staging and assessment of resectability in carcinoma of the esophagus, stomach, and duodenum by endoscopic ultrasonography. Gastrointest Endosc 38:460–467

Rotman N, Pezet D, Fagniez PL, Cherqui D, Celicout B, Lointier P (1994) Adenocarcinoma of the duodenum: factors influencing survival. Br J Surg 81:83–85

Sheldon CD, Hodson ME, Carpenter LM, Swerdlow AJ (1993) A cohort study of cystic fibrosis and malignancy. Br J Cancer 68:1025–1028

Sindelar WF, Hoekstra HJ, Kinsella TJ (1989) Surgical approaches and techniques in intraoperative radiotherapy for intra-abdominal, retroperitoneal, and pelvic neoplasms. Surgery 103:247–256

Surveillance, Epidemiology, and End Results Data (1987) J Natl Cancer Inst 78:653

Verhulst ML, Dur AH, Driessen WM (1993) Two sisters with coeliac disease and jejunal cancer: just a coincidence? Neth J Med 432:16–20

Wagner A, Waitz W (1990) Intratumorale Injektion von Mitomycin beim Adenokarzinom des Duodenums. Dtsch Med Wochenschr 115:757

Weiss NS, Yang C (1987) Incidence of histologic types of cancer of the small intestine. J Natl Cancer Inst 78:653–656

Yeung RS, Weese JL, Hoffmann JP et al. (1993) Neoadjuvant chemoradiation in pancreatic and duodenal carcinoma. A phase II study. Cancer 72:2124–2133

Zucchetti F, Bellantone R, Frontera D, Crucitti A, Bilanzone M, Crucitti F (1991) Adenocarcinoma of the small intestine. Int Surg 76:230–234

# 34.35 Kolorektales Karzinom

H.-J. Schmoll

## 1 Epidemiologie

*Häufigkeit:* Karzinome des Kolons und des Rektums gehören zu den häufigsten Tumoren überhaupt; ihr Anteil an den Karzinomerkrankungen weltweit beträgt ca. 9% (European Cancer News 1994) und steht damit nach dem Lungen-, Magen- und Mammakarzinom an 4. Stelle der jährlichen Krebsneuerkrankungen überhaupt. Die Mortalitätsstatistik in der alten BRD weist für das Jahr 1988 23962 an einem kolorektalen Karzinom verstorbene Patienten aus; da die Heilungsrate ca. 50% beträgt, kann von ca. 55000–60000 Neuerkrankungen pro Jahr in Gesamtdeutschland ausgegangen werden.

*Inzidenz:* Die Gesamtzahl der jährlichen Neuerkrankungen an Kolon-/Rektumkarzinom weltweit beträgt ca. 810000. Die jährliche Neuerkrankungsrate in der BRD kann nur geschätzt werden, ausgehend vom saarländischen Krebsregister, das 30–40 Neuerkrankungen pro 100000 Einwohner und Jahr angibt. Die Inzidenzen sind in den verschiedenen Ländern sehr unterschiedlich, am höchsten in der japanischen Bevölkerung von Hawaii und Los Angeles und bei der weißen Bevölkerung von Kalifornien und am niedrigsten in Israel, Kolumbien und Indien. Erfreulicherweise hat die Mortalität an Kolon- und Rektumkarzinom in den letzten 40 Jahren abgenommen (s. Tabelle 1), was durch intensive Maßnahmen zur Früherkennung, Vorverlegung der Diagnose und Behandlung in früheren Stadien aufgrund moderner Diagnostik zu erklären ist. Damit gehört das Kolon-/Rektumkarzinom zu den wenigen Tumoren, bei denen trotz steigender Inzidenz für die meisten Altersgruppen eine Abnahme der Mortalität nachgewiesen wurde.

*Ätiologie:* Geographische Studien, Trendanalysen und Interventionsstudien weisen sehr stark auf die wesentliche Rolle von Umweltfektoren für die Entstehung des Kolon-/Rektumkarzinoms hin. Neben familiären und hereditären Faktoren und einer individuellen Suszeptibilität (s. unten) werden den Essensgewohnheiten die größte Rolle zugesprochen. Das

**Tabelle 1.** Zeittrends in der 5-Jahresüberlebensdauer bei kolorektalen Karzinomen in den USA. (Nach Miller et al. 1992)

|  | Kolonkarzinom | | Rektumkarzinom | |
|--|--------------|--|----------------|--|
|  | Männer [%] | Frauen [%] | Männer [%] | Frauen [%] |
| 1960–1963 | 42 | 44 | 36 | 41 |
| 1970–1973 | 47 | 50 | 43 | 48 |
| 1977–1979 | 52 | 54 | 50 | 51 |
| 1983–1988 | 60 | 58 | 57 | 57 |

Risiko, an einem kolorektalen Karzinom zu erkranken, steigt bei einer Kost, die reich an tierischen Fetten und rotem Fleisch ist, faserarm, gemüsearm und kalziumarm ist, sowie bei geringer körperlicher Bewegung und großen Bierkonsum. Die Rolle von Vitaminmangel (β-Carotin, Vitamin C und Vitamin E) ist noch widersprüchlich, obwohl einige Interventionsstudien auf einen relevanten Effekt von Vitamin C und Carotin hinweisen. Vegetarier haben ein geringeres Risiko für ein kolorektales Karzinom, allerdings ist das Risiko gleich erniedrigt, ob nur noch 2mal pro Woche Fleisch oder gar kein Fleisch mehr gegessen wird.

Möglicherweise entsprechend den Eßgewohnheiten ist das Risiko für ein kolorektales Karzinom größer bei Angehörigen höherer Einkommensgruppen oder bei höheren Bildungsniveau. Das Risiko ist evtl. geringer bei Schwangerschaft in jungen Jahren und Hormonsubstitution (orale Kontrazeptiva). Patienten mit langdauernder Colitis ulcerosa haben ein 20fach höheres Risiko; ebenso ist das Risiko bei Morbus-Crohn-Patienten deutlich gesteigert.

*Genetische Prädisposition:* Ca. 10% der kolorektalen Karzinome gehen auf eine besondere genetische Prädisposition zurück, auf deren Boden karzinogene Einflüsse besonders wirksam sein können (Toribara et al. 1995; Vogelstein et al. 1988; Kramer 1995). Es handelt sich um die familiäre adenomatöse Polyposis (FAP), das Gardner-, Turcot- (Hamilton et al. 1995) und Peutz-Jeghers-Syndrom, die familiäre juvenile Polyposis und das hereditäre, nichtpolypöse kolorektale Krebssyndrom (HNPCC- oder auch Lynch-Syndrom genannt; Tabelle 2). Weniger als 0,5% der kolorektalen Karzinome bei Erwachsenen sind auf die familiäre adenomatöse Polyposis zurückzuführen, allerdings 10–15% auf das

**Tabelle 2.** Hereditäre kolorektale Karzinome

| | Kolon-polypen | Extrakolische Manifestationen | Risiko für Kolon-karzinom | Beteiligte Gene | Anteil an allen Kolon-karzi-nomen |
|---|---|---|---|---|---|
| Familiäre adeno-matöse Polypo-sis (FAP) | > 100 | Dünndarm-adenome und -karzinome, Magenadenome und -karzinome, Schilddrüsen-karzinome | 70% | APC-Mutation | 0,5% |
| Gardner-Syndrom | > 100 | Epidermoidzysten, Desmoidtumoren, Osteome, Fibrome | ? | | < 0,5% |
| Turcot-Syndrom | > 100 | Hirntumoren | ca. 40% | APC-Mutation | < 0,5% |
| Peutz-Jeghers-Syndrom | 1->100 | Ovarial- und Hodentumoren | ? | | < 0,5% |
| Familiäre juve-nile Polyposis | 50–200 | Angeborene Herz-fehler, Hydroze-phalus, Malrota-tion der Ein-geweide | ? | | < 0,5% |
| Familiäres (here-ditäres) nicht-polypöses kolorek-tales Krebssyndrom (HNPCC) (Lynch-Syndrom) | 1–10 | Endometrium-, Magen-, Gallen-gang-, Dünndarm- und Transitional-zellkarzinom | 80–90% | hMSH-2 hMLH-1 h-PMS-1 h-PMS-2 | 10–15% |

Lynch-Syndrom; insgesamt sind nach dem derzeitigen Wissenstand somit ca. 15% aller kolorektalen Tumoren auf den Boden einer hereditären Keimzellmutation entstanden. Trotz des geringen Anteils dieser Patienten am Gesamtkollektiv sind Patienten von diesen Syndromfamilien ein ideales Modell für die Untersuchung der schrittweisen molekulargenetischen Ereignisse in der Entwicklung vom Adenom zum Karzinom (Toribara et al. 1995; Vogelstein et al. 1988).

Das Lynch-Syndrom ist eine autosomal-dominant vererbte Erkrankung, die weniger als 0,01% der Bevölkerung betrifft. Es kommt zur Mutation des APC-Gens auf Chromosom 5q21 (Non-sense-Mutationen,

Insertionen oder Deletionen mit verkürztem und damit inaktiviertem APC-Protein-Produkt). Träger dieser Mutation entwickeln bis zum 50. Lebensjahr 100 oder mehr adenomatöse Kolonpolypen und tragen ein hohes Risiko für die maligne Entartung (ca. 70%). Bei sporadischen kolorektalen Tumoren findet man selten eine Keimzellmutation, aber somatische Mutationen; Veränderungen im APC-Gen werden bei 60% der Adenome und Karzinome gefunden, interessanterweise auch schon bei sehr kleinen frühen Adenomen. Beim Lynch-Syndrom finden sich verschiedene vererbte Keimzellmutationen; bisher sind Mutationen bei 4 verschiedenen DNS-Mismatch-repair-Genen nachgewiesen worden (hMSH2, hMLH1, hPMS1, hPMS2). Bei einem Teil der Patienten mit HNPCC kann diese Mutation auch in normalen somatischen Zellen, insbesondere auch in Lymphozyten nachgewiesen werden, womit eine gute Screeningmöglichkeit geschaffen worden ist. Die Mutation in den Mismatch-repair-Genen führt zu einer genetischen Instabilität mit einem hohen Risiko für eine maligne Entartung unter karzinogenen Einflüssen. Kürzlich wurde gezeigt, daß dieser Mitmatch-repair-Defekt durch ein hMSH2-P160-Heterodimer aufgehoben werden kann – ein hochinteressanter Ansatz zu einer prophylaktischen Therapie oder gar Gentherapie bei betroffenen Patienten.

Weitere molekulargenetische Ereignisse sind vermutlich eine Punktmutation von K-ras im Codon 12 oder 13 (bei 50% der Karzinome und bei 50% der Adenome über 1 cm), N-ras, myc, myb, HER-2/neu sowie eine Mutation oder Allelverlust des Suppressorgenes p53 auf Chromosom 17p53 und des Suppressorgens DCC auf Chromosom 18q21 (s. Tabelle 3). Diese molekulargenetischen Ereignisse führten zu einem Modell der molekulargenetischen Entwicklung des kolorektalen Karzinoms, das sicher noch nicht komplett ist, aber mit dem eine Reihe von Ereignissen in der Entwicklung von Adenomen zu Karzinomen bei genetisch determinierten, insbesondere aber auch bei sporadischen Tumoren erklärt werden kann (Abb. 1).

*Altersverteilung:* Die altersspezifische Inzidenz zeigt einen deutlichen Anstieg in den letzten Jahren in den meisten untersuchten Ländern für die mittlere bis höhere Altersgruppe von 35 Jahren an, bei überwiegend gleichbleibender Inzidenz für Menschen unter 35 Jahren. Der Häufigkeitsgipfel liegt um das 65. Lebensjahr mit einem steilen Anstieg ab dem 45. Lebensjahr.

*Geschlechtsverteilung:* Männer haben einen gering höheres Risiko als Frauen.

Tabelle 3. Gene, die in die Karzinogenese des kolorektalen Karzinoms involviert sind

| Gen | Lokus | Vorkommen bei kolorektalem Karzinom [%] | Vermutliche Funktion | Bemerkungen |
|-----|-------|------------------------------------------|----------------------|-------------|
| **Onkogene/Suppressorgene** | | | | |
| K-ras | 12p12 | 65 | Signaltransduktion | Punktmutationen im Stuhl erkennbar |
| APC | 5q21 | 60 | Zelladhäsion | Keimzellmutationen bei familiärer adenomatöser Polyposis und Gardner-Syndrom |
| DCC | 18q21 | 70 | Zelladhäsion | LOH als prognostischer Parameter mit möglicher therapeutischer Relevanz |
| **Erhaltung DNS-Stabilität/Mismatchrepair** | | | | |
| hMSH2 | 2p22 | < 10 | Repair von Basenpaarenmismatch | Keimzellmutation bei HNPCC |
| hMLH1 | 3p21 | < 10 | Repair von Basenpaarenmismatch | Keimzellmutation bei HNPCC |
| hPMS1 | 2q31-33 | < 10 | Repair von Basenpaarenmismatch | Keimzellmutation bei HNPCC |
| hPMS2 | 7p22 | < 10 | Repair von Basenpaarenmismatch | Keimzellmutation bei HNPCC |
| p53 | 17p53 | 75 | Verhinderte Teilung von Zellen mit Mutation | Keimzellmutation beim Li-Fraumeni-Syndrom, Mutationen mit kürzerer Überlebensdauer assoziiert |

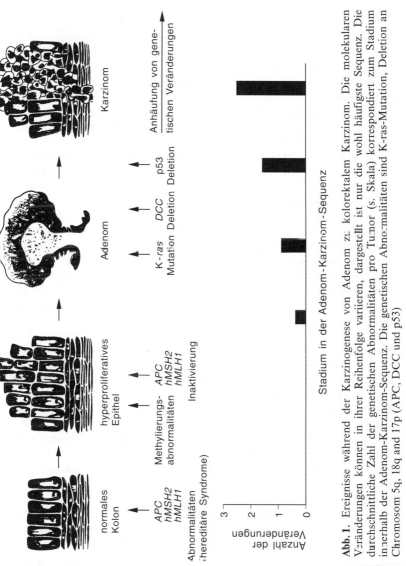

**Abb. 1.** Ereignisse während der Karzinogenese von Adenom zu kolorektalem Karzinom. Die molekularen Veränderungen können in ihrer Reihenfolge variieren, dargestellt ist nur die wohl häufigste Sequenz. Die durchschnittliche Zahl der genetischen Abnormalitäten pro Tumor (s. Skala) korrespondiert zum Stadium innerhalb der Adenom-Karzinom-Sequenz. Die genetischen Abnormalitäten sind K-ras-Mutation, Deletion an Chromosom 5q, 18q and 17p (APC, DCC und p53)

*Prävention*

*Primäre Prävention:* Wenn durch diätetische oder medikamentöse Maßnahmen das Risiko gesenkt werden kann, ein sporadisches kolorektales Karzinom zu entwickeln, wird sich dies bei der hohen Inzidenz dieser Tumoren zahlenmäßig bemerkbar machen. Aus diesem Grunde sollten schon jetzt die vorläufigen Erkenntnisse für die Möglichkeiten der primären Prävention umgesetzt werden, obwohl derzeit noch groß angelegte Interventionsstudien zur endgültigen Klärung dieser Fragen laufen bzw. noch nicht abgeschlossen sind.

Am stärksten wirkt sich vermutlich nach Kohortenstudien die regelmäßige Einnahme von niedrigdosierter Acetylsalicylsäure aus (Aspirin 100 mg/Tag p.o. bis zum Lebensende), was zu einer Reduktion des Risikos um 40–50 % führen soll. Der Grund für die Effektivität dieser Substanz ist vermutlich eine Hemmung der Prostaglandinsynthase, die im Kolon-Rektum-Karzinomgewebe überexprimiert wird im Vergleich zur normalen Kolon-Rektum-Mukosa. Möglicherweise ist Sulindac, ein Sulfoxidprodrug, das analgetische und antiinflammatorische Eigenschaften hat, noch wirksamer als Acetylsalicylsäure; die Phase-III-Studien zur Sulindac sind aber noch nicht abgeschlossen. Auch die optimale Dosis für Acetylsalicylsäure wird derzeit noch untersucht; Dosierungen zwischen 80 und 300 mg werden geprüft.

Der Effekt von faserreicher Kost (Obst und grünes sowie gelbes Gemüse; 5 Mahlzeiten von Obst und Gemüse pro Tag) und von Reduktion von rotem Fleisch und tierischem Fett sind relativ eindeutig (Howe et al. 1992). Zusätzlich sollte auf vermehrte körperliche Bewegung geachtet werden. Die Wirksamkeit von Vitaminergänzungen (Vitamin C 1 g/Tag, Vitamin E 400 mg/Tag, β-Carotin 25 mg/Tag) ist noch unklar. Der Effekt von Gemüsen und Früchten in der täglichen Nahrung in bezug auf die Reduktion des Risikos für ein Kolonkarzinom und weitere Tumoren ist in Tabelle 4 dargestellt.

Weitere Möglichkeiten der Chemoprävention neben Kalzium und nichtsteroidalen Antiphlogistika sind möglicherweise N-Acetyl-L-cystein-Protease-Inhibitoren, Antioxidanzien und Glutathion-S-Transferase-Induktoren sowie möglicherweise Buttersäure (Induktion von Apoptose), DFMA (Inhibition des Polyaminmetabolismus) oder Folinsäure (Korrektur einer gestörten DNS-Methylierung; Levin et al. 1995).

*Sekundäre Prävention – Screening:* Die Effekte der verschiedenen Screeningmethoden sind in Tabelle 5 dargestellt. Der beste Effekt wird erzielt mit einer Sigmoidoskopie, besser noch mit einer Koloskopie, mindestens 1mal alle 10 Jahre, besser noch 1mal alle 5 Jahre. Auch unter ökonomi-

**Tabelle 4.** Risiko für eine Karzinomerkrankung im Gastrointestinaltrakt in Abhängigkeit vom Obst- oder Gemüsekonsum. (Adaptiert nach Negrier et al. 1994

| Tumor | | Relatives Risiko | | |
|---|---|---|---|---|
| | | Hoher Konsum | Mittlerer Konsum | Niedriger Konsum |
| Kolon-Rektum | Obst | 0,5 | 1,0 | 1,0 |
| | Gemüse | 0,6 | 1,0 | 1,0 |
| Ösophagus | Obst | 0,2 | 0,5 | 1,0 |
| | Gemüse | 0,3 | 0,5 | 1,0 |
| Magen | Obst | 0,4 | 0,8 | 1,0 |
| | Gemüse | 0,4 | 0,7 | 1,0 |
| Pankreas | Obst | 0,4 | 0,7 | 1,0 |
| | Gemüse | 0,5 | 0,7 | 1,0 |
| Leber | Obst | 0,2 | 0,8 | 1,0 |
| | Gemüse | 0,6 | 1,3 | 1,0 |

schen Aspekten ist dieses Vorgehen besser als der wiederholte Test auf okkultes Blut, der lediglich fortgeschrittene Tumoren erfaßt, während die Sigmoidoskopie neben der Erfassung von Frühtumoren durch eine Polypektomie im Sinne einer primären Prävention wirksam werden kann (Tabelle 5).

Screeninguntersuchungen sollten sich in Zukunft insbesondere auf Risikogruppen beziehen (s. Übersicht). Zusätzlich müssen therapeutische Strategien entwickelt und festgelegt werden für Patienten mit familiären Krebssyndromen und hohem Risiko für die Entwicklung eines kolorektalen Karzinoms (Toribara et al. 1995); diese Strategien beinhalten z. B. auch die Kolonresektion bei Patienten mit Lynch-Syndrom und den Nachweis von Mutationen der Mismatch-repair-Gene oder den Nachweis einer APC-Mutation bei der familiären adenomatösen Polyposis. Auf jeden Fall ist ein Screening aller Familienmitglieder mit FAP oder HNPCC so früh wie möglich notwendig, ebenso auch beim Turcot-Syndrom (s. Übersicht).

**Tabelle 5.** Inzidenz des kolorektalen Karzinoms und Mortalität bei verschiedenen Screeninguntersuchungen. (Nach Toribara 1995)

| Studie | Design | Patienten Studie (n) | Kontrolle (n) | Reduktion der Mortalität [%] | Bemerkungen |
|---|---|---|---|---|---|
| **Studien mit Nachweis einer verminderten Mortalität** | | | | | |
| *Hämoccult* | | | | | |
| Mandel et al. | Randomisiert, prospektiv | 31, 157 | 15, 394 | 33 | Jährliches Screening notwendig |
| Selby et al. | „case control" | 485 | 727 | 25–30 | Effekt größer mit jährlichem Screening als mit Screening jedes 2. Jahr |
| Winawer et al. | Randomisiert, prospektiv | 5, 806 | 6, 673 | 43 | Statistisch signifikanter Überlebensvorteil |
| *Sigmoidoskopie* | | | | | |
| Selby et al. | „case control" | 261 | 868 | 59 | Effekt bleibt 10 Jahre nach Sigmoidoskopie noch nachweisbar |
| Newcomb et al. | „case control" | 66 | 196 | 80 | Signifikante Senkung nur für Läsionen im Bereich der Sigmoidoskopie; kein protektiver Effekt von Hämoccult |
| **Studien mit Nachweis einer verminderten Inzidenz** | | | | | |
| *Koloskopie mit Polypektomie* | | | | | |
| Winawer et al. | Prospektiv | 1, 418 | – | 76–90 | |
| *Siogmoidoskopie mit Polypektomie* | | | | | |
| Gilbertsen | Prospektiv | 18, 158 | – | 85 | Vergleich mit historischer Kontrolle; Rektumkarzinompatienten ausgeschlossen |

**Risikogruppen für die Entwicklung eines kolorektalen Karzinoms** (Winawer 1991)

Alter > 50 Jahre

Entzündliche Darmerkrankungen
- Colitis ulcerosa
- M. Crohn

Familiäre adenomatöse Polyposis-Syndrome
- FAP
- Gardner-, Turcot-, Oldfield-Syndrom
- Juvenile Polyposis

Hereditäres nichtpolypöses Kolonkarzinom (HNPCC)

Familienanamnese
- Adenomatöse Polypen
- Kolon-Rektum-Karzinom

Anamnese
- Kolon-Rektum-Karzinom
- Adenome
- Mamma-, Ovarial-, Uteruskarzinom
- Bestrahlung im Bereich von Kolon-Rektum (z. B. Seminombestrahlung)

---

**Screening zur Früherkennung des kolorektalen Karzinoms** (mod. nach Layer u. Rosin, Med. Klinik 90 (11) 637–638, 1995)

1) Screening bei durchschnittlichem Risiko:
   - Familienanamnese ab dem 40.–50. Lebensjahr
   - Koloskopie 1malig, danach Hämoccult 1mal/Jahr; evtl. Sigmoidoskopie alle 3–5 Jahre und/oder Koloskopie alle 10 Jahre

2) Nach Polypektomie:
   - Hämoccult 1mal/Jahr
   - Koloskopie mindestens alle 10 Jahre, evtl. alle 3 Jahre

3) Familiäre adenomatöse Polyposis coli in der Familienanamnese ab dem 12. Lebensjahr:
   - Koloskopie 1mal/Jahr; wenn Nachweis einer Polyposis → Planung einer Kolektomie + ileonalem Pouch

4) HNPCC-Familienanamnese ab dem 20. Lebensjahr:
   - 1mal Koloskopie, danach:
     - Hämoccult 1mal/Jahr
     - Koloskopie alle 3 Jahre; wenn positiv → subtotale Kolektomie

5) Colitis ulcerosa (Totalbefall > 7 Jahre, linksseitig > 15 Jahre):
   - Koloskopie 1mal/Jahr + Stufenprobeexzision; wenn relevante Dysplasien → Kolektomie

6) Morbus Crohn:
   - Koloskopie je nach Klinik; Probeexzision v. a. aus Strikturen; wenn schwere Dysplasie → Resektion

## 2 Histologie

### 2.1 Lokalisation

Der häufigste Ort eines kolorektales Karzinom ist das Sigma und das Rektum, danach folgt das Zökum sowie das Colon transversum, ascendens, descendens und der rektosigmoidale Übergang (Verteilung s. Tabelle 6).

### 2.2 Histologie

In der weit überwiegenden Mehrzahl der kolorektalen Karzinome handelt es sich um Adenokarzinome (Tabelle 7).

**Tabelle 6.** Anatomische Verteilung des Kolon-Rektum-Karzinoms

|                         | Häufigkeit [%] |
|-------------------------|----------------|
| Zökum                   | 14             |
| Colon ascendens         | 10             |
| Colon transversum       | 12             |
| Colon descendens        | 7              |
| Sigma                   | 25             |
| Rektosigmoidaler Übergang | 9            |
| Rektum                  | 23             |

**Tabelle 7.** Histologische Verteilung des kolorektalen Karzinoms

|                                        | Häufigkeit [%] |
|----------------------------------------|----------------|
| Adenokarzinom                          | 85–90          |
| Muzinöses Adenokarzinom                | 5–10           |
| Siegelringzellkarzinom                 | 1              |
| Plattenepithelkarzinom                 | <0,5           |
| Adenosquamöses Karzinom                | <0,5           |
| Kleinzelliges Karzinom (Haferzellkarzinom) | <0,5       |
| Undifferenziertes Karzinom             | <1             |

Noch seltenere Tumoren
- Karzinoid
- Lymphom
- Maligne und benigne Bindegewebetumoren

# 3 Stadieneinteilung

Die früher übliche Einteilung nach Dukes mit der Modifikation von Astler-Coller sollte nicht mehr benutzt werden, sondern die UICC-Klassifikation mit der TNM-Einteilung und Stadiengruppierung. Da im täglichen Umgang die Dukes-Klassifikation allerdings immer noch Verwendung findet, wird sie an dieser Stelle noch einmal mitaufgeführt.

Für eine sichere Stadieneinteilung sollten mindestens 10 Lymphknoten entnommen und histologisch untersucht worden sein.

**TNM-Einteilung kolorektaler Karzinome (UICC 1987)**

**T Primärtumor**

| | |
|---|---|
| Tis | Carcinoma in situ |
| T1 | Tumor infiltriert Submukosa |
| T2 | Tumor infiltriert Muscularis propria |
| T3 | Tumor infiltriert Subserosa oder nichtperitonealisiertes perikolisches oder perirektales Gewebe |
| T4 | Tumor perforiert viszerales Peritoneum oder infiltriert direkt andere Organe oder Strukturen |

**N Regionäre Lymphknoten**

| | |
|---|---|
| NX | Regionäre Lymphknoten können nicht beurteilt werden |
| N0 | Keine regionären Lymphknotenmetastasen |
| N1 | Metastasen in 1–3 perikolischen bzw. perirektalen Lymphknoten |
| N2 | Metastasen in $\geq 4$ perikolischen bzw. perirektalen Lymphknoten |
| N3 | Metastasen in Lymphknoten entlang eines benannten Gefäßstammes |

**M Metastasen**

| | |
|---|---|
| MX | Das Vorliegen von Metastasen kann nicht beurteilt werden |
| M0 | Keine Fernmetastasen |
| M1 | Fernmetastasen vorhanden |

**Stadiengruppierung AJC/UICC bzw. nach Dukes und Astler-Coller**

| UICC-Stadium | T | N | M | Dukes-Klassifikation | Astler-Coller-Klassifikation |
|---|---|---|---|---|---|
| 0 | Tis | N0 | M0 | A | A |
| I | T1 | N0 | M0 | A | A |
| I | T2 | N0 | M0 | A | B1 |
| II | T3 | N0 | M0 | B | B2 |
| II | T4 | N0 | M0 | B | B3 |
| III | T1,2 | N1,2,3 | M0 | C | C1 |
| III | T3 | N1,2,3 | M0 | C | C2 |
| III | T4 | N1,2,3 | M0 | C | C3 |
| IV | T1–4 | N0–3 | M1 | D | D |

**Grading**

| | |
|---|---|
| G X | Differenzierungsgrad kann nicht bestimmt werden |
| G 1 | Gut differenziert |
| G 2 | Mäßig differenziert |
| G 3 | Schlecht differenziert |
| G 4 | Undifferenziert |

## 4 Prognose

Das kolorektale Karzinom breitet sich lokal entsprechend dem T-Stadium in das perirektale oder perikolische Fettgewebe aus, daneben über die Lymphbahnen und bei Einbruch in die Gefäße auf hämatogenem Wege. Die Metastasen haben eine Prädilektion für Leber und Lunge, seltener Skelett und Gehirn. Bei bestimmten Patienten finden sich über längere Zeit ausschließlich Lebermetastasen; bei dieser biologischen Variante liegt ein prognostisch etwas günstigerer Verlauf vor im Vergleich zu Patienten mit zusätzlichen oder ausschließlich extrahepatischen Metastasen.

Der Befall von Lymphknotenstationen hat einen hohen prognostischen Wert für eine zum Zeitpunkt der Operation schon abgelaufene hämatogene Metastasierung und ist derzeit der wichtigste Indikator für eine adjuvante Chemotherapie beim Kolonkarzinom. Ein weiterer Indikator für eine hämatogene Metastasierung ist möglicherweise der Nachweis von epithelialen Zellen (Cytokeratin-positiv) im Knochenmark. Beim rektalen Tumor ist aufgrund der anatomischen Lokalisation im kleinen Becken die regionale Ausbreitung über die Serosa in das umgebende Fettgewebe ein ebenso wichtiger prognostischer Indikator wie die Lymphknotenmetastasierung.

Neben den primären T-Stadium und einer Lymphknotenmetastasierung gibt es weitere Prognosefaktoren für die Entwicklung von lokoregionären Rezidiven oder Metastasen. Der klassische Prognosefaktor ist das Grading. Wichtiger sind vermutlich nach vorläufigen Daten die Akkumulation von molekulargenetischen Ereignissen, wie Deletionen mit Verlust von Tumorsuppressorgenprodukten etc. So findet sich bei einem partiellen oder kompletten Allelverlust von Chromosom 18q (DCC) im Stadium II des Kolonkarzinoms eine 3-Jahres-Überlebensrate von 54% gegenüber 93%, wenn das DCC-Gen vorhanden war (betraf 33% der Patienten im Stadium II; Jen et al. 1994); ebenso wurde gezeigt, daß der Nachweis von K-ras-Mutationen in Codon 12 (Aspartat/Serin) unabhängig vom Tumorstadium einen signifikanten Einfluß auf die Überlebensdauer hatte (Font et al. 1994). Weitere Faktoren für die Neigung zum lokoregionären Rezidiv und evtl. für die Überlebensdauer sind in der Übersicht aufgelistet.

**Gesicherte und mögliche negative prognostische Faktoren für die Rezidivneigung und die Überlebensdauer beim Kolon-/Rektumkarzinom** (Schmoll et al. 1994)

- Chromosomale Veränderungen, z. B. Chromosom 18 (Allelverlust; DCC)
- Zytoplasmatische Überexpression von p53, Kras, mdr
- Nachweis des monoklonalen Antikörpers 31-1 (gegen membranassoziiertes Glykoprotein) oder Mucin-1
- „fractional allelic loss" vermehrt
- Hoher DNS-Gehalt der Tumorzellen und hoher Proliferationsindex (PCNA; Ki67; AGNOR's)
- Verlust der Expression von Fibronektinrezeptoren
- Veränderte Expression von Adhäsionsmolekülen (N-Cam, I-Cam, Integrine, CD 44)
- Veränderte Expression von Homeobox-Genen (Hox-1A, Hox-1J, Hox-2E)
- Mutation des Metastasensuppressorgens NM-23 H1
- Veränderte Expression durch Mutation des „tissue inhibitors of metalloproteinase" (TIMP 1 und 2)
- Expression des Rezeptors für Urokinase-Typ-Plasminogen-Aktivator
- Aktivierung der Cytosin-DNS-Methyltransferase

Entsprechend dem Metastasierungsweg finden sich beim Kolonkarzinom eher Lymphknoten-, Leber-, Lungen- und Skelettmetastasen, in Spätstadien auch Hirnmetastasen, während beim Rektumkarzinom das lokosegionäre Rezidiv mit Peritonealkarzinose und Kreuzbeininfiltration häufiger vorkommt, gefolgt von Lebermetastasen und Lungenmetastasen. Beim Tumorsitz im mehr proximalen Kolon bis einschließlich Transversum finden sich in 75–80% der Fälle Lebermetastasen und in 20–30% Lungenmetastasen, beim Rektumkarzinom in 45–50% Lungenmetastasen und in 50–60% Lebermetastasen. Die Überlebenschance ist insgesamt streng stadienabhängig; im fortgeschrittenen metastasierten Stadium, über Lymphknotenmetastasen hinaus, sind Heilungen so gut wie ausgeschlossen im Gegensatz zum Stadium I, in dem über 95% der Patienten geheilt werden, und im Stadium II, bei dem die Heilungsrate 75–80% beträgt (s. Tabelle 8).

Prognostische Parameter für eine geringere Lebenserwartung unter einer systemischen Chemotherapie im metastasierten Stadium sind eine erhöhte LDH, erhöhte alkalische Phosphatase, Leukozytose über 10000 sowie die Präsenz von 2 oder mehr Metastasenlokalisationen und schlech-

**Tabelle 8.** 5-Jahres-Überlebensdauer bei verschiedenen Tumorstadien des kolorektalen Karzinoms in den USA. (Nach Miller et al. 1992)

| Stadium | Kolonkarzinom | | Rektumkarzinom | |
|---|---|---|---|---|
| | Männer [%] | Frauen [%] | Männer [%] | Frauen [%] |
| Lokalisiert (Stadium I + II) | 94 | 91 | 85 | 85 |
| Regionale Metastasen (Stadium III) | 61 | 61 | 51 | 51 |
| Metastasiert (Stadium IV) | 6 | 6 | 5 | 6 |
| Gesamt | 60 | 58 | 57 | 57 |

ter Allgemeinzustand. Lebermetastasen, sofern sie nichtoperabel bzw. nicht operiert sind, weisen nicht auf eine besonders günstige Prognose hin; die Überlebenszeit der Patienten mit auf die Leber beschränkter Metastasierung ist bei systemischer Chemotherapie nicht wesentlich besser als bei Patienten mit Metastasen in anderer Lokalisation. Besonders günstige Verläufe sind allerdings in Einzelfällen möglich mit isolierter, nur langsam fortschreitender Metastasierung, z. B. in der Lunge oder in der Leber.

Bei fortgeschrittenerer Metastasierung beträgt die mediane Zeit von der Diagnostik der Metastasierung bis zur Progression ca. 3 Monate, kann aber auch bis zu 12 Monaten im Einzelfall betragen. Aus diesem Grunde sollte vor Einleiten einer systemischen Therapie der spontane Verlauf abgewartet werden. Nach Einleiten einer Chemotherapie, d. h. von Beginn der Progression der Metastasierung an gerechnet, beträgt die mediane Überlebenszeit 9–12 Monate, ohne systemische Therapie 5–7 Monate.

# 5 Diagnostik

## 5.1 Primärdiagnostik

### Labor

*Obligatorisch*
CEA, LDH, AP, absolute Leukozytenzahl.

*Fakultativ*
Ca 19-9, CA 125.

**Apparative Diagnostik**

*Obligatorisch*

- Koloskopie mit Biopsie zur histologischen Diagnosesicherung und Tumordeskription (Größe, Form, Ausdehnung); nur bei technischer Undurchführbarkeit oder Nichterreichen des Zökumpols: radiologische Darstellung (Kolonkontrasteinlauf im Doppelkontrastverfahren).
- Proktoskopie mit Angabe der Entfernung Tumor/Linea dentata.
- Abdominelle Sonographie.
- Abdominelles Computertomogramm und/oder
- NMR insbesondere bei Vorliegen einer Infiltration benachbarter Strukturen.
- Thoraxröntgen in 2 Ebenen.

*Fakultativ*

- Endosonographie beim Rektumkarzinom; nicht erforderlich bei Hinweis auf Lymphknoten- oder Fernmetastasen (und T 1-2-Tumor).

## 5.2 Zusätzliche präoperative Diagnostik beim Rektumkarzinom

Für die präoperative Diagnostik beim Vorliegen eines primären Rektumkarzinoms hat es sich aus chirurgischer Sicht als günstig erwiesen, daß der Operateur die Höhenlokalisation des Tumors präoperativ selbst mit einem starren Rektoskop überprüft und den genauen Abstand zur Anokutanlinie feststellt. Die histologische Diagnosesicherung ist beim Rektumkarzinom wichtiger als beim Kolonkarzinom, weil davon u. U. die Therapieentscheidung beeinflußt wird (z. B. lokale Exzision vs. anteriore Resektion) und weil die Folgen einer radikalen Therapie (z. B. bei Rektumexstirpation) für den Patienten gravierender sein können. In allen Fällen, in denen die Therapieentscheidung von der Tiefenausdehnung des Karzinoms in der Rektumwand abhängig gemacht wird (z. B. lokale Exzision bei T 1-Tumoren oder neoadjuvante Therapie bei T 4-Tumoren), ist zusätzlich zu den genannten Untersuchungen eine Endosonographie erforderlich (s. auch 5.1).

## 6  Charakteristika der Erkrankung und Krankheitsverlauf

Die häufigsten klinischen Leitsymptome sind leider immer noch späte Symptome mit Veränderung der Stuhlgewohnheiten, Bauchschmerzen, rektaler Blutung oder okkultem Blut im Stuhl bei gelegentlicher Untersuchung aus anderem Anlaß (jeweils 35% der Patienten). Immerhin noch ca. 15% der Patienten kommen durch eine Obstruktion zur Diagnose. Bei ca. 7% ist eine Notfallchirurgie erforderlich wegen eines akuten Ileuszustandes. Bei 15% der Patienten ist Schwäche und Kräfteverfall das führende Symptom.

Der weitere Verlauf der Erkrankung ist bei metastasiertem Tumor durch die Metastasensymptomatik gekennzeichnet. Lebermetastasen führen erst spät zu klinischen Problemen, die dann in Zeichen der Leberinsuffizienz mit Gerinnungsstörungen, portaler Hypertension, Eiweißsynthesestörung etc. bestehen. Lungenmetastasen sind auch bis zur massiven Ausbreitung in der Regel asymptomatisch.

# 7 Therapiestrategie

## 7.1 Übersicht

Die Prognose des kolorektalen Karzinoms ist wesentlich abhängig von der primären Tumorausdehnung sowie von der biologischen Aggressivität der Tumorzellen (s. Übersicht unter 4). Insbesondere hiervon ist abhängig, ob sich zum Zeitpunkt der Operation schon Mikrometastasen abgesiedelt haben. Die weitere Prognose hängt aber auch davon ab, ob diese Mikrometastasen in ihrem jeweiligen Environment (Leber, Lunge, Skelett) auch wachsen werden. Da der Zeitpunkt der Diagnose und damit das Tumorstadium zum Zeitpunkt der Diagnose nur unwesentlich beeinflußt werden kann (s. Abschn. „Primäre und sekundäre Prävention"), müssen die zur Verfügung stehenden therapeutischen Mittel optimal eingesetzt werden:
- exakte chirurgische Maßnahmen inklusive Lymphknotenstaging und Resektion sowie
- adjuvante Chemotherapie (Kolonkarzinom) bzw. Radio-/Chemotherapie (Rektumkarzinom).

### 7.1.1 Chirurgie mit kurativem Ziel

Zur Definition des optimalen chirurgischen Vorgehens und zur therapeutischen Gesamtplanung muß präoperativ ein exaktes Tumorstaging erfolgen. Insbesondere müssen Fernmetastasen ausgeschlossen bzw. erkannt werden. Chirurgischerseits gehört neben der radikalen Resektion des tumortragenden Darmabschnittes inklusive Lymphadenektomie mit dem Ziel einer R0-Resektion auch das Bestreben dazu, einen intraoperativen

Tumoreinriß zu vermeiden („No-touch-Technik"). Ein permanentes Kolostoma sollte mit den heute zur Verfügung stehenden operativen Techniken nahezu immer vermieden werden können. Insbesondere beim Rektumkarzinom ist in nahezu allen Fällen eine kontinenzerhaltende Resektion möglich; sollte dies aufgrund der lokalen Ausdehnung (T3-Tumor tiefsitzend, sowie T4-Tumor) nicht möglich erscheinen, muß eine präoperative Strahlen-/Chemotherapie vorgeschaltet werden; hierdurch wird in den meisten Fällen eine kontinenzerhaltende R0-Resektion ermöglicht.

### 7.1.2 Palliative Chirurgie

Auch bei nachgewiesenen Fernmetastasen ist eine Resektion des Primärtumors anzustreben, allerdings unter rein palliativen Gesichtspunkten. Dies bedeutet, daß keine supraradikale Operation erforderlich ist und insbesondere eine sakrale Resektion mit postoperativ offener Sakralhöhle und/oder ein Verlust der Potentia cocundi sowie Verletzung der sympathischen Fasern vermieden werden sollte. Das Ziel dieser Operation ist die Kontinenz- und Funktionserhaltung.

Auch wenn eine Resektion nicht möglich ist, kann eine palliative Operation wie eine Umgehungsanastomose zu einer erheblichen Verbesserung der Symptomatik und zu einer Lebensverlängerung mit akzeptabler Lebensqualität führen.

### 7.1.3 Metastasenresektion

Die Resektion von synchronen und metachronen Metastasen der Leber oder Lunge ist unter bestimmten Voraussetzungen sinnvoll, da hierdurch Heilungen erreichbar sind, die durch eine systemische oder regionale Chemotherapie nicht möglich würden. Bei Lebermetastasenresektion (<3–5 Metastasen) sollte nach Möglichkeit ein arterieller Port implantiert werden, entweder zur adjuvanten regionalen Chemotherapie im Rahmen von Studien oder zur späteren regionalen Chemotherapie bei multiplem Lebermetastasenrezidiv.

Eine Metaanalyse von 1568 Patienten hat folgende Faktoren als postoperative Prognosefaktoren für die Resektion von Lebermetastasen beim Kolon-/Rektum-Karzinom definiert; Alter, Durchmesser der größten Metastase, CEA-Spiegel, Stadium des Primärtumors, krankheitsfreies Intervall, Anzahl der Lebermetastasen, Resektionsgrenzen. Es wurde jedem dieser Faktoren ein Wertungspunkt gegeben. Bei 0–2 Punkten beträgt die 2-Jahres-Überlebensrate 79%, bei 3–4 Punkten 60% und bei 5–7 Punkten 43%. Es muß in einer prospektiven Studie geklärt werden, ob solch ein Bewertungssystem auch eine präoperative Einschätzung der Überlebenschance nach Resektion ermöglicht und ob diese Einschätzung klinisch sinnvoll ist bzw. zur Entscheidung für oder gegen eine Lebermetastasenresektion führen könnte.

### 7.1.4 Lokalrezidiv

Lokoregionäre Rezidive betreffen die Anastomose oder das Peritoneum sowie benachbarte Strukturen im Bereich eines Rektumkarzinoms. Bei lokal sehr begrenzten lokoregionären Rezidiven ist eine erneute chirurgische Maßnahme mit kurativem Ziel sinnvoll; allerdings tritt bei einer Reihe von Patienten mit biologisch sehr aggressivem Tumor ein sehr schnell wachsendes, lokal disseminiertes Rezidiv mit ausgeprägter Peritonealkarzinose auf, wobei ein chirurgischer Eingriff nur selten kurativ sein kann. Bei früh entdeckten Anastomosen- und Lymphknotenrezidiven hingegen kann eine Reoperation zu einer längerfristigen Besserung und bei ca. 10% dieser Patienten noch zu Heilungen führen.

### 7.1.5 Adjuvante Therapie

**Kolonkarzinom**
Während für das Stadium I und II das Kolonkarzinom mit einer recht guten Prognose von 90–95% bzw. 70–80% Heilungschancen keine adjuvante Therapie zur Verfügung steht, gilt im Stadium III des Kolonkarzinoms eine adjuvante Therapie mit 5-FU/Levamisol als Standardtherapie. Eine zusätzliche Bestrahlung ist ohne Wert. Eine adjuvante perioperative (Tag 1–7 postoperativ) regionale (V. portae) oder peritoneale Chemotherapie mit 5-FU führt zu einer maginalen Verlängerung des rezidivfreien Intervalls und Verminderung der Mortalität, aber nicht im gleichen Ausmaß wie eine systemische Chemotherapie, so daß diese Therapieform weiterhin Studien vorbehalten bleiben muß. Eine Alternative zur Therapie mit 5-FU/Levamisol ist 5-FU/Folinsäure; mit den üblichen Standardprotokollen (wöchentliches oder monatliches Regime) ist das gleiche Ausmaß an Reduktion der Rezidivrate und Mortalität gesehen worden wie mit 5-FU/Levamisol [Lancet 345:939–944 (1995)]. Eine Alternative zu 5-FU/Levamisol ist in der BRD eine Therapie mit dem monoklonalen Antikörper 17-1 A (Riethmüller et al. 1994); allerdings sind die Daten weniger abgesichert als bei Chemotherapie, so daß die Antikörpertherapie als Reservemedikation für die adjuvante Therapie beim Kolon-Rektum-Karzinom im Stadium III bewertet werden sollte für Patienten, die eine adjuvante Chemotherapie ablehnen oder Kontraindi-

kationen aufweisen (Angina pectoris oder andere kardiale oder intestinale Vorerkrankungen, die eine 5-FU-Therapie risikoreich gestalten).

**Rektumkarzinom**

Beim Rektumkarzinom wird im Stadium I desgleichen keine adjuvante Chemotherapie gegeben, hingegen im Stadium II und III eine adjuvante Radio-/Chemotherapie mit 5-FU. Durch diese Maßnahme kann das loloregionäre Rezidiv hinausgezögert und/oder die Rezidivrate verringert werden sowie die Überlebenszeit signifikant verlängert werden. Auch der Antikörper 17-1A ist als adjuvante Therapie (anstelle von 5-FU) zusätzlich zur Radiotherapie zugelassen und indiziert. Eine Alternative ist eine präoperative Radio-/Chemotherapie, die derzeit in Studien untersucht wird. Außerhalb dieser Studien ist die präoperative Radio-/Chemotherapie indiziert bei tiefsitzenden T3- und T4-Tumoren, bei denen eine kontinenzerhaltende Operation ohne präoperative Radio-/Chemotherapie unwahrscheinlich erscheint.

Studien untersuchen, ob die präoperative Radio-/Chemotherapie einen besseren Einfluß auf die Verlängerung der Heilungsrate hat im Vergleich zur postoperativen Radio-/Chemotherapie.

Eine alleinige postoperative Bestrahlung ist nur in der Lage, die Lokalrezidivrate zu reduzieren, hat aber keinen Einfluß auf die Überlebensdauer und ist daher nicht indiziert; auch eine präoperative alleinige Radiotherapie hat neben der Senkung der Rate an lokoregionären Rezidiven nur einen grenzwertigen Einfluß auf die Gesamtüberlebensdauer und sollte ebensowenig als Standardtherapie durchgeführt werden.

### 7.1.6 Therapie im Stadium IV

*Systemische Therapie*
Die Möglichkeiten der palliativen Chemotherapie sind weiterhin begrenzt. Sie hat sich aber durch neue Substanzen und neue Applikationsmodi von 5-FU als z. T. hochwirksam erwiesen. Alle diese Modalitäten werden weiter in Studien untersucht. Die Standardtherapie ist derzeit weiterhin eine Therapie mit 5-FU/Folinsäure, am ehesten in einer Applikation über 5 Tage („Low dose-Folinsäure"), alle 4–5 Wochen gegeben. Therapieziel ist nicht die partielle Remission, sondern ein Stillstand einer vorangegangenen Progression, ein Rückgang der Metastasen und insbesondere ein Rückgang der tumorbedingten Symptomatik. Die Remisionsrate mit 5-FU/Folinsäure liegt bei ca. 20%. Zusätzlich weisen 40% der Patienten einen Wachstumsstillstand oder eine „minor remission" mit Symptomverbesserung auf. Die Überlebenszeit aller

Patienten beträgt 9–12 Monate, diejenige der Responder ist deutlich länger, während Patienten ohne Tumoransprechen auf die Chemotherapie eine mediane Überlebenszeit von 4–6 Monaten aufweisen. Nachgewissenermaßen ist ein Ansprechen auf die Chemotherapie mit einer Verbesserung der Lebensqualität assoziiert; es besteht damit eine klare Indikation zur Durchführung einer Chemotherapie, die in erfahrenen Händen mit relativ wenig Toxizität assoziiert ist.

Eine Alternative zu 5-Fluoruracil/Folinsäure ist der spezifische Thymidylatsynthasehemmer Tomudex. Die Wirksamkeit in bezug auf Remissionsrate und Überlebenszeit von Tomudex ist derjenigen von 5-FU/Folinsäure äquivalent; die Applikation von Tomudex ist aber deutlich einfacher (1 Bolusinjektion alle 3 Wochen) und das Nebenwirkungsprofil ist geringgradig besser mit einer geringeren Rate an Mukositis und Diarrhö.

Wegen der neuen interessanten Entwicklung mit alternativen Zytostatika wie spezifische Thymidylatsynthetasehemmer (Tomudex) oder Camphotecinanalogen (Irinothecan, Topothecan etc.) sowie neuerer dosisintensiver Programme mit Hochdosis-5-FU als wöchentliche oder 2wöchentliche Dauerinfusion, Chronomodulation von 5-FU in Kombination mit Oxaliplatin etc. sollten möglichst viele Patienten im Rahmen innovativer Studienprotokolle behandelt werden; die bisher höchste erzielte Remissionsrate im Rahmen solcher Studien betrug 75% mit deutlich verlängerter Überlebenszeit der Gesamtpopulation (21 Monate!). Nach dem derzeitigen Kenntnisstand scheinen Patienten von diesen innovativen Protokollen im Rahmen dieser Studien definitiv zu profitieren.

*Regionale Therapie*
Bei einer ausschließlich auf die Leber beschränkten Metastasierung führt die arterielle Therapie über die A. hepatica gegenüber der systemischen Therapie zu einer signifikant höheren Remissionsrate; wegen des problematischen Studiendesigns konnte bisher allerdings nur in der Minderzahl der Studien ein Überlebensvorteil für die regionale Chemotherapie nachgewiesen werden. Neuere Applikations- und Dosierungsschemata, inklusive Mikroembolisation mit Mikrosphären etc., führen zu einer Remissionsrate bis zu 80% und medianen Überlebenszeiten von 2 und mehr Jahren; falls die Möglichkeit besteht, z. B. durch die arterielle Portimplantation im Rahmen einer früheren Operation, sollte die arterielle Therapie im Rahmen von Studienprotokollen bevorzugt werden. Auch als Ultima ratio im Sinne einer Salvagetherapie ist eine arterielle Chemotherapie bei dominanter Lebermetastasierung sinnvoll, ebenso eine einmalige Chemoembolisation.

*Vorhersage des Chemotherapieansprechens*
Durch eine Bestimmung des Gehaltes an Thymidylatsynthetase bzw. des Ausmaßes der Genexpression für dieses Enzym kann die Wahrscheinlichkeit vorhergesagt werden, mit der mit einem Ansprechen auf eine 5-FU oder Tomudextherapie zu rechnen ist. In Einzelfällen kann diese Untersuchung von Bedeutung sein. z. B. um Patienten eine nicht notwendige, weil nicht wirksame Chemotherapie zu ersparen. Die Bestimmung der Thymidylatsynthetase/Genexpression wird im Rahmen der laufenden Protokolle zur Chemotherapie des kolorektalen Karzinoms der AIO durchgeführt (s. unten).

*Weitere palliative Möglichkeiten*
Weitere, für den Patienten wichtige Palliativmöglichkeiten sind
– Strahlentherapie zur Schmerzbehandlung,
– Eröffnung von Stenosen durch kryochirurgische oder laserchirurgische Maßnahmen +/− Afterloadingtherapie,
– Therapie mit monoklonalen Antikörpern im Rahmen von Phase-1-Studien (nicht mit 17-1A; bisher wurde unter 17-1A-Antikörpern bei Patienten nach chemotherapeutischer Vorbehandlung keine klinisch relevante Remission beobachtet).
– Salvagechemotherapie mit CPT11, Oxaliplatin.


## 7.2 Stellung der Chirurgie

### 7.2.1 Kurativ orientierte Chirurgie

**Operation bei T1-Tumoren mit weniger als 3 cm und guter bis mäßiger Differenzierung (G1/G2)**
Eingeschränkte Resektionen bei Tumoren ohne Fernmetastasen kommen nur bei T1-Stadien mit weniger als 3 cm und guter bis mäßiger Differenzierung (G1, G2) in Betracht. Sollte histologisch keine Blut- oder Lymphgefäßinvasion nachweisbar sein, kann durch eine lokale R0-Exzision vermutlich die gleiche Heilungschance erreicht werden wie durch eine radikale Resektion, sofern eine Vollwandexzision mit einem Anteil des perirektalen Fettgewebes beim Rektumkarzinom bzw. eine Resektion des Kolontumors mit einem Sicherheitsabstand von über 1 cm eingehalten wird.

Eingeschränkte operative Verfahren sind insbesondere hilfreich bei frühen gut oder mäßig differenzierten Tumoren (G1–2) im tiefen Rektumbereich und besonders bei Patienten mit schlechtem Allgemeinzustand, bei denen ein abdominaler Eingriff nicht vertretbar ist.

## 7.2  T1-Tumoren > als 3 cm und Tumoren ≥ T2-Stadium

Die entscheidende therapeutische Maßnahme ist die möglichst radikale
Resektion des Primärtumors und evtl. vorhandener Lymphknotenmetastasen im Rahmen der systematischen Lymphadenektomie. Ob das Ausmaß der Lymphadenektomie einen prognostischen Gewinn verspricht, ist
noch umstritten; zum genauen Staging und der daraus folgenden Indikation zu einer adjuvanten Systemtherapie ist aber die Untersuchung von
mindestens 10 Lymphknoten erforderlich. Bei jedem Patienten sollte
präoperativ ein genaues Staging erfolgen, insbesondere beim tiefsitzenden
Rektumkarzinom (unter 10 cm), da der operative Zugangsweg und die
möglichen präoperativen Therapieverfahren von der Kenntnis der
Tumorausdehnung und möglicher Fernmetastasen abhängen.

### Kolonkarzinom

Das Ziel der Therapie bei Kolon- und Rektumkarzinom ist eine kontinenzerhaltende Operation mit Resektion des Primärtumors und evtl. vorhandener lokoregionärer Lymphknotenmetastasen. Dies gilt auch bei Patienten, bei denen schon zum Zeitpunkt der Operation synchrone Fernmetastasen nachgewiesen sind. Mit dem Ziel einer möglichst guten palliativen
Versorgung sollte auch bei diesen Patienten eine Entfernung des Primärtumors mit dem Ziel der R0-Resektion durchgeführt werden; allerdings
sollte das Ausmaß der Chirurgie von der zu erwartenden Gesamtprognose
abhängig gemacht werden, insbesondere wenn ausgedehnte Sakralhöh-
leneingriffe erforderlich werden. Bei tief sitzendem Rektumkarzinom im
Stadium T3 und T4 sollte unabhängig vom Vorhandensein einer Lymphknotenmetastasierung und evtl. synchronen Fernmetastasen eine präoperative Radio-/Chemotherapie analog den Vorschlägen der Konsensuskonferenz durchgeführt werden. Diese Therapie hat das Ziel, eine radikale
Operation mit Kontinenzerhaltung zu ermöglichen.

   Eine kurative R0-Resektion schließt eine Entfernung des tumortragenden Darmabschnittes mit dem entsprechenden Lymphabflußgebiet ein.
Durch optimierte Operationstechnik, Operationsvorbereitung mit ortho-
grader Darmspülung, Antibiotika- und Thromboembolieprophylaxe beträgt die Operationsmortalität derzeit ca. 2%. Standardtechnik ist die No-
touch-Isolationstechnik nach Turnboie. Ein intraoperativer Einriß des
Tumors sollte vermieden werden. Eine Spülung des Operationsgebietes
mit Zytostatika (5-FU oder Mitomycin) wird vielfach durchgeführt, ihr
Wert ist aber nicht belegt.

   Standardoperation bei Tumorlokalisation im rechten Kolon ist die
Hemikolektomie unter Erhalt der A. colica media, aber Resektion der an

ihr entlang verlaufenden Lymphknoten. Beim Karzinom im Bereich der rechten Flexur wird eine erweiterte Hemikolektomie rechts durchgeführt, inklusive Lymphknotenresektion entlang der A. colica media und Netzresektion entlang der Magenkurvatur. Beim Karzinom im Colon transversum wird nur bei Tumorsitz in Transversummitte eine alleinige Transversumresektion durchgeführt; bei Lokalisation des Tumors in Richtung der linken oder rechten Flexur wird die entsprechende Kolonflexur mit Lymphabfluß mitentfernt. Beim Karzinom im Colon descendens werden neben der Hemikolektomie links zusätzlich die Lymphknoten entlang der A. colica sinistra und am Stamm der A. mesenterica und am Übergang zur Aorta reseziert sowie die A. colica sinistra an ihrem Abgang aus der A. mesenterica inferior ligiert. Beim Sigmakarzinom wird eine erweiterte Sigmaresektion unter Mitnahme der A. rectalis superior durchgeführt.

Der operative Zugang erfolgt in der Regel über eine ausgedehnte mediane Laparotomie, die eine vollständige Exploration des gesamten Bauchraumes und eine Palpation bzw. evtl. Biopsie der Leber ermöglicht. Eine Leberteilresektion zur Entfernung synchroner Metastasen kann dann gleichzeitig mit der Primäroperation durchgeführt werden und ein sekundärer Eingriff ist dann nicht mehr notwendig. Bei nichtoperablen Lebermetastasen ist bei diesem Eingriff auch die Implantation eines arteriellen Portsystems in die a. hepatica möglich und sinnvoll. Dies ist insbesondere dann sinnvoll, wenn keine relevanten extrahepatischen Lymphknotenkonglomerate oder größere Lungen- oder Skelettmetastasen vorliegen. Eine evtl. Leberresektion oder Portimplantation erfolgen aus Sterilitätsgründen möglichst vor der Darmresektion.

**Rektumkarzinom**

*Alle* Rektumkarzinome könne prinzipiell durch anteriore Resektion oder Exstirpation operiert werden. Bei Einhaltung eines ausreichenden distalen Sicherheitsabstandes mit Mitentfernung des Mesorektums ist das Ergebnis der kontinenzerhaltenden anterioren Resektion auch bei Tumoren des mittleren und unteren Rektums nicht schlechter als bei Rektumexstirpation; erfreulicherweise wird aufgrund dieser Erkenntnis von nahezu allen Zentren eine sphinktererhaltende resezierende Operation bei nahezu allen Rektumkarzinomen durchgeführt. Nach Ligatur der A. mesenterica inferior distal des Abgangs der A. colica sinistra oder der rektalen Aorta wird das Rektum aus der Excavatio sacralis gelöst unter Schonung des Plexus hypogastricus und Mitnahme des Mesorektums direkt auf der Waldeyer-Faszie. Eine scharfe Trennung von der seitlichen Beckenwand ist in der Regel erforderlich. Die Lymphknoten entlang der Iliakalgefäße werden nicht routinemäßig reseziert, aber fraglich infiltrierte Nachbarorgane wie Uterus, Adnexe, Dünndarm, Blase werden mitentfernt bzw. reseziert. Mitentfernte Organbereiche sollten am Präparat verbleiben, damit keine intraoperative Tumorzellstreuung ermöglicht wird.

Bei durchgeführter Rektumexstirpation sollte der Versorgung der sakralen Wundhöhle in Hinblick auf die postoperative Radio-/Chemotherapie besondere Aufmerksamkeit geschenkt werden. Zur Verhinderung des Tiefertretens vom Dünndarm kann die Eingangsebene des Beckens durch eine direkte Naht des Beckenbodenperitoneums oder duch Einnähen eines resorbierbaren Netzes verschlossen werden, alternativ auch durch eine Omentum-majus-Plombe.

Trotz des Risikos einer Schädigung des N. pudendus und sympathischer Fasern mit der Folge einer erektilen Impotenz sollte die Radikalität eingehalten werden. Auf nervenerhaltende Operationstechniken sollte besonderer Wert gelegt werden, besonders bei jungen Männern.

**Laparoskopische Operationen**
Laparoskopische Tumoroperationen sind in erfahrenen Händen auch möglich und leichter beim Rektum als beim Kolon durchzuführen. Allerdings gelten auch für laparoskopische Verfahren die gleichen operativen Standards wie bei der konventionallen Chirurgie (En-bloc-Entfernung des Tumors mit Lymphknoten (Radices, Grenzschichten, fraglich infiltrierter Nachbarorgane unter Einhaltung der entsprechenden Sicherheitsabstände). Dieses Vorgehen sollte aber wegen der Vorläufigkeit der vorliegenden Langzeitdaten nach Möglichkeit nur im Rahmen von Studien benutzt werden.

### 7.2.2 Operationen bei lokoregionärem Rezidiv

Beim Kolonkarzinom sind lokoregionäre Rezidive selten; beim Rektumkarzinom ist – in Abhängigkeit vom primären Stadium und der Radikalität der Operation – mit einer lokoregionären Rezidivrate von 15–20% zu rechnen. Auf die Anastomose selbst beschränkte Rezidive sind zumeist kurativ resektabel, daher ist die lokale Kontrolle im Rahmen der Nachsorge wichtig; häufiger sind die lokoregionären Rezidive aber ausgedehnter mit Infiltration von Beckenwandstrukturen, regionalem Peritoneum oder Organen wie Blase, Uterus et. Weniger als 10% dieser Patienten sind durch eine erneute Radikaloperation kurativ behandelbar, in besonderen Einzelfällen kann aber auch hier der Versuch gemacht werden, z.B. bei Infiltration des Os sacrum (Resektion) ohne weitere Metastasen.

Empfehlenswert ist in solchen Fällen aber die präoperative Radio-/Chemotherapie zur Verringerung der ausdehnung des lokoregionären

Rezidives. Die Operabilität und operationsbedingte Morbidität wird durch dieses Vorgehen nur unwesentlich beeinträchtigt. *Ausgedehnte Eingriffe zur Behandlung eines loloregionären Rezidivs sind allerdings nur gerechtfertigt, wenn Fernmetastasen mit subtiler Diagnostik* (Computertomographie von Thorax, Skelettszintigramm und Sonogramm/CT der Leber) *ausgeschlossen sind.*

### 7.2.3 Palliative Chirurgie des Rektumtumors

Palliative nichtresezierende Maßnahmen kommen beim Kolonkarzinom im Grunde nicht in Betracht, beim Rektumkarzinom nur selten, z. B. bei alten Patienten und insbesondere wegen schlechtem Allgemeinzustand inoperabler Patienten mit Tumoren, die für eine lokale Entfernung zu groß sind. In solchen Fällen kann die Passage durch verschiedene Maßnahmen über längere Zeit ohne Anus-praeter-Anlage aufrecht erhalten werden: Lasertherapie, endorektale Resektion mit urologischem Resektoskop, Kryochirurgie und insbesondere perkutane Strahlentherapie in Kombination mit Chemotherapie.

### 7.2.4 Operation bei Lebermetastasen

**Kurative Resektion von Lebermetastasen**
Bei synchronen und metachronen Lebermetastasen besteht die einzige kurative Chance in einer Resektion. Allerdings hängt die Wahrscheinlichkeit einer Heilung durch eine Operation ab von den Faktoren:
- Anzahl der Metastasen,
- Grading,
- Zeitintervall zwischen Primäroperation und auftretenden metachronen Lebermetastasen,
- Wachstumsgeschwindigkeit der Metastasen.

Obwohl alle diese Faktoren nicht ausreichend gesichert sind, da keine prospektiven randomisierten Studien durchgeführt worden sind, gilt als Regel, daß eine Resektion von synchronen oder metachronen Lebermetastasen sinnvoll ist, wenn folgende Voraussetzungen vorliegen:
- keine extrahepatischen Metastasen,
- $\leq (3-)5$ Metastasen (bei Metastasierung in beiden Leberlappen).
- Bei mehreren Metastasen ($\geq 5$) Beschränkung auf 1 Leberlappen.

In diesen Fällen besteht bei kompletter Resektion eine realistische Chance für eine Heilung von ca. 10–20% (Tabelle 9).

**Tabelle 9.** 5-Jahresüberlebensraten nach Leberresektion

| Gruppe | Patienten (n) | Solitärmetastase [%] | 2–3 Metastasen [%] | >3 Metastasen [%] |
|---|---|---|---|---|
| Milano (Doci et al. 1991) | 95 | 38 | – | 40 |
| Paris (Elias et al. 1992) | 97 | 45 | 50 | 88 |
| Rotterdam (van Oijen et al. 1992) | 117 | 26 | 10 | 0 |
| Hughes (Hughes et al. 1986) | 789 | 37 | 37 | 18 |

**Rezidiv nach Lebermetastasenresektion (R 0-Resektion)**
Beim Rezidiv in der resezierten Leber mit einem Abstand von mindestens mehreren Monaten nach der primären Resektion und weiterhin Fehlen extrahepatischer Metastasen kann die erneute Resektion erwogen werden, die noch einmal eine, wenn auch deutlich kleinere kurative Chance bietet.

**Palliative (R 1-/R 2-)Resektion von Lebermetastasen**
Palliative Lebermetastasenresektion (R 1-/R 2-Resektionen) sind ohne Wert, da sie keinen Überlebensvorteil ermöglichen. Sinnvoll erscheint nach heutigem Kenntnisstand auch nicht die Resektion multipler disseminierter Lebermetastasen, obwohl sie mit der Ex-situ-Resektionsmethode möglich ist. Eine *Lebertransplantation* ist keine alternative Maßnahme, da mit einer erneuten hepatischen und/oder extrahepatischen Metastasierung nach Transplantation und Immunsuppression zu rechnen ist.

**Adjuvante Chemotherapie nach Lebermetastasenresektion**
Die Effekt einer *adjuvanten systemischen* Chemotherapie nach Lebermetastasenresektion ist nicht gesichert; sie sollte daher *nicht* durchgeführt werden. Allerdings scheint eine adjuvante arterielle Chemotherapie über die A. hepatica mit 5-FU/Folinsäure nach vorläufigen Ergebnissen einer Multicenterstudie sinnvoll zu sein, was die Zeit bis zum Rezidiv und möglicherweise auch die Überlebenszeit anbetrifft. Allerdings müssen endgültige Daten dieser Studie abgewartet werden, bevor die intraarterielle adjuvante Chemotherapie nach Lebermetastasenresektion empfohlen werden kann.

**7.2.5 Resektion von Lungenmetastasen**

Obwohl vielfach üblich, fehlt der Nachweis, daß eine Resektion von einer oder mehrerer synchroner Lungenmetastasen quoad vitam sinnvoll ist. Anders mag dies der Fall sein bei isolierten Lungenmetastasen, die

- mit einem längeren Intervall nach Resektion des Primärtumors metachron auftreten,
- nur langsam progredient sind und
- innerhalb von 6 Wochen bis 3 Monaten nicht vom Neuauftreten weiterer pulmonaler oder extrapulmonaler Metastasen begleitet sind.

In diesem Fall ist eine Resektion mit kurativem oder lebensverlängerndem Anspruch indiziert; auf diese Weise kann auch ein Zweitkarzinom ausgeschlossen bzw. evtl. noch kurativ behandelt werden (Bronchialkarzinom); in Fällen mit Adenokarzinom als Histologie können molekulargenetische Untersuchungen zur Unterscheidung zwischen Metastasen und zweitem Tumor helfen.

## 7.3 Stellung der Strahlentherapie

Kolorektale Karzinome sind mäßig strahlensensibel; zur Sterilisation der Tumorzellen, insbesondere bei inoperablen Tumoren und Resttumoren, sind hohe Strahlendosen über 50 Gy erforderlich. Die geringe Strahlentoleranz der umgebenden Gewebe, insbesondere des Dünndarms, schränkt die Applikation tumorizider Dosen bei makroskopischen Tumorresten ein (intraoperative Markierung des Tumorrests mit Clips ist erforderlich). Zur Vermeidung nichtakzeptabler Akut- und Langzeittoxizitäten ist eine subtile Strahlentechnik (Mehrfeldertechnik, Linearbeschleuniger) erforderlich.

Hauptdomäne der Strahlentherapie ist das Rektumkarzinom im Rahmen der multimodalen Strategie als prä- oder postoperative Radio-/Chemotherapie.

### 7.3.1 Primäre Strahlentherapie mit kurativem Ziel

Kleine Tumoren unter 3 cm des unteren und mittleren Rektums können möglicherweise durch eine alleinige Strahlentherapie kurativ behandelt werden; dies gilt allenfalls für Patienten, denen eine Operation nicht zumutbar ist. Da aber endoskopische und laparoskopische Techniken die Operationsbelastung bei kleinen Tumoren minimieren, kommen nur wenige Patienten für die alleinige Strahlentherapiemodalität in Betracht. Wenn eine alleinige Strahlentherapie geplant ist, sollte sie nach Möglichkeit in Kombination mit einer Chemotherapie im Sinne der kombinierten „präoperativen" Strahlen-/Chemotherapie durchgeführt werden.

Besondere Voraussetzungen für eine alleinige Strahlen-/Chemotherapie wären evtl.:

**Tabelle 10.** Protokollübersicht und Ergebnis der randomisierten Studien zur adjuvanten Therapie des Rektumkarzinoms unter Einschluß einer Chemotherapie. (Nach Schmoll 1994)

| | Stadium | | Strahlendosis (Gy) | Chemotherapie | Patienten (n) | Signifikanter Vorteil für | | | |
|---|---|---|---|---|---|---|---|---|---|
| | | | | | | Lokalrezidiv | Fernmetastasen | Krankh.freie Überlebensdauer | Gesamtüberlebensdauer |
| GITSG 7175 | II+III | OP | – | – | 58 | | | | – |
| | | XRT | 40–48 | – | 50 | (+) | – | (+) | (+) |
| | | CT | – | 5-FU/MeCCNU | 48 | – | – | (+) | (+) |
| | | XRT+CT | 40–44 | 5-FU/MeCCNU | 46 | (+) | +a | +a | +a |
| NCCTG 794751 | II+III | XRT | 50 | – | 101 | | | | |
| | | XRT+CT | 50 | 5-FU/MeCCNU; 5-FU (+XRT) | 103 | + | + | + | + |
| NSABP R-01 | II+III | OP | – | – | 173 | | | | |
| | | XRT | 47 | – | 177 | (+) | – | – | – |
| | | CT | – | 5-FU/MeCCNU/VCR | 178 | (+) | + | + | + |
| GITSG 7180 | II+III | XRT+CT | 41 | 5-FU/MeCCNU | 104 | | | | |
| | | XRT+CT | 41 | 5-FU | 95 | – | + | (+) | (+) |
| NCCTG 864751 | II+III | XRT+CT | 50–54 | 5-FU/MeCCNU; 5-FU Bolus + XRT | 332 | | | | |
| | | XRT+CT | 50–54 | 5-FU/MeCCNU; 5-FU kontinuierliche Infusion + XRT | 332 | (+) | + | + | + |

| NSABP[b] | I+III | XRT+CT MOF | 50–54 | 5-FU/MeCCNU/VCR | | | | — |
|---|---|---|---|---|---|---|---|---|
| R-02 | | XRT+CT FUFA | 50–54 | 5-FU/FA | 741 | + | — | — |
| (Inter- | | CT MOF | – | 5-FU/MeCCNU/VCR | | | — | |
| group) | | CT FUFA | – | 5-FU-FA | | | | — |

p < 0,05; (+) nicht signifikant, nur Trend; *XRT* Strahlentherapie.

[a] Vergleich **XRT**+CT vs. Chirurgie allein.

[b] MOF- und FUFA-Chemotherapie sind noch nicht getrennt analysiert; bisher (3-Jahres-Follow-up) besteht kein signifikanter Unterschied für die Überlebensdauer.

- Tumorgröße unter 3 cm,
- polypöses Wachstum,
- Erhaltung der Mobilität,
- Tumorausdehnung unter 25% der Darmzirkumferenz,
- gut differenzierte Tumoren,
- weiche Konsistenz,
- unauffälliges Computertomogramm.

### 7.3.2 Adjuvante Strahlentherapie

**Kolonkarzinom**

Eine adjuvante Strahlentherapie des Kolonkarzinoms (Lymphabfluß und Tumorrandgebiet) hat zu keiner Verbesserung der Überlebensraten geführt. Möglichkeiten für eine postoperative Bestrahlung, die derzeit in Studien überprüft werden, sind fortgeschrittene Tumoren im Stadium III (im Bereich des Zökums, Colon ascendens, descendens und Sigma), da in Phase-II-Studien eine deutliche Senkung der Lokalrezidivraten nach 45–55 Gy gesehen wurde. Außerhalb dieser Studien besteht keine Indikation zu einer adjuvanten Strahlentherapie beim Kolonkarzinom.

**Rektumkarzinom**

*Postoperative adjuvante Strahlen-/Chemotherapie*
In der BRD war lange Zeit eine postoperative Bestrahlung bei einer Resektion eines Rektumkarzinoms durchgeführt worden; diese Maßnahme führt aber nur zu einer Senkung der Rate an lokoregionären Rezidiven, nicht aber zu einer Senkug der Mortalität. Im Rahmen der heute als Standardtherapie vorgesehenen Strahlen-/Chemotherapie beim Stadium II und III des Rektumkarzinoms führt die Strahlentherapie desgleichen zu einer Reduktion der Rate lokoregionärer Rezidive (von 11% ohne Strahlentherapie, mit Chemotherapie allein, auf 7% mit Strahlen-/Chemotherapie). Obwohl die Zahl der Patienten, die von der postoperativen Strahlentherapie in Kombination mit einer Chemotherapie profitieren (dadurch, daß kein lokoregionäres Rezidiv auftritt), somit klein ist, sollte dennoch weiterhin die Strahlentherapie in Kombination mit der adjuvanten Chemotherapie im Stadium II und III des Rektumkarzinoms durchgeführt werden.

Wichtig ist, daß das operative Verfahren nicht dadurch in seinem Ausmaß verkleinert werden kann, daß eine postoperative adjuvante Strahlentherapie und Chemotherapie geplant wird; in jedem Falle muß die Operation optimal und radikal durchgeführt werden.

**Tabelle 11.** Adjuvante Radio-/Chemotherapie vs. adjuvante Chemotherapie, Radiotherapie oder Chirurgie allein beim Rektumkarzinom in den Stadien II und III; 5-Jahres-Ergebnisse (> besser als; = vergleichbar). (Nach Schmoll 1994)

| | Vorteil für | | gegenüber | Krankheitsfreie Überlebensdauer [%] | p-Wert | 5-Jahres-Gesamtüberlebensdauer [%] | p-Wert |
|---|---|---|---|---|---|---|---|
| GITSG 7175 | Radio-/Chemotherapie | > | Operation allein | 70 vs. 46 | 0,009 | 58 vs. 45 | 0,005 |
| | Radio-/Chemotherapie | (>) | Radiotherapie | 70 vs. 52 | 0,06 | 58 vs. 52 | n.s. |
| NCCTG 794751 | Radio-/Chemotherapie | > | Radiotherapie | 59 vs. 37 | 0,002 | 58 vs. 48 | 0,02 |
| NSABP R-02 | Radio-/Chemotherapie | > | Chemotherapie nur in bezug auf lokoregionäres Rezidiv | 65 vs. 66[a] | n.s. | 81 vs. 81[a] | n.s. |
| GITSG | Radio-/Chemotherapie mit volldosiertem 5-FU ausreichend | = | 5-FU + MeCCNU | 63 vs. 54[a] | n.s. | 75 vs. 66[a] | n.s. |
| NCCTG 864751 | Radio-/Chemotherapie mit 5-FU, kontinuierliche Infusion | > | 5-FU-Bolus | 67 vs. 56[a] | 0,01 | 77 vs. 68[a] | 0,02 |

[a] 3-Jahres-Daten

In den Studien im Stadium II und III des Rektumkarzinoms, in denen eine Chemotherapie oder Chemo-/Radiotherapie angewendet worden war (Gastrointestinal Tumor Study Group 1986), zeigte sich ein signifikanter Überlebensvorteil in demselben Ausmaß wie bei der adjuvanten Chemotherapie des Kolonkarzinoms (Tabelle 10 und 11). Zusätzlich wurde in der Studie 7810 der Gastrointestinal Tumor Study Group (GITSG) gezeigt, daß Methyl-CCNU nicht erforderlich ist, solange 5-FU voll dosiert wird (Gastrointestinal Tumor Group 1992). Diese Kombination aus postoperativer Radiotherapie plus 5-FU ist deswegen weltweit als Standardempfehlung für die adjuvante Therapie des Rektumkarzinoms Stadium II und III (B2, B2 und C nach Astler-Coller) empfohlen worden. Allen Patienten, denen solch eine Therapie zugemutet werden kann, sollte diese adjuvante Therapie empfohlen werden, da die Gesamtüberlebensrate nach 5 Jahren um 10–15% höher liegt als ohne adjuvante Therapie.

Das Ergebnis kann noch verbessert werden durch eine Optimierung der Chemotherapie, wie in der Studie von O'Connell gezeigt wurde (Tabelle 12; O'Connell 1994). Durch eine kontinuierliche Dauerinfusion von 5-FU während der Gesamtzeit der Strahlentherapie konnte gegenüber der Standardbolusapplikation von 5-FU die Fernmetastasierungsrate signifikant weiter gesenkt werden und die 3-Jahres-Überlebensrate weiter gesteigert werden (von 68 auf 76%, $p = 0,02$). Aus diesem Grunde wird in den USA die Dauerinfusion von 5-FU schon jetzt als Standardchemotherapie während der postoperativen Bestrahlung angesehen. Weitere Studien überprüfen derzeit diese Therapiemodalität allein und in Kombina-

**Tabelle 12.** NCCTG-Studie 864751 zur 5-FU-Dauerinfusion als adjuvante Chemotherapie beim Rektumkarzinom in den Stadien II und III. (Nach O'Connell 1994)

| Chemotherapie während der Bestrahlung | Patienten (n) | Rezidiv lokalisation | | 3-Jahres-Überlebensdauer | |
|---|---|---|---|---|---|
| | | Loko-regio-när | Fern-meta-stasen | Krank-heits-frei [%] | Gesamt [%] |
| 5-FU-Bolus | 332 | 11% | 41% | 56 | 68 |
| 5-FU, kontinuierliche Infusion | 332 | 8% | 33% | 67 | 76 |
| p-Wert | | n.s. | 0,04 | 0,01 | 0,02 |

tion mit Folinsäure und Bestrahlung beim Stadium II und III des Rektumkarzinoms.

### 7.3.3 Präoperative Radio-/Chemotherapie

Eine Reihe von Phase-II-Studien hat gezeigt, daß eine präoperative Radio-/ Chemotherapie mit 5-FU +/− Folinsäure zu einer effektiven Reduktion der Tumorgröße und Anzahl von Lymphknotenmetastasen beim Rektumkarzinom führen kann. Es besteht die Hoffnung, daß durch eine solche kombinierte präoperative Therapie nicht nur die Möglichkeit einer kontinenzerhaltenden Resektion insbesondere bei tief sitzenden und lokal fortgeschrittenen Rektumkarzinom verbessert wird, sondern auch die Überlebenschance bei Patienten im Stadium II und III des Rektumkarzinoms gesteigert wird. Prospektiv randomisierte Studien (Intergroup-Studie der USA; EORTC; Studie der ARO in Deutschland) prüfen derzeit die Fragestellung der präoperativen Strahlen-/Chemotherapie im Vergleich mit der postoperativen Strahlen-/Chemotherapie als Standardtherapie.

Allerdings gilt als gesichert, daß bei T4-Tumoren oder bei sehr tiefem Tumorsitz, wo die Möglichkeit einer kontinenzerhaltenden Operation fraglich ist, eine präoperative Chemo-/Radiotherapie durchgeführt werden sollte.

### 7.3.4 Intraoperative Strahlentherapie

Eine weitere Senkung der Lokalrezidivrate wird durch eine intraoperative Strahlentherapie (10–20 Gy) auf das Tumorresiduum bzw. die Tumorregion mit einem erhöhten Risiko für Lokalrezidive angestrebt (Elektronen- oder Afterloadingtechnik). Langzeitergebnisse experimentellen Therapiesatzes stehen aus; bisher zeigt sich kein eindeutiger Hinweis auf einen Benefit durch die intraoperative Strahlentherapie allein oder in Kombination mit perkutaner Strahlen- oder Strahlen-/Chemotherapie.

### 7.3.5 Additive Strahlentherapie

Bei nichtradikaler Operation mit definiertem R 1- oder R 2-Tumorrest ist eine additive Bestrahlung sinnvoll, am ehesten allerdings in Kombination mit einer Chemotherapie. Die vorgesehene Strahlendosis sollte mindestens 45–50 Gy betragen. Sinnvoll ist eine intraoperative Markierung mit Metallclips.

### 7.3.6 Palliative Strahlentherapie

Eine Strahlenbehandlung bei Rezidivtumoren ist empfehlenswert, wenn eine Operation nicht durchgeführt werden kann. Dies gilt insbesondere bei Schmerzen oder anderen Symptomen. Eine Wiederherstellung der Passage bei einer Stenose ist in der Regel durch eine perkutane Strahlentherapie allein nicht möglich, selten auch durch eine kombinierte Strahlen-/Chemotherapie. Bei lymphonodalen Manifestationen oder Skelettbefall ist eine Strahlentherapie im Sinne einer palliativen Maßnahme häufig indiziert, auch und insbesondere während einer laufenden Chemotherapie.

## 7.4 Stellung der Chemotherapie

### 7.4.1 Adjuvante Therapiemodalitäten

Die Überlebenschance ist beim Kolon- und Rektumkarzinom abhängig von der Tumorausdehnung zum Zeitpunkt der Operation. In den frühen Stadien (WHO I) beträgt die Überlebensrate beim Kolon- und Rektumkarzinom 90–100%. Akkurate Zahlen zur Lebenserwartung im Stadium II und III des Kolon- und Rektumkarzinoms lieferten die randomisierten prospektiven Studien zur adjuvanten Therapie; sie beträgt im Stadium II des Kolonkarzinoms ca. 80% und im Stadium II des Rektumkarzinoms 50–60%, während im Stadium III die Überlebensrate deutlich niedriger ist, und zwar 45% beim Kolonkarzinom und 35% beim Rektumkarzinom. Die mediane Überlebenszeit bei Vorliegen von Fernmetastasen (Stadium IV) beträgt im Median 12 Monate für das Kolon- und Rektumkarzinom.

**Adjuvante systemische Chemotherapie bei Kolonkarzinom**

*5-FU plus Levamisol*
Wegen dieser schlechten Langzeitergebnisse bei operablen, aber über das Stadium I hinausgehenden Stadien wurden seit vielen Jahren Studien zur adjuvanten Chemotherapie beim Kolonkarzinom und Strahlentherapie bzw. Strahlen-/Chemotherapie beim Rektumkarzinom durchgeführt. Wegen des heterogenen Patientengutes in den einzelnen Studien, zu geringer Fallzahl und Vermischung von unterschiedlichen Risikogruppen waren die meisten Studien zur Fragestellung der adjuvanten Therapieverfahren negativ bzw. widersprüchlich gewesen. Erst die Durchführung großer kooperativer Studien mit klaren Stratifikationskriterien und die

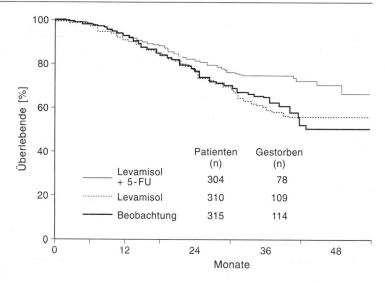

**Abb. 2.** Überlebenszeit mit und ohne adjuvante Chemotherapie mit 5-FU/Levamisol bei Kolonkarzinom Stadium III. (Nach Moertel et al. 1990)

konsequente Applikation einer wirksamen Chemotherapie führten zum derzeitigen Standard der adjuvanten Therapie. Die Indikation und das Vorgehen zur adjuvanten Therapie ist in einer Konsensuskonferenz festgelegt und publiziert (Konsensus der CAO, AIO und ARO, 1994). Die Studie der Mayo-Klinik (Moertel et al. 1990) untersuchte die Kombination von 5-Fluoruracil plus Levamisol für 1 Jahr und führte im Vergleich zu Levamisol allein oder Kontrolle ohne adjuvante Therapie (929 auswertbare Patienten im Stadium III) zu einer signifikanten Reduktion des Risikos für ein lokoregionäres Rezidiv oder Fernmetastasen um 41% und zu einer hochsignifikanten Reduktion der tumorbezogenen Mortalität um 33% (Abb. 2.). Diese Daten wurden 1993 nach einem medianen Follow-up von 5 Jahren bestätigt (Moertel et al. 1993) und sind nach 7 Jahren anhaltend (Verringerung der Rezidivrate um 39%, p<0,0001; Verringerung der Mortalität um 31%, p<0,005; Moertel et al. 1995).

Im Stadium II ist die adjuvante Chemotherapie offensichtlich auch wirksam, wie die Mayo-Klinik-Studie als auch weitere Studien ergeben haben; allerdings ist der erreichte Überlebensvorteil bei den zu geringen untersuchten Fallzahlen im Stadium II zu gering, um einen Überlebensvorteil zu erzielen.

Als Standardtherapieempfehlung für alle Patienten im Stadium III, denen eine 5-FU-haltige Chemotherapie für 1 Jahr zugemutet werden kann und bei denen ein Kolonkarzinom mit Lymphknotenmetastasen R0-reseziert worden ist, gilt somit die Empfehlung einer adjuvanten Chemotherapie mit 5-FU plus Levamisol für 1 Jahr. Kontraindikation sind kardiale Risiken mit der möglichen Entwicklung von Rhythmusstörungen oder Angina pectoris unter 5-Fluoruracil. Eine Reduktion der Therapiedauer bei intolerabler Belastung durch die Therapie auf $\frac{1}{2}$ Jahr ist von relevanten Nachteil und sollte auf jedem Fall vermieden werden!

*Alternativen zu 5-FU plus Levamisol: 5-FU plus Folinsäure*
Parallel zu den Studien mit 5-FU plus Levamisol wurde in einigen Studien die Kombination von 5-Fluoruracil plus Folinsäure untersucht, und zwar mit verschiedenen Protokollen und Zeitdauern (wöchentlich 5-FU + Hochdosisfolinsäure für 1 Jahr in der NSABP-CO3-Studie; Mayo-Klinik-Protokoll über 5 Tage alle 4 Wochen mit „Low-dose-Folinsäure". Es zeigte sich sowohl im Stadium II als auch im Stadium III eine signifikante Reduktion des Rezidivrisikos und ein signifikanter Überlebensvorteil für 5-FU/Folinsäure, in dem selben Ausmaß wie bei 5-FU plus Levamisol, so daß grundsätzlich auch ein 5-FU/Folinsäure-haltiges Protokoll gegeben werden kann (O'Connell et al. 1989; O'Connell et al. 1992; Wolmark et al. 1993). Laufende bzw. mittlerweile abgeschlossene Studien (NSABP CO4 mit 2151 Patienten, Mayo-Clinic-Studie mit 890 Patienten und der Intergroupstudie mit 3759 Patienten) untersucht die Frage des optimalen adjuvanten Therapieregimes und der Therapiedauer. Die vorläufigen Ergebnisse dieser Studie (ASU 1996) zeigten, daß 5-FU-Bolus/FA-Protokolle (wöchentlich, GITSG-Protokoll; monatliche Mayo-Clinic-Protokoll) für 6 Monate den gleichen Effekt haben wie 12 Monate 5-FU/Levamisol. Die Toxizitätsdaten und die kürzere Therapiedauer (6 anstelle 12 Monate) sprechen eher für die Wahl eines 5-FU/FA-Protokolls als zukünftige Standardtherapie im Stadium III des Kolonkarzinoms.

**Adjuvante regionale Therapie beim Kolon-Rektum-Karzinom mit 5-FU über die V. portae**
Eine Reihe von Studien hat untersucht, ob 5-FU – gegeben als Dauerinfusion über die V. portae vom Operationstag an für die folgenden 7 Tage – zu einer Reduktion der Lebermetastasierung und zu einer Verlängerung der Gesamtüberlebensdauer führen könnte. Die einzelnen Studien ergaben widersprüchliche Ergebnisse (Tabelle 13); aber eine kürzlich durchgeführte Metaanalyse sämtlicher verfügbaren Studiendaten bei ca. 3000 Patienten ergab einen zwar minimalen, aber signifikanten Überlebensvorteil

**Tabelle 13.** Adjuvante regionale Chemotherapie – randomisierte Studien. (Nach Köhne et al. 1994)

| Autor | Tumor-lokalisation, Stadium | Protokoll | Medianes Follow-up (Jahre) | Patienten (n) | Rezidive Alle [%] | Rezidive Nur Leber [%] | p-Wert | Überlebensdauer [%] | p-Wert |
|---|---|---|---|---|---|---|---|---|---|
| Taylor (1995) | Kolon-Rektum, Dukes A/B/C | Kontrolle 5-FU/Heparin, 1 g, ci, Tag 1-7 | 5 | 127 117 | 38 18 | 17,3 4,3 | n.s. | 50 69 | $p=0,002$ |
| Wereldema (1990) | Kolon-Rektum, Dukes A/B/C | Kontrolle, Urokinase. 5-FU/Heparin 1 g, ci, Tag 1-7 | 3–5 | 102 103 99 | 37 30 19 | 23 18 7 | n.s. | 64 69 74 | n.s. |
| NCCTG Mayo (1990) | Kolon-Rektum, Dukes B2+C | Kontrolle, 5-FU, 0,5 g/m², 7 Tage | 5, 5 | 109 110 | n.a. n.a. | 13 15 | n.s. | 68 68 | n.s. |
| NSABP CO2 (1990) | Kolon, Dukes A/B/C | Kontrolle, 5-FU 0,6 g/m², 7 Tage | 5, 5 | 459 422 | 18 16 | 6 7 | $p=0,02$ | 73 81 | (nur Dukes, $p=0,01$, B/C, $p=0,09$) |
| SAKK (1992/;993) | Kolon-Rektum, Dukes A/B/C | Kontrolle, 5-FU 0,5 g/m², 7 Tage MMC 10 mg/m², Tag 1 | 5 (8) | 233 236 | 47 40 | 22 22 | $p=0,045$ | 59 69 | (8 Jahre, $p=0,026$, $p=0,048$) |
| Ryan (1988) | Kolon-Rektum, Dukes A/B/C | Kontrolle, Heparin, 5-FU 1 g/m², Tag 1–5, MMC 12 mg/m², Tag 1 | 2, 5 | 232 | n.a. | n.a. | n.s. | n.s. | n.s. |
| Gray (1987) | Kolon, Dukes B/C | Kontrolle i.v.-5-FU 0,6 g/m², 7 Tage i.p.-5-FU 0,6 g/m², 7 Tage | | 232 | n.a. | n.a. | n.s. | 61 54 81 | $p<0,04$ (Dukes C, $p=0,006$) |
| Fielding (1992) | Kolon-Rektum, Dukes A/B/C | Kontrolle, 5-FU/Heparin, 1 g, ci, Tag 1–7, Heparin | 5 | 145 130 123 | n.a. | n.a. | n.s. | n.s. | (Dukes C, $p=0,03$) |

auch für diese adjuvante Therapiemodalität. Grundsätzlich steht somit neben der systemischen Chemotherapie mit 5-FU/Levamisol für 1 Jahr auch eine 7tägige perioperative portalvenöse 5-FU-Infusion als Option zur Verfügung; diese adjuvante Therapie ist mit einer außerordentlich geringen Morbidität assoziiert, exzellent verträglich und damit grundsätzlich ideal geeignet. Insgesamt scheint der Effekt der portalvenösen adjuvanten Therapie aber deutlich geringer zu sein, was die Reduktion der Mortalität anbetrifft, so daß nur in Ausnahmefällen außerhalb von Studien auf diese Modalität übergegangen werden sollte. Darüberhinaus hat die kürzlich abgeschlossene EORTC-Studie keinen Vorteil für diese adjuvante Therapiemordalität gezeigt.

Interessanter ist die derzeit laufende Prüfung der Kombination beider Modalitäten, der adjuvanten systemischen plus portalvenösen regionalen Therapie (Studie der SAKK bzw. der EORTC). Die Ergebnisse aus diesen Studien werden nicht vor Ablauf von 1997 verfügbar sein.

### Adjuvante Immuntherapie beim Kolonkarzinom

Die Antikörper 17-1A (Maus-Antikörper) ist gegen das Epitop 17-1A gerichtet, das auf 80–90% aller humanen Kolonkarzinomzellen nachweisbar ist. Da die Antikörperanheftung an die Tumorzelle zur T-Zell-vermittelten Zytotoxizität führen kann, wurde dieser Antikörper in einer prospektiv randomisierten Studie bei Patienten mit Kolon- Rektumkarzinom im Stadium III gegenüber einer unbehandelten Kontrolle geprüft. Die 5-Jahres-Ergebnisse zeigten eine signifikante Verringerung der Rezidivrate um 27% und eine signifikante Verringerung der Mortalität um 30%; dabei war der Effekt auf die Fernmetastasen eindeutig nachweisbar, während die lokoregionäre Rezidivrate nicht wesentlich beeinflußt wurde. Aufgrund dieser positiven Studie bei 198 in die Studie insgesamt aufgenommenen Patienten (Riethmüller et al. 1994) wurde in der BRD die adjuvante Therapie mit 17-1A (Panorex) als Alternative zur systemischen Chemotherapie mit 5-FU/Levamisol beim Kolon- Rektumkarzinom zugelassen. Die Toxizität des Antikörpers ist relativ gering, abgesehen von seltenen anaphylaktischen Reaktionen und Diarrhöen zu Beginn der Therapie, und dauert nur 5 Monate.

Da aber der Antikörper bisher nur in einer einzigen Studie mit relativ geringer Patientenzahl und zusätzlicher Radiatio bei einem Teil der Patienten und beim Rektumkarzinom geprüft worden ist, wird die adjuvante Therapie mit dem 17-1A-Antikörper insbesondere für solche Patienten empfohlen, bei denen eine 5-FU/Levamisol- oder 5-FU/Folinsäure-Therapie nicht möglich ist oder abgelehnt wird. Weitere internationale Studien prüfen erneut den Stellenwert des 17-1A-Antikörpers, wobei besondere Hoffnung in die Kombination von Antikörper und Chemotherapie gelegt wird. Die Dosierungen zur adjuvanten Chemotherapie finden sich in Abschnitt 13.

Verschiedene Phasen-II-Studien und nunmehr auch eine Phase-III-Studie deuten auf eine signifikante Wirksamkeit einer autologen Tumorvakzine hin (Vermorken 1996). Allerdings ist das Ausmaß der Reduktion der Rezidivrate bzw. der Verlängerung der Überlebensdauer möglicherweise nicht vergleichbar mit dem Ergebnis einer adjuvanten Chemotherapie oder 17-1A-Antikörpertherapie. Eine autologe Tumorvakzine als adjuvante Therapie sollte weiterhin nur in Studien durchgeführt werden (Vermorken 1996).

**Adjuvante Strahlen-/Chemotherapie beim Rektumkarzinom**
Als Standardtherapie im Stadium II und III des Rektumkarzinoms gilt die Therapie mit 5-FU und Radiotherapie, wie im Abschn. 7.3.2 ausgeführt ist. Sollten postoperative Probleme im Operationsbereich bestehen, die eine postoperative Strahlen-/Chemotherapie erschweren, sollten *am ehesten auf die Radiotherapie, nicht aber auf die Chemotherapie verzichtet werden;* der Effekt der Strahlentherapie ist lediglich auf das lokoregionäre Rezidiv beschränkt, während der Effekt der Chemotherapie die Überlebensdauer beeinflußt.

**Prognosefaktoren**
Bisher ist allein die pathohistologische Einteilung nach dem TNM-System der Prognosefaktor für die Indikation zu einer adjuvanten Chemotherapie beim Kolonkarzinom und einer Chemo-/Radiotherapie beim Rektumkarzinom. Neuere Ergebnisse weisen aber darauf hin, daß molekulargenetische Faktoren einen deutlich höheren prädiktiven Wert für die Rezidiv- und Überlebensrate besitzen, als der Lymphknotenstatus oder die lokale Tumorausdehnung (Iino et al. 1994; Jen et al. 1994; Sun et al. 1992; Wang et al. 1993); dies sind insbesondere p53-Expression, Expression der Thymidylatsynthase, bcl-2, c-myc-Amplifikation. Es ist Aufgabe der laufenden prospektiven Studien, diese Prognosefaktoren zu überprüfen, damit ein Prognosescore aufgrund der molekulargenetischen Analyse des Primärtumors erstellt werden kann. Sicherlich wird in den nächsten Jahren eine individuelle Indikationsliste für den einzelnen Patienten auf der Basis dieser Untersuchungen erstellt werden können, aufgrund der mit mehr Sicherheit Arzt und Patient sich für oder gegen eine adjuvante Therapiestrategie entscheiden können.

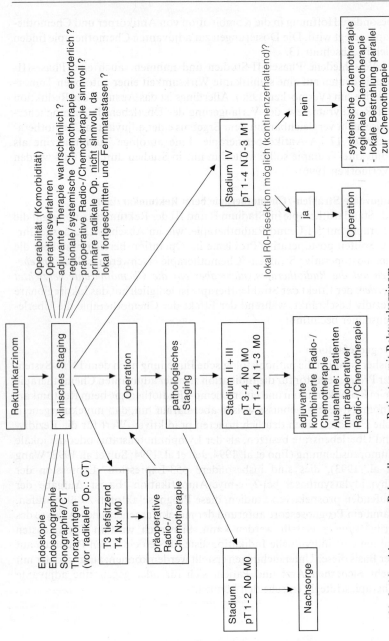

**Abb. 3.** Algorithmus zur Behandlung von Patienten mit Rektumkarzinom

## 7.4.2 Palliative Chemotherapie

### Indikation zur Therapie

Beim Vorliegen von Metastasen, bei der eine alleinige chirurgische Maßnahme nicht sinnvoll ist, ist grundsätzlich immer eine systemische Chemotherapie zu erwägen. Auch wenn nur in Einzelfällen Langzeitremissionen erreichbar sind mit einer Überlebensdauer von mehreren Jahren, so hat die palliativ orientierte Chemotherapie beim kolorektalen Karzinom durchaus eine Berechtigung. Bei moderater bis geringer Toxizität und ambulanter Durchführbarkeit der Behandlung wird die mediane Lebenserwartung gegenüber nicht behandelten Patienten signifikant verbessert (Scheithauer et al. 1994) und darüber hinaus die Lebensqualität verbessert (Poon et al. 1991; Schmoll 1994). Bei Durchführung einer Standardchemotherapie beträgt die mediane Lebenserwartung 10–12 Monate gegenüber 5 Monaten ohne Chemotherapie. Unter dem Aspekt dieser palliativen Tumortherapie sollte die gewählte Therapieform möglichst wenig Nebenwirkungen haben und *immer ambulant* durchgeführt werden, damit keine kostbare Lebenszeit durch stationäre Aufenthalte verlorengeht.

### Wahl der Therapie

*5-Fluoruracil +/− Folinsäure-Bolus*
Die Basis der Chemotherapie bei kolorektalen Karzinomen ist weiterhin 5-FU. Die objektive Remissionrate mit 5-FU allein als Bolus über 5 Tage oder wöchentlich führt zu einer objektiven Remissionsrate von 3–18% in Abhängigkeit von der Dosisintensität. Eine wöchentliche 24-h- oder 48-h-Infusion oder eine kontinuierliche Dauerinfusion von 5-FU führt zu höheren Remissionsraten ohne Verlängerung der Überlebensdauer. Somit ist eine dosisintensive 5-FU-Therapie grundsätzlich als Standardtherapie anzusehen. Die verschiedenen Versuche, die Wirksamkeit von 5-FU durch biochemische Modulation zu steigern, führten zur Entwicklung von Protokollen, bestehend aus 5-FU plus Folinsäure in verschiedensten Dosierungen und Schedules. Eine Metaanalyse zeigte (Piedbois et al. 1994), daß unter dem Aspekt der Remissionsrate auf der einen Seite und der Lebensqualität auf der anderen Seite die Modulation von 5-FU durch Folinsäure die sinnvollere palliative Therapieoption darstellt als eine normal bis maximal dosierte 5-FU-Monotherapie. Für eine optimale biochemische Modulation von 5-FU bei wöchentlich intermittierender Bolusgabe von 5-FU („Roswell-Park-Protokoll") benötigt man höhere Dosen von Folinsäure (Petrelli et al. 1989), während für die Bolusapplika-

tion von 5-FU an 5 aufeinanderfolgenden Tagen eine niedrigere Dosis von Folinsäure ausreicht („Mayo-Klinik-Protokoll"; O'Connell et al. 1989). Mit beiden Protokollen werden Remissionsraten von 10–35% erreicht bei einer medianen Überlebenszeit von jeweils 12 Monaten; das Mayo-Klinik-Protokoll ist aber weniger toxisch und induziert insbesondere weniger Diarrhoen, was in einer vergleichenden Studie zu einer geringeren Hospitalisierungsrate der Patienten geführt hatte (Buroker et al. 1994). Unter dem Aspekt der Toxizität, aber auch unter dem Aspekt der Kosten (Schmoll 1994) ist somit das Mayo-Klinik-Schema (5-FU Tages-Schema 5-FU plus „Low-dose-Folinsäure" Tag 1–5 alle 4–5 Wochen) als Therapie der Wahl für die palliative Therapie des Kolon-Rektum-Karzinoms anzusehen.

Die Hauptnebenwirkungen dieser Therapie bestehen in Mukositis, Diarrhö und mäßiger Leukozytopenie. Bei Mukositis und Diarrhö sollte die Dosis des nachfolgenden Zyklus reduziert werden.

*Spezifische Thymidylatsynthasehemmer*
Als Alternative zu 5-FU/Folinsäure steht demnächst der spezifische Thymidylatsynthasehemmer Tomudex zur Verfügung. Bei gleicher Effektivität wie 5-FU/Folinsäure ist die Tomudextherapie mit weniger Aufwand für den Patienten (1 Bolusgabe alle 3 Wochen) belastet, bei nahezu gleicher, eher etwas verringerter Toxizität. Sollten die Daten der ersten Phase-III-Studie auch in den laufenden Phase-III-Studien bestätigt werden, würde Tomudex – tragbare Kosten vorausgesetzt – eine 5-FU/Folinsäure-Therapie gleichzusetzen sein oder für den Patienten sogar sinnvoller sein.

**Zeitpunkt der Beginns der Chemotherapie**
Das es sich um eine palliative Therapie ohne kuratives Potential handelt, und auch ein früher Therapiebeginn bei noch geringer Metastasierung nicht zu einer höheren Rate an Langzeitüberlebenden führt, sollte bei der Diagnose einer Metastasierung zunächst die Progression abgewartet werden. Im Median vergehen 3 Monate bis zur definitiven Progression von Lungen- oder Lebermetastasen. Beim Nachweis der Progression sollte die Chemotherapie beginnen. Es sollte allerdings auf keinen Fall so lange zugewartet werden, bis eine klinische Symptomatik auftritt, da hierdurch die Überlebenschance verkürzt würde. Der Beginn einer Chemotherapie ist somit indiziert, wenn
– eine tumorbedingte Symptomatik auftritt bzw. vorhanden ist oder
– bei fehlender tumorbedingter (relevanter) Symptomatik die Metastasierung innerhalb von 6 Wochen nachweisbar progrediert ist.

**Therapiedauer**

Die Dauer der Chemotherapie wird sehr unterschiedlich gehandhabt. Bei Ansprechen, d. h. keine weitere Progression, Minor remission/No change oder gar objektive Remission sollte die Therapie zumindest 6 Monate oder bis zum Erreichen der maximalen Remission weitergeführt werden. Die mediane progressionsfreie Zeit beträgt 5 Monate, bei Respondern 8–9 (–12) Monate. Durch eine Weiterführung der Therapie bis zur Progression kann der Zeitpunkt der Progression herausgezögert werden und möglicherweise auch für das Individuum die Überlebenswahrscheinlichkeit um wenige Monate verlängert werden. Auf der anderen Seite wird dieser Effekt mit einer Dauertherapie für einen Großteil der verbleibenden Überlebenszeit erreicht, was unter dem Aspekt der palliativen Therapie

**Tabelle 14.** Mögliche Einflußparameter für die Wirksamkeit von 5-Fluoruracil

---

5-Fluoruracilanabolismus
- Aktivität anaboler Enzyme
- Verfügbarkeit von (d)-Ribose-1-phosphat-Donatoren und PRPP
- Aktivität kataboler Enzyme

Thymidylatsynthase
- Zellulärer Gehalt an Thymidylatsynthase vor 5-FU-Exposition
- Affinität der Thymidylatsynthase für 5-FdUMP
- Stabilität des ternären Komplexes (Konzentration von 5, 10-Methylentetrahydrofolat-Mono-/Polyglutamaten)
- Hochregulation der Thymidylatsynthaseexpression unter 5-FU-Exposition

Ausmaß des 5-FUTP-Einbaus in die RNS

Ausmaß des 5-FdUMP- und dUTP-Einbaus in die DNS

Ausmaß der DNS-Hemmung
- Ausmaß der dUTP-Akkumulation bzw. Aktivität der dUPTase

Art der DNS-Hemmung
- Einzelstrang- +/− Doppelstrangbrüche
- Störung bei der DNS-Synthese +/− Einfluß auf gebildete DNS

Aktivität von DNS-Repairenzymen
- Uracil-DNS-Glykosylate
- Endonukleasen, Exonukleasen, DNS-Polymerase; Nucleotid-mismatch-Repair

Zelluläre Reboundmechanismen bei metabolischen oder DNS-Störungen durch 5 FU
- Störung/Hemmung des p53-abhängigen und p53-unabhängigen Apoptosemechanismus
- Störung nicht Apoptose-abhängiger Mechanismen für den (chemotherapieinduzierten) Zelltod

---

mit Erhaltung einer optimalen Lebensqualität nicht unbedingt sinnvoll erscheint. Außerhalb von Studien sollte somit über die Therapiedauer im Einzelfall entschieden werden.

**Weitere Möglichkeiten der biochemischen Modulation von 5-FU**

Die Wirksamkeit von 5-Fluoruracil ist durch eine Reihe von Faktoren limitiert oder gestört (s. Tabelle 14), die infolge der Heterogenität bei den verschiedenen Tumoren und Metastasen in unterschiedlichem Maße ausgeprägt sind. Eine Reihe dieser die Wirksamkeit von 5-FU reduzierenden oder inhibierenden Mechanismen kann durch Veränderung der Applikationsdauer von 5-FU und/oder Modulation reduziert werden. Möglichkeiten der biochemischen Modulation von 5-FU zeigt Tabelle 15.

Eine effektive Modulation mit Erhöhung der Remissionsrate und in einzelnen Studien auch der Überlebenszeit ist durch Methotrexat möglich; in einer Metaanalyse wurde kürzlich gezeigt, daß – bei Zusammenfassung aller Studien mit 5-FU plus Methotrexat im Vergleich zu 5-FU allein – eine signifikante, wenn auch nur geringe Verlängerung der Überlebenschance nachgewiesen werden kann. Unter dem Aspekt der bei Methotrexatapplikation in den erforderlichen Dosierungen möglichen verstärkten Toxizität

**Tabelle 15.** Möglichkeiten der biochemischen Modulation von 5-Fluoruracil

| Modulator | Mechanismus | Klinisches Ergebnis |
|---|---|---|
| Folinsäure | Stabilisiert ternären TS-Komplex (5-FdUMP-TS-Folate) | + |
| MTX | Anstieg der Phosphoribosylpyrophosphatase → vermehrter 5-FU-Nukleotidanabolismus | + |
| PALA | Uridintriphosphatpool reduziert → 5-Fluoruridintriphosphat vermehrt in RNS eingebaut | – |
| IFN | Vermehrte Aktivität der Thymidinphosphorylase → Anstieg von 5-FdUMP; Erhöhung der zellulären und Plasmaspiegel von 5-FU | – |
| Dipyridamol | Hemmung des Nukleosidmembrantransportes | – |
| Cisplatin | Hemmung des Methioninmetabolismus → Anstieg reduzierter Folate | – |
| Oxaliplatin | Wie Cisplatin? Synergismus mit 5-FU | +? |
| Ethinyluracil | Gesteigerte intrazelluläre 5-FU-Konzentration | ? |

auf der einen Seite und des einzuhaltenden Zcitintervalls von mindestens 12 h zwischen Methotrexat und 5-FU auf der anderen Seite (Problem bei ambulanter Therapie) erscheint es nicht sinnvoll, eine 5-FU/Methotrexat-Kombination als Standardtherapie anzugeben.

Die Modulation durch *PALA, Interferon, Cisplatin* oder *Dipyridamol* hat desgleichen keinen Vorteil gegenüber einer optimal dosierten 5-FU-Monotherapie mit oder ohne Modulation mit Folinsäure gezeigt.

Unklar ist die Rolle des Platinanalogs *Oxaliplatin*. In der Kombination von 5-FU als Dauerinfusion über 5 Tage plus Folinsäure plus Oxaliplatin wurden sowohl bei einer gleichmäßigen 5-FU-Infusion und insbesondere bei einer chronomodulierten 5-FU-Infusion exzellente Remissionsraten berichtet, insbesondere bei intensiviertem Schedule alle 14 Tage (Lévi et al. 1992; Garufi et al. 1995) von ca. 70%. Diese Daten bedürfen dringend der Bestätigung in einer randomisierten Studie. Ebenso wurde von de Gramont (1995) gezeigt, daß ein kombinierter Bolus/Dauerinfusions-Schedule von 5-FU über 48 h plus Folinsäure plus Oxaliplatin eine objektive Remissionsrate von 55% bei Patienten erreichen kann, die eine Progression unter 5-FU/Folinsäure in der gleichen Dosierung gezeigt hatten; dies Ergebnis ist ein weiterer Hinweis darauf, daß Oxaliplatin ein potenterer Modulator von 5-FU ist, zumindest bei Resistenz auf 5-FU/Folinsäure.

**Veränderung der Infusionsdauer von 5-FU**

Der Anabolismus zu wirksamen Metaboliten bzw. der Katabolismus zu toxischen Metaboliten bei 5-FU ist abhängig von der Applikationsgeschwindigkeit. Das Verhältnis von wirksamen zu toxischen Metaboliten und die Wirksamkeit an sich ist signifikant besser bei einer 5-FU-Dauerinfusion; bei diesem Vorgehen können sehr hohe Dosen von 5-FU verabreicht werden (z. B. 200–300 mg/m$^2$/Tag fortlaufend über mehrere Wochen oder 2600–3500 mg/m$^2$ 5-FU über 24–48 h, 1mal wöchentlich). Unter der prolongierten Infusion höherer Dosen von 5-FU kommt es zu einer Veränderung des Toxizitätspektrums mit nur sehr gering ausgeprägter Knochenmarktoxizität, dafür verstärkter Mukositis/Enteritis und Hauttoxizität an den Palmarseiten von Händen und z. T. auch den Füßen. Allerdings ist durch die tägliche oder wöchentliche Applikation dieser Dauerinfusionsprotokolle die Toxizität gut steuerbar. Die Remissionsrate wird durch diese Infusionsprotokolle verbessert; die Toxizität einer wöchentlichen 5-FU-24-h-Infusion ist geringer als bei 5-FU/Folinsäure.

Die Notwendigkeit einer zusätzlichen Modulation durch Folinsäure ist allerdings noch nicht eindeutig geklärt. In einer vergleichenden Studie eines kombinierten 5-FU-Bolus-/kontinuierlichen Infusionsregimes über

48 h plus Folinsäure wurde kürzlich eine Verdoppelung der objektiven Remissionsrate nachgewiesen (34% CR/PR im Vergleich zu 17% bei dem Mayo-Klinik-Protokoll, p = 0,002) sowie ein signifikant längeres progressionsfreies Intervall; allerdings war die Überlebenszeit nur grenzwertig verlängert (62 Wochen vs. 57 Wochen; De Gramont et al. 1995). Auch in einer Studie der AIO wurde mit einem wöchentlichen Hochdosisinfusionsschedule von 5-FU über 24 h plus Folinsäure eine höhere Remissionsrate (46%) erreicht mit 19 Monaten Überlebensdauer im Vergleich zu Standardprotokollen mit 5-FU-Bolusinjektion. Die laufende randomisierte Studie der EORTC/AIO untersucht derzeit, ob dieses Infusionsregime überlegen ist.

## Weitere Pyrimidinanaloge

Im Gegensatz zu 5-FU ist die orale Resorption der Pyrimidinanaloge Tegafur(1-(2-Tetrahydrofuranyl-5-fluoruracil) und – noch mehr – 5′-Deoxy-5′-fluorpyrimidin (5-dFUR; Doxifluridin) sehr hoch bei zugleich guter Verträglichkeit. 5-dFUR und Tegafur können mit Folinsäure oral kombiniert werden; die bisher in Phase-II-publizierten Kombinationsprotokolle von Doxyfluoridin oder auch Tegafur plus Folinsäure zeigten bei sehr guter Verträglichkeit mit nur einer geringen Rate an Mukositis und Diarrhö sowie einer minimalen Knochenmarktoxizitätsrate eine objektive Remissionsrate von ca. 30% inklusive 5% kompletter Remissionen. Sollten sich die Ergebnisse in randomisierten Studie bestätigen lassen, wäre mit diesen Regimen eine sehr gut verträgliche orale palliative Therapiemöglichkeit geschaffen. Eine weitere interessante Substanz aus dieser Gruppe ist Capecitabin.

5-Fluordeoxyuridin (5-FdURD; 5-FUDR) ist nur bei Benutzung von Dauerinfusionspumpen gegenüber 5-FU von Vorteil, da eine hohe Konzentration in einem kleinen Volumen gelöst werden kann; ansonsten besteht vermutlich kein Unterschied zu 5-FU in der Wirksamkeit und Toxizität.

## Neue Substanzen

Die neuen Nukleosidanaloge Gemcitabin und Fludarabin sind beim Kolon-/Rektumkarzinom unwirksam, ebenso die Taxane (Taxol, Taxotere). Eine eindeutige Wirksamkeit bei unvorbehandelten (CR/PR 21%) sowie bei Patienten mit Progression unter 5-FU +/− Folinsäure (18%) wurde für Irinotecan (CPT 11) nachgewiesen. Das Camphotecinanalogon Topothecan ist weniger wirksam und 9-Aminocamphotecin unwirksam. Allerdings ist die Toxizität dieser Camphotecinderivate hoch; insbesondere ist mit einer hohen Rate an schnell auftretenden profusen Diarrhoen zu rechnen, die eine besondere Begleittherapie erfordern. Diese Substanzen werden daher derzeit nicht in der Primärtherapie des kolorektalen Karzinoms eingesetzt. Weiter untersucht werden die orale Form von Irinothecan sowie Kombinationen von Irinothecan mit 5-FU. Oxaliplatin führt zu einer Remissionsrate von 10%.

**Therapie bei Versagen der primären 5-FU-haltigen Chemotherapie**
Bei Patienten, die unter oder nach einer 5-FU/Folinsäure-Standardtherapie (z. B. Mayo-Klinik-Protokoll) eine Progression erleiden, ist der Versuch mit einem hochdosierten Infusionsprotokoll sinnvoll (Weh et al. 1994). Mit einem erneuten „Ansprechen" kann bei ca. 50–70% der Patienten gerechnet werden, allerdings ist die Rate an objektiven Remissionen relativ gering. Als Alternative steht Irinotecan (CPT 11) zur Verfügung, wenn es zugelassen sein sollte, mit einer Remissionsrate von ca. 20% bei Versagen von 5-FU +/– Folinsäure.

Eine mögliche Alternative ist auch Hochdosis-5-FU/Folinsäure plus Oxaliplatin (De Gramont 1995); nach vorläufigen Daten ist mit 35–50% objektiven Remissionen zu rechnen (Oxaliplatin ist bisher nur in Frankreich zugelassen). Oxaliplatin erreicht bei unvorbehandelten Patienten nur 10% Remissionen, ist aber mit 5-FU synergistisch, wodurch sich die erstaunliche Remissionsraten erklären lassen.

**Vorhersage der Response**
Es gibt Hinweise darauf, daß das Ansprechen auf eine Therapie mit 5-FU durch das Ausmaß der Expression des Thymidylatsynthasegens und der TS-Proteinexpression (Johnston et al. 1995) vorhergesagt werden kann. Im Rahmen einer laufenden AIO-Studie werden diese vorläufigen Daten überprüft.

**Regionale Chemotherapie bei Lebermetastasen**
Die Applikation von Zytostatika über die A. hepatica ist insbesondere beim kolorektalen Karzinom eine sinnvolle Therapiemodalität, da die Fluorpyrimidine bei arterieller Infusion in hohem Maße hepatisch extrahiert werden. Hieraus resultiert eine hohe Zytostatikakonzentration im Bereich der Lebermetastasen und eine sehr geringe extrahepatische, systemische Konzentration von toxischen Metaboliten mit entsprechend geringer systemischer Toxizität. Da die Antitumorwirksamkeit auch bei den fluorierten Pyrimidinanaloga abhängig ist von der Konzentration, ist die lokale Antitumoraktivität bei regionaler Chemotherapie deutlich höher mit Remissionsraten von 40–80%, je nach der gewählten Zytostatikakombination und Infusionsdauer. Die intraarte-

rielle Applikation von 5-FUDR (Dauerinfusion über 14 Tage) oder 5-FU (Infusion über 2 h oder 5 Tage) in Kombination mit Folinsäure ist eine hocheffektive regionale Therapiemodalität, die sehr schnell zu klinisch relevanten Remissionen mit Symptomverbesserung führt. Da der systemische Effekt erwartungsgemäß nicht besser ist als bei systemischer Applikation von 5-FU, wird die Entwicklung von extrahepatischen Metastasen nicht verhindert, die letztendlich die Überlebenszeit determinieren. Wenngleich die Überlebenszeiten bei Applikation der Zytostatika über die A. hepatica im Vergleich zur systemischen Chemotherapie mit 5-FU nur in der Minderzahl der Studien signifikant länger waren, so ist zumindest die hohe remissionsinduzierende Potenz dieser Therapiemodalität gesichert.

Neuere Entwicklungen, z. B. die Kombination von 5-FU, Interferon und Folinsäure plus Mikrosphären, mit einer Remissionsrate von 60–70% und einer medianen Überlebenszeit von über 2 Jahren in Phase-II-Studien, lassen eine Verbesserung der regionalen Therapie bei Lebermetastasen des kolorektalen Karzinoms erwarten. Als Standardtherapie kann diese Therapiemodalität bisher aber noch nicht gelten. Allerdings kann in Einzelfällen, d. h. z. B. bei jungen Patienten mit erheblich ausgedehnter Lebermetastasierung und fehlender oder nur gering ausgeprägter extrahepatischer Metastasierung, aus dem Anlaß einer Resektion des Primärtumors oder bei Progression unter systemischer Chemotherapie ein Therapieversuch mit einer regionalen Therapie gemacht werden. Sollte keine Operation durchgeführt werden, um einen arteriellen Port zu implantieren, kann die regionale Therapie zunächst über 2–3 Zyklen über einen transfemoralen Zugang gegeben werden. Bei exzellentem Ansprechen auf die Therapiemodalität und nur geringer Progression evtl. vorhandener extrahepatischer Metastasen könnte die Indikation zu einer operativen Portimplantation in die A. hepatica indiziert sein.

Die regionale Chemotherapie über die A. hepatica sollte somit in Einzelfälen erwogen werden, insbesondere beim Versagen einer systemischen Chemotherapie. Dies gilt insbesondere auch für inoperable und unter einer systemischen Chemotherapie +/− Bestrahlung progrediente Metastasierung im Becken mit Infiltration des OS sacrum oder anderer Organstrukturen.

# 8 Indikation zur Chemotherapie

## 8.1 Auswahl der Patienten

### 8.1.1 Adjuvante Chemotherapie – Kolonkarzinom

*Stadium II:* Patienten mit Kolonkarzinom im Stadium II sollten unbedingt innerhalb von Studien mit einer adjuvanten Therapie behandelt werden, nicht aber außerhalb von Studien.

*Stadium III:* Patienten im Stadium III und R0-Resektion des Primärtumors und der Lymphknotenmetastasen, ohne Nachweis von Fernmetastasen, sind grundsätzlich geeignet für eine adjuvante Chemotherapie (oder 17-1A-Antikörpertherapie). Ausnahmen für 5-FU/Levamisol- oder 5-FU/Folinsäure sind kardiale Risiken mit einer Anamnese mit deutlicher Angina pectoris oder Patienten mit einer geringeren Lebenserwartung durch Alter oder Begleiterkrankungen, die den Wert eines 15%igen Überlebensgewinn durch eine adjuvante Chemotherapie relativieren.

### 8.1.2 Adjuvante Chemotherapie – Rektumkarzinom

- Alle Patienten mit Rektumkarzinom im Stadium II und III und R0-Resektion sollten mit einer adjuvanten Radio-/Chemotherapie analog der Konsensuskonferenz behandelt werden.
- Ausnahmen sind Patienten mit Begleiterkrankungen oder postoperativen lokoregionären Problemen, die eine Strahlentherapie problematisch machen; in diesen Fällen sollte nach Möglichkeit mindestens die Chemotherapie gegeben werden.
- Auszuschließen sind Patienten, bei denen aufgrund ihres Alters oder erheblicher Begleiterkrankungen der Vorteil einer um 10- bis 15% höheren Heilungsrate relativiert wird. Bei diesen Patienten ist die Indikation im Einzelfall individuell zu entscheiden.

### 8.1.3 Präoperative Strahlen-/Chemotherapie – Rektumkarzinom

Patienten mit lokal fortgeschrittenem, tief sitzendem Tumor (T3, N+ oder T4), bei denen das Risiko besteht, daß eine kontinenzerhaltende Operation nicht möglich ist, sollten außerhalb von Studien einer präoperativen Strahlen-/Chemotherapie zugeführt werden. Im Anschluß an die Strahlen-/Chemotherapie ist die kontinenzerhaltende Resektion anzustreben.

**8.1.4 Palliative Chemotherapie**

- Grundsätzlich kommen alle Patienten mit metastasiertem Kolon-Rektum-Karzinom für eine palliative Chemotherapie in Betracht. Wegen der geringen Toxizität der in Frage kommenden Chemotherapien ist ein Therapieversuch über 4–6 Wochen nahezu immer gerechtfertigt.
- Wenn die Thymidylatsynthaseenzym- bzw. -genexpression im Tumorgewebe bestimmt werden kann, sollte dies vor Einleitung einer Chemotherapie geschehen, da die Wahrscheinlichkeit für ein Ansprechen auf die Chemotherapie bei hoher Enzymexpression gering ist; in diesen Fällen ist ein Therapieversuch mit einer auf 5-FU basierenden Therapie nicht sinnvoll.
- Bei Patienten mit dominanter Lebermetastasierung und liegendem arteriellem Port (A. hepatica) sollte die Möglichkeit einer regionalen Chemotherapie auch primär erwogen werden. In Einzelfällen mit besonders foudroyanter und massiv ausgeprägter Lebermetastasierung kann eine regionale Therapie über einen passageren A.-femoralis-Katheter in die A. hepatica appliziert werden, auch wiederholt; nach einleitender arterieller Therapie sollte die Therapie inravenös weitergeführt werden und erst bei erneuter Progression an eine Implantation eines arteriellen Portsystms gedacht werden (in Einzelfällen).
- Bei Patienten mit ausgeprägten schmerzhaften infiltrativen Beckentumoren (lokoregionäre Rezidive beim Rektumkarzinom) ist eine regionale Chemotherapie (5-FU, Mitomycin +/− Cisplatin) möglich und in Einzelfällen sinnvoll, als Ultima ratio, auch in Kombination mit einr Strahlentherapie.

**8.3 Wahl der Therapie**

**8.3.1 Adjuvante Chemotherapie – Kolonkarzinom Stadium II**

Beim Stadium II des Kolonkarzinoms kann eine adjuvante Therapie nur innerhalb von Studien (Kontrollarm: keine adjuvante Therapie) durchgeführt werden. Außerhalb von Studien besteht keine Indikation zur adjuvanten Chemotherapie.

**8.3.2 Adjuvante Chemotherapie – Kolonkarzinom Stadium III**

- 5-FU/Levamisol für 1 Jahr.
- 5-FU/Folinsäure „low dose", monatlich; „high dose", wöchentlich; 6 Monate.
- 17-1A-Antikörper (Panorex), 5 Zyklen.

**8.3.3 Adjuvante Chemotherapie – Rektumkarzinom Stadium II und III**

- Die Standardtherapie zur adjuvanten Therapie des Rektumkarzinoms
  im Stadium II und III ist die Kombination von Radiotherapie und 5-
  FU-Monotherapie (Bolus) für insgesamt 5 Monate.
- Der 17-1A-Antikörper ist auch für die adjuvante Therapie des
  Rektumkarzinoms im Stadium III zugelassen; es bestehen allerdings
  wenig Erfahrungen in bezug auf die Kombination des Antikörpers mit
  Strahlentherapie, wenngleich nicht mit wesentlichen überlappenden
  Toxizitäten zu rechnen ist, abgesehen von der Möglichkeit einer
  antikörperinduzierten, limitierten Diarrhö.
- Sollte eine Radiotherapie aufgrund lokaler Gegebenheiten (postoperative Infektionen, offene Sakralhöhle etc.) nicht applizierbar sein, sollte
  wenigstens die Chemotherapie durchgeführt werden (für die Verbesserung der Überlebenschance relevant); in diesen Fällen kann die
  Strahlentherapie für das eventuelle lokoregionäre Rezidiv zurückgestellt werden.

**8.3.4 Palliative Chemotherapie**

Für alle Patienten ist die primäre Therapie der Wahl:
- 5-FU/Folinsäure („Low-dose-Folinsäure", Tag 1–5, alle 4–5 Wochen;
  Mayo-Klinik-Protokoll); sollte ein monatliches Protokoll aus logisti-
  schen Gründen nicht adäquat sein, kann alternativ.
- 5-FU/Folinsäure wöchentlich (Roswell-Park-Protokoll) gewählt werden.
- Tomudex kann (nach Zulassung in der BRD) als gleichwertige
  Alternative zu einer der beiden 5-FU-/Folinsäure-haltigen Protokolle
  gewählt werden, bei einfacherer Applikation (1 Bolusgabe alle 3 Wochen).

**8.3.5 Lebermetastasen**

Bei Patienten mit dominanter Lebermetastasierung kann eine regionale
Chemotherapie durchgeführt werden, wenn ein arterielles Port-/Pumpen-
system implantiert worden ist; wenn dies nicht der Fall ist, sollte primär
eine systemische Chemotherapie begonnen werden und erst bei Versagen
der systemischen Therapie auf die regionale Therapie übergegangen
werden.

## 8.4 Therapiedauer

### 8.4.1 Adjuvante Therapie beim Kolonkarzinom

- 5-FU/Levamisol: 12 Monate; nur in Einzelfällen darf die Dauer reduziert werden, z. B. bei Unverträglichkeit der Chemotherapie, da der zu erwartende Effekt geringer sein wird.
- 5-FU/Folinsäure: 6 Monate.
- 17-1 A-Antikörper: Insgesamt 5 Applikationen sind alle 4 Wochen erforderlich. Eine Abkürzung dieser Therapie ist nicht sinnvoll, in der Regel auch nicht notwendig.

### 8.4.2 Adjuvante Strahlen-/Chemotherapie beim Rektumkarzinom

Die Therapie dauert 5 Monate und sollte nach Möglichkeit nicht abgekürzt werden.

### 8.4.3 Palliative Chemotherapie

Die Therapie wird fortgeführt bis zum maximalen Tumoransprechen; die Weiterführung über diesen Zeitpunkt hinaus muß von individuellen Faktoren abhängig gemacht werden. Grundsätzlich kann die Therapie bis zur Progression weitergeführt werden; die Alternative ist die Weiterführung der Therapie für 6 Monate, gefolgt von einer Therapiepause und Wiedereinsetzen der gleichen Therapie bei erneuter Progression.

### 8.4.4 Regionale Chemotherapie

Die regionale Therapie sollte bis zum Erreichen der maximalen Remission (ca. 4–6 Monate) fortgeführt werden, gefolgt von einer Erhaltungstherapie.

## 8.5 Modifikation der Standarddosis

- Mit vermehrter Toxizität ist bei hoher alkalischer Phosphatase zu rechnen (über das 2- bis 3fache des oberen Normwertes) sowie bei intra- oder posthepatischer Cholestase mit Bilirubinerhöhung (über das 5fache des Normwertes). In diesen Fällen sollte mit 50% der Solldosis begonnen werden mit Dosiseskalation in den weiteren Zyklen, entsprechend der Toxizität.

## 8.6 Besonderheiten zur Begleittherapie

- Zur Vermeidung der Stomatitis kann der Patient für 30 min während und nach der 5-FU-Injektion Eis lutschen (Wirksamkeit nachgewiesen)
- Bei 1% der Patienten liegt ein Dihydropyrimidindehydrogenasemangel vor, wodurch es zu einer massiven 5-FU-bedingten Toxizität kommt mit profuser Diarrhö, Knochenmarktoxizität und möglicher Komplikation einer letalen Sepsis. Obwohl Testkits zur Verfügung stehen, ist wegen der Seltenheit dieses angeborenen Enzymmangels eine routinemäßige Untersuchung des Patienten vor Beginn der 5-FU-Chemotherapie nicht vorgesehen; bei Auftreten dieser Symptomatik muß aber sofort eine stationäre Therapie mit Rehydratation, antidiarrhöischen Maßnahmen und prophylaktischer enteraler Dekontamination und systemischer Antibiotikagabe begonnen werden.
- Beim Auftreten von Diarrhöen: zunächst Versuch mit Loperamid, wenn keine Besserung eintritt oder bei massiven Diarrhöen: Octreotid (Sandostatin) 2mal 100 µg/Tag s.c. bis zu Normalisierung.
- Beim Auftreten von „Hand-Fuß-Syndrom" kortikosteroidhaltige Fettsalben, evtl. zusätzlich Vitamin-B-Komplex-haltige Salben; Panthenol lokal etc.
- Bei Konjunktivitis Kortikosteroidaugentropfen; Dosisreduktion beim nächsten Zyklus.
- Bei Knochenmarktoxizität ist keine Dosisreduktion erforderlich, da septische Komplikationen extrem selten sind, solange keine massive Enteritis auftritt.

## 8.7 Erhaltungstherapie

### 8.7.1 Adjuvante Chemotherapie beim Kolon- bzw. Chemo-/Radiotherapie beim Rektumkarzinom

Nach Abschluß der Standardtherapie ist keine Fortführung einer Chemotherapie im Sinne einer Erhaltungstherapie indiziert.

### 8.7.2 Palliative Chemotherapie

- Wie unter 8.4 ausgeführt, sollte eine Erhaltungstherapie nur dann durchgeführt werden, wenn die Induktionstherapie bis zur Progression weitergegeben werden soll (im Sinne einer Erhaltungstherapie); die Alternative ist die Beendigung der Therapie nach Erreichen der maximalen Remission und Therapiepause bis zur Progression.

- Bei anhaltender Remission über mehr als 1 Jahr sollte die Fortführung der Therapie nach 12 Monaten beendet werden; nur in Einzelfällen kann die Therapie über 1 Jahr hinaus weitergeführt werden (besonderer Wunsch des Patienten, anhaltende Remission über 1 Jahr bei schnell auftretender Progression im Falle der Therapieuntersuchung).

## 9  Rezidiv-/Salvagetherapie

Bei Induktionstherapie mit 5-FU/Folinsäure Bolus monatlich oder wöchentlich:
- Hochdosis 5-FU-24-h-Infusion/Folinsäure wöchentlich oder
- Tegafur oral/Folinsäure oral, wenn eine intravenöse Dauerinfusionstherapie nicht praktikabel ist (z. B. Fehlen eines venösen Portsystems);
- Irinothecan (CPT 11).

Bei Vorbehandlung mit Hochdosis 5-FU/Folinsäure:
- Hochdosis-5-FU-Infusion/Folinsäure/Oxaliplatin.

Über diese Möglichkeiten hinaus besteht derzeit keine weitere Therapiemöglichkeit; die Patienten sollten daher im Rahmen von Phase-I und Phase-II-Studien mit neuen Substanzen behandelt werden.

## 10  Maßnahmen zur Therapiekontrolle

### 10.1  Nach R 0-Resektion

Bei Patienten mit kurativer Operation sollte eine regelmäßige Nachsorge durchgeführt werden. Das Ziel ist die frühzeitige Entdeckung von lokoregionären Rezidiven oder Lebermetastasen, die einer kurativen chirurgischen Therapie nicht zugeführt werden können. Wenngleich nur für einen Bruchteil der Patienten eine Kuration durch eine operative Maßnahme, z. T. in Kombination mit Chemotherapie und Strahlentherapie, möglich ist, sollte zumindest die Möglichkeit offen gehalten werden. Die optimalen Nachsorgeintervalle werden unterschiedlich definiert; es sollte nach den in den einzelnen Tumorzentren definierten Nachsorgepässen vorgegangen werden. Allerdings ist zu bedenken, daß die unkritische Kontrolle mit einer Reihe von Tumormarkern einer sorgfältigen Überprüfung bedarf. Die zukünftige Nachsorgestrategie wird sich mehr auf Risikogruppen konzentriert werden müssen, insbesondere auch aus ökonomischen Gründen.

## 10.2 Nach palliativ orientierter Chemotherapie

Während einer palliative Chemotherapie sollten nur wenig aufwendige Maßnahmen zur Kontrolle des Tumoransprechens gewählt werden, wie Laborparameter (LDH, Transaminasen; keine Marker!) und eine Sonographie des Abdomens oder ggf. Röntgenuntersuchung des Thorax. Computertomographische Untersuchungen sind nur innerhalb von Studien sinnvoll. Ziel dieser Diagnostik ist nicht das Feststellen einer partiellen Remission, sondern das Erkennen eins „Tumoransprechens" als Grundlage für die Weiterführung der Therapie!

## 11 Besondere Hinweise

*Studie:* Protokoll der AIO-EORTC „Randomized phase III study of weekly 24-h-infusion of high-dose 5-FU with or without folinic acid versus bolus 5-FU plus folinic acid in advanced colorectal cancer".

*Studienleitung:* Prof. Dr. H.-J. Schmoll, Universitätskliniken Halle/Wittenberg, Ernst-Grube-Str. 40, 06120 Halle/Saale; Tel.: 0345/557-2606 oder -2617; Fax: 0345/557-2950.

*Studie:* Intergroupstudie zur adjuvanten Chemotherapie im Stadium III des Kolonkarzinoms „5-Fluorouracil/Folinsäure monatlich (6 Monate) vs. Tomudex (6 Monate) oder Hochdosis-5-FU-Infusion +/− Folinsäure".

Eine Studie der EORTC/MRC/AIO/Italian Intergroup/French Intergroup.

*Studienleitung für Deutschland:* Dr. H. Köhne, Prof. Dr. H.- J. Schmoll; Abt. Hämatologie; Onkologie, Immunologie, Klinikum Rudolf-Virchow der Humboldt-Universität Berlin; Tel.: 030/9417-1205.

*Studiensekretariat:* Frau Einfalt; Tel.: 030/9417-1205.

## 12 Zukünftige Entwicklungen

Mit den meisten Fortschritten ist im Bereich der adjuvanten Chemo- oder Chemo-/Immuntherapie zu rechnen; trotz der derzeitig gültigen „Konsensusrichtlinien" sollten Patienten innerhalb laufender Protokolle behandelt werden, da die Entwicklungen im Bereich der palliativen Therapie des kolorektalen Karzinoms auch hochrelevante Verbesserungen im Bereich der adjuvanten Chemotherapie des Kolon-Rektum-Karzinoms versprechen. Ein wichtiger Teil dieser Studien ist die molekulargenetische Analyse des Primärtumors zur Diskriminierung eines besonders hohen Risikos (p53-Überexpression, Ki-ras-Mutation etc.).

Eine Gentherapie ist nur bei lokalisierten Metastasen z. B. in der Leber im Rahmen von Phase-I-II-Studien von potentieller Bedeutung, z. B. p53-Wildtyp-Protein-Injektion, Downregulation der Thymidylatsynthase etc. Wegen der Heterogenität der kolorektalen Tumoren/Metastasen ist aber nicht sehr bald mit einer wirksamen allgemeinen Gentherapie zu rechnen.

## 13 Therapieschemata

### 13.1 Therapieschemata – adjuvante Chemotherapie beim Kolonkarzinom Stadium III

| 5-Fluoruracil/Levamisol | | | | (Moertel 1990) |
|---|---|---|---|---|
| Levamisol | 3mal 50 mg | p.o. | | Tag 1, 2, 3 jede 2. Woche |
| 5-FU | 450 mg/m² | i.v. | Bolus | Tag 1–5, danach 1mal wöchentlich |
| fortlaufend für 1 Jahr | | | | |

| 17-1A-monoklonaler Antikörper | | | | (Riethmüller 1994) |
|---|---|---|---|---|
| 17-1A | 1. Dosis 500 mg | i.v. | 2-h-Infusion | Tag 1, Woche 3 postoperativ, |
| danach | 2.–5. Dosis 100 mg | i.v. | 2-h-Infusion | Tag 29, 57, 85, 113 |

| 5-FU/Folinsäure | | | | ("Mayo-Clinic") |
|---|---|---|---|---|
| Folinsäure | 20 mg/m² | i.v. | Bolus | Tag 1, 2, 3, 4, 5 |
| 5-Fluoruracil | 425 mg/m² | i.v. | Bolus | Tag 1, 2, 3, 4, 5 |

Wiederholung Tag 29, 6 Zyklen

## 13.2 Therapieschema – Adjuvante Strahlen-/Chemotherapie des Rektumkarzinoms Stadium II/III

*Vor der Bestrahlung:*

| Woche 1 und 5 | Chemo-therapie | 5-FU 500 mg/m² i.v. Bolus Tag 1, 2, 3, 4, 5 |
|---|---|---|

*Während der Bestrahlung:*

| ab Woche 9 | Strahlen-therapie | Strahlentherapie (Tumor und regionale Lymph-knoten) <br> – Linearbeschleuniger <br> – Mehrfeldertechnik <br> Dosis: 45 Gy über 4–5 Wo-chen, gefolgt von 5,4-Gy-Boost in 3 Fraktionen auf das Tumorbett | |
|---|---|---|---|
| Woche 9 und 13 | Chemo-therapie | 5-FU 500 mg/m² i.v. Bolus | Tag 1, 2, 3 <br> Während der ersten und letz-ten Woche der Bestrahlung parallel zur Bestrahlung |

*Nach Ende der Bestrahlung:*

| Woche 4 und 6 | Chemo-therapie | 5-FU 450 mg/m² i.v. Bolus Tag 1, 2, 3, 4, 5 |
|---|---|---|

## 13.3 Präoperative Radio-/Chemotherapie beim Rektumkarzinom

| | |
|---|---|
| – Bestrahlungsvolumen: | hintere Beckenhälfte von Deckplatte LWK 5 bis Beckenboden, 1 cm lateral der Linea terminalis |
| – Bestrahlungstechnik: | 4-Felder-Box, individuell kollimierte Felder, Bestrahlung aller Felder täglich |
| – Bestrahlungsdosis: | Einzeldosis 1,8 Gy/Referenzpunkt, 5mal wöchentlich, bis 50 Gy/Referenzpunkt (Dosismaximum <55 Gy). Die 90%-Isodose umschließt das Zielvolumen. Bei Radio-(Chemo-)Therapie vor abdominoperinealer Rektumexstirpation können 56 Gy, appliziert werden, sofern das Dosismaximum <5% höher liegt |
| – Chemotherapie | 1000 mg 5-FU/m$^2$ i.v. kontinuierliche 24-h-Infusion Tag 1, 2, 3, 4, 5 in der 1. und 5. Bestrahlungswoche |
| – Operationszeitpunkt nach Vorbestrahlung: | 4–6 Wochen nach Abschluß der Radiotherapie |

## 13.4 Therapieschemata – Induktionstherapie systemisch

| 5-Fluoruracil/Folinsäure („Mayo-Clinic") | | | FU/FA – monatlich (Poon 1991) |
|---|---|---|---|
| 5-Fluoruracil | 425 mg/m$^2$ | i.v. Bolus | Tag 1, 2, 3, 4, 5 |
| Folinsäure | 20 mg/m$^2$ | i.v. Bolus | Tag 1, 2, 3, 4, 5 |

Wiederholung Tag 29–36, bei Ansprechen mindestens 6 Zyklen, maximal 1 Jahr

Bei Stomatitis → Prävention durch Eislutschen 30 min bei Beginn der 5-FU-Injektion;
bei Diarrhö sofortige Therapie mit Standardmedikamenten;
bei massiver Diarrhö oder Unwirksamkeit von Standardmedikamenten: Octreotid (Sandostatin) 2mal 100 µg/Tag.
*Cave:* Dosisreduktion bei deutlicher Bilirubin- oder alkalische Phosphastaseerhöhung, da sonst schwere Toxizität möglich

| 5-Fluoruracil/Folinsäure (GITSG/Roswell Park) | FU/FA wöchentlich<br>(Petrelli et al. 1989) |
|---|---|

| Folinsäure | 500 mg/m² | i.v. | 2-h-Infusion | Tag 1, 7, 15 usw. |
|---|---|---|---|---|
| 5-Fluoruracil | 375 mg/m² | i.v. | Bolus[a] | Tag 1, 7, 15 usw. |

[a] 1 h nach Beginn der Folinsäureinfusion.

Wiederholung wöchentlich; mindestens 6 Wochen; bei Ansprechen bis Progression, maximal 1 Jahr;
Bemerkungen wie bei Mayo-Clinic-Protokoll (FU/FA monatlich)

| Tomudex | (Zalcberg 1995) |
|---|---|

| Tomudex | 3 mg/m² | i.v. | 15-min-Infusion | Tag 1 |
|---|---|---|---|---|

Wiederholung Tag 22; bei Ansprechen Weiterführung bis Progression

## 13.5 Induktionstherapie regional /A. hepatica

| 5-Fluoruracil/Folinsäure | ART-Protokoll<br>(Schmoll 1994a) |
|---|---|

| Folinsäure | 170 mg/m² | i.a., A. hepatica | 15-min-Infusion | Tag 1, 2, 3, 4, 5 |
|---|---|---|---|---|
| 5-Fluoruracil | 600 mg/m² | i.a., A. hepatica | 2-h-Infusion | Tag 1, 2, 3, 4, 5 |

Wiederholung Tag 22–29, bei Ansprechen 6 Zyklen

## 13.6 Salvagetherapie regional /A. hepatica

| 5-Fluoruracil/Folinsäure/Interferon-α/Mikrosphären | (Schmoll 1994a) |
|---|---|

| Mikrosphären | 450 mg | i.a., A. hepatica | Bolus | Tag 1, 2, 3, 4 |
|---|---|---|---|---|
| Interferon-α | 5 Mill. E | i.a., A. hepatica | Bolus | Tag 1, 2, 3, 4 |
| Folinsäure | 500 mg/m² | i.a., A. hepatica | 15-min-Infusion | Tag 1, 2, 3, 4 |
| 5-Fluoruracil | 600 mg/m² | i.a., A. hepatica | 2-h-Infusion | Tag 1, 2, 3, 4 |

Wiederholung Tag 22 (–29), bei Ansprechen für 6 Zyklen, gefolgt von Erhaltungstherapie

---

**Erhaltungstherapie i. a., A. hepatica**

| | | | | |
|---|---|---|---|---|
| Folinsäure | 500 mg/m² | i.a., A. hepatica | 2-min-Infusion | Tag 1, 8, 15, 22, 29, 36 |
| 5-Fluorouracil | 1600 mg/m² | i.a., A. hepatica | 24-h-Infusion | Tag 1, 8, 15, 22, 29, 36 |
| zusammen mit | | | | |
| Dexamethason | 4 mg | i.a., A. hepatica | | |
| Heparin | 1500 IE | i.a., A. hepatica | | |

Therapie Woche 1–6, gefolgt von 2 Wochen Pause; Wiederholung Tag 50 usw.; maximal 1 Jahr

---

## 13.7 Therapieschemata – Salvagechemotherapie systemisch

---

**5-Fluoruracil/Folinsäure, wöchentliche Hochdosisinfusion**  Hochdosis FU/FA
(Weh 1994)

| | | | |
|---|---|---|---|
| Folinsäure | 500 mg/m² | i.v. | 2-h-Infusion | Tag 1, 8, 15, 22, 29, 36 |
| gefolgt von | | | | |
| 5-Fluorouracil | 2600 mg/m² | i.v. | 24-h-Infusion | Tag 1, 8, 15, 22, 29, 36 |

gefolgt von 2 Wochen Pause; bei Ansprechen Wiederholung dieses Blockes Tag 56, bis Progression

---

**Tegafur/Folinsäure p.o.**                                    (Nogué 1996)

| | | | | |
|---|---|---|---|---|
| Tegafur | 750 mg/m² | p.o. | fortlaufend | Tag 1–21 |
| Folinsäure | 3mal 15 mg | p.o. | fortlaufend | Tag 1–21 |

Wiederholung Tag 29

| 5-Fluoruracil/Folinsäure/Oxaliplatin | | | | Fol/Fox 2 (De Gramont et al. 1995) |
|---|---|---|---|---|
| Oxaliplatin | 100 mg/m² | i.v. | 2-h-Infusion | Tag 1 |
| Folinsäure | 500 mg/m² | i.v. | 2-h-Infusion | Tag 1, 2 |
| 5-Fluoruracil | 1500 mg/m² | i.v. | 24-h-Infusion | Tag 1, 2 |

Wiederholung Tag 15

Bei guter Toleranz (Haut, Diarrhö) → 5-FU-Dosissteigerung auf 2000 mg/m²

| 5-FU/Folinsäure Bolus + Infusion | | | | FUFOL |
|---|---|---|---|---|
| Folinsäure | 200 mg/m² | i.v. | 2-h-Infusion | Tag 1, 2 |
| 5-Fluoruracil | 400 mg/m² | i.v. | Bolus | Tag 1, 2 |
| 5-Fluoruracil | 600 mg/m² | i.v. | 22-h-Infusion | Tag 1, 2 |

Wiederholung Tag 15

| Irinotecan | | | | CPT 11 (Rougier 1995) |
|---|---|---|---|---|
| Irinotecan | 350 mg/m² | i.v. | 30-min-Infusion | Tag 1 |

Wiederholung Tag 22 (–29) bis Progression

*Cave:* Bei Diarrhö aggressive Interaktion mit Loperamid o.p., bei Persistenz der Diarrhö → Ciprobay p.o., evtl. Vancomycin p.o., Gy-CSF etc.

## Literatur

Buroker TR, O'Connell MJ, Wieand HS, Krook JE, Gerstner JB, Mailliard JA (1994) Randomized comparison of two schedules of fluorouracil and leucovorin in the treatment of advanced colorectal cancer. J Clin Oncol 12:14–20

Bugat R, Riugier P, Douillard JY et al. (1995) Efficacy of irinothecan HCI (CPT 11) in patients with metastatic colorectal cancer after progression while receiving a 5-FU-based chemotherapie. Proc Am Soc Clin Oncol 14 (abstract 567)

De Gramont J, Vignoud AJ, Tournigand T, Louvet C, Varette C, Raymond E, Krulik M (1995) Oxaliplatin with high-dose folinic acid in 5-fluorouracil 48-hour infusion in pretreated metastatic colorectal cancer. Eur J Cancer 31 A [Suppl 5]: 149–150

Doci R, Gennari L, Bignami P et al. (1991) One hundred patients with hepatic metastases from colorectal cancer treated by resection: analysis of prognostic determinants. Br J Surg 78: 797–801

Drummond JT, Li GM, Longley MJ, Modrich P (1995) Isolation of an hMSH2-p160 heterodimer that restores DNA mismatch repair to tumor cells. Science 268: 1909–1912

Elias D, Lasser P, Rougier P et al. (1992) Nouvel echec dans la tentative de definition des indications d'exerese des metastases hepatiques d'origine colorectales. J Chir (Paris) 4: 1–25

European Cancer News (1994) 7, 9/10: 15–20

Font A, Abad A, Moreno I et al. (1994) Prognostic impact of K-ras mutations in resected colorectal cancer. Proc Eur Soc Med Oncol (Lissabon)

Garufi C, Brienza S, Bensmaine MA et al. (1995) Addition of oxaliplatin (L-OHP) to chronomodulated (CM) 5-fluorouracil (5-FU) and folinic acid (FA) for reversal of acquired chemoresistance in patients with advanced colorectal cancer (ACC). Proc Am Soc Clin Oncol 14 (abstract 446)

Gastrointestinal Tumor Study Group (1956) Survival after postoperative combination treatment of rectal cancer. N Engl J Med 315: 1294

Gastrointestinal Tumor Study Group (1992) Radiation therapy and fluorouracil with or without semustine for the treatment of patients with surgical adjuvant adenocarcinoma of the rectum. J Clin Oncol 10: 549

Haller DG, Catalano PJ, Macdonald JS, Mayer RJ (1996) Fluorouracil (FU), leucovorin (LV) and levamisole (LEV) adjuvant therapy for colon cancer: preliminary results. Proc Am Soc Clin Oncol 15: 486

Hamilton SR, Liu B, Parsons RE et al. (1995) The molecular basis of Turcot's syndrome. N Engl J Med 332: 839–847

Howe GR, Benito E, Castelleto R et al. (1992) Dietary intake of fiber and decreased risk of cancers of the colon and rectum: Evidence from the combined analysis of 13 case control studies. J Natl Cancer Inst 84: 1887–1896

Hughes K, Simon R, Songhorabodi S et al. (1986) Resection of the liver for colorectal carcinoma metastases: A multiinstitutional study of patterns of recurrence. Surgery 100 (2): 278–284

Iino H, Fukayama M, Maeda Y et al. (1994) Molecular genetics for clinical management of colorectal carcinoma – 17p, 18q, and 22q loss of heterozygosity and decreased DCC expression are correlated with metastatic potential. Cancer 73: 1324–1330

Jen J, Kim H, Piantadosi S et al. (1994) Allelic loss of chromosome 18q and prognosis in colorectal cancer. N Engl J Med 331: 213–221

Johnston PG, Lenz HJ, Leichman CG, Danenberg KD, Allegra CJ, Danenberg PV, Leichman L (1995) Thymidilate synthase gene and protein expression correlate and are associated with response to 5-fluorouracil in human colorectal and gastric tumor. Cancer Res 55: 1407–1412

Köhne C-H, Schöffski P, Schmoll H-J (1994) Adjuvant therapy for colon adenocarcinoma: Current status of clinical investigation. Ann Oncol [Suppl 3]: 97–104

Konsensus (1994) der CAO, AIO und ARO zur adjuvanten Therapie bei Kolon- und Rektumkarzinom vom 11. 3. 1994. Onkologie 17:291–293

Kramer BS (ed) (1995) Hereditary breast and colon cancer. J Natl Cancer Inst, Bethesda/MD (Monographs, Vol 17, pp 1–124

Lévi F, Misset, J-L, Brienza S (1992) A chronopharmacologic phase II clinical trial with 5-fluorouracil, folinic acid, and oxaliplatin using an ambulatory multi-channel programmable pump. Cancer 68:893–901

Levin B (1995) The role of dietary factors and chemoprevention in gastrointestinal malignancy. Curr Opin Oncol 7:377–380

Mamounas EP, Rockette H, Jones J, Wieand S, Wickerham DL, Fisher B, Wolmark N (1996) Comparative efficacy of adjuvant chemotherapy in patients with Dukes B vs Dukes C colon cancer. Results from four NSABP adjuvant studies (C-01, C-02, C-03, C-04). Proc Am Soc Clin Oncol 15:461

Miller BA, Gloeckler LA, Hankaiy WF, Kosary CL, Edwards BK (eds) (1992) Cancer statistics review 1973–1989. US Department of Health and Human Services, Bethesda/MD

Moertel CG, Fleming TR, MacDonald JS et al. (1990) Levamisole and fluoro-uracil for adjuvant therapy of resected colon carcinoma. N Engl J Med 322:352–358

Moertel CG, Fleming T, MacDonald J, Haller D, Laurie J (1993) The Intergroup study of fluorouracil (5-FU) plus levamisole (LEV) and levamisole alone as adjuvant therapy for stage C colon cancer. Proc Am Soc Clin Oncol 11:161

Moertel CG, Fleming TR, MacDonald JS et al. (1995) Fluorouracil plus levamisole as effective adjuvant therapy after resection of stage III colon carcinoma: a final report. Ann Intern Med 122:321–326

Negrier E, Avanzo B, Tavani A (1994) The role of vegetables and fruit in cancer risk. In: Hill MJ et al. (eds) Epidemiology of diet and cancer. Ellis Horwood, Chichester, pp 328–334

Nogué M, Asegai M, Batiste G, Arcusa A, Moleda M, Anton E, Seigi E (1996) Phase-II-study of oral tegafur (TF) and low-dose oral leucovorin (LV) in advanced colorectal cancer (ACC). Proc Am Soc Clin Oncol 15:443

Nordlinger B, Guiguet M, Weiland JC, Balladur P, Boudjema B, Bachellier P, Jaeck D (1996) Surgical resection of colorectal carcinoma metastasis to the liver. Cancer 77:1254–1262

O'Connell MJ (1989) A phase III trial of 5-fluorouracil and leucovorin in the treatment of advanced colorectal cancer: A Mayo Clinic/North Central Cancer Treatment Group Study. Cancer 63:1026–1030

O'Connell MJ, Schaid DJ, Ganju V, Cunningham J, Kovach JS, Thibodeau SN (1992) Current status of adjuvant chemotherapy for colorectal cancer. Cancer 70:1732–1739

O'Connell MJ, Martenson JA, Wieand HS, Krook JE, MacDonald JS (1994) Improving adjuvant therapy for rectal cancer by combining protracted infusion fluorouracil with radiation therapy after curative surgery. N Engl J Med 331:502–507

O'Connell MJ, Laurie JA, Shepard L (1996) A prospective evaluation of chemotherapy duration and regimen as surgical adjuvant treatment for high-risk colon cancer: A collaborative trial of the National Cancer Institute Group and the National Cancer Institute of Canada Clinical Trials Group. Proc Am Soc Clin Oncol 15:478

Ooijen B van, Wiggers T, Meijer S et al. (1992) Hepatic resection of colorectal metastases in the Netherlands: A multiinstitutional 10-year study. Cancer 70 (1):29–34

Petrelli N, Douglass HO, Herrera L et al. (1989) The modulation of fluorouracil with leucovorin in metastatic colorectal cancer: A prospective randomized phase III trial. J Clin Oncol 10:1419–1426

Piedbois P, Buyse M, Blijhman G, Glimelius B, Herrmann R, Valone F (1994) Meta-analysis of randomized trials testing the biochemical modulation of fluorouracil by methotrexate in metastatic colorectal cancer. J Clin Oncol 12:960–969

Poon MA, O'Connell MJ, Wieand HS, Krook JE, Gerstner JB, Tschetter LK, Levitt R, Kardinal CG, Mailliard JA (1991) Biochemical modulation of fluorouracil with leucovorin: confirmatory evidence of improved therapeutic efficacy in advanced colorectal cancer. J Clin Oncol 9:1967–1972

Riethmüller G, Schneider-Gädicke E, Schlimok et al., and the German Cancer Adj 17-1A Study Group (1994) Randomised trial of monoclonal antibody for adjuvant therapy of resected Dukes C colorectal carcinoma. Lancet 342:1177–1183

Scheithauer W, Rosen H, Kornek GV, Sebesta C, Depisch D (1994) Randomized comparison of combination chemotherapy plus supportive care with supportive care alone in patients with metastatic colorectal cancer. BMJ 306:752–755

Schmoll H-J (1994a) Colorectal carcinoma: Current problems and future perspectives. Ann Oncol 5:115–121

Schmoll H-J (1994b) Adjuvante Chemotherapie beim Rektumkarzinom. Chirurg 65:576–584

Schmoll H-J (1994c) Zur Therapie kolorektaler Karzinome mit einer Kombination aus 5-Fluorouracil und Folinsäure. Dtsch Ärzteblatt 36:2345–2347

Seitz JF, Cummingham-Urat D, Olvar IN et al. (1996) Final results and survival data of a large randomized trial of tomudex in advanced colorectal cancer (ACC) confirmed comparable efficacy to 5-fluorouracil plus leucovorin (5-FU + LV). Proc Am Soc Clin Oncol 15:446

Sun X-F, Carstensen JM, Zhang H, Stal O, Wingren S, Hatschek T, Norenskjodd B (1992) Prognostik significance of cytoplasmic p53 oncoprotein in colorectal adenocarcinoma. Lancet 340:1369–1373

Toribara NW, Sleisinger MH (1995) Screening for colorectal cancer. N Engl J Med 332:861–867

Vermorken JB, Claessen AME, Gall HE et al. (1996) Randomized phase-III-trial of active specific immunotherapie (ASI) versus control in patients with Dukes B2, B3 or C colon cancer. Proc Am Soc Clin Oncol 15:444

Vogelstein B, Fearon ER, Hamilton SR et al. (1988) Genetic alterations during colorectal-tumor development. N Engl J Med 319:525–532

Wang L, Patel U, Ghosh L, Chen H-C, Banerjee (1993) Mutation in the nm23 gene is associated with metastasis in colorectal cancer. Cancer Res 53:717–720

Weh H-J, Wilke H, Dierlamm J, Klaassen U, Siegmund R, Illiger H-J et al. (1994) Weekly therapy with folinic acid and high dose 5-fluorouracil 24-hour infusion in pretreated patients with metastatic colorectal carcinoma. Ann Oncol 5:233–237

Winawer SJ, Zauber AG, Stewart E, O'Brian MJ (1991) The natural history of colorectal cancer: opportunites for intervention. Cancer 67:1143–1149

Wolmark N, Rockette H, Fisher B et al. (1993) The benefit of leucovorin-modulated fluorouracil as postoperative adjuvant therapy for primary colon cancer: results from national surgical adjuvant breast and bowel project protocol C-03. J Clin Oncol 11:1879–1887

Wolmark N, Rockette H, Mamounas EP et al. (1996) The relative efficacy of 5-FU + leucovorin (FU/LV), 5-FU + levamisole (FU/LEV), and 5-FU + leucovorin +levamisole (FU-LV-LEV) in patients with Dukes B and C carcinoma of the colon. Proc Am Soc Clin Oncol 15:460

# 34.36 Analkarzinom

H.J. Schmoll, J. Dunst, P. M. Schlag

## 1 Epidemiologie

*Häufigkeit:* Nur 4% der Malignome im Rektum-Anus-Bereich betreffen Tumoren der Analregion, entsprechend nur 1% sämtlicher Malignome im gastrointestinalen Bereich.

*Inzidenz:* 0,5–1,5/100000 pro Jahr, mit leicht zunehmender Tendenz. Frauen sind 1,5- bis 3mal häufiger betroffen.

*Ätiologie:* 19–50% der Patienten mit Analkarzinom haben in der Anamnese eine chronische perianale Erkrankung im Sinne von Reizung, Entzündung oder wiederholten Verletzungen. Dies gilt insbesondere für Patienten mit distalem Plattenepithelkarzinom, weniger für das kloakogene Karzinom. Weitere Risikofaktoren sind Hämorrhoiden, Analfisteln, Fissuren und perirektale Abszesse in der Vorgeschichte, M. Crohn und rezeptiver Analverkehr. Letzterer erklärt vermutlich das 2,7fach gesteigerte Risiko für ein Analkarzinom bei homosexuellen Männern; eine HIV-Infektion selbst scheint nicht mit einem höherem Risiko für ein Analkarzinom assoziiert zu sein. Ein signifikanter Zusammenhang ist aber nachgewiesen für sexuell übertragbare Krankheiten, insbesondere Gonorrhö, Chlamydia trachomatis, Herpes simplex II sowie Condylomata. Frauen mit Zervixkarzinom haben ein 4,6fach gesteigertes Risiko für ein Analkarzinom und umgekehrt haben Frauen mit einem Analkarzinom ein 1,3- bis 3,4fach gesteigertes Risiko für ein Zervixkarzinom; diese Assoziation weist auf eine gemeinsame Ätiologie hin. In einer Studie von Scholefield et al. (1989) wurde bei 10 von 28 Frauen mit Papillomavirusinfektion oder Condylomata eine zervikale intraepitheliale Neoplasie nachgewiesen; 5 dieser 10 Frauen hatten ein Analkarzinom. Da sich „human papilloma virus"-16/18-DNS in Analkarzinomzellen nachweisen läßt und HPV 6-DNS in Condylomata solcher Patienten nachgewiesen wurde, die später ein Analkarzinom entwickelt haben, ist die ätiologische Rolle von HPV 6 bzw. 16/18 in Zusammenhang mit den epidemiologischen Daten naheliegend.

Über diese Faktoren hinaus scheint starkes Rauchen mit einem höheren Risiko für Analkarzinom assoziiert zu sein. Eine Immunsuppression nach Organtransplantation bedingt ein hohes Risiko für Condylomata- und Herpesinfektionen und ist – in Analogie zu der möglichen Ätiologie von HPV – mit einem höheren Risiko für Analkarzinome belastet.

*Genetische Prädisposition:* Es liegen keine Daten vor, die auf eine genetische Prädisposition für das Analkarzinom hinweisen.

*Altersverteilung:* Der Altersgipfel liegt bei 60–70 Jahren.

## 2  Histologie

### 2.1  Lokalisation und Definition

Tumoren der Analregion werden unterteilt in Tumoren des Analkanales und des Analrandes (s. Abb. 1). Der Analkanal erstreckt sich von 2 cm

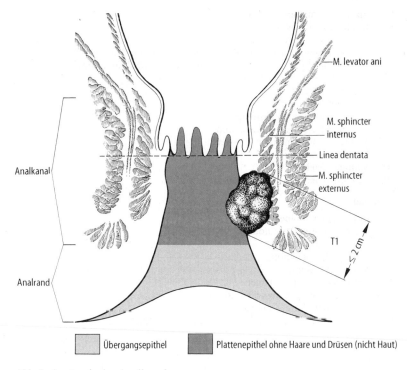

**Abb. 1.** Anatomie des Analkanals

oberhalb der Linea dentata bis zur perianalen Haut am Übergang zur behaarten Haut. Oberhalb der Linea dentata befindet sich Übergangsepithel, kranial davon mit Mukosa ausgekleidet, unterhalb der Linea dentata mit Plattenepithel ohne Haare und Drüsen (keine regelrechte Epidermis). Der Analrand unterhalb des sog. Analkanals entspricht dem normalen Aufbau der Haut.

## 2.2 Histologie

Die Histologie unterscheidet Karzinome vom Analkanal von denen des Analrands (s. Übersicht).

**Histologische Klassifikation der Tumoren in der Analregion nach WHO**

**Analkanal**

I.   Epitheliale maligne Tumoren:
   1. Plattenepithelkarzinom:
      – großzellig, verhornend,
      – kleinzellig, basaloides Karzinom (kloakogenes Karzinom),
      – großzellig, nichtverhornend (Übergangsepithelkarzinom),
      – Mukoepidermoidkarzinom.
   2. Adenokarzinom:
      – von Rektumtyp,
      – in anorektalen Fisteln,
      – undifferenziertes Karzinom.
II.  Nichtepitheliale maligne Tmoren:
     Leiomyosarkom u. a.
III. Malignes Melanom.
IV.  Unklassifizierbare maligne Tumoren.

**Analrand**

I.   Epitheliale maligne Tumoren:
     – Plattenepithelkarzinom,
     – Balsalzellkarzinom,
     – multiples Melanom.
II.  Morbus Bowen.
III. Extramammärer M. Paget.
IV.  Nichtepitheliale maligne Tumoren.
V.   Unklassifizierbare Tumoren.

**Analkanal**

Die häufigsten Tumoren des Analkanals sind Plattenepithelkarzinome (65%); makroskopisch sind diese Tumoren schüsselförmig exulzerierend (65%), plaqueartig infiltrierend (20%), nodulär (13%) oder polypös (10%). Nur 30% der Plattenepithelkarzinome des Analkanals sind verhornend, 70% sind nichtverhornend. 25% der Analkanalkarzinome sind sog. kloakogene oder basaloide Karzinome, wobei die Unterscheidung zu einem sog. Übergangsepithelkarzinom schwierig ist; eine sorgfältige Trennung des kloakogenen vom Plattenepithelkarzinom kann durch HPV-DNS-Nachweis erfolgen: HPV-DNS findet sich selten im kloakogenen Karzinom, zumeist aber im Plattenepithelkarzinom. Das kloakogene Karzinom ist mit einer schlechteren Prognose assoziiert. Adenokarzinome kommen selten vor (unter 3%); die Unterscheidung fällt auch hier oft schwer, ob es sich um ein Adenokarzinom handelt, das von den tiefen Fisteln oder den Analdrüsen (Analdrüsenkarzinom) ausgeht, ob es sich um ein primäres Rektumkarzinom handelt oder um Metastasen eines Adenokarzinoms vom Kolon oder Rektum.

**Analrand**

Die Tumoren im Analrand betreffen den kleinsten Teil der Analkarzinome. Der häufigste Typ ist das Plattenepithelkarzinom, seltene Typen sind M. Bowen und M. Paget.

### 2.3 Zytogenetische und mokekulargenetische Befunde

Charakteristische zytogenetische Befunde sind nicht beschrieben. Die Überexpression von p53 ist häufig bei fortgeschritteneren Analkarzinomen nachweisbar (60–70%) und ist möglicherweise mit einem schnellen Wachstum und einer schlechteren Spontanprognose assoziiert.

## 3 Stadieneinteilung und Prognosefaktoren

Die Stadieneinteilung erfolgt nach dem TNM-System (WHO) und der Stadiengruppierung (WHO/UICC).

**TNM-/pTNM-Klassifikation maligner Tumoren der Analregion** (TNM aufgrund klinischer Endoskopie und bildgebender Verfahren; pTNM nach pathologischer Untersuchung). (Nach WHO)

| Analkanal | Analrand |
|---|---|
| *T Primärtumor* | |
| TX  Primärtumor kann nicht beurteilt werden | |
| T0  Kein Anhalt für Primärtumor | |
| Tis  Carcinoma in situ | |
| T1  Tumor 2 cm oder weniger im Durchmesser | |
| T2  Tumor > 2 cm, aber nicht > 5 cm | |
| T3  Tumor > 5 cm | |
| T4  Tumor jeder Größe mit Infiltration benachbarter Organe (z. B. Vagina, Urethra, Harnblase, Prostata). Befall der Sphinktermuskulatur allein wird nicht als T4 klassifiziert | T4  Tumor infiltriert tiefe extradermale Strukturen, (z. B. Knorpel, Skelettmuskulatur, Knochen) |
| *N Regionäre Lymphknoten* | |
| NX  Regionäre Lymphknoten nicht beurteilbar | |
| N0  Keine regionären Lymphknotenmetastasen | |
| N1  Metastasen in perirektalen Lymphknoten | N1  Regionäre Lymphknotenmetastasen |
| N2  Metastasen in inguinalen Lymphknoten an einer Seite und/oder Lymphknoten an der A. iliaca interna einer Seite | |
| N3  Metastasen in perirektalen und inguinalen Lymphknoten und/oder Lymphknoten der A. iliaca beidseits und/oder bilateralen inguinalen Lymphknoten | |
| *M Fernmetastasen* | |
| MX  Vorhandensein von Fermetastasen kann nicht beurteilt werden | |
| M0  Keine Fernmetastasen | |
| M1  Fernmetastasen | |

**Stadiengruppierung maligner Tumoren der Analregion** (TNM aufgrund klinischer Untersuchung, Endoskopie und bildgebender Verfahren, pTNM nach pathologischer Untersuchung). (Nach WHO/UICC)

| | Analkanal | | | | Analrand | | |
|---|---|---|---|---|---|---|---|
| Stadium 0 | Tis | N0 | M0 | Stadium 0 | Tis | N0 | M0 |
| Stadium I | T1 | N0 | M0 | Stadium I | T1 | N0 | M0 |
| Stadium II | T2/3 | N0 | M0 | Stadium II | T2/3 | N0 | M0 |
| Stadium IIIA | T4 | N0 | M0 | Stadium III | T4 | N0 | M0 |
| | T1–3 | N1 | M0 | | jedes T | N1 | M0 |
| Stadium IIIB | T4 | N1 | M0 | | | | |
| | jedes T | N2–3 | M0 | | | | |
| Stadium IV | jedes T | jedes N | M1 | Stadium IV | jedes T | jedes N | M1 |

**Grading**

GX  Differenzierungsgrad kann nicht bestimmt werden
G1  Gut differenziert
G2  Mäßig differenziert
G3  Schlecht differenziert
G4  Undifferenziert

## 4 Prognose

Die Prognose der Analrandkarzinome ist wegen ihrer frühen Erkennbarkeit, der benigneren Ausbreitungsform und der einfachen Therapierbarkeit durch Exzision und Bestrahlung günstiger als die Prognose von Analkanaltumoren. Der entscheidende prognostische Faktor ist neben der Größe v. a. die Tiefeninfiltration des Tumors sowie der Nachweis von Lymphknotenbefall. Auch das Grading scheint ein Prognosefaktor zu sein mit schlechterer Prognose bei weniger differenzierten Tumoren. Vereinzelte Berichte weisen auch auf einen prognostischen Wert für den Ploidiegrad hin.

Die lokale Ausbreitung betrifft sowohl die Größenausdehnung in der Breite als auch das Ausmaß der Exulzeration. Bei zunehmender Ausbreitung in die Tiefe werden der M. sphincter internus und externus, Vagina, Urethra, Prostata, Blase und Samenbläschen befallen. Bei 30% der Patienten läßt sich schon bei der Diagnose eine Lymphknotenmetastasierung nachweisen. Dies trifft insbesondere zu für Tumoren oberhalb der Linea dentata zu (Tabelle 1), die mit einem höheren Anteil an nicht-

**Tabelle 1.** Lokalisation und Prognose des Plattenepithel- und kloakogenen Analkarzinoms

| Oberhalb der Linea dentata | Unterhalb der Linea dentata |
| --- | --- |
| Häufiger bei Frauen | Häufiger bei Männern |
| Nicht verhornend | Verhornend |
| 60% Plattenepithelkarzinome | > 90% Plattenepithelkarzinome |
| 30% kloakogene Karzinome | Selten kloakogene Karzinome |
| Tiefere Infiltration | Geringe Infiltration |
| Häufiger Lymphknotenmetastasen | Seltener Lymphknotenmetastasen |
| Seltener mit HPV 6 oder 16/18 assoziiert | Häufig mit HPV 16/18 assoziiert |

verhornenden Plattenepithelkarzinome, einem höheren Anteil an kloakogenen Karzinomen, einer frühen Infiltration in die Tiefe und entsprechend häufigen Lymphknotenmetastasen offenbar eine biologische höhere Malignität besitzen. Bei tiefem Sitz (Tabelle 1) des Analkarzinoms ist eher die inguinale Lymphknotenregion betroffen, bei höherem Sitz eher die tiefen inguinalen bzw. iliakalen Lymphknoten. Hämatogene Metastasen finden sich selten.

## 5 Diagnostik

Im Vordergrund der Diagnostik und Stadienbestimmung stehen die lokalen Untersuchungen.

### Labor
Über die übliche Labordiagnostik hinaus ist kein spezifischer Verlaufsparameter bekannt; im Einzelfall kann SCC und CEA bestimmt und bei Erhöhung als Verlaufsparameter gewählt werden.

### Apparative Diagnostik
– Der Inspektion und
– digitalen Untersuchung
muß sich in jedem Falle eine
– proktoskopische Abklärung anschließen mit
– Biopsie.

Bei schmerzhafter Untersuchung muß eine Proktoskopie und Biopsie in Narkose durchgeführt werden, die mit einer digitalen Bestimmung der

Größenausdehnung kombiniert werden kann. Allerdings ist für die Bestimmung der lokalen Tumorausdehnung am geeignetsten eine
- Endosonographie;
- Computertomographie ist weniger hilfreich, eher vielleicht das
- Kernspintomogramm des Beckens bez. spezielle Rektumspule. Eine
- sorgfältige Sonographie und/oder
- Computertomographie des Abdomens zum Ausschluß von iliakalen und paraaortalen Lymphknotenmetastasen oder Lebermetastasen sowie eine
- Computertomographie des Thorax zum Ausschluß von Lungenmetastasen ist vor Therapieplanung empfehlenswert.

## 6 Charakteristika der Erkrankung und Krankheitsverlauf

Die häufigsten Symptome beim Analkarzinom sind anorektale Blutungen in Zusammenhang mit der Defäkation (bei der Hälfte der Patienten) und Schmerz in der Anorektalregion bei der Defäkation (30–40%) sowie Fremdkörpergefühl (20%) oder Pruritus (10%). Obstipation ist ein Spätzeichen und ist daher nur bei 15% der Patienten vorhanden. Die meisten Tumoren werden erst bei längerdauerndem Vorhandensein von Symtomen entdeckt; nur 10% der Tumoren werden im asymptomatischen Stadium diagnostiziert. Die mittlere Dauer vom ersten Symptom bis zur Diagnose und Therapieeinleitung beträgt 1/2–1 Jahr. Diese Verzögerung ist sowohl auf die Vernachlässigung der Symptome durch den Patienten, das durch die Lokalisation der Symptome assoziierte Schamgefühl etc., ebenso aber auch auf eine unzureichende Diagnostik bei Auftreten der Symptome zurückzuführen. Es ist daher besonders wichtig, daß bei chronischen Veränderungen in der Analregion (perianale Infektionen, Hämorrhoiden, Condylomata- oder Herpesentzündungen, Fissuren etc.) durch entsprechende Inspektion und Palpation regelmäßig ein Analkarzinom ausgeschlossen wird.

Die Ausbreitung des Tumor geschieht vorwiegend lokoregional mit Befall der inguinalen Lymphknoten bei tiefem Sitz bzw. der iliakalen Lymphknoten bei höherem Sitz des Tumors. Eine hämatogene Ausbreitung ist relativ selten bei der Primärdiagnose anzutreffen (15–20% der Patienten); bevorzugt finden sich Metastasen in der Leber (50%), lokoregionäre Metastasen im Becken und Peritoneum (25%) und in der Lunge (15%). Skelett- und Hirnmetastasen werden nur selten, dann aber in prognostisch sehr ungünstigen Fällen gesehen.

# 7 Therapiestrategie

## 7.1 Übersicht

### 7.1.1 Therapie lokalisierter Stadien

In früheren Jahren war die Standardtherapie die radikale Operation. Aufgrund der anatomischen Besonderheit des analen Karzinoms ist bei lokal ausgedehnteren Tumoren, bei denen eine lokale Exzision allein nicht möglich ist, die abdominoperineale Rektumexstirpation erforderlich mit der Notwendigkeit einer dauerhaften Anus-praeter-Anlage. In den letzten 15 Jahren wurde zunehmend versucht, diese „verstümmelnde" Operation durch Radiotherapie oder Radio-/Chemotherapie zu ersetzen bzw. eine radikale Operation auf Einzelfälle zu beschränken. Das Ziel der kombinierten Radio-/Chemotherapie mit Reservierung einer chirurgischen Maßnahme für den Einzelfall ist die Erhaltung einer möglichst hohen Heilungsrate bei einer möglichst optimalen Lebensqualität, d. h. die Vermeidung einer Kolostomie. Der Wert eine Radio-/Chemotherapie anstelle einer Operation muß somit gemessen werden an folgenden Parametern:
– Heilungsrate,
– Anteil der Patienten, die ohne Kolostoma geheilt sind,
– Zeit bis zur Erfordernis einer Kolostomie.

Nach anfänglichen hochinteressanten Phase-I- und -II-Studien mit präoperativer Bestrahlung oder alleiniger Radiotherapie anstelle der Operation wurde die Radio-/Chemotherapie untersucht, und zwar unter Einschluß der Substanzen 5-Fluoruracil, Mitomycin C oder Cisplatin (Cummings et al. 1991). Lange Zeit war die Diskussion über die Relevanz der einzelnen Therapiemodalitäten – Operation allein, Strahlentherapie allein, Strahlen-/Chemotherapie allein, Operation nach primärer Strahlen- oder Strahlen-/Chemotherapie etc. – unklar, und zwar aufgrund fehlender randomisierter Studien zu diesen Fragen. Mittlerweile sind diese Fragen erfreulicherweise nahezu geklärt, so daß eine klare Therapie für das lokalisierte, nichtmetastasierte Analkarzinom vorgegeben werden kann.

Es wurde in einer prospektiv randomisierten Studie der EORTC nachgewiesen, daß die Strahlen-/Chemotherapie unter Einschluß von 5-FU plus Mitomycin C gegenüber der alleinigen Strahlentherapie zu bevorzugen ist; zwar wird die Überlebenszeit insgesamt nicht verlängert, aber die Rate an Rektumresektionen wird signifikant reduziert bzw. die

Rate an kolostomiefreien Therapien wird signifikant erhöht. Unter dem Aspekt der Lebensqualität ist somit die Radio-/Chemotherapie der alleinigen Bestrahlung – und damit insbesondere auch der alleinigen Chirurgie – überlegen (Roelofson et al. 1995). Die weitere Frage war, ob Mitomycin für diesen Erfolg notwendig ist oder ob 5-FU als Kombinationspartner für die Bestrahlung ausreicht. Auch diese Frage wurde in einer prospektiven Studie der RTOG/ECOG in den USA geklärt (Flam et al. 1995); es zeigte sich, daß die Kombination aus 5-FU und Mitomycin einer alleinigen 5-FU-Therapie bei Kombination mit Strahlentherapie überlegen ist. Somit gilt die kombinierte Radio-/Chemotherapie mit 5-FU plus Mitomycin C als Standardtherapie.

Die Therapiestrategie „Radio-/Chemotherapie" als funktionserhaltende Therapie bezieht sich immer auf Plattenepithel- oder basaloide Karzinome. Die seltenen Adenokarzinome sollte man grundsätzlich operativ behandeln.

### 7.1.2 Ergebnisse und weiteres Vorgehen nach Radio-/Chemotherapie

Unter der kombinierten Strahlen-/Chemotherapie kommt es bei 80–90% der Patienten zu einer kompletten Rückbildung, bei 10–20% bleibt ein makroskopisch erkennbarer Resttumor. Das Problem nach einer Strahlen-/Chemotherapie des Analkarzinoms ist die Schwierigkeit, bei einem Resttumor zu entscheiden, ob sich noch ein maligner Tumoranteil in dem verbliebenen Gewebe nachweisen läßt und damit die Indikation zu einem operativen Eingriff bestünde. Biopsien sind mit einer relativ hohen Rate an falsch-negativen Ergebnissen belastet, so daß diese keine definitive Auskunft über die Frage geben können, ob eine Resektion des Tumors notwendig ist, die dann in der Regel mit einer Rektumamputation verbunden wäre. Bei 20% der Patienten bleibt ein palpabler *Residualbefund* (Resttumor) nach Therapie bestehen. Eine Biopsie ist grundsätzlich bei größeren Restindurationen und mehr als 3 Monate nach Therapie noch nachweisbaren residuellen Befunden indiziert.

Aufgrund der Ergebnisse der beiden genannten Studien kann folgendes Vorgehen als abgesichert gelten:
- Bei klinisch kompletter Remission, dokumentiert durch klinische Untersuchung, Computertomographie, Endosonographie und evtl. auch Kernspintomographie, ist eine Operation nicht indiziert.
- Bei klinischem Resttumor (Narkoseuntersuchung) oder eindeutigem Hinweis für ein Restgewebe in den bildgebenden Verfahren, aber negativer Histologie in der Biopsie kann zugewartet werden; die Operation sollte für den Fall des lokoregionären Rezidivs aufgespart

bleiben; das gleiche Vorgehen gilt für den Fall, daß eine Biopsie nicht durchgeführt worden ist (wegen Risiko einer Infektion der Komplikation oder prinzipiell wegen der schlechten Sensitivität dieser Untersuchung).

– Bei Nachweis eines Resttumors mit positiver Biopsie ist die Resektion indiziert, sofern die optimale Strahlendosis appliziert worden ist. Eine Alternative ist die erneute Bestrahlung (20 Gy) in Kombination mit 5-FU und Cisplatin (RTOG/ECOG-Studie; Flamm et al. 1995) und eine Resektion nur dann, wenn es unter dieser zusätzlichen Strahlen-/Chemotherapie weiterhin nicht zu einer kompletten Remission gekommen ist.

Mit diesem Vorgehen wird nur bei ca. 10 % aller Patienten eine Kolostomie im Rahmen der Primärtherapie erforderlich. Aufgrund eines lokoregionären Rezidivs kommt es bei weiteren 15–20 % der Patienten zu einer Operation, die in der Regel die Anlage eines Anus praeter erfordert. *Somit sind insgesamt ca. 70 % der Patienten geheilt und benötigen kein Kolostoma.* Die Gesamtüberlebensrate beträgt ca. 75 % nach 5 Jahren (Tabelle 2).

### 7.1.3 Lokales Rezidiv

Sollte nach initialer Radio-/Chemotherapie ein lokoregionäres Rezidiv auftreten, wird eine Rektumexstirpation endgültig erforderlich. Nur in dem Fall, daß in der Primärtherapie eine alleinige Bestrahlung durchgeführt worden ist und noch – aufgrund des längeren Intervalls zwischen Primärtherapie und Rezidiv – eine lokale Bestrahlung möglich ist,

**Tabelle 2.** Ergebnisse nach 4 Jahren medianem Follow-up von Bestrahlung plus 5-FU +/– Mitomycin C *(MMC)* beim Analkarzinom (RTOG/ECOG-Studie). (Nach Flam et al. 1995)

|  | 5-FU [%] | 5-FU/MMC [%] |
|---|---|---|
| Lokoregionäres Rezidiv/Resttumor | 36 | 18 |
| Kolostomie im Rahmen der Primärtherapie | 23 | 10 |
| Patienten ohne Kolostomie nach 4 Jahren | 59 | 71 |
| Tumorfreie Überlebensrate | 51 | 73 |
| Gesamtüberlebensrate | 67 | 76 |
| Therapiebezogene Todesfälle | 0 | 3 |

sollte eine Radio-/Chemotherapie mit reduzierter Strahlendosis versucht werden; es besteht die Möglichkeit, daß in Einzelfällen eine kontinenzerhaltende Salvageoperation möglich würde.

### 7.1.4 Vorgehen bei Metastasen

Bei den seltenen Fällen einer primären Metastasierung sowie bei metachron auftretenden Metastasen besteht in der Regel nur die Möglichkeit einer palliativen Chemotherapie. Die Intensität dieser Therapie richtet sich nach dem Allgemeinzustand, der Tumorausdehnung und dem Therapieziel. Möglich ist eine Chemotherapie analog der Rezidivtherapie bei kolorektalen Karzinomen mit Folinsäure/Hochdosis-5-FU als wöchentliche 24-h-Infusion, insbesondere wenn eine Chemotherapie mit 5-FU/Mitomycin C vorangegangen ist. Die Kombination 5-FU/Cisplatin ist toxischer und aufwendiger, aber möglicherweise wirksamer mit der Möglichkeit kompletter Remissionen. Eine Alternative wäre auch die Kombination 5-FU plus Mitomycin C analog dem Vorgehen bei der primären Radio-/Chemotherapie. Die Remissionsrate beträgt 50–60% bei ca. 5–10% kompletten Remissionen. Somit ist ein Therapieversuch bei entsprechender Indikation sinnvoll.

## 7.2 Stellung der Chirurgie

### 7.2.1 Kurative Chirurgie als Primärtherapie

#### Analrandkarzinom – lokalisierte Stadien
Bei Karzinomen des Analrandes im Stadium T 1–2 N0 M0 ist primär eine Resektion des Tumors indiziert, da auch noch bei großzügiger Resektion mit partieller Opferung des Sphinkters und plastischer Deckung eine kontinenz- und funktionserhaltende Operation möglich ist.

#### Karzinome des Analkanals – lokalisierte Stadien
Bei kleinen, umschriebenen Karzinomen des Analkanals, insbesondere im Stadium T 1 N0 M0 und bei oberflächlichen exophytischen Tumoren unterhalb der Linea dentata, ist eine Resektion unter Erhaltung der Funktion und Kontinenz zwar technisch möglich, allerdings nur dann, wenn die Tumoren nicht in tieferen Gewebsschichten fixiert sind und eine Lymphknotenbeteiligung nicht nachweisbar ist. Die Rezidivrate ist aber hoch und die Heilungsrate liegt nur bei 75%. Eine Resektion bei Analkanalkarzinom ist als primäre Maßnahme somit nicht indiziert. Die

Operation sollte nur für die Fälle reserviert bleiben, bei denen durch eine primäre Radio-/Chemotherapie keine komplette Remission erreicht werden konnte bzw. für den Fall des lokoregionären Rezidivs.

### 7.2.2 Palliative Chirurgie

Bei exulzerierenden, blutenden Tumoren mit Fistelbildung etc. kann in Einzelfällen primär eine palliative Resektion indiziert sein. Aber auch in diesen Fällen sollte zunächst die Möglichkeit der kombinierten Radio-/Chemotherapie erwogen werden. Bei lokal problematischen Tumoren mit Progression oder bei einem Rezidiv nach primärer Radio-/Chemotherapie ist eine Resektion mit Kolostomaanlage in der Regel nicht zu umgehen. Ebenso ist bei infektiösen Komplikationen oder Nekrose mit Perforation unter Radio-/Chemotherapie eine Kolostomaanlage nicht zu umgehen.

### 7.3 Stellung der Strahlentherapie

### 7.3.1 Kurativ orientierte Strahlentherapie

*Analkanal*
Bei Tumoren des Analkanals ist die Strahlentherapie bzw. Radio-/Chemotherapie wegen der guten funktionellen Ergebnisse die Therapie der 1. Wahl. Eine alleinige Strahlentherapie ohne Chemotherapie kommt nur bei T1N0- bzw. bei kleineren T2N0-Karzinomen in Betracht, in der Regel mit perkutaner plus interstitieller Strahlentherapie. Eine zusätzliche Chemotherapie erfolgt spätestens ab etwa 3–4 cm Tumorgröße. Beim lokal fortgeschrittenen Tumor (T2–4N0–3) sollte die alleinige Strahlentherapie anstelle der Strahlen-/Chemotherapie nur eingesetzt werden, wenn Kontraindikationen gegen die Kombination 5-FU/Mitomycin bestehen.

*Analrand*
Bei Karzinomen des Analrandes besteht die Indikation zur Radio-/Chemotherapie ab T3 oder bei positiven Lymphknoten. Beim Stadium T1–2N0 besteht die Indikation zur primär chirurgischen Therapie, und zur Strahlentherapie bei ungünstigen lokalen Verhältnissen, bei Kontraindikationen zur Operation oder bei Operationsverweigerung.

### 7.3.2 Kurative orientierte primäre Strahlen-/Chemotherapie

Bei fortgeschritteneren Tumoren des Analrandes und bei Tumoren ab T2 des Analkanals ist eine kombinierte Radio-/Chemotherapie die Therapie der Wahl. Als Chemotherapiekombinationspartner sollte 5-FU/Mitomycin C gewählt werden.

Die optimale Methode der Radiotherapie ist von untergeordneter Bedeutung; entscheidend ist, daß die optimale Tumordosis von über 45 Gy erreicht wird und die strahlenassoziierten Nebenwirkungen möglichst gering sind. Bei den meisten Zentren wird die perkutane Bestrahlung bevorzugt, während einige Zentren zusätzlich zur perkutanen Radiotherapie einen Boost mit interstitieller Therapie geben. Problematisch bei der interstitiellen Applikation kann die Sphinkternekrose sein, die zu einer Kolostomieanlage oder Rektumexstirpation führen kann.

Moderne Techniken mit Applikatorsystemen und sorgfältiger Strahlenplanung ermöglichen möglicherweise gleiche Ergebnisse mit weniger Nebenwirkungen (Papillon 1991; Schlag 1989; Tanum et al. 1993; Cummings et al. 1991). Üblicherweise sollte die Strahlen-/Chemotherapie nach den Protokollen der EORTC und der GITSG durchgeführt werden, da hiermit die meisten in Studien dokumentierten Erfahrungen bei definierter Nebenwirkungsrate vorliegen. Das Strahlenfeld umfaßt die primäre Tumorregion und die inguinale Lymphknotenregion bzw. bei hochsitzendem Tumor die iliakalen Lymphknoten. Die tägliche Fraktionierung beträgt 1,8 Gy, die Strahlentherapie erstreckt sich über 5 Wochen. In der Woche 1 und 5 wird die Chemotherapie appliziert (s. Therapieschemata).

In der RTOG-Studie wurde gezeigt, daß bei nicht ausreichendem Ansprechen unter Radio-/Chemotherapie und bioptischem Nachweis von Resttumor eine zusätzliche Bestrahlung mit 20 Gy plus 5-FU/Cisplatin bei der Hälfte dieser Patienten noch zu einer kompletten Remission führen kann. Diese Zusatzbestrahlung scheint nicht mit einer klinisch relevanten Zunahme an Akut- und Spättoxizität einherzugehen; allerdings fehlen hierzu noch Langzeitdaten. Trotz allem sollte auch jetzt schon versucht werden, bei nicht ausreichendem Ansprechen diese zusätzliche Strahlen-/Chemotherapie einzusetzen, da nur so zumindest bei einem Teil der Patienten die abdominoperineale Rektumresektion umgangen werden kann.

Akute Nebenwirkungen betreffen neben der meist wenig relevanten Leuko- und Thrombopenie v. a. Entzündungen am Enddarm, der Blase und dem Perineum. In der Regel klingen diese innerhalb von 2–4 Wochen nach der Radio-/Chemotherapie ab. Heftige perianale Reaktionen sollten stationär behandelt werden, v. a. bei älteren Patienten.

### 7.3.3 Adjuvante/additive Strahlentherapie

Nach radikaler Resektion (abdominoperineale Exstirpation, R0-Situation) ist eine Strahlentherapie nicht indiziert. Nach lokaler Exzision besteht allerdings in der Regel die Indikation zur Strahlentherapie auch bei R0-Resektionen wegen meist knappem Resektionsrand; die Entscheidung darüber müssen Chirurg und Radioonkologe individuell treffen.

Nach R1-/R2-Resektionen besteht grundsätzlich die Indikation zur additiven Radiotherapie oder Radio-/Chemotherapie.

Nach R0- oder R1-Resektion befallener Lymphknoten im Rahmen einer primären chirurgischen Entfernung des Primärtumors ist eine postoperative Strahlentherapie in jedem Fall indiziert (inguinofemorale, externe und interne iliakale Lymphknoten).

Bei negativer Histologie dieser Lymphknoten im Rahmen einer primären Operation besteht keine eindeutige Indikation zur adjuvanten Radiotherapie der Lymphknotenregionen; wegen der unbefriedigenden Ergebnisse der Bestrahlung bei Lymphknotenrezidiven sollte allerdings die Primärtherapie – wenn eine primäre chirurgische Therapie gewählt worden ist – wahrscheinlich eine adjuvante Strahlentherapie der regionären Lymphknoten miteinschließen.

### 7.3.4 Palliative Strahlen- (+/– Chemo)therapie

Bereits mit relativ niedrigen Strahlendosen von ca. 30 Gy erreicht man sehr gute lokale Remissionen, insbesondere auch einen guten analgetischen Effekt. Sofern noch keine Strahlentherapie erfolgt ist, kann man deshalb die Indikation zu palliativen radiologischen Maßnahmen großzügig stellen. Bei Rezidiven nach kurativer Radio-/Chemotherapie ist eine nochmalige Strahlentherapie v. a. zur Analgesie indiziert; dabei muß man den noch verbleibenden Dosierungsspielraum beachten.

### 7.4 Stellung der Chemotherapie

Die Wirksamkeit von 5-FU/Mitomycin C in Kombination mit Strahlentherapie ist bewiesen; 5-FU/Mitomycin C ist 5-FU plus Bestrahlung überlegen. Von ähnlicher oder gar höherer Wirksamkeit ist möglicherweise 5-FU/Cisplatin; da bisher keine prospektiv randomisierte Studie zu dieser Kombination in der Primärtherapie vorliegt, sollte 5-FU/Cisplatin für die Salvagetherapie aufgehoben werden. Das optimale Schedule von 5-FU ist nicht bekannt; die laufenden Protokolle beruhen auf der Empirie; es ist denkbar, daß wöchentliche Hochdosisinfusionsprotokolle analog dem Vorgehen beim Magenkarzinom (5-FU 2600 mg/m² als 24-h-Infusion, Folinsäure 500 mg/m² als 2-h-Infusion, wöchentlich; Cisplatin 50 mg/m² als 1-h-Infusion 2wöchentlich) in Kombination mit einer Radiotherapie zu besseren Ergebnissen führen.

Für die palliative Therapie im metastasierten Stadium kann aufgrund des derzeitigen Datenstandes lediglich eine 5-FU/Cisplatin-haltige Kombination empfohlen werden; alternativ könnte in Einzelfällen auch ein Versuch mit einer wöchentlichen 24-h-Infusion von Hochdosis-5-FU/Folinsäure/2wöchentlich Cisplatin gemacht werden. Weitere Substanzen wie Bleomycin, Vincristin und Methotrexat scheinen eine gewisse Wirksamkeit zu haben; über die Wirksamkeit dieser Substanzen als Monotherapie oder in Kombination nach primärer 5-FU/Mitomycin-C- oder 5-FU/Cisplatin-Therapie liegen keine Daten vor. Die neueren Substanzen wie die Nukleosidanaloga, Taxane und Topoisomerase-I-Hemmer sind bisher beim Analkarzinom noch nicht untersucht worden; in Analogie zum Plattenepithelkarzinom im HNO-Bereich ist allerdings ein Versuch mit Taxol oder Taxotere als Ultima ratio empfehlenswert.

### 7.4.1 Adjuvante Chemotherapie

Der Stellenwert einer adjuvanten Chemotherapie nach primärer chirurgischer Maßnahme ist nicht gesichert. Da sie wenig erfolgversprechend erscheint, besteht keine Indikation.

## 8 Indikation zur Chemotherapie

### 8.1 Auswahl der Patienten

Die Chemotherapie ist indiziert
- beim lokal fortgeschrittenen Analrandkarzinom sowie beim Analkanalkarzinom T2 N0-3, und zwar in kurativer Zielsetzung in Kombination mit Strahlentherapie;
- als Palliativmaßnahme bei metastasierten Tumoren.
- Ausnahmen: Sie bestehen bei Patienten, bei denen eine Kombination mit 5-FU/Mitomycin C und Strahlentherapie aufgrund einer Komorbidität nicht zumutbar ist; dies sollte allerdings nur bei kardiopulmonal sehr vorgeschädigten oder multimorbiden Patienten der Fall sein.

## 8.2 Zeitpunkt des Therapiebeginns

- Wegen des kurativen Aspektes der Therapie sollte die kombinierte Radio-/Chemotherapie so früh wie möglich beginnen.
- Lediglich bei palliativ orientierter Therapie, insbesondere bei Vorliegen von Fernmetastasen, kann mit dem Therapiebeginn bis zum Auftreten von Symptomen gewartet werden; wegen der möglichen Komplikationen der Symptome beim Analkarzinom mit Blutungen, Infektionen etc. sollte allerdings möglichst zügig mit einer Therapie begonnen werden, da das Auftreten der Symptome oft nicht vorhersagbar ist.

## 8.3 Wahl der Therapie

- *Kurativ orientierte Strahlen-Chemotherapie:* 5-FU/Mitomycin plus Bestrahlung (Therapieablauf s. unter „Therapiestrategie, Übersicht").
- *Bei palliativ orientierter Chemotherapie:* 5-FU oder 5-FU Mitomycin oder 5-FU/Cisplatin,
- *nach Vorbehandlung mit 5-FU oder 5-FU/Mitomycin C:* 5-FU/Cisplatin.

## 8.4 Therapiedauer

*Kurative Chemo-/Radiotherapie*
Die Chemotherapie erstreckt sich nur über den Zeitraum der Strahlentherapie. Eine Weiterführung der Therapie ist nur bei Resttumor nach einer Strahlentherapie mit 45 Gy und 5-FU/Mitomycin erforderlich bis zum Abschluß der zusätzlichen Bestrahlung mit 20 Gy.

*Palliative Chemotherapie*
Mindesttherapiedauer: 4 Wochen bzw. 1 Zyklus; Fortführung bei Ansprechen für 4 bis max. 6 Zyklen.

## 8.5 Modifikation der Standarddosis

Bei 5-FU/Mitomycin C ist keine Dosismodifikation erforderlich; bei Haut- und Schleimhauttoxizität (Zystitis, Diarrhö, Proktitis) muß eine Therapiepause eingelegt werden und entsprechende lokale Maßnahmen eingeleitet werden (rektale Kortisoninstillationen etc.).

## 8.6 Besonderheiten zur Begleittherapie

Es ist wegen der erhöhten lokalen Toxizität mit Schleimhautulzerationen eine engmaschige Lokalinspektion erforderlich, ggf. sind eine Therapieunterbrechung und die frühzeitige Einleitung entzündungshemmender Maßnahmen erforderlich.

## 8.7 Erhaltungstherapie

Es besteht keine Indikation zu einer Erhaltungstherapie nach abgeschlossener Radio-/Chemotherapie.

# 9 Rezidiv-/Salvagetherapie

## 9.1 Lokoregionäres Rezidiv ohne Fernmetastasen

Die Standardtherapie beim lokoregionären Rezidiv nach primärer Radio-/Chemotherapie und fehlenden Fernmetastasen ist die abdominoperineale Rektumexstirpation mit Anlage eines Anus praeter. Ein erneuter Versuch mit einer Strahlen-/Chemotherapie ist nur dann sinnvoll, wenn die initiale Strahlendosis nicht ausreichend bzw. suboptimal gewesen ist. Ein Therapieversuch mit anderen Chemotherapeutika kann derzeit nicht empfohlen werden, da die Wirksamkeit weiterer Substanzen nach Vorbehandlung mit 5-FU/Mitomycin C nicht bekannt ist. In Einzelfällen ist ein Versuch mit 5-FU/Cisplatin plus Restbestrahlung (z. B. 20 Gy) vor einer definitiven abdominoperinealen Rektumexstirpation sinnvoll.

## 9.2 Lokalrezidiv mit Fernmetastasen

In Fällen, bei denen das lokoregionäre Rezidiv in Zusammenhang mit Fernmetastasen auftritt, ist wegen der Inkurabilität der Erkrankung ein lokal aggressives Vorgehen nur von der Symptomatik des Primärtumors und der geschätzten Lebenserwartung abhängig zu machen. Die Einleitung einer Salvagechemotherapie führt nicht zu einer wesentlichen Überlebensverlängerung, so daß nicht gehofft werden kann, durch eine Salvageoperation plus Einleitung einer Systemtherapie eine signifikante Überlebensverlängerung erreichen zu können. Die Indikation zum resezierenden Verfahren bzw. zur Lokalbehandlung mit Laser- oder Kryochirurgie hängt somit von der Gesamteinschätzung der

Situation durch den Behandler und der psychischen Situation des Patienten ab. Die Anlage einer Kolostomie wird häufig nicht zu umgehen sein. Eine Chemotherapie sollte in Einzelfällen versucht werden, z. B. mit 5-FU/Cisplatin (wie in der primären Therapie oder beim metastasierenden Magenkarzinom angegeben). In Einzelfällen kann als Ultima ratio ein Therapieversuch mit Taxol, Bleomycin oder Methotrexat als Monotherapie gemacht werden; allerdings liegen für Taxol bisher keine Daten für das Analkarzinom vor.

## 10 Maßnahmen zur Therapiekontrolle

Bei primärer Radio-/Chemotherapie ist eine sorgfältige Nachkontrolle des Lokalbefundes dringend erforderlich, da eine kurative Chance durch eine definitive Chirurgie im Falle eines lokoregionären Rezidivs zur Verfügung steht. Aus diesem Grunde sollten in den ersten 2 Jahren alle 3 Monate, ab dem 3. Jahr alle 6 Monate und ab dem 6. Jahr evtl. in größeren Intervallen eine sorgfältige klinische Untersuchung durchgeführt werden unter Einschluß einer Sonographie und insbesondere Endosonographie des Lokalbefundes. Wegen des Fehlens kurativer Möglichkeiten bei Auftreten von Fernmetastasen ist eine Sonographie des Abdomens und Röntgenuntersuchung des Thorax nur in größeren Intervallen erforderlich.

## 11 Besondere Hinweise

Die EORTC plant eine Anschlußstudie zur Primärtherapie des Analkarzinoms, in der die Relevanz der 5-FU/Cisplatin-Therapie geprüft wird. Auskunft bei Dr. J. Wils, Laurentius Ziekenhuis, Driessenstraat 6, NL-6043 CV Roermond, Niederlande.

# 12 Therapieschemata

## 12.1 Induktionstherapie

---

**5-FU/Mitomycin C + Bestrahlung**          RTOG/ECOG-Protokoll
(Flam 1995)

| | | | | |
|---|---|---|---|---|
| 5-FU | 1000 mg/m$^2$ | i.v. | kontinuierliche Infusion | Tag 1, 2, 3, 4 |
| Mitomycin C | 10 mg/m$^2$ | i.v. | Bolus | Tag 1 |

Wiederholung Tag 29.

Bestrahlung: Woche 1–5, 45 Gy;
Procedere bei CR: Kontrolle;
Procedere bei PR: Boost von 20 Gy plus 5-FU (idem)/Cisplatin (120 mg/m$^2$),
2 Zyklen.

---

**5-FU/Mitomycin + Bestrahlung**          EORTC-Protokoll
(Roelofsen 1995)

| | | | | |
|---|---|---|---|---|
| 5-FU | 750 mg/m$^2$ | i.v. | kontinuierliche Infusion | Tag 1, 2, 3, 4, 5 und 29, 30, 31, 32, 33 |
| Mitomycin C | 15 mg/m$^2$ | i.v. | Bolus | Tag 1 |

Bestrahlung: Woche 1–5; 45 Gy (1,8 Gy Tag 1–5);
plus Boost 15 Gy bei CR bzw. 20 Gy bei PR.

## 12.2 Rezidivtherapie/Salvagetherapie

---

**5-FU/Folinsäure/Cisplatin**          (Vanhöfer 1995)

| | | | | |
|---|---|---|---|---|
| 5-FU | 2000 mg/m$^2$ | i.v. | 24-h-Infustion | Tag 1, 8, 15, 22, 29, 36 |
| Folinsäure | 500 mg/m$^2$ | i.v. | 2-h-Infusion | Tag 1, 8, 15, 22, 29, 36 |
| Cisplatin | 50 mg/m$^2$ | i.v. | 2-h-Infusion | Tag 1, 15, 29 |

Wiederholung Tag 56.

| 5-FU/Cisplatin | | | | 5-FU/DDP<br>(Mahjoubi et al. 1990) |
|---|---|---|---|---|
| 5-FU | 1000 mg/m² | i.v. | kontinuierliche Infusion | Tag 1, 2, 3, 4, 5 |
| Cisplatin | 100 mg/m² | i.v. | 1-h-Infusion | Tag 1 |

Wiederholung Tag 22–29.

## Literatur

Allal A, Kurtz JM, Pipard G et al. (1993) Chemoradiotherapy versus radiotherapy alone for anal cancer: A retrospective comparison. Int J Radiat Oncol Biol Phys 27:59–66

Brunet R, Sadekh S, Vignoud J et al. (1990) Cisplatin (P) and 5-fluorouracil (5-FU) for the neoadjuvant treatment (Tt) of epidermoid anal canal carcinoma (EACC). Proc Am Soc Clin Oncol 9:104

Cummings BJ, Keane TJ, O'Sullivan B, Wong CS, Catton CN (1991) Epidermoid anal cancer: Treatment by radiation alone or by radiation and 5-fluorouracil with and without mitomycin C. Int J Radiol Oncol Biol Phys 21:115

Flam MS, John M, Pajak T, Petrelli N, Myerson R, Doget S (1995) Radiation (RT) and 5-fluorouracil (5-FU) versus radiation, 5-FU, mitomycin C (MMC) in the treatment of anal carcinoma: Results of a phase-III RTOG/ECOG Intergroup Trial. Proc Am Soc Clin Oncol 14:443

Mahjoubi M, Sadek H, Francois E et al. (1990) Epidermoid anal canal carcinoma (EACC): Activity of cisplaltin (P) and continuous 5-fluorouracil (5-FU) in metastatic (M) and/or local recurrent (LR) diesease. Proc Am Soc Clin Oncol 9:114

Panzer M, Sutter T, Wendt T, Jauch K-W (1993) Radiochemotherapie mit und ohne Radikaloperation bei Analkarzinom: Großhadener Langzeitergebnisse. Tumordiagn Ther 14:167–174

Roelofsen R, Bosset JF, Esschwege F, Wann-Glamecke M von, Barteling H et al. (1995) Concomittant radiotherapy and chemotherapy superior to radiotherapy alone in the treatment of locally advanced anal cancer: results of a phase-III randomized trial of the EORTC Radiotherapy and Gastrointestinal Cooperative Groups Proc Am Soc Clin Oncol 14

Schlag P (1989) Chirurgische und multimodale Therapie des Anal-Karzinoms. In: Schmoll H-J, Meyer H-J. Wilke H, Pichlmayr R (Hrsg) Aktuelle Therapie gastrointestinaler Tumoren. Springer, Berlin Heidelberg New York Tokyo, S 385–395

Scholefield JH, Sonnex C, Talbot IC et al. (1989) Anal and cervical intraepithelial neoplasia: possible parallel. Lancet 2:765

Tanum G, Tveit KM, Karlsen KO (1993) Chemoradiotherapy of anal carcinoma: Tumor response and acute toxicity. Oncology 50:14–17

Touboul E, Schlienger M, Buffat L et al. (1994) Epidermoid carcinoma of the anal canal. Cancer 73 (6):1569–1579

Witzigmann H, Hehl AJ, Meyer M, Witte J (1994) Treatment of anal cancer. Onkologie 17:398–401

You YT, Wang JY, Changchien CR et al. (1993) An alternative treatment of anal squamous cell carcinoma: Combined radiotherapy and chemotherapy. J Surg Oncol 52:42–45

# 34.37 Hepatozelluläres Karzinom

D. Strumberg, H. Wilke

## 1 Epidemiologie

*Häufigkeit:* Obwohl mit etwa 1–2% eine vergleichsweise seltene maligne Erkrankung in den USA, ist es mit 20–30% das häufigste Malignom in Teilen von Asien und Afrika

*Inzidenz:* Sehr unterschiedliche Inzidenz in den verschiedenen Erdteilen: Die höchste Inzidenz für Männer findet sich in Mozambique (113/100000), der schwarzen Bevölkerung Süd- und Ostafrikas (25–33/100000) sowie in Südost- und Ostasien (14–35/100000). Japan ist davon ausgenommen (7/100000) und gleicht in der Inzidenz den europäischen Ländern 1–8/100000) und den nordamerikanischen Verhältnissen (1–3/100000). Männer sind 3–8mal häufiger betroffen als Frauen.

*Ätiologie:* Ein wesentlicher Faktor ist das Hepatitis-B-Virus bzw. der Hepatitis-B-Trägerstatus. Die Bedeutung einer chronischen Hepatitis C ist z. Z. noch unklar. Als zusätzliche Risikofaktoren gelten auch längerfristiger Alkoholabusus, chronisch-aktive autoimmune Hepatitis, bestimmte Stoffwechselerkrankungen ($\alpha_1$-Antitrypsinmangel, genetische Hämochromatosis, hereditäre Tyrosinämie, M. Wilson, Porphyrea cutanea tarda).

Ob die in 60–90% der Fälle bei hepatozellulärem Karzinom diagnostizierte Leberzirrhose ein unabhängiger Risikofaktor ist oder eine Begleiterscheinung im Rahmen der Tumorentwicklung darstellt, ist unklar.

Aflatoxine (Mykotoxine des Aspergillus flavus) sind die am besten untersuchten chemischen Karzinogene (Schimmelpilze in der Nahrung!).

*Altersverteilung:* Altersgipfel zwischen 50 und 60 Jahren (in USA und Europa) bzw. zwischen 35 und 45 Jahren (in Gebieten von Afrika und Asien mit hoher Inzidenz).

*Primäre Prävention:* Großangelegte Hepatitis-B-Impfprogramme an Neugeborenen wurden in Endemiegebieten durchgeführt und z. T. erprobt.

# 2 Histologie

## 2.1 Einführung

Von den hepatozellulären Karzinomen abzugrenzen sind die Cholangio- und Zystadenokarzinome (ca. 5–10% der Leberkarzinome). Ca. 2% der primären Lebermalignome sind Mischformen. Ebenfalls abzugrenzen ist das Hepatoblastom, das fast nur (90%) bei Kindern im Alter unter 5 Jahren vorkommt, sowie die nichtepithelialen malignen Lebertumoren (z. B. Hämangiosarkom, embryonales Sarkom).

Histologisch unterscheidet man verschiedene Varianten:
- spindelzellig,
- klarzellig,
- großzellig,
- sklerosierend,
- fibrolamellär,
- Mischformen.

Der fribrolamelläre Typ ist mit einer günstigeren Prognose verbunden.

## 2.2 Tabellarische Übersicht

Die hepatozellulären Karzinome zeigen pathologisch-anatomisch eine unterschiedliche Anordnung:

|  | Häufigkeit [%] |
|---|---|
| Nodulär bis multifokal (expansiver Typ) | 66 |
| Unifokal, häufig mit kleinen Satellitenknoten | 30 |
| Diffuse Anordnung (infiltrativer Typ) mit unscharfer Abgrenzung zum normalen Lebergewebe | 5 |

Typisch ist eine Ausbreitung über die Lebervenen in die V. cava. Obwohl Fernmetastasen selten intra vitam diagnostiziert werden, finden sich autopisch bei 50% der Patienten Fernmetastasen in Lunge, Skelett, Lymphknoten, Nebenieren oder Hirn. Etwa 60–90% der hepatozellulären Karzinome sind mit einer Leberzirrhose vergesellschaftet.

Das *Grading* wird nicht einheitlich durchgeführt, häufig werden 3 Differenzierungsgrade angegeben:
G 1:   gut differenziert,
G 2:   mäßig differenziert,
G 3:   wenig differenziert – anaplastisch.

## 2.3 Zytologie

Die Zytologie einschließlich immunzytologischer Färbungen hat für die Diagnostik des hepatozellulären Karzinoms keine wesentliche Bedeutung.

## 2.4 Zytogenetische und molekulargenetische Befunde

In Hepatitis-B-Endemiegebieten mit hoher Inzidenz hepatozellulärer Karzinome konnte in den meisten Fällen eine Hepatitis-B-Virus-(HBV-) DNS-Integration sowohl in das Genom von Tumorzellen, als auch in benachbarte, nicht maligne Hepatozyten nachgewiesen werden. Die HBV-DNS-Integration erscheint häufiger bei chronischen Hepatitis B-Virusträgern sowie nach perinataler Hepatitis-B-Infektion. Das relative Risiko zur Entstehung eines hepatozellulären Karzinoms ist bei HBV-Trägern etwa 100mal höher als bei nichtinfizierten Individuen.

## 3 Stadieneinteilung

Die Stadieneinteilung erfolgt nach dem TNM-System.

## 3.1 Klinische Klassifikation (TNM)

*Primärtumor (T)*

T x    Primärtumor nicht beurteilbar
T0     Kein Hinweis für einen Primärtumor
T1     Solitär, ≤ 2 cm, ohne Gefäßinvasion
T2     Solitär, ≤ 2 cm, mit Gefäßinvasion
       Solitär, > 2 cm, ohne Gefäßinvasion
       Multipel, ein Leberlappen ≤ 2 cm, ohne Gefäßinvasion
T3     Solitär, > 2 cm, mit Gefäßinvasion
       Multipel, ein Leberlappen, ≤ 2 cm, mit Gefäßinvasion
       Multipel, ein Leberlappen, > 2 cm, ohne oder mit Gefäßinvasion
T4     Multipel, mehr als 1 Leberlappen, Invasion größerer Äste der V. portae oder Vv. hepaticae

*Lymphknoten (N)*

N x    Regionale Lymphknoten nicht beurteilbar
N0     Regionale Lymphknoten nicht befallen
N1     Regionale Lymphknotenmetastasen

*Fernmetastasen (M)*

Mx   Fernmetastasen nicht beurteilbar
M0   Keine Fernmetastasen nachweisbar
M1   Fernmetastasen nachweisbar

## 3.2 Chirurgische Stadieneinteilung nach Okuda (1985)

Faktoren:   Tumorgröße > 50%
           Aszites +
           Albumin < 3 g/dl
           Bilirubin > 3 mg/dl

Stadien     Stadium I    keiner dieser Faktoren
            Stadium II   1–2 Faktoren
            Stadium III  > 2 Faktoren

## 3.3 Stadienklassifikation

| Stadium | TNM-Klassifikation | | |
|---------|------|------|------|
| I | T1 | N0 | M0 |
| II | T2 | N0 | M0 |
| III | T1 | N1 | M0 |
| | T2 | N1 | M0 |
| | T3 | N0/1 | M0 |
| IVA | T4 | N0/1 | M0 |
| IVB | T1–4 | N0/1 | M1 |

## 4 Prognose

Die mediane Überlebenszeit für alle Stadien beträgt ca. 3–6 Monate.

### 4.1 Prognose nach Resektion

| Stadium | Überleben nach 3 Jahren |
|---------|--------------------------|
| I/II | 40–75% |
| III | 50% (< 10% bei Leberzirrhose) |
| IVA | 10–20% |

## 4.2 Prognose nach Lebertransplantation

| Stadium | Überleben nach 3 Jahren |
| --- | --- |
| I/II | 60–75% |
| III | 40% |
| IVA | 15% |

## 4.3 Prognosefaktoren

In afrikanischen sowie orientalischen Endemiegebieten findet sich häufiger eine aggressive Verlaufsform, wogegen in Europa ein vergleichsweise langsamer Krankheitsverlauf überwiegt.

*Faktoren für schlechte Prognose:*
- Lymphknotenmetastasen,
- Gefäßinvasion,
- Tumorthromben,
- infiltratives Tumorwachstum,
- Tumorgröße > 5 cm,
- multiple oder bilobäre Tumoren,
- begleitende Leberzirrhose.

*Faktoren für günstige Prognose:*
- unifokale Tumoren < 5 cm,
- Tumorpseudokapsel,
- hoher Differenzierungsgrad,
- fibrolamellärer Subtyp.

## 5 Diagnostik

### 5.1 Labor

Über die Routineuntersuchungen hinaus: LDH, Cholinesterase, Gerinnungsstatus, AFP, Hepatitisserologie A, B, C.

### 5.2 Apparative Diagnostik

*Suchtest*
Abdominelle Sonographie, AFP-Messung (in Europa und den USA sind nur 60–70% der hepatozellulären Karzinome AFP-positiv).

*Untersuchung bei Verdachtsdiagnose*
- abdominale Computertomographie mit Angioportographie,
- Lipidol-CT-Scan,
- Laparoskopie,
- bioptisch-histologische Diagnosesicherung (sonographisch bzw. CT-gezielt oder laparoskopisch),
- *fakultativ:* Kernspintomographie.

*Präoperative Untersuchung bei gesicherter Diagnose*
- Zöliakographie,
- Thorax-CT,
- Skelettszintigraphie,
- *fakultativ:* Schädel-CT.

## 6 Charakteristika der Erkrankung und Krankheitsverlauf

Das hepatozelluläre Karzinom wächst symptomlos und ist meist weit fortgeschritten, wenn es Beschwerden verursacht. Klinisch findet sich meist eine Hepatomegalie, häufig kombiniert als Hepatosplenomegalie, oft mit Aszites. Ein unklarer Gewichtsverlust bei Patienten mit bekannter Leberzirrhose ist verdächtig auf ein hepatozelluläres Karzinom. Ein Ikterus zum Zeitpunkt der Diagnosestellung ist selten. Aus perforierten, meist zentral nekrotischen Tumoren können lebensgefährliche Blutungen in das Peritoneum auftreten (5–20% in Asien und Afrika; in Europa selten).

Verschiedene paraneoplastische Symptome sind beschrieben worden. Die wichtigsten sind Hypoglykämie, Hyperkalzämie (Ursache unklar), Polyglobulie (infolge Erythropoietinproduktion), Hypercholesterinämie (autonome Cholesterinproduktion der Tumorzellen) sowie kutane Porphyrie. Sexuelle Störungen oder Gynäkomastie können infolge einer Gonadotropinproduktion auftreten.

## 7 Therapiestrategie

### 7.1 Übersicht

Therapie der Wahl bei Tumoren im *Stadium I* ist die Resektion mit einer Dreijahresüberlebensrate von 50–70%. Inwieweit eine prä- oder postoperative intraarterielle Chemotherapie Einfluß auf die Rezidivhäufigkeit hat, ist Gegenstand laufender Untersuchungen.

Tumoren im *Stadium II* mit Gefäßinvasion oder multifokale Tumoren haben eine postoperative Dreijahresüberlebensrate von ca. 40%.

Tumoren im *Stadium III (N0)* > 2 cm Durchmesser mit Gefäßinvasion haben eine vergleichsweise schlechte Prognose nach Tumorresektion. Obwohl nach 3 Jahren noch 50 % der Patienten ohne Leberzirrhose leben, sinkt die Rate auf < 10 % bei vorhandener Leberzirrhose; bei diesen Patienten sollte eine Lebertransplantation erwogen werden.

Tumoren im *Stadium IVA (N0)* mit Tumormanifestation in beiden Leberlappen oder Tumorthrombose in der Portalvene oder einer größeren Lebervene sind nicht resektabel. Auch nach Lebertransplantation ist die Prognose ungünstig. Inwieweit eine neoadjuvante und adjuvante intraarterielle Chemotherapie die Prognose nach Lebertransplantation beeinflußt, ist Gegenstand laufender Untersuchungen.

Tumoren im *Stadium IVB* mit meßbaren Metastasen sollten nach Möglichkeit klinischen Studien mit neuartigen Substanzen zugeführt werden. Eine Standardsystemtherapie ist gegenwärtig nicht definiert.

Abbildung 1 illustriert die stadienabhängige Therapiestrategie.

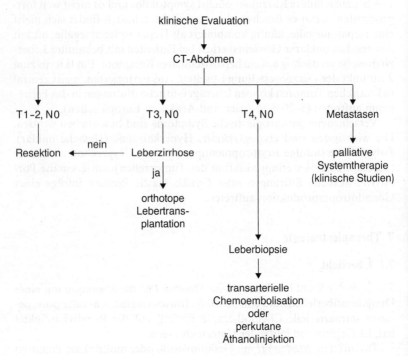

**Abb. 1.** Stadienabhängige Therapiestrategie beim hepatozellulären Karzinom

## 7.2 Stellung der Chirurgie

### 7.2.1 Leberteilresektion

Die chirurgische Entfernung lokalisierter Leberzellkarzinome ist die einzige therapeutische Option mit einer gesicherten Lebenszeitverlängerung. Die Einjahresüberlebensrate nach kurativer Tumorresektion liegt bei 55–80%; die Fünfjahresüberlebensrate zwischen 25 und 39%. Die Prognose nach kurativer Resektion ist abhängig vom Tumorstadium: So beträgt die Dreijahresüberlebensrate 40–70% im Stadium II, dagegen nur 10–20% im Stadium IVA. Patienten mit Leberzirrhose (60–90% der Patienten) haben eine höhere operative Mortalität und eine kürzere Überlebeszeit verglichen mit Patienten ohne begleitende Leberzirrhose. Insgesamt sind nur 3–30% der hepatozellulären Karzinome kurativ resektabel.

### 7.2.2 Orthotope Lebertransplantation

Patienten mit Tumoren im Stadium I, II, III und teilweise IVA, bei denen aufgrund einer eingeschränkten Leberfunktion keine Tumorresektion durchgeführt werden kann, profitieren u. U. von einer kompletten Entfernung der Leber mit anschließender orthotoper Lebertransplantation. Die Einjahresüberlebensrate liegt bei 50–75%, die Fünfjahresüberlebensrate bei 20–45%. Auch bei diesen Patienten hat das Tumorstadium eine wichtige prognostische Bedeutung. Eine begleitende Leberzirrhose erhöht die operative Mortalität, hat aber im Gegensatz zu den Patienten mit Teilresektionen keinen Einfluß auf die Langzeitprognose. Auch nach Lebertransplantation liegt die Rezidivrate für alle Patienten bei 65%.

### 7.2.3 Kryochirurgie

Die Kryochirurgie benutzt intraoperativ plazierte Sonden, um eine lokale Tumordestruktion durch flüssigen Stickstoff zu erreichen. Einzelne Untersuchungen lassen eine Bedeutung als palliative Therapiemaßnahme oder in Ergänzung zur Resektion erkennen; weitere Studien sind notwendig.

## 7.3 Stellung der Strahlentherapie

Die Strahlentherapie hat als Behandlungsmaßnahme aufgrund der primären Strahlenresistenz der hepatozellulären Karzinome derzeit keinen etablierten Platz in der kurativen und – abgesehen von wenigen Indikationen wie z. B. bei Osteolysen – auch in der palliativen Therapie des hepatozellulären Karzinoms.

Ob neue, strahlentherapeutische Ansätze, z. B. mit intrahepatisch arteriell applizierten $^{90}$Y-Mikrosphären oder mit $^{131}$I markierten Antiferritinantikörpern zu einer Prognoseverbesserung betragen, ist Gegenstand laufender Studien.

### 7.3.1 Präoperative neoadjuvante Strahlentherapie oder kombinierte Chemo-/Strahlentherapie

Ein solches Vorgehen ist derzeit außerhalb von Studien nicht indiziert.

### 7.3.2 Postoperative Strahlentherapie oder kombinierte Chemo-/Strahlentherapie

Ein solches Vorgehen ist derzeit außerhalb von Studien nicht indiziert.

### 7.3.3 Palliative Strahlentherapie

Eine palliative Bestrahlung kann im Einzelfall sinnvoll sein, z. B. bei Skelettmetastasen.

## 7.4 Stellung der systemischen Therapie

### 7.4.1 Übersicht

Umfangreiche klinische Untersuchungen konnten für keine Einzelsubstanz oder Kombinationschemotherapie reproduzierbare Ansprechraten über 25 % oder eine Verlängerung der Überlebenszeit nachweisen (mediane Überlebenszeit 14 Wochen, Einjahresüberlebensrate 14 %). Die meisten klinischen Erfahrungen liegen mit Doxorubicin vor mit einer Remissionsrate von ca. 19 %. Aufgrund dieser enttäuschenden Ergebnisse ist gegenwärtig keine systemische Standardtherapie definiert. Patienten, für die keine operative Therapie in Frage kommt, sollten nach Möglichkeit im Rahmen klinischer Studien mit neuartigen Substanzen behandelt werden. In Ausnahmefällen kann bei gutem Allgemeinzustand und Therapiewunsch des Patienten eine Doxorubicin-Monotherapie außerhalb von Studien angewendet werden.

## 7.4.2 Neoadjuvante (präoperative) Chemotherapie

Außerhalb von klinischen Studien nicht indiziert.

## 7.4.3 Adjuvante Chemotherapie

Außerhalb von klinischen Studien nicht indiziert.

## 7.4.4 Additive Chemotherapie bei R1-Resektion

Außerhalb von klinischen Studien nicht indiziert.

## 7.4.5 Regionale Chemotherapie

Regionale, arterielle Leberperfusionen werden durchgeführt, um eine höhere lokale Dosisintensität bei geringerer systemischer Toxizität zu erreichen. Die am häufigsten, zumeist in Kombination eingesetzten Substanzen sind Doxorubicin, Cisplatin und Mitomycin C. Obwohl Ansprechraten von 20–65% erreicht werden, konnte keine klinisch relevante Lebensverlängerung nachgewiesen werden. Als gute palliative Therapie bei jüngeren Patienten mit ausgedehnter Tumorinfiltration kann die arterielle Chemotherapie in Einzelfällen eingesetzt werden.

## 7.4.6 Transarterielle Chemoembolisation (TAE)

Die Feststellung, daß die hepatozellulären Karzinome ihren Blutzufluß vorwiegend aus den arteriellen Lebergefäßen beziehen, war Anlaß für eine Kombination der intraarteriellen Chemotherapie mit gleichzeitiger Gefäßembolisation. Die Embolisation kann mittels Mikrosphären oder Lipiodol (eine iodierte Ölemulsion) erfolgen. Die klinische Verträglichkeit ist abhängig vom Ausmaß der Embolisation. Kontraindikation für eine TAE ist eine Portalvenenthrombose. Die Überlebensrate beträgt für Patienten mit Leberzirrhose nach 1 Jahr 18%, nach 2 Jahren 9%; für Patienten ohne Leberzirrhose nach 1 Jahr 62%, nach 2 Jahren 26%. Es ist offen, ob die TAE zu einer Verlängerung der Überlebenszeit führt. Zumindest für Einzelfälle mit inoperabler Situation ist diese Therapie zu erwägen.

## 7.4.7 Perkutane Äthanolinjektion (PEI)

Eine alternative, palliative, lokaltherapeutische Maßnahme bei irresektablen Tumoren ist die zumeist sonographisch gesteuerte Injektion von absolutem Äthanol in den intrahepatischen Tumor. Bei Tumoren < 5 cm kann in aller Regel eine meßbare und anhaltende Remission erreicht werden. Bei Tumoren > 5 cm ist die PEI mit technischen Schwierigkeiten verbunden und weniger erfolgreich. Ein direkter Vergleich der PEI mit einer Tumorresektion oder TAE liegt noch nicht vor; weitere klinische Untersuchungen sind notwendig (s. auch Kap. 34.104 „Lokale Therapie von primären Lebertumoren").

### 7.4.8 Stellung der Interferon- oder Immuntherapie

Immuntherapie z. B. mit IL-2 oder eine Therapie mit Interferon-α oder -γ haben sich als ineffektiv erwiesen.

### 7.4.9 Stellung der Hormontherapie

Das hepatozelluläre Karzinom hat eine relativ hohe Expression von Steroidrezeptoren, besonders Androgenrezeptoren. Gegenwärtig konnte aber mit keiner Hormontherapie (Flutamid, Tamoxifen) eine statistisch signifikante Verbesserung der Überlebenszeit gegenüber einer Kontrollgruppe gezeigt werden.

## 8 Indikation zur Chemotherapie

### 8.1 Indikation zur palliativen systemischen Chemotherapie

Beim hepatozellulären Karzinom besteht keine absolute Indikation zur palliativen, systemischen Chemotherapie. Eine *relative Indikation* ist gegeben bei Patienten mit
– Fernmetastasen,
– meßbaren, evaluierbaren Tumorparametern,
– gutem Allgemeinzustand (Karnofsky-Index ≥ 70%),
– ausreichende Leberfunktion
und sollte möglichst innerhalb klinischer Phase-II-Studien erfolgen.

### 8.2 Indikation für palliative, lokaltherapeutische Maßnahmen (Regionale Chemotherapie, TAE, PEI)

Eine *relative Indikation* besteht bei Patienten mit
– inoperablem Primärtumor ohne Fernmetastasen,
– gutem Allgemeinzustand (Karnofsky-Index ≥ 70%),

- fehlender Portalvenenthrombose (regionale Chemotherapie, TAE),
- ausreichender Leberfunktion

und sollte grundsätzlich nur innerhalb klinischer Studien an entsprechend erfahrenen Zentren durchgeführt werden.

## 8.3 Wahl der Therapie

Gegenwärtig ist keine systemische Standardtherapie definiert. Patienten, für die keine operative Therapie in Frage kommt, sollten nach Möglichkeit im Rahmen klinischer Studien mit neuartigen Substanzen behandelt werden. In Ausnahmefällen kann bei gutem Allgemeinzustand und Therapiewunsch des Patienten eine Monotherapie mit Doxorubicin oder mit 4-Epidoxorubicin außerhalb von Studien durchgeführt werden.

## 8.4 Therapiedauer

Grundsätzlich wird bis zum maximalen Tumoransprechen plus Konsolidierung (üblicherweise 3–4 Therapiekurse plus 2 Konsolidierungskurse) behandelt.

Inwieweit Patienten von einer Monotherapie, die bis zur Progression fortgesetzt wird, profitieren, ist unklar. Hier muß die Entscheidung von der jeweiligen Therapie und der individuellen Patientensituation abhängig gemacht werden.

## 8.5 Modifikation der Standarddosis

Bei nachgewiesener Leberfunktionsstörung ist bei der Erstbehandlung mit Doxorubicin bzw. mit 4-Epidoxorubicin eine Dosisreduktion vorzunehmen.

Bei einer mittelschweren Leberfunktionsstörung (Bilirubin i.S. 1,5–3,0 mg/dl, Albumin i.S. 3,5–3,0 g/dl) ist eine initiale Dosisreduktion auf 50% der empfohlenen Solldosis angezeigt, bei schwerer Funktionsstörung (Bilirubin i.S. >3 mg/dl, Albumin i.S. <3 g/dl) ist eine initiale Dosisreduktion auf 25% der empfohlenen Solldosis vorzunehmen mit anschließender, sukzessiver Dosissteigerung, wenn möglich.

## 8.6 Besonderheiten zur Begleittherapie

Der Einsatz von hämatopoietischen Wachstumsfaktoren ist für kein Therapieprotokoll indiziert.

Hinsichtlich der antiemetischen Therapie ist in aller Regel die Medikation mit Metoclopramid oder Alizaprid ausreichend.

## 8.7 Erhaltungstherapie

Beim hepatozellulären Karzinom gibt es keine Belege für den therapeutischen Nutzen einer Erhaltungstherapie. Inwieweit Patienten von einer Monotherapie, die bis zur Progression fortgesetzt wird, profitieren, ist unklar.

# 9 Rezidiv-/Salvagetherapie

Bei einem Rezidiv nach längerem therapiefreiem Intervall kann eine erneute Therapie mit einem Primärprotokoll erwogen werden. Eine etablierte Rezidivtherapie nach primärem Versagen der Chemotherapie oder bei Frührezidiven besteht nicht.

# 10 Maßnahmen zur Therapiekontrolle

- Regelmäßige Kontrolle der Tumormanifestation mit den Methoden der Eingangsuntersuchungen vor Therapiebeginn.
- Regelmäßige Kontrolle von Blutbild, Nieren-, Leberfunktion, Elektrolyten im Intervall bzw. vor jedem Therapiekurs.
- Regelmäßiges Monitoring von Nebenwirkungen.

# 11 Besondere Hinweise

Auskunft über gegenwärtig aktivierte Studien wird erteilt über:

Priv.-Doz. Dr. med. H. Wilke, Innere Klinik und Poliklinik – Tumorforschung, Universitätsklinikum Essen, Hufelandstr. 55, 45122 Essen, Tel.: 0201-723-3100, und

E. Schmoll, Abt. Hämatologie/Onkologie, Medizinische Hochschule Hannover, Konstanty-Gutschow-Str. 8, 30625 Hannover, Tel.: 0511-532-0.

# 12 Zukünftige Entwicklungen

Neben der Prüfung neuer Substanzen/Kombinationen wird die Weiterentwicklung multimodaler Therapiekonzepte (peri- und postoperative Chemotherapie sowie TAE) bei Patienten mit resektablen „High–risk-

Tumoren" von besonderer Bedeutung sein. Genassoziierte Therapiemodalitäten (AFP, HDV-DNS) mit spezifischer Wirkung von Zytostatika werden erprobt.

## 13 Therapieschemata

| Doxorubicinmonotherapie | | | | (Melia 1983) |
|---|---|---|---|---|
| Doxorubicin | 60 mg/m² | i.v. | Bolus | Tag 1 |
| Wiederholung Tag 22 | | | | |

| Doxorubicinmonotherapie, wöchentlich fraktioniert | | | | |
|---|---|---|---|---|
| Doxorubicin | 10 mg/m² | i.v. | Bolus | Tag 1, 8, 15, 22 usw. |
| fortlaufend bis Toxizität > WHO II bzw. bis zur Progression | | | | |

| Epirubicinmonotherapie | | | | (Hochster 1985) |
|---|---|---|---|---|
| Epirubicin | 90 mg/m² | i.v. | Bolus | Tag 1 |
| Wiederholung Tag 22 | | | | |

| Epirubicinmonotherapie, wöchentlich fraktioniert | | | | |
|---|---|---|---|---|
| Epirubicin | 20 mg/m² | i.v. | Bolus | Tag 1, 8, 15, 22 usw. |
| fortlaufend bis Toxizität > WHO II bzw. bis zur Progression | | | | |

# Literatur

American Joint Committee on Cancer (1992) Liver (including intrahepatic bile ducts). In: Beahrs OH, Henson DE, Hutter RVP, Kennedy BJ (eds) Manual for staging of cancer. Lippincott, Philadelphia, pp 89–90

Beghiti J, Panis Y, Farges et al. (1991) Intrahepatic recurrence after resection of hepatocellular carcinoma complicating cirrhosis. Ann Surg 241:114–117

Carr BI (1992) High objective response rates of advanced hepatocellular carcinoma to intraarterial chemotherapy. Proc ASCO 11:470

Colombo M (1992) Hepatocellular carcinoma. J Hepatol 15:225–236

Farmer DG, Rosove MH, Shaked A, Busuttil RW (1994) Current treatment modalities for hepatocellular carcinoma. Ann Surg 219:236–247

Franco D, Capussotti L, Smadja C et al. (1990) Resection of hepatocellular carcinoma. Gastroenterology 98:733–738

Gastrointestinal Tumor Study Group (1990) A prospective trial of recombinant human interferon alpha 2b in previously untreated patients with hepatocellular carcinoma. Cancer 66:135–139

Hochster HS, Green MD, Speyer S (1985) 4-Epidoxorubicin (epirubicin) activity in hepatocellular carcinoma. J Clin Oncol 3:1525–1540

Ikeda K, Saitoh S, Tsubota A et al. (1993) Risk factor for tumor recurrence and prognosis after curative resection of hepatocellular carcinoma. Cancer 71:19–25

Iwatsuki S, Starzl TE, Sheahan DA (1991) Hepatic resections versus transplantation for hepatocellular carcinoma. Ann Surg 214:221–229

Lotze MT, Flickinger JC, Carr BI (1993) Hepatobiliary neoplasms. In: DeVita VT, Hellman S, Rosenberg (eds) Cancer principles and practice of oncology. Lippincott, Philadelphia, pp 883–900

Nagorney DM, Van Heerden JA, Illstrup DM, Adson MA (1989) Primary hepatic malignancy: Surgical management and determinants of survical. Surgery 106:740–749

Okuda K, Ohtsuki T, Obata H (1985) Natural history of hepatocellular carcinoma and prognosis in relation to treatment: Study of 850 Patients. Cancer 56:918–928

Okuda K (1992) Hepatocellular carcinoma: recent progress. Hepatology 15:948–963

Pichlmayr R, Weimann A, Steinhoff G, Ringe B (1992) Liver transplantation for hepatocellular carcinoma: clinical results and future aspects. Cancer Chemother Pharmacol 31 [suppl I]:157–161

Stone MJ, Klintmalm G, Polter D et al. (1989) Neo-adjuvant chemotherapy and orthotopic liver transplantation for hepatocellular carcinoma. Transplantation 48:344–347

Takayasu K, Moriyama N, Muramatsu Y et al. (1990) The diagnosis of small hepatocellular carcinomas: efficiency of various imaging procedures in 100 patients. Am J Radiol 155:49–54

Tanaka K, Nakamura S, Numata K et al. (1992) Hepatocellular carcinoma: treatment with percutaneous ethanol injection and transcatheter arterial embolization. Radiology 185:457–460

Yamanaka N, Okamoto E, Foyasaka A (1990) Prognostic faktors after hepatectomy for hepatocellular carcinoma. Cancer 56:1104–1110

# 34.38 Tumoren von Gallenblase und Gallenwegen

M. Stahl, H. Wilke

## 1 Epidemiologie

*Häufigkeit:* 0,5% aller maligner Tumoren.

*Inzidenz:* In Europa 2–3/100000 pro Jahr, Verhältnis Männer/Frauen 2:1

*Ätiologie:* In den westlichen Ländern sind 3 Risikogruppen zu nennen: Gallensteinträger (insbesondere bei „Porzellangallenblase"), Patienten mit sklerosierender Cholangitis bei Colitis ulcerosa und Patienten mit angeborenen Choledochuszysten.

*Genetische Prädisposition:* Nicht gesichert.

*Altersverteilung:* Altersgipfel 70 Jahre.

*Primäre Prävention:* Chirurgische Intervention bei Nachweis der sog. Porzellangallenblase oder von Choledochuszysten.

## 2 Histologie

### 2.1 Einführung

Unter dem Begriff Gallenwegskarzinom versteht man üblicherweise das Gallenblasenkarzinom und die Karzinome der extrahepatischen Gallenwege. Die Karzinome der kleinen intrahepatischen Gallengänge werden in der Regel den malignen Lebertumoren zugerechnet. Besonders herausgehoben werden die sog. *Klatskin-Tumoren.* Hierbei handelt es sich um Karzinome, die in der Bifurkation des Hauptgallenganges entstehen.

## 2.2 Tabellarische Übersicht

| *Häufigkeit* | Verteilung [%] |
|---|---|
| Adenokarzinom | > 90 |
| Kleinzelliges Karzinom | < 5 |
| Plattenepithelkarzinom | < 5 |
| Karzinoid | < 5 |
| Mischformen | < 5 |

*Grading*
G 1:   hoch differenziert
G 2:   mäßig differenziert
G 3:   wenig differenziert
G 4:   undifferenziert

## 2.3 Zytogenetische/molekulargenetische Befunde

Die Zytologie ist von geringer klinischer Bedeutung. Der immunhistochemische Nachweis einer neuroendokrinen Differenzierung hat möglicherweise prognostische Bedeutung. Molekularbiologische Untersuchungen (Überexpressionen der Onkogene myc, ras, erb-B2) werden zur Abgrenzung von benignen Läsionen eingesetzt.

# 3 Stadieneinteilung

Als Stadieneinteilung sollte die TNM-Klassifikation (UICC 1992) verwendet werden. Die postchirurgische Stadieneinteilung (pTNM) entspricht der klinischen Einteilung.

## 3.1 Gallenblase

*Primärtumor (T)*
Tis    Carcinoma in situ
T1     Tumor auf Gallenblasenwand beschränkt
T1a    Tumor infiltriert Mucosa
T1b    Tumor infiltriert Muscularis
T2     Tumor infiltriert perimuskuläres Bindegewebe

T 3    Tumor überschreitet Serosa und/oder infiltriert ein benachbartes Organ (Ausbreitung in die Leber ≤ 2 cm)

T 4    Tumor mit Ausbreitung von mehr als 2 cm in die Leber und/oder in 2 oder mehr Nachbarorgane (Magen, Duodenum, Kolon, Pankreas, Netz, extrahepatische Gallengänge)

*Regionäre Lymphknoten (N)*

N 0    Kein Anhalt für Befall regionärer Lymphknoten

N 1    Lymphknotenmetastasen am Ductus cysticus, Ductus choledochus oder Leberhilus

N 2    Lymphknotenmetastasen am Pankreaskopf, Duodenum, Truncus coeliacus oder A. mesenterica superior

*Fernmetastasen (M)*

M 0    Kein Nachweis von Fernmetastasen

M 1    Nachweis von Fernmetastasen (hierzu zählen auch Lymphknotenmetastasen jenseits der regionalen Lymphknotenstationen)

### 3.2 Extrahepatische Gallengänge

*Primärtumor (T)*

Tis    Carcinoma in situ

T 1    Tumor auf Gallengang beschränkt

T 1a   Tumor infiltriert Mucosa

T 1b   Tumor infiltriert Muscularis

T 2    Tumor infiltriert perimuskuläres Bindegewebe

T 3    Tumor infiltriert Nachbarstrukturen (Leber, Pankreas, Duodenum, Gallenblase, Kolon, Magen)

*Regionäre Lymphknoten (N)*

N 0    Keine regionären Lymphknotenmetastasen

N 1    Lymphknotenmetastasen am Ductus cysticus, Ductus choledochus oder Leberhilus

N 2    Lymphknotenmetastasen am Pankreaskopf, Duodenum, Truncus coeliacus oder A. mesenterica superior

*Fernmetastasen (M)*

M 0    Kein Nachweis von Fernmetastasen

M 1    Nachweis von Fernmetastasen (hierzu zählen auch Lymphknotenmetastasen jenseits der regionalen Lymphknotenstationen)

# 4 Prognose

Die Karzinome der Gallenwege stellen weiterhin eine der prognostisch ungünstigen Tumorentitäten dar. Beim Nachweis von Fernmetastasen liegt die mediane Überlebenszeit bei nur wenigen Monaten. Für lokalisierte Tumoren gelten die folgenden Angaben.

## 4.1 Gallenblase

Entscheidendes Prognosekriterium ist das Tumorstadium bei Diagnosestellung. Beim Gallenblasenkarzinom sollen papilläre Adenokarzinome mit einer besonders günstigen Prognose einhergehen. Allerdings ist es fraglich, ob dieser Prognosefaktor vom Tumorstadium unabhängig ist, da günstige Histologie und frühes Stadium häufig miteinander verknüpft sind.

Fünfjahresüberlebensrate nach Chirurgie in Abhängigkeit vom Tumorstadium:

| | |
|---|---|
| Tis/T1 | 60–80% |
| T2 | 20–30% |
| T3 | 10% |
| T4 | <5% |

## 4.2 Gallenwege

Die Lokalisation des Tumors (proximales vs. mittleres vs. distales Drittel) hat Einfluß auf die Prognose nach der Operation, da sie den Zeitpunkt der Diagnosestellung, die Rate kompletter Resektionen und die postoperative Mortalität bestimmt.

Fünfjahresüberlebensrate nach Chirurgie in Abhängigkeit von der Tumorlokalisation:

| | |
|---|---|
| Proximal | <5% |
| Mitte | 10–15% |
| Distal | 20–40% |

# 5 Diagnostik

Die Diagnose eines Gallenblasenkarzinoms wird häufig als Zufallsbefund im Rahmen einer Cholezystektomie gestellt. Auch bei Patienten mit

Verschlußikterus aufgrund eines Gallenwegskarzinoms ist die Diagnose u. U. erst intraoperativ zu stellen.

*Labor*
Routineuntersuchungen BB, Gerinnung, Elektrolyte, Leber-, Nierenwerte, Bilirubin, AP, γ-GT. Vor geplanter Operation zusätzlich: Gesamteiweiß, CHE, arterielle Blutgasanalyse.
Tumormarker AFP, CA 19-9, CA 125.

*Apparative Diagnostik*
*Obligat:*
– Computertomographie des Abdomens,
– Sonographie des Abdomens,
– ERCP,
– Thoraxröntgen in 2 Ebenen.

*Fakultativ* (wenn Operation geplant):
– Lungenfunktion,
– selektive Angiographie bzw. Angio-CT.

## 6 Charakteristika der Erkrankung und Krankheitsverlauf

Gallenblasenkarzinome werden häufig intra- bzw. postoperativ als Zufallsbefund nach Operation wegen Cholelithiasis entdeckt, und zwar bei 3% aller Operationen, die wegen benigner Gallenwegserkrankungen durchgeführt werden. Die ersten Symptome sind ansonsten uncharakteristisch und nicht von denen benigner Erkrankungen der Gallenwege oder des Magen-Darm-Traktes zu unterscheiden. Aus diesem Grund erfolgt die Diagnosestellung von Gallenwegskarzinomen häufig erst im fortgeschrittenen Tumorstadium mit entsprechend ungünstiger Prognose.

## 7 Therapiestrategie

### 7.1 Übersicht

Therapie der Wahl ist die komplette operative Resektion. Sie ist aber nur in den frühen Stadien möglich und bietet nur dann eine hohe Chance auf Langzeitüberleben (s. Abschn. „Prognose"). Gründe dafür sind ein oberflächlich liegendes Lymphsystem mit entsprechend frühzeitiger lymphatischer Metastasierung sowie die engen Nachbarschaftsbeziehungen im rechten Oberbauch (Pfortader, Leber, Duodenum, Magen, Pankreas, Netz), die eine frühe hämatogene und peritoneale Tumorausbreitung fördern. Darüber hinaus vermindert die potentiell multizentrische Entwicklung der Tumoren die Chance auf eine kurative Resektion. Strahlentherapie und Chemotherapie müssen bei diesem Tumor als wenig effektiv angesehen werden. Wichtig sind lokal ableitende Maßnahmen und evtl. auch die lokale Bestrahlung mit Afterloadingverfahren. Eine regionale Chemotherapie sollte ebenso in Einzelfällen versucht werden!

**Therapiestrategie beim Gallenwegskarzinom**

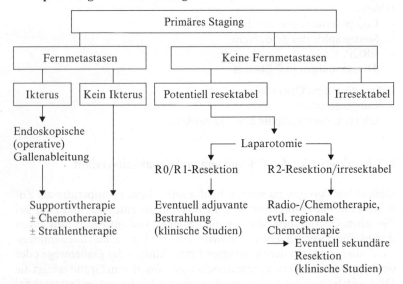

## 7.2 Stellung der Chirurgie

Die Chirurgie ist die einzige kurative Option beim Gallenwegskarzinom. Sie sollte daher bei lokal begrenzten Tumoren im Mittelpunkt der Behandlung stehen.

### 7.2.1 Chirurgische Therapie mit kurativem Ziel

Ziel muß die komplette Resektion (R0-Resektion) des Tumors sein. Um dies zu ermöglichen, wurden in den letzten Jahren erweiterte Resektionsverfahren angewandt (Lymphknoten, Leber, Pankreas, Gefäße), ohne daß dadurch die Prognose des Patienten sicher verbessert wurde. Beim

Gallenblasenkarzinom wird die Diagnose nicht selten erst postoperativ vom Pathologen gestellt. Inwieweit dann eine erneute Operation mit erweiterter Resektion hilfreich oder notwendig ist, bleibt unklar; in den Publikationen mit sekundär erweiterter Resektion überlebten v. a. die Patienten langfristig, bei denen im Zweitresektat kein Tumor mehr gefunden wurde.

Eine Sonderstellung nehmen in der Literatur die Klatskin-Tumoren ein (Karzinom der Bifurkation des Hauptgallenganges). Sie sind durch ihre späte Metastasierung charakterisiert. Aus diesem Grunde erscheint gerade hier die radikale operative Sanierung sinnvoll. Dennoch liegen die Überlebensraten nach 5 Jahren bisher noch unter 20%. Die Stellung der Lebertransplantation ist unklar; angesichts limitierter Spenderorgane ist sie *nicht* indiziert.

### 7.2.2 Palliative Chirurgie

Sie wird v. a. bei bestehendem Verschlußikterus zur Abteilung der Galle angewandt (Hepatojejunostomie).

Die Verfeinerung endoskopischer Techniken (Stenteinlage, Kathetersysteme zur internen oder externen Galledrainage) ermöglicht dies heute allerdings häufig mit geringerer Morbidität. Nichtoperative Verfahren sollten daher bevorzugt werden. Inwieweit die zunehmende Anwendung der minimalinvasiven Chirurgie hier zusätzliche Indikationen für die Operation schafft, muß abgewartet werden.

### 7.3 Stellung der Strahlentherapie

Auch nach kompletter Tumorresektion treten 3 von 4 Rezidiven lokoregionär auf und führen letztlich zum Tod des Patienten. Darüber hinaus sind über 50% aller Gallenwegskarzinome primär nicht komplett resektabel. Dies ist Grundlage für den Einsatz der Strahlentherapie im therapeutischen Konzept. Ihre Anwendung ist jedoch durch die geringe Strahlentoleranz umliegender Gewebe, insbesondere der Leber, limitiert.

### 7.3.1 Präoperative (neoadjuvante) Strahlentherapie oder kombinierte Chemo-/Strahlentherapie

Hierzu liegen keine ausreichenden Erfahrungen vor. Die hohe Rate an primär nicht resektablen Tumoren bei Diagnosestellung läßt das Konzept der präoperativen Chemo-/Strahlentherapie bei diesem Tumor jedoch sinnvoll erscheinen. Vorläufige Ergebnisse einer Phase-I-Studie (Tempero et al. 1995) mit 5-FU-Dauerinfusion plus intraluminaler Bestrahlung sind vielversprechend.

### 7.3.2 Postoperative (adjuvante/additive) Strahlentherapie nach R0/R1-Resektion

Zur Bestrahlung nach makroskopisch kompletter Resektion liegen einzelne Ergebnisse aus den Jahren vor 1985 vor, die einen positiven Einfluß auf die Überlebensdauer gegenüber ciner alleinigen Operation vermuten lassen. Diese Ergebnisse müssen allerdings durch randomisierte Studien, evtl. unter Einsatz der intraoperativen Bestrahlung, überprüft werden. Über die Rolle der Bestrahlung nach R1-Resektion liegen keine Daten vor. Angesichts der Limitierung der Strahlendosis aufgrund der benachbarten Organe scheint eine additive Bestrahlung in sinnvollen Dosen ($\geq 50$ Gy) kaum möglich; in Einzelfällen kann sie evtl. angewendet werden.

### 7.3.3 Kurativ orientierte Strahlentherapie oder Strahlen-/Chemotherapie

Die Strahlen(chemo)therapie muß bei diesem Tumor weiterhin als palliativ angesehen werden.

### 7.3.4 Palliative Strahlentherapie

Die Bestrahlung fortgeschrittener Gallenwegskarzinome führt selten zu einer langfristigen Tumorkontrolle. Sie ist dennoch indiziert bei nichtresektablen oder rezidivierten Tumoren, insbesondere wenn sie lokal begrenzt sind. Eine Bestrahlungsdosis von etwa 60 Gy ist anzustreben. Dies gelingt mit vertretbarer Toxizität, wenn eine externe Bestrahlung von 40–50 Gy mit intraoperativer Bestrahlung (10–20 Gy) oder mit *intraluminaler Brachytherapie* (20–30 Gy) kombiniert wird. Dadurch konnten bei lokal fortgeschrittenen Tumoren mediane Überlebenszeiten von 8–18 Monaten und Überlebensraten nach 18 Monaten von 20–50% erzielt werden.

Ob die lokale Wirksamkeit der Bestrahlung durch den gleichzeitigen Einsatz der Chemotherapie – hier mit 5-FU und Mitomycin – erhöht werden kann, muß durch künftige Studien geklärt werden.

### 7.4 Stellung der systemischen Therapie (Chemotherapie)

Ähnlich wie beim ontogenetisch verwandten Pankreas zeichnen sich Tumoren der Gallenwege durch eine ausgesprochen hohe Rate primärer

Chemotherapieresistenz aus. Darüber hinaus erschwert oder verhindert die häufig vorhandene Cholestase den Einsatz zahlreicher Substanzen. Nur wenige Zytostatika konnten in Phase-II-Studien der 70iger Jahre partielle Remissionen bei mehr als 10% der Patienten induzieren. Ein Einfluß der systemischen Chemotherapie auf die Prognose von Patienten mit nichtresektablen Gallenwegskarzinomen ist nicht nachgewiesen. Die Prüfung neuer Zytostatika ist bei diesem Tumor dringend notwendig.

### 7.4.2 Präoperative (neoadjuvante) Chemotherapie

Siehe Abschn. „Präoperative (neoadjuvante) Strahlentherapie".

### 7.4.3 Adjuvante/additive (postoperative) Chemotherapie

Es liegen keine ausreichenden Daten vor, die eine adjuvante oder additive Chemotherapie nach R0- oder R1-Resektion rechtfertigen.

### 7.4.4 Palliative Chemotherapie

Gallenwegskarzinome gehören zur Gruppe der Tumoren mit der höchsten Chemotherapieresistenz. Als wirksamste Substanz gilt Mitomycin, obwohl es nur in einer Studie von 1976 bei 7/15 (47%) Patienten zu einer partiellen Remission führte, während eine spätere Untersuchung diese Ergebnisse nicht bestätigen konnte (Responserate 0/10). Noch am besten abgesichert sind die Ergebnisse mit 5-Fluoruracil. In 3 Studien mit insgesamt 70 Patienten wurde eine Responserate von 14% erzielt. Es gibt bisher bei diesem Tumor keinen Nachweis, daß die biochemische Modulation von 5-FU z. B. durch Folinsäure oder Interferon zu einer relevanten Verbesserung der Ergebnisse führt. Kombinationstherapien erhöhen möglicherweise die Rate objektiver Remissionen auf 25–30%. Dies wurde mit FAM (5-FU/Adriamycin/Mitomycin) in 2 Studien mit jeweils weniger als 20 Patienten gezeigt. Ein Einfluß auf die Prognose der Patienten ist nicht gesichert. Neuere positive Ergebnisse mit einer 5-FU-Dauerinfusion über einige Tage in Kombination mit Cisplatin plus Epirubicin oder Interferon müssen erst in weiteren Untersuchungen bestätigt werden; in Einzelfällen ist ein Versuch mit einer Kombinationschemotherapie gerechtfertigt, z. B. bei jüngeren Patienten in noch gutem Allgemeinzustand (z. B. ECF).

### 7.4.5 Kombinierte Chemo-/Strahlentherapie

Bei zahlreichen soliden Tumoren konnte inzwischen nachgewiesen werden, daß die lokale Wirksamkeit der Strahlentherapie durch die gleichzeitige Gabe sog. strahlensensibilisierender Zytostatika (Cisplatin, 5-FU, Mitomycin) erhöht wird.

Diese Fragestellung muß beim Gallenwegskarzinom Gegenstand klinischer Studien sein.

### 7.4.6 Hochdosischemotherapie plus Stammzellreinfusion

Keine Indikation.

### 7.4.7 Regionale Chemotherapie

Gallenwegskarzinome bleiben während des Krankheitsverlaufes oft lange Zeit lokal begrenzt. Dies bietet die grundsätzliche Indikation, eine Chemotherapie regional zu verabreichen, um systemische Nebenwirkungen zu verringern. Eine Therapie über die A. hepatica ist beim Gallenblasen- und den proximalen Gallengangskarzinomen möglich, da die Blutversorgung über Äste der Leberarterie erfolgt. Dies erscheint besonders dann sinnvoll, wenn zusätzlich oder ausschließlich Lebermetastasen vorliegen. In kleinen Serien von bis zu 15 Patienten konnten mit 5-FU bzw. Floxuridin – allein oder in Kombination mit anderen Zytostatika – Remissionsraten von 20–60% erzielt werden. Für spezialisierte Zentren stellt dieses Verfahren daher eine interessante Option in der Behandlung nichtresektabler Gallenwegskarzinome mit und ohne Lebermetastasierung dar, ohne daß der positive Einfluß auf die Prognose der Patienten bisher gesichert ist.

## 8 Indikation zu Chemotherapie

Die Indikation zur Chemotherapie muß bei diesem Tumor sehr eng gestellt werden. Zudem muß die Chemotherapie von Supportivmaßnahmen (Maßnahmen zur Galleableitung, Schmerztherapie) begleitet werden.

### 8.1 Auswahl der Patienten

Die Auswahl geeigneter Patienten erfolgt individuell. In der Regel sollten Patienten mit symptomatischem Tumorleiden in ambulantem Allgemeinzustand behandelt werden.

## 8.2 Zeitpunkt des Therapiebeginns

Üblicherweise bei Diagnosestellung, wenn die oben genannten Kriterien erfüllt sind.

## 8.3 Wahl der Therapie

Die Therapie sollte ambulant durchführbar sein. Eine Kombinationschemotherapie ist unter palliativen Gesichtspunkten nicht indiziert.

- *Extrahepatische Lokalisation, lokoregionär inoperabel oder fortgeschrittene Matastasierung:*
  - 5-FU-Monotherapie +/− Bestrahlung (intraluminal oder perkutan),
  - evtl. auch intraluminale Afterloadingtherapie +/− perkutane Bestrahlung.
- *Extra- und/oder intrahepatische, disseminierte Ausbreitung:*
  - 5-FU-Monotherapie,
  - bei geeigneten Patienten: Kombinationschemotherapie, z. B. FAM oder ECF.
- *Intrahepatische Ausbreitung, lokalisiert, inoperabel:*
  - intraluminale Bestrahlung plus 5-FU-Bolus oder Dauerinfusion.
- *Intrahepatische Ausbreitung, diffus:*
  - Chemoembolisation oder regionale Chemotherapie, wenn Allgemeinzustand und lokale Verhältnisse dies zulassen.

## 8.4 Therapiedauer

In der Regel ist nach etwa 6 Zyklen bzw. 4–6 Monaten das maximale Ansprechen erreicht. Danach überwiegen die Nachteile durch zunehmende Nebenwirkungen. Bei Progression wird die Chemotherapie sofort beendet.

## 8.5 Besonderheiten zur Begleittherapie

Bei Anwendung von 5-FU muß das Auftreten von Mukositis/Diarrhoe sorgfältig erfragt und entsprechend mit Intervallverlängerung oder Dosisreduktion reagiert werden.

*Cave:* Dosis von 5-FU bei Ikterus bzw., wenn der Gefäßfluß nicht gewährleistet ist.

## 8.6 Erhaltungstherapie

Keine Indikation.

## 9 Rezidivtherapie

Für den Einsatz der Chemotherapie nach Operation oder Bestrahlung gelten die Regeln der palliativen Chemotherapie (s. Abschn. „Indikation zur Chemotherapie"). Nach vorausgehender Chemotherapie ist die Indikation zur Salvagechemotherapie in der Regel nicht gegeben.

## 10 Maßnahmen zur Therapiekontrolle

Um die unnötige Verabreichung einer nichtwirksamen Therapie zu vermeiden, sollte zumindest nach jedem 2. Therapiekurs das Ansprechen mit einfachen Maßnahmen (Sonographie, Thoraxröntgen) evaluiert und die Therapie bei Tumorprogression abgebrochen werden.

## 11 Perspektiven

Wie bei kaum einem anderen Tumor ist es notwendig, beim Gallenwegskarzinom neue Substanzen auf ihre Wirksamkeit hin zu überprüfen. Darüber hinaus sind Verbesserungen der Prognose nur durch eine rationale Verknüpfung von Chirurgie, Strahlentherapie und Chemotherapie zu erreichen.

## 12 Therapieschemata

| **5-Fluoruracil** intermittierend | | | (Moertel 1984) |
|---|---|---|---|
| 5-Fluoruracil | $500 \, mg/m^2$   i.v.   Bolus | | Tag 1–5 |
| Wiederholung Tag 29 | | | |

| **5-Fluoruracil wöchentlich** | | | |
|---|---|---|---|
| 5-Fluoruracil | $600 \, mg/m^2$   i.v.   Bolus | | Tag 1, 8, 15 usw. fortlaufend wöchentlich |
| Therapiedauer abhängig von Leukopenie und Mukositis | | | |

| **5-Fluoruracil – kontinuierliche Infusion plus Bestrahlung** (Tempero et al. 1995) | | | | |
| --- | --- | --- | --- | --- |
| 5-Fluoruracil | 300 mg/m² | i.v. | 24-h-Infusion | täglich fortlaufend |
| 192-Iridium intraluminal | 6000 cGy | | | |

5-FU mindestens 4 Wochen, bei Besserung bis zu 3 Monaten bzw. Op.

## Literatur

Carriaga MT, Henson DE (1995) Liver, gallbladder, extrahepatic bile ducts, and pancreas. Cancer 75:171–190

Douglas HO, Tepper J, Leichman L (1993) Neoplasms of the gallbladder. In: Holland JF, Frei E, Bast RC, Kufe DW, Morton DL, Weichselbaum RR (eds) Cancer medicine. Lea & Febiger, Philadelphia, pp 1448–1454

Douglas HO, Tepper J, Leichman L (1993) Neoplasms of the extrahepatic bile ducts. In: Holland JF, Frei E, Bast RC, Kufe DW, Morton DL, Weichselbaum RR (eds) Cancer Medicine. Lea & Febiger, Philadelphia, pp 1455–1465

Gunderson LL, Willett CG (1992) Pancreas and hepatobiliary tract. In: Perez CA, Brady LW (eds) Principles and practice of radiation oncology. Lippincott, Philadelphia, pp 990–999

Lotze MT, Flickinger JC, Carr BI (1993) Hepatobiliary neoplasms. In: DeVita VT, Hellman S, Rosenberg SA (eds) Cancer principles and practice of oncology. Lippincott, Philadelphia, pp 900–914

Möller Jensen O, Esteve J, Möller H, Renard H (1990) Cancer in the European Community and its member states. Eur J Cancer 26:1167–1256

Oberfield RA, Rossi RL (1988) The role of chemotherapy in the treatment of bile duct cancer. World J Surg 2:105–108

Spiessl B, Beahrs OH, Hermanek P, Hutter R, Scheibe O, Sobin LH, Wagner G (Hrsg) (1993) TNM-Atlas. Springer, Verlag Heidelberg New York Tokyo, pp 112–123

Tempero M, Hansen S, Enke C et al. (1995) Chemoradiotherapy followed by orthotopic liver transplantation for unresectable cholangio-carcinoma. Am Soc Clin Oncol 14:449

## 34.39 Karzinom des exokrinen Pankreas

D. Strumberg, H. Wilke, H.-J. Illiger, J. Klempnauer

### 1 Epidemiologie

*Häufigkeit:* Die Häufigkeit variiert in den westlichen Industrienationen. Sie hat sich aber in USA und den meisten europäischen Ländern zwischen 1930 und 1980 verdoppelt, allerdings flacht der Inzidenzanstieg seit 1970 ab. In den USA ist das Pankreaskarzinom derzeit die vierthäufigste Krebstodesursache.

*Inzidenz:* 10–12/100000 bei der männlichen und 7,5–9/100000 bei der weiblichen Bevölkerung (Verhältnis 1,5:1).

*Ätiologie:* Weiterhin unbekannt. Sozioökonomische Faktoren (Einkommen, Bildung) sowie geographische Faktoren (Stadtbewohner/Landbewohner) haben keinen signifikanten Einfluß auf die Inzidenz.

Zigarettenrauchen konnte als Risikofaktor bestätigt werden. β-Naphtylamin muß ebenfalls als gesicherter Risikofaktor gelten. Es wurde nach längerer, intensiver DDT- und Ethylenexposition ein ca. 7fach höheres Erkrankungsrisiko nachgewiesen. Ein erhöhter Alkohol- und Kaffeekonsum konnte nicht als Risikofaktor bestätigt werden.

*Altersverteilung:* Altersmaximum 50–60 Jahre (Männer und Frauen).

### 2 Histologie

#### 2.1 Einführung

Etwa 95% der Pankreastumoren haben ihren Ursprung im exokrinen Anteil; nur 2% der Tumoren sind benigne.
- Bei ca. 80% der Pankreasmalignome handelt es sich um ein *duktales Adenokarzinom.*
- Eine Sonderstellung nehmen die seltenen, *zystischen Adenokarzinome* ein. Meist sind diese Tumoren bei der Diagnosestellung auf das Pankreas beschränkt und 50% der Patienten können durch Operation allein geheilt werden.

- Weitere, seltene (<1%) Malignome des exokrinen Pankreas sind
  - Adenokarzinom azinärer Zellen,
  - papillär zystischer Tumor (vorwiegend bei jungen Frauen vorkommend).

## 2.2 Tabellarische Übersicht

### 2.2.1 Histologische Klassifikation

|  | Häufigkeit [%] |
|---|---|
| *Duktales Karzinom* | |
| Adenokarzinom | 75 |
| Riesenzellkarzinom | 4 |
| Adenosquamöses Karzinom | 4 |
| Mikroadenokarzinom | 3 |
| Muzinöses Karzinom | 3 |
| Zystadenokarzinom | 1 |
| *Karzinom der azinären Zellen* | |
| Adenokarzinom der azinären Zelle | 1 |
| Zystadenokarzinom der azinären Zelle | <1 |
| *Gemischter Zelltyp* | |
| Azinäres duktales und Inselzellkarzinom | <1 |
| *Unbestimmter Zelltyp* | |
| Papillär-zystischer Tumor | <1 |
| Pankreatikoblastom | <1 |
| *Unklassifizierter Zelltyp* | |
| Riesenzelltyp | 8 |
| Kleinzelliger Typ | 1 |
| Klarzelliger Typ | <1 |

### 2.2.2 Grading nach UICC

G1:  gut differenziert,
G2:  mäßig differenziert,
G3:  wenig differenziert,
G4:  undifferenziert.

## 2.3 Zytologie

Beim Pankreaskarzinom wird die Diagnose am häufigsten zytologisch gestellt. Seltener ist die histologische Diagnosesicherung (endoskopische Biopsie bei Tumoreinbruch in Magen/Duodenum, Zangenbiopsie bei Laparoskopie). Zur zytologischen Diagnosesicherung kommen sonographisch oder computertomographisch gesteuerte Feinnadelbiopsien sowie die endoskopische Feinnadelbiopsie bei Laparoskopie bzw. Gastroduodenoskopie und die Pankreassekretzytologie und Bürstenzytologie des Ductus pancreaticus in Frage. Etwa 20–30% falsch-negative Befunde schränken die Aussagekraft dieser Methoden ein. Falsch-positive Befunde sollten nicht vorkommen. Immunzytologische Färbungen haben für die Diagnostik des Pankreaskarzinoms keine wesentliche Bedeutung.

## 2.4 Zytogenetische und molekulargenetische Befunde

Innerhalb der gastrointestinalen Tumoren findet man bei Pankreaskarzinomen die höchste Inzidenz von Punktmutationen im Bereich des c-ki-ras-Onkogens, assoziiert mit einer ebenfalls hohen Mutationsrate im p53-Tumorsuppressorgen. Diese Feststellung ist mit einer durch exogene Noxen verursachten Tumorinduktion vereinbar.

## 3 Stadieneinteilung

Die Stadieneinteilung erfolgt nach dem TNM-System.

### 3.1 TNM-Klassifikation

*Primärtumor (T)*

T 1    Tumor auf das Pankreas beschränkt ohne direkte Ausdehnung über das Pankreas hinaus

T 1 a    Maximaler Durchmesser $\leq 2$ cm

T 1 b    Maximaler Durchmesser $> 2$ cm

T 2    Tumorausdehnung über das Pankreas hinaus, aber beschränkt auf Gallenwege, Duodenum oder peripankreatisches Bindegewebe; Resektion noch möglich

T 3    Erhebliche direkte Ausdehnung auf Magen, Milz, Kolon oder umgebende große Gefäße; Resektion nicht mehr möglich

T x    Über das Ausmaß der direkten Ausdehnung in die umgebenden Gewebe kann keine Aussage gemacht werden

*Regionale Lymphknoten (N)*

Regionale Lymphknoten sind die zöliakalen, Milz-, suprapan-
kreatischen, linken gastropankreatischen, unteren pankreatischen,
paraaortalen und periduodenalen Lymphknoten.

N0  Regionale Lymphknoten nicht befallen
N1  Regionale Lymphknoten befallen
Nx  Keine Aussage über den Befall regionaler Lymphknoten mög-
lich

*Fernmetastasen (M)*
M0  Keine Fernmetastasen
M1  Fernmetastasen nachweisbar

## 3.2 TNM-Stadiengruppierung

Stadium I:    T1–2   N0    M0
Keine oder nur begrenzte Ausdehnung, keine
Lymphknoten- oder Fernmetastasen nachweisbar.

Stadium II:   T3    N0    M0
Direkte Ausdehnung auf die umgebenden Viszera,
keine Lymphknoten- oder Fernmetastasen nachweisbar.

Stadium III:  T1–3   N1    M0
Regionale Lymphknotenmetastasen ohne Hinweis
auf Fernmetastasen

Stadium IV:   T1–3   N0–1   M1
Fernmetastasen nachweisbar.

## 3.3 R-Klassifikation (postoperatives Ergebnis)

R0  Makroskopisch und mikroskopisch kein residueller Tumor
R1  Mikroskopisch residueller Tumor
R2  Makroskopisch residueller Tumor

## 4 Prognose

Das Prankreaskarzinom hat unter den gastrointestinalen Karzinomen die
schlechteste Prognose. Die Fünfjahresüberlebensrate für alle Stadien
beträgt < 1% mit einer medianen Überlebenszeit von 4–6 Monaten.

| Stadium (UICC) | Mediane Überlebenszeit (Monate) | Zweijahres- überlebens- rate [%] |
|---|---|---|
| I (lokal begrenzt) | 12–18 | 20–35 |
| II/III (lokal fortgeschritten) | 4– 6 | 10 |
| IV (metastasiert) | 3 | 0 |

Die R0-Resektion ist die einzige Therapie mit Aussicht auf Heilung bzw. auf ein längeres krankheitsfreies Intervall, aber nur bei 5–15% der Patienten mit duktalem Pankreaskarzinom möglich. Aber auch bei diesen Patienten beträgt die mediane Überlebenszeit nur 12–18 Monate; weniger als 10% der resezierten Patienten überleben 5 Jahre. Günstiger ist die Prognose beim periampullären Karzinom (R0-Resektionsrate 70–80%, Fünfjahresüberlebensrate 25–35%). Multivariate Analysen zeigen, daß ein niedriges Tumorgrading und das weibliche Geschlecht als unabhängige, prognostisch günstige Faktoren im Hinblick auf eine längere Überlebenszeit gelten.

## 5 Diagnose

*Labor:* Über die Routineuntersuchungen hinaus LDH, CEA, CA 19-9.

*Apparative Diagnostik*

*Obligat*
- abdominelle Sonographie/Computertomographie,
- Gastroduodenoskopie,
- ERCP,
- Laparoskopie,
- Thoraxröntgen in 2 Ebenen,
- sonographisch/CT/endoskopisch oder laparoskopisch gesteuerte Feinnadelbiopsie.

*Fakultativ*
- angiographische Methoden,
- Skelettszintigraphie (bei entsprechender Symptomatik).

# 6 Charakteristika der Erkrankung und Krankheitsverlauf

Das Pankreaskarzinom ist eine hochmaligne Erkrankung mit der Eigenschaft, frühzeitig subklinische Metastasen auszubilden. In 70–75% der Fälle ist der Tumor im Bereich des Pankreaskopfes, in 20% im Korpus sowie in 5–10% im Schwanzbereich lokalisiert.

Leitsymptome eines lokal fortgeschrittenen Pankreaskarzinoms sind Schmerz, protrahierter Gewichts- und Appetitverlust sowie der Verschlußikterus bei Pankreaskopfkarzinomen. Die Schmerzsymptomatik, vorwiegend in Ober- und Mittelbauch lokalisiert mit Ausstrahlung in die Wirbelsäule, bedeutet in der Regel Irresektabilität, ebenso wie der Aszites als Ausdruck einer Peritonealkarzinose oder infolge hepatischer Metastasierung (bei etwa 15–25% der Patienten bei Diagnosestellung nachweisbar). Patienten mit Pankreaskarzinom haben außerdem ein erhöhtes Risiko im Hinblick auf die Entstehung venöser Thrombosen sowie Thrombophlebitiden.

# 7 Therapiestrategie

## 7.1 Übersicht

Das Pankreaskarzinom hat unter den gastrointestinalen Karzinomen mit die schlechteste Prognose. Die Fünfjahresüberlebensrate für alle Stadien ist <1% mit einer medianen Überlebenszeit von 4–6 Monaten. Die R0-Resektion ist die einzige Therapie mit Aussicht auf Heilung bzw. ein längeres krankheitsfreies Intervall, aber nur bei 5–15% der Patienten möglich. Aber auch bei diesen Patienten beträgt die mediane Überlebenszeit nur 12–18 Monate, nach 2 Jahren leben noch 20–35%, nach 5 Jahren 5–10% der Patienten. Günstiger ist die Prognose bei periampullären Pankreaskarzinomen (R0-Resektionsrate 70–80%, Fünfjahresüberlebensrate 25–35%). Die perioperative Mortalität liegt in den meisten Zentren heute bei 5–10%.

Eine postoperative, perkutane Chemo-/Strahlentherapie kann die mediane Überlebenszeit und die Langzeitüberlebensrate möglicherweise verbessern, eine abschließende Beurteilung steht noch aus. Etwa 30–40% der lokoregionär begrenzten Pankreaskarzinome sind bei Diagnosestellung irresektabel. Die mediane Überlebenszeit dieser Patientengruppe beträgt ohne spezifische Behandlung etwa 3–8 Monate. Durch eine perkutane Chemo-/Strahlentherapie läßt sich die Überlebenszeit dieser Patienten um ca. 3 bis 8 Monate verlängern. Etwa 40–50% der Patienten

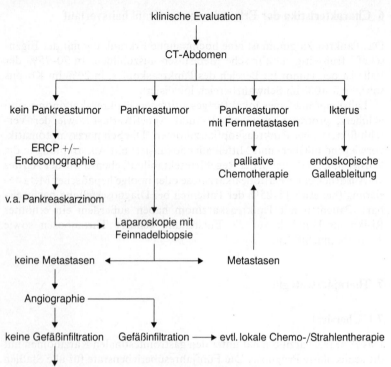

klinische Evaluation

CT-Abdomen

kein Pankreastumor — Pankreastumor — Pankreastumor mit Fernmetastasen — Ikterus

ERCP +/−
Endosonographie

palliative
Chemotherapie

endoskopische
Galleableitung

v. a. Pankreaskarzinom

Laparoskopie mit
Feinnadelbiopsie

keine Metastasen ◄────► Metastasen

Angiographie

keine Gefäßinfiltration    Gefäßinfiltration ──► evtl. lokale Chemo-/Strahlentherapie

kurative Resektion +/− adjuvante Chemostrahlentherapie

**Abb. 1.** Diagnose und stadienabhängige Therapiestrategie beim exokrinen Pankreaskarzinom

haben bereits bei Diagnosestellung eine disseminierte Erkrankung oder entwickeln nach lokaler Therapie Fernmetastasen.

Patienten mit gutem Allgemeinzustand und geringem prätherapeutischem Gewichtsverlust profitieren am ehesten von einer chemotherapeutischen Systemtherapie. Außerhalb von Studien ist eine Monotherapie mit 5-Fluoruracil oder mit Gemcitabin („first line" in den USA) die Therapie der Wahl.

Abbildung 1 illustriert die stadienabhängige Therapiestrategie.

## 7.2 Stellung der Chirurgie

### 7.2.1 Chirurgische Therapie mit kurativem Ziel

Die chirurgische Resektion ist unbestritten die wichtigste therapeutische Option in der Behandlung des Pankreaskarzinoms. Abhängig von Lokalisation und Ausdehnung des Tumors kommen die partielle Duodenopankreatektomie nach Kausch-Whipple, eine subtotale oder totale Pankreatektomie sowie eine Pankreaslinksresektion zur Anwendung. In der Praxis erweisen sich jedoch bis zu 60% der Tumoren als nicht resektabel. Die Resektionsquote schwankt außerordentlich stark zwischen den einzelnen Zentren, liegt zwischen 20% und 50% und ist abhängig von der persönlichen Erfahrung und chirurgischen Grundhaltung gegenüber dem Pankreaskarzinom. Hohe Resektionsquoten werden allerdings nur dann erzielt, wenn Standardresektionen am Pankreas um Resektion infiltrierter Gefäße oder Nachbarorgane erweitert werden. Die lokale Resektabilität eines Pankreaskarzinoms läßt sicht selbst durch umfassende präoperative Diagnostik nur unzureichend vorhersagen und bedarf u. E. der intraoperativen Einschätzung eines erfahrenen Chirurgen.

Eine kurative Resektion ist für Patienten mit einem Pankreaskarzinom der bestimmende Faktor für die Prognose. Das Ziel einer R 0-Resektion ist deshalb von derart vordringlicher Bedeutung, weil Patienten nach einer R I- oder gar R 2-Resektion keinerlei Überlebensvorteil gegenüber einer probatorischen Laparotomie oder der Anlage von Umgehungsanastomosen haben. Wird Tumor bei der Laparotomie vollständig oder teilweise belassen, liegt die mediane Überlebenszeit in der Größenordnung von lediglich einem halben Jahr. Bemerkenswert ist ebenfalls die Tatsache, daß R 1-Resektionen eine genauso schlechte Prognose aufwiesen wie R 2-Resektionen. Daraus leitet sich die Schlußfolgerung ab, daß eine inkomplette Tumorresektion beim duktalen Pankreaskarzinom nicht sinnvoll ist. Wenn zur Erzielung einer R 0-Resektion bei lokal organüberschreitendem Tumor eine Erweiterung der Standardresektion erforderlich wird und diese kurativ ist, ist die Prognose nicht eingeschränkt. In erster Linie stellt eine Infiltration des mesenterikoportalen Venenstammes keine Kontraindikation gegenüber einer Resektion dar. Dies gilt insbesondere dann, wenn zur lokalen kurativen Extirpation des Pankreaskarzinoms Gefäßresektionen erforderlich ist. Werden zusätzlich zur Pankreasresektionen auch Resektionen an anderen Organen wie Kolon oder Leber durchgeführt, ist die Prognose jedoch signifikant schlechter. Erweiterungen einer Standardresektion erscheinen dann sinnvoll, wenn dies zur

lokalen Tumorentfernung notwendig ist, nicht jedoch bei hämatogenen
Fernmetastasen.

Das Risiko der Resektion ist in den letzten Jahren stetig gesunken.
An ausgewiesenen Zentren liegt die Letalität unter 5%. Lokale Opera-
tionserweiterungen wie Pfortaderresektionen erhöhen die perioperative
Risiko nicht. Die Morbidität einer Pankreasresektion ist allerdings nicht
zu unterschätzen, wobei insbesondere die anastomose des Restpankreas
gefährdet ist. Bei Pankreasresektionen ist in aller Regel ein Kranken-
hausaufenthalt von 20 bis 30 Tagen erforderlich. In vielen Studien
wurde belegt, daß erweiterte Resektionen das Operationsrisiko nicht
erhöhen.

Die mediane Überlebenszeit der Patienten nach kurativer Resektion
beträgt 12 bis 18 Monate; nach 2 Jahren leben noch 25–35%, nach 5 Jahren 15–25%. Durch multivariate Regressionsanalyse konnten der Residu-
altomorstatus, die Tumorgröße und das Tumorgrading als Faktoren von
unabhängiger prognostischer Relevanz nachgewiesen werden. Die Präsenz lymphogener oder hämatogener Metastasen waren dagegen nur in
univariaten Analysen mit einer schlechteren Prognose behaftet. Die
prognostisch relevanten Faktoren lassen sich grundsätzlich zwei unterschiedlichen Gruppen zuordnen. Es können tumorbiologische Parameter
wie Grading und Tumorgröße von therapieassoziierten Parametern wie
der Residualtumorstatus unterschieden werden.

### 7.2.2 Palliative Chirurgie

Wegen des intrapankreatischen Verlaufs des distalen Choledochus und
der Nähe zum Duodenum verursachen Pankreaskarzinome häufig Kom-
pressionssyndrome, die sich als Verschlußikterus und/oder Duodenalobstruktion bemerkbar machen. Wird eine Laparotomie in kurativer
Intention vorgenommen und erweist sich der Tumor als irresektabel,
stehen als palliative Verfahren die biliodigestive Anastomose und die
Gastroenterostomie zur Verfügung. Die bilidigestive Anastomose wird
wohl am besten in Form einer hohen End-zu-Seit Hepatico- oder
Choledochojejunostomie mit einer langen retrokolisch hochgezogenen
Roux-Y Schlinge durchgeführt. Die Umgehung bei Duodenalobstruktion
wird vorzugsweise als retrokolische isoperistaltische hintere Gastroenterostomie angelegt. Das operative Risiko der palliativen Umgehungsanastomosen ist im Vergleich zu den Resektionen übereinstimmend in
nahezu allen Publikationen wesentlich höher. Wenn bereits absehbar ist,
daß eine Tumorresektion nicht durchgeführt werden kann, sollte gegenüber den chirurgischen Umgehungsanastomosen besser eine Galleablei-

tung durch endoskopische Stent-Einlage oder andere interventionelle Verfahren vorgenommen werden.

## 7.3 Stellung der Strahlentherapie

Die alleinige perkutane Strahlentherapie ist beim Pankreaskarzinom als Palliativmaßnahme anzusehen. Indikation sind v. a. tumorbedingte Schmerzen bei retroperitonealer Infiltration (Reduktion der Schmerzen bei 50–70% der Patienten). Die Überlebenszeiten werden kaum beeinflußt. Dies gilt auch für die alleinige intraoperative Strahlentherapie und die interstitielle Brachytherapie.

### 7.3.1 Präoperative neoadjuvante kombinierte Chemo-/Strahlentherapie

Eine präoperative Chemo-/Strahlentherapie bei *lokalisierten resektablen* Pankreaskarzinomen soll die Rate an R0-Resektionen erhöhen. Patienten mit Tumorprogression unter präoperativer Chemo-/Strahlentherapie und somit ungünstiger Gesamtprognose bleibt die Resektion erspart. In kleineren Studien wurden bei akzeptabler Toxizität Resektionsraten von 60% beschrieben, darunter 60–100% R0-Resektionen.

Die Bedeutung einer präoperativen vs. postoperativen Chemo-/Strahlentherapie im Hinblick auf die Langzeitprognose muß durch randomisierte Studien geklärt werden.

Ziel der präoperativen Chemo-/Strahlentherapie bei *lokal fortgeschrittenen* Pankreaskarzinomen ist die sekundäre Resektabilität nach erfolgter Tumorverkleinerung. In der Regel werden weniger als die Hälfte der Tumoren nach präoperativer Chemo-/Strahlentherapie resektabel. Allerdings konnte bei den meisten dieser Patienten der Eingriff als R0-Resektion abgeschlossen werden. Die Langzeitprognose dieser Patienten ist vergleichbar mit der von Patienten nach primärer Resektion und adjuvanter Chemo-/Strahlentherapie (Überlebensrate nach 1 Jahr 60%, nach 3 Jahren 43%). Unklar bleibt, ob dieser relativ günstigen Prognose ein realer Therapieeffekt zugrunde liegt oder ob sie nur Ausdruck der Patientenselektion ist. Weitere Untersuchungen müssen klären, welche Patienten von diesen aggressiven Therapien einen Vorteil haben können.

### 7.3.2 Perkutane kombinierte Chemo-/Strahlentherapie in Kombination mit intraoperativer oder interstitieller Strahlentherapie

Trotz Verbesserungen der lokalen Tumorkontrolle durch eine zusätzliche intraoperative Strahlentherapie (IORT) bzw. interstitielle Brachytherapie zur perkutanen Chemo-/Strahlentherapie konnte für die Mehrzahl der Patienten keine Verbesserung der Überlebenszeit erreicht werden. Möglicherweise haben Patienten mit lokal fortgeschrittenem Pankreaskarzinom, die nach initialer perkutaner Chemo-/Strahlentherapie keine Tumorprogression aufzeigen, einen Vorteil von einer anschließenden Laparotomie mit zusätzlicher intraoperativer Strahlentherapie (mediane Überlebenszeit 14,9 Monate).

### 7.3.3 Postoperative adjuvante kombinierte Chemo-/Strahlentherapie (bei R 0-Resektion)

Es gibt Hinweise, daß nach kurativer Resektion eine postoperative, perkutane Chemo-/Strahlentherapie die mediane Überlebensdauer und die Langzeitüberlebensrate verbessern kann; eine abschließende Beurteilung steht noch aus. Die Ergebnisse einer randomisierten Studie konnten einen signifikanten Überlebensvorteil zugunsten der adjuvanten Chemo-/Strahlentherapie im Vergleich zur alleinigen Operation nachweisen (mediane Überlebenszeit 10,9 vs. 21 Monate, rezidivfreies Überleben nach 2 Jahren 42% vs. 15%). Die Ergebnisse werden derzeit durch eine EORTC-Nachfolgestudie überprüft.

Ob eine Kombination aus intraoperativer Strahlentherapie (IORT) mit anschließender postoperativer, perkutaner Chemo-/Strahlentherapie die Ergebnisse weiter verbessern kann, ist ebenfalls Gegenstand laufender Untersuchungen. Es gibt Hinweise auf eine weitere Verbesserung der krankheitsfreien Überlebenszeit sowie auf eine reduzierte Häufigkeit von Lebermetastasierungen nach Einbeziehung des gesamten oberen Abdomens inklusive der Leber in das postoperative Strahlenfeld.

### 7.3.4 Postoperative additive Strahlentherapie oder kombinierte Chemo-/Strahlentherapie (bei R 1-Resektion

Nach R 1-Resektion konnte in keiner Studie eine Prognoseverbesserung durch postoperative Strahlentherapie oder kombinierte Chemo-/Strahlentherapie nachgewiesen werden. Ein solches Vorgehen ist außerhalb von Studien nicht indiziert.

### 7.3.5 Strahlentherapie oder kombinierte Chemo-/Strahlentherapie beim lokal fortgeschrittenen Pankreaskarzinom

Etwa 30–40% der lokoregionär begrenzten Pankreaskarzinome sind bei Diagnosestellung irresektabel. Die mediane Überlebenszeit dieser Patientengruppe beträgt ohne spezifische Behandlung etwa 3–8 Monate. Eine perkutane Chemo-/Strahlentherapie scheint die Prognose dieser Patienten zu verbessern: Eine randomisierte Studie, in der die alleinige perkutane Strahlentherapie mit 60 Gy verglichen wurde mit einer 5-FU-Chemo-/Strahlentherapie (40 bzw. 60 Gy), mußte den alleinigen Strahlentherapiearm aufgrund signifikant schlechterer Ergebnisse vorzeitig schließen (mediane Überlebenszeit 23 Wochen, Überlebenszeit nach 1 Jahr 14%). Zwischen einer Strahlendosis von 40 und 60 Gy in Kombination mit 5-FU bestand kein statistisch signifikanter Unterschied hinsichtlich der medianen Überlebenszeit (40 vs. 47 Wochen) und der Überlebensrate nach 1 Jahr (44% vs. 39%). Eine zusätzliche, prophylaktische Chemo-/Strahlentherapie der Leber konnte nicht zu einer Prognoseverbesserung beitragen (mediane Überlebenszeit 8 Monate).

### 7.3.6 Palliative Strahlentherapie

Indikationen für eine palliative Strahlentherapie sind v. a. tumorbedingte Schmerzen bei retroperitonealer Infiltration (Reduktion der Schmerzen bei 50–70% der Patienten) sowie Skelettmetastasen.

## 7.4 Stellung der systemischen Therapie

### 7.4.1 Übersicht

Etwa 40–50% der Patienten haben bereits bei Diagnosestellung eine disseminierte Erkrankung oder entwickeln nach lokaler Therapie Fernmetastasen. Für diese Patienten ist die zytostatische Systemtherapie die einzige noch verbleibende Therapieoption.

Das Pankreaskarzinom gilt als ein nicht bzw. nur marginal chemotherapiesensibler Tumor. Die in der Literatur angegebenen Remissionsraten liegen für Substanzen wie 5-Fluorouracil (5-FU), Mitomycin C, Cisplatin, Ifosfamid und Anthrazyklinen zwischen 10 und 20%.

Bewertet man nur die Studien, die nach WHO-Kriterien und bei Patienten mit zweidimensional meßbaren Tumorparametern durchgeführt worden waren, betragen die Remissionsraten bei sämtlichen aufgeführten Substanzen nicht mehr als 10%. Dies gilt auch für 5-FU, das in der Monotherapie am häufigsten eingesetzt worden ist. Auch Versuche, durch biochemische Modulation mit Folinsäure, PALA oder Interferon die Wirksamkeit von 5-FU zu steigern, führten nicht zu besseren Ergebnissen. Eine möglicherweise wirksame Substanz könnte das Zytostatikum Taxotere sein, mit dem in einer Phase-II-Studie eine

Remissionsrate von 20% (zweidimensional meßbare Parameter) induziert wurde. Eine neue Substanz, die sich in der klinischen Prüfung befindet, ist Irinotecan. In randomisierten Studien waren Kombinationschemotherapien mit 5-FU, Doxorubicin oder Epirubicin, Mitomycin C (FAM, FEM) oder mit Streptozotocin, Mitomycin C, 5-FU (SMF) nicht wirksamer als eine Monotherapie mit 5-FU. Dies gilt sowohl für die Remissionsraten als auch für mediane Überlebenszeiten, die üblicherweise bei 4–6 Monaten lagen. In einer Studie (Moore 1995) wurde Gemcitabin gegen den Standard 5-FU randomisiert. Diese Untersuchung zeigte einen Vorteil für Gemcitabin unter dem Aspekt der Lebensqualität. Auch hinsichtlich der Zeit bis zur Progression und der Überlebenszeit war Gemcitabin dem 5-FU überlegen. Dies führte in den USA zur Zulassung von Gemcitabin als „first line" Therapie beim fortgeschrittenen und metastasierten Pankreaskarzinom.

Eine hohe Konzentration von Östrogenrezeptoren sowie Enzymen der Östrogenbiosynthese in Adenokarzinomzellen des Pankreas sowie nachweisbare Tumorremission in Tierversuchen nach Hormonbehandlung waren Grundlage für die klinische Prüfung von Hormontherapien bei Pankreaskarzinompatienten. Bisher waren diese Therapieversuche unwirksam. Das gilt für Tamoxifen, Cyproteronacetat und verschiedene LHRH-Analoga. Mit Octreotid, einem Somatostatinanalogon, welches ebenfalls aufgrund tierexperimenteller Ergebnisse klinisch eingesetzt wurde, konnte gleichfalls keine Tumorremission erzielt werden.

### 7.4.2 Neoadjuvante (präoperative) Chemotherapie

Eine präoperative Chemotherapie bei lokalisierten, potentiell resektablen Pankreaskarzinomen ist aufgrund der geringen Remissionsraten mit den derzeit verfügbaren Substanzen nicht indiziert.

### 7.4.3 Adjuvante Chemotherapie

Eine alleinige postoperative Chemotherapie (z. B. mit 5-FU, Doxorubicin, Mitomycin C) nach erfolgter R0-Resektion hatte bisher keinen Einfluß auf die Langzeitprognose und ist außerhalb von Studien nicht indiziert.

Es gibt Hinweise, daß eine adjuvante perkutane Chemo-/Strahlentherapie die mediane Überlebenszeit und die Langzeitüberlebensrate verbessern kann; eine abschließende Beurteilung steht noch aus.

### 7.4.4 Additive Chemotherapie nach R1-Resektion

Nach erfolgter R1-Resektion konnte weder durch additive Chemotherapie noch durch Strahlentherapie oder kombinierte Chemo-/Strahlentherapie eine Prognoseverbesserung nachgewiesen werden. Ein solches Vorgehen ist außerhalb von Studien nicht indiziert.

### 7.4.5 Palliative Chemotherapie

Vor dem Hintergrund der in der Literatur angegebenen Remissionsraten muß die Frage gestellt werden, ob Patienten mit einem Pankreaskarzinom von den zur Verfügung stehenden chemotherapeutischen Möglichkeiten profitieren können. In insgesamt 4 randomisierten Studien wurde eine Chemotherapie mit alleinigen supportiven Maßnahmen verglichen. In 2 Studien wurde ein signifikanter Überlebensvorteil für die chemotherapeutisch behandelten Patienten beobachtet, in 2 weiteren Studien fand sich kein Unterschied in den Überlebenszeiten. Die Analyse dieser Studie und weitere klinische Prüfungen zeigten, daß Patienten in gutem Allgemeinzustand und geringem prätherapeutischen Gewichtsverlust am ehesten von einer chemotherapeutischen Systemtherapie profitieren. Bei diesen Patienten ist der Versuch einer chemotherapeutischen Behandlung durchaus indiziert, wobei außerhalb von Studien eine Monotherapie mit 5-FU die Therapie der Wahl ist.

### 7.4.6 Chemotherapie und kombinierte Chemo-/Strahlentherapie bei lokoregionär begrenzten Pankreaskarzinomen

Ein randomisierter Vergleich zwischen alleiniger Chemotherapie mit Streptozotocin, Mitomycin C und 5-FU (SMF) und einer 5-FU Chemo-/Strahlentherapie konnte die therapeutische Überlegenheit der Chemo-/Strahlentherapie bestätigen (mediane Überlebenszeit 42 vs. 32 Wochen; Überlebensrate nach 1 Jahr 42% vs. 19%).

Eine zusätzliche, prophylaktische Chemo-/Strahlentherapie der Leber konnte nicht zu einer Prognoseverbesserung beitragen (mediane Überlebenszeit 8 Monate). Zusammenfassend läßt sich durch perkutane 5-FU-Chemo-/Strahlentherapie mit 40–60 Gy die Überlebenszeit der Patienten mit lokal fortgeschrittener Erkrankung um ca. 3–8 Monate verlängern; es besteht somit eine relative Indikation für eine kombinierte Chemo-/Strahlentherapie bei lokal fortgeschrittenem lokoregionär begrenztem Pankreaskarzinom.

### 7.4.7 Hochdosischemotherapie ± Stammzellreinfusion

Hochdosischemotherapien führen zu keiner Prognoseverbesserung und haben keinen relevanten Stellenwert in der Therapie von Pankreaskarzinomen.

### 7.4.8 Regionale Chemotherapie

Durch regionale Chemotherapien, wie z. B. arterielle Leberperfusionen bei Lebermetastasen oder selektive Perfusion des Truncus coeliacus mit Stop-flow-Technik, konnte keine klinisch relevante Lebensverlängerung nachgewiesen werden; palliative Erfolge wie Verbesserung der Symptomatik, insbesondere auch der primär tumorbedingten Symptome, sind aber möglich.

## 8 Indikation zur Chemotherapie

### 8.1 Lokal fortgeschrittenes Pankreaskarzinom

Ein randomisierter Vergleich zwischen alleiniger Chemotherapie mit Streptozotocin, Mitomycin C und 5-FU (SMF) und einer 5-FU-Chemostrahlentherapie konnte eine therapeutische Überlegenheit zugunsten der Chemostrahlentherapie belegen (med. ÜLZ 42 vs. 32 Wochen; ÜLR nach 1 Jahr 42% vs. 19%). Es besteht somit bei Patienten mit gutem Allgemeinzustand und geringem prätherapeutischen Gewichtsverlust eine relative Indikation zur kombinierten Chemostrahlentherapie bei lokal fortgeschrittenem, lokoregionär begrenzten Pankreaskarzinom.

### 8.2 Metastasiertes Pankreaskarzinom

Klinische Studien zeigten, daß in metastasierten Stadien Patienten mit gutem Allgemeinzustand und geringem prätherapeutischen Gewichtsverlust von einer chemotherapeutischen Systemtherapie profitieren können.

Bei diesen Patienten ist der Versuch einer chemotherapeutischen Behandlung durchaus indiziert.

Voraussetzungen für die Durchführung einer Chemotherapie:
- meßbare/evaluierbare Tumorparameter,
- ausreichender Allgemeinzustand (Karnofsky-Index > 60%),
- keine schweren Begleiterkrankungen,
- keine Kontraindikationen gegenüber den gewählten Zytostatika.

## 8.3 Wahl der Therapie

### 8.3.1 Lokal fortgeschrittenes Pankreaskarzinom

Eine randomisierte Studie, in der die alleinige, perkutane Strahlentherapie mit 60 Gy verglichen wurde mit einer 5-FU-Chemostrahlentherapie (40 bzw. 60 Gy) konnte bei signifikant schlechterer Ergebnisse nach alleiniger Strahlentherapie zwischen einer Strahlendosis von 40- und 60 Gy in Kombination mit 5-FU keinen statistisch signifikanten Unterschied in Bezug auf die med. ÜLZ (40 vs. 47 Wo.) und der ÜLR n. 1 J. (44 % vs. 39 %) nachweisen.

### 8.3.2 Metastasierte Stadien

In randomisierten Studien waren Kombinationschemotherapien mit 5-FU, Doxorubicin oder Epirubicin, Mitomycin C (FAM, FEM) oder mit Streptozotocin, Mitomycin C, 5-FU (SMF) nicht wirksamer als eine Monotherapie mit 5-FU. Dies gilt sowohl für die Remissionsraten als auch für die medianen Überlebenszeiten. Deshalb gibt es derzeit außerhalb von Studien keine Indikation für eine Kombinationschemotherapie beim Pankreaskarzinom. Geeignete Patienten sollten nach Möglichkeit im Rahmen klinischer Studien mit neuartigen Substanzen behandelt werden.

Außerhalb von Studien sollte eine Monotherapie mit
- 5-Fluoruracil,
- Doxorubicin, Epidoxorubicin,
- Gemcitabin
gewählt werden.

## 8.4 Zeitpunkt des Therapiebeginns

### 8.4.1 Meßbarer/evaluierbarer Tumor

Wegen des raschen Spontanverlaufs sollte bei Patienten mit metastasiertem Pankreaskarzinom (Lebenserwartung unbehandelter Patienten ca. 8–16 Wochen) mit der Chemotherapie sofort nach Diagnosestellung begonnen werden. Das gilt auch für lokal fortgeschrittene Tumoren, die aus medizinischen Gründen nicht einer kombinierten Chemo-/Strahlentherapie zugeführt werden können.

**8.4.2 Nicht meßbarer/evaluierbarer Tumor**

Eine sofortige Therapie ist bei nicht meßbaren/evaluierbaren Tumorparametern (dies gilt auch für R 1-Resektionen) nicht indiziert und sollte erst beim Nachweis von Tumormanifestationen begonnen werden (engmaschige Verlaufskontrolle).

**8.5 Therapiedauer**

Grundsätzlich wird bis zum maxialen Tumoransprechen plus Konsolidierung behandelt (üblicherweise 3–4 Therapiekurse plus 2 Konsolidierungskurse).

Inwieweit Patienten von einer Monotherapie, die bis zur Progression fortgesetzt wird, profitieren, ist unklar. Hier muß die Entscheidung von der jeweiligen Therapie und der individuellen Patientensituation abhängig gemacht werden.

**8.6 Modifikation der Standarddosis**

Im Falle eines Bilirubin > 3,0 mg/dl ist bei einer Erstbehandlung mit Doxorubicin oder mit 5-FU eine Dosisreduktion auf 50 % der empfohlenen Solldosis angezeigt mit anschließender, sukzessiver Dosissteigerung, wenn möglich.

**8.7 Besonderheiten zur Begleittherapie**

Der Einsatz von hämatopoietischen Wachstumsfaktoren ist für kein Therapieprotokoll indiziert.

Hinsichtlich der antiemetischen Therapie ist in aller Regel die Medikation mit Metoclopramid oder Alizaprid ausreichend.

**8.8 Erhaltungstherapie**

Beim Pankreaskarzinom gibt es keine Belege für den therapeutischen Nutzen einer Erhaltungstherapie. Inwieweit Patienten von einer Monotherapie, die bis zur Progression fortgesetzt wird, profitieren, ist unklar.

## 9 Rezidiv-/Salvagetherapie

Bei einem Rezidiv nach längerem therapiefreien Intervall kann eine erneute Therapie mit dem Primärprotokoll erwogen werden. Eine etablierte Rezidivtherapie nach primärem Versagen der Chemotherapie oder bei Frührezidiven besteht nicht.

## 10 Maßnahmen zur Therapiekontrolle

- Regelmäßige Kontrolle der Tumormanifestation mit den Methoden der Eingangsuntersuchungen vor Therapiebeginn.
- Regelmäßige Kontrolle von Blutbild, Nieren- und Leberfunktion, Elektrolyten im Intervall bzw. vor jedem Therapiekurs.
- Regelmäßiges Monitoring von Nebenwirkungen.

## 11 Besondere Hinweise

Auskunft über gegenwärtig aktivierte Studien der AIO und EORTC wird erteilt über:

Innere Klinik und Poliklinik – Tumorforschung – Universitätsklinikum Essen, Hufelandstr. 55, 45122 Essen, Tel.: 0201/723–3100.

## 12 Zukünftige Entwicklungen

Inwieweit neue molekularbiologische Möglichkeiten die Pankreaskarzinomtherapie in Zukunft verbessern können, ist gegenwärtig nicht absehbar.

Molekulargenetische Untersuchungen konnten Gene mit relativer Überexpression in Pankreaszellen nachweisen. In 75–90 % der Pankreaskarzinome sind spezifische Punktmutationen in K-ras-Onkogen nachweisbar, von denen angenommen wird, daß sie an der Karzinomentstehung beteiligt sind. Es finden z. Z. In vitro-Untersuchungen statt mit der Frage, inwieweit eine „Reparatur" von bestimmten genetischen Veränderungen Einfluß auf die Entstehung bzw. den Verlauf von Pankreaskarzinomen hat. Es konnte ebenfalls in den meisten Pankreaskarzinomen eine Überexpression von bestimmten Wachstumsfaktorrezeptoren (C-erb B 3-, Epidermal Growth Factor (EGF)-, sowie Transforming Growth Factorα-Rezeptor), aber auch von EGF nachgewiesen werden, welches darauf hindeutet, daß die Karzinomzellen über autokrine und parakrine Mechanismen ihr malignes Zellwachstum selbst stimulieren und unterhalten können. Inwieweit diese Beobachtungen zu neuen Therapiekonzepten (z. B. spezifische Rezeptorblockade) führen können, ist zum gegenwärtigen Zeitpunkt nicht absehbar.

## 13  Therapieschemata

---

**5-Fluoruracilmonotherapie**

| 5-Fluoruracil | 500 mg/m$^2$ | i.v. | Bolus | Tag 1, 2, 3, 4, 5 |
|---|---|---|---|---|

Wiederholung Tag 29

---

**Gemcitabinmonotherapie**                (Moore 1995; Rothenberg et al. 1996)

| Gemcitabin | 1000 mg/m$^2$ | i.v. | 30-min-Infusion | Tag 1 |
|---|---|---|---|---|

1. Kurs über 7 Wochen (Tag 1, 8, 15, 22, 29, 36, 43), dann 1 Woche Pause
2. Kurs über 3 Wochen (Tag 1, 8, 15), Wiederholung Tag 29, ggf. weitere Kurse nach dem Muster des 2. Kurses

---

**Epirubicinmonotherapie**                                    (Topham 1991)

| Epirubicin | 100 mg/m$^2$ | i.v. | Bolus | Tag 1 |
|---|---|---|---|---|

Wiederholung Tag 29

---

# Literatur

Almoguera CD, Shibata K, Forrester (1988) Most human carcinomas of the exocrine pancreas contain mutant c-Ki-ras genes. Cell 53:549

Bakkevold KE, Arnesjo B, Kambestad B (1992) Carcinoma of the pancreas and papilla of Vater: Presenting symptoms signs, and diagnostic related to stage and tumour site. Secand J Gastroenterol 27:317–325

Bakkevold KE, Arnesjo B, Dahl O, Kambestad B (1993) Adjuvant combination chemotherapie (AMF) following radical resection of carcinoma of the pancreas and papilla of Vater – Results of a controlled, prospective, randomised multicentre study. Eur J Cancer 29A:698–703

Bakkevold KE, Kambestad B (1993) Long-term survival following radical and palliative treatment of patients with carcinoma of the pancreas and papilla of Vater – the prognostic factors influencing the long-term results. A prospective multicentre study. Eur J Surg Oncol 19:147–161

Bakkevold KE, Kambestad B (1993) Morbidity and mortality after radical and palliative pancreatic cancer surgery. Risk factors influencing the short-term-results. Ann Surg 217:356–368

Brennan MF, Kinsella TJ, Casper ES (1993) Cancer of the pancreas. In: DeVita VT, Hellman S, Rosenberg SA (eds) Cancer principles and practice of oncology. Lippincott, Philadelphia, pp 849–882

Carriaga MT, Henson DE (1995) Liver, gallbladder, extrahepatic bile ducts, and pancreas. Cancer 75:171–190

Coia L, Hoffman J, Scher R, Eisenberg B, Paul A, Hanks G (1994) Preoperative chemoradiation for adenocarcinoma of the pancreas and duodenum. Int J Rad Oncol Biol Phys 30:161–167

Cullinan SA, Moertel CG, Fleming TR et al. (1985) A comparison of three chemotherapeutic regimens in the treatment of advanced pancreatic and gastric carcinoma. JAMA 253:2061–2067

Cullinan SA, Moertel CG, Wieand HS et al. (1990) A phase III trial on the therapy of advanced pancreatic carcinoma. Cancer 65:2207–2212

Devesa SS, Blot WJ, Stone BJ et al. (1995) Recent cancer trends in the United States. J Natl Cancer Inst 87:175–182

Friess H, Büchler M (1993) Wachstumsfaktoren beim Pankreaskarzinom: Schlüssel für neue Therapiekonzepte der Zukunft? Z Gastroenterol 31:629–630

Garton GR, Gunderson LL, Nagorney DM, Donohue JH, Martin JK, Mcilrath DC, Cha SS (1993) High-Dose preoperative irradiation for locally advanced pancreatic cancer. Int J Rad Oncol Biol Phys 27:1153–1157

Gastrointestinal Tumor Study Group (1988) Treatment of locally unresectable carcinoma of the pancreas: Comparison of combined-modality therapy (chemotherapie plus radiotherapy) to chemotherapy alone. J Natl Cancer Inst 80:751–755

Gastrointestinal Tumor Study Group (1987) Further evidence of effective adjuvant combined radiation and chemotherapy following curative resection of pancreatic cancer. Cancer 59:2006–2010

Griffin JF, Smalley SR, Jewell W, Paradelo JC, Reymond RD, Hassanein RES, Evans RG (1990) Patterns of failure after curative resection of pancreatic carcinoma. Cancer 66:56–61

Hermanek P (1991) Staging of exocrine pancreatic carcinoma. Eur J Surg Oncol 17:167–172

Höfler H (1994) Prognosefaktoren beim Pankreascarcinom. Chirurg 65:253–257

Klempnauer J, Ridder GJ, Bektas H, Pichlmayr R (1995) Surgery for exocrine pancreatic cancer – Who are the 5- and 10-year survivors? Oncology 52:353–359

Levin DL, Connelly RR, Devesa SS (1981) Demographic characteristics of cancer of the pancreas: mortality, incidence, and survival. Cancer 47:1456–1468

Lionetto R, Pugliese V, Bruzzi P, Rosso R (1995) No standard treatment is available for advanced pancreatic cancer. Eur J Cancer 31 A(6):882–887

Lucarott ME, Habib NA, Kelly SB (1991) Clinical evaluation of combined use of CEA, CA 19-9, and CA 50 in the serum of patients with pancreatic carcinoma. Eur J Surg Oncol 17:51–53

Mallison CN, Rake MO, Cocking JB et al. (1980) Chemotherapy in pancreatic cancer: Results of a controlled, prospective, randomized multicenter trial. BMJ 281:1589–1591

Moertel CG, Frytak S, Hahn RG et al. (1981) Therapy of locally unresectable pancreatic carcinoma: A randomized comparison of high dose (6000 rads) radiation alone, moderate dose radiation (4000 rads + 5-FU) and high dose radiation + 5-fluorouracil. Cancer 48:1705–1710

Moore M, Andersen J, Burris H, Tarassoff P, Green M, Casper E, Portenoy R, Modiano M, Cripps C, Nelson R, Storniolo A, Hoff D Von (1995) A randomized trial of gemcitabine (GEM) versus 5-FU as first-line therapy in advanced pancreatic cancer. Proc ASCO 14:199 (Abstract 473)

Niyikiza C, Andersen JS, Tarassoff PG, Rothenberg ML, Seitz DE, Nelson RL, Moore M, Storniolo AM (1996) Prognostic factors in a randomized trial of gemcitabine (GEM) versus 5-FU as first-line therapy in advanced pancreatic cancer and in pancreatic cancer patients failing 5-FU who receive gemcitabine (GEM) as a palliative therapy. Proc ASCO 15:Abstract 1624

Palmer KR, Kerr M, Knowles G, Cull A, Carter DC, Leonard RCF (1994) Chemotherapy prolongs survival in inoperable pancreatic carcinoma. Br J Surg 81:882–885

Pellegata NS, Losokoot M, Foddie R et al. (1992) Detection of K-ras mutations by denaturating gradient gel electrophoresis: a study on pancreatic cancer. Anticancer Res 12:1731–1735

Rothenberg ML, Moore MJ, Cripps MC, Andersen JS, Portenoy RK, Burris HA III, Green MR, Tarassoff PG, Brown TD, Casper ES, Storniolo A-M, Hoff DD Von (1996) A phase II trial of gemcitabine in patients with 5-FU-refractory pancreas cancer. Ann Oncol 7:347–353

Swope TJ, Wade TP, Neuberger TJ, Virgo KS, Johnson FE (1994) A reappraisal of total pancreatectomy for pancreatic cancer: Results from U.S. Veterans Affairs Hospitals, 1987–1991. Am J Surg 168:582–586

Trede M, Schwall G, Saeger HD (1990) Survival after Pancreatoduodenectomy. Ann Surg 211:447–458

Verweij J, Clavel M, Chevalier B (1994) Paclitaxel (Taxol) and docetaxel (Taotere): Not simply two of a kind. Ann Oncol 5:495–505

Wingo PA, Tong T, Bolden S (1995) Cancer statistics 1995. CA Cancer J Clin 45:8–30

# 34.40 Karzinome der Nebenschilddrüse

C. Schöber, F. Schuppert, H. Dralle

## 1 Epidemiologie

*Häufigkeit:* Karzinome der Nebenschilddrüse sind mit ca. 200 berichteten Fällen in der Weltliteratur sehr selten. 3–8% aller Nebenschilddrüsentumoren sind maligne Karzinome.

*Alters- und Geschlechtsverteilung:* Die Patienten sind im Median 45 Jahre alt, Frauen und Männer sind gleich häufig betroffen.

*Ätiologie:* Eine Vorbestrahlung im Halsbereich stellt einen Risikofaktor dar, ein Nebenschilddrüsenadenom in der Vorgeschichte dagegen nicht.

## 2 Histologie

### 2.1 Einführung

Die Karzinome der Nebenschilddrüse sind gräulich und hart. Sie unterscheiden sich hierdurch von den bräunlichen Adenomen. Allein anhand morphologischer Kriterien ist eine Unterscheidung gutartiger von bösartigen Tumoren nicht sicher möglich. Die Histologie ist erforderlich, um Metastasen anderer Tumoren abzugrenzen.

### 2.2 Stellenwert der Zytologie

Metastasen anderer Primärtumorlokalisationen oder Lymphome können durch eine Feinnadelbiopsie differentialdiagnostisch abgegrenzt werden. Bei primärem Verdacht auf ein Nebenschilddrüsenkarzinom sollte diese jedoch wegen der Möglichkeit der Tumoraussaht unterbleiben.

### 2.4 Zytogenetische/molekulargenetische Befunde

Patienten mit MEN Typ I sind heterozygot für das Chromosom 11q13, Patienten mit MEN Typ II zeigen Deletionen auf dem Chromosom 1p.

Immunhistologischer Nachweis von α- und β-HCG spricht für Malignität. Bei einem Patienten exprimierte der Tumor den „platelet-derived growth factor". Bei nichtsezernierenden Tumoren ist der Nachweis von Parathormon mRNS möglich.

## 3 Stadieneinteilung

Eine Klassifikation ist bisher nicht erfolgt.

## 4 Prognose

Die schwere Hyperkalzämie stellt eine entscheidende Bedrohung für den Patienten dar. Die Überlebensrate nach 5 Jahren beträgt lediglich 50%; jedoch erleben ca. 30% der Patienten postoperativ nie ein Rezidiv.

## 5 Diagnostik

*Labor:* Bestimmung von Serumkalzium, Parathormon, „parathormone-related peptides" und HCG im Serum.

*Lokalisationsdiagnostik:* Präoperativ hochauflösende Sonographie. Subtraktionsszintigraphie und Computertomographie sind obligat v. a. bei atypischer Lage. Ein erfahrener Chirurg sollte 90% der Tumoren lokalisieren können.

Die Ausprägung und Verlaufsbeurteilung des Hyperparathyreoidismus an den verschiedenen Organsystemen wie Niere und Knochen sind zu erfassen.

## 6 Charakteristika der Erkrankung und Krankheitsverlauf

Zeichen eines primären Hyperparathyreoidismus sind führend mit remittierenden Hyperkalzämien von > 3,5 mmol/l.

# 7 Therapiestrategie

## 7.1 Übersicht

An erster Stelle steht die Kontrolle der Hyperkalzämie mit Rehydrierung, forcierter Diurese und Bisphosphonaten (z. B. 300 mg Clodronsäure in 500 ml NaCl 0,9% über 2 h).

Die Resektion des Tumors bei klinischem Verdacht ist die einzige kurative Therapie. Im Rezidiv oder bei Metastasen sollte nach Lokalisationsdiagnostik eine erneute Resektion erwogen werden.

## 7.2 Stellenwert der Chirurgie

### 7.2.1 Chirurgische Therapie mit kurativem Ziel

Die Tumorresektion nach erfolgter Lokalisationsdiagnostik sollte en bloc erfolgen, da eine Verletzung der Tumorkapsel die Rezidivrate erhöht. Der Stellenwert einer Neck-dissection wird kontrovers diskutiert und nicht generell empfohlen, jedoch sollten Lymphknotenproben entnommen werden und im Falle eines positiven Befalls im Schnellschnitt eine Neck-dissection angeschlossen werden.

Da das Tumorwachstum in der Regel langsam ist, sind auch wiederholte Resektionen von Lokalrezidiven mit kurativer Intention sinnvoll.

### 7.2.2 Palliative Chirurgie

Die Resektion von oligolokulären Metastasen kann in Einzelfällen die Parathormonsekretion längerfristig kontrollieren und die Überlebenszeit verlängern.

## 7.3 Stellung der Strahlentherapie

Karzinome der Nebenschilddrüse gelten als nicht strahlensensibel, jedoch ist ein Versuch zur Schmerzkontrolle bei Knochenmetastasen indiziert.

### 7.3.1 Präoperative neoadjuvante Strahlentherapie oder kombinierte Chemo-/Strahlentherapie

Hierzu liegen keine Berichte vor.

## 7.4 Systemische Therapie

### 7.4.1 Übersicht

Berichte über eine Therapie von metastasierten Nebenschilddrüsenkarzinomen mit zytotoxischen Substanzen sind anekdotisch. Die vorliegenden Fallberichte sprechen für eine Chemotherapieempfindlichkeit. Die Kombination aus Methotrexat, Doxorubicin (Adriamycin) oder dem Anthrazyklinderivat Mitoxantron, Cyclophosphamid und CCNU (MACC- bzw. MMCC-Schema) hat zu beeindruckenden Remissionen geführt. Eine generelle Therapieempfehlung kann nicht gegeben werden.

Teilremissionen wurden auch mit alleiniger Hormontherapie z. B. mit Steroiden erzielt.

## 8 Indikation zur Chemotherapie

Bei Irresektabilität von Metastasen ist ein Versuch mit dem MACC- oder MMCC-Schema indiziert. Die Therapie sollte bis zum Erreichen des maximalen Ansprechens fortgesetzt werden.

## 9 Maßnahmen zur Therapiekontrolle

- Verlauf der Parathormonspiegel und des Serumkalziums.
- Erfassung von Veränderungen an Zielorganen für Parathormon.

## 10 Besondere Hinweise

Die medikamentöse Kontrolle der Hyperkalzämie hat Vorrang vor einer Tumorverkleinerung. Eine Hochdosisschemotherapie wurde bisher nicht überprüft.

## 11 Therapieschema

| Methotrexat/Mitoxantron/Cyclophosphamid/CCNU (MMCC)  (Murphy 1986) | | | | |
|---|---|---|---|---|
| Methotrexat | 35 mg/m² | i.v. | Bolus | Tag 1 |
| Mitoxantron | 15 mg/m² | i.v. | 30-min-Infusion | Tag 1 |
| Cyclophosphamid | 400 mg/m² | i.v. | Bolus | Tag 1 |
| CCNU | 30 mg absolut | p.o. | | Tag 1 |

Wiederholung Tag 29 bis zum Erreichen des maximalen Ansprechens.

## Literatur

Baba H, Kishihara M, Thomon M et al. (1986) Identification of parathyroid hormone messenger ribbonucleic acid in an apparently nonfunctioning parathyroid carcinoma transformed from a parathyroid carcinoma with hyperparathyroidism. J Clin Endocricol Metab 62:247

Chahinian AP, Holland JF, Nieburgs HE, Marinescu A, Geller SA, Kirschner PA (1981) Metastatic nonfunctioning parathyroid carcinoma. Ultrastructural evidence of secretary granules and response to chemotherapy. Am J Med Sci 81:49–66

Murphy MN, Glennon PG, Diocee MS, Wick MR, Cavers DJ (1986) Nonsecretory parathyroid carcinoma of the mediastinum. Light microscopic, immunocytochemical, and ultrastructural features of a case, and review of the literature. Cancer 55:2468

Obara T, Fujimoto Y (1991) Diagnosis and treatment of patients with parathyroid carcinoma: an update and review. World J Surg 15/6:738–744

Samaan NA (1982) Parathyroid carcinoma. In: Holland JF, Frei IE (eds) Cancer medicine, 2nd edn. Lea & Febiger, Philadelphia, p 1692

Shane E, Bilezikian JP (1988) Parathyroid carcinoma: In: Williams CJ, Krikorian JG, Green MR, Raghavan D (eds) Textbook of uncommon cancer. Wiley, Chichester, p 763

Simpson EL, Mundy GR, D'Souza SM, Ibbotson KJ, Bockman R, Jacobs JW (1983) Absence of parathyroid hormone messenger RNA in nonparathyroid tumors associated with hypercalcemia. N Engl J Med 309:325

Snover DC, Foucar K (1981) Mitotic activity in benign parathyoid disease. Am J Clin Pathol 75:345

# 34.41 Endokrine Tumoren des gastroentero-pankreatischen Systems (GEP)

H.-J. Schmoll, H. Dralle, R. Arnold, E. Schmoll

## Definition

Endokrine Tumoren des gastroenteropankreatischen Systems (GEP) leiten sich von neuroendokrinen Zellen des gastrointestinalen Systems ab und werden auch als Apudome bezeichnet. Zum APUD-System gehören Zellen mit „amine precursor uptake and decarboxylation". Aufgrund der Sekretionsprodukte manifestieren sie sich klinisch als vom jeweiligen Peptid bestimmtes Syndrom oder als nichtfunktionelle Tumoren mit schlechter lokaler Problematik. Die maligne Potenz ist unterschiedlich (10–100%; Übersicht s. Tabelle 1).

Es werden 2 Hauptgruppen unterschieden: endokrine Pankreastumoren und Karzinoide. Dieses Kapitel umfaßt nur die endokrinen Pankreas- und Gastrointestinaltumoren, die nicht Karzinoide sind. Sie werden entsprechend ihrer Peptidproduktion bezeichnet und haben unterschiedliche klinische und therapeutische Charakteristika.

## 1 Epidemiologie

*Häufigkeit:* GEP-Tumoren sind selten. Am weitaus häufigsten sind Gastrinome, 10mal weniger Insulinome, sehr selten das Vipom und Glukagonom und extrem selten das Somatostatinom und PPom. Insulinome sind klinisch selten manifest, aber im Autopsiegut finden sie sich bei 0,5–1,5% aller Autopsiearten. Es ist mit ca. 1 klinischen Fall pro 1–2 Mio. Menschen pro Jahr zu rechnen.

*Inzidenz:* 1,3 pro 100000 und Jahr.

*Geschlechtsverteilung:* Hierzu liegen keine eindeutigen Angaben vor.

*Altersverteilung:* Der Häufigkeitsgipfel des Gastrinoms liegt zwischen dem 50. und 60. Lebensjahr, ebenso beim Insulinom. Bei nichtsporadischen, MEN-I-assoziierten Tumoren ist das mediane Alter etwas jünger mit 49 Jahren.

**Tabelle 1.** Endokrine GEP-Tumoren (ohne Karzinoide)

| Bezeichnung | Peptid | Lokalisation | Relative Häufigkeit | Symptome | Anteil maligner Tumoren [%] |
|---|---|---|---|---|---|
| Funktionell inaktiver Tumor | Glukagon Somatostatin Serotonin | Pankreas Midgut | 100 | Verdrängendes Wachstum; keine typische Symptomatik | 60–80 |
| Insulinom | Insulin Proinsulin C-Peptid | Pankreas (99%) | 100 | Hypoglykämie Synkopen Passagere Lähmungen | 5–10 |
| Gastrinom | Gastrin | Pankreas (80%) Magen/Duodenum (20%) | 1000 | Ulzera; Durchfälle; Hypokaliämie; Blutung | 60–80 |
| Glukagonom | Glukagon | Pankreas (95%) | 10 | Dermatitis; Glossitis; Durchfälle; Diabetes mit psychischen Störungen | 60 |
| Vipom | VIP | Pankreas (90%) | 50 | Durchfälle; Flush; Azidose; Hypokaliämie; Hyperglykämie | 50 |
| PPom | Pankreatisches Polypeptid | Pankreas Midgut | <1 | Keine typische Symptomatik | ? |
| Neurotensinom | Neurotensin | Pankreas Midgut | <1 | Keine typische Symptomatik | <1 |
| Somatostatinom | Somatostatin | Pankreas Midgut | 1 | Diabetes; Steatorrhö; Cholelithiasis | 50 |
| Tumoren mit ektoper Hormonproduktion | ACTH, GRF, CRF | Pankreas | <1 | Je nach Hormonproduktion | 90 |

**Tabelle 2.** Assoziation von GEP-Tumoren mit MEN-I

| Tumor | Assoziation mit MEN-I [%] |
|---|---|
| Somatostatinom | 28 |
| Gastrinom | 20–40 |
| Insulinom | 5–10 |
| PPom | 4 |
| Vipom | 4 |
| Glukagonom | < 1 |

*Ätiologie:* Während für das Karzinoid des Magens eine klare Ätiologie bekannt ist (Achlorhydrie verschiedenster Ursache), die auch experimentell untermauert ist, sind die ätiologischen Faktoren für die GEP-Tumoren nicht bekannt.

*Genetische Disposition:* Beim sporadischen GEP-Tumor ist das Risiko nicht erhöht, wenn in der Verwandtschaft 1. Grades ein vergleichbarer Tumor vorgekommen ist. Anders ist die Situation bei den familiären Syndromen. Beim MEN-I ist ein endokriner Pankreastumor in 67% der Fälle assoziiert. Die Verteilung der verschiedenen Tumoren beim MEN-I ist in Tabelle 2 dargestellt.

Daher sollten alle Patienten mit MEN-I sehr sorgfältig unter dem Aspekt der multiplen endokrinen Neoplasie abgeklärt werden. Spezifisch für MEN-I ist eine Läsion auf Chromosom 11q13. Das vermutlich verantwortliche Gen in diesem Kodon ist PLC-$\beta_3$, ein Suppressorgen, das herunterreguliert ist bei Patienten mit MEN-I und endokrinen pankreatischen Tumoren (sowie auch in sporadischen Fällen des Karzinoids in Lunge und Magen sowie bei sporadischen GEP-Tumoren).

# 2 Histologie

## 2.1 Histologische Klassifikation

Im Gegensatz zu den unterschiedlichen klinischen Syndromen ist die histopathologische Architektur der meisten GEP-Tumoren sehr uniform: Stränge und Nester von gut differenzierten homogenen endokrinen

**Tabelle 3.** Lokalisation der GEP-Tumoren im Pankreas

| Tumortyp | Kopf [%] | Korpus [%] | Schwanz [%] | Duodenum [%] | Anders [%] |
|---|---|---|---|---|---|
| Gastrinom | 30 | 10 | 30 | 15 | 15 |
| Insulinom | 30 | 35 | 30 | 2–3 | 1–2 |
| Glukagonom | 10 | 40 | 50 | – | – |
| Somatostatinom | 50 | 9 | 9 | 19 | 12 |
| Vipom | 25 | 37 | 37 | – | – |
| PPom | – | – | – | – | – |

Zellen mit runden bis ovalen Nuklei und tiefer Färbung mit feiner Körnung. Bei Patienten mit MEN-I finden sich darüber hinaus eine diffuse endokrine Zellinfiltration und eine mikro- oder makronoduläre Inselzellhypoplasie. Elektronenmikroskopische und immunfluoreszenzmikroskopische Zusatzuntersuchungen können die einzelnen Tumortypen entsprechend ihrer Peptidsekretion unterscheiden; das biologische Verhalten ist aber aufgrund der Histologie allein nicht definierbar. Im folgenden werden die Besonderheiten der einzelnen Tumoren beschrieben. Die Lokalisation der GEP-Tumoren im Pankreas geht aus Tabelle 3 hervor.

### Insulinom

Insulinome sind sehr klein, 90% unter 2 cm, 40% 0,5–1 cm, 52% 1–1,5 cm, 8% kleiner als 0,5 cm, selten über 5 cm und nur gering konsistenzvermehrt. Elektromikroskopisch werden 4 Zelltypen mit unterschiedlichem Insulingehalt unterschieden. 50% Insulinome enthalten nur ein Hormon (B-Zellen), die anderen 50% enthalten darüber hinaus auch PP, Gastrin, ACTH, Glukagon, Somatostatin und Serotonin. Einen Hinweis auf Malignität gibt die Infiltration des Bindegewebes und eine Gefäßinvasion. Beweisend sind Metastasen in Lymphknoten und Leber.

### Glukagonom

Glukagonome wachsen sehr langsam; sie werden entdeckt bei einer Tumorgröße von über 4 bis zu 10 cm. Die Lokalisation ist überwiegend im Pankreasschwanz. Hier befindet sich ein solider und/oder trabekulärer Aufbau. Elektromikroskopisch entsprechen die Tumorzellen A-Zellen. Glukagon und pankreatisches Polypeptid sind in den Inseln nachweisbar.

**Gastrinom**

Gastrinome sind 1–4 cm groß, wenn sie innerhalb des Pankreas auftreten. Wenn sie außerhalb des Pankreas auftreten, haben sie eine Größe von nur 1–1,5 cm. 10–20% sind aus G-Zellen aufgebaut, der überwiegende Anteil ist uncharakteristisch.

Elektronenhistologisch können 4 verschiedene Tumortypen unterschieden werden. Die histologische Klassifikation geschieht durch den Nachweis von Gastrin durch Immunhistologie, darüber hinaus findet sich pankreatisches Polypeptid, Insulin und Glukagon.

**Vipom**

In 60–100% der Fälle treten Vipome solitär auf. Der Durchmesser beträgt ca. 2–7 cm. Als Zeichen der Malignität findet sich bei 40% eine Metastasierung in Lymphknoten und/oder Leber. Als Neoplasie der Inselzellen des Pankreas bilden sie vasoaktives intestinales Peptid und pankreatisches Polypeptid.

Die WHO hat 1980 eine Klassifikation vorgeschlagen, die aber derzeit nicht benutzt wird. Sie ist in der folgenden Übersicht wiedergegeben. Unabhängig davon hat eine internationale Arbeitsgruppe (s. Kap. „Karzinoid") eine neue klinisch und funktionell möglicherweise relevantere Klassifikation vorgeschlagen.

**Klassifikation maligner endokriner pankreatischer Tumoren nach WHO**

*Inselzellkarzinome:*
- A-Zellkarzinom (Glugagonom),
- B-Zellkarzinom (Insulinom).

*Malignes Karzinoid:*
- G-Zelltumor (Gastrinom),
- EC-Zellkarzinoid (klassisches Karzinoid),
- G 1-Zelltumor (malignes Vipom),
- D-Zelltumor (malignes Somatostatinom).

*Schlecht differenziertes endokrines Karzinom:*
- häufig mehrfache Hormonproduktion.

## 2.2 Zytogenetik und molekularbiologische Befunde

Man geht davon aus, daß pluripotente Stammzellen für die verschiedenen Tumoridentitäten ihren Ursprung in den Zellen des Pankreasganges haben. Diese können entweder in exokrine oder endokrine Pankreaszellen differenzieren; je nach dem biologischen Entwicklungsweg entstehen gutartige oder maligne Tumoren. Ein biologisches Unterscheidungskriterium für benigne und maligne Insulinome ist z. B. die Expression von CD44: benigne Insulinome sind negativ für CD44, maligne Insulinome positiv für CD44 (gemessen mit dem Antikörper H-Cam).

Die spezifische Deletion 11q13 weist auf eine spezifische Deletion des Tumorsuppressorgens PLC-$\beta_3$ hin, die nur in malignen GEP-Tumoren (in sporadischen Fällen) vorkommt. PLC-$\beta_3$ ist eines der Schlüsselenzyme in der Signaltransduktion der Rezeptoren, die an die Proteine gekoppelt sind. Die meisten Peptidhormone und Amine benutzen diese Rezeptoren zur Signaltransduktion. Darüber hinaus exprimieren die neuroendokrinen Darm- und Pankreastumoren eine Vielzahl von klassischen Wachstumsfaktoren: IGF 1, PDGF-$\alpha$, bFGF, -TGF-$\alpha$, TGF-$\beta$. Es gibt einen eindeutigen Hinweis auf eine autokrine und parakrine Wachstumsregulation/-stimulation.

Die Tumoren sind zumeist diploid, aber die Expression von Ki67 und PCNA weist auf eine erhöhte proliferative Kapazität hin, möglicherweise assoziiert mit bösartigerem klinischen Verlauf.

# 3 Stadieneinteilung

Es gibt keine allgemein akzeptierte Stadieneinteilung. Zu empfehlen ist die Stadieneinteilung nach Heskell (s. Kap. „Karzinoid").

# 4 Diagnostik

## 4.1 Labor

### 4.1.1 Insulinom

Klinischer Hinweis ist die Trias: neurologisch-vegetative Symptome bei Nahrungskarenz oder körperlicher Anstrengung, nüchtern Blutzucker unter 50 mg/dl zum Zeitpunkt der Symptomatik und prompte Besserung nach oraler oder parenteraler Glukosezufuhr. Beweisend ist eine symptomatische Hypoglykämie im Hungerversuch bei gleichzeitig nachgewiesenen stark erhöhten Insulin- und C-Peptidwerten.

*Weitere Laborparameter:*
- NSE,
- HCG,

#### 4.1.2 Gastrinom

Hinweisend für ein Zollinger-Ellison-Syndrom ist eine basale Säuresekretion von über 15 mmol pro Stunde bzw. von mehr als 5 mmol pro Stunde im resezierten Magen und ein Quotient von basaler zu pentagastrinstimulierter Säuresekretion über 0,6. Dieser Befund ist allerdings nicht immer beweisend für ein Gastrinom.

Relevant ist die Bestimmung des Gastrins, dessen erhöhter Wert beweisend ist in Verbindung mit einer Säurehypersekretion. Eine Differenzierung zwischen Gastrinom und anderen Formen der Hypergastrinämie ist möglich durch einen Sekretintest (bei G-Zellhyperplasie oder duodenalem Stumpfsyndrom wird ein Abfall oder keine Änderung des Gastrinspiegels beobachtet). Dazu ist eine Gastrinbestimmung nach Testmahlzeit hilfreich.

#### 4.1.3 Weitere Laborbestimmungen

Darüber hinaus sollten die weiteren in Frage kommmende Peptidhormone bestimmt werden:
- Glukagon,
- vasoaktives intestinales Peptid,
- pankreatisches Peptid,
- Somatostatin,
- Chromogranin A,
- HCG-$\alpha$/$\beta$ (nichtfunktionelle Tumoren),
- Insulin/Proinsulin (Insulinom).

### 4.2 Apparative Diagnostik

*Obligatorisch:*
- Sonographie des Abdomens,
- endosonographie des Magens und Pankreas,
- obere Endoskopie,
- Röntgenuntersuchung des Thorax, besser Computertomographie,
- Kernspintomographie des Abdomens,
- Oktreotidszintigraphie.

*Fakultativ:*
- [131]I-MIBG-Szintigraphie,
- Positronenemissionstomographie (PET),
- L-DOPA-Szintigraphie,

- selektive venöse Blutabnahme, insbesondere vor Operationen mit Bestimmung der Peptide, die im Serum erhöht sind,
- intraoperative Sonographie (sichere Differenzierung auch kleinerer Tumore bei Resektion).

## 5 Prognose

Das klinische Verhalten innerhalb der einzelnen Tumorgruppen ist sehr unterschiedlich. Eine Übersicht geben die Tabellen 4 und 5.

Die beste Prognose haben das Gastrinom und das Insulinom.

**Tabelle 4.** Malignes Potential der GEP-Tumoren im Pankreas

| Tumortyp | Anteil maligner Tumoren [%] | Metastasen [%] | Lymph-knoten-metastasen [%] | Leber-meta-stasen [%] |
|---|---|---|---|---|
| Gastrinom | 40–60 | 50–80 | 20 | 23 |
| Insulinom | 10–15 | 30 | 1 | 2 |
| Glukagonom | 40–80 | 50 | < 1 | 33 |
| Somatostatinom | 50–90 | 75 | 8 | 48 |
| Vipom | 50–60 | 50 | 10 | 60 |
| PPom | 45–65 | 100 | 28 | 44 |

**Tabelle 5.** Rezidiv- und Überlebensrate bei pankreatischen endokrinen Neoplasien

| Tumor | Resek-tabilität [%] | Rezidivrate [%] | Fünfjahres-überlebens-rate [%] | Zehnjahres-überlebens-rate [%] |
|---|---|---|---|---|
| Gastrinom | 21–45 | 64–88 | 44–82 | 40–64 |
| Insulinom | 90 | 11 | > 90 | 89 |
| Glukagonom | ? | 70 | ? | ? |
| Somatostatinom | ? | 25 | 13 | ? |

## 6 Charakteristik der Erkrankung und Krankheitsverlauf

Die Symptomatik wird weniger durch den primären Tumor als vielmehr durch die sezernierten Peptide hervorgerufen. Die lokale Manifestation ist das Leitsymptom, überwiegend bei den nichtfunktionellen Inselzelltumoren mit großem Abdominaltumor und Obstruktion des Ileums oder der Gallenwege und des Pankreasganges. Die systemischen Manifestationen hängen ab von der Art und der Anzahl des sezernierten Peptids/der Peptide.

### Gastrinom

Die Gastrinomtumorzelle ist im Gegensatz zu der nichtmalignen Mutterzelle nicht in der Lage, Gastrin zu speichern; entsprechend sind die Tumorzellen an Gastrin verarmt und das resultiert in einer nichtautonomen Freisetzung mit pathologischem Serumspiegel bis zum 1000fachen der Norm. Der hohe Gastrinspiegel führt zu den typischen Symptomen des Zollinger-Ellison-Syndroms (Tabelle 6). Leitsymptom ist der progressive peptische Ulkusschmerz; die Ulzera sind in 80% der Fälle in der Kardia, in distalen Duodenum und proximalen Jejunum lokalisiert; 10% der Patienten haben multiple Ulzera und 18% Perforationen. Zusätzlich treten schwere Durchfälle mit Steatorrhö auf sowie Reflux und Erbrechen.

**Tabelle 6.** Symptomatik beim Gastrinom

| Physiologische Wirkung des Gastrins | Effekte beim Gastrinom |
|---|---|
| Parietalzellmasse des Magens ↑ | – Dauerstimulation der Parietalzellen<br>– Hyperplasie<br>– Faltenhypertrophie der Korpusschleimhaut |
| Magensäuresekretion ↑ | – Säurehypersekretion (100%)<br>– rezidivierende Ulzera, atypische Ulkuslokalisation (93%)<br>– Abdominalschmerzen (20%)<br>– Steatorrhö (50%) |
| Dünndarmsekretion ↑ | Malabsorption (30%) |
| Wasserrückresorption ↓ | Diarrhö (wäßrig; 70%) |
| Gastroösophagealer Sphinktertonus ↑ | Gastroösophagealer Reflux, Erbrechen (75%) |

## Insulinom

Insulin und C-Peptid werden auf einen hypoglykämischen Reiz aus den Granula der pankreatischen B-Zellen freigesetzt. Beim Insulinom ist eine Speicherfähigkeit nicht vorhanden, und entsprechend wird Insulin und C-Peptid sowie zusätzlich Proinsulin ungeregelt freigesetzt mit der Folge von Hypoglykämien, die für die Diagnose wegweisend sind. Die mit der Hypoglykämie assoziierte Freisetzung von Katecholaminen löst wiederum vegetative Symptome wie Tremor, Schwitzen, Schwäche, Angstzustände, Hunger, Palpitationen und Tachykardien aus. Wichtig ist, daß die durch die Hypoglykämie bedingten zentralnervösen Störungen als Folge einer Hypoglykämie erkannt und nicht als neurologische Symptomatik fehlgedeutet werden (Kopfschmerzen, Schwächegefühl, Koordinationsstörungen, Doppelbilder, Verwirrtheit, Krampfanfälle, Koma und Amnesie). Diese Symptome treten besonders nach längerer Nahrungskarenz oder bei starker körperlicher Aktivität auf. Entsprechend der Insulinkonzentration ist eine deutliche Gewichtszunahme typisch bei 40% der Patienten, da die Symptome durch entsprechende kalorienreiche Mahlzeiten und Getränke kompensiert werden.

## Glukagonom

Das Leitsymptom ist eine nekrotisierende Dermatitis, eine Glossitiss oder Stomatitis, sowie Durchfälle, Gewichtsverlust, Diabetes mellitus, psychische Störungen, normochrome/normozytäre Anämie und rezidivierende Thromboembolien.

## Vipom (Verner-Morrison-Syndrom)

Typisch sind profuse, wäßrige Durchfälle bis zu 10 l am Tag, maximal auch bis zu 30 l, aber ohne Blut und Schleimbeimengungen. Die aus den Diarrhöen folgenden Elektrolytstörungen mit Hypokaliämie sowie eine Achlor- oder Hypochlorhydrie sind laborchemisch wegweisend. Die daraus resultierenden klinischen Probleme sind für die Patienten besonders belastend wie Exsikkose, Gewichtsabnahme, Schwäche, krampfartige Bauchschmerzen, Glukoseintoleranz und Flush. VIP bewirkt neben einer Vasodilatation auch eine Stimulation der Sekretion von Darm und Pankreas sowie eine Hemmung der Salzsäureproduktion des Magens. Das Krankheitsbild ist choleraähnlich (auch Choleratoxin stimuliert die Adenylatcyclase und verursacht eine extreme Flüssigkeitsexkretion).

## Somatostatinom

Somatostatin wird primär in ZNS und in den D-Zellen des Pankreas sowie des Magen-Darm-Trakts gebildet und hemmt die Funktion von endo- und exokrinen Organen. Die Symptomatik der Somatostatinome ist unspezifisch mit zum Teil Hypochlorhydrie, Malabsorption, Steatorrhö, Diarrhö, verminderter Glukosetoleranz, Pankreasinsuffizienz und Gallensteinen.

## PPome

Die Produktion von pankreatischem Polypeptid ist nicht mit einer speziellen Symptomatik assoziiert.

# 7 Therapiestrategie

## 7.1 Übersicht

Da die meisten Tumoren in der Regel sehr langsam wachsen und nur selten lokale Verdrängungserscheinungen verursachen, ist das Primärsymptom bedingt durch die hormonelle Symptomatik. Bei lokalisiertem Wachstum mit Möglichkeit zur chirurgischen Resektion sollte in jedem Fall eine chirurgische Maßnahme durchgeführt werden; dies gilt auch bei vereinzelten lokalisierten synchronen oder metachronen Metastasen. Wenn die Chirurgie nicht ausreichend oder nicht mehr möglich ist, sollte in jedem Falle eine symptomorientierte antihormonelle Therapie durchgeführt werden. Bei Ineffektivität der antihormonellen Therapie wird eine Interferon- oder nachfolgend eine tumorspezifische Chemotherapie eingesetzt.

## 7.2 Stellung der Chirurgie

### 7.2.1 Vorbereitende Therapie vor chirurgischem Eingriff

Vor jeder chirurgischen oder embolisierenden Intervention muß es das Ziel sein, die durch die Peptidhormone hervorgerufenen Symptome zu reduzieren bzw. zu normalisieren. Hierdurch wird die Mortalität der nachfolgenden chirurgischen Maßnahmen reduziert.

### Gastrinom

Zwar sind $H_2$-Rezeptorantagonisten und Omeprazol hochwirksam, noch wirksamer und prompt wirkender ist allerdings Oktreotid. Dosis: 100 bis 250 µg subkutan, 3mal pro Tag, alle 8 h. Hierdurch wird die Hypergastrinämie reduziert und ebenso die Säuresekretion. Bei der Applikation von Cimetidin sollten 300–2500 mg peroral alle 6 h gegeben werden (!), die entsprechende Dosis für Ranitidin liegt bei 150–2000 mg peroral alle 8 h. Die Dosis für Omeprazol beträgt 60–120 mg peroral alle 8–24 h bis zur Kontrolle der Säuresekretion.

## Insulinom

Auch für die symptomatische Besserung des Insulinoms ist die Oktreotidtherapie mit 100–250 μg s.c. alle 8 h sehr geeignet mit hervorragendem Erfolg bei 50–60% der Patienten. Bei fehlender oder nicht ausreichender Wirkung sollte zusätzlich Diazoxid gegeben werden in einer Dosis von 100–150 mg peroral alle 8 h. Kortikosteroide sind auch wirksam, aber mit höheren Nebenwirkungen belastet. Glukagon ist zwar wirksam, wegen der kurzen Halbwertszeit aber nicht sinnvoll.

## Glukagonom

Auch beim Glukagonom ist die optimale Therapie Oktreotid in einer Dosis von 100–250 μg s.c. alle 8 h. Diese Therapie ist wirksam bei ca. 60% der Patienten.

## Vipom

Ebenso ist auch beim Vipom eine Oktreotidtherapie in der oben genannter Dosis wirksamste Therapie (70% der Patienten haben eine Normalisierung des Stuhlvolumens). Bei nicht ausreichender Wirksamkeit können Steroide in einer Dosis von 60–80 mg peroral pro Tag zusätzlich gegeben werden, ebenso Indomethazin (Reduktion des erhöhten Prostaglandinspiegels) in einer Dosis von 25 mg peroral alle 8 h. Lithiumkarbonat (300 mg peroral, 2mal pro Tag) reduziert das Stuhlvolumen über die Hemmung von zyklischem AMP.

## PPom

Trotz relativ geringer Daten scheint auch beim PPom Oktreotid in der oben genannten Dosis bei 90% der Patienten wirksam zu sein.

### 7.2.2 Stadienorientierte chirurgische Therapie

Bei okkulter Erkrankung (kleiner als 2 cm, nur durch Peptidhormonbestimmung erkennbar) muß eine sorgfältige Exploration und intraoperative sonographische Lokalisation der Tumoren erfolgen, gefolgt von radikaler Resektion. Bei jeglicher resektabler Erkrankung sollte so radikal wie möglich reseziert werden. Bei Patienten mit metastasierter Erkrankung ist eine chirurgische Resektion des Primärtumors nur bei limitierter Metastasierung sinnvoll oder bei größeren Tumoren, die Beschwerden verursachen. Bei familiärer Erkrankung mit MEN-I-Syndrom und okkultem Primärtumor ist eine chirurgische Exploration nicht sinnvoll. Patienten mit assoziiertem Hyperparathyreoidismus sind erst wegen ihrer Hyperkalzämie zu behandeln, bevor sie einer Parathyreoidektomie unterzogen werden, da die Hyperkalzämie zu einer verstärkten Sekretion von Gastrin und Magensäure führt (beim Gastrinom) bzw. von Insulin mit nachfolgender Hypoglykämie (beim Insulinom).

Die Art des chirurgischen Vorgehens ist abhängig von der Tumorlokalisation, dem Zelltyp, der Tumorgröße, dem Vorhandensein von multiplen Tumoren und dem Ausmaß der lokalen Invasion. Eine totale oder subtotale Pankreatektomie oder Pankreatikouodenektomie ist in der Hälfte der Fälle nicht erforderlich, wenn der Tumore rechts der A. mesenterica superior auftritt; treten die Tumoren links der A. mesenterica superior auf, ist eine distale Pankreatektomie erforderlich. Solitäre, kleine, sehr umschriebene oberflächliche Tumoren, die in deutlicher Entfernung von Pankreasgang liegen, können enukleiert werden (z. B. 50% der Insulinome).

Wird der Primärtumor trotz sorgfältiger intraoperativer Suche durch Ultraschall und intraoperativer endoskopischer Duodenaluntersuchung unter Palpation nicht gefunden, kann eine sog. „blinde" subtotale Pankreatektomie durchgeführt werden. Hierdurch werden 75% der Vipome, mehr als 50% der Insulinome und 30% der Glukagonome geheilt.

### 7.2.3 Lokal fortgeschrittene Erkrankung

Bei nur gering ausgedehnter oder fehlender Metastasierung ist auch bei lokal fortgeschrittenem, nicht radikal operablem Tumor eine sutotale Resektion des Primärtumors und auch der Metastasen als präventive Maßnahme sinnvoll. Voraussetzung ist ein langsames Wachstum und ein funktioneller Tumor mit erheblicher endokriner Aktivität. Bei Patienten mit Gastrinom und nicht auf die antihormonelle Therapie ansprechenden Ulzera ist eine Gastrektomie eine sinnvolle palliative Maßnahme. Auch bei lokal großem, nicht resektablem Tumor ist eine palliative Gastrojejunostomie sinnvoll.

### 7.2.4 Resektion von Metastasen

*Resektable Metastasen*
Das langsame Wachstum der Tumoren und auch der Metastasen und eine begrenzte regionale sowie extrahepathische Metastasierung lassen eine Resektion der Metastasen sinnvoll erscheinen. Retrospektive Analysen deuten an, daß solch ein Vorgehen gegenüber dem konservativen, rein symptomorientierten Therapievorgehen möglicherweise mit einem längeren, krankheitsfreien und Gesamtüberleben assoziiert ist. Da diese

Strategie nicht prospektiv untersucht ist, kann, von Ausnahmefällen abgesehen, keine klare Empfehlung für eine Metastasenresektion gegeben werden.

**Nichtresektable Metastasen**

In Einzelfällen kann aus palliativen Gründen auch eine Resektion von Metastasen sinnvoll sein, auch dann, wenn keine Tumorfreiheit erzielt werden kann.

### 7.3 Stellung der Strahlentherapie

Bei relativ geringer Strahlentherapiewirkung fehlen prospektive Studien zur adjuvanten oder additiven Strahlentherapie. Im Zweifelsfall ist bei lokal fortgeschrittenen und anderweitig nicht behandelbaren Tumoren immer eine palliative Strahlentherapie (55–65 Gy) indiziert, auch in Begleitung mit einer antihormonellen oder auch Chemotherapie.

### 7.4 Stellung der Systemtherapie

### 7.4.1 Übersicht

Die spezifische antihormonelle Therapie ist in 7.2.1 schon ausgeführt.
- Beim Gastrinom ist die Therapie mit Omeprazol jeglicher anderen hormonellen Therapie überlegen und gilt als Standardtherapie. Die Dauertherapie kann mit 60 mg Omeprazol als Ganztagsdosis täglich gegeben werden.
- Bei allen anderen GEP-Tumoren ist eine Therapie mit Oktreotid mindestens ebenso wirksam bzw. wirksamer als eine Therapie mit spezifischen, klassischen Peptidinhibitoren und anderen symptomatisch wirksamen Substanzen. Unter dem Aspekt von Wirkung und Nebenwirkung sowie Patientencompliance ist es möglicherweise sinnvoller, unter dem Aspekt einer reinen Symptomhemmung – ohne Hemmung der Proliferation – eine niedrig dosierte Oktreotidtherapie zu applizieren. Die hierfür erforderlichen Dosierungen liegen zwischen 1mal 50 und 3mal 200 µg pro Tag s.c. Unter dieser Dosis ist aber kaum mit einem antiproliferativen Effekt und einer signifikanten Tumorregression zu rechnen.
  Standarddosen von Oktreotid sind nahezu bei allen GEP-Tumoren effektiv: Beim Vipom ist mit 80% biochemischer und funktioneller Response zu rechnen, beim Gastrinom mit Zollinger-Ellison-Syndrom bei 50% der Patienten und bei 33% mit einer signifikanten Reduktion

des Gastrinspiegels; beim Glukagonom zeigten unter Standarddosen von 200–300 µg pro Tag 60% der Patienten eine subjektive Besserung. Beim Insulinom ist Oktreotid desgleichen wirksam bei ca. 50% der Fälle; hier ist allerdings äußerste Vorsicht geboten, da sich bei einigen Patienten die Hypoglykämie dadurch verschlimmern kann, daß die die Hypoglykämie kompensierenden Faktoren wie Wachstumshormon und Glukagon noch mehr als Insulin gehemmt werden, wodurch sich das Risiko der Hypoglykämie verstärken kann.

Grundsätzlich ist somit Oktreotid für alle GEP-Tumoren eine sehr wirksame Substanz und im Prinzip die hormonelle Therapie der Wahl, abgesehen vom Insulinom.

Eine objektive Remission im Sinne einer partiellen Remission tritt aber bei weniger als 10% der Patienten auf; es findet sich bei 50% der Patienten ein Wachstumsstillstand. Dieser No-change-Status kann über Monate bis Jahre anhalten. Da aber *Spontanverläufe mit Stillstand über mehrere Jahre* genauso bekannt sind (wie beim Karzinoid), sollte eine Oktreotidtherapie unter dem Aspekt der antiproliferativen Therapie erst dann eingesetzt werden, wenn es zu einer Progression gekommen ist und diese Progression dokumentiert worden ist. Solange dies nicht der Fall ist, reicht eine hormonunterdrückende, antisymptomatische Therapie.

Grundsätzlich sprechen Patienten ohne Peptidhormonsymptomatik, d. h. mit nichtfunktionellen Tumoren, deutlich schlechter auf Oktreotid an als Patienten mit funktionellen Tumoren.

### 7.4.1.1 Interferon

In einer mittleren Dosis von 5 Mio. Einheiten 3mal pro Woche s.c. führt Interferon-α zu einer deutlichen Abnahme der Tumorsekretionsprodukte und damit zu einer symptomatischen Besserung bei etwa der Hälfte der Patienten. Darüber hinaus bewirkt Interferon-α bei einigen Patienten eine definitive Tumorregression, bei ca. einem Drittel der Patienten aber zumindest einen Wachstumsstillstand.

Vereinzelte Berichte weisen auf eine verstärkte Wirksamkeit bei der Kombination von Oktreotid mit Interferon-α hin, wenngleich es sich hierbei um sporadische Fallberichte oder Fallsammlungen, nicht jedoch um prospektive Studien handelt. Zumindest berechtigen diese Daten, daß bei Progressionen nach vorherigem Ansprechen unter einer Oktreotidtherapie die Oktreotidtherapie weitergeführt werden kann unter Zusatz von Interferon-α.

### 7.4.1.2 Chemotherapie

Die Standardtherapie ist die Kombination Streptozotocin/Doxorubicin mit einer objektiven Remissionsrate von 69% und einer medianen Remissionsdauer von 20 Monaten; diese Kombination ist der Kombination Streptozotocin/5-Fluoruracil überlegen mit einer Remissionsrate von nur 45% und einer progressionsfreien Zeit von 6,9 Monaten (Moertel 1992). Bei Patienten, bei denen eine Kombination nicht anwendbar ist, bietet sich eine Monotherapie mit Doxorubicin oder 5-Fluoruracil, evtl. auch 5-Fluoruracil/Folinsäure (in Analogie zum Kolonkarzinom) an. Weitere Substanzen mit nachgewiesener Wirksamkeit sind DTIC (12%), Chlorozotocin (30%), Maytansin (33%) und Taxol. Mehrfachkombinationen wie Streptozotocin/Doxorubicin/5-Fluoruracil haben keine höhere Remissionsrate erreicht als eine Zweifachkombination aus Streptozotocin plus 5-Fluoruracil oder Doxorubicin. Unklar ist die Wirksamkeit der Kombination einer Chemotherapie mit Oktreotid und/oder Interferon-$\alpha$.

Bei nichtfunktionellem Tumor mit undifferenzierter Histologie ist möglicherweise die Kombination Cisplatin/Etoposid überlegen (Moertel 1991). Während diese Therapie bei gut differenziertem endokrinem Tumor, insbesondere des Pankreas, mehr oder weniger unwirksam ist (7% Remissionen), fand sich bei anaplastischem GEP eine Remissionsrate von 67% inklusive 15% kompletter Remissionen. Die mediane Remissionsdauer betrug 8 Monate und die mediane Überlebenszeit 19 Monate bei Patienten mit anaplastischem Tumor unter dieser Therapie, so daß die Kombination Cisplatin/Etoposid die Therapie der Wahl für den undifferenzierten neurokrinen Tumor insbesondere im Pankreasbereich darstellt.

### 7.4.1.3 Chemoembolisation

Bei dominanter Lebermetastasierung kann in Analogie zum Karzinoid eine hohe Remissionsrate mit regionaler Therapie über die A. hepatica erreicht werden. Der beste Effekt ist erzielbar mit einer Chemoembolisation unter Verwendung von Gelfoam und/oder Mikrosphären kombiniert mit Doxorubicin +/− Cisplatin. Es handelt sich hierbei aber um eine experimentelle Therapie, deren Potential und insbesondere optimale Dosierung, Applikationsart und Frequenz nicht bekannt ist. Die Patienten sollten nach Möglichkeit in Studien zur Optimierung der Embolisation behandelt werden; bei einer partiellen Remissionsrate von ca. 80% und einer Überlebenszeit von 35 Monaten bietet diese Therapie möglicherweise eine bessere Chance als eine alleinige systemische Therapie mit Oktreotid, Interferon-$\alpha$ oder systemischer Chemotherapie.

#### 7.4.1.4 Kurativ orientierte Systemtherapie

Ziel der Systemtherapie ist, eine Normalisierung der tumorbedingten Symptomatik und einen Stillstand, in Einzelfällen auch eine objektive Remission der Tumoren und der Metastasen zu erreichen. Insofern ist das Therapieziel immer palliativ und kann nie kurativ sein. Wegen des außerordentlich variablen Spontanverlaufes sollte immer vor Einsatz einer Systemtherapie der Spontanverlauf dokumentiert werden und eine aggressive Therapie erst beim Nachweis einer Progression eingesetzt werden (Zunahme von mehr als 25% innerhalb von 2 Monaten).

### 7.4.2 Adjuvante Systemtherapie nach R0-Resektion

Nach kurativer Resektion eines Primärtumors ist eine adjuvante Systemtherapie beim GEP-Tumor nicht indiziert.

### 7.4.3 Additive Systemtherapie bei R1/R2-Resektion

Nach nichtradikaler Resektion eines Primärtumors, ohne Vorliegen von Metastasen, ist die Wirkung einer additiven, früh beginnenden Systemtherapie nicht nachgewiesen. Allerdings ist bei Vorliegen von Symptomen in jedem Fall eine symptomorientierte Therapie erforderlich, die aber nicht eine Tumorregression zum Ziel hat.

### 7.4.4 Palliative Systemtherapie

Bei symptomatischer Erkrankung ist zunächst eine symptomorientierte Therapie notwendig. Diese besteht beim Gastrinom aus Omeprazol, bei allen anderen Tumoren aus spezifischen Inhibitoren (s. 7.2.1) oder niedrigdosiertem Oktreotid (50 bis 200 µg s.c. pro Tag).

Erst bei dokumentierter morphologischer Progression oder nicht ausreichender antihormoneller Wirkung wird eine antiproliferative Dosis von Oktreotid eingesetzt (3mal 200 µg pro Tag s.c. fortlaufend, täglich mindestens 6 Wochen).

Bei Versagen der Oktreotidtherapie kann entweder eine Interferon-α-Monotherapie oder eine Kombination von Oktreotid plus Interferon-α gegeben werden; es ist aufgrund von Einzelfällen suggestiv aber noch nicht gesichert, ob die Kombination von Interferon-α mit einer Weiterführung der Oktreotidtherapie zu besseren Ergebnissen führt. Die Verträglichkeit zumindest läßt diese Kombination zu.

*Ausnahme:* Beim Insulinom und Vipom ist eine Chemotherapie mit Streptozotocin in Kombination mit 5-Fluoruracil oder Doxorubicin noch

**Tabelle 7.** Ergebnisse der Chemotherapie beim GEP-Tumor. (Nach Öberg 1993, 1994)

| | Patienten (n) | Vor-behandelt [%] | CR [%] | CR + PR [%] | Remissions-dauer (Monate) | Überlebens-zeit (Monate) |
|---|---|---|---|---|---|---|
| Streptozotocin (STZ) | 52 | 38 | 20 | 42 | 10 | 42 (CR + PR) |
| Doxorubicin (Dox) | 20 | 100 | – | 20 | 4 | 6 |
| 5-Fluoruracil (FU) | 5 | ? | – | 20 | 10 | ? |
| Chlorozotocin | 33 | ? | – | 30 | 16 | ? |
| DTIC | 11 | 70 | – | 9 | 6 | ? |
| STZ/FU | 10 | 0 | – | 40 | 7 | ? |
| STZ/Dox | 25 | 0 | 4 | 36 | 22 | ? |
| STZ vs. | 42 | 0 | 12 | 36 | 17 (CR) | 17 |
| STZ/FU | 42 | 2 | 33 | 63 | 24 (CR/PR) | 26 |
| STZ/FU vs. | 34 | 0 | 4 | 45 | 7 | 16 |
| STZ/Dox vs. | 38 | 0 | 6 | 69 | 20 | 26 |
| Chlorozotocin | 33 | 0 | – | 30 | 7 | 16 |

wirksamer als bei anderen funktionellen Tumoren. Angesichts der hohen Wirksamkeit der Chemotherapie einerseits und des Risikos einer Verstärkung der Hypoglykämieneigung beim Insulinom unter Oktreotid sollte beim Insulinom und möglicherweise auch beim Vipom die Primärtherapie in einer Chemotherapie (Streptozotocin/Doxorubicin) bestehen (69% CR/PR, 33% CR; 32 Monate medianes Überleben).

In Tabelle 7 sind die Ergebnisse der Chemotherapie aufgelistet.

### 7.4.5 Chemoembolisation bei Lebermetastasen

Bei Patienten mit dominanter Lebermetastasierung und großer Tumormasse ist die beste Remissionschance mit einer regionalen Chemoembolisation zu erreichen. So wurde beim Insulinom in 64% der Fälle eine komplette biochemische Response, in 18% eine partielle Remission gesehen mit einer medianen Dauer von 24 Monaten (bei alleiniger Okklusion der A. hepatica 4 Monate). Bei anderen GEP-Tumoren scheint die objektive Remissionsrate höher zu liegen, bis zu 80%. Allerdings fehlen systematische Untersuchungen an größeren Fallzahlen. Aus diesem Grunde sollten die Patienten nach Möglichkeit in prospektiven Studien zur Optimierung der regionalen Therapie bzw. Chemoembolisation behandelt werden.

## 8  Indikation zur spezifischen Systemtherapie

### 8.1 Auswahl der Patienten

Grundsätzlich kommen alle Patienten für diese Therapieoptionen (s. 7.4.1.2) in Betracht.

### 8.2 Zeitpunkt des Therapiebeginns

– Beim Vorliegen von peptidbedingten Symptomen sollte unverzüglich eine symptomorientierte antihormonelle Therapie eingeleitet werden.
– Bei lokalen Verdrängungsbeschwerden durch eine massive Leberinfiltration sollte primär mit einer Chemoembolisation begonnen werden (nach vorheriger Reduktion der hormonellen Symptomatik durch Oktreotid).
– Bei nichtfunktionellen Tumoren bzw. Normalisierung der Symptomatik durch eine antihormonelle Therapie wird die antiproliferative Therapie erst bei dokumentierter Progression (Zunahme der Tumormanifestation um mehr als 25%) begonnen.

## 8.3 Wahl der Therapie (s. Abb. 1)

- *Gastrinom:* Omeprazol 16 mg pro Tag, peroral, forlaufend.
- *Vipom und Insulinom:* Chemotherapie mit Streptozotocin/Doxorubicin bei gutem Allgemeinzustand; bei reduziertem Allgemeinzustand Doxorubicinmonotherapie.
- *Weitere funktionelle und nichtfunktionelle GEP-Tumoren mit guter bis mäßiger Differenzierung:* Chemotherapie mit Streptozotocin/Doxorubicin.
- *Schlecht differenzierte, nichtfunktionelle GEP-Tumoren:* Zunächst Oktreotid, dann Interferon, bei Versagen Cisplatin/Etoposid.
- *Bei dominanter Lebermetastasierung mit Schmerzen/Verdrängungsbeschwerden:* Chemoembolisation.

## 8.4 Therapiedauer

- Die Therapie mit Oktreotid und Interferon findet für 6–8 Wochen statt; bei Ansprechen Weiterführung bis zur Progression.
- Eine Doxorubicinmonotherapie findet für 6 Wochen statt und wird bei Ansprechen weitergeführt bis zur Progression oder kumulativer Maximaldosis bzw. Toxizität.
- Eine Kombinationstherapie z. B. mit Streptozoticin/Doxorubicin wird zunächst für 1 Zyklus, bei Ansprechen für 6 Zyklen gegeben.

## 8.5 Stellung der Strahlentherapie

Bei primären Ansprechen auf Oktreotid und nachlassender Wirkung durch Tachyphylaxie kann die Dosis kontinuierlich erhöht werden. Denkbar ist auch eine Therapiepause von 2–4 Wochen, gefolgt von einem Wiedereinsetzen in der gleichen Dosis wie zuvor gegeben.

Bei erhöhter alkalischer Phosphatase oder erhöhtem Bilirubin mit Ikterus ist eine Dosisreduktion der Zytostatika erforderlich (5-Fluoruracil; Doxorubicin).

## 8.6 Begleittherapie

Vor jeglichem chirurgischem Eingriffen bzw. einer Chemoembolisation ist auf jedem Fall eine antihormonelle Therapie mit Oktreotid einzuleiten, da es andernfalls zu schwerer Symptomatik kommen kann.

Zusätzlich zur antihormonellen Therapie können auch weitere symptomatisch wirkende Substanzen gegeben werden, wie z. B. Diazoxid beim Insulinom oder Omeprazol beim Gastrinom.

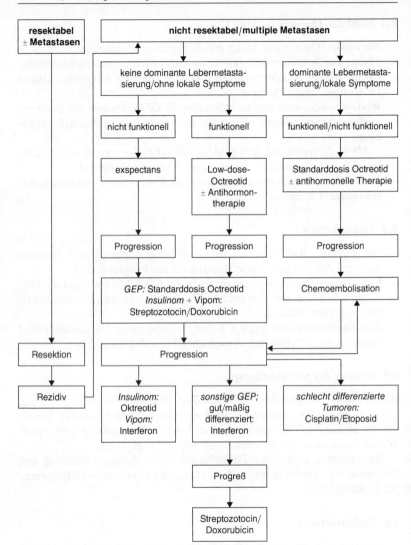

**Abb. 1.** Algorithmus zur Therapie von GEP-Tumoren

## 8.7 Erhaltungstherapie

Siehe unter 8.4: Die antiproliferative Therapie mit Oktreotid oder Interferon- α wird bis zur Progression gegeben (dies kann viele Monate bis Jahre dauern!).

## 9 Rezidivtherapie

Bei operablem Rezidiv oder bei relativ belastenden Metastasen sollte die Möglichkeit eines operativen Eingriffs immer wieder als kurative Intention bedacht werden.

Die Sequenz der Therapiemaßnahmen bei Versagen der jeweiligen Therapie ist in Abb. 1 dargestellt.

## 10 Kontrolle des Therapieergebnisses

Bei funktionellen Tumoren ist es am einfachsten, den Therapieerfolg, neben Beachtung der klinischen Symptomatik, anhand eines sicheren Laborparameters zu messen. Dieses Vorgehen ist kostengünstiger und weniger belastend als eine aufwendige apparative Diagnostik. Da aber divergente Befund zwischen den Laborparametern und dem Größenverlauf der Metastasen auftreten können, ist in größeren Abständen auch eine morphologische Kontrolle durch Sonographie und Sonographie des Thorax erforderlich (z. B. alle 3 Monate).

## 11 Hinweise

Alle Patienten sollten nach Möglichkeit im Rahmen der laufenden Multicenterstudie (Somatostatin vs. Somatostatin plus Interferon-α) behandelt werden (Studienleitung und Adresse s. im Kap. „Karzinoide").

## 12 Entwicklungen

Es deutet sich an, daß höhere Dosierungen des Somatostatinanalogs Oktreotid (bis zu 3 g pro Tag) zu definitiven Tumorremissionen führen können, und zwar sowohl bei Karzinoidtumoren als auch bei GEP-Tumoren. Wegen des hohen Preises dieser Therapie ist ein solches Vorgehen aber nur in Studien zulässig.

# 13 Therapieschemata

| **Adriamycin-Monotherapie** | | | | (Moertel 1982) |
|---|---|---|---|---|
| Adriamycin | 60 mg/m² | i.v. | Bolus | Tag 1 |

Wiederholung Tag 22–29.

---

| **Oktreotidmonotherapie** | | | |
|---|---|---|---|
| Oktreotid | 200 µg | s.c. | 3mal pro (alle 8 h) Tag, täglich fortlaufend |

Mindestens 6 bis 8 Wochen, bei Ansprechen bis Progression.

---

| **Interferon-α-Monotherapie** | | | |
|---|---|---|---|
| Interferon-α | 5 Mio. Einheiten | s.c. | 3mal pro Woche |

Mindestens 6 Wochen, bei Ansprechen fortlaufend bis Progression.

---

| **Doxorubicinmonotherapie** | | | | (Moertel et al. 1982) |
|---|---|---|---|---|
| Doxorubicin | 60 mg/m² | i.v. | Bolus | Tag 1 |

Wiederholung Tag 22–29.

---

| **Streptozotocin/5-Fluoruracil** | | | | (Moertel et al. 1980a, b) |
|---|---|---|---|---|
| Streptozotocin | 500 mg/m² | i.v. | Bolus | Tag 1, 2, 3, 4, 5 |
| 5-Fluoruracil | 400 mg/m² | i.v. | Bolus | Tag 1, 2, 3, 4, 5 |

Wiederholung Tag 43.

| **Etoposid/Cisplatin** | | | (Moertel et al. 1991) |
|---|---|---|---|
| Etoposid | 130 mg/m$^2$ | kontinuierliche Infusion | Tag 1, 2, 3 |
| Cisplatin | 45 mg/m$^2$ | kontinuierliche Infusion | Tag 2, 3 |

Wiederholung Tag 29.

| **Streptozotocin/Doxorubicin** | | | (Moertel et al. 1992) |
|---|---|---|---|
| Streptopzotocin | 500 mg/m$^2$ | Bolus | Tag 1, 2, 3, 4, 5 |
| Doxorubicin | 50 mg/m$^2$ | Bolus | Tag 1, 22 |

Wiederholung Tag 43.


# Literatur

Ajani JA, Carrasco CH, Wallace S (1994) Neuroendocrine tumors metastatic to the liver. Vascular occlusion therapy. Ann NY Acad Sci 733:479–487

Altimari A, Badrinath K, Reisel H, Prinz RA (1987) DTIC therapy in patients with malignant intraabdominal neuroendocrine tumors. Surgery 102:1009–1017

Arnold R, Neuhaus C, Benning R, Schwerk WB, Trautmann ME, Joseph K, Bruns C (1993) Somatostatin analog sandostatin and inhibition of tumor growth in patients with metastatic endocrine gastroenteropancreatic tumors. World J Surg 17:511–519

Broder LE, Carter SK (1973) Pancreatic islet cell carcinoma. Results of therapy with streptozotocin in 52 patients. Ann Intern Med 79:108–118

Creutzfeld W, Bartsch HH, Jacubaschke U, Stöckman F (1991) Treatment of gastrointestinal endocrine tumours with interferon-α and octreotide. Acta Oncol 30:529–535

Eriksson B, Öberg K (1993) An update of the medical treatment of malignant endocrine pancreatic tumors. Acta Oncol 32:203–208

Eriksson B, Skogseid B, Lundqvist G, Wide K, Wilander E, Öberg K (1990) Medical treatment and long-term survival in a prospective study of 84 patients with endocrine pancreatic tumors. Cancer 65:1883–1890

Eriksson B, Arnberg H, Lindgren PG et al. (1990) Neuroendocrine pancreatic tumors: clinical presentation, biochemical and histopathological findings in 84 patients. J Intern Med 228:103–113

Faiss S, Scherübl H, Riecken EO, Wiedenmann B (1996) Drug therapy in metastatic neuroendocrine tumors of the gastroenteropancreatic system. Recent Results Cancer in Res (in press)

Heron I, Thomas F, Dero M (1993) Pharmakokinetics and efficacy of a long-acting formulation of the new somatostatin analogue BIM 23014 in patients with acromegaly. J Clin Endocrinol Metab 76:721–727

Jaffe BM (1987) Surgery for gut hormone producing tumors. Am J Med 82 (Suppl 5B):68–83

Moertel CG (1987 An odyssey in the land of small tumors. J Clin Oncol 5:1502–1522

Moertel CG, Hanley JA, Johnson LA (1980a) A randomized comparison of streptozotocin alone vs. streptozotocin plus 5-fluoruracil in the treatment of metastatic islet cell carcinoma. Proc ASCO 21:415

Moertel CG, Hanley JA, Johnson LA (1980b) Streptozotocin alone compared with streptozotocin plus fluorouracil in the treatment of advanced islet cell carcinoma. N Engl J Med 303:1189–1194

Moertel CG, Lavin P, Hahn G (1982) Phase II trial of doxorubicin therapy for advanced islet cell carcinoma. Cancer Treat Rep 66:1567–1569

Moertel CG, Kvols LK, O'Connell MJ, Rubin J (1991) Treatment of neuroendocrine carcinomas with combined etoposide and cisplatin. Cancer 68: 227–232

Moertel CG, Lefkopoulo M, Lipsitz S, Hahn RG, Klaassen D (1992) Streptozotocin-doxorubicin, streptozotocin-fluoruracil, or chlorozotocin in the treatment of advanced islet cell carcinoma. N Engl J Med 326:519–532

Mozell E, Stenzel P, Woltering EA, Rosch J, O'Dorisio TM (1990) Functional endocrine tumors of the pancreas: clinical presentation, diagnosis, and treatment. Curr Prob Surg 27(6):303–386

Nold R, Frank M, Kajdan U, Trost U, Klose KJ, Arnold R (1994) Kombinierte Behandlung metastasierter endokriner Tumoren des Gastrointestinaltrakts mit Octreotid und Interferon-α. Z Gastroenterol 32:193–197

Norheim I, Öberg K, Theodorsson Norheim E et al. (1987) Malignant carcinoid tumors: an analysis of 103 patients with regard to tumor localization, hormone production and survival. Ann Surgg 206:115

Norton JA (1994) Neuroendocrine tumors of the pancreas and duodenum. Curr Prob Surg 31:90–156

Norton JA, Shawker TH, Doppman JL et al. (1990) Localization and surgical treatment of occult insulinomas. Am Surg 212:615–620

Öberg K (1993) Chemotherapy and biotherapy in neuroendocrine tumors. Curr Opin Oncol 5:110–120

Öberg K (1996) Neuroendocrine gastrointestinal tumors. Ann Oncol 7:453–463

Öberg K, Eriksson B, Tiensuu Janson E (1994) Interferone alone or in combination with chemotherapy or other biologicals in the treatment of neuroendocrine gut and pancreatic tumors. Digestion 55 [Suppl]:64–69

Pint RA, Badrinath K, Banjeri M, Sparagana M, Dorsch T, Lawrence A (1981) Operative and chemotherapeutic management of malignant glucagon producing tumors. Surgery 90:713–719

Rueckert KF, Klotter HJ, Kummerle F (1984) Intraoperative ultrasonic localization of endocrine tumors of the pancreas. Surgery 96:1045–1047

Schrenck T von, Howard J, Doppman J (1988) Prospective study of chemotherapy in patients with metastatic gastrinoma. Gastroenterology 94:1326–1334

Skogseid B, Eriksson B, Lundqvist G, Lörelius LE, Rastad J, Wide L, Wilander E (1991) Multiple endocrine neoplasia type I: a ten year prospective screening study in four kindreds. J Clin Endocrinol Metab 73:281–287

Tiensuu Janson EM, Kauppinen HL, Öberg K (1993) Combined alpha- and gamma-interferon therapy for malignant midgut carcinoid tumors. Acta Oncol 32:231–233

Trautmann ME, Koop H, Arnold R (1993) Was ist gesichert in der Behandlung der endokrinen Tumoren des Gastrointestinaltrakts? Internist 34:43–50

Treatment of neuroendocrine tumors. Cancer Treatment Rev 20:331–355

Wynick D, Bloom SR (1991) Clinical review 23: the use of the long-acting somatostatin analogue octreotide in the treatment of gut neuroendocrine tumors. J Clin Endocrinol Metab 73:1–3

# 34.42 Karzinoide

H. J. Schmoll, E. Schmoll, H. Dralle, R. Arnold

## 1 Epidemiologie

*Häufigkeit und Inzidenz:* Karzinoide sind eine sehr seltene Neoplasie mit 0,5–2% alle Neoplasien. Die jährliche Neuerkrankungen beträgt 1–2 pro 100 000. Dies bedeutet, daß z. B. 1993 in den USA 2500 neue Fälle registriert wurden. Regionale Unterschiede sind nicht dokumentiert.

*Geschlechtsverteilung:* Frauen sind in 1,5mal häufiger betroffen als Männer.

*Altersverteilung:* Karzinoide entstehen in gleicher Häufigkeit in allen Altersgruppen.

*Ätiologie:* Es ist lediglich nachgewiesen, daß bei einer Achlorhydrie mit begleitender Hypergastrinämie (bei perniziöser Anämie, bei Gastrektomie mit erhaltenem Antrum, bei Dauerapplikation von $H_2$-Blockern) das Risiko zur Entwicklung multipler gastraler Karzinoide erhöht ist.

*Genetische Faktoren:* Es wurden zwar Familiencluster beschrieben, eine eindeutige Beziehung zum Auftreten von Karzinoiden und vorangegangenen Karzinoiden in der Familie ist nicht bekannt, abgesehen von den familiären Syndromen:
- Die multiple endokrine Neoplasie Typ I (MEN-I) ist charakterisiert durch Hypophysen-, Nebenschilddrüsen- und endokrinen Pankreastumoren sowie ein signifikant erhöhtes Risiko für Foregut- und Thymuskarzinoide.
- Die Neurofibromatosis Recklinghausen, eine autosomal-dominant vererbbare Erkrankung mit multiplen Neurofibronen und Café-au-lait-Veränderungen in der Haut, ist mit einer signifikant höheren Rate an Karzinoiden der Ampulla assoziiert.

**Tabelle 1.** Unterschiede der einzelnen Karzinoide, entsprechend ihrer embryonalen Herkunft

| | Foregut | Midgut | Hindgut |
|---|---|---|---|
| Lokalisation: | Lunge, Magen, oberer Teil des Duodenums | Duodenum bis zum rechten Kolon und Appendix | Colon transversum sowie linkes Kolon |
| Färbung: | Nicht argentaffin, aber argyrophil | Argentaffin und argyrophil | Nicht argentaffin, aber argyrophil |
| Bioaktivität: | 5-Hydroxytryptophan; ACDH; Tachykinine; Neurotensin; HCG-$\alpha/\beta$; Gastrin; niedriger Gehalt an 5-Hydroxytryptamin; hoher Gehalt an MAO ohne DAO-Aktivität | 5-Hydroxytryptamin; Tachykine; selten ACDH oder 5-Hydroxytryptophan; geringer MAO-Gehalt gegenüber Foregut-Karzinoiden, aber höhere DAO-Aktivität | Niedriger 5-Hydroxytryptamin oder ACDH-Gehalt; Somatostatin; Tachykinine; Glicentine; PYY; 5-Hydroxytryptophan; Neurotensin; pankreatisches Polypeptid; Dopamin |
| Metastasen: | 25% Skelettmetastasen; systemische Symptome auch ohne Metastasen auftretend | 60–80% Lebermetastasen (je größer der Primärtumor, um so höher die Häufigkeit von Lebermetastasen); selten Knochenmetastasen | 5–40% Knochenmetastasen |
| Klinische Charakteristika: | Pulmonale Obstruktionen; atypische neurohumorale Symptome | Darmobstruktionen; klassisches Karzinoidsyndrom mit Diarrhö und Flush, wenn Metastasen vorliegen | Wird in der Regel zufällig entdeckt, da selten humorale Symptome vorliegen |

## 2 Histologie

Karzinoide entstehen aus enterochromaffinen Zellen. Entsprechend ihrer embryonalen Herkunft werden Karzinoidtumoren unterteilt in Tumoren, die abstammen vom „Foregut, Midgut und Hindgut" mit entsprechender Lokalisation der Tumoren, biologischer Aktivität und Metastasierungsmuster (s. Tabelle 1). Das Verteilungsmuster ist in Tabelle 2 dargestellt.

Es werden 5 histologische Subtypen unterschieden mit zunehmend schlechter Prognose:
- gemischt,
- inselförmig,
- trabekulär,
- glandulär,
- undifferenziert.

Die lichtmikroskopische Diagnose ist nicht einfach; die Unterscheidung in eine benigne oder maligne Form ist lichtmikroskopisch grundsätzlich nicht möglich. Hierzu ist eine weiterführende Histologie mit Histochemie, Immunperoxidasebestimmung (Polypeptidhormone, ACTH, Parathormon, Gastrin, vasoaktives intestinales Polypeptid etc.) und nach Möglichkeit eine elektronenmikroskopische Untersuchung erforderlich.

Die Wahrscheinlichkeit einer Metastasierung ist grundsätzlich abhängig von der Größe, der Ausdehnung in den Muskelschichten des Intestinums oder der Ausbreitung in die regionalen Lymphknoten und der Lokalisation; so metastasieren kleinere Karzinoidtumoren im Appendix

**Tabelle 2.** Verteilung der Karzinoide. (Nach Godwin 1975)

| Lokalisation | Verteilung [%] |
| --- | --- |
| Appendix | 44 |
| Duodenum | 2 |
| Jejunum | 1 |
| Dünndarm | 16 |
| Kolon | 5 |
| Zökum | 3 |
| Rektum/Sigmoid | 15 |
| Lunge/Bronchien | 10 |
| Ösophagus/Magen | 2 |
| Ovarien | < 1 |
| Gallengang/-blase | < 1 |
| Pankreas/Testes/Zervix | < 1 |
| Larynx/Thymus | < 1 |

unter 1 cm nie, während kleine Tumoren im Kolon häufiger metastasieren können.

Da die WHO-Klassifikation für die Karzinoide nicht für die verschiedenen Lokalisationen und Funktionen der einzelnen Tumoren adaptiert ist, ist sie mehr oder weniger nicht brauchbar. Eine Gruppe von europäischen Pathologen hat eine neue Klassifikation für neuroendokrine Tumoren von Lunge, Pankreas und Darm vorgeschlagen, die morphologische, funktionelle und biologische Kriterien miteinbezieht und sehr brauchbar ist (Capella et al. 1994).

Die folgende Aufzählung soll die unterschiedlichen Charakteristika der pathologischen Präsentation der Tumoren in den einzelnen Lokalisationen beschreiben.

*Magen:* Der Magen ist eine sehr seltene Lokalisation; die Tumoren sind in der Regel sehr klein, unter 1 cm Durchmesser und oberflächlich, können aber auch größer und invasiv werden.

*Duodenum:* Das Duodenum ist ebenso eine seltene Lokalisation; allerdings produzieren Karzinoide des Duodenums über die üblichen Substanzen hinaus auch Gastrin mit der Folge eines Zollinger-Ellison-Syndroms.

*Vater-Ampulle:* Seltene Lokalisation; die Tumoren sind in der Regel klein und treten aufgrund der Lokalisation mit dem Initialsymptom des Ikterus auf. Im Gegensatz zu anderen Karzinoiden ist Somatostatin erhöht.

*Ileum:* Das Ileum ist die zweithäufigste Lokalisation von Karzinoiden mit 23%. Die Tumoren sind in der Regel sehr klein, unter 3 cm, und kommen multipel vor (30% aller Karzinoide im Ileum sind multipel). Das Karzinoid des Ileums wird daher öfters mit dem M. Crohn verwechselt. Auch am Meckel-Divertikel kann ein Karzinoid vorkommen.

*Appendix:* Der Appendix ist die häufigste Lokalisation von Karzinoiden mit 38–42%. Sie sind sehr klein (90% sind unter 1 cm Durchmesser) und werden daher in der Regel bei einer routinemäßigen Appendizitis entdeckt (1 von 250 Appendektomien ergibt ein Karzinoide). Muskelinvasion, lymphatische Infiltration und Serosapenetration sind sehr häufig. Tumoren unter 1 cm Durchmesser haben nie Fernmetastasen, bei Tumoren über 2 cm treten allerdings in 90% der Fälle Fernmetastasen synchron auf.

*Rektum:* Das Rektum ist die dritthäufigste Lokalisation. Die Tumoren sind in der Regel sehr klein, können aber ebenso auch außerordentlich groß werden, bis hin zur Obstruktion des Rektums. Sie sind üblicherweise in der vorderen oder lateralen Rektumwand lokalisiert, in einer Entfernung von 4–13 cm von der Linea dentata. Sie werden, wenn sie nicht obstruktiv sind, in 1 von 2500 routinemäßig durchgeführten Proktoskopien entdeckt. Das metastatische Potential ist direkt abhängig von der Größe des Tumors.

*Pankreas:* Diese sehr seltene Lokalisation führt oft zu einer Verwechslung mit einem pankreatischen Adenokarzinom oder einem nichtfunktionellen Inselzelltumor. Die 5-HIES im Urin ist normal bei 50% der Patienten, aber Durchfall und Flushsymptomatik sind sehr häufig. Darüber hinaus produzieren diese Tumoren Serotonin.

*Gallenblase:* Extrem seltene Lokalisation. Oft wird ein Gallenblasenkarzinoid fehldiagnostiziert als Karzinoid.

*Bronchien:* Bronchiale Karzinoide sind die vierthäufigste Form (12%), betreffen aber nur 16% aller Lungentumoren. Karzinoide mit typischen Charakteristika verhalten sich weniger aggressiv, es gibt aber auch sehr aggressive atypische Bronchialkarzinoide mit hoher Mitoserate, Pleomorphismus sowie lymphatischer und vaskulärer Invasion mit einem biologisch aggressiven Verhalten. Die Häufigkeit einer lymphatischen Metastase ist direkt proportional zur Größe des Tumors.

*Thymus:* Thymuskarzinoide sind sehr selten. Sie treten oft als hiläre Adenopathie ohne Symptomatik auf. Sie können Parathormon und ACTH produzieren mit Hyperparathyreoidismus und Cushing-Syndrom. Die Diagnose kann oft nur duch Elektronenmikroskopie gestellt werden, und das klinische Verhalten ist typischerweise sehr aggressiv, mit einer Prädilektion für Skelettmetastasen und Lymphknotenmetastasen und mit lokalem Wachstum.

*Mamma:* Selten können Karzinoide auch in der Mamma, entweder als Primärtumor oder als Metastase auftreten. Sie sind sehr schwer von normalen Mammagewebe zu unterscheiden.

*Ovarien:* Die Ovarien sind eine seltene Lokalisation für ein primäres Karzinoid, ebenso aber auch für einen Ort einer Metastasierung. Die Tumoren sind sehr klein.

*Testes:* Ebenso wie in den Ovarien kommen Karzinoide sehr selten in den Testes vor.

*Multiple Lokalisation:* Karzinoide treten multipel bei ca. 30% der Patienten auf; in der Regel sind der Dünndarm, insbesondere das Ileum (67%), involviert. Darüber hinaus treten Karzinoide oft in Assoziation mit weiteren intestinalen Tumoren auf, und zwar bei 25–50% der Patienten. Der häufigste Nichtkarzinoidtumor ist das Kolonkarzinom in 30% der Fälle.

## 3 Stadieneinteilung

Eine spezifische Stadieneinteilung für das Karzinoid liegt nicht vor, empfohlen wird die Stadieneinteilung nach Haskell u. Tompkins (1985).

### 3.1 Stadieneinteilung der Karzinoide nach Haskell u. Tompkins

**T**     **Primärtumor**
T 0    Kein Primärtumor
T 1    Tumor < 1 cm im größten Durchmesser
T 2    Tumor 1–2 cm im größten Durchmesser
T 3    Tumor 2–3 cm im größten Durchmesser
T 4    Tumor > 3 cm im größten Durchmesser

**N**     **Regionäre Lymphknoten**
N 0    Keine regionäre Lymphknotenmetastasierung
N 1    Regionäre Lymphknotenbefall

**M**     **Fernmetastasen**
M 0    Keine Metastasierung
M 1    Metastasen vorhanden

**Zusatzbezeichnung**
A     Asymptomatisch
B     Karzinoidsyndrom vorhanden

### 3.2 Karzinoidsyndrom

Das Karzinoid kann mit und ohne Karzinoidsyndrom vorkommen [unabhängig von der Ausscheidung von 5-Hydroxyindolessigsäure (5-HIES)]. Das klassische Syndrom ist relativ selten (2–4%). Das Karzinoidsyndrom tritt zumeist erst auf nach Metastasierung in die Leber bzw. über die Leber hinaus (fehlender Abbau des Serotonins in der Leber) oder bei Tumoren des oralen Anteils des Gastrointestinaltraktes oder bei Tumoren im Bronchialsystem, Ovar etc. (d. h. Organen ohne nachgeschaltete venöse Leberpassage).

**Tabelle 3.** Ätiologie der Karzinoidsymptomatik

| Symptome | Ätiologisches Agens |
|---|---|
| Flush | Bradykinin |
| | Hydroxytryptophan |
| | Prostaglandine |
| Teleangiektasie | Vasoaktives intestinales Polypeptid (VIP) |
| Diarrhö | Serotonin |
| | Prostaglandine |
| | Bradykinin |
| | VIP |
| Bronchospasmus | Bradykinin |
| | Histamin |
| | Prostaglandin |
| Endokardfibrose | Serotonin |
| Glukoseintoleranz | Serotonin |
| Arthropathie | Serotonin |
| Hypotension | Serotonin |

**Tabelle 4.** Tumormarker bei 301 Karzinoidpatienten. (Nach Öberg 1996)

| | Häufigkeit [%] |
|---|---|
| *Foregut* | |
| 5-HIES im Urin | 31 |
| Chromogranin A | 79 |
| Neuropeptid K | 9 |
| *Midgut* | |
| 5-HIES im Urin | 76 |
| Chromogranin A | 87 |
| Neuropeptid K | 46 |
| *Hindgut* | |
| 5-HIES im Urin | 0 |
| Chromogranin A | 100 |
| Neuropeptid K | 0 |

*Symptome:* Flush, Diarrhö, Koliken, Malabsorption, Bronchospasmus, Endokardfibrose, Glukoseintoleranz, Arthropathie, Hypotonie (für die Symptome verantwortliche Substanzen s. Tabelle 3).

Die Häufigkeit der Tumormarkererhöhung bei Karzinoiden geht aus Tabelle 4 hervor.

# 4 Prognose

Das biologische Verhalten der einzelnen Karzinoide bei verschiedenen Lokalisationen und Stadien ist extrem unterschiedlich und somit nur global anzugeben. Die an sich relativ gute Prognose der Karzinoide mit zum Teil langen Verläufen, insbesondere Spontanverläufen ohne therapeutische Eingriffe auch bei fortgeschrittener Metastasierung, kann negativ beeinflußt werden durch das Vorliegen einer glandulären oder gemischten Histologie, durch Tumoren größer als 2 cm oder durch eine exzessiv hohe 5-HIES-Ausscheidung (über 150 mg/Tag). Die mediane Überlebenszeit schwankt von 3,5 bis 8,5 Jahren; viele Patienten überleben mehr als 5 Jahre. Eine Übersicht über das Metastasierungsrisiko und die Fünfjahresüberlebenszeit für die einzelnen Lokalisationen und Tumorgrößen ist in Tabelle 5 dargestellt.

**Tabelle 5.** Fünfjahresüberlebensdauer beim Karzinoid. (Nach Godwin 1975))

|  | Lokalisiert [%] | Alle Stadien [%] |
|---|---|---|
| Magen | 93 | 52 |
| Dünndarm/Ileocoecal | 75 | 54 |
| Appendix | 99 | 99 |
| Kolon | 77 | 52 |
| Rektum/Sigmoid | 92 | 83 |
| Lunge/Bronchus | 96 | 87 |
| Gesamt | 94 | 82 |

## 5 Diagnostische Maßnahmen zur Stadieneinteilung

*Labor*

Über Routineuntersuchungen hinaus erfolgt insbesondere die Untersuchung der folgenden spezifischen Marker; dabei sollte entsprechend der Wahrscheinlichkeit der Peptidproduktion der einzelnen Karzinoidlokalisationen die entsprechende Markerkonstellation gewählt werden (s. Tabelle 1); allerdings sollte immer und bei jedem Tumor die 5-HIES-Ausscheidung im Urin und das Chromogranin A gemessen werden.

*Apparative Diagnostik*

*Obligat:*
- Röntgenuntersuchung des Thorax in 2 Ebenen, besser Computertomogramm des Thorax,
- Sonographie des Abdomens,
- Computertomographie des Abdomens,
- Skelettszintigraphie,
- Gastroskopie,
- Rektosigmoidoskopie,
- vor operativem Eingriff: Arteriographie,
- Octreotidszintigraphie,
- $^{131}$I-Meta-Benzylguanidin-Szintigramm.

*Fakultativ:*
- Positronenemissionstomographie (PET),
- Kernspintomographie, insbesondere bei Metastasen in der Leber.

## 6 Charakteristik der Erkrankung und Krankheitsverlauf

Karzinoide haben eine äußerst variable Krankheitsdynamik. Während die gemischten und inselförmigen Karzinoide in der Regel langsamer progredient sind, neigen trabekuläre, glanduläre und undifferenzierte Karzinoide vermehrt zur schnellen Progression. Trotz allem ist der klinische Verlauf nicht vorhersagbar; Schübe von Proliferation, Neuauftreten von Metastasen und Vergrößerung vorhandener Metastasen wechseln ab mit zum Teil sehr langen Phasen eines stabilen Spontanverlaufs. Die klinische Symptomatik ist nicht streng mit dem morphologischen Wachstum assoziiert, wenngleich oft Ausdruck einer Progression bzw. beim Ansprechen einer Regression. Für die Behandlung von Karzinoiden – über die operative Maßnahme hinaus – muß daher immer der klinische Verlauf beobachtet und die Behandlungsstrategie und -aggressivität entsprechend adaptiert werden.

Da die Tumoren schon bei kleiner Ausdehnung metastasieren können, machen sich insbesondere gastrointestinale Karzinoide erst durch Metastasen z. B. in der Leber bemerkbar. Selten im Jejunum und Ileum, eher schon im Rektum ist die intestinale Obstruktion mit Ileus ein Primärsymptom des Karzinoids; wegen der Größe der Tumoren liegt in der Regel hierbei schon eine Metastasierung vor.

Die klinische Charakteristik wird bestimmt durch die Neuropeptide und die humoralen Substanzen, die vom Tumor produziert werden. Bei Serotoninprodukten ist insbesondere an eine Endokardfibrose zu denken; entsprechende endokardiographische Untersuchungen sind notwendig. Die Karzinoidsymptomatik und die verursachenden Peptide sind in Tabelle 3 dargestellt.

# 7 Therapiestrategie

## 7.1 Übersicht

Die Chirurgie hat eine zentrale Stellung im Behandlungskonzept der Karzinoide; im Gegensatz zu den meisten Tumoren ist sie auch bei lokal nicht mehr kurativ behandelbaren Erkrankungen immer noch von großem Wert, bedingt durch die in der Regel langsame Wachstumsprogredienz dieser Tumoren. Bei frühen, nichtmetastasierenden Tumoren ist die Chirurgie die Methode der Wahl mit einer hohen kurativen Chance, besonders bei prophylaktisch ausgedehnter Resektion. *Ein sorgfältiges Staging und eine genaue Operationsplanung mit z. T. radikaler Tumorchirurgie ist bei der Diagnose eines Karzinoids unbedingt erforderlich.*

Bei *fortgeschrittenen inoperablen oder metastasierten Tumoren* ist neben der palliativen Chirurgie ein Chemotherapieversuch möglich. Das Karzinoidsyndrom selbst kann durch – nicht zytotoxisch, sondern allenfalls zytostatisch wirkende – Antagonisten der Karzinoidprodukte (Serotonin, Histamin, Prostaglandine, Kallikrein etc.) behandelt werden („symptomatische Therapie"). Während die symptomatische Therapie zu jedem Zeitpunkt – bei vorhandenem Karzinoidsyndrom – eingesetzt werden kann, sollte eine *antineoplastische Therapie erst bei erheblich progredientem, symptomatischem Krankheitsbild* begonnen werden, da einerseits der Spontanverlauf äußerst lang sein kann, andererseits die Chemotherapie nur sehr mäßig wirksam ist.

## 7.2 Stellung der Chirurgie

### 7.2.1 Kurativ intentionierte Chirurgie bei unizentrischem Befall

In lokalisierten Stadien ist die radikale Resektion die Therapie der Wahl.

*Bei Durchmesser < 1 cm* (geringes Metastasierungsrisiko):
- Lokalisation im *Appendix:*    Appendektomie;
- Lokalisation im *Rektum:*    lokale Resektion;
- Lokalisation im *Dünndarm:* Segmentektomie;
- Lokalisation im *Magen:*    Gastrektomie.

*Bei Durchmesser 1–2 cm* [Metastasierungsrisiko gering (10–50%), abhängig von der Infiltrationstiefe]:
- Lokalisation im *Appendix:*    Appendektomie mit engmaschiger Kontrolle oder Hemikolektomie;
- Lokalisation im *Rektum:*    abdominoperineale Resektion;
- Lokalisation im *Dünndarm:* En-bloc-Resektion mit Resektion des Mesenteriums und der Lymphknoten; 10 cm Sicherheitsabstand nach beiden Seiten des Tumors erforderlich;
- Lokalisation im *Magen:*    Gastrektomie.

*Bei Durchmesser > 2 cm* (Metastasierungsrisiko hoch, über 80%):
- Lokalisation im *Appendix:*    Hemikolektomie + Mesenterium- und Lymphknotenresektion;
- Lokalisation im *Dünndarm:* En-bloc-Resektion mit Lymphknotenresektion und Mesenteriumresektion (10 cm Sicherheitsabstand nach beiden Seiten);
- Lokalisation im *Magen:*    Gastrektomie mit Lymphknotenresektion.

### 7.2.2 Kurativ intentionierte Chirurgie bei multifokalem Befall

Auch bei multizentrischem Befall innerhalb eines Organs ist die ausgedehnte *chirurgische Resektion* die Therapie der Wahl (z. B. Gastrektomie bei multizentrischem Magenbefall, Hemikolektomie bei multizentrischem Kolonbefall etc.)

### 7.2.3 Kurativ intentionierte Chirurgie bei lokoregionärem Lymphknotenbefall

Auch bei ausgedehntem Lymphknotenbefall, bei dem bei anderen Tumoren eine chirurgische Maßnahme zwecklos wäre, ist eine *radikale exzessive Resektion aller erreichbaren Lymphknotenstationen im Abflußgebiet des Tumors* sinnvoll und führt zu einer hohen Fünfjahresüberlebensrate (> 70% bei kompletter Resektion aller sichtbaren Metastasen). Sollte allerdings die chirurgische Resektion aller erkennbaren Lymphknotenmetastasen von vornherein nicht möglich sein, ist eine aggressive Chirurgie (im Sinne eines Debulkings) nicht mehr gerechtfertigt.

### 7.2.4 Kurativ intentionierte Chirurgie bei lokalisiertem viszeralem oder Skelettbefall

Karzinoide dieser Lokalisation sollten *grundsätzlich bei Fehlen von Fernmetastasen radikal operiert werden:*
- Lobektomie beim Lungenkarzinoid (keine Segmentresektion!),
- Wirbelkörper- oder Knochenresektion bei lokalisiertem Skelettbefall,
- ausgedehnte Wedgeresektion bei Leberbefall.

### 7.2.5 Palliative Chirurgie bei inoperablen Tumoren

Bei *primär nicht mehr lokalisierter Erkrankung* sollte wegen der im Einzelfall sehr langen Überlebenszeit nach Möglichkeit immer eine palliative Umgehungsoperation des Dünndarms bei Verlegung des Lumens durch den Tumor durchgeführt werden.

Bei *metastatischem Befall des Endokards* mit Herzklappenfibrose und hämodynamischer Komplikation (weniger als 10% der Patienten mit Karzinoidsyndrom): Klappenersatz im Einzelfall sinnvoll trotz des Grundleidens, wegen der möglichen langen Lebenserwartung.

Bei *Lebermetastasen* und manifestem Karzinoidsyndrom ist die Metastasenresektion (Lobektomie oder Wedgeresektion) der Chemotherapie oder der symptomatischen Therapie bei folgenden Kriterien vorzuziehen:
- isolierte Metastase oder
- mehrere Metastasen oder größere Tumormasse, auf einen Leberbereich beschränkt;
- guter Allgemeinzustand, d. h. geringes Operationsrisiko;
- manifestes Karzinoidsyndrom;
- hohe 5-HIES-Ausscheidung.

*Wichtig:* Patienten mit Karzinoid-Syndrom haben ein hohes Operationsrisiko, insbesondere durch die Anästhesie. *Cave:* Morphinderivate oder hohe Narkosemitteldosen.

## 7.3 Stellung der Strahlentherapie

### 7.3.1 Adjuvante Strahlentherapie

Nach ciner R0-Resektion besteht in der Regel keine Indikation zu einer adjuvanten Strahlentherpaie, da entsprechende Daten nicht vorliegen und nur mit einer mäßigen Strahlensensibilität zu rechnen ist.

### 7.3.2 Additive Strahlentherapie nach R1-Resektion

Ebenso unklar ist die Situation nach einer R1-Resektion; in Ermangelung einer alternativen Therapieoption sollte, bei fehlender Möglichkeit für eine chirurgische Radikaloperation und Fehlen von Fernmetastasen, eine postoperative additive Strahlentherapie appliziert werden (50–60 Gy auf das Tumorbett und den regionalen Lymphabfluß).

### 7.3.3 Palliative Strahlentherapie

Das Karzinoide ist zwar relativ wenig strahlenempfindlich, ein Therapieversuch ist aber in jedem Fall bei entsprechender Metastasenlokalisation sinnvoll, z. B. bei Skelettmetastasen oder infiltrierenden Tumoren im Beckenbereich. Besonders in Verbindung mit Interferon-α oder Doxorubicin sind bei mehr als die Hälfte der Patienten klinisch sinnvolle Regressionen zu erwarten. Thymuskarzinoide sind besonders strahlensensibel; falls erforderlich, sollte in diesem Fall bei Primärtumor und Metastasen die Strahlentherapie ohne Verzug eingesetzt werden, auch in Kombination mit einer Systemtherapie.

### 7.3.4 Therapie mit [131]I-Meta-Benzylguanidin

Vorläufige Daten über einer Therapie mit [131]I-Meta-Benzylguanidin ([131]I-MBG) lassen diese Therapiemodalität interessant erscheinen bei Patienten, die [131]I-MBG-positiv sind (Szintigraphie), besonders bei symptomatischen Patienten → Überweisung an Zentrum!

Offenbar wirkt auch MBG ohne Kopplung an radioaktives Jod ebenso gut (Taal et al. 1996), zumindest bei funktionellen Syndromen, und sollte daher bevorzugt gegenüber [131]I-MBG eingesetzt werden. Bei 60% der

Patienten ist ein symptomatisches Ansprechen über eine Dauer von 4–9 Monaten zu erwarten; Tumorremissionen sind in den kürzlichen Studien nicht beobachtet worden, sie sind in diesem Zusammenhang aber auch von untergeordneter Bedeutung.

## 7.4 Stellung der Systemtherapie

### 7.4.1 Symptomatische Therapie beim Karzinoidsyndrom

Unabhängig von der Tumormasse und der Progredienz der Erkrankung kann das Karzinoidsyndrom für den Patienten belastender sein als der Tumor selbst. Da eine zytostatische Therapie unter Einfluß von Chemotherapeutika nur bei einem kleinen Teil der Patienten sinnvoll und mit einer größeren Toxizität verbunden ist als bei symptomatischen Substanzen, sollte diese erst bei progredienter Metastasierung eingesetzt werden. In diesem Fall ist eine symptomatische Therapie die primäre Therapie der Wahl.

Grundsätzlich stehen spezifische Antagonisten der vom Tumor jeweils produzierten Peptide zur Verfügung (s. Tabelle 6).

Die Substanzen können allein oder auch in Kombination gegeben werden, da sie in der Regel kaum toxisch sind. Selten einmal wird auch unter diesen Substanzen ein antiproliferativer Effekt mit Rückgang einer bestehenden Metastasierung gesehen; dies ist allerdings nicht das Hauptziel dieser Therapie.

Die wirksamste „antihormonelle" und zum Teil auch antiproliferative Therapie besteht allerdings in einer spezifischen Hemmung der Somatostatinrezeptoren, die bei 96% aller Karzinoidtumoren in vitro sowie in vivo durch eine Octreotidszintigraphie nachweisbar sind. Unter einer Therapie mit in der Regel niedrig dosiertem Octreotid kommt es bei 50% der Patienten zu einer Stabilisierung einer vorangegangenen Progression, bei 70–75% zu einer symptomatischen Response und bei 75–80% zu einer biochemischen Response. Damit ist Octreotid das wirksamste Medikament in der Therapie des Karzinoids. Objektive Remissionen werden nur vereinzelt gesehen, sind aber möglich; das Ziel der Therapie mit Octreotid ist aber nicht die Tumorremission, sondern die symptomatische Kontrolle des Karzinoids. Die Dauer der Stabilisierung beträgt 5 Monate im Median, kann aber bis zu mehreren Jahren betragen. Die Überlebenszeit bei den in Studien mit einer solchen Therapie behandelten Patienten liegt bei 1 bis über 5 Jahren. Das Erreichen einer Tumorstabilisierung ist nicht abhängig von der Hormonsekretionsaktivität des Karzinoids und ist auch in gleicher Weise erreichbar bei nichtfunktionellen Tumoren.

**Tabelle 6.** Symptomatische Therapie des Karzinoidsyndroms

| Symptom | Medikament | Wirkungsmechanismus des Medikaments |
|---|---|---|
| *Flush* | – Prednison | Hemmung der Kallikreinaktivierung |
| | – Clemastin (Tavegil) | Kombinierte Hemmung von $H_1$- und $H_2$-Rezeptoren |
| | – Ranitidin (Zantic) | $H_2$-Rezeptorenhemmung |
| | – Cyproheptadin (Nuran) oder Pizotifen (Sandomigran) | Histamin- und Serotoninantagonismus |
| | – Indometacin (Amuno) | Prostaglandinhemmung |
| | – Phenothiazin | $\alpha$-Rezeptorenblockade, Bradykininantagonismus |
| | – Methysergid (Deseril) | Serotoninantagonismus, $\alpha$-Rezeptorenblockade |
| | – Phenoxybenzamin (Dibenzyran) | $\alpha$-Rezeptorenblockade |
| *Diarrhöe* | – Loperamid (Imodium) | Peristaltikhemmung |
| | – Methysergid (Deseril) | Serotoninantagonismus |
| | – Cyproheptadin (Nuran) oder Pizotifen (Sandomigran) | Histamin-und Serotoninantagonismus |
| *Hypotone Krisen* | – Angiotensin (keine $\beta$-adrenergen Substanzen wie Adrenalin!) | Vasokonstriktion |
| *Bronchospasmus* | – Theophyllin-Äthylendiamin (Euphyllin) | Hemmung der Phosphodiesterase |
| | – Salbutamol (Sultanol) | $\beta_2$-Stimulation |

Der Wirkmechanismus des Somatostatinanalogs Octreotid ist die Hemmung des Somatostatinrezeptors. Hierdurch kommt es zur Hemmung einer ganzen Reihe von autokrin produzierten und sezernierten Peptiden, wodurch es zur symptomatischen Besserung kommt. Möglicherweise kommt es durch diese Peptide auch zu einer autokrinen Tumorstimulation, womit sich ein Teil der antiproliferativen Wirkung erklären könnte. Es gibt auch Hinweise, daß für die Zellproliferation relevante Proto- und Onkogene wie c-myc und c-fos durch diesen Mechanismus gehemmt werden. Es sind aber auch andere Mechanismen denkbar, wie die Hemmung von Insulin oder Insulin-Like-Growth-Faktor-I – Wachstumsfaktoren, die nicht unbedingt von der Tumorzelle selbst produziert werden.

Es ist unklar, ob die dauerhafte Hemmung der Somatostatinrezeptoren für eine Langzeittherapie ideal ist; es wäre denkbar, daß eine intermittierende Rezeptorblockade klinisch bedeutungsvoller sein könnte. Entsprechende Studien werden derzeit durchgeführt. Sicher ist jedoch, daß eine Tachyphylaxie einsetzt, d. h. eine nachlassende Wirkung bei einer Dauertherapie, die durch Dosissteigerung zum Teil wieder aufgehoben werden kann. Dies bedeutet in Einzelfällen maximale Dosen von 1000 µg Somatostatinanalog pro Tag – eine extrem teure symptomatische und antiproliferative Therapie. In diesen Fällen sollte aus Kostengründen evtl. eher auf eine einfache symptomatische antihormonelle Therapie oder auch eine Chemotherapie umgesetzt werden.

### 7.4.2 Stellung der Therapie mit Interferon-α

*Monotherapie mit Interferon-α*
Das Karzinoid gehört neben dem Nierenzellkarzinom und dem Melanom zu den sehr wenigen Tumoren, bei denen Interferon-α in therapeutischen Dosierungen eine objektive Tumorregression erreichen kann. In mittleren Dosierungen zwischen 2 bis 5 Einheiten pro $m^2$ pro Tag, 3- bis 7mal pro Woche gegeben, werden nach Versagen einer antihormonellen, symptomatischen Therapie mit unspezifischen Substanzen oder mit Octreotid objektive Tumorremissionen bei 12% (10–20%) sowie ein biochemisches Ansprechen bei 45% (25–60%) der Patienten erreicht. Die mediane Remissionsdauer bei objektiven Remissionen ist abhängig von der Vortherapie, der Krankheitsausdehnung und den biologischen Charakteristiken der Erkrankung; im Median beträgt sie 12–20 Monate (2–96 Monate). Von Bedeutung ist, daß über die objektive Remissionsrate von 12% hinaus weitere ca. 40% der Patienten eine Stabilisierung einer zuvor progredienten Erkrankung erfahren, assoziiert mit einen Rückgang der klinischen Symptomatik. Eine klare Dosisresponsewirkung ist nicht gesichert.

Es scheint klar zu sein, daß die Schwellendosis bei 3 Mio. Einheiten 3mal pro Woche liegt und möglicherweise ein besserer Effekt, ausgedrückt in einer objektiven Tumorremission, erreicht wird bei einer höheren Dosis von 5 Mio. Einheiten pro $m^2$ über 5–7 Tage pro Woche gegeben. Der biochemische Effekt mit Rückgang der Tumorsymptomatik ist allerdings schon bei geringen Dosen sehr ausgeprägt und sehr prompt einsetzend, so daß es sehr fraglich ist, ob höhere Interferondosen angesichts der Toxizität bei langfristiger Applikation von Bedeutung sind. Es wird daher eine mittlere Dosis empfohlen.

*Interferon-α plus Somatostatinanalog Octreotid*
In einigen Fallberichten wurde gesehen, daß nach Versagen von Octreotid der Zusatz von Interferon-α – unter Weiterführung von Octreotid – zu einer Responserate führte, die höher lag als unter Interferon allein. Daraus wurde das Konzept der kombinierten Therapie von Interferon-α und Octreotid abgeleitet, das derzeit in einer deutschen Multi-Center-Studie geprüft wird. Außerhalb dieser Studie ist es derzeit nicht sinnvoll, diese Kombination primär einzusetzen.

*Interferon-α plus Chemotherapie*
Es ist bisher nicht nachgewiesen worden, daß die Kombination von Chemotherapie mit Interferon-α beim Karzinoid zu besseren Resultaten als die Monosubstanzen allein führt; entsprechende Phase-II-Studien mit Interferon-α plus Doxorubicin oder Interferon-α plus Streptozotocin waren negativ.

### 7.4.3 Chemotherapie

*Monotherapie*
Die Chemotherapiesensitivität des Karzinoids ist gering. Die wirksamsten Substanzen sind Doxorubicin mit 21% objektiven Remissionen, Streptozotocin mit 23% Remissionen, Melphalan mit 28% und 5-Fluoruracil mit 20% Remissionen. Ebenso marginal wirksam ist DTIC mit 16% Remissionen, Actinomycin D 18%, Cyclophosphamid 16%, Tamoxifen 14% und Etoposid 12%. Eine sehr geringe Aktivität hat Cisplatin mit 6%. Unter dem Aspekt von Wirkung und Nebenwirkung ist Streptozotocin nicht akzeptabel; Doxorubicin und 5-Fluoruracil sind gleichwirksam, aber weniger toxisch. Problematisch ist allerdings die sehr kurze mediane Remissionsdauer von 3–5 Monaten unter einer Monotherapie.

Zwischen Doxorubicin und 5-Fluoruracil besteht keine komplette Kreuzresistenz, so daß eine sequentielle Therapie möglich ist, beginnend mit 5-Fluoruracil, gefolgt von Doxorubicin. Eine möglicherweise deutlich bessere Aktivität hat 5-Fluoruracil beim Karzinoid, wenn es als hochdosierte Infusion gegeben wird, analog dem experimentellen Vorgehen beim Kolonkarzinom (eigene Erfahrungen). Bei Versagen einer 5-Fluoruracil-bolustherapie sollte evtl. ein Versuch mit 5-Fluoruracil/Folinsäure als wöchentliche 24-h-Infusion gemacht werden, bevor Antrazykline gegeben werden.

*Kombinationschemotherapie*

Eine Kombination von Streptozotocin mit 5-Fluoruracil, Cyclophosphamid, Doxorubicin, Mehrfachkombinationen oder Kombinationen von
Cisplatin mit Etoposid oder Mehrfachkombinationen plus Interferon
waren nicht wirksamer als die Monotherapie allein; dies gilt füt die
objektive Remissionsrate ebenso wie für die Überlebenszeit. Eine Kombinationstherapie ist aus diesem Grund nicht zu empfehlen.

Undifferenzierte Tumoren sprechen möglicherweise besser als differenzierte Formen des Karzinoids an auf Cisplatin/Etoposid; für diese
Fälle ist daher ein Versuch mit einer Kombinationstherapie, z. B. Cispla-
tin/Etoposid, indiziert (Moertel 1991).

### 7.4.4 Intraarterielle Chemotherapie über die A. hepatica

Die höchste Remissionsrate bei dominanter Lebermetastasierung wird
erzielt durch eine regionale Therapie im Sinne einer Chemoembolisation
mit wiederholter Anlage eines Stop-flow-Katheters und nachfolgender
arterieller Chemotherapie. Die Chemoembolisation mit Gelform hat zum
Teil schwere Komplikationen und ist nur in sehr erfahrenen Händen
durchführbar; bei massiver Lebermetastasierung muß die Embolisation in
mehreren Schritten sequentiell unter Einschluß von Teilen der Leber
durchgeführt werden. Die wiederholte Mikroembolisation (Microsphä-
ren) bzw. Stop-flow-Technik ist weniger aggressiv, hat aber den Nachteil,
daß die Therapie wiederholt werden muß, was im Prinzip für den
Patienten belastend ist. Ideal für wiederholte Embolisationstherapien ist
die Anlage eines Stop-flow-Katheters; dies könnte im Rahmen einer zur
Resektion des Primärtumors durchgeführten Operation geschehen.

Die Remissionsrate unter Embolisation beträgt 50–80% mit zum Teil
sehr lang anhaltenden Remissionen. Eine Verlängerung der Remissionsdauer kann möglicherweise erreicht werden durch eine Interferonerhal-
tungstherapie. Bei kleineren Läsionen sind Dauerremissionen im Sinne
von Heilungen möglich. Als Zytostatika werden Doxorubicin und z. T.
auch Cisplatin verwendet. Eine arterielle Chemotherapie ohne Embolisation ist nur von sehr begrenztem Wert und bietet gegenüber der
systemischen Therapie nur geringe Vorteile, dafür aber den Nachteil des
wiederholten arteriellen Zugangs.

Der Stellenwert eine Chemoembolisation im Gesamtkonzept der
Therapie des metastasierten Karzinoid ist noch nicht eindeutig definiert;
diese Therapie sollte nur in der Hand von Spezialisten indiziert und
angewendet werden, nach Möglichkeit nur im Rahmen von prospektiven
Studien (Überweisung an Zentren!).

## 7.5 Lebertransplantation

In sehr selektionierten Einzelfällen kann eine Lebertransplantation bei alleiniger Lebermetastasierung eine kurative Maßnahme sein. Sie sollte nur als Ultima ratio bei jungen, sehr selektionierten Patienten angewendet werden (Gefahr der erneuten Metastasierung insbesondere auch außerhalb der Leber und nachfolgender Immunsuppression).

# 8 Indikation zur Systemtherapie

## 8.1 Auswahl der Patienten

Grundsätzlich sollte ein Stufenschema angewendet werden (s. Abb. 1). Dementsprechend kommen alle Patienten für eine der im Diagramm vorgesehenen Therapieoptionen ohne Einschränkungen in Betracht, da die Therapieoptionen auch bei schlechtem Allgemeinzustand vertretbar sind.

## 8.2 Zeitpunkt des Therapiebeginns

Wegen des äußerst unterschiedlichen Spontanverlaufs beim metastasierten Karzinoid sollte
- bei fehlender Karzinoidsymptomatik zunächst bis zur Progression abgewartet werden, in Kenntnis der fehlenden Heilbarkeit durch die Systemtherapie;
- bei Karzinoidsymptomatik unverzüglich mit einer symptomatischen Therapie begonnen werden mit dem Ziel der Symptommilderung/ -elimination, aber nicht mit dem Ziel der Tumorregression;
- bei dominanter Lebermetastasierung desgleichen die Progression abgewartet werden, unter Umständen mit begleitender symptomatischer Therapie; es können in Einzelfällen mehrere Jahre bis zur Progression vergehen.

## 8.3 Wahl der Therapie

- *Vorliegende Karzinoidsymptomatik:* symptomatische und antiproliferative Therapie mit Octreotid, bei Progression gefolgt von Interferon-α, gefolgt von Doxorubicin oder 5-Fluoruracil ± Folinsäure.
- *Keine Karzinoidsymptomatik,* keine dominante Lebermetastasierung: Progression abwarten; bei Progression Octreotid; bei weiterer Progression gefolgt von Interferon-α, gefolgt von Doxorubicin.

- *Bei dominanter Lebermetastasierung:* Progreß abwarten, bei Progression Octreotid, bei weiterer Progression Chemoembolisation und Erhaltungstherapie mit α-Interferon.
- *Undifferenzierte Histologie:* Cisplatin/Etoposid

## 8.4 Therapiedauer

Die Therapie wird bis zur Progression weitergeführt.

## 8.5 Modifikation der Standarddosis

Bei initialen Ansprechen auf Octreotid und nachlassender Effektivität kann die Dosis sequentiell gesteigert werden, bis zu 2mal 1000 µg pro Tag.

## 8.6 Hinweise zur Begleittherapie

Es ist auf die besondere Problematik unter Narkose bei bestehendem Karzinoidsyndrom zu achten; es muß darauf geachtet werden, daß die Vorschriften eingehalten werden (Vorbehandlung der Karzinoidsymptomatik etc.).

*Cave:*
- Wegen der Gefahr eines Lysesyndromes mit Freisetzung der vom Tumor produzierten Peptidhormone sollte bei Patienten mit floridem Karzinoidsyndrom oder mit einer hohen 5-Hydroxyindolessigsäure-Ausscheidung über 150 mg pro 24 h unbedingt die Zytostatikadosis im 1. Zyklus auf 50% der vollen Dosis reduziert werden; diese Dosisreduzierung gilt nicht für Octreotid. Dieselben Vorsichtsmaßnahmen müssen für eine Chemoembolisation gelten; beim massiv ausgedehnten symptomatischen Karzinoid in der Leber darf auf keinen Fall die gesamte Leber auf einmal embolisiert werden, da toxisches Herz-Kreislauf-Versagen, Hirnödem und Nierenversagen resultieren können.
- Bei langandauernder Octreotidtherapie ist der Blutzuckerspiegel zu überprüfen sowie auf die mögliche Entwicklung einer Kolitis zu achten (50% der Patienten, 7% symptomatisch mit Notfallkolonektomie).

## 8.7 Erhaltungstherapie

Alle Therapiemaßnahmen werden fortgeführt bis zur Progression oder bis zur Toxizität.

# 9 Salvage-/Rezidivtherapie

Soweit möglich sollten Rezidive immer operativ entfernt werden; dies gilt auch für isolierte Metastasen in Lunge, ZNS und Leber.

Beim Versagen von Doxorubicin kann auf 5-Fluoruracil/Streptozotocin gewechselt werden (noch 29% Remissionen), möglicherweise kann aber die gleiche Remissionsrate erreicht werden, wenn 5-Fluoruracil allein oder 5-Fluoruracil/Folinsäure gegeben werden (weniger toxisch!).

# 10 Therapiekontrolle

Beim symptomatischen Karzinoid kommt es sehr prompt zu einer Besserung als Zeichen der Wirksamkeit von Octreotid, Interferon oder auch der Chemotherapie. Eine objektive Tumorregression ist nicht das primäre Therapieziel, und dieses ist auch nicht vor 6 Wochen zu erwarten. Somit sind die Kontrolluntersuchungen frühestens nach 6 Wochen durchzuführen. Eine Objektivierung des Therapieerfolges durch Messen der Laborparameter ist – bei klinischer Besserung – nur in groben Abständen und nur zur Orientierung notwendig. Der klinische Verlauf gibt die entscheidende Auskunft über die Wirksamkeit der Therapie, und dessen Beobachtung sollte im Vordergrund stehen.

# 11 Hinweise

Nach Möglichkeit sollten alle Patienten in eine der laufenden Studien eingebracht werden. Von besonderer Bedeutung bezüglich der Primärtherapie ist die

Deutsche Multi-Center-Studie zur Behandlung metastasierter endokriner Tumoren des Gastrointestinaltraktes mit dem Somatostatinanalogon Octreotid und Interferon-α.

Studienleitung: Prof. Dr. Arnold/Dr. Kajdan/Dr. Ehlenz, Zentrum für Innere Medizin, Universitätsklinikum Marburg, 35033 Marburg, Tel.: 06421/286460, Fax: 06421/288922.

Studie zur Optimierung der Chemoembolisation bei Lebermetastasen des Karzinoids:

Auskünfte: Dr. E. Schmoll, Medizinische Hochschule Hannover, Abteilung Innere Medizin, Tel.: 0511/5323636.

## 12 Therapieschemata

---

**Octreotid** (Sandostatin, Fa. Sandoz, Basel)

| Octreotid | 200 µg | s.c. | 2- bis 3mal pro Tag | täglich fortlaufend |

Mindestens 6 Wochen, bei Ansprechen Dauertherapie

Bei nicht ausreichendem Ansprechen oder Nachlassen der Wirkung: Steigerung auf 2mal 500 µg bis auf 2mal 1000 µg pro Tag

---

**Lanreotid** (Somatoline, Fa. Ipsen, Kopenhagen)          (De Vries et al. 1996)

| Lanreotid | 750 µg | s.c. | 3mal pro Tag | Tag 1, 2, 3, 4 |
| Lanreotid | 30 mg | i.m. | | Tag 5, 15 |

Fortlaufend alle 2 Wochen, mindestens 6 Wochen

---

**Interferon-α**                                    (Schöber et al. 1992)

| Interferon-α | 5 Mio. Einheiten | s.c. | Tag 1, 3, 5 |

Wiederholung wöchentlich, mindestens 6 Wochen, bei Ansprechen bis zur Progression

---

**Doxorubicinmonotherapie**                         (Engstrom et al. 1984)

| Doxorubicin | 60 mg/m$^2$ | i.v. | Bolus | Tag 1 |

Wiederholung Tag 22–29

| **5-Fluoruracilmonotherapie** | | | | (Moertel 1984) |
|---|---|---|---|---|
| 5-Fluoruracil | 500 mg/m$^2$ | i.v. | Bolus | Tag 1, 2, 3, 4, 5 |
| Wiederholung Tag 36 | | | | |

| **5-Fluoruracil/Folinsäure** | | | |
|---|---|---|---|
| 5-Fluoruracil | 2600 mg/m$^2$ | 24-h-Infusion | Tag 1 |
| Folinsäure | 500 mg/m$^2$ | 2-h-Infusion | Tag 1 |
| Wiederholung Tag 8, 15, 22, 29, 36, gefolgt von 2 Wochen Pause | | | |

| **5-Fluoruracil/Streptozotocin** | | | | (Engstrom et al. 1984) |
|---|---|---|---|---|
| 5-Fluoruracil | 400 mg/m$^2$ | i.v. | Bolus | Tag 1–5, 36–40 |
| Streptozotocin | 500 mg/m$^2$ | i.v. | Kurzinfusion | Tag 1–5 |
| Wiederholung Tag 71 | | | | |

| **Etoposid/Cisplatin** | | | | (Moertel 1991) |
|---|---|---|---|---|
| Etoposid | 130 mg/m$^2$ | i.v. | 24 h kont. Infusion | Tag 1, 2, 3 |
| Cisplatin | 45 mg/m$^2$ | i.v. | 24 h kont. Infusion | Tag 2, 3 |
| Wiederholung Tag 29, bei Ansprechen bis zu 6 Zyklen | | | | |

## Literatur

Brennan MF (1985) Cancer of the endocrine system. In: De Vita VI et al. (eds) Cancer. Principles and practice of oncology. Lippincott, Philadelphia, pp 1223–1227

Capella C, Heitz PU, Höfler H et al. (1994) Revised classification of neuroendocrine tumors of the lung, pnacreas and gut. Digestion 55 [Suppl 3]:11–23

De Vries EG, Eriksson B, Fiasse R et al. (1996) Multi-Center-Study investigates efficacy and safety of lanreotide (LAR) in patients with gastrointestinal neuroendocrine tumors and hormon related symptoms. Proc Am Soc Clin Oncol 15:abstract 414

Engstrom PF, Lavin P et al. (1984) Streptozotocin plus 5-Fluoruracil vs. Adriamycin for metastatic carcinoid tumor. J Clin Oncol 2:1255ff.

Frisen SR (1982) Tumors of the endocrine pancreas. N Engl J Med 306:580–590

Godwin DJ (1975) Carcinoid tumors: An analysis of 2, 837 cases. Cancer 36:560–569

Haskell CM, Tompkins RK (1985) Carcinoid tumors. In: Haskell CM (ed) Cancer Treatment. Saunders, Philadelphia, pp 585–594

Moertel CG (1984) Treatment of the carcinoid tumor and the malignant carcinoid syndrome. J Clin Oncol 1:727–740

Moertel CG, Rubin J, Kvols LK (1989) Therapy of metastatic carcinoid tumor and the malignant carcinoid syndrome with recombinant leukocyte A interferon. J Clin Oncol 7:865–868

Moertel CG, Kvols LK, O'Connell M, Rubin J (1991) Treatment of neuroendocrine carcinomas with combined etoposide and cisplatin: evidence of major therapeutic activity in anaplastic variants of these neoplasms. Cancer 68:227–232

Moertel CG, Johnson CM, McKusick MA et al. (1994) The management of patients with advanced carcinoid tumors and islet cell carcinomas. Ann Intern Med 120:302–309

Öberg K (1996) Neuroendocrine gastrointestinal tumors. Ann Oncol 7:453–463

Schöber C, Schmoll E, Schmoll HJ (1992) Antitumour effect and symptomatic control with interferon alpha 2b in patients with endocrine active tumours. Eur J Cancer 28 A (10):1664–1666

Sisson JC, Shapiro B, Bierwaltes WH et al. (1984) Radiopharmaceutical treatment of malignant pheochromocytom. J Nucl Med 25:197–206

Taal BG, Hoefnagel CA, Olmos RAV et al. (1996) Effect of Meta-Jodo-Benzyl-Guanidine in metastatic carcinoid tumors. J Clin Oncol 14:1829–1836

Weil C (1985) Gastroenteropancreatic endocrine tumors. Klin Wochenschr 63:433–459

# 34.43 Phäochromozytom und Paragangliom

F. Schuppert, H.-J. Schmoll

## 1 Epidemiologie

*Häufigkeit:* Ein Phäochromozytom ist in 0,1% der Fälle Ursache eines Hypertonus. Autopsieergebnisse legen aber nahe, daß die wirkliche Prävalenz wahrscheinlich höher ist.

*Inzidenz:* Die Inzidenz beträgt 0,1/100000; Frauen sind gering häufiger betroffen als Männer.

*Altersverteilung:* Phäochromozytome kommen in jedem Alter vor, sie sind aber selten bei Patienten, die älter als 60 Jahre alt sind.

*Genetische Prädisposition:* 5–7% aller Phöochromozytome werden autosomal-dominant vererbt, oft im Rahmen einer *multiplen endokrinen Neoplasie* (MEN): beim *MEN-Typ IIa (Sipple-Syndrom)* obligat zusammen mit einem C-Zellkarzinom der Schilddrüse und einem Hyperparathyreoidismus in 40% der Fälle, beim *Typ IIb* zusammen mit multiplen mukosalen Neuromen. In diesem Fall wird als Ursache ein genetischer Defekt diskutiert: Mathew et al. (1987) konnten bei 7 von 14 Patienten mit einem C-Zellkarzinom und einem Phäochromozytom eine Deletion einer hypervariablen DNS-Region auf dem kurzen Arm des Chromosom 1 nachweisen. Beim sporadischen Phäochromozytom sind ätiologische oder prädisponierende Faktoren nicht bekannt.

## 2 Histologie

80% der Phäochromozytome sind benigne Tumoren, die einseitig im Nebennierenmark anzutreffen sind (Tabelle 1). 10% sind bilateral, 10% extraadrenal (extraadrenales Phäochromozytom oder Paragangliom) und 5–10% maligne („10%-Tumor"). In 30% der Fälle sind sympathische Paragangliome des Zuckerkandl-Organs (Paraganglion aorticium abdominale) als Ursache eines extraadrenalen Phäochromozytoms bekannt. Weitere Lokalisationen sind sympathische Paraganglien entlang der

**Tabelle 1.** Lokalisation des Phäochromozytoms. (Nach Landsberg et al. 1991)

|  | Gesamt [%] | Familiär [%] | Kinder [%] |
|---|---|---|---|
| Eindeutig adrenal | 80 | < 50 | 50 |
| Extradrenal | 10 | < 10 | 25 |
| Beideitig adrenal | 10 | > 50 | 25 |

Aorta im Oberbauch (40%), seltener auch im Thorax (10–20%), in der Harnblase (15%) und in der Halsregion (2%) (Landsberg et al. 1991).

Der gut vaskularisierte Tumor ist in der Regel kleiner als 10 cm im Durchmesser und besteht histologisch aus *chromaffinen Zellen,* welche Quellen der Katecholamine (Dopamin, Noradrenalin und Adrenalin) sind. Eindeutige histologische Malignitätshinweise fehlen (Löhrs 1987), weswegen klinische Faktoren ein lokal infiltrierendes Wachstum, Befall der lokalen Lymphknoten und Fernmetastasierung (Knochen, Leber, Lunge und Gehirn) und eine Malignität anzeigen.

*Immunhistologisch* sind Parameter einer endokrinen Aktivität nachzuweisen, *neuronenspezifische Enolase (NSE)* oder *Chromogranin* A. Auf eine Feinnadelbiopsie des Tumor sollte verzichtet werden (**cave** hypertensive Krise!).

## 3 Stadieneinteilung

| Stadium I | T, N0, M0 |
|---|---|
| Stadium II | T, N1, M0 |
| Stadium III | T, N1, M1 |

## 4 Prognose

Die Fünfjahresüberlebensrate des Patienten, dessen Phäochromozytom operativ vollständig entfernt wurde, ist größer als 95% (Landsberg et al. 1991). Beim fortgeschrittenen malignen Phäochromozytom beträgt sie weniger als 50%, allerdings sind Verläufe über Jahre ohne dokumentierbare Progression gesehen worden.

# 5 Diagnostik

## 5.1 Labordiagnostik

Die Diagnose eines Phäochromozytoms wird etabliert durch den Nachweis einer vermehrten Katecholaminausscheidung im 24-h-Urin. Alternativ können auch Abbauprodukte des Katecholaminstoffwechsels (Vanillinmandelsäure und Metaneprin) im Urin bestimmt werden. Erhöhte Werte in einem für Phäochromozytome typischem Ausmaß (s. Tabelle 2) sollten durch eine Wiederholungsuntersuchung bestätigt werden. Die Bestimmung der Plasmakatecholamine ist nur dann hilfreich, wenn während einer hypertensiven Krise Blut abgenommen wird; als Screeningtest sollte die Bestimmung der Plasmakatecholamine nicht eingesetzt werden (Landsberg et al. 1991). Medikamente wie Methyldopa, Levodopa und β-Sympathominetika können die Katecholaminmessung beeinträchtigen und sollten, falls klinisch vertretbar, vor der Katecholaminbestimmung für 2 Wochen abgesetzt werden. Die Wertigkeit des Clonidinsuppressionstests wird in der Literatur unterschiedlich beurteilt (Bravo 1991; Lehnert et al. 1993); wir halten diesen Test im Normalfall für entbehrlich (Schürmeyer et al. 1988). Der Glukagonstimulationstest ist heute obsolet (Landsberg et al. 1991).

Bei beidseitigem adrenalem Phäochromozytom muß ein MEN ausgeschlossen werden: Bestimmung des Kalzitonins im Serum, evtl. Pentagastrintest sowie Bestimmung von Kalzium und Parathormon im Serum.

DNA-Analysen hinsichtlich Mutationen im RET-Proto-Onkogen (MEN 2×) sollte endokrinen Zentren vorbehalten bleiben (Hofstra et al. 1994; Lips et al 1994).

## 5.2 Lokalisationsdiagnostik

Die Erhöhung der Katecholamine im 24-h-Urin, welche die Diagnose etabliert, kann auch erste Hinweise dafür geben, ob es sich um ein orthotop, *adrenal* gelegenes Phäochromozytom oder einen *extraadrenalen* Tumor der sympathischen oder parasymphatischen Ganglien (Paragangliom) handelt (Tabelle 2). Ein Indiz für eine potentielle Malignität sind erhöhte Dopaminkonzentrationen (Tippett et al. 1986).

Als bildgebende Verfahren stehen
- *Sonographie* und
- *Computertomographie* (mit feiner Schichtung in Höhe der Nebennieren) obligat an erster Stelle.

**Tabelle 2.** Werte der Katecholamine im Normalfall und Hinweise auf ein Phäochromozytom

| | Normal-bereich | Hinweise | Normalbereich in SI-Einheiten | Konversions-faktor |
|---|---|---|---|---|
| Urinbestimmungen | | | | |
| Dopamin | < 430 µg/24 h | Eindeutig pathologisch > 500 µg/24 h, evtl. malignes Phäochromozytom | < 2542 nmol/24 h | × 5,911 |
| Noradrenalin | < 40 µg/24 h | Eindeutig pathologisch > 100 µg/24 h evtl. extraadrenal gelegener Tumor | < 236 nmol/24 h | × 5,911 |
| Adrenalin | < 16 µg/24 h | Eindeutig pathologisch > 50 µg/24 h typisches, adrenales Phäochromozytom | < 87 nmol/24 h | × 5,458 |
| Plasmabestimmungen | | | | |
| Dopamin | < 60 ng/l | Bei Belastung Anstieg bis zu 200 ng/ml | < 0,355 nmol/l | × 0,005911 |
| Noradrenalin | < 400 ng/l | Bei Belastung Anstieg bis zu 1000 rg/ml | < 2,37 nmol/l | × 0,005911 |
| Adrenalin | < 120 ng/l | Bei Belastung Anstieg bis zu 350 ng/ml | < 0,655 nmol/l | × 0,005458 |

Bestimmung der Katecholamine mit einem radioenzymatischem Assay (REA) nach „high pressure liquid chromatography" (HPLC)

**Lokalisationsdiagnostik**
- Sonographie des Abdomens,
- Computertomographie,
- Kernspintomographie,
- Arteriographie,
- venöser Stufenkatheter,
- MIBG-Szintigraphie,
- Oktreotidszintigraphie.

Mittels einer
- *Kernspintomographie* kann eine erste Charakterisierung des Gewebes vorgenommen werden (Phäochromozytomgewebe ist hell in T2-gewichteten Schichten); sie kann zusammen mit einem
- $^{131}$I-Metaiodbenzylguanin-($^{131}$I-MBG-)*Szintigramm* hilfreich bei der Suche nach einem ektop gelegenem Tumor sein (Mattrey et al. 1992). Benzylguanidin ist ein Substrat für den Katecholamintransporter und wird im chromaffinen Gewebe angereichert (Sisson et al. 1981). Ist die Fähigkeit des Gewebes verloren gegangen, Benzylguanidin zu speichern, so ist dies bei dokumentierter erhöhter Katecholaminsektretion als Hinweis auf eine Malignität zu deuten (Krempf et al. 1991). Zur Lokalisationsdiagnostik kann nach sorgfältiger Indikationsstellung auch eine
- *Arteriographie* (Nachweis einer aberranten, den Tumor versorgenden Arterie) sowie ein
- *venöser Stufenkatheter* (Nachweis eines „Sprungs" der Katecholaminkonzentration in Tumorhöhe) sein.
- *Obligat* ist bei invasiven diagnostischen Maßnahmen eine ausreichende α-Rezeptorenblockade vor dem Eingriff!

Eine neue Möglichkeit der In-vivo-Darstellung von Phäochromozytomen und Paragangliomen besteht in der Applikation von
- $^{125}$I-[Tyr]3-Oktreotid, einem Somatostatinanalog, welches den Somatostatinrezeptor markiert (Reubi et al. 1992).

## 6  Charakteristika der Erkrankung und Krankheitsverlauf

Typische klinische Zeichen sind Hypertonus (90% der Patienten), Kopfschmerzen (80%), verstärktes Schwitzen (71%) und Herzpalpitationen, evtl. mit Tachykardie (64%). Nahezu 66% aller Patienten leiden ständig an einem erhöhten Blutdruck, die Hälfte dieser Patienten hat zusätzlich hypertensive Krisen. Nur 25% weisen ausschließlich hypertensive Krisen auf (Landsberg et al. 1991).

## 7 Therapiestrategie

Eine vollständige operative Resektion des Tumors ist der einzige kurative Therapieansatz. Präoperativ wird der Patient bis zur Normotonie mit α-Rezeptorenblockern eingestellt, gängig ist ein Beginn mit täglich 2mal 10 mg Phenoxybenzamin (Dibenzyran®, Fa. Röhm Pharma). Danach (!) erfolgt eine zusätzliche Gabe von β-Rezeptorblockern [z. B. Propranolol, (Dociton®), Fa. Rhein-Pharma]. Da Katecholamine antidiuretisch wirken, kann es zu einem orthostatischen Blutdruckabfall kommen, daher engmaschige Blutdruckkontrollen, evtl. Volumengabe und Bettruhe!

Kommt es zu einem Rezidiv, so ist ein malignes Phäochromozytom wahrscheinlich. Bei fehlender Metastasierung sollte erneut operiert werden („debulking"). Sind Metastasen nachgewiesen, so erfolgt solange keine Therapie, bis der Patient trotz Medikation symptomatisch wird oder eine signifikante Progression dokumentiert werden kann. Speichert das Gewebe Benzylguanidin, so kann dies im Intervall therapeutisch für die Radioiodtherapie mit [131]I MIBG genutzt werden (Krempf et al. 1991). Geeignet zur medikamentösen Langzeittherapie, evtl. in Kombination mit Phenoxybenzamin, ist α-Methylparatyrosin [MPT (Metyrosin, Demser®), Fa. MSD], welches die Hydroxylierung des Tyrosins inhibiert, so daß die Katecholaminsynthese zu 50–80% reversibel unterbunden und damit der Blutdruck gesenkt wird (Brodgen et al. 1991). Üblich ist ein Beginn mit 4mal 250 mg täglich. Ein besonderer Vorteil des MPT ist, daß die Katecholaminsynthese auch in gegen α-Blockade resistenten Tumoren gehemmt wird (Hauptmann et al. 1983). Darüber hinaus ist ein Rückgang katecholamininduzierter Veränderungen am Herzen (Imperato-McGinley et al. 1987) und eine Reduktion pulmonaler Metastasen beim malignen Phäochromozytom durch MPT beschrieben worden (Serri et al. 1984). An unserer Institution war MPT an einem Patienten über einen Zeitraum von 24 Monaten bei dokumentiertem Fortschreiten der Erkrankung wirksam, während Interferon-α-2b und Somatostatin keine Wirkung gezeigt hatten (Schuppert et al. 1991).

**Therapeutisches Vorgehen beim malignen orthotopen Phäochromozytom und beim malignen Paragangliom**
- *allgemein:* α- und β-Rezeptorenblockade;
- *speziell:*
  ohne Metastasierung → Operation,
  mit Metastasierung → zunächst Operation, dann solange keine Therapie, bis der Patient symptomatisch wird oder eine signifikante Tumorprogression dokumentiert werden kann.

Bei Zunahme der Katecholaminproduktion und Darstellung der Metastasen im $^{131}$I-MIBG-Szintigramm → Radioiodtherapie.

Bei Zunahme der Katecholaminproduktion ohne Darstellung der Metastasen

→ α-Methylparatyrosin (MPT, Demser®) (Brogden et al., 1981, Schuppert et al., 1992),

→ Somatostatin (?),

→ Oktreotid (?),

→ Cyclophosphamid, Vincristin und Dacarbazin (Averbuch et al., 1988),

→ arterielle Embolisation (?),

→ Radiatio (Herddosis > 40 Gy; Sheps et al., 1990).

## 8 Indikation zur Chemotherapie

Kommt es unter antihormoneller Therapie zu einer dokumentierten Progression, oder bei undifferenzierten, hormoninaktiven Tumoren kann man eine zytostatische Therapie z. B. mit Cyclophosphamid, Vincristin und Dacarbazin als Monotherapie oder in Kombination erwägen (s. Therapieschema). Bei 8 von 14 Patienten (57%) kam es zu einer partiellen oder kompletten Remission über eine mittlere Zeit von 21 Monaten (Averbuch et al. 1988; Saller et al. 1989). Es gibt sehr wenig Erfahrungsberichte mit der Anwendung von Chemotherapie bei dieser Tumorentivität.

In Analogie zu undifferenzierten endokrinen Tumoren des Pankreas können auch cisplatinhaltige Schemata versucht werden.

## 9 Rezidiv-/Salvagetherapie

Zwar gelten endokrine Tumoren i. allg. als wenig strahlensensibel, doch sind bei Herddosen von mehr als 40 Gy vereinzelt Erfolge gesehen worden (Sheps et al. 1990).

*Lebermetastasen* können und sollten, wie bei anderen endokrin aktiven Tumoren mit Lebermetastasen auch, durch eine arterielle Chemoembolisation behandelt werden (Takeda et al. 1991).

## 10 Maßnahmen zur Therapiekontrolle

Bestimmung der Katecholaminausscheidung im 24-h-Urin.

## 11 Therapieschema

| Cyclophosphamid/Vincristin/Dacarbazin | | | | (Averbuch et al. 1988) |
|---|---|---|---|---|
| Cyclophosphamid | 750 mg/m² | i.v. | Bolus | Tag 1 |
| Vincristin | 1,4 mg/m² | i.v. | Bolus | Tag 1 |
| Dacarbacin (DTIC) | 600 mg/m² | i.v. | Bolus | Tag 1, 2 |
| Wiederholung Tag 22 bis Progression; maximal 6 Zyklen | | | | |

## Literatur

Averbuch ASD, Steakley CS, Young RC, Gelmann EP, Goldstein DS, Stull R, Keiser HR (1988) Malignant pheochromocytoma: effective treatment with a combination of cyclophosphamide, vincristine and dacarbazine. Ann Intern Med 109:267–273

Bravo EL (1991) Diagnosis of pheochromocytoma: Reflections on a controversy. Hypertension 17:742–744

Brodgen RN, Heel RC, Speight TM,. Avery GS (1981) Alpha-methyl-parathyrosine: A review of its pharmacology and clinical use. Drugs 21:81–89

Hauptmann JB, Modlinger RS, Ertel NH (1983) Pheochromocytoma resistent to alpha-adrenergic blockade. Arch Intern Med 143:2321–2323

Hofstra RMW, Landsvater RM, Ceccherini I et al. (1994) A mutation in the RET proto-oncogene associated with multiple endocrine neoplasia typ 2B and sporadic medullary thyroid carcinoma. Nature 367:375–376

Imperato-McGinley J, Gautier T, Ehlers K, Zullo MA, Goldstein DS, Vaughan ED (1987) Reversibility of catecholamine-induced dilated cardiomyopathy in a child with a pheochromocytoma. N Engl J Med 13:793–797

Krempf M, Lumbroso J, Mornex R et al. (1991) Use of m-[131I]iodobenzyl-guanidine in the treatment of malignant pheochromocytoma. J Clin Endocrinol Metab 72:455–461

Landsberg L, Young JB (1992) Catecholamines and the adrenal medulla. In: Wilson JD, Foster DW (eds) Williams textbook of endocrinology, 8nd edn. Saunders, Philadelphia, pp 621–705

Lehnert H, Dörr H.-G, Ziegler R (1993) Nebennierenmark. In: Ziegler R, Pickardt CR, Willig R.-P. (eds) Rationelle Diagnostik in der Endokrinologie einschließlich Diabetologie und Stoffwechsel. Thieme, Stuttgart New York, S 167–185

Lips CJ, Landsvater RM, Höppener JWM, Geerdink RA, Blijham G, van Veen JM, van Gils AP, de Wit MJ, Zewald RA, Berends MJ et al. (1994) Clinical screening as compared with DNA analysis in families with multiple endocrine neoplasia type 2A [see comments]. N Engl J Med 331:828–835

Löhrs U (1987) Morphologische und immunhistochemische Befunde bei malignen endokrinen Tumoren. In: Engelhardt D, Mann K (eds) Endokrin-aktive maligne Tumoren. Springer, Berlin Heidelberg New York Tokyo, S 1–10

Mathew CGP, Smith BA, Thorpe K, Wong Z, Royle NJ, Jeffreys AJ, Ponder BAJ (1987) Deletion of genes on chromosome 1 in endocrine neoplasia. Nature 328:525–526

Mattrey RF, DeRoo TR (1992) Magnetic resonance Imaging of the endocrine glands: Thyroid, parathyroid, and adrenal. In: Wilson JD, Bagdade JD (editor-in-chief) Year book of endocrinology. Mosby Year Book, St. Louis/MO, pp XXI–XXXIV

Reubi JC, Waser B, Khosla S et al. (1992) In vitro and in vivo detection of somatostatin receptors in pheochromocytomas and paragangliomas. J Clin Endocrinol Metab 74:1082–1089

Saller B, Jacob K, Markl A, Zwiebel FM, Engelhardt D, Mann K (1989) Rezidivierende Hochdruckkrisen und Dyspnoe nach einseitiger Adrenalektomie wegen Phäochromozytom bei einer 44jährigen Patientin. Internist 31:78–81

Schuppert F, Scheumann G, Schöber C et al. (1991) Therapie eines malignen sympathischen Paraganglioms des Zuckerkandlschen Organs – ein Fallbericht. Klin Wochenschr 69:937–942

Schürmeyer TH, Dralle H, Schuppert F, von zur Mühlen A (1988) Präoperative Diagnostik bei Verdacht auf Phäochromozytom-retrospektive Beurteilung diagnostischer Kriterien. Acta Med Austriaca 4:106

Serri O, Comtois R, Bettez P, Dubuc P, Buu NT, Kuchel O (1984) Reduction in the size of a pheochromocytoma pulmonary metastasis by metyrosine therapy. N Engl J Med 310:1264–1265

Sheps SG, Jiang NS, Klee GG, Van Heerden JA (1990) Recent developments in the diagnosis and treatment of pheochromocytoma. Mayo Clin Proc 65:88–95

Sisson J, Frager MS, Valk TW et al. (1981) Scintigraphic localization of pheochromocytoma. N Engl J Med 305:12–17

Takeda M, Katagiri A, Kanai T et al. (1991) Treatment of malignant pehochromocytoma by combination of CVD regimen and transarterial embolization. Nippon Hinyokika Gakkai Zasshi 82:826–829

Tippett PA, McEwan AJ, Ackery DM (1986) A re-evaluation of dopamine excretion in pheochromocytoma. Clin Endocrinol 25:401–410

## 34.44 Nebennierenrindenkarzinom

H. J. Schmoll, H. Dralle

### 1 Epidemiologie

*Häufigkeit:* Moderne diagnostische Techniken wie CT, Sonographie sowie Kernspintomographie führen heute zu einer frühen Entdeckung von Tumoren im Bereich der Nebenniere (1–4% aller abdominellen Tumoren). Auch bei postmortalen Untersuchungen finden sich in 1–4% der Fälle Nebennierentumoren. Allerdings ist nur ein geringer Teil dieser Tumoren, die Inzidentalome genannt werden, maligne, wenn sie nicht hormonproduzierend sind. Die Wahrscheinlichkeit einer Malignität ist abhängig von der Größe des Tumors; eine 2 cm große Läsion birgt mit einer Wahrscheinlichkeit von 20% maligne Anteile, während bei einer 8 cm großen Läsion die Wahrscheinlichkeit für eine Malignität über 80% liegt; bei 10 cm und größer beträgt die Wahrscheinlichkeit 100%.

Die verbesserte Diagnostik hat zu einem scheinbaren Anstieg von Nebenrindenkarzinomen geführt. Ihr Anteil an Krebstodesfällen beträgt ca. 0,2%.

*Inzidenz:* Die Inzidenz beträgt 0,2 pro 100000 und Jahr.

*Geschlechtsverteilung:* Frauen sind häufiger betroffen als Männer, insbesondere gilt dies für funktionelle, hormonproduzierende Tumoren; nichtfunktionelle, nichtsekretorische Tumoren treten häufiger bei Männern als bei Frauen auf (widersprüchliche Daten).

*Altersverteilung:* Funktionelle, sekretorische Tumoren treten häufiger bei jungen, insbesondere weiblichen Patienten auf; der Erkrankungsgipfel liegt zwischen dem 30. und 40. Lebensjahr, die 20- bis 30jährigen, ebenso die 40- bis 70jährigen sind gleichhäufig betroffen (jeweils 10% der Erkrankungen).

*Ätiologie:* Das vermehrte Auftreten bei jüngeren Frauen, insbesondere von hormonproduzierenden Tumoren, weist auf einen hormonellen Einfluß hin; klare Daten zur Ätiopathogenese des Nebennierenrindenkarzinoms fehlen.

*Genetische Prädisposition:* Es liegen keine Daten vor, die eine genetische Prädisposition wahrscheinlich sein lassen.

## 2 Pathologie

Die Nebennierenrindentumoren entstehen häufiger in der linken als in der rechten Nebenriere, in 4% der Fälle auch bilateral. Sie sind oft eingekapselt, lobuliert, grauweiß oder violett, weich oder zystisch und leicht verletzlich. Die Schnittoberfläche zeigt nekrose Herde und Blutungsareale. Das mikroskopische Bild ist sehr unterschiedlich. Bei manchen Tumoren finden sich polygonale Zellen, wie bei der normalen Nebennierenrinde, bei anderen Tumoren ist das Zellbild außerordentlich undifferenziert mit nukleären und zellulären Pleomorphismen. Die Histologie erlaubt nur schwer eine Unterscheidung zwischen einer malignen und einer nichtmalignen Veränderung. Sichere Zeichen einer Malignität sind der Nachweis einer vaskulären oder Kapselinvasion sowie von Fernmetastasen; auf Malignität weisen eine extensive Nekrose, Einblutungen und starke zelluläre und nukleäre Pleomorphismen hin. Funktionelle und nichtfunktionelle Tumoren unterscheiden sich histologisch in keiner Weise.

Es gibt keine anerkannte Systematik der Pathologie von Nebennierenrindentumoren. Übergänge vom gutartigen Adenom zum Karzinom – gut differenziert, weniger gut differenziert, undifferenziert – sind möglich.

*Klinisch-pathologische, funktionell orientierte Einteilung*

*Tumoren ohne Hormonaktivität:*
- Zysten,
- Adenom,
- Karzinom.

*Tumoren mit Hormonaktivität:*
- Adenom,
- Karzinom.

*Sonstige Tumoren der Nebennierenrinde:*
- Fibrom,
- Myom,
- Lipom,
- Hämangiom,
- Sarkom.

**Tabelle 1.** Hormone, Herkunft und Syndrome bei Nebennierenrindentumoren

| Produziertes Hormon | Herkunft | Syndrom |
|---|---|---|
| Kortisol | Zona fasciculata | Cushing-Syndrom |
| Aldosteron | Zone glomerulosa | Conn-Syndrom |
| Adrogene | Zona reticularis | Hirsutismus, Virilismus |
| Östrogene | Zone reticularis | Feminisierung (adrenale) |

Ca. 40% der Tumoren sind hormonaktiv. Sie verursachen die typischen – dem bzw. den produzierten Hormon(en) entsprechenden – Syndrome (Tabelle 1).

# 3  Stadieneinteilung

Es existiert keine allgemein etablierte Stadieneinteilung. Klinisch relevant ist die Unterscheidung in einen radikal operablen und einen nichtradikal operablen Tumor. Am häufigsten benutzt wird die Einteilung nach Bradley (1975), die auch ein Grading angibt.

## 3.1  Stadieneinteilung nach Bradley

**T**  **Primärtumor**

T 1  < 5 cm, auf die Nebenniere beschränkt

T 2  5–10 cm oder der Niere aufliegend

T 3  > 10 cm Durchmesser oder Einbruch in das umgebende Gewebe, einschließlich Nierenvene

**M**  **Metastasen**

M 0  Keine Metastasen

M 1  Regionäre lymphogene Metastasen

M 2  Fernmetastasen (Leber, Lungen, Knochen)

**R**  **Angabe über das zurückgelassene Gewebe nach der Operation**

R 0  Tumoren komplett reseziert

R 1  Tumor bei der Operation eröffnet, aber radikal operiert

R 2  Residuelles Tumorgewebe nach der Resektion

## 3.2 Histologischer Differenzierungsgrad

D 1    Differenziert; keine Kapselinfiltration oder Gefäßinvasion
D 2    Mäßig bis undifferenziert; entweder Kapsel- oder Gefäßeinbruch
D 3    Undifferenziert anaplastisch; Kapsel- und Gefäßeinbruch

## 3.3 Stadiengruppierung

Die folgende Stadiengruppierung wurde nach MacFarlane u. Sullivan et al. (1978) modifiziert.

*Stadium I:* Tumor kleiner als 5 cm, keine Organüberschreitung, keine Fernmetastasen, T 1, N 0, M 0.

*Stadium II:* Tumor größer als 5 cm, keine Organüberschreitung, keine Fernmetastasen, T 2, N 0, M 0.

*Stadium III:* Organüberschreitung oder Lymphknotenmetastasen, keine Fernmetastasen, T 3, N 0–1, M 0.

*Stadium IV:* Fernmetastasen, T 1–3, N 0–1, M 1.

# 4 Prognose

Die Diagnostik von Nebennierenrindenkarzinomen ist stark vereinfacht, wenn es sich um einen hormonproduzierenden Tumor handelt, da das Symptom der Hormonproduktion schon früh evident werden kann, auch bei relativ kleinen Tumoren. Die Tumormasse und das Ausmaß der Hormonproduktion sind nicht direkt miteinander gekoppelt. Nichthormonproduzierende Tumoren entziehen sich der Früherkennung; sie können nur durch Routineuntersuchungen oder eine abdominelle bildgebende Diagnostik aus anderen Gründen früh erkannt werden. Die nichthormonproduzierenden Tumoren werden daher meist erst im fortgeschrittenerem, nicht mehr kurativ behandelbarem Stadium erkannt. Es ist zu hoffen, daß eine zunehmende Früherkennung auch der nichthormonproduzierenden Tumoren möglich wird durch die heute zunehmend eingesetzte bildgebende Diagnostik im Abbdomenbereich aus anderen Gründen, z. B. auch aus Gründen der Früherkennung und Vorsorge.

Die Überlebenswahrscheinlichkeit beträgt für alle Patienten ca. 30% nach 5 Jahren, für das Stadium I und II ca. 55%, für das Stadium III ca. 20% und für das Stadium IV ca. 5%. Die mediane Überlebenszeit für die Stadien I und II, III und IV beträgt 6,1 und 0,6 Jahre und für die Gesamtgruppe der Patienten ca. 2 Jahre.

# 5 Diagnostik

## Labor

Über die Routineuntersuchungen hinaus sind folgende Hormonanalysen erforderlich:

- *Bei Verdacht auf einen Kortisol produzierenden Tumor:*
  - Kortisoltagesprofil 8, 14, 19, 23 Uhr und freies Kortisol im 24-h-Urin, Testosteron, Dehydroepiandrosteronsulfat (DHEAS), 4-Androstendion; wenn pathologisch, bei Verdacht auf Cushing-Syndrom →
  - Dexamethasonhemmtest stufenweise mit 3 bzw. 9 mg über 3 Tage mit Bestimmung von Kortisol, Testosteron (beim zentralen Cushing-Syndrom Hemmung von Kortisol mit 9 mg Dexamethason; keine Hemmung beim Nebennierenrindenadenom und -karzinom; DHEAS beim Adenom erniedrigt, beim Karzinom fakultativ erhöht).
- *Bei Verdacht auf einen Aldosteron produzierenden Tumor*
  Bestimmung des Aldosteron- und Plasmareninspiegels; wenn Renin nach kochsalzarmer Diät niedrig und Aldosteron nach Kochsalzbelastung hoch → apparative Diagnostik.
- *Bei Verdacht auf einen Östrogen produzierenden Tumor:*
  Östradiol, Östriol, Östron, Gesamtöstrogene im Serum, Gesamtöstrogene im 24-h-Urin.
- *Bei Verdacht auf einen virilisierenden Tumor:*
  Testosteron, Dehydroepiandrosteronsulfat inklusive Dexamethasonhemmtest.
- *Bei Hypokaliämie:*
  Kaliumausscheidung quantitativ; Gesamtkörperkalium (nuklearmedizinisch).

## Apparative Diagnostik

*Obligat:*
- Sonographie des Abdomens,
- Computertomographie des Abdomens,
- Kernspintomographie des Abdomens,
- Thoraxröntgen zum sicheren Ausschluß von Lungenmetastasen,
- Computertomographie des Thorax.

*Fakultativ:*
- selektive Arteriographie,
- selektiv Blutabnahme aus Nebennieren- und evtl. Ovarialvenen zur Hormonbestimmung,
- Cholesterinszintigraphie,
- Gesamtkörperkaliumbestimmung (nuklearmedizinisch) bei Verdacht auf Conn-Syndrom.
- Eine Feinnadelbiopsie im Bereich der Nebennieren ist mit einer relativ hohen Komplikationsrate belastet (Hämaturie, Pneumothorax, Hämorraghie, 9%) und wird von einzelnen Autoren als kontraindiziert angesehen; der Aussagewert ist relativ schwach und mit einer hohen falsch-negativen Fehlerrate belastet. Lediglich bei Verdacht auf Nebennierenmetastasen (anderes Bild im Kernspintomogramm als bei Nebennierenrindenkarzinom) ist eine Feinnadelbiopsie zur Artdiagnose und Differentialdiagnose indiziert.
- $^{131}$I-MIBG-Szintigramm (alternativ $^{123}$I-MIBG;) Sensitivität 75–95%, Spezifität 100%),

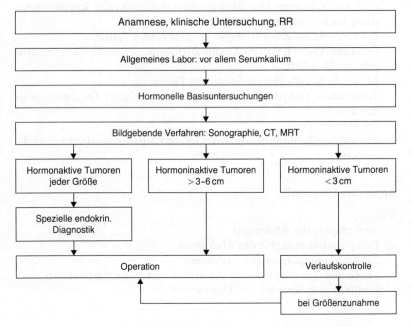

**Abb. 1.** Vorgehen bei Inzidentalom der Nebenniere. (Nach Hörmann et al. 1995)

- Somatostatinanalog- (Octreotid-)Szintigramm,
- Positronenemissionstomographie (PET).

Ein Algorithmus zur Diagnostik bei Verdacht auf einen Nebennierenrind-
entumor ist in Abb. 1 dargestellt.

## 6 Charakteristika der Erkrankung und Krankheitsverlauf

Die hormonaktiven Tumoren sind durch die von der Hormonproduktion
hervorgerufene Symptomatik charakterisiert (s. Abschn. 2 „Histologie").
Die nichthormonproduzierenden Tumoren werden in der Regel erst im
fortgeschrittenen Stadium entdeckt, wenn sie aufgrund ihrer lokalen
Infiltration Schmerzen hervorrufen oder wenn Lungenmetastasen auftreten. Über die hormonbedingte Symptomatik und manchmal auch über die
damit verbundene Symptomatik hinaus wird das klinische Bild von der
zum Teil unterschiedlichen biologischen Aktivität der Nebennierenrin-
denkarzinome bestimmt. Es gibt sehr langsam verlaufende Formen,
schubweise Verläufe mit Stillstand über längere Zeit, gefolgt von rascher
Progression, sowie sehr schnell proliferiende, metastasierende Tumoren
mit nur kurzer Überlebenszeit. In der Regel ist der klinische Verlauf bei
der Diagnose nicht vorhersagbar, sondern muß abgewartet werden. Die
therapeutischen Interventionen sollten sich soweit wie möglich nach dem
klinischen Verlauf bzw. der biologischen Aggressivität richten.

## 7 Therapiestrategie

### 7.1 Übersicht

Die Operation stellt die einzige kurative Therapie dar. Sie ist allerdings
nur bei nichtinfiltrierendem Tumor noch radikal mit R0-Resektion
durchzuführen; aber auch eine R1-Resektion sollte, wenn nicht anders
möglich, angestrebt werden. Leider sind viele Tumoren bei der Diagnosestellung nicht mehr durch R0- oder R1-Resektion operabel. Es ist offen,
ob die radikale Resektion eines Primärtumors bei bestehender Metastasierung sinnvoll ist; der radikale Zugang mit Operation des Primärtumors
und der Metastasen hat sich in Einzelfällen als sinnvoll erwiesen, da ein
Langzeitüberleben ermöglicht worden ist. Allerdings ist unklar, ob dieses
Langzeitüberleben der besonders guten Biologie des jeweiligen Tumors
oder der chirurgischen Maßnahme zuzuschreiben war.

Die Chemotherapiesensitivität ist sehr mäßig bis schlecht, Heilungen und Langzeitüberleben sind durch chemotherapeutische Maßnahmen nicht möglich. Palliative, insbesondere am hormonellen Syndrom orientierte, antiproliferative und antihormonelle Therapien sind sinnvoll und in jedem Fall zu versuchen; in einigen Fällen ist diese Therapie auch mit einer deutlichen Tumorregression assoziiert. Die Radiotherapie ist eine sinnvolle und unter palliativem Aspekt wirksame Maßnahme; ihr Wert als adjuvante und additive Therapie nach R0- oder R1-Resektion ist nicht geklärt.

*Prospektive Untersuchungen*
Sinnvoll ist die Untersuchung neuer Substanzen im Zusammenhang mit Taxanen und Topomerase-I-Hemmern bei diesen Tumoren, da vereinzelt sehr gute Ergebnisse berichtet worden sind.

## 7.2 Stellung der Chirurgie

### 7.2.1 Kurative Chirurgie

Die Chirurgie ist die Therapie der Wahl und bei nicht metastasierten Stadien kurativ, wenn eine radikale Operation möglich ist. Angestrebt wird eine radikale Tumorresektion mit Adrenalektomie und Revision der regionären Lymphknoten. Selten ist eine Resektion von Wandanteilen oder Tumorthromben im Bereich der V. cava inferior notwendig. Der Zugangsweg ist ein Interkostalschnitt oberhalb der 11./12. Rippe. Der Stellenwert einer ausführlichen Lymphknotenpräparation und -resektion ist nicht belegt. Neuerdings werden vermehrt laparoskopische Resektionen insbesondere von kleinen Tumoren (besonders Inzidentalome) durchgeführt; dieser therapeutische Zugang ist in erfahrenen Händen sicherlich von zunehmender Bedeutung.

Intra- und postoperativ muß auf die seltenen, aber für diese Operation typischen Komplikationen wie Pneumothorax, Pankreas- oder Milzverletzung geachtet werden. Auch muß die potentielle Entwicklung einer Nebenniereninsuffizienz mit Müdigkeit, Schwäche, Hypotonie und Elektrolytveränderungen beachtet werden und entsprechend, insbesondere bei unklarer Funktion der gegenseitigen Nebenniere, substituiert werden. Es empfiehlt sich die präoperative Substitution in jedem Falle mit 100–150 mg Hydrokortison pro Tag.

## 7.2.2 Palliativchirurgie

Auch beim Vorliegen von Synchron- und Fernmetastasen mit geringer Wachstumstendenz und minimaler Größenausdehnung kann eine Resektion des Primärtumors, gefolgt von einer Resektion der Metastasen, sinnvoll sein. Dieses Vorgehen führt nicht nur zu einer symptomatischen Besserung mit Rückgang oder Normalisierung der durch die Hormonproduktion hervorgerufenen Symptomatik, sondern auch möglicherweise zu einer längerfristigen Überlebenszeit; allerdings ist der Wert einer Metastasenresektion bei synchronen Metastasen ungesichert.

Ebenso ist der Wert einer Metastasenresektion bei metachronen Metastasen nicht gesichert; bei singulären bzw. vereinzelten Metastasen mit geringer Wachstumstendenz und gutem Ansprechen auf eine Hormon- oder Chemotherapie sollte in Einzelfällen die Resektion auch von Metastasen – falls ohne schwere Belastung für den Patienten möglich – erwogen werden.

Bei Inoperabilität des Primärtumors kann eine Embolisation der Nebennierenarterie versucht werden.

## 7.3 Stellung der Strahlentherapie

### 7.3.1 Kurative Strahlentherapie

Eine Heilung eines nichtoperablen Primärtumors durch die Strahlentherapie ist kaum zu erwarten; allerdings profitieren ca. die Hälfte der Patienten durchaus mit subjektiver und objektiver Besserung durch eine palliative Bestrahlung mit 45–55 Gy.

### 7.3.2 Adjuvante/additive Strahlentherapie (bei R0/R1-Resektion)

Der Wert einer adjuvanten Strahlentherapie nach R0-Resektion ist nicht gesichert; einzelne Serien weisen auf einen möglichen Benefit der adjuvanten Strahlentherapie hin, so daß sie durchaus im Einzelfall durchgeführt werden kann, zumal sie mit nur geringer Toxizität belastet ist.

Bei R1- oder gar R2-Resektion mit mikroskopischem oder gar makroskopischem Resttumor ist der Wert einer additiven Strahlentherapie desgleichen nicht gesichert; in Ermangelung einer sehr wirksamen Systemtherapie ist im Einzelfall durchaus die Strahlentherapie als postoperative Therapiemodalität zu erwägen.

### 7.3.3 Palliative Strahlentherapie

Eine palliative Strahlentherapie des Primärtumors oder von Symptomen, hervorgerufen von Metastasen, sollte in jedem Fall durchgeführt werden.

## 7.4 Stellung der Systemtherapie

Der Schwerpunkt der Systemtherapie liegt in der symptomatischen, antihormonellen Therapie mit *Mitotane* (o,p'-DDD) oder *Aminoglutethimid;* über den symptomatischen Effekt hinaus sind mit Mitotane 20–25% objektive Remissionen, inklusive sehr selten kompletter Remissionen, möglich sowie 30–70% biochemische/symptomatische Response. Die Remissionen können zum Teil lange anhalten, und zwar bis zu mehreren Jahren, im Median aber eher nur kurzfristig. Unabhängig von der Induktion einer objektiven Remission ist bei einem weiteren Teil der Patienten ein antiproliferativer und antihormoneller Effekt nachweisbar mit Rückgang der tumorbedingten hormonellen Symptomatik. Mitotane ist eine aus dem Insektizid DDT entwickelte Substanz (Rothane) mit hoher adrenolytischer Wirkung. Die Entwicklung dieses Medikaments geht auf die Beobachtung zurück, daß Hunde nach oraler Aufnahme von DDT an einer Nekrose der Zona reticularis und fasciculata der Nebennierenrinde erkrankten. Das Präparat wird einschleichend dosiert mit einer Anfangsdosis von 500 mg pro Tag bis zur maximalen Dosis von 8–10–12 g pro Tag. Dosislimitierend sind die Nebenwirkungen: Übelkeit, Erbrechen, Gewichtsverlust, Durchfälle, Muskelfaszilationen, Depression, Verwirrtheit, Kopfschmerzen, Müdigkeit und Schwindel.

Wichtig ist, daß die maximal tolerable Dosis appliziert wird; es wurde nachgewiesen, daß bei niedrigen Serumspiegeln kein Effekt von Mitotane erwartet werden kann. Dies bedeutet, daß die Dosierung so eingestellt werden muß, daß die Nebenwirkungen gerade noch tolerabler sind; sie betreffen insbesondere Anorexie, Übelkeit, Erbrechen und Schwäche. Nausea und Emesis sind mittlerweile gut kupierbar durch 5-HT$_3$-Rezeptorantagonisten, während es besonders für die Anorexie und Schwäche keine symptomatische Begleittherapie gibt.

Wenn es bei der Therapie von besonderer Bedeutung ist, die kortisolbedingte Symptomatik zu reduzieren oder zu eliminieren, sollte in jedem Fall ein Therapieversuch mit dem besser verträglichen Aminoglutethimid oder einem Aromatasehemmer der 3. Generation durchgeführt werden. Die Wahrscheinlichkeit einer objektiven Remission ist unter Aminoglutethimid vermutlich geringer als unter Mitotane; objektive Remissionen sind aber nachgewiesen (Weiß u. Schmoll 1984). Eine Kombination von

Aminoglutethimid und Mitotane ist verschiedentlich publiziert worden; es ist unklar, ob der antiproliferative oder remissionsinduzierende Effekt durch diese Kombination größer ist als durch eine der beiden Monosubstanzen allein.

Eine weitere, nicht zytotoxische Substanz ist *Suramin* mit proliferationshemmender und zum Teil zytotoxischer Wirkung in vitro sowie einer Hemmung der Steroidexpression von Nebennierenrindenkarzinomzellinien. In vivo fand sich unter wöchentlicher i.v.-Bolusinjektion von 800–1400 mg/m$^2$ oder einer kontinuierlichen Infusion von 350 mg/m$^2$ bei 2 von 16 Patienten eine partielle Remission von 2-6 Monaten Dauer und bei 2 weiteren Patienten eine Minorremission von kurzer Dauer, sowie bei 5 Patienten ein No-Change von 3–10 Monaten. Allerdings zeigte sich nur bei 1 von diesen Patienten ein Rückgang der Steroidexpression. Von besonderem Interesse ist, daß ein Großteil der Patienten unter einer Therapie mit Mitotane progredient gewesen war; Suramin scheint somit auch bei Mitotaneresistenz wirksam zu sein.

Von den klassischen Zytostatika sind folgende Substanzen wirksam: *Cisplatin, Doxorubicin* und *5-Fluoruracil.* Der Vorteil einer Kombinationschemotherapie gegenüber einer Monotherapie ist nicht gesichert. Die objektive Remissionsrate unter Doxorubicin beträgt ca. 19%, die Remissionsrate unter Cisplatin ist vergleichbar. 5-Fluoruracil ist möglicherweise deutlich weniger wirksam. Doxorubicin hat keine Wirksamkeit gezeigt bei Patienten, die unter Mitotane eine Progression aufweisen. Kombinationstherapien unter Einschluß von Cisplatin, Doxorubicin und 5-Fluoruracil haben eine Remissionsrate von 23% erreicht, inklusive einer kompletten Remission für 4 Jahre. Die Kombination Cisplatin/Etoposid/Bleomycin (Hesketh et al. 1986) ist nur bei 4 Patienten untersucht worden mit 2 Remissionen; es liegen aber auch sporadische positive Erfahrungen vor über die Kombination von Cisplatin/Etoposid/Ifosfamid mit zum Teil dramatischen Remissionen, so daß es opportun erscheint, cisplatinhaltige Kombinationstherapien weiter prospektiv zu prüfen. Beim Versagen einer dieser Substanzen als Mono- oder Kombinationstherapie bietet sich ein Versuch mit Taxanen an.

Die Kombination von Cisplatin mit Mitotane ergab eine Ansprechrate von 25% (Bukowski et al. 1993) mit einer mittleren Dauer bis zur Progression von 4 Monaten (2–13 Monaten) und einer kompletten Remission. Insgesamt sind die Daten zur Chemotherapie beim Nebennierenrindenkarzinom außerordentlich spärlich. Gesichert ist, daß 20–25% der Patienten mit einer objektiven Remission ansprechen und daß ein weiterer Teil der Patienten von der antihormonellen Aktivität mit dem Rückgang der tumorbedingten Symptomatik profitiert. Mit einer medianen Überlebenszeit der Patienten in den Phase-II-Studien von ca. 11 Monaten scheint der Einsatz einer Chemotherapie mit einer längeren Überlebenszeit assoziiert zu sein, da die Überlebenszeit von unbehandelten Patienten im Median nur ca. 3 Monate beträgt.

### 7.4.1 Neoadjuvante Chemotherapie

In Einzelfällen kann bei lokal sehr weit fortgeschrittenem Tumor mit limitierter Metastasierung ein Therapieversuch mit einer antihormonellen oder einer Chemotherapie gemacht werden mit dem Ziel, die Operabilität des Tumors zu erreichen und die Wirksamkeit der Therapie auszutesten. In Einzelfällen kann es zu einer deutlichen Regression mit Erreichen einer Operabilität kommen; in diesen Fällen sollte der Tumor reseziert werden und ebenso die Metastasen, sofern dies dem Patienten zumutbar erscheint. Dies gilt insbesondere für synchrone Metastasen in der Leber, die im Rahmen der Resektion des Primärtumors mitentfernt werden sollten, wenn es technisch möglich ist.

### 7.4.2 Adjuvante Chemotherapie

Nach R0-Resektion eines Nebennierenrindenkarzinoms ist eine adjuvante Therapie mit einer antihormonellen Substanz oder eine Chemotherapie nicht indiziert; es liegen keine Daten vor, die auf eine verlängerte Überlebenszeit nach einer adjuvanten Systemtherapie hinweisen.

### 7.4.3 Additive Chemotherapie nach R1-Resektion

Sollte eine chirurgische Resektion nicht radikal gewesen sein, ist eine additive Chemotherapie nur dann sinnvoll, wenn keine Fernmetastasen vorliegen. In diesem Fall könnte, bei Vorhandensein einer hormonellen Sekretion als Meßparameter der Therapie, eine Systemtherapie im Sinne einer additiven Therapie durchgeführt werden. Diese Therapie sollte bei Rückgang der hormonellen Symptomatik weitergeführt werden und zusätzlich eine additive Strahlentherapie appliziert werden. Bei fehlenden Meßparametern (d. h. bei nichtfunktionellem Tumor bzw. nicht ausreichendem Resttumorgewebe) ist eine frühe, additive Systemtherapie aufgrund des fehlenden Nachweises einer Wirksamkeit nicht indiziert.

### 7.4.4 Palliative Chemotherapie

Bei allen Patienten mit nichtoperabler, lokal fortgeschrittener Erkrankung und/oder synchronen und metachronen Fernmetastasen sollte in jedem Fall ein Therapieversuch mit einer Systemtherapie gemacht werden. Es sollte zunächst mit Mitotane begonnen werden, unabhängig von der Art und dem Ausmaß der hormonellen Produktion des Tumors; die Wahrscheinlichkeit eines Ansprechens auf Mitotane bei nichthormonproduzierendem Nebennierenrindenkarzinom ist allerdings erheblich geringer als bei hormonproduzierendem Tumor. Die Dosis muß in Dreitagesschritten gesteigert werden bis zur maximal verträglichen Dosis von ca. 6–10 (12) g pro Tag peroral. Die Maximaldosis sollte bis zu 6 Wochen gegeben werden, bevor ein meßbarer Therapieeffekt erwartet werden kann; der antihormonelle Effekt von Mitotane setzt allerdings innerhalb von wenigen Tagen ein und ist sehr bald nachweisbar. Sollte ein meßbarer Antitumoreffekt eingetreten sein, Mitotane aber nicht toleriert werden, kann ein Versuch mit Aminoglutethimid gemacht werden. Eine Alternative ist in diesem Fall auch Doxorubicin.

Möglicherweise ist es sinnvoller, bei einem nichthormonproduzierenden Tumor zunächst keinen Therapieversuch mit dem toxischen Mitotane zu machen, sondern zunächst mit einer Doxorubicin- oder Cisplatinmonotherapie oder einer cisplatinhaltigen Kombinationstherapie zu beginnen.

Ein Therapieversuch mit Suramin ist ebenso möglich, wenngleich auch mit erheblicher Toxizität verbunden.

# 8 Indikation zur Chemotherapie

## 8.1 Auswahl der Patienten

### 8.1.1 Hormonproduzierendes Nebennierenrindenkarzinom

Bei Patienten mit hormonproduzierendem Tumor ist zunächst immer ein Therapieversuch mit Mitotane sinnvoll, unabhängig vom Allgemeinzustand und der Tumorausdehnung.

### 8.1.2 Nichthormonproduzierendes Nebennierenrindenkarzinom

Bei nichtfunktionellem Tumor, möglicherweise auch bei undifferenzierter Histologie, ist die Wahrscheinlichkeit für die Wirksamkeit einer antihormonellen Maßnahme relativ gering; bei schnell progredienter oder initial ausgedehnter Erkrankung sollte möglicherweise bei diesen Patienten primär eine Chemotherapie oder möglicherweise eine Kombination aus einer antihormonellen und einer Chemotherapie durchgeführt werden.

## 8.2 Zeitpunkt des Therapiebeginns

Da es sich in der Regel nicht um eine kurative Therapie handelt, ist der Zeitpunkt des Therapiebeginns von der klinischen Symptomatik und der Krankheitszunahme abhängig zu machen. Es sollte zunächst, falls die klinische Symtomatik es zuläßt und die hormonbedingte Symptomatik nicht im Vordergrund steht, zugewartet werden bis zur deutlichen Progredienz der Erkrankung.

## 8.3 Wahl der Therapie

### 8.3.1 Hormonproduzierendes Nebennierenrindenkarzinom

Unabhängig vom Allgemeinzustand des Patienten sollte ein Versuch mit
- Mitotane gemacht werden. Erst beim Versagen von Mitotane sollte auf
- eine Chemotherapie gewechselt werden.

### 8.3.2 Nichthormonproduzierendes Nebennierenrindenkarzinom

Falls die Krankheit gering ausgedehnt ist und nur langsam progredient ist, ist ein Therapieversuch mit
- Mitotane möglich.

In allen anderen Fällen sollte primär auf eine Kombination aus Mitotane plus Chemotherapie und/oder eine alleinige Chemotherapie übergegangen werden:
- Mitotane plus Cisplatin,
- Doxorubicinmonotherapie,
- Cisplatinmonotherapie,
- Cisplatin/Doxorubicin/Cyclophosphamid,
- Cisplatin/Etoposid/Bleomycin.

## 8.4 Dauer der Therapie

- Eine Therapie mit Mitotane, Aminoglutethimid oder Suramin wird bis zur Progression als Dauertherapie weitergeführt.
- Eine Monotherapie mit Doxorubicin wird bis zur Progression oder zum Erreichen der maximalen Toleranzdosis weitergeführt.
- Eine Therapie mit Cisplatin oder cisplatinhaltigen Kombinationen wird beim Ansprechen über den 1. Zyklus hinaus für insgesamt 4, aber maximal 6 Zyklen appliziert, gefolgt von einer Therapiepause.

## 8.5 Modifikation der Standarddosis

Mitotane muß entsprechend der Toxizität reduziert werden. Für die Zytostatika gelten die üblichen Richtlinien (Dosierung nach Nierenfunktionsparametern).

## 8.6 Begleittherapie

Bei Gabe von Mitotane ist eine ausreichende Antiemese bzw. eine antiemetische Prophylaxe erforderlich. Für cisplatinhaltige Mono- oder Kombinationstherapie gelten die üblichen Vorschriften.

## 8.7 Erhaltungstherapie

Eine Erhaltungstherapie wird durchgeführt bei Mitotane, Aminoglutethimid oder Doxorubicin, und zwar bis zur Progression. Bei Induktionstherapie mit Cisplatin oder einer cisplatinhaltigen Kombinationstherapie wird keine Erhaltungstherapie durchgeführt.

## 9  Salvage-/Rezidivtherapie

Bei resektablem Rezidiv sollte eine chirurgische Resektion angestrebt werden. Dies gilt auch für isolierte Metastasen in Leber, Lunge und Hirn.

Bei Rezidiv nach initialer hormoneller Therapie und Therapiepause aufgrund der Toxizität sollte die gleiche hormonelle Therapie wieder einsetzen. Bei Progression und/oder Rezidiv nach einer cisplatinhaltigen Mono- oder Kombinationstherapie steht nur eine experimentelle Therapie zur Verfügung. In diesen Fällen sollte ein Versuch mit Taxol oder Taxotere gemacht werden.

## 10  Kontrolle des Therapieergebnisses

- Bei Therapie mit Aminoglutethimid: Vermeidung einer primären Nebennierenrindeninsuffizienz (ggf. Steigerung der Hydrokortisonmedikation unter Streßsituationen!).
- Kontrolle von $T_3$ und $T_4$, da eine Hyporthyreose induziert werden kann.
- Kontrolle der Markerhormonausscheidung.

## 11  Informationen zu Studien bezüglich der Chemotherapie

Sie sind beim Autor zu erfragen.

## 12 Therapieschemata

---

**Mitotane (o,p′-DDD)**

| Mitotane | 1 g/Tag | p.o. | Tag 1–3 |
|----------|---------|------|---------|
|          | 2 g/Tag | p.o. | Tag 4–7; danach |

– → wöchentlich Steigerung der Tagesdosis um jeweils 1 g bis zum Auftreten starker Nebenwirkungen; danach Dosisreduktion bis zur Dauerdosis mit vertretbarer Nebenwirkung, in der Regel 6–10 g (Verkapselung in dünndarmlöslichen Kapseln!);
– Kortisolsubstitution mit 25 mg Hydrokortison und 0,05–0,1 mg Fludrokortison (p.o./Tag; morgens);
– Mindesttherapiedauer 6 Wochen

---

**Aminoglutethimid**                                    (Weiß u. Schmoll 1984)

| Aminoglutethimid | 500–1000 mg/m$^3$ | p.o. | täglich fortlaufend |
|------------------|-------------------|------|---------------------|

Mindestens 6 Wochen

*Schema für die einschleichende Dosierung*

| Tag | morgens | mittags | abends | 22 Uhr |
|-----|---------|---------|--------|--------|
| 1–3 | – | – | 125 mg | 125 mg |
| 4–6 | – | 125 mg | 125 mg | 250 mg |
| 7–9 | 125 mg | 125 mg | 250 mg | 250 mg |
| 9–12 | 125 mg | 250 mg | 250 mg | 250 mg |
| Danach | 250 mg | 250 mg | 250 mg | 250 mg |

– Substitution mit 25 mg/Tag p.o. Hydrokortison (morgens) und Fludrokortison 0,1 mg/Tag p.o. (morgens);
– Mindesttherapiedauer 6 Wochen;
– Dosissteigerung erforderlich bei Tachyphylaxie (Nachlassen der Wirkung durch Enzyminduktion);
– *Cave:* Hypothyreose nach längerer Therapie möglich.

| Doxorubicinmonotherapie | | | | (Decker 1991) |
|---|---|---|---|---|
| Doxorubicin | 60 mg/m² | i.v. | Bolus | Tag 1 |
| Wiederholung Tag 22 | | | | |

| Cisplatin/Mitotane | | | | (Bukowski 1993) |
|---|---|---|---|---|
| Mitotane | 1 g | per os | 4mal am Tag, fortlaufend | |
| Cisplatin | 100 mg/m² | i.v. | 1-h-Infusion | Tag 1 |
| Wiederholung Tag 29 | | | | |
| Substitution mit Korstisonacetat | | | | |

| Cisplatintherapie | | | | (Chun 1983) |
|---|---|---|---|---|
| Cisplatin | 100 mg/m² | i.v. | 2-h-Infusion | Tag 1 |
| Wiederholung Tag 22 | | | | |

## Literatur

Arit W, Reincke M, Siekmann L et al. (1994) Suramin in adrenocortical cancer: Limitied efficacy and serious toxicity. Clin Endocrinol 41(3):299–307

Berruti A, Terzolo M, Paccotti P, Verglio F, Pia A, Dogliotti L, Angeli A (1992) Favorable response of metastatic adrenocortical carcinoma to etoposide, adriamycin and cisplatin (EAP) chemotherapy. Report of two cases. Tumori 78(5):345–348

Bradley EL II (1975) Primary and adjunctive therapy in carcinoma of the adrenal cortex. Surg Gynecol Obstet 141:507ff

Bukowski RM, Wolfe M, Levine HS, Crawford DE, Stephens RL, Gaynor E, Harker WG (1993) Phase II trial of mitotane and cisplatin in patients with adrenal carinoma: a Southwest Oncology Group study. J Clin Oncol 11(1):161–165

Chun HG, Yagoda A, Kemeny M (1983) Cisplatinum for adrenal cortical carcinoma. Cancer Treat Rep 67:513–514

Crucitti F, Bellantone R, Ferrante A, Boscherini M, Crucitti P (1996) The Italian Registry for Adrenal Cortical Carcinoma: analysis of a multiinstitutional series of 129 patients. Surgery 119(2):169–170

Decker RA, Kuehner ME (1991) Adrenocortical carcinoma. Am Surg 57(8):502–513

Decker RA, Elson P, Hogan TF et al. (1991) Eastern Cooperative Oncology Group Study 1879: mitotane and adriamycin in patients with advanced adenocortical carcinoma. Surgery 110(6):1006–1013

Dunnick NR (1994) Adrenal carcinoma. Radiol Clin North Am 32(1):99–108

Grondal S, Cedermark B, Eriksson B et al. (1990) Adrenocortical carcinoma. A retrospektive study of a rare tumor with a poor prognosis. Eur J Surg Oncol 16(6):500–506

Hesketh PJ et al. (1986) Chemotherapy of adrenocortical carcinoma. Proc Am Soc Clin Oncol 5:561

Hörmann R, Jockenhövel F (1995) Endokrinologische Diagnostik bei hormonaktiven Nebennierentumoren und Nebenniereninzidentalomen. Onkologie 8:476–480

Jensen JC, Pass HI, Sindelar WF, Norton JA (1991) Recurrent or metastatic disease in selected patients with adrenocortical carcinoma. Aggressive resection vs chemotherapy. Arch Surg 126(4):457–461

Kasperlik-Zaluska AA, Migdalska BM, Zgliczynski S, Makowska AM (1995) Adrenocortical carcinoma. A clinical study and treatment results of 52 patient. Cancer 75(10):2587–2591

Kornely E, Schlaghecke R (1994) Complete remission of metastasized adrenocortical carcinoma under o,p'-DDD. Exp Clin Endokrinol 102(1):50–53

Kruimel JW, Smals AG, Beex LV, Swinkels LM, Pieters GF, Kloppenborg PW (1991) Favourable response of a virilizing adrenocortical carcinoma to preoperative treatment with ketoconazole and postoperative chemotherapy. Acta Endocrinol 124(4):492–496

Kwauk S, Burt M (1993) Pulmonary metastases from adrenal cortical carcinoma: results of resection. J Surg Oncol 53(4):243–247

Pia A, Berruti a, Terzolo M, Paccotti P, Letizia C, Dogliotti L, Angeli A (1995) Feasibility of the association of mitotane with etoposide, adriamycin and cisplatin combination chemotherapy in advanced adrenocortical cancer patients. Report on 7 cases [letter]. Ann Oncol 6(5):509–510

Pommier RF, Brennan MF (1992) An eleven-year experience with adrenocortical carcinoma. Surgery 112(6):963–970

Ribeiro RC, Sandrini-Neto RS, Schell MJ, Lacerda L, Sambaio GA, Cat I (1990) Adrenocortical carcinoma in children: a study of 40 cases. J Clin Oncol 8(1):67–74

Schlumberger M, Brugieres L, Gicquel C, Travagli JP, Droz JP, Parmentier C (1991) 5-Fluoruracil, doxorubicin, and cisplatin as treatment for adrenal cortical carcinoma. Cancer 67(12):2997–3000

Van Slooten H, van Oosterom AT (1983) CAP (Cyclophosphamide, Doxorubicin, and Cisplatin) regimen in adrenal cortical carcinoma. Cancer Treat Rep 67:377–379

Van Slooten H, Moolenar AJ, van Seters AP, Smeenk D (1984) The treatment of adrenocortical carcinoma with o,p′-DDD. Prognostic implications of serum level monitoring. Eur J Cancer Clin Oncol 20:47–53

Weiß J, Schmoll HJ (1984) Aminoglutethimid beim metastasierenden Nebennierenkarzinom: Hochdosisbehandlung und Tachyphylaxie. In: Nagel, Schmidt-Matthiesen, Drees (Hrsg) Aminoglutethimid: Ein Antiöstrogen mit Aromatasehemmung. Zuckerschwerdt, München, S 152–156

## 34.45 Medulläres Schilddrüsenkarzinom

F. Raue, H.-J. Schmoll, H. Dralle

### 1 Epidemiologie

*Häufigkeit:* Das medulläre Schilddrüsenkarzinom betrifft 8–12% aller malignen Schilddrüsentumoren

*Inzidenz:* 0,3/100000 und Jahr; Männer und Frauen sind nahezu gleich häufig betroffen.

*Genetische Prädisposition:* Ein Viertel der medullären Schilddrüsenkarzinome werden autosomal-dominant vererbt und kommen im Rahmen der multiplen endokrinen Neoplasie Typ 2A/2B (MEN 2a/2b) vor. Genetischer Marker für die MEN 2 sind Punktmutationen im Gen des Ret-Proto-Onkogens (Chromosom 10).

*Altersverteilung:* Altersmaximum 40–49 Jahre. Geschlechtsverteilung 1:1,4 (Männer:Frauen). Durch entsprechende Screeninguntersuchungen liegt der Altersgipfel beim hereditären medullären Schilddrüsenkarzinom um 2 Jahrzehnte früher (20–29 Jahre).

*Primäre Prävention/Screeninguntersuchungen:* Bei Familienangehörigen, insbesondere Kindern von betroffenen Patienten mit medullärem Schilddrüsenkarzinom, sollte eine molekulargenetische Untersuchung in Hinblick auf Punktmutationen des Ret-Proto-Onkogens auf Chromosom 10 durchgeführt werden (s. Abschn. „Besondere Hinweise").

### 2 Histologie

#### 2.1 Einführung

Das medulläre Schilddrüsenkarzinom stellt eine maligne Entartung der parafollikulären Zellen (C-Zellen) der Schilddrüse dar. Die C-Zellen sind neuroektodermalen Ursprungs. Das medulläre Schilddrüsenkarzinom (Synonym: C-Zellkarzinom) ist durch die Ablagerung von Amyloid (kongorot-positiv) und den immunhistologischen Nachweis von Kalzitonin gekennzeichnet. Die außergewöhnliche morphologische Variabilität rechtfertigt die konsequente Anwendung der Immunhistochemie. Kalzitonin und Chromogranin A lassen sich in praktisch allen medullären Schilddrüsenkarzinomen nachweisen.

Die Präkanzerose der hereditären medullären Schilddrüsenkarzinome ist die C-Zellhyperplasie, definiert als multifokale Proliferation der C-Zellen innerhalb der Schilddrüsenfollikel. Der Übergang von der C-Zellhyperplasie zum Mikrokarzinom ist fließend, das nebeneinander von kleinen Karzinomherden und einer C-Zellhyperplasie ist typisch für die familiäre Variante des medullären Schilddrüsenkarzinoms. In seltenen Fällen sind gemischt medullär-follikuläre oder medullär-papilläre Karzinome mit immunhistochemisch nachgewiesener Follikeldifferenzierung (Thyreoglobulin) und C-Zelldifferenzierung (Kalzitonin) innerhalb eines Tumors abzugrenzen.

## 2.2 Tabellarische Übersicht

**Histologische Klassifikation des medullären Schilddrüsenkarzinoms**

– *Medulläres Schilddrüsenkarzinom (C-Zellkarzinom);* trotz außergewöhnlichen morphologischen Formenreichtums wird die Einteilung in Subtypen nicht empfohlen.
– *Hereditäres medulläres Schilddrüsenkarzinom und C-Zellhyperplasie (diffus oder nodulär);* bei genetische determinierten Kindern oder Heranwachsenden ist die C-Zellhyperplasie eine Präkanzerose.
– *Gemischt medullär-follikuläres Karzinom (selten).*

Entsprechend der Assoziation mit der multiplen endokrinen Neoplasie Typ 2A und 2B kann eine klinische Einteilung des medullären Schilddrüsenkarzinoms erfolgen. Am häufigsten ist das sporadische medulläre Schilddrüsenkarzinom.

**Klinische Einteilung des medullären Schilddrüsenkarzinoms**

| Form | Häufigkeit [%] |
|---|---|
| Sporadisches medulläres Schilddrüsenkarzinom | 75 |
| Hereditäres medulläres Schilddrüsenkarzinom: | 25 |
| – multiple endokrine Neoplasie Typ 2A (medulläres Schilddrüsenkarzinom, Phäochromozytom, primärer Hyperparathyreoidismus) | 17 |

| Form | Häufigkeit [%] |
|---|---|
| – multiple endokrine Neoplasie Typ 2B (medulläres Schilddrüsenkarzinom, Phäochromozytom, multiple Schleimhautneurome) | 3 |
| – familiäres medulläres Schilddrüsenkarzinom ohne weitere Endokrinopathien | 5 |

## 2.3 Zytologie

Wegen der Seltenheit des Tumors und der Variabilität des zytologischen Bildes wird die Diagnose „medulläres Schilddrüsenkarzinom" aus dem Schilddrüsenaspirat meist nicht gestellt. Der immunzytochemische Nachweis von Kalzitonin und Chromogranin A erhärten die Verdachtsdiagnose.

## 3 Stadieneinteilung

Die pTNM-Klassifikation (postchirurgische Klassifikation) der UICC für Schilddrüsenkarzinome (s. Kap. „Schilddrüsenkarzinom") gilt auch für das medulläre Schilddrüsenkarzinom. Sie ist maßgebend für weitere Therapieentscheidungen und die Prognose. Die weitere Stadiengruppierung erfolgt entsprechend UICC (AJC).

| Stadium I | T1 | N0 | M0 |
|---|---|---|---|
| Stadium II | T2-4 | N0 | M0 |
| Stadium III | jedes T | N1 | M0 |
| Stadium IV | jedes T | jedes N | M1 |

## 4 Prognose

Die Fünf- und Zehnjahresüberlebenswahrscheinlichkeit aller Patienten mit medullärem Schilddrüsenkarzinom liegt zwischen 72 und 81% bzw. 54 und 68%. Sie liegt damit unter der des follikulären und papillären Schilddrüsenkarzinom, ist aber deutlich besser als die des anaplastischen Schilddrüsenkarzinoms. Wesentliche prognostische Faktoren sind das Tumorstadium zum Zeitpunkt der Diagnose, das Geschlecht, das Alter

**Tabelle 1.** Univariate prognostische Faktoren beim medullären Schilddrüsenkarzinom und Überlebenswahrscheinlichkeit

| Prognostische Faktoren | | Überlebenswahrscheinlichkeit [%] | |
|---|---|---|---|
| | | 5 Jahre | 10 Jahre |
| Alle Patienten | | 81 | 64 |
| Geschlecht: | Frauen | 87 | 74 |
| | Männer | 74 | 52 |
| Alter: | < 40 Jahre | 89 | 78 |
| | > 40 Jahre | 75 | 55 |
| Stadium: | I | 100 | 74 |
| | II | 81 | 77 |
| | III | 75 | 60 |
| | IV | 50 | 38 |
| Form: | sporadisch | 78 | 61 |
| | familiär | 88 | 72 |

und die Form (sporadisch, familiär) des medullären Schilddrüsenkarzinoms (Tabelle 1).

In einer multivariaten Analyse verschwinden die Unterschiede in der Prognose bezüglich des Alters und der Form; offensichtlich werden jüngere Patienten in einem günstigeren Stadium entdeckt, das gleiche gilt für die familiäre Variante. Histologische Strukturkriterien wie spindelzellige Formen oder Kernpolymorphien, Amyloid, immunhistologische Anfärbbarkeit bezüglich Kalzitonin oder CEA haben keinen prädiktiven Wert bezüglich Prognose, dagagen hat eine gesteigerte mitotische Aktivität eine ungünstige Prognose.

# 5 Diagnostik

Das sporadische medulläre Schilddrüsenkarzinom unterscheidet sich in der klinischen Präsentation kaum von anderen differenzierten Schilddrüsenkarzinomen. Es wird selten präoperativ diagnostiziert. Die Abklärung einer Struma nodosa mit oder ohne Lymphknotenmetastasen, in seltenen Fällen Fernmetastasen, therapieresistente Durchfälle oder eine unklare

**Tabelle 2.** Diagnostik des medullären Schilddrüsenkarzinoms

| | Sporadische Form | Hereditäre Form |
|---|---|---|
| Leitsymptom: | Struma nodosa, evtl. zervikale Lymphknotenmetastasen, Diarrhö | Familienanamnese, bilaterale Phäochromozytome, marfanoider Habitus, Schleimhautneurome |
| Zervikale Sonographie: Schilddrüsenszintigraphie: Feinnadelpunktion: | Echoarmer Knoten Minderspeicherung Suspekt | Kann eine unauffällige Schilddrüse sein |
| Screening: | | Kalzitonin nach Pentagastrin erhöht, Ret-Proto-Onkogen-Screening bei Familienangehörigen |
| Tumormarker: | Kalzitonin erhöht, CEA erhöht | |
| Diagnose: | Medulläres Schilddrüsenkarzinom/C-Zellhyperplasie | |
| Weitere präoperative Diagnostik: | Thoraxröntgen, CT Hals, oberes Mediastinum und Trachea, Ösophagusbreischluck bei Struma, basales TSH | Ausschluß/Nachweis eines Phäochromozytoms: Serum-, Urinkatecholamine, MIBG-Szintigraphie Ausschluß/Nachweis eines primären Hyperparathyreoidismus: Serumkalzium, Parathormon |
| Diagnostik vor radikaler Operation: | Ausschluß von Fernmetastasen: CT-Thorax, Sonogramm Abdomen, Octreotidszintigramm (Ganzkörper) | Ausschluß von Fernmetastasen: CT-Thorax, Sonogramm Abdomen |

CEA-Erhöhung führen zur Diagnose. Beim hereditären medullären Schilddrüsenkarzinom liegen meist ein Indexfall und evtl. weitere Erkrankungsfälle in der Familie vor. Die Diagnose wird im Rahmen des Familienscreenings mit genetische Markern und zusätzlichem biochemischem Screening (Kalzitonin nach Pentagastrin) gestellt (Übersicht s. Tabelle 2).

## 6 Charakteristika der Erkrankung und Krankheitsverlauf

Nur maximal ein Drittel der Patienten wird durch den Primäreingriff (totale Thyreoidektomie und zentrale Lymphknotendissektion) geheilt. Ist postoperativ der Serumkalzitoninspiegel erhöht, muß von einem lokoregionären Rezidiv/Persistenz oder Fernmetastasen ausgegangen werden. Das medulläre Schilddrüsenkarzinom metastasiert früh in die regionalen Lymphknoten (zervikal, mediastinal), bevor im weiteren Verlauf, häufig erst nach Jahren oder Jahrzehnten, Fernmetastasen in Leber, Lunge und Knochen auftreten können. Das Tumorwachstum ist meist langsam, eine Tumorkachexie tritt selten auf. Im fortgeschrittenen Stadium kommt es häufig zu schwer beherrschbaren Durchfällen, die durch bisher nicht näher charakterisierte Substanzen ausgelöst werden.

Die familiäre Variante wird nur bei 70% der genetisch determinierten Patienten klinisch manifest, dagegen zeigen schon 95% der Patienten im Alter von 35 Jahren einen pathologischen Anstieg der Kalzitonins nach Pentagastrin. Bei der familiären Variante (MEN 2) wird der Verlauf durch das Auftreten von (uni-/bilateralen) Phäochromozytomen, die der Diagnose des medullären Schilddrüsenkarzinoms um Jahre oder Jahrzehnte vorausgehen, aber auch folgen können, modifiziert. Der in 25–50% der Fälle auftretende primäre Hyperparathyreoidismus ist überwiegend asymptomatisch. Die zentrofazial betonten Schleimhautneurome an Zunge und Lippen sind pathognomonisch und erlauben meist eine klinische Blickdiagnose (MEN 2B) in frühester Kindheit.

## 7 Therapiestrategie

### 7.1 Übersicht

Die chirurgische Resektion des Tumors und der Metastasen ist der entscheidende Schritt der Therapie, da alle anderen therapeutischen Maßnahmen nicht kurativ sind. Sollte die Diagnose primär gesichert worden sein (z. B. durch Familienscreening), ist die totale Thyreoidektomie obligat; zusätzlich sollte das zentrale Kompartiment systematisch lymphadenektomiert werden (wichtig für das Tumorstaging). Wird die Diagnose zufällig nach Entfernung eines Schilddrüsenknotens gestellt, so ist die Radikalität in der notwendigen Zweitoperation anzustreben. Der postoperative Kalzitoninspiegel entscheidet über das weitere Vorgehen: Ist er basal normal und steigt nach Pentagastringabe nicht an, so ist von einer Heilung auszugehen; weitere chirurgische Maßnahmen sind nicht erforderlich. Bleibt der Kalzitoninspiegel erhöht, sollte die Frage der Persistenz, des Rezidivs und/oder der Metastasierung gründlich abgeklärt werden. Gegebenenfalls ist auch noch Jahre nach dem Ersteingriff durch

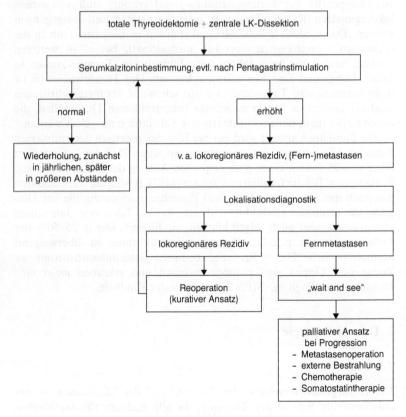

**Abb. 1.** Management des medullären Schilddrüsenkarzinoms

mikrochirurgische Lymphknotendissektion aller Lymphknotenkompartimente (zentral, lateral, mediastinal) ein kurativer Ansatz möglich. Eine Radioiodtherapie ist bei dem nicht iodspeichernden medullären Schilddrüsenkarzinom meist nicht sinnvoll, eine externe Bestrahlung und eine Chemotherapie haben wegen des geringen Ansprechens nur palliativen Charakter. Im folgenden findet sich eine Übersicht über die Therapiestrategien (Flußdiagramm; Abb. 1).

## 7.2 Stellung der Chirurgie

### 7.2.1 Chirurgische Therapie mit kurativem Ziel

Standardtherapie des sporadischen und familiären medullären Schilddrüsenkarzinoms ist die totale Thyreoidektomie und systematische zentrale Lymphadenektomie. Bei Nachweis von Lymphknotenmetastasen sollte wegen des häufigen Vorkommens okkulter Mikrometastasen eine Ausräumung des gesamten lokoregionären Lymphknotensystems (systematische transsternale Lymphadenektomie des zentralen, der beiden lateralen und des mediastinalen Kompartiments) durchgeführt werden. Eingeschränkte Resektionsverfahren können aufgrund der häufigen lokoregionären Lymphknotenmetastasierung und des primär häufig unbekannten genetischen Status (intraglanduläre Multifokalität beim familiären medullären Schilddrüsenkarzinom) nicht empfohlen werden. Bei einem postoperativ erhöhten basalen oder stimulierten Kalzitonin sollte nach inkompletter Voroperation immer eine radikale Nachoperation vorgenommen werden. Ausnahme hiervon ist eine ausgedehnte hämatogene Metastasierung.

### 7.2.2 Palliative Chirurgie

Ein großer lokaler Residual- oder Rezidivtumor, der durch Verdrängung oder Kompression (z. B. Tracheakompression) Beschwerden hervorruft, sollte zunächst, wenn möglich, operativ entfernt oder verkleinert werden. Das gleiche gilt für solitäre Fernmetastasen (z. B. schmerzhafte, frakturgefährdete Knochenmetastasen).

## 7.3 Stellung der Strahlentherapie

### 7.3.1 Radiojodtherapie

Eine Radiojodtherapie ist beim medullären Schilddrüsenkarzinom nicht sinnvoll, da die normale und auch die maligne entartete C-Zelle radioaktives Jod nicht speichern können. Lediglich wenn nach totaler Thyreoidektomie eine szintigraphisch kleiner Schilddrüsenrest übrig geblieben ist, der Serumkalzitoninspiegel leicht erhöht ist und kein Hinweis auf lokale oder Fernmetastasen besteht, kann der Versuch unternommen werden, mögliche zurückgebliebene C-Zellkarzinomnester durch Radiojodtherapie im Sinne einer Umgebungsbestrahlung zu zerstören.

### 7.3.2 Perkutane Strahlentherapie

**Adjuvante Strahlentherapie**
Nach RO-Resektion eines medullären Schilddrüsenkarzinoms ist eine adjuvante Strahlentherapie nicht indiziert; der Nutzen ist bisher nicht erwiesen.

**Additive Strahlentherapie**
Bei R1-Resektion des medullären Schilddrüsenkarzinoms und/oder Lymphknotenmetastasen mit marginalem, operativ nicht beseitigtem oder beseitigbarem Restbefund ist eine additive Strahlentherapie möglich, da von einer mittleren Strahlensensibilität ausgegangen werden kann. Die Dosis sollte 45–55 Gy betragen.

**Palliative Strahlentherapie**
Im zum Teil langen Verlauf der Erkrankung ist bei problematischen Metastasenlokalisationen immer eine perkutane Strahlentherapie zu erwägen (gleich über 40 Gy), wenn eine palliative Operation nicht mehr möglich ist.

## 7.4 Stellung der systemischen Therapie

### 7.4.1 Übersicht

Im Vordergrund der systemischen Therapie steht die symptomhemmende Therapie, insbesondere die antidiarrhöische Behandlung mit Loperamid oder Tinctura opii. Allerdings kann bei ca. 50 % der Patienten mit dem Sandostatinanalogon Octreotid zumindest vorübergehend eine Hemmung der Diarrhö erreicht werden, so daß bei Versagen der Standardsubstanzen auch ein Therapieversuch mit Sandostatin möglich ist. Die Behandlung des metastasierenden medullären Schilddrüsenkarzinoms ist ausgesprochen symptomorientiert. Vorhandene Metastasen sollten nur dann behandelt werden, wenn Symptome drohen; in diesen Fällen sollten lokale Maßnahmen wie Strahlentherapie und/oder Operation eingesetzt werden. Vor Einsatz einer systemischen Hormon- oder Chemotherapie ist zunächst der Spontanverlauf abzuwarten, der bei Patienten mit medullärem Schilddrüsenkarzinom außerordentlich variabel sein kann. Ein Stillstand über mehrere Monate bis hin zu vielen Jahren ist in Einzelfällen möglich ohne jegliche therapeutische Intervention.

Bei Progression kann im Stadium der Fernmetastasierung zunächst ein Therapieversuch mit dem Sandostatinanalogon Octreotid gemacht werden mit dem Ziel einer Hemmung der Hormonproduktion (Ansprechrate 17%) und Verhinderung einer weiteren Tumorprogression; eine objektive Remission ist bei weniger als 10% der Patienten zu erwarten, in Einzelfällen aber möglich. Offen sind bisher allerdings noch Fragen der Dosierung und möglicherweise auch der Kombination mit Zytostatika; deswegen sollten alle Patienten nach Möglichkeit nur im Rahmen der laufenden Studie (s. Abschn. „Besondere Hinweise) mit Octreotid behandelt werden.

Ein Therapieversuch mit Interferon-α ist möglicherweise in Analogie zu weiteren hormonaktiven, neuroendokrinen Tumoren wie z.B. dem Karzinoid möglich; Berichte über die Wirksamkeit von Interferon-α fehlen bisher jedoch.

Bei Versagen der antihormonellen Therapie und deutlicher Progression mit der Gefahr, daß die Metastasierung symptomatisch wird, ist der Versuch einer systemischen Chemotherapie gerechtfertigt. Die vorliegenden Daten zur Wirksamkeit einer Chemotherapie sind allerdings sehr begrenzt; am wirksamsten scheint Doxorubicin, evtl. auch Cisplatin zu sein. Es ist nicht gesichert, ob eine Kombinationschemotherapie unter Einschluß von Doxorubicin und/oder Cisplatin wirksamer als eine Anthrazyklinmonotherapie ist. Daher sollte in der Regel mit einer Anthrazyklinmonotherapie begonnen werden. Eine Wirksamkeit ist auch von Aclarubicin berichtet worden. In Einzelfällen, bei besonders jungen Patienten und gutem Allgemeinzustand ist möglicherweise der Versuch mit einer primären Kombinationstherapie gerechtfertigt. Eine Alternative ist auch das CVD-Schema, das sehr gut tolerabel und ambulant durchführbar ist.

### 7.4.2 Neoadjuvante Chemotherapie oder Chemo-/Strahlentherapie

Es liegen keine Berichte darüber vor, ob der präoperative Einsatz einer Chemotherapie +/− Strahlentherapie beim lokal fortgeschrittenen medullären Schilddrüsenkarzinom mit Lymphknotenmetastasen wirksam und sinnvoll ist. Dieses Vorgehen ist nur in Studien zulässig.

### 7.4.3 Palliative Chemotherapie

Die Indikation zur palliativen Chemotherapic ist beim medullären Schilddrüsenkarzinom nur selten gegeben; dies ist durch die geringe Wachstumstendenz mit insgesamt relativ guter Prognose, die geringe Sensibilität auf Chemotherapeutika sowie den guten Erfolg palliativer und kurativer chirurgischer Maßnahmen bedingt. Der Chemotherapie kommt deshalb nur eine untergeordnete Rolle in der Palliativtherapie bei progredientem Tumorwachstum meist mit progredienten Fernmetastasen und drohender Symptomatik oder Funktionsverlust zu.

Nach einem Therapieversuch mit dem Sandostatinanalogon Octreotid ist zunächst ein Chemotherapiekurs mit einer Doxorubicin- oder Aclarubicinmonotherapie sinnvoll. Bei jungen Patienten in gutem Allgemeinzustand kann auch eine Kombinationstherapie unter Einschluß von Cisplatin und Doxorubicin erfolgen.

Ein Versuch mit einer Hochdosischemotherapie ist in Anbetracht der geringen Chemotherapiesensitivität nicht sinnvoll.

## 8  Indikation zur Chemotherapie

Die Indikation zur Systemtherapie ist beim medullären Schilddrüsenkarzinom nur selten gegeben. Dies ist durch die geringe Wachstumstendenz mit insgesamt relativ guter Prognose, die geringe Sensibilität auf Chemotherapeutika sowie den guten Erfolg palliativer und kurativer chirurgischer Maßnahmen bedingt. Der Chemotherapie kommt deshalb nur eine untergeordnete Rolle in der Palliativtherapie bei progredientem Tumorwachstum (meist progrediente Fernmetastasen) nach Ausschöpfen aller chirurgischen und strahlentherapeutischen Maßnahmen zu. Die Ergebnisse aller bisher durchgeführten Chemotherapiestudien beim medullären Schilddrüsenkarzinom sind durch geringe Fallzahlen limitiert.

## 8.1 Wahl der Patienten

- Grundsätzlich kommen *alle Patienten mit progredienter Metastasierung* für einen Therapieversuch mit dem Sandostatinanalogon Octreotid in Betracht.
- Bei *Versagen einer Octreotidtherapie* (initial oder Progression nach initialem Ansprechen) ist bei allen Patienten der Versuch mit einer Doxorubicin- oder Aclarubicinmonotherapie gerechtfertigt.
- Bei besonders *jungen Patienten in gutem Allgemeinzustand* und rapid progredienter Metastasierung kann eine Kombinationstherapie sinnvoller als eine Monotherapie sein.

## 8.2 Zeitpunkt des Therapiebeginns

Sowohl eine Sandostatin- als auch eine Chemotherapie sollte erst bei nachgewiesener Progression der Metastasierung beginnen. Während eine Sandostatintherapie schon bei Progression, aber fehlender Symptomatik durch die Metastasierung begonnen werden kann, sollte eine Chemotherapie erst dann begonnen werden, wenn die Progression der Metastasierung zu tumorbedingten Symptomen, Funktionseinbußen oder Komplikationen führen könnte.

## 8.3 Wahl der Systemtherapie

- Zunächst Therapieversuch mit dem Sandostatinanalogon Octreotid.

*Bei Versagen:*
- Beginn mit einer Chemotherapie; dabei sollte bei Patienten mit *disseminierter Erkrankung, höherem Alter, schlechterem Allgemeinzustand* eine
    - Doxorubicin- oder Aclarubicinmonotherapie eingesetzt werden.
- Bei besonders *jungen Patienten in gutem Allgemeinzustand und dringendem Therapiewunsch* sollte eine Doxorubicin/Cisplatin-haltige Kombinationstherapie gewählt werden:
    - Doxorubicin/Cisplatin,
    - Doxorubicin/Cisplatin/Vindesin,
    - Cyclophosphamid/Vincristin/DTIC.
- experimentell: evtl. noch vor Chemotherapie Versuch mit *Interferon-α.*

## 8.4 Therapiedauer

- *Sandostatinanalogon Octreotid:* Therapie mindestens 6 Wochen, bei Ansprechen bis Progression; als Ansprechen kann auch Rückgang der Diarrhö definiert werden.
- *Doxorubicin- oder Aclarubicinmonotherapie:* Zunächst 2 Zyklen; bei Ansprechen Fortführung der Therapie bis zur Progression, nicht jedoch länger als 6 Monate; nach dieser Zeit sollte die Therapie unterbrochen werden und bei erneuter Progression wieder aufgenommen werden.
- *Doxorubicin/Cisplatin-Kombinationstherapie:* Zunächst 3 Zyklen, bei Ansprechen Weiterführung für maximal 6 Zyklen.

## 8.5 Modifikation der Standarddosis

Die Sandostatindosis kann nach intialem Ansprechen und geringer Dosis bei erneuter Progression zunächst erhöht werden. Es ist allerdings fraglich, ob weitere Dosiserhöhungen bis hin zu 2000 µg/Tag sinnvoll sind, insbesondere in Anbetracht der hohen Kosten. Es sollten zunächst die Ergebnisse der Dosisfindungsstudien zu dieser Fragestellung abgewartet werden.

## 8.6 Besonderheiten zur Begleittherapie

Die üblichen Begleitmaßnahmen zur cisplantinhaltigen Chemotherapie sind erforderlich, ebenso wie die Kontrolluntersuchungen unter Anthrazyklintherapie, allerdings nur mit begrenzter Intensität, da es sich um eine palliativ orientierte Chemotherapie ohne kurative Möglichkeiten handelt. Die symptomatische Therapie der Diarrhö sollte fortgeführt werden entsprechend der Angabe unter Abschn. „Therapiestrategie, Übersicht".

## 8.7 Erhaltungstherapie

Eine Erhaltungstherapie ist nur bei der Doxorubicin- oder Aclarubicinmonotherapie sowie bei der Sandostatintherapie erforderlich. Bei einer Polychemotherapie ist nach Abschluß der Induktionstherapie keine Erhaltungstherapie vorgesehen.

# 9 Rezidiv-/Salvagetherapie

Es sollten die Taxane und Camptothecinanaloge versuchsweise eingesetzt werden, da bisher keine Informationen über die Wirksamkeit dieser Substanzen beim medullären Schilddrüsenkarzinom vorliegen; nach Möglichkeit im Rahmen von Studien, aber auch Einzelfallberichte wären sinnvoll.

# 10 Maßnahmen zur Therapiekontrolle

Nach Resektion des medullären Schilddrüsenkarzinoms sind regelmäßige Nachsorgeuntersuchungen erforderlich, um ein lokoregionäres und damit kurativ operables Rezidiv frühzeitig zu erkennen.

Unter palliativ orientierter Sandostatin- oder Chemotherapie ist eine möglichst wenig aufwendige und wenig belastende Diagnostik zur Kontrolle des Tumoransprechens erforderlich. Auch die hormonellen Untersuchungen mit Markerkontrollen wie CEA und Kalzitonin sind bei manifester Metastasierung nur einmal jährlich sinnvoll, da sie kostenintensiv sind und keine therapeutische Konsequenz haben.

# 11 Besondere Hinweise

Beratung und ggf. Information über Behandlungsmaßnahmen durch die Studienleitung der „Studiengruppe medulläres Schilddrüsenkarzinom": *Studienleitung:* Prof. Dr. med. F. Raue, Medizinische Universitätsklinik, Bergheimerstr. 58, 69115 Heidelberg, Tel.: 06221/56-8604, Fax: 06221/56-3101.

Untersuchungen bei Verwandten mit Analyse von Mutationen im Ret-Proto-Onkogen werden derzeit im Rahmen eines Projekts durchgeführt von: Priv.-Doz. Dr. med. Höppner/Dr. med. Leidenberger, Institut für Hormon- und Fortpflanzungsforschung, Grandweg 64, 22529 Hamburg, Tel.: 040/56190888.

Bei Nachweis einer Mutation sollte nach ausführlicher Beratung die Resektion der Schilddrüse in dafür qualifizierten chirurgischen Zentren im 6. Lebensjahr durchgeführt werden. Sollte man sich nicht im präsymptomatischen Stadium zu einer Operation entschließen, sind jährliche Pentagastrintests zur Überprüfung der Kalzitoninstimulation notwendig. Bei pathologischen Anstieg ist eine Operation zu planen.

## 12 Zukünftige Entwicklungen

Die Mehrzahl der Tumoren (ca. 70–80%) sind CEA-positiv; mit einem neuen $^{99m}$Tc-gekoppelten Anti-CEA-monoklonalen Antikörper lassen sich ca. 90% der Tumor- und Metastasenläsionen bei CEA-positiven Patienten lokalisieren. Die Koppelung eines Anti-CEA-monoklonalen Antikörpers mit $^{131}$I führte bei einigen Patienten zu einer selektiven hohen Antikörperaufnahme im Tumor bzw. in den Metastasen und zu „minor responses". Höhere Dosen des strahlenden Antikörpers könnten in Kombination mit peripherer Stammzellreinfusion verwendet werden, da die dosislimitierende Toxizität die Knochenmarktoxizität ist. Ähnliche Therapieoptionen werden überlegt in Kombination mit Antikörpern gegen Kalzitonin oder den Somatostatinrezeptor.

## 13 Therapieschemata – Induktionstherapie

| Octreotidmonotherapie | | (Raue u. Scherübl 1993) |
|---|---|---|
| Octreotid | 2mal 100 µg/Tag    s.c | täglich fortlaufend |
| mindestens 6 Wochen; bei Ansprechen bis zur Progression | | |
| Dosissteigerung auf 2mal 200 µg, 2mal 500 µg bis 2mal 1000 µg bei nachlassender Wirkung manchmal sinnvoll | | |

| Doxorubicinmonotherapie | | | (Benker 1983) |
|---|---|---|---|
| Doxorubicin | 75 mg/m$^2$ | i.v.    Bolus | Tag 1 |
| Wiederholung Tag 22 Cave: Doxorubicingesamtdosis | | | |

| Aclarubicinmonotherapie | | | (Samonigg 1988) |
|---|---|---|---|
| Aclarubicin | 25–30 mg/m$^2$ | i.v.    Bolus | Tag 1, 2, 3, 4 |
| Wiederholung Tag 22 | | | |

| Doxorubicin/Cisplatin | | | | (Shimaoka 1985) |
|---|---|---|---|---|
| Doxorubicin | $60\,\text{mg/m}^2$ | i.v. | Bolus | Tag 1 |
| Cisplatin | $40\,\text{mg/m}^2$ | i.v. | 1-h-Infusion | Tag 1 |
| Wiederholung Tag 22 | | | | |

| Cisplatin/Doxorubicin/Vindesin | | | | (Scherübl 1990) |
|---|---|---|---|---|
| Cisplatin | $60\,\text{mg/m}^2$ | i.v. | 24-h-Infusion | Tag 1 |
| Doxorubicin | $50\,\text{mg/m}^2$ | i.v. | Bolus | Tag 2 |
| Vindesin | $3\,\text{mg/m}^2$ | i.v. | Bolus | Tag 2 |
| Wiederholung Tag 22 | | | | |

| Cyclophosphamid/Vincristin/DTIC | | | | | CVD (Wu 1994) |
|---|---|---|---|---|---|
| C | Cyclophosphamid | $750\,\text{mg/m}^2$ | i.v. | Bolus | Tag 1 |
| V | Vincristin | $1,4\,\text{mg/m}^2$ | i.v. | Bolus | Tag 1 |
| D | DTIC | $600\,\text{mg/m}^2$ | i.v. | Bolus | Tag 1, 2 |
| Wiederholung Tag 22, bei Ansprechen 4–6 Zyklen | | | | | |

## Literatur

Benker G, Reinwein D (1983) Ergebnisse der Chemotherapie des Schilddrüsenkarzinoms. Dtsch Med Wochenschr 108:403–406

Buhr HJ, Kallinowski F, Raue F, Frank-Raue K, Herfarth C (1993) Microsurgical neck dissection for occultly metastasizing medullary thyroid carcinoma. Cancer 72:3685–3693

Calmettes C, Ponder BAJ, Fischer JA, Raue F (1992) Early diagnosis of the multiple endocrine neoplasia type 2 syndrome: consensus statement. Eur J Clin Invest 22:755–760

Dralle H, Scheuermann GFW, Kotzerke J, Brabant EG (1992) Surgical management of MEN 2. Recent Results Cancer Res 125:167–195

Dralle H, Damm I, Scheumann GFW, Kotzerke J, Kupsch E, Geerlings H, Pichlmayr R (1994) Compartment-oriented microdissection of regional lymph nodes in medullary thyroid carcinoma. Jpn J Surg 24:112–121

Droz JP, Schlumberger M, Rougier P, Ghosn M, Gardet P, Parmentier C (1990) Chemotherapy in metastatic nonanaplastic thyroid cancer. Experience at the Institut Gustave-Roussy. Tumori 76:480–483

Frank-Raue K, Raue F, Ziegler R (1995) Therapie des metastasierten medullären Schilddrüsenkarzinoms mit dem Somatostatinanalogon Octreotide. Med Klin 90:63–66

Grauer A, Raue F, Gagel RF (1990) Changing concepts in the management of hereditiary and sporadic medullary thyroid carcinoma. Endocr Metab Clin North Am 19:613–535

Hedinger C, Williams ED, Sobin LH (1988) Histological typing of thyroid tumours. Springer, Berlin Heidelberg New York Tokyo, pp 11–13

Juweid M, Sharkey RM, Behr T, Swayne LC, Rubin AD, Hanley D, Goldenberg DM (1995) Targeting and treatment of medullary thyroid cancer (MTC) with radiolabelled monoclonal antibodies (MAbs) against carcinoembryonic antigen (CEA). Proc Am Soc Clin Oncol 14 [Abstract]:1342

Raue F (ed) (1992) Medullary thyroid carcinoma. Recent results in cancer research, vol 125. Springer, Berlin Heidelberg New York Tokyo, pp 1–216

Raue F, Kotzerke J, Reinwein JD et al. (1993) Prognostic factors in medullary thyroid carcinoma: evaluation of 741 patients from the german medullary thyroid carcinoma register. Clin Invest 71:7–12

Raue F, Scherübl H (1993) Medikamentöse Therapie des Schilddrüsenkarzinoms. Med Welt 44:692–696

Samonigg H, Hossfeld DK, Spehn J, Fill H, Leb G (1988) Aclarubicin in advanced thyroid cancer: a phase II study. Eur J Cancer Clin Oncol 24:1271–1275

Scherübl H, Raue F, Ziegler R (1990) Kombinationstherapie von Adriamycin, Cisplatin und Vindesin beim C-Zell-Karzinom der Schilddrüse. Onkologie 13:198–202

Shimaoka K, Schoenfeld DA, Dewys WD, Creech RH, Deconti R (1985) A randomized trial of doxorubicin versus doxorubicin plus cisplatin in patients with advanced thyroid carcinoma. Cancer 56:2155–2160

Williams SD, Birch R, Einhorn LH (1986) Phase II evaluation of doxorubicin plus cisplatin in advanced thyroid cancer: a southeastern cancer study group trial. Cancer Treat Rep 70:405–407

Wu LT, Averbuch SD, Ball DW, de Bustros A, Baylin SB, McGuire WP (1994) Treatment of advanced medullary thyroid carcinoma with a combination of cyclophosphamide, vincristine, and dacarbazine. Cancer 73 (2):432–436

# Tumoren der Mamma und gynäkologische Tumoren

## 34.46 Mammakarzinom der Frau

K. Possinger, H.-J. Schmoll, K. Höffken

### 1 Epidemiologie

*Häufigkeit:* ca. 40000 Neuerkrankungen pro Jahr in der BRD, für Frauen zwischen dem 35. und 45. Lebensjahr ist das Mammakarzinom die häufigste Todesursache überhaupt. In Nordamerika und Nord- und Mitteleuropa treten Mammakarzinome etwa 5mal häufiger auf als in Asien und Südamerika.

*Inzidenz:* Frauen 100:100000, Männer 1:10000.

*Altersmaximum:* 65–74 Jahre.

*Ätiologie:* Neben der *Strahlenexposition* und dem *Fettgehalt der Nahrung* ist die Dauer der *Östrogenexposition* ätiologisch von Bedeutung: Eine frühe Menarche, gefolgt von einer späten Menopause, erhöht das Karzinomrisiko, während eine frühzeitige Kastration, insbesondere vor dem 35. Lebensjahr, das Tumorrisiko um etwa zwei Drittel vermindert. Tritt die erste ausgetragene Schwangerschaft unter 18 Jahren ein, so ist das Risiko, an Brustkrebs zu erkranken, um 60% niedriger als bei Frauen über 30 Jahren. Das durch eine Östrogensubstitution verbundene Brustkrebsrisiko wird kontrovers diskutiert. Wahrscheinlich ist die Dauer der Medikamenteneinnahme von ausschlaggebender Bedeutung: während eine bis zu 5jährige Östrogensubstitution nicht mit einem erhöhten Erkrankungsrisiko einhergeht, erhöht eine mehr als 15jährige Östrogeneinnahme das Mammakarzinomrisiko um 30%. Signifikant höher liegt das Risiko, unabhängig von der Dauer der Östrogeneinnahme, bei Frauen mit familiärer Mammakarzinomdisposition. Die Einnahme von Antikonzeptiva scheint kein erhöhtes Karzinomrisiko zu bedingen, eine Ausnahme hiervon könnte bei jungen Frauen (<25 Jahre) mit langjähriger Kontrazeptivaeinnahme gegeben sein.

*Genetische Disposition:* Eine genetische Prädisposition ist bei etwa 5% aller Frauen anzunehmen. Das Vorhandensein des BRCA-1-Gens (Chromosom 17q21) scheint mit einem 85%igen Risiko einer Mammakarzinomentwicklung parallel zu gehen. Über die Hälfte der Trägerinnen entwickelt vor dem 50. Lebensjahr Brustkrebs. Weniger eng ist die Korrelation mit dem BRCA2-Gen (13q). Pathogenetisch relevant sind weiterhin Amplifikationen des c-myc-Protoonkogens sowie ein Heterozygotitätsverlust von Genen auf dem kurzen Arm von Chromosom 3.

Die Bedeutung genetischer prädisponierender Faktoren manifestiert sich in der Bedeutung der familiären Tumorbelastung: Sind Angehörige 1. Grades an Brustkrebs erkrankt, so besteht gegenüber der Normalbevölkerung ein etwa 3fach höheres Tumorrisiko. Besonders gefährdet sind Frauen, deren Mütter in der Prämenopause an einem doppelseitigen Mammakarzinom erkrankt sind. Werden bei einer Frau atypische Hyperplasien im Brustdrüsengewebe nachgewiesen und liegt außerdem eine familiäre Mammakarzinombelastung vor, so liegt das Karzinomrisiko 11mal höher als bei der Normalbevölkerung.

**Primäre Prävention**

**Diätetische Untersuchungen.** Diätetische Strategien zielen in erster Linie auf eine fettreduzierte Ernährung. Die damit verbundene Unterweisung und langjährige Erfassung der Ernährungsgewohnheiten der Probandinnen ist jedoch sehr kostenintensiv und schwierig. Die mögliche präventive Wirkung von speziellen Nahrungsbestandteilen wie von Indol-3-carbinol, das z. B. vermehrt in Gemüsen wie Broccoli und verschiedenen Kohlsorten vorkommt, wird gegenwärtig ebenso wie die Einnahme von Vitamin A in Pilotstudien untersucht.

**Hormonelle Eingriffe.** Tierversuche zeigten, daß Hypophysektomie, Ovarektomie oder die Gabe von Antiöstrogenen karzinogeninduzierte Tumorentwicklungen verhindern oder signifikant zu reduzieren vermögen. Patientinnen, die als adjuvante Therapiemaßnahme Tamoxifen erhielten, zeigten im weiteren Verlauf in der gegenüberliegenden Brust signifikant seltener Tumoren als Patientinnen, die unbehandelt geblieben waren. Da Tamoxifen sehr gut toleriert wird und darüber hinaus eine Senkung der Plasmalipidspiegel und eine Stabilisierung des Mineralverlusts der Knochen bedingt wird, wurden mehrere Präventionsstudien initiiert. Die Aufnahmekriterien der EORTC-Studie sind in Tabelle 1 aufgeführt. Frauen mit hohem Risiko an Brustkrebs zu erkranken erhalten in randomisierter Form über 3 Jahre 20 mg Tamoxifen/Tag p.o. oder Placebo.

**Aufnahmekriterien für Mammakarzinompräventions-Studie durch Tamoxifen (EORTC)**

*Alter 35–44 Jahre:*
- Verwandte 1. Grades: beidseitiges Mammakarzinom ≤40 Jahre;
- zwei Verwandte 1. Grades: Mammakarzinom ≤50 Jahre;
- lobuläres Carcinoma in situ (LCIS).

*Alter 45–65 Jahre:*
- Verwandte 1. Grades: beidseitiges Mammakarzinom ≤50 Jahre;
- Verwandte 1. Grades: beiseitiges Mammakarzinom;
- zwei Verwandte 1. oder 2. Grades: Mammakarzinom;
- Nullipara + Verwandte 1. Grades: Mammakarzinom;
- Biopsie: LCIS oder atypische Hyperplasie;
- Biopsie: proliferative Veränderungen + Verwandte 1. Grades: Mammakarzinom.

**Screening von BRCA1-Trägerinnen**

Die breite diagnostische Anwendung einer BRCA1-Genuntersuchung hält die Gesellschaft für Humangenetik e.V. gegenwärtig für nicht notwendig und sinnvoll. In der überwiegenden Zahl der Fälle würde eine solche Untersuchung keine Aussage über das individuelle Erkrankungsrisiko erlauben.

Einen Nutzen für ein BRCA1-Screening sieht die Gesellschaft für Humangenetik e.V. bei Patientinnen aus Brustkrebsfamilien. Die Auswahl der Frauen aus Risikofamilien muß sich an der genetischen Analyse, der Familienanamnese sowie das Erkrankungsalters und dem Tumortyp (Anzahl der Primärtumoren) orientieren. Folgende Kriterien sollten (nach Ansicht der Gesellschaft für Humangenetik e.V.) für die Untersuchung manifest erkrankter Patientinnen zutreffen:
- Der Brustkrebs muß vor dem 50. Lebensjahr und bei mindestens einer weiteren Verwandten unabhängig vom Verwandtschaftsgrad und deren Erkrankungsalter aufgetreten sein;
- die Erkrankung muß nach dem 50. Lebensjahr und bei mindestens einer Verwandten 1. oder 2. Grades vor dem 50. Lebensjahr manifest geworden sein;
- mehr als ein Primärtumor muß unabhängig vom Erkrankungsalter und dem familiären Vorkommen diagnostiziert worden sein.

Voraussetzung für die Untersuchung nichtbetroffener Frauen in einer Kontrollgruppe ist, daß sie mindestens 18 Jahre alt sind. Darüber hinaus müssen bei einer betroffenen Angehörigen die ursächlichen Mutationen zweifelsfrei bestehen.

## 2 Histologie

### 2.1 Histologische Klassifikation

Entsprechend dem Vorschlag der WHO werden Mammakarzinome in 2 histologische Gruppen unterteilt:
- nichtinvasives Karzinom (Carcinoma in situ) und
- invasives Karzinom.

Histogenetisch können Mammakarzinome in Milchgangs- (duktale Karzinome) und Läppchenkarzinome (lobuläre Karzinome) untergliedert werden.

*Nichtinvasive Karzinome* (ca. 20%):
- intraduktales Karzinom,
- Sonderform: M. Paget der Mamille,
- lobuläres Carcinoma in situ.

*Invasive Karzinome* (ca. 80–85%):
- duktal-invasives Karzinom,
- duktal-invasives Karzinom mit überwiegender duktaler Komponente,
- lobulär-invasives Karzinom,
- muzinöses Karzinom,
- medulläres Karzinom,
- papilläres Karzinom,
- tubuläres Karzinom,
- adenoidzystisches Karzinom,
- sezernierendes (juveniles) Karzinom,
- apokrines Karzinom,
- Karzinom mit Metaplasie.

Die folgenden Häufigkeiten fanden sich bei 1000 Fällen, die in das NSABP-Protokoll B 04 aufgenommen wurden (Fisher 1975):

*Einheitliche Tumoren:*                                       70,4%;
- infiltrierend duktal, nicht anders spezifiziert (n.a.s.)   52,6%,
- medullär                                            6,2%,
- lobulär-invasiv                                     4,9%,

**Tabelle 1.** Histologie, Häufigkeit, Lymphknotenbefall und Überlebenzeit. (Nach McDivitt et al. 1967)

| Histologie | Duktal [%] | Lobulär [%] | Medullär [%] | Kolloidkarzinom [%] | Komedokarzinom [%] | Papillär [%] |
|---|---|---|---|---|---|---|
| Häufigkeit | 78,1 | 8,7 | 4,3 | 2,6 | 4,6 | 1,2 |
| Lymphknotenbefall | 60,0 | 60,0 | 44,0 | 32,0 | 32,0 | 17,0 |
| Überleben | | | | | | |
| 5 Jahre | 59,0 | 57,0 | 69,0 | 76,0 | 84,0 | 89,0 |
| 10 Jahre | 47,0 | 42,0 | 68,0 | 72,0 | 77,0 | 65,0 |

| | |
|---|---|
| – muzinös | 2,4%, |
| – tubulär | 1,2%, |
| – M. Paget | 2,3%, |
| – andere | 0,8%. |

| | |
|---|---|
| *Kombinierte Tumoren:* | 29,6%; |
| – infiltrierend duktal (n.a.s.), kombiniert mit | |
|   – tubulärem Karzinom | 16,5%, |
|   – lobulär-invasivem Karzinom | 3,3%, |
|   – muzinösem Karzinom | 1,6%, |
|   – lobulär-invasivem und tubulärem Karzinom | 1,6%, |
|   – papillärem Karzinom | 1,2%, |
|   – adenoidzystischem Karzinom | 1,0%, |
|   – anderen | 2,8%. |
| – Andere Kombinationen | 1,5%. |

Der Zusammenhang zwischen Histologie, Häufigkeit, Lymphknotenbefall und Überlebenszeit ist in Tabelle 1 aufgelistet.

Die Häufigkeit des *multizentrischen Auftretens* eines Mammakarzinoms hängt von der Größe des Primärtumors ab und liegt zwischen 13% und 75%. Eine ausgeprägte Neigung zur Multizentrizität besitzen mamillennahe Karzinome.

## 2.2 Lokalisation

Die meisten Tumoren finden sich im Bereich des oberen äußeren Quadranten (49%); 16% sind im oberen inneren Quadranten, 17% im Mamillenbereich, 12% im unteren äußeren Quadranten und 6% im

**Tabelle 2.** Lokalisation des Primärtumors und Lymphknotenbefall im Bereich der A. mammaria interna

| Lokalisation | Oben innen [%] | Unten innen [%] | Zentral [%] | Oben außen [%] | Unten außen [%] |
|---|---|---|---|---|---|
| Internabefall: | | | | | |
| Axilla nicht infiltriert | 14 | 6 | 7 | 4 | 5 |
| Axilla infiltriert | 45 | 72 | 46 | 22 | 19 |

unteren inneren Quadranten angesiedelt. Der Hauptlymphabstrom aus der Mamma zieht zu den regionären Lymphknoten der Axilla. Nach ihrer Lage werden die axillären Lymphknoten 3 Bereichen zugeordnet:

Level I:    Lymphknoten lateral des lateralen Randes des M. pectoralis minor,

Level II:   Lymphknoten zwischen dem medialen und lateralen Rand des M. pectoralis minor sowie die interpektoralen Lymphknoten,

Level III:  Lymphknoten medial des medialen Randes des M. pectoralis minor.

Bei Infiltration der medialen Lymphknoten besteht die Möglichkeit des Einbruchs in die parasternalen und mediastinalen Lymphknoten und der Ausbildung einer Lymphangiosis carcinomatosa der Lunge oder der Pleura. Die Häufigkeit von Lymphknotenmetastasen im Bereich der A. mammaria interna in Abhängigkeit von der Lage des Primärtumors und vom Axillabefall ist in Tabelle 2 aufgeführt.

## 2.3 Inflammatorisches Mammakarzinom

Eine klinische und pathologisch-anatomische Sonderform mit besonderem Risiko stellt das sog. *„inflammatorische Mammakarzinom"* dar.

## 2.4 Zytogenetische und molekulargenetische Befunde

Besonders häufig finden sich zytogenetische Veränderungen auf den Chromosomen 1, 3, 6, 7, 11, 13 und 17. Auf die Bedeutung der BRCA-Gene wurde bereits im Abschn. „Genetische Disposition" hingewiesen. Die Deletion des distalen Bereiches von Chromosom 1 p wird als wichtiger Schritt in der Pathogenese des duktalen Mammakarzinoms angesehen.

Entsprechendes gilt auch für den Heterozygozitätsverlust von Genen auf dem kurzen Arm von Chromosom 3 in der Region 3p21–p25. Dieser Bereich enthält mindestens 2 Mitglieder der Steroid-/Thyreoidhormon-rezeptorfamilie (c-erbAβ und c-erbA2), denen ebenfalls besondere Bedeutung in der Karzinogenese zukommt.

# 3 Stadieneinteilung

## 3.1 TNM-Klassifikation

Die Ausbreitung der Tumorerkrankung wird nach dem TNM-System festgelegt.

In der TNM-Klassifikation werden als regionäre Lymphknoten die ipsilateralen Lymphknoten entlang der A. mammaria interna und der V. axillaris sowie die interpektoralen Lymphknoten bezeichnet. Intramammare Lymphknoten werden als axilläre Lymphknoten klassifiziert.

### 3.1.1 Klinische TNM-Klassifikation (cTNM)

**T**   **Primärtumor**

Tis   Präinvasives Karzinom (Carcinoma in situ), nicht infiltrierendes intraduktales Karzinom oder M. Paget der Mamille ohne nachweisbaren Tumor

> *Anmerkung:* Der M. Paget – kombiniert mit einem nachweisbaren Tumor – wird entsprechend der Größe des Tumors klassifiziert.

T0   Kein Tumor in der Brust nachweisbar

T1   Der Tumor mißt in seiner größten Ausdehnung 2 cm oder weniger

T1a   Ohne Fixation an die darunterliegende Pektoralisfaszie und/oder Muskel

T1b   Mit Fixation an die darunterliegende Pektoralisfaszie und/oder Muskel

T2   Der Tumor mißt in seiner größten Ausdehnung mehr als 2 cm, jedoch nicht mehr als 5 cm

T2a   Ohne Fixation an die darunterliegende Pektoralisfaszie und/oder Muskel

T2b   Mit Fixation an die darunterliegende Pektoralisfaszie und/oder Muskel

T3   Der Tumor mißt in seiner größten Ausdehnung mehr als 5 cm

T3a   Ohne Fixation an die darunterliegende Pektoralisfaszie und/oder Muskel

| | |
|---|---|
| T3b | Mit Fixation an die darunterliegende Pektoralisfaszie und/oder Muskel |
| T4 | Primärtumor jeder Größe mit Infiltration in die Brustwand oder Haut |
| T4a | Fixierung an der Brustwand |
| T4b | Mit Ödem, mit Infiltration oder Ulzeration der Haut (einschließlich Apfelsinenhaut) oder mit Satellitenknoten in der gleichen Brust |
| T4c | T4a und T4b kombiniert |

| | |
|---|---|
| N | **Regionäre Lymphknoten** |
| | Regionäre Lymphknoten sind die axillären, die infraklavikulären und die supraklavikulären Lymphknoten. |
| N0 | Keine palpablen homolateralen axillären Lymphknoten |
| N1 | Tastbare, bewegliche homolaterale axilläre Lymphknoten |
| N1a | Die Lymphknoten werden als nicht befallen betrachtet |
| N1b | Die Lymphknoten werden als befallen betrachtet |
| N2 | Homolaterale axilläre Lymphknoten, die untereinander oder an andere Strukturen fixiert sind und als befallen betrachtet werden |
| N3 | Homolaterale supra- oder infraklavikuläre Lymphknoten, die als befallen betrachtet werden, oder ein bestehendes Armödem |

| | |
|---|---|
| M | **Metastasen** |
| M0 | Keine Fernmetastasen nachweisbar |
| M1 | Fernmetastasen vorhanden, einschließlich tumoröser Hautinfiltrationen außerhalb des Brustdrüsenbereichs |

### 3.1.2 Postoperative histopathologische Klassifikation (pTNM)

| | |
|---|---|
| Tis | Carcinoma in situ |
| pT1 | Tumor $\leq$2 cm in größter Ausdehnung |
| | T1a    Tumor 0,5 cm |
| | T1b    Tumor >0,5–1,0 cm |
| | T1c    Tumor >1–2 cm |
| pT2 | Tumor >2–5 cm in größter Ausdehnung |
| pT3 | Tumor >5 cm in größter Ausdehnung |
| pT4 | Tumor jeder Größe mit direkter Ausdehnung auf Brustwand oder Haut |
| | T4a    Ausdehnung auf die Thoraxwand |
| | T4b    Ödem, Ulzeration, Satellitenmetastasen an der Brusthaut |
| | T4c    Kriterien T4a + T4b |
| | T4d    Entzündliches Karzinom |

pN     Regionäre Lymphknotenmetastasen
pN0    Keine regionären Lymphknotenmetastasen
pN1    Metastasen in beweglichen ipsilateralen axillären Lymphknoten
    N1a    Mikrometasen <0,2 cm
    N1b    Metastase(n) >0,2 cm
        – Metastasen in 1–3 Lymphknoten >0,2–<2 cm
        – Metastasen in ⩽4 Lymphknoten >0,2–<2 cm
        – Metastasenausdehnung über die Lymphknotenkapsel hinaus
        – Metastasen in Lymphknoten ⩾2 cm
pN2    Ipsilaterale axilläre Lymphknoten untereinander oder an andere Strukturen fixiert
pN3    Metastasen in Lymphknoten entlang der A. mammaria interna

pM     Fernmetastasen
pM0    Keine Fernmetastasen
pM1    Fernmetastasen

## 3.2 Stadiengruppierung

Neben der TNM-Klassifikation wird auch eine Stadieneinteilung von 0 bis IV benutzt. Eine Zuordnung der TNM-Klassifikation zu dieser Stadieneinteilung ist in Tabelle 3 angegeben.

**Tabelle 3.** Stadiengruppierung der AJC/UICC

| Stadium (UICC) | TNM-Klassifikation | | |
|---|---|---|---|
| Stadium I is | Carcinoma in situ | | |
| Stadium I | T1a, T1b | N0, N1a | M0 |
| Stadium II | T0, T1a, T1b | N0, N1a, N1b | M0 |
| | T2a, T2b | N1b | M0 |
| Stadium IIIA | T3a, T3b | N0, N1 | M0 |
| | T1a, b, T2a, b, T3a, b | N2 | M0 |
| Stadium IIIB | T1a, b, T2a, b, T3a, b | N3 | M0 |
| | T4a, b, c | jedes N | M0 |
| Stadium IV | jedes T | jedes N | M1 |

*Zusätzlich zur TNM-Klassifikation sind zu dokumentieren:*
- Lage des Primärtumors (welcher Quadrant der Mamma?),
- Anzahl histologisch befallener + Zahl der entfernten Lymphknoten (z. B. 2/7 positiv),
- Hormonrezeptorstatus (Östrogen-, Progesteronrezeptoren),
- histopathologisches Grading (nach Bloom u. Richardson).

## 3.3 Grading

Das histopathologische Grading nach Bloom u. Richardson berücksichtigt als Kriterien zur Festlegung des Differenzierungsgrades eines Tumors die Zellkernmorphologie, die drüsige Ausdifferenzierung und die Mitoserate. Man unterscheidet 4 Differenzierungsgrade:
Grad 1:  gut differenziert,
Grad 2:  mäßig differenziert,
Grad 3:  schlecht differenziert,
Grad 4:  undifferenziert.

## 4 Prognose

Etwa ein Viertel aller Patientinnen kann durch primäre Therapiemaßnahmen (Operation, Bestrahlung, adjuvante Therapie) geheilt werden. Endgültige Heilungen können erst nach 20–40 Jahren angenommen werden.

Die generelle Fünfjahresüberlebensrate liegt bei etwa 50%, die Zehnjahresüberlebensrate bei 30%. Wesentlichste Einflußfaktoren auf den weiteren Krankheitsverlauf sind die Größe des Primärtumors und die Anzahl vom Tumorgeschehen befallener axillärer Lymphknoten. Über weitere prognostische und therapierelevante Faktoren s. Abschn. „Adjuvante systemische Therapie".

## 5 Diagnostische Maßnahmen zur Stadieneinteilung

*Labor*
Über die Routineuntersuchungen hinaus
- Kalzium;
- nach Hysterektomie und bei perimenopausalen Patientinnen: FSH-Spiegel, LH, Gesamtöstrogene, Vaginalzytologie.

*Fakultativ, da ohne therapeutische Konsequenz:*
- CA 15-3,
- CEA.

*Apparative Diagnostik*

*Obligat:*
- Mammographie beidseits (evtl. mit Galaktographie),
- Thoraxröntgen in 2 Ebenen,
- Skelettszintigramm,
- Sonographie oder CT des Abdomens.

*Fakultativ:*
- CT-Thorax (nur vor Erwägung einer Hochdosistherapie),
- Sonographie der Mamma(e),
- MRT (nur bei sehr dichtem Drüsengewebe oder nach Prothesenimplantation).

*Wichtig:*
- Bei Primäroperation oder Probeexzision *quantitative Bestimmung der Hormonrezeptoren* im Tumorgewebe:
  - Östrogenrezeptoren (biochemisch, Immunperoxidase),
  - Progesteronrezeptoren (biochemisch, Immunperoxidase).

  Die biochemische Bestimmung der Steroidrezeptoren erfordert natives Material, das gekühlt (spätestens 30 min nach Entnahme bei $-20\,°C$) zum Referenzlabor verschickt werden muß.
- Bestimmung des *S-Phaseanteils,* bzw. der *Proliferationsfraktion* der Tumorzellen;
- *anamnestische Angaben* zum Menstruationsstatus;
- vor *definitiver Mastektomie: Ausschluß von Fernmetastasen* durch Röntgen, Sonogramm, evtl. Szintigramm.

# 6 Charakteristika der Erkrankung und Krankheitsverlauf

Erstsymptom ist eine in der Regel von der Patientin zuerst bemerkte, knotige, indolente Verhärtung in der Brust ($>60\%$). Deutlich seltener führen ein Spannungsgefühl oder Schmerzen in der Brust zum Erstnachweis des Karzinoms ($<20\%$). Einziehungen der Mamille, Entzündungszeichen oder das Auftreten einer „Orangenhaut" sind bei 10–15% der Patientinnen richtungweisend. Selten ist das Austreten von Sekret aus der Mamille Erstsymptom (5%).

Leistungsminderung, Müdigkeit, Gewichtsabnahme und Knochenschmerzen sind Zeichen einer bereits weit fortgeschrittenen Erkrankung. Die Tumorerstmanifestation tritt in der Regel bei völliger Beschwerdefreiheit auf.

Der weitere Krankheitsverlauf wird durch das Ausmaß der kryptogenen Fernmetastasierung vorgegeben. Je größer der Primärtumor und je ausgedehnter die Infiltration axillärer Lymphknoten, desto eher und häufiger finden sich im Verlauf der folgenden Monate Fernmetastasen. Adjuvante zytostatische und hormonelle Therapiemaßnahmen verlängern die Zeit bis zum Wiederauftreten der Erkrankung und erhöhen die kurative Chance nach einer Beobachtungszeit von 10 Jahren um 4–8%.

Bei regelmäßiger Nachsorgeuntersuchung beschränkt sich bei etwa 70% der Patientinnen der erste Fernmetastasennachweis auf ein Organsystem. So ist das Skelettsystem bei ca. 50%, die Lungen bei etwa 15% der Patientinnen primär betroffen. Selten (5%) finden sich primär isolierte Lebermetastasen.

Die Überlebenszeit ab Metastasierungsnachweis wird erheblich stärker durch die Biologie des Tumors, seine Ausbreitungsgeschwindigkeit und Organinfiltration als durch die Art und Intensität der Behandlung beeinflußt.

Die primären Behandlungsziele in palliativer Situation sind die Prävention und Besserung tumorbedingter Beschwerden und der Versuch der Überlebenszeitverlängerung.

Die mittlere Remissionsdauer einer jeden erfolgreichen Hormon- oder Chemotherapie liegt etwa zwischen 7 und 12 Monaten. Etwa 40% aller Patientinnen mit erfolgreicher primärer palliativer Behandlung überleben länger als 3 Jahre, ca. 20% länger als 5 Jahre.

# 7 Therapiestrategie

## 7.1 Übersicht

Zum Zeitpunkt der Diagnose befinden sich 80–90% aller Mammakarzinome in einem operablen und 5–10% in einem lokal fortgeschrittenen oder – seltener – bereits in einem metastasierten Stadium. Das Lokalrezidiv ist bei 20–30% die erste Manifestation der Metastasierung. Eine Fernmetastasierung tritt bei ca. 60% aller Mammakarzinome im Verlauf der Erkrankung auf.

Jeder tumorverdächtige Prozeß muß operativ angegangen und die Diagnose eines Karzinoms durch eine histologische Beurteilung gesichert werden. Der Eingriff ist so vorzubereiten, daß nach Gewebeentnahme und histologischer Schnellschnittuntersuchung sofort weiter operiert werden kann. Die Patientin ist deshalb präoperativ über eine eventuelle Ausweitung des Eingriffs eingehend zu informieren und ihre Zustimmung hierfür einzuholen. Prinzipiell soll ein chirurgisch einzeitiges Vorgehen angestrebt werden. Bei unklaren Befunden ist allerdings auch ein zweizeitiges Vorgehen möglich. Bei Patientinnen mit nachgewiesener Fernmetastasierung ist der operative Eingriff unter palliativen Gesichtspunkten durchzuführen.

### 7.1.1 Lokal operable Stadien

In *lokal operablen Stadien* (T 1–2, N 0–2, M 0) werden Operation und/ oder Strahlentherapie in kurativer Intention eingesetzt. In den Stadien I und II ist die Strahlentherapie bezüglich der lokalen Tumordestruktion wahrscheinlich ebenso wirksam wie eine Operation. Die Möglichkeit der brusterhaltenden Operation sollte immer evaluiert werden; bei *brusterhaltendem Vorgehen* ist eine *additive Bestrahlung erforderlich*. Eine primäre Chemotherapie zur Ermöglichung einer brusterhaltenden Behandlung sollte gegenwärtig ebenso wie die primäre alleinige Strahlentherapie (ohne Amputation) nur in Studien durchgeführt werden.

### 7.1.2 Postoperative adjuvante Nachbestrahlung

Ziel der postoperativen Strahlentherapie bei *Brusterhaltung* ist, das Auftreten lokaler intramammärer Rezidive zu verhindern. Die Überlebenswahrscheinlichkeit bleibt hiervon unbeeinflußt. Nach modifizierter radikaler Mastektomie ist eine Strahlentherapie bei T 4-Tumoren und/ oder ausgedehnten axillärem Lymphknotenbefall und Infiltration des axillären Fettgewebes zur Verminderung lokaler Rezidive indiziert.

### 7.1.3 Adjuvante Chemotherapie

Wegen der Häufigkeit von Lokalrezidiven und Fernmetastasen selbst bei kleinen Primärtumoren muß eine potentielle Mikrometastasierung zum Zeitpunkt der Diagnosestellung angenommen werden. Dieses Konzept ist die Grundlage *adjuvanter Therapieverfahren.*

Ein gesicherter Effekt einer *adjuvanten Chemotherapie* auf die Gesamtüberlebenszeit konnte insbesondere bei Patientinnen mit positivem axillärem Lymphknotenbefall nachgewiesen werden. Bei Frauen ohne axillären Lymphknotenbefall, kleinen Primärtumoren (< 1 cm), positivem Hormonrezeptorstatus und einem pathohistologischen Grading 1 scheint hingegen auf eine adjuvante systemische Therapie verzichtet werden zu können.

## 7.1.4 Lokal fortgeschrittene Stadien

In den *lokal fortgeschrittenen Stadien* (T3b, T4a und T4b) wird das Vorgehen durch die Aggressivität des Tumors bestimmt. Bei langsamer Wachstumsgeschwindigkeit (lange Anamnese) ist die Prognose nach Operation und Nachbestrahlung vergleichbar derjenigen weniger fortgeschrittener Tumoren. Die Durchführung einer primären Chemotherapie gefolgt von Operation und Bestrahlung ist sinnvoll, aber derzeit noch als experimentelle Vorgehensweise einzustufen.

Beim *inflammatorischen Mammakarzinom* hat sich die Durchführung einer primären Chemotherapie, gefolgt von Strahlentherapie und/oder Mastektomie, bewährt. Hochdosischemotherapien mit nachfolgender autologer Knochenmarktransplantation oder Reinfusion hämatopoetischer Stammzellen scheinen die Behandlungsergebnisse zu verbessern, müssen jedoch als experimentelle Vorgehensweisen eingestuft werden.

## 7.1.5 Lokalrezidiv

Das *Lokalrezidiv* – bei 30% der Patientinnen die erste Lokalisation eines Rezidivs nach der Primärbehandlung – ist häufig durch Operation (mit Rezeptorbestimmung) und/oder Strahlentherapie beherrschbar. Allerdings kommt es danach sehr häufig zur Fernmetastasierung, die später eine Systemtherapie erforderlich macht.

*Operable Rezidive* werden nach Möglichkeit primär exzidiert; bei fraglicher radikaler Resektion oder schnell aufeinanderfolgenden Lokalrezidiven ist eine Nachbestrahlung erforderlich. Die Frage, ob eine adjuvante Systemtherapie bei operablem, isoliertem Lokalrezidiv die Prognose im Hinblick auf die Gesamtüberlebenszeit eindeutig verbessert, kann gegenwärtig noch nicht beantwortet werden.

Bei *Inoperabilität* ist primär eine Strahlentherapie erforderlich bzw. bei fehlender Strahlendosisreserve eine Systemtherapie.

## 7.1.6 Systemtherapie bei Fernmetastasierung

*Metastasierende Mammakarzinome* sind die Domäne der Systemtherapie, wobei stets die Anwendung zusätzlicher lokaler Maßnahmen (Bestrahlung, Operation) kritisch abgewogen werden sollte. Ansprechraten und Überlebenszeiten sind abhängig sowohl von individuellen, tumorbiologischen Parametern, den sog. *Prognosekriterien,* als auch von der gewählten *Therapiemodalität: Hormontherapie, zytostatische Monochemotherapie, Polychemotherapie, intensivierte Polychemotherapie, myeloablative Hochdosispolychemotherapie.*

**Tabelle 4.** Prognosefaktoren beim metastasierten Mammakarzinom. (Nach Brunner 1983, in Anlehnung an Swenerton et al. 1979)

| | Günstige Prognose | Intermediäre Prognose | Ungünstige Prognose |
|---|---|---|---|
| *Hormonrezeptoren* | $ER^+/PR^+$; $ER^-/PR^+$; $ER^+/PR^-$; | $ER^{(+)}/PR^-$ (> 3–< 20 fmol/mg) | $ER^-/PR^-$ |
| *Metastasierung* | Lokoregionale Metastasierung Rein ossäre Metastasierung | Befall zweier Organsysteme Lokoregionale Metastasierung ± ossäre Metastasierung ± nodulärer Lungenbefall Singulärer Lungenbefall | > 2 Organsysteme befallen Lymphangiosis der Lunge oder Haut Multipler Lungenbefall |
| *Wachstumsdynamik* | Langsam progredient | Mäßig progredient | Foudroyant |
| *Zeitintervall nach Primärtherapie* | > 5 Jahre | 1–5 Jahre | < 1 Jahr |
| *Allgemeinzustand* | Gut | Mäßig reduziert | Reduziert |
| *Gewicht* | Konstant | Mäßige Gewichtsabnahme | Erhebliche Gewichtsabnahme |
| *Laborwerte* | | | |
| – BKS | Normal | Normal | Pathologisch |
| – Blutbild | Normal | Normal | Pathologisch |
| – AP, γ-GT | Normal | Normal | Pathologisch |
| – CEA | Normal | Normal | Erhöht |
| – Prolaktin | Normal | Normal | Erhöht |
| *Menopausenstatus* | Postmenopausal (> 2 Jahre) Prämenopausal (spät) | Prämenopausal (spät) | Prämenopausal (< 40 Jahre) Perimenopausal (< 2 Jahre postmenopausal) |

Für die meisten zur Zeit vorliegenden Studien sind die Ergebnisse nicht nach Prognosekriterien (Tabelle 4) stratifiziert analysiert; es gibt zur Zeit kein einheitliches, klar difiniertes Therapiekonzept, das risikoadaptiert und an Prognosegruppen orientiert ist. Sinnvoll ist eine Bewertungsskala mit Gewichtung der Prognosefaktoren, insbesondere auch, um die Ergebnisse von Studien vergleichbar zu machen (Tabelle 5). Die im folgenden angegebenen verschiedenen Therapieoptionen sind als Vorschlag anzusehen, der aus der Synopsis des derzeitigen Wissenstandes hervorgegangen ist.

Beim *hormonanhängigen Mammakarzinom* (ER$^+$ und/oder PR$^+$) ist die Therapie der ersten Wahl eine *Hormontherapie,* – ausgenommen Patientinnen mit rasch progredienter oder ausgeprägter viszeraler Metastasierung.

Erst bei Versagen der hormonellen Maßnahmen besteht die Indikation zur Chemotherapie.

**Tabelle 5.** Prognosebewertungsskala mit Gewichtung von Prognosefaktoren für systemische Therapiemaßnahmen im metastasierten Erkrankungsstadium. (Nach Possinger 1993)

| Kriterien | Punkte |
|---|---|
| **Krankheitsfreies Intervall** | |
| > 2 Jahre | 1 |
| ⩽ 2 Jahre | 3 |
| **Metastasenlokalisation** | |
| Knochen, Haut, Weichteile, Erguß | je 1 |
| Knochenmarkkarzinose (mit peripherer Zytopenie) | 4 |
| Lunge (⩽ 10 Knoten) | 3 |
| Lunge (> 10 Knoten) | 5 |
| Lymphangiosis pulmonis (mit klinischer Symptomatik) | 6 |
| Leber | 6 |
| **Rezeptorstatus** | |
| positiv | 1 |
| unbekannt | 2 |
| negativ | 3 |
| **Prognoseeinstufung** | |
| günstig | < 7 |
| intermediär | 7–10 |
| ungünstig | ⩾ 11 |

Bei *rezeptornegativen* Patientinnen, insbesondere bei negativem Rezeptorstatus der Metastasen, ist die Hormontherapie nur wenig wirksam ($\leq 10\%$ Remissionen); eine primäre hormonelle Behandlung ist dementsprechend nur unter sehr engmaschiger Verlaufskontrolle sinnvoll, ansonsten ist eine Chemotherapie indiziert.

Eine simultane Hormon- und Chemotherapie ist der sequentiellen Therapie (Hormontherapie → Chemotherapie) nicht überlegen, möglicherweise sogar unterlegen – zumindest bei Frauen in der Postmenopause mit günstigen Prognosefaktoren. Die *sequentielle* Anwendung (Hormontherapie → Chemotherapie → intensivierte Chemotherapie) ist daher einer primären Kombination von intensiver Chemotherapie und Hormontherapie unbedingt *vorzuziehen,* mit folgenden Ausnahmen:

- foudroyant wachsendes Mammakarzinom, besonders prämenopausal, mit multilokulärer, insbesondere viszeraler Metastasierung, und
- inflammatorisches Mammakarzinom.

Hier ist eine primäre intensive Polychemotherapie erforderlich.

*Intensive, anthrazyklinhaltige Kombinationen* bewirken gegenüber weniger intensiven Chemotherapiekombinationen zwar global eine – in einzelnen Studien und Untergruppen auch signifikant – höhere Remissionsrate und insbesondere mehr komplette Remissionen; diese sind aber nicht generell, sondern nur in Untergruppen mit aggressivem Krankheitsverlauf mit einer Verbesserung der medianen Überlebenszeit korreliert. Intensive Chemotherapien sind mit ausgeprägten Nebenwirkungen verbunden. Eine längere Überlebenszeit ist in der palliativen Therapie aber nur dann erstrebenswert, wenn auch die Lebensqualität befriedigend ist.

Daher ist eine primäre aggressive Chemotherapie nach Auftreten von Metastasen trotz höherer Remissionsraten für die Mehrzahl der Patientinnen nicht optimal. Vielmehr ist in den meisten Fällen initial eine „milde" Chemotherapie mit progressiver Steigerung im weiteren Krankheitsverlauf wahrscheinlich das bessere Vorgehen.

Die Frage, ob bei *indolentem Krankheitsverlauf* bei der Diagnosestellung von Metastasen eine sofortige Systemtherapie erforderlich ist oder ob mit deren Einsatz bis zum Nachweis einer eindeutigen Progression bzw. bis zum Auftreten von Beschwerden zugewartet werden darf, kann nicht definitiv beantwortet werden. Dagegen ist sicher, daß bei *rasch progredienter, ausgedehnter viszeraler Metastasierung eine sofortige intensive Chemotherapie erforderlich ist.*

Für die Intensität der ersten zytostatischen Chemotherapie bzw. für die Zahl der eingesetzten Zytostatika ist die *Berücksichtigung prognostischer Faktoren* von entscheidender Bedeutung.

Bei den oft sehr individuellen Verlaufsformen der Mammakarzinome muß im Einzelfall von den hier vorgegebenen relativ starren Schemata abgewichen werden zugunsten eines *verlaufs- und symptomorientierten Therapiekonzepts* mit Einschluß aller zur Verfügung stehenden Modalitäten. Insbesondere ist die palliative Bestrahlung ein wesentlicher therapeutischer Bestandteil. Wegen der Komplexität des Krankheitsbildes ist die Wahl der optimalen palliativen Therapie schwierig.

*Der Einsatz aller therapeutischen Möglichkeiten zur Palliation kann nur dann optimal sein, wenn er durch einen in der Behandlung dieser Krankheit sehr erfahrenen Fachmann erfolgt.*

**Therapiedauer, Erhaltungstherapie**
Die Dauer einer systemischen Behandlung reicht in der Regel bis zur dokumentierten Progression der Erkrankung. Dies gilt aufgrund der relativ geringen Nebenwirkungen insbesondere für hormonelle Behandlungsformen. Bei nebenwirkungsbeladeneren zytostatischen Therapien wird das Aussetzen der Behandlung nach Erreichen einer Vollremission klinisch häufig gehandhabt. Gleiches gilt für das Aussetzen der Behandlung nach mindestens 6monatiger Chemotherapie und Induktion einer Krankheitsstabilisierung. Der Wert einer zytostatischen oder hormonellen Erhaltungstherapie ist letztlich ebensowenig geklärt wie die Fortführung der Chemotherapie mit gespreizten Zyklusintervallen.

## 7.2 Stellung der Chirurgie

### 7.2.1 Primäre Operation mit kurativer Intention

**Lokalisierte, operable Stadien** (s. Tabelle 6)

*Brusterhaltende Operationsverfahren*
Für brusterhaltende Operationsverfahren (Tumor-, Segment-, Quadrantektomie) eignen sich besonders *Tumoren < 2 cm,* wobei aber auch unter bestimmten Voraussetzungen, wie gut konturierter Tumor und großes Brustvolumen, auch größere Tumoren einbezogen werden können. Voraussetzung für eine brusterhaltende Operation sind weiterhin die freie Beweglichkeit des Tumors gegenüber der Muskulatur und fehlende Hautinfiltration.

*Auszuschließen* sind
- multizentrische Karzinome,
- makroskopisch multifokale Erkrankung,
- mammographisch nachgewiesene *diffuse* Mikroverkalkungen,

- Tumoren mit ausgeprägter Lymphangiosis carcinomatosa,
- ausgedehnte intraduktale Karzinomkomponente,
- Tumoreinbruch in Blutgefäße,
- invasive lobuläre Karzinome wegen ihres hohen Tumorzelldissoziationsgrades.

Die Entscheidung, ob brusterhaltend vorgegangen werden kann, fällt somit erst nach morphologischer Aufarbeitung des Operationspräparates. Prinzipiell wird der Tumor mit einem normalen Geweberand von 1 cm entfernt. Bei Hautnähe wird eine Hautspindel reseziert. Die Hautschnitte werden *bogenförmig* oberhalb des Tumors durchgeführt, um kosmetisch gute Ergebnisse zu erzielen.

*Modifizierte radikale Mastektomie*
Die modifizierte radikale Mastektomie ist nach den brusterhaltenden Operationen als wichtigstes operatives Verfahren einzustufen. Unter Belassung der Pektoralismuskulatur werden der Drüsenkörper und die Pektoralfaszie entfernt. Zusätzlich wird eine subtotale Axilladissektion angeschlossen. Die modifizierte radikale Mastektomie ist Standardoperation bei Tumoren > 3 cm und allen Situationen, die ein brusterhaltendes Verfahren ausschließen (s. oben).

Radikalere Operationsverfahren mit Amputation der Brust, Entfernung der Pektoralmuskeln, der axillären, infra- und supraklavikulären Lymphknoten, der Lymphknoten um die Mammaria-interna-Gefäße und größerer Hautbereiche verbessern die Therapieergebnisse nicht, bedingen aber erheblich häufiger Folgeschäden (Bewegungseinschränkung und ödematöse Anschwellung der Arme).

*Rekonstruktion*
Zur Milderung des psychischen Traumas der Brustentfernung sollte die Rekonstruktion bereits in das primäre Operationskonzept aufgenommen werden. Durch den Wiederaufbau wird im Idealfall das entstandene Hautdefizit ausgeglichen, die Brustkontur wiederhergestellt, Brustwarze und Warzenhof rekonstruiert und die Symmetrie durch eine Angleichungsoperation der Gegenseite wiederhergestellt. Bei ausreichender Hautweichteildecke ist die direkte Implantation einer Prothese die einfachste Rekonstruktionsmöglichkeit; andernfalls kann eine dilatierbare Expanderprothese implantiert werden. Um Hautdefizite auszugleichen kann die Bauchdecke im Sinne einer abdominalen Verschiebeplastik nach kranial verlagert oder ein Verschiebeschwenklappen aus der Flankenregion im Sinne eines thorakoepigastrischen Lappens angelegt werden.

Ebenso gut geeignet sind Verlagerungen eines Latissimus-dorsi-Hautmuskellappens oder eines muskulofaszialen Lappens, bestehend aus dem M. obliquus externus und der Rektusfazie.

**Axilladissektion**
Alle operativen Vorgehensweisen erfordern eine exakte Durchmusterung der axillären Lymphknoten. Die axillären Lymphknoten müssen bis zur V. axillaris (Level I und II) entfernt werden. Bei makroskopischem Nachweis axillärer Metastasen kann diese Lymphadenektomie bis zum Level III ausgedehnt werden. Allerdings sollte die Exzision der axillären Lymphknoten nicht kranial der V. axillaris fortgesetzt werden, um das Auftreten von Armlymphödemen zu vermeiden. Mindestens 10 Lymphknoten müssen zur mikroskopischen Beurteilung entnommen werden.

**Lokales intramammäres Rezidiv nach brusterhaltender Operation**
Kommt es nach brusterhaltender Operation zum Auftreten eines lokalen Rezidivs, kann bei kleinen Malignomherden neuerlich ein brusterhaltender Eingriff durchgeführt werden, andernfalls ist eine Mastektomie anzustreben.

**Lokalrezidiv nach modifizierter radikaler Mastektomie**
Lokalrezidive sollen operativ entfernt und bei fraglicher Exzision im Gesunden postoperativ bestrahlt werden. Ob adjuvante Therapiemaßnahmen nach Entfernung eines Lokalrezidives eine Prognoseverbesserung bedingen, ist nicht belegt.

**Spezielle Vorgehensweisen bei In-situ-Karzinomen**
Das *lobuläre Carcinoma in situ (LCIS)* tritt in 70% der Fälle multizentrisch und in 35–60% beidseits auf. Das Entartungsrisiko liegt innerhalb der ersten Jahre nach Diagnose mit 8% nach 5 Jahren und mit 15% nach 10 Jahren relativ niedrig. Die Entscheidung zum chirurgischen Vorgehen muß deshalb individuell getroffen werden. Zu den Faktoren, die einen operativen Eingriff nahelegen, gehören die familiäre Tumorbelastung und das Auftreten von LCIS in mehreren Drüsenfeldern. In diesen Fällen sollte eine subkutane oder vollständige Mastektomie erfolgen und eine großzügige Exzision spiegelbildlich oder aus dem oberen äußeren Quadranten der Gegenseite durchgeführt werden. Falls dort ebenfalls ein lobuläres In-situ-Karzinom gefunden wird, ist eine bilaterale (subkutane) Mastektomie die Therapie der Wahl.

Das *duktale Carcinoma in situ (DCIS)* weist nach lokaler Intervention eine so günstige Prognose auf, daß brusterhaltende Therapie, evtl. kombiniert mit Strahlentherapie und adjuvanter Tamoxifengabe, die Behandlung der Wahl darstellen.

## Lokal fortgeschrittene Stadien

In den Stadien T3 und T4 mit geringer Hautinfiltration oder Ulzeration besteht eine kurative Möglichkeit durch radikale Operation und Nachbestrahlung. Die Frage, ob eine zusätzliche Systemtherapie nicht nur die brusterhaltende Operabilität ermöglicht, sondern auch die Prognose verbessert, wird gegenwärtig in Studien untersucht.

## Lokalrezidiv

In Einzelfällen kann durch Resektion von Lokalrezidiven die kurative Chance erhalten bleiben; bei Operabilität sollten somit Lokalrezidive im Gesunden exzidiert werden. Bei fraglicher Radikalität erfolgt eine additive Bestrahlung.

Anläßlich der Exzision eines Lokalrezidives sollte unbedingt *erneut der Hormonrezeptorstatus bestimmt werden.*

## 7.2.2 Additive Operation

Beim inflammatorischen Mammakarzinom wird die Operation erst nach weitgehender Tumorverkleinerung durch die primäre Chemo- und Strahlentherapie angestrebt. In klinischen Studien wird derzeit die primäre Chemotherapie größerer Primärtumoren untersucht ($> 3$ cm).

## 7.2.3 Palliativer operativer Eingriff

### Primärtumor bei synchroner Metastasierung
Bei primär metastasierten Stadien erfolgt nur eine diagnostische Tumorexzision (Histologie, Rezeptorstatus); wegen der fehlenden kurativen Möglichkeit ist hier primär eine Systemtherapie indiziert, zusammen mit der *Bestrahlung der Mamma.*

### Metastasenresektion
– Solitärmetastase:
   Auch bei scheinbar solitären Metastasen ist die operative Entfernung nicht sinnvoll, da in diesen Fällen in der Regel eine ausgedehnte Mikrometastasierung vorliegt.

**Tabelle 6.** Behandlungsrichtlinien für die lokoregionalen Stadien des Mammakarzinoms

| Stadium | Standardtherapie |
|---|---|
| *Lokalisiert, operabel* | |
| T 1a, b, N0 M0 | Brusterhaltende Operation + Axilladissektion +/− Bestrahlung der Brust |
| T 1c N0 M0 | Brusterhaltende Operation + Axilladissektion + Bestrahlung der Brust +/− adjuvante systemische Therapie |
| T 1 N 1–3 M0/T2 N0–3 M0 | Brusterhaltende Operation + Axilladissektion + Bestrahlung der Brust + adjuvante systemische Therapie |
| T3 N0–3 M0 | Modifizierte radikale Mastektomie + Axilladissektion + adjuvante systemische Therapie |
| *Lokal fortgeschritten* | |
| T4a, b Nx M0; | Modifizierte radikale Mastektomie + Axilladissektion + Strahlentherapie + adjuvante systemische Therapie |
| T4c, d Nx M0; | Primäre Chemotherapie + modifizierte radikale Mastektomie + Axilladissektion/Strahlentherapie + adjuvante systemische Therapie |
| *Lokalrezidiv* | |
| Operabel | Exzision + Nachbestrahlung (wenn noch möglich und nicht R O-reseziert wurde) |
| Inoperabel | Strahlentherapie |

Ausnahme: stationäre oder nur sehr langsam progrediente Solitärmetastase: Operation und Rezeptorstatusbestimmung anstreben!
– Frakturgefährdete Skelettmetastasen: evtl. Osteosynthese.
– Frakturgefährdete Wirbelsäulenmetastasen: Dekomprimierung und Stabilisierung durchführen.

## 7.3 Stellung der Strahlentherapie

### 7.3.1 Adjuvante Strahlentherapie

Die adjuvante Strahlentherapie senkt die Häufigkeit von Lokalrezidiven um 60%. Andererseits können 80% der Lokalrezidive immer noch lokal kurativ bestrahlt werden, wenn keine adjuvante Radiotherapie durchgeführt worden ist.

Die Gesamtüberlebenszeit wird allerdings nicht vom Lokalrezidiv, sondern von der Fernmetastasierung beeinflußt; die adjuvante Strahlentherapie kann die Fernmetastasierungsrate nicht senken und somit die Gesamtüberlebenszeit nicht verlängern. In Anbetracht der Toxizität der Radiotherapie (lokale Reaktionen, erhöhte Lymphödemrate, Verminderung der Knochenmarkreserve, Induktion von Spätneoplasien in der kontralateralen Brust durch Streustrahlen?) *kann die adjuvante Strahlentherapie nur im Einzelfall bei erhöhtem Lokalrezidivrisiko empfohlen werden.*

Ein erhöhtes Risiko zu Lokalrezidiven besteht bei:
- Infiltration des Primärtumors in die Brusthaut oder in die Pektoralisfaszie oder in die Pektoralismuskulatur,
- metastatischem Befall von 10 oder mehr axillären Lymphknoten und/oder Infiltration in das paranodale Fettgewebe oder in Blut- und/oder Lymphgefäße.

Zur Senkung des Lokalrezidivrisikos kann bei einzelnen dieser Risikopatienten im Sinne einer Einzelfallentscheidung eine adjuvante Strahlentherapie des lokoregionären Bereiches (Thoraxwand, parasternale Lymphknoten, zugehörige Axilla, Infra- und Supraklavikularregion) diskutiert werden.

### 7.3.2 Primäre Strahlentherapie in kurativer Intention

Bei Kontraindikationen für eine Operation kann die Strahlentherapie primär – anstelle der Operation – eingesetzt werden; dies gilt insbesondere für ältere Patientinnen mit rezeptorpositivem Tumor.

### 7.3.3 Additive Strahlentherapie

Eine additive Strahlentherapie ist indiziert bei
- Operation histologisch nicht sicher im Gesunden, ohne Vorliegen von Lymphknoten- und Fernmetastasen,
- nicht oder unvollständig ausgeräumter Axilla bei invasivem Karzinom,
- brusterhaltenden Operationsverfahren.

### 7.3.3.1 Strahlentherapie nach brusterhaltender Operation

Um kosmetisch schlechte Ergebnisse zu vermeiden, sollen vor Bestrahlungsbeginn Wundheilungsstörungen abgeklungen und eventuelle Hämatome oder Serome resobiert sein. Die Bestrahlungsplanung wird rechnergestützt mit Hilfe der Computertomographie durchgeführt. Bei brusterhaltenden Operationsverfahren werden die Brust und die darunter liegende Thoraxwand bestrahlt. Das Zielvolumen wird mit insgesamt 45–55 Gy bestrahlt, wobei Fraktionen von jeweils 2 Gy an 5 Tagen pro Woche verabreicht werden. Im Bereich des Tumorbettes kann eine lokalisierte Dosiserhöhung (Boost) durch kleinvolumige Elektronenbestrahlung oder durch ein interstitielles Implantat erreicht werden. Die Dosis des Boosts beträgt in der Regel 10 Gy. Ob und in welchen Fällen eine Boostbestrahlung notwendig ist, wird kontrovers diskutiert.

### 7.3.3.2 Strahlentherapie nach modifizierter radikaler Mastektomie

Nach modifizierter radikaler Mastektomie ist eine Strahlentherapie mit insgesamt ca. 50 Gy auf die Thoraxwand bei T 4-Tumoren oder axillär bei ausgedehntem Lymphknotenbefall (⩽ 10 Lymphknoten) und Infiltration des axillären Fettgewebes zur Verminderung lokaler Rezidive indiziert.

### 7.3.4 Palliative Strahlentherapie

Eine palliative Strahlentherapie ist sinnvoll bei
- nichtresektablem Primärtumor bei metastasierendem Mammakarzinom,
- Lokalrezidiv,
- Hautmetastasen,
- Skelettmetastasen mit Schmerzsymptomatik oder Statikgefährdung (insbesondere bei drohender Querschnittslähmung),
- Weichteilmetastasen mit anders nicht beherrschbarer Kompressions- oder Verdrängungssymptomatik,
- spinalen Metastasen oder Metastasen mit Kompression des Rückenmarks,
- Hirnmetastasen und Meningeosis carcinomatosa (bei einer Lebenserwartung von mehr als 3 Monaten).

### 7.4 Stellung der Systemtherapie

### 7.4.1 Systemische Therapie in kurativer Intention

### 7.4.1.1 Adjuvante systemische Therapie

Die adjuvante systemische Therapie ist eine effektive Möglichkeit, Rezidivrisiko und Mortalität bei Patientinnen mit Mammakarzinom signifikant zu vermindern. Der Effekt ist bei Patientinnen unter 50 Jahren größer als bei Frauen über 50 Jahren.

**Tabelle 7.** Fünfjahresrückfallraten in Abhängigkeit von der Anzahl tumorös infiltrierter axillärer Lymphknoten. (Nach Nemoto et al. 1980)

| Anzahl befallener Lymphknoten | Fünfjahresrückfallrate [%] |
|---|---|
| 0 | 19 |
| 1 | 23 |
| 2 | 40 |
| 3 | 43 |
| 4 | 44 |
| 5 | 54 |
| 6 | 63 |
| 6–10 | 72 |
| 16–20 | 75 |
| $\geqslant 21$ | 92 |

Als wichtigste Parameter für eine Therapieentscheidung erwiesen sich
- die *Anzahl karzinomatös infiltrierter axillärer Lymphknoten,*
- die *Größe und Histologie des Primärtumors,*
- der *Hormonrezeptor-* und *Menopausenstatus,*
- das *histologische Grading* und
- der *Anteil proliferierender Tumorzellen.* Ähnlich aussagekräftig scheint auch der Nachweis von *Karzinomzellen im Knochenmark* zu sein. Alle übrigen Faktoren, wie der Nachweis hoher Konzentrationen von epithelialen Wachstumsfaktoren und deren Rezeptoren (EGF-R), von Kathepsin D, Plasminogenaktivatoren vom Urokinasetyp, von Onkogenen (z. B. Her 2/Neu; p53) oder Onkogenprodukten etc. sind von untergeordneter Bedeutung. Die enge Korrelation zwischen dem Ausmaß des axillären Lymphknotenbefalls und der Rückfallrate ist in Tabelle 7 wiedergegeben.

Bei fehlendem Lymphknotenbefall besitzt der Durchmesser des Primärtumors die größte prognostische Relevanz (Tabelle 8).

*Adjuvante Therapie bei fehlendem axillärem Lymphknotenbefall*
Die Effektivität adjuvanter systemischer Therapiemaßnahmen bei Patientinnen ohne Tumorinfiltration der axillären Lymphknoten wurde von der Early Breast Cancer Trialists' Collaborative Group anhand metaanalytischer Untersuchungsergebnisse aufgezeigt. Erfaßt und beurteilt wurden die Krankheitsverläufe von 2771 Patientinnen. Nach 10jähriger Beobachtungszeit lag in der *Chemotherapie*gruppe sowohl die rückfallfreie Über-

**Tabelle 8.** Tumorgröße und Fünfjahresüberlebensrate bei Patientinnen mit Mammakarzinom ohne axillären Lymphknotenbefall. (Nach Carter et al. 1989)

| Durchmesser (cm) | Patientinnenzahl (n) | Fünfjahresüberlebensrate [%] |
|---|---|---|
| <0,5 | 269 | 99,2 |
| 0,5–0,9 | 791 | 98,3 |
| 1,0–1,9 | 4668 | 90,6 |
| 2,0–2,9 | 4010 | 92,3 |
| 3,0–3,9 | 2072 | 86,2 |

lebenszeit um 7,1%, als auch die Gesamtüberlebenszeit um 4% höher als in der Kontrollgruppe. Die jährliche Mortalitätsrate wurde gegenüber den systemisch unbehandelt gebliebenen Patientinnen um 18 +/− 8% vermindert.

Der Einfluß einer adjuvanten *Tamoxifen*therapie auf die Erkrankungsrückfallrate und die Gesamtüberlebenszeit wurde bei 13 004 Patientinnen überprüft. Auch hier lag nach 10 Jahren der Anteil krankheitsfreier Patientinnen um 5,1% und der überlebender Patientinnen um 3,5% höher als in der Kontrollgruppe. Die jährliche Mortalitätsrate wurde um 17 +/− 15% gesenkt. Am wirksamsten erwies sich die Tamoxifengabe bei postmenopausalen Patientinnen mit positivem Hormonrezeptorstatus.

Die adjuvante *Ovarektomie* ergab nach 15jährigem Beobachtungszeitraum einen Zuwachs an krankheitsfreier Überlebenszeit von 9,4% und an insgesamt überlebenden Patientinnen von 6,8%. Adjuvante Immuntherapien konnten keine Verbesserungen der Krankheitsverläufe aufzeigen.

*Prognoseeinstufung und Therapie*
(Konsensusempfehlungen, St. Gallen 1995; s. Tabellen 9 und 10)
Patientinnen mit Tumoren von < 1 cm mit positivem Hormonrezeptorstatus und einem Grading von 1 weisen nur ein *geringes Rückfallrisiko* (< 15% nach 10 Jahren) auf. Sie benötigen *keine* adjuvante Chemotherapie. Eine ähnlich günstige Prognose zeigen auch Frauen mit duktalem Carcinoma in situ oder einer fokal invasiven Erkrankung, die zufällig bei einem chirurgischen Eingriff festgestellt wurde.

Bei Patientinnen mit *mäßigem Rückfallrisiko* (Tumorgröße 1–2 cm, positiver Hormonrezeptorstatus, Grading 1 oder 2) kommt gemäß den Konsensusempfehlungen (Tabelle 9) die adjuvante Gabe von Tamoxifen in Betracht. Bei prämenopausalen Patientinnen dieser Risikogruppen

**Tabelle 9.** Adjuvante systemische Behandlung bei nodal negativen Patientinnen mit **geringem oder mäßigen** Rückfallrisiko; Ergebnisse der Konsensuskonferenz in St. Gallen 1995

|  | Rückfallrisiko gering | Rückfallrisiko mäßig |
|---|---|---|
| Prämenopause | Keine Therapie (Tamoxifen) | Tamoxifen (medikamentöse Ovarektomie, GnRH-Analoge)[a] |
| Postmenopause | Keine Therapie (Tamoxifen)[a] | Tamoxifen |
| Senium | Keine Therapie (Tamoxifen)[a] | Tamoxifen |

[a] Überprüfung erforderlich; nur in Studien.

**Tabelle 10.** Adjuvante systemische Behandlung bei nodal negativen Patientinnen mit **hohem** Rückfallrisiko; Ergebnisse der Konsensuskonferenz in St. Gallen 1995

|  | ER negativ | ER positiv |
|---|---|---|
| Prämenopause | Chemotherapie | Chemotherapie +/− Tamoxifen (medikamentöse Ovarektomie, GnRH-Analoga)[a] |
| Postmenopause | Chemotherapie → Tamoxifen oder Chemotherapie +/− Tamoxifen | Tamoxifen +/− Chemotherapie |
| Senium | Tamoxifen (Chemotherapie nur falls ohne Dosisreduktion möglich) | Tamoxifen |

[a] Überprüfung erforderlich, nur in Studien.

können eine medikamentöse Ovarektomie bzw. die Gabe von GnRH-Analoga außerhalb von Studien noch nicht empfohlen werden.

Bei Patientinnen mit einer Primärtumorgröße von über 2 cm, einem negativen Hormonrezeptorstatus oder einem Grading von 3 liegt ein hohes Rückfallrisiko vor (> 30% nach 10 Jahren). Bei ihnen sollte auf jeden Fall eine systemische adjuvante Behandlung erfolgen. Die Therapieempfehlungen (Tabelle 10) richten sich hier wie auch bei Patientinnen mit positivem Lymphknotenbefall nach dem Alter bzw. der menopausalen Situation der Patientin und dem Hormonrezeptorstatus. Falls bei älteren Patientinnen eine Chemotherapie in Betracht gezogen wird, ist dies nur sinnvoll, wenn davon ausgegangen werden kann, daß eine protokollgerechte Behandlung ohne Dosisreduktionen durchgeführt werden kann.

*Adjuvante Therapie bei axillärem Lymphknotenbefall*
Die aussagekräftigsten randomisierten Untersuchungen zur Frage der Beeinflußbarkeit der Krankheitsverläufe durch adjuvante *Polychemotherapien* wurden von den Arbeitsgruppen um Bonadonna und der amerikanischen Studiengrußppe der NSABP durchgeführt.

Der Nutzen einer von Bonadonna et al. (1995) angewandten 12monatigen CMF-Therapie erlaubt jetzt einen Effektivitätsüberblick über 20 Jahre. Es zeigt sich, daß der Anteil krankheitsfreier und überlebender Patienten in der CMF-Gruppe signifikant (p = 0,027) höher ist als in der Kontrollgruppe und daß die Ergebnisse im Verlauf der Jahre für die behandelte Patientinnengruppe zunehmend günstiger werden. Dies legt die Annahme nahe, daß die Langzeiterfolge einer adjuvanten Therapie im wesentlichen durch die Reduktion früher Krankheitsrückfälle bedingt wird. Die frühere Skepsis, durch eine adjuvante Chemotherapie würden womöglich Rückfallverzögerungen, nicht aber definitive Heilungschancen erzielt, erwies sich somit als unbegründet. Die detaillierten Ergebnisse des 15-Jahres-Überblicks sind in Tabelle 11 augeführt.

**Tabelle 11.** 15-Jahres-Ergebnisse: adjuvante CMF-Therapie vs. Kontrollgruppe. (Nach Bonadonna et al. 1992)

| | Rückfallfreies Überleben | | | Gesamtüberleben | | |
|---|---|---|---|---|---|---|
| | Kontrolle [%] | CMF [%] | p-Wert | Kontrolle [%] | CMF [%] | p-Wert |
| Alle Patienten | 26 | 36 | 0,002 | 33 | 42 | 0,08 |
| Prämenopause | 28 | 42 | 0,002 | 35 | 51 | 0,02 |
| Postmenopause | 25 | 31 | 0,22 | 32 | 35 | 0,85 |
| 1–3 Lymphknoten befallen | 31 | 42 | 0,009 | 37 | 48 | 0,08 |
| > 3 Lymphknoten befallen | 15 | 24 | 0,05 | 24 | 31 | 0,31 |

Die Ergebnisse der Untersuchungen von Bonadonna korrelieren sehr eng mit den umfangreichen metaanalytischen Untersuchungen der Early Breast Cancer Trialists Collaborative Group.

Hierbei zeigte sich, daß durch die zytostatische Behandlung eine *jährliche Reduktion der Mortalität um 18 +/− 8%* erreicht wird. Nach 10jähriger Beobachtungszeit lag in der Polychemotherapiegruppe der Anteil krankheitsfreier Patientinnen um 8,7% und der überlebenden Patientinnen um 6,8% höher als in der Kontrollgruppe. Dieser scheinbar niedrige Zugewinn entspricht bei einer Inzidenz von etwa 40000 Mammakarzinomen pro Jahr in der BRD 2700 durch Chemotherapie potentiell geheilter Patientinnen.

Die *günstigsten Ergebnisse* erbringt die adjuvante Chemotherapie bei *prämenopausalen Patientinnen* mit nur *geringem Lymphknotenbefall.*

Bei *postmenopausalen Patientinnen* konnte in den Polychemotherapiestudien von Bonadonna keine signifikante Verbesserung der Überlebenszeit erreicht werden (Tabelle 11). Allerdings scheinen nichtaltersadaptierte CMF-Dosierungen und anthrazyklinhaltige Therapieprotokolle bessere Ergebnisse zu erbringen.

Während das erste CMF-Protokoll von Bonadonna eine 12monatige Behandlung umfaßte, wurden die späteren Studien nur über ein halbes Jahr durchgeführt. Die *Verkürzung der Behandlungsdauer brachte keine Verschlechterung* der Behandlungsergebnisse mit sich.

Im Rahmen des B 15-Protokolls der NSABP konnte entsprechend gezeigt werden, daß die Effektivität einer 6monatigen CMF–Therapie der einer 4maligen AC-Gabe (Doxorubicin + Cyclophosphamid) in 3wöchtigen Abständen entspricht. Auf der Konsensuskonferenz in St. Gallen (1995) wurde deshalb die *4malige AC-Gabe der 6maligen CMF-Therapie gleichgestellt.*

Die Behandlungsempfehlungen die auf dieser Konsensuskonferenz für Patientinnen mit tumorbefallenen axillären Lymphknoten gegeben wurden, sind in Tabelle 12 aufgelistet.

Um die Behandlungsergebnisse zu verbessern setzte man Anthrazykline sequentiell oder alternierend mit CMF ein. Während bei Patientinnen mit 1–3 befallenen axillären Lymphknoten die Gabe von 4 Zyklen CMF gefolgt von 4 Zyklen Doxorubicin (75 mg/m$^2$) keine besseren Behandlungsergebnisse erbrachte als die alleinige CMF-Gabe, erwies sich bei Patientinnen mit mehr als 3 befallenen Lymphknoten die primäre 4malige Verabreichung von Doxorubicin gefolgt von 4 Zyklen CMF einer alternierenden Gabe von Doxorubicin und CMF als signifikant überlegen.

**Tabelle 12.** Adjuvante systemische Behandlung bei nodal positiven Patientinnen; Ergebnisse der Konsensuskonferenz in St. Gallen 1995

|  | ER negativ | ER positiv |
|---|---|---|
| Prämenopause | CMF (6mal) oder AC (4mal) | CMF (+/− TAM sequentiell)[a] oder AC (4mal) +/− TAM oder medikamentöse Ovarektomie (GnRH-Analoge)[a] |
| Postmenopause | CMF (6mal) oder AC (4mal) +/− TAM | TAM (+/− Chemotherapie)[a] |
| Senium | TAM oder Chemotherapie (nur falls volle Dosierung möglich) | TAM |

[a] Experimentelle Vorgehensweise.

*Auf Grund dieser Ergebnisse empfiehlt Bonadonna bei Patientinnen mit 1–3 befallenen Lymphknoten eine konventionelle CMF-Behandlung und bei Befall von 4 und mehr Lymphknoten die sequentielle Gabe von Doxorubicin und CMF.*

Bei Patientinnen mit *10 und mehr befallenen Lymphknoten* sind die Ergebnisse einer konventionellen adjuvanten Chemotherapie noch sehr unbefriedigend. Bis zu 87 % der Patientinnen erleiden innerhalb der ersten 5 postoperativen Jahre einen Krankheitsrückfall. Intensive *Hochdosischemotherapie* gefolgt von einer Reinfusion hämatopoetischer Stammzellen könnten hier in Zukunft die Therapieergebnisse verbessern. Nach 5 Jahren überlebten beim Vergleich einer sequentiellen Doxorubicin- → CMF-Therapie mit einer Doxorubicin- → Hochdosischemotherapie in der Hochdosisgruppe 18 % mehr Patientinnen, 15 % mehr krankheitsfrei (Tabelle 13). Nach 3 Jahren waren hier nach Hochdosisbehandlung noch 71 % der Patientinnen rückfallfrei. Ähnlich günstige Ergebnisse wurden auch von nordamerikanischen und kanadischen Studiengruppen berichtet. Hier überlebten von 662 Patientinnen, die mit einer Hochdosistherapie behandelt worden waren, 71 % 3 Jahre krankheitsfrei. Allerdings wiesen 22 % dieser Patientinnen weniger als 10 tumorbefallene Lymphknoten auf.

**Tabelle 13.** Ergebnisse einer hochdosierten Chemotherapie mit autologer Knochenmarktransplantation (ABMT) oder Reinfusion hämatopoetischer Stammzellen (SCR) im Vergleich zur sequentiellen Doxorubicin → CMF-Therapie bei Patientinnen mit 10 und mehr tumorös infiltrierten axillären Lymphknoten. (Nach Bonadonna 1995)

| | Patientinnen-zahl (n) | 5 Jahre krankheits-frei [%] | Fünfjahres-überlebens- [%] |
|---|---|---|---|
| HD-Chemotherapie +/− ABMT/SCR | 67 | 56 | 78 |
| ADM → CMF | 58 | 41 | 60 |

**Tabelle 14.** Adjuvante Tamoxifentherapie bei postmenopausalen rezeptorpositiven Mammakarzinom: prozentuale Reduktion von Rezidiven und der Mortalität. (Nach Early Breast Cancer Trialists' Collaborative Group 1992)

| Dauer der Tamoxifengabe | Rezidivreduktion [%] | Mortalitätsreduktion [%] |
|---|---|---|
| < 2 Jahre | 16 +/− 3 | 11 +/− 3 |
| 2 Jahre | 27 +/− 2 | 18 +/− 3 |
| > 2 Jahre | 38 +/− 4 | 24 +/− 6 |

Randomisierte Studien, die den klinischen Stellenwert einer Hochdosistherapie genauer einschätzen lassen, liegen bisher nicht vor.

Durch die adjuvante Tamoxifentherapie kann unabhängig vom Menopausenstatus das jährliche Mortalitätsrisiko um etwa 17% reduziert werden. Nach 10 Jahren überleben nach einer Tamoxifentherapie ca. 3,5% mehr Patientinnen im Vergleich zu einer Kontrollgruppe. Die günstigsten Behandlungserfolge liegen bei *postmenopausalen rezeptorpositiven* Patientinnen vor. In den von der Early Breast Cancer Trialists' Collaborative Group (1992) analysierten Studien wurde Tamoxifen mindestens über einen Zeitraum von 2 Jahren verabreicht, Längerfristige Behandlungen scheinen mit besseren Ergebnissen einherzugehen (Tabelle 14). Die Gefahr einer Endometriumkarzinominduktion ist nicht klar belegt. Möglicherweise bedingt Tamoxifen eine raschere Manifestierung von Endometriumkarzinomen, ohne die Inzidenz zu erhöhen.

Die Ergebnisse der Metaanalyse der Early Breast Cancer Trialists' Collaborative Group (1992) zeigten, daß bei prämenopausalen Patientinnen durch eine *Ovarektomie* die jährlichen Rückfallraten um 26% und die Mortalität um 25% reduziert werden kann. Der Anteil krankheitsfreier Patientinnen lag nach 15 Jahren um 9,4%, der der Gesamtüberlebenszeit um 6,8% höher.

Die Effektivität einer medikamentösen Suppression der Ovarialfunktion (GnRH-Analoga) wird derzeit in Studien mit dem Einsatz einer Polychemotherapie verglichen.

*Kombination von adjuvanter Chemo- und Hormontherapie*
Der Wert der Kombination von Hormon- und Chemotherapie ist nach wie vor umstritten. Zwar geben die metaanalytischen Untersuchungen der Early Breast Cancer Trialists' Collaborative Group (1992) Hinweise auf Ergebnisverbesserungen durch die gleichzeitige Gabe von Chemotherapie und Tamoxifen, doch sind diese Ergebnisse letztlich nicht klar genug belegt. Da experimentelle Untersuchungen Wirkungssteigerungen bei gleichzeitiger Gabe von Anthrazyklinen und Tamoxifen, Wirkungsminderungen aber bei simultaner Gabe von CMF und Tamoxifen zeigten, wurden bei den jüngsten Konsensusempfehlungen diese Ergebnisse auf die klinische Situation übertragen. Klärende randomisierte Studien zu dieser Problematik werden gegenwärtig im Rahmen der EORTC begonnen. Konzeptionell hofft man, durch den Einsatz von Zytostatika zunächst die rasch proliferierenden Tumorzellen zu vernichten, um dann über einen längeren Zeitraum langsamer proliferierende Zellen durch hormonelle Maßnahmen in ihrem Wachstum zu supprimieren.

*Voraussetzungen für eine adjuvante Chemotherapie*
*Vor Beginn* einer adjuvanten Chemotherapie sollten folgende Voraussetzungen erfüllt sein:
- adäquates *Staging der Axilla;*
- *Ausschluß von Fernmetastasen;* Minimalprogramm der nötigen Untersuchungen: Thoraxröntgen, Skelettszintigramm, Oberbauchsonogramm;
- *Einverständnis der Patientin* nach adäquater Aufklärung;
- *gesicherte ständige ärztliche Betreuung;*
- *Zuverlässigkeit der Patientin* und gesicherte Durchführung der Therapie;
- *Karnofsky-Index* > 70%;
- keine *Kontraindikationen* gegen Chemo- bzw. Hormontherapie.

- Bei prämenopausalen Patientinnen muß die *Kontrazeption geregelt* sein: nichthormonale Maßnahmen! Kein IUP (wegen Blutungen bei Thrombozytopenie).

*Richtlinien zur Durchführung*
- Beginn innerhalb von 4–6 Wochen nach der Operation;
- unbedingt errechnete Solldosis applizieren;
- möglichst keine Intervallverlängerungen.

### 7.4.2 Additive systemische Therapie

Präoperative Chemotherapien werden in jüngerer Zeit vermehrt unter dem Aspekt der Ermöglichung brusterhaltender Operationen eingesetzt. Bonadonna et al. hatten bereits 1988 begonnen, Patientinnen mit Tumoren >3 cm primär einer Chemotherapie zu unterziehen. Hierdurch konnten bei 91% der Patientinnen noch brusterhaltende Operationsverfahren angewendet werden. Darüber hinaus zeigte sich, daß das Ausmaß an objektiven Tumorremissionen mit der Primärtumorgröße invers korreliert (Tabelle 15).

Jacquillat et al. (1990) ersetzten in ihren Behandlungskonzepten die Operation durch die Strahlentherapie der Brust. Es zeigte sich, daß die krankheitsfreie Überlebenszeit der Patientinnen keineswegs ungünstiger einzustufen ist als bei konservativem Vorgehen mit primärer Operation +/− Bestrahlung und anschließender adjuvanter Therapie: nach 5 Jahren waren 100% der Patientinnen im Stadium I, 82% im Stadium II A, 62% im Stadium II B und 46% im Stadium III A noch krankheitsfrei.

**Tabelle 15.** Behandlungsergebnisse von Patientinnen mit Primärtumoren >3 cm nach primärer Chemotherapie. (Nach Bonadonna et al. 1990)

| Primärtumor-größe | Patientin-nenzahl (n) | Tumor <3 cm[a] (n) | cDR[a] (n) | pCR[a] (n) |
|---|---|---|---|---|
| 3,0–4,0 cm | 110 | 102 | 11 | 5 |
| 4,1–5,0 cm | 73 | 58 | 10 | 3 |
| >5 cm | 37 | 23 | 5 | |

[a] Tumorgröße und klinisches Ansprechen nach primärer Chemotherapie; *cCR* klinische komplette Remission; *pCR* pathologisch gesicherte komplette Remission.

Bei prämenopausalen Patientinnen mit T2- und T3-Tumoren (N0–1), die in randomisierter Form entweder eine primäre oder eine adjuvante Chemotherapie entsprechend dem CAF-Schema erhalten hatten, konnte Scholl et al. (1994) zeigen, daß nach einer medianen Nachbeobachtungszeit von 54 Monaten die Überlebensraten von Patientinnen, die eine primäre Chemotherapie erhalten hatten, signifikant höher (p = 0,039) lagen als die adjuvant behandelter Patientinnen. Da allerdings in der neoadjuvanten Behandlungsgruppe häufiger eine protokollgerechte Anthrazyklindosierung durchgeführt werden konnte als in der adjuvanten Behandlungsgruppe, ließ sich nicht eindeutig klären, ob die günstigeren Behandlungsergebnisse der primären Chemotherapie oder der höheren Anthrazyklingesamtdosierung zuzurechnen sind.

Gegenwärtig wird im Rahmen des NSABP-B18-Protokolls geprüft, ob eine primäre Chemotherapie günstigere Behandlungsergebnisse erbringt, als die konventionell adjuvante Behandlung. Erst dann wird man nach einer medianen Nachbeobachtungszeit von mindestens 5 Jahren erste verläßliche Hinweise auf den klinischen Wert der primären Chemotherapie erwarten dürfen. Bis zu diesem Zeitpunkt sind neoadjuvante (primäre) Chemotherapieverfahren als experimentelle Behandlungsweisen einzustufen.

### 7.4.3 Palliative systemische Therapie

Da in metastasierten Stadien keine Heilungschance besteht, ist das *Ziel der Systemtherapie* primär die *Verminderung von Symptomen* und, wenn möglich, eine *Verlängerung der Überlebenzeit* bei gutem Allgemeinzustand. Für eine Linderung von Symptomen ist allerdings nicht unbedingt eine objektive Tumorrückbildung erforderlich.

Bei der Wahl der Therapie muß im Einzelfall immer der mögliche Nutzen gegenüber der obligaten Toxizität abgewogen werden.

Für die Systemtherapie stehen mehrere Therapiemodalitäten zur Verfügung:
- *Bisphosphonattherapie*,
- *Hormontherapie*,
- *Chemotherapie*.

### 7.4.3.1 Stellung der Bisphosphonattherapie

Bisphosphonate (Pamidronat, Clodronat) werden zur Behandlung osteolytischer Prozesse eingesetzt. Sie hemmen die metastatische Knochendestruktion durch Supprimierung der osteoklastisch bedingten Knochenresorption, indem sie die physikochemischen Eigenschaften der Hyroxylapatitkristalle so verändern, daß sie der Hydrolyse durch osteoklasteneigene Phosphatasen besser widerstehen können. Werden Bisphosphonate von den Osteoklasten oder deren Vorläuferzellen aufgenommen, so wirken sie für sie toxisch.

Klinisch bewirken Bisphosphonate eine *rasche Minderung* tumorbedingter
- *Knochenschmerzen,* dadurch bedingter
- *Immobilisierungen,*
- kritischer *Hyperkalzämieentwicklungen.*

Osteolytische Knochendefekte können zur Resklerosierung gebracht werden. Durch die Gabe von Bisphosphonaten können Auftreten und Fortschreiten von Skelettmetastasen verzögert werden.

Die Nebenwirkungen der Medikamente dieser Substanzgruppe sind gering und umfassen bei oraler Gabe Durchfälle und geringe abdominelle Beschwerden, bei Infusion passagere Temperaturerhöhungen. Nierenfunktionsstörungen lassen sich durch Infusionszeiten von über 1 h umgehen.

Bisphosphonate können bei Bedarf zusätzlich zu strahlentherapeutischen Maßnahmen oder in Kombination mit hormonellen oder zytostatischen Behandlungsverfahren verabreicht werden.

### 7.4.3.2 Stellung der Hormontherapie

20–30% der metastasierenden Mammakarzinome sind hormonabhängig und können durch hormonelle Maßnahmen zur Rückbildung gebracht werden.

Das Ausmaß des Ansprechens (Remissionsquote) hängt im wesentlichen von patientenbezogenen Faktoren, wie der *Höhe des Östrogen- und insbesondere Progesteronrezeptorgehalts* der Tumorzellen, dem *Alter* bzw. Menopausenstatus der Patientinnen, der *Dauer des rezidivfreien Intervalls* und der Anzahl und Art der tumorös infiltrierten Organe ab.

Hohe therapeutische Effektivität ist dementsprechend bei Patientinnen mit
- positivem Hormonrezeptorstatus,
- fortgeschrittenem Alter,
- langem krankheitsfreiem Intervall,
- Primärmetastasierung in Haut, Weichteile, Skelett oder mit limitierter nodulärer Lungenmetastasierung zu erwarten.

*Ziel der Hormontherapie* ist die Ausschaltung der östrogenbedingten Wachstumsstimulation auf die steroidabhängige Mammakarzinomzelle. Es gibt verschiedene Modalitäten der Beeinflussung.

*Ablative Hormontherapie*

Die operativen ablativen hormonellen Behandlungsmaßnahmen (Hypophysektomie, Adrenalektomie, Ovarektomie) sind in Anbetracht der Möglichkeit einer medikamentösen „chemischen" Ovarektomie nicht mehr indiziert.

*Additive Hormontherapie*

**GnRH-Analoge.** Die Isolierung und Strukturanalyse von GnRH führte zur gezielten Entwicklung von Substanzen, die eine reversible medikamentöse Kastration ermöglichen.

Während die Langzeitanwendung von GnRH-Analoge bei prämenopausalen Patientinnen zu einem signifikanten Abfall der Östrogenspiegel führt, kommt es initial kurzfristig zu einer erhöhten LH- und Östradiolausschüttung. Tumorprogressionen, wie sie hiermit bei Patienten mit Prostatakarzinomen beobachtet wurden, sind bei Patientinnen mit Mammakarzinomen bisher nicht aufgetreten. Bereits innerhalb von 8 Wochen nach Therapiebeginn liegen bei etwa 80% aller Patientinnen die Östradiolspiegel im Blut im Bereich postmenopausaler Werte. GnRH-Analoge bedingen auch eine Suppresion der Prolaktinsekretion sowie eine Reduktion der zellulären Prolaktinrezeptorsynthese. Durch Ankopplung an spezifische zelluläre GnRH-Rezeptoren wirken GnRH-Analoge in vitro wahrscheinlich durch die Beeinflussung lokaler Wachstumsfaktoren proliferationshemmend. Die klinische Bedeutung dieser Proliferationshemmung ist aber als gering einzustufen.

Der Einsatz von GnRH-Analoga hat die Ovarektomie als erste hormonelle Behandlungsmaßnahme bei prämenopausalen Patientinnen in den Hintergrund treten lassen. Gründe hierfür sind die gute Verträglichkeit der Substanzen und der psychische Vorteil einer reversiblen Kastrationsmaßnahme.

Als Nebenwirkungen finden sich bei der Mehrheit der prä- und perimenopausalen Patientinnen als Zeichen des Östrogenentzugs Hitzewallungen und Libidominderung; weniger als 10% aller Frauen klagen über Nebenwirkungen wie Übelkeit, trockene Vagina, Hypotonus, Depressionen und Schlafstörungen.

**Antiöstrogene.** Zur Medikamentengruppe der Antiöstrogene gehören nichtsteroidale und steroidale Substanzen. Das derzeit bestuntersuchte nichtsteroidale Antiöstrogen der Triphenylethylengruppe ist *Tamoxifen.*

Die Alkylaminoethoxyseitenkette bindet kompetitiv an den Östrogenrezeptor und unterdrückt die östradiolspezifische Zellstoffwechselstimulation. Die Zellen werden in der frühen $G_1$-Phase des Zellzyklus arretiert, was zu einer Minderung der Proliferationsrate bzw. Abnahme des S-Phasenanteils führt. Antiöstrogene behindern die Desulfatierung von Östrogenen und führen so zu einer signifikanten Minderung des Östradiolangebotes. Durch die Steigerung der Synthese des sexualhormonbindenden Globulins (SHBG) wird die Konzentration des freien Steroids weiter vermindert.

Tamoxifen bedingt eine vermehrte Produktion des wachstumshemmenden Faktors TGF-β („transforming growth factor β") bei gleichzeitiger Verringerung wachstumsfördernder Faktoren wie TGF-α und IGF („insuline-like growth factor"). Zusätzlich wird die Ausbildung von EGF („epidermal growth factor")- und IGF-Rezeptoren vermindert. Durch die vermehrte Freisetzung von Interleukin II wird das zytotoxische Potential von natürlichen Killerzellen (NK-Zellen) und Makrophagen erhöht. In Zellkulturexperimenten induzieren Antiöstrogene eine erhebliche Verstärkung der zytoziden Wirkung von Interferon α. Es ist anzunehmen, daß TGF-β seine antiproliferative Wirkung ebenfalls indirekt durch vermehrte Freisetzung von Interferon-α entfaltet.

Neben der Proliferationshemmung bewirken Antiöstrogene eine Verminderung der Adhäsionsfähigkeit an subendotheliale Strukturen; hierdurch kann die Metastasierungstendenz eingeschränkt werden.

Umstritten ist, ob die antiöstrogenbedingte Senkung des Apolipoprotein-II-Spiegels, des Gesamtcholesterins und des LDL-Cholesterins die Synthese von Tumorzellmembranen erschwert und somit die Tumorzellproliferation behindert. Auf jeden Fall wird durch die Beeinflussung des Lipidhaushaltes das Risiko kardiovaskulärer Erkrankungen deutlich vermindert. Vermindert wird auch das Fortschreiten osteoporotischer Veränderungen.

Während sich im Tierversuch eine eindeutige Inzidenzzunahme von Endometriumkarzinomen zeigen läßt, scheint Tamoxifen klinisch eher zu einer früheren Manifestation von Endometriumkarzinomen zu führen, ohne die Inzidenz zu erhöhen.

Die Verträglichkeit von Antiöstrogenen ist sehr gut. An Nebenwirkungen können geringe gastrointestinale Beschwerden, wie Völlegefühl, Übelkeit und Erbrechen sowie Trockenheit der Schleimhäute, Vaginitis, Ödeme, Hitzewallungen, Depressionen und Gewichtszunahme, auftreten. Selten kommt es zu passageren Thrombo- und Leukopenien, behandlungsbedürftigen Hyperkalzämien und Retina- bzw. Corneaschädigungen.

**Aromatasehemmer.** Aromatasehemmer unterdrücken die zelluläre Umwandlung von Androstendion zu Östron. Dieser Stoffwechselweg stellt die Hauptstelle der Östrogenproduktion postmenopausaler Patientinnen dar. *Aminoglutethimid* (AG) ist als unspezifischer Aromatasehemmer einzustufen, da neben der beabsichtigten Hemmung der Aromatisierung von Androstendion zu Östron auch die adrenale Steroidsynthese und die Thyroxinsynthese beeinträchtigt und die Aktivität mischfunktioneller Leberoxidasen stimuliert wird. Die Blockierung der adrenalen Steroidsynthese führt zu einer Senkung des Aldosteron- und des Kortisolspiegels. Bei normaler Hypophysenfunktion kommt es allerdings reflektorisch innerhalb von 3–7 Tagen zu einer vermehrten ACTH-Inkretion. Verschiedene Untersuchungen zeigten, daß AG bei einer Dosierung zwischen 250 und 500 mg/Tag p.o. ohne Kortikoidsubstitution verabreicht werden kann. Nebenwirkungen von AG sind Benommenheit, Schwächegefühl, Schlaflosigkeit, Ataxie, Schwindel, Exantheme und Induktion einer hypothyreoten Stoffwechsellage.

Spezifische Aromatasehemmer wie 4-Hydroxyandrostendion, 6-Methylenandrostendion und 1-Methylenandrostention inhibieren die zelluläre Östrogenbiosynthese erheblich stärker als AG. Durch ihre spezifischere Wirkung sind die Nebenwirkungen sehr gering. Im Vordergrund stehen klinische Symptome der Östrogendeprivation und im Falle des i.m. verabreichten 4-Hydroxyandrostendion (250 mg alle 2 Wochen i.m.) lokale Gewebereaktionen.

**Gestagene.** Gestagene senken die Östrogenspiegel im Blut und mindern durch Hemmung der Östrogenrezeptorsynthese den stimulierenden Einfluß der Östrogene auf das Tumorzellwachstum.

Die Reduktion der hypophysären Inkretion von FSH, LH und ACTH resultiert in einer Verminderung der Kortisol-, DHEAS-, Androstendion-, Testosteron-, Östron-, Östradiol- und Östronsulfatspiegel. Gestagene reagieren auf zellulären Ebene mit Progesteronrezeptoren, besitzen aber auch Affinität zu Kortikoid- und Androgenrezeptoren.

Im Gegensatz zu Antiöstrogenen beeinflussen Gestagene den Lipidstoffwechsel ungünstig. Die $\alpha$-Lipoprotein-, HDL-Cholesterol- und Apolipoprotein-A1-Spiegel sinken stark ab, während die $\beta$-Lipoprotein-, LDL-Cholesterol- und Apolipoprotein-B-Spiegel im Blut deutlich ansteigen. Ähnlich wie unter der Behandlung mit Aminoglutethimid kann es auch unter MPA-Gabe zu einem Absinken der Schilddrüsenhormonspiegel ($T_3$, $T_4$) im Blut kommen.

Prinzipielle Wirkungsunterschiede bestehen zwischen MPA (300–1000 mg p.o.) und MA (160–200 mg p.o.) nicht. Die systemischen

Nebenwirkungen sind ebenfalls gleich einzustufen. Sie umfassen die Entwicklung einer Facies lunata, vermehrtes Schwitzen, Völlegefühl, Obstipation, Gewichtszunahme, Tremor, Muskelkrämpfe, Dyspnoe, Depressionen, Verwirrtheitszustände, Vaginalblutungen, Phlebitis, Pruritus, Thromboseneigung und Lungenembolien.

Auf Grund ihrer appetitsteigernden, schmerzlindernden und leicht euphorisierenden Wirkungen wird die hochdosierte Gestagentherapie bei fortgeschrittener Erkrankung empfohlen.

**Androgene, Östrogene.** Androgene oder hoch dosierte Östrogene sind zwar wirksame Behandlungsverfahren, doch liegen Intensität und Umfang ihrer Nebenwirkungen intolerabel hoch. Sie werden deshalb nur noch in Ausnahmefällen angewandt.

*Kombination von hormonellen Therapiemaßnahmen*
In mehreren prospektiven, randomisierten Studien konnte gezeigt werden, daß im metastasierten Stadium Remissionsraten, Remissionsdauer und Überlebenszeiten durch die gleichzeitige Gabe von verkleinerten Hormonen oder von Hormonen und Zytostatika nicht verbessert werden. Allerdings addieren sich die Nebenwirkungen.

*Ablauf der Hormontherapie*
Empirie und Toxizität der einzelnen hormonellen Maßnahmen haben zu einem definierten *sequentiellen Therapieablauf des hormonabhängigen Mammakarzinoms* geführt:
- Bei *primärem Ansprechen* auf eine Hormontherapie kann bei etwa 50% der Patientinnen ein neuerliches Ansprechen auf eine weitere hormonelle Maßnahme erwartet werden.
- Bei Progression unter Hormontherapie ist ein Wechsel auf eine Chemotherapie erforderlich.
- Die *Beurteilung des Ansprechens* erfolgt frühestens nach 8 Wochen, in der Regel nach 3 Monaten. Zu Beginn einer erfolgreichen Hormontherapie kann es zu einer Aufflammreaktion *("flare")* mit Zunahme der subjektiven Beschwerden (z. B. Knochenschmerzen) und objektiven Befunde (z. B. Verstärkung der fokalen Herde im Knochenszintigramm) kommen, die nicht mit einer Progression verwechselt werden darf.
- Die *Hormontherapie der 1. Wahl bei postmenopausalen Frauen* ist aufgrund ihrer geringen Toxizität die Antiöstrogentherapie mit Tamoxifen (20 mg/Tag p.o.).
- Als *2. hormonelle Behandlungsmaßnahme* sind Aromatasehemmer (Formestan 250 mg/2 Wochen i.m., Aminoglutethimid 250–500 mg/Tag

p.o.) aufgrund ihrer deutlich geringeren Nebenwirkungen Gestagenen vorzuziehen.

– Als *3. hormoneller Behandlungsschritt* sollte Gestagene (MPA 300–1000 mg/Tag p.o.; MA 160 mg/Tag p.o.) eingesetzt werden.

– Bei *prämenopausalen* Frauen scheinen *Ovarektomie* und medikamentöse Kastration mit *GnRH-Analoge* als erste therapeutische Maßnahme gleich wirksam.

– Die weitere Behandlungsabfolge entspricht der Sequenz Antiöstrogene → Aromatasehemmer → Gestagene. Wurden zur Ausschaltung der Ovarialfunktion primär GnRH-Analoge eingesetzt, so ist diese Behandlung während der folgenden Hormontherapieschritte weiterzuführen oder eine irreversible Kastration durchzuführen.

### 7.4.3.3 Stellung der Chemotherapie

Die Rationale in der Chemotherapie des metastasierenden Mammakarzinoms wird bestimmt *durch das Fehlen einer Heilungsmöglichkeit; das Therapieziel ist die Palliation, d. h. das Aufhalten der Progredienz und die Rückbildung von Symptomen. Bei den indolenten und moderaten Verlaufsformen ist die Qualität der Remission* (PR; NC) *irrelevant und ohne Einfluß auf die Überlebenszeit, mit Ausnahme der kompletten Remission; diese ist aber nur bei annähernd 10 % der Patientinnen zu erwarten. Entsprechend wenig toxisch muß die jeweilige Therapiemodalität sein.*

– Unter diesem Aspekt ist bei indolenten und moderaten Verlaufsformen eine wenig aggressive Kombination (CMP; CMF) oder eine Monotherapie z. B. mit Anthrazyklinen (Doxorubicin „wöchentlich") einer aggressiven Kombination gleichwertig.

– Dagegen führen bei ungünstiger Prognose und raschem klinischem Verlauf partielle und komplette Remissionen, die durch die zytostatische Ersttherapie induziert wurden, zu einer Verlängerung der Überlebenszeit, d. h. die 1. Chemotherapie muß in diesen Fällen intensiv sein (anthrazyklinhaltige Regime).

*Monochemotherapie*
Die therapeutische Effektivität der Zytostatika, gemessen in Remissionsraten, liegt bei Verabreichung als Monotherapie zwischen 20 und 30 %. Höhere Remissionsquoten können durch höhere Dosierungen bzw. zeitlich engmaschigere Verabreichung konventioneller Dosen erreicht werden; allerdings steigen dann auch die Nebenwirkungen deutlich an.

Mit *Cyclophosphamid, Ifosfamid, Methotrexat, 5-Fluoruracil, Doxorubicin, Epirubicin, Mitoxantron, Chlorambucil, Prednimustin, Vindesin* und *Mitomycin C* stehen wirksame und bewährte Zytostatika zur Verfügung.

Gute Antitumorwirksamkeit zeigen auch *Taxol* und *Taxotere, Etoposid und Vinorelbin. Gemcitabin,* ein difluoriertes Desoxycytidinderivat, zeichnet sich durch gute Tolerabilität aus. Nur selten treten Nebenwirkungen wie Übelkeit, Erbrechen oder Haarausfall auf. Die orale Gabe von *Idarubicin* ermöglicht den Einsatz von Anthrazyklinen auch bei Patientinnen mit schlechten Venenverhältnissen.

*Polychemotherapie*
Konventionell dosierte Polychemotherapien weisen Remissionsquoten zwischen 40 und 60% auf. Die Unterschiede hängen von der Höhe der Zytostatikadosierung, der Größe der Tumormasse und der proliferativen Aktivität ab.

Bei unselektioniertem Patientengut bedingen Polychemotherapien gegenüber Monotherapien in der Regel zwar 2- bis 3mal höhere Remissionsquoten, doch schlägt sich dieser therapeutische Vorteil nicht in längeren Überlebenszeiten nieder.

Für Polychemotherapien gelten als *Hauptindikationen:*
- foudroyanter Verlauf,
- Lymphangiosis carcinomatosa der Lunge oder Haut,
- multiple Lebermetastasen,
- inflammatorisches Mammakarzinom,
- multiple Lokalisationen.

Eine Zusammenstellung der Behandlungsergebnisse zytostatischer Polychemotherapien ist in Tabelle 16 angegeben.

**Tabelle 16.** Zusammenfassung der Behandlungsergebnisse bei zytostatischer Ersttherapie des metastasierten Mammakarzinoms. (Nach Henderson et al. 1984)

| | |
|---|---|
| Partielle und komplette Remissionen | 43–83% |
| Komplette Remissionen | 4–27% |
| Zeit bis Remissionseintritt: | |
| – Median | 7–14 Wochen |
| – Maximum | 72 Wochen |
| Remissionsdauer: | |
| – Median | 3–13 Monate |
| – Maximum | 72 Monate |
| Überlebenszeit von Respondern: | |
| – Median | 15–33 Monate |
| – Maximum | 72 Monate |

*Hochdosischemotherapien*

Durch Hochdosischemotherapien und anschließende autologe Knochenmarktransplantation oder Reinfusion patienteneigener hämatopoetischer Stammzellen kann man die therapeutisch limitierende Knochenmarktoxizität der Zytostatika überwinden, um mit höheren kompletten Remissionsquoten längere Überlebenszeiten zu erreichen. Die günstigsten Behandlungsergebnisse lassen sich erzielen, wenn Hochdosischemotherapien nach Induktion objektiver Remissionen durch konventionelle Chemotherapien eingesetzt werden. Zum gegenwärtigen Zeitpunkt lassen sich zwar raschere Remissionsinduktionen und längere therapiefreie Intervalle, aber bisher nur in einer südafrikanischen Studie Überlebensvorteile verifizieren. Auf Grund der hohen Toxizität müssen Hochdosischemotherapien spezialisierten Zentren und randomisierten Studien vorbehalten bleiben.

*Chemotherapiedauer*

In den angloamerikanischen Ländern ist es üblich, Zytostatikatherapien bis zum Fortschreiten des Tumorwachstums durchzuführen. Dieses Vorgehen ist allerdings umstritten: so zeigten Untersuchungen von Smalley et al. (1976), daß Patientinnen, die nur 6 Monate lang zytostatisch behandelt worden waren, ebenso lange lebten wie Patientinnen, bei denen die Therapie bis zur Progression des Tumorgeschehens fortgeführt worden war. Demgegenüber fand eine australische Studiengruppe, daß Patientinnen hinsichtlich Überlebenszeit und subjektivem Befinden von einer Fortführung der Chemotherapie profitieren. Diese Ergebnisse sind allerdings von begrenzter Aussagekraft, da die kurzfristige Chemotherapie nur 3 Therapiezyklen umfaßte und zu diesem Zeitpunkt bei konventioneller Chemotherapiedosierung nur in Ausnahmefällen bereits das bestmögliche Behandlungsergebnis erreicht worden ist.

Klinisch häufig gehandhabt ist das Aussetzen der Chemotherapie nach Erreichen einer Vollremission oder nach 6monatiger Behandlung bei Remission oder Stabilisierung des Krankheitsgeschehens.

Die erforderliche Dauer der Chemotherapie bei stabilen Remissionen (PR/CR) ist letztlich ungeklärt. Möglichkeiten sind:
– Fortsetzung mit größeren therapiefreien Intervallen,
– Wechsel auf eine Monotherapie,
– Therapieunterbrechung nach 6 Zyklen mit engmaschiger Nachsorge und erneutem Beginn mit dem gleichen Induktionsregime bei Zeichen von erneuter Tumorprogression.

*Kombination von hormoneller und zytostatischer Therapie*
Propektiv randomisierte Untersuchungen konnten keine klinisch relevanten Vorteile einer Kombination hormoneller und zytostatischer Therapieformen aufzeigen. Patientinnen, bei denen eine Hormontherapie aufgrund eines positiven Hormonrezeptorstatus oder anderer klinischer Faktoren in Frage kommt, sollten deshalb zunächst allein hormonell behandelt werden. Eine zusätzliche Zytostatikatherapie erhöht die Toxizität der Behandlung und verschlechtert somit die Lebensqualität in der verbleibenden Überlebensspanne.

*Zeit bis zum Wirkungseintritt der Chemotherapie*
Die mediane Zeit bis zum Wirkungseintritt beträgt 2–3 Monate (maximal 6 Monate); eine subjektive Besserung kann jedoch schon viel früher einsetzen. Daher muß, sofern keine eindeutigen Zeichen einer Progression vorliegen, die Induktionstherapie mindestens über 2 Monate durchgeführt werden. Intensivierte, anthrazyklinhaltige Polychemotherapie und Hochdosischemotherapien können allerdings in deutlich kürzerer Zeit Remissionen bzw. Befindensbesserungen herbeiführen.

*Chemotherapie nach adjuvanter Chemotherapie*
Die Wahl der ersten palliativen Behandlung hängt von der Prognoseeinschätzung und den tumorbedingten Beschwerden ab.

*Behandlungsabfolgen, die diese Faktoren berücksichtigen und keine bereits zuvor verwendeten Zytostatika enthalten, sind im Abschn. „Behandlung multipler Metastasen" aufgeführt.*

Die Frage, ob bei Rezidiv nach adjuvanter Chemotherapie mit CMF erneut CMF oder ein anthrazyklinhaltiges Regime eingesetzt werden sollte, wird kontrovers diskutiert. Grundsätzlich ist eine Remission mit CMF nach adjuvanter Behandlung mit CMF möglich (12–60%). Die Remissionswahrscheinlichkeit nimmt mit zunehmendem Zeitraum zwischen dem Abschluß der adjuvanten Chemotherapie und dem Auftreten von Metastasen zu. Bei fehlendem Ansprechen nach 2 CMF-Zyklen ist ein frühzeitiger Wechsel auf ein anthrazyklinhaltiges Regime anzustreben.

*Nachfolgetherapie nach CMF (P)*
Als Nachfolgetherapie bei primärer oder sekundärer Resistenz nach CMF (P) wird üblicherweise AV, VAC, CAF gegeben; gleiche Wirksamkeit scheint auch mit Monotherapien mit Doxorubicin, Mitoxantron, Ifosfamid, Vinorelbin, Gemcitabin, Taxotere oder Taxol zu erreichen sein (20–30% Remissionen); die Remissionsdauer ist kürzer als bei der vorangegangenen Therapie.

*Nachfolgetherapie nach anthrazyklinhaltiger Primärtherapie*
Bei Versagen einer primären anthrazyklin- oder anthrachinonhaltigen
Kombinationschemotherapie schwindet die Erfolgswahrscheinlichkeit
weiterer chemotherapeutischer Maßnahmen. Wenn in der Primärkombination Cyclophosphamid oder 5-Fluoracil eingeschlossen waren, sollte auf eines der folgenden Regime gewechselt
werden:
- Mitomycin/Vindesin,
- Mitomycin/Prednimustin,
- Gemcitabin,
- Vinorelbin,
- Taxol, Taxotere
- Ifosfamid.

Substanzen, die ambulant applizierbar sind und keine Alopezie verursachen, sind vorzuziehen!

### 7.4.3.4 Ablauf therapeutischer Maßnahmen im palliativen Behandlungskonzept

Beim Auftreten von Fernmetastasen vermögen selbst intensive zytostatische Therapieformen keine Heilung mehr herbeizuführen. Die Behandlungsziele orientieren sich deshalb an der möglichst langfristigen Erhaltung der körperlichen Leistungsfähigkeit, der Besserung tumorbedingter Beschwerden und dem Versuch, die Überlebenszeit zu verlängern. Die außergewöhnlich große Vielfalt der Krankheitsverläufe mit Überlebenszeiten von nur wenigen Wochen bis hin zu mehreren Jahren erfordert eine *individualisierte, dem Krankheitsablauf und den Beschwerden angepaßte therapeutische Vorgehensweise.*

*Isolierte Metastasen*
Isolierte Metastasen in Haut, Weichteilen oder Skelett erfordern keine systemische Behandlung. Sie sind bei drohenden oder manifesten Beschwerden strahlentherapeutisch oder chirurgisch anzugehen. Es gibt gegenwärtig keine Belege dafür, daß zusätzliche medikamentöse Maßnahmen in dieser Situation bessere therapeutische Ergebnisse erbringen als die alleinige lokale Behandlung. Metastasen im ZNS erfordern strahlentherapeutisches oder neurochirurgisches Vorgehen.

*Behandlung multipler Metastasen*
Die Entscheidung zwischen palliativer Hormontherapie und palliativer Chemotherapie wird beim metastasierenden Mammakarzinom in erster

Linie durch den Hormonrezeptorstatus, die Geschwindigkeit der Krankheitsausbreitung und die Organinfiltration bestimmt. Dabei lassen sich 3 Untergruppen bilden, die ein unterschiedliches therapeutisches Vorgehen erforderlich machen (nach Brunner 1983, in Anlehnung an Swenerton 1979 und Possinger u. Wilmanns 1993). Bei Auftreten von Skelettmetastasen ist immer eine Bisphosphonatbehandlung zu erwägen (Pamidronat 90 mg/4 Wochen per infusionem; Clodronat 4mal 400 mg/Tag p.o.).

*Kategorie I: Indolente, wenig progressive Metastasierung;*
  *günstige Prognose*
*Kennzeichen:*
– Prognosescore < 7 Punkte oder
– deutlich *positive Hormonrezeptoren* (ER$^+$ und PR$^+$) oder
– *mindestens 3 der folgenden Kategorien müssen erfüllt sein:*
  – limitierte Tumormasse in einem Organsystem (keine Leber-, Hirn-, lymphangitische Haut und Lungenmetastasen),
  – lange Größenzunahme der Metastasen,
  – guter Allgemeinzustand, kein Gewichtsverlust,
  – normale Laborwerte,
  – Intervall seit Primärtherapie > 5 Jahre.

Bei Patientinnen mit günstiger Prognose und geringen bis mäßigen Beschwerden ist die Hormontherapie die Behandlung der Wahl.

Dies ist bei prämenopausalen Patientinnen die Ausschaltung der Ovarialfunktion (GnRH-Analoge) und bei postmenopausalen Patientinnen die Antiöstrogengabe. Kommt es zu einer Remission oder einem Krankheitsstillstand, wird bei erneutem Fortschreiten der Erkrankung eine weitere Hormontherapie durchgeführt (Antiöstrogene, Aromatasehemmer).

Erst bei weiterer Tumorprogression wird dann, *je nach Ausprägung der tumorbedingten Symptomatik, auf eine Mono- oder Polychemotherapie* übergegangen. Obgleich die Remissionsquoten unter einer zytostatischen Monotherapie deutlich niedriger liegen als unter einer konventionellen CMF-Behandlung, sind die Überlebenszeiten gleich. Für die Hypothese, daß durch Monotherapien einer rascheren Tumorresistenzentwicklung Vorschub geleistet und somit die Überlebenszeiten verringert werden könnten, fand sich klinisch keine Bestätigung.

Nach primärer Tumorprogression sind unter zytostatischer Monotherapie durch nachfolgende Polychemotherapien noch bei etwa 20% der Patientinnen objektive Tumorrückbildungen zu erreichen. Bei primärer Progression nach Polychemotherapie ist dies nur noch in Einzelfällen möglich. Das Ausmaß des Ansprechens auf zytostatische Folgetherapien ist gerade für Patientinnen, bei denen sich ausgeprägte tumorbedingte Leistungsminderungen und Schmerzen erst im späteren Krankheitsverlauf manifestieren, von erheblicher Bedeutung.

*Therapievorschlag. Primäre Hormontherapie:*
- *prämenopausal:*
  - GnRH-Agonisten (Goserelin 3,6 mg/4 Wochen s.c.; Leuprorelinacetat 3,75 mg/4 Wochen s.c.),
  - alternativ auch Tamoxifen 2mal 20 mg/Tag.
- *postmenopausal*
  - Tamoxifen 20 mg täglich p.o.

*Erfolgsbeurteilung* frühestens nach 8 Wochen möglich. Bei Fortschreiten der Erkrankung nach Ansprechen auf hormonelle Behandlungsmaßnahmen (CR, PR, NC) → Übergang auf andere hormonelle Behandlungsform.

*Prämenopausal:*
nach Ansprechen auf Hormonentzug → bei Relaps: Tamoxifen (20 mg/Tag p.o.)
- nach weiterem Ansprechen und erneutem Relaps:
  Aromatasehemmer (Formestan 250 mg/2 Wochen i.m. oder AG 250–500 mg/Tag p.o.)
- nach weiterem Ansprechen und Relaps:
  Gestagene (MPA 500 mg/Tag oder MA 160 mg/Tag p.o.).

Bei primärer Tumorprogression oder nach Ausschöpfung hormoneller Behandlungsmaßnahmen → Übergang auf eine wenig aggressive Chemotherapie. Nach primärer Gabe von GnRH-Analoga Fortführung dieser Behandlung während der weiteren Hormontherapien (oder radiotherapeutische Ausschaltung der *Ovarialfunktion*).

*Postmenopausal:*
nach Ansprechen auf Tamoxifen und Relaps:
  Aromatasehemmer (Formestan 250 mg/2 Wochen i.m. oder AG 250–500 mg/Tag p.o.)
- nach weiterem Ansprechen und erneutem Relaps:
  Gestagene (MPA 500 mg/Tag oder MA 160 mg/Tag p.o.).

Bei primärer Tumorprogression oder nach Ausschöpfung hormoneller Behandlungsmaßnahmen → Übergang auf eine wenig aggressive Chemotherapie.

*Ausnahme für primäre Hormontherapie:* Bei prämenopausalen Frauen unter 35 Jahren ist, da auch bei hohem Hormonrezeptorgehalt nur eine geringe Erfolgsaussicht bei einer Hormontherapie besteht, die Indikation zu einer Chemotherapie gegeben.

Die Art der *Chemotherapie* hängt ab von der Wachstumsgeschwindigkeit und tumorbedingten Beschwerden:

– *Geringe tumorbedingte Beschwerden, geringe Krankheitsprogression:*
  Monotherapie:
  – Doxorubicin 20 mg i.v. wöchentlich oder Epirubicin 30 mg i.v. wöchentlich oder
  – Mitoxantron 12 mg/m$^2$ alle 3 Wochen i.v. oder
  – Gemcitabin 1000 mg/m$^2$ per infusionem, Tag 1, 8, 15 wh Tag 29, oder
  – Idarubicin 15 mg/m$^2$ wöchentlich p.o.
– Relaps nach vorangegangenem Ansprechen bei geringen tumorbedingten Beschwerden und langsamer Krankheitsprogression:
  – Monotherapie (s. oben).
– Relaps nach vorangegangenem Ansprechen bei mäßigen tumorbedingten Beschwerden und langsamer Krankheitsprogression:
  – Kombinationstherapie:
    – Vindesin/Mitomycin C oder
    – LMF (P).
– Relaps nach vorangegangenem Ansprechen bei deutlichen tumorbedingten Beschwerden und/oder rascher Krankheitsprogression:
  – CMF oder
  – Taxol, Toxotere.

Die gesamte Therapieabfolge zeigt das Flußdiagramm für die Therapieoptionen beim metastasierten Mammakarzinom (Abb. 1).

*Kategorie II: Mäßig aggressive Metastasierung, intermediäre Prognose*
Kennzeichen:
– Prognosescore 7–10 Punkte oder
– *3 der folgenden Kriterien müssen erfüllt sein:*
  – ein Organsystem ausgedehnt oder 2 Organsysteme befallen;
  – keine ausgedehnten Leber-, Hirn- oder lymphangitische Haut- oder Lungenmetastasen;
  – guter Allgemeinzustand, kein Gewichtsverlust;
  – keine Laborveränderungen;
  – Intervall seit Primärbehandlung 1–5 Jahre.

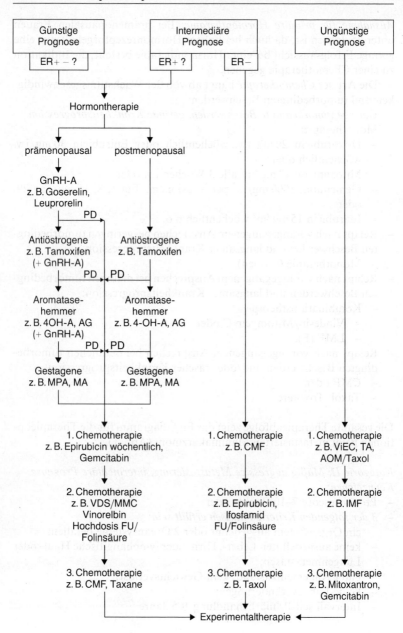

**Abb. 1.** Therapieoptionen beim metastasierten Mammakarzinom

*Therapievorschlag*
Primäre Hormontherapie in Abhängigkeit von der menopausalen Situation bei fehlendem Ansprechen nach 2 Monaten → *Wechsel auf Chemotherapie.*

Bei negativem Hormonrezeptorstatus gemessen in metastatischem Gewebe:
- Chemotherapie:
  - Mitoxantron/Prednimustin oder
  - CMF oder
  - LMF oder
  - MMM;
- bei Progression:
  - Taxol oder
  - Taxotere oder
  - Vinorelbin oder
  - Gemcitabin/Epirubicin oder
  - ViEC oder
  - Epirubicin/Ifosfamid.
  - Hochdosis-FU/Folinsäure.

Die gesamte Therapieabfolge zeigt das Flußdiagramm für die Therapieoptionen beim metastasierten Mammakarzinom (Abb. 1).

*Kategorie III: Rasches Fortschreiten, ungünstige Prognose*
*Kennzeichen:*
- Prognose ⩾ 11 Punkte oder
- *3 der folgenden Kriterien müssen erfüllt sein:*
  - 2 oder mehr Organsysteme befallen, einschließlich Leber- oder lymphangitischer Haut- oder Lungenmetastasen;
  - reduzierter Allgemeinzustand oder Gewichtsverlust;
  - Labor: Anämie oder Leberfunktionsstörungen;
  - Intervall seit Primärtherapie < 1 Jahr.

*Therapievorschlag*
*Intensive Chemotherapie* mit anthrazyklin- oder anthrachinonhaltigen Kombinationen:
- ViEC oder
- CAF oder
  Doxorubicin/Taxol.

Bei positiven oder unbekannten Hormonrezeptoren *zusätzliche Hormontherapie:*
- prämenopausal: GnRH-Agonisten;
- postmenopausal: Tamoxifen.

Die gesamte Therapieabfolge zeigt das Flußdiagramm für die Therapieoptionen beim metastasierten Mammakarzinom (Abb. 1).

Der primäre Einsatz einer Polychemotherapie bei Patientinnen mit ungünstiger Prognose bewirkt bei der Mehrheit neben einer raschen Hemmung der Tumorprogression eine Linderung tumorbedingter Beschwerden. Bei neuerlicher Tumorprogression wird man hier individuell in Abhängigkeit von der tumorbedingten Symptomatik abwägen müssen, ob man eine weitere Polychemotherapie (CMF) versucht oder – vorzugsweise – auf eine Monothcrapic übergeht.

## 8 Therapiedauer

In *adjuvanter Situation* wird die zytostatische Behandlung über 4–6 Polychemotherapiezyklen geführt. Längere Behandlungsphasen erbringen keine besseren Ergebnisse. Adjuvante Hormontherapien sollten über 2–5 Jahre fortgeführt werden. Während die zytostatische Behandlung zur raschen Vernichtung stärker proliferierender Tumorzellen eingesetzt wird, soll die längerfristige Hormontherapie zur Kontrolle wenigerteilungsaktiver Tumorzellen dienen.

Zur Dauer der *palliativen Hormon- und Chemotherapie.* Die grundsätzliche Behandlungsdauer in palliativer Behandlungssituation bzw. die Frage, wann mit systemischen Behandlungsmaßnahmen im Verlauf der Erkrankung aufgehört werden sollte, kann nicht generell beantwortet werden. Dieser Zeitpunkt richtet sich nach der Nebenwirkungsintensität der Behandlung, den tumorbedingten Beschwerden, der Abschätzung der Effektivität der Behandlung und insbesondere nach der Bewertung des individuellen Nutzens der Therapie für den Patienten.

## 9 Modifikation der Standarddosis

In *adjuvanter Behandlungssituation* sollte keine Reduktion der Zytostatikadosen erfolgen. Es besteht ein statisch gesicherter Zusammenhang zwischen Dosierung und klinischer Effektivität. Bei älteren Patientinnen (<65 Jahre) sollte deshalb auch nur dann eine Chemotherapie eingesetzt werden, wenn klinisch davon ausgegangen werden kann, daß eine normal dosierte Zytostatikabehandlung durchgeführt werden kann.

In *palliativer Situation* sollten die Standarddosen ebenfalls nicht geändert werden. Der Wirkungsverlust bei Dosisreduktionen ist stärker ausgeprägt als die erhofften Verbesserungen hinsichtlich der Verträglichkeit. Bei älteren Patientinnen oder Patientinnen mit reduzierten Organfunktionen ist eine adäquate Dosierungsanpassung erforderlich.

## 10 Besonderheiten der Begleittherapie

Bei zytostatischen Monotherapien und nicht anthrazyklinhaltigen Polychemotherapien sind Antiemetika wie Metoclopramid, Alizaprid und Dexamethason ausreichend. Bei anthrazyklinhaltigen Kombinationen können stärker antiemetogene Substanzen wie Ondansetron, Granisetron oder Topisetron in Kombination mit Steroiden erforderlich sein (s. Kap. „Richtlinien zur antiemetischen Therapie"). Durch den frühzeitigen konsequenten Einsatz von Antiemetika sollte das Auftreten eines antizipatorischen Erbrechens vermieden werden.

Zytokine (GCSF, GMCSF) sind bei konventionellen Behandlungsprotokollen nicht erforderlich. Ihr Einsatz beschränkt sich auf intensivierte oder hochdosierte Polychemotherapien im Rahmen von Studienprotokollen.

Zur Reduktion urotoxischer Nebenwirkungen ist bei Cyclophosphamiddosen > 1,0 gr/m$^2$ und bei Verabreichung von Ifosfamid die Gabe von Uromitexan erforderlich.

## 11 Therapiekontrolle/-überwachung

– Kontrolle von Leukozyten, Thrombozyten wegen der potentiellen Knochenmarktoxizität der Chemotherapie.
– Kontrolle von Elektrolyten, insbes. Serumkalzium, Leberenzymen, Blutzucker und Blutdruck bei Hormontherapie.
– Neurologische Untersuchung bei Verabreichung von Vincaalkaloiden.
– Bei Mitomycin-C-Therapie: Bestimmung von Retikulozyten, Haptoglobin, freiem Hb im Plasma bei Verdacht auf hämolytisch-urämisches Syndrom.
– Beachtung des Thoraxröntgenbildes mit Fragestellung Pneumonitis? (Cyclophosphamid, Methotrexat, Mitomycin C).
– Regelmäßige EKG-Kontrolle und echokardiographische Kontrolle der Auswurffraktion, ggf. Nuklidangiogramm zur Früherkennung einer Anthrazyklin/Anthrachinon-Kardiomyopathie.

## 11.1 Studien

### 11.1.1 AIO-Studien

**AIO 1/92**

Mitoxantron (N) vs. 5-Fluoruracil, Epirubicin und Cyclophosphamid (FEC) als First-line-Chemotherapie bei Patientinnen mit metastasiertem Mammakarzinom und ungünstiger Prognose.

| | |
|---|---|
| Studienleitung: | Prof. Dr. E. Heidemann, Diakonissenkrankenhaus, Abt. Innere Medizin II, Rosenbergstr. 38, 70176 Stuttgart; Prof. Dr. M. Kaufmann, Universitätsfrauenklinik, Voßstr. 9, 69115 Heidelberg. |
| Stand: | Seit Studienbeginn im Juli 1992 sind 167 Patientinnen aufgenommen worden, das entspricht 88% der erwarteten Patientinnenrekrutierung. Die Studie ist weiterhin offen. |

**AIO 2/92**

Mitoxantron (N) vs. Cyclophosphamid, Methotrexat und 5-Fluoruracil (CMF) als First-line-Chemotherapie bei Patientinnen mit metastasiertem Mammakarzinom und günstiger Prognose.

| | |
|---|---|
| Studienleitung | Prof. Dr. E. Heidemann, Diakonissenkrankenhaus, Abt. Innere Medizin II, Rosenbergstr. 38, 70176 Stuttgart; Prof. Dr. M. Kaufmann, Universitätsfrauenklinik, Voßstr. 9, 69115 Heidelberg. |
| Stand: | Seit Studienbeginn im Juli 1992 wurden ungefähr 31% der vorgesehenen Patientinnen rekrutiert. Die Studie ist weiterhin offen. |

**P II 5/93**

Pilotstudie mit Taxol (Paclitaxel) und 5-Fluoruracil als Second-line-Chemotherapie mit metastasiertem Mammakarzinom.

| | |
|---|---|
| Studienleitung: | Prof. Dr. Siegfried Öhl, Kliniken St. Antonius, I. Medizinische Klinik, Carnaper Str. 48, 42283 Wuppertal. |
| Stand: | Die Studie ist offen. |

### 11.1.2 Studien Mammakarzinom GBSG und GABG

*Ansprechpartner:* Christine Winterhalter, Methodisches Zentrum, Klinikum der Albert-Ludwigs-Universität Freiburg, Abt. Medizinische Biometrie und Statistik, Tel.: 0761/203-6672, Fax.: 0761/203-6677.

## Übersicht

|  |  | Nodalstatus |  |  |  |
|---|---|---|---|---|---|
| Studienbezeichnung |  | N0 | N1–3 | N4–9 | N10+ |
| Prämenopausal | ER/PR+ | A | ZEBRA | ZEBRA | E |
|  | ER/PR− | B | B | B* | E |
| Postmenopausal | ER/PR+ | C | C | C | E |
| ≤70 Jahre | ER/PR− | D | D | D* | E |

| Studien | Therapie |
|---|---|

**CABG-4/**

**A-93**  $<$ CMF × 3
Zoladex 2 Jahre

**B-93**    CMF × 3 → $< \varnothing$ Zoladex 2 Jahre

**B-93***    EC × 4 → CMF × 3 $< \varnothing$ Zoladex 2 Jahre

**C-93**  $<$ Tamoxifen 5 Jahre
Tamoxifen 2 Jahre → 4-OHA (Aromatasehemmer) 3 Jahre

**D-93**    CMF × 3 → $< \varnothing$ Tamoxifen 5 Jahre

**D-93***    EC × 4 → CMF × 3 $< \varnothing$ Tamoxifen 5 Jahre

**E-93**  $<$ EC × 4 → CMF × 3
(simultan dazu prämenopausal: Zoladex 2 Jahre;
postmenopausal: Tamoxifen 5 Jahre)
E 120 × 4
(simultan dazu prämenopausal: Zoladex 2 Jahre;
postmenopausal: Tamoxifen 5 Jahre)

| Studie | Kriterien | Therapie |
|--------|-----------|----------|
| GABG-4/F-93 | Prä-/postmenopausal ≤ 70 Jahre T > 3 cm Klinisch: N0–1 | Primäre präoperative Chemotherapie: EC × 4 Tumorreduktion: ausreichend (für brusterhaltende Op.): Tumorektomie + adjuvante Therapie[a] + RT nicht ausreichend: Mastektomie + adjuvante Therapie[a] |
| | [a] *Adjuvante Therapie* prämenopausal postmenopausal prä-/postmenopausal | R+: Zoladex 2 Jahre R+: TAM 5 Jahre R−: CMF × 3 } Beobachtungsstudien |
| ZEBRA | Prämenopausal ≤ 50 Jahre | Medikamentöse Kastration: Zoladex 2 Jahre CMF × 6 |
| CABG-4/G-93 | > 70 Jahre T < 3 cm | Reduzierung der operativen Radikalität: Op. Axilla → TAM 5 Jahre Op. ohne Axilla → TAM 5 Jahre |
| (IBCSG-10) | Klinisch N0 | |
| GBSG V | 45–75 Jahre T 1[a] R+ N0 Grad 1/2, kein EIC | Reduzierung der Strahlentherapie bei brusterhaltender Op.: – Beobachtung – RT – TAM 2 Jahre – RT + TAM 2 Jahre |
| | [a] Mittlerer Tumordurchmesser bis 2 cm. | |
| GABG-4/EH-93 (Hochdosisprotokoll) | N 10+ ≤ 55 Jahre | Hochdosis-CT mit Stammzellmobilisation: EC × 4 → CMF × 3 EC × 4 → G-CSF → CTM mit Blutstammzellreinfusion |

Protokoll kann bei UKE Hamburg, KMT-Zentrale, angefordert werden.

| Prognoseorientierte Studie München | N0, PAI positiv uPA positiv < 70 Jahre | Verzicht auf CT bei günstiger Prognose: – CMF × 6 – Beobachtung |

Protokoll kann bei Dr. Graeff, TU München, angefordert werden.

# 12 Besondere Hinweise

## 12.1 Behandlung des inflammatorischen Mammakarzinoms

### 12.1.1 Diagnosesicherung

Beim inflammatorischen Mammakarzinom ist die *Diagnosesicherung durch Probeexzision oder TRU-CUT-Biopsie* (notfalls Feinnadelbiopsie) aus klinisch weniger entzündlich erscheinenden Arealen (z. B. axillären Lymphknoten) einschließlich Bestimmung der Hormonrezeptoren *obligatorisch*.

### 12.1.2 Behandlung im lokoregionalem Stadium

Bei der Behandlung des inflammatorischen Mammkarzinoms im lokoregionalen Stadium muß grundsätzlich interdisziplinar vorgegangen werden. Ein Standardvorgehen kann nicht dezidiert angegeben werden. Wegen der zahlreichen individuellen Faktoren sollte die *Therapieentscheidung stets durch einen medizinischen Fachonkologen* erfolgen.

*Möglichkeiten:*
- Primäre intensive Chemotherapie +/− Hormontherapie → lokale Bestrahlung → weitere Chemotherapie.
- Simultane Chemotherapie +/− Hormontherapie plus Strahlentherapie.
- Primäre Chemotherapie +/− Hormontherapie → Mastektomie → Nachbestrahlung → Chemotherapie.

Wegen der ungünstigen Prognose (frühe Fernmetastasierung, häufig früher Befall des ZNS und der Meningen) wird als Primärtherapie eine intensive anthrazyklinhaltige Behandlung (FAC, FEC, ViEC) durchgeführt; bei positivem Hormonrezeptorstatus sollte eine kombinierte Chemo-/Hormontherapie verabreicht werden. Die Gabe von Prednison (50–75 mg p.o./Tag über 2–4 Wochen, langsame Reduktion) verringert die inflammatorische Symptomatik. Der Wert einer prophylaktischen ZNS-Bestrahlung zur Senkung der ZNS-Metastasierung wird kontrovers diskutiert. Zunehmend an Bedeutung gewinnt die Hochdosischemotherapie mit autologer KMT oder Stammzellreinfusion. Diese Vorgehensweise ist allerdings als experimentell einzustufen.

## 12.3 Therapie der Meningeosis carcinomatosa

Die Meningeosis carcinomatosa ist eine seltene Komplikation bei Patientinnen mit metastasierendem Mammakarzinom, die einer besonderen Behandlung bedarf.

– Unmittelbar nach Diagnosestellung Gabe von Dexamethason 4–10 mg p.o. alle 6 h, parallel zur einzuleitenden Bestrahlung des Hirnschädels (30 Gy HD); Absetzen von Dexamethason 1 Woche nach Beendigung der Bestrahlung.

– Parallel zur Strahlentherapie: 12 mg/m$^2$ Methotrexat i.th. 2mal pro Woche; jeweils unmittelbar nach Methotrexat Leucovorin 6 mg p.o. alle 6 h, 8mal.

– Bei Erreichen einer kompletten Remission der Meningeosis: Erhaltungstherapie mit wöchentlichen i.th.-Gaben von Methotrexat für 4 Wochen, danach für 3 Monate alle 2 Wochen, danach für 1 Jahr alle 6 Wochen.

– Bei Patientinnen mit spinalem Befallstyp erfolgt eine Strahlentherapie mit 20 Gy (**cave:** Knochenmarktoxizität).

## 13 Therapieschemata

### 13.1 Hormontherapie

| Goserelin | | | (Kaufmann et al. 1989) |
|---|---|---|---|
| Goserelinacetat | 3,6 mg | s.c | Tag 1 |
| Wiederholung Tag 29 fortlaufend, mindestens 8–12 Wochen oder bis Progression | | | |

| Leuprorelin | | | |
|---|---|---|---|
| Leuprorelinacetat | 3,75 mg | s.c | Tag 1 |
| Wiederholung Tag 29 fortlaufend, mindestens 8–12 Wochen oder bis Progression | | | |

| Tamoxifen | | | TAM |
|---|---|---|---|
| Tamoxifen | 20(–40) mg | p.o. | täglich fortlaufend |
| Therapiedauer mindestes 8–12 Wochen; bei Ansprechen weiter bis Progression | | | |

| 4-Hydroxyandrostendion (Formestan) | | | 4-OHA<br>(Höffken 1990) |
|---|---|---|---|
| Formestan | 250 mg | i.m. | alle 14 Tage |
| Therapiedauer mindestes 8–12 Wochen; bei Ansprechen weiter bis Progression | | | |

| Aminoglutethimid niedrig dosiert | | | AG<br>(Harris 1985) |
|---|---|---|---|
| Aminoglutethimid | 2mal 125 mg | p.o. | täglich fortlaufend |
| fortlaufend, ohne Kortisonacetat, mindestens 8 Wochen oder bis Progression; danach evtl. Dosissteigerung, zusammen mit Kortisonacetat | | | |

| Medroxyprogesteronacetat | | | MPA<br>(Gallagher 1987) |
|---|---|---|---|
| Medroxyprogesteronacetat | 300–1000 mg | p.o. | täglich fortlaufend |
| Therapiedauer mindestes 8–12 Wochen; bei Ansprechen weiter bis Progression | | | |

| Megestrolacetat | | | MA<br>(Wander 1985) |
|---|---|---|---|
| Megestrolacetat | 160 mg | p.o. | täglich fortlaufend |
| fortlaufend, mindestes 8–12 Wochen oder bis Progression | | | |

---

**Testolacton (Fludestrin)**

| | | | |
|---|---|---|---|
| Testolacton | 250 mg | i.m. | 1mal wöchentlich |

fortlaufend, mindestens 8 Wochen; bei Ansprechen Dauertherapie alle 14 Tage
bis Progression

---

## 13.2 Chemotherapie

### 13.2.1 Monotherapie

---

**Doxorubicinmonotherapie „wöchentlich"**                    **ADM20„weekly"**
                                                             (Mattson 1982)

| | | | | |
|---|---|---|---|---|
| Doxorubicin<br>(Adriamycin) | (8–)12 mg/m$^2$ | i.v. | Bolus | Tag 1, 8, 15<br>usw. |

Wiederholung 1mal wöchentlich, mindestens 4mal;
Dosissteigerung auf 15 mg/m$^2$ möglich; **cave:** Doxorubicingrenzdosis

---

**Epirubicinmonotherapie „wöchentlich"**                    **4-Epi „weekly"**
                                                            (Jones 1984)

| | | | | |
|---|---|---|---|---|
| Epirubicin | 20 mg/m$^2$ | i.v. | Bolus | Tag 1, 8, 15<br>usw. |

Wiederholung 1mal wöchentlich, mindestens 4mal;
Dosissteigerung auf 25 mg/m$^2$ möglich; **cave:** Epirubicingrenzdosis

---

**Mitoxantron**                                             (De Jager 1982)

| | | | | |
|---|---|---|---|---|
| Mitoxantron | 12(–14) mg/m$^2$ | i.v. | Bolus | Tag 1 |

Wiederholung Tag 29; **cave:** Mitoxantrongrenzdosis

| **Gemcitabin** | | | (Possinger 1994) |
|---|---|---|---|
| Gemicitabin | 1000 mg/m$^2$ | 30-min-i.v.-Infusion | Tag 1, 8, 15 |
| Wiederholung Tag 29 | | | |

| **Idarubicin** | | | (Possinger 1993) |
|---|---|---|---|
| Idarubicin | 15 mg/m$^2$ | p.o. | Tag 1, 8, 15 usw. |
| fortlaufend wöchentlich, mindestens 4mal, bei Ansprechen bis Progression | | | |

| **Prednimustin** | | | (Lober 1983) |
|---|---|---|---|
| Prednimustin | 40 mg/m$^2$ | p.o. | täglich fortlaufend |
| fortlaufend, mindestens 28 Tage | | | |

| **Mitomycin** | | | | (Creech 1982) |
|---|---|---|---|---|
| Mitomycin | 10–12 mg/m$^2$ | p.o. | Bolus | Tag 1 |
| Wiederholung Tag 29 | | | | |

| **Vindesin-Dauerinfusion** | | | | (Yap 1981) |
|---|---|---|---|---|
| Vindesin | 1–1,2 mg/m$^2$ | i.v. | kontinuierliche Infusion | Tag 1, 2, 3, 4, 5 |
| Wiederholung Tag 22 | | | | |

---

**Ifosfamid**

| Ifosfamid | 3–6 g/m² | i.v. | 4-h-Infusion | Tag 1 |
|---|---|---|---|---|

Wiederholung Tag 22;
Zystitisprophylaxe: Mesna je 20% der Infosfamiddosis zur Stunde 0, 4, 8

---

**Taxol**                                                    (Sielmann 1994)

| Taxol | 135–175 mg/m² | i.v. | 1(–3)-h-Infusion | Tag 1 |
|---|---|---|---|---|

Wiederholung Tag 22

---

**Vinorelbin**                                              (Garcia-Conde 1994)

| Vinorelbin | 30 mg/m² | i.v. | Bolus | Tag 1, 8, 15 usw. |
|---|---|---|---|---|

fortlaufend wöchentlich, mindestens 4 Wochen; bei Ansprechen bis Progression

## 13.2.2 Nicht-anthrazyklinhaltige Kombinationstherapie

**Cyclophosphamid/Methotrexat/5-Fluoruracil**                    **CMF**
                                                         (Canellos 1982)

| C | Cyclophosphamid | 100 mg/m² | p.o. | Bolus | Tag 1–14 |
|---|---|---|---|---|---|
| M | Methotrexat | 40 mg/m² | p.o. | Bolus | Tag 1, 8 |
| F | 5-Fluoruracil | 600 mg/m² | i.v. | Bolus | Tag 1, 8 |

Wiederholung Tag 29
Dosisreduktion bei Patientinnen > 65 Jahre auf 50%

| Cyclophosphamid/Methotrexat/5-Fluoruracil | | | | CMF i.v. (Bonadonna 1981) |
|---|---|---|---|---|
| **C** Cyclophosphamid | 600 mg/m² | i.v. | Bolus | Tag 1 |
| **M** Methotrexat | 40 mg/m² | i.v. | Bolus | Tag 1 |
| **F** 5-Fluoruracil | 600 mg/m² | i.v. | Bolus | Tag 1 |

Wiederholung Tag 22

| Cyclophosphamid/Methotrexat/5-Fluoruracil | | | | CMF p.o.-kont. (Wagstaff 1985) |
|---|---|---|---|---|
| **C** Cyclophosphamid | 250 mg/m² | i.v. | Bolus | Tag 1 |
| **M** Methotrexat | 16 mg/m² | i.v. | Bolus | Tag 3 |
| **F** 5-Fluoruracil | 500 mg | p.o. | | Tag 5 |

Wiederholung Tag 8 usw. fortlaufend wöchentlich, mindestens 8–12 Wochen

| Cyclophosphamid/Methotrexat/5-Fluoruracil/Prednison | | | | CMFP (Goldhirsch 1985) |
|---|---|---|---|---|
| **C** Cyclophosphamid | 100 mg/m² | p.o. | | Tag 1–14 |
| **M** Methotrexat | 40 mg/m² | i.v. | Bolus | Tag 1, 8 |
| **F** 5-Fluoruracil | 600 mg/m² | i.v. | Bolus | Tag 1, 8 |
| **P** Prednison | 7,5 mg | p.o. | Bolus | Tag 1–28 |

Wiederholung Tag 29

| Cyclophosphamid/Methotrexat/5-Fluoruracil/Prednison | | | | CMFP kont. (Brunner 1985) |
|---|---|---|---|---|
| **C** Cyclophosphamid | 80 mg/m² | p.o. | | täglich |
| **M** Methotrexat | 40 mg/m² | i.v. | Bolus | 1mal/Woche |
| **F** 5-Fluoruracil | 400 mg/m² | i.v. | Bolus | 1mal/Woche |
| **P** Prednison[a] | 40 mg | p.o. | | täglich fortlaufend |

fortlaufend für 3 Monate, danach je 2 Wochen Therapie, 2 Wochen Pause usw.
[a] Dosisreduktion von Prednison alle 2 Wochen um 30%, bis ca. 10 mg/m² täglich Dauerdosis.

---

**Cyclophosphamid/Methotrexat/Prednison**                         **CMP**
                                                          (Brunner 1973)

| C | Cyclophosphamid | 2,0 mg/kg | p.o. | täglich |
|---|---|---|---|---|
| M | Methotrexat | 0,12 mg/kg | p.o. | Tag 1, 2, 3/Woche |
| P | Prednison[a] | 1,0 mg/kg | p.o. | täglich |

fortlaufend; Minimum 8–12 Wochen
[a] Dosisreduktion von Prednison alle 14 Tage um 30%, Erhaltungsdosis 10–15 mg täglich.

---

**Leukeran/Methotrexat/5-Fluoruracil/Prednison**                **LMF-P**
                                                          (Senn 1978)

| L | Chlorambucil | 6–8 mg | p.o. | Tag 1–14 |
|---|---|---|---|---|
| M | Methotrexat | 5–7,5 mg | p.o. | Tag 1, 2, 3; 8, 9, 10 |
| F | 5-Fluoruracil | 500–750 mg | p.o. | Tag 1, 8 |
| P | Prednison[a] | 50 mg | p.o. | Tag 1–14 |

Wiederholung Tag 29; Minimum 8–12 Wochen
[a] Dosisreduktion ab 2. Kurs auf 10 mg.

---

**Ifosfamid/Methotrexat/5-Fluoruracil**                            **IMF**

| Ifosfamid | 1500 mg/m$^2$ | i.v. | 1-h-Infusion | Tag 1, 8 |
|---|---|---|---|---|
| Methotrexat | 40 mg/m$^2$ | i.v. | Bolus | Tag 1, 8 |
| 5-Fluoruracil | 600 mg/m$^2$ | i.v. | Bolus | Tag 1, 8 |

Wiederholung Tag 29;
Zystitisprophylaxe: Mesna je 20% der Ifosfamiddosis zur Stunde 0, 4, 8

---

**Mitomycin/Vindesin**                              (Constanzo 1983)

| Mitomycin | 12 mg/m$^2$ | i.v. | Bolus | Tag 1 |
|---|---|---|---|---|
| Vindesin | 3 mg/m$^2$ | i.v. | Bolus | Tag 1, 8, 15, 22, 29, 36 |

Wiederholung Tag 43–49; ab 2. Zyklus: Vindesin alle 2 Wochen

| 5-Fluoruracil/Folinsäure | | | HDFU/FA<br>(Vanhoefer 1996) |
|---|---|---|---|
| Folinsäure | 500 mg/m$^2$ | 24-h-Infusion | Tag 1 |
| 5-Fluoruracil | 2600 mg/m$^2$ | 2-h-Infusion | Tag 1 |

Wiederholung wöchentlich, 6mal, gefolgt von 2 Wochen Pause; bei Response: Fortführung der Therapie

### 13.2.3 Anthrazyklin-/anthrachinonhaltige Schemata

| Doxorubicin/Cyclophosphamid | | | | AC<br>(Salmon 1974) |
|---|---|---|---|---|
| A Adriamycin<br>(Doxorubicin) | 40 mg/m$^2$ | i.v. | Bolus | Tag 1 |
| C Cyclophosphamid | 200 mg/m$^2$ | p.o. | | Tag 3, 4, 5, 6 |

Wiederholung Tag 22–29; **cave:** Doxorubicingrenzdosis

| Epirubicin/Cyclophosphamid | | | | EC<br>(Heidemann 1990) |
|---|---|---|---|---|
| E Epirubicin | 40 mg/m$^2$ | i.v. | Bolus | Tag 1 |
| C Cyclophosphamid | 200 mg/m$^2$ | p.o. | | Tag 3, 4, 5, 6 |

Wiederholung Tag 22–29; **cave:** Epirubicingrenzdosis

| Mitoxantron/Cyclophosphamid | | | | NC<br>(Ehninger 1984) |
|---|---|---|---|---|
| N Mitoxantron | 12 mg/m$^2$ | i.v. | Bolus | Tag 1 |
| C Cyclophosphamid | 600 mg/m$^2$ | i.v. | Bolus | Tag 1 |

Wiederholung Tag 29; **cave:** Mitoxantrongrenzdosis

| **Vincristin/Doxorubicin/Cyclophosphamid** | | | | **VAC** (Jones 1977) |
|---|---|---|---|---|
| **V** Vincristin | $1\,mg/m^{2a}$ | i.v. | Bolus | Tag 1 |
| **A** Adriamycin | | | | |
| (Doxorubicin) | $40\,mg/m^2$ | i.v. | Bolus | Tag 1 |
| **C** Cyclophosphamid | $200\,mg/m^2$ | p.o. | | Tag 3, 4, 5, 6 |

Wiederholung Tag 22; **cave:** Doxorubicingrenzdosis
[a] Maximal 2 mg.

| **Vindesin/Epirubicin/Cyclophosphamid** | | | | **ViEC** (Possinger 1992) |
|---|---|---|---|---|
| **Vi** Vindesin | $3\,mg/m^2$ | i.v. | Bolus | Tag 1 |
| **E** Epirubicin | $100\,mg/m^2$ | i.v. | Bolus | Tag 1 |
| **C** Cyclophosphamid | $600\,mg/m^2$ | i.v. | Bolus | Tag 1 |

Wiederholung Tag 22

| **Vindesin/Doxorubicin** | | | | (Wander 1982) |
|---|---|---|---|---|
| Vindesin | $3\,mg/m^2$ | i.v. | Bolus | Tag 1 |
| Doxorubicin | $60\,mg/m^2$ | i.v. | Bolus | Tag 1 |

Wiederholung Tag 22–29, **cave:** Doxorubicingrenzdosis

| **5-Fluoruracil/Doxorubicin/Cyclophosphamid** | | | | **FAC** (Guttermann 1976) |
|---|---|---|---|---|
| **F** 5-Fluoruracil | $500\,mg/m^2$ | i.v. | Bolus | Tag 1, 8 |
| **A** Adriamycin | | | | |
| (Doxorubicin) | $50\,mg/m^2$ | i.v. | Bolus | Tag 1 |
| **C** Cyclophosphamid | $500\,mg/m^2$ | i.v. | Bolus | Tag 1 |

Wiederholung Tag 22; **cave:** Doxorubicingrenzdosis

| **5-Fluoruracil/Epirubicin/Cyclophosphamid** | | | | **FEC** (Armand 1984) |
|---|---|---|---|---|
| F 5-Fluoruracil | 500 mg/m² | i.v. | Bolus | Tag 1 |
| E Epirubicin | 50 mg/m² | i.v. | Bolus | Tag 1 |
| C Cyclophosphamid | 500 mg/m² | i.v. | Bolus | Tag 1 |

Wiederholung Tag 22; **cave:** Epirubicingrenzdosis

| **Cyclophosphamid/Mitoxantron/5-Fluoruracil** | | | | **CNF** (Bennett 1984) |
|---|---|---|---|---|
| C Cyclophosphamid | 500 mg/m² | i.v. | Bolus | Tag 1 |
| N Mitoxantron | 10 mg/m² | i.v. | Bolus | Tag 1 |
| F 5-Fluoruracil | 500 mg/m² | i.v. | Bolus | Tag 1 |

Wiederholung Tag 22; **cave:** Mitoxantrongrenzdosis

| **Mitomycin/Mitoxantron/Methotrexat** | | | | **Triple M** |
|---|---|---|---|---|
| M Mitomycin | 7 mg/m² | i.v. | Bolus | Tag 1 |
| M Mitoxantron | 7 mg/m² | i.v. | Bolus | Tag 1, 22 |
| M Methotrexat | 30 mg/m² | i.v. | Bolus | Tag 1, 22 |

Wiederholung Tag 43

| **Epirubicin/Ifosfamid** | | | | |
|---|---|---|---|---|
| Epirubicin | 60 mg/m² | i.v. | Bolus | Tag 1 |
| Ifosfamid | 2000 mg/m² | | 1-h-Infusion | Tag 1, 2, 3 |

Wiederholung Tag 22–29; Zystitisprophylaxe: Mesna je 20% der Ifo-Dosis zur Stunde 0, 4, 8

| **Doxorubicin/Paclitaxel** | | | | **AT**<br>(Holmes 1994) |
|---|---|---|---|---|
| Doxorubicin | 50 mg/m² | i.v. | Bolus | Tag 1 |
| Paclitaxel | 125–150 mg/m² | i.v. | 3-h-Infusion | Tag 1 |
| Wiederholung Tag 22 | | | | |

| **Vinorelbin/Doxorubicin** | | | | (Hochster 1995) |
|---|---|---|---|---|
| Vinorelbin | 25 mg/m² | i.v. | Bolus | Tag 1, 8 |
| Doxorubicin | 50 mg/m² | i.v. | Bolus | Tag 1 |
| Wiederholung Tag 22 | | | | |

## Literatur

Antman KH (1992) Dose-intensive therapy in breast cancer. In: Armitage J, Antman K (eds) High-dose cancer therapy, pharmacology, hematopoietins, stem cells. Williams & Wilkins, Baltimore, vol 42, pp 701–713

Armand JP et al. (1984) Phase III chemotherapy comparing FAC vs FEC in advanced breast cancer. Preliminary results. Proc ASCO 3:118, C-460

Ashford RFU et al. (1984) Conservative excision and radiotherapy for early breast cancer – an acceptable alternative? Clin Oncol 10:45–58

Attia Sobol J et al. (1993) Treatment results, survival and prognostic factors in 109 inflammatory breast cancers: univariate and multivariate analysis. Eur J Cancer 29A(8):1081–1088

Australian and New Zealand Cancer Trials Group, Clinical Oncological Society of Australia (1986) A randomized trial in postmenopausal patients with advanced breast cancer comparing endocrine and cytotoxic therapy given sequentially as in combination. J Clin Oncol 4:186–195

Baral E et al. (1985) The effect of adjuvant radiotherapy on the time of occurence and prognosis of local recurrence in primary operable breast cancer. Cancer 56:2779–2782

Bennett JM et al. (1985) A randomized multicenter trial of cyclophosphamide novantrone and fluorouracil (CNF) versus cyclophosphamide, adriamycin, 5-fluorouracil (CAF) in patients with metastatic breast cancer. Proc ASCO 4:26, C-493

Blumenschein GR (1984) The role of progestins in the treatment of cancer. Semin Oncol [Suppl] 10:7–10

Bonadonna G (1989) Conceptual and practical advances in the managements of breast cancer. Karnosfsky Memorial Lecture. J Clin Oncol 7:1380–1397

Bonadonna G (1992) Evolving concepts in the systemic adjuvant treatment of breast cancer. Cancer Res 52(8):2127–2137

Bonadonna G (1995) Future developments in adjuvant systemic therapy of breast cancer. 5th International Conference on Adjuvant Therapy of Primary Breast Cancer, St. Gallen, March 1–4, abs. 23

Bonadonna G, Valagussa P (1985) Adjuvant systemic therapy of resectable breast cancer. J Clin Oncol 3:259–275

Bonadonna G et al. (1986) Adjuvant CMF in node negative breast cancer (abstract 290). Proc ASCO 5:74

Bonadonna G et al. (1990) Primary chemotherapy to avoid mastectomy in tumors with diameters of three centimeters or more. J Natl Cancer Inst 82:1539–1544

Bonadonna G et al. (1991) Adjuvant and neoadjuvant treatment of breast cancer with chemotherapy and/or endocrine therapy. Semin Oncol 18:515–524

Breast Cancer Trials Committee (1987) Adjuvant tamoxifen in the management of operable breast cancer. The Scottish trial. Lancet 2:171–175

Brunner KW (1983) Stand der Chemotherapie beim metastasierenden Mammakarzinom. In: Kubli F, Nagel G, Kadach U, Kaufmann M (Hrsg) Neue Wege in der Brustkrebserkrankung, (Aktuelle Onkologie Bd 8), S 197–216. Zuckschwerdt, München

Buzdar AU et al. (1984) Breast cancer adjuvant therapy trials of M.D. Anderson Hospital: Results of two studies. In: Jones SE, Salmon SE (eds) Adjuvant therapy of cancer IV. Grune & Stratton, Orlando FLA, pp 217–225

Canellos GP et al. (1974) Cyclical combination chemotherapy for advanced breast carcinoma. BMJ I:218–220

Carter C et al. (1989) Relation of tumor size, lymph-node status, and survival in 24,740 breast cancer cases. Cancer 63:181

Castiglione M (1995) Adjuvant systemic therapy: the issue of timing and sequence. 5th International Conference on Adjuvant Therapy of Primary Breast Cancer, St. Gallen, March 1–4, abs. 21

Cavalli F et al. (1983) Concurrent or sequential use of cytotoxic chemotherapy and hormone treatment in advanced breast cancer: Report of the Swiss Group for Clinical Cancer Research. BMJ 286:5ff

Cobleigh MA et al. (1981) Phase II study of vindesine in patients with metastatic breast cancer. Cancer Treat Rep 65:659–663

De Jager R et al. (1982) Phase-II clinical trial of mitoxantrone in solid tumours and lymphomas. Proc ASCO 1:89

De Lena M et al. (1978) Combined chemotherapy and radiotherapy approach in locally advanced breast cancer. Cancer 1:53–59

Early Breast Cancer Trialists Collaborative Group (1992) Systemic treatment of early breast cancer by hormonal, cytotoxic, or immune therapy. 133 randomies trials involving 31000 recurrences and 24000 deaths among 75000 women. Lancet 339:1–5, 71–85

Ehninger G et al. (1984) Mitoxantrone and cyclophosphamide in patients with advanced breast cancer. Cancer Treat Rep 68:1283–1284

Ehrlichman C et al. (1984) Male breast cancer: A 13 year review of 89 patients. J Clin Oncol 2:903–909

Fisher B et al. (1985a) Five-year results of a randomized clinical trial comparing total mastectomy and segmental mastectomy with or without radiation in the treatment of breast cancer. N Engl J Med 312:665–673

Fisher B et al. (1985b) Ten-year results of a randomized clinical trial comparing radical mastectomy and total mastectomy with or without radiation. N Engl J Med 312:674–681

Fisher B et al. (1986a) Adjuvant chemotherapy with and without tamoxifen in the treatment of primary breast cancer: 5-years results from the National Surgical Adjuvant Breast and Bowel Project trial. J Clin Oncol 4:459–471

Fisher B et al. (1986b) Ten years results from the National Surgical Adjuvant Breast and Bowel Project (NSABP) clinical trial evaluating the use of L-phenylalanine nustard (L-PAM) in the management of primary breast cancer. J Clin Oncol 4:929–941

Fisher B et al. (1987) Prolonging tamoxifen therapy for primary breast cancer. Findings from the National Surgical Adjuvant Breast and Bowel Project clinical trial. Ann Intern Med 106:694–754

Gallagher CJ, Carinduff F, Smith IE (1987) High dose versus low dose medroxy-progesterone acetate: a randomized trial in advanced breast cancer. Eur J Cancer 23(12):1895–1900

Garcia-Conde J, Lluch A, Martin M et al. (1994) Phase II trial of weekly iv vinorelbine in first-line advanced breast cancer chemotherapy. Ann Oncol 5(9):854–857

Goldhirsch A (Ludwig Breast Cancer Study Group) (1985) Randomized trial of chemo-endocrine therapy, and mastectomy alone in postmenopausal patients with operable breast cancer and axillary node metastasis. Lancet 1:1256–1260

Gutterman JU et al. (1976) Chemoimmunotherapy of advanced breast cancer: Prolongation of remission and survival with BCG. BMJ 11:1222–1225

Harris JR et al. (1985) Limited surgery and radiotherapy for early breast cancer. N Engl J Med 313:1365–1368

Heidemann E, Steinke B, Hartlapp J et al. (1990) Randomized clinical trial comparing Mitoxantrone with epirubicin and doxorubicin each combined with cyclophosphamide in the first line treatment of patients with metastasized breast cancer. Onkology 13:24–27

Henderson JC (1984) Chemotherapy for advanced breast cancer. In: Bonadonna G (ed) Breast cancer: Diagnosis and management. Wiley, Chichester, pp 247–280

Henderson JC (1985) Adjuvant chemotherapy of breast cancer: A promising experience or standard practice? J Clin Oncol 3:140–143

Hochster HS (1995) Combined doxorubicin/vinorelbine (Navelbine) therapy in the treatment of advanced breast cancer

Höffken K, Jonat W, Possinger K et al. (1990) Aromatase inhibition with 4-Hydroxyandrostendione in the treatment of postmenopausal patients with advanced breast cancer: a phase II study. J Clin Oncol 8:875–880

Holmes FA (1994) Combination chemotherapy with taxol (paclitaxel) in metastatic breast cancer. Ann Oncol 5 [Suppl 6]:S23–S27

Ingle JN et al. (1986) Randomized trial of bilateral ophorectomy versus tamoxifen in premenopausal women with metastatic breast cancer. J Clin Oncol 4:178–185

Jacquillat C et al. (1990) Results of neoadjuvant chemotherapy and radiation therapy in the breast conserving treatment of 250 patients with all stages of infiltrative breast cancer. Cancer 66:119–129

Jordan VC (1976) Effect of tamoxifen (ICI 46.474) on initiation and growth of DMBA-induced rat mammary carcinoma. Eur J Cancer 12:419–424

Jordan VC (1995) Tamoxifen and endometrial cancer: from experiment to patient. 5th Internatinal Conference on Adjuvant Therapy of Primary Breast Cancer, St. Gallen

Kufmann M, Jonat W, Kleeberg U for the German Zoladex Trial Group (1989) Goserelin, a depot gonadotropin-releasing hormone agonist in the treatment of premenopausal patients with metastatic breast cancer. J Clin Oncol 7, 1113–1119

Lenaz L (1985) Mitomycin C in advanced breast cancer. Cancer Treat Rep 12:235–249

Love RR et al. (1988) Bone mineral density in women with breast cancer treated with adjuvant tamoxifen for at least two years. Breast Cancer Res Treat 12:297–301

Love RR et al. (1990) Effects of tamoxifen therapy on lipid and lipoprotein levels in postmenopausal patients with node-negative breast cancer. J Natl Cancer Inst 82:1232–1237

Margreiter R, Wiegele J (1984) Tamoxifen (Nolvadex) for premenopausal patients with advanced breast cancer. Breast Cancer Res Treat 4:45–48

Mattson W et al. (1982) A weekly schedule of low dose doxorubicin in the treatment of advanced breast cancer. Clin Ther 5:193–203

Michnocicz JJ, Bradlow HL (1990) Induction of estradiol metabolism by dietary indole-3-carbinol in humans. J Natl Cancer Inst 82 (11):947–949

Moleterni A et al. (1991) Cyclophosphamide, methotrexate, and fluorouracil with and wihtout doxorubicin in the adjuvant treatment of resectable breast cancer with one to three positive axillary nodes. J Clin Oncol 9:1124–1130

Mouridsen HT (1986) Prednimustine in advanced breast cancer: a review. Semin Oncol 13 [Suppl 1]:27–31

Nayfield SG et al. (1991) Potential role of tamoxifen in prevention of breast cancer. J Natl Cancer Inst 83(20):1450–1459

Neidhardt JA et al. (1986) A comparison of mitoxantrone and doxorubicine in breast cancer. J Clin Oncol 4:672–677

Nemoto T et al. (1980) Management and survival of female breast cancer: Results of a national survey by the American College of Surgeons. Cancer 45:2917

Osborne MP et al. (1984) Breast conservation in the treatment of early breast cancer. A 20-year follow up. Cancer 53:349–355

Palangie T et al. (1994) Prognostic factors in inflammatory breast cancer and therapeutic implications. Eur J Cancer 30A (7):921–927

Pasterz RB et al. (1985) Mitomycin in metastatic breast cancer refractory to hormonal and combination chemotherapy. Cancer 56:2381–2384

Patel JK et al. (1986) Does more intense palliative treatment improve overall survial in metastatic breast cancer patients? Cancer 57:567–570

Perez CA et al. (1994) Management of locally advanced carcinoma of the breast. 2. Inflammatory. Cancer 1:74 [1 Suppl]:453–465

Peters WP (1995) High dose chemotherapy as adjuvant therapy for breast cancer: were do we stand? 5th International Conference on Adjuvant Therapy of Primary Breast Cancer, St. Gallen, March 1–4, abs. 19

Planting AST et al. (1985) Tamoxifen therapy in premenopausal women with metastatic breast cancer. Cancer Treat Rep 69:363–368

Possinger K, Classen S, Beykirch M, Wilmanns W (1992) Idarubicin – oral wirksames Anthracyclin zur Behandlung metastasierter Mammakarzinome. Arzneimitteltherapie 5:133–135

Possinger K, Classen S, Beykirch M, Flath B, Wilmanns W (1991) Hormontherapie beim metastasierten Mammakarzinom der Frau. Dtsch Med Wochenschr 116, 1921–1929

Possinger K, Wilmanns W (1993) Palliative Therapieführung zur Hemmung der Tumorprogression bei Patientinnen mit metastasierten Mammakarzinomen. Internist 34:340–350

Possinger K, Carmichael J, Phillip P, Beykirch M, Kerr H, Walling J, Harris AL (1994) Advanced breast cancer: Experience with gemcitabine. In: Aapro MS (ed) Innovativa antimetabolites in solid tumours. Springer, Berlin Heidelberg New York Tokyo, pp 33–35

Powles TJ (1984) The role of aromatase inhibitors in breast cancer. Semin Oncol 10:20–24

Powles TJ et al. (1989) Chemoprevention of breast cancer. Breast Cancer Res Treat 14(1):22–31

Powles TJ et al. (1990) Prevention of breast cancer with tamoxifen: update of the Royal Marsden Hospital pilot programm. Eur J Cancer 26:680–684

Ribeiro G et al. (1983) Adjuvant tamoxifen for operable carcinoma of the breast: report of clinical trial from the Christie Hospital and Holt Radium Institute. BMJ 286:827

Rossi et al. (1981) Multimodal therapy in the operable breast cancer: Five-years results of the CMF-programme. BMJ 282:1427–1431

Savka CA et al. (1986) Role and mechanism of action of tamoxifen in premenopausal women with metastatic breast carcinoma. Cancer Res 46:3152–3156

Schmid L, Possinger K (1993) Sind Bisphosphonate zur Therapie und Prophylaxe von Knochenmetastasen geeignet? Aktuell Onkol 73:155–173

Scholl SM et al. (1994) Neoadjuvant versus adjuvant chemotherapy in premenopausal patients with tumours considered too large breast conserving surgery: preloninary results of a randomised trial: S6. Eur J Cancer 30A(5):645–652

Senn HF et al. (1978) Adjuvant chemoimmunotherapy with LMF + BCG in node-negative and node-positive breast cancer patients. Application cancer chemotherapy. Antibiot Chemother 24:213–228

Senn HJ (ed) (1984) Adjuvant chemotherapy of breast cancer. Recent Results in Cancer Research, vol 96. Springer, Berlin Heidelberg New York Tokyo

Sielmann M (1994) Taxol (paclitaxel) in patients with metastatic breast carcinoma who have failed prior chemotherapy: interium results of a multinational study. Oncology 51 [Suppl 1]:25–28

Singletary SE, McNeese MD, Hortobagyi GN (1992) Feasibility of breast-conservation surgery after induction chemotherapy for locally advanced breast carcinoma. Cancer 69(11):2849–2852

Smalley RV, Murphy S, Hugnley CM, Bartolucci AA (1976) Combination versus sequential five drug chemotherapy in metastatic carcinoma of the breast. Cancer Res 36:3911–3914

Smith EI et al. (1978) Vindesine: A phase II study in the treatment of breast carcinoma, malignant melanoma and other tumors. Cancer Treat Rep 62:1427–1433

Swenerton KD et al. (1979) Prognostic factors in metastatic breast cancer treated with combination chemotherapy. Cancer Res 39:1552ff

Tormey DC et al. (1982) A comparison of induction chemotherapies for metastatic breast cancer. Cancer 50:1235–1244

Veronesi U et al. (1986) Local control and survival in early breast cancer: the Milan trial. Int J Radiat Oncol Biol Phys 12:717–720

Wagstaff J et al. (1985) Rotating oral cyclophosphamide, methotrexate and fluorouracil (oral CMF) for patients with advanced carcinoma of the breast. Proc 3rd European Conference on Clinical Oncology, Stockholm. June 16–20 (Abs. 639)

Wander HE et al. (1985) Megestrolazetat in verschiedenen Dosierungen bei der Behandlung des metastasierenden Mammakarzinoms – Klinische und endokrinologische Untersuchungen.Klin Wochenschr 63:312–318

Yap H et al. (1981) Vindesine in the treatment of refractory breast cancer: Inprovement in therapeutic index with continuous 5-day infusion. Cancer Treat Rep 65:775–779

Yau JC et al. (1985) A comparative randomized trial of vinca alkaloids in patients with metastatic breast cancer. Cancer 55:337–340

# 34.47 Mammakarzinom des Mannes

R. Kath, K. Höffken

## 1 Epidemiologie

*Häufigkeit:* Das männliche Mammakarzinom ist eine seltene Erkrankung. Es macht ca. 1% aller Mammakarzinome und 0,2–0,5% aller männlichen Karzinome aus. In einigen afrikanischen Staaten, insbesondere in Ägypten, erreicht das männliche Mammakarzinom eine Häufigkeit von 5–15% der männlichen Karzinome.

*Inzidenz:* Pro 100000 Einwohner ca. 0,6 Fälle. Im Gegensatz zum weiblichen Mammakarzinom ist insgesamt keine eindeutig steigende Inzidenz zu beachten, in den USA allerdings ein Anstieg der Inzidenz um 10% zwischen 1991 und 1993 (Boering et al. 1991). Die Inzidenz nimmt im fortgeschrittenen Alter zu (0,1 Fälle pro 100000 Einwohner mit Alter von 30–34 Jahren; 6,5 Fälle pro 100000 Einwohner bei Männern über 85 Jahren). Im europäischen Raum wurde die höchste Inzidenz in Frankreich, Ungarn, Österreich, Schottland und Portugal, die niedrigste in Italien, Finnland, Schweden und Griechenland beobachtet.

*Ätiologie:* Einerseits werden erhöhte exogene und endogene Östrogenexpositionen sowie ein veränderter Steroidmetabolismus als ätiologische Faktoren für das männliche Mammakrzinom diskutiert (Häufig bei Klinefelter-Syndrom und Leberschädigung), andererseits konnten in einigen Studien keine Unterschiede der Spiegel für Östradiol, Testosteron, FSH und LH im Serum von männlichen Mammakarzinompatienten im Vergleich zu selektierten Kontrollpatienten beobachtet werden.

*Genetische Prädisposition:* Eine Häufung von weiblichen und männlichen Mammakarzinomen ist in wenigen Familien beschrieben worden.

*Altersgipfel:* Der Altersgipfel liegt mit 60 Jahren ca. 10 Jahre höher als bei der Frau.

## 2 Histologie

In 80% der Fälle ist das Mammakarzinom eine invasive duktale Neoplasie. Nichtinvasive duktale Karzinome und papilläre Karzinome machen jeweils 5% aus, während medulläre Karzinome, muzinöse Karzinome, tubuläre Karzinome und die Paget-Erkrankung der Mamille zusammen weniger als 10% ausmachen. Das lobuläre Carcinoma in situ wird bei Männern wegen der nicht existierenden terminalen lobulären Differenzierung nicht beobachtet.

## 3 Stadieneinteilung

Die klinische und pathologische TNM-Klassifikation und Stadieneinteilung entspricht der des weiblichen Mammakarzinoms.

## 4 Prognose

Es liegen unterschiedliche Mitteilungen zu der Frage vor, ob das männliche Mammakarzinom eine schlechtere Prognose als das weibliche Mammakarzinom hat (Adami et al. 1989; Jaiyesimi et al. 1992). Die meisten Studien zeigen alters- und stadienadaptiert keine schlechteren Überlebensraten als bei Frauen mit Mammakarzinomen. Die Fünfjahresüberlebensraten verschlechtern sich signifikant mit dem Nachweis von axillären Lymphknoten und einer zunehmenden Tumorgröße. Bei Patienten mit nodal-negativen männlichen Mammakarzinomen wurde eine Fünfjahresüberlebensrate von 57–90% und bei nodal-positiven Patienten von 28–51% beobachtet. Bei Patienten mit Tumoren größer als 2 cm ist in 25% der Fälle bei Tumoren kleiner als 2 cm in 44% ein Überleben nach 5 Jahren zu erwarten (Jaiyesimi et al. 1992). Der Hormonrezeptorstatus hat im Gegensatz zum weiblichen Mammakarzinom quoad vitam keine prognostische Relevanz (Pich et al. 1994). Inflammatorische Karzinome haben beim Mann die gleiche schlechte Prognose wie bei der Frau.

## 5 Diagnostik

Im Zweifelsfalle sollte bei Vorliegen einer Gynäkomastie eine Mammographie durchgeführt werden. Die meisten Tumoren sind im subareolären Bereich lokalisiert.

Eine Hormonrezeptorbestimmung gilt als obligate diagnostische Maßnahme.

## 6  Charakteristika der Erkrankung und Krankheitsverlauf

1) Die mediane Symptomdauer bis zur Diagnose beträgt 6–18 Monate (Jaiyesimi et al. 1992) Differentialdiagnostisch lassen sich entzündliche Erkrankungen und eine Gynäkomastie i. allg. leicht abgrenzen.
2) Ulzeration der Mamille sind häufig. Eine Infiltration der Haut (T4) sowie der pektoralen Faszie (T3b) wird aus anatomischen Gründen auch bei kleinen Tumoren beobachtet. In der Mehrzahl der Fälle ist bei Tumoren über 2 cm eine axilläre Lymphknotenbeteiligung nachgeweisbar.
3) Bei Männern werden Mammakarzinome üblicherweise in einem weiter fortgeschrittenen Stadium als bei Frauen diagnostiziert.
4) Die TNM-Klassifikation besitzt prognostische Wertigkeit wie beim weiblichen Mammakarzinom. Das Metastasierungsmuster (Knochen, Lunge, Pleura, Leber, Haut) entspricht dem der weiblichen Mammakarzinome. Die Östrogenrezeptoren sind in mehr als 85 % die Progesteronrezeptoren in mehr als 60 % positiv (Digenis et al 1990; Crichlow u. Galt 1990; Morimoto et al. 1990). Ähnlich wie bei Frauen besteht eine inverse Beziehung zwischen der Hormonrezeptorexpression und dem Alter der Patienten.

## 7  Therapiestrategie

### 7.1  Übersicht

Die Therapie des lokalisierten männlichen Mammakarzinoms ist primär chirurgisch. Adjuvante radiotherapeutische Maßnahmen sollten bei nicht ausreichend radikaler Resektion eingesetzt werden. Bei axillärem Lymphknotenbefall scheinen Untersuchungsergebnisse an kleinen Fallzahlen eine adjuvante Chemo- oder Tamoxifentherapie je nach Rezeptorstatus nahezulegen. Die palliative systemische Therapie ist primär hormonell. Eine ablative Hormontherapie wird mit LHRH-Analoga, eine additive mit Tamoxifen, Gestagenen, Aromatasehemmern, Östrogenen, Antiandrogenen (Flutamid oder Androcur) durchgeführt. Im allgemeinen gelten die gleichen Richtlinien wie für die Hormontherapie des weiblichen Mammakarzinoms. Die Indikation zur Chemotherapie entspricht ebenfalls der des weiblichen Mammakarzinoms. Sie wird üblicherweise erst nach Progression im Anschluß an hormonelle Therapieverfahren angewandt.

## 7.2 Stellung der Chirurgie

Die Standarbehandlung des männlichen Mammakarzinoms ist die Mastektomie. Eine brusterhaltende Therapie ist aufgrund der anatomischen Verhältnisse und der meist subareolären Tumorlokalisation meist nicht möglich. Wenn der pektorale Muskel nicht beteiligt ist, sollte eine modifizierte radikale Mastektomie mit axillärer Lymphknotendissektion vorgenommen werden. Bei Befall der Pektoralismuskulatur ist eine radikale Mastetktomie oder eine präoperative Chemo- bzw. Radiotherapie indiziert. Bei eingeschränktem Allgemeinzustand ist eine Lumpektomie oder Tumorexzision mit nachfolgender Radiotherapie zu empfehlen.

## 7.3 Stellung der Strahlentherapie

### 7.3.1 Kurative Strahlentherapie

Bei Patienten, bei denen der Tumor chirurgisch nicht im Gesunden (R1-, R2-Resektion) oder nur mit einem geringen Sicherheitsabstand entfernt werden konnte, und bei Patienten mit ausgedehnter Lymphknotenbeteiligung wird eine adjuvante postoperative Strahlentherapie mit 50–60 Gy (Einzeldosis 2 Gy) empfohlen. In kleinen Patientenserien wurden nach Tumorexzision und Radiotherapie Fünfjahresüberlebensraten von 35% beobachtet. Erfahrungen über eine primäre Radiotherapie liegen nur vereinzelt vor.

### 7.3.2 Palliative Strahlentherapie

Die Indikation zur palliativen Strahlentherapie bei lokal fortgeschrittenen, ossär oder zerebral metastasierten Mammakarzinomen entspricht der des weiblichen Mammakarzinoms.

## 7.4 Stellung der systemischen Therapie

### 7.4.1 Übersicht

#### Hormontherapie
Hormonelle Manipulationen bei Patienten mit männlichem Mammakarzinom führen in bis zu 80% der Fälle zu objektiven Remissionen (Tabel-

**Tabelle 1.** Hormontherapie beim metastasierten männlichen Mammakarzinom. (Mod. nach Jaiyesimi et al. 1992)

| | Ansprechen [%] (n) |
|---|---|
| **Ablative Therapie** | |
| Orchiektomie | 55 (195) |
| Adrenalektomie | 80 (52) |
| Hypophysektomie | 56 (15) |
| Gesamt | 59 (262) |
| **Additive Therapie** | |
| Tamoxifen | 49 (50) |
| Gestagene | 50 (24) |
| Aminogluthetimid | 40 (4) |
| Östrogene | 32 (33) |
| Antiandrogene | 57 (12) |
| Androgene | 75 (6) |
| Steroide | 50 (10) |
| Gesamt | 44 (139) |

le 1). Die Remissionsraten und die Remissionsdauern der hormonellen Therapiemaßnahmen sind bei Männern damit ca. doppelt so erfolgversprechend wie bei Frauen. Das Tumoransprechen auf einen Androgenentzug ist im Gegensatz zu einem Hormonentzug bei der Frau altersunabhängig. Die traditionelle Methode der primären hormonellen Therapie in Form einer beidseitigen Orchiektomie sollte nicht mehr angewendet werden.

Die Hormontherapie der Wahl ist eine Therapie mit einem LHRH-Analogon oder mit Tamoxifen. Die Nebenwirkungen bzw. subjektive Akzeptanz einer Tamoxifenbehandlung sind bei Männern allerdings ungünstiger als bei Frauen (Anelli et al. 1994). Eine Adrenalektomie sowie alternativ ein Aromataseinhibitor oder ein Steroid kann selbst dann zu Tumorrückbildungen führen, wenn eine vorherige Orchiektomie kein Tumoransprechen erzielt hat; sie sollte heute aber nicht mehr angewendet werden, da die Antiandrogene Flutamid oder Cyproteronacetat vermutlich den gleichen Effekt haben. Allerdings ist die Wahrscheinlichkeit, auf eine medikamentöse Adrenalektomie mit einer Tumorrückbil-

**Tabelle 2.** Chemotherapie beim metastasierten männlichen Mammakarzinom. [*C* Cyclophosphamid, *M* Methotrexat, *F* Fluoruracil, *A* Adriamycin (Doxorubicin), *VCR* Vincristin]. (Mod. nach Jaiyesimi et al. 1992)

| Protokoll | Ansprechen [%] (n) |
|-----------|--------------------|
| C/M/F | 33 (7) |
| C | 53 (8) |
| A/VCR | 55 (6) |
| F/A/C | 67 (4) |
| F | 13 (1) |
| Gesamt | 43 (26) |

dung zu reagieren, höher, wenn eine vorherige Kastration zu einem Tumoransprechen geführt hat und eine vorherige Testosteronausschaltung zu einem Tumoransprechen geführt hat.

Patienten mit Östrogenrezeptor-negativem männlichem Mammakarzinom zeigen i. allg. keine Tumorrückbildung unter hormonellen Therapieverfahren.

### Chemotherapie

Eine Chemotherapie wird bei hormonell nicht beeinflußbaren Tumoren oder in adjuvanter Therapieintention eingesetzt. Die Remissionsraten sind in Tabelle 2 wiedergegeben. Der Wert einer kombinierten Chemo-/Hormontherapie ist nicht hinreichend belegt

### 7.4.2 Neoadjuvante (präoperative) Chemotherapie

Es liegen nur sehr limitierte Erfahrungen vor. Indikation und Durchführung entsprechen soweit beurteilbar dem Vorgehen beim weiblichen Mammakarzinom. Die Therapie kann nur im Rahmen von klinischen Studien empfohlen werden.

### 7.4.3 Adjuvante Chemotherapie

Die Rolle der adjuvanten Chemotherapie mit oder ohne hormonelle Therapie bei Lymphknoten-positiven männlichen Mammakarzinomen ist nicht geklärt. Unter Berücksichtigung einiger Gemeinsamkeiten im biologischen Verhalten zwischen männlichen und weiblichen Mammakarzinomen scheint eine adjuvante Chemotherapie beim Lymphknotenpositiven männlichen Mammakarzinom mit 3–6 Kursen des CMF-Protokolls (s. Kap. „Mammakarzinom der Frau") unabhängig vom Hormonrezeptorstatus gerechtfertigt zu sein. Bei Östrogenrezeptorpositivität sollte sich eine Tamoxifenbehandlung anschließen. Die Therapie kann nur im Rahmen von klinischen Studien empfohlen werden.

### 7.4.4 Additive Chemotherapie bei R1-Resektion

Keine Indikation. Strahlentherapie erwägen.

### 7.4.5 Palliative Chemotherapie

Die palliative Chemotherapie ist üblicherweise auf Fälle beschränkt, die nachweisbar durch hormonelle Therapieverfahren nicht beeinflußt werden können. Die beschränkten Erfahrungen lassen ähnliche Ergebnisse wie beim weiblichen Mammakarzinom erwarten (Tabelle 2; Crichlow u. Galt 1990; Bezwoda et al. 1987; Lopez et al. 1985). Die Tumorrückbildung nach Chemotherapie tritt beim männlichen Mammakarzinom i. allg. jedoch schneller als beim weiblichen Mammakarzinom ein. Die Dauer der erzielten Remissionen liegt wie bei der Frau im Mittel bei 8–12 Monaten.

### 7.4.6 Hochdosischemotherapie/Stammzellreinfusion

Es liegen keine Erfahrungen vor.

## 8 Indikation zur Chemotherapie

### 8.1 Auswahl der Patienten

#### 8.1.1 Adjuvante Therapie

In Analogie zum weiblichen Mammakarzinom kann auch beim männlichen Mammakarzinom mit Nachweis und Resektion befallener Lymphknoten eine adjuvante Chemotherapie gegeben werden. Eine adjuvante Hormontherapie ist möglicherweise auch von Nutzen, obgleich hierzu keine Daten vorliegen; bei der Häufigkeit von Östrogenrezeptorpositiven Mammakarzinomen des Mannes sollte in Analogie zum weiblichen Mammakarzinom eine Therapie mit Tamoxifen über mindestens 2 Jahre erwogen werden. Über die möglichen Vorteile einer antiandrogenen adjuvanten Hormontherapie ist nichts bekannt.

### 8.1.2 Palliative Therapie

Bei der hohen Rate steroidrezeptorpositiver Mammakarzinome beim Mann sollte beim Nachweis von Metastasen in jedem Falle primär eine Hormontherapie gegeben werden. Hierfür kommen alle Patienten ohne Ausnahme in Betracht. Erst bei primärem oder sekundärem Versagen der Hormontherapie ist eine Chemotherapie indiziert.

### 8.2 Zeitpunkt des Therapiebeginns

Die Therapie sollte begonnen werden bei nachgewiesener Metastasierung. Er ist nicht klar, ob das Warten auf eine Progression die Überlebenszeit verschlechtert; in Anbetracht der geringen Nebenwirkungen der zunächst gewählten Hormontherapie ist sicherlich der baldige Beginn einer Hormontherapie nach Diagnose einer metastasierten Erkrankung sinnvoll.

### 8.3 Wahl der Therapie

### 8.3.1 Adjuvante Therapie

(3-)6 Zyklen CMF analog zum weiblichen Mammakarzinom.
Möglicherweise sinnvoll: Hormontherapie im Anschluß an die Chemotherapie, z. B. Tamoxifen 20 mg pro Tag p.o. für 2–5 Jahre.

### 8.3.2 Palliative Therapie

– LHRH-Analogon für 2 Monate oder
– Tamoxifen 20 mg/m$^2$ p.o. täglich für 6–8 Wochen.

*Bei Versagen oder Response mit nachfolgendem Progreß:* Wechsel auf die alternative, primär noch nicht benutzte Hormontherapie (LHRH-Analogon → Tamoxifen und umgekehrt).

*Bei Ansprechen auf erste oder zweite Hormontherapie und nachfolgender Progression:* Versuch mit
– Aromatasehemmer (4-Hydroxyandrostendion);
– Antiandrogenen:
  – Flutamid,
  – Cyproteronacetat;

– Gestagen;
– Hydroxymegestrolacetat.

*Bei Versagen mehrerer Hormontherapien:* Wechsel auf palliative Chemotherapie. Die Sequenz der Chemotherapieregime (Monotherapie, Kombinationstherapie etc.) entnehmen Sie bitte dem Kap. „Mammakarzinom der Frau". Es gibt keine Hinweise, daß ein anderer chemotherapeutischer Weg beim Mammakarzinom des Mannes eingeschlagen werden muß.

## 8.4 Therapiedauer

Hormontherapie: Weiterführung der Hormontherapie bis zur Progression.

Die Chemotherapie wird bis zum maximalen Response weitergeführt mit nachfolgender Pause bis zur erneuten Progression und Wiederaufnahme derselben Chemotherapie bei Progression.

## 8.5 Erhaltungstherapie

In Analogie zum Mammakarzinom der Frau führt eine Weiterführung der Induktionschemotherapie bis zur Progression vermutlich nicht zu einer wesentlich verlängerten Überlebenszeit und ist daher nicht obligat. Es kann im Einzelfall für eine Dauertherapie bis zur Progression oder für eine Therapiepause mit erneuter Chemotherapie bei Progression entschieden werden.

## 9 Rezidiv-/Salvagetherapie

Siehe Kap. „Mammakarzinom der Frau".

## 10 Zukünftige Entwicklungen

Das männliche Mammakarzionom weist nur teilweise biologische Gemeinsamkeiten mit dem weiblichen Mammakarzinom auf. Die Wertigkeit der Prognosefaktoren, die beim weiblichen Mammakarzinom erarbeitet worden sind, sollte auch beim männlichen Mammakarzinom überprüft werden, um Subgruppen zu identifizieren, die durch adjuvante und neoadjuvante Therapieverfahren eine höhere Heilungschance erhalten.

# Literatur

Adami HO, Hakulinen T, Ewertz M, Tretli S, Holmberg L, Karjalainen S (1989) The survival pattern in male breast cancer. An analysis of 1429 patients form the Nordic countries. Cancer 64:1177–1182

Anelli TF, Anelli A, Tran KN, Lebwohl DE, Borgen PI (1994) Tamoxifen administration is associated with a high rate of treatment-limiting symptoms in male breast cancer patients. Cancer 74:74-77

Bezwoda WR, Hesdorffer C, Dansey R, de MN, Derman DP, Browde S, Lange M (1987) Breast cancer in men. Clinical features, hormone receptor status, and response to therapy. Cancer 60:1337–1340

Boring CC, Squires TS, Tong T (1991) Cancer statistics, 1991 Ca Cancer J Clin 41:19–36

Crichlow RW, Galt SW (1990) Male breast cancer. Surg Clin North Am 70:1165–1177

Digenis AG, Ross CB, Morrison JG, Holcomb G3, Reynolds VH (1990) Carcinoma of the male breast: a review of 41 cases. South Med J 83:1162–1167

Jaiyesimi IA, Buzdar AU, Sahin AA, Ross MA (1992) Carcinoma of the male breast. Ann Intern Med 117:771–777

Lopez M, Di LL, Papaldo P, Lazzaro B (1985) Chemotherapy in metastatic male breast cancer. Oncology 42:205–209

Pich A, Margaria E, Chiusa L (1994) Proliferative activity is a significant prognostic factor in male breast carcinoma. Am J Pathol 145:481–489

# Maligne Ovarialtumoren – Übersicht

H. G. Meerpohl, A. du Bois

In der Europäischen Union (EU) nehmen die malignen Ovarialtumoren mit ca. 28000 Neuerkrankungen pro Jahr in der Rangfolge aller Karzinome der Frau derzeit die 5. Position ein. Die Inzidenzraten sind in den Industrieländern Westeuropas, in Skandinavien und in den USA mit 12–17 Neuerkrankungen/100000/Jahr vergleichbar hoch. Eine Ausnahme bildet Japan mit 3–6 Neuerkrankungen/100000/Jahr.

Von 100 Frauen verstirbt eine an den Folgen eines malignen Ovarialtumors. In der EU sind das ca. 20000 Todesfälle im Jahr. Mit einem Anteil von ca. 5% an der krebsbedingten Gesamtmortalität nehmen die malignen Ovarialtumoren damit die 5. Stelle nach dem Mammakarzinom, den kolorektalen Karzinomen, dem Bronchialkarzinom und dem Magenkarzinom ein. Die Mortalitätsrate ist mit 7–11 Todesfällen/100000/Jahr über die letzten 30 Jahre nahezu unverändert geblieben (La Vecchina et al. 1992). Die Fünfjahresüberlebensrate beträgt unabhängig vom Stadium und histologischen Typ derzeit 38% (Nguyen et al. 1993).

Ein charakteristisches Merkmal maligner Ovarialtumoren ist ihre tumorbiologische und morphologische Heterogenität. Unter histogenetischen Aspekten werden 3 Hauptgruppen unterschieden (Tabelle 1).

Die epithelialen Ovarialkarzinome bilden die weitaus größte Untergruppe, wobei Frauen unter 30 Jahren nur sehr selten an diesen Tumoren erkranken. Maligne Keimzelltumoren treten dagegen besonders häufig bei Kindern und jungen Frauen auf.

**Tabelle 1.** Maligne Ovarialtumoren: Hauptgruppen und Häufigkeitsverteilung

|  | Häufigkeit [%] |
|---|---|
| Epitheliale Ovarialkarzinome | 85–90 |
| Maligne Keimzelltumoren | 3–5 |
| Maligne Stromazelltumoren | 5–7 |

# Literatur

La Vecchia C, Levi F, Luchini F et al. (1992) Descriptive epidemiology of ovarian cancer in Europe. Gynecol Oncol 46:208–215

Nguyen HN, Averette HE, Hoskins W et al. (1993) National survey of ovarian carcinoma VI. Cancer 72:3007–3011

## 34.48 Epitheliale Ovarialkarzinome

H. G. Meerpohl, A. du Bois

### 1 Epidemiologie

*Häufigkeit/Inzidenz:* Die Neuerkrankungsrate ist stark altersabhängig. Sie steigt von ca. 15 Neuerkrankungen pro 100 000 Frauen/Jahr in der Altersgruppe der 40- bis 44jährigen auf 54 pro 100 000 Frauen/Jahr in der Altersgruppe der 75- bis 79jährigen an (Yancik et al. 1986). Das mittlere Alter bei der Diagnosestellung beträgt 58 Jahre.

*Ätiologie:* Die epithelialen Karzinome des Ovars gehen vom Mesothel der Ovarkapsel (Zölomepithel) aus. Die Einzelheiten der Karzinogenese sind noch unbekannt. Das Tumorwachstum beginnt in der Abdominalhöhle, und die Erkrankung breitet sich dort zunächst auch bevorzugt aus. Faktoren, die an der Regulation des Wachstums der Kapselepithelzellen beteiligt sein könnten, werden derzeit intensiv untersucht. Besonderes Interesse gilt den Steroidhormonen, verschiedenen Wachstumsfaktoren (z. B. M-CSF, EGF, TGF-α, TGF-β) und den Zytokinen Interleukin-1 und Interleukin-6. Die Voraussetzungen, unter denen über eine rezeptorvermittelte Signaltransduktion eine veränderte Genexpression induziert wird, sind im einzelnen noch nicht definiert. Grundsätzlich sind stimulierende oder supprimierende Auswirkungen auf das Wachstum, die Differenzierung und die Teilung sowohl der normalen Kapselepithelzellen als auch der Tumorzellen vorstellbar. Weiterhin ist davon auszugehen, daß sich Punktmutationen, Rearrangements oder Deletionen auf der DNS-Ebene störend auf das kontrollierte Wachstum oder die reparativen Vorgänge des Kapselepithels (z. B. nach erfolgter Follikelruptur) auswirken können (Berchuk et al. 1991; Bauknecht et al. 1990; Kacinski et al. 1993).

*Risikofaktoren:* Als Risikofaktoren werden u. a. Umwelt- und Ernährungsfaktoren, genetische Faktoren sowie Reproduktionsfaktoren diskutiert.
- *Umweltfaktoren:* Zusammenhänge zwischen definierten chemischen Karzinogenen und der Entstehung maligner Ovarialtumoren sind bisher nicht gesichert. Auch eine Erhöhung des Erkrankungsrisiko

nach vermehrter Strahlenexposition ist bisher nich überzeugend nachgewiesen worden.

– *Diätetische Faktoren:* Die Eßgewohnheiten in den westlichen Industrienationen mit einem hohen Anteil an Fleisch und tierischen Fetten werden seit langem als Risikofaktor angesehen. In einer kürzlich publizierten Untersuchung wurde der erhöhte Konsum von Milch und Milchprodukten als potentieller Risikofaktor diskutiert (Cramer et al. 1989). Die Autoren fanden bei Ovarialkarzinompatientinnen eine gegenüber einer Kontrollgruppe auffällig verminderte Aktivität der Galaktose-1-phosphat-Uridyltransferase der Erythrozyten (T), was sich in einem deutlich erhöhten intrazellulären Lactulosespiegel (L) widerspiegelt (L:T-Ratio OC 1,17 – Kontrollgruppe 0,98).

– *Infektionen:* Ein erhöhtes Erkrankungsrisiko durch genitale Virusinfektionen konnte bisher nicht nachgewiesen werden. Ein protektiver Effekt nach Mumpsinfektionen wird diskutiert, gilt aber als eher unwahrscheinlich.

– *Exogene Noxen:* Asbest und Talkum werden seit langem als potentielle Risikofaktoren angesehen. Eine erhöhte Inzidenz peritonealer Karzinome bei Asbestarbeitern ist lange bekannt. Eine retrograde Kontamination des pelvinen Peritoneums sowie der Ovaroberfläche z. B. bei Benutzung von asbesthaltigem Talkumpuder oder von mit Talkumpuder kontaminierten Menstruationsbinden oder durch andere exogene Noxen ist vorstellbar und wird durch die klinische Beobachtung gestützt, daß Patientinnen nach Hysterektomie seltener an einem Ovarialkarzinom erkranken. Schlüssige Beweise für einen direkten Zusammenhang zwischen Exposition und erhöhter Ovarialkarzinominzidenz stehen allerdings weiterhin aus (Cramer et al. 1982; Whittemore et al. 1988).

*Genetische Prädisposition:* Bei ca. 2–5% aller Patientinnen mit einem Ovarialkarzinom kann anamnestisch ein gehäuftes familiäres Auftreten eruiert werden. Das Auftreten von Ovarialkarzinomen bei 2 und mehr Verwandten 1. Grades ist ein bedeutsamer Risikofaktor (4,6fache Odds-Ratio; Kerlikowske et al. 1992). Beim hereditären Typ werden 3 Manifestationsformen voneinander unterschieden:

1) die organspezifische Form mit ausschließlich gehäuft auftretenden Ovarialkarzinomen,
2) die Assoziation von familiär gehäuft auftretenden Mammakarzinomen und Ovarialkarzinomen,
3) das familiär gehäufte Auftreten von nonpolypösen Kolonkarzinomen, Endometriumkarzinomen und Ovarialkarzinomen (Lynch-II-Typ).

Einige hundert Ovarialkarzinomfamilien sind bisher in speziellen Krebs-
registern erfaßt und analysiert worden (Piver et al. 1991). Patientinnen aus
Ovarialkarzinomfamilien sind zum Zeitpunkt der Diagnosestellung deutlich jünger. Die Vererbung der genetischen Transformation scheint
autosomal dominant mit variabler Penetranz zu erfolgen. Die Lokalisation eines spezifischen genetischen Defekts ist noch nicht gelungen. Als
mögliche Orte für genetische Transformationen werden Marker auf den
Chromosomen 2, 3 und dem langen Arm des Chromosoms 17 genannt
(17q12–q23; Narod et al. 1991). Bei fast allen bisher untersuchten
weiblichen Mitgliedern aus Familien mit einem Brustkarzinom-Ovarial-
karzinomsyndrom ist das Breast-cancer-1-Gen (BRCA1-Gen) auf dem
Chromosom 17q zu finden; für diese sehr kleine Gruppe von Frauen wird
das Risiko, im Verlauf des Lebens an einem Mamma- oder Ovarialkarzinom zu erkranken, auf ungefähr 80 % geschätzt.

*Endokrine Faktoren/primäre Prävention:* Patientinnen mit einem Ovarialkarzinom sind häufiger Nulliparae oder haben eine geringe Anzahl von
Schwangerschaften aufzuweisen. Infertilität, frühe Menarche, späte Menopause oder eine späte erste Schwangerschaft gelten als weitere Risikofaktoren. Ob die Stimulation der Ovulation durch Gonadotropine das
Erkrankungsrisiko erhöht, wird derzeit diskutiert. Abgesichert ist dagegen die klinische Erfahrung, daß Faktoren, die die Ovulation unterdrücken, das Erkrankungsrisiko vermindern. Bei einem relativen Risiko
von 1,0 für Nulliparae sinkt das Risiko nach 1–2 Schwangerschaften auf
0,49–0,97 und nach 3 Schwangerschaften auf 0,36–0,76 ab (Greene et al.
1984). Das relative Risiko für Frauen, die langfristig Ovulationshemmer
eingenommen haben, beträgt nach einer Untersuchung der WHO 0,75
(WHO 1989). Der protektive Effekt von Ovulationshemmern wird in der
Unterdrückung der Follikelruptur und der anschließenden Regenera-
tionsvorgänge des Kapselepithels gesehen.

Die Indikation zu einer prophylaktischen Oophorektomie nach abgeschlossener Familienplanung in der Prä- oder Perimenopause ist zurückhaltend zu stellen. Neben dem potentiellen Risiko einer langdauernden
Östrogensubstitution ist zu bedenken, daß auch nach solchen operativen
Eingriffen in der Vergangenheit wiederholt das Auftreten einer ausgedehnten intraabdominalen Tumormanifestation beobachtet worden ist
(Tumorentstehung im peritonealen Mesothel; Tobachman et al. 1982). Bei
Frauen mit bekanntem familiärem Risiko (> 2 Erkrankungen) ist dagegen
die prophylaktische Einnahme von Ovulationshemmern zu empfehlen,
und nach Abschluß der Familienplanung muß die prophylaktische
Oophorektomie erwogen werden.

*Sekundäre Prävention/Screening:* Bei Diagnosestellung weisen 60% aller Patientinnen ein fortgeschrittenes Karzinom auf. Dieser Umstand wiegt besonders schwer, wenn man die guten Heilungschancen für die Frühstadien dieser Erkrankung kennt. Folgende Untersuchungsmethoden kommen zur Anwendung

- *Bimanuelle gynäkologische Tastuntersuchung:* Mit der bimanuellen Tastuntersuchung ist eine Früherkennung nur in Ausnahmefällen möglich (tastbar vergrößerte Ovarien in der Menopause). Trotz der evidenten Limitierung, bleibt die jährliche Palpationsuntersuchung des Beckens die wichtigste konventionelle Vorsorgeuntersuchung.

- *Tumormarker:* Das Antigen OC 125 ist bei ca. 80% aller Ovarialkarzinome auf den Tumorzellen exprimiert und kann mit dem monoklonalen Antikörper CA 125 erkannt werden. Leider haben aber nur etwa 50% aller Patientinnen im Stadium I (FIGO) zum Zeitpunkt der Diagnosestellung einen erhöhten Serumspiegel (> 35 U/ml). Darüber hinaus ist der Marker bei guter Sensitivität in der Postmenopause in der Prämenopause mit einem hohen Anteil falsch-positiver Befunde belastet (z. B. Endometriose, Adnexitis, Uterus myomatosus; Einhorn et al. 1992). Ein CA-125-Screening bei 5500 gesunden Schwedinnen erbrachte bei 175 Frauen (3,1%) einen erhöhten Tumormarkerlevel. Nach intensiver klinischer und radiologischer Diagnostik wurde aber nur bei 6 Patientinnen ein Karzinom diagnostiziert.

- *Transvaginale Ultraschalluntersuchung:* Die transvaginale Sonographie hat gegenüber dem transabdominalen Zugangsweg deutliche Verbesserungen in der Visualisierung und Beurteilung von Adnexbefunden erbracht. In Screeningstudien schlägt sich das in der Regel in einer Steigerung der Sensitivitätsrate, nicht aber der Spezifitätsrate und des positiven Vorhersagewertes nieder, da auch mit Hilfe der transvaginalen Ultraschalluntersuchung bisher keine sichere Diskriminierung zwischen benignen und malignen Ovarialtumoren gelingt. Bei postmenopausalen Patientinnen kann mit der Kombination aus transvaginaler Ultraschalluntersuchung und Bestimmung des CA 125 bei einer Sensitivität von etwa 95% lediglich eine Spezifität von 50% erreicht werden (van Nagell et al. 1993; Bourne et al. 1991). Weitere Screeningstudien, evtl. unter Einschluß von Doppleruntersuchungen, sind erforderlich, bevor ein allgemeines Screening auf maligne Ovarialtumoren empfohlen werden kann. Bei bekanntem anamnestischem Risiko (familiäre Häufung oder familiäres Ovarialkarzinomsyndrom) sind dagegen bereits heute neben regelmäßigen gynäkologischen Tastuntersuchungen der Einsatz der vaginalen Sonographie sowie die Bestimmung des Ca 125 als Screeningmaßnahmen indiziert. Die Einnahme von Ovulationshemmern oder die prophylaktische Ovarektomie nach abgeschlossener Familienplanung sind hier zu empfehlen (s. oben).

# 2 Histologie

## 2.1 Einführung

Epitheliale Tumoren des Ovars gehen vom Kapselepithel (Serosa) aus, welches das ovarielle Stroma und die Keimzellen umgibt. Während der Embryonalentwicklung entsteht aus diesem Epithel (Zölomepithel) durch Invagination der Müller-Gang, aus dem sich wiederum das weibliche innere Genitale mit Tuben, Uterus und proximaler Vagina entwickelt. Das Kapselepithel besitzt eine hohe metaplastische Potenz. Die epithelialen Karzinome haben ihren Häufigkeitsgipfel jenseits des 50. Lebensjahres, während maligne Keimzelltumoren am häufigsten bei jüngeren Frauen zwischen 20 und 40 Jahren diagnostiziert werden (Tabelle 1).

**Tabelle 1.** Häufigkeitsverteilung von Ovarialtumoren in Abhängigkeit von Histologie und Alter bei Diagnosestellung. (Mod. nach Daten von Katsube et al. 1982; Koonings et al. 1989)

| Tumortyp | Patientinnen (Jahre) | | | | Gesamt |
|---|---|---|---|---|---|
| | < 20 | 20–39 | 40–49 | > 50 | |
| | n (%) | | | | |
| **Benigne Tumoren** | | | | | |
| Epithelial | 26 (30) | 169 (27) | 86 (33) | 95 (35) | 376 (30) |
| Nichtepithelial | 54 (63) | 383 (61) | 77 (30) | 48 (17) | 562 (45) |
| **Borderlinetumoren** | – | 24 ( 4) | 16 ( 6) | 9 ( 3) | 49 ( 4) |
| **Maligne Tumoren** | | | | | |
| Epithelial | 0 | 29 ( 5) | 77 (30) | 119 (44) | 225 (18) |
| Nichtepithelial | 6 ( 7) | 20 ( 3) | 3 ( 1) | 2 ( 1) | 31 ( 3) |
| **Gesamt** | 86 (100) | 625 (100) | 259 (100) | 273 (100) | 1243 (100) |

## 2.2 Benigne Tumoren

Benigne epitheliale Tumoren präsentieren sich überwiegend als seröse oder muzinöse Zystadenome. Die Tumoren sind zumeist recht groß (Durchmesser > 15 cm), häufig bilateral, septiert und mit seröser oder muzinöser Flüssigkeit gefüllt. Mikroskopisch sind die zystischen Hohlräume von einem einschichtigen Zylinderepithel ausgekleidet. Papilläre intrazystische Strukturen sind selten. Das Erkrankungsalter liegt meistens zwischen 20 und 60 Jahren.

## 2.3 Borderlinetumoren

Bei den epithelialen Ovarialtumoren wird eine Gruppe von sogenannten Borderlinetumoren (LMP-Tumoren = Low-malignant-potential-Tumoren) abgegrenzt, die bezüglich ihrer Dignität zwischen den benignen Zystadenomen und den invasiven Zystadenokarzinomen einzuordnen ist. Obwohl die Epithelzellen morphologisch alle Kriterien der Malignität aufweisen (hoher Mitoseindex, Atypie etc.), ist an keiner Stelle eine Invasion in das Stromagewebe nachweisbar. Am häufigsten werden seröse und muzinöse Borderlinetumoren gefunden (ca. 80% aller Borderlinetumoren). Sie treten häufiger bei jungen Frauen zwischen 20 und 40 Jahren auf. 80–90% der LMP-Tumoren werden im Stadium I diagnostiziert. Die Prognose ist günstig. Selbst bei einer Ausdehnung von Borderlineläsionen außerhalb des kleinen Beckens (FIGO-Stadium III), beträgt die Fünfjahresüberlebensrate > 75%. Rezidive treten häufig erst nach langer Latenz auf. Etwa 15% aller Patientinnen mit einem Borderlinetumor versterben an dieser Erkrankung. Die Einschätzung der Prognose von Borderlineläsionen kann möglicherweise durch die Bestimmung weitere Tumorzellcharakteristika wie dem Ploidiestatus und der S-Phase zum Zeitpunkt der Diagnose verbessert werden (Kaern et al. 1990).

## 2.4 Epitheliale Ovarialkarzinome

In der Phase der Malignomentstehung kann sich das Kapselepithel des Ovars in unterschiedlicher Weise differenzieren (Tabelle 2).

### 2.4.1 Grading

Die prognostische Wertigkeit des Gradings bei epithelialen Ovarialkarzinomen ist umstritten, nicht zuletzt deshalb, weil bis heute keine standardisierte, leicht reproduzierbare objektive Klassifikation etabliert werden

**Tabelle 2.** Histomorphologische Klassifikation der epithelialen Ovarialkarzinome

| | Häufigkeit [%] |
|---|---|
| *Seröse Karzinome* (an das Tubenepithel erinnernd) | 40–50 |
| *Muzinöse Karzinome* (an die Endozervix erinnernd) | 10 |
| *Endometrioide Karzinome* (an das Endometrium erinnernd) | 15 |
| *Hellzellige Karzinome* (an das Mesonephrium erinnernd) | 6 |
| *Undifferenzierte Karzinome* | 17 |
| *Brenner-Tumoren* (an das Urothel erinnernd) | 1 |

konnte (Baak 1987). In der aktuellen FIGO-Klassifikation der Ovarialkarzinome (1987) findet der Differenzierungsgrad der Tumoren daher keine adäquate Berücksichtigung, wenn man von der Abgrenzung der Borderlinetumoren einmal absieht.

Gegenwärtig wird für die *histologische Grading* am häufigsten eine Dreiteilung verwendet:

*Grad 1:* überwiegend papilläre und/oder glanduläre Tumorstrukturen,

*Grad 2:* papilläre und/oder glanduläre Tumorstrukturen und solide Tumoranteile,

*Grad 3:* überwiegend solide Tumoranteile.

Hochdifferenzierte Karzinome der FIGO-Stadien I und II (G1) zeigen in der Regel einen weniger aggressiven Verlauf als entdifferenzierte Karzinome. Bei fortgeschrittener Erkrankung (FIGO-Stadium III/IV) verliert der Differenzierungsgrad an prognostischer Bedeutung – insbesondere dann, wenn die Patientinnen postoperativ mit einer Platinkombinationstherapie behandelt werden. Zytologische und nukleäre Kriterien sind als Prognosefaktoren weniger bedeutsam als histologische (architektonische) Parameter (Sorbe et al. 1982; Malkasian 1984).

## 2.5 Multifokales extraovarielles Ovarialkarzinom (primäres peritoneales papilläres Adenokarzinom)

Das Auftreten multifokaler, papillärer Adenokarzinomherde des pelvinen und extrapelvinen Peritoneums ohne Nachweis eines intra- oder extraperitonealen Primärtumors wird zunehmend häufiger beobachtet. Bei der explorativen Laparotomie sind die Ovarien makroskopisch unauffällig. Mikroskopisch können aber identische maligne Transformationen des

Kapselepithels nachgewiesen werden. Dieser Erkrankungstyp ist vom peritonealen Mesotheliom abzugrenzen. Das Auftreten extraovarieller Ovarialkarzinome nach z. T. lange vorangehender Ovarektomie ist beschrieben worden (Tobachman et al. 1982). Klinik und Therapie dieser Erkrankungsvariante unterscheiden sich wahrscheinlich nicht wesentlich von der eines primären epithelialen Ovarialkarzinoms.

## 2.6 Zytogenetik und Molekulargenetik

*Geninaktivierung/Allelverlust*
Inaktivierung/Verlust von Tumorsuppressorgenen auf dem Chromosomen 3p, 6q, 11p und 17 werden als mögliches Frühereignis bei der Karzinogenese des Ovarialkarzinoms diskutiert (Gallion et al. 1992; Kiechle-Schwarz et al. 1992). Am besten untersucht ist das p53-Protein. Mit Hilfe von p53-Antikörpern konnte die Präsenz dieses Proteins sowohl bei Borderlinetumoren wie auch bei invasiven Karzinomen nachgewiesen werden, während bei benignen Ovarialtumoren bisher keine Nachweis zu führen ist (Henriksen et al. 1994).

*Protoonkogenaktivierung*
Eine Mutation, Translokation oder Genamplifikation von Protoonkogenen wird bei ca. 10% der Ovarialkarzinome beobachtet. Die am häufigsten gefundenen Transformationen betreffen die Protoonkogene C-myc, H-ras. K-ras und das HER-2/neu-Onkogen. Die Bedeutung dieser Veränderungen für die Entstehung und Entwicklung von Ovarialkarzinomen ist ebenso unklar wie deren prognostische Bedeutung bei bereits bestehendem Karzinom (Di Coccio et al. 1992).

# 3 Stadieneinteilung

## 3.1 Tumorausbreitung

Es werden 3 Ausbreitungsformen der Erkrankung unterschieden:
- direkte intraabdominale Tumorausbreitung mit Befall benachbarter pelviner und/oder anderer abdominaler Strukturen,
- lymphogene Ausbreitung über pelvine und iliakale Lymphknoten,
- lymphogene Ausbreitung entlang der ovariellen Blutgefäße, der Ligg. infundibulopelvicae zu den paraaortalen und renalen Lymphknoten.

**Tabelle 3.** Subklinische Metastasenlokalisation bei Patientinnen mit makroskopisch begrenzt erscheinender Tumorausdehnung (Stadium I und II FIGO; Datenzusammenstellung nach Young et al. 1983; Berek et al. 1987)

|                        | Häufigkeit [%] |
|------------------------|:--------------:|
| Pelvine Lymphknoten    | 6–9            |
| Paraaortale Lymphknoten | 12–18         |
| Omentum                | 9–11           |
| Diaphragma             | 7              |
| Abdominales Peritoneum | 9              |

Die Tumorausbreitung kann initial klinisch okkult verlaufen und sich einer makroskopischen Diagnose entziehen. Durch die Entnahme einer abdominalen Lavage sowie multipler Biopsien von makroskopisch unauffälligem Gewebe zum Zeitpunkt der Diagnose wird bei ca. 10–15% aller Patientinnen mit einer begrenzt erscheinenden Tumorausdehnung (Stadium I und II FIGO) eine extrapelvine abdominale oder retroperitoneale Metastasierung histologisch diagnostiziert. Typische Lokalisationen für subklinische Metastasen sind das rechte Diaphragma, das Omentum majus sowie die pelvinen und paraaortalen Lymphknoten (Tabelle 3).

Bei fortgeschrittener Erkrankung sind die Hauptmanifestationen des Tumors das parietale Peritoneum, die Dünn- und Dickdarmserosa und die retroperitonealen Lymphknoten des Beckens und entlang der großen Gefäße. Fernmetastasen in Leber, Lunge, Milz, Niere und ZNS sind selten und häufig erst in der Finalphase der Erkrankung zu beobachten. Knochenmetastasen kommen bei einem primären Ovarialkarzinom selten vor.

## 3.2 Stadieneinteilung

Die Definition der Tumorstadien spiegelt das Verständnis über die Tumorausbreitung sowie den klinischen Verlauf eines Malignoms wider. Die aktuell gültige Fassung der FIGO für das epitheliale Ovarialkarzinom wurde 1985 erstellt (FIGO Cancer Committee 1990). Neben der FIGO-Klassifikation findet die TNM-Klassifikation der UICC breitere Anwendung. Für alle malignen Ovarialtumoren gilt, daß die definitive Stadienzuordnung chirurgisch erfolgen muß.

**Stadieneinteilung der malignen Ovarialtumoren nach UICC/FIGO**

| TNM-Stadien | FIGO-Stadien | Tumorausbreitung |
|---|---|---|
| Tx | – | Primärtumor nicht beurteilbar |
| T0 | – | kein Anhalt für Primärtumor |
| T1 | I | begrenzt auf Ovarien |
| T1a | Ia | auf ein Ovar begrenzt, Kapsel intakt, kein Tumor auf der Ovaroberfläche |
| T1b | Ib | beide Ovarien befallen, Kapsel intakt, kein Tumor auf der Ovaroberfläche |
| T1c | Ic | wie Ia oder Ib1; zusätzlich: Kapseldurchbruch oder maligne Zellen in Aszitis/Peritonealspülung (Zytologie) |
| T2 | II | Befall eines oder beider Ovarien, Tumorausbreitung im Becken |
| T2a | IIa | Ausbreitung auf Uterus und/oder Tube(n) |
| T2b | IIb | Ausbreitung auf andere Beckengewebe |
| T2c | IIc | wie IIa oder IIb und maligne Zellen im Aszites oder in der Peritonealspülung |
| T3 | III | Befall eines oder beider Ovarien, Peritonealmetastasen außerhalb des Beckens und/oder Metastasen an der Leberkapsel |
| T3a | IIIa | mikroskopische Peritonealmetastasen außerhalb des Beckens |
| T3b | IIIb | makroskopische ($<2$ cm) Perionealmetastasen außerhalb des Beckens |
| T3c (N1) | IIIc | Peritonealmetastasen außerhalb des Beckens $>2$ cm und/oder befallene retroperitoneale oder inguinale Lymphknoten (oder beides) |
| (M1) | IV | Fernmetastasen: z. B. Leberparenchymmetastasen, Pleurametastasen (zytologisch nachgewiesen) |

# 4 Prognose

Für die Einschätzung der Prognose bei Patientinnen mit epithelialem Ovarialkarzinom sind unterschiedlicher Parameter von Bedeutung (Tabelle 4).

**Tabelle 4.** Epitheliale Ovarialkarzinome: Prognosefaktoren

| Günstig | Ungünstig |
|---|---|
| Stadium I und II (FIGO) | Stadium III und IV (FIGO) |
| – Kein Aszites | – Aszites |
| – Kein postoperativer Tumorrest | – Tumorrest > 2 cm |
| – Gute Differenzierung (G 1) | – Schlechte Differenzierung (G 3) |
| – Alle histolog. Subtypen außer hellzellig und muzinös | – hellzellige/muzinöse Tumoren |
| – Guter Allgemeinzustand | – Schlechter Allgemeinzustand |
| – Alter < 45 Jahre | – Alter > 45 Jahre |
| – Platinhaltige Induktion CT | – |
| – Ansprechen auf die CT | – |

## 4.1 Tumorstadium

Die chirurgisch abgesicherte Tumorausdehnung (Stadium) zum Zeitpunkt der Diagnosestellung ist der wichtigste konventionelle Prognoseparameter. Es besteht eine enge Korrelation zwischen den Stadien der aktuellen FIGO-Klassifikation und der Überlebenszeit (Tabelle 5). Der prognostische Wert des Tumorstadiums ist unmittelbar von der Sorgfalt des Operateurs beim intraoperativen Staging sowie von seiner Kenntnis der Tumorausbreitungswege abhängig. (Operationsbericht!)

## 4.2 Postoperativer Tumorrest

Bei Patientinnen mit primär fortgeschrittener Erkrankung ist das Volumen des residuellen Tumors nach Abschluß der Primäroperation eng mit der Prognose korreliert (Stadien III und IV). Allgemein wird der Tumorrest als eindimensionaler Durchmesser der größten residuellen Läsion und nicht über die Anzahl der Läsionen oder das verbliebene Tumorvolumen definiert (Griffiths 1979; Hacker 1983). Zu beachten ist, daß in der aktuellen FIGO-Klassifikation des Stadiums III nur die Lokalisation und Größe der intraabdominalen Läsionen zum Zeitpunkt des operativen Stagings und nicht die Größe des postoperativen Tumorrestes Berücksichtigung findet. Patientinnen ohne postoperativen Tumorrest haben eine Fünfjahreslebenserwartung von 50–60%, bei einem residuellen Tumor < 2 cm von 30–40%, während sich die Fünfjahreslebenserwartung für Patientinnen mit einem Tumorrest > 2 cm auf < 10% reduziert.

**Tabelle 5.** FIGO-Stadium, Grading und Überlebenszeit (5156 Patientinnen). (Mod. nach Petterson aus Annual Rep, Vol 20, 1988)

| Stadium | Fünfjahresüberlebenszeit | | | |
|---|---|---|---|---|
| | Alle Patientinnen[a] [%] | G 1 [%] | G 2 [%] | G 3 [%] |
| I a | 85 | 92 | 86 | 63 |
| I b | 69 | 85 | 90 | 79 |
| I c | 59 | 78 | 49 | 51 |
| II a | 62 | 64 | 65 | 39 |
| II b | 51 | 79 | 43 | 42 |
| II | 43 | 68 | 46 | 20 |
| III a | 31 | 58 | 38 | 20 |
| III b | 38 | 73 | 42 | 21 |
| III c | 18 | 46 | 22 | 14 |
| IV | 8 | 14 | 8 | 6 |

[a] Nur Patientinnen mit serösen Tumoren.

## 4.3 Histologischer Subtyp und Differenzierungsgrad

Der histologische Subtyp hat eine geringere Bedeutung für die Prognose im Vergleich zu den bereits genannten Parametern Stadium und Tumorrest. Ob hellzellige Karzinome eine ungünstigere Prognose aufweisen, wird kontrovers diskutiert. Der Differenzierungsgrad eines Tumors ist für die Prognoseabschätzung insbesondere bei der frühen Erkrankung in den Stadien I und II bedeutsam. Bei den fortgeschrittenen Stadien III und IV haben multivariate Analysen wiederholt gezeigt, daß dieser Parameter nur einen marginalen Einfluß hat und mit anderen Parametern interferiert. Zur Etablierung des Differenzierungsgrades als unabhängigem Prognosefaktor ist die Festlegung auf eine verbindliche Klassifikation dringend erforderlich (Malkasian 1984; Berek et al. 1987).

## 4.4 Weitere Prognosefaktoren

Als prognostisch ungünstig sind eine prä- oder intraoperativ eingetretene Tumorkapselruptur, ein Auslaufen von Zysteninhalt in die Abdominal-

höhle, eine histologisch nachgewiesene Invasion der Tumorkapsel, tumor-
zellhaltiger Aszites sowie das Vorliegen derber Verwachsungsstränge des
Tumors mit seiner Umgebung insbesondere im Stadium I einzustufen.
Kontrovers wird dagegen die prognostische Bedeutung folgender Parameter eingeschätzt: Größe des Primärtumors, Bilateralität des Primärtumors, tumorzellfreier Aszites.

### 4.5 Prognosefaktoren in klinischer Erprobung

Die akuell geübte Praxis, Therapieentscheidungen auf die Kenntnis
konventioneller Prognosefaktoren zu gründen, ist unbefriedigend, da
diese Faktoren z. T. einer individuellen und damit subjektiven Bewertung
unterliegen oder der tumorbiologischen Heterogenität der Tumoren nicht
gerecht werden. Um die Biologie und damit die Prognose eines Tumors
besser einschätzen zu können, sind derzeit zahlreiche Parameter in
klinischer Erprobung:
- Ploidiestatus,
- S-Phasenfraktion,
- Mitoseindex,
- Onkogenamplifikation (Her2/neu, c-myc, fos, jun),
- Suppressorgene (p-53),
- Wachstumsfaktoren (EGF, FGF, CSF-1),
- Steroidhormonrezeptorstatus,
- postoperativer CA-125-Abfall,
- Parameter der Chemoresistenz: Glycoprotein P 170, Metallothionein,
  Glutathion.

Die Bestimmung dieser Parameter ist derzeit in der Routinediagnostik
außerhalb kontrollierten Studien nicht indiziert, da ihre Wertigkeit als
unabhängiger Prognosefaktor noch unklar ist.

## 5 Diagnostik

### 5.1 Präoperative Diagnostik

#### 5.1.1 Unklarer Adnextumor

In der Prämenopause sind die häufigsten Veränderungen an den Ovarien
reversible, funktionelle Zysten oder Retentionszysten. Anamnese, gynäkologische Tastuntersuchung sowie die Charakterisierung des Adnextumors durch transvaginale Sonographie bringen zumeist eine Klärung. Im

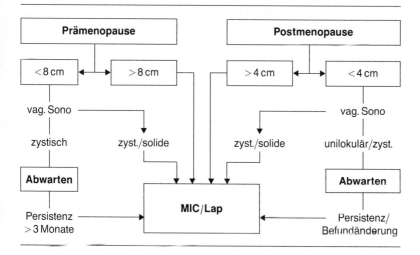

**Abb. 1.** Adnextumor

Zweifelsfall ist ein exspektatives Vorgehen über einen Zeitraum von 3 Monaten vertretbar (evtl. Gabe von Ovulationshemmern). Zeigt sich nach einem Beobachtungszeitraum von 3 Monaten bei erneuter sonographischer Kontrolle (postmenstruell!!) ein persistierender Adnexbefund, ist eine chirurgische Exploration indiziert (Abb. 1). Gleiches gilt für solide und zystisch-solide Adnextumoren. In der Postmenopause ist das Risiko, daß es sich bei einem Tumor im kleinen Becken um ein Ovarialneoplasma handel, um ein vielfaches höher. Ein exspektatives Vorgehen ist nur in Ausnahmefällen vertretbar (unilokuläre Zyste < 4 cm und CA-125-Tumormarker < 35 U/ml).

### 5.1.2 Verdacht auf Ovarialkarzinom

Bei klinischem Verdacht auf ein Ovarialkarzinom soll die präoperative Diagnostik zur Beantwortung folgender Fragen beitragen:
- Ausmaß der intraabdominalen Tumorausdehnung,
- Erfassen/Ausschluß einer retroperitonealen Lymphknotenbeteiligung,
- viszerale Metastasierung (Leber, Lunge),
- Ausschluß einer pelvinen Metastasierung anderer Primärtumoren,
- Erfassung subklinischer Metastasen (Diaphragma, Peritoneum).

**Ovarialkarzinom: präoperative Diagnostik**

*Obligatorisch:*
- Anamnese, Labor, Tumormarker
- Allgemeine klinische Untersuchung einschl. Pap-Smear
- Bimanuelle gynäkologische Tastuntersuchung
- Thoraxröntgen
- Abdomensonographie
- Nierenabfluß (Sono- oder i.v.-Pyelogramm)

*Fakultativ (bei gezielter Indikation):*
- Abdomen-CT/MRI
- Kolon-KE
- Zysto-/Rektoskopie, Kolonoskopie
- Magen-/Dünndarmdiagnostik
- Mammographie

*Keine Indikation für Knochenszintigraphie und Leberszintigraphie!*

Das Spektrum der zur Verfügung stehenden Untersuchungsmethoden ist breit gefächert und wird nicht immer rational eingesetzt (s. Übersicht oben). Bei kritischer Würdigung der positiven Vorhersagekraft der einzelnen Methode sowie unter Berücksichtigung der Patientenbelastung und der Kosten erscheint eine Beschränkung auf das für den Einzelfall Notwendige dringend geboten.

Die wichtigsten Untersuchungsmethoden sind im einzelnen:

*Bimanuelle vaginale Tastuntersuchung*
Maligne Ovarialtumoren sind zumeist gut tastbar. Sie sind schlecht beweglich, von höckriger Oberfläche, welchselnder Konsistenz, unterschiedlicher Größe und fast nie druckdolent. Bilateralität spricht eher für einen malignen Tumor.

*Bildgebende Verfahren*
Transvaginale und abdominale Ultraschalluntersuchung (US) sowie eine Computertomographie des Abdomens können bei der Sicherung der Diagnose hilfreich sein. Der sonographische oder computertomographische Nachweis einer soliden Struktur im Adnexbereich von > 5 cm Durchmesser macht diesen Befund bis zum Beweis des Gegenteils verdächtig für das Vorliegen eines malignen Tumors. Die wesentlichen Vorteile der US und hier insbesondere der transvaginalen US bei der Beckendiagnostik gegenüber dem CT sind:

- keine Strahlenexposition,
- bessere Differenzierung zystischer von soliden Strukturen innerhalb von Ovarialtumoren,
- kein Einsatz von Kontrastmittel erforderlich,
- weniger Kosten,
- schneller und universell verfügbar.

Die grundlegende Schwäche aller bildgebenden Verfahren besteht darin, daß intra- und retroperitoneale Läsionen von < 2 cm nicht (sicher) erkannt werden können. Interenterisch gelegene Tumoren sowie Metastasen im Omentum majus kommen häufig auch bei wesentlich größerer Ausdehnung nicht zur Darstellung. Gleiches gilt für die Peritonealkarzinose und eine evtl. bestehende Karzinose des Diaphragmas. Auch der Einsatz von Kontrastmitteln bei der CT-Untersuchung hat daran nichts wesentliches verändert. Retroperitoneale Lymphknoten können zwar dargestellt, in ihrer Dignität aber prospektiv nicht sicher eingeschätzt werden (Nachteil gegenüber der Lymphographie).

*Labordiagnostik*
Blutbild, Leber- und Nierenfunktionsparameter.

*Tumormarker*
CA 125 ist derzeit der wichtigste Marker bei der Absicherung der klinischen Verdachtsdiagnose eines epithelialen Ovarialkarzinoms. Die Spezifität und Sensitivität ist besonders hoch bei Tumoren vom serösen Typ und bei undifferenzierten Karzinomen. Ungefähr 80% aller Patientinnen mit einer fortgeschrittenen Erkrankung (Stadium III/IV) haben einen erhöhten Serumspiegel (> 35 U/ml). Im Stadium I und II dagegen kann CA 125 bei bis zu 50% der Patientinnen falsch-negativ sein. Zu beachten ist, daß erhöhte CA-125-Werte auch bei entzündlichen Erkrankungen des Beckens, der Endometriose sowie bei anderen Genitalkarzinomen dem Mammakarzinom sowie gastrointestinalen Karzinomen vorliegen können (Tabelle 6).

*Diagnostische Punktion*
Von einer diagnostischen Punktion zystischer Ovarialtumoren ist dringlich abzuraten. Das Risiko der Induktion eines Pseudomyxoma peritonei bei muzinösen Tumoren, die Verschleppung von Tumorzellen sowie der Umstand, daß die zytologische Sicherung maligner Ovarialtumoren nur selten gelingt, sprechen gegen eine solche Maßnahme. Auch die diagnostische Aszitespunktion bringt nur selten eine relevante Vorabinformation,

**Tabelle 6.** Differentialdiagnosen bei erhöhten CA-125-Serumspiegel (< 35 U/ml)

| Maligne Erkrankungen | Benigne Erkrankungen |
|---|---|
| – Tubenkarzinom | – Endometriose |
| – Endometriumkarzinom | – Entzündliche Erkrankungen |
| – Adenokarzinom der Cervix | des inneren Genitale |
| – Pankreaskarzinom | – Pankreatitis |
| – Kolonkarzinom | – Peritonitis |
| – Mammakarzinom | – Leberzirrhose |
| | – Nierenversagen |
| | – Schwangerschaft |

wenn eine Laprarotomie geplant ist. Bei Verdacht auf einen Pleuraerguß ist eine Punktion dagegen für das Staging erforderlich, da nur bei positiver Zytologie von einem Stadium IV ausgegangen werden darf.

*Weitere Untersuchungsmethoden bei gezielter Indikation*
CT-Thorax, CT-Abdomen, NMR des Abdomens, Röntgen der Magen-Darmpassage, Kolonkontrasteinlauf, Zysto- und Rektoskopie, Koloskopie.

*Radioimagingmethoden*
Radioimmunologische Untersuchungsmethoden haben für das Screening und die Primärdiagnostik bei epithelialen Ovarialkarzinomen derzeit keine Bedeutung. Für die Detektion okkulter Rezidive oder im Rahmen des Restagings nach Abschluß der primären Chemotherapie (Differenzierung zwischen Narbe und vitalem Tumorgewebe) kann der Einsatz unter strenger Indikation gelegentlich sinnvoll sein. Nachteil ist die begrenzte Widerholbarkeit der Methode durch die Bildung humaner Anti-Maus-Antikörpern (HAMA).

*Untersuchungsmethoden ohne Indikation im Rahmen der präoperativen Diagnostik*
Knochenszintigramm, Leberszintigraphie.

### 5.2 Intraoperative Diagnostik (Staging)

Mit Hilfe der präoperativen Diagnostik können bisher die intra- und retroperitoneale Tumorausdehnung, v. a. aber die Möglichkeiten einer erfolgreichen chirurgischen Tumorreduktion nicht so sicher eingeschätzt werden, daß sich darauf gründend – unter Verzicht auf ein chirurgisches Staging – weitergehende Therapiemaßnahmen (z. B. eine neoadjuvante Chemotherapie) rechtfertigen ließen.

*Intraoperatives Staging*
Ziel des intraoperativen Stagings ist die Erfassung der Tumorausdehnung sowie, bei fortgeschrittener Erkrankung, die Überprüfung und Festlegung der chirurgischen Behandlungsstrategie. Bei Patientinnen mit einem lokoregionär begrenzten Ovarialkarzinom (FIGO-Stadium I und II) erfolgt die Suche nach makroskopischen und/oder mikroskopischen Tumorläsionen insbesondere außerhalb des kleinen Beckens häufig nicht sorgfältig genug. Bei adäquatem Staging können intra- oder retroperitoneale Mikrometastasen bei ca. 30% der Patientinnen nachgewiesen werden (Young et al. 1983). In der Regel wird bei allen Patientinnen die Operation vom Längsschnitt aus begonnen. Es schließt sich eine systematische bioptische, zytologische und histologische Diagnostik an (insbesondere bei Patientinnen in den FIGO-Stadien I–IIIa). Das diagnostische Vorgehen sowie alle Befunde werden im Operationsbericht dokumentiert.

*Laparoskopische Exploration vs. Laparotomie*
Bei klinisch begründetem Verdacht auf einen malignen Ovarialtumor ist eine vorgeschaltete Laparoskopie zur Inspektion oder histologischen Sicherung des Befundes nach Ansicht der gynäkologischen Onkologen kontraindiziert. Vor einem laparoskopischen Eingriff sind folgende Punkte zu bedenken: 1) in der Postmenopause ist die Wahrscheinlichkeit, bei einem Ovarialtumor ein Malignom zu diagnostizieren 2,7:1 (37%); 2) laparoskopische Eingriffe in der Prämenopause sollten nur erwogen werden, wenn sonographisch ein unilateraler zystischer Tumor mit einem Durchmesser < 8 cm (s. Abb. 1). Jede laparoskopische Manipulation an einer Zyste, insbesondere Punktionen, sind wegen des unkontrollierten Austritts von Zysteninhalt risikoreich und bringen in der Regel keinerlei Informationsgewinn. Eine Adnexstirpation oder Zystenexstirpation in toto mit Bergung in einem Sack sind das Vorgehen der Wahl. Eine Schnellschnittuntersuchung des Operationspräparates ist anzustreben. Bei einem malignen Tumor sollte die Längsschnittlaparotomie unmittelbar angeschlossen werden. Bei histologischer Sicherung eines malignen Ovarialtumors erst im Intervall muß die Relaparotomie in zeitlich engem Abstand zum Ersteingriff erfolgen (< 10 Tage), da sonst bei einem Teil der Patientinnen mit einer Exazerbation der Tumorerkrankung gerechnet werden muß. Patientinnen mit einem Ovarialmalignom als Zufallsbefund

im Rahmen einer anderen Operation oder mit einem primär nichtadäquatem Staging (Operationsbericht!) ist vor Beginn einer adjuvanten Therapie ein chirurgisches Restaging zu empfehlen.

# 6 Charakteristika der Erkrankung und Krankheitsverlauf

Epitheliale Ovarialkarzinome werden überwiegend bei Frauen in der Postmenopause diagnostiziert. Es gibt so gut wie keine Frühsymptome. Anamnestisch werden am häufigsten uncharakteristische Bauchschmerzen, leichte Übelkeit und Völlegefühl angegeben. Eine akute abdominale Symptomatik ist selten. Die Prodromalphase ist in der Regel sehr kurz (3–6 Monate, häufig noch kürzer). Die häufigsten Symptome sind Bauchschmerzen (53%), Zunahme des Leibesumfangs (46%), gastrointestinale Beschwerden (22%), Obstipation (17%) und abnorme vaginale Blutung (14%). Nach einer Zusammenstellung des American College of Surgeons bei über 12000 Patientinnen mit einem Ovarialkarzinom sind die häufigsten klinischen Befunde bei der Erstuntersuchung Aszites (46%), tastbarer Tumor im Abdomen (37%) oder im Becken (51%) sowie Pleuraerguß (15%; Averette et al. 1993).

Die Mehrzahl der Patientinnen mit einem Ovarialkarzinom weist zum Zeitpunkt der Diagnosestellung eine fortgeschrittene Erkrankung auf. Bei den häufig diffus in der Abdominalhöhle wachsenden Tumoren ist die chirurgische Primärtherapie schwierig und oft nur unter Belastung von vitalem Tumorgewebe möglich. Die Operation erfordert große onkologisch-chirurgische Erfahrung sowie Kenntnisse über das besondere Wachstumsverhalten dieser Tumoren. Patientinnen in den frühen Stadien Ia–IIIa FIGO) haben in der Regel gute bis sehr gute Heilungschancen. Bei Vorliegen von zusätzlichen Risikofaktoren werden adjuvante Therapiemaßnahmen eingesetzt (Abb. 2). Bei fortgeschrittener Erkrankung bestimmt das Ausmaß des residuellen Tumors vor Beginn der systemischen Therapie den weiteren Krankheitsverlauf. Je kleiner der residuelle Tumor ist um so eher sind Remissionen unter einer nachfolgenden Chemotherapie sowie eine lange tumorfreie Überlebenszeit möglich (Abb. 3). Eine Kuration ist derzeit aber nur in begrenztem Umfang möglich. Die Sicherung des Remissionsstatus nach Abschluß der Primärtherapie bereitet gelegentlich Schwierigkeiten. Patientinnen mit klinischer Komplettremission (CR) oder ohne nachweisbaren Tumor nach Abschluß der Primärbehandlung wird in dieser Situation eine Second-look-Operation angeboten. Da aber überzeugend wirksame Erhaltungs- und/oder Zweitchemotherapien für die Mehrzahl der Patientinnen, bei denen ein persistierender Tumor nach Abschluß der Ersttherapie diagnostiziert wird, nicht zur Verfügung stehen, ist die Indikation für eine Second-look-Operation streng zu stellen.

Die Rezidivraten, selbst nach vorangehender Komplettremission unter Chemotherapie, sind hoch. Erneute Remissionen sind abhängig von der Vorbehandlung und der Dauer des progressionsfreien Intervalls in bis zu 50% der Fälle möglich. Heilungen werden beim Auftreten eines Rezidivs fast nie erreicht. Palliative Therapiemaßnahmen richten sich nach den Symptomen und dem individuellen Krankheitsverlauf. Etwa die Hälfte aller Patientinnen weist als klinische Zeichen einer progredienten Erkrankung gastrointestinale Symptome wie Übelkeit, Erbrechen, Obstipation oder abdominale Schmerzen auf. Verantwortlich hierfür ist zumeist ein Dünndarmileus, seltener ein Dickdarmileus. Konservative Maßnahmen sind in der Regel der Vorzug vor einer chirurgischen Intervention zu geben. Aszites und Pleuraergüsse im Rahmen der Erstdiagnose sind häufig und bedürfen zumeist keiner speziellen Therapie, da sie auf eine initiale Chemotherapie gut ansprechen. Bei progredienter Erkrankung sind wiederholte Punktionen sowie der Versuch einer Verödung der Hohlräume durch Instillation von Zytostatika oder von sklerosierenden Substanzen häufig zumindest für einen begrenzten Zeitraum erfolgreich.

# 7 Therapiestrategie

## 7.1 Übersicht

Die Behandlungsstrategie beim Ovarialkarzinom orientiert sich neben allgemeinen klinischen Parametern im wesentlichen an der primären Tumorausdehnung der Erkrankung. Sie ist heute in der Regel stadienadapiert angelegt. Die wichtigsten therapeutischen Optionen sind die chirurgische Tumorreduktion, die Chemotherapie, die Strahlentherapie sowie die Kombination dieser Methoden (multimodaler Therapieansatz). Bei begrenzter Tumorausdehnung (Stadium I und II) ist das Behandlungsziel die Kuration. Bei der adjuvanten Therapie werden heute überwiegend Zytostatika eingesetzt. Die Ganzabdomenbestrahlung oder die intraperitoneale Instillation von Radioisotopen wird nur von wenigen Zentren durchgeführt. Eine tumorfreie Überlebenszeit (5 Jahre) von über 80% im Stadium I und von etwa 60% im Stadium II können erwartet werden (Abb. 2).

Bei primär fortgeschrittener Erkrankung sind relativ günstige therapeutische Voraussetzungen dann gegeben, wenn eine maximale chirurgische Tumorreduktion möglich ist. Mit Chemotherapieregimen unter

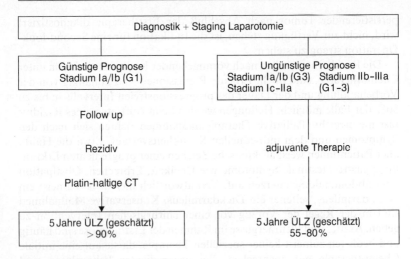

**Abb. 2.** Synopsis der Behandlungsstrategie beim frühen Ovarialkarzinom, Stadium I–IIIa

Einschluß von Platinderivaten können Remissionsraten von 70% und mehr erreicht werden. Für Patientinnen mit einer primären viszeralen Fernmetastasierung (Stadium IV) oder bei chirurgisch nicht oder nur teilweise resezierten großen Residualtumoren ist das Therapiekonzept in der Regel palliativ ausgerichtet (Abb. 3).

## 7.2 Stellung der Chirurgie

Der chirurgischen Primärtherapie kommt im gesamten Behandlungskonzept epithelialer Ovarialkarzinome eine zentrale Rolle zu. Die chirurgische Erstbehandlung von Ovarialkarzinomen erfolgt stadienangepaßt und prognoseorientiert.

### 7.2.1 Fertilitätserhaltende Operation

*Borderlinetumoren:* Bei einem einseitig mobilen Adnextumoren unklarer Dignität und bei bestehendem Kinderwunsch kann zunächst eine Oophorektomie unter Einschluß des Lig. infundibulopelvicum erfolgen. Bei Verdacht auf einen Borderlinetumor (intraoperativer Schnellschnitt) kann die Operation mit einer infrakolischen Omentektomie und einer

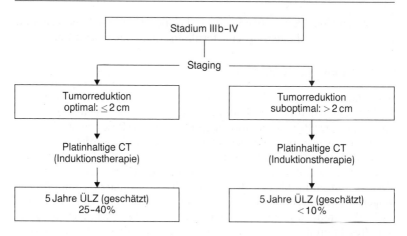

**Abb. 3.** Synopsis der Behandlungsstrategie beim fortgeschrittenen Ovarialkarzinom, Stadium III/IV

Keilexzision aus dem kontralateralen Ovar (Risiko der Bilateralität ca. 25%) komplettiert werden. Der diagnostische und therapeutische Nutzen dieser Maßnahme ist allerdings umstritten. Wird die Schnellschnittdiagnose später definitiv bestätigt, ist keine weitere Therapie erforderlich. Das Rezidivrisiko im belassenen Ovar beträgt etwa 5–7%. Nach Abschluß der Familienplanung ist den Patientinnen zu einer Hysterektomie und Adnexexstirpation zu raten. Dasselbe Vorgehen ist auch bei Borderlinetumoren der FIGO-Stadien II und II gerechtfertigt.

Steht nicht der Wunsch nach Erhaltung der Fertilität, sondern mehr der nach Erhaltung der endokrinen Funktion des Ovars im Vordergrund, muß die Patientin eindringlich auf das Risiko eines Spätrezidivs hingewiesen werden, insbesondere darauf, daß im Rezidivfall nach einem Borderlinetumor invasive Karzinome beschrieben worden sind.

*Stadium Ia (G1):* Ist der Tumor makroskopisch auf ein Ovar begrenzt, die Ovarkapsel mikroskopisch an keiner Stelle vom Tumor durchbrochen und liegt weiterhin ein hohes Differenzierungsmuster vor (G1), dann kann bei bestehendem Kinderwunsch eine fertilitätserhaltende Operation durchgeführt werden. Da alle notwendigen pathologischen Informationen während der Primäroperation zumeist nicht vorliegen, ist ein konservatives Vorgehen auch dann gerechtfertigt, wenn dabei evtl. ein zweiter chirurgischer Eingriff in Kauf genommen werden muß.

Alle anderen Patientinnen mit epithelialen Ovarialkarzinomen sind derzeit keine Kandidaten für eine fertilitätserhaltende Operation.

### 7.2.2 Chirurgische R 0-Resektion

Bei nahezu allen Patientinnen mit einem makroskopisch auf das kleine Becken begrenzten Tumor (Stadium I und II FIGO) ist eine R 0-Resektion im Rahmen der Primäroperation möglich. Eine R 0-Resektion sollte auch unter ungünstigen Bedingungen unbedingt angestrebt werden.

Bei der Operation werden beide Adnexe unter ausgedehnter Mitresektion der Ligg. infundibulopelvicae sowie der Uterus exstirpiert. Bei Verwachsungen im kleinen Becken oder bei erkennbaren Tumorabsiedlungen auf dem Peritoneum müssen die befallenen Areale, in selten Fällen auch Abschnitte des Sigma/Rektums, mitreseziert werden. Die infrakolische Resektion des Omentum majus erfolgt auch diagnostischen Gründen. Die selektive oder radikale Resektion der pelvinen und paraaortalen Lymphknoten ist aus diagnostischer Sicht gerechtfertigt. Ob sich allerdings mit diesen zusätzlichen Eingriffen ein therapeutischer Vorteil verbindet, ist umstritten.

### 7.2.3 Primäre tumorreduktive (zytoreduktive) Chirurgie

Bei fortgeschrittener Erkrankung (FIGO-Stadien III und IV) ist eine R 0-Resektion in vielen Fällen wegen des diffusen Tumorwachstums primär nicht möglich. Die primäre tumorreduktive Chirurgie verfolgt eine andere Zielsetzung:
– das Allgemeinbefinden der Patientinnen soll verbessert werden;
– durch eine verbesserte Tumordurchblutung und eine Steigerung der Tumorzellwachstumsfraktion sollen die Bedingungen für eine nachfolgende Chemotherapie optimiert werden.

Die Größe des postoperativen Tumorrestes ist der wichtigste prognostische Parameter für die Remission und das Überleben. Als Maß für den verbliebenen Tumorrest wird allgemein der Durchmesser der größten verbliebenen Metastase angegeben. Von den meisten Kliniken wird derzeit die 2-cm-Grenze als Trennungslinie zwischen optimalem und suboptimalem Tumorstatus angesehen. Erfahrungen zahlreicher Arbeitsgruppen haben gezeigt, daß bei konsequenter Chirurgie für > 50 % aller Patientinnen mit einem Stadium III und IV eine Tumorreduktion < 2 cm möglich ist. Ziel der chirurgischen Therapie bei Patientinnen mit fortgeschrittener Erkrankung ist eine maximale Tumorreduktion möglichst unter 1 cm, besser < 0,5 cm. Darmchirurgische Eingriffe oder operative Maßnahmen an den harnableitenden Organen sind nur dann in Erwägung zu ziehen, wenn eine R0-Resektion möglich erscheint oder eine funktionell bedeutsame Stenose vorliegt. Die postoperative Morbidität ist gegenüber vergleichbaren Operationen nicht erhöht (5%), die operative Mortalität bewegt sich unter 1% (Heintz et al. 1986). Welchen Einfluß die chirurgische Tumorreduktion als unabhängiger Parameter auf den weiteren Krankheitsverlauf hat, ist umstritten und bis heute noch nicht im Rahmen einer prospektiven Untersuchung abgeklärt worden.

Eine Metaanalyse von 58 Studien und über 6900 Patientinnen hat gezeigt, daß bei einem Anstieg der Rate von Patientinnen mit einem optimalen postoperativen Status (< 2 cm) im Stadium III um 10% die mediane Überlebenszeit um 16,3%, im Stadium IV lediglich um 2,3% gesteigert werden kann (Hunter et al. 1992).

### 7.2.4 „debulking"

Bei einem Teil der Patientinnen mit fortgeschrittener Erkrankung ist eine Tumorreduktion auf weniger als 2 cm im Rahmen der Primäroperation nicht möglich. Die Lokalisation der Metastasen z. B. am Leberhilus, am Milzhilus, auf der Leberkapsel oder im Mesenterium verbietet eine chirurgische Intervention. In diesen Fällen ist der operative Eingriff auf Maßnahmen zu beschränken, die den Patientinnen eine unmittelbare Erleichterung verschaffen. Zu diesen Maßnahmen zählen die Resektion großer Adnextumoren oder die Entfernung von Netztumoren. Urologische oder darmchirurgische Eingriffe sind nur dann indiziert, wenn eine unmittelbare Obstruktion droht. Diese Patientinnen sollten postoperativ möglichst umgehend einer Chemotherapie zugeführt werden.

### 7.2.5 Interventionslaparotomie

Ist eine optimale Tumorreduktion im Rahmen der Primäroperation nicht erreichbar und ein „debulking" nicht sinnvoll oder nicht möglich, kommt als 3. Option ein 2. operativer Eingriff nach einer initialen Chemotherapie über 2–4 Behandlungskurse in Betracht. Dieser als Interventionslaparotomie bezeichnete Eingriff hat aber nur dann Aussicht auf Erfolg, wenn eine adäquate Induktionschemotherapie durchgeführt werden kann und darunter eine klinische Remission eintritt. Nach der Interventionslaparotomie wird die CT über weitere 3–5 Behandlungskurse fortgesetzt. Dieses Konzept ist bisher durch klinische Studien noch nicht ausreichend abgesichert worden, so daß es weder abschließend bewertet noch allgemein empfohlen werden kann (van der Burgh 1993). Patientinnen mit einem Stadium-IV-Karzinom sind in Zukunft eine mögliche Zielgruppe für dieses Behandlungskonzept, insbesondere dann, wenn ihnen bei bestehender Inoperabilität durch eine suffiziente prätherapeutische Diagnostik der operative Ersteingriff erspart werden kann (s. 5.1).

### 7.2.6 Second-look-Operation

Der Begriff Second-look-Operation (SLO) wird für unterschiedliche diagnostische und therapeutische Maßnahmen benutzt. Beim Ovarialkarzinom wird eine SLO heute in der Regel nur den Patientinnen angeboten, bei denen nach Primäroperation und nachfolgender Chemotherapie mit klinischen und bildgebenden Verfahren kein Tumor nachweisbar und ein Normalwert für den Tumormarker CA 125 vorliegt. Ein hoher Anteil negativer SLO-Befunde ist bei Patientinnen im Stadium I (80%) sowie bei Patientinnen ohne residuellen Tumor nach der Primäroperation (75%) zu erwarten. Bei einem erhöhten CA 125 ist dagegen ein positiver SLO-Befund sehr wahrscheinlich (Tabelle 7).

Der optimale Zeitpunkt für eine SLO ist nach Abschluß der primären CT ca. 4–6 Monate nach Diagnosestellung. Ziel der Operation ist es, mit größtmöglicher Sicherheit den Remissionsstatus und damit die Effektivität der bisher durchgeführten Behandlung zu beurteilen. Das technische Vorgehen bei der SLO-Operation ist identisch mit dem bei der Staginglaparotomie. Nach vertikaler Inzision des Abdomens erfolgt eine sorgfältige Inspektion mit Entnahme von Spülflüssigkeit für die Zytologie. Biopsien sind insbesondere dort zu entnehmen, wo Adhäsionen vorliegen und/oder

**Tabelle 7.** Präoperativer CA-125-Spiegel und Second-look-Befund. (Daten zusammengestellt aus Berek et al. 1986; Rubin et al. 1989; Patsner et al. 1990)

|  | CA 125 < 35 U/ml | CA 125 > 35 U/ml |
|---|---|---|
|  | Anteil positive SLO/ Gesamtzahl Patientinnen | Anteil positiver SLO/ Gesamtzahl Patientinnen |
|  | 19/43 | 12/12 |
|  | 18/29 | 66/67 |
|  | 56/102 | 97/102 |
| Gesamt | 93/174 (53,4%) | 97/102 (95,0%) |

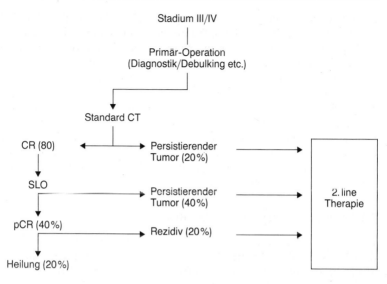

**Abb. 4.** Epitheliale Ovarialkarzinome: „flow sheet"

wo bei der Primäroperation Tumor nachgewiesen werden konnte. Eine pelvine und paraaortale Lymphonodektomie ist dann anzustreben, wenn makroskopisch intraabdominal kein Tumor nachweisbar und im Rahmen der Primäroperation keine Lymphonodektomie erfolgt ist. Bei persistierendem Tumor ist Gewebe für eine erneute histologische Beurteilung und Rezeptorbestimmung usw. zu entnehmen. Die Kosten diesen Eingriffs sind hoch und die Belastung für die Patientinnen erheblich. Die medizinische Morbidität ist dagegen gering. Die häufigsten Komplikationen sind Wundinfektionen (6%) sowie Verletzungen des Urogenitaltraktes.

Für die Durchführung einer SLO spricht, daß bei ca. 50% der oben definierten Patientinnen makroskopisch oder mikroskopisch noch Tumor nachgewiesen werden kann. Die gewonnenen Informationen können für die Planung einer Konsolidierungstherapie oder eine 2-Line-Therapie herangezogen werden. Das Ergebnis einer negativen SLO (pCR) ist aber nicht gleichbedeutend mit Heilung (Abb. 4).

Gegen die SLO spricht, daß nach einer pCR bis zu 50% der Patientinnen innerhalb von 5 Jahren ein Rezidiv erleiden. Bei makroskopischem Tumornachweis im Rahmen der SLO sind anhaltende Remissionen selten. Da die SLO keinen erkennbaren Vorteil per se bringt, ist die Indikation außerhalb klinischer Studien streng zu stellen; bei Patientinnen mit lokoregionär begrenztem Ausgangsbefund (FIGO-Stadium I und II) ist eine SLO-Operation außerhalb klinischer Studien nicht indiziert. Laparoskopische Eingriffe im Rahmen der Second-look-Diagnostik werden kontrovers diskutiert. Nach wie vor muß von einer höheren falschnegativen Rate für die Erkennung kleiner intraperitonealer Tumoren insbesondere im Bereich des Mesenteriums sowie im Retroperitoneum im Vergleich zur Laparotomie ausgegangen werden. Die Durchführung einer sekundären zytoreduktiven Operation ist ebenfalls erschwert. Steht lediglich die allgemeine Sicherung des Remissionsstatus im Mittelpunkt des Interesses, kann die Laparoskopie eingesetzt werden; zur Sicherung einer pathohistologischen Komplettremission ist sie dagegen nur mit Einschränkungen geeignet.

### 7.2.7 Sekundäre zytoreduktive Operation

Der Nutzen einer sekundären zytoreduktiven Operation bei persistierendem Tumor im Rahmen der SLO ist bisher in prospektiven Untersuchungen nicht gezeigt worden. Von 100 Patientinnen mit einer SLO sind etwa 40 potentielle Kandidatinnen für eine sekundäre Tumorreduktion. Bei etwa der Hälfte kann die Operation mit einer optimalen Tumorreduktion abgeschlossen werden. Ob durch diesen Eingriff die Überlebenszeit wesentlich verlängert werden kann, ist umstritten (Meerpohl et al. 1987; Hoskins 1993).

### 7.2.8 Palliative operative Maßnahmen

Nach einem längeren rezidivfreien Intervall (> 24 Monate) und bei abgegrenztem Rezidivtumor ist der Versuch einer erneuten Tumorreduktion vor Einleitung einer Zweitchemotherapie zu empfehlen. Bei nur kurzem rezidivfreiem Intervall (< 12 Monate), bei Ileus oder großen Rezidivtumoren tragen operative Maßnahmen nur selten zur Verbesserung des Allgemeinbefindens und zur Palliation der Symptome bei. Eine wesentliche Verlängerung der Überlebenszeit ist durch solche Maßnahme in der Regel nicht zu erreichen. Das chirurgische Vorgehen sollte in dieser Situation auf die Beseitigung der vorliegenden Symptome und nicht auf eine maximale Tumorreduktion konzentriert sein.

### 7.2.9 Laparoskopische Operationstechniken

Trotz wesentlicher technischer Verbesserungen und wachsender Erfahrung bei der Adnexektomie durch Laparoskopie ist für laparoskopische

Eingriffe nur in Ausnahmefällen eine Indikation gegeben. Bei klinischem Verdacht auf einen malignen Tumor sollte in allen Fällen sowohl prä- als besonders postmenopausal ohne Verzögerung eine primäre Laparotomie erfolgen. Wenn laparoskopisch eine Adnexexstirpation durchgeführt wird, ist besonders darauf zu achten, daß die Adnexe vollständig und ohne Ruptur der Kapsel entfernt werden. Ein Auslaufen von Zysteninhalt in die freie Bauchhöhle muß unter allen Umständen vermieden werden. Eine Bergung des Präparates in einem Beutel (Sack) ist dringend zu empfehlen. Bei histologischer Sicherung eines epithelialen Karzinoms muß eine Nachoperation in einem Zeitraum von < 10 Tagen angestrebt werden. Bei längeren Intervallen muß mit einer Verschlechterung der Prognose gerechnet werden (Kindermann 1994).

## 7.3 Stellung der Strahlentherapie

### 7.3.1 Adjuvante Strahlentherapie

*Perkutane Strahlentherapie*
Die Rolle der Strahlentherapie im Behandlungskonzept epithelialer Ovarialkarzinome wird insgesamt kontrovers diskutiert. Es gibt nur wenige prospektiv randomisierte Studien bei Patientinnen in den Stadien I und II FIGO (Declos et al. 1975; Dembo et al. 1979; Klaassen et al. 1988; Sell et al. 1990). Die meisten Untersuchungen sind retrospektiv und stammen überwiegend aus einer Zeit, als ein systematisches Staging vor Therapiebeginn noch nicht routinemäßig erfolgte. Trotz dieser unbefriedigenden Situation sind auch auf der Basis der vorliegenden Daten einige Festellungen möglich: 1) eine pelvine Nachbestrahlung im Stadium I a G 1 erbringt keine besseren, möglicherweise sogar schlechtere Behandlungsergebnisse, als wenn keine adjuvante Behandlung durchgeführt wird. (Dembo et al. 1979; Hreshchyshyn et al. 1980); 2) im Stadium II ist eine Ganzabdomenbestrahlung einer pelvinen Bestrahlung überlegen (Dembo 1979 a, b); 3) eine neben der Beckenbestrahlung durchgeführte intraperitoneale Radiophosphortherapie oder die zusätzliche Gabe von Alkylanzien hat sich gegenüber der Ganzabdomenbestrahlung (WAR) in der adjuvanten Situation nicht als vorteilhaft erwiesen (Klaassen et al. 1988; Sell et al. 1990). Die Mehrzahl der Strahlentherapeuten bevorzugt daher wegen der besseren Verträglichkeit die Ganzabdomenbestrahlung mit der Openfield-Technik, wobei in der Regel zunächst eine Dosis von 22–28 Gy über ein Abdominalfeld in täglichen Einzeldosen eingestrahlt wird, woran sich die Aufsättigung des Beckens bis zu einer Gesamtdosis von 50 Gy anschließt. Weitgehende Übereinstimmung besteht darin, daß eine exter-

ne Strahlentherapie nur bei Patientinnen mit R0-Resektion oder minimalem Resttumor (<0,5 cm) und ohne makroskopisch nachweisbaren Tumor im Oberbauch indiziert ist (Stadium I–IIIa). Neben Stadium und Residualtumor haben das Ausmaß der bei der Primärlaparotomie gefundenen Verwachsungen, der Differenzierungsgrad sowie der histologische Typ des Tumors Einfluß auf den Erfolg einer Strahlentherapie. Die wichtigsten Nebenwirkungen der externen Strahlentherapie sind die radiogene Enteritis sowie die KM-Toxizität.

*Intraperitoneale Isotopentherapie*
Die Instillation von Radionukliden in das Abdomen ist eine seit langem praktizierte Technik zur Behandlung des Ovarialkarzinoms. Nachdem Radiogold ($^{198}$Au) wegen seiner Nebenwirkungen praktisch nicht mehr eingesetzt wird, stehen heute $^{32}$P und $^{90}$Y zur Behandlung zur Verfügung. Vorteile der Therapie sind die einfache Applikationstechnik, Nachteile die fehlende, gleichmäßige Verteilung der Radiokolloide insbesondere bei Vorliegen intraabdominaler Verwachsungen sowie die praktisch fehlende Wirkung im Bereich der retroperitonealen Lymphknoten. Randomisierte Studien über den Vergleich von Radiokolloiden als adjuvante Therapie im Vergleich zu einer Kontrollgruppe fehlen bis heute. Zwei prospektiv randomisierte Studien haben eine Monochemotherapie mit einer Behandlung mit $^{32}$P verglichen (Young 1991; Vergote et al. 1992). Sowohl in der GOG-Studie 7602 als auch in der Studie aus Norwegen konnte kein signifikanter Unterschied im Vergleich der jeweiligen Therapiearme beobachtet werden (Abb. 5).

### 7.3.2 Additive Strahlentherapie

*Radiokolloide*
Für Patientinnen mit negativer Second-look-Operation sowie bei minimal persistierendem Tumor nach Abschluß der Primärtherapie (<0,5 cm) ist die Radionuklidinstillation eine mögliche Behandlungsoption. Es gibt hierzu keine randomisierten Untersuchungen. Vorteile der Radiokolloide sind die leichte Anwendbarkeit sowie die nur mäßige Toxizität, Nachteile die ungleichmäßige Verteilung im Abdomen und die fehlende Wirkung außerhalb der Peritonealhöhle. Keine Indikation ist bei intraabdominalem Tumorrest >0,5 cm gegeben. Die GOG prüft derzeit in einer prospektiv randomisierten Untersuchung bei Patientinnen mit negativer SLO die Wertigkeit von $^{32}$P gegenüber einer unbehandelten Kontrollgruppe. Diese Ergebnisse müssen abgewartet werden, bevor eine solche Therapie empfohlen werden kann.

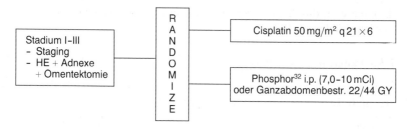

| | Cisplatin | Phosphor | |
|---|---|---|---|
| Pat. mit Follow up | 171 | 169 | 340 |
| 5 Jahre ÜLZ | 81% | 83% | p 0,57 |
| 5 Jahre tumorfrei | 75% | 81% | p 0,60 |
| Stadium I | 80% | 86% | p 0,57 |
| Stadium II | 68% | 55% | p 0,15 |
| Ileus/Subileus | – | 4,5% | – |

**Abb. 5.** Adjuvante Therapie des Ovarialkarzinoms. (Nach Vergote et al. 1992)

*Externe Strahlentherapie*

Die externe Strahlentherapie als Teil eines multimodalen Therapie-konzepts bei Patientinnen nach zytoreduktiver Chirurgie, Induktions-chemotherapie und Second-look-Operation ist in 4 randomisierten Studien überprüft worden. Zwei dieser Studien sahen für die Strahlenthe-rapie schlechtere Ergebnisse als für eine Konsolidierungschemothera-pie; in 2 weiteren Studien waren keine Unterschiede im Vergleich zu Chlorambucil bzw. Carboplatin im Vergleichsarm zu erkennen (Bruz-zone et al. 1990; Lambert et al. 1989; Mangioni et al. 1987; Lawton et al. 1990).

Bei persitierendem Tumor nach Abschluß der Primärbehandlung von >0,5 cm kann eine externe Strahlentherapie als sequentielle Therapie wegen fehlender Wirksamkeit nicht empfohlen werden. Eine vorangehen-de Chemotherapie unter Einschluß von Cisplatin sowie möglichen Adhäsionen nach vorangehenden operativen Eingriffen erhöhten das Morbiditätsrisiko der Strahlentherapie erheblich im Vergleich zu einer adjuvanten Strahlentherapie. Vor Kombinationen von Radionukliden plus externer Strahlentherapie muß wegen der kumulativen Toxizität gewarnt werden. Desweiteren muß mit einer relativen Radioresistenz nach Chemotherapie gerechnet werden. Eine Verminderung der akuten Toxizität kann evtl. durch eine Hyperfraktionierung der Strahlendosis erzielt werden (Eifel et al. 1991).

### 7.3.3 Palliative Strahlentherapie

*Indikationen sind* Hirnmetastasen, arrodierende Metastasen am Vaginalabschluß, Lymphknotenmetastasen, Schmerzbekämpfung.

*Kontraindikation:* Palliation des Aszites.

*Technik:* möglichst kleinvolumig auf den Tumor (maximal 40 Gy).

## 7.4 Stellung der Chemotherapie

### 7.4.1 Allgemeine Übersicht

Epitheliale Ovarialkarzinome sind chemosensibel. Die systemische Therapie mit Zytostatika bildet neben der Chirurgie den zweiten Hauptpfeiler des aktuellen Therapiekonzeptes bei Patientinnen mit fortgeschrittener Erkrankung. Die Alkylanzien mit den Vertretern Melphalan und Cyclophosphamid waren die ersten Substanzen mit gesicherter Monoaktivität und galten bis in die Mitte der 70iger Jahre als Standardtherapie. Mit der Einführung von Cisplatin und später von cisplatinhaltigen Kombinationstherapien konnten bessere Behandlungsergebnisse erzielt werden. Die Kombinationen Cyclophosphamid/Doxorubicin (Adriamycin)/Cisplatin (CAP) und Cyclophosphamid/Cisplatin (CP) wurden ab Mitte der 80er Jahre als neuer Standard in der Primärtherapie definiert. Die Nebenwirkungen von Cisplatin führten dazu, nach weniger toxischen Modifikationen dieser Kombinationen zu suchen. Carboplatin, ein Platinanalog mit weit günstigerem Toxizitätsspektrum als Cisplatin, konnte in den letzten Jahren beim Ovarialkarzinom als vergleichbar wirksam etabliert werden und hat zu einer deutlichen Verbesserung der Lebensqualität unter der Chemotherapie beigetragen. In jüngster Zeit steht in den Taxanen eine neue Substanzgruppe mit gesicherter Aktivität beim Ovarialkarzinom für die Behandlung zur Verfügung. Erste Ergebnisse aus randomisierten Studien zeigen, daß in naher Zunkunft Kombinationen aus Platin und Taxanen den neuen Standard in der Primärtherapie fortgeschrittener Ovarialkarzinome darstellen könnten (McGuire 1996).

Hohe Rezidivraten und nur langsam ansteigende Heilungsraten machen deutlich, daß beim Ovarialkarzinom, wie bei anderen chemosensiblen soliden Tumoren auch, die Resistenzentwicklung gegenüber aktiven

Zytostatika auch weiterhin ein Hauptproblem darstellt und besseren Heilungserfolgen möglicherweise entscheidend entgegensteht. In naher Zukunft sind eine Verbesserung der Behandlungsergebnisse und damit verbunden eine schrittweise Steigerung der Heilungsraten mit Hilfe von Zytostatika am chesten durch die Entwicklung neuer aktiver Substanzen, durch die Etablierung optimaler Behandlungssequenzen und Substanzkombinationen sowie durch neue Konzepte zur Überwindung der primären und sekundären Chemoresistenz zu erwarten. Der Stellenwert der Hochdosistherapie, immunologischer und gentherapeutischer Behandlungsansätze muß abgewartet werden.

### 7.4.1.1 Monoaktivität

Eine Vielzahl von Substanzen ist in den letzten systematisch in Phase II Studien untersucht worden. Neben zahlreichen Zytostatika haben sich auch einzelne endokrine und biologische Substanzen als wirksam erwiesen (Tabelle 8).

Bei z. T. unterschiedlichem Einschluß und Bewertungskriterien in den einzelnen Studien schwanken die Ansprechraten z. T. erheblich. Ein direkter Vergleich ist daher nicht zulässig. Bei den nachfolgenden Substanzen kann von einer gesicherten oder zumindest wahrscheinlichen Monoaktivität ausgegangen werden:

**Platinanaloga:** *Cisplatin* ist die wahrscheinlich am breitesten untersuchte Substanz mit gesicherter Aktivität bei Ovarialkarzinom. Die Ansprechraten reichen in verschiedenen Phase-II-Studien von 25% bis 40%. In randomisierten Studien zeigte Cisplatin gegenüber Cyclophosphamid in der Primärtherapie seine Überlegenheit mit längeren Remissionsdauern (18 vs. 8 Monate) und signifikant verlängerten Überlebenszeiten (19 vs. 12 Monate; Lambert et al. 1985). Daten aus einer Metaanalyse von mehr als 60 klinischen Studien legen die Vermutung nahe, daß für Cisplatin in einem Dosisbereich von 6–36 mg/m$^2$/Woche eine positive Korrelation zwischen der applizierten Dosisintensität und der Überlebenszeit besteht (Levin et al. 1993). Dosislimitierende Nebenwirkungen von Cisplatin sind die periphere Neuropathie, die Nephro- und Ototoxizität sowie die Myelosuppression. *Carboplatin* ist beim Ovarialkarzinom bei vorbehandelten und nicht vorbehandelten Patientinnen intensiv geprüft worden und kann unter der Voraussetzung einer adäquaten Dosierung (400 mg/m$^3$ Carboplatin = 50–60 mg/m$^2$ Cisplatin) als vergleichbar wirksam angesehen werden (Metaanalyse der Advanced Ovarian Trialist Group 1991). Das wesentlich günstigere Toxizitätsspektrum von Carboplatin sowie die Tatsache, daß aufwen-

**Tabelle 8.** Monoaktivität verschiedener Substanzen beim epithelialen Ovarialkarzinom. (Datenzusammenstellung nach Meerpohl 1985; Thigpen 1994; Sutton et al. 1990; Peters 1995; Vermorken 1995)

| Substanzen | Patientinnen (n) | Ansprechen [%] |
|---|---|---|
| Cyclophosphamid | 1371 | 33 |
| Ifosfamid | 37 | 22 |
| Treosulfan | 45 | 20 |
| Cisplatin | 190 | 32 |
| Carboplatin | 82 | 24 |
| Paclitaxel | 189 | 29 |
| Docetaxel | 111 | 33 |
| Doxorubicin | 102 | 33 |
| Epirubicin | 100 | 20 |
| 5-Fluoruracil | 26 | 29 |
| Etoposid | 41 | 24 |
| Methotrexat | 34 | 18 |
| Mitomycin | 49 | 16 |
| Tamoxifen | 105 | 18 |
| Gestagene | 176 | 12 |
| Interferon-$\alpha$ | 21 | 19 |
| Interferon-$\gamma$ | 14 | 29 |
| Topotecan | 16 | 25 |
| Gemcitabin | 107 | 21 |

dige Prä- und Posthydrationsschemata bei der Applikation entfallen, sind die wichtigsten Vorteile dieser Substanz. Carboplatin kann ambulant verabreicht werden. Die dosislimitierende Nebenwirkung bei konventioneller Dosierung ist die Myelotoxizität. Eine Dosierung von Carboplatin nach AUC unter Berücksichtigung der renalen Funktion der Patientin (Calvert-Formel) wird heute wegen der besser zu kalkulierenden Myelotoxizität allgemein bevorzugt (Calvert 1989). Carboplatin steht wegen seiner begrenzten Toxizität grundsätzlich auch für den Einsatz in der Hochdosistherapie zur Verfügung.

**Alkylanzien:** Mit *Melphalan* und *Cylophosphamid* können in der Primärbehandlung objektive Remissionen erreicht werden, wobei der Anteil der pathohistologisch gesicherten Remissionen im Stadium III und IV mit weniger als 10% angenommen werden muß. Die mediane Überlebenszeit nach einer Alkylanzientherapie beträgt 10–14 Monate. Responder haben eine Lebenserwartung von 17–20 Monaten und Nonresponder von 6–13 Monaten (Meerpohl 1984). Die Heilungsrate (Fünfjahresüberlebensdauer) nach einer Alkylanzientherapie liegt im Stadium III bei 5–10%.

*Ifosfamid,* ein dem Cyclophosphamid verwandtes Alkylanz zeigt ebenfalls Aktivität bei diesem Tumor. Es wird über Remissionen in der Secondlinetherapie nach Vorbehandlung mit Cisplatin und Cyclophosphamid berichtet (Sutton 1990). Das Toxizitätsspektrum umfaßt Myelosuppression, Blasentoxizität und Neurotoxizität. Bei eingeschränkter Nierenfunktion ist das Risiko einer zentralvernösen Toxizität unter Ifosfamid erhöht.

**Anthrazykline:** Die Monoaktivität der Anthrazykline ist insgesamt schlecht untersucht. Für *Doxorubicin* (Adriamycin) wird sie mit ca. 30% angegeben (Meerpohl 1984). Intensiv sind die Anthrazykline in Kombination mit Platin und mit Alkylanzien in der Primärbehandlung eingesetzt worden. Daten aus einer Metaanalyse zeigen, daß Patientinnen mit anthrazyklinhaltigen Kombinationen (CAP der CEP) nach 6 Jahren einen Überlebensvorteil von 5–7% gegenüber Patientinnen mit anthrazyklinfreien Kombinationen aufweisen (CP, P; Ovarian Cancer Meta-Analysis Project 1991). Als Zweit- oder Dritttherapie nach Platinvorbehandlung sind Anthrazykline in konventioneller Dosierung wahrscheinlich nicht wirksam (<10% Remissionen). *Epirubicin* wurde kürzlich von der EORTC in einer hohen Dosierung von 150–180 mg/m$^2$ bei platinvorbehandelten Patientinnen mit unterschiedlichen therapiefreiem Intervall in einer Phase-II-Studie untersucht (Vermorken et al. 1995). Die Remissionsrate von 20% legt die Vermutung einer evtl. dosisabhängigen Aktivität der Anthrazykline bei diesem Tumor nahe. Ausgeprägte Myelosuppression, Alopezie sowie Mukositis sind limitierende Nebenwirkungen unter einer hochdosierten Epirubicintherapie.

**Taxane:** *Paclitaxel* und *Docetaxel* sind die 2 ersten Vertreter dieser neuen Substanzgruppe. Klinisch ist Paclitaxel offensichtlich nicht kreuzresistent mit den anderen aktiven Substanzen und daher auch bei Patientinnen mit einer sog. Platinresistenz wirksam. Aus Daten einer kanadisch-europäischen Studie (OV-9-Studie) ergibt sich für die Monotherapie bei platinvorbehandelten Patientinnen eine optimale Dosierung von 175 mg/m$^2$ in einer 3-h-Infusion (Eisenhauer et al. 1994). Je nach Dauer des progressionsfreien Intervalls nach Abschluß der vorangehenden Therapie kann unter Paclitaxel mit Remissionsraten bis zu 30% und einer Remissionsdauer von bis zu 10 Monaten gerechnet werden. Zur Vermeidung von Hypersensitivitätsreaktionen unter Paclitaxel ist eine standardisierte Prämedikation mit Dexamethason, Diphenhydramin und Cimetidin erforderlich. Die dosislimitierende Toxizität von Paclitaxel ist die Myelosuppression, weitere Nebenwirkungen sind Alopezie und Neurotoxizität.

**Weitere Zytostatika mit Monoaktivität:** *Etoposid, Treosulfan, 5-Fluoruracil, Hexamethylmelamin* und in jüngster Zeit noch *Gemcitabin* und *Topotecan.*

*Gemcitabin* ist ein neuer Antimetabolit, der sich von dem natürlichen Nukleosid Deoxycytidin durch die Substitution mit 2 Fluoratomen an der C-2-Position des Zuckermoleküls unterscheidet. Als eine nichttoxische Prodroge steigert Gemcitabin einerseits konzentrationsabhängig die zelluläre Akkumulation des zytotoxischen Triphosphats und hemmt andererseits seine Elimination aus der Tumorzelle. Die Verlängerung der zellulären Elimination führt dazu, daß die Aktivität von Gemcitabin nicht auf die S-Phase des Zellzyklus beschränkt bleibt. Es liegen Ergebnisse aus 4 Phase-II-Studien mit insgesamt 107 Patientinnen vor. Die Gesamtremissionsrate beträgt 17% bei Platinvorbehandlung.

*Topotecan* gehört zur Gruppe der Topoisomerase-I-Inhibitoren. In einer Phase-II-Studie bei platinrefraktären Patientinnen konnte mit Topotecan in einer Dosierung von 1,5 mg/kg KG/Tag über 5 Tage eine objektive Remissionsrate von 25% erreicht werden (Armstrong et al. 1995). Die wichtigsten Nebenwirkungen sind Neutropenie und Thrombozytopenie.

### 7.4.1.2 Hormontherapie

Mehr als 60% aller epithelialen Ovarialkarzinome exprimieren Östrogen- und/oder Progesteronrezeptoren. Klinische Studien u. a. mit Antiandrogenen, Medroxyprogesteron, GnRH-Analoga und Antiöstrogenen wurden in der Vergangenheit durchgeführt und verliefen im Ergebniss überwiegend enttäuschend. Die Ansprechraten liegen zwischen 0 und 18%. Eine bemerkenswerte Ausnahme bildet eine kürzlich publizierte Phase-II-Studie der GOG mit Tamoxifen, wo bei insgesamt 105 eingeschlossenen Patientinnen über eine Gesamtremissionsrate von 18% und eine mediane Remissionsdauer von 8 Monaten berichtet wird (Hatch et al. 1991). Therapeutische Vorteile bei Einsatz einer Chemo-/Hormonkombination konnten bisher nicht beobachtet werden.

### 7.4.1.3 Biologicals/Immuntherapie

Eine nichtspezifische Immunstimulation z. B. mit C. parvum, Levamisol oder Interferonen war in der Vergangenheit der am häufigsten praktizierte immuntherapeutische Ansatz beim Ovarialkarzinom. Klinische Remissionen sind bei der intraperitonealen Applikation von Interferonen ± Zytostatika im Rahmen der Zweittherapie bei minimalem intraabdominalem Tumor berichtet worden (Berek 1985; Pujade-Lauraine 1991).

Phase-I/II-Studien mit einer adoptiven Immuntherapie (z. B. IL-2 plus LAK-Zellen) waren bisher insbesondere wegen der beobachteten Toxizität wenig überzeugend. Die klinische Effektivität monoklonaler Antikörper nach Ankopplungen der AK an Radioisotope, verschiedene Toxine wie Ricin oder *Pseudomonas-aeruginosa-Exotoxin* oder Chemotherapeutika ist ebenfalls untersucht worden. In ersten Phase-II-Studien wurden schwerwiegende Nebenwirkungen mit zentraler Toxizität, Neuropathie und Panzytopenie beschrieben (Epenetos 1987; Bookman 1990).

### 7.4.1.4 Kombinationstherapie

Die erste prospektiv randomisierte Studie, in der ein Alkylans (Melphalan) mit einer Kombination (Hexa-CAF) verglichen wurde, ist 1978 von Young et al. publiziert worden (Young et al. 1978). Mit dieser Kombinationstherapie wurden signifikant höhere Remissionsraten (OR 75% vs. 54%; p<0,5), mehr Komplettremissionen (CR 33% vs. 16%; p=0,06) sowie eine signifikant verlängerte Überlebenszeit (29 Monate vs. 17 Monate) erreicht. In zahlreichen nachfolgenden Studien mit einem ähnlichen Design wurden diese Ergebnisse grundsätzlich bestätigt.

Zur Etablierung von Cisplatin in der primären Kombinationsbehandlung hat die amerikanische GOG-Studie wesentlich beigetragen, in der die Kombinationen Adriamycin (Doxorubicin)/Cyclophosphamid (AC) und Cisplatin/AC (CAP) miteinander verglichen worden sind. Bei insgesamt 227 Patientinnen mit meßbarem Tumorrest nach Primäroperation war die komplette Remissionsrate (CR 51% vs. 26%) sowie die Ergebnisse für das progressionsfreie Intervall (15 Monate vs. 9 Monate) und die Überlebenszeit (20 vs. 16 Monate) statistisch signifikant besser für die Platin enthaltende Kombination (Omura et al. 1986). Weitere konfirmierende Studien konnten einen statistisch signifikanten Überlebensvorteil von Platinkombinationen allerdings nicht immer bestätigen, wobei zu erwähnen ist, daß die Mehrzahl der Patientinnen ohne Platin in der Primärtherapie diese Substanz später im Rahmen der Rezidivtherapie erhalten hat, was eine Wirksamkeitsbeurteilung der jeweiligen Primärtherapie erschwert. Die Zugabe von Doxorubicin zur Kombination Cyclophosphamid/Cisplatin ist in mehreren randomisierten Studien untersucht worden. In der GOG-Studie fanden sich bei insgesamt 349 Patientinnen mit fortgeschrittener Erkrankung (Stadium III mit weniger als 1 cm residuellem Tumorrest) keine statistisch relevanten Unterschiede bei der pathohistologisch gesicherten Komplettremission (pCR für CP 24% vs. CAP 26%, beim progressionsfreien Intervall 23 Monate vs. 25 Monate und bei der Überlebenszeit 31 Monate vs. 29 Monate; Omura et al. 1989). In 3 weiteren Studien zu dieser Fragestellung wird jeweils kein signifikanter Therapievorteil für eine Dreierkombination unter Einschluß von Doxorubicin erkennbar. In der Ovarian Cancer Metaanlysis von 1991 wurden die CAP–Daten zur Primärtherapie beim forgeschrittenen Ovarialkarzinom zusammenfassend aufgearbeitet. Es werden folgende Ergebnisse herausgestellt.

1) Für die CAP-Kombination errechnet sich im Vergleich zu CP ein höherer Anteil an pathohistologisch gesicherten Komplettremissionen (CAP 30% vs. CP 23%; $p < 0,01$) und

2) für die CAP-Kombination ergibt sich ein rechnerischer Überlebensvorteil von 5–7% über das 2.–6. Jahr nach Abschluß der Chemotherapie.

Zu bedenken ist, daß für diese insgesamt geringen Unterschiede zwischen CAP und CP möglicherweise Unterschiede in der Dosisintensität und Behandlungsdauer (CAP > CP) von Bedeutung sein könnten. Die Dreierkombination ist in jedem Fall mit höherer Toxizität verbunden.

Ob Cisplatin durch Carboplatin ohne Einbuße an relativer Wirksamkeit in der Primärtherapie ersetzt werden kann, ist in zahlreichen klinischen Studien untersucht worden. Zwei nordamerikanische Studien sowie die Studie der deutschen kooperativen Arbeitsgruppe GOCA haben Carboplatin/Cyclophosphamid und Cisplatin/Cyclophosphamid bei Patienten mit primär fortgeschrittener Erkrankung miteinander verglichen (Alberts 1992; Swenerton 1992; Meerpohl 1993). Alle 3 Studien sowie insgesamt 9 weitere Untersuchungen konnten keinen signifikanten Überlebensvorteil für Patientinnen unter einer Cisplatinmonotherapie oder -kombinationstherapie im Vergleich zur Carboplatinkombinationen beobachten. Eine Metaanalyse der Advanced Ovarian Trialist Group (AOCTG 1991) hat die Überlebensdaten von 8/139 Patientinnen mit fortgeschrittenem Ovarialkarzinom analysiert. Die Schlußfolgerungen dieser Untersuchung bezogen auf den Einsatz einer Kombinationstherapie gegenüber einer Monotherapie lassen sich wie folgt zusammenfassen:

1) Platinkombinationen sind wirksamer als Platinmonotherapien bei gleicher Platindosis.

2) Platinkombinationen indizieren höhere Remissionsraten, insbesondere einen höheren Anteil an Komplettremissionen als Kombinationen ohne Platin.

3) Cisplatin und Carboplatin sind in ihrer Wirkung beim Ovarialkarzinom vergleichbar.

Durchgängig bestätigen die Daten aller bisher diskutierten Studien, daß Patientinnen mit minimalem postoperativem Tumorrest (weniger als 2 cm), unabhängig von der gewählten Substanzkombination, unter einer Chemotherapie eine bessere Prognose aufweisen als Patientinnen mit großem residuellem Tumor. In der palliativen Situation ist eine Kombinationstherapie quoad curationem zumeist wenig erfolgsversprechend und einer Monotherapie wahrscheinlich nicht überlegen. Kombinationstherapien sind in der Regel mit einer erhöhten Toxizität und einer schlechteren Patientencompliance verbunden. Es liegen nur wenige Langzeitergebnisse mit einem Follow-up von über 10 Jahren nach primärer Kombinationschemotherapie vor. In einer Untersuchung aus den Niederlanden wurde die Kombination Hexa-CAF und CHAP-5 sowie CHAP-5 vs. CP bezüglich der erreichten Langzeitergebnisse analysiert (Neijt et al. 1984, 1987). Nach 10 Jahren waren in dieser Untersuchung noch 9% der Patientinnen aus dem Hexa-CAF-Arm, aber 21% der Patientinnen aus dem CHAP-Arm am Leben. Günstiger sind die Ergebnisse nach primär induzierter Komplettremission: nach 5 Jahren leben noch 60%, nach 10 Jahren noch 40% der Patientinnen.

Welche Bedeutung die Taxane für die Verbesserung der Behandlungsergebnisse beim Ovarialkarzinom haben werden, kann derzeit noch nicht abschließend eingeschätzt werden. Mit der Kombination aus Paclitaxel und Cisplatin in der Primärtherapie liegen bisher Daten aus einer prospektiv randomisierten Studie vor (GOG 111; McGuire 1996). Diese Ergebnisse bei Patientinnen im Stadium III und mit mehr als 1 cm postoperativem Tumorrest zeigen, daß mit Paclitaxel 135 mg/m²/24 h als Infusion gefolgt von Cisplatin 75 mg/m² alle 3 Wochen im Vergleich zu einer Standardkombination mit Cisplatin 75 mg/m²/Cyclophosphamid 750 mg/m² alle 3 Wochen signifikant höhere Remissionsraten, aber auch signifikant verlängerte progressionsfreie Überlebenszeiten (18 vs. 13 Monate) und Überlebenszeiten (24 vs. 37 Monate) erreicht werden konnten (McGuire 1996). Diese Ergebnisse müssen durch die Daten weiterer, z. T. bereits abgeschlossener klinischer Studien bestätigt werden, bevor Kombinationen aus Platin und Paclitaxel definitiv als neuer Standard in der Primärbehandlung fortgeschrittener Ovarialkarzinome angesehen werden können.

Die wichtigsten Nebenwirkungen von Kombinationen aus Platin und Paclitaxel sind Myelosuppression, Alopezie, Myalgie, Athralgie und Neurotoxizität.

*Neue Kombinationen in klinischer Erprobung:* Mit Hilfe der hämatopoetischen Wachstumsfaktoren ergeben sich neue Möglichkeiten, Substanzen mit ausgeprägter Myelotoxizität, wie z. B. Carboplatin und Cisplatin oder Carboplatin und Infosfamid oder Cisplatin und Doxorubicin/Epirubicin in Kombinationen zu erproben. Die häufig dosislimitierende Thrombozytopenie dieser Kombinationen kann bisher allerdings noch nicht adäquat kompensiert werden.

Kombinationen von Carboplatin und Paclitaxel werden von verschiedenen Arbeitsgruppen derzeit geprüft (AGO-Studie). Diese Kombination ist insbesondere unter den Aspekten der Toxizität, Effektivität und Dosisintensität von besonderem Interesse. Ergebnisse aus Phase-II-Studien zeigen, daß mit der Kombination Paclitaxel/Carboplatin bei optimaler Dosierung der Einzelsubstanzen vergleichbare Remissionen wie mit der Kombination Cisplatin/Paclitaxel erzielt werden können (Meerpohl 1995).

### 7.4.1.5 Intraperitoneale Chemotherapie

Untersuchungen zur intraabdominalen Applikation von Zytostatika beim Ovarialkarzinom erscheinen folgerichtig, da das Ovarialkarzinom häufig ein überwiegend intraabdominales Wachstum zeigt und mit der i.p.-Applikation erkennbare pharmakologische Vorteile verbunden sein können. Durch eine verlangsamte Clearance verschiedener Zytostatika aus der Abdominalhöhle werden z. T. wesentlich höhere Spitzenkonzentrationen im Vergleich zur intravenösen Darbietung erzielt (Tabelle 9).

Eine gleichmäßige intraabdominale Verteilung des Zytostatikums wird bei ca. 70% der Patientinnen erreicht (20–30% der Patientinnen haben intraabdominale Verwachsungen). Für eine optimale intraabdominale Verteilung ist die Gabe von ca. 2 l Volumen erforderlich, was in der Regel über einen intraabdominalen Katheter erfolgen muß. Die

**Tabelle 9.** Verhältnis der Spitzenkonzentration Peritonealhöhle/Plasma bei verschiedenen Substanzen. (Mod. nach Markman 1994)

| Substanz | Verhältnis |
|---|---|
| Cisplatin | 20 |
| Carboplatin | 18 |
| Doxorubicin | 474 |
| Mitoxantron | 620 |
| Mitomycin | 71 |
| 5-Fluoruracil | 298 |
| Paclitaxel | 1000 |

therapiebedingten Nebenwirkungen sind i. allg. akzeptabel. Katheterprobleme bei ca. 30% der Patientinnen sind nach wie vor die häufigste Komplikation. Daten zahlreicher Phase-II-Studie zeigen, daß mit verschiedenen Substanzen in der Second-line-Therapie Remissionsraten von 20–35% erzielt werden können. Die meisten Erfahrungen liegen mit der i.p.-Applikation von Cisplatin vor. Patientinnen, die im Rahmen einer Primärtherapie auf eine i.v.-Therapie angesprochen haben und/oder deren intraabdominale Tumorknoten vor Therapiebeginn eine Größe von 0,5 cm nicht überschreiten, haben bessere Chancen, auch auf eine sekundäre i.p.-Therapie anzusprechen.

Eine i.p.-Therapie im Rahmen der Primärbehandlung wird derzeit in Phase-III-Studien bei Patientinnen mit keinem oder minimalem postoperativen Tumorrest geprüft. Erste Daten einer Intergroupstudie (SWOG/GOG) deuten auf einen möglichen Therapievorteil einer kombinierten i.p./i.v.-Therapie (Cisplatin i.p./Cyclophosphamid i.v.) gegenüber einer ausschließlichen i.v.-Therapie (Cisplatin i.v./Cyclophosphamid i.v.) hin (Alberts 1995).

### 7.4.1.6 Neue Therapieansätze

*Dosisintensivierung:* Voraussetzung für bessere Behandlungsergebnisse nach Dosiseskalation ist das Vorliegen einer Dosis-Wirkungs-Beziehung für die eingesetzten Zytostatika. Für Cisplatin ist ein solcher Zusammenhang bereits vor Jahren auf der Basis einer Metaanalyse postuliert worden (Levin 1987). Ergebnisse aus 2 randomisierten Studien, in denen unterschiedliche Dosisintensitäten (mg/m²/Woche) von Cisplatin verglichen wurden, werden kurz diskutiert. Die GOG-Studie wurde als reine Dosisintensivierungsstudie konzipiert. Insgesamt 458 Patientinnen mit großvolumigem Tumorrest postoperativ von >1 cm oder einem Stadium IV erhielten entweder 8 Behandlungskurse mit CP (500 mg/mg/m²/50 mg/m²) alle 3 Wochen oder 4 Kurse einer CP-Kombination (100 mg/m²/1000 mg/m²). In beiden Therapiearmen wurde die gleiche Gesamtdosis von Cisplatin und Cyclophosphamid appliziert, während die geplante Dosisintensivierung im Hochdosisarm um den Faktor 2 gesteigert wurde (McGuire 1992). Signifikante Unterschiede konnten weder bezüglich der klinischen Ansprechrate (High dose: 59% vs Low dose 65%) noch beim progressionstreien Intervall (High dose 13 Monate vs. Low dose 12 Monate) noch bei der medianen Überlebenszeit (High dose 21 Monate vs. Low dose 24 Monate) beobachtet werden. Die Toxizität (WHO Grad 3 und 4) war im Hochdosisarm signifikant höher.

In einer zweiten schottischen Studie wurden insgesamt 190 Patientinnen der Stadien I–IV behandelt. Im Hochdosisarm wurde sowohl eine höhere Dosisintensität als auch eine höhere Gesamtmenge an Cisplatin appliziert (Hochdosisarm: Cisplatin 100 mg/m$^2$/Cyclophosphamid 750 mg/m$^2$; Niederdosisarm: Cisplatin 50 mg/m$^2$/Cyclophosphamid 750 mg/m$^2$). In beiden Therapiearmen wurden 6 Kurse appliziert (Kaye 1992). Die schottische Studie wurde vorzeitig beendet, da sich bei einer Interimanalyse für die Patientinnen im Hochdosisarm ein signifikanter Überlebensvorteil ergab (Hochdosisarm: 125 Wochen vs. Niederdosisarm: 69 Wochen).

Die Gründe für diese unterschiedliche Ergebnisse in den vorgestellten Studien sind unklar. Wenngleich in der GOG-Studie mehr Patientinnen mit einer ungünstigen Ausgangssituation behandelt wurden, erscheint die Schlußfolgerung, daß die Steigerung der Dosisintensität nur für Patientinnen mit günstiger Ausgangssituation einen therapeutischen Vorteil bedeutet, damit keineswegs hinreichend abgesichert. Ein weiterer Einwand gegen die GOG-Studie besteht in dem Argument, daß eine Steigerung der Dosisintensität um den Faktor 2 nicht ausreicht, um die therapeutischen Möglichkeiten, die in der Hochdosistherapie liegen, hinreichend abzuklären.

Da sich eine weitere Eskalation der Cisplatindosis wegen der dosislimitierenden Toxizität dieser Substanz verbietet, sind Phase-II-Studien mit intensivierter Carboplatindosis durchgeführt worden. Unter einer supportiven Therapie mit hämatopoetischen Wachstumsfaktoren konnte die Neutropenie zwar beherrscht werden, die gleichfalls auftretende Thrombozytopenie war aber dosislimitierend.

*Konversion der Chemoresistenz:* Die Wirksamkeit von Zytostatika ist eingeschränkt durch die Entwicklung einer Chemoresistenz. Die Resistenz ist zwar substanzspezifisch, aber häufig assoziiert mit einer Kreuzresistenz auch gegen strukturell unterschiedliche Substanzen. Das Glukoprotein P 170 als Produkt des MDR-1-Gens ist der Indikator für diesen pleiotropen Resistenztyp. Die Resistenz besteht gegen Vincaalkaloide, VP 16, Doxorubicin und wahrscheinlich gegen die Taxane. Cyclosporin sowie PSC 833, ein Cyclosporinanalog, werden als mögliche Modulatoren der Multidrugresistenz derzeit in Phase-I/II-Studien erprobt. Ein zweiter, für das Ovarialkarzinom wahrscheinlich ebenso wichtiger Resistenzmechanismus besteht in einem Anstieg des intrazellulären Gluthations, verbunden mit einem verstärkten DNS-Reparaturmechanismus. Klinische Studien mit Buthioninsulfoximin (BSO) zur Verminderung des intrazellulären Gluthationspiegels oder mit dem Polymeraseinhibitor Aphidicolin zur

Blockierung des DNS-Repair und zur partiellen Wiederherstellung einer Chemosensibilität gegen Platin und Alkylanzien sind derzeit die wichtige klinische Ansätze in diesem Bereich.

Weitergehende experimentelle Untersuchungen zum Verständnis der Chemoresistenz sind erforderlich, um den multifaktoriellen Mechanismus der Resistenzentstehung gegen die aktiven Zytostatika beim Ovarialkarzinom besser zu verstehen und pharmakologisch zu überwinden.

*Hochdosistherapie:* Die konsequente Weiterführung des Dosisintensitätskonzepts ist die Anwendung einer Hochdosischemotherapie. Mehrere Phase-I/II-Studien mit verschiedenen Hochdosiskombinationen und nachfolgender autologer Knochenmarktransplantation oder der Substitution zuvor gewonnener autologer peripherer Progenitorzellen (PBPC) haben deren Durchführbarkeit sowie die mit einer solchen Therapie assoziierte Toxizität offengelegt. Hohe Remissionsraten bei den zumeist vorbehandelten Patientinnen mit leider nur kurzer Remissionsdauer lassen eine Einschätzung der Wertigkeit einer echten Hochdosistherapie im Rahmen der Primärtherapie im Vergleich mit einer konventionell dosierten Therapie für das Ovarialkarzinom bisher noch nicht zu.

## 7.4.2 Adjuvante Chemotherapie

Patientinnen mit einem lokoregionär begrenzten epithelialen Ovarialkarzinom (Stadium I und II FIGO) lassen sich auf der Basis etablierter Prognosefaktoren in 2 Gruppen unterscheiden. Während die „Low-risk-Gruppe" mit einem Rezidivrisiko < 10% von einer adjuvanten Chemotherapie derzeit nicht profitiert, muß für die „High-risk-Gruppe" mit einem Rezidivrisiko > 20% gerechnet werden. Damit besteht die Indikation für eine adjuvante Therapie. Der Einsatz von Platinkombinationen in der adjuvanten Therapie erscheint in der „High-risk-Gruppe" gerechtfertigt, auch wenn bisher aus randomisierten Studien noch kein definitiv überzeugendes Ergebniss vorliegt. Die Behandlungsdauer sollte minimal 3, maximal 6 Behandlungskurse betragen. Eine Second-look-Operation nach Abschluß der Chemotherapie ist nicht indiziert, da postoperativ kein Tumor zurückgelassen wurde und makroskopisch erkennbare Frührezidive praktisch nicht beobachtet werden.

### 7.4.2.1 „Low-risk-Gruppe"

*Borderlinetumoren und „Low-risk-Gruppe":* Für alle Patientinnen mit einem „Borderlinetumor" sowie für Patientinnen der Stadien I A und I B

(G1) ist nach adäquatem chirurgischem Staging und operativer Therapie *keine* adjuvante Chemotherapie erforderlich. Die erwartete Fünfjahres-überlebensrate beträgt etwa 90%. Durch eine adjuvante Chemotherapie können diese Ergebnisse nicht verbessert werden (GOG-Studie 7601; Young 1990). Außerhalb von Studienprotokollen kann eine adjuvante Chemotherapie nicht empfohlen werden.

### 7.4.2.2 „High-risk-Gruppe"

*Patientinnen der Stadien Ia, Ib (G2 + G3) sowie alle Patientinnen der Stadien Ic–IIc ohne makroskopischen Tumorrest:* Bei Patientinnen mit diesen Kriterien muß generell mit einer Rezidivhäufigkeit von 20–45% gerechnet werden. Die GOG-Studie 7602 (Young 1990) hat gezeigt, daß das Rezidivrisiko in einer „High-risk-Gruppe" durch ein systematisches Staging, eine radikale (komplette) chirurgische Primärtherapie sowie eine sich anschließende adjuvante Therapie (Melphalan vs. $^{32}$P) auf etwa 20% gesenkt werden kann. Dabei ist die adjuvante Therapie in dieser Studie aber nur ein Baustein des Behandlungskonzepts und kann, insbesondere da sich die Rezidiv- und Überlebensdaten in den beiden Therapiearmen nicht unterscheiden, in ihrer Effektivität nicht eingeschätzt werden. Adjuvante Therapien mit platinhaltiger Therapie wurden unter kontrollierten Bedingungen bisher nur vereinzelt durchgeführt. Eine randomisierte Studie einer norditalienischen Arbeitsgruppe konnte für eine Gruppe von Patientinnen im Stadium I mit Risikokriterien einen signifikanten Vorteil nach 5 Jahren beim krankheitsfreien Intervall mit 84% nach 6 Kursen Cisplatin 50 mg/m$^2$ gegenüber der Kontrollgruppe mit 61% nach $^{32}$P zeigen (Bolis 1992). Eine norwegische Arbeitsgruppe hat in einer adjuvanten Therapiestudie $^{32}$P mit einer Platinmonotherapie (50 mg/m$^2$) verglichen und bei Patientinnen im Stadium I keinen, im Stadium II und III einen nichtsignifikanten Vorteil für die Chemotherapie gesehen (Abb. 5; Vergote et al. 1992).

### 7.4.3 Kurativ intentionierte Chemotherapie

*Patientinnen der Stadien IIb–IV und residuellem Tumor < 2 cm:* Patientinnen mit einem residuellen Tumor nach Abschluß der Primäroperation (R1-Resektion) sind in geringem Umfang dem Stadium II, überwiegend den Stadien IIIb und IIIc und nur in begrenztem Umfang dem Stadium IV zuzuordnen. Durch die Operation allein ist eine Kuration nicht zu erreichen. Eine optimale chirurgische Therapie ist aber die wichtigste Voraussetzung für eine kurativ intendierte Chemotherapie. Der Erfolg der Chemotherapie, gemessen an der Remissionsrate und der tumorfreien

Überlebenszeit, ist eng mit der Größe des residuellen Tumors korreliert. Nur Patientinnen mit einem residuellen Tumor deutlich unter 1 cm haben eine Chance auf eine durch Zytostatika vermittelte Fünfjahresüberlebenszeit von über 30%. Platin enthaltende Kombinationsregime sind als kurative Behandlung etabliert. Cisplatin und Carboplatin gelten als gleichwertig. Vorteile für die Kombination aus mehr als 2 Zytostatika (z. B. CAP, CEP, CHAP-5, CHAC) sind in prospektiven Studien dann nicht nachweisbar, wenn Cisplatin/Carboplatin in Kombination mit einem Alkylans in adäquater Dosisintensität appliziert wird. Mit einer Kombination Cisplatin und Paclitaxel wurden kürzlich bei Patientinnen mit „bulky disease" (> 1 cm Resttumor) signifikant bessere Remissionsraten, progressionsfreie Überlebenszeiten sowie Gesamtüberlebenszeiten als mit der Kombination CP (75/750) erreicht (McGuire 1996). Obwohl bisher lediglich Ergebnisse einer einzigen Studie vorliegen (GOG 111), halten verschiedene Arbeitsgruppen bereits jetzt die Kombination PT sowohl bei der kurativ als auch bei der primär palliativ intentionierten Chemotherapie für vorteilhaft. Bei Patientinnen mit Kontraindikationen für Cisplatin oder Paclitaxel kann eine Monotherapie mit Carboplatin (100 mg/m$^2$/Woche) eine Alternative sein, sofern keine wesentliche Einschränkung der renalen Funktion vorliegt.

*Standardtherapie:*
- Cisplatin/Cyclophosphamid 6–8 Zyklen,
- Carboplatin/Cyclophosphamid 6–8 Zyklen,
- Cisplatin/Paclitaxel 6 Zyklen.

### 7.4.4 Palliativ orientierte Chemotherapie

*Patientinnen mit FIGO-Stadium III und großen residuellen Tumoren (> 5 cm) sowie mit Stadium IV und viszeraler Metastasierung und/oder peripherer Lymphknotenmetastasierung:* Bei diesen Patientinnen sind kurative Chancen durch eine Chemotherapie in der Regel nicht gegeben. Eine Standardtherapie gibt es daher nicht. Dennoch ist eine Chemotherapie initial in fast allen Fällen aus palliativer Indikation indiziert, um tumorassoziierte Symptome wie Aszitesproduktion, Subileusbeschwerden, abdominales Spannungsgefühl u. a. zu reduzieren. Gibt es keine Kontraindikationen, kommen zunächst die gleichen Kombinationen wie bei der kurativ intendierten Therapie zum Einsatz. Bei den wenigen Fällen mit einer klinischen Komplettremission kann bei der weiteren Therapieplanung ähnlich wie bei Patientinnen im Stadium III/IV (< 2 cm) verfahren werden. Bei verstärkten Nebenwirkungen der Therapie, bei fehlenden

Anzeichen für eine Remission oder auch aus anderen Gründen ist bei diesen Patientinnen frühzeitig ein Abbruch der Chemotherapie oder die Umstellung auf eine nebenwirkungsärmere Therapie zu erwägen. In der Regel wird in dieser Situation eine Monotherapie z. B. mit Alkylanzien, Busulfan, Carboplatin oder Etoposid als Alternative gewählt. Bei Kontraindikationen gegen Zytostatika können Tamoxifen, GnRh-Analoga oder auch MPA eingesetzt werden.

*Therapie:*
- Cisplatin/Alkylans 6–8 Zyklen,
- Carboplatin/Alkylans 6–8 Zyklen,
- Cisplatin/Paclitaxel 6 Zyklen,
- Monotherapie: Alkylanzien, Busulfan, Carboplatin, Etoposid (Dauer abhängig vom Ansprechen),
- Hormontherapie: Tamoxifen, GnRh, MPA.

### 7.4.5 Neoadjuvante (präoperative) Chemotherapie

Wichtigstes Ziel der neoadjuvanten Chemotherapie beim Ovarialkarzinom ist es, bei primär inoperablen Patientinnen eine Reduktion der intraabdominalen Tumormasse zu erreichen. Nach 2–4 Therapiekursen wird dann bei der Operation im Intervall eine größtmögliche Tumorreduktion bei verminderter Morbidität angestrebt. Prospektiv angelegte Untersuchungen zur Beantwortung dieser Fragestellung gibt es bis heute kaum. Das wichtigste Argument gegen dieses Konzept ist, daß mit nichtinvasiver Diagnostik einschließlich der bildgebenden Verfahren in der Regel keine sichere Entscheidung für oder gegen eine erfolgreiche primäre Tumorreduktion getroffen werden kann. Solange keine sicheren Parameter für die Inoperabilität definiert sind, sollte außerhalb klinischer Studien möglichst bei jeder Patientin – sofern keine allgemeine Kontraindikation besteht – ein primär chirurgischer Eingriff mit dem Ziel einer maximalen Tumorreduktion angestrebt werden. Die Durchführung einer Chemotherapie nach einer initialen Laparotomie ohne wesentliche Tumorreduktion mit histologischer Sicherung des klinischen Befundes kann im strengen Sinne nicht als neoadjuvanter Therapieansatz bezeichnet werden. Die Sequenz „Probelaparotomie-Induktionschemotherapie – Intervalloperation mit maximaler Tumorreduktion – Chemotherapie" vs. „Probelaparotomie gefolgt von Chemotherapie" ist in einer EORTC-Studie untersucht worden (van der Burgh 1995). Hierbei zeigen Patientinnen mit einer Intervalloperation eine signifikante Verlängerung der Überlebenszeit im Vergleich zu Patientinnen ohne Intervalloperation.

# 8 Indikation zur Chemotherapie

## 8.1 Auswahl der Patienten

### 8.1.1 Neoadjuvante Chemotherapie

Für eine neoadjuvante Chemotherapie kommen derzeit nur Patientinnen in Betracht, bei denen bei fortgeschrittener Erkrankung eine allgemeine Kontraindikation gegen eine Vollnarkose besteht oder die nach Aufklärung keinen chirurgischen Eingriff wünschen. Alter und/oder schlechter Allgemein- und Ernährungszustand sind ebenfalls relative Kontraindikationen gegen eine primäre Operation. Kommt es bei Patientinnen mit primär inkompletter Operation oder primär inoperablem Situs nach 2–4 Kursen einer Induktionschemotherapie zu einer klinischen Remission, kann diese unterbrochen und eine Intervalloperation angeschlossen werden. Die Chemotherapie wird anschließend über 3–6 Behandlungskurse fortgesetzt.

### 8.1.2 Adjuvante Chemotherapie

Patientinnen der FIGO-Stadien I A, I B (G 2 + G 3) sowie alle Patientinnen der Stadien I C–II C ohne makroskopischen Tumorrest bedürfen einer adjuvanten Therapie. Voraussetzungen, um über die Indikation für eine adjuvante Chemotherapie entscheiden zu können, sind die genaue Kenntnis des Stadium (Operationsbereicht), genaue Kenntnis der intraoperativ durchgeführten Diagnostik (Operationsbericht) sowie Einsichtnahme in den histologischen Befund (Tumorausbreitung und Differenzierungsgrad). Sind diese Informationen nicht vollständig verfügbar, ist über eine eventuelle Nachoperation zu entscheiden. In Zweifelsfällen ist die Indikation zu einer adjuvanten Chemotherapie eher großzügig zu stellen, da hier eine kurative Intention verfolgt wird. Eine fertilitätserhaltend durchgeführte Operation allein ist bei Vorliegen aller Befunde keine Indikation für eine adjuvante Chemotherapie.

### 8.1.3 Kurative Chemotherapie

Patientinnen mit residuellem Tumor nach Abschluß der Primäroperation (R 1-Resektion) sind in geringem Umfang im Stadium II, überwiegend in den Stadien III b und III c und vereinzelt im Stadium IV anzutreffen. Wird der postoperativ verbliebene größte Einzeltumor im Operationsbericht mit < 2 cm angegeben, dann handelt es sich um eine Kandidatin für eine potentiell kurative Chemotherapie. Da es bis heute keine Standards für die Vermessung des Tumorrests gibt, ist von z. T. erheblichen Unterschieden bei der Einschätzung des Resttumors durch verschiedene Operateure auszugehen (Rückfrage!). Die Chance auf Kuration ist um so höher, je kleiner der residuelle Tumor ist (gute Prognose: Resttumor < 0,5 cm). Ob der Nachweis bzw. Verbleib von Tumor in den pelvinen und/oder paraaortalen Lymphknoten die Chance auf eine Kuration verschlechtert, ist unbekannt (Burkhardt 1989).

### 8.1.4 Palliative Chemotherapie

Bei Patientinnen im Stadium III mit großen residuellen Resttumoren (> 5 cm) sowie bei nachgewiesener viszeraler Metastasierung und/oder peripherer Lymphknotenmetastasierung ist a priori nur ein palliativer Therapieansatz gegeben. Bei jüngeren Patientinnen kann aber gelegentlich durch die Primärtherapie eine Komplettremission und eine verlängerte mediane Überlebenszeit erreicht werden. Die Therapieschemata beim kurativen und palliativen Therapieansatz unterscheiden sich initial möglichst nicht, da gerade in der palliativen Therapiesituation tumorbedingte Symptome (Subileus, Aszites, Pleuraerguß) durch eine platinhaltige Kombinationstherapie häufig passager günstig zu beeinflussen sind und dadurch zu einer Verbesserung der Lebensqualität beitragen können. Eine palliative Chemotherapie mit Platinkombinationen sollte nur bei erkennbarer Remission oder bei Symptomverminderung über 3 Kurse hinaus fortgesetzt werden.

### 8.1.5 Intraperitoneale Chemotherapie

Eine Indikation für eine i.p.-Therapie mit Cisplatin oder auch mit anderen Zytostatika könnte nach dem derzeitigen Kenntnisstand gegeben sein:
1) bei Patientinnen mit einer chirurgisch gesicherten CR beim Abschluß der Primärtherapie im Sinne einer Erhaltungstherapie (s. dort),
2) als eine Zweittherapie bei Patientinnen mit intraabdominalen Tumorknoten < 5 mm, die auf eine Primärtherapie mit Platin angesprochen haben,
3) als eine adjuvante Therapie bei Patientinnen mit einem undifferenzierten Tumor (G 3) im Stadium I/II,
4) als dosisintensivierte Primärtherapie mit kurativer Intention bei Patientinnen mit einer R 1-Resektion und minimalem, vorwiegend intraabdominal gelegenem Tumorrest (derzeit nur unter Studienbedingungen!).

### 8.1.6 Hochdosischemotherapie

Weder für eine dosisintensivierte, noch für eine Hochdosistherapie ist derzeit außerhalb klinischer Studien eine Indikation gegeben.

## 8.2 Zeitpunkt des Therapiebeginns

### 8.2.1 Adjuvante Chemotherapie

Eine adjuvante Chemotherapie soll möglichst innerhalb von 10–21 Tagen nach der Primäroperation begonnen werden. Nach einem Intervall von > 6 Wochen zur Primäroperation ist die Effektivität einer adjuvanten Therapie in Frage zu stellen.

### 8.2.2 Kurative Chemotherapie

Es handelt sich in der Regel um Patientinnen im FIGO-Stadium III, bei denen im Rahmen einer radikalen Primäroperation ein Tumorrest < 1 cm zurückgelassen werden mußte. Der 1. Zyklus der kurativ orientierten Chemotherapie sollte daher möglichst zwischen Tag 10 und 21 nach der Operation liegen, um eine optimale Wirkung der zytostatischen Therapie sicherzustellen. Auch bei Wundheilungsstörungen kann dieser Termin in der Regel ohne erhöhtes Risiko eingehalten werden. Ein Therapiebeginn > 28 Tage nach Operation sollte vermieden werden.

### 8.2.3 Palliative Chemotherapie

Therapiebeginn innerhalb von 28 Tagen nach der Operation. Ein individualisiertes Vorgehen in Abhängigkeit von den Symptomen und den Wünschen der Patientin ist hier aber möglich. Bei völligem Fehlen von klinischen Symptomen kann in Einzelfällen auch auf das Auftreten von Symptomen gewartet werden, bevor mit einer Therapie begonnen wird.

## 8.3 Wahl der Therapie

### 8.3.1 Adjuvante Chemotherapie

Ein allgemeiner Standard für die adjuvante Chemotherapie ist bisher nicht definiert. Derzeit findet folgendes Vorgehen allgemeine Anerkennung:
- bei *Boderlinetumoren (Stadium I-III):* keine adjuvante Chemotherapie;
- in dem *Stadium Ia/Ib G 1 „Low-risk":* keine adjuvante Chemotherapie;

- in dem *Stadium Ia/Ib G2–3, Ic–IIa G1–G3 „high risk":*
  - platinhaltige Kombination: Cisplatin/CYC oder Carboplatin/ CYC 4–6 Zyklen alle 21 Tage. Alternativen:
  - Cisplatin- oder Carboplatinmonotherapie 3–6 Zyklen alle 21 Tage:
  - Melphalanmonotherapie p.o.;
  - Ganzabdomenbestrahlung, 50 Gy Becken, 22–28 Gy Oberbauch;
  - $^{32}$P i.p. (15 µCi);
- in dem Stadium IIb, IIc, IIIa G1–G3 (makroskopisch kein Tumorrest):
  - platinhaltige Kombinationen: Cisplatin/CYC oder Carboplatin/ CYC 6 Zyklen alle 21 Tage;
  Alternativen:
  - Cisplatin- oder Carboplatinmonotherapie
  - *Ganzabdomenbestrahlung.*

*Kombinationstherapien unter Einschluß von Anthrazyklinen (z. B. CAP, CEP oder CHAP) sind bei fehlendem Nachweis besserer Wirksamkeit und wegen der höheren Nebenwirkungsrate in der adjuvanten Therapie nicht zu empfehlen.*

### 8.3.2 Kurative Therapie

Die Standardtherapie ist eine Kombinationstherapie aus Platin und einem Alkylans. Bei äquieffektiver Dosisintensität ist von einer Zweierkombination die gleiche Wirksamkeit wie von Dreierkombinationen unter Einschluß von Anthrazyklinen zu erwarten. In jüngster Zeit hat die Kombination aus Cisplatin und Paclitaxel bei Patientinnen im Stadium III/IV und einem postoperativen Tumorrest > 1 cm sehr gute Behandlungsergebnisse und eine verbesserte Gesamtüberlebensdauer gezeigt. Diese Ergebnisse müssen in weiteren klinischen Studien bestätigt werden.

*Bei Stadium III, postoperativer Tumor < 1 cm:*
- *Cisplatin/Cyclophosphamid, 6 Kurse, 21 Tage;*
- *Carboplatin/Cyclophosphamid, 6 Kurse, 21 Tage;*
- *Cisplatin, Adriamycin, Cyclophosphamid 6–10 Kurse alle 21 Tage;*
- *Cisplatin/Taxol und Carboplatin/Taxol nur unter Studienbedingungen.*

### 8.3.3 Palliative Therapie

Bei Patientinnen im Stadium III > 2 cm oder im Stadium IV ist die Standardtherapie prinzipiell wie unter 8.3.2 aufgeführt. Der häufig schlechte Allgemeinzustand dieser Patientinnen sowie die nur selten gegebene Möglichkeit der Kuration lassen ein indivuduelles Vorgehen mit Einsatz nur begrenzt toxischer Kombination sinnvoll erscheinen. Carboplatin sollte gegenüber Cisplatin der Vorzug gegeben werden. Kombination aus Platin und Taxol haben sich bei dieser Patientengruppe als wirksam erwiesen.

*Bei Stadium III, postoperativer Tumor > 2 cm und Stadium IV:*
- *Cisplatin/Cyclophosphamid;*
- *Carboplatin/Cyclophosphamid;*
- *Cisplatin/Taxol;*
- *bei schlechtem Allgemeinzustand: Monotherapie mit Carboplatin;*
- *Carboplatin/Taxol (unter Studienbedingungen).*

## 8.4 Therapiedauer

- In der adjuvanten Situation sind bei Einsatz platinhaltiger Kombinationen minimal 3 und maximal 6 Behandlungskurse indiziert.
- In der kurativen Situation werden bei Ansprechen auf eine platinhaltige Kombinationstherapie 6–8 Behandlungskurse appliziert.
- In der palliativen Situation wird bei Ansprechen auf eine platinhaltige Induktionstherapie ebenso wie in der kurativen Situation verfahren. Bei Einsatz nichtplatinhaltiger Therapieschemata, die nicht das Ziel einer Remissionsinduktion verfolgen, muß die Therapiedauer am Krankheitsverlauf und den therapiebedingten Nebenwirkungen orientiert werden.

## 8.5 Modifikation der Standarddosis

Zu beachten sind die bekannten Dosiseinschränkungen für Cisplatin und Carboplatin bei eingeschränkter Nierenfunktion, für Anthrazykline und Taxane bei kardialer Vorschädigung. Im übrigen gelten die bekannten Kontraindikationen für den Einsatz der verschiedenen Zytostatika.

## 8.6 Besonderheiten zur Begleittherapie

Bei Einsatz von Cisplatin ist auf eine adäquate Prä- und Posthydratation zu achten. Bei Hypomagnesiämie unter Platintherapie ist eine entsprechende Substitution zu empfehlen. Für die Taxane gilt zur Vermeidung von Hypersensitivitätsreaktionen der obligate Einsatz des Prämedikationsschemas. Eine antiemetische Therapie mit 5-HT$_3$-Antagonisten ist für alle platinhaltigen Kombinationen (Cisplatin und Carboplatin) bei Frauen obligat.

## 8.7 Erhaltungstherapie/Konsolidierungstherapie

Der Wert einer Erhaltungstherapie bei pathologischer Komplettremission/mikroskopischem Tumorrest nach Abschluß einer platinhaltigen Primärtherapie ist nicht gesichert. Zytostatika systemisch oder i.p. appliziert, Ganzabdomenbestrahlung sowie immunologische Therapieansätze werden verfolgt. Außerhalb kontrollierter Studien kann derzeit keine Therapiemaßnahme empfohlen werden. Auch bei Patientinnen mit einer klinischen Partialremission nach Abschluß der Primärtherapie oder mit peristierendem Tumorrest bei der SLO sollte eine Fortsetzung der Therapie mit Zytostatika systemisch oder intraperitoneal nur innerhalb kontrollierter klinischen Studien erfolgen, da ein positiver Effekt durch die Fortsetzung der Therapie bisher nicht zweifelsfrei gezeigt werden konnte, sich die Chancen für eine Rezidivtherapie aber möglicherweise verschlechtern.

## 9 Rezidiv-/Salvagetherapie

Patientinnen mit einem persistierenden oder rezidivierenden Tumor nach Abschluß der Primärtherapie sind derzeit nicht heilbar. Vordringliche Ziele einer 2. Chemotherapie sind das Erreichen einer möglichst lange andauernden 2. Remission, die Verminderung evtl. bestehender krankheitsbedingter Symptome und eine Verbesserung der Lebensqualität. Die Wahl einer geeigneten Zweittherapie hängt von verschiedenen Faktoren ab. Patientinnen, die primär keine platinhaltige Therapie erhalten haben oder auf eine primäre Platintherapie mit einer Remission angesprochen haben, die anschließend > 12 Monate andauerte, haben eine gute Chance, erneut auf eine Platintherapie anzusprechen (33% bei 13–24 Monaten und 59% bei > 24 Monaten; Markmann 1994). In den meisten Fällen wird man für die Reinduktion das Platinanalog Carboplatin wählen, um die Toxizität der Therapie möglichst gering zu halten. In Fällen, in denen eine primäre Chemotherapie mit Carboplatin zu einer starken oder prolongierten Myelosuppression geführt hat, kann der Einsatz von Cisplatin insbesondere zur Vermeidung einer erneuten dosislimitierenden Thrombozytopenie günstig sein.

Patientinnen, die auf eine primäre Platintherapie nicht angesprochen haben oder nach einem kurzen Intervall ein Rezidiv erleiden, sind keine geeigneten Kandidaten für eine erneute Platintherapie (< 5% Ansprechen). In dieser Indikation kann heute Paclitaxel mit einem akzeptablem Spektrum an Toxizität und einer Remissionsdauer von ca. 20% erfolgreich eingesetzt werden. Weitere Alternativen sind der Einsatz von Ifosfamid, Etoposid, Treosulfan oder Hexamethylmelamin. Gelegentlich kann auch durch die Gabe endokriner Substanzen (Tamoxifen, Medroxy-progesteronacetat) eine Remission induziert werden.

*Substanzen in klinischer Erprobung:* Docetaxel, die Topoisomerasehemmer Irinotecan und Topotecan, der Antimetabolit Gemcitabin sowie Epirubicin in einer höheren Dosierung. Alle genannten Substanzen haben bereits in Phase-II-Studien in der Second-line-Therapie ihre Wirksamkeit gezeigt.

Der Einsatz einer Hochdosistherapie sollte in der Rezidivsituation nur unter Studienbedingungen erwogen werden. Verschiedene Schemata mit autologer KMT oder unter Einsatz von PBSC werden derzeit erprobt.

## 10 Maßnahmen zur Therapiekontrolle

In der adjuvanten Situation sind regelmäßige Kontrollen unter der Therapie durch gynäkologische Tastuntersuchung, evtl. ergänzt durch vaginale Sonographie, ausreichend.

In der kurativen und palliativen Situation ist eine sorgfältige Kontrolle des Therapieerfolges durch bildgebende Verfahren, gynäkologische Untersuchung sowie durch Kontrolle präoperativ erhöhter Tumormarker erforderlich. Bei Patientinnen mit suboptimaler Primäroperation kann die Möglichkeit einer Interventionsoperation bei klinischer Remission nach 2–4 Behandlungskursen erwogen werden. Eine Second-look-Operation zur Sicherung der Remission sollte nur angestrebt werden, wenn sich aus den gewonnen Informationen eine relevante Therapieentscheidung ergibt. In der palliativen Situation sollte die Überwachung der Tumorparameter auf ein sinnvolles Mindestmaß begrenzt werden. Nach chirurgischer R0-Resektion oder klinischer Komplettremission sind regelmäßige Nachsorgekontrollen in den ersten 2 Jahren alle 3 Monate, danach alle 6 Monate zu empfehlen.

## 11 Besondere Hinweise

*Studien*

*ACTION/ICON 1:* adjuvante Chemotherapie vs. Therapiebeginn bei manifestem Rezidiv.

*Studienleitung:* MRC Cancer Trials Office, 1 Brooklands Avenue, Cambridge CB2 2BB. Trial Coordinators: C. Williams (Southampton) and D. Guthrrie (Derby). Tel.: 0233 31111, Fax: 0223 311844

*AGO-Studie:* prospektiv randomisierter Therapievergleich Carboplatin/ Paclitaxel vs. Cisplatin/Paclitaxel.

*Studienleitung:* AGO Studiengruppe Ovarialkarzinom. Studiensekretariat: Frauenklinik St. Vincentius KH Karlsruhe, Südendstr. 32, 76137 Karlsruhe. Studienkoordinator: Dr. A. duBois. Tel.: 0721 8108, Fax: 0721

## 12 Therapieschemata

### 12.1 Adjuvante Chemotherapie

| Cyclophosphamid/Cisplatin | | | CP (Chiara et al. 1987) |
|---|---|---|---|
| Cyclophosphamid | $600\,mg/m^2$ i.v. | Kurzinfusion | Tag 1 |
| Cisplatin | $50\,mg/m^2$ i.v. | 2-h-Infusion | Tag 1 |
| Wiederholung Tag 29 für 6 Zyklen | | | |

| Cisplatin/Epirubicin | | | PE (Dottino et al. 1991) |
|---|---|---|---|
| Cisplatin | $50\,mg/m^2$ i.v. | 2-h-Infusion | Tag 1 |
| Doxorubicin | $50\,mg/m^2$ i.v. | Bolus | Tag 1 |
| Wiederholung Tag 22 für 6 Zyklen | | | |

| **Cisplatin** | | | **P**<br>(Vergote 1992) |
|---|---|---|---|
| Cisplatin | 50 mg/m² i.v. | Infusion | Tag 1 |
| Wiederholung Tag 22 für 6 Zyklen | | | |

| **Melphalan** | | | (Young et al. 1990) |
|---|---|---|---|
| Melphalan | 0,2 mg/kg KG | p.o. | Tag 1, 2, 3, 4, 5 |
| Wiederholung Tag 29–43 für 12 Zyklen | | | |

## 12.2 Induktionstherapie

| **Cyclophosphamid/Cisplatin** | | | **CP**<br>(Neijt 1987) |
|---|---|---|---|
| Cyclophosphamid | 750 mg/m² i.v. | Kurzinfusion | Tag 1 |
| Cisplatin | 75 mg/m² i.v. | 2-h-Infusion | Tag 1 |
| Wiederholung Tag 22 für 6 Zyklen | | | |

| **Cyclophosphamid/Carboplatin** | | | **CC**<br>(Meerpohl 1991) |
|---|---|---|---|
| Cyclophosphamid | 600 mg/m² i.v. | Kurzinfusion | Tag 1 |
| Carboplatin | 350 mg/m² i.v. | 1-h-Infusion | Tag 1 |
| Wiederholung Tag 29 für 6 Zyklen | | | |

| **Cisplatin/Paclitaxel** | | | **PT** |
| | | | (McGuire et al. 1996) |
| Cisplatin | 75 mg/m² i.v. | 2-h-Infusion | Tag 1 |
| Paclitaxel | 135 mg/m² i.v. | 24-h-Infusion | Tag 1 |
| Wiederholung Tag 22 für 6 Zyklen | | | |

| **Cyclophosphamid/Doxorubicin (Adriamycin)/Cisplatin** | | | **CAP** |
| | | | (Omura 1986) |
| Cyclophosphamid | 500 mg/m² | Kurzinfusion | Tag 1 |
| Adriamycin | 50 mg/m² | Bolus | Tag 1 |
| Cisplatin | 50 mg/m² | 2-h-Infusion | Tag 1 |
| Wiederholung Tag 22 für 6 Zyklen | | | |

| **Carboplatin** | | | **C** |
| | | | (Mangioni 1989) |
| Carboplatin | 400 mg/m² | ½-h-Infusion | Tag 1 |
| Wiederholung Tag 29, für 5 Zyklen | | | |

| **Cisplatin** | | | **P** |
| | | | (Mangioni 1989) |
| Cisplatin | 100 mg/m² | 2-h-Infusion | Tag 1 |
| Wiederholung Tag 29, für 5 Zyklen | | | |

## 12.3 Salvagetherapie

| Etoposid | | | E<br>(Hoskins 1994) |
|---|---|---|---|
| Etoposid | 100 mg/m$^2$/Tag | p.o. | Tag 1–14 |
| Wiederholung Tag 22, bis Progression | | | |

| Paclitaxel | | | T<br>(Eisenhauer et al. 1994) |
|---|---|---|---|
| Paclitaxel | 135–175 mg/m$^2$ | 3-h-Infusion | Tag 1 |
| Wiederholung Tag 22, 6–10 Zyklen | | | |

| Hexamethylmelamin | | | HMM<br>(Vergote et al. 1992) |
|---|---|---|---|
| Hexmethylmelamin | 6 mg | p.o. | Tag 1–21 |
| Wiederholung Tag 29, bei Ansprechen evtl. bis Progression | | | |

| Treosulfan | | | Treo<br>(Meier 1995) |
|---|---|---|---|
| Treosulfan | 5–7 mg/m$^2$ | Infusion | Tag 1 |
| Wiederholung Tag 29, für 6 Zyklen oder bis Progression | | | |

| Epirubicin | | | | E |
| --- | --- | --- | --- | --- |
| | | | | (Vermorken 1995) |
| Epiribicin | 120–150 mg/m$^2$ | i.v. | Bolus | Tag 1 |
| Wiederholung Tag 22, für 5–6 Zyklen | | | | |

| Tamoxifen | | | | TAM |
| --- | --- | --- | --- | --- |
| | | | | (Hatch 1991) |
| Tamoxifen | 20–40 mg/m$^2$ | p.o. | | täglich fortlaufend |
| Dauertherapie, bei Ansprechen evtl. bis zur Progression | | | | |

# Literatur

Advanced Ovarian Cancer Trials Group (1991) Chemotherapy in advanced ovarian cancer: an overview of randomized clinical tirals. BMJ 303:884–893

Alberts DS, Green S, Hannigan EV, O'Toole R et al. (1992) Improved therapeutic index of carboplatin plus cyclophosphamide versus cisplatin plus cyclophosphamide: final report by the Southwest Oncology Group of a phase III randomized trial in stages III and IV ovarian cancer. J Clin Oncol 10:706–717

Alberts DS, Liu PY, Hannigan EV, O'Toole T et al. (1995) Phase III study of i.p. cisplatin/cyclophosphamid versus i.v. cisplatin/i.v. cyclophosphamide in the treatment of nonmeasurable optimal stage III ovarian cancer. Proc IGCS Philadelphia 1995 (abstract)

Anderson H, Wagstaff J, Crowther D et al. (1988) Cooperative toxicity of cisplatin, carboplatin (CBDCA) and iproplatin

Averette HE, Hoskins W, Nguyen HN et al. (1993) National survey of ovarian carcinoma. I. A patient care evaluation study of the American College of Surgeons. Cancer 71:1629–1638

Bauknecht TH, Birmelin G, Kommoss F (1990) Clinical significance of oncogenes and growth factors in ovarian cancer. Steroid Biochem Mol Biol 37:855–862

Berchuk A, Rodrigues GC, Kamel A, Doge RK et al. (1991) Epidermal growth factor receptor expression in normal ovarian epithelium and ovarian carcinoma in correlation of receptor expression with prognostic factors in patients with ovarian cancer. Am J Obstet Gynecol 164:669–674

Berek JS, Hacker NF (1987) Staging and secon look operations in ovarian cancer. In: Piver MS (ed) Ovarian malignancies. Edinburgh, Churchill Livingstone, p 112

Berek JS, Hacker NF, Lichtenstein A et al. (1985) Intraperitonel recombinant alpha interferon for salvage immunotherapy in stage III epithelial ovarian cancer: A GOG study. Cancer Res 45:4447

Berej JP, Langley FA, Talerman A, Delemarre JF (1989) The prognostic variability of ovarian tumor grading by different pathologists. Gynecol Oncol 27:166

Bolis G, Colombo N, Favalli G et al. (1992) Randomized multicenter clinical trial in stage I epithelial ovarian cancer. Proc ASCO 11:225

Bookman M, Godfrey S, Padavic K et al. (1990) Anti-transferrin receptor immunotoxin therapy: Phase I intraperitoneal trial. Proc ASCO 9:772

Bourne TH, Whitehead MI, Campell S et al. (1991) Ultrasound screening for familial ovarian cancer. Gynecol Oncol 43:92–97

Bruzzone M, Repetto L, Chiara S, Campora E et al. (1990) Chemotherapy versus radiotherapy in the management of ovarian cancer patient with pathological complete response or minimal residual disease at second look. Gynecol Oncol 37:367–373

Burgh MEL van der, Lent M van, Kobierska A et al. (1993) Intervention debulking surgery does improve survival in advanced epithelial ovarian cancer: an EORTC Gynecological Cancer Cooperative group study. Proc. ASCO 12:258

Burgh MEL van der, Lent M van, Buyse M, Kobierska A et al. (1995) The effect debulking surgery after induction chemotherapy on the prognosis in advanced epithelial ovarian cancer. N Engl J Med 332:629–634

Burghardt E, Winter R (1989) The effect of chemotherapy on lymph node metastases in ovarian cancer. Baillieres Clin Obstet Gynecol 3 167–171

Calvert AH, Newell DR, Gumbrell LA et al. (1989) Carboplatin dosage: prospective evaluation of a simple formula based on renal function 7:1748–1756

Chiara S, Conte PF, Bruzzone M et al. (1987) Cisplatin and cyclophosphamide in early epithelial ovarian cancer. Chemotherapia 6:380–383

Colombo N, Pettili M, Parma G et al. (1993) Cisplatin dose intensity in advanced ovarian cancer: a randomized study of conventional dose versus dose intense cisplatin chemotherapy. Proc ASCO 12:255

Cramer DW, Welch WR, Scully RE, Wojciechowski CA (1982) Ovarian cancer and talc. Cancer 50:372–376

Cramer DW, Willett WC, Bell DA et al. (1989) Galactose consumption and metabolism in relation to risk of ovarian cancer. Lancet 2:66

Declos L, Smiths JP (1975) Ovarian cancer with special regard to types of radiotherapy. NCI Monogr 42:129

Dembo AJ, Bush RS, Beale FA et al. (1979) The Princess Margaret Hospital study of ovarian cancer: stages I, II and asymptomatic III presentations. Cancer Treat Rep 63:249

Dembo AJ, Bush RS, Beale FA et al. (1979a) Improved survival following abdomino-pelvic irradiation in patients with a completed pelvic operation. Am J Obstet Gynecol 134:793–800

DiCioccio A, Piver ST (1992) The genetics of ovarian cancer. Cancer Invest 10:135–141

Dottino PR, Plaxe SC, Cohen CJ (1991) A phase II trial of adjuvant cisplatin and doxorubicin in stage I epithelial ovarian cancer. Gynecol Oncol 43:203–205

Eifel PJ, Gershenson DM, Declos L, Stringer C et al. (1991) Twice dayly split course abdominopelvic radiation therapy after chemotherapy and positive second look laparotomy for epithelial ovarian carcinoma. Int J Radiat Oncol Biol Phys 21:1013–1018

Einhorn N, Sjovall K, Knapp R, Hall P et al. (1992) Specificity of serum Ca 125 radioimmunoassay for early detection of ovarian cancer: a prospective study. Obstet Gynecol 80:14

Eisenhauer EA, ten Bokkel Huinink WW, Swenerton KD et al. (1994) European-canadian randomized trial of paclitaxel in relapsed ovarian cancer: High dose versus low dose and long versus short infusion. J Clin Oncol 12:2654–2666

Epenetos AA, Hooker G, Krausz T et al. (1987) Antibody-guided irradiation of advanced ovarian cancer with intraaperitoneally administered radiolabelled monoclonal antibodies J Clin Oncol 5:11890

FIGO Cancer Comittee (1990) Staging announcement Gynecol Oncol 25:40

Funks Z (1977) The role of radiation therapy in the management of ovarian carcinoma. Isr J Med Sci 13:815

Gallion HH, Powell DE, Morrow JK et al. (1992) Molecular genetic changes in human epithelial ovarian malignancies. Gynecol Oncol 47:137–142

Greene MH, Clark JW, Blayney DW (1984) The epidemiology of ovarian cancer. Semin Oncol 11:209–226

Griffiths CT, Parker LM, Fuller AM (1979) Role of cytoreductive surgical treatment in the management of advanced ovarian cancer. Cancer Treat Rep 63:235

Hacker NF, Berek JS, Lagasse LD (1983) Primary cytoreductive surgery for epithelial ovarian cancer. Obstet Gynecol 61:413

Hatch KD, Beecham JB, Blessing JA, Creasman WT et al. (1991) Responsivness of patients with advanced ovarian carcinoma to tamoxifen. Cancer 68:269–271

Heintz AM, Hacker NF, Berek JS (1986) Cytoreductive surgery in ovarian carcinoma: feasibility and morbidity. Obstet Gynecol 67:783

Henriksen R, Strang P, Wilander E et al. (1994) p53 Expression in epithelial ovarian neoplasms: relationship to clinical and pathological parameters, ki-67 expression and flow cytometry. Gynecol Oncol 53:301–306

Hoskins WJ, Rubin SC, Dulaney E et al. (1989) Influence of secondary cytoreduction at the time of second look laparotomy on the survival of patients with epithelial ovarian cancer. Gynecol Oncol 34:365

Hreshchyshyn MW, Park RC, Blesing JA et al. (1980) The role of adjuvant therapy in stage I ovarian cancer. Am J Obstet Gynecol 138:139

Hunter RW, Alexander NDE, Soutter WP, Welch WR (1992) Metaanalysis of surgery in advanced ovarian carcinoma: Is maximum cytoreductive surgery an independent determinat of prognosis? Am J Obstet Gynecol 166 (2):504–511

Kacinski B (1993) Ovarian carcinoma: Tumor- and molecular biology. In: Meerpohl IIG, Pfleiderer A, Profus C (Hrsg) Das Ovarialkarzinom Bd 1: Tumorbiologie, Screening, Staging. Springer, Berlin Heidelberg New York Tokyo, S 7–19

Kaye SB (1992) Importance of cisplatin dosage in advance ovarian cancer: survival benefit in a randomized trial. Proc ASCO 11:226

Kaern J, Trope C, Kjorstad KE, Abeler V et al. (1990) Cellular DNA content as a new prognostic tool in patients with borderline tumors of the ovary. Gynecol Oncol 38:452–457

Kerlikowske K, Brown JS, Grady DG (1992) Should women with familial ovarian cancer undergo prophylactic oophorectony? Obstet Gynecol 80:700–707

Kiechle-Schwarz M, Walz L, Pfleiderer A (1992) Der Verlust von genetischem Material vom kurzen Arm des Chromosoms 11: Ein häufiger Befund beim Ovarialkarzinom. In: Meerpohl HG, Pfleiderer A (Hrsg) Das Ovarialkarzinom Bd 1: Tumorbiologie, Screening, Staging. Springer, Berlin Heidelberg New York Tokyo, S 20–27

Kindermann G (1995) Laparoscopic management of ovarian malignancies: data of an early follow up study in 273 german departments of GYN/OBST Proc. 47. Annual Meeting Soc Pelvic Surgeons, Lexington

Klaassen D, Shelly W, Stainveld A et al. (1988) Early ovarian cancer: a randomized clinical trial comparing whole abdominal radiotherapy, melphalan and intraperitoneal chromic phosphate: A National Cancer Institute of Canada Clinical Trial Group report. J Clin Oncol 6:1254–1263

Lambert HE, Berry RJ (1985) High dose cisplatin compared with high dose cyclophosphamide in the management of advanced epithelial ovarian cancer (FIGO stages III and IV): Report from the North Thames Cooperative Group. BMJ 290:889–892

Lambert JE, The North Thames Ovary Group (1989) Advanced carcinoma of the ovary: a comparative trial between carboplatin versus radiotherapy as maintenance therapy. Proc 2 International Gynecol Cancer Society, Toronto

Lawton F, Luesly D, Blackledge G, Hilton C, Kelly K et al. (1990) A randomized trial comparing whole abdominal radiotherapy with chemotherapy follswing cisplatinum cytoreduction in epithelial ovarian cancer. West Midlands Ovarian Cancer Group Trial II. Clin Oncol 2:4

Levin L, Hryniuk WM (1987) Dose intensity analysis of chemnotherapy regimes in ovarian carcinoma. J Clin Oncol 5:756–767

Levin L, Simon R, Hryniuk W (1993) Importance of multiagent chemotherapy regimens in ovarian carcinoma: dose intensity analysis. J Natl Cancer Inst 85 (21):1732–1742

Malkasian GD Jr, Melton LJ III, O'brien PC, Greene MH (1984) Prognostic significance of histologic classification and grading of epithelial malignancies of the ovary. Am J Obstet Gynecol 149:274–284

Mangioni C, Epis A, Vassena L, Scalambrino S et al. (1987) Radiotherapy (RT) versus chemotherapy (CH) as second treatment of minimal disease (MRD) in advanced epithelial ovarian cancer (EOC). Proc 1 International Gynecol Cancer Society, Amsterdam

Markman M (1994) The role of intraperitoneal chemotherapy in ovarian cancer. Cancer Treat Res 70:73–82

McGuire WP, Hoskins WJ, Brady MF et al. (1992) A phase III trials of dose intense versus standard dose cisplatin and cytoxan in advanced ovarian cancer. Proc ASCO 11:226

McGuire WP, Hoskins W, Brady M et al. (1993) A phase III trial comparing cisplatin/cytoxan and cisplatin/toxol in advanced ovarian cancer. Proc Am Soc Clin Oncol 12:255

McGuire WP, Hoskins WJ, Brady MF, Kucera PR et al. (1996) Cyclophosphamide and cisplatin compared with paclitaxel and cisplatin in patients with stage III and stage IV ovarian cancer N Engl J Med 334:1-6

Meerpohl HG (1984) Chemotherapie fortgeschrittener epithelialer Ovarialkarzinome. Onkologie 7 [Suppl 2]:22-34

Meerpohl HG, Giese E, Teufel G et al. (1987) Die sekundäre Tumorreduktion bei Patientinnen mit fortgeschrittenem Ovarialkarzinom. Arch Gynecol Obstet 242:411-413

Meerpohl HG, Sauerbrei W, Kühnle H et al. (1991): Cyclophosphamide/ Carboplatin (CTX/CarcoPt) versus cyclophosphamide/cisplatin (CTX/PT) in patients with small volume stage II/IV ovarian cancer (<2 cm): an interim report by the German Ovarian Cancer Study Group (GOCA). Proc 3 Int Gynecol Cancer Soc 199 (abstract)

Meerpohl HG, Lück HJ, Bauknecht Th, du Bois A et al. (1996) Paclitaxel/ carboplatin in der First-line-Behandlung fortgeschrittener Ovarialkarzinome: Ergebnisse einer Dosisfindungsstudie. J Cancer Res Clin Oncol (abstract)

Nagell JR van, DePriest PD, Gallion HH, Pavlik EJ (1993) Ovarian cancer screening. Cancer 73:1523-1528

Narod S, Lynch HT, Conway T, Feunteun J, Watson P et al. (1991) Familial breast: ovarian cancer locus on chromosome 17q 12-q23. Lancet 338:82-83

Neijt JP, Burg MEL van der, Vriesendorp R et al. (1984) Randomized trial comparing two combination chemotherapy regimes (hexa-CAF vs CHAP.5) in advanced ovarian carcinoma. Lancet 2:594-598

Neijt JP, ten Bokkel Huinink WW, Burg MEL van der et al. (1987) Randomized trial comparing two combination chemotherapy regimes (CHAP-5 vs CP) in advanced ovarian carcinoma. J Clin Oncol 5:1157

Omura G, Blessing JA, Ehrlich CE et al. (1986) A randomized trial of cyclophosphamide and doxorubicin with or without cisplatin in advanced ovarian carcinoma. Cancer 57:1725-1730

Omura G, Bundy B, Berek J et al. (1989) Randomzed trial of cyclophosphamide plus cisplatin with or without doxorubicin in ovarian carcinoma: A Gynecologic Oncology Group Study. J Clin Oncol 7:457

Omura GA, Buyse M, Marsoni S et al. (1991) CP versus CAP chemotherapy of ovarian carcinoma: a metaanalysis. J Clin Oncol 9:1668-1991

Ovarian Cancer Meta-Analysis Project (1991) Cyclophosphamide plus cisplatin versus cyclophosphamide, doxorubicin, and cisplatin chemotherapy of ovarian carcinoma: a meta-analysis. J Clin Oncol 9:1668-1674

Peters HD, Blatter J, Ermisch S (1995) Gemcitabin: Pharmakologisches Profil und klinische Anwendung. Onkologe 1:367-382

Petterson F (1991) Annual Report of the results of treatment in gynecologic cancer. International Federation of Gynecology and Obstetrics (FIGO), vol 21. Panoramic Press Stockholm

Piver ST, Baker TR, Piedmonte M, Sandecki AM (1991) Epidemiology and etiology of ovarian cancer. Semin Oncol 18:177-185

Pujade-Lauraine E, Guastella JP, Colombo N et al. (1991) Intraperitoneal human r-IFN gamma as treatment of ressidual carcinoma after second look (SLL). Proc ASCO 10:195

Schwartz PE, Chambers JP, Kohorn EJ et al. (1989) Tamoxifen in combination with cytotoxic chemotherapy in advanced epithelial ovarian cancer. Cancer 63:1074

Sell A, Bertelsen K, Andersen JE et al. (1979) Randomized study of whole abdomen irradiation versus pelvic irradiation plus cyclophosphamide in treatment of early ovarian cancer. Gynecol Oncol 37:67–73

Sorbe B, Frankendal B, Veress B (1982) Importance of histologic grading in the prognosis of epithelial ovarian cancer. Obstet Gynecol 59:576–582

Sutton GP, Blessing JA, Photopoulus G, Berman ML, Homesley HD (1990) Gynecologic Oncology Group experience with ifosfomaide. Semin Oncol 17 [Suppl 4]:6–10

Swenerton K, Jeffrey J, Stuart G, Roy M et al. (1992) Cisplatin cyclosphamide versus carboplatin cyclophosphamide in advanced ovarian cancer: a randomized study of the National Cancer Institute of Canada Clinical Trial Group. J Clin Oncol 10:718–726

Thigpen T, Vance R, Puneky L, Khansur T (1994) Chemotherapy in advanced ovarian carcinoma, current standards of care based on randomized trials. Gynecol Oncol 55:S97–S107

Thomas G, Dembo A (1990) Radiation therapy in ovarian cancer. Cancer 71 (4):1710–1718

Tobacman JK, Greene MH, Tucker MA et al. (1982) Intraabdominal carcinomatosis after prophylactic oophorectomy in ovarian cancer-prone families. Lancet 2:794

Vergote IB, Vergote-deVos LN, Abeler V, Aas M et al. (1992) Randomized trial comparing cisplatin with radioactive phophorus or whole -abdomen irradiation as adjuvant treatment of ovarian cancer. Cancer 69:741–749

Vermorken JB, Kobierska A, Chevallier B, Zanaboni F et al. (1995) Phase II study of high dose epirubicin (HDE) in ovarian cancer patients previously treated with cisplatin. Proc ASCO 14:276 (' abstract 772)

Whitemore AS, Wu ML, Pfaffenberger RS et al. (1988) Personal and environmental characteristics related to epithelial ovarian cancer. Exposures to talcum powder, tabacco, alcohol and coffee. Am J Epidemiol 128:1228

World Health Organization (1989) The world Health Organization collabortive study of neoplasia and steroid contraceptives: epithelial ovarian cancer and combined oral contraceptives. Int J Epidelmiol 18:538–545

Yancik R, Ries LG, Yates JW (1986) Ovarian cancer in the elderly: an analysis of surveillance, epidemiology and end results program data. Am J Obstet Gynecol 154:639

Young RC, Chabner BA, Hubbard SP et al. (1978) Prospective trial of melphalan (L-PAM) versus combination chemotherapy (Hexa-CAF) in ovarian adenovarcinoma. N Engl J Med 299:1261–1266

Young RC, Decker DG, Wharton JT et al. (1983) Staging laparotomy in early ovarian cancer. JAMA 250:3072

Young R, Walton LA, Ellenburg SS et al. (1990) Adjuvant therapy in stage I and stage II epithelial ovarian cancer. N Engl J Med 322:1021

# Maligne Stromazelltumoren des Ovars

H. G. Meerpohl

## 1 Einleitung

*Häufigkeit:* Stromazelltumoren bilden mit ca. 5–7% der Diagnosen die drittgrößte Gruppe aller Ovarialtumoren, wobei ihr Anteil an den Ovarialkarzinomen nur etwa 2% beträgt.

*Histogenese:* Stromazelltumoren entwickeln sich entweder aus dem gonadenspezifischem Stromagewebe oder aus undifferenzierten Mesenchym. Bei einer „weiblichen" Differenzierung des gonadalen Stromagewebes werden diese Tumoren als *Granulosazelltumoren oder Thekazelltumoren,* bei einer „männlichen" Differenzierung als *Sertoli-Leydig-Zelltumoren* und bei Vorliegen beider Differenzierungsformen als *Gynandroblastome* klassifiziert. Darüber hinaus werden in der WHO-Klassifikation als weitere Untergruppen die aus undifferenziertem Mesenchym entstandenen Fibrome/Thekome sowie die Gruppe der unklassifizierbaren Tumoren unterschieden.

**Klassifikation der Stromazelltumoren nach WHO**

| | |
|---|---|
| – Granulosazelltumoren | – Sertoli-Leydig-Zelltumoren |
|   – adulte Form |   – hochdifferenziert |
|   – juvenile Form |   – mäßig differenziert |
| |   – schlecht differenziert |
| – Fibrom/Thekom | |
|   – Thekom | – Unklassifizierbare Tumoren |
|   – Fibrom | |
|   – Fibrosarkom | |
|   – sklerosierende Stromatumoren | – Gynandroblastom |

*Endokrine Aktivität*

Stromazelltumoren sind häufig endokrin *aktive* Tumoren. Östrogene, Androgene und Gestagenvorstufen werden produziert. Die endokrine Aktivität ist aber kein Indikator für eine Malignität.

Maligne Stromazelltumoren sind sehr selten, und systematische Untersuchungen dieser Tumoren sind die Ausnahme. Die nachfolgenden Angaben und Empfehlungen beruhen überwiegend auf retrospektiv emittelten Einzelfallerfahrungen oder klinischen Fallsammlungen, die über lange Zeiträume erstellt wurden.

## 2 Literatur

Bjorkholm E, Silverswaard C (1981) Prognostik factors in granulosazell tumors. Gynecol Oncol 11:261ff.

Colombo N, Sessa C, Landon F et al. (1986) Cisplatin, vinblastine and bleomycine combination chemotherapy in metastatic granulosa cell tumors of the ovary. Obstet Gynecol 67:265ff.

Evans AT, Gaffey TA, Malkasian GD et al. (1980) Clinicopathologic review of 118 granulosa and 82 theca cell tumors. Obstet Gynecol 55:231ff.

Fox II, Agrawal K, Langley FA (1975) A clinicopathologic study of 92 cases of granulosacell tumor of the ovary with special reference to the factors influencing prognosis. Cancer 35:231ff.

Kaye SB, Savies E (1984) Cyclophosphamide, adriamycin and cisplatinum for the treatment of advanced granulosa cell tumor using serum estradiol as tumor marker. Gynecol Oncol 24:261ff.

Klemi PJ, Joensuu H, Salmi T (1990) Prognostic value of flow cytometric DNA content analysis in granulosa cell tumor of the ovary. Cancer 65:1189ff.

Lapbohn RE, Burger HG, Bouma J et al. (1989) Inhibin as a marker for granulosa cell tumors. N Engl J Med 321:790ff.

Slayton RE et al. (1985) Vincristine, dactinomycin, and cyclophosphamide in the treatment of malignant germ cell tumors of the ovary: A Gynecologic Oncology Group study. Cancer 56:243ff.

Young RE, Scully RE (1980) Ovarian sex cord stromal tumors: recent progress. Int J Gynecol Pathol 1:153ff.

# 34.49 Granulosazelltumoren

H. G. Meerpohl

## 1 Epidemiologie

*Häufigkeit:* Granulosazelltumoren sind die häufigsten malignen Stroma-zelltumoren. Weniger als 2% aller Ovarialkarzinome sind Granulosazell-tumoren. Mehr als 80% aller Granulosazelltumoren sind endokrin aktive Tumoren, wobei meistens Östrogene, gelegentlich aber auch Androgene oder Gestagenvorstufen produziert werden.

*Altersverteilung:* Es werden eine seltene juvenile Form (ca. 15%) und eine adulte Form (ca. 85%) unterschieden. Im Kindesalter ist die Pubertas praecox, im Erwachsenenalter sind Menorrhagien mit abdominalen Schmerzen die häufigsten Symptome, die zur Diagnose führen. In ca. 5–10% der Fälle wird mit einem Granulosazelltumor gleichzeitig ein Endometriumkarzinom diagnostiziert. Als Ursache wird eine verstärkte Östrogenproduktion durch den Granulosazelltumor angesehen.

## 2 Histologie

Die mittlere Größe der Granulosazelltumoren liegt zwischen 5 und 15 cm. Gelegentlich ist der Tumor bereits vor der Laparotomie rupturiert, und es findet sich ein Hämoperitoneum. Auf der Schnittfläche finden sich häufig hämorrhagische Areale. Mikroskopisch weisen Granulosazelltumoren eine große Vielfalt unterschiedlicher Manifestationen auf, die die Diagno-sestellung im Einzelfall schwierig gestalten können. Die verschiedenen histologischen Erscheinungsformen sind nicht mit einer unterschiedlichen Prognose asoziiert. Pathognomonisch sind die *Call-Exner-Bodies,* wobei die juvenilen Form weniger Call-Exner-Bodies aufweist.

## 3 Stadieneinteilung

Eine eigene Klassifikation für die Stromazelltumoren existiert nicht. Die Zuordnung erfolgt analog der FIGO-Klassifikation (s. S. 1023) für die epithelialen Ovarialkarzinome. Über 90% aller Granulosazelltumoren werden im Stadium I diagnostiziert (Bjorkholm u. Silverswaard 1981). Nur selten findet sich bei der Diagnosestellung eine Bilateralität der Tumoren (<5%). Tumorgröße und Stadium sind die wichtigsten Prognosefaktoren (Fox et al. 1975). Wie bei allen Ovarialtumoren ist auch bei den Stromazelltumoren ein sorgfältiges intraoperatives Staging zur Festlegung der Tumorausbreitung von größter Bedeutung.

## 4 Prognosefaktoren

Wichtige Prognosefaktoren sind Stadium, Tumorgröße und Tumorruptur. Patientinnen mit einem Lebensalter von <40 Jahren bei der Diagnosestellung weisen eine etwas schlechtere Prognose auf. Histologischer Typ oder Mitoseindex sind für die Prognoseabschätzung wahrscheinlich nur wenig bedeutsam. Ein Zusammenhang zwischen hohem S-Phasenanteil und ungünstigerer Prognose wurde von Klemi et al. (1990) beschrieben.

## 5 Diagnostik

Die Mehrzahl aller Granulosazelltumoren wird im Erwachsenenalter diagnostiziert. Abdominale Schmerzen und uterine Blutungen sind die häufigsten Symptome. Bei ca. 10% aller Patientinnen finden sich nach Tumorruptur mit Hämoperitoneum Zeichen eines akuten Abdomens. Bei der gynäkologischen Untersuchung kann bei >80% aller Patientinnen ein Tumor im kleinen Becken diagnostiziert werden. Die vaginale Sonographie zeigt bei ca. 20% der Patientinnen Zeichen eine Endometriumhyperplasie als Zeichen einer östrogenen Überstimulation. Bei ca. 5% findet sich gleichzeitig ein Endometriumkarzinom (Evans et al. 1980). Klinische Zeichen der Virilisierung sind bei Granulosazelltumoren die Ausnahme.

*Labordiagnostik*
Über die übliche Routinediagnostik hinaus soll eine Bestimmung des Serumöstradiols, evtl. von DHEAS und Serumtestosteron stattfinden. Als Marker für eine eventuelle Früherkennung und zur Verlaufskontrolle wird derzeit das Polypeptidhormon Inhibin diskutiert, ohne daß bisher eine abschließende Wertung erfolgen kann (Lapbohn et al. 1989).

*Apparative Diagnostik*
- Bimanuelle gynäkologische Tastuntersuchung zur Beurteilung des Uterus und der Adnexe.
- Vaginale Sonographie: Die Ovarien stellen sich als überwiegend solide Tumoren mit zystischen Anteilen dar. Gelegentlich findet man auch multizystische, dünnwandige Tumoren.
- Abdominale Sonographie: Blut im Abdomen?
- Zur weiteren präoperativen Diagnostik gehören Thoraxröntgen und Nierenabflußbestimmung (evtl. durch Sonographie).
- Zysto- und Rektoskopie sowie abdominales CT sind nur bei Verdacht auf eine extraovarielle Ausbreitung des Tumors oder bei gesichertem Zweitkarzinom (Endometrium) erforderlich.

## 6  Charakteristika der Erkrankung und Krankheitsverlauf

Granulosazelltumoren können insgesamt als niedrig bis mäßig maligne eingestuft werden. Patientinnen mit einem Granulosazelltumor weisen häufig lange Krankheitsverläufe auf. Rezidive 10–15 Jahre nach der Erstdiagnose sind keine Seltenheit. Bei Auftreten eines Rezidivs ist der weitere Krankheitsverlauf dann allerdings häufig sehr rapide. Das mittlere Alter bei der Diagnosestellung beträgt 53 Jahre. Unterschiedliches Vorgehen beim Staging und bei der Primärtherapie lassen bis heute keine genauen Angaben zur Langzeitüberlebenszeit von Patientinnen mit einem Granulosazelltumor zu. Nach Björkholm kann im Stadium I mit einer Fünf- und Zehnjahresüberlebenswahrscheinlichkeit von > 90 % und im Stadium II/III mit einer Fünfjahresüberlebenswahrscheinlichkeit von 55 % gerechnet werden.

## 7  Therapiestrategie

### 7.1  Einleitung

Die initiale Therapie ist die chirurgische Behandlung. Bei der großen Mehrzahl der Patientinnen mit einer lokoregionär begrenzten Tumorausdehnung (Stadium I) wird mit der chirurgischen Therapie eine kurative Intention erfolgt. Der Wert eines adjuvanten Nachbehandlung bei Patientinnen im Stadium I ist zweifelhaft. die Heilungsrate nach chirurgischer Therapie allein beträgt bereits > 90 %.

## 7.2 Stellung der Chirurgie

Etwa 90% aller Granulosazelltumoren sind zum Zeitpunkt der Diagnosestellung im Stadium I und unilateral. Ein sorgfältiges Staging ist von größter Bedeutung, da das Stadium der wichtigste Prognosefaktor ist. Die chirurgische Therapie besteht in einer Totaloperation unter Einschluß von Uterus und Adnexen. Im Falle einer extraovariellen Metastasierung ist ein maximales Debulking anzustreben. Eine unilaterale Adnexexstirpation ist beim Granulosazelltumor streng zu indizieren und nur bei jugendlichen Patientinnen mit Fertilitätswunsch und einem gesicherten Stadium I die chirurgische Therapiemaßnahme der Wahl. Bei fertilitäterhaltenden Vorgehen ist bei vergrößertem kontralateralen Ovar eine entsprechende Biopsie zu entnehmen. Bei Belassen des Uterus in der Prämenopause ist eine Hysteroskopie plus Abrasio zum Ausschluß eines gleichzeitigen Endometriumkarzinoms zu empfehlen.

Bei Verdacht auf Rezidiv ist eine chirurgische Tumorreduktion mit nachfolgender Strahlen- und Chemotherapie indiziert.

*Fertilitätserhaltende Chirurgie*
Bei jugendlichen Patientinnen (juveniler Typ) oder bei prämenopausalen Patientinnen mit bestehendem Kinderwunsch kann bei klinischen Zeichen eines unilateralen, das Ovar nicht überschreitenden Tumors eine unilaterale Ovarektomie erfolgen. Ein adäquates intraoperatives Staging ist obligat.

*Kurative Chirurgie*
Bei allen Patientinnen in der Peri-/ und Postmenopause ist nach Sicherung der Diagnose durch intraaoperativen Schnellschnitt und bei fehlendem Hinweis für eine das Becken überschreitende Tumorausdehnung die Hysterektomie mit bilateraler Adnexexstirpation als kurative chirurgische Maßnahme indiziert.

*Tumordebulking*
Bei makroskopischer Tumorausdehnung über das Ovar hinaus (Stadium III) zum Zeitpunkt der Diagnosestellung ist der Versuch einer maximalen Tumorreduktion indiziert.

Bei einem *Rezidiv* ist eine chirurgische Intervention, wenn eben möglich, die erste Behandlungsoption.

## 7.3 Stellung der Strahlentherapie

Granulosazelltumoren gelten als mäßig strahlensensibel. Die Rolle einer adjuvanten Strahlentherapie im Stadium I ist unklar. Ohne nachfolgende adjuvante Therapie ist mit einer Zehnjahresüberlebenszeit von ca. 90% zu rechnen. Daraus ergibt sich im Stadium I für eine adjuvante Strahlentherapie keine Indikation (Young u. Scully 1980). Bei primär ausgedehnter Erkrankung (Stadium II und III) oder im Falle eines Rezidivs wurde eine Strahlentherapie mit Erfolg durchgeführt. Im Falle eines Rezidivs ist nach einer chirurgischen Tumorreduktion die Strahlentherapie eine mögliche Behandlungsoption.

## 7.4 Stellung der Chemotherapie

Eine Indikation für den adjuvanten Einsatz von Zytostatika gibt es derzeit nicht. Bei primär ausgedehnter Erkrankung oder bei Rezidiven liegen größere Erfahrungen mit den Therapieschemata VAC, PVB und PAC vor. Bei rezidivierender oder metastasierender Erkrankung wurden mit dem PVB-Schema Remissionsraten bis zu 50% beobachtet (Colombo et al. 1986). Unterschiedliche Therapieempfehlungen für den juvenilen oder adulten Typ der Erkrankung gibt es nicht. Die Anzahl der Therapiekurse richtet sich nach dem Ansprechverhalten. In der Regel sind 6–8 Behandlungskurse ausreichend. Berichte über den Einsatz von Hormonen (Tamoxifen, Gestagenen) können bezüglich Remission und Überlebensvorteil nicht bewertet werden.

# 8 Indikation zur Chemotherapie

## 8.1 Auswahl der Patientinnen

– Stadium I: keine Indikation für eine adjuvante Therapie.
– Stadium II/III: nach vorangehender chirurgischer Therapie mit und ohne residuellen Tumorrest: *adjuvante/additive Chemotherapie*
    – VAC
    – PVB
– Rezidiv: nach vorangehender chirurgischer Tumorreduktion: *Chemotherapie mit*
    – VAC
    – PVB
    – PAC.

## 8.2 Zeitpunkt des Therapiebeginns

Bei der Primärtherapie im Stadium II/III: Beginn 14 Tage bis 28 Tage nach der chirurgischen Therapie.
Beim Rezidiv: Beginn nach Abschluß der chirurgischen Wundheilung.

## 8.3 Wahl der Therapie

Es sollte primär eine Kombinationstherapie eingesetzt werden, wobei bei allen Indikationen keine eindeutige Präferenz für eine platinhaltige Therapie gegeben ist. Die meisten Erfahrungen liegen vor mit den Kombinationen
- VAC
- PVB
- PAC

## 8.4 Modifikation der Standarddosis

Zu beachten sind die Dosismodifikationen für Bleomycin, Cisplatin und die Anthrazykline entsprechend der renalen und kardialen Situation.

## 8.5 Therapiedauer

Die Anzahl der Therapiekurse bei VAC und PVB beträgt maximal 6 Kurse unter Beachtung der Bleomycinhöchstdosierung. Bei PAC können je nach Ansprechen und Toxizität bis zu 10 Behandlungskurse erfolgen.

# 9 Rezidivtherapie

In Abhängigkeit von der Lokalisation und dem rezidivfreien Intervall zunächst chirurgisches Tumordebulking mit nachfolgender Strahlen- oder Chemotherapie.

# 10 Maßnahmen zur Therapiekontrolle

Übliche gynäkologisch-onkologische Nachsorge.

# 11 Besondere Hinweise

Klinische Studien sind nicht bekannt.

## 12 Therapieschemata

| Vincristin/Actinomycin D/Cyclophosphamid | | | VAC (Slayton et al. 1985) |
|---|---|---|---|
| Vincristin | 1,5 mg/m² (maximal 2 mg) | Bolus | Tag 1, 15 |
| Actinomycin D | 350 µg/m² | i.v. Bolus | Tag 1, 2, 3, 4, 5 |
| Cyclophosphamid | 150 mg/m² | i.v. Kurzinfusion | Tag 1, 2, 3, 4, 5 |

Wiederholung Tag 29, 6 Zyklen

| Cisplatin/Vinblastin/Bleomycin | | | PVB (Colombo et al. 1986) |
|---|---|---|---|
| Cisplatin | 20 mg/m² | i.v. 1-h-Infusion | Tag 1, 2, 3, 4, 5 |
| Vinblastin | 0,2 mg/kg KG | i.v. Bolus | Tag 1, 2 |
| Bleomycin | 30 U | i.v. Infusion | Wöchentlich (10 mal) Tag 1, 8, 15, 22, 29, 36 |

Wiederholung Tag 22, 4 Zyklen

| Cisplatin/Adriamycin (Doxorubicin)/Cyclophosphamid | | | CAP (Kaye u. Savies 1984) |
|---|---|---|---|
| Cisplatin | 50 mg/m² | i.v. 2-h-Infusion | Tag 1 |
| Adriamycin (Doxorubicin) | 50 mg/m² | i.v. Bolus | Tag 1 |
| Cyclophosphamid | 500 mg/m² | i.v. Kurzinfusion | Tag 1 |

Wiederholung Tag 22, 6–10 Zyklen

# 34.50 Sertoli-Leydig-Zelltumoren

H. G. Meerpohl

## 1 Epidemiologie

*Häufigkeit:* Sertoli-Leydig-Zelltumoren treten häufig in der 3. oder 4. Lebensdekade auf, sind aber insgesamt sehr selten (ca. 0,2% aller Ovarialkarzinome). Das Durchschnittsalter bei der Diagnosestellung beträgt 25 Jahre. Nur 10% der Patientinnen sind bei der Diagnosestellung in der Postmenopause. Andere früher verwandte Begriffe für diese Tumoren wie Arrhenoblastom oder Androblastom sind verlassen worden, da durch diese Bezeichnung obligat eine virilisierende Aktivität unterstellt wird. Das ist aber nicht der Fall. Zirka 30% der Sertoli-Leydig-Zelltumoren sind nicht endokrin aktiv oder produzieren sogar Östrogene. Dennoch ist bei Vorliegen eines Adnextumors und gleichzeitig bestehenden Zeichen einer Virilisierung differentialdiagnostisch an einen Sertoli-Leydig-Zelltumor zu denken.

## 2 Histologie

Bei etwa 90% der Tumoren liegt ein unilaterales Wachstum vor. Die mittlere Tumorgröße beträgt 10 cm im Durchmesser. Auf der Schnittfläche sind die Tumoren häufig gelb (bei hohem Lipidzellanteil) oder hämorrhagisch und mit nekrotischen Anteilen. Der klassische Sertoli-Leydig-Zelltumor weist sowohl Sertoli-Zellen als auch Leydig-Zellen auf. Reine Sertoli-Zelltumoren oder Leydig-Zelltumoren sind selten. Bei der Klassifikation werden hochdifferenzierte Tumoren von mitteldifferenzierten und entdifferenzierten Tumoren unterschieden. Die klinische Manifestation der unterschiedlichen Typen ist vergleichbar, die Prognose für die entdifferenzierten Tumoren ist deutlich schlechter.

## 3 Stadieneinteilung

Eine eigene Klassifikation existiert nicht. Die Zuordnung erfolgt analog zur FIGO-Klassifikation (s. S. 1023) für epitheliale Ovarialkarzinome. Die Mehrzahl der Tumoren wird im Stadium I diagnostiziert.

## 4 Prognosefaktoren

Die Prognose der Sertoli-Leydig-Zelltumoren ist insgesamt gut. Die meisten Tumoren sind auf ein Ovar begrenzt. Tumorgröße und Differenzierungsgrad des Tumors bestimmen entscheiden die Prognose. Eine Kapselruptur prä- oder inraoperativ gilt als prognostisch ungünstig. Hoch- und mitteldifferenzierte Sertoli-Leydig-Zelltumoren metastasieren nur äußerst selten, hingegen entdifferenzierte Tumoren häufiger. Nach chirurgischer Therapie ist für Patientinnen aller Stadien ein Rezidivrisiko von ca. 20% zu erwarten.

## 5 Diagnose

Das Durchschnittsalter bei der Diagnosestellung ist 25 Jahre. Etwa 50% aller Patientinnen weisen einen unilateralen Adnextumor und anamnestisch zu eruierende zunehmende Virilisierungserscheinungen auf. Hierzu zählen u. a. Amennorrhö, Hirsutismus, Akne, tiefe Stimme, Brustatrophie und Klitoromegalie. Nur selten werden Anzeichen einer östrogenen Stimulation beobachtet.

*Labordiagnostik*
Bestimmung der Plasmaandrogene Testosteron, Androstendion und DHEAS, welches in der Regel Normalwerte aufweist. Der Tumormarker AFP ist gelegentlich erhöht.

*Apparative Diagnostik*
Gynäkologische Tastuntersuchung, vaginale Ultraschalluntersuchung.

## 6 Charakteristika der Erkrankung und Krankheitsverlauf

Sertoli-Leydig-Zelltumoren manifestieren sich in der Regel als unilaterale Adnextumoren. Charakteristisch ist bei > 50% der Patientinnen eine zunehmende Virilisierung, die sich in unterschiedlichen Symptomen

manifestieren kann. Nach chirurgischer Entfernung des androgenprodu-
zierenden Tumors sind die Symptome rückläufig. Menstruationen treten
nach 2–3-Monaten wieder auf. Die Fertilität der Patientinnen ist nicht
vermindert. Andere Zeichen der Androgenisierung wie Hirsutismus, tiefe
Stimme oder eine Klitoromegalie verschwinden trotz Ausschaltung der
Androgenquelle nur sehr langsam.

# 7 Therapiestrategie

## 7.1 Stellung der Chirurgie

Die unilaterale Adnexexstirpation ist bei prämenopausalen Patientinnen
als ausreichende chirurgische Maßnahme anzusehen. Bei primär extraovarieller Metastasierung wird eine zytoreduktive Chirurgie empfohlen; in
der Prämenopause ist aber auch in diesen Fällen die Entfernung des
Uterus und des kontralateralen Ovars nicht erforderlich. In der Postmenopause ist die Totaloperation die chirurgische Maßnahme der Wahl. Der
Operation muß ein sorgfältiges Staging vorausgehen. Bei hoch- oder
mitteldifferenzierten Tumoren ist die chirurgische Therapie allein als
kurativ anzusehen. Nach chirurgischer Therapie muß mit einer Rezidivrate von etwa 20% gerechnet werden. Erst im Falle eines Rezidivs ist eine
erneute chirurgische Tumorreduktion mit anschließender Bestrahlung
oder Chemotherapie indiziert. Bei großvolumigen Resttumoren ($>2\,cm$)
ist die Chemotherapie der Strahlentherapie überlegen. Rezidive treten
deutlich früher auf als bei Granulosazelltumoren. Nach 5 Jahren wird nur
selten ein Rezidiv beobachtet.

## 7.2 Chemotherapie

Erfahrungen mit den Kombinationen Vincristin/Adriamycin (Doxorubicin)/Cyclophosphamid (VAC) und Cisplatin/Vinblastin/Bleomycin
(PVB) liegen bei metastasierter Erkrankung oder im Falle von Rezidiven
vor. Die berichteten Behandlungsergebnisse sind mäßig. Erfahrungen mit
einer adjuvanten Therapie liegen nicht vor.

## 8 Indikation zur Chemotherapie

### 8.1 Auswahl der Patientinnen

Stadium I: keine Indikation zur adjuvanten Chemotherapie.
Stadium II/III: bei residuellen Tumor nach vorangehender chirurgischer
Therapie Kombinationschemotherapie.

### 8.2 Wahl der Therapie

VAC und PVB sind die Kombinationen mit der wahrscheinlich höchsten
Wirksamkeit.

### 8.3 Therapiedauer

Die Therapiedauer richtet sich nach dem Ansprechen und ist wegen der
erheblichen Toxizität dieser Kombinationen auf 6 Kurse beschränkt.

## 9 Rezidivtherapie

In Abhängigkeit von der Lokalisation zunächst chirurgisches Tumordebulking mit anschließender Chemotherapie (VAC, PVB).

## 10 Maßnahmen zur Therapiekontrolle

Übliche gynäkologisch-onkologische Nachkontrolle.

## 11 Therapieschemata

VAC nach PVB (s. andere Kapitel zu gynäkologischen Tumoren).

## 34.51 Maligne Trophoblastzelltumoren

H. G. Meerpohl

Bei den Trophoblasttumoren lassen sich 4 klinische Entitäten unterscheiden:
- hydatiforme Blasenmole,
- invasive Blasenmole,
- schwangerschaftsassoziiertes Chorionkarzinom und
- Trophoblastzelltumoren der Plazenta.

Die schwangerschaftsassoziierten Chorionkarzinome waren die ersten Karzinome, die im metastasierten Stadium durch eine Chemotherapie geheilt worden sind.

### 1 Epidemiologie

*Häufigkeit:*
- Die *hydatiforme Mole* wird in Europa und Nordamerika bei ca. 1 auf 1500 Schwangerschaften diagnostiziert. In Asien wird diese Diagnose weit häufiger gestellt (1 auf 100 Schwangerschaften). Bei sehr jungen Frauen sowie Frauen über 40 Jahre ist das Risiko möglicherweise etwa erhöht. Desweiteren wird ein erhöhte Inzidenz mit einem Vitamin-A-Mangel assoziiert (Parazzini et al. 1988).
- Die *invasive Balsenmole* wird bei 1 auf 15000 Schwangerschaften diagnostiziert. Ungefähr 15% der hydatiformen Molen gehen in eine invasive Blasenmole über (Morrow 1984).
- *Chorionkarzinom:* Schwangerschaftsassoziierte Chorionkarzinome entstehen bei 1 auf 40000 Schwangerschaften. Zirka 2–3% der hydatiformen Molen gehen in ein Chorionkarzinom über, das entspricht ca. 50% aller Fälle. 25% der Fälle werden nach Aborten oder Extrauteringraviditäten diagnostiziert. Weitere 25% Fälle finden sich nach ausgetragenen Schwangerschaften.
- *Trophoblastzelltumor der Plazenta:* Es handelt sich um eine seltene, aber sehr wichtige Variante der malignen Trophoblasttumoren. Die Tumoren produzieren nur relativ geringe Mengen an hCG, sind

zumeist auf den Uterus begrenzt, metastasieren spät und sprechen auf eine Chemotherapie nur schlecht an.

*Ätiologie:* Unklare Störungen der Gametogenese sowie während der Fertilisation werden in Zusammenhang mit der Tumorentstehung diskutiert. Das paternale Genom scheint für die Proliferationskontrolle des Trophoblasten, das maternale Genom für die Entwicklung und das Wachstum des Embryos von entscheidender Bedeutung zu sein. Ein möglicher Einfluß von Umweltfaktoren, Infektionserkrankungen oder Ernährungsfaktoren konnte bis heute nicht gezeigt werden. Eine genetische Prädisposition ist nicht bekannt.

## 2 Histologie

*Komplette hydatiforme Molen* weisen kein embryonales Gewebe auf. Charakteristisch sind die Hyperplasie des Trophoblasten sowie eine Aufweitung der intervillösen Räume. Zytogenetisch wird in der Regel ein XX-Karyotyp gefunden. Bei der *partiell hydatiformen Mole* kann dagegen embryonales oder fetales Gewebe nachgewiesen werden. Der Karyotop ist häufig triploid mit einem weiteren haploiden Chromosomensatz des Vaters. Falls ein Fetus vorhanden ist, weist dieser häufig eine Wachstumsretardierung und/oder Fehlbildungen auf.

*Invasive Blasenmole:* Ein überwiegend benigner Tumor, der per continuitatem oder über venöse Sinus in das Myometrium invadiert. Nur in ungefähr 15% der Fälle wird eine Metastasierung beobachtet, in der Regel in die Lunge oder in die Vagina. Invasive Blasenmolen haben überwiegend die Tendenz, sich spontan zurückzubilden.

Das *Chorionkarzinom* ist die eindeutig maligne Variante mit Trophoblasthyperplasie, fehlende Chorionvilli und nachgewiesener Invasion in das Myometrium. Metastasen treten typischerweise in Lunge, Gehirn, Leber, Vagina, Milz, Nieren sowie Intestinum auf.

*Trophoblasttumoren der Plazenta* stellen einer Sonderform des Chorionkarzinoms dar. Diese Tumoren bestehen überwiegend aus Zytotrophoblast und weisen nur geringe Anteile synzytialer Elemente auf.

# 3 Stadieneinteilung

Unterschiedliche Klassifikationen auf der Basis anatomischer Kriterien (FIGO) sowie prognostischer Kriterien stehen zur Verfügung. Die nachfolgenden prognose-orientierten Klassifikationen haben sich in der Praxis weitgehend durchgesetzt (Tabellen 1 und 2).

**Tabelle 1.** FIGO-Klassifikation der Trophoblasttumoren. (Nach Petterson et al. 1985)

| Stadium | Kriterien |
|---------|-----------|
| I | Tumor auf das Corpus uteri beschränkt |
| II | Tumor breitet sich auf die Adnexe und/oder außerhalb des Uterus im kleinen Becken aus |
| III | Lungenmetastasen mit oder ohne Beteiligung des inneren Genitales |
| IV | Metastasierte Erkrankung anderer Organe |

**Tabelle 2.** Klassifikation nach Prognosekriterien. (Mod. nach Surwit u. Hammond 1980)

| Stadium | Kriterien |
|---------|-----------|
| I | Nichtmetastasierende Trophoblasttumoren |
| II | Metastasierende Trophoblasttumoren |
| II A | Low-risk-Tumoren<br>1) $\beta$-hCG $< 40000$ IU/ml im Serum<br>2) Symptomzeit $< 4$ Monate<br>3) Keine ZNS- oder Lebermetastasen<br>4) Keine Chemotherapievorbehandlung<br>5) Keine ausgetragene Schwangerschaft |
| II B | High-risk-Tumoren<br>1) $\beta$-hCG $> 40000$ IU/ml im Serum<br>2) Symptomzeit $> 4$ Monate<br>3) ZNS- oder Lebermetastasen<br>4) Vorangehende erfolglose Chemotherapie<br>5) Vorangehende Schwangerschaft bis zum Termin |

**Tabelle 3.** WHO-Scoringsystem. (Mod. nach Bagshawe 1984)

| Prognosefaktoren | Score | | | |
| --- | --- | --- | --- | --- |
| | 0 | 1 | 2 | 4 Punkte |
| Alter (Jahre) | $< 39$ | $> 39$ | – | – |
| Vorausgehende Schwangerschaft | Mole | Abort | SS am Endtermin | |
| Intervall Schwangerschaft bis Therapie (Monate) | $< 4$ | 4– 6 | 7–12 | $> 12$ |
| hCG (U/ml) | $< 10^3$ | $10^3–10^4$ | $10^4–10^5$ | $> 10^5$ |
| ABO-Konstellation (Frau × Mann) | | $0 \times A$ oder $A \times 0$ | B, AB | |
| Zahl der Metastasen | | 1– 4 | 4– 8 | $> 8$ |
| Metastasenlokalisation | | Milz/Niere | GI-Trakt/ Leber | Gehirn |
| Größter Tumor (cm) (einschließlich Uterus) | | 3– 5 | $> 5$ | |
| Vorangehende Chemotherapie | | | 1 | 2 oder mehr |

## 4 Prognose

Es gibt verschiedene Scoringsysteme zur Abschätzung der Prognose und für die Therapieentscheidung. Am gebräuchlichsten ist das Schema von Bagshawe (1984), das 3 Prognosegruppen unterscheidet: 1) niedriges Risiko = 0–6 Punkte, 2) intermediär = 6–8 Punkte und 3) hoch > 8 Punkte (Tabelle 3).

## 5 Diagnostik

Wenn bei bestehender Schwangerschaft der Verdacht auf eine Blasenmole auftaucht, dann sind folgende Symptome/Befunde wahrscheinlich:
- uterine Blutung zwischen der 6. und 16. Schwangerschaftswoche;
- Uterus größer, als der Gestationszeit entspricht;
- Sonographie: „Schneegestöber";
- Sonographie: Ovarialzysten bds. (Thekaluteinzysten);
- Labor: hohe Absolutwerte von β-hCG, persistierend hohe β-hCG Werte über die 12.–14. Schwangerschaftswoche hinaus.

*Apparative Diagnostik*
- Vaginale Sonographie: meistens keine embryonalen Strukturen nachweisbar; „Schneegestöber".
- Diagnostische Kürettage (Saugkürettage mit nachfolgender stumpfer Kürettage zur Histologiegewinnung).
- *Cave:* Biopsie wegen starker Blutungsneigung nur unter strenger Indikation.
- Ausschluß von Metastasen bei klinischem Verdacht (CT Thorax, evtl. PET).

*Labordiagnostik*
- *HCG-Bestimmung*
- *β-hCG.*


# 6 Charakteristika der Erkrankung und Krankheitsverlauf

Eine Molenschwangerschaft ist das häufigste Krankheitsbild, das einer malignen Trophoblasterkrankung vorangeht. Maligne Trophoblasterkrankungen können aber auch nach einer extrauterinen Gravidität oder jeder andern Form einer Schwangerschaft auftreten. Diagnoseweisend für eine Molenschwangerschaft können folgende Befunde sein: Hyperemesis gravidarum, Blutungen bis zur 20. SSW sowie Diskrepanz zwischen Uterusgröße und Gestationsalter. Die Diagnose eines malignen Trophoblasttumors wird allermeist über persistierende erhöhte hCG-Werte oder wiederansteigende Werte nach vorangehender Kürettage gestellt. Bevorzugte Lokalisationen einer frühzeitigen Metastasierung sind die Lunge, das Gehirn, die Leber, das kleine Becken und die Niere. Differentialdiagnostisch muß besonders eine erneut eingetretene intakte Gravidität ausgeschlossen werden. Bei *nichtmetastasierter Erkrankung* ist die Hysterektomie indiziert, wenn kein expliziter Kinderwunsch besteht. Es schließt sich eine adjuvante Chemotherapie an. Die Heilungsraten betragen nahezu 100%. Mehr als 85% der Patientinnen sind bereits durch den Einsatz einer Chemotherapie dauerhaft geheilt. Bei der *primär metastasierten Erkrankung* ist die Chemotherapie die erste Behandlungsmaßnahme. Bei zerebralen Metastasen ist die Strahlentherapie indiziert. Nach Abschluß der intensiven Chemotherapie kann die Operation als Maßnahme zur Sanierung residueller, evtl. zytostatikaresistenter Tumorresiduen erwogen werden. Auch bei diesen Hochrisikopatientinnen können mit einer multimodalen Therapie Heilungsraten > 80% erzielt werden.

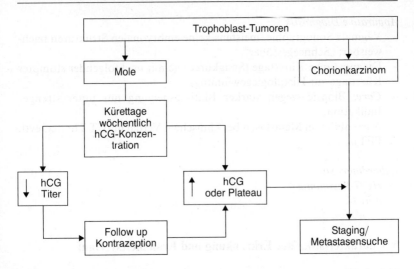

**Abb. 1.** Diagnostisches Vorgehen bei Verdacht auf malignen Trophoblasttumor

# 7 Therapiestrategie

## 7.1 Stellung der Chirurgie

Durch die hohe Wirksamkeit der Chemotherapie haben sich die Indikationen für die chirurgische Therapie in den letzten Jahren zunehmend gewandelt.

### Hydatiforme Mole

Eine diagnostische und therapeutische Maßnahme zugleich ist die Ausräumung des Uterus durch Saugkürettage. Die Hysterektomie ist im Rahmen der Primärtherapie der *hydatiformen Blasenmole* nur in Ausnahmefällen indiziert. Bei abgeschlossener Familienplanung kann die Hysterektomie evtl. mit der Blasenmole in situ operiert werden. Das Risiko für eine maligne Entartung und Metastasierung wird durch die Operation nicht vermindert.

### Maligne Trophoblasttumoren

Bei den verschiedenen Formen der malignen Trophoblasttumoren ist ein prognoseadaptiertes Vorgehen zu empfehlen. In der Low-risk-Situation ist bei abgeschlossener Familienplanung oder bei gesicherter metastasier-

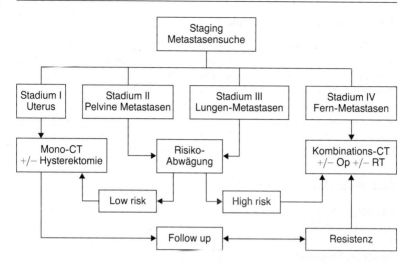

**Abb. 2.** Maligne Trophoblasttumoren: Management bei Verdacht auf Chorionkarzinom

ter Erkrankung mit starker uteriner Blutung die primäre Hysterektomie zu erwägen. Bei den Trophoblastzelltumoren der Plazenta ist eine primäre Hysterektomie in allen Fällen indiziert. Bei Wunsch nach Ferilitätserhaltung kann bei nichtmetastasierter Erkrankung aber auch eine primäre Chemotherapie unter Erhaltung des Uterus erfolgen. Bei einem Rezidiv oder persistierender Tumor ist die sekundäre Hysterektomie indiziert. Bei primär metastasierter Erkrankung ist eine chirurgische Primärbehandlung nur in Ausnahmefällen indiziert. Die primäre Chemotherapie hat hier absolute Priorität. Thorakotomien zur Resektion pulmonaler Metastasen sind allenfalls bei Chemoresistenz zu erwägen. Bei Trophoblastzelltumoren der Plazenta ist wegen der nur eingeschränkten Chemosensibilität die Indikation zur chirurgischen Metastasenentfernung wesentlich großzügiger zu stellen.

## 7.3 Stellung der Strahlentherapie

Eine Strahlentherapie ist nur bei ZNS-Metastasen indiziert (30–36 Gy). Bei Kombination mit einer intrathekalen Methotrexatinstillation werden bei 50–60% der Patientinnen Remissionen der ZNS-Metastasen beobachtet.

## 7.4 Stellung der Chemotherapie

Das Chorionkarzinom gehört zu den chemotherapiesensibelsten Tumoren überhaupt. Historisch wurden bei diesen Tumoren die ersten Heilungen durch eine ausschließliche Chemotherapie beobachtet. Bei der Behandlung der persistierenden Blasenmole, der invasiven Mole oder des Chorionkarzinoms stellt die Chemotherapie die zentrale Behandlungsform dar. Die Monotherapie ist bei Low-risk-Fällen, eine Eskalation der Chemotherapie bei Versagen der Monotherapie und eine aggressive Polychemotherapie bei *High-risk*-Fällen indiziert.

### 7.4.1 Prophylaktische Chemotherapie

Für den prophylaktischen Einsatz einer Chemotherapie vor einer Uteruskürettage bei klinischem Verdacht auf eine hydatiforme Mole gibt es derzeit keine Indikation. Das Risiko für das spätere Auftreten einer malignen Trophoblasterkrankung kann hierdurch nicht gesenkt werden. Nur in Ausnahmefällen kann bei anamnestischen Risikofaktoren (Alter, rezidivierende Molenschwangerschaft) eine Therapie erwogen werden.

### 7.4.2 Adjuvante Chemotherapie

Eine Chemotherapie muß bei Plateau des hCG-Titers oder Wiederanstieg des hCG-Titers nach einer Molenschwangerschaft erfolgen. Als Zeitraum für die Normalisierung des hCG-Titers werden 8–12 Wochen angesehen.

Weiterhin ist eine adjuvante Chemotherapie bei destruierender (invasiver) Blasenmole ohne nachweisbare Metastasierung indiziert. Unabhängig von der chirurgischen Therapie (Abrasio oder Hysterektomie) ist eine systemische Therapie zur Vernichtung eventueller okkulter Metastasen anzuraten. Zirka 85% der Patientinnen sind nach der primären Chemotherapie geheilt. Die verbleibenden Patientinnen sind durch den Wechsel auf eine Kombinationstherapie definitiv zu heilen.

### 7.4.3 Chemotherapie im nichtmetastasierten Stadium

Im nichtmetastasierten Stadium ist eine kurativ intentionierte Chemotherapie die Behandlung der Wahl. Sie kann initial als Monotherapie erfolgen. Die wirksamsten Substanzen sind Methotrexat/Leucovorin und Actinomycin D. Erst bei Nonrespondern ist eine Kombinationschemotherapie indiziert.

### 7.4.4 Chemotherapie im metastasierten Stadium – Low-risk-Patientinnen

Als Primärtherapie ist eine Monotherapie mit Methotrexat/Leukovorin oder Actinomycin D indiziert. Auch für diese Patientinnengruppe kann eine 100%ige Heilungsrate erwartet werden. Allerdings tritt nach einer initialen Monotherapie bei ca. 40% der Fälle eine Therapieresistenz auf, die eine Umstellung erforderlich macht. Letztendlich bedürfen ca. 15% der Patientinnen nach einer Monotherapiesequenz noch einer Kombinationstherapie, um definitiv geheilt zu sein.

### 7.4.5 Chemotherapie im metastasierten Stadium – High-risk-Patientinnen

In der High-risk-Situation erfolgt eine primäre Kombinationschemotherapie ebenfalls eindeutig mit kurativer Intention (MAC, EMA/CO). Heilungsraten können auch in der Phase der primären Metastasierung bei 60–80% der Patientinnen erwartet werden. In Abhängigkeit vom Ausgangsbefund ist eine additive Strahlentherapie oder eine chirurgische Tumorresektion zusätzlich zur Kombinationschemotherapie indiziert.

## 8  Indikation zur Chemotherapie

### 8.1  Auswahl der Patientinnen

#### 8.1.1  Adjuvante Chemotherapie

Patientinnen mit invasiver Blasenmole (persistierender erhöhter hCG-Titer nach Molenschwangerschaft).

#### 8.1.2  Kurativ orientierte Chemotherapie

- Nichtmetastasierter maligner Trophoblasttumor.
- Metastasierter maligner Trophoblasttumor – Low-risk-Patientinnen.
- Metastasierter maligner Trophoblasttumor – High-risk-Patientinnen.

### 8.2  Wahl der Therapie

*Adjuvante Therapie:* Methotrexat-Monotherapie
*Kurative Therapie:*
- *Low Risk:* MTX-Monotherapie
            Actinomycin-Monotherapie
- *High Risk:* MAC, FMA-Co

## 8.3 Therapiedauer

In der adjuvanten Behandlung sollte solange therapiert werden, bis hCG-Normalwerte erreicht sind. Anschließend sind 2 weitere Sicherheitskurse zu empfehlen.

In der kurativen Behandlung richtet sich die Behandlungsdauer ebenfalls am hCG-Titer aus, beziehungsweise an der Remission der bekannten Metastasen. Der hCG-Titer sollte unter der Therapie zunächst kurzfristig in Wochenabstand kontrolliert werden.

## 8.4 Modifikation der Standarddosis

Modifikationen sind ausschließlich unter dem Aspekt substanzbezogener Toxizität zu erwägen. Wegen der hohen Wirksamkeit der verschiedenen Protokolle sind Empfehlungen zu Dosis und zum Therapieintervall bisher nicht systematisch geprüft worden.

# 9 Rezidiv-/Salvagetherapie

Unter einem Rezidiv wird das Wiederansteigen des hCG-Titers oder manifester neuer Metastasen nach induzierter Remission verstanden. Beim nichtmetastasierten Trophoblasttumor ist das Risiko ca. 5%, bei den Low-risk-Formen der metastasierten Erkrankung etwa 25%. Patientinnen, die nach einer Monotherapie rezidivieren, werden mit einer Standardkombination behandelt. Bei Therapieresistenz nach einer Kombinationstherapie sind die weiteren Behandlungsmöglichkeiten sehr begrenzt. Wirksame Substanzen sind in der Salvagebehandlung Cisplatin und Etoposid.

# 10 Maßnahmen zur Therapiekontrolle

Da die Mehrzahl der Rezidive bei Trophoblasttumoren innerhalb der ersten 6–12 Monate nach Abschluß der Therapie auftritt, sollte während dieses Zeitraums eine kurzfristige Kontrolle der β-hCG-Werte erfolgen (alle 3–4 Wochen). Bleiben die Werte negativ, kann der Kontrollzeitraum nach 6 Monaten auf 4–6 Wochen, nach 1 Jahr auf 8–12 Wochen verlängert werden. Weitere Kontrolluntersuchungen erfolgen nach vorliegender Metastasierung. Die Kontrazeption sollte konsequent und mindestens über 12 Monate nach Abschluß der Chemotherapie erfolgen.

Nachfolgende Schwangerschaften sollten nicht vor 12 Monaten nach Abschluß der Chemotherapie geplant werden. Ein Zeitraum von 24 Monaten erscheint optimal und sicher. Zahlreiche erfolgreiche Schwangerschaften sind berichtet worden. Es gibt keine Hinweise für eine erhöhte Abortrate, vermehrte kindliche Fehlbildungen oder eine erhöhte Frühgeburtsrate.

Eine erhöhte Rate an sekundären Malignomen nach erfolgter Chemotherapie ist bisher noch nicht berichtet worden. Hierfür ist möglicherweise die vergleichsweise kurze Dauer der Chemotherapie verantwortlich.

## 11 Besondere Hinweise

*Studie:* keine bekannt.

## 12 Therapieschemata

### 12.1 Induktionstherapie Low-risk

| Methotrexatmonotherapie | | | | (Hammond et al. 1967) |
|---|---|---|---|---|
| Methotrexat | 0,4–0,6 mg/kg | i.m. oder i.v. | Bolus | Tag 1, 2, 3, 4, 5 |

Wiederholung alle 12–14 Tage
Die Therapie erfolgt zunächst bis zur Normalisierung des β-hCG-Titers. Danach sind 2 weitere Therapiekurse zur Sicherung der Therapieerfolges angezeigt

| Actinomycin-D-Monotherapie | | | | (Goldstein et al. 1975) |
|---|---|---|---|---|
| Actinomycin D | 10–12 µg/kg | i.v. | Bolus | Tag 1, 2, 3, 4, 5 |

Wiederholung alle 14 Tage
Therapiewechsel bei Plateau der hCG-Werte
Toxizität: Stomatitis, gastrointestinale Ulcera, Konjunktivitis, Vulvovaginitis

## 12.2 Induktionstherapie High-risk

| Methotrexat/Actinomycin D/Cyclophosphamid | | | | MAC (Lurain 1985) |
|---|---|---|---|---|
| Methotrexat | 15 mg | i.v. oder i.m. | Bolus | Tag 1, 2, 3, 4, 5 |
| Actinomycin D | 0,5 mg | i.v. | Bolus | Tag 1, 2, 3, 4, 5 |
| Cyclophosphamid | 3 mg/kg | i.v. | Bolus | |
| oder | | | | Tag 1, 2, 3, 4, 5 |
| Chlorambucil | 10 mg | p.o. | | |

Wiederholung Tag 22 bis zur Normalisierung der hCG-Titer, danach 2–4 weitere Zyklen

| Etoposid/Methotrexat/Actinomycin D-Cyclophosphamid/Vincristin | | | EMA-CO (Bagshawe 1984) |
|---|---|---|---|
| Etoposid | 100 mg/m² | i.v. | 1-h-Infusion    Tag 1, 2 |
| Methotrexat | 100 mg/m² | i.v. | Bolus |
| gefolgt von | | | |
| Methotrexat | 200 mg/m² | i.v. | 12-h-Infusion    Tag 1 |
| Actinomycin D | 0,5 mg | i.v. | Bolus    Tag 1, 2 |
| Folinsäure | 15 mg | i.m. | beginnend 24 h nach MTX-Beginn, 4mal alle 6 h |
| Vincristin | 1 mg/m² | i.v. | Bolus    Tag 8 |
| Cyclophosphamid | 600 mg/m² | i.v. | Bolus    Tag 8 |

Wiederholung Tag 15, falls keine gravierende Toxizität bis zur Normalisierung der hCG-Titer, danach 2–4 weitere Zyklen

## Literatur

Bagshawe KD (1976) Risk and prognostic factors in trophoblastic neoplasia. Cancer 38:1373

Bagshawe KD (1984) Treatment of high risk choriocarcinoma. J Reprod Med 29:813ff.

Gershenson DM (1988) Menstrual and reproductive function after combination chemotherapy for malignant ovarian germ cell tumors. J Clin Oncol 6:270–275

Goldstein DP, Winig P, Shirley (1975) Actinomycin D as initial therapy of gestational trophoblastic: A reevaluation. Obstet Gynecol 9:18ff.

Hammond CB, Hertz R, Ross GT et al. (1967) Primary chemotherapy for non-metastatic gestational trophoblastic neoplams. Am J Obstet Gynecol 98:71ff.

Lurain R (1985) Treatment of high risk gestatinal trophoblastic disease with methotrexate, actinomycin D and cyclophosphamide chemotherapy. Obstet Gynecol 65:830ff.

Morrow CP (1984) Postmolar trophoblastic disease: diagnosis, management and prognosis. Clin Obstet Gynecol 27:211–220

Parrazini F, Mangili G, Belloni C et al. (1988) The problem of indication of prognostic factors for persistent trophoblastic disease. Gynecol Oncol 30: 57–62

Petterson F, Kolstatd P, Ludwig H et al. (1985) Annual report on the results of treatment of gynecologic cancer Vol 19. FIGO (Stockholm)

Surwit EA, Hammond CB (1980) Treatment of metastatic trophoblastic disease with poor prognosis. Obstet Gynecol 55:565

# Maligne Keimzelltumoren der Frau – Übersicht

H. G. Meerpohl

## 1 Einleitung

*Häufigkeit:* Etwa 20% aller Ovarialtumoren sind Keimzelltumoren. Mehr als 95% davon sind gutartige Neoplasmen, allen voran die gutartigen zystischen Teratome. Maligne Keimzelltumoren des Ovars sind selten. Sie machen zwischen 2 und 3% aller malignen Ovarialtumoren aus.

Typischerweise treten maligne Keimzelltumoren bei jungen Frauen auf. Das mediane Alter bei der Diagnosestellung liegt zwischen 16 und 20 Jahren. Je jünger die Patientin bei der Diagnosestellung ist, um so höher ist die Wahrscheinlichkeit, daß ein maligner Keimzelltumor vorliegt (Norris u. Jensen 1972). Ein deutlich erhöhtes Risiko für die Entstehung maligner Keimzelltumoren ist bei Vorliegen einer Gonadendysgenesie (XY-Karyotyp, XY-Mosaik) gegeben.

*Histogenese:* Keimzelltumoren entstehen aus den Primordialzellen des Ovars. Die WHO-Klassifikation unterscheidet insgesamt 7 Untergruppen, von denen das Dysgerminom, das Teratom sowie der endodermale Sinustumor klinisch die wichtigsten sind.

**Klassifikation der Keimzelltumoren des Ovars** (WHO; mod. nach Serov et al. 1973)

| | |
|---|---|
| – Dysgerminome | – Embryonale Karzinome |
| – Teratome | – Polyembryoma |
|   – immature Teratome | |
|   – mature Teratome | – Chorionkarzinome |
|   – monodermale und „Highly-specified-Teratome" | – Mischformen |
| – Endodermale Sinustumoren | |

*Allgemeine Charakteristika und Krankheitsverlauf*
Bis vor kurzer Zeit hatten die malignen Keimzelltumoren in allen ihren histomorphologischen Varianten mit Ausnahme der Dysgerminome eine

sehr schlechte Prognose. Bei den fortgeschrittenen Stadien lag der Anteil der langzeitüberlebenden Patienten nach chirurgischer Therapie unter 30%, und auch im Stadium I wurden kaum bessere Ergebnisse erzielt (Norris u. Jensen 1972; Serov et al. 1973). Die postoperative Bestrahlung des Beckens oder des gesamten Abdomens hat nur bei den Dysgerminomen zur Verbesserung der Heilungsraten beigetragen. Heutzutage durch den konsequenten Einsatz moderner Zytostatika in der Kombinationstherapie sind Patientinnen mit allen Formen der Keimzelltumoren in sehr hohem Prozentsatz heilbar. Die chirurgische Therapie kann sich dabei in den meisten Fällen auf eine Resektion des Primärtumors unter Erhaltung der Fertilität beschränken.

Häufige Symptome bei jungen Frauen mit einem Keimzelltumor sind Völlegefühl oder Fremdkörpergefühl im Abdomen oder kleinen Becken. Dysurie oder rektales Druckgefühl können hinzutreten. Bei Torsion oder Ruptur des Adnextumors kann ein akutes Abdomen auftreten. Bei jungen Mädchen vor der Menarche ist ein zystischer solider Ovarialtumor > 2 cm und bei jungen Frauen unter 20 Jahren ein zystischer solider Ovarialtumor > 8 cm dringend auf einen Keimzelltumor verdächtig. In den ersten 2 Lebensdekaden handelt es sich bei 70% der Ovarialtumoren um Keimzelltumoren. Etwa 30% dieser Tumoren sind maligne. Obwohl die verschiedenen Keimzelltumoren große tumorbiologische Unterschiede aufweisen, ist das diagnostische und therapeutische Management heute für die gesamte Tumorgruppe sehr ähnlich.

## 2 Therapieschemata

| Vincristin/Actinomycin D/Cyclophosphamid | | | | VAC (Slayton 1985) |
|---|---|---|---|---|
| Vincristin | 1,5 mg/m² (maximal 2 mg) | i.v. | Bolus | Tag 1 |
| Actinomycin D | 350 µg/m² | i.v. | Kurzinfusion | Tag 1, 2, 3, 4, 5 |
| Cyclophosphamid | 150 mg | i.v. | Bolus | Tag 1, 2, 3, 4, 5 |
| Wiederholung Tag 29, 6 Zyklen | | | | |

| Cisplatin/Vincristin/Bleomycin | | | **PVB** (Colombo et al. 1986) |
|---|---|---|---|
| Cisplatin | 20 mg/m² | 30-min-Infusion | Tag 1, 2, 3, 4, 5 |
| Vinblastin | 0,2 mg/kg | Bolus | Tag 1, 2 |
| Bleomycin | 30 mg | Bolus | wöchentlich (10mal) |
| Wiederholung Tag 22, 4 Zyklen | | | |

| Cisplatin/Etoposid/Bleomycin | | | | **BEP** (Williams 1987) |
|---|---|---|---|---|
| Cisplatin | 20 mg/m² | i.v. | 30-min-Infusion | Tag 1–5 |
| Etoposid | 100 mg/m² | i.v. | 30-min-Infusion | Tag 1–5 |
| Bleomycin | 30 mg | i.v. | Bolus | Tag 1, 8, 15 |
| Wiederholung Tag 22, 3–6 Zyklen | | | | |

| Cisplatin/Etoposid | | | | **PE** (Williams 1989) |
|---|---|---|---|---|
| Cisplatin | 20 mg/m² | i.v. | 30-min-Infusion | Tag 1, 2, 3, 4, 5 |
| Etoposid | 100 mg/m² | i.v. | 1-h-Infusion | Tag 1, 2, 3, 4, 5 |
| Wiederholung Tag 22, 3–6 Zyklen | | | | |

# 3 Literatur

Colombo N, Sessa C, Landon F et al. (1986) Cisplatin, vinblastine and bleomycine combination chemotherapy in metastatic granulosa cell tumors of the ovary. Onstet Gynecol 67:265

Gershenson DM, Rutledge FN (1987) Dysgerminoma of the ovary. In: Piver MS (ed) Ovarian malignancies-Diagnostic and Therapeutic. Advances Churchill Livingstone New York

Gershenson DM (1988) Menstrual and reproductive function after combination chemotherapy for malignant ovarian germ cell tumors. J Clin Oncol 6:270–275

Jimmerson GK, Woodruff JD (1977) Ovarian extra-embryonal teratoma. I. Endodermaler Sinus Tumor. Am J Obstet Gynecol 127:73–79

Loehrer PJ, Elson P, Johnson DH et al. (1991) A randomized trial of cisplatin plus etoposide with or without bleomycin in favorable prognosis disseminated germ cell tumors: An ECOG study. Proc Am Soc Clin Oncol 10:169 (abstr)

Norris HJ, Jensen RD (1972) Relative frequency of ovarian neoplasms in children and adoloescents. Cancer 30:713

Norris HJ, Zirkinj HJ, Benson WL (1976) Immature (malignant) teratoma of the ovary. Cancer 37:2359

de Paolo G et al. (1982) Natural history of dysgerminoma. Am J Obstet Gynecol 143:799

Schellhas HF (1974) Malignant potential of the dysgenetic gonad. Obstet Gynecol 44:302

Serov SF, Scully RE, Robin IH et al. (1973) Histological typing of ovarian tumors: International histological classification of tumors No 9. Geneva WHO

Slayton RE, Park RC, Silverberg SC et al. (1985) Vincristine, dactinomycin, and cyclophosphamide (VAC) in the treatment of malignant germ cell tumors of the ovary: A Gynecologic Oncology Group study (a final report) Cancer 56.243–248

Teilum G (1959) Endodermal sinus tumors of the ovary and testis: comparative morphogenesis of the so cvalled mesonephroma ovarii (Schiller) and extraembryonic (Yolk sac alantoic) structures of rat placenta. Cancer 12:1029

Thomas GM, Rider WD, Dembo AJ et al. &1982) Seminoma of the testis: Results of treatment and patterns of failure after radiation therapy. Int J Radiat Biol Phsys 8:165

Thomas GM, Dembo AJ, Hacker NF et al. (1987) Current therapy for dysgerminoma of the ovary. Obstet Gynecol 70:268–275

Williams SD, Birch R, Einhorn LH et al. (1987) Treatment of disseminated germ cell tumors with cisplatin, bleomycin and either vinblastine or etoposide. N Engl J Med 316:1435–1440

Williams SD, Blessing JA, Slayton R (1989) Ovarian germ cell tumor: adjuvant trials of the Gynecologie. Oncology Group Proc ASCO 8:150

Williams SD, Blessing J, Hatch K et al. (1990) Chemotherapy of advanced ovarian dysgerminoma: trials of the Gynecologic. Oncology Group (abstr) Proc Amer Soc Clin Oncol 9:155

# 34.52 Dysgerminome

H. G. Meerpohl

## 1 Epidemiologie

*Häufigkeit und Altersverteilung:* Mit einem Anteil von ca. 45% sind die Dysgerminome die am häufigsten auftretenden malignen Keimzelltumoren. In 85% der Fälle wird die Diagnose vor dem 30. Lebensjahr gestellt. Bilateralität liegt in 10–15% der Fälle vor. Zum Zeitpunkt der Diagnose weisen ca. 70% der Patientinnen eine Tumorausdehnung entsprechend dem Stadium I FIGO auf.

## 2 Histologie

Dysgerminome entstehen aus undifferenzierten Primordialzellen. Die Tumoren sind histomorphologisch den männlichen Seminomen vergleichbar. Makroskopisch handelt es sich zumeist um solide, relativ weiche Tumoren, die an der Oberfläche gelappt erscheinen. Die Farbe ist blaß-gelblich. Mikroskopisch werden große, abgerundete Zellen mit einem hellen Zytoplasma und großen Kernen beschrieben. Gelegentlich finden sich in Dysgerminomen Anteile von Synzytiotrophoblasten, die wiederum Gonadotropine (hCG) produzieren, was mit einer Pseudopubertas praecox einhergehen kann.

Dysgerminome metastasieren frühzeitig in die retroperitonealen Lymphknoten. Eine intraabdominale Tumorausbreitung außerhalb des kleinen Beckens tritt dagegen eher selten ein. In fortgeschrittener Phase der Erkrankung sind Metastasen der Lunge, der Leber und auch Knochenmetastasen beschrieben worden.

## 3 Stadieneinteilung

Die Stadienzuordnung erfolgt analog der FIGO-Klassifikation für epitheliale Karzinome (s. S. 1023). Mehr als 70% aller Dysgerminome werden im Stadium I diagnostiziert. Bei 85% der Patientinnen im Stadium I ist der

Tumor auf ein Ovar beschränkt. Bei den Dysgerminomen findet sich als einzigem Keimzelltumor mit 15% ein relativ hoher Anteil an Bilateralität (de Paolo et al. 1982). Etwa 25% der Patientinnen weisen bei Diagnosestellung eine fortgeschrittene Erkrankung der Stadien III/IV auf, wobei zumeist eine lymphogene oder hämatogene Metastasierung zu beobachten ist. Eine intraabdominale Tumorausbreitung ist eher selten.

## 4 Prognosefaktoren

Als prognostisch ungünstig sind große Primärtumoren (> 15–20 cm), eine extraovarielle Metastasierung (Stadium), jugendliches Alter bei der Diagnosestellung (< 20 Jahre), und ein pathohistologischer Befund mit hoher Mitoserate und/oder Atypien einzuordnen. Die Heilungsraten sind hoch: Stadium Ia (nach konservativer Operation): in 95% der Fälle 5 Jahre krankheitsfrei.

Das Rezidivrisiko in Stadium I (nach konservativer Operation ohne adjuvante Therapie) beträgt 15–20%. Eine erneute Tumorreduktion und eine nachfolgende Strahlen- oder Chemotherapie können mit guter Chance auf eine Heilung zum Einsatz gebracht werden.

## 5 Diagnostik

Das häufig jugendliche Alter der Patientinnen läßt den Einsatz typischer gynäkologischer Untersuchungsmethoden nicht oder nur in begrenztem Umfang zu. Rektale Tastuntersuchung, abdominaler Ultraschall oder CT können hier hilfreich sein. Bei Mädchen vor der Menarche muß durch Karyotypisierung eine Gonadendysgensie ausgeschlossen werden. Eine Besonderheit der Dysgerminome ist die Tatsache, daß 15–20% der Tumoren in der Schwangerschaft oder in der Postpartalperiode diagnostiziert werden.

### Labordiagnostik

Die Tumormarker hCG und LDH sind häufig erhöht; bei einem reinen Dysgerminom ist AFP im Normbereich. Bei erhöhtem AFP liegt eine Mischform vor. Die Prognose ist ungünstiger.

### Apparative Diagnostik

Gynäkologische Tastuntersuchung, vaginaler Ultraschall, abdominale Sonographie, Thoraxröntgen, CT oder MRI zur Beurteilung der mediastinalen und retroperitonealen Lymphknotenstationen.

# 6 Therapiestrategie

Die meisten Dysgerminome werden im Stadium I diagnostiziert. Die Therapiekonzepte waren lange von der Überlegung geprägt, daß Dysgerminome – im Gegensatz zu allen anderen weiblichen Keimzelltumoren – sehr strahlensensibel sind. Die Beobachtung der hohen Chemosensitivität bei den testikulären Seminomen hat auch bei den Dysgerminomen die Therapiestrategie in den letzten Jahren verändert. Heute steht die fertilitätserhaltende Operation auch bei fortgeschrittener Erkrankung mit nachfolgender Chemotherapie als etabliertes Behandlungskonzept zur Verfügung.

## 6.1 Stellung der Chirurgie

Beim Dysgerminom ist die chirurgische Therapie die erste Behandlungsmaßnahme. Wegen des zumeist jugendlichen Alters der Patientinnen ist ein fertilitätserhaltendes Vorgehen immer in Erwägung zu ziehen. Im Stadium I a ist die unilaterale Adnexexstirpation die chirurgische Therapiemaßnahme der Wahl. Falls histologisch ein reines Dysgerminom diagnostiziert wird, keine Kapselruptur vorliegt und ein komplettes Staging erfolgt ist, kann auf eine postoperative adjuvante Therapie verzichtet werden. Die Zehnjahresüberlebensrate liegt bei 91 % und ist besser als die von Patientinnen, die sich primär einer Totaloperation mit anschließender Radiotherapie unterzogen haben (Zehnjahresüberlebensrate 85 %; Thomas 1987). Bei Bilateralität des Tumors muß eine Ovarektomie beiderseits empfohlen werden. Die Belassung des Uterus ist zu erwägen. Für alle Patientinnen im Stadium I (Stadium I A–I C) muß mit einer Rezidivrate von ca. 20 % gerechnet werden (Gershenson 1987). Bei Patientinnen, die keine Fertilitätserhaltung wünschen, bei bekannter Dysgenesie oder bei primär ausgedehnter Erkrankung ist in der Regel eine Totaloperation unter Einschluß des Uterus und beider Adnexe zu empfehlen. Second-look-Operationen (auch Laparoskopien) haben bei Keimzelltumoren keine Indikation. Im Falle eines Rezidivs nach konservativer Operation kann bei mehr als 60 % der Patientinnen durch erneute Chirurgie plus Bestrahlung oder Chemotherapie eine Heilung erreicht werden.

Wird ein Dysgerminom in der Schwangerschaft diagnostiziert, kann im Stadium I unter Erhaltung der Schwangerschaft operiert werden. Die gegebene Indikation zu einer adjuvanten Chemotherapie kann ab der 20 Schwangerschaftswoche durchgeführt werden. Nach der 32. Schwangerschaftswoche sollte vor Therapiebeginn eine geplante Beendigung der Schwangerschaft erfolgen.

**Kriterien für ein konservatives Management bei reinen Dysgerminomen:**
- Wunsch nach Fertilitätserhaltung;
- negative Staginglaparotomie, einschließlich negativer retroperitonealer Lymphknoten;
- Stadium I A (FIGO) = unilateral, nichtadhärent, ohne Kapselruptur;
- kein Hinweis auf Gonadendysgenesie;
- Aufklärung der Patientin (Eltern).

### 6.2 Stellung der Strahlentherapie

Dysgerminome sind sowohl strahlen- als auch chemosensibel. Prinzipiell kann eine postoperative adjuvante Therapie wahrscheinlich gleichwertig mit einer Strahlentherapie oder einer Chemotherapie durchgeführt werden. Nach fertilitätserhaltender Operation ist der Einsatz der Strahlentherapie kontraindiziert. Bei Nachweis einer nodalen Metastasierung wird neben der Bestrahlung des gesamten Abdomens mit 2500 cGy eine paraaortale Bestrahlung mit 1500 cGy empfohlen. Bei Nachweis paraaortaler Lymphknotenmetastasen wird von einigen Autoren zusätzlich eine Bestrahlung des Mediastinums und der Supraklavikularregion zur Verminderung des Rezidivrisikos empfohlen; ein sicherer Überlebenvorteil ist mit dieser Maßnahme allerdings nicht verbunden (Thomas 1982). Sie sollte daher auch nicht mehr durchgeführt werden.

### 6.3 Stellung der Chemotherapie

Es gibt zahlreiche Berichte über die erfolgreiche Behandlung von metastasierten Dysgerminomen mit Chemotherapiekombinationen. Die wirksame Regime sind PVB (Cisplatin, Vinblastin, Bleomycin), VAC (Vincristin, Actinomycin D, Cyclophosphamid) und in letzter Zeit auch die Kombination EP (Etoposid, Cisplatin; Williams 1990). Mit den genannten Kombinationen steht für die Behandlung ausgedehnter oder rezidivierter Dysgerminome eine Therapiealternative zur Strahlentherapie zur Verfügung – insbesondere dann, wenn die Erhaltung der Fertilität gewünscht wird. Die optimale Anzahl der Therapiezyklen bei Patientinnen ohne meßbaren Tumor wird mit 4 angegeben, bei meßbaren Tumoren muß die Anzahl der Zyklen möglicherweise höher gewählt werden. Nach 4 Behandlungskursen einer platinhaltigen Kombinationstherapie ist eine nachfolgende Beeinträchtigung der Fertilität nur in begrenztem Umfang gegeben.

## 7 Indikation zur Chemotherapie

*Stadium I A:* keine Indikation für eine postoperative adjuvante Chemotherapie.

Bei einer Tumorgröße von > 10 cm kann eine adjuvante Therapie wegen des erhöhten Rezidivrisikos erwogen werden (relative Indikation).

*Stadium IB–IV:* adjuvante oder kurative Intention mit Kombinationschemotherapieregimen.

*Rezidiv:* nach chirurgischer Tumorreduktion mit Kombinationschemotherapie.

## 8 Wahl der Therapie und Therapiedauer

Das derzeit aktivste Behandlungsschema beim Dysgerminom ist das BEP-Schema.

Wegen der signifikanten Toxizität vom Bleomycin wird in der adjuvanten Situation das EP-Schema empfohlen. Therapiealternativen der 2. Wahl sind das PVB- und das VAC-Schema.

## 34.53 Endodermaler Sinustumor (Dottersacktumor)

H. G. Meerpohl

### 1 Epidemiologie

*Häufigkeit und Altersverteilung:* Die endodermalen Sinustumoren (EST) sind die zweithäufigsten Keimzelltumoren. Ihr Anteil macht ca. 20% aller malignen Keimzelltumoren aus. Der EST gilt als der bösartigste aller Keimzelltumoren der Frau. Das mediane Alter bei Diagnosestellung ist 19 Jahre. Die endodermalen Sinustumoren präsentieren sich überwiegend unilateral. Assoziiert mit einem EST finden sich gelegentlich kontralateral oder ipsilateral zystische Teratome.

### 2 Histologie

Diese Tumorentität wurde erstmals 1939 beschrieben, ist aber erst durch den dänischen Pathologen Teilum (1959) als eigenständige Entität etabliert worden. Weitere, heute nur noch selten benutzte Synonyme für den EST sind: *embryonales Karzinom, immatures Mesonephrom, Teilum-Tumor, extraembryonales Mesoblastom.* Endodermale Sinustumoren sind eher größere Tumoren mit einem mittleren Durchmesser von ca. 15 cm (Range 7–28 cm). Die Tumoren sind weich und zerfließlich. Häufig finden sich Spontanrupturen. An der Schnittfläche sind zystische Strukturen, Nekrosebezirke und Einblutungen erkennbar. Pathognomonisch für diesen Tumortyp sind die Schiller-Duval-Körperchen, histologische Strukturen, die aus mehreren Schichten von Keimzellen mit einer zentralen Kapillare bestehen. Typischerweise sind neben den endodermalen Sinus weitere histologische Strukturen in einem EST vorhanden.

### 3 Stadieneinteilung

Die Stadieneinteilung erfolgt analog der FIGO-Klassifikation für epitheliale Ovarialkarzinome (s. S. 1023). Zum Zeitpunkt der Diagnosestellung sind 71% aller Patientinnen im Stadium I a, 6% im Stadium II und 23% im Stadium III. Ein Stadium IV findet sich fast nie.

## 4 Prognosefaktoren

Stadium und Tumorgröße sind die wichtigsten Prognoseparameter.
Die Fünfjahresüberlebensrate im Stadium I wird unter Einsatz von
Chirurgie und Chemotherapie mit 94%, für alle Stadien mit etwa 70%
angegeben.

## 5 Diagnostik

Ein Tumor im Becken verbunden mit abdominalen Schmerzen ist das
Leitsymptom. Klinische Untersuchungsmethode: s. Dysgerminom.

*Labordiagnostik*
AFP kann bei den endodermalen Sinustumoren sowohl immunhistochemisch als auch im Serum nachgewiesen werden. Für das Follow-up unter
Therapie sowie für die Rezidiverkennung ist die Bestimmung des AFP
unverzichtbar.

## 6 Therapiestrategie

Bevor die moderne Kombinationschemotherapie zur Verfügung stand,
war die Prognose der EST sehr schlecht, unabhängig von der Tatsache,
daß überwiegend (> 70%) bei Diagnosestellung ein Stadium I vorlag. Die
Behandlung des EST besteht heute in einem adäquaten chirurgischen
Staging, einer konservativen Chirurgie sowie in allen Fällen in einer
adjuvanten oder additiven, kurativ intentionierten Kombinationschemotherapie.

### 6.1 Stellung der Chirurgie

Mit chirurgischen Maßnahmen allein kann dieser Tumor nicht erfolgreich
behandelt werden. Nach ausschließlich chirurgischer Therapie werden
Zweijahresüberlebensraten zwischen 15% und 25% angegeben (Jimmerson 1977). Diese Ergebnisse sind auch durch additive Maßnahmen wie
Strahlentherapie, adjuvante Alkylanzientherapie oder durch Radioisotope nicht zu verbessern. Eine Steigerung der chirurgischen Radikalität
(Totaloperation) hat im Stadium I gegenüber einer unilateralen Adnexexstirpation keinen erkennbaren Vorteil.

*Primäroperation:* Unter der Maßgabe eines adäquaten chirurgischen Staging kann im Stadium I eine unilaterale Adnexexstirpation erfolgen. Bei extraovariellem Tumornachweis ist eine zytoreduktive Operation anzustreben, das gilt auch für retroperitoneale Lymphome. *Beachte:* EST sind fast immer unilateral. Kontralaterale Ovarialtumoren sind zumeist benigne Teratome!

*Sekundäre Chirurgie:* Bei Rezidivverdacht ist eine sekundäre Tumorreduktion wegen der hohen Chemosensibilität der Tumoren indiziert. Eine Tumorreduktion unter 2 cm erhöht die Chancen für einen erneuten kurativen Ansatz mit einer nachfolgenden Chemotherapie.

*Second look:* praktisch keine Indikation.

## 6.2 Stellung der Chemotherapie

Es besteht heute ein breiter Konsens, daß *alle* Patientinnen mit einem endodermalen Sinustumor einer postoperativen Chemotherapie bedürfen. VAC war das erste Kombinationsschema, das erfolgreich beim EST eingesetzt worden ist. Zweijahresüberlebensraten von 60–70 % unterstreichen die Chemosensibilität dieses Tumors (Slayton 1985). Bessere Ergebnisse können in der adjuvanten Situation wie auch bei metastasierter Erkrankung heute mit der Kombination PVB erzielt werden. In einer GOG-Studie konnten bei metastasierter Erkrankung mit PVB in 60 % der Fälle eine komplette Remission erzielt werden. Auch nach Vorbehandlung mit VAC sind Remissionen beschrieben worden (Slayton 1985). In jüngster Zeit wurde auch über gute Ergebnisse mit etoposidhaltigen Kombinationen berichtet (BEP, EP; Williams et al. 1989). Die optimale Anzahl der Therapiezyklen ist bisher noch nicht etabliert. Im Regelfall erscheinen 4–6 Kurse ausreichend.

*In klinischer Erprobung:* Carboplatin plus Etoposid.

## 7 Indikation zur Chemotherapie

Alle Patientinnen benötigen unabhängig vom Stadium eine Chemotherapie

## 8  Wahl der Therapie und Therapiedauer

Im Stadium I ist PVB die etablierte adjuvante Chemotherapiekombination.

Bei metastasierter Erkrankung oder Rezidiven nach Vorbehandlung mit VAC ist die PVB-Kombination optimal wirksam. In ihrer Wirksamkeit gleichwertig einzuschätzen ist die Kombination BEP.

3 bis maximal 6 Behandlungskurse der genannten Schemata sind für eine Remissionsinduktion ausreichend.

## 34.54 Immatures Teratom (maligne Teratome)

H. G. Meerpohl

### 1 Epidemiologie

*Häufigkeit und Altersverteilung:* Immature Teratome sind die dritthäufigste Gruppe der Keimzelltumoren mit einem Anteil von ca. 15%. Das mediane Alter bei der Diagnosestellung ist 19 Jahre. Zum Zeitpunkt der Diagnose findet sich in der Mehrzahl der Fälle eine Tumorausbreitung entsprechend dem Stadium Ia. Der Befall des kontralateralen Ovars ist selten.

### 2 Histologie

Der Begriff immatures Teratom hat heute einige ältere Begriffe für diese Tumorentität ersetzt: *embryonales Teratom, malignes Teratom, Teratokarzinom* oder *solides Teratom*. Der Tumor ist zusammengesetzt aus unterschiedlich differenzierten Anteilen aller 3 embryonalen Keimblätter. Die Primärtumoren sind groß mit einem mittleren Durchmesser von 18 cm. Die Tumoroberfläche ist glatt, auf der Schnittfläche erscheint der Tumor überwiegend solide. Zystische Anteile sind aber durchaus möglich. Histologisch präsentiert der Tumor unterschiedlich differenzierte embryonale Gewebestrukturen. Immatures neuronales Gewebe wird häufig gefunden. Ein von Norris entwickeltes Gradingsystem bewertet den Grad und das Ausmaß der Immaturität und quantifiziert den Anteil des neuronalen Gewebes innerhalb des Tumors (Norris 1976).

### 3 Stadieneinteilung

Etwa 60% der Tumoren werden im Stadium I diagnostiziert. In den Fällen einer extraovariellen Dissemination breitet sich der Tumor bevorzugt im Bereich des Peritoneums aus. Sehr selten sind retroperitoneale Lymphknotenmetastasen. Eine hämatogene Ausbreitung mit Befall von Leber, Lunge oder mit zerebralen Metastasen ist sehr selten und zumeist nur in der Spätphase dieser Erkrankung (G 3-Tumoren) zu beobachten.

## 4 Prognosefaktoren

Bedeutsam für die Einschätzung der Prognose bei den immaturen Teratomes ist 1) das Grading, 2) der Anteil höhergradiger maligner Strukturen wie z. B. Anteile von EST und 3) das Stadium zum Zeitpunkt der Diagnosestellung. Im Stadium I haben Patientinnen mit einem G 1-Tumor in 100%, mit einem G 2-Tumor in 55% und mit einem G 3-Tumor lediglich in 33% überlebt (Norris 1976).

## 5 Diagnostik

Management wie bei den anderen Keimzelltumoren (s. dort).

*Labordiagnostik*
In der Regel werden von immaturen Teratomen keine Tumormarker sezerniert. In Einzelfällen wurde ein erhöhtes AFP beschrieben. Im Falle von gemischten Tumoren können auch andere Tumormarker nachweisbar sein.

## 6 Therapiestrategie

### 6.1 Stellung der Chirurgie

Nach chirurgischen Staging ist eine unilaterale Adnexexstirpation bei gegebenem Wunsch nach Fertilität die Maßnahme der Wahl. Bei älteren Patientinnen ist die abdominale Hysterektomie mit bilateraler Adnexexstirpation zu empfehlen. Bei extraovarieller Metastasierung ist eine Tumorreduktion der Metastasen anzustreben.

Es besteht keine Indikation zu einer Second-look-Operation.

### 6.2 Stellung der Chemotherapie

Tumoren entsprechend dem FIGO-Stadium I a G 1 bedürfen keiner adjuvanten Chemotherapienachbehandlung. Die Wahrscheinlichkeit, tumorfrei zu überleben, beträgt 100%. Im Stadium I A G 2/G 3 dagegen ist eine adjuvante Chemotherapie obligat. Mit der Kombination VAC kann eine Fünfjahresüberlebenszeit von 94% erreicht werden. 4–6 Zyklen erscheinen ausreichend. Als Therapiealternative oder bei ausgedehnterer Erkrankung ist das PVB-Schema oder das PE-Schema die Behandlung der Wahl.

Eine durch Chemotherapie induzierte irreversible Infertilität ist nach 4–6 Kursen einer VAC- oder PVB-Kombination nicht zu erwarten. Erneute Schwangerschaften nach abgeschlossener Therapie mit gesunden Kindern sind wiederholt beschrieben worden. Das Abortrisiko ist nicht wesentlich erhöht.

In klinischer Prüfung ist die Kombination Carboplatin plus Etoposid.

### 6.3 Strahlentherapie

Für eine Strahlentherapie besteht keine Indikation.

## 7 Indikation zur Chemotherapie

– *Stadium Ia G 1:* keine Indikation für eine adjuvante Chemotherapie.
– *Bei allen anderen Stadien:* Indikation für eine Kombinationschemotherapie.

## 8 Wahl der Therapie und Therapiedauer

VAC ist die etablierte Standardkombination. Mit den Kombinationen PVB oder BEP sind wahrscheinlich gleich gute Resultate in der Primärbehandlung zu erzielen. 3–6 Behandlungskurse sind in der Regel für eine Remissionsinduktion ausreichend.

# 34.55 Weitere Keimzelltumoren – Chorionkarzinom

H. G. Meerpohl

## 1 Häufigkeit

Chorionkarzinome des Ovars sind äußerst selten auftretende Malignome. Es werden 2 Gruppen unterschieden:
- schwangerschaftsassoziierte Tumoren (Metastasen maligner Trophoblasttumoren) sowie
- Tumoren, die als eine Sonderform der Keimzelltumoren in der Prämenarche oder als Komponente von „Mixed-germ-cell-Tumoren" gefunden werden.

## 2 Histologie

Histologisch werden Anteile des Synzytiotrophoblast als auch des Zytotrophoblast in den Ovarialtumoren gefunden. Makropathologisch handelt es sich allermeist um unilaterale Tumoren mit hämorrhagischen Anteilen sowie nekrotischen Arealen auf der Schnittfläche. Immunhistochemisch kann der Nachweis von hCG geführt werden.

## 3 Diagnostik

*Tumormarker:* β-hCG.

## 4 Therapiestrategie

### 4.1 Chirurgie

Kein Unterschied zu den oben beschriebenen anderen Keimzelltumoren. Eine unilaterale Adnexexstirpation ist fast immer möglich. Nach Eintritt der Menarche ist eine gestationsassoziierte Erkrankung auszuschließen. Eine diagnostische Abrasio ist ggf. indiziert. Die Empfehlung zur

Entfernung des Uterus kann nicht mehr aufrecht erhalten werden, da es sich um chemosensible Tumoren handelt.

## 4.2 Chemotherapie

Die Chemotherapie der Wahl ist neben dem MAC-Schema PVB oder PEB.

## 5 Weitere Keimzelltumoren

Sehr selten treten folgende weitere Keimzelltumoren auf: embryonales Karzinom, Polyembryoma, monodermales Teratom, Karzinoid, Mixed-germ-cell-Tumor, Gonadoblastom. Chirurgie und Chemotherapie werden wie bei den endodermalen Sinustumoren bzw. immaturen Teratomen durchgeführt.

# 34.56 Tubenkarzinom

H. G. Meerpohl

## 1 Epidemiologie

Die vorhandenen Kenntnisse über diese Tumorentität sind lückenhaft, und die publizierten Berichte verschiedener Autoren erscheinen nicht immer kongruent. Obwohl das die Tube umgebende peritoneale Epithel weit größer ist als z. B. beim Ovar und darüber hinaus entzündliche Expositionen der Tubenschleimhaut relativ häufig sind, führen diese potentiellen Risikofaktoren nicht zu einer erhöhten Karzinominzidenz.

*Inzidenz:* Primäre Tubenkarzinome sind sehr selten. Die Angaben zur Inzidenz schwanken zwischen 0,1–1,8 % mit einem Durchschnittswert von 0,3 % aller Karzinome des weiblichen Genitaltrakts (Hanton 1966). Das Verhältnis Ovarialkarzinom zu Tubenkarzinom wird mit 150:1 angegeben. Eine kürzlich vorgelegte Screeninguntersuchung an über 22000 Frauen legt allerdings die Vermutung nahe, daß die Inzidenz dieses Tumors bisher möglicherweise unterschätzt worden ist. Bei postmenopausalen Patientinnen mit einem erhöhten CA-125-Wert ist die Relation Ovarialkarzinom zu Tubenkarzinom 6:1 (Woolas et al. 1994).

*Altersverteilung:* Am häufigsten wird dieser Tumor zwischen dem 40. und 60 Lebensjahr diagnostiziert; das mittlere Erkrankungsalter beträgt 55 Jahre (Hanton 1966).

*Ätiologie/Risikofaktoren:* Die Ätiologie ist unbekannt. Gehäuftes Auftreten von Adnexitiden oder eine genitale Tuberkulose in der Anamnese wurden früher als Risikofaktoren diskutiert, erscheinen heute aber als äußerst unwahrscheinlich. Die Rolle der Östrogene bei der Tumorentstehung ist unklar. Eine Assoziation mit Infertilität und Nulliparität erscheint möglich.

*Genetische Prädisposition:* Nicht bekannt.

# 2 Histologie

Die Tube entwickelt sich aus dem Müller-Gang. Das Tubenepithel ist mit Zilien ausgestattet. Tubenkarzinome entstehen in allen 3 Anteilen der Tube, etwas gehäuft im ampullären Anteil. Der Fimbrientrichter ist häufig verschlossen, eine Auftreibung der Tube im Sinne einer Hämatosalpinx oder Pyosalpinx ist die Folge. In ca. 20% der Fälle finden sich bilaterale Karzinome. Histologisch werden am häufigsten papilläre Adenokarzinome beschrieben, die den serös-papillären Ovarialkarzinomen vergleichbar sind. Darüber hinaus werden hellzellige, endometrioide, adenosquamöse und plattenepithelartige Tumoren unterschieden. Histomorphologische, ultrastrukturelle oder immunhistochemische Kriterien, die ein primäres Tubenkarzinom charakterisieren könnten, gibt es bis heute nicht. Sicher erscheint die Diagnose nur, wenn eine Beteiligung des Ovars und/oder des Endometriums nicht vorliegt. Bei der Diagnose Tubenkarzinom ist immer zu bedenken, daß eine Metastasierung in die Tube, ausgehend von einem Ovarialkarzinom, Endometriumkarzinom, gastrointestinalem Karzinom, Mammakarzinom sowie primärem Peritonealkarzinom, weit wahrscheinlicher ist als ein primäres Tubenkarzinom.

# 3 Stadieneinteilung

Seit 1992 gibt es eine eigene FIGO-Klassifikation für das Tubenkarzinom, die eng an die entsprechende FIGO-Klassifikation für das epitheliale Ovarialkarzinom angeglichen ist.

**FIGO-Klassifikation des Tubenkarzinoms** (nach Petterson 1992)

| | |
|---|---|
| Stadium 0 | Carcinoma in situ (begrenzt auf die Tubenmukosa) |
| **Stadium I** | **Tumorwachstum auf die Tuben beschränkt** |
| Stadium Ia | Wachstum auf eine Tube begrenzt; Tumorausdehnung in die Submukosa und/oder Muskularis, aber keine Infiltration der Serosa; kein Aszites |
| Stadium Ib | Wachstum auf beide Tuben begrenzt; Tumorausdehnung in die Submukosa und/oder Muskularis, aber keine Infiltration der Serosa; kein Aszites |
| Stadium Ic | Tumor entsprechend Stadium Ia oder Ib mit Tumorausdehnung in die Serosa oder in die Kapseloberfläche; Aszites mit Tumorzellen oder positive Lavage |

| Stadium II | Tumorwachstum im Bereich einer oder beider Tuben mit Tumorausdehnung im Becken |
|---|---|
| Stadium IIa | Tumorausdehnung auf den Uterus oder Metastasen im Uterus und/oder den Ovarien |
| Stadium IIb | Tumorausdehnung auf andere Beckenorgane |
| Stadium IIc | Tumorausdehnung entsprechend Stadium IIa oder IIb und Aszites mit Tumorzellen oder positiver Lavage |
| Stadium III | Tumorbefall einer oder beider Tuben mit peritonealen Implantaten außerhalb des Beckens und/oder positive retroperitoneale oder inguinale Lymphknoten; Metastasen in der Leberkapsel |
| Stadium IIIa | Tumor ist makroskopisch auf das Becken begrenzt, negative Lymphknoten; aber mit mikroskopisch nachgewiesenen Tumorimplantaten des abdominalen Peritoneums |
| Stadium IIIb | Tumorbefall einer oder beider Tuben mit histologisch nachgewiesenen Tumorimplantaten des abdominalen Peritoneums nicht > 2 cm im Durchmesser |
| Stadium IIIc | Abdominale Implantate > 2 cm Durchmesser und/oder positive retroperitoneale/inguinale Lymphknoten |
| Stadium IV | Tumorbefall einer oder beider Tuben mit Fernmetastasen. Bei einem Pleuraerguß muß eine positive Zytologie vorliegen. Parenchymmetastasen der Leber |

## 4 Prognose

Der wichtigste prognostische Parameter ist die Tumorausdehnung entsprechend dem Stadium. Bei lokoregionärer Ausbreitung der Erkrankung kann im Stadium I mit einer Fünfjahresüberlebensrate von 72% und von 38% im Stadium II gerechnet werden. Bei primär fortgeschrittener Erkrankung sind die Fünfjahresüberlebensraten im Stadium III 18% und im Stadium IV 0% (Denham u. MacLennen 1984). Von Podratz et al. (1986) wurde auf die mögliche Bedeutung der positiven Abdominalzytologie für die Prognose hingewiesen, was sich in der aktuellen FIGO-Klassifikation widerspiegelt. Histologischer Typ und Differenzierungsgrad sind als Prognosefaktoren wahrscheinlich von geringer Bedeutung.

## 5 Diagnostik

*Screening*
Bei der insgesamt niedrigen Inzidenzrate der Tubenkarzinome sind Screeninguntersuchungen nur in Verbindung mit der Suche nach einem

epithelialen Ovarialkarzinom sinnvoll. Ein erhöhter Wert des Markers CA 125 kann bei einer klinisch symtomfreien Patientin auch auf ein frühes Tubenkarzinom hinweisen. Die transvaginale Ultraschalluntersuchung gewinnt zunehmende Bedeutung auch bei der Früherkennung von Tubenveränderungen.

*Präoperative Diagnostik*
Präoperativ wird die Verdachtsdiagnose nur selten gestellt. Etwa 10% der Patientinnen haben eine positiven PAP-Smear mit schlecht differenzierten Plattenepithel- oder Adenokarzinomzellen (Yoonesi 1979). Die Abklärung erfolgt zumeist im Rahmen der Diagnostik eines Adnextumors und/ oder uncharakteristischer Unterbauchschmerzen und unterscheidet sich nicht von der beim Ovarialkarzinom. Gelegentlich kann durch eine transvaginale Sonographie die Lokalisation des Tumors in der Tube wahrscheinlich gemacht werden. In der Regel wird die Diagnose aber erst im Rahmen des chirurgischen Stagings gestellt. Die Ausbreitungswege des Tubenkarzinoms sind vergleichbar mit denen des Ovarialkarzinoms.

*Labordiagnostik*
Tumormarker CA 125.

*Apparative Diagnostik*
Vaginale Sonographie (Differentialdiagnose, Hydrosalpinx, Pyosalpinx). Diagnostische Laparoskopie, falls kein Adnextumor nachweisbar ist.

## 6 Charakteristika der Erkrankung und Krankheitsverlauf

Die klinischen Symptome sind uncharakteristisch und unsicher. Bekannt ist der *Hydrops tubae profluens,* eine schwallartige Absonderung von wäßrig-blutigem Fluor häufig in Verbindung mit peri- oder postmenopausalen Blutungsstörungen. Bei ca. 15–20% der Patientinnen werden diese Symptome beobachtet. Tastbare Adnextumoren fallen bei der gynäkologischen Palpation auf, die wiederum anamnestisch mit uncharakteristischen abdominalen Beschwerden einhergehen können. In fortgeschrittenen Stadien wird gelegentlich ein Aszites beobachtet. Bei sorgfältigem Staging und Anwendung der FIGO-Klassifikation werden etwa 40% der Patientinnen in den Stadien I (10–15%) und II (15–25%) und ca. 60–70% in den Stadien III und IV diagnostiziert. Häufig (ca. 35% der Fälle) wird eine retroperitoneale Lymphknotenbeteiligung gefunden (Tamimi u. Figge 1981). Das chirurgische Therapiekonzept mit abdominaler Hysterektomie und bilateraler Adnexexstirpation entspricht dem beim epithelialen Ovarialkarzinom. Eine postoperative Nachbehandlung muß bei allen Patientinnen mit einem Tubenkarzinom erwogen werden. Platin erhaltende Kombinationen sind in der adjuvanten und kurativen Indikation die Therapie der Wahl. Beim Auftreten von Rezidiven ist derzeit keine wirksame Therapie bekannt.

# 7 Therapiestrategie

## 7.1 Stellung der Chirurgie

### 7.1.1 Chirurgisches Staging

Das Tubenkarzinom ist in der Vergangenheit häufig in seiner Ausbreitung falsch eingeschätzt worden („under staged"). Beim Verdacht auf ein primäres Tubenkarzinom ist ein systematisches Staging, wie beim epithelialen Ovarialkarzinom beschrieben, angezeigt. Jede Lage- oder Formanomalie der Tuben ist durch Eröffnen der Tube weiter abzuklären. Bei gegebenem Verdacht ist eine intraoperative Schnellschnittuntersuchung anzuschließen. Ein sorgfältiges Staging des Retroperitoneums ist anzuraten, um eine Lymphknotenmetastasierung nicht zu übersehen (Lymphknotenbefall beim Tubenkarzinom häufiger als beim Ovarialkarzinom).

### 7.1.2 Chirurgische Therapie

Das chirurgische therapeutische Vorgehen ist mit dem beim epithelialen Ovarialkarzinom vergleichbar. Die Standardoperation ist die abdominale Hysterektomie mit Entfernung beider Adnexen. Konservative, fertilitätserhaltende Operationen können bei einem Anteil von ca. 16% bilateraler Tumoren nicht empfohlen werden. Bei Begrenzung des Tumors auf die Tuben ist ein sorgfältiges Staging zur Beurteilung der Tumorausdehnung einschließlich der retroperitonealen Lymphknotenstationen anzuschließen. Im Falle einer Metastasierung ist eine maximale Tumorreduktion auszustreben. Auch beim Tubenkarzinom wird der Größe des postoperativen Tumorrests eine große prognostische Bedeutung zugemessen (Podratz et al. 1986). Eine Indikation für eine Second-look-Operation ist nicht gegeben, da wirksame Zweittherapien derzeit nicht zur Verfügung stehen. Bei Auftreten eines Rezidives kann ein erneutes Tumordebulking u. U. sinnvoll sein.

## 7.2 Stellung der Strahlentherapie

### 7.2.1 Adjuvante Strahlentherapie

Der Einsatz der externen Strahlentherapie wird mangels klarer Daten kontrovers diskutiert. Empfehlungen zu einer adjuvanten Strahlentherapie sind allenfalls historisch zu begründen. Ein gesicherter therapeutischer Nutzen kann aber aus den publizierten Daten nicht gefolgert werden. Das trifft für die pelvine Bestrahlung ebenso zu wie für die intraabdominale Instillation von Isotopen. Gesicherte Erfahrungen mit einer kombinierten Radio-/Chemotherapie gibt es nicht. Außerhalb klinischer Studien kann heute eine Ganzabdomenbestrahlung als Alternative zu einer Chemotherapie nur bei Patientinnen ohne makroskopischen Tumorrest nach Abschluß der Primäroperation erwogen werden. Eine Indikation für eine ausschließliche pelvine Bestrahlung gibt es nicht (Schray et al. 1987).

### 7.2.2 Palliative Strahlentherapie

Bei Fehlen anderer Möglichkeiten ist eine Bestrahlung von Skelett- oder Weichteilmetastasen immer sinnvoll.

## 7.3 Stellung der Chemotherapie

Systematisch erworbene Erfahrungen mit Zytostatika liegen ebenfalls nicht vor. Als aktive Einzelsubstanzen werden Alkylanzien, insbesondere Cyclophosphamid, Doxorubicin und Cisplatin, angesehen. Bei Steroidrezeptor-positiven Tumoren wird auch über ein mögliches Ansprechen auf Gestagene berichtet. Bei Kombinationen werden die günstigsten Erfahrungen mit Cisplatinkombinationen (CAP) beschrieben (Jacobs et al. 1986; Maxson et al. 1987).

### 7.3.1 Adjuvante Chemotherapie

Ob eine adjuvante Chemotherapie bei lokoregionär begrenzter Erkrankung zur Verbesserung der Heilungsraten beiträgt, ist nicht gesichert. Die insgesamt hohen Rezidivraten legen in der adjuvanten Situation nach R 0-Resektion den Einsatz einer platinhaltigen Kombination über 3–4 Kurse auch außerhalb kontrollierter Studien nahe.

### 7.3.2 Palliative Chemotherapie

Bei *fortgeschrittener Erkrankung* ist der Einsatz einer platinhaltigen Primärtherapie analog zur Behandlung fortgeschrittener Ovarialkarzinome die Behandlungsmaßnahme der Wahl. Zum Teil werden hohe klinische Remissionsraten beschrieben (Maxson et al. 1987).

## 8 Indikation zur Chemotherapie

### 8.1 Auswahl der Patienten

*Adjuvante Therapie:* alle Patientinnen im Stadium I und II.
*Kurative Therapie:* Stadium IIIa.
*Palliative Therapie:* Stadium IIIb–IV.

### 8.2 Zeitpunkt des Therapiebeginns

In der adjuvanten und kurativen Intention sollte die Therapie innerhalb von 10–28 Tagen nach der Primäroperation begonnen werden. In der palliativen Situation kann der Therapiebeginn vom Allgemeinbefinden der Patientin und von der Beschwerdesymptomatik her bestimmt werden.

### 8.3 Wahl der Therapie

#### 8.3.1 Adjuvante Chemotherapie

Es gibt keine Daten aus prospektiv angelegten klinischen Untersuchungen. Eine Alkylanzienmonotherapie ist nur noch in Ausnahmefällen indiziert. Die Gabe von 3–4 Kursen einer platinhaltigen Kombination ist derzeit die optimale adjuvante Therapie: CAP oder CAC.

#### 8.3.2 Kurativ orientierte Chemotherapie

Bei fortgeschrittener Erkrankung ist die CAP-Kombination die Behandlung der Wahl (6–8 Kurse; Peters et al. 1989); Carboplatin kann Cisplatin in der Kombination wahrscheinlich gleichwertig ersetzen: CAC.

#### 8.3.3 Palliativ orientierte Chemotherapie

Cisplatin- oder Carboplatinkombinationen (s. oben). In Ausnahmefällen Alkylanzienmonotherapie.

# 9  Therapieschemata

| **Cyclophosphamidmonotherapie** | | | | **Cyc**<br>(Lambert 1985) |
|---|---|---|---|---|
| Cyclophosphamid | $1000\,mg/m^2$ | i.v. | Kurzinfusion | Tag 1 |
| **Wiederholung Tag 22, 6 Zyklen** | | | | |

| **Cisplatin/Adriamycin (Doxorubicin)/Cyclophosphamid** | | | | **CAP**<br>(Jacobs 1986) |
|---|---|---|---|---|
| Cisplatin | $50\,mg/m^2$ | i.v. | 1-h-Infusion | Tag 1 |
| Adriamycin | $50\,mg/m^2$ | i.v. | 1-h-Infusion | Tag 1 |
| Cyclophosphamid | $500\,mg/m^2$ | i.v. | Kurzinfusion | Tag 1 |
| **Wiederholung Tag 22, 6 Zyklen** | | | | |

| **Carboplatin/Adriamycin (Doxorubicin)/Cyclophosphamid** | | | | **CAC**<br>(Giaccone 1989) |
|---|---|---|---|---|
| Carboplatin | $300\,mg/m^2$ | i.v. | Bolus | Tag 1 |
| Adriamycin (Doxorubicin) | $60\,mg/m^2$ | i.v. | Bolus | Tag 1 |
| Cyclophosphamid | $500\,mg/m^2$ | i.v. | Kurzinfusion | Tag 1 |
| **Wiederholung Tag 22, 6 Zyklen** | | | | |

| **Carboplatin/Cyclophosphamid** | | | | **CC**<br>(Meerpohl 1991) |
|---|---|---|---|---|
| Carboplatin | $350\,mg/m^2$ | i.v. | 1-h-Infusion | Tag 1 |
| Cyclophosphamid | $600\,mg/m^3$ | i.v. | Kurzinfusion | Tag 1 |
| **Wiederholung Tag 29, 6 Zyklen** | | | | |

| Cisplatin/Cyclophosphamid | | | | CP (Neijt 1987) |
|---|---|---|---|---|
| Cisplatin | 75 mg/m² | i.v. | 2-h-Infusion | Tag 1 |
| Cyclophosphamid | 750 mg/m² | i.v. | Kurzinfusion | Tag 1 |
| Wiederholung Tag 22, 6 Zyklen | | | | |

## Literatur

Denham JW, MacLennan KA (1984) The management of primary carcinoma of the fallopian tube. Cancer 53:166

Giaccone G, Donadio M, Bonardi GM et al. (1989) Cisplatin and Carboplatin in combination chemotherapy for advanced ovarian cancer. In: Conte PF et al. (eds) Multimodal treatment of ovarian cancer Monograph series of the EORTC 20. Raven Press, pp 219–226

Hanton E, Malkasian G, Dahlin D, Pratt J et al. (1966) Primary carcinoma of the fallopian tube. Am J Obstet Gynecol 94:832–839

Jacobs AJ et al. (1986) Treatment of carcinoma of the fallopian tube using cisplatin, doxorubicin, and cyclophosphamide. Am J Clin Oncol 9:436

Lambert HE, Berry RJ (1985) High dose cisplatin compared with high dose cyclophosphamide in the management of advanced epithelial ovarian cancer (FIGO Stages III and IV): report from the North Thames Cooperative Group. Brit Med J 290:889–893

Maxson WZ et al. (1987) Primary carcinoma of the fallopian tube: evidence for activity of cisplatin combinationtherapy. Gynecol Oncol 26:305

Meerpohl HG, Sauerbrei W, Kühnle H et al (1991) Cyclophosphamide/Carboplatin (CTX/CarboPt) versus Cyclophosphamide/Cisplatin (CTX/PT) in patients with small volume stage II/IV ovarian cancer (< 2 cm): an interimreport by the German Ovarian Cancer Study Group (GOCA). Proc 3, Int Gynecol Cancer Soc 199 (abstract)

Neijt JP, ten Bokkel Huinink WW, van der Burg et al. (1987) Randomized trial comparing two combination chemotherapy regimens (CHAP-5 vs CP) in advanced ovarian carcinoma. J Clin Oncol 5:1157

Peters W, Andersen W, Hopkins M (1989) Results of chemotherapy in advanced carcinoma of the fallopian tube. Cancer 63:836

Petterson F (1992) Staging rules for gestational trophoblastic tumors and fallopian tube cancer. Acta Obstet Gynecol Scand 71:224

Podratz KC, Pdczaski ES, Gaffey TA et al. (1986) Primary carcinoma of the fallopian tube. Am J Obstet Gynecol 154:1319–1326

Schray M, Podratz K, Malkasian G (1987) Fallopian tube cancer: the role of radiation therapy. Radiother Oncol 10:267–275

Tamimi HK, Figge DC (1981) Adenocarcinoma of the uterine tube: Potential for lymphnode metastasis. Am J Obstet Gynecol 141:1132

Woolas R, Jacobs I, Prysdavies A, Leake J et al. (1994) What is the true incidence of primary fallopian tube carcinoma? Int J Gynecol Cancer 4:384–388

Yoonessi M (1979) Carcinoma of the fallopian tube. Obstet Gynecol 34:257

# 34.57 Endometriumkarzinom

H. G. Meerpohl

## 1 Epidemiologie

Maligne Tumoren des Corpus uteri können als Karzinome im Endometrium und als Sarkome im Mesenchym entstehen. Die mesenchymalen Tumoren, die nur etwa 3% der malignen Tumoren des Corpus uteri ausmachen, werden im Kapitel „Sarkome des Uterus" beschrieben.

*Häufigkeit:* Das Endometriumkarzinom ist die häufigste maligne Erkrankung der Frau im Becken und in der Reihenfolge der Karzinome die vierthäufigste Krebserkrankung der Frau.

*Inzidenz:* In Deutschland erkranken jährlich ca. 10500 Frauen an einem Endometriumkarzinom, was einer *Inzidenz von 24/100000 Frauen/Jahr* entspricht. Die Inzidenz hat in den letzten Jahren wieder leicht zugenommen, was u. a. auf den steigenden Altersdurchschnitt der weiblichen Bevölkerung sowie die verbesserte Diagnostik zurückzuführen ist. Die Mortalitätsrate ist in Deutschland seit etwa 1970 rückläufig und heute mit ca. 1,5% aller Karzinomfälle pro Jahr sehr niedrig; das entspricht ca. 1300 Patientinnen pro Jahr, die an den unmittelbaren Folgen eines Endometriumkarzinoms versterben (Tabelle 1).

*Altersverteilung:* Mehr als 95% aller Erkrankungsfälle werden jenseits des 40. Lebensjahres diagnostiziert. Das mittlere Alter zum Zeitpunkt der Diagnose beträgt ca. 60 Jahre.

*Ätiologie:* Der genaue Entstehungsmechanismus des Endometriumkarzinoms ist noch nicht bekannt. Endometriumkarzinome können in einem normalen, atrophischen oder hyperplastischen Endometrium entstehen. Zwei unterschiedliche Induktionswege werden diskutiert:

1) Längerfristige Expositon gegenüber Östrogenen, wobei es unerheblich ist, ob die Östrogenquelle exogen oder endogen ist. Aus einer Endometriumhyperplasie kann sich wahrscheinlich schrittweise ein invasives Karzinom entwickeln.

2) Ein Teil der Endometriumkarzinome entsteht spontan, ohne erkennbaren Übergang von einer atypischen Hyperplasie zu einem invasiven Karzinom.

**Tabelle 1.** Endometriumkarzinom: Epidemiologie

| | |
|---|---|
| Inzidenz | 15–25 Pat./100000 p.a. |
| Neuerkrankungen in Deutschland p.a. | 10600 Pat. |
| Tod am Karzinom p.a. | 1300 Pat. |
| Pat. mit fortgeschrittener/rezidiv. Erkrankung p.a. | 3800 Pat. |
| Heilungsrate (alle Stadien) | 66% |

– vierthäufigstes Karzinom der Frau
– häufigstes gynäkologisches Karzinom im Becken

Die exogen induzierten Karzinome sind in der Regel hochdifferenzierte Tumoren mit einer günstigen Prognose, während die Malignome ohne erkennbaren Zusammenhang mit einer Östrogenexposition in der Regel undifferenzierte Tumoren mit schlechter Prognose sind.

*Risikofaktoren:* Adipositas, Diabetes, Nulliparität und Hypertonie sind die klassischen Faktoren, die mit einem erhöhten Erkrankungsrisiko assoziiert werden. In multivariaten Analysen erweist sich die Hypertonie allerdings nicht als eigenständiger Risikofaktor. Nulliparität und Adipositas schaffen die Voraussetzungen für eine pathologische Exposition gegenüber Östrogenen. Bei postmenopausalen Patientinnen mit Adipositas werden im Fettgewebe Androgenvorstufen mit Hilfe einer Aromatase zu Östrogen und Östradiol konvertiert. Das Ergebnis ist eine Endometriumhyperplasie und das sich daraus ergebende erhöhte Risiko für die Entstehung eines Endometriumkarzinoms. Weitere Risikofaktoren, sind in Tabelle 2 zusammengefaßt.

*Protektive Faktoren:* Die Einnahme von oralen Kontrazeptiva vom Kombinationstyp scheint einen protektiven Effekt auf das Endometrium auszuüben. Ungeachtet der Einnahmedauer sinkt das relative Risiko auf 0,5. Die Rate an Endometriumkarzinomen ist signifikant erniedrigt bei Raucherinnen und ehemaligen Raucherinnen im Vergleich zu Nichtraucherinnen. Ein Zusammenhang mit dem Östrogenmetabolismus wird diskutiert.

Seit kurzem wird *Tamoxifen* mit einem erhöhten Risiko für die Entstehung von Endometriumkarzinomen in Zusammenhang gebracht (Malfetano 1990). Tamoxifen ist kein reines Antiöstrogen. Östrogene Partialwirkungen der Substanz sind seit langem u. a. am Endometrium beschrieben worden. Die unter Tamoxifen beobachteten Endometriumkarzinome unterscheiden sich im Wachstumsverhalten und Differenzie-

**Tabelle 2.** Endometrium-Karzinom: Risikofaktoren – Protektive Faktoren

| Faktor | Relatives Risiko (x-fach) |
| --- | --- |
| Adipositas | |
| >30 Pfund über Normalgewicht | 3× |
| >50 Pfund über Normalgewicht | 10× |
| Nulliparität | 2,4× |
| Späte Menopause (>52 Jahre) | 2,4× |
| Hypermenorrhö in der Perimenopause | 4,0× |
| Diabetes mellitus | 2,8× |
| Östrogenexposition (*ohne* Gestageneinfluß) | 9,5× |
| Atypische adenomatöse Hyperplasie | 29,0× |
| Tamoxifen | ? |
| Familiäres Risiko | ? |
| Ovulationshemmer | 0,5× |

rung zum Zeitpunkt der Diagnosestellung wahrscheinlich nicht von Karzinomen ohne Tamoxifenanamnese (Barakat 1995). Darüber hinaus beeinflußt Tamoxifen möglicherweise vorbestehende Endometrium-hyperplasie oder hochdifferenzierte Endometriumkarzinome ungünstig (Magriples et al. 1993).

*Genetische Prädisposition:* Sie erscheint möglich. Frauen mit einem Mammakarzinom oder Kolonkarzinom haben ein erhöhtes Risiko für ein Endometriumkarzinom. Klinisch relevante Einzelheiten sind bisher nicht bekannt.

## 2 Histologie

### 2.1 Prämaligne Veränderungen des Endometriums

Als potentielle Präkanzerose gilt die Endometriumhyperplasie, die bei Nachweis von Atypien in ca. 30% der Fälle in ein invasives Karzinom übergeht. Für die Einteilung der Endometriumhyperplasien wird heute allgemein die Nomenklatur der International Society of Gynaecological Pathologists (ISGP) benutzt (Kurman 1985). Der früher häufig benutzte Begriff der „glandulär-zystischen Hyperplasie" ist im wesentlichen mit der *einfachen Hyperplasie* gleichzusetzen; nur die *komplexen Hyperplasien*

**Tabelle 3.** Endometriumhyperplasie und Übergangswahrscheinlichkeit in ein invasives Karzinom. (Daten mod. nach Kurman et al. 1985)

|  | Relatives Risiko [%] |
|---|---|
| *Typische Endometriumhyperplasie* | |
| – einfach (zystisch) | 1 |
| – komplex (adenomatös) | 3 |
| *Atypische Endometriumhyperplasie* | |
| – einfach (zystisch mit Atypien) | 8 |
| – komplex (adenomatös mit Atypien) | 29 |

(adenomatöse Hyperplasie) mit Atypien sind prognostisch ungünstig und gehen häufiger in ein Adenokarzinom über (Tabelle 3). Bei abgeschlossener Familienplanung ist in diesen Fällen eine prophylaktische Hysterektomie zu empfehlen.

## 2.2 Invasives Karzinom

Das Endometriumkarzinom entsteht in der Mukosa des Corpus uteri und ist dort überwiegend im Fundus oder im Tubenwinkel lokalisiert. Das Karzinom wächst exophytär in das Cavum uteri vor und/oder infiltriert das Myometrium. Im fortgeschrittenen Krankheitsstadium werden Zervix und Tuben, das Parametrium, die Blase und das Rektum infiltriert. Über die Tuben besteht ein direkter Zugang in die Peritonealhöhle. Eine lymphogene Metastasierung in die Parametrien und in die pelvinen, inguinalen sowie paraaortalen Lymphknoten wird beobachtet. Hämatogene Metastasen in die Lunge, Leber und Knochen sind die häufigsten Lokalisationen.

Das Endometriumkarzinom präsentiert sich in verschiedenen histologischen Subtypen mit sehr unterschiedlicher Prognose. Am häufigsten wird das endometrioide Adenokarzinom diagnostiziert (mehr als 60%). Es folgt das Adenoakanthom (ca. 20%). Alle anderen histologischen Subtypen (hellzelliges Karzinom, adenosquamöses Karzinom, papillär-seröses Karzinom und undifferenziertes Karzinom) sind mit weniger als 10% an der Diagnose beteiligt. Die Prognose ist in diesen Fällen in der Regel ungünstig (< 30% der Patientinnen überleben 5 Jahre), und das Rezidiv manifestiert sich häufig als systematische metastasierte Erkrankung. Eine Besonderheit stellt das *papillär-seröse Karzinom* dar. Seine Prognose ist besonders ungünstig. Es wurde 1982 erstmals von Hendrickson beschrieben. Morphologisch ähnelt das papillär-seröse Karzinom des Endometriums dem papillär-serösen Karzinom des Ovars. Das papillär-seröse Karzinom muß vom papillär-endometrioiden Karzinom unterschieden werden. Neben der chirurgischen Primärtherapie ist bei diesem Subtyp eine adjuvante Chemotherapie zu empfehlen.

**Steroidrezeptorstatus**

Der Nachweis von Östrogen- und Progesteronrezeptoren hängt vom Differenzierungsgrad ab. Bei hochdifferenzierten Tumoren werden Östrogen- und Progesteronrezeptoren in ca. 80%, bei entdifferenzierten Tumoren (G3) lediglich in 50% der Fälle nachgewiesen. Papillär-seröse Karzinome sowie hellzellige Karzinome weisen einen deutlich erniedrigten Anteil an Progesteronrezeptoren auf (< als 30%).

**Grading**

Die Festlegung des Differenzierungsgrades folgt nach architektonischen Befunden. Der Differenzierungsgrad des endometrioiden Adenokarzinoms und des Adenoakanthoms richtet sich nach dem Anteil an nichtplattenepithelialen soliden Tumorarealen:

G1    5% oder weniger solide Tumoranteile,
G2    6–50% solide Tumoranteile,
G3    mehr als 50% solide Tumoranteile.

Werden bei einem Grad-1- bzw. Grad-2-Tumor stärkere Kernatypien nachweisbar, wird der Tumor jeweils als Grad 2 bzw. Grad 3 eingestuft.

Bei serösen, klarzelligen und Plattenepithelkarzinomen wird ein nukleäres Grading empfohlen.

# 3 Stadieneinteilung

Wegen der Ungenauigkeit der klinischen Stadieneinteilung und des differenzierteren Therapiekonzepts (Primäroperation ± Strahlentherapie anstelle einer primären Strahlentherapie) wird für die Stadienzuordnung beim Endometriumkarzinom und die weitergehende Therapieplanung eine chirurgische Exploration gefordert. Am weitesten verbreitet ist die FIGO-Klassifikation von 1988, die das klinische Klassifikationsschema von 1971 abgelöst hat (Tabelle 4). Als relevante Prognosefaktoren sind in dieser Klassifikation der Differenzierungsgrad, die myometrale Infiltration, die extrauterine Tumorausdehnung sowie der pelvine und paraaortale Lymphknotenbefall berücksichtigt worden.

**Tabelle 4.** Endometriumkarzinom: FIGO-Klassifikation

Stadium

---

Chirurgisches Staging (FIGO 1988)

I A     Tumor begrenzt auf das Endometrium
I B     Tumor infiltriert $\leq \frac{1}{2}$ Myometrium
I C     Tumor infiltriert $> \frac{1}{2}$ Myometrium

II A    Tumor infiltriert nur die endozervikalen Drüsen
II B    Tumor infiltriert das endozervikale Stroma

III A   Tumor befällt Serosa ± Adnexe ± positiver Aszites
III B   Vaginalbefall durch Ausbreitung oder Metastasen
III C   Metastasen der pelvinen ± paraaortalen LK

IV A    Infiltration von Blase ± Darm
IV B    Fernmetastasen einschließlich inguinale ± abdominale LK

Klinisches Staging (FIGO 1971)

I A     Tumor begrenzt auf das Corpus uteri $\leq 8$ cm
I B     Uterus SL $> 8$ cm

II      Tumor auf Korpus und Zervix ausgedehnt

III     Tumor außerhalb des Uterus, aber nicht außerhalb des kleinen Beckens

IV      Tumor außerhalb des kleinen Beckens ± Infiltration von Blase und Rektum

---

## 4 Prognose

Der Annual Report gibt die Fünfjahresüberlebenszeiten nach klinischem Staging für alle Patientinnen im Stadium I mit 76% und im Stadium II mit 59% an (Tabelle 5). Die Gesamtüberlebensrate für Patientinnen aller Stadien beträgt 66% (Petterson 1991). Beim chirurgischen Staging sind die entsprechenden Überlebenszeiten im Stadium I mit 85% und im Stadium II mit 70% erwartungsgemäß besser.

Die wichtigsten Prognoseparameter beim Endometriumkarzinom sind die uterinen Faktoren Differenzierungsgrad, Invasionstiefe des Myometriums, Ausdehnung in den Isthmus- und Zervixbereich des Uterus sowie der Nachweis einer Lymphangiosis oder Haemangiosis carcinomatosa. Alle diese Parameter korrelieren mit der Häufigkeit positiver pelviner und paraaortaler Lymphknoten. An extrauterinen Prognosefaktoren sind die

**Tabelle 5.** Endometriumkarzinom (klinisches Staging) – Fünfjahresüberlebenszeit. (Nach Petterson 1991)

| Stadium | Patientinnen | | Fünfjahresüberlebenszeit |
|---------|------|------|------|
|         | (n) | [%] | [%] |
| I | 7092 | 70 | 76 |
| II | 1803 | 18 | 59 |
| III | 818 | 8 | 29 |
| IV | 364 | 4 | 10 |
| Gesamt | 10077 | 100 | 66 |

Ausdehnung in die Ovarien, die intraperitoneale Ausdehnung, der Nachweis einer positiven Peritonealzytologie sowie der pelvine und/oder paraaortale Lymphknotennachweis zu nennen.

Vor der Laparotomie sind für die Prognoseeinschätzung in der Regel nur der histologische Typ und der Differenzierungsgrad verfügbar. Die Bestimmung dieser Parameter aus dem Abradat ist unsicher und in ca. 30% der Fälle nicht mit der definitiven Histologie und Differenzierung postoperativ kompatibel (Saint Cassia et al. 1989).

**Andere Prognosefaktoren**

Die Tumorzellploidie hat sich in einigen Zentren im Rahmen multivariater Analysen als unabhängiger Prognoseparameter erwiesen. Mutationen von K-ras, Überexpression von HER-2/neu und p53 werden in aktuellen Untersuchungen ebenfalls als prognostisch ungünstig eingeschätzt. Weitere klinische Untersuchungen dieser Parameter sind erforderlich, bevor ihr Wertigkeit eingeschätzt werden kann und sie Einfluß auf die Therapieplanung nehmen können.

# 5  Diagnostik

## 5.1  Prävention/Früherkennung

Patientinnen mit bekannten Risikofaktoren wie früher Menarche, Infertilität, Adipositas, Tamoxifentherapie u. a. sollten intensiv beraten und gynäkologisch überwacht werden. Von den genannten Risikofaktoren lassen sich die Adipositas, der Fettkonsum sowie die Östrogenexposition ohne opponierendes Progesteron als mögliche Risikofaktoren ausschalten. Zur Früherkennung eines Endometriumkarzinoms ist die tranvaginale Ultraschalluntersuchung die wichtigste Untersuchungsmethode. Die *transvaginale Sonographie* ist heute in der Lage, die Endometriumdicke sehr genau zu messen. Bei einer Endometriumdicke von weniger als 4 mm (Doppellayertechnik) ist auch bei einer irregulären Blutung in der Postmenopause in weniger als 1 % der Fälle von einem Endometriumkarzinom auszugehen. Dagegen muß bei einer Endometriumdicke von mehr als 5 mm eine weitergehende Abklärung erfolgen.

Bei histologisch nachgewiesener komplexer Endometriumhyperplasie (s. oben) kann in Einzelfällen auch ohne nachgewiesene Atypien eine prophylaktische Hysterektomie erwogen werden. Bei Patientinnen mit bestehendem Kinderwunsch ist die periodische Therapie mit Medroxyprogesteron 5–10 mg zu empfehlen. Regelmäßige Kontrollen des Endometriums einschließlich Histologie sind erforderlich.

## 5.2 Symptome

Endometriumkarzinome haben als Leitsymptome die irreguläre vaginale Blutung. In der Prämenopause manifestiert sie sich als Menorrhagie oder Metrorrhagie, in der Postmenopause als manifeste Blutung unterschiedlichen Typs. Weitere klinische Zeichen für das Vorliegen eines Endometriumkarzinoms sind Schmerzen im kleinen Becken oder klinische Zeichen einer Pyometra (prutrider Fluor). Schmerzen, Dysurie und Stuhlunregelmäßigkeiten stellen in der Regel Spätsymptome dar. Klinisch kann die Diagnose eines Endometriumkarzinoms nur in fortgeschrittenen Stadien sicher gestellt werden. In den meisten Fällen muß eine invasive Diagnostik durchgeführt werden.

## 5.3 Sicherung der Diagnose und klinisches Staging

Das entscheidene diagnostische Mittel zur Sicherung eines Endometriumkarzinoms ist die fraktionierte Kürettage. Für diesen Eingriff ist in der Regel eine Narkose erforderlich. Die Sensitivität (92 %) und Spezifität (100 %) ist sehr hoch. Gezielte Endometriumbiopsien (Strichkürettagen) unter hysteroskopischer Kontrolle können auch ambulant in Lokalanästhesie durchgeführt werden. Vor der Durchführung einer fraktionierten Abrasio ist bei einer Patientin mit einer postmenopausalen Blutung unbedingt eine transvaginale Sonographie zu empfehlen. Findet sich hierbei eine Endometriumdicke von weniger als 4 mm (Doppellayertechnik), dann ist die Wahrscheinlichkeit für das Vorliegen eines Endometriumkarzinoms sehr gering. Als zusätzliche Untersuchung kann noch eine Farbdoppleruntersuchung erfolgen.

Nach histologischer Bestätigung der Verdachtsdiagnose auf ein Endometriumkarzinom sind vor weiteren therapeutischen Maßnahmen folgende Untersuchungen durchzuführen:

– sorgfältige allgemeine körperliche Untersuchung mit besonderer Berücksichtigung der Lymphknotenstationen,
– Thoraxröntgen zum Ausschluß von pulmonalen Metastasen,
– i.v.-Pyelogramm oder Sonographie der Nierenabflußwege,
– Zystoskopie,
– Rektoskopie,
– Laborstatus mit weißem und rotem Blutbild, Leber- und Nierenfunktionsparameter.

*Fakultativ* erforderlich sind:
– Koloskopie,
– Kolonkontrasteinlauf,
– CT/MRI.

*Tumormarker:* CA 125, CEA
Bei Patientinnen, die primär bestrahlt werden, erfolgt die Stadieneinteilung klinisch. Es ist davon auszugehen, daß trotz größter Sorgfalt bei der klinischen Stadienzuordnung in ca. 30% der Fälle ein Under- oder Overstaging erfolgt. Patientinnen, die einer Operation zugeführt werden, werden nach Abschluß des chirurgischen Staging definitiv klassifiziert.

## 6 Charakteristika der Erkrankung und Krankheitsverlauf

Das Endometriumkarzinom hat als Leitsymptom die irreguläre vaginale Blutung. In der Prämenopause ist es die Menorrhagie oder Metrorhagie, in der Postmenopause die wiederauftretende Schmierblutung. Irreguläre Blutungen in der Postmenopause sind in der Regel ein Frühsymptom. Andere Symptome sind uncharakteristische Bauchschmerzen, prutrider Fluor (Pyometra) oder klinische Zeichen eines abdominalen Tumors. Differentialdiagnostisch sind das Zervixkarzinom oder dysfunktionelle uterine Blutungen zu erwägen. Eine histologische Sicherung der Diagnose durch fraktionierte *Abrasio +/– Hysteroskopie* oder durch eine *Endometriumbiopsie +/– Hysteroskopie* ist in allen Fällen anzustreben. Beim histologisch gesichertem Karzinom ist trotz häufigst bestehender Begleiterkrankungen die überwiegende Mehrzahl der Patientinnen primär operabel. Die chirurgische Therapie wird in Abhängigkeit von der Tumorausdehnung als einfache abdominale Hysterektomie oder als erweiterte abdominale Hysterektomie jeweils mit Adnexen durchgeführt. Die primäre Strahlentherapie ist nur bei inoperablen Patientinnen oder bekannten schweren pulmonalen oder kardialen Risiken die Behandlungsmaßnahme der Wahl.

Postoperativ können Patientinnen mit einem Endometriumkarzinom auf der Basis der Tumorausdehnung sowie pathomorphologischer Parameter in 3 Gruppen eingeteilt werden:

*Low-risk-Gruppe:*
- Patientinnen mit Grad 1 und Grad 2 endometrioiden/adenosquamösen Tumoren;
- Tumor begrenzt auf das Corpus uteri;
- kein Hinweis für extrauterine Tumorausbreitung;
- keine Lymphangiosis carcinomatosa;
- myometrane Infiltration < 50% der Uteruswand.

*Intermediäres Risiko:*
- alle anderen Grad-1- oder Grad-2-Endometriumkarzinome, beschränkt auf das Corpus uteri;
- kein Hinweis für extrauterine Ausbreitung;
- myometrane Infiltration > 50% der Uteruswand;
- Ausdehnung auf die Zervixdrüsen (Stadium IIA FIGO).

*Hohes Risiko:*
- Metastasen in den Adnexen;
- Grad-3-Tumor;
- Tumorausdehnung in die Cervix uteri mit Stromainvasion;
- pelvine Lymphknotenmetastasen;
- Lymphangiosis carcinomatosa.

Für die postoperative Nachbehandlung stehen die intravaginale und externe Strahlentherapie sowie in Ausnahmefällen die Chemotherapie als adjuvante/additive Therapiemaßnahme zur Verfügung. Die Gesamtheilungsrate für Patientinnen mit einem Endometriumkarzinom ist mit knapp 70% hoch. Lokoregionäre Rezidive tretem am häufigsten am Vaginalabschluß oder im parazervikalen Gewebe auf. Extrapelvine Rezidive werden am häufigsten in der Lunge, in den Knochen, in der Leber und in den paraaortalen und supraklavikulären Lymphknoten beobachtet. Ca. 6–10% der Patientinnen erkranken an einem Zweitmalignom (insbesondere Mammakarzinom).

Wegen bestehender Behandlungsoptionen insbesondere beim Vaginalrezidiv und beim zentralen Rezidiv am Vaginalabschluß ist eine regelmäßige onkologische Nachsorge dringend zu empfehlen. Bildgebende Verfahren sollten nur bei anamnestischem oder klinischem Hinweis auf eine Metastasierung eingesetzt werden. Ein spezifischer Tumormarker für das Endometriumkarzinom existiert nicht. Bei präoperativ erhöhtem CA 125 kann dieser Marker zur Nachkontrolle eingesetzt werden.

# 7 Therapiestrategie

## 7.1 Übersicht

Die Therapie des Endometriumkarzinoms erfolgt heute risikoadaptiert auf der Basis der im wesentlichen chirurgisch evaluierbaren Prognosefaktoren. Nach Sicherung der Diagnose durch fraktionierte Abrasio evtl. unter hysteroskopischer Kontrolle wird wenn möglich die primäre Laparotomie vom Längsschnitt mit dem Ziel durchgeführt, die relativ kleine Gruppe von Patientinnen mit erhöhtem Rezidivrisiko zu identifizieren, die neben der chirurgischen Therapie einer adjuvanten Behandlung bedürfen. Das chirurgische Staging gibt Auskunft über die Ausdehnung der Erkrankung und ist die Basis für die Radikalität der chirurgischen Therapie sowie für eine optimal zu planende adjuvante Therapie.

## 7.2 Stellung der Chirurgie

### 7.2.1 Chirurgische Primärtherapie

Die chirurgische Primärtherapie ist die optimale Behandlung beim Endometriumkarzinom. Unterschiedliche Vorstellungen bestehen aber sowohl über das Ausmaß der operativen Radikalität als auch über eine Indikation für eine pelvine/paraaortale Lymphonodektomie.

Das Abdomen wird vom Längsschnitt aus eröffnet. Ein Unterbauchquerschnitt ist nur in Ausnahmefällen bei gesicherter Low-risk-Situation und/oder sehr jungen Patientinnen indiziert. Nach sorgfältiger Inspektion und Palpation des Abdomens sowie Gewinnen einer Spülzytologie erfolgt die Hysterektomie mit Entfernung beider Adnexe. Eine Erweiterung der Operation mit zusätzlicher Resektion einer Scheidenmanschette bringt keine Verbesserung der Fünfjahresüberlebenszeiten (Rutledge 1974).

*Vaginale Hysterektomie:* Bei extremer Adipositas oder anderen operativen Risiken, die ein abdominales Vorgehen nicht ratsam erscheinen lassen, kann diese Alternative erwogen werden.

*Grundprinzipien der Operation:*
1) Zugang über einen medianen Unterbauchlängsschnitt,
2) Spülzytologie getrennt nach Unter- und Oberbauch,
3) Inspektion und Palpation der gesamten Bauchhöhle (abdominales Staging),
4) Halten des Corpus uteri mit geraden, stumpfen Klemmen, die die Tubenabgänge zusammen mit den Ligamenta rotunda erfassen,
5) Aufschneiden des entfernten Uterus am Operationstisch und makroskopische Beurteilung des Myometriumbefalls und Zervixbefalls.

*Pelvine/paraaortale Lymphonodektomie*
Die Entscheidung für oder gegen eine pelvine und paraaortale Lymphknotenexstirpation fällt intraoperativ und wird bestimmt durch die evaluierbaren Risikofaktoren für einen Lymphknotenbefall: tiefe Myometriuminfiltration, histologischer Typ, Differenzierungsgrad, Tumorausdehnung auf die Adnexe, Serosa oder in die Cervix uteri usw. Die makroskopische Beurteilung der myometranen Infiltration des Karzinoms sowie einer Beteiligung der Cervix uteri sind häufig unsicher. Durch intraoperative Schnellschnittuntersuchungen kann die Sensitivität und Spezifität deutlich gesteigert werden.

## Stadienabhängiges operatives Vorgehen

*Stadium I A, I B, I C*
Abdominale Hysterektomie mit Adnexektomie beiderseits; pelvine Lymphonodektomie abhängig von tumorassoziierten Risikofaktoren.

*Stadium II A und II B*
Erweiterte abdominale Hysterektomie (Parametrien) mit Adnexektomie beiderseits; Lymphonodektomie abhängig von Risikofaktoren. Bei makroskopischem Zervixbefall ist eine Wertheim-Operation indiziert.

*Stadium III A*
Abdominale Hysterektomie mit Adnexektomie beiderseits; Lymphonodektomie abhängig von Risikofaktoren.

*Stadium III B*
Abdominale Hysterektomie mit Adnexektomie beiderseits; partielle oder komplette Kolpektomie, Lymphonodektomie abhängig von Risikofakto-

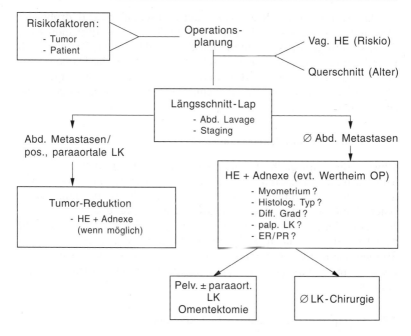

**Abb. 1.** Synopsis der chirurgischen Therapie beim Endometriumkarzinom

ren. Bei tiefer Infiltration von Blase und Darm kann eine Resektion oder Teilresektion erforderlich werden.

*Stadium III C*
Abdominale Hysterektomie mit Adnexektomie beiderseits; pelvine und/oder paraaortale Lymphonodektomie. *Beachte:* Beim serös-papillären Endometriumkarzinom ist eine zusätzliche Omentektomie zu empfehlen.

*Stadium IV A*
Vordere und hintere Exenteration (nur wenn kein paraaortaler Lymphknotenbefall).

**Chirurgische Rezidivtherapie**
Das Vaginalrezidiv, häufig in Form einer suburethral gelegenen Metastase, bietet sich für eine chirurgische Revision an, da es allermeist im Gesunden reseziert werden kann.

Das zentral gelegene Rezidiv am Vaginalabschluß mit evtl. drohender Obstruktion von Darm und/oder Harnabfluß ist eine weitere Indikation für eine chirurgische Intervention. Da aber lokal begrenzte Rezidive auch beim Endometriumkarzinom eher selten sind, muß vor der Planung einer ausgedehnten Operation (z. B. hintere Exenteration) eine weitergehende Metastasierung im Oberbauch oder eine Fernmetastasierung ausgeschlossen werden.

### 7.3 Stellung der Strahlentherapie

Obwohl die chirurgische Primärbehandlung heute als Behandlung der Wahl anzusehen ist, kann bei Kontraindikationen gegen eine Operation die primäre Strahlentherapie eingesetzt werden. Die in angloamerikanischen Ländern lange Zeit populäre intrakavitäre und/oder externe Vorbestrahlung vor einer chirurgischen Therapie ist in Europa nicht populär und wird daher hier nicht diskutiert. Der Nutzen einer adjuvanten Strahlentherapie bei Patientinnen mit intermediärem oder hohem Rezidivrisiko nach chirurgischer Primärtherapie wird unterschiedlich eingeschätzt.

#### 7.3.1 Postoperative (adjuvante) Strahlentherapie

Ziele der adjuvanten Strahlentherapie sind die Reduzierung vaginaler und pelviner Rezidive sowie einer Verlängerung der Gesamtüberlebenszeit. In prospektiven klinischen Studien konnte das Erreichen dieser Zielvorgaben durch eine adjuvante Strahlentherapie bisher nicht gezeigt werden. Bei der einzigen abgeschlossenen Studie wurde eine intravaginale Radiumeinlage mit einer Radiumeinlage plus zusätzlicher perkutaner Strahlentherapie verglichen. Im Kombinationsarm traten zwar weniger pelvine Rezidive auf, es wurden jedoch dafür mehr Fernmetastasen diagnostiziert. Die Gesamtüberlebenszeit in beiden Therapiegruppen war gleich (Aalders 1980).

Im allgemeinen wird folgendes Vorgehen empfohlen:

*Stadium Ia, Ib (chirurgisch):* keine externe Strahlentherapie, für Patientinnen mit intermediären Risikofaktoren ist die Brachytherapie der Vagina zur Verminderung des Vaginalrezidivs eine weithin geübte Therapiemaßnahme. In der Regel wird hierzu heute die Afterloadingtechnik mit Cäsium oder Iridium angewandt. Aus retrospektiven Untersuchungen gibt es Hinweise dafür, daß die zu erwartende Vaginalrezidivrate von

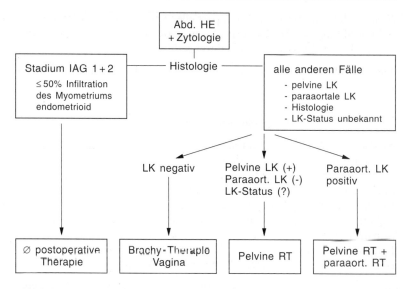

**Abb. 2.** Synopsis der adjuvanten Behandlung beim Endometriumkarzinom

etwa 10% auf <3% gesenkt werden kann. Eine Verlängerung der Gesamt-überlebenszeit ist nicht zu erwarten.

*Stadium Ic:* intravaginale Brachytherapie. Für Patientinnen mit hohem Risiko für das Auftreten eines pelvinen Rezidivs (>10%) ist eine externe pelvine Nachbestrahlung mit einer angestrebten Gesamtdosis zwischen 45 und 55 Gy zu erwägen. Patientinnen mit einem inkompletten chirurgischen Staging oder inkompletter chirurgischer Therapie sind ebenfalls Kandidatinnen für eine kombinierte Nachbestrahlung (Abb. 2). Eine Verminderung der Lokalrezidivrate ist bei diesem Vorgehen zu erwarten. Eine zusätzliche paraaortale Bestrahlung ist bei gesichertem pelvinem Lymphknotenbefall oder bei Patientinnen mit inkomplettem Staging und einer Hochrisikosituation wie tiefer myometraner Infiltration oder einem G 3–Tumor zu erwägen.

*Stadien IIa, IIb, IIIa (chirurgisch):* In vielen Zentren wird eine kombinier-te Strahlentherapie durchgeführt. Der therapeutische Nutzen bei vollständig durchgeführter Lymphonodektomie ist allerdings nicht erwiesen. Indikationen sind tiefe Myometriuminfiltration oder Zervixbeteiligung. Eine positive Peritonealzytologie ist dagegen keine Indikation.

*Stadium IIIb (chirurgisch):* Nach partieller Kolpektomie wird eine Vaginalbestrahlung und bei Tumornachweis in den Parakolpien/Parametrien eine perkutane Strahlentherapie durchgeführt.

*Stadium IIIc/IVa (chirurgisch):* kombinierte Brachy- und Perkutantherapie.

### 7.3.2 Kurativ intentionierte primäre Strahlentherapie

*Stadium I (klinisch):* Patientinnen mit einem klinisch diagnostizierten Stadium I und Kontraindikationen für eine chirurgische Primärtherapie können einer kurativ intentionierten kombinierten Strahlentherapie zugeführt werden. Neben der externen Strahlentherapie wird eine intrakavitäre Brachytherapie des Uteruskavums und der Vagina nach der Afterloadingtechnik durchgeführt. Neuere Untersuchungen zeigen, daß mit einer primär kombinierten Strahlentherapie für diese ungünstig selektierte Patientinnengruppe zufriedenstellende Gesamtüberlebensraten von 70–80% erreicht werden können (Taghian et al. 1988).

*Stadium II (klinisch):* Bei bestehenden Kontraindikationen gegen eine chirurgische Primärtherapie kann für diese Zielgruppe die kombinierte Strahlentherapie ebenfalls erfolgreich eingesetzt werden. Die Fünfjahresüberlebensraten werden von verschiedenen Autoren mit etwa 50% angegeben (Varia 1987).

*Stadium III (klinisch):* Patientinnen mit einem klinischen Stadium III sind selten (7%). Etwa 30% dieser Patientinnen werden zunächst operiert und anschließend nachbestrahlt. Die Mehrzahl der Patientinnen wird einer primären Strahlentherapie zugeführt. Die Therapieergebnisse sind unabhängig von der gewählten Therapiemodalität sehr schlecht. Die Fünfjahresüberlebensraten werden von verschiedenen Autoren zwischen 8 und 27% angegeben. Alle bisher bekannten Therapiekonzepte sind weder in der Lage, eine lokale Tumorkontrolle im kleinen Becken zu erreichen noch eine Fernmetastasierung zu verhindern.

*Stadium IV:* Eine primäre Fernmetastasierung wird sehr selten diagnostiziert (3%). Die kombinierte Strahlentherapie kann bei etwa 30% der Fälle zu einer befriedigenden Tumorkontrolle im kleinen Becken führen und hat hier ihre Indikation. Knochenmetastasen oder axilläre/supraklavikuläre Lymphknotenmetastasen können ebenfalls eine Indikation für eine Strahlentherapie sein. Über ein Langzeitüberleben wird bei dieser Patientinnengruppe nur in Ausnahmefällen berichtet.

### 7.3.3 Strahlentherapie beim Rezidiv

Patientinnen mit einem Rezidiv können von einer Strahlentherapie profitieren. Bei einem vaginalen Rezidiv ohne vorangehende adjuvante Bestrahlung kann eine langfristige Tumorkontrolle in bis zu 40% der Fälle erreicht werden (Kuten 1989). Die Ergebnisse werden deutlich schlechter, wenn eine Ausdehnung des Rezidivs bereits auf das Becken erfolgt ist (20%).

## 7.4 Stellung der Chemotherapie

Das Endometriumkarzinom wird in > 80% der Fälle im Frühstadium diagnostiziert, und die optimale Behandlung besteht in einer chirurgischen Therapie ± Strahlentherapie. Nur 10–15% aller Patientinnen weisen zum Zeitpunkt der Diagnose ein fortgeschrittenes Karzinom auf und sind damit potentielle Kandidatinnen für eine systemische Therapie. Die meisten klinischen Studien mit Zytostatika wurden bei Patientinnen mit Rezidiven durchgeführt. Die zumeist kleinen Zahlen sowie die sehr heterogenen Patientinnenpopulationen erschweren den Vergleich einzelner Studien.

### 7.4.1 Adjuvante Chemotherapie

Es gibt bisher keine prospektiv randomisierte Studie, die die Überlegenheit einer adjuvanten Chemotherapie oder Hormontherapie gegenüber einer konventionellen Therapie mit Operation und Strahlentherapie gezeigt hat. Derzeit ist die adjuvante Chemotherapie oder Hormontherapie als experimentelle Behandlung einzustufen. Ausnahme bildet die Patientengruppe mit einem *papillär-serösen Karzinom/hellzelligen Karzinom:* Bei diesem histologischen Subtyp besteht ein deutlich erhöhtes Rezidivrisiko. Nach pelviner Bestrahlung findet man besonders häufig Rezidive außerhalb der Strahlenfelder. Daher kann eine adjuvante Chemotherapie mit Platinkombinationen erwogen werden, auch wenn bisher keine Ergebnisse aus prospektiv randomisierten Studien vorliegen.

### 7.4.2 Palliative Therapie

Bei rezidivierender oder primär metastasierender Erkrankung ohne medikamentöse Vorbehandlung konnte die Wirksamkeit einzelner Substanzen zweifelsfrei gezeigt werden. Zu den aktivsten Substanzen zählen: Doxorubicin (Adriamycin), Epirubicin, Cisplatin, Carboplatin und

**Tabelle 6.** Monoaktivität verschiedener Substanzen bei metastasiertem Endometriumkarzinom (Studien mit > 25 Patientinnen und einer Ansprechrate > 20%). (Mod. nach Muss 1994)

| Substanz | Patientinnen (n) | Ansprechrate (CR/PR) [%] |
|---|---|---|
| Cisplatin | 64 | 25 |
| Carboplatin | 49 | 29 |
| Doxorubicin | 161 | 26 |
| Epirubicin | 27 | 26 |
| 5-Fluoruracil | 34 | 21 |

**Tabelle 7.** Kombinationsschemotherapie beim metastasierenden Endometriumkarzinom. (Mod. nach Muss 1994)

| Kombination | Patientinnen (n) | CR/PR [%] |
|---|---|---|
| Adriamycin/Cyclophosphamid | 154 | 34 |
| Cyclophosphamid/Adriamycin/Cisplatin | 157 | 46 |
| Adriamycin/Cisplatin | 45 | 62 |
| 5-Fluorouracil/Adriamycin/Cyclophosphamid + Vincristin | 20 | 50 |

5-Fluorouracil. Responseraten zwischen 25–29% werden berichtet (Tabelle 6). Die Dauer des Ansprechens sowie die Überlebenszeiten sind allerdings i. allg. sehr kurz.

Zahlreiche *Kombinationsregime* wurden in klinischen Studien erprobt, wobei insgesamt höhere Ansprechraten zwischen 30 und 60% zu beobachten sind (Tabelle 7). Bei den Remissionen handelt es sich zum größten Teil um Partialremissionen, und die mittlere Remissionsdauer ist mit 4–8 Monaten sehr kurz.

*Endokrine Therapie:* Gestagene und Antiöstrogene sind bei Patientinnen mit Rezidiv ausgedehnt untersucht worden. In der Regel handelt es sich hier um G 3-Tumoren mit schwacher oder fehlender Steroidrezeptorexpression. In zahlreichen Untersuchungen werden Ansprechraten > 20%

**Tabelle 8.** Endokrine Therapie beim metastasierenden Endometriumkarzinom. (Mod. nach Thigpen 1987)

| Substanz | Patientinnen (n) | CR/PR [%] |
|---|---|---|
| Medroxyprogesteron (MPA)AC | 746 | 22 |
| Megestrolacetat | 125 | 33 |
| Tamoxifen | 97 | 18 |

berichtet. Im Gegensatz zur Therapie mit Zytostatika tritt die Remission häufig erst nach einer Therapiedauer von >8–12 Wochen auf. Bei Patientinnen mit positivem Progesteronrezeptor sind deutlich höhere Ansprechraten zu erwarten (Tabelle 8).

Mit GnRH-Agonisten können bei postmenopausalen Patientinnen mit einem Rezidiv ebenfalls Remissionen >20% erreicht werden (Emmons 1995). Die sequentielle Therapie mit Tamoxifen und Medroxyprogesteronacetat erbringt keine Therapievorteile gegenüber einer Gestangenmonotherapie.

*Endokrine Therapie + Zytostatika:* Bisher kein therapeutischer Vorteil gegenüber einer alleinigen Chemotherapie erkennbar.

# 8 Wahl der Chemotherapie

## 8.1 Adjuvante Chemotherapie

Derzeit besteht keine Indikation für eine adjuvante endokrine Therapie oder adjuvante Chemotherapie. Das trifft auch zu für High-risk-Patientinnen im Stadium I und II nach chirurgischer Primärbehandlung.

*Ausnahme:* papillär-seröses Karzinom/hellzelliges Karzinom: Cisplatin/Adriamycin/Cyclophosphamid.

## 8.2 Palliativ orientierte Chemotherapie

Doxorubicin und Cisplatin sind die wirksamsten Substanzen beim Endometriumkarzinom. Epirubicin und Carboplatin sind möglicherweise gleich wirksam. Außerhalb klinischer Studien sollten diese Substanzen bei Patientinnen mit primär metastasierter oder rezidivierender Erkrankung in der Monotherapie oder in der Kombination dann eingesetzt werden, wenn mit Operation und Strahlentherapie kein Behandlungserfolg erreicht werden kann und eine endokrine Therapie erfolglos eingesetzt worden ist oder hierfür keine Indikation besteht.

## 8.3 Therapiedauer

*Adjuvante Therapie:* 4–6 Behandlungskurse einer Kombinationstherapie.

*Palliative Therapie:* In Abhängigkeit vom Ansprechen auf die Chemotherapie sind in der Rezidivsituation 6 bis maximal 10 Behandlungskurse einer Kombinationstherapie zu empfehlen.

## 9 Rezidivtherapie

Ein Teil der lokoregionären Rezidive kann durch Operation und Bestrahlung kurativ behandelt werden. Bei Metastasierung im Oberbauch oder bei extraabdominaler Fernmetastasierung sind systemische Therapiemaßnahmen indiziert.

## 10 Maßnahmen zur Therapiekontrolle

Ziele eines regelmäßigen Follow-up bei Patientinnen mit Endometriumkarzinom sind die Früherkennung von lokoregionären Rezidiven der Vagina und am Vaginalabschluß. Die Mehrzahl der Rezidive tritt innerhalb von 2 Jahren nach Diagnosestellung auf. Das zu wählende Therapiekonzept richtet sich nach der Vorbehandlung.

*Hormonunterstützungstherapie in der Menopause:* Bei Frauen mit einem Endometriumkarzinom im Stadium I und postoperativer Tumorfreiheit besteht keine grundsätzliche Kontraindikation gegen eine systemische Östrogensubstitutionstherapie. Wird diese Therapieoption nicht wahrgenommen, kann bei klimakterischen Beschwerden auf eine Gestagentherapie (5–10 mg/Tag Medroxyprogesteronacetat) ausgewichen werden.

## 11 Besondere Hinweise

Klinische Studien: nicht bekannt.

# 12 Therapieschemata

## 12.1 Adjuvante Therapie (papillär-seröse Karzinome/hellzellige Karzinome)

| Cyclophosphamid/Adriamycin (Doxorubicin)/Cisplatin | | | | CAP (Levenback 1992) |
|---|---|---|---|---|
| Cyclophosphamid | 500 mg/$^2$ | i.v. | Bolus | Tag 1 |
| Adriamycin (Doxorubicin) | 50 mg/$^2$ | i.v. | Bolus | Tag 1 |
| Cisplatin | 50 mg/$^2$ | i.v. | 1-h-Infusion | Tag 1 |

Wiederholung Tag 22, 3 bis maximal 6 Behandlungskurse.

## 12.2 Palliative Chemotherapie

| Adriamycin (Doxorubicin) | | | | A (GOG # 48) (Thigpen 1985) |
|---|---|---|---|---|
| Adriamycin (Doxorubicin) | 60 mg/m$^2$ | i.v. | Bolus | Tag 1 |

Wiederholung Tag 22, bei Ansprechen maximal 8 Zyklen.
Bei vorbestrahlten Patientinnen ist eine Dosisreduktion von 20–25% zu empfehlen

| Adriamycin (Doxorubicin)/Cyclophosphamid | | | | AC (Campora et al. 1990) |
|---|---|---|---|---|
| Adriamycin (Doxorubicin) | 40 mg/m$^2$ | i.v. | Bolus | Tag 1 |
| Cyclophosphamid | 600 mg/m$^2$ | i.v. | Bolus | Tag 1 |

Wiederholung Tag 22, bei Ansprechen maximal 10 Zyklen.
Bei vorbestrahlten Patientinnen ist eine Dosisreduktion von 20–25% zu empfehlen

| **Adriamycin (Doxorubicin)/Cisplatin** | | | | **AP** |
| --- | --- | --- | --- | --- |
| | | | | (Seltzer et al. 1984) |

| Adriamycin (Doxorubicin) | $50\,mg/m^2$ | i.v. | Bolus | Tag 1 |
| --- | --- | --- | --- | --- |
| Cisplatin | $50\,mg/m^2$ | i.v. | 1-h-Infusion | Tag 1 |

Wiederholung Tag 22, bei Ansprechen maximal 8 Zyklen.
Bei vorbestrahlten Patientinnen ist eine Dosisreduktion von 20–25% zu empfehlen

| **Cyclophosphamid/Adriamycin (Doxorubicin)/Cisplatin** | | | | **CAP** |
| --- | --- | --- | --- | --- |
| | | | | (de Oliveira et al. 1987) |

| Cyclophosphamid | $600\,mg/m^2$ | iv. | Bolus | Tag 1 |
| --- | --- | --- | --- | --- |
| Adriamycin (Doxorubicin) | $45\,mg/m^2$ | i.v. | Bolus | Tag 1 |
| Cisplatin | $50\,mg/m^2$ | i.v. | 1-h-Infusion | Tag 1 |

Wiederholung Tag 22, bei Ansprechen maximal 10 Zyklen.
Bei vorbestrahlten Patientinnen ist eine Dosisreduktion von 20–25% zu empfehlen

## 12.3 Palliative endokrine Therapie

| **Medroxyprogesteronacetat** | | | **MPA** |
| --- | --- | --- | --- |
| | | | (Thigpen 1991) |

| Medroxyprogesteronacetat | 200–500 mg | p.o. | täglich |
| --- | --- | --- | --- |

fortlaufend bis zur Progression

| **Megestrolacetat** | | | (Muss et al. 1990) |
| --- | --- | --- | --- |

| Megestrolacetat | 80–160 mg | p.o. | täglich |
| --- | --- | --- | --- |

fortlaufend bis zur Progression

| Tamoxifen | | | TAM (Kauppila 1984) |
|---|---|---|---|
| Tamoxifen | 20–40 mg | p.o. | täglich |
| fortlaufend bis zur Progression | | | |

## Literatur

Aalders JG, Abeler V, Kolstad P et al. (1980) Postoperative external irradiation and prognostic parameters in stage I endometrial carcinoma: Clinical and histopathologic study of 540 patients. Obstet Gynecol 56:419

Barakat RR, Wong G, Curtin JP (1995) Tamoxifen use in breast cancer patients who subsequently develop corpus cancer is not associated with a higher incidence of adverse histologic features. Gynecol Oncol 55:164–168

Boronow RC et al. (1984) Surgical staging in endometrial cancer. Clinical pathologic findings of a prospective study. Obstet Gynecol 63:825

Campora E, Vidali A, Mammoliti S et al. (1990) Treaztment of advanced or recurrent adnocarcinoma of the endometrium with doxorubicin and cyclophosphamide. Eur J Gynaecol Oncol 11:181

Hendrickson M et al. (1982) Uterine papillary serous carcinoma: a highly malignant form of endometrial adenocarcinoma. Am J Surg Pathol 6:93

Jones H (1975) Treatment of adenocarcinoma of the endometrium. Obstet Gynecol Surv 30:147–169

Kauppila A (1984) Progestin therapy of endometrial, breast and ovarian carcinoma: a review of clinical observation. Acta Obstet Gynecol Scand 63:441

Kurman RJ, Kominski PF, Norris HJ (1985) The behavoir of endometrial hyperplasia: a long-term study of untreated hyperplasia in 170 patients. Cancer 56:403

Kuten A, Grigsby PW, Perez CA et al. (1989) Results of radiotherapy in recurrent endometrial carcinoma: a retrospective analysis. Int J Radiat Oncol Biol Phys 17:29

Levenback C, Burke TW, Silva E, Morris M et al. (1992) Uterine papillary serous carcinoma (UPSC) treated with cisplatin, doxorubicin, and cyclophosphamide (PAC). Gynecol Oncol 46:317–321

Magriples U, Naftolin F, Schwartz TE et al. (1993) High-grade endometrial carcinoma in tamoxifen treated breast cancer patients. J Clin Oncol 11 (4):85

Malfetano JH (1990) Tamoxifen associated entometrial carcinoma in postmenopausal breast cancer patients. Gynecol Oncol 39:82

Muss HB (1994) Chemotherapy of metastatic endometrial cancer. Semin Oncol 21 (1):107–113

Muss HB, Case LD, Capizzi RL et al. (1990) High versus standard dose megestrol acetate in women with advanced breast cancer: a phase III trial of the Piedmont Oncology association. J Clin Oncol 8:1797

Oliveira CF de, Burg ME van der, Osorio ME et al. (1987) Chemotherapy of advanced endometrial carcinoma with cyclophosphamide, adriamycin and cisplatin (CAP). Abstract First Meeting IGCS, Amsterdam, p 40

Petterson F (1991) International Federation of Gynecology and Obstetrics. Annual report on the results of treatment in gynecological cancer, Vol XXI. Int J Gynecol Obstet 21:1

Rudledge F (1974) The role of radical hysterectomy in adenocarcinoma of the endometrium. Gynecol Oncol 2:331–347

Saint Cassia LJ, Wippleman B, Shinglton H et al. (1989) Management of early endometrial carcinoma. Gynecol Oncol 35:362

Seltzer V, Vogl SE, Kaplan BH (1984) Adriamycin and cis-diamminedichloro-paltinum in the treatment of metastatic endometrial adenocarcinoma. Gynecol Oncol 19:308

Sevin BU (1986) Primäre operative Therapie des Corpuskarzinoms. Gynäkologe 19:88–93

Taghian A, Pernot M, Hoffstetter S et al. (1988) Radiation therapy alone for medically inoperable patients with adenocarcinoma of the endometrium. Int J Radiat Biol Phys 15:1135

Thigpen T, Blessing J, Hatch K (1991) A randomized trial of medroxyprogeste-rone cetate (MPA) 200 mg versus 1000 mg daily in advanced or recurrent endometrial carcinoma: a Gynecologic Oncology Group study. Proc ASCO 10:185

Thigpen T (1987) Chemotherapy for advanced or recurrent gynecologic cancer. Cancer 60:2104

Thigpen T, Blessing J, Di Saie P (1985) A randomized comparison of adriamycin with or without cyclophosphamide in the treatment of advanced or recurrent endometrial cancer. Proc Am Soc Clin Oncol 4:115

Varia M, Roseman J, Halle J et al. (1987) Primary radiation therapy for medically inoperable patients with endometrial carcinoma, stages I-II. Int J Radiat Oncol Biol Phys 13:11

# 34.58 Sarkome des Uterus

H. G. Meerpohl

## 1 Epidemiologie

*Häufigkeit:* Im Fachbereich der Gynäkologie werden Sarkome der Vulva, der Vagina, des Uterus und der Ovarien beschrieben. Sie sind selten und ihr Anteil liegt unter 1%, bezogen auf alle malignen Tumoren dieser Organe. Relativ häufig, mit einem Anteil von ca. 3%, findet man Sarkome im Uterus. Die Inzidenz dieser Tumoren ist steigend. Wegen des aggressiven Krankheitsverlaufs und der hohen Metastasierungsrate sind die Sarkome insgesamt für etwa 15% der durch gynäkologische Malignome verursachten Todesfälle verantwortlich.

*Altersverteilung:* Der Erkrankungsbeginn wird von der 2. Lebensdekade bis zur 8. Lebensdekade beobachtet. Das mittlere Erkrankungsalter liegt bei 55 Jahren. Leiomyosarkome des Uterus treten zeitlich etwas früher auf als die anderen Sarkomtypen.

*Ätiologie:* Einzelheiten der Karzinogenese sind nicht bekannt. Aus epidemiologischen Untersuchungen ist bekannt, daß Uterussarkome ebenso wie Endometriumkarzinome fast doppelt so häufig in schwarzen Bevölkerungsgruppen zu beobachten sind (Wheelock et al. 1985). Als potentielle Risikofaktoren in Zusammenhang mit der Entstehung von Leiomyosarkomen werden die früher häufiger angewandte pelvine Bestrahlung bei Menometrorrhagie sowie die primäre Strahlentherapie bei Patientinnen mit einem Zervixkarzinom diskutiert (Czesnin u. Wronkowski 1978). Ein Zusammenhang mit der applizierten Strahlendosis besteht aber offensichtlich nicht. Wie beim Endometriumkarzinom werden auch für die Uterussarkome Adipositas, Hypertonie und Diabetes als Risikofaktoren genannt, ohne daß ein direkter ätiologischer Zusammenhang erkennbar ist.

Maligne Transformationen von Leiomyomen sind eine absolute Rarität ($<0,3\%$).

## 2 Histologie

Gynäkologische Sarkome wachsen primär lokal invasiv und breiten sich im weiteren Krankheitsverlauf bevorzugt lymphogen und hämatogen aus (retroperitoneale Lymphknoten, Lunge, Leber). Es gibt keine allgemein anerkannte histomorphologische Klassifikation für die Uterussarkome. Reine Sarkome werden von gemischten Formen unterschieden. Unter gynäkologischen Onkologen ist die Klassifikation der GOG heute weiterhin akzeptiert (s. Übersicht). Sie wurde aus der umfassenderen Klassifikation von Kempson u. Bari (1970) entwickelt. Am häufigsten werden die Karzinosarkome mit einem Anteil von ca. 40%, danach die Leiomyosarkome und an 3. Stelle die endometrialen Stromazelltumoren diagnostiziert. Die Prognose der Uterussarkome ist insgesamt ungünstig, wobei entdifferenzierte Formen häufig innerhalb 12–24 Monaten zum Tode führen, während bei hochdifferenzierten Tumoren tumorfreie Verläufe über viele Jahre beobachtet werden.

**Klassifikation der Uterussarkome (Vorschlag der GOG)**

Mesenchymale Tumoren:
- Leiomysarkom,
- endometriale Stromazellsarkome,
- gemischt differenzierte Sarkome *ohne* epitheliale Elemente,
- andere Formen.

Gemischte epitheliale Stromazellsarkome:
- Adenosarkom,
- Karzinosarkom:
  - homologer Müller-Mischtumor (MMT),
  - heterologer Müller-Mischtumor (MMT).

*Karzinosarkome:* Maligne Müller-Mischtumoren (MMT) werden typischerweise nicht vor dem 40. Lebensjahr diagnostiziert. Makroskopisch handelt es sich zumeist um große, polypöse Tumoren, die z. B. exophytisch aus der Zervix in die Vagina vorwachsen können. Bei der Operation findet man einen großen Uterus mit eingebluteten oder nekrotischen Anteilen in der Uteruswand sowie häufig eine primäre Ausdehnung des Tumors über den Uterus hinaus in das kleine Becken. Histologisch findet man neben einem sarkomatösen Anteil einen zweiten karzinomatösen Anteil. Beide Elemente des Tumors weisen eindeutig maligne Kriterien auf. In der homologen Ausprägung der MMT weist der sarkomatöse Anteil uterine Strukturen auf, während in der heterologen Variante extrauterine Elemente wie Knorpel, Knochen oder Skelettmuskel beschrieben werden. Der epitheliale Anteil ist meistens als mäßig oder schlecht differenziertes Adenokarzinom ausgebildet. Ein wesentlicher Unterschied in der Prognose ist durch diese morphologische Unterscheidung wahrscheinlich nicht gegeben (Chuang et al. 1970).

*Adenosarkom:* Es handelt sich ebenfalls um eine Mischform, bei der der epitheliale Anteil benigne ist.

*Leiomyosarkome:* Sie machen einen Anteil von ca. 25% der uterinen Sarkome aus. Das typische Erkrankungsalter ist die Perimenopause. Obwohl Leiomysarkome häufig zusammen mit Leiomyomen in einem Uterus beschrieben werden, ist die Entwicklung eines Sarkoms aus einem Myom die absolute Ausnahme. Leiomyosarkome sind im Gegensatz zu Myomen solitär wachsende Tumoren mit einer eher weichen Konsistenz, einer unscharfen Begrenzung zur Umgebung sowie einer typischen gelblich-grauen Anschnittfläche. Histologisch sind zahlreiche Mitosen zusammen mit Atypien diagnoseweisend. Häufig ist die histologische Klassifizierung in benigne oder maligne Formen des Tumors aber äußerst schwierig. Insbesondere bei den Leiomyosarkomen und den endometrialen Stromazellsarkomen hat sich die geübte Praxis, die Diagnose aus der Anzahl der Mitosen pro Gesichtsfeld zu begründen ($>10$ Mitosen/ 10 HPF), als problematisch erwiesen. Sowohl benigne Tumoren mit hoher Mitosrate als auch hochmaligne *myxoide Leiomyosarkome* mit sehr niedriger Mitoserate wurden beschrieben (Chen 1984).

*Endometriales Stromazellsarkom:* Die Diagnose wird zwischen dem 50. und dem 70. Lebensjahr gestellt. In der Anamnese dieser Patientinnen wird häufiger über eine Vorbestrahlung des Uterus berichtet. Der Anteil dieses Tumortyps an den Uterussarkomen liegt bei ca. 10%. Es werden eine prognostisch günstige hochdifferenzierte, mitosearme Variante ($<5$ Mitosen/10 HPF) von einem hochmalignen Typ ($>10$ Mitosen/10 HPF) unterschieden (Chang et al. 1990).

# 3 Stadieneinteilung

Wegen der Seltenheit dieser Tumoren gibt es keine eigene Stagingklassifikation. Von den meisten Kliniken wird eine modifizierte Variante der FIGO-Klassifikation für das Endometriumkarzinom verwendet (s. Tabelle 1).

Das klinische Staging ist unbefriedigend. Bei einer klinischen Tumorausdehnung auf Uterus und Zervix (Stadium I/II) muß in 15–40% der

**Tabelle 1.** Stagingklassifikation für Uterussarkome

| Stadium | Definition |
|---------|-----------|
| I | Der Tumor ist auf das Corpus uteri beschränkt. |
| II | Der Tumor ist auf das Corpus uteri und die Zervix ausgedehnt. |
| III | Der Tumor ist auf das kleine Becken begrenzt. |
| IV | Extrapelvine Metastasierung. |

Fälle mit positiven pelvinen und/oder paraaortalen Lymphknoten gerechnet werden. Die myometrane Infiltrationstiefe und eine Zervixbeteiligung erhöhen das Risiko positiver Lymphknoten (Silverberg et al. 1990).

## 4 Prognose

Allgemein weisen die Uterussarkome mit einer frühzeitigen lymphogenen und hämatogenen Metastasierung ein aggressives Wachstumsverhalten und eine ungünstige Prognose auf. Als besonders ungünstig sind die Diagnosen eines Karzinosarkoms sowie eines „high grade" Leiomyosarkoms oder „high grade" endometrialen Stromazellsarkoms einzuschätzen. Tumorstadium, myometrane Infiltrationstiefe sowie der Lymphknotenbefall und die pathohistologische Klassifikation bei den Leiomyosarkomen und den endometrialen Stromazellsarkomen („low grade" vs „high grade") sind die wichtigsten Prognosefaktoren (s. Tabelle 2).

**Tabelle 2.** Klinisches Stadium und Überlebenszeit bei Patientinnen mit malignem Müller-Mischtumor des Uterus (Karzinosarkom). (Mod. nach Morrow 1993)

| Klinisches Stadium | Patientinnen (n) | Überlebensrate [%] |
|--------------------|------------------|--------------------|
| I | 245 | 36 |
| II | 55 | 22 |
| III | 69 | 10 |
| IV | 30 | 6 |

# 5 Diagnose

## 5.1 Symptome

Irreguläre vaginale Blutungen sind mit ca. 80% das häufigste Symptom bei allen Formen des Uterussarkoms. Weitere Symptome sind abdominale oder pelvine Schmerzen (16%), ein vergrößerter Uterus (12%), extrauterine Tumoren im kleinen Becken oder im Abdomen (9%) und Schmerzen/ Druckgefühl in der Vagina (9%) (Covens et al. 1987).

## 5.2 Sicherung der Diagnose

Bei Patientinnen mit einer vaginalen Blutung ist nach klinischer Untersuchung und gynäkologischer Palpation einschließlich transvaginaler Sonographie die fraktionierte Abrasio die am häufigsten angewandte weitergehende diagnostische Maßnahme. Die Sensitivität der Abrasio hängt vom histologischen Subtyp ab: bei einem Karzinosarkom ist sie mit 91% hoch, bei einem Leiomyosarkom mit 25–50% dagegen häufig falsch-negativ (Leibsohn et al. 1990).

Ist die histologische Diagnose bekannt (z. B. nach fraktionierter Abrasio), sind präoperativ folgende Untersuchungen zu empfehlen:

*Labor:*
– Blutbild, Leber- und Nierenfunktionsparameter;
– *Tumormarker:* CA-125 (Bestimmung nur bei Karzinosarkomen sinnvoll;
– *Steroidrezeptoren:* ER/PR (bei endometrialen Stromazelltumoren).

*Apparative Diagnostik* (bei histologisch gesichertem Uterussarkom):
– allgemeine körperliche Untersuchung mit besonderer Berücksichtigung der Lymphknotenstationen,
– Thoraxröntgen,
– Thorax-CT (evtl. erst postoperativ bei definitiv gesicherter Diagnose),
– (i.v.-Pyelogramm; besser: US Nierenabfluß),
– abdominales CT (optional zur Beurteilung des LK-Status),
– andere radiologische und endoskopische Maßnahmen in Abhängigkeit vom individuellen Krankheitsbefund,
– *optional:* MRI zur Beurteilung des Uterus und einer eventuellen Tumorinfiltration in die Uteruswand.

## 6  Charakteristika der Erkrankung und Krankheitsverlauf

Krankheitsverlauf und Metastasierungsverhalten der Uterussarkome sind noch weitgehend unverstanden. Unterschiede im Krankheitsverlauf und in der Prognose sind am ehesten über den histologischen Subtyp (s. oben) vorherzusagen. Die Mehrzahl der Patientinnen weist zum Zeitpunkt der Diagnosestellung nach klinischen Staging ein Stadium I auf (55–65%). Bei Patientinnen, die sich anschließend einem chirurgischen Staging unterzogen haben, mußte bei mehr als 25% von ihnen wegen weiter ausgedehnter Erkrankung ein Upgrading vorgenommen werden (Covens et al. 1987). Uterussarkome neigen generell zu einer frühzeitigen extrapelvinen Metastasierung. Die häufigsten Metastasenlokalisationen sind Lunge (70%), Oberbauch (60%), Knochen (24%) und Gehirn (4%) (Fleming et al. 1984). Die hohe Metastasierungsrate im Stadium I (50–80%) unterstreicht die Insuffizienz des klinischen Stagings und läßt eine frühzeitige subklinische Metastasierung in die regionalen Lymphknoten vermuten.

## 7  Therapiestrategie

Wegen der insgesamt kleinen Patientinnenzahlen gibt es keine Standardempfehlungen für das therapeutische Vorgehen. Abbildung 1 bringt eine Übersicht des therapeutischen Managements.

### 7.1  Stellung der Chirurgie

Die chirurgische Therapie ist die akzeptierte Primärbehandlung für alle Formen des Uterussarkoms. Die Ausdehnung der operativen Therapie kann in Abhängigkeit vom histologischen Subtyp und anderen Prognosefaktoren variieren.

### 7.1.1  Chirurgisches Staging

Bei allen Patientinnen Eröffnen des Abdomens durch Längsschnitt. Sorgfältige Inspektion und Palpation des gesamten Abdomens zum Nachweis extrauteriner Tumormanifestationen. Gewinnen einer Spülzytologie. Die GOG hat bei Patientinnen im klinischen Stadium I eine pelvine LK-Metastasierung in 35% und eine paraaortale LK-Metastasierungsrate in 14% der Fälle nachgewiesen. Patientinnen mit tiefer myometraner Infiltration des Tumors, Tumorlokalisation im Isthmus oder in der Zervix sowie mit einer Lymphangiosis und/oder Hämangiosis haben ein

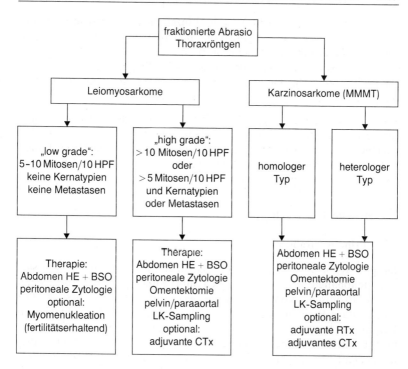

**Abb. 1.** Therapeutisches Management bei Verdacht auf Leiomyosarkome und Karzinosarkome (MMMT) des Uterus

erhöhtes Risiko für eine Lymphknotenmetastasierung. Ein sorgfältiges Staging der Lymphknoten ist in diesen Fällen indiziert. Bei einer extrauterinen Tumormanifestation ist ein Lymphknotenstaging nicht sinnvoll.

### 7.1.2 Chirurgische Therapie

Die Standardoperation ist die abdominale Hysterektomie mit bilateraler Salpingo-Oophorektomie. Ob bei einer Tumormanifestation außerhalb des Uterus durch eine radikale Debulkingoperation, ähnlich wie beim epithelialen Ovarialkarzinom, die Gesamtprognose verbessert werden kann, ist unklar. Für eine anschließende Chemo- oder Radiotherapie werden durch eine weitgehend radikale Tumorreduktion die Voraussetzungen aber in der Regel verbessert. Eine *organerhaltende chirurgische*

*Therapie* (Myomenukleation) ist in Einzelfällen bei Patientinnen mit einem „low grade" Leiomyosarkom beschrieben worden. Bei diesen Patientinnen erfolgte die Operation primär unter der Verdachtdiagnose eines Leiomyoms bei bestehender Infertilität (O'Connor u. Norris 1990). Ist die histologische Diagnose präoperativ bekannt, kann ein solches Vorgehen derzeit aber nicht empfohlen werden.

*Chirurgische Rezidivtherapie:* Patientinnen mit einem lokalen und regionalen Rezidiv, insbesondere nach einem längeren rezidivfreien Intervall, sind geeignet für eine erneute chirurgische Tumorresektion. Auch bei solitären pulmonalen Metastasen ist eine Metastasenchirurgie mit guter Chance auf eine langfristige Remission zu erwägen.

## 7.2 Stellung der Strahlentherapie

### 7.2.1 Primäre Strahlentherapie

Die primäre Strahlentherapie sollte bei Patientinnen mit einem Uterussarkom unabhängig vom histologischen Subtyp nur erwogen werden, wenn eine medizinische Kontraindikation gegen die Operation besteht. Die vorliegenden Berichte beschränken sich auf Ergebnisse mit sehr kleinen Fallzahlen. Die Lokalrezidivraten sind höher als nach Operation und postoperativer Nachbestrahlung. Eine Langzeitüberlebensdauer wurde nur bei Patientinnen im Stadium I beobachtet (DiSaia et al. 1973; Badib et al. 1969). Wenn eine primäre Strahlentherapie erfolgen soll, ist diese mit Photonen durchzuführen und eine pelvine Gesamtdosis von 50 Gy anzustreben. Der Nutzen einer intrakavitären Bestrahlung ist umstritten. Eine präoperative Strahlentherapie (extern oder intrakavitär) sollte nur in Ausnahmefällen erwogen und durchgeführt werden.

### 7.2.2 Adjuvante Strahlentherapie

Bei hohen lokoregionären Rezidivraten nach alleiniger Chirurgie ist eine effektive adjuvante Therapie wünschenswert. Die Wirksamkeit einer adjuvanten Strahlentherapie kann wegen fehlender randomisierter Studien bis heute nicht eingeschätzt werden. Eine prospektiv randomisierte Studie der GOG mußte wegen fehlender Patientinnenaufnahme abgebrochen werden. Die vorliegenden Daten aus zumeist retrospektiven Studien lassen allenfalls Vermutungen darüber zu, daß durch eine adjuvante Strahlentherapie über ein Unterbauchfeld die lokoregionäre Kontrolle bei Patientinnen mit Karzinosarkomen etwas verbessert werden kann; eine

Verlängerung der Überlebenszeiten ist durch diese Maßnahme aber nicht erkennbar (Hornback et al. 1986).

### 7.2.3 Palliative Strahlentherapie

Bei primär ausgedehnter Metastasierung kann in Einzelfällen die palliative Bestrahlung des Beckens mit dem Ziel erwogen werden, eine bestehende Blutung zum Sistieren zu bringen oder eine symptomatische Schmerztherapie durchzuführen.

### 7.3 Stellung der Chemotherapie

Die vorliegenden Erfahrungen mit Zytostatika bei Uterussarkomen sind äußerst begrenzt und ergeben sich z. T. aus übergreifenden Studien zu Weichteilsarkomen.

### 7.3.1 Adjuvante Chemotherapie

Die Wertigkeit einer adjuvanten Chemotherapie im Stadium I nach vorausgehender chirurgischer R 0-Resektion kann bei den Uterussarkomen derzeit nicht eingeschätzt werden. Nur eine prospektiv randomisierte Studie wurde bisher abgeschlossen, die keinen signifikanten Vorteil für eine adjuvante Chemotherapie erkennen läßt (Omura 1985). Kleine Patientinnenzahlen sowie keine optimale Auswahl der Substanzen müssen bei der Bewertung der Daten berücksichtigt werden.

### 7.3.2 Palliative Chemotherapie

*Monoaktivität*

Die wenigen vorliegenden Erfahrungen bei Uterussarkomen gründen sich überwiegend auf Studien der GOG. Zu den aktiven Substanzen bei den *Karzinosarkomen* zählen Cisplatin und Ifosfamid (Tabelle 3). Die optimale Dosierung für Cisplatin liegt bei 75 mg/m$^2$ alle 3 Wochen (Gershenson 1987). Ifosfamid wurde in einem 5-Tage-Schema mit einer täglichen Dosis von 1,5 g/m$^2$ und einem Intervall von 4 Wochen erprobt (Sutton et al. 1989). Auf der Basis der vorliegenden Daten scheint Ifosfamid derzeit die aktivste Monosubstanz zur Behandlung der meisten Formen der Uterussarkome zu sein. Doxorubicin und Etoposid zeigen nur eine geringe Aktivität bei Patientinnen mit Karzinosarkomen.

Bei den *Leiomyosarkomen* zeigt Doxorubicin in einer Dosierung von 60 mg/m$^2$ alle 3 Wochen mit 25% (7/28 Patientinnen) die höchste

**Tabelle 3.** Monoaktivität verschiedener Substanzen bei Patientinnen mit primär fortgeschrittenem oder rezidivierendem Müller-Mischtumor (Karzinosarkom). (Mod. nach Hannigan 1992)

| Substanz | Vorbe-strahlung | Patien-tinnen (n) | Ansprech-rate (CR/PR) [%] | Referenz |
|---|---|---|---|---|
| Cisplatin | nein | 63 | 19 | Thigpen et al. (1991) |
|  |  | 12 | 42 | Gershenson (1987) |
|  | ja | 28 | 18 | Thigpen et al. (1986) |
| Ifosfamid | nein | 28 | 32 | Sutton et al. (1989) |
| Doxorubicin | nein | 9 | 0 | Gershenson (1987) |
|  |  | 41 | 10 | Omura (1983) |
| Etoposid | ja | 31 | 6 | Slayton et al. (1987) |

Monoaktivität (Omura 1983). Ifosfamid ist nur mäßig wirksam. Cisplatin, Etoposid und Mitoxantron sind nicht aktiv.

*Kombinationschemotherapie*
Es liegen Ergebnisse aus 2 randomisierten Studien vor, die beide von der GOG durchgeführt worden sind (Omura 1983; Muss 1985). In der 1. Studie wurden bei Patientinnen mit fortgeschrittenen oder rezidivierenden Sarkomen Doxorubicin mit und ohne DTIC verglichen. Ein erkennbarer Vorteil für die Kombination ist nicht erkennbar. In der 2. Studie wurden Doxorubicin mit und ohne Cyclophosphamid verglichen. Die Studie wurde vorzeitig mit einer kleinen Patientinnenzahl beendet (Tabelle 4). Die unterschiedliche Wirksamkeit von Doxorubicin bei Karzinosarkomen und Leiomyosarkomen wurde in beiden Studien nicht berücksichtigt, was sinnvolle Aussagen über die Wertigkeit einer Kombinationstherapie bei den einzelnen Subtypen erschwert. In einer sehr kleinen Studie wurden von Peters et al. (1989) bei insgesamt nur 11 Patientinnen mit fortgeschrittenen oder rezidivierenden MMT und Stromazelltumoren die Kombination Cisplatin 100 mg/m$^2$ und Doxorubicin 40–60 mg/m$^2$ alle 3–4 Wochen über insgesamt 6 Behandlungskurse eingesetzt und ein Ansprechen bei 8 Patientinnen (73%) beobachtet.

Zusammenfassend ergibt sich derzeit kein überzeugend abgesicherter Hinweis darauf, daß bei allen Formen der Uterussarkome mit einer Kombinationschemotherapie bessere Behandlungsergebnisse als mit einer Monotherapie erzielt werden könnten.

**Tabelle 4.** Doxorubicin mit und ohne Cyclophosphamid bei Patientinnen mit fortgeschrittenen oder rezidivierenden Uterussarkomen (GOG-Studie). (Nach Muss 1985)

|  | CR/PR |
| --- | --- |
| *Therapie* | |
| Doxorubicin | 5/26 (19%) |
| Doxorubicin + Cyclophosphamid | 5/26 (19%) |
| *Histologischer Subtyp* | |
| Leiomyosarkom | 3/23 (13%) |
| Karzinosarkom | 5/20 (25%) |
| Andere Sarkome | 2/9  (22%) |

### 7.3.3 Hormontherapie

Endometriale Stromazellsarkome weisen einen hohen Anteil an Steroidrezeptor-positiven Tumoren auf. In Einzelfällen wurde unter einer Hormontherapie langdauerndes Ansprechen bei Patientinnen mit „low grade" Tumoren beobachtet. In einer Studie mit Tamoxifen konnte allerdings keine Aktivität gefunden werden (Gynecological Group Australia 1986).

## 8 Indikation zur Chemotherapie

### 8.1 Adjuvante Chemotherapie

Derzeit ist keine Indikation für den Einsatz einer adjuvanten Chemotherapie gegeben. Das trifft für alle Subtypen der Uterussarkome zu.

### 8.2 Palliativ orientierte Chemotherapie

Beim Einsatz einer Chemotherapie sollte zwischen Karzinosarkomen und Leiomyosarkomen unterschieden werden.
- Bei den *Karzinosarkomen* sind Ifosfamid und Cisplatin die derzeit wirksamsten Substanzen. Die Kombination PI wird derzeit in klinischen Studien in der palliativen Situation geprüft. Der Einsatz dieser Substanzen ist unter strenger Indikationsstellung auch außerhalb klinischer Studien vertretbar.

– Bei Leiomyosarkomen ist Doxorubicin (Adriamycin) die einzige bekannte aktive Substanz. Die Indikation auch in der palliativen Situation ist streng zu stellen. Die Rolle neuerer Substanzgruppen wie der Taxane und der Topoisomerasehemmer in der palliativen und adjuvanten Situation ist unklar.

## 8.3 Therapiedauer

*Palliative Therapie:* In Abhängigkeit vom Ansprechen auf die Chemotherapie sind bei einer Kombinationschemotherapie 6 Zyklen, bei einer Monotherapie mit Doxorubicin maximal 10 Zyklen zu empfehlen.

## 9 Rezidivtherapie

Ein Teil der lokoregionären Rezidive kann durch Operation und/oder Bestrahlung behandelt werden. Bei einem langen Intervall zwischen Primärtherapie und Rezidiv können durch chirurgische Maßnahmen allein erneut langandauernde Remissionen erzielt werden. Bei primär metastasierter Erkrankung oder frühzeitigem Rezidiv mit extrapelviner Metastasierung ist eine systemische Therapie als Ultima ratio indiziert.

## 10 Maßnahmen zur Therapiekontrolle

Der medizinische Nutzen einer engmaschigen apparativen Nachsorge ist in Zweifel zu ziehen, da nur bei wenigen Patientinnen mit einem Spätrezidiv eine wirksame Therapieoption zur Verfügung steht.

Von wenigen Ausnahmen abgesehen (endometriale Stromazelltumoren mit präoperativ erhöhtem CA 125) sind Kontrolluntersuchungen mit Tumormarkern nicht indiziert.

## 11 Besondere Hinweise

Klinische Studien sind nicht bekannt.

# 12 Therapieschemata

## Palliative Therapie

### Karzinosarkom (MMT)

| **Ifosfamid** | | | | (Sutton et al. 1989) |
|---|---|---|---|---|
| Ifosfamid | 1,5 g/m² | i.v. | 1-h-Infusion | Tag 1, 2, 3, 4, 5 |
| Mesna | je 0,3 g/m² | i.v. | Bolus | 0, 4, 8 h nach Ifosfamid |
| Wiederholung Tag 29 | | | | |

| **Cisplatin** | | | (Gershenson 1987) |
|---|---|---|---|
| Cisplatin | 75–100 mg/m² | i.v. | 30-min-Infusion  Tag 1 |
| Wiederholung Tag 22 | | | |

### Leiomyosarkom

| **Doxorubicin (Adriamycin)** | | | | **ADM** (Gershenson 1987 |
|---|---|---|---|---|
| Doxorubicin | 50–90 mg/m² | i.v. | Bolus | Tag 1 |
| Wiederholung Tag 22 | | | | |

### Kombinationstherapie

| **Cisplatin/Doxorubicin** | | | | **CA** (Peters et al. 1989) |
|---|---|---|---|---|
| Cisplatin | 100 mg/m² | i.v. | 1-h-Infusion | Tag 1 |
| Doxorubicin | 40–60 mg/m² | i.v. | Bolus | Tag 1 |
| Wiederholung Tag 22–29; maximal 5 Zyklen | | | | |

# Literatur

Badib AO et al. (1969) Radiotherapy in the treatment of sarcomas of the uterus. Am J Obstet Gynecol 144:817

Chang KL, Crabtree GS, Lim-Tansk et al. (1990) Primary uterine endometrial stromal neoplasms: a clinicopathologic study of 117 cases. Am J Surg Pathol 14:415

Chen KTK (1984) Myxoid leiomyosarcoma of the uterus. Int J Cynecol Pathol 3:339

Chuang CT, Van Velden DJ, Graham JB (1970) Carcinosarcoma and mixed mesodermal tumor of the uterine corpus: a review of 49 cases. Obstet Gynccol 35:769

Covens AL et al. (1987) Uterine Sarcoma: an analysis of 74 cases. Am J Obstet Gynecol 156:370

Czesnin K, Wronkowski Z (1978) Second malignancies of the irradiated area in patients treated for uterine cervix cancer. Gynecol Oncol 6:309

DiSaia PJ, Castro JR, Rutledge FN (1973) Mixed mesodermal sarcoma of the uterus. Am J Radiol 117:632

Fleming WP et al. (1984) Autopsy findings in patients with uterine sarcoma. Gynecol Oncol 19:128

Gershenson DM, Kavanagh JJ, Copeland LJ et al. (1987) Cisplatin therapy for dsseminated mixed mesodermal sarcoma of the uterus. J Clin Oncol 5:618

Gershenson DM, Kavanagh JJ, Copeland LJ et al. (1987) High dose doxorubicin infusion therapy for disseminated mixed mesodermal sarcoma of the uterus. Cancer 59:1264

Gynecological Group, Clinical Oncology Society of Australia and the Cancer Institute (1986) Tamoxifen in advanced and recurrent uterine sarcomas: A phase II study. Cancer Treat Rep 70:827

Hannigan E, Curtin JP, Silverberg SG et al. (1992) Messenchymal Tumors. In: Hoskins WJ, Perez CA, Young RC (eds) Principles and Practice of Gynecologic Oncology. J. B. Lippincott, Philadelphia, pp 695–714

Hornback NB, Omura G, Major FJ (1986) Observations of the use of adjuvant radiotherapy in patients with stage I and II uterine sarcoma. Int J Radiat Oncol Biol Phys 12:2127

Kempson RL, Bari W (1970) Uterine sarcomas: Classification, diagnosis and prognosis. Hum Pathol 1:131

Leibsohn S, dÁblaing G, Mishell DR, Schlaerth JB (1990) Leiomyosarcoma in a series of hysterectomies performed for presumed uterine leiomyosarcomas. Am J Obstet Gynecol 162:968

Morrow CP (1993) Uterine sarcomas and related tumors. In: Morrow CP, Curtin JP, Townsend DE (eds) Synopsis of gynecologic oncology. Churchill Livingstone, New York London, pp 189–208

Muss HB, Bundy B, DiSaia PJ (1985) Treatment of recurrent or advanced uterine sarcoma: A randomized trial of doxorubicin versus doxorubicin and cyclophosphamide (a phase III trial of the Gynecologic Oncology Group). Cancer 55:1648

O'Connor D, Norris HJ (1990) Mitotically active leiomyomas of the uterus. Hum Pathol 21:223

Omura GA, Major FJ, Blessing JA et al. (1983) A randomized study of adriamycin with or without dimethyl triazino midazole carboxamide in advanced uterine sarcomas. Cancer 52:6626

Omura GA, Blessing JA, Major F et al. (1985) A randomized clinical trial of adjuvant adriamycin in uterine sarcomas: A Gynecologic Oncology Group Study. J Clin Oncol 3:1240

Peters WA III, Rivkin SE, Smith MR, Thesh DE (1989) Cisplatin and adriamycin combination chemotherapy for uterine stromal sarcomas and mixed mesodermal tumors. Gynecol Oncol 34:323

Rodrigues J, Hart WR (1982) Endometrial cancer occuring 10 or more years after pelvic irradiation for carcinoma. Int J Gynecol Pathol 1:135

Silverberg SG, Major FJ, Blessing JA et al. (1990) Carcinosarcoma (malignant mixed mesodermal tumor) of the uterus: a Gynecologic Oncology Group pathologic study of 203 cases. Int J Gynecol Pathol 9:1

Slayton RE, Blessing JA, DiSaia PJ, Christophersonm WA (1987) Phase II trial of etoposide in the management of advanced or recurrent mixed mesodermal sarcomas of the uterus: a Gynecologic Oncology Group study. Cancer Treat Rep 71:661

Sutton GP, Blessing JA, Rosenheim N et al. (1989) Phase II trial of ifosfamide and mesna in mixed mesodermal tumors of the uterus: a Gynecologic Oncology Group study. Am J Obstet Gynecol 161:309

Thigpen JT, Blessing JA, Orr JW, DiSaisa PJ (1986) Phase II trial of cisplatin in the treatment of patients with advanced or recurrent mixed mesodermal sarcomas of the uterus: a Gynecologic Oncology study. Cancer Treat Rep 70:271

Thigpen JT, Blessing JA, Beecham J et al. &1991) Phase II trial of cisplatin as first line chemotherapy in patients with advanced or recurrent uterine sarcomas: a Gynecologic Oncology group study. J Clin Oncol 9:1962

Wheelock JB et al. (1985) Uterine sarcoma: Analysis of prognostic variables in 71 cases. Am J Obstet Gynecol 151:1016

# 34.59 Zervixkarzinom

H. G. Meerpohl

## 1 Epidemiologie

*Häufigkeit:* In USA und Mitteleuropa sind derzeit ca. 2,6% aller Karzinome der Frau invasive Zervixkarzinome, und bei ca. 3% aller malignombedingten Todesfälle ist das invasive Zervixkarzinom die Ursache. Damit ist das Zervixkarzinom in diesen Ländern nur noch das sechsthäufigste Malignom der Frau nach dem Mammakarzinom, den kolorektalen Karzinomen, dem Endometriumkarzinom, dem Bronchialkarzinom und dem Ovarialkarzinom, während weltweit das invasive Zervixkarzinom nach wie vor den 2. Rang einnimmt.

*Inzidenz:* Das Zervixkarzinom ist ein überzeugendes Beispiel für die große Bedeutung der Vorsorge und Früherkennung und deren Einfluß auf Inzidenz und tumorbedingte Mortalität invasiver Karzinome. Seit der Publikation von Papanicolaou u. Traut 1941, mit der erstmals die hohe diagnostische Bedeutung der Zervixzytologie für die Karzinomfrüherkennung aufgezeigt wurde, ist in den USA und vielen Ländern Westeuropas ein Rückgang der Inzidenz um >50% zu beobachten. Seit 1970 ist in Deutschland die Inzidenz invasiver Zervixkarzinome von ca. 30 Frauen per 100000 auf etwa 15 Frauen per 100000 zurückgegangen, das entspricht ca. 6000 Neuerkrankungen und 2000 Todesfällen pro Jahr (5 Frauen pro 100000). Etwa 40% der invasiven Zervixkarzinome werden im Stadium I diagnostiziert. Die Zahl der jährlich diagnostizierten Präkanzerosen (CIN) in Deutschland wird dagegen auf etwa 20000–25000 Neuerkrankungen geschätzt. Die Tendenz ist steigend.

*Ätiologie:* Die Ätiologie des Zervixkarzinom ist im Detail noch unbekannt. Das Erkrankungsmuster folgt dem einer sexuell übertragbaren Erkrankung. Zervixkarzinome werden nicht bei Nonnen und Frauen ohne sexuelle Kontakte, dagegen häufig bei Prostituierten gefunden. Maßgeblich assoziiert mit und beteiligt an der Tumorinitiation sind humane Papillomaviren (HPV Typ 16 und 18). Die Infektion des Zervixepithels mit HPV führt zu einer Integration der HPV-DNS in das zelluläre Genom der Wirtzelle (zur Hausen 1991). Die Virus-DNS läßt sich in bis zu 50%

aller schweren Dysplasien, in bis zu 80% im Carcinoma in situ und in bis zu 90% in den invasiven Plattenepithelkarzinomen nachweisen. Die viralen E6–E7-Gene führen zur Immortalisierung der menschlichen Zellen. Überzeugende klinische Hinweise dafür, daß verschiedene HPV-Typen mit der Entstehung unterschiedlich aggressiver Tumoren assoziiert sind, gibt es bis heute nicht.

*Risikofaktoren:* Rauchen oder Vaginalinfektionen, z. B. mit Herpes-simplex-Viren Typ II (HSV II), Chlamydien, oder eine HIV-Infektion werden als potentielle Kofaktoren bei der Tumorentstehung beziehungsweise bei der Tumorpromotion angesehen. Weitere Risikofaktoren: frühe Kohabitation (< 15 Jahre), häufiger Partnerwechsel, Multiparität, mangelnde Sexualhygiene des Mannes, niedriger sozioökonomischer Status.

*Genetische Prädisposition:* bisher nicht bekannt.

*Altersverteilung:* Das Durchschnittsalter bei der Diagnosestellung eines invasiven Karzinoms liegt bei etwa 50 Jahren, während das Durchschnittsalter von Patientinnen mit In-situ-Karzinome bei etwa 35 Jahren liegt. Ob dieser Zeitraum von ca. 10–15 Jahren die Latenz von einem präinvasiven Karzinom zu einem invasiven Karzinom beschreibt, ist denkbar.

# 2 Histologie

## 2.1 Prämaligne Veränderungen

Dysplastische Läsionen der Zervix entstehen am ekto-endozervikalen Übergang, wo das Plattenepithel der Vagina und der Portio vaginalis auf das Zylinderepithel der Endozervix trifft. Das Spektrum der Veränderungen reicht von leichten Abnormalitäten des Oberflächenepithels bis zum fast vollständigen Ersatz des Epithels in allen Schichten durch neoplastische Zellen. Die präkanzerösen Läsionen werden heute als „zervikale intraepitheliale Neoplasien" (CIN) zusammengefaßt. Die Unterscheidung erfolgt nach dem Grad der Aufhebung der Schichten, dem Vorkommen atypischer Zellen und der Zahl der Mitosen, wobei 3 Gruppen unterschieden werden: CIN 1 = leichte Dysplasie, CIN II = mittelschwere Dysplasie und CIN III = schwere Dysplasie und Carcinoma in situ. Barron u. Richart haben bereits zu Beginn der 70er Jahre diese Klassifikation vorgeschlagen, da sie den unterschiedlichen Spontanverlauf dieser Läsionen besser als die Einteilung nach Papanicolaou wiedergibt (Barron u. Richart 1970; Tabelle 1).

**Tabelle 1.** Zervikale intraepitheliale Neoplasien der Zervix (CIN). (Nach Barron u. Richart 1970)

|  | Regression [%] | Persistenz [%] | Progression [%] |
|---|---|---|---|
| Leichte Dysplasie (CIN I) | 62 | 23 | 15 |
| Mäßige Dysplasie (CIN II) | 40 | 30 | 25 |
| Schwere Dysplasie (CIN III) | 20 | 40 | 40 |
| Carcinoma in situ | – | – | > 75 |

## 2.2 Invasives Karzinom

In den meisten Fällen geht einem invasiven Karzinom der Zervix ein Carcinoma in situ voraus. Der invasive Prozeß beginnt mit dem Durchbrechen der Basalmembran und dem Einwachsen der Tumorzellen in das zervikale Stroma. Das invasive Karzinom kann sich klinisch als oberflächliches Ulkus der Ektozervix, als exophytischer Tumor oder als ein überwiegend endozervikal wachsender Tumor manifestieren. Die weitere Tumorausdehnung erfolgt entweder in das obere Vaginalgewölbe und/oder das angrenzende Parakolpium/Parametrium. Bei weiter fortschreitender Erkrankung ist ein infiltratives Wachstum in die Blase, das Rektum oder beides nicht ungewöhnlich. Der Befall der regionären Lymphknoten und eine hämatogene Ausbreitung der Erkrankung ist in Abhängigkeit vom Tumorstadium zu beobachten. Die häufigsten Metastasenlokalisationen sind Lunge, Mediastinum, supraklavikuläre Lymphknoten, Knochen und Leber.

*Histologischer Typ:* Etwa 90% der Zervixkarzinome sind Plattenepithelkarzinome. Bei den Plattenepithelkarzinomen unterscheidet man verhornende und nichtverhornende (häufiger) sowie groß- und kleinzellige (häufigere) Formen. Der relative Anteil der Adenokarzinome und adenosquamösen Karzinome ist in den letzten Jahren auf 10–15% angestiegen. Ob es sich hierbei um eine echte Zunahme der Adenokarzinome handelt, ist unklar.

*Grading:* Der Differenzierungsgrad spielt bei der prognostischen Beurteilung sowohl des Plattenepithel- als auch des Adenokarzinoms keine besondere Rolle. Keines der verschiedenen Gradingsysteme hat sich in multivariaten Analysen als ein unabhängiger Prognosefaktor erwiesen.

## 3 Stadieneinteilung

Die Klassifikation der FIGO (Tabelle 2) ist die weithin akzeptierte Klassifikation für das Zervixkarzinom. Daneben wird die TNM-Klassifikation benutzt. Nach Übereinkunft der FIGO erfolgt die Stadienzuordnung ausschließlich klinisch durch die allgemeine Inspektion und Palpation (supraklavikuläre Lymphknoten), den gynäkologischen Spiegel- und Tastbefund, eine intravenöse Pyelographie, eine Zystoskopie, eine Rektoskopie sowie eine Thoraxröntgenaufnahme. Weitergehende Informationen aus bildgebenden Verfahren sowie nach chirurgischem Staging finden

**Tabelle 2.** FIGO-Klassifikation (1988)

| FIGO-Stadien | TNM-Kategorien | |
|---|---|---|
| O | T is | Carcinoma in situ |
| I | T 1 | Zervixkarzinom begrenzt auf den Uterus |
| II | T 1a | Präklinisches invasives Karzinom, ausschließlich durch Mikroskopie diagnostiziert |
| I a 1 | | Minimale Stromainvasion |
| I a 2 | | Tumor mit invasiver Komponente von < 5 mm in der Tiefe und < 7 mm in der horizontalen Ausdehnung |
| I b | T 1b | Tumor größer als in Stadium I a 2 |
| II | T 2 | Tumorausdehnung außerhalb des Uterus, aber nicht bis zur Beckenwand und nicht bis in das untere Drittel der Vagina |
| II a | | Übergang auf die Vagina |
| II b | | Infiltration der Parametrin |
| III | T 3 | Zervixkarzinom breitet sich bis zur Beckenwand aus und/oder Befall des unteren Drittel der Vagina und/oder verursacht Hydronephrose oder stumme Niere |
| III a | | Tumorbefall unteres Drittel Vagina |
| III b | | Tumor breitet sich bis zur Beckenwand aus und/oder verursacht Hydronephrose und/oder stumme Niere |
| IV | | |
| IV a | | Tumor infiltriert Schleimhaut von Blase oder Rektum und/oder überschreitet die Grenzen des kleinen Beckens |
| IV b | | Fernmetastasen |

für die Stadienzuordnung bis heute keine Berücksichtigung. Die letzte Revision der FIGO-Klassifikation von 1988 unterscheidet im Stadium I a 2 Untergruppen: mit minimaler Stromainvasion als I a 1 und mit 5 mm Tiefeninvasion oder weniger und 7 mm horizontaler Ausdehnung oder weniger als I a 2. Eine Tumorausdehnung ausschließlich auf die Zervix begrenzt wird als Stadium I b, auf die oberen zwei Drittel der Vagina als Stadium II a, auf das untere Drittel der Vagina als Stadium III a klassifiziert. Eine Ausdehnung in die Parametrien entspricht dem Stadium II b, eine Ausdehnung bis zur Beckenwand dem Stadium III b.

Die Subjektivität einer klinischen Stadienzuordnung und deren natürliche Grenzen (Lymphknotenstatus) liegen auf der Hand. In jedem Fall ist die Untersuchung durch einen erfahrenen Untersucher zu fordern, und die Umstände bei der Stadienzuordnung müssen bei der Therapieplanung berücksichtigt werden. Bei erschwerten Untersuchungsbedingungen ist eine Untersuchung in Narkose zu empfehlen. In vielen Kliniken hat sich ein chirurgisches Staging auch bei Patientinnen mit primär fortgeschrittener Erkrankung (Stadium II b–IV a) zur definitiven Therapieplanung bereits durchgesetzt.

## 4 Prognose

*Stadium:* Trotz der genannten Probleme bei einer klinischen Stadienzuordnung ist der wichtigste prognostische Faktor bei Patientinnen mit einem invasiven Zervixkarzinom die Tumorausdehnung entsprechend dem FIGO-Stadium (Tabelle 3). Die Stadienzuordnung spiegelt nicht nur die lokoregionäre Tumorausbreitung wider, sondern auch die Wahrscheinlichkeit einer lymphogenen/hämatogenen Metastasierung.

**Tabelle 3.** Zervixkarzinom: klinisches Stadium (FIGO) und Überlebenszeit. (Daten aus dem Annual Report, Vol. XXI; Petterson 1991)

| Stadium | Patientinnen (n) | Fünfjahresüberleben [%] |
|---------|------------------|--------------------------|
| I       | 12 143           | 82                       |
| II      | 10 285           | 61                       |
| III     | 8 206            | 37                       |
| IV      | 1 378            | 12                       |
| Gesamt  | 32 052           | 60                       |

Schwankungen in den Angaben zur stadienbezogenen Überlebenszeit hängen z. T. mit der Subjektivität der klinischen Stadieneinteilung zusammen.

*Tumorgröße/Tumorvolumen:* Tumorgröße und Tumorvolumen korrelieren in gewissem Umfang mit dem FIGO-Stadium. Innerhalb der einzelnen Stadien, insbesondere im Stadium I b und II a, kann der größte Durchmesser des Primärtumors aber sehr unterschiedlich sein. Verschiedene Untersucher haben zeigen können, daß im Stadium I b bei einem klinisch erfaßten größten Tumordurchmesser von < 3 cm die Rate pelviner Lymphknotenmetastasen sowie die lokoregionäre Rezidivrate deutlich geringer sind als bei einer Tumorgröße > 3 cm. Ebenso finden sich signifikante Unterschiede bei der rezidivfreien Überlebenszeit nach 3 Jahren (85% vs. 68%; Delgado 1990). Andere Arbeitsgruppen haben auf die gute Korrelation von Tumorvolumen und Lymphknotenmetastasierung bzw. Prognose hingewiesen (Burghardt u. Pickl 1978). Mit dem Tumorvolumen wird neben dem größten Tumordurchmesser zusätzlich die Invasionstiefe des Tumors erfaßt. Allerdings sind für die Bestimmung des Tumorvolumens die Operation und die nachfolgende Bearbeitung des Präparates in Großflächenschnitten unabdingbare Voraussetzungen.

*Histologischer Subtyp:* Plattenepithelkarzinome und Adenokarzinome der Zervix haben stadienbezogen wahrscheinlich die gleiche Prognose. Andere histomorphologische Kriterien einschließlich des Grading haben keine wesentliche Bedeutung für die Prognoseeinschätzung.

*Weitere Parameter:* In multivariaten Analysen haben sich für Patientinnen in den Stadien I b–II a und operativer Therapie (Wertheim-Operation) folgende zusätzlichen Parameter als unabhängige Prädiktoren für die Fünfjahresüberlebenszeit erwiesen: der metastatische Lymphknotenbefall, die Tiefe der Stromainvasion, der Lymphgefäßeinbruch sowie die Hämangiosis (van Bommel 1987).

Bei weiter fortgeschrittener Erkrankung und primärer Strahlentherapie werden folgende Parameter im Zusammenhang mit der progressionsfreien Überlebenszeit gesehen: paraaortaler Lymphknotenbefall, pelviner Lymphknotenbefall, Tumorgröße, Alter der Patientin und Allgemeinzustand (Stehman et al. 1991).

*Onkogene/Ploidie/Proliferationsindex:* Eine Überexpression von HER-2-neu ist in Plattenepithelkarzinomen der Zervix eher selten zu finden, aber möglicherweise mit einer ungünstigen Prognose assoziiert. Ploidie und S-Phase-Bestimmungen tragen wahrscheinlich nur unwesentlich zu einer verbesserten Prognoseeinschätzung bei.

## 5 Diagnose

*Früherkennung/Screening:* In der Bundesrepublik Deutschland hat jede Frau ab dem 20. Lebensjahr Anspruch auf Kostenübernahme einer Krebsvorsorgeuntersuchung, die neben einer gezielten Anamnese die Untersuchung des äußeren und inneren Genitale sowie den zytologischen Abstrich von der Zervix einschließt. Der *zytologische Abstrich* soll unter technisch optimalen Bedingungen mit einer Spiegeleinstellung und unter kolposkopischer Sicht von der Portiooberfläche und aus dem Zervikalkanal entnommen werden. Neben der richtigen Abnahmetechnik hängt die Qualität der Aussage von der Qualifikation des Einsendelabors ab. Unter optimalen Bedingungen kann die Untersuchung zum Nachweis eines Zervixkarzinoms und seiner Vorstufen mit einer Sensitivität von etwa 80% und einer Spezifität von >99% erfolgen.

*Kolposkopie:* Die Kolposkopie ist der zytologischen Untersuchung als Screeningmethode unterlegen. Ihre Bedeutung liegt v. a. darin, daß sie die Voraussetzungen für eine gezielte Entnahme eines Abstrichs oder einer Biopsie wesentlich verbessert, insbesondere auch dann, wenn bereits ein verdächtiger zytologischer Befund vorliegt. Zusatzmaßnahmen: 3% Essigsäure, Jodprobe.

*Symptome:* Erstmanifestationen eines invasiven Zervixkarzinoms können sein: anhaltender, serosanguinolenter (übelriechender) vaginaler Ausfluß, abnorme vaginale Blutung (Menorrhagie, Metrorrhagie) oder postkoitale Spottings. Bei fortgeschrittener Tumorausdehnung können lumbosakrale Schmerzen, Schmerzen in der Glutealregion sowie Flankenschmerz (Hydronephrose) diagnoseweisend sein. Seltener sind Miktions- oder Defäkationsbeschwerden oder eine Beinschwellung die Erstsymptome der betroffenen Frauen.

*Klinische Diagnostik:* Nach Anamneseerhebung und allgemeiner klinischer Untersuchung ist die gynäkologische Inspektions- und Palpationsuntersuchung der wichtigste Schritt zur Diagnosesicherung und zur Stadienklassifizierung. Auch Patientinnen, die primär in eine radiologisch-onkologische Klinik eingewiesen werden, sollten von einem gynäkologisch-onkologisch versierten Arzt (mit)untersucht werden, bevor eine Stadienzuordnung und Therapieplanung erfolgt. Bei erschwerten Untersuchungsbedingungen ist eine

- Untersuchung in Narkose mit Inspektion,
- Kolposkopie,
- Gewebegewinnung durch Biopsie oder Kürettage und

- rektovaginaler Palpation zur Festlegung der Tumorausdehnung im Becken zu empfehlen.
- Bei zytologisch suspektem Befund, aber fehlendem Hinweis auf einen makroskopisch erkennbaren Tumor ist eine Konisation mit Aufarbeitung des Konus in Stufenschnitten zur weiteren Abklärung indiziert.

*Labordiagnostik:* Nur wenige präoperative Laboruntersuchungen sind erforderlich:
- Blutbild,
- Elektrolyt- und Gerinnungsstatus,
- Nieren- und Leberfunktionsparameter,
- Tumormarker: SCC beim Plattenepithelkarzinom und bei Adenokarzinomen CEA und CA 125.

*Apparative Diagnostik:* Als Basisuntersuchungen sind ein
- Thoraxröntgen,
- i.v. Pyelogramm sowie eine
- Zysto-/Rektoskopie (Stadium IIb–IVa) und ein
- Kolonkontrasteinlauf (Stadium IIb–IV) anzusehen.

Für den Nachweis einer *pelvinen oder paraaortalen Lymphknotenmetastasierung* stehen neben der bipedalen Lymphographie die Ultraschalluntersuchung, das CT und das MRI zur Verfügung. Die beste Methode ist nach wie vor die Lymphographie mit einer hohen positiven Vorhersagerate von > 98%, aber einer ebenfalls hohen falsch-negativen Rate von > 20% (Piver 1971). Der CT-Untersuchung wird heute in vielen Zentren der Vorzug vor der Lymphographie gegeben. Der Schwachpunkt dieser Untersuchung liegt in der Unsicherheit der Beurteilung der pelvinen Lymphknoten, die Vorteile in der höheren Akzeptanz, dem Einsparen des i.v.-Pyelogramms bei Verwendung von Kontrastmittel, sowie der insgesamt niedrigeren Morbidität. Das MRI ergibt für die Beurteilung der Lymphknoten keinen erkennbaren Vorteil, könnte aber evtl. bei der Beurteilung der Tumorgröße und der extrazervikalen Tumorausdehnung anderen Untersuchungsmethoden überlegen sein. Die Bedeutung der Ultraschalluntersuchung ist in diesem Zusammenhang gering.

## 6 Charakteristika der Erkrankung und Krankheitsverlauf

Das Zervixkarzinom entsteht am ektoendozervikalen Übergang, wo das Plattenepithel der Ektozervix und das Zylinderepithel der Endozervix aufeinander treffen.

Die Erkrankung wird heute als ein Kontinuum angesehen, die sich von der initialen Präneoplasie schrittweise über einen Zeitraum von etwa 10–15 Jahren bis zu einem invasiven Karzinom entwickeln kann. Patientinnen mit einer schweren Dysplasie oder einem Carcinoma in situ (CIN III) sind bei der Diagnosestellung mit 35 Jahren durchschnittlich etwa 15 Jahre jünger als Fauen mit einem invasiven Karzinom. Bei der Diagnosestellung kann sich das invasive Karzinom als Ulkus oder exophytischer Tumor präsentieren. Nur etwa 20 % aller Patientinnen mit einem invasiven Karzinom sind symptomfrei. Die häufigsten Symptome sind abnormale Blutungen und vaginaler Fluor. In weiter fortgeschrittenen Stadien sind Kreuzschmerzen, Miktions- und/oder Defäkationsbeschwerden oder ein Lymphödem zu beobachten. Lange Zeit wurde das Zervixkarzinom als eine lokoregionäre Erkrankung gesehen und sowohl die Diagnostik als auch die Therapie darauf ausgerichtet. Aufgrund der chirurgischen Diagnostik wissen wir heute, daß mit pelvinen Lymphknotenmetastasen im Stadium I in etwa 15 %, im Stadium II in 30 % und in den Stadien III und IV in 40–50 % der Fälle zu rechnen ist. Ein paraaortaler Lymphknotenbefall ohne pelvine Lymphknotenmetastasen ist eher die Ausnahme. Positive paraaortale Lymphknoten werden im Stadium I in 6 %, im Stadium II in 15 %, im Stadium III in 25 % und im Stadium IV in 33 % der Fälle beschrieben. Prädelektionsstellen für Fernmetastasen sind die Lunge, die supraklavikulären Lymphknoten, die Leber und die Knochen.

# 7 Therapiestrategie

## 7.1 Übersicht

Die Therapie des Zervixkarzinoms wird im wesentlichen durch das Tumorstadium zum Zeitpunkt der Diagnosestellung bestimmt. Präneoplasien (CIN III) werden in der Regel organerhaltend mit oberflächlich ablativen Eingriffen behandelt. Bei nachgewiesenem mikroinvasivem Karzinom (Stadium I a) ist in Abhängigkeit vom genauen histologischen Befund und der Situation und dem Wunsch der Patientin folgend ein individualisiertes Vorgehen zu planen, das von der therapeutischen Konisation bis zur Hysterektomie mit pelviner Lymphonodektomie reichen kann. Invasive Karzinome der Stadien I b–II b können je nach Befund sowohl einer radikalen chirurgischen Therapie (Operation nach Wertheim-Meigs) oder einer primären Strahlentherapie zugeführt werden. Bei Patientinnen mit primär fortgeschrittener Erkrankung (Stadien

II b–IVa) ist eine primäre Strahlentherapie zu planen, wobei eine simultane Chemotherapie erwogen werden kann. In der Rezidivsituation sind radikale chirurgische Eingriffe bei zentral gelegenem Rezidiv denkbar, bei Rezidiven nach vorangehender Operation besteht die Option einer Strahlentherapie.

### 7.2 Stellung der Chirurgie

Die chirurgische Therapie hat in der Behandlung der Präneoplasien (CIN III/CIS), der mikroinvasiven Frühstadien (Stadium Ia) sowie bei klinisch lokoregionär begrenzter Tumorausdehnung (Stadium Ib–IIb) ihren festen Platz. Darüber hinaus hat in den letzten Jahren auch das chirurgische Staging zur Identifikation retroperitonealer und extrapelviner Tumormanifestationen unter der Vorstellung, das klinische Staging und die nachfolgende Therapie zu optimieren, an Bedeutung gewonnen.

### 7.2.1 Carcinoma in situ (CIS/CIN III)

Bei Patientinnen mit abgeschlossener Familienplanung ist die Hysterektomie unter Belassung der Ovarien die Standardbehandlung. Bei Patientinnen mit bestehendem Kinderwunsch sind die therapeutische Konisation oder je nach Befund die ablative Laserbehandlung oder die Kryotherapie mögliche Alternativen. Den Untersuchungen von Kolstad u. Valborg (1976) ist es zu verdanken, daß die Konisation beim CIS mit einer Heilungsrate von 97% und einer Rezidivrate von 2,3% als sichere Alternative zur Hysterektomie angesehen werden kann. Bei organerhaltender Operation ist aber ein strenges Follow-up sicherzustellen. Wenn die definitive histologische Aufarbeitung Zweifel an einer Resektion in sano aufkommen läßt, ist eine sekundäre Hysterektomie nach einem Intervall von 4–6 Wochen indiziert.

### 7.2.2 Mikroinvasives Karzinom (Stadium Ia)

Die Definition des mikroinvasiven Karzinoms ist nach wie vor nicht einheitlich. Gemeinsam ist all diesen Tumoren, daß histologisch im Gewebepräparat (Konisat) eine Invasion des Zervixstromas nachgewiesen worden ist. Neben der Art der Invasion, dem Vorhandensein oder dem Fehlen von Lymphgefäßeinbruch bestimmt die Tiefe der Invasion das therapeutische Vorgehen. Von der FIGO wurde 1987 folgende Unterteilung vorgenommen.

*Stadium Ia1:* Die Läsionen sind ausschließlich mikroskopisch evaluierbar. Die Therapie der Wahl kann bei bestehendem Kinderwunsch in einer in sano durchgeführten Konisation oder gegebenenfalls in einer einfachen Hysterektomie (Klasse I nach Piver) bestehen. Bei Beachtung dieser strengen Definition wurde von Burghardt et al. (1991) bei insgesamt 93 Patientinnen nach Konisation nach 5 Jahren nur 1 Rezidiv beobachtet.

*Stadium Ia2:* Das Stadium Ia2 wird als ein Tumor mit $\leq 5$ mm Invasionstiefe und einer horizontalen Ausbreitung $\leq 7$ mm definiert. Unter therapeutischen Aspekten werden 2 weitere Untergruppen unterschieden:

- *<3 mm Invasionstiefe und kein Lymphgefäßeinbruch:* Bei diesem Befund kann eine vaginale oder abdominale Hysterektomie durchgeführt werden. In 3 aktuellen Untersuchungen wurden bei insgesamt 178 Patientinnen nur 3 Rezidive beobachtet (van Nagell et al. 1983). Bei einer Konisation, deren Durchführung möglich erscheint, muß mit einer höheren Rezidivrate gerechnet werden (Burghardt et al. 1991).

- *3–5 mm Invasionstiefe:* Bei Patientinnen mit diesen Tumorkriterien muß bereits mit einer pelvinen Metastasierungsrate von etwa 8% gerechnet werden. In Kenntnis dieses Risikos wird in vielen Kliniken eine modifizierte Radikaloperation (medialer Anteil der Parametrien mit einer kleinen Vaginalmanschette) plus pelvine Lymphonodektomie empfohlen.

### 7.2.3 Invasive Karzinome

*Stadium Ib:* Die chirurgische Standardbehandlung bei Patientinnen mit einem invasiven Zervixkarzinom ist die radikale abdominale Hysterektomie (Wertheim-Operation) mit Entfernung der pelvinen Lymphknoten (Meigs-Operation). Die wesentlichen Vorteile einer kurativen chirurgischen Therapie gegenüber einer primären Strahlentherapie sind die exakte Erfassung der Tumorausdehnung extrazervikal und in den Lymphknoten sowie die Möglichkeit der Ovarerhaltung und eine insgesamt weniger beeinträchtigte Sexualität nach operativer Therapie. Bei Patientinnen mit großen intrazervikalen Primärtumoren (> 4 cm Durchmesser) wird derzeit unter kontrollierten Bedingungen eine neoadjuvante Chemotherapie erprobt.

*Stadium IIa:* Bei einer Tumorausdehnung auf das obere Scheidengewölbe kann die gleiche operative Technik wie im Stadium Ib angewendet werden (Wertheim-Meigs-Operation). Die spezielle Tumorlokalisation macht es erforderlich, evtl. einen größeren Scheidenabschnitt zu resezieren, um möglichst einen Sicherheitsabschnitt von > 2 cm zu erreichen. Die funktionelle Rekonstruktion des oberen Scheidengewölbes ist fast immer möglich.

*Stadium IIb:* In vielen Kliniken werden Patientinnen in einem Stadium II b einer primären Strahlentherapie zugeführt. In operativ ausgerichteten gynäkologisch-onkologischen Zentren werden diese Patientinnen primär operiert. Die postoperative Nachbehandlung kann auf der Basis der pathohistologischen Befunde individualisiert geplant werden.

*Stadium III/IV:* Im Stadium III a mit einer Tumorausdehnung auf das untere Scheidengewölbe kann in Einzelfällen eine chirurgische Primärtherapie erwogen werden. Patientinnen in den Stadien III b und IV sind für eine Primäroperation nicht geeignet. Vor Planung einer Strahlentherapie ± simultaner Chemotherapie kann eine *explorative Laparotomie* zur Beurteilung der extrazervikalen Tumorausbreitung und insbesondere zur Beurteilung der paraaortalen und pelvinen Lymphknotenmetastasierung sinnvoll sein. Durch einen extraabdominalen Zugang zum Retroperitoneum kann das Morbiditätsrisiko der Strahlentherapie evtl. vermindert werden.

*Risiken und Nebenwirkungen:* Die zahlenmäßig bedeutendste Nebenwirkung der radikalen Hysterektomie ist die postoperative Blasenfunktionsstörung, mit der praktisch jede Patientin in einem gewissen Umfang betroffen ist. Eine Restitutio ad integrum wird in der Regel zwischen 4 und 8 Wochen postoperativ erreicht. Über passagere Beeinträchtigungen der Rektumfunktion wird ebenfalls berichtet. Die in älteren Übersichten angeführten Risiken von Ureter- und Blasenfisteln oder Strikturen spielen dank verbesserter operativer Technik heute allenfalls eine untergeordnete Rolle (<2%). Die perioperative Mortalität ist heute <0,5%.

### 7.3 Stellung der Strahlentherapie

Mit der Strahlentherapie steht für die Primärbehandlung des invasiven Zervixkarzinom der Stadien I b–II b eine der Chirurgie wahrscheinlich gleichwertige Behandlungsmodalität zur Verfügung. Diese Aussage hat Bestand, obwohl es keine prospektiv vergleichende Studie gibt, die diese Fragestellung bearbeitet hat. Die Entscheidung für oder gegen eine der beiden Therapieformen fällt noch immer häufiger aufgrund individueller Vorlieben des Therapeuten und nicht unter Abwägung objektiver patientenbezogener Kriterien. Grundsätzlich gilt: eine Operation sollte nur dann geplant und durchgeführt werden, wenn das Tumorgewebe mit großer Wahrscheinlichkeit vollständig entfernt werden kann. Ist das nicht möglich, so sollte nicht operiert oder ggf. der Eingriff abgebrochen werden und eine (primäre) Strahlentherapie durchgeführt werden.

### 7.3.1 Postoperative (adjuvante) Strahlentherapie

Eine *postoperative pelvine Bestrahlung* (50 Gy) nach radikaler Operation wird immer dann erwogen, wenn die pathohistologische Beurteilung des Operationspräparates ungünstige Prognosekriterien, v. a. einen metastatischen Lymphknotenbefall, ausweist. Ob in dieser Situation durch eine Nachbestrahlung die Heilungsraten verbessert werden können, ist bisher durch keine einzige prospektiv randomisierte Studie gesichert. Unzweifelhaft kann mit einer postoperativen Bestrahlung des Beckens aber das Auftreten lokoregionärer Rezidive im Becken vermindert werden, während der Anteil an Fernmetastasen gegenüber postoperativ nicht behandelten Patientinnen evtl. eher höher ist (Kinney 1988). Die Fünfjahresüberlebensraten bei Patientinnen mit einem Stadium Ib/IIa und positivem Lymphknotenbefall nach Primäroperation mit und ohne postoperativer Nachbestrahlung schwanken zwischen 40 und 60% (Kjorstadt 1983; Morrow 1980). Das Morbiditätsrisiko der adjuvanten Strahlentherapie ist nach einer radikalen Operation erhöht. Allgemein wird heute eine pelvine Nachbestrahlung bei pelvinen und/oder paraaortalen Lymphknotenmetastasen, bei positiven Abtragungsrändern des Operationspräparates, bei tiefer Stromainvasion des Tumors im Bereich der Zervix und bei einer Lymphangiosis carcinomatosa empfohlen. Eine zusätzliche Bestrahlung der Paraaortalregion sollte bei Lymphknotenmetastasen im Bereich der A. ilica communis bedacht werden.

### 7.3.2 Primäre, kurativ orientierte Strahlentherapie

Für Patientinnen mit Kontraindikationen für eine chirurgische Primärtherapie in den Stadien Ib–IIb oder für inoperable Patientinnen der Stadien IIb–IVa steht mit der primären Strahlentherapie eine etablierte Therapiemodalität zur Verfügung. Die Behandlung besteht zumeist aus einer intrakavitären Kontaktbestrahlung (Brachytherapie) und einer externen Bestrahlung. Die Kontakttherapie wird heute fast ausschließlich mit der Afterloadingtechnik durchgeführt, wobei die Isotopen Cäsium und Iridium (HDR: „high dose rate") zum Einsatz kommen. Bei kleinvolumigen Tumoren und erhaltenen anatomischen Strukturen werden Brachytherapie und externe Bestrahlung meistens kombiniert, während bei großvolumigen Tumoren (> 4 cm Durchmesser) oder überwiegend exophytisch wachsenden Tumoren die externe Bestrahlung über ein Unterbauchfeld vorgeschaltet wird, um günstigere Bedingungen für eine Kontakttherapie zu schaffen. Als Richtdosen für einen kurativen Therapieansatz sind zentral und in den uterusnahen Parametrieanteilen (Referenzpunkt A) 60–90 Gy, an der Beckenwand 50–70 Gy Gesamtdosis anzustreben. Sollte eine Kontakttherapie generell unmöglich sein (Tumor, enge Vagina, schlechter Allgemeinzustand) ist eine externe Homogenbestrahlung des Beckens ohne Aussparen der Beckenmitte angezeigt. Die Indikation für eine zusätzliche paraaortale Bestrahlung ergibt sich aus den Befunden der Staginguntersuchungen.

*Stadium Ib/IIa:* In prospektiven Untersuchungen wurden vergleichbare Ergebnisse bezüglich der lokalen Tumorkontrolle im Becken und bei den Überlebenszeiten nach primärer Strahlentherapie und nach radikaler Operation erreicht (Newton 1975; Morley u. Seski 1976). Neben Stadium und Tumorvolumen bestimmen Technik und Dosis der Strahlentherapie wesentlich die Behandlungsergebnisse (Fünfjahresüberlebenszeit bei Stadium Ib und Tumorgröße < 4 cm = 95% vs. 67% bei Stadium Ib und > 4 cm Tumordurchmesser; Homesley 1980). Nach kombinierter Strahlentherapie werden im Stadium Ib bei 5–8% und im Stadium IIa bei 15–20% der Patientinnen Rezidive im Becken beobachtet.

Von einer primären Strahlentherapie gefolgt von einer sekundären Radikaloperation *(sekundäre Wertheim-Operation)* werden von Perez et al. für das Stadium Ib keine besseren Ergebnisse (80% vs. 82% Fünfjahresüberlebenszeit) im Vergleich zu einer ausschließlichen Strahlentherapie. Für das Stadium IIa wurde bei nur 14 Patientinnen ein im Trend besseres Ergebniss berichtet (56% vs. 79% Fünfjahresüberlebenszeit; Perez et al. 1987).

*Stadium IIb:* Mit alleiniger Strahlentherapie werden Fünfjahresüberlebensraten von 60–65% erreicht, die lokoregionäre Rezidivrate im Becken liegt zwischen 18 und 39% (Marcial 1983).

*Stadium IIIb/IVa:* Die Fünfjahresüberlebensraten werden für das Stadium IIb mit 25–48% angegeben. Die pelvine Rezidivrate liegt bei etwa 50%. Im Stadium IVa fällt die Fünfjahresüberlebensrate auf 18% ab.

*Stadium IVb:* Ziel einer Strahlentherapie kann nur die lokale Tumorkontrolle sein.

*Komplikationen:* Die Inzidenz therapiebedingter Grad-2- und Grad-3-Komplikationen nach kombinierter Strahlentherapie wird bei Patientin-

nen der Stadien I–IIa mit 3–5% für die Stadien IIb–III mit 10–15%
angegeben (Perez 1992). Die Komplikationsrate ist im wesentlichen
dosisabhängig. Neben gastrointestinalen Komplikationen muß v. a. mit
Nebenwirkungen im Bereich der harnableitenden Organe, mit Thrombosen und Lymphödemen sowie mit dauerhafter Beeinträchtigung im
Bereich der Sexualität gerechnet werden.

### 7.3.3 Präoperative Radiotherapie

Die Vorbestrahlung vor einer radikalen Hysterektomie (Wertheim-
Operation) hat nicht zur erhofften Verbesserung der Therapieergebnisse
geführt. Deutlich erhöhte therapiebedingte Komplikationsraten müssen
bei der Kombination der beiden Behandlungsmodalitäten in Kauf genommen werden (Perez 1985; Nelson 1975). Von einigen Kliniken wird
die Indikation zur einfachen Hysterektomie 4–6 Wochen nach Abschluß
der Strahlentherapie dann gesehen, wenn im Stadium Ib bei großvolumigem Primärtumor (> 4 cm) eine Remission erzielt wurde. Die Häufigkeit der zentralen Rezidive soll dadurch reduziert werden können
(Gallion 1985).

### 7.4 Stellung der Chemotherapie

### 7.4.1 Übersicht

Die Chemotherapie hat in der Behandlung des Zervixkarzinom aus
verschiedenen Gründen lange Zeit nur eine untergeordnete Rolle gespielt.
Für die Mehrzahl der Patientinnen stehen mit der operativen Therapie
sowie der Strahlentherapie 2 etablierte, wirksame Therapiemodalitäten
für die Primärbehandlung zur Verfügung. Eine effektive Vorsorge hat
darüber hinaus zu einem spürbaren Rückgang der Inzidenz geführt.
Traditionell kam die Chemotherapie zumeist in palliativer Indikation bei
Patientinnen mit primärer Fernmetastasierung (Stadium IV) oder bei
Patientinnen mit zumeist einem pelvinen Rezidiv nach Operation und/
oder Vorbestrahlung zum Einsatz. Ungünstige Vorbedingungen für eine
systemische Therapie bei diesen Patientengruppen haben lange Zeit
systematische Untersuchungen über die Aktivität verschiedener Zytostatika erschwert. Heute werden neue Indikationen für die Chemotherapie in
der neoadjuvanten und adjuvanten Therapie sowie in der simultanen
Radio-/Chemotherapie gesehen, ohne daß diese Therapieansätze bisher
als etabliert angesehen werden können.

*Monoaktivität:* In einer Vielzahl von Studien wurden bisher über 30 verschiedene Substanzen bei Patientinnen mit primär metastasierter Erkrankung oder in der Rezidivsituation untersucht. *Cisplatin* ist mit einer Gesamtansprechrate von 24% die Substanz mit der höchsten Monoaktivität, wobei auch Komplettremissionen (6–10%) beobachtet wurden. Die GOG hat in 3 verschiedenen Protokollen diese Substanz intensiv geprüft und dabei keine dosisabhängigen Unterschiede in der Wirksamkeit im Bereich zwischen 50 mg/m$^2$ und 100 mg/m$^2$ bei 3wöchigem Intervall gefunden (Bonomi 1985). *Carboplatin* hat sich ebenfalls als eine aktive Substanz erwiesen, wobei besonders die Myelotoxizität bei renal kompromittierten Patientinnen zu beachten ist, die Dosisadaptationen erforderlich macht. Von den Alkylanzien hat möglicherweise *Ifosfamid* einen besonderen Stellenwert bei der Behandlung dieser Erkrankung. Die in Europa ermittelte kollektive Ansprechrate von 29% (25 von 84 Patientinnen in 3 Studien) konnte durch eine Studie der GOG mit 14% (10 von 73 Patientinnen) allerdings nicht in vollem Umfang bestätigt werden (Sutton 1991). Trotz nachweislicher Monoaktivität gehören die *Anthrazykline* und das gerne in Kombination eingesetzte Bleomycin nicht zu den Substanzen der 1. Wahl bei der Behandlung metastasierender oder rezidivierender Zervixkarzinome. Eine in Europa bisher noch nicht geprüfte Substanz mit evtl. günstigem Wirkprofil beim Zervixkarzinom ist *Mitolactol* (Stehman 1989). Bei den ungünstigen Voraussetzungen für den erfolgreichen Einsatz einer Chemotherapie ist es nicht verwunderlich, daß die mediane progressionsfreie Zeit bei Einsatz einer Monotherapie mit 4–6 Monaten ebenso wie die mittlere Überlebenszeit mit 7–10 Monaten sehr kurz sind. Bei induzierter Remission werden z. T. längere Remissionsdauern beobachtet (Tabelle 4).

*Kombinationschemotherapie:* Zahlreiche nichtrandomisierte Phase-II-Studien mit verschiedenen Kombinationen wurden in den letzten 20 Jahren durchgeführt. Beim Vergleich mit der Monotherapie fallen insgesamt höhere Remissionsraten (±40%) auf. Bedeutsam für das Eintreten einer Remission unter der Kombinationschemotherapie sind neben dem Allgemeinzustand der Patientinnen die Lokalisation der Metastasen/Rezidive (pelvin oder extrapelvin), die Tumorgröße sowie die Lokalisation des Tumors in oder außerhalb des Strahlenfelds (Vermorken 1993) Auch mit Cisplatinkombinationen sind das mittlere remissionsfreie Intervall mit 18–21 Wochen und die mittlere Überlebenszeit mit nur 37–43 Wochen enttäuschend kurz. Überzeugende Hinweise darauf, daß die bisher eingesetzten Kombinationen einer Cisplatinmonotherapie überlegen sind,

**Tabelle 4.** Monoaktivität beim Zervixkarzinom

| Substanz | Patientinnen (n) | Ansprechen [%] |
|---|---|---|
| Cisplatin | 238/968 | 24 |
| Carboplatin | 50/260 | 19 |
| Cyclophosphamid | 36/271 | 13 |
| Ifosfamid | 35/157 | 22 |
| Epirubicin | 23/ 64 | 36 |
| Doxorubicin | 12/ 61 | 20 |
| Mitolactol | 23/101 | 23 |
| 5-Fluoruracil | 29/142 | 20 |

gibt es derzeit keine. Die Toxizität dagegen ist eindeutig erhöht. Die größte Studie der EORTC, in der eine Cisplatinmonotherapie mit Cisplatinkombinationen verglichen wurde, bestätigt das verbesserte Gesamtansprechen unter der Kombinationstherapie (CR/PR: 41% vs. 25%), wobei die CR-Rate allein keinen Unterschied ausweist (11% vs. 9%). Das progressionsfreie Intervall und die mittlere Überlebenszeit sind vergleichbar (Vermorken 1992).

*Intraarterielle Chemotherapie:* Die theoretischen Vorteile einer intraarteriellen Chemotherapie sind eine höhere Substanzkonzentration am Tumor über einen längeren Zeitraum bei verminderter Präsenz im Gesamtorganismus. Von Einzelergebnissen abgesehen haben sich diese Vorteile im indirekten Vergleich mit einer systemischen Therapie bisher nicht in erkennbar besseren Behandlungsergebnissen niedergeschlagen, so daß eine solche Behandlung nach wie vor als experimentell angesehen werden muß. Die beobachtete Toxizität unter einer intraateriellen Therapie ist hoch (Kavanagh 1984, Scarabelli 1987).

### 7.4.2 Kurativ orientierte Chemotherapie – als Teil der Primärbehandlung

Derzeit können bei der Primärbehandlung von Zervixkarzinomen 3 unterschiedliche Behandlungskonzeptionen unterschieden werden: 1) die primäre (neoadjuvante) Chemotherapie mit nachfolgender Radiotherapie, 2) die simultane Radio-/Chemotherapie und 3) die postoperative adjuvante Chemotherapie.

### 7.4.2.1 Primäre (neoadjuvante) Chemotherapie

Für den Einsatz einer Chemotherapie *vor* anderen wirksamen Therapieprinzipien werden unterschiedliche Überlegungen vorgetragen. Wichtige Ziele sind 1) die spezfische therapeutische Effektivität der Strahlentherapie oder der Chirurgie zu verbessern und 2) initial evtl. vorhandene Mikrometastasen zu eliminieren (s. Übersicht).

*Argumente für eine primäre (neoadjuvante) Chemotherapie beim Zervixkarzinom*

- Die Blutversorgung des Tumors ist ohne vorangehende Operation oder Bestrahlung optimal (höhere Chemosensitivität).
- Es besteht eine bessere Chemotherapietoleranz der Patientin.
- Höhere therapeutische Effektivität von Strahlentherapie und chirurgischer Therapie nach chemotherapeutischer Vorbehandlung (Chemodebulking).
- Frühzeitige Vernichtung eventueller Mikrometastasen.

*Chemotherapie vor Strahlentherapie:* Zahlreiche Phase-II-Studien mit platinenthaltenden Kombinationsprogrammen bei Patientinnen mit Karzinomen der Stadien Ib–IVb (FIGO) haben zunächst zeigen können, daß eine primäre (neoadjuvante) Kombinationschemotherapie vor einer Strahlentherapie mit insgesamt akzeptabler Toxizität möglich ist. In keiner von insgesamt 6 randomisierten Phase-III-Studien zu dieser Fragestellung wurde bisher allerdings von einem Überlebensvorteil für Patientinnen mit einer sequentiellen Kombination Chemotherapie/ Strahlentherapie gegenüber einer alleinigen Strahlentherapie berichtet (Tabelle 5). Zur definitiven Beurteilung dieser Sequenz müssen die Ergebnisse weiterer Studien abgewartet werden; insbesondere sollten eine größere Anzahl von Patientinnen über längere Zeiträume nachbeobachtet werden.

*Chemotherapie vor radikaler Operation:* Bei weniger ausgedehnter Erkrankung kann eine Chemotherapie vor einer chirurgischen Therapie durchgeführt werden. Ergebnisse aus insgesamt 7 Studien lassen einen möglichen Therapievorteil erkennen (Tabelle 6). Besonders interessant erscheint die Beobachtung, daß nach neoadjuvanter Chemotherapie bei der nachfolgenden Operation die Anzahl der positiven Lymphknoten niedriger ist als in der Kontrollgruppe, die primär einer chirurgischen Therapie zugeführt worden ist. Nach vorangehender Chemotherapie schwanken die Angaben zu einem positiven Lymphknotenbefund bei Patientinnen in den Stadien Ib–II (alle mit einem Tumordurchmesser von mehr als 4 cm) zwischen

**Tabelle 5.** Randomisierte Therapiestudien mit einer neoadjuvanten Chemotherapie gefolgt von einer Strahlentherapie vs. Strahlentherapie allein beim Zervixkarzinom

| Stadium | Anzahl Patientinnen (n) | CT (Zyklen) | Lokale cCR CT + RT vs. RT | Überlebensvorteil | Autor |
|---------|------------------------|-------------|---------------------------|-------------------|-------|
| IIb–III | 138 | VMP × 2–4 | 85    89 | nein | Chauvergne (1988) |
| IIIb | 91 | VBMP × 3 | 47    32 | nein | Souhami (1991) |
| IIIb–IVa | 73 | PF × 3 | ns    ns | keine Angaben | Sundfor (1991) |
| IIb–IVa | 71 | PVB × 3 | 65    73 | nein | Tattersall (1991) |
| IIa–IVa | 66 | BIP × 3 | 75–   56 | keine Angaben | Tobias (1990) |
| IIb | 25 | PEC × 4 | 64    93 | keine Angaben | Cardenas (1991) |

*P* Cisplatin, *B* Bleomycin, *V* Vinblastin und Vincristin (in VMCP und VBMP), *C* Cyclophosphamid, *E* Epirubicin, *F* 5-Fluoruracil, *I* Ifosfamid, *M* Methotrexat

**Tabelle 6.** Primäre Chemotherapie gefolgt von Operation bei Patientinnen mit Zervixkarzinomen Stadium Ib–IVa

| Stadium | Patientinnen (n) | CT (Zyklen) | Ansprechen | | Lymphknoten positiv [%] | Autor |
|---------|------------------|-------------|-----------|-----------|------------------------|-------|
| | | | CR [%] | pCR [%] | | |
| Ib–IIb | 54 | PVB × 1–5 | 44 | 13 | 20 | Kim (1989) |
| Ib–III | 169 | VBP × 3 | 33 | Keine Angabe | 23 | Giaroli (1990) |
| Ib–III | 75 | PBM | 15 | 13 | 24 | Benedetti u. Pancini (1991) |
| Ib–III | 26 | PB × 1 | | 19 | 19 | Benedetti u. Pancini (1991) |
| Ib–IVa | 28 | VMBP × 1–2 | 35 | 14 | 32 | Dottino (1991) |
| Ib–IIb | 92 | PVB × 2–5 | 28 | Keine Angabe | 17 | Kim (1991) |
| | 27 | PB × 1 | 11 | 7 | 15 | Fontanelli (1992) |

6 und 23% (Kim 1989; Dottino 1991). Bei primärer chirurgischer Therapie im Stadium Ib–IIa wird von positiven Lymphknotenraten von 40% und darüber berichtet (Fuller 1982). Die Angaben zur Komplettremissionsrate (cCR) in diesen Studien schwanken zwischen 11% und 44%. Zur Erreichung einer Komplettremission sind offensichtlich mehrere Behandlungszyklen erforderlich. In einer randomisierten Studie findet sich auch ein erkennbarer Vorteil für die tumorfreie Überlebensrate für die Kombination. Chemotherapie/Operation vs. Operation allein bei Patientinnen im Stadium Ib–IIb (81% vs. 69%; Kim 1991). Zusammengefaßt sind die Daten für eine primäre Chemotherapie vor einer Operation im Stadium Ib–IIb insgesamt optimistischer einzuschätzen als die Daten zur Chemotherapie vor Strahlentherapie. Ein längeres Follow-up ist erforderlich, um eine definitive Beurteilung abgeben zu können.

### 7.4.2.2 Simultane Chemo-/Radiotherapie

Bei fortgeschrittener inoperabler Erkrankung (Stadium IIb–IVa) ist die externe Strahlentherapie plus intrakavitärer Kontaktbestrahlung die Standardbestrahlung. Rezidive im kleinen Becken treten in 15–35% der Fälle auf, davon etwa die Hälfte als sog. zentrale Rezidive; die Fernmetastasierungsrate liegt zwischen 20 und 30% (Hopkins 1991). Als eine mögliche Ursache wird eine relative Radioresistenz bei großer Tumormasse und hypoxischen Zellen diskutiert. Chirurgische Maßnahmen oder die Gabe von hyperbarem Sauerstoff haben zu keiner verbesserten Tumorkontrolle im Becken geführt, die Morbidität aber zumeist nicht unerheblich erhöht. Erfolge der simultanen Chemo-/Radiotherappie bei der lokalen Tumorkontrolle haben auch zu deren Erprobung beim Zervixkarzinom geführt. Nach anfänglich erfolgversprechenden Ergebnissen mit Hydroxyurea haben sich v. a. 5-Fluoruracil allein, in Kombination mit Mitomycin und die Platinanaloga in dieser Indikation als wirksam erwiesen (Piver 1977; Wong 1989; Kühnle 1990; Dall u. Meerpohl 1996). In einer Phase-II-Studie an der UFK Freiburg wurden zwischen 1991 und 1993 26 Patientinnen mit inoperablen fortgeschrittenen Zervixkarzinomen der Stadien IIb–IVb simultan mit der Kombination Carboplatin, 5-Fluoruracil und Leucovorin und einer externen Strahlentherapie behandelt. Die beobachtete Tumorremissionsrate war mit ca. 90% (23/26 Patientinnen) überzeugend. Nach einer medianen Beobachtungsdauer von 19 Monaten sind derzeit 19/26 Patientinnen klinisch ohne Hinweis für ein Rezidiv (73%). Die beobachtete Toxizität dieses simultanen Radio-/Chemotherapieprogramms ist insgesamt akzeptabel. Myelosuppression und Mukositis sind die therapiebestimmenden Toxizitäten (Dall u. Meerpohl 1996).

*Zusammenfassung:* In der Vergangenheit haben sich in der Behandlung des Zervixkarzinoms die operative Therapie sowie die Strahlentherapie als wirksame Therapiemodalitäten erwiesen. Die Chemotherapie hat bisher nur eine untergeordnete Rolle gespielt. Zukünftig werden aktive Zytostatika verstärkt in den Behandlungsplan primär fortgeschrittener Zervixkarzinome zu integrieren sein, um die lokale Tumorkontrolle durch die Strahlentherapie zu verbessern und die hohen pelvinen Rezidivraten zu vermindern. Erfolgsversprechend erscheint auch der intiale Einsatz von Zytostatika vor einer operativen Therapie bei großen Primärtumoren (> 4 cm). Die bisher erprobten Kombinationen sind insgesamt in allen Indikationen noch verbesserungsbedürftig. Klinisch randomisierte Studien sind erforderlich, bevor Standardkombinationen empfohlen werden können.

### 7.4.3 Postoperative adjuvante Chemotherapie

Patientinnen nach operativer R0-Resektion, aber mit erhöhtem Risiko sowohl für ein lokales Rezidiv als auch für das Auftreten von Fernmetastasen sind potentielle Kandidatinnen für eine adjuvante Nachbehandlung. Als Risikofaktoren werden der pelvine/paraaortale Lymphknotenbefall, eine parametrane Infiltration, eine Lymphangiosis und/oder Hämangiosis oder ein großer Primärtumor > 4 cm angesehen. Die adjuvante Strahlentherapie hat für diese Patientinnengruppe bisher keine nachweisliche Verbesserung der Langzeitergebnisse erbracht, so daß bereits vor geraumer Zeit die Forderung nach Überprüfung einer adjuvanten Chemotherapie in prospektiv randomisierten Studien erhoben worden ist (Buxton 1990). Bis heute gibt es nur sehr wenig abgesicherte Daten. Eine randomisierte Studie in Australien wurde ebenso vorzeitig wegen schleppender Patientinnenaufnahme beendet (Tattersall 1992) wie kürzlich eine in Deutschland begonnene Studie mit einer ähnlichen Fragestellung. Daten aus nichtrandomisierten Studien beziehen sich auf etwa 200 Patientinnen, die in Tabelle 7 zusammengefaßt sind.

Da in alle Studien ein hoher Anteil nodal positive Patientinnen eingeschlossen worden ist, können die bisher publizierten mittelfristigen Überlebensdaten mit 75–87% als insgesamt günstig interpretiert werden. Prospektiv randomisierte Studien sind aber dringlich erforderlich. Die Überlegenheit einzelner Substanzen oder einer Kombinationschemotherapie gegenüber einer Monotherapie konnte bisher nicht gezeigt werden. Die in der Mehrzahl der Untersuchungen nachfolgende pelvine Bestrahlung konnte ohne wesentliche zeitliche Verzögerung und mit insgesamt

**Tabelle 7.** Adjuvante Chemotherapie beim Zervikkarzinom

| Stadium | Patientinnen (n) | Zusätzlich CHT [%] | RT [%] | Überleben (%) (mittlere Nachbeobachtung) | Autor |
|---|---|---|---|---|---|
| Ib–II | 60 | PB | + | 79 (51 Monate) | Hakes (1987) |
| Ib–IIb | 40 | PBV | – | 75 (22 Monate) | Lai (1989) |
| Ib | 16 | Mitomycin | – | 87 (29 Monate) | Sivenasaratnam (1989) |
| Ib–IV | 52 | 5-FU p.o. | + | 75 (36 Monate) | Ueki (1987) |
| Ib–II | 32 | PB | + | 79 (51 Monate) | Friedländer (1984) |

*P* Cisplatin, *B* Bleomycin, *V* Vinblastin, *5-FU* 5-Fluoruracil

akzeptabler Toxizität angeschlossen werden. Bei Einsatz einer adjuvanten Chemotherapie sollte aber die potentielle Toxizität bei der Wahl der Substanzen mit in die Überlegungen eingeschlossen werden.

# 8 Indikation zur Chemotherapie

## 8.1 Auswahl der Patientinnen

### 8.1.1 Neoadjuvante Chemotherapie

Patientinnen der Stadien I b–II ohne allgemeine Kontraindikationen gegen eine chirurgische Therapie aber mit großvolumigem Primärtumor.

### 8.2.2 Simultane Radiochemotherapie

Inoperable Patientinnen mit primär lokal fortgeschrittener Erkrankung der Stadien II b–IV a.

### 8.2.3 Postoperative adjuvante Chemotherapie

Patientinnen
- nach vorangehender radikaler Operation (Wertheim-Meigs-Operation) mit klinisch oder pathohistologisch nachgewiesenem erhöhtem Risiko für eine Fernmetastasierung und/oder für ein pelvines Rezidiv:
  a) positiver Nodalstatus,
  b) positive Absetzungsränder des Operationspräparates,
  c) parametrane Infiltration,
  d) Hämangiosis,
  e) Lymphangiosis,
  f) großvolumiger Primärtumor (> 4 cm).

Eine adjuvante Chemotherapie sollte derzeit nur in klinischen Studien erfolgen.

### 8.2.4 Palliative Chemotherapie

Patientinnen mit primär fortgeschrittener Erkrankung (Stadium IV b) oder nachgewiesener extrapelviner Metastasierung (Lunge, Lymphknotenmetastasen mediastinal oder supraklavikär) nach vorangehender

Strahlentherapie. Metastasen innerhalb vorbestrahlter Regionen sprechen sehr schlecht auf eine Chemotherapie an. Eine Behandlung sollte daher nur in Ausnahmefällen durchgeführt werden.

## 8.2 Zeitpunkt des Therapiebeginns

### 8.2.1 Neoadjuvante Chemotherapie

Bei kurativer Intention ist ein sofortiger Beginn der Therapie nach erfolgter Diagnosestellung indiziert. Zur Remissionsinduktion sind in der Regel 2–3 Behandlungskurse ausreichend. Die chirurgische Therapie sollte 3–4 Wochen nach dem letzten Behandlungskurs geplant werden unter der Voraussetzung, daß keine relevante therapiebedingte Toxizität bei der Patientin persistiert.

### 8.2.2 Simultane Radio-/Chemotherapie

Bei überwiegend kurativer Intention mit dem Primärziel der lokalen Tumorkontrolle ist ein rascher Behandlungsbeginn zusammen mit dem Strahlentherapeuten festzulegen. Je nach Behandlungsschema ist die Chemotherapie als Bolus an Tag 1 und 28 im Verlauf der Strahlentherapie oder als wöchentliche Therapie simultan mit der externen Strahlentherapie zu planen.

### 8.2.3 Adjuvante Chemotherapie

Beginn 2–4 Wochen nach operativer Primärbehandlung. Derzeit nur innerhalb klinischer Studien zu empfehlen.

### 8.2.4 Palliative Chemotherapie

Beim Fehlen einer akuten Symptomatik kann der Beginn einer Chemotherapie vom Krankheitsverlauf und anderen individuellen Parametern abhängig gemacht werden.

## 8.3 Wahl der Therapie und Dauer

### 8.3.1 Neoadjuvante Chemotherapie

Es ist primär eine platinhaltige Kombinationstherapie zu erwägen, wobei mit Cisplatin insgesamt die meisten Erfahrungen vorliegen. Die am häufigsten eingesetzten Kombinationspartner des Cisplatins sind Alkylanzien oder Bleomycin und Mitomycin. Nach 2 bis maximal 4 Behandlungskursen muß das Behandlungsziel einer klinischen Remission erreicht sein. Falls dies nicht erreicht wurde, ist die Therapie zu beenden. Es schließt sich die sekundäre chirurgische Therapie an.

### 8.3.2 Simultane Radio-/Chemotherapie

Cisplatin oder Carboplatin sind Substanzen, für die ein gewisser strahlensensibilisierender Effekt postuliert wird und die simultan mit einer externen Strahlentherapie (tägliche Fraktion 1,6 Gy, 4–5mal/Woche) appliziert werden können. Kombinationen unter Zusatz von 5-FU (Kurzinfusion und kontinuierliche Infusion) sind möglich. Dosislimitierend sind neben der Myelosuppression die Mukositis besonders im Strahlenfeld (*Cave:* Subileus, Ileus).

Ob eine Fortsetzung der Chemotherapie nach Abschluß der Bestrahlung im Sinne einer Konsolidierungstherapie eine Verbesserung der Behandlungsergebnisse erbringt, ist unklar.

### 8.4 Modifikation der Standarddosis

Zu beachten sind insbesondere Dosismodifikationen, die sich für Cisplatin und Carboplatin auf der Basis einer eingeschränkten Nierenfunktion ergeben können.

Bei Subileusbeschwerden auf der Basis einer Begleitmukositis ist je nach gewähltem Behandlungsschema eine Unterbrechung/Abbruch der Chemotherapie zu erwägen.

## 9 Rezidivtherapie

Für die Behandlung von Rezidiven nach Chemotherapie mit Platin oder Platinkombinationen steht keine Chemotherapie zur Verfügung. Neue Substanzen werden in Phase-I/II-Studien untersucht (Taxane, Topoisomerasehemmer).

## 10 Maßnahmen zur Therapiekontrolle

Nach Abschluß der Primärtherapie werden regelmäßige gynäkologisch-onkologische Nachkontrollen im Abstand von etwa 3–4 Monaten im 1.

und 2. Jahr und alle 6 Monate ab dem 3. Jahr empfohlen. Die Mehrzahl der Rezidive (etwa 75 %) tritt in den ersten 24 Monaten nach Abschluß der Primärbehandlung auf. Die bimanuelle gynäkologische Untersuchung des kleinen Beckens sowie die abdominale Sonographie zur Beurteilung des Nierenabflusses sind die wichtigsten Kontrolluntersuchungen. Besondere Aufmerksamkeit muß Schmerzangaben, vaginalen Blutungen sowie Problemen bei der Miktion und Stuhlentleerung geschenkt werden. Weitere bildgebende Verfahren sind nur bei gezielter Indikation erforderlich.

## 11  Besondere Hinweise

Keine.

## 12  Therapieschemata

### 12.1  Neoadjuvante Chemotherapie (Stadium IIb–IVa) mit nachfolgender RT

| Bleomycin/Ifosfamid/Cisplatin | | | | BIP (Buxton 1989) |
|---|---|---|---|---|
| Bleomycin | 30 mg/m$^2$ | i.v. | 24 h kont. Infusion | Tag 1 |
| Ifosfamid | 5 mg/m$^2$ | i.v. | 24 h kont. Infusion | Tag 1 |
| Cisplatin | 50 mg/m$^2$ | i.v. | 2-h-Infusion | Tag 1 |
| Wiederholung Tag 22, maximal 4–6 Zyklen | | | | |

| Carboplatin/Ifosfamid | | | | Carbo/Ifo (Meerpohl 1990) |
|---|---|---|---|---|
| Carboplatin | 300 mg/m$^2$ | i.v. | 1-h-Infusion | Tag 1 |
| Ifosfamid | 5 mg/m$^2$ | i.v. | 24 h kont. Infusion | Tag 1 |
| Wiederholung Tag 29, maximal 3 Zyklen | | | | |

## 12.2 Postoperative adjuvante Chemotherapie

| Cisplatin/Vinblastin//Bleomycin | | | | **PVB**<br>(Tattersall 1992) |
|---|---|---|---|---|
| Cisplatin | 50 mg/m² | i.v. | Kurzinfusion | Tag 1 |
| Vinblastin | 4 mg/m² | i.v. | Bolus | Tag 1 |
| Bleomycin | 15 mg/m² | i.v./i.m. | Bolus | Tag 1, 8, 15 |
| Wiederholung Tag 22, 3 Zyklen | | | | |

| Cisplatin/Bleomycin | | | | **PB**<br>(Curtin 1996) |
|---|---|---|---|---|
| Cisplatin | 75 mg/m² | i.v. | 1-h-Infusion | Tag 4 |
| Bleomycin | 15 U/m² | i.v. | 24-h-Kurzinfusion | Tag 1, 2, 3 |
| Wiederholung Tag 22, 2 Zyklen | | | | |

## 12.3 Palliative Indikation

| Cisplatin | | | | **DDP**<br>(Bonomi 1985) |
|---|---|---|---|---|
| Cisplatin | 50 mg/m² | i.v. | 2-h-Infusion | Tag 1 |
| Wiederholung Tag 22, 6 Zyklen | | | | |

| Cisplatin | | | | **DDP**<br>(Bonomi 1985) |
|---|---|---|---|---|
| Cisplatin | 100 mg/m² | i.v. | 2-h-Infusion | Tag 1 |
| Wiederholung Tag 22, 6 Zyklen | | | | |

| Cisplatin/5-Fluoruracil | | | | DDP/5-FU (Bonomi 1989) |
|---|---|---|---|---|
| Cisplatin | 50 mg/m$^2$ | i.v. | Kurzinfusion | Tag 1 |
| 5-Fluoruracil | 1000 mg/m$^2$ | i.v. | 24 h kont. Infusion | Tag 1, 2, 3, 4, 5 |

Wiederholung Tag 22, maximal 6 Zyklen

# Literatur

Barron BA, Richart RM (1970) Statistical model of the natural history of cervical carcinoma. II. Estimates of the transit time from dysplasia to carcinoma in situ. Proc Natl Cancer Inst 45: 1075

Bommel P van et al. (1987) A review of prognostic factors in early stage carcinoma of the cervix (FIGO I B and II A) and implications for treatment strategy. Eur J Obstet Gynecol Reprod Biol 26: 69–84

Bonomi P, Blessing JA, Stehman FB et al. (1985) Radomized trial of three cisplatin dose schedules in squamous cell carcinoma of the cervix: a Gynecologic Oncology Group study. J Clin Oncol 3: 1079–1085

Bonomi P, Blessing J, Ball H et al. (1989) A phase II evaluation of cisplatin and 5-fluorouracil in patients with advanced squamous cell carcinoma of the cervix: A Gynecologic Oncology Group Study. Gynecol Oncol 34: 357–359

Burghardt E, Pickel H (1978) Local spread and lymphnode involvement in cervical cancer. Obstet Gynecol 52: 138

Burghardt E, Giardi F, Lahousen M et al. (1991) Microinvasive carcinoma of the uterine cervix (International Federation of Gynecology and Obstestrics Stage IA). Cancer 67: 1037

Buxton EJ, Meanwell CA, Hilton C, Mould JJ (1989) Combination bleomycin, ifosfamid and cisplatin chemotherapy in cervical cancer. J Natl Cancer Inst 81: 359–361

Buxton EJ, Saunders N, Blackledge GRP et al. (1990) The potential for adjuvant therapy in early stage cervical cancer. Cancer Chemother Pharmacol 26 [Suppl]: 17–21

Dall P, Meerpohl HG, Henne K, duBois A et al. (1996) Combined radiochemotherapy in advanced cervical cancer: a phase II trial with weekly applied carboplatin, 5-fluorouracil and folinic acid. Int J Gynecol Cancer 6: 20–26

Delgado G, Bundy B, Zaino R et al. (1990) Prospective surgical pathologic study of diseasefree interval in patients with stagie IB squamous cell carcinoma of the cervix: a Gynecologic Oncology Group study. Gynecol Oncol 38: 352

Gallion HN, Nagel JR van, Donaldsen GS et al. (1985) Combined radiation therapy and extrafascial hysterectomy in the treatment of stage IB barrel shaped cervical cancer. Cancer 56: 262–265

Hausen H zur (1991) Viruses in human cancer. Science 254: 1167–1173

Homesley HD, Raben M, Blake DD et al. (1980) Relationship of lesion size to survival in patients with stage Ib squamous cell carcinoma of the cervix uteri treated by radiation therapy. Surg Gynecol Oncol 150:529–531

Hopkins MP, Morley GW (1991) Squamous cell cancer of the cervix: prognostic factors related to survuval. Int J Gynecol Cancer 1:173

Kavanagh J, Wallace S, Declos L et al. (1984) Update of results of intra-arterial chemotherapy for advanced squamous cell carcinoma of the cervix. Proc ASCO 3:172

Kinney WK, Alvarez RD, Reid GC et al. (1989) Value of adjuvant whole pelvis irradiation after Wertheim – hysterectomy for early stage squamous carcinoma of the cervix with pelvic nodal metastasis: a matched-control study. Gynecol Oncol 34:258–262

Kjorstad KE, Martimbeau PW, Iversen T (1983) Stage IB carcinoma of the cervix: The Norwegian Radium Hospital results and complications. III Urinary and gastrointestinal complications. Gynecol Oncol 15:42–47

Kolstadt P, Valborg K (1976) Long term follow up to 1121 cases of carcinoma in situ. Obstet Gynecol 48:125

Kühnle H, Meerpohl HG, Eiermann W et al. (1990) Phase II study of carboplatin/ ifosfamide in untreated advanced cervical cancer. Cancer Chemother Pharmacol 26:33–35

Kumar L, Bargava VL (1991) Chemotherapy in recurrent and advanced cervical cancer. Gynecol Oncol 40:107–111

Marcial VAm Amato D, Marks RD (1983) Split-course versus continuous pelvis irradiation in carcinoma of the uterine cervix: A prospective randomized clinical trial of the Radiation Therapy. Oncolgy Group Int J Radiat Oncol Biol Phys 9:431–436

Meepohl HG, Eiermann W, Achterrath W, Kühnle H (1990) Chemotherapie zur Remissionsinduktion bei fortgeschrittenem Zervixkarzinom der FIGO-Stadien IIb–IVb. Erste Ergebnisse einer Phase-II-Studie mit Carboplatin/Ifosfamid. In: Teufel G, Pfleiderer A, Ladner HA (Hrsg) Therapie des Zervixkarzinoms. Springer, Berlin Heidelberg New York Tokyo, S 298–306

Morley GW, Seski JC (1976) Radical pelvic surgery versus radiation therapy for stage I carcinoma of the cervix (exclusive of microinvasion). Am J Obstet Gyncol 126:785–798

Morrow CP (1980) Panel report: Is pelvic radiation beneficial in the postoperative management of stage IB squamous cell carcinoma of the cervix with pelvic node metastasis treated by radical hysterectomy and pelvic lymphadenectomy? Gynecol Oncol 10:105–110

Nagell JR van, Greenwell N, Powell DF et al. (1983) Microinvasive carcinoma of the cervix. Am J Obstet Gynecol 145:981

Nelson Aj, Fletcher GH, Wharton T (1975) Indications for adjunctive conservative extrafascial hysterectomy in selected cases of carcinoma of the uterine cervix. Am J Roentgenol Radium Ther Med 123:91–96

Newton M (1979) Radical hysterektomy or radiationtherapy for stage I cervical cancer. Am J Obstet Gynecol 123:535–542

Papanicolaou GN, Traut HF (1941) The diagnostic value of vaginal smears in carcinomas of the uterus. Am J Obstet Gynecol 42:193

Perez CA, Kao MS (1985) Radiation therapy alone or combined with surgery in barrel shaped carcinoma of the uterine cervix (Stages I B, II a, II B). Int J Radiat Oncol Biol Phys 11:1903–1909

Perez CA, Camel HM, Kao MS et al. (1987) Randomized study of preoperative radiation and surgery or irradiation alone in the treatment of stage I B and II A carcinoma of the uterine cervix: Final Report. Gynecol Oncol 27:129–140

Piver MS, Wallace S, Castro JR (1971) The accuracy of lymphangiography in carcinoma of the uterine cervix. Am J Roentgenol Radium Ther Nucl Med 111:278

Piver MS, Barlow JJ, Vongtama V et al. (1977) Hydroxeurea as a radiation sensitizer in women with carcinoma of the uterine cervix. A randomized double blind study. Am J Obstet Gynecol 129:379–383

Scarabelli C, Tumulo S, de Paoli A et al. (1987) Intermittent pelvic arterial infusion with peptichemio, doxorubicin, and cisplatin for locally advanced and recurrent carcinoma of the uterine cervix. Cancer 60:25–30

Stehman F, Bundy BN, diSaia PJ (1991) Carcinoma of the cervix treated with radiation therapy: a multivariate analysis of prognostic variables in the Gynecologic Oncology Group. Cancer 67:2776

Sutton GP, Blessing J, McGuire W, Patton T (1991) Phase II trial of ifosfamide and mesna in chemotherapy naive patients with recurrent or advanced squamous carcinoma of the cervix. Proc Soc Gynecol Oncol Feb 1991

Tattersall MHN, Ramirez C, Coppelson M (1992) A randomized trial of adjuvant chemotherapy after radical hysterectomy in stage I B–II A cervical cancer patients with pelvic lymph node metastases. Gynecol Oncol 46:176–181

Vermorken JB (1993) The role of chemotherapy in squamous cell carcinoma of the uterine cervix: a review. Int J Gynecol Cancer 3:129–142

Vermorken JB, Colombo N, van der Burg MEL et al. (1992) Combination chemotherapy of bleomycin (B), cindesine (E), mitomycin (M) and cisplatin (BEMP) versus single agent cisplatin (P) in disseminated squamous cell carcinoma of the uterine cervix (SCCUC): A phase III trial. Proc ESMO 12: November 1992 abstract # 0705

Wong LC, Choo YC, Choy D et al. (1989) Long term follow up of potentiation of radiotherapy by cisplatinum in advanced cervical cancer. Gynecol Oncol 35:159–163

# 34.60 Vaginalkarzinom

H. G. Meerpohl

## 1 Epidemiologie

*Häufigkeit:* Weniger als 2% aller Karzinome des weiblichen Genitaltrakts sind primäre Vaginalkarzinome.

*Inzidenz:* Mit einer Rate von etwa 0,5/100000 und Jahr ist die Inzidenz des invasiven Karzinoms eher rückläufig. Die intraepithelialen Neoplasien der Vagina werden dagegen zunehmend häufiger diagnostiziert.

*Ätiologie:* Spezifische ätiologische Faktoren sind nicht bekannt. Eine Assoziation mit humanen Papillomaviren (HPV) wird diskutiert, ohne daß hierfür die Zusammenhänge klinisch definitiv erkennbar sind (Weed et al. 1983).

Das hellzellige Adenokarzinom tritt bei jungen Frauen auf und ist streng assoziiert mit einer Diethylstilböstrol-(DES-)Belastung der Mutter im 1. Trimenon der Schwangerschaft.

*Risikofaktoren.* Ca. 30% der Patientinnen mit einem primären Vaginalkarzinom haben in der Anamnese ein vorbestehendes Karzinom in situ (CIN) oder ein invasives Zervixkarzinom, das mehr als 5 Jahre, im Median ca. 14 Jahre, zurückliegt (Eddy 1991). Die Mehrzahl der Patientinnen hat im Rahmen der Therapie des Zervixkarzinoms eine Strahlentherapie erhalten. Neben der Entstehung eines Zweitmalignoms in einem „Risikoterrain" kann die Möglichkeit eines radiogen induzierten Karzinoms als Erklärung für diese auffällige Assoziation nicht ausgeschlossen werden. Weitere Risikofaktoren sind niedriger sozioökonomischer Status und langjährige mechanische Irritation der Vagina (z. B. durch Pessar).

*Altersverteilung:* Das mittlere Alter bei Diagnosestellung liegt zwischen 60 und 65 Jahren.

## 2 Histologie

Das Vaginalkarzinom galt lange Zeit als inkurabel. Das hat sich erfreulicherweise geändert. Heute sind die Chancen auf Heilung bei einem Vaginalkarzinom insbesondere dank verbesserter radiologischer Techniken denen beim Zervixkarzinom vergleichbar. Histologisch werden in über 90% der Fälle Plattenepithelkarzinome diagnostiziert. Äußerst selten lautet die Diagnose Adenokarzinom, Melanom oder embryonales Rhabdomyosarkom. Ein metastatischer Tumorbefall der Vagina ist dagegen relativ häufig. Zumeist sind Zervix- oder Vulvakarzinome daran beteiligt. Differentialdiagnostisch ist ein invasives Vorwachsen von Blasen- oder Rektumkarzinomen in die Vagina zu bedenken.

*Vaginale intraepitheliale Neoplasie (VAIN):* Die Inzidenz der VAIN ist deutlich ansteigend, wobei das mittlere Erkrankungsalter absinkt. Die sehr niedrige Inzidenz invasiver Vaginalkarzinome läßt vermuten, daß die maligne Potenz dieser Präneoplasie in der Regel niedrig ist.

VAIN-Herde imponieren bei der gynäkologischen Untersuchung als keratinisierte, weißliche, scharfrandige Plaques mit etwa erhabener, rauher Oberfläche oder im Kolposkop nach Betupfung mit 3% Essigsäure als essigweiße Herde. Zur Diagnosestellung ist die histologische Sicherung obligat. Das histologische Erscheinungsbild ist dem bei CIN und VIN vergleichbar: undifferenzierte Zellen mit gesteigerter mitotischer Aktivität, Kernatypien der Basalzellen und Parabasalzellen, Parakeratose und Hyperkeratose. Die Graduierung der VAIN wird in 3 Stufen vorgenommen (VAIN 1–3).

*Invasive Karzinome:* Weit über 90% der Karzinome sind Plattenepithelkarzinome. Sie sind zumeist im oberen Drittel der Vagina als ulzerierende, endophytisch oder exophytisch wachsende Tumoren erkennbar. Die Tumorausbreitung der Vaginalkarzinome erfolgt per continuitatem, lymphogen und hämatogen. Prädilektionsstellen für Fernmetastasen sind Lunge, Leber und Knochen. Histomorphologisch finden sich keine Unterschiede zu anderen Plattenepithelkarzinomen. Das *Grading* basiert auf zytologischen und histologischen Kriterien. Als Prognoseparameter ist das Grading von untergeordneter Bedeutung.

Sehr selten werden andere histologische Subtypen wie das
- *verruköse Karzinom,*
- *maligne Melanome* oder
- *nichtepitheliale Karzinome*
diagnostiziert.

Eine Sonderform ist das hellzellige Adenokarzinom der Vagina, daß typischerweise bei jungen Frauen zwischen 15 und 25 Jahren auftritt. In 60% dieser Fälle kann anamnestisch eine Exposition in utero gegenüber Diethylstilböstrol (DES) gesichert werden (Herbst et al. 1974).

# 3 Stadieneinteilung

Die Stadieneinteilung beim Vaginalkarzinom erfolgt klinisch. Am weitesten verbreitet ist die FIGO-Klassifikation.

**FIGO-Klassifikation des Vaginalkarzinoms**

Stadium 0    Carcinoma in situ (VAIN III)

Stadium I    Das Karzinom ist auf die Vaginalwand beschränkt

Stadium II   Ausbreitung des Karzinoms in das perivaginale Gewebe; der Tumor erreicht nicht die Beckenwand

Stadium III  Das Karzinom ist bis zur Beckenwand ausgebreitet

Stadium IV   Das Karzinom ist bis über die Grenzen des kleinen Beckens ausgedehnt, oder es liegt eine Invasion der Blasen- oder Rektummukosa vor.

# 4 Prognose

Der wichtigste Prognosefaktor ist das klinische Stadium. Bei etwa 40% aller Patientinnen findet sich zum Zeitpunkt der Diagnose eine fortgeschrittene Erkrankung entsprechend einem FIGO-Stadium III oder IV. Das Gesamtüberleben nach 5 Jahren wird stadienunabhängig mit 42% angegeben (Tabelle 1).

**Tabelle 1.** Primäres Vaginalkarzinom: Fünfjahresüberlebenszeit. (Mod. nach Hacker 1994)

| Klinisches Stadium (FIGO) | Fünfjahresüberlebenszeit [%] |
|---|---|
| Stadium I | 69 |
| Stadium II | 46 |
| Stadium III | 30 |
| Stadium IV | 17 |
| Gesamt | 42,5 |

## 5 Diagnose

Von 50–70% der Patientinnen werden vaginale Blutungen, zumeist in der Menopause, als Erstsymptom angegeben. Bei weiter fortgeschrittener Erkrankung geben die Patientinnen häufig Schmerzen im Bereich der Blase oder des Rektums an. Von Brady (1978) werden 7,4 Monate als mittlerer Zeitraum der Selbstverschleppung angegeben. Auch von einer iatrogen Verschleppung ist bei diesem Tumor auszugehen. Von Frick et al. (1968) wird berichtet, daß in 10 von 52 Fällen (19%) mit einem Vaginalkarzinom der Befund bei der ersten gynäkologischen Inspektion übersehen worden ist, da er vom Spekulum verdeckt wurde. Die definitive Diagnose eines Vaginalkarzinoms wird durch eine Biopsie gestellt, die zumeist ambulant ohne Narkose durchgeführt werden kann.

Weitere diagnostische Maßnahmen:

*Labor:*
- CEA, SCC, evtl. CA 125 (Adenokarzinom).

*Apparative Diagnostik:*
- rektovaginale Palpationsuntersuchung
- Zysto-/Urethroskopie und Rektoskopie
- endozervikale Kürettage
- i.v.-Pyelogramm (Ultraschall)
- Thoraxröntgen
- Becken-CT (optional)

## 6 Charakteristika der Erkrankung und Krankheitsverlauf

Präinvasive Läsionen der Vagina (VAIN) sind asymptomatisch, und die Diagnose wird häufig erst dann gestellt, wenn nach einem suspekten zytologischen Abstrich im Rahmen der Vorsorge eine kolposkopische Inspektion der Vagina durchgeführt wird. Die maligne Potenz der VAIN ist eher niedrig einzustufen.

Invasive Karzinome werden am häufigsten im oberen Vaginaldrittel und dort an der Hinterwand beobachtet. Wenn zum Zeitpunkt der Diagnose gleichzeitig eine Biopsie der Zervix oder der Vulva einen positiven Befund ergibt, wird das Karzinom definitionsgemäß **nicht** als Vaginalkarzinom klassifiziert. Das Vaginalkarzinom breitet sich lokal per continuitatem in das Septum vesicovaginale oder rectovaginale, in die Parakolpien und Parametrien aus. Wegen der Schmerzhaftigkeit ist für ein adäquates Staging häufig eine Untersuchung in Narkose erforderlich.

Von den regionalen Lymphknotenstationen sind neben den pelvinen am häufigsten die inguinalen Lymphknoten befallen. Die Inzidenz positiver pelviner Lymphknoten zum Zeitpunkt der Diagnose liegt bei etwa 28%, die positiver inguinaler Lymphknoten bei 31% (Al-Kurdi u. Monaghan 1981). Nach einer primären Strahlentherapie ist im Stadium I mit einer pelvinen Rezidivrate von 10–20%, im Stadium II von 35% zu rechnen. Die Inzidenz von Fernmetastasen im Stadium I liegt zwischen 5- und 10%, im Stadium II entsprechend höher bei 10–20% (Perez et al. 19983). Die häufigsten Lokalisationen von Fernmetastasen sind die Lunge und die supraklavikulären Lymphknoten.

# 7 Therapiestrategie

## 7.1 Übersicht

Wegen des sehr seltenen Auftretens von Vaginalkarzinomen, selbst in großen gynäko-onkologischen Zentren, hat sich für dieses Karzinom bis heute keine Standardstrategie herausgebildet. Die Lokalisation der Erkrankung zwischen Blase und Darm limitiert die Strahlentherapie mit der einzustrahlenden Zieldosis und begrenzt die Chirurgie, da R0-Resektionen mit breiten tumorfreien Resektionsrändern ohne Exenteration nur in den frühen Stadien zu erreichen sind. Bei einer individuellen Therapieplanung sind neben dem Tumorstadium und der Lokalisation des Tumors das Alter der Patientin, eine Vorbestrahlung (Zervixkarzinom) sowie der häufig bestehende Wunsch der Patientin nach Erhaltung einer funktionellen Vagina zu berücksichtigen.

## 7.2 Stellung der Chirurgie

Chirurgische Maßnahmen spielen bei der Behandlung des Vaginalkarzinoms nur eine untergeordnete Rolle. Bei begrenzter Tumorausdehnung und Wunsch nach Erhaltung eines funktionsfähigen Organs ist ein kurativer chirurgischer Ansatz, bei Rezidiven nach vorangehender Strahlentherapie ein möglicher palliativer Ansatz gegeben.

### 7.2.1 Kurativer Ansatz

*Carcinoma in situ:* Standardbehandlung ist die chirurgische Exzision der Läsion und die sorgfältige histologische Aufarbeitung zum Ausschluß einer Invasion. Selten ist bei multifokalen Läsionen eine Kolpektomie indiziert. Die Lasertherapie und die Brachytherapie sind in diesen Fällen mögliche Alternativen.

*Invasives Karzinom:* Bei Patientinnen im FIGO-Stadium I–IIa und einer Lokalisation des Primärtumors im hinteren oberen Vaginaldrittel können durch eine abdominale Hysterektomie mit pelviner Lymphonodektomie sowie partiellen Resektionen der Vagina gute Heilungsergebnisse erzielt werden (Davis et al. 1991). Im Zustand nach vorangegangener Hysterektomie ist dieser Eingriff technisch schwierig. Diese Operationen sollten unbedingt in einem gynäkologisch-onkologischen Zentrum durchgeführt werden. Besonders Patientinnen mit einem *hellzelligen Adenokarzinom* der Vagina kommen wegen ihres häufig jugendlichen Alters für eine chirurgische Therapie in Betracht (Herbst 1974).

Bei Lokalisation des Tumors im mittleren oder distalen Vaginaldrittel sind R0-Resektionen unabhängig von der Lokalisation und Invasionstiefe häufig nur durch eine pelvine Exenteration zu erreichen. Bei Patientinnen mit Wunsch nach Erhaltung der Kohabitationsfähigkeit kann die Rekonstruktion einer Neovagina durch verschiedene Techniken angeboten werden.

Im Rahmen multimodaler Therapieansätze ist im FIGO-Stadium II und III bei Patientinnen in der Prämenopause eine initiale Laparotomie mit Verlagerung der Ovarien aus dem Strahlenfeld und einem gleichzeitigen Staging der pelvinen Lymphknoten zu erwägen.

Bei Patientinnen im Stadium IVa mit vesiko- oder rektovaginaler Fistel wird über gute Behandlungsergebnisse berichtet, wenn nach vorangehender Strahlentherapie eine pelvine Exenteration angeschlossen worden ist (Perez et al. 1982). Für eine solche Behandlungssequenz kommen nur Patientinnen in gutem Allgemeinzustand in Betracht.

### 7.2.2 Palliativer Ansatz

Bei zentralem Rezidiv nach vorangehender Strahlentherapie kann mit einer pelvinen Exenteration gelegentlich eine gute Palliation mit akzeptabler Lebensqualität erreicht werden.

### 7.3 Stellung der Strahlentherapie

Mit Ausnahme der unter 7.2.1 beschriebenen Patientinnengruppen ist die primäre Strahlentherapie für die Mehrzahl der Patientinnen mit einem Vaginalkarzinom die Behandlung der Wahl. Zumeist wird eine externe Bestrahlung (Linearbeschleuniger) in Kombination mit einer Brachytherapie/interstitieller Bestrahlung angewandt. Die Ziele der primären Strahlentherapie lassen sich in 3 Punkten zusammenfassen:

1) regionale Tumorkontrolle durch Bestrahlung der abgegrenzenden Lymphknotenstationen;
2) Einschmelzung des Primärtumors in der Vagina;
3) Wiederherstellung der normalen Anatomie der Vagina. Insbesondere die letzten 2 Punkte werden mit dem Einsatz der Brachytherapie bzw. der interstitiellen Therapie verfolgt.

*Carcinoma in situ:* Bei multifokalen Läsionen kann mit einer alleinigen Brachytherapie ein guter Therapieerfolg erzielt werden (Reddy et al. 1987).

*Invasives Karzinom:* Patientinnen mit einem großvolumigen Primärtumor (> 1 cm Dicke) und/oder multifokalen Läsionen im Stadium I und II sind geeignete Kandidatinnen für eine kombinierte Strahlentherapie. Dosis und Sequenz der Therapie sind dem klinischen Befund individuell anzupassen und werden je nach Zentrum unterschiedlich gehandhabt. Bei fortgeschrittener Erkrankung (Stadium III und IV) sind die Therapieerfolge mit einer Strahlentherapie nicht zufriedenstellend. Eine fehlende lokoregionäre Tumorkontrolle sowie bei etwa 25% der Patientinnen das Auftreten von Fernmetastasen bei lokaler Tumorfreiheit sind die Erklärung dafür, daß mit den derzeitigen Therapiekonzepten nur Fünfjahresüberlebensraten zwischen 15 und 25% erreicht werden. Über multimodale Konzepte unter Einschluß chirurgischer Maßnahmen nach Abschluß der Bestrahlung wurde bisher nur in Einzelfällen berichtet. Gleiches gilt für die simultane Radio-/Chemotherapie, die bei Plattenepithelkarzinomen der Zervix derzeit in klinischen Studien geprüft wird.

## 7.4 Stellung der Chemotherapie

Mit einer Chemotherapie liegen beim invasiven Vaginalkarzinom nur minimale Erfahrungen vor.

Neben Cisplatin wurden Etoposid und Doxorubicin als Monotherapie in der palliativen Situation bei wenigen Patientinnen mit einem Plattenepithelkarzinom geprüft. Nur mit Doxorubicin wurde dabei bei insgesamt 7 Patientinnen 2 Remissionen beschrieben (1 CR, 1 PR; Piver et al. 1978). Für die anderen histologischen Subtypen beschränken sich die Erfahrungen mit einer Chemotherapie auf die Behandlung von Einzelfällen.

### 7.4.1 Kurativ orientierte Chemotherapie

In wenigen Arbeiten wird über eine simultane Radio-/Chemotherapie bei Patientinnen im Stadium II und III berichtet. Evans et al. (1988) behandelten 7 Fälle mit einem Plattenepithelkarzinom der Vagina, bei denen Mitomycin C (10 mg/m$^2$), gefolgt von 5-Fluoruracil (1000 mg/m$^2$, kontinuierliche Infusion Tag 1–4) zusammen mit einer Strahlentherapie verabfolgt worden sind. 4 komplette Remissionen mit einem tumorfreien Intervall von 8–39 Monaten wurden berichtet.

### 7.4.2 Palliative Chemotherapie

Einzelberichte mit einer Monotherapie und mit cisplatinhaltigen Kombinationen liegen vor. Die Mehrzahl der Patientinnen ist mit einer Strahlentherapie vorbehandelt. Eine Wertung der Einzelsubstanzen und der Chemotherapiekombinationen oder gar Schlußfolgerungen können aus den vorliegenden Berichten nicht gezogen werden (Belinson et al. 1985, Katib et al. 1985).

## 8 Indikation zur Chemotherapie

### 8.1 Auswahl der Patientinnen

Auf der Basis der vorliegenden Erfahrungen können keine Empfehlungen gegeben werden. Wegen der Seltenheit des Vaginalkarzinoms kann diese Situation nur durch klinische Studien in Form großer multizentrischer Studien verbessert werden.

### 8.1.1 Neoadjuvante Chemotherapie

Zur Zeit ist keine Indikation gegeben.

### 8.1.2 Simultane Strahlen-/Chemotherapie

Es besteht eine Indikation zu einer Strahlen-/Chemotherapie anstelle der alleinigen Strahlentherapie bei Patientinnen mit einem FIGO-Stadium II–IVa, bei denen ein hohes Risiko für ein lokoregionäres Rezidiv gegeben ist: z. B. inguinaler, pelviner Lymphknotenbefall, großer Primärtumor u. a.

### 8.1.3 Palliative Chemotherapie

Bei metastasierter Erkrankung mit Beschwerden und bei lokoregionärem Rezidiv mit Beschwerden nach vorangehender Strahlentherapie sollte der Versuch einer palliativen Chemotherapie gemacht werden.

## 8.2 Zeitpunkt der Chemotherapie

Bei der simultanen Strahlen-/Chemotherapie ist ein Therapiebeginn unmittelbar nach der Diagnosestellung sinnvoll, da ein kurativer Ansatz verfolgt wird.

In der palliativen Situation bestimmt der Befund und das Beschwerdebild der Patientin den Therapiebeginn.

## 8.3 Wahl der Therapie

Aufgrund der Erfahrungen bei anderen Plattenepithelkarzinomen sind Cisplatin, Carboplatin, 5-Fluoruracil, Mitomycin und Ifosfamid die Substanzen der ersten Wahl. Bei eingeschränkter Nierenfunktion können Etoposid, Anthrazykline und evtl. Taxane erwogen werden.

## 8.4 Therapiedauer

Bei der simultanen Strahlen-/Chemotherapie werden 2 Zyklen zu Beginn und am Ende der externen Strahlentherapie durchgeführt. Der Wert einer weiterführenden Konsolidierungstherapie ist unklar.

In der palliativen Situation richtet sich die Dauer der Therapie nach dem Ansprechen. Bei klinischem Ansprechen sind 4 Behandlungszyklen mit einer Kombinationstherapie zu empfehlen.

## 8.5 Modifikation der Dosis

Biologisches Alter der Patientin, Allgemeinzustand sowie Einschränkung der Nierenfunktion sind bei der Wahl der Substanzen und der Festlegung der Dosis zu berücksichtigen.

# 9 Rezidivtherapie

Nicht bekannt.

## 10 Maßnahmen zur Therapiekontrolle

Patientinnen mit kurativem Therapieansatz ist eine regelmäßige klinische Nachkontrolle anzuraten. In der palliativen Situation richten sich die Kontrollmaßnahmen nach den individuellen Gegebenheiten.

## 11 Besondere Hinweise

Klinische Therapiestudien sind nicht bekannt.

## 12 Therapieschemata

### 12.1 Monotherapie

| Etoposid | | | | (Slayton 1987) |
|---|---|---|---|---|
| Etoposid | 100 mg/m² | i.v. | 1-h-Infusion | Tag 1, 3, 5 |
| Wiederholung Tag 29; bei Ansprechen maximal 6 Zyklen | | | | |

| Cisplatin | | | | DDP (Thigpen 1986) |
|---|---|---|---|---|
| Cisplatin | 50 mg/m² | i.v. | 1-h-Infusion | Tag 1 |
| Wiederholung Tag 22; bei Ansprechen 4–6 Zyklen | | | | |

### 12.2 Kombinationschemotherapie

| Bleomycin/Vincristin/Mitomycin C/Cisplatin | | | | BVMP (Belinson 1985) |
|---|---|---|---|---|
| Bleomycin[a] | 15 mg/m² | i.v. | Bolus | Tag 1–3 |
| Vincristin | 1,4 mg/m² | i.v. | Bolus | Tag 3 |
| Mitomycin C | 10 mg/m² | i.v. | Bolus | Tag 3 |
| Cisplatin | 60 mg/m² | i.v. | 1-h-Infusion | Tag 3 |
| Wiederholung Tag 29; bei Ansprechen 4 Zyklen | | | | |
| [a] Bleomycin, maximal 300 mg Gesamtdosis. | | | | |

# Literatur

Al-Kurdi M, Monaghan JM (1981) Thirty two years experience in mangement of primary tumors of the vagina. Br J Obstet Gynecol 88:1145

Belinson JL, Stewart JA, Richards AL et al. (1985) Bleomycin, vincristine, mitomycin-C, and cisplatin in the management of gyynecologic squamous cell cancer. Gynecol Oncol 20:387

Brady LW (1978) Radiation therapy for carcinoma of the vagina. In Mc Gowan L (ed) Gynecologic oncology. Appelton Century Crofts, New York, pp 185–190

Diavis KP, Stanhope CR, Gaton GR et al. (1991) Invasive vaginal carcinoma: analysis of early stage disease. Gynecol Oncol 42:131

Eddy GL, Marks RD, Miller MC, Underwood PB jr (1991) Primary invasive vaginal carcinoma. Am J Obstet Gynecol 165:282

Evans LS, Kersh CR, Constable WC et al. (1988) Concomitant 5-fluorouracil, mitomycin C and radiotherapy for advanced gynecologic cancer. Int J Radiat Oncol Biol Phys 15:901

Frick HC, Jacox HW, Tylor HC (1968) Primary carcinoma of the vagina. Am J Obstet Gynecol 101:695

Hacker N (1994) Vaginal cancer. In: Berek J, Hacker N (eds) Practical gynecologic oncology. Williams & Wilkins, Baltimore, pp 441–451

Herbst AL, Robboy SJ, Scully RE et al. (1974) Clearcell adenocarcinoma of the vagina and cervix in girls: Analysis of 170 registry cases. Am J Obstet Gynecol 119:713

Katib S, Kuten A, Steiner M et al. (1985) The effectiveness of multidrug treatment by bleomycin, methotrexat, and cisplatin in advanced vaginal carcinoma. Gynecol Oncol 21:101

Perez CA, Camel HM (1992) Long term follow up in radiation therapy of carcinoma of the vagina. Cancer 49:1308

Perez CA, Bedwinek JM, Breaux SR (1983) Pattern of failure after treatment of gynecologic tumors. Cancer Treatment Symp 2:217

Piver MS, Barlow JJ, Xynos FP (1978) Adriamycin alone or in combination in 100 patients with carcinoma of the cervix or vagina. Am J Obstet Gynecol 131:311

Reddy S, Lee MS, Graham JE et al. (1987) Radiation therapy in primary carcinoma of the vagina Gynecol Oncol 26:19

Weed JC, Lozier C, Daniel SJ (1983) Human papilloma virus in multifocal, invasive female genital tract malignancy. Obstet Gynecol 62:832

# 34.61 Vulvakarzinom

H. G. Meerpohl

## 1 Epidemiologie

*Häufigkeit:* Das Vulvakarzinom ist mit einem Anteil von etwa 4% ein seltener Tumor des weiblichen Genitaltraktes. In über 90% der Fälle handelt es sich histologisch um Plattenepithelkarzinome. Melanome, Adenokarzinome und Sarkome der Vulva werden nur selten diagnostiziert. Während sich die Inzidenz von In-situ-Karzinomen seit Mitte der 70er Jahre beinahe verdoppelt hat, ist der Anteil an invasiven Karzinomen in diesem Zeitraum unverändert geblieben (Sturgeon et al. 1992).

*Inzidenz:* Die Inzidenzrate der invasiven Karzinome beträgt ca. 1,5/100 000 im Jahr (geschätzt). In der Bundesrupublik Deutschland muß mit ca. 500–600 Neuerkrankungen jährlich gerechnet werden.

*Ätiologie:* Ein spezifischer ätiologischer Faktor ist bis heute nicht bekannt. Das häufig gemeinsame Auftreten von Vulva-, Vagina- und Zervixkarzinom läßt an ein gemeinschaftliches Pathogen bei diesen Erkrankungen denken. Wichtige *Risikofaktoren* für das Vulvakarzinom sind die Anzahl der Sexualpartner, das Rauchen sowie das Auftreten perinealer Warzen in der Anamnese. Bei ca. 60% der Patientinnen mit einem invasiven Vulvakarzinom kann die HPV-Virus-DNS (zumeist Typ 16 und 18) nachgewiesen werden (Gross 1985). Tritt die Erkrankung in jüngeren Jahren auf, werden die genannten Risikofaktoren häufiger gefunden als bei älteren Patientinnen. Als weitere Risikofaktoren werden das häufige Anwenden von Vaginallotionen und Sprays diskutiert, sowie mangelnde Genitalhygiene und die verschiedenen Formen der Vulvadysthrophie in der Anamnese. Langzeitige Einnahme von Kortikosteroiden (z. B. nach Organtransplantationen) ist ebenfalls ein Risikofaktor für das Auftreten von Vulvakarzinomen. Die in älteren Lehrbüchern noch häufig genannten Parameter Adipositas, Diabetes und Hypertonie sind keine unabhängigen Risikofaktoren (Brinton 1990).

*Genetische Prädisposition:* nicht bekannt.

*Altersverteilung:* Die meisten Vulvakarzinome treten in der 2. Lebenshälfte auf. Die altersbezogene Inzidenz steigt zwischen dem 60. und 80. Lebensjahr deutlich an. Vor dem 40. Lebensjahr werden Vulvakarzinome dagegen nur selten diagnostiziert. In den letzten Jahren wird gerade in dieser Altersgruppe eine Zunahme intraepithelialer Neoplasien (VIN) und invasiver Karzinome beobachtet, was wahrscheinlich mit einer häufiger gegebenen Exposition junger Frauen gegenüber den genannten Risikofaktoren in Zusammenhang gebracht werden kann. Intraepitheliale Neoplasien der Vulva (VIN) haben ihren Altersgipfel zwischen dem 40. und 60. Lebensjahr.

## 2 Histologie

Der makroskopische Befund *intraepithelialer Neoplasien der Vulva (VIN)* in äußerst vielgestaltig. Die Läsionen können flach, makulopapulös oder verrukös, hyperpigmentiert, rot (Erythroplakie) oder weiß (Leukoplakie) imponieren. Mikroskopisch sind die Veränderungen auf die Epithelschicht begrenzt. Mit einer zuletzt 1989 geänderten Nomenklatur werden die verschiedenen Formen der Vulvadystrophie unter dem Eingriff der intraepithelialen Neoplasie der Vulva (VIN I–III) zusammengefaßt. Dadurch hat sich der klinische Umgang mit diesen frühen Formen der Erkrankung deutlich vereinfacht. Die Diagnose einer VIN kann nicht klinisch gestellt werden, sondern bedarf in allen Fällen einer histologischen Absicherung. Der Übergang einer Vulvadysplasie über ein Carcinoma in situ in ein invasives Karzinom ist nicht obligat, muß aber bei Patientinnen in höherem Lebensalter häufiger erwartet werden als bei jüngeren Patientinnen (Chafe u. Richards 1988).

**Klassifikation der intraepithelialen Neoplasien der Vulva (VIN).** Nomenklatur der International Society of Vulvar Disease (1989). Int J Gynecol Pathol 8:83

---

*Nichtinvasive epitheliale Neoplasie*
- VIN 1 (milde Dysplasie)
- VIN 2 (mittelschwere Dysplasie)
- VIN 3 (schwere Dysplasie – Carcinoma in situ)

*Nichtinvasive, nichtepitheliale Neoplasie*

*Paget-Erkrankung (Adenokarzinom in situ)*

*Nichtinvasive Tumoren von Melanozyten*

---

*Invasives Karzinom:* Mehr als 90% aller Vulvakarzinome sind Plattenepithelkarzinome. Makroskopisch wachsen die Tumoren zumeist ulzerierend oder polypös. Die häufigsten Lokalisationen sind mit ca. 40% die Innenseiten der Labia majora. Ein lokales Übergreifen der Tumoren auf die periurethrale Region, die Vagina und das Perineum zum Zeitpunkt der Diagnosestellung ist nicht ungewöhnlich. Die Tumorausbreitung erfolgt überwiegend lymphogen, wobei nach traditionellem Verständnis der Primärtumor mit einer Primärlokalisation lateral der Mittellinie zunächst bevorzugt in die ipsilateralen inguinalen Lymphknoten metastasiert und erst später in den kontralateralen und den pelvinen Lymphknoten nachzuweisen ist (Iversen 1983). Leber-, Lungen- und Knochenmetastasen sind die häufigsten Fernmatastasen.

Weitere histologische Subtypen neben dem Plattenepithelkarzinom sind das *verruköse Karzinom* mit einer in der Regel sehr guten Prognose, das *Basalzellkarzinom, das Übergangszellkarzinom* (Karzinom der Bartholini-Drüsen), verschiedene Formen von *Adenokarzinomen* sowie das *maligne Melanom der Vulva* mit einer sehr schlechten Prognose.

## 3 Stadieneinteilung

Die Stadieneinteilung beim Vulvakarzinom erfolgte lange Zeit klinisch. Das Risiko einer klinischen Fehleinschätzung insbesondere des Status der inguinalen Lymphknotenstationen ist allerdings hoch und wird mit 25–50% angegeben (Way 1973). Die letzte Modifikation der FIGO-Klassifikation von 1988 sieht ein chirurgisches Staging vor, was aber mit den modernen, individualisierten Therapiekonzepten bei den T1-Tumoren nur zum Teil vereinbar ist. Die FIGO definiert 4 Stadien des invasiven Vulvakarzinoms. Neben der FIGO-Klassifikation ist die TNM-Klassifikation weit verbreitet (s. Übersicht).

## 4 Prognose

Größe des Primärtumors, Invasionstiefe, histologischer Subtyp, Differenzierungsgrad sowie Lymphangiosis und Hämangiosis sind eng mit der Inzidenz positiver inguinaler Lymphknoten und damit mit der Prognose assoziiert. In einer multivariaten Analyse haben sich der inguinale Lymphknotenbefall (Tabelle 1), die Tumorploidie sowie die Größe des Primärtumors als die wichtigsten Prognosefaktoren heraus-

**Stadieneinteilung des Vulvakarzinoms nach der FIGO-Klassifikation 1988** (Creasman 1990) **bzw. den UICC-Kriterien**

| FIGO | UICC | Tumorausdehnung |
|------|------|-----------------|
| 0 | Tis | Carcinoma in situ |
| I | T1 | Tumor begrenzt auf Vulva und/oder Perineum, keine Lymphknotenmetastasen, Tumordurchmesser $\leq 2$ cm |
| II | T2 | Tumor begrenzt auf Vulva und/oder Perineum, keine Lymphknotenmetastasen, Tumordurchmesser $> 2$ cm |
| III | T3 | Tumor jeder Größe mit Ausdehnung auf die Urethra, die Vagina oder den Anus und/oder |
| | T1–3/N1 | unilateraler Befall der Lymphknoten |
| IVa | T4/N1–2 | Befall der oberen Urethra und/oder Blasen-/Rektumserosa und/oder knöchernes Becken |
| | T1–3/N2 | und/oder beidseitiger Befall der regionären Lymphknoten |
| IVb | T1–4/N0–2/M1 | Fernmetastasen einschließlich der pelvinen Lymphknoten |

**Tabelle 1.** FIGO-Stadium und Inzidenz positiver Lymphknoten. (Mod. nach Homesley 1985)

| Stadium | Patientinnen (n) | Positiver Befund [%] |
|---------|------------------|----------------------|
| I | 142 | 10 |
| II | 191 | 31 |
| III | 195 | 55 |

gestellt (Kaern 1992). Bei adäquater Therapie ist die Prognose des Vulvakarzinoms insgesamt günstig und korreliert gut mit dem FIGO-Stadium (Tabelle 2).

**Tabelle 2.** FIGO-Stadium (klinisch) und Fünfjahresüberlebensrate bei Patientinnen, die einer kurativ intentionierten Therapie unterzogen wurden. (Mod. nach Hacker 1994)

| FIGO-Stadium (klinisch) | Fünfjahresüberlebensrate [%] |
|---|---|
| I | 90 |
| II | 77 |
| III | 51 |
| IV | 18 |

## 5 Diagnose

Nach wie vor wird die Diagnose eines Vulvakarzinoms zu häufig erst bei fortgeschrittener Tumorausdehnung gestellt. Die Selbstverschleppung bei den zumeist älteren Patientinnen erfolgt in der Regel trotz anamnestisch lange vorbestehendem Pruritus oder Brennen mit oder ohne gleichzeitig bestehender Inkontinenz. Blutungen oder tastbare Tumoren sind in den Frühstadien dagegen eher selten. Eine iatrogene Verschleppung wird immer wieder beobachtet, insbesondere bei klinisch uncharakteristischen Beschwerden, die lange symptomatisch mit Salben oder Lotionen behandelt werden, ohne daß eine Inspektion und histologische Absicherung des klinisch häufig wenig spektakulären Befundes durch einen erfahrenen Gynäkologen erfolgt. *Daher:* Bei jeder Vulvaläsion – rötlich, weißlich, ulzerös, exophytisch oder verrukös – ist eine *histologische Sicherung durch eine Stanzbiopsie* die wichtigste diagnostische Maßnahme. Die histologische Sicherung kann in der Regel in Lokalanästhesie ambulant vorgenommen werden. Die zusätzlich kolposkopische Inspektion von Vagina und Zervix zum Ausschluß multifokaler Läsiuonen ist obligat. Wenn die histologische Sicherung eines invasiven Karzinoms vorliegt, sind weitergehende diagnostische Maßnahmen einzuleiten:

*Allgemein:* Anamnese, klinischer Status, gynäkologische Palpationsuntersuchung einschließlich Kolposkopie (3% Essigsäure oder 1% Toluidinblau) und Zervixzytologie.

*Labordiagnosik:*
– Routinelabor;
– Urinstatus;

– bei den häufig älteren Patientinnen ist vor einer chirurgischen Therapie eine weitergehende internistische Diagnostik individuell zu planen.

*Endoskopische Diagnostik:* Zystoskopie, Rektoskopie (optional).

*Apparative Diagnostik:*
– Thoraxröntgen;
– Nierenabfluß;
– Becken-CT (optional) bei tastbaren inguinalen Lymphknoten (N1–N2);
– Pelvissonographie.


## 6 Charakteristika der Erkrankung und Krankheitsverlauf

Das Vulvakarzinom ist ein Tumor der älteren Frau. Der Diagnose geht häufig eine lange Periode mit uncharakteristischen Beschwerden voraus, die von der Patientin ignoriert oder verdrängt werden. Hierzu zählen Pruritus, Brennen und Juckreiz, Dysurie sowie nach mechanischer Irritation ein zunehmend unangenehmer Fötor und/oder Fluor. Nur ca. 20% der Patientinnen sind zum Zeitpunkt der Diagnose symptomfrei. Das klinisch manifeste Vulvakarzinom ist zum Zeitpunkt der Diagnosestellung häufig bereits weit fortgeschritten. Es nimmt in 40–60% der Fälle von der Innenseite der Labia majora seinen Ausgang. Etwa 10% der Karzinome sind zum Zeitpunkt der Diagnose so ausgedehnt, daß die Primärlokalisation nicht mehr erkennbar ist, und weitere 5% der Karzinome sind primär multifokal. Die regionale Ausbreitung des Tumors erfolgt bevorzug in die inguinalen Lymphknoten, später in die pelvinen Lymphknoten. Lokale und regionale Rezidive sind besonders bei Patientinnen mit positivem Lymphknotenbefund zu erwarten. Eine Fernmetastasierung ist selten. Der Krankheitsverlauf ist häufig lang, die Gesamtprognose günstig.


## 7 Therapiestrategie

### 7.1 Übersicht

Die Therapieform mit der besten Chance auf Kuration beim Vulvakarzinom ist die radikale Chirurgie. Nachdem über einen langen Zeitraum die radikale *En-bloc-Vulvektomie* mit bilateraler inguinaler Lymphonodektomie für alle Patientinnen mit einem operablen Vulvakarzinom die

Behandlung der Wahl war, hat sich das in den letzten 10–15 Jahren schrittweise geändert. Die wichtigsten Gründe für eine Einschränkung der chirurgischen Radikalität liegen in der erheblichen Morbidität dieser Eingriffe mit langfristigen psychosexuellen Konsequenzen insbesondere bei jüngeren Patientinnen. Ein individualisiertes Behandlungskonzept fordert daher zumindest für Patientinnen mit T 1-Tumoren ein konservativeres chirurgisches Vorgehen, das aber die guten Chancen auf Kuration nicht vermindern darf. Bei primär fortgeschrittener Erkrankung (T 3–T 4-Tumoren) ist eine chirurgische Radikalität – wenn überhaupt – nur durch eine pelvine Exenteration mit gleichzeitiger radikaler *En-bloc-Resektion* der Vulva und bilateraler inguinaler Lymphonodektomie zu erreichen. Älteren Patientinnen kann dieser Eingriff häufig nicht zugemutet werden, und auch bei geeigneten Patientinnen ist die physische und psychische Morbidität erheblich.

Während die alleinige *Strahlentherapie* bei der Behandlung fortgeschrittener Vulvakarzinome traditionsgemäß nur eine untergeordnete Rolle spielt, gewinnen in den letzten Jahren multimodale Konzepte mit einer präoperativen Strahlentherapie, gefolgt von einer chirurgischen Therapie (Boronow 1987; Hacker 1984), oder eine simultane Radio-/ Chemotherapie zunehmend an Bedeutung (Thomas 1989). Rezidive des Vulvakarzinom treten bevorzugt lokal, aber auch regional oder systemisch auf. Als Therapie stehen beim Lokalrezidiv die erneute chirurgische Resektion und evtl. eine kombinierte Strahlentherapie zur Verfügung. Regionale oder systemische Rezidive sind äußerst schwierig zu behandeln. Bei einer Lymphknotenmetastasierung ist die Bestrahlung, bei Fernmetastasen die Chemotherapie eine erwägenswerte Option.

Insgesamt ist die Prognose des Vulvakarzinoms gut. Bei Patientinnen mit einem primär operablen Ausgangsbefund ist die Fünfjahresüberlebensrate ca. 70%.

## 7.2 Stellung der Chirurgie

### 7.2.1 Kurative Chirurgie

#### 7.2.1.1 Carcinoma in situ (VIN III)

Das chirurgische Vorgehen ist nicht einheitlich. Wenn die Läsionen weit ausgedehnt und/oder multifokal sind, ist die „skinning" Vulvektomie eine weit verbreitete und akzeptierte Technik, bei der im Gegensatz zur radikalen Vulvektomie das darunterliegende Fettgewebe und die Muskulatur nicht reseziert werden. Die kosmetischen Ergebnisse sind zumeist befriedigend, die funktionellen Ergebnisse allerdings nicht. Bei jüngeren

Patientinnen mit einer begrenzten Läsion können mit einer lokalen weiträumigen Exzision („wide local excision") gleich gute Behandlungsergebnisse erzielt werden. Mit einer Rezidivrate von ca. 10% muß gerechnet werden (Friedrich 1980). Eine regelmäßige gynäkologische Nachkontrolle ist daher unbedingt erforderlich. Bei einer *Paget-Erkrankung* der Vulva ist die Indikation zu einer einfachen Vulvektomie etwas großzügiger zu stellen, da hier häufiger eine beginnende Invasion beobachtet wird.

### 7.2.1.2 Invasives Vulvakarzinom

Es gibt derzeit keine einheitliche Therapieempfehlung. Moderne Gynäkoonkologen verfolgen zunehmend ein individualisiertes chirurgisches Konzept, wobei das Vorgehen am Primärtumor und an den inguinalen Lymphknoten getrennt betrachtet wird. Bei der Behandlung des *Primärtumors* ist in vielen Zentren unabhängig von der Ausdehnung und Lokalisation die radikale Vulvektomie die Standardoperation. Dieser Eingriff ist aber mit einer erheblichen Beeinträchtigung der sexuellen Funktion und einem erkennbaren Verlust der körperlichen Integrität bei der betroffenen Patientin verbunden. Auch die bilaterale inguinofemorale Lymphonodektomie wird vielfach ohne Berücksichtigung von Lokalisation, Größe und Invasionstiefe des Primärtumors durchgeführt, ohne das hierdurch in allen Fällen eine bessere Heilungsrate erzielt werden kann.

### 7.2.1.3 Stadium T1 N0-1

Abgesichert durch Ergebnisse zahlreicher gynäkologischer Chirurgen ist heute davon auszugehen, daß bei einem T1-Tumor ohne begleitende VIN mit einer lokal radikalen Exzision des Primärtumors eine adäquate Alternative zur radikalen Vulvektomie zur Verfügung steht. Dieser Eingriff ist besonders bei lateralem oder posterior gelegenem Sitz des Primärtumors zu erwägen. Die Lokalrezidivrate ist bei T1-Tumoren unabhängig von der Invasionstiefe ($<5$ mm vs. $>5$ mm) bei konservativem Vorgehen und bei der radikalen Operation vergleichbar, sofern ein tumorfreier Randsaum von etwa 2 cm erreicht wird (7% vs. 6%; Hacker 1994). Da diese Daten bisher nicht prospektiv abgesichert sind, wird von einigen Zentren bei einer Invasionstiefe des Primärtumors von $>5$ mm eine radikale Vulvektomie unabhängig vom Alter der Patientin und der Lokalisation des Primärtumors empfohlen.

### 7.2.1.4 Befall inguinofemoraler Lymphknoten

Der Tumorbefall *der inguinofemoralen Lymphknoten* ist eng mit der Invasionstiefe des Primärtumors korreliert (Tabelle 3). Eine sorgfältige Resektion der ipsilateralen Seite muß aus kurativer Intention bei allen

**Tabelle 3.** Nodalstatus bei Plattenepithelkarzinomen der Vulva (Stadium T1) in Abhängigkeit von der Tiefe der Stromainvasion. (Mod. nach Morrow et al. 1993)

| Invasionstiefe [mm] | Positive Lymphknoten [%] |
|---|---|
| <1 | 0 |
| 1–2 | 8 |
| 2–3 | 11 |
| 3–5 | 27 |
| >5 | 34 |

Patientinnen mit nachgewiesener Invasionstiefe des Primärtumors von >1 mm erfolgen. Bei einer Invasionstiefe von >5 mm ist primär eine bilaterale Lymphonodektomie zu erwägen. Bei Nachweis von 2 oder mehr positiven Lymphknoten ist eine Ausdehnung des chirurgischen Vorgehens mit Resektion der kontralateralen Leiste sowie evtl. der ipsilateralen pelvinen Lymphknoten zu erwägen. Alternative zum chirurgischen Vorgehen ist die adjuvante Nachbestrahlung der Leisten und des Beckens.

### 7.2.1.5 Stadium T2/T3/N0–1

Die in kurativer Absicht durchzuführende Standardoperation besteht in einer radikalen Vulvektomie mit bilateraler inguinofemoraler Lymphonodektomie. Die bilaterale Lymphonodektomie und die radikale Vulvektomie werden heute zumeist vom jeweils getrennten Schnitt aus durchgeführt, mit dem Ziel, die postoperative Morbidität zu vermindern. Die klassische En-bloc-Resektion der Lymphknoten und des Vulvapräparates wird dagegen nur noch selten durchgeführt. Größere Defekte im Bereich der Vulva können durch Transposition von Hautfettlappen zumeist gut gedeckt werden.

Ein konservatives chirurgisches Vorgehen mit radikaler lokaler Tumorresektion kann nur in Ausnahmefällen, z. B. bei sehr jungen Patientinnen mit lateral und posterior gelegenem Primärtumor, erwogen werden mit dem Ziel, den anterioren Anteil der Vagina einschließlich der Klitoris zu erhalten. Die Indikation zu einer *pelvinen Lymphonodektomie* ist streng zu stellen. Die Inzidenz positiver Lymphknoten ist selbst bei der Klitoris nahe gelegenen Tumoren und/oder bei verbackenen Lymphknoten in der Leiste (N2) <10% (Hacker 1994). Eine adäquate Alternative zur Operation ist die postoperative Bestrahlung des Beckens.

## 7.2.2 Palliative Chirurgie

Bei lokal rezidivierender Erkrankung ist in vielen Fällen eine erneute chirurgische Exzision des Tumors möglich. Häufig ist allein durch die erneute Operation eine langzeitige Tumorfreiheit zu erreichen. Bei regionalen Rezidiven oder bei Fernmetastasen sind palliative chirurgische Maßnahmen nur äußerst selten indiziert.

## 7.3 Stellung der Strahlentherapie

Das Vulvakarzinom galt als wenig strahlensensibel, so daß diese Therapiemodalität lange Zeit nur primär inoperablen Tumoren oder in der Rezidivsituation zum Einsatz gekommen ist. Diese falsche klinische Einschätzung ergibt sich aus der fehlenden Toleranz des gesunden Gewebes gegenüber einer optimalen Strahlendosis, aber nicht aus der gesicherten Tatsache einer fehlenden Strahlensensibilität des Vulvakarzinoms. Die Stellung der Strahlentherapie bei dieser Erkrankung hat sich daher in den letzten Jahren auch verändert. Heute werden folgende Indikationen gesehen:

## 7.3.1 Primäre, kurativ orientierte Strahlentherapie

Die primäre Strahlentherapie kann bei primär inoperablen Vulvakarzinomen erwogen werden. Die erforderliche Strahlendosis von 60–70 Gy kann aber trotz Einsatz von Elektronen häufig wegen der lokalen Reaktionen des Umgebungsgewebes nicht erreicht werden, so daß zunehmend Kombinationen einer Radio- und Chemotherapie in dieser Situation erprobt werden.

## 7.3.2 Präoperative Strahlentherapie

Die Erfahrungen mit einer präoperativen Strahlentherapie sind insgesamt gering. Zur Zeit werden 2 mögliche Indikationen untersucht:
1) Bei Patientinnen mit primär lokal fortgeschrittener Erkrankung, bei denen nur durch eine pelvine Exenteration eine R0-Resektion erreicht werden kann. Mit einer präoperativen Bestrahlung und nachfolgender Resektion des Tumorbetts kann bei einem Teil der Patientinnen möglicherweise eine langfristige Tumorfreiheit erreicht werden (75% Fünfjahresüberlebensrate; Boronow 1987).
2) Bei Patientinnen mit kleinen Tumorläsionen im Bereich der Klitoris und dem Wunsch nach einer organerhaltenden Therapie. Bei dieser

Gruppe von Patientinnen wird die nachfolgende chirurgische Therapie in Form von Biopsien nur zur Sicherung der eingetretenen Tumorfreiheit eingesetzt.

### 7.3.3 Adjuvante Strahlentherapie

Nach R0-Resektion des Primärtumors und Nachweis von mindestens 2 positiven inguinalen Lymphknoten ist die Bestrahlung der Inguinalfelder sowie eine zusätzliche Bestrahlung der pelvinen Lymphknoten heute in vielen Zentren Bestandteil eines multimodalen Therapiekonzeptes. Eine adjuvante Nachbestrahlung der Leisten bei T1–3-Tumoren und klinisch N0 als Alternative zur chirurgischen Resektion hat sich dagegen in einer Phase-III-Studie der GOG als nachteilig erwiesen (Stehmann 1992).

Eine weitere Indikation für eine adjuvante Strahlentherapie wird von einigen Zentren in der Prävention von Lokalrezidiven bei solchen Patientinnen gesehen, bei denen eine Resektion des Primärtumors mit nur schmalem tumorfreiem Randsaum erfolgt ist (< 5 mm).

### 7.3.4 Palliative Strahlentherapie

Bei solitären lokalen Rezidiven der Vulva und Vagina, die einer chirurgischen Resektion nicht mehr zugänglich sind, kann die Strahlentherapie eine mögliche Behandlungsalternative sein. Wenn möglich, sollte eine Kombination aus externer und interstitieller Therapie durchgeführt werden. Allerdings muß in diesen Fällen mit höherer Morbidität (Radionekrosen) gerechnet werden.

### 7.4 Stellung der Chemotherapie

Die Erfahrungen mit einer systemischen Chemotherapie beim Vulvakarzinom sind äußerst begrenzt und werden daher hier nur kursorisch dargestellt.

Die wirksamsten Substanzen sind Bleomycin, Anthrazykline und mit Einschränkungen Platinverbindungen. Kombinationstherapien wurden bisher nur in weinigen Studien erprobt. Hierbei kamen überwiegend Substanzen zum Einsatz, für die bisher keine gesicherte Monoaktivität nachzuweisen ist (Vincristin, Mitomycin C und Methotrexat). Dennoch wurden Remissionen beobachtet, was dafür sprechen könnte, daß Zytostatika in der Primärbehandlung dieser Erkrankung wirksam sind.

In einzelnen Studien wurden Zytostatika im Rahmen einer simultanen Radio-/Chemotherapie bei primär inoperablen Patientinnen erprobt. In einer größeren Studie wurde von Thomas et al. (1989) 5-Fluoruracil als Dauerinfusion über 96 h (1000 mg/m² täglich) in Kombination mit einer Strahlentherapie unter unterschiedlichen Bedingungen erprobt. Remissionen wurden sowohl bei neoadjuvantem Einsatz als auch bei einer simultanen Radio-/Chemotherapie beobachtet.

Systematische Untersuchungen sind erforderlich, bevor die Stellung der Chemotherapie in der Primärbehandlung des Vulvakarzinoms eingeschätzt werden kann. Außerhalb klinischer Studien ist derzeit nur in der palliativen Situation oder bei systemischer Metastasierung eine Indikation für den Einsatz einer Chemotherapie gegeben.

## 11 Besondere Hinweise

Klinische Studien sind nicht bekannt.

## 12 Therapieschemata

| Adriamycin (Doxorubicin) | | | | ADM (Deppe 1977) |
|---|---|---|---|---|
| Adriamycin (Doxorubicin) | 45 mg/m² | i.v. | Bolus | Tag 1 |
| Wiederholung Tag 22, bei Ansprechen maximal 10 Zyklen | | | | |

| Bleomycin | | | | Bleo (Trope 1980) |
|---|---|---|---|---|
| Bleomycin | 15 mg/m² | i.m./i.v. | Bolus | 2mal/Woche |
| Bei Ansprechen maximal bis 300 mg Gesamtdosis | | | | |

| **Bleomycin/Vincristin/Mitomycin C/Cisplatin** | | | | **BVMP** (Belinson 1985) |
|---|---|---|---|---|
| Bleomycin | $15\,mg/m^2$ | i.v. | Kont. Infusion | Tag 1, 2, 3 |
| Vincristin | $1{,}4\,mg/m^2$ | i.v. | Bolus | Tag 3 |
| Mitomycin C | $10\,mg/m^2$ | i.v. | Bolus | Tag 3 |
| Cisplatin | $60\,mg/m^2$ | i.v. | 1-h-Infusion | Tag 3 |

Wiederholung Tag 29, bei Ansprechen maximal 4–5 Zyklen

# Literatur

Belinson JL, Stewart JA, Richards A et al. (1985) Bleomycin, vincristine, mitomycin C, and cisplatin in the management of gynecologic squamous cell cancer. Gynecol Oncol 20:387

Boronow RC, Hickmann BT, Reagan MT et al. (1987) Combined therapy as an alternative to exenteration for locally advanced vulvovaginal cancer. II. Results, complications and dosimetric and surgical considerations. Am J Clin Oncol 10:171

Brinton LA, Nasca PC, Mallin K et al. (1990) Case control study of cancer of the vulva. Obstet Gynecol 75:859

Chafe W, Richard A, Morgan L et al. (1988) Unrecognized invasive carcinoma in vulvar epithelial neoplasia (VIN). Gynecol Oncol 31:154

Creasman WT (1990) New gynecologic cancer staging. Obstet Gynecol 75:287

Deppe G, Bruckner HW, Cohen CJ (1977) Adriamycin treatment of advanced vulvar carcinoma. Obstet Gynecol 50 [Suppl 10]:13

Friedrich EJ, Wikinson Ef Fu Ys (1980) Carcinoma in situ of the vulva: A continuing challenge. Obstet Gynecol 136:801–806

Gross G, Hageorn M, Ikenberg H et al. (1985): Bowenoid papulosis: Presence of human papilomavirus (HPV) structural antigens and HPV 16 related DNA sequences. Arch Dermatol 121:858

Hacker N (1994) Vulvar cancer. In: Berek J, Hacker N (eds) Practical Gynecologic Oncology, 2nd edn. Williams & Wikins, Baltimore, pp 403–439

Hacker N, Berek JS, Juillard GJF, Lagsse LD et al. (1993) Preoperative radiation therapy for locally advanced vulvar cancer. Cancer 54:2056

Homesley HD (1985) Carcinoma of the vulva. In: Conn HF (ed) Conn's current therapy. Saunder, Philadelphia, p 85

Iversen T, Aas M (1983) Lymph drainage from the vulva. Gynecol Oncol 16:179

Kaern J, Iversen T, Trope C et al. (1992) Flow cytometric DNA measurements in squamous cell carcinoma of the vulva: an important prognostic method. Int Gynecol Cancer 2:169

Stehmann F, Bundy B, Bell J et al. (1992) Groin dissection versus groin radiation in carcinoma of the vulva: a gynecologic group study. Int J Radiat Oncol Biol Phys 24:389

Sturgeon SR, Briton LA, Devesa SS, Kurman RJ (1992) In situ and invasive vulvar cancer incidence trends (1973 to 1987). Am J Obstet Gynecol 166:1482

Thomas G, Bembo A, DePetrillo A et al. (1989) Concurrent radiation and chemotherapy in vulvar carcinoma. Gynecol Oncol 34:263

Trope C, Johnson JE, Larrson G et al. (1980) Bleomycin alone or combined with mitomycin C in treatment of advanced or recurrent sqamous carcinoma of the vulva. Cancer Treat Rep 64:639

## 34.62 Maligne Keimzelltumoren des Mannes

H.-J. Schmoll

### 1 Epidemiologie

*Häufigkeit:* Der Keimzelltumor ist der häufigste bösartige Tumor des jungen Mannes zwischen 20 und 35 Jahren. In dieser Zeit ist das Lebenszeitrisiko für einen Hodentumor hoch mit 1:500. Vor Einführung der modernen cisplatinhaltigen Kombinationschemotherapie war der Keimzelltumor zugleich auch die häufigste Krebstodesursache des Mannes in dieser Altersgruppe. Während vor dieser Zeit die meisten Patienten mit fortgeschrittenem Hodentumor an ihrer Erkrankung verstarben, hat die Mortalität durch die Einführung der modernen Chemotherapie dramatisch abgenommen; heute versterben nur noch 5% der Patienten mit weniger fortgeschrittenen Stadien an ihrem Tumor und nur noch 20% der Patienten mit fortgeschrittenen Stadien, so daß die Heilungsrate insgesamt 90% beträgt – die höchste Heilungsrate bei einem Malignom im Erwachsenenalter überhaupt.

*Inzidenz:* Die Inzidenz beträgt z. Z. 7–8/100000 und Jahr, mit weiterhin kontinuierlich steigender Tendenz. Während die Inzidenz bei der schwarzen Bevölkerung Afrikas und in den USA ebenso wie bei der asiatischen Bevölkerung außerordentlich gering ist, ist sie besonders hoch in Nordeuropa und in der weißen Bevölkerung der USA, mit Inzidenzen bis zu 10 pro 100000 (Dänemark). Alle 20 Jahre verdoppelt sich die jährliche Neuerkrankungsrate in diesen Ländern; damit ist das Hodenkarzinom der Tumor mit der am schnellsten steigenden Inzidenz überhaupt. Dieser Anstieg gilt sowohl für das Nichtseminom als auch für das Seminom.

Besondere Risikogruppen sind junge Männer mit der Vorgeschichte einer Dysgenesie im Bereich der Leisten und des Hoden sowie mit Atrophie eines oder beiden Hoden, Orchidopexie wegen Leistenhoden, Pendelhoden, Leistenhernie etc. Diese Fehlanlagen kommen ebenso auf der gleichen Seite, wo der Hodentumor entstanden ist, wie auf der konterlateralen Seite vor. Eine Korrektur des Kryptorchidismus vor dem 10. Lebensjahr führt zu einer Normalisierung des Risikos, während bei den Jungen, bei denen die Orchidopexie erst nach dem 10. Lebensjahr korrigiert worden ist, ein signifikant höheres Risiko für die Entwicklung eines Hodentumors besteht. Besonders bemerkenswert ist, daß das höchste Risiko für die Entwicklung eines Hodentumors besteht, wenn ein Kryptorchidismus während der Pubertät korrigiert worden ist. Interessant ist auch, daß nach Korrektur eines Kryptorchidismus und Entwicklung eines Hodentumors es überwiegend zu einem Nichtseminom und deutlich weniger zu einem Seminom kommt; möglicherweise führen das operationsbedingte Trauma und eine dadurch möglicherweise vermehrte Atrophie zu einem schnelleren Übergang vom Seminom zum Nichtseminom.

Die Inzidenz ist höher bei Angehörigen der besser ausgebildeten Schicht („professionals" bzw. „white colour worker"), sowie bei Bewohnern auf dem Lande im Vergleich zur Stadtbevölkerung, bei Arbeitern in der Metall- und Ölindustrie und bei jungen Männern mit Beginn der sexuellen Aktivität in jüngeren Jahren (frühere Pubertät).

*Ätiologie:* Man geht davon aus, daß der Keimzelltumor aus einer malignen Variante der primordialen Keimzellen entsteht. Die Malignisierung bzw. die Inatiation der Malignisierung geschieht vermutlich während des 1. Trimenon der Schwangerschaft, während der Migration der primordialen Keimzellen vom „yolk sac" in die Genitalleiste und in die spätere Genitalanlage. Aufgrund dieses Wanderungsweges kann ein Keimzelltumor nicht nur in den späteren Testis entstehen, sondern auch primär im Retroperitonium oder Mediastinum Die primordialen Keimzellen sind die Grundlage für die Tubuli seminiferi bzw. das Keimepithel mit Produktion der Spermien. Bei entsprechender maligner Transformationen kommt es während des massiven Wachstumsschubes im Rahmen der hormonellen Stimulation während der Pubertät zum Wachstum eines Carcinoma in situ innerhalb der Tubuli seminiferi. Das Carcinoma in situ ist die obligatorische Präkursorläsion des invasiven Hodentumors. Eine Alternative zu dieser Hypothese der Malignisierung während des 1. Trimenoms ist eine Malignisierung während des Wachstums der primordialen Keimzellen im Verlaufe der Adoleszenz.

Je nach dem Zeitpunkt der Malignisierung während des Entwicklungsstadiums der primordialen Keimzellen kommt es entweder zu einem Seminom oder einem Nichtseminom.

Eine Reihe von Faktoren können für die Initiation, Promotion und letztendlich Progression verantwortlich sein: hohe Proliferationsstimulation durch FSH mit Überstimulierung der Spermatogonien, früher Beginn der Pubertät, durchgemachte Viruserkrankungen insbesondere mit Orchitis (Mumps, evtl. auch EBV) und Traumen (insbesondere assoziiert mit chirurgischen Eingriffen im Genitalbereich). Eine Exposition des Embryo mit Östrogenen während der Gravidität, bedingt durch eine orale Einnahme von Östrogenen oder eine endogene Östrogenüberproduktion, ist nicht als signifikanter Faktor für die Entwicklung eines Hodenkarzinoms beim späteren jungen Mann erwiesen.

Ein sehr relevanter Faktor ist offensichtlich die Hodenatrophie, bedingt durch chemische Agenzien (möglicherweise auch durch Viren oder Traumen). In diesem Zusammenhang ist von besonderem Interesse, daß militärische Arbeitshunde in Vietnam, die insbesondere „Agent Orange" exponiert waren, ein besonders hohes Risiko für Keimzelltumoren hatten. Diese Beobachtung paßt sehr gut zu den epidemiologischen Daten, die eine sehr enge Korrelation zwischen dem Anstieg der Keimzelltumoren und der Zunahme einer reduzierten Spermatogenese bzw. Infertilität in der männlichen Bevölkerung beobachtet haben. Als mögliches Agens kommen Pestizide und Herbizide in Betracht (wodurch sich auch das bevorzugte Risiko bei der Landbevölkerung erklären könnte). Es ist nachgewiesen, daß Pestizide zu einer signifikanten Verringerung der Spermatogenese führen können. Die Anreicherung von Pestiziden in Nahrungsmitteln, wie z. B. Milch, kann ebenso ein Risiko darstellen (Risiko für Hodentumor erhöht um den Faktor 2,5 bei Milchtrinkern). Ein weiterer relevanter Faktor ist die Exposition gegenüber Schmierölen, Farben, insbesondere auf Chrom basierenden Farben, Lösungsmitteln sowie Emissionen von Diesel- und Benzinmotoren, Exposition gegenüber Petroleum und natürlichem Gas etc. Entsprechend erhöht ist das Risiko bei Arbeitern in der Petrochemie, im metallverarbeitenden Gewerbe und besonders dann, wenn beide Elemente gemeinsam vorkommen. Es ist nachgewiesen, daß Schwermetalle, Chromate, insbesondere in Verbindung mit Lösungsmitteln wie Dimethylformamid ebenso wie Pestizide sich besonders im testikulären Gewebe anreichern können. Cluster mit einem exzessiv hohen Risiko für Hodentumoren sind beschrieben worden z. B. für Maler und Elektriker in der Schweiz, die einer intensiven Belastung mit Zinkchromat zum Schutz von Metallen ausgesetzt waren, oder Facharbeitern an Metalldrehmaschinen, die einer ständigen Belastung durch verdunstende Schmiermittel ausgesetzt waren, in denen der entsprechende Schwermetallabrieb gelöst war (Romberg u. Schmoll 1995). Der Mechanismus, über den diese Faktoren zu einem Hodentumor führen können, ist möglicherweise die Atrophie, in deren Folge eine hormonell bedingte Überstimulation des Keimgewebes mit Hyperproliferation und besonderer Anfälligkeit gegenüber mutagenen Ereignissen erfolgt.

*Genetische Dispositionen:* Keimzelltumoren des Mannes sind mit einem der bekannten genetischen Syndrome mit M 1 und 2 assoziiert. Allerdings ist das Risiko, an einem Hodentumor zu erkranken, signifikant größer, wenn ein Zwillingsbruder oder Vater einen Hodentumor hatte (relatives Risiko 4–8). Das erhöhte Risiko ist möglicherweise assoziert mit einer bestimmten Konstellation an III-A-Antigenen und damit zusammenhängender Autoimmunreaktion (Oliver 1987).

*Prävention:* Es sind keine präventiven Schritte bekannt. Der entscheidende Weg zur Früherkennung ist eine Biopsie des kontralateralen Hodens bei Nachweis von Hodentumor: 4–5% der Patienten haben ein Carcinoma in situ im kontralateralen Hoden, das sich mit großer Wahrscheinlichkeit innerhalb der nächsten 20 Jahre zu einem invasiven Hodentumor entwickeln wird. Die Behandlung des Carcinoma in situ ist immer kurativ und verhindert die Entwicklung zum invasiven Hodentumor.

Ein Screening ist sinnvoll bei Patienten, die mit einem hohen Risiko für ein Carcinoma in situ – und damit für die Entwicklung eines Hodenkarzinoms – belastet sind. Nichtinvasive Methoden wie Nachweis von CIS-Zellen durch Immunfluoreszenz im Sperma (mit spezifischem Antikörper) oder auch durch Flowzytometrie sind möglich, aber noch nicht absolut verläßlich. Auch die Sonographie des Hodens kann noch nicht mit großer Sicherheit ein Carcinoma in situ ausschließen bzw. definieren. Die sicherste Methode ist die Biopsie beider Hoden bei Patienten mit hohem Risiko (s. Tabelle 1).

# 2 Histologie

## 2.1 Histologische Klassifikation

Für die therapeutischen Entscheidungen reicht die Unterscheidung in Seminom und nichtseminomatischen Hodentumor bzw. Keimzelltumor. Die weiteren histologischen Einteilungen der verschiedenen Klassifikationen sind nur zum Teil von prognostischer Bedeutung und haben derzeit keine Relevanz für das therapeutische Vorgehen. Die WHO-Klassifikation wurde 1991 revidiert; eine weitere Revision ist in Vorbereitung, die die Höhe der Tumormarker und die Lokalisation der Metastasen miteinbe-

**Tabelle 1.** Patienten mit hohem Risiko für Carcinoma in situ (CIS) und Screening-empfehlungen. (Nach Skakkebaek (1978)

| Gruppe | Relatives Risiko für CIS [%] | Screening mit bilateraler Biopsie empfohlen |
|---|---|---|
| Allgemeine männliche Bevölkerung | <1 | Nein |
| Kontralateraler Hoden bei unilateralem Hodentumor | 5–6 | Screening empfehlenswert |
| Männer mit Vorgeschichte eines Kryptorchismus | 3 | Screening empfohlen bei Männern mit Fertilitäts-problemen oder bei Vor-geschichte einer Orchio-pexie |
| Infertilität | 0,4–1,1 | |
| Männer mit extragonadalem Keimzelltumor | 40 | Screening empfohlen |
| Intersex mit Y-Chromosom im Karyotyp | 25–100 | Screening empfohlen |

zieht. Ziel dieser neuen Klassifikation ist es, eine klarere prognostische Zuordnung der einzelnen Histologien und Ausbreitungsstadien für thera-peutische Entscheidungen zu ermöglichen.

**WHO-Klassifikation der Keimzelltumoren (mod. nach Mostofi u. Sesterhenn 1993)**

*A   Präkursorläsion*

*B   Tumor mit einem histologischen Typ*
  I     Seminom
  II    Spermatozytisches Seminon
  III   Embryonales Karzinom
  IV    Yolk-sac-Tumor
  V     Polyembryom
  VI    Trophoblastischer Tumor
  VII   Teratom
        a) reifes Teratom
        b) unreifes Teratom
        c) Teratom mit malignen Anteilen

*C  Tumoren mit mehr als einem histologischen Typ*
  rein
  gemischt
  plazentarer Implantationstumor

Alle Komponenten werden angegeben und das Volumen bzw. der prozentuale Anteil geschätzte.
Weiterhin gebräuchliche histologische Klassifikationen s. Tabelle 2.
Die Verteilung der einzelnen Histologien ergibt sich aus Tabelle 3.

**Tabelle 2.** Histologische Klassifikationen der Keimzelltumoren

| WHO (1976) | Pugh (1976) | Dixon u. Moore (1952) |
|---|---|---|
| Seminom<br>– typisch<br>– anaplastisch<br>– spermatozytisch | Seminom<br>– klassisch<br>– spermatozytisch | Seminom (Gruppe I) |
| Embryonales Karzinom<br>Polyembryom | Malignes Teratom,<br>undifferenziert<br>(MTU) | Embryonales Karzinom,<br>rein oder mit Seminom<br>(Gruppe II) |
| Embryonales Karzinom<br>mit Teratom<br>(„Teratokarzinom")<br>Teratom mit maligner<br>Transformation | Malignes Teratom<br>intermediär (MIT) | Teratom mit embryonalem<br>Karzinom<br>± Seminom (Gruppe III) |
| Teratom<br>– reifes<br>– unreifes | Differenziertes<br>Teratom (MTD) | Adultes Teratom<br>(Gruppe IV) |
| Chorionkarzinom<br>± andere Elemente | Malignes Teratom,<br>trophoblastisch<br>(MTT) | Chorionkarzinom, rein oder<br>± embryonales Karzinom,<br>oder ± Seminom (Gruppe V)<br>Teratom mit Chorion-<br>karzinom ± Seminom<br>(Gruppe III) |
| Yolk-sac-Tumor<br>(embryonales Karzinom,<br>infantiler Typ; endo-<br>dermaler Sinustumor) | Yolk-sac-Tumor<br>(YST) | – |
| Andere Kombinationen | Kombinierter<br>Tumor (CT),<br>Seminom + Teratom | – |

**Tabelle 3.** Verteilung der verschiedenen Histologien beim Keimzelltumor des Mannes

|  | Häufigkeit [%] |
|---|---|
| *Seminomatöse Hodentumoren* | 40 |
| Reines oder typisches Seminom | 85 |
| Spermatozytisches Seminom | 7–10 |
| Seminom mit Riesenzellen | 1 |
| *Nichtseminomatöse Hodentumoren* | 60 |
| Differenziertes Teratom (MTD) | 5 |
| Embryonales Karzinom (MTU) | 30 |
| Intermediäres malignes Teratom (MIT) | 40 |
| Trophoblastisches Karzinom (MTT) | 5 |
| Yolk-sac-Tumor (endodermaler Sinustumor) | 5 |
| Weitere Kombinationstumoren (inklusive Seminomanteil) | 15 |

## WHO-Klassifikation der Stromatumoren (revidierte Version)

*Sexcord- und Stroma-Tumoren*
1. Leydig-Zelltumor
2. Sertoli-Zelltumor
   – großzelliger kalzifierender Sertoli-Zelltumor
3. Granulosa-Zelltumor
   – adult
   – juvenil
4. Thekazelltumor
5. Undifferenziert
6. Gemischt

*Tumoren mit Keimzelltumor- und Stromatumoranteilen*
1. Gonadoblastom
2. Gemischter Keimzell-Gonadenstroma-Tumor

Weitere Tumoren
1. Gonadales Hamartom
2. Karzinoid
3. Andere

*Lymphoide und hämatopoietische Tumoren*

*Sekundäre Tumoren*

## 2.2 Carcinoma in situ (CIS) – testikuläre intraepitheliale Neoplasie (TIN)

Die testikuläre intraepitheliale Neoplasie ist die obligatorische Frühform des Keimzelltumors im Hoden. Aber auch bei manifesten Tumoren finden sich in der Regel in den Randgebieten noch ein residuelles Carcinoma in situ, das noch nicht zu einem invasiven Tumor transformiert worden war. CIS-Zellen sind ubiquitär verstreut; nur selten findet sich ein umschriebenes Areal ohne generelle Ausbreitung im gesamten Testikel. Die in der Regel im gesamten Testikel nachweisbare Ausbreitung des CIS ermöglicht die Diagnose durch eine Randombiopsie. CIS-Zellen liegen innerhalb der Tubuli seminiferi an der Basalmembran neben normal erscheinenden Sertoli-Zellen. Die CIS-Zellen haben große irreguläre Nuklei mit stark angefärbten Chromatiden und großem Zytoplasma. Normalerweise findet sich nur eine Reihe von CIS-Zellen, manchmal sind die Tubuli ausgefüllt mit CIS-Zellen – möglicherweise als Ausdruck einer frühen Progression in das Tumorstadium. Normalerweise ist die Infiltration von CIS-Zellen begrenzt auf die Tubuli seminiferi; in Einzelfällen ist aber auch als Zeichen der frühen Invasion eine Disseminierung von CIS-Zellen in das interstitielle Gewebe oder in das Rete testis nachweisbar. Das CIS kann begleitet sein von einer interstitiellen lymphozytischen Infiltration. Die Leydig-Zellen erscheinen normal.

CIS-Zellen sind reich an Glykogen und plazentarer alkalischer Phosphatase (PLAP) und exprimieren Epitope, die durch den monoklonalen Antikörper M2A, 43-9F und TRA-1-60 erkannt werden können; sie sind weiter positiv für das Protoonkogen c-kit. Das Seminom exprimiert ebenso c-kit, M2A und TRA-1-60. Darüber hinaus exprimieren die CIS-Zellen NSE. DNS-zytofluorographisch haben die CIS-Zellen einen hohen DNS-Gehalt und sind aneuploid.

## 2.3 Immunhistologie, Zytogenetik und Molekulargenetik

*Immunhistologische Befunde:* Das reine Seminom reagiert zu 90 % mit PLAP (zytoplasmatische und Membranfärbung). AFP ist immer negativ. HCG kann manchmal positiv sein (Seminom mit positivem HCG im Serum); allerdings handelt es sich hierbei nicht um HCG-produzierende Seminomzellen, sondern um Synzythiotrophoblastzellen, die bei sorgfältiger Durchmusterung selten auch bei Seminomen erkannt werden können. Klinisch werden diese Tumoren aber behandelt wie seminomatöse Keimzelltumoren. Eine sichere Abgrenzung vom Seminom zum embryonalen Karzinom ist durch eine Cytokeratinfärbung möglich: Seminome sind cytokeratinnegativ, Nichtseminome positiv. Darüber hinaus ist das Seminom vimentinpositiv, das embryonale Karzinom vimentinnegativ.

*Zytogenetik:* Nahezu alle Keimzelltumoren haben eine bis multiple Kopien des Chromosoms 12p, darstellbar mit der Interphasenzytogenetik (Fluoreszenz-in-situ-Hybridisierung) oder einer quantitativen PCR. Darüber hinaus finden sich multiple chromosomale Veränderungen, deren Bedeutung nicht ausreichend geklärt ist. Sicher scheint zu sein, daß die Multiplikation von 12p, mit Amplifikation bestimmter Onkogene wie Ki-ras, Deletionen auf 12q (12q13 und 12q22) sowie Deletionen auf Chromosom 1p und 1q (in Regionen, die bisher bei anderen Tumoren zum Teil noch nicht deletiert gefunden wurden), mit der Entwicklung von Keimzelltumoren und deren biologischem Verhalten in Zusammenhang stehen müssen. Darüber hinaus sind weitere häufige chromosomale Veränderungen nachweisbar: 3p, 9p, 9q, 10q, 11p, 11q, 17p sowie X- und Y-Chromosom (s. Tabelle 4). CIS-Zellen und Seminomzellen exprimieren c-kit, während undifferenzierte Embryonaltumoren c-kit nicht exprimieren. Die genaue Rolle der einzelnen Onkogenamplifikation und der Verlust von Tumorsuppressorgenfunktionen sind noch nicht definiert; über die Suppressorgene auf den oben genannten Chromosomen hinaus spielt wahrscheinlich DCC und das Apoptosesystem eine relevante Rolle, insbesondere für die biologische Aggressivität und die Cisplatinsensitivität bzw. -resistenz.

Carcinoma-in-situ-Zellen haben einen hohen DNS-Gehalt und sind nahezu tetraploid; im weiteren Verlauf in der Entwicklung von der CIS-Zelle über das Seminom zum nichtseminomatösen, undifferenzierten Keimzelltumor kommt es zum stetigen Chromosomenverlust mit Abnahme des DNS-Gehaltes; so hat die Seminomzelle einen DNS-Gehalt von 3,2 und das embryonale Karzinom von 2,7; dieser Verlust an DNS ist Ausdruck der zunehmenden genetischen Instabilität dieser Tumoren und sicherlich auch assoziiert mit einem zunehmenden Verlust an Tumorsuppressorgenen.

Die Biologie der Keimzelltumoren ist außerordentlich interessant; die rasante Entwicklung in der Erkenntnis der molekulargenetischen Regulation läßt in Kürze ein ähnlich stringentes Modell für die Tumorgenese des Keimzelltumors erwarten wie beim Kolonkarzinom. Inwieweit aus den derzeitigen Kenntnissen schon therapeutische Ansätze ableitbar sind, ist noch unklar; zumindest ist die starke Überexpression mit autokriner und parakriner Stimulation von bestimmten Wachstumsfaktoren wie PDGF, TGF-$\alpha$ und TGF-$\beta$ und insbesondere Insulin-like-growth-Faktor 1 und 2 von besonderem therapeutischem Interesse.

**Tabelle 4.** Chromosomale Veränderungen beim Keimzelltumor

| Chromoson-Region | Prozent LOH | Kandidaten-Gen | Gene mit nachgewiesener Deletion |
|---|---|---|---|
| 1p31,3–32,3 | 33 | ? | |
| 1p22 | 39 | ? | |
| 1p13 | 26 | ? | |
| 1q32 | 27 | ? | |
| 2p | 27 | hMSH2 | |
| 3p21,33 | 46 | VHL, hMLH1 | |
| 3q28–29 | 27 | ? | |
| 5p15,2–15,1 | 42 | ? | |
| 9p22 | 71 | MTS1, MTS2 | |
| 9q34 | 49 | ? | |
| 10q26 | 27 | ? | |
| 11p15,5 | 30 | BWS | |
| 11q13 | 50 | MEN1 | |
| 12q13,1–q13,3 | 27 | ? | |
| 12q13,1–q13,3 | 42 | ? | |
| 12q22 | 42 | BTG1 | |
| 12q22 | 47 | ? | |
| 13q14,2 | 35 | RB1 | RB1 |
| 13q22 | 29 | ? | |
| 13q32 | 40 | ? | |
| 17p13 | 41 | TP53, ? | |
| 17q21,3 | 38 | NME1, NME2, BRCA1 | NME1, NME2 |
| 17q23–25,3 | 40 | ? | |
| 18p11 | 27 | ? | |
| 18q21,3-ter | 46 | DCC | DCC |
| 20p12 | 41 | ? | |

## 2.4 Pathologische Diagnostik

### Primärtumor

Das Makropräparat des Hodens muß fächerförmig mit horizontalen Schnitten aufgearbeitet werden, so daß in jeder histologischen Schnittebene eine mögliche Invasion des Tumors in die Anhangsgebilde erkannt werden kann.

*Gefäßinvasion*

Obligat ist eine immunhistologische Cytokeratinfärbung zur sicheren Differenzierung des Seminoms vom embryonalen Karzinom. Darüber hinaus muß eine Beurteilung der Gefäßinvasion erfolgen, da dieses pathohistologische Merkmal mit der Metastasierung des Primärtumors korreliert. Unter Gefäßinvasion werden morphologische Situationen verstanden, bei denen die Präsenz von Tumorzellen im Lumen der Blutgefäße und der Lymphbahnen evident, d. h. unzweideutig ist. Dabei muß sicher ausgeschlossen werden, daß es sich um eine artifizielle Tumorzellverschleppung bei der histologischen Aufarbeitung gehandelt hat. Im Zweifelsfall muß eine immunhistologische Färbung mit dem Endothelmarker CD31 erfolgen.

*Carcinoma in situ/testikuläre epitheliale Neoplasie*

Der Hoden wird am oberen Pol ungezielt biopsiert. Das reiskorngroße Biopsat muß in Stieve-Lösung oder notfalls in Bouinscher-Lösung fixiert werden, keinesfalls aber in Formalin. Der Nachweis der TIN erfolgt immunhistologisch durch Nachweis der plazentaren alkalischen Phosphatase oder im Semidünnschnittverfahren.

# 3 Stadieneinteilung

Von den 15 verschiedenen beschriebenen Stadieneinteilungen werden im folgenden nur die gemeinsame TNM-Klassifikation der UICC/AJC von 1992, die Royal Marsden Stadieneinteilung (Peckham 1979), die noch in Großbritannien üblich ist, sowie die Stadieneinteilung des Workshops for Staging and Treatment of Testicular Cancer von Lugano 1979 angegeben. Für die klinische Therapie entscheidend war bisher die Indiana-Klassifikation, die aber zugunsten der neuen Klassifikation der International Collaboration Group on Prognosis of Germ Cell Cancer 1995 verlassen werden sollte. Es werden aus praktischen Gründen aber noch beide Prognoseklassifikationen angegeben.

*Zusatzbezeichnung:* Wegen der unterschiedlichen therapeutischen Strategien für klinische und pathologische diagnostizierte Stadien muß der Zusatz CS oder PS angegeben werden:
- CS = klinisches Stadium,
- PS = pathologisches Stadium.

## 3.1 TNM-Klassifikation (UICC/AJC 1992)

**T    Primärtumor**

Falls keine radikale Orchiektomie vorgenommen wurde, findet das Symbol Tx Anwendung, sonst die pT-Klassifikation.

pTx    Primärtumor kann nicht beurteilt werden

pT0    Histologische Narbe oder kein Anhalt für Primärtumor

pTis    Intratubulärer Tumor

pT1    Tumor begrenzt auf den Hoden (einschließlich Rete testis)

pT2    Tumor infiltriert jenseits der Tunica albuginea oder in den Nebenhoden

pT3    Tumor infiltriert Samenstrang

pT4    Tumor infiltriert Skrotum

**N    Regionäre Lymphknoten**

Die regionären Lymphknoten sind die abdominalen paraaortalen und parakavalen und die intrapelvinen Lymphknoten, nach skrotaler oder inguinaler Operation auch die inguinalen Lymphknoten. Eine Lateralität beeinflußt die N-Klassifikation nicht.

N0    Keine regionären Lymphknotenmetastasen

N1    Metastase in solitärem Lymphknoten, mehr als 2 cm, aber nicht mehr als 5 cm im größten Durchmesser, oder in multiplen Lymphknoten, keine mehr als 5 cm im größten Durchmesser

N2    Metastasen in Lymphknoten mehr als 5 cm im größten Durchmesser

**M    Fernmetastasen**

M0    Keine Fernmetastasen

M1    Fernmetastasen

*Stadiengruppierung*

| Stadium (AJC/UICC) | TNM-Klassifikation (1992) | | |
|---|---|---|---|
| Stadium I | pT1,2 | N0 | M0 |
| Stadium II | pT3,4 | N0 | M0 |
| Stadium III | Jedes pT | N1 | M0 |
| Stadium IV | Jedes pT | N2 | M0 |
| | Jedes pT | Jedes N | M1 |

## 3.2 Royal Marsden-Stadieneinteilung (Peckham 1979)

| | |
|---|---|
| Stadium I | Tumor auf den Hoden beschränkt; keine Metastasen |
| Stadium IM | Tumormarker nach Orchiektomie erhöht ohne Nachweis von Metastasen |
| | |
| Stadium II | Paraaortale Lymphknotenmetasten |
| IIa | Durchmesser < 2 cm |
| IIb | Durchmesser 2–5 cm |
| IIc | Durchmesser > 5 cm |
| | |
| Stadium III | Lymphknotenbefall oberhalb des Zwerchfells; abdomineller Status wird zusätzlich definiert mit IIa, b, c |
| | |
| Stadium IV | Extralymphatische Metastasen |
| LI | Maximal 3 Lungenmetastasen, Durchmesser < 2 cm |
| LII | Mehr als 3 Metastasen, Durchmesser < 2 cm |
| LIII | Metastasen jeder Anzahl, Durchmesser > 2 cm |
| H+ | Leberbefall |
| ZNS+ | ZNS-Befall |

Der abdominelle Lymphknotenbefall wird zusätzlich definiert mit IIa, b, c; z. B. Stadium IIc, IV, LI, H+.

## 3.3 Stadieneinteilung des Workshop for Staging and Treatment of Testicular Cancer (Lugano 1979)

| | |
|---|---|
| *Stadium I* | *Keine Metastasen nachweisbar* |
| IA | Tumor auf den Hoden und die Nebenorgane beschränkt |
| IB | Tumor im kryptorchischen Hoden oder Infiltration des Samenstranges |
| IC | Tumor infiltriert Skrotalhaut (oder transskrotal operiert) |
| | |
| *Stadium II* | *Lymphknotenmetastasen unterhalb des Zwerchfells* |
| IIA | Alle Lymphknoten mit < 2 cm Durchmesser |
| IIB | Mindestens 1 Lymphknoten mit 2–5 cm Durchmesser |
| IIC | Retroperitoneale Lymphknoten mit > 5 cm Durchmesser oder Tumorinvasion der Venen; kein makroskopischer Resttumor nach Lymphadenektomie |
| IID | Makroskopischer Resttumor nach Lymphadenektomie; fixierte inguinale Lymphknoten; tastbarer Abdominaltumor (inoperabel) |

*Stadium III*    *Metastasen oberhalb des Zwerchfells*

III 0    Positive Tumormarker ohne sichtbare Metastasen

III A    Supraklavikulärer oder mediastinaler Lymphknotenbefall, ohne Organmetastasen

III B    Nur Lungenmetastasen;
„minimal": < 5 Herde in jeder Lunge < 2 cm;
„advanced": > 5 Herde in jeder Lunge oder ein Herd
> 2 cm;
oder Pleuraerguß

III C    Hämatogene Metastasen außerhalb der Lungen

## 3.4 Indiana-Klassifikation für die Tumorlast beim metastasierten Hodenkarzinom

*Gute Prognose,*    Überleben > 90%:
*Minimale Tumormasse:*

1. Nur erhöhte Tumormarker
2. Knoten zervikal ± retroperitonealer Tumor, nichtpalpabel
3. Nichtresektable, nichtpalpable retroperitoneale Erkrankung
4. Weniger als 5 Metastasen pro Lunge und nicht größer als 2 cm
   (± nichtpalpable abdominale Erkrankung ± zervikale Lymphknotenmetastasen)

*Gute Prognose,*    Überleben 85–90%:
*Moderate Tumormasse:*

5. Palpabler, abdomineller Tumor ohne subdiaphragmale Manifestation
6. 5–10 Metastasen pro Lunge, nicht größer als 3 cm; oder solitäre
   pulmonale Manifestation größer als 2 cm ± nichtpalpable abdominelle
   Lymphknoten. Mediastinale Adenopathie mit weniger als 50% im
   intrathorakalen Durchmesser

*Schlechte Prognose,*    Überleben 50–60%:
*„advanced disease"-fortgeschrittene Tumormasse:*
Mediastinale Adenopathie größer als 50% des intrathorakalen Durchmessers

7. Mehr als 10 Lymphknotenmetastasen pro Lunge, multiple Lungenmetastasen, größter Durchmesser mehr als 3 cm (± nichtpalpabler abdominaler Tumor ± zervikale Lymphknotenmetastasen)
8. Palpable abdominale Manifestation + Lungenmetastasen
9. Hepatische, Knochen- und ZNS-Metastasen

P.S.: „palpabel" entspricht > ca. 10 cm Durchmesser

## 3.5 Konsensus-Prognose – Definition für fortgeschrittene Hodentumoren der IGCCCG 1995 (*NS* Nichtseminome, *Sem.* Seminome)

**Gute Prognose (56% der NS, 90% der Sem.)**

*Nichtseminom*
- Testis/primärer retroperitonealer Tumor *und*
- „niedrige Marker" *und*
- keine nichtpulmonalen viszeralen Metastasen

*Seminom*
- jede Primärlokalisation *und*
- jede Markerhöhe *und*
- keine nichtpulmonalen viszeralen Metastasen

**Überlebensrate (3 J.) 92%**

*„Niedrige Marker"*
- AFP < 1000 ng/ml *und*
- HCG < 1000 ng/ml* *und*
- LDH < 1,5facher Normalwert

**Intermediäre Prognose (28% der NS, 10% der Sem.)**

*Nichtseminom*
- Testis-/primärer retroperitonealer Tumor *und*
- „intermediäre Marker" *und*
- keine nichtpulmonalen viszeralen Metastasen

*Seminom*
- jede Primärlokalisation *und*
- jede Markerhöhe *und*
- nichtpulmonale viszerale Metastasen (Leber, Skelett, ZNS)

**Überlebensrate (3 J.) 81%**

*„Intermediäre Marker"*
- AFP 1000–10000 ng/ml *oder*
- HCG 1000–10000 ng/ml (5000–50000 IU/l) *oder*
- LDH 1,5- bis 10facher Normalwert

**Schlechte Prognose (16% der NS)**

*Nichtseminom*
- primärer mediastinaler Keimzelltumor *oder*
- Testis-/retroperitonealer Tumor mit
- nichtpulmonalen viszeralen Metastasen (Leber, Skelett, ZNS, Intestinum) *oder*
- „hohem Marker"

**Überlebensrate (3 J.) 50%**

*„Hohe Marker"*
- AFP > 10000 ng/ml *oder*
- HCG > 10000 ng/ml (50000 IU/l) *oder*
- LDH > 10facher Normalwert

\* BHCG: 1 ng/ml $\cong$ 5 IU/l

# 4 Prognose

Patienten mit Hodentumoren haben die beste Prognose unter den malignen Erkrankungen des Erwachsenen: in den frühen Stadien des Seminoms und Nichtseminoms mit entweder alleinigem Primärtumor oder Lymphknotenmetastasen unter 5 cm beträgt die Heilungsrate über 98%. Bei minimaler Metastasierung („good risk") beträgt die Heilungsrate über 90%, bei intermediärer Prognose der IGCCCG-Klassifikation 80% und bei massiv fortgeschrittener Tumorerkrankung mit schlechten Prognosekriterien entsprechend der IGCCCG 50%. Patienten mit fortgeschrittenen Seminomen gehören entweder der Kategorie „good progno-

sis" oder „intermediate prognosis" an und haben somit eine Überlebenschance von 80–90% trotz weit fortgeschrittener Stadien. Mit diesen
Überlebensraten ist der Keimzelltumor des Mannes der chemothera-
pieempfindlichste Tumor überhaupt. Die Therapiestrategien richten sich
derzeit danach, dieselbe Heilungsrate bei Patienten mit guter Prognose zu
erreichen mit einem möglichst minimalen Aufwand, auf der anderen Seite
die Heilungsrate bei intermediärer und insbesondere bei schlechter
Prognose zu optimieren – auch unter Inkaufnahme einer höheren
Toxizität.

## 5 Diagnostik

### Labor

Über die Routineuntersuchungen hinaus
- LDH,
- β-HCG,
- α-Fetoprotein,
- PLAP,
- Kreatininclearance (nur bei geplanter Cisplatintherapie).

*Fakultativ*
- NSE,
- Östron, Östradiol, Östriol.

### Apparative Diagnostik

*Obligat*
- Sonographie des befallenen Hodens;
- Sonographie des kontralateralen Hodens;
- Sonographie des Abdomens;
- Computertomogramm des Abdomens mit oralem und intravenösem
  Kontrastmittel, kontinuierlicher Schichtführung in kraniokaudaler
  Richtung mit einer Schichtdicke von maximal 10 mm, besser 8 mm,
  zusätzlich Darstellung der Leber mit engem Fenster (am besten ein
  Spiral-CT mit 8 mm Kollimation, 12 mm Tischvorschub und 8 mm
  Inkrement);
- Computertomographie des Thorax mit Darstellung der Weichteile und
  der Lungenfenster (am besten Spiral-CT mit 5 mm Kollimation, 8 mm
  Tischvorschub);

- bei Patienten mit Charakteristika für eine intermediäre und schlechte Prognose zusätzlich Skelettszintigramm und Kernspintomogramm des ZNS;
- bei Wirbelkörperbefall zusätzlich Kernspintomogramm der befallenen Region (Spinalkanal?).

*Fakultativ*

Bei Verdacht auf postrenale Abflußstörung Drainage des Ureters mit Pigtailkatheter, zur Not auch externe Ableitung (nach Möglichkeit aber wenig invasiv vorgehen, da unter dem ersten Chemotherapiezyklus in der Regel schon nach 2–3 Tagen das Abflußhindernis durch das Ansprechen auf die Chemotherapie beseitigt ist).

*Spermiogramm/Spermadepot*

Bei noch bestehendem Kinderwunsch sollte trotz einer hohen Wahrscheinlichkeit der Erholung der chemotherapicinduzierten Fertilitätsstörung ein Spermadepot angelegt werden; dies sollte insbesondere dann bedacht werden, wenn bei bestehendem Kinderwunsch eine grenzwertige oder klinische Infertilität besteht mit allerdings noch wenigen produzierten Spermien (die heute für eine In-vitro-Fertilisierung ausreichend sind). Die Kosten für das Spermadepot werden in Einzelfällen auf Antrag durch die Krankenkasse übernommen (ca. DM 500 pro Jahr). In jedem Fall sollten die Patienten vor der Chemotherapie diesbezüglich aufgeklärt werden.

*Diagnostik einer testikulären intraepithelialen Neoplasie (TIN) im kontralateralen Hoden bzw. in beiden Hoden bei extragonadalem Keimzelltumor*

Die kontralaterale Hodenbiopsie ist bei allen Patienten mit germinalem Hodentumor zur Früherkennung eines kontralateralen Zweittumors durchzuführen.

*Technik:* Der Hoden wird am oberen Pol ungezielt biopsiert (sogenannte Windowbiopsie). Das reiskorngroße Biopsat muß in Stieve-Lösung oder notfalls in Bouinscher-Lösung fixiert werden, keinesfalls aber in Formalin. Die Biopsie sollte im Rahmen der Orchiektomie durchgeführt werden.

Bei extragonadalem Keimzelltumor ist vor Beginn einer Chemotherapie eine bilaterale Hodenbiopsie zum Ausschluß einer ein- oder beidseitigen TIN zu empfehlen. Wegen der Möglichkeit, daß die TIN partiell auf eine Chemotherapie anspricht und damit über eine Randombiopsie nicht mehr nachweisbar ist, sollte die Biopsie bei extragonadalem Keimzelltumor *vor* – und bei TIN-Nachweis in der prätherapeutischen Biopsie *auch nach* Ende der Chemotherapie – durchgeführt werden.

## 6 Charakteristika der Erkrankung und Krankheitsverlauf

95% der Keimzelltumoren des Mannes gehen vom Hoden aus; ca. 5% entstehen entweder primär retroperitoneal oder mediastinal. Die Keimzelltumoren im ZNS treten vorwiegend bei Kindern und Jugendlichen auf; bei Erwachsenen können sie zum sogenannten „Midlinetumorsyndrom" gehören. Ein nicht genau definierter Teil der Patienten mit primär retroperitoneal erscheinenden Keimzelltumoren hat einen Primärtumor in den Testes, der klinisch und sonographisch nicht erkannt werden kann und lediglich bei einer dezidierten histologischen Analyse des postmortal entnommenen Hodens erkennbar ist. Häufiger allerdings liegt ein Carcinoma in situ bzw. eine testikuläre intraepitheliale Neoplasie vor, entweder in einem oder auch in beiden Testes.

Der Primärtumor macht sich in der Regel durch eine Hodenschwellung bemerkbar, entweder diffus oder umschrieben oder durch eine umschriebene Verhärtung mit oder ohne Schwellung. Aufgrund der hohen Wachstumsgeschwindigkeit des invasiven Tumors kann eine solche Veränderung sehr schnell und innerhalb von Wochen bis wenigen Tagen auftreten. Der primäre retroperitoneale Tumor oder der Mediastinaltumor machen sich in der Regel erst sehr spät bemerkbar, und zwar dann, wenn Verdrängungserscheinigungen und dadurch hervorgerufene entsprechende Symptome auftreten; ein Spätsymptom ist das Vena-cava-inferior- bzw. – beim mediastinalen Tumor – Vena-cava-superior-Syndrom mit unterer bzw. oberer Einflußstauung.

Besonders schnell wachsende Tumoren, insbesondere Tumoren mit ausgedehntem trophoblastischem Anteil (Chorionkarzinom), machen sich zum Teil erst durch die multiple, rasant wachsende Lungenmetastasierung bemerkbar, mit Dyspnoe, zum Teil auch Hämoptoe. Unter Umständen kann auch eine ausgedehnte Lebermetastasierung vorliegen mit entsprechender Symptomatik. In den seltensten Fällen macht sich primär eine ZNS-Metastasierung bemerkbar; allerdings ist dies, ebenso wie die Leber- oder multiple Lungenmetastasierung, häufiger bei fortgeschrittenen, besonders bösartig verlaufenden und aggressiv wachsenden Keimzelltumoren der Fall. In all diesen Situationen liegt ein Notfall vor, der ein unverzügliches chemotherapeutisches Eingreifen erfordert. Bei grenzwertiger pulmonaler Situation oder gar bei Beatmungsnotwendigkeit muß die Chemotherapie auch in der Beatmungsbereitschaft oder gar unter Beatmung begonnen werden; es kommt darunter innerhalb weniger Tage zu einer Besserung der Symptomatik.

# 7 Therapiestrategie

Die Hodentumoren gehören zu den bestbehandelbaren Tumoren des Erwachsenen überhaupt. Bei optimalem therapeutischem Vorgehen werden 95% aller Patienten (alle Stadien zusammen genommen) geheilt. Auch bei metastasierten, nicht mehr operablen Hodentumoren beträgt die Heilungschance ca. 75%, mit einer optimalen Überlebenschance für Patienten mit minimaler und moderater Tumorausdehnung („Good-risk-Gruppe" bzw. „Good-prognosis-Gruppe" der IGCCCG-Einteilung) von ca. 90% und von 80% der „Intermediate-prognosis-Gruppe" der IGCCCG und einer schlechteren Chance für die massiv fortgeschrittene Erkrankung („Poor-prognosis-Gruppe") mit 50%. Diese Heilungsraten können nur erzielt werden, wenn die derzeit als optimal anerkannte Therapiestrategie konsequent und zum richtigen Zeitpunkt durchgeführt wird. *Wegen der hohen kurativen Chance bei adäquater stadiengerechter Therapie darf kein Risiko eingegangen werden; die Patienten müssen, wenn irgendwie möglich, sofort nach der Diagnosestellung an ein entsprechend erfahrenes und ausgewiesenes Zentrum überwiesen werden.*

Nach der Diagnose durch die Orchiektomie und der Definition der Histologie sowie der Bestimmung der Tumormarker α-Fetoprotein und HCG kann entschieden werden, ob es sich um einen *seminomatösen* oder um einen *nichtseminomatösen* Hodentumor handelt. Wegen der unterschiedlichen Therapiestrategie werden beide Gruppen getrennt beschrieben. Die im folgenden beschriebene Stadienbezeichnung bezieht sich auf die Stadieneinteilung des Workshops von Lugano (1979); für die Prognosegruppen wird die neue Einteilung der IGCCCG benutzt.

## 7.1 Behandlung des Primärtumors

### 7.1.1 Orchiektomie

Bei klinischem Verdacht auf einen malignen Hodentumor aufgrund des Ergebnisses der Palpation und Sonographie des Skrotalinhaltes wird eine orientierende Stadiendiagnostik durchgeführt: Röntgenuntersuchung des Thorax, Sonographie des Abdomens und Abnahme von Blut für die Bestimmung der Tumormarker α-Fetoprotein, β-HCG, PLAP und LDH.

*Primärer Tumor*
Die Ablatio testis zur operativen Entfernung des Primärtumors ist keine Notfalloperation, sondern von ausgesprochener Dringlichkeit; d.h. die Operation soll unter regulären Operationsbedingungen stattfinden. Ver-

zögerungen um einige Tage zur Erfüllung der präoperativen Minimalanforderungen sind prognostisch nicht relevant. Die Schnittführung erfolgt in der Leiste (inguinale Ablatio testis). Der Samenstrang sollte während der Luxation des Skrotalinhaltes mit einer Darmklemme oder einem Gummizügel abgeklemmt sein.

Eine Indikation zur *verzögerten* Ablatio testis besteht im Falle von ausgedehnten symptomatischen Metastasen, z. B. Dyspnoe, Hämoptoe bei pulmonaler Metastasierung, neurologischen Symptomen bei ZNS-Metastasen. In diesen Fällen muß zunächst eine Chemotherapie erfolgen; die Operation des Primärtumors erfolgt *nach* Abschluß der Chemotherapie.

*Tumor (synchron/metachron) im kontralateralen Hoden*
Bei Tumor im kontralateralen Hoden und beim Wunsch zur Erhaltung der Fertilität kann eine Tumorenukleation durchgeführt werden. Bei Nachweis einer TIN in dem der Enukleation angrenzenden Bereich oder an anderen Lokalisationen (Biopsie!) muß entsprechend verfahren werden.

### 7.1.2 Kontralaterale Hodenbiopsie

Die kontralaterale Hodenbiopsie ist bei allen Patienten mit germinalem Hodentumor zur Früherkennung eines kontralateralen Zweittumors durchzuführen. Der Hoden wird am oberen Pol ungezielt biopsiert (Windowbiopsie), das reiskorngroße Biopsat wird in Stieve-Lösung oder in Bouinscher-Lösung fixiert, keinesfalls in Formalin.

### 7.1.3 Extragonadaler Keimzelltumor

Beim Vorliegen eines extragonadalen Keimzelltumors ist eine bilaterale Hodenbiopsie zum Ausschluß einer ein- oder beidseitigen TIN zu empfehlen. Die Biopsie sollte vor der Chemotherapie durchgeführt werden; wird eine TIN nachgewiesen, dann sollte zur Kontrolle nach Ende der Chemotherapie erneut eine Biopsie durchgeführt werden.

### 7.2 Therapie der testikulären intraepithelialen Neoplasie (TIN)

Die Therapie hängt von der Gesamtsituation des Patienten ab. Die Therapie der Wahl ist eine *Bestrahlung* mit der Standarddosis von 20 Gy, verabreicht in 10 Fraktionen zu je 2 Gy innerhalb von 2 Wochen. Nachfolgend ist die regelmäßige Kontrolle des Serumtestosterons erforderlich.

Ist neben dem TIN-betroffenen Hoden noch ein kontralateraler gesunder Hoden vorhanden, so kann die Strahlentherapie wegen der Abschirmungsprobleme nur erschwert durchgeführt werden. Diese Situation kann im Rahmen der Fertilitätsdiagnostik oder beim extragonadalen Keimzelltumor auftreten; die Therapie besteht dann in der Entfernung des betroffenen Hodens.

Wenn wegen Metastasen bzw. unter adjuvanter Indikation eine Chemotherapie vorgesehen ist, sollte zunächst keine Radiotherapie der TIN erfolgen, da durch die Summation von Chemotherapie und Bestrahlung zu starke Schäden an den Leydig-Zellen zu erwarten sind. Etwa 6 Monate nach Abschluß der Chemotherapie sollte deshalb eine Kontrollbiopsie erfolgen. Findet sich dann eine TIN-Persistenz, sollte sekundär bestrahlt werden.

Eine *Orchiektomie* des TIN-befallenen Hodens kann erfolgen, wenn dies ausdrücklich vom Patienten gewünscht wird, z. B. im Falle einer Karzinophobie.

Eine Überwachungsstrategie anstelle einer Bestrahlung oder Chemotherapie sollte nur in besonders gelagerten Einzelfällen erwogen werden, z. B. bei Kinderwunsch und wenn gleichzeitig im Spermiogramm zumindest eine Oligozoospermie besteht. Methoden der assistierten Konzeption sollten hierbei frühzeitig zum Einsatz gelangen.

### 7.3 Therapie des seminomatösen Keimzelltumors

### 7.3.1 Übersicht – Seminom

Nach der Orchiektomie und histologischen Diagnose eines Seminoms muß vor der weiteren Therapie eine exakte Stadieneinteilung erfolgen. Patienten mit *erhöhtem α-Fetoprotein* werden – trotz der histologischen Diagnose eines Seminoms – *wie Patienten mit nichtseminomatösen Hodentumor behandelt;* bei HCG- und/oder LDH-Erhöhung wird wie beim Seminom verfahren. Wegen der hohen Strahlensensitivität des Seminoms bei mäßigen Strahlendosen erfolgt keine pathologische Stadieneinteilung, sondern im Stadium CS I eine adjuvante Bestrahlung der Lymphabflußwege unterhalb des Zwerchfells und – bei gering ausgedehnten Lymphknotenbefall unterhalb des Zwerchfells (Stadium CS IIa/b) – eine therapeutische infradiaphragmale Bestrahlung. Eine adjuvante mediastinale oder gar supraklavikuläre Bestrahlung ist bei abdominellen Lymphknotenbefall obsolet. Es ist noch offen, ob bei retroperitonealen Lymphknotenmetastasen von 2–5 cm (Stadium IIB) eine Strahlen- oder eine Chemotherapie vorzuziehen ist.

**Tabelle 5.** Übersicht über das stadiengerechte Vorgehen beim Seminom

| Stadium (Lugano 1979) | Standardtherapie | Experimentelles Vorgehen |
|---|---|---|
| CS I | Bestrahlung paraaortal (26 Gy) | – „wait and see" (Alternative in Einzelfällen) <br> – adjuvante Chemotherapie mit Carboplatin, (1)2 Zyklen (Studie) |
| CS II A ($\leq 2$ cm) | Bestrahlung paraaortal + iliakal ipsilateral (30 Gy) | Carboplatinmonotherapie (Studie) |
| CS II B ($> 2$–5 cm) | Bestrahlung paraaortal + iliakal ipsilateral (36 Gy) oder <br> *Chemotherapie:* PEB 3 Zyklen bei Resttumor $> 3$ cm: evtl. Operation bei Resttumor $< 3$ cm: Kontrolle | Carboplatinmonotherapie (Studie) ± Operation (oder Bestrahlung) |
| CS II C, III, „good prognosis" (IGCCCG) | *Chemotherapie:* PEB 3 Zyklen bei Resttumor $> 3$ cm: evtl. Operation bei Resttumor $< 3$ cm: Kontrolle | Carboplatinmonotherapie (Studie) |
| CS II C, III, „intermediate prognosis" (IGCCCG) | *Chemotherapie:* PEB 4 Zyklen bei Resttumor $> 3$ cm: evtl. Operation bei Resttumor $< 3$ cm: Kontrolle | Dosisintensive Chemotherapie + Carboplatin + Taxol (Studie) |

Bei ausgeprägtem abdominalem Lymphknotenbefall (Durchmesser über 5 cm), bei mediastinalem Lymphknotenbefall oder bei Fernmetastasen ist primär eine systemische Chemotherapie erforderlich.

Das optimale Therapieregime für das Seminom (Carboplatinmonotherapie, cisplatinhaltige Kombinationstherapie) ist z. Z. nicht definiert. Zur Zeit ist die Standardchemotherapie des fortgeschrittenen Seminoms identisch mit der des nichtseminomatösen Hodentumors mit „guter" Prognose.

Tabelle 5 bringt eine Übersicht über das stadiengerechte Vorgehen beim Seminom.

## 7.3.2 Stellung der Chirurgie beim Seminom

### 7.3.2.1 Kurativ orientierte Chirurgie – Orchiektomie

Es wird so verfahren wie bei nichtseminomatösen Hodentumoren (Angaben s. unter 7.1.1).

### 7.3.2.2 Sekundäre Resektion von residuellen Metastasen

Nach Abschluß einer Chemotherapie kommt es bei Seminomen viel häufiger als bei Nichtseminomen zu einer Resttumorformation; dies gilt insbesondere für retroperitoneale Metastasen. Die Wahrscheinlichkeit, daß in den Resttumorformationen sich noch maligne Anteile befinden, ist unter 10%, wenn die Tumormasse sehr schnell abgenommen und einen maximalen Durchmesser < 3 cm hat; bei größerem Restdurchmesser, insbesondere bei langsamer Schrumpfung, ist die Wahrscheinlichkeit für restliche vitale Seminomanteile größer. Im Prinzip ist aber das Vorhandensein von vitalen Seminomanteilen im Resttumor nicht vorhersagbar. Aus praktischen Gründen hat die Konsensus-Konferenz Hodentumoren empfohlen, nur residuelle Tumoren von über 3 cm Durchmesser zu entfernen; bei Resttumoren unter 3 cm wird eine regelmäßige Kontrolle durchgeführt. Die Resektion von Resttumorbildungen in Lunge und anderen Organen muß im Einzelfall individuell sorgfältig diskutiert und entschieden werden.

Eine Resektion residueller Tumoren wird immer nur dann durchgeführt, wenn die Tumormarker (HCG, LDH, PLAP) sich normalisiert haben oder auf einem Plateau mit nur geringer Höhe (bis zu einem HCG von 100 U/l) stabil bleiben (als Ausdruck noch in Resorption befindlicher und/oder HCG enthaltender Tumorzellen).

### 7.3.2.3 Palliative Chirurgie

Eine Indikation zu einer palliativen chirurgischen Maßnahme beim Seminom besteht extrem selten; sie ist denkbar zur Stabilisierung von Metastasen im Wirbelsäulenbereich, wenn andere Therapiemodalitäten wie eine Chemo- und Strahlentherapie nicht wirksam gewesen sind – bzw. als Initialtherapie zur Dekomprimierung und Stabilisierung bei osteolytischem Wirbelsäulenbefall.

### 7.3.3 Stellung der Strahlentherapie beim Seminom

Das Seminom ist in der Regel außerordentlich strahlensensibel; bei kleineren Tumoren ist mit 30 Gy Herddosis bei über 90% der Patienten eine kurative Therapie möglich. In Einzelfällen ist auch bei ausgedehnteren retroperitonealen Metastasen über 5 cm und einem HCG in einem Bereich unter 100 U/l eine Strahlentherapie anwendbar, wenn eine Chemotherapie nicht applizierbar ist. Wegen der hohen Strahlensensibilität ist derzeit die adjuvante Strahlentherapie im Stadium I die Therapie der Wahl.

Die Dosis und die Feldgröße ist stadienorientiert und sollte sorgfältig eingehalten werden. Ein Seminom sollte nur mit Beschleunigertechnik bestrahlt werden unter regelmäßiger Kontrolle der Feldgrenzen wie im folgenden angegeben.

### 7.3.3.1  Adjuvante Therapie im Stadium CS I – Seminom

*Adjuvante Strahlentherapie*
Im Stadium CS I ohne Hinweis auf paraaortalen Lymphknotenbefall ist eine postoperative adjuvante Strahlentherapie zur Zeit die Therapie der Wahl. Bestrahlt werden die infradiaphragmalen paraaortalen Lymphknotenstationen mit einer Zielvolumendosis von 26 Gy. Die Fraktionierung beträgt 2,0 Gy, 5mal pro Woche. Die obere Feldgrenze ist die Oberkantee vom 11. Brustwirbelkörper, die untere die Unterkante vom 4. Lendenwirbelkörper. Das Feld erstreckt sich nach lateral bis zur seitlichen Begrenzung der Wirbelkörperquerfortsätze. Rezidive innerhalb des Strahlenfeldes wurden nicht beobachtet. Insgesamt besteht eine Rezidivrate von 3–4% mit Rezidiven außerhalb des Strahlenfeldes, insbesondere aber innerhalb der Lunge. Die daraufhin durchgeführte Chemotherapie führt zu einer nahezu 100%igen Überlebenswahrscheinlichkeit.

*„Wait and see policy"*
Derzeit wird in prospektiv randomisierten Studien untersucht, ob die Strahlentherapie noch weiter reduziert werden kann; dies ist insbesondere unter dem Aspekt der Karzinogenität und der Streustrahlung (Fertilität des kontralateralen Hodens!) von Bedeutung.

Lehnt ein Patient die Bestrahlung ab, kommt eine Überwachungsstrategie („watch and wait policy") in Betracht mit regelmäßiger Kontrolle der paraaortalen Lymphknoten und der Lunge.

*Adjuvante Chemotherapie*
Eine weitere, derzeit untersuchte Alternative ist die Möglichkeit des Ersatzes der adjuvanten Strahlentherapie durch eine adjuvante Chemotherapie (Carboplatinmonotherapie, 1–2 Zyklen); außerhalb von Studien sollte diese Modalität nicht angewendet werden. Eine Carboplatinmonotherapie ist eine therapeutische Alternative, wenn ein Patient eine Strahlentherapie ablehnt und eine Wait-and-see-Strategie nicht anwendbar ist, z. B. aus räumlichen, strukturellen oder ökonomischen Gründen.

### 7.3.3.2 Kurativ orientierte Therapie im Stadium CS II A – Seminom

*Strahlentherapie*
Die Behandlung im Stadium CS II A besteht in der Bestrahlung der infradiaphragmalen paraaortalen und der ipsilateralen iliakalen Lymphknotenstationen mit einer Zielvolumendosis von 30 Gy. Die Fraktion beträgt 2 Gy, 5 Tage pro Woche. Die obere Feldgrenze liegt, wie im klinischen Stadium I, an der Oberkante des 11. Brustwirbelkörpers, die untere Feldgrenze wird durch das Dach der Hüftgelenkpfanne gebildet. 1–3 Monate nach Abschluß der Therapie erfolgt eine computertomographische Kontrolle.

*Chemotherapie*
Eine Chemotherapie, z. B. eine Carboplatinmonotherapie mit 4 Zyklen, ist eine experimentelle Therapie, die nur in Studien appliziert werden sollte.

### 7.3.3.3 Kurativ orientierte Strahlentherapie im Stadium CS II B – Seminom
Es werden im Stadium CS II B mit Lymphknotenmetastasen mit maximal 5 cm Querdurchmesser die infradiaphragmalen paraaortalen und ipsilateralen iliakalen Lymphknotenstationen bestrahlt mit einer Zielvolumendosis von 36 Gy. Bei größeren Lymphknotenmanifestationen werden die Strahlenfeldgrenzen gegebenenfalls erweitert, so daß die gesamten befallenen Lymphknoten im Strahlenfeld eingeschlossen sind. Die Feldgrenzen liegen, ebenso wie beim Stadium CS II A, beim 11. Brustwirbelkörper bzw. Dach der Hüftgelenkpfanne.
   1–3 Monate nach Abschluß der Therapie erfolgt eine computertomographische Kontrolle.

### 7.3.3.4 Kurativ orientierte Strahlentherapie im Stadium CS II C – Seminom
Bei Lymphknotenmetastasen über 5 cm Durchmesser sowie bei Fernmetastasen ist die Strahlentherapie nur dann anzuwenden, wenn eine Chemotherapie nicht in Frage kommen kann; dies sollte allerdings immer der Fall sein, so daß der Strahlentherapie in diesem Stadium keine kurative Bedeutung zukommt.

### 7.3.3.5 Additive Strahlentherapie bei Resttumor – Seminom
Sollte nach Chemotherapie im Stadium CS II C oder III noch ein Resttumor vorliegen, wird in der Regel zugewartet oder eine Resektion durchgeführt. Die Rolle der Strahlentherapie in dieser Situation, als additive Maßnahme nach Abschluß einer Chemotherapie, ist unklar und

sollte prospektiv geprüft werden. Derzeit ist nicht davon auszugehen, daß eine additive Strahlentherapie bei einem Resttumor die Heilungschancen vergrößert; in Einzelfällen kann bei einem größeren Resttumor für den Fall, daß keine Resektion angeschlossen wird, eine Strahlentherapie erfolgen. Die in diesem Fall sinnvolle Dosis beträgt 30 Gy.

### 7.3.3.6 Palliative Strahlentherapie – Seminom

Bei folgenden Indikationen ist beim seminomatösen Hodentumor eine palliative Strahlentherapie indiziert:
– chemotherapierefraktäre Skelettläsionen,
– symptomatische chemotherapierefraktäre Tumoren,
– Rezidiv einer ZNS-Metastasierung.

### 7.3.3.7 Strahlentherapie von Skelett- und ZNS-Metastasen – Seminom

*Skelettmetastasen*
Es ist unklar, ob bei Skelettmetastasen des Seminoms eine alleinige Chemotherapie ausreichend ist oder ob zusätzlich eine Strahlentherapie erforderlich ist; im Zweifelsfalle, insbesondere bei größeren Läsionen, sollte immer parallel zur Chemotherapie eine Strahlentherapie appliziert werden. Die Dosis beträgt in diesem Falle 30 Gy.

*ZNS-Metastasen*
Eine ZNS-Metastasierung beim Seminom ist außerordentlich selten. In diesem Falle sollte wie beim Nichtseminom verfahren werden, d. h. eine zusätzliche Strahlentherapie parallel zur Chemotherapie. Eine punktgenaue Bestrahlung bei einzelnen Läsionen ist der Gesamttumorbestrahlung möglicherweise in diesen Fällen, d. h. bei begleitender Chemotherapie, vorzuziehen; es liegen hierzu aber noch keine langfristigen Daten vor.

### 7.3.4 Stellung der Chemotherapie beim Seminom

Das Seminom ist sehr chemotherapiesensibel, weit mehr als die nichtseminomatösen Hodentumoren. Dennoch gilt es auch beim Seminom Untergruppen mit ausgeprägter intrinsischer oder sekundärer Chemotherapieresistenz, insbesondere bei sehr fortgeschrittenen, weit metastasierten Seminomen, oder bei Seminomen mit Riesenzellen und hohen HCG-Werten. Aufgrund der hohen Cisplatinsensitivität ist möglicherweise eine Cisplatin- oder gar auch eine Carboplatinmonotherapie ebenso wirksam wie eine cisplatinhaltige Kombinationstherapie. Die derzeitigen vorläufigen Ergebnisse einer abgeschlossenen randomisierten Studie in Großbritannien sowie einer noch laufenden Studie in der BRD lassen noch keinen definitiven Schluß zu, ob evtl. eine Untergruppe mit geringer Tumormasse mit einer Carboplatinmonotherapie ausreichend behandelt wird. Die Studie des englischen Medical Research Council hat ergeben, daß die krankheitsfreie Überlebenszeit mit einer Carboplatinmonotherapie signifikant schlechter ist als mit einer cisplatinhaltigen Kombinationstherapie; die vorläufige Gesamtüberlebensrate ist gleich, bedingt durch eine erforderlich werdende Salvagetherapie unter Einschluß einer cisplatinhaltigen Kombinationstherapie. Bevor die Langzeitergebnisse aus den 2 randomisierten Studien mit einer Analyse der krankheitsfreien Zeit, der Überlebenszeit und der Toxizität noch nicht abgeschlossen sind, darf eine Carboplatinmonotherapie nur in begründeten Einzelfällen außerhalb von Studien angewendet werden. Solche Einzelfälle können sein:

–  Nierenfunktionsstörungen, die eine cisplatinhaltige Therapie nicht ermöglichen;
–  schlechter Allgemeinzustand (Beginn mit einer Carboplatinmonotherapie mit nachfolgender Eskalation der Chemotherapie → Wechsel auf Cisplatin),
–  Ablehnung einer cisplatinhaltigen Kombinationstherapie durch den Patienten.

### 7.3.4.1 Therapie des Seminoms – gute Prognose (IGCCCG-Klassifikation)

Die Standardtherapie ist eine cisplatinhaltige Kombinationstherapie mit 3 Zyklen PEB oder 4 Zyklen Cisplatin/Etoposid (PE). Bleomycin kann durch Ifosfamid ersetzt werden (3 Zyklen PEI), dieses Regime ist aber myelotoxischer und bietet gegenüber PEB den Vorteil, daß keine Gefahr einer pulmonalen Toxizität besteht; dies gilt auch für das weniger toxische PE-Protokoll. Weitere Therapieregime sind ohne Vorteil und nachgewiesenem Wert für das fortgeschrittene Seminom.

### 7.3.4.2 Therapie des Seminoms – intermediäre Prognose (IGCCCG-Klassifikation)

Für Patienten mit intermediären Prognosekriterien entsprechend der IGCCCG-Klassifikation ist möglicherweise eine Therapie mit 3 Zyklen PEB oder PEI bzw. 4 Zyklen PE nicht ausreichend; es liegen aber keine eindeutigen Daten zu dieser Fragestellung vor. Bei Patienten mit nichtpulmonalen viszeralen Metastasen in Leber, Skelett oder ZNS sollten analog dem Vorgehen beim Nichtseminom 4 Zyklen PEB oder PEI gegeben werden.

### 7.3.4.3 Vorgehen bei älteren oder multimorbiden Patienten

Patienten mit Seminom sind in der Regel älter als Patienten mit Nichtseminom; mit einem höheren Risiko an therapieassoziierten Nebenwirkungen in bezug auf das Knochenmark bzw. die Infektionsrate, Nephrotoxizität und pulmonaler Toxizität ist zu rechnen. Bei entsprechenden Risikopatienten sollte im ersten Zyklus die Dosis um ein Drittel der Solldosis reduziert werden. Bei manifester Einschränkung der Organfunktionen muß entsprechend den Vorschriften für Dosisreduktionen verfahren werden.

### 7.3.4.4 Patienten mit schlechtem Allgemeinzustand und/oder massiver pulmonaler Metastasierung

Bei Patienten mit marginaler pulmonaler Funktion aufgrund von multiplen Metastasen, multiplen Lebermetastasen und schlechtem Allgemeinzustand ist die Solldosis im 1. Zyklus um 50% zu reduzieren; bei Erholung des Patienten sollte der 2. Zyklus unverzüglich mit der 100%-Dosis gegeben werden.

### 7.3.4.5 Zyklusintervalle

Wie beim Nichtseminom sollten die Zyklusintervalle nicht mehr als 22 Tage betragen; eine Zyklusverlängerung ist nur dann notwendig, wenn die Thrombozyten am Tag 22 noch nicht wieder $100000/mm^3$ erreicht haben und/oder eine manifeste Infektion vorliegt. In diesen Fällen muß bis zur Erholung bzw. Normalisierung der Thrombozyten über $100000/mm^3$ abgewartet werden. Der Leukozytenwert ist ohne Bedeutung für die Entscheidung, ob der nächste Therapiezyklus gegeben werden kann; auch bei Leukozyten unter $1000/mm^3$ kann der nächste PEB-Zyklus appliziert werden, ohne daß mit einem höheren Risiko für Infektionen zu rechnen ist.

### 7.3.4.6 Applikation von G-CSF

- Bei Patienten mit ausgedehnter Tumormasse und/oder Einschränkung von Organfunktionen, insbesondere Knochenmark, Nieren und Lunge, sollte prophylaktisch G-CSF nach jedem Zyklus appliziert werden.
- Bei allen anderen Patienten sollte G-CSF nur dann gegeben werden, wenn im vorangegangenen Zyklus eine schwere Infektion aufgetreten ist; in diesen Fällen sollte G-CSF für alle nachfolgenden Zyklen appliziert werden (5 µg/kg).

### 7.3.4.7 Chemotherapie bei vorbestrahlten Patienten

Bei Patienten mit Vorbestrahlung besteht ein erhöhtes Risiko für eine knochenmarkbedingte Toxizität; in diesen Fällen sollten 75% der Solldosis für Cisplatin und Etoposid im 1. Zyklus gegeben werden; bei ausreichender Toleranz sollte 100% im 2. Zyklus angestrebt werden.

#### 7.3.4.8 Hochdosischemotherapie

Beim Seminom besteht grundsätzlich für eine Hochdosischemotherapie im Rahmen der primären Chemotherapie keine Indikation. Bei Rezidiv nach primärer Standardchemotherapie sollten Patienten mit einem Seminom in die laufenden Studien zur Hochdosissalvagechemotherapie eingeschlossen werden.

### 7.4 Therapiestrategie bei nichtseminomatösen Hodentumoren

#### 7.4.1 Übersicht – Nichtseminom

Die nichtseminomatösen Hodentumoren sind erheblich weniger strahlensensibel als die seminomatösen Hodentumoren, aber sehr chemotherapiesensibel; dies gilt insbesondere für frühe Stadien mit minimaler Tumormasse. Die Therapiestrategie bei den frühen Stadien, die historisch bedingt von der chirurgischen Maßnahme (Lymphadenektomie) bestimmt war, ist durch die Chemotherapie vielfältiger geworden und zum Teil geändert; zumindest bestehen verschiedene Optionen mit unterschiedlichen Toxizitätsspektren. Eine Beratung des Patienten zur Wahl der einen oder anderen Option bedarf der ausführlichen Kenntnis der Vor- und Nachteile der einzelnen Therapieoptionen ebenso wie der maximalen Kenntnis für die Durchführung der gewählten Therapieform, sei es die Chirurgie oder die Chemotherapie oder auch eine Überwachungsstrategie z. B. im Stadium I.

Bei den fortgeschrittenen Stadien wird weiterhin nach der optimalen Chemotherapie gesucht mit Reduktion der Toxizität für Patienten mit guter Prognose, Intensivierung der Chemotherapie für Patienten mit intermediärer Prognose und Maximierung der Chemotherapie unter Einschluß der Hochdosistherapie für Patienten mit schlechter Prognose unter cisplatinhaltiger Standardtherapie. Es ist somit erkennbar, daß zwar Standardtherapien definiert sind, diese aber derzeit nicht ausreichend sind und eine Behandlung von möglichst allen Patienten mit Hodentumoren im Rahmen der prospektiven Studien dringend erforderlich ist. Für nahezu jedes Stadium eines Seminoms und nichtseminomatösen Hodentumoren ist eine Studie angegeben (s. unter 10).

Eine Übersicht über die Standardtherapieoptionen für die Stadien I und II A/B des nichtseminomatösen Hodentumors ist in Abb. 1 dargestellt, und für die fortgeschrittenen Studien in Abb. 2 und 3.

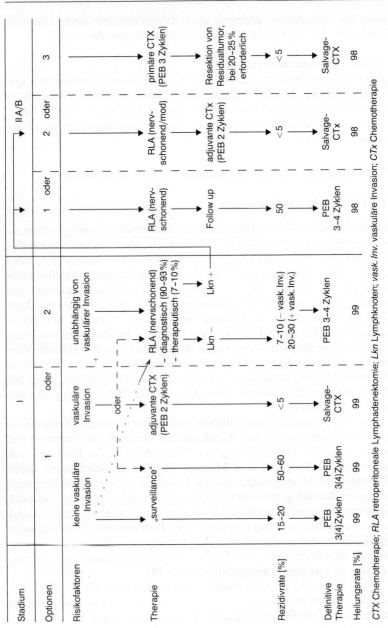

| Stadium | I | | | II A/B | | |
|---|---|---|---|---|---|---|
| Optionen | 1 | oder | 2 | 1 | oder 2 | oder 3 |
| Risikofaktoren | keine vaskuläre Invasion | vaskuläre Invasion | unabhängig von vaskulärer Invasion | | | |
| Therapie | "surveillance" | adjuvante CTX (PEB 2 Zyklen) | RLA (nervschonend) - diagnostisch (90–93%) - therapeutisch (7–10%) → Lkn − / Lkn + | RLA (nervschonend) Follow up | RLA (nervschonend/mod.) adjuvante CTx (PEB 2 Zyklen) | primäre CTX (PEB 3 Zyklen) Resektion von Residualtumor, bei 20–25% erforderlich |
| Rezidivrate [%] | 15–20 / 50–60 | <5 | Lkn − 7–10 (− vask. Inv.) / 20–30 (+ vask. Inv.) | 50 | <5 | <5 |
| Definitive Therapie | PEB 3(4) Zyklen / PEB 3(4)Zyklen | Salvage-CTX | PEB 3–4 Zyklen | PEB 3–4 Zyklen | Salvage-CTx | Salvage-CTX |
| Heilungsrate [%] | 99 / 99 | 99 | 99 | 98 | 98 | 98 |

CTX Chemotherapie; RLA retroperitoneale Lymphadenektomie; Lkn Lymphknoten; vask. Inv. vaskuläre Invasion; CTx Chemotherapie

**Abb. 1.** Algorithmus der Therapiestrategie beim nichtseminomatösen Hodenkarzinom in den Stadien CS I und CS/PS II A/B

## 7.4.2 Klinisches Stadium I – Nichtseminom

### 7.4.2.1 Diagnostische retroperitoneale Lymphadenektomie

In Deutschland (und teilweise in den USA) wird im klinischen Stadium I, d. h. nach computertomographischen Ausschluß von Lymphknoten- und Lungenmetastasen und negativen Tumormarkern nach einer Orchiektomie, eine Lymphadenektomie durchgeführt. Ziel dieser relativ großen chirurgischen Maßnahme mit einem ausgedehnten Längsschnitt und einer mehrstündigen Operation ist die histopathologische Sicherung des Stadiums CS I. In diesen Fällen ist diese Operation nicht therapeutisch gewesen; sie kann auch nicht verhindern, daß bei 15% der Patienten nach der Operation Lungenmetastasen entstehen. Der Vorteil dieser Operation ist, daß – eine sorgfältige Lymphadenektomie vorausgesetzt – nahezu kein Rezidiv im Retroperitoneum entstehen kann und damit die weitere Nachsorge relativ vereinfacht wird. Da aber keine Sicherheit besteht, daß kein retroperitoneales Rezidiv entsteht, und weiterhin das Risiko für die Entwicklung von Lungenmetastasen besteht (15%), muß trotz dieser Operation eine Nachsorge angeschlossen werden, um das Rezidiv frühzeitig zu erkennen. Für ca. 15% der Patienten ist diese Operation auch therapeutisch, und zwar für die Patienten, die ein pathologisches Stadium II A(B) haben, d. h. bei denen die klinische Stadieneinteilung falschnegativ gewesen ist. Aber auch bei diesen Patienten besteht das Risiko einer Lungenmetastasierung, so daß nur für einen Teil dieser Patienten diese Operation kurativ gewesen ist. Dies bedeutet, daß trotz der Operation bei 12–15% der Patienten eine Chemotherapie im Rezidivfalle erforderlich wird; 80–85% der Patienten sind der Operation unterzogen worden, ohne daß sie einen therapeutischen Benefit hat.

Das Problem dieser Operation ist, neben der operativen Morbidität, daß – je nach Technik und Erfahrung des Operateurs – ein Risiko für den Verlust der Ejakulation in der Größenordnung von 5–10% besteht. Angesichts dieser Gesamtmorbidität und des relativ geringen Gewinns muß der Wert der diagnostischen Lymphadenektomie sehr kritisch gesehen werden; sie wird daher in vielen Ländern Europas nicht mehr durchgeführt.

### 7.4.2.2 Risikoadaptiertes Vorgehen

Eine Reihe von prognostischen Faktoren wurde als Indikator für eine retroperitoneale Lymphknoten- und/oder spätere Lungenmetastasierung identifiziert: Nachweis einer Gefäßinvasion durch Tumorzellen im Primärtumorbereich, embryonales Karzinom, Chorionkarzinom bzw. trophoblastische Anteile, Fehlen von Yolk-sac-Tumoranteilen, Fehlen von

Teratokarzinom. Weitere molekulargenetische Faktoren werden derzeit untersucht unter Einschluß von Proliferationsmarkern wie nKi-67, Anzahl von Kopien von i12p, Tumorsuppressorgene bcl-2, p53, „tissue inhibitor of metaloproteinase" 1 + 2 etc. sowie Adhäsionsmoleküle; derzeit ist der einzig klinisch relevante unabhängige Faktor der Nachweis einer Gefäßinvasion im Primärtumor (venöse Gefäße ebenso wie Lymphgefäße): beim klinischen Stadium I beträgt die Wahrscheinlichkeit für die Entwicklung von Metastasen in retroperitonealen Lymphknoten oder in der Lunge sowie in weiteren Organen 50%, gegenüber 20% beim Fehlen einer eindeutigen Tumorzellinvasion in den venösen oder Lymphgefäßen.

Hieraus leitet sich die sog. risikoadaptierte Therapiestrategie ab:

– Bei Fehlen von Tumorzellinvasion in Gefäßen wird eine Surveillancestrategie („Wait-and-see-Strategie") angeschlossen mit regelmäßiger Nachsorge und chemotherapeutischer Intervention bei den frühesten Anzeichen eines Rezidivs (signifikante Markererhöhung und/oder Nachweis von Lungen- oder Lymphknotenmetastasen etc.).

– Beim Nachweis einer Tumorzellinvasion in den Gefäßen: Durchführung einer adjuvanten Chemotherapie mit 2 Zyklen PEB.

Durch die adjuvante Chemotherapie kann die Entwicklung von Metastasen mit einer Wahrscheinlichkeit von 97% verhindert werden, d. h. nach Orchiektomie und 2 Zyklen adjuvanter Chemotherapie sind 97% der Patienten definitiv geheilt. Bei der Wait-and-see-Strategie bei Patienten mit geringem Risiko für Metastasen muß man innerhalb der nächsten 2 Jahre mit einem Metastasierungsrisiko von 15–20% rechnen; die Patienten müssen entsprechend regelmäßig, d. h. alle 6–8 Wochen, kontrolliert werden mit Hilfe der abdominellen Sonographie (Wechsel mit Computertomographie zur sicheren Diagnostik), Röntgenuntersuchung des Thorax in 2 Ebenen und Bestimmung der Tumormarker. Nach Ablauf von 2 Jahren ist die Wahrscheinlichkeit der Entwicklung von Metastasen deutlich geringer und nur noch minimal, so daß die Untersuchungsintervalle auf 3 Monate verlängert werden können.

Das Entscheidende an dem risikoadaptierten Vorgehen ist nicht nur die optimale Durchführung der adjuvanten Chemotherapie, damit der Patient nicht einem unnötigen chemotherapieassoziierten Risiko ausgesetzt wird, sondern auch die sorgfältige Einhaltung der Überwachungsstrategie und die rechtzeitige chemotherapeutische Intervention beim Rezidiv; es wäre fatal, wenn es durch Nachlässigkeit zu einer ausgedehnten Metastasierung (mit Kriterien für eine schlechte Prognose unter einer Standardchemotherapie) kommen würde. Es hat sich allerdings gezeigt, daß die Patienten nach entsprechender Aufklärung außerordentlich zuverlässig sind und die Untersuchungsintervalle einhalten; es häufen sich allerdings die Beobachtungen, daß der betreuende Arzt nicht frühzeitig genug auf Zeichen des Rezidivs achtet, z. B. bedingt durch die zeitliche Verzögerung bei der Evaluation der Tumormarker, inadäquate sonographische Untersuchungsmethoden etc.

Diese Überwachungsstrategie ist somit gebunden an eine technische und organisatorische Kompentenz auf seiten des Arztes ebenso wie auf seiten des Patienten; bei entsprechend fehlenden Bedingungen oder bei als unzuverlässig einzustufenden Patienten oder bei entsprechend problematischen Lebensbedingungen ist die Überwachungsstrategie nicht zulässig. In diesen Fällen sollte eher eine adjuvante Chemotherapie durchgeführt werden oder – wenn eine Chemotherapie vemieden werden soll – eine diagnostische Lymphadenektomie. Letzteres gilt insbesondere auch für Patienten, bei denen das Risiko für eine chemotherapieinduzierte – vorübergehende – Minderung der Fertilität minimiert werden soll; in diesen Fällen ist eine diagnostische Lymphadenektomie vorzuziehen, da beim Nachweis von Lymphknotenmetastasen und deren Resektion zumindest eine 50%ige Wahrscheinlichkeit besteht, daß keine weitere Chemotherapie erforderlich ist, aufgrund der radikalen Metastasenresektion. In solchen Fällen wird unabhängig von der Risikodefinition „Gefäßinvasion" verfahren.

Der Nachteil der Durchführung einer adjuvanten Chemotherapie ist, daß die Hälfte der Patienten einer Chemotherapie exponiert wird, die unnötig ist, da die Hälfte der Patienten keine Metastasen entwickelt hätte. Allerdings sind, abgesehen von der akuten Toxizität der Chemotherapie, keine relevanten Langzeitprobleme nach 2 Zyklen einer adjuvanten PEB-Therapie zu erwarten, insbesondere keine signifikant erhöhte Rate an Zweittumoren. Derzeit wird untersucht, ob 1 Zyklus PEB für die adjuvante Therapie im klinischen Stadium I ausreichend ist. Ebenso werden andere Therapieregime geprüft, z. B. Cisplatin/Etoposid/Vinblastin oder Vincristin (Medical Research Council in England), um das Risiko von Organtoxizitäten z. B. durch Bleomycin weiter zu vermindern bzw. zu eliminieren.

Eine adjuvante Chemotherapie unabhängig von dem Risikofaktor „Gefäßinvasion" ist nicht zulässig! Ebenso sollte eine Lymphadenektomie, wenn sie durchgeführt wird, eine sogenannte nervschonende Operationstechnik beinhalten; bei optimaler nervschonender Operationstechnik ist der Verlust der Ejakulation nahezu immer vermeidbar. Diese sogenannte „Nerve-sparing-Technik" wird allerdings derzeit nur an wenigen Zentren in der gebotenen Qualität durchgeführt.

### 7.4.3 Klinisches Stadium II A/B

Im klinischen Stadium II A/B ist damit zu rechnen, daß ein kleinerer Teil der Patienten (mit markernegativem Primärtumor bzw. Markernegativität, aber pathologischem Befund in der bildgebenden Diagnostik im Bereich des Retroperitoneums) sich im klinisches Stadium I befinden; eine operative Therapiestrategie mit Lymphadenektomie ebenso wie eine Chemotherapie wäre für diese Patienten ein „overtreatment". Grundsätzlich existieren 3 verschiedene Möglichkeiten zum therapeutischen Vorgehen im klinischen Stadium II A/B:

– primäre Lymphadenektomie mit nachfolgender adjuvanter Chemotherapie (2 Zyklen PEB);

– primäre Lymphadenektomie, ohne weitere adjuvante Chemotherapie, d. h. Chemotherapie erst im Rezidivfall;

– primäre Chemotherapie und Resektion nur für den Fall von verbleibendem Residualtumor im Retroperitoneum nach Abschluß der Chemotherapie (3 Zyklen PEB).

Alle 3 Optionen führen zum gleichen Therapieergebnis, nämlich einer Heilungsrate von 98%. Der therapeutische Aufwand ist am größten, wenn eine Lymphadenektomie durchgeführt wird, gefolgt von einer adjuvanten Chemotherapie mit 2 Zyklen PEB, da alle Patienten sowohl der Operation als auch der Chemotherapie exponiert werden. Zusätzlich nehmen die Patienten das Risiko auf sich, einen Verlust der Ejakulation zu erleiden mit einer Wahrscheinlichkeit von ca. 30%. Bei einer primären Chemotherapie kommt es immer zu einer guten Regression der retroperitonealen Lymphknoten (Größe vor der Chemotherapie maximal 5 cm); in 20–25% der Fälle ist eine Resektion von kleinvolumigen Residualtumoren notwendig. Die Gefahr eines Verlustes der Ejakulation ist bei dieser Operation vergleichbar; allerdings werden nur maximal 25% aller Patienten operiert, so daß das Gesamtrisiko bei diesem Vorgehen in bezug auf den Verlust der Ejakulation insgesamt geringer ist.

Bei der 2. Option, der Lymphadenektomie ohne adjuvante Chemotherapie, beträgt das Risiko eines Rezidivs und damit einer erforderlich werdenden Chemotherapie (3 Zyklen PEB) 50%; beim Stadium II A mit minimaler Lymphknotenmetastasierung ist das Rezidivrisiko eher noch geringer und liegt bei ca. 30%; allerdings fehlen noch genaue Angaben zu den relevanten Prognosefaktoren, z. B. Anzahl und Größe der Lymphknotenmetastasen, sowie zur biologischen Prognose der Determinanten wie Markerhöhe etc. Diese Option mit primärer Lymphadenektomie und anschließender Kontrolle ohne adjuvante Chemotherapie ist eine sinnvolle Option für solche Patienten, die eine Chemotherapie – ob adjuvant oder primär – mit allen Mitteln vermeiden möchten; für diese Patienten ist die primäre Lymphadenektomie zumindest eine Chance in der Größenordnung von 50%, beim Stadium II A evtl. auch 70%, ohne Chemotherapie auszukommen.

Es ist derzeit nicht klar, welche der Therapieoptionen grundsätzlich empfohlen werden sollte; sicherlich kann im Einzelfall für eine dieser 3 Optionen entschieden werden. Es muß allerdings bemerkt werden, daß für die Option der primären Chemotherapie, gefolgt von einer Residualtumorresektion, noch nicht ausreichend Langzeitdaten vorliegen; evtl. kommen für diese Option insbesondere Patienten mit embryonalem Karzinom in Betracht, da in diesem Fall eine hohe Regressionsrate und eine geringe Wahrscheinlichkeit für eine Residualtumorresektion vorhanden ist, während bei Patienten mit Teratokarzinomanteilen im Primärtumor die Wahrscheinlichkeit für einen zu operierenden Residualtumor und für die Entwicklung eines differenzierten Teratoms (das sich auch in nichtresezierten, komplett regredierten Lymphknotenanteilen finden kann) größer ist als beim embryonalen Karzinom.

*Cave:* Bei Durchführung einer primären Lymphadenektomie ist immer darauf zu achten, daß ein nervschonendes Verfahren zur Reduktion des Risikos für den Verlust der Ejakulation angewendet wird; dies gilt auch für die Residualtumorresektion.

### 7.4.4 Chemotherapie fortgeschrittener nichtseminomatöser Hodentumoren

#### 7.4.4.1 Einschätzung der Prognose

Bis vor kurzem wurde im wesentlichen die Indiana-Klassifikation ("minimal, moderate und advanced disease") als Grundlage für die Wahl der Chemotherapie und Zyklusanzahl gewählt; kürzlich wurde durch eine Metaanalyse von ca. 5000 Patienten aus Europa und USA eine neue Prognosedefinition durch die International Germ Cell Cancer Collaboration Group (IGCCCG 1995) geschaffen. Die Parameter sind aufgrund der Basisuntersuchungen zur Stadieneinteilung schnell definiert und lassen ohne Zeitverzug eine Einteilung der Patienten in 3 Prognosegruppen zu:

- gute Prognose mit einer Dreijahresüberlebensrate von 92%,
- intermediäre Prognose mit einer Dreijahresüberlebensrate von 80%,
- schlechte Prognose mit einer Dreijahresüberlebensrate von 50%.

Die Parameter sind:
- Seminom vs. Nichtseminom,
- „niedrige" vs. „intermediäre" vs. „hohe" Marker,
- Fehlen oder Präsenz von nichtpulmonalen viszeralen Metastasen
  (Leber, Skelett, ZNS).

Seminome gehören der Kategorie *gute Prognose* und *intermediäre Prognose* an, nie der Kategorie *schlechte Prognose*. Die Kalkulation der Überlebensrate basiert auf Patienten, die sämtlich mit einer cisplatinhaltigen Kombinationschemotherapie in Standarddosierungen und Standardzykluszahl behandelt worden sind (PEB, PEI, PE), auch unter Einschluß einer Hochdosissalvagechemotherapie. Dies bedeutet, daß bei Patienten, die der guten Prognosegruppe angehören, eine Überlebensrate von 92% nicht mehr verbesserbar ist und die derzeitigen Studienziele in der Reduktion der therapieassoziierten Toxizität bestehen, während bei den Patienten mit intermediärer und schlechter Prognose die Überlebensrate durchaus verbesserungsbedürftig und hoffentlich auch verbesserungsfähig ist.

Wie bei allen Prognosemodellen sind allerdings auch bei der IGCCCG-Klassifikation insbesondere die Gruppen „intermediäre Prognose" und „schlechte Prognose" heterogen; so setzt sich auch die Gruppe „intermediäre Prognose" aus Patienten zusammen, die durchaus eine schlechtere Prognose als der Mittelwert von 80% Heilungsrate haben. Aus diesem Grunde wird in den nachfolgenden Therapieempfehlungen eine Aufteilung der Patienten mit intermediärer Prognose entsprechend der IGCCCG-Klassifikation gemacht mit Unterteilung in Patienten mit „moderate disease" und „advanced disease" gemäß der Indiana-Klassifikation. Es wird kein Unterschied gemacht für primär retroperitoneale Tumoren, da die Prognose nicht unterschiedlich ist im Vergleich zu primär gonadalen Tumoren; allerdings gehören alle primär mediastinalen Keimzelltumoren zur Gruppe mit schlechter Prognose, unabhängig von ihrer Tumorausdehnung und Metastasenlokalisation.

Die Standardtherapie ist aufgrund prospektiv randomisierter Studien klar definiert: ein Abweichen von vorliegenden Vorgaben ohne Begründung ist nicht sinnvoll, da dies nicht mit einem therapeutischen Vorteil verbunden ist. Am sinnvollsten ist die Behandlung von Patienten im Rahmen von prospektiven Studien zur Optimierung der Chemotherapie.

Eine Übersicht zur Wahl der Chemotherapie bei fortgeschrittenen Stadien ist in Abb. 2 dargestellt.

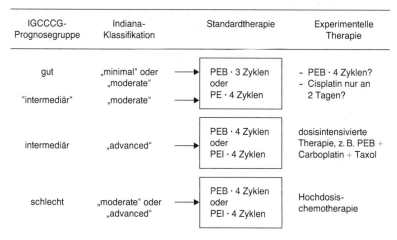

| IGCCCG-Prognosegruppe | Indiana-Klassifikation | Standardtherapie | Experimentelle Therapie |
|---|---|---|---|
| gut | „minimal" oder „moderate" | → PEB · 3 Zyklen oder PE · 4 Zyklen | - PEB · 4 Zyklen? - Cisplatin nur an 2 Tagen? |
| "intermediär" | „moderate" | → | |
| intermediär | „advanced" | → PEB · 4 Zyklen oder PEI · 4 Zyklen | dosisintensivierte Therapie, z. B. PEB + Carboplatin + Taxol |
| schlecht | „moderate" oder „advanced" | → PEB · 4 Zyklen oder PEI · 4 Zyklen | Hochdosis-chemotherapie |

**Abb. 2.** Primäre Chemotherapie bei fortgeschrittenem nichtseminomatösem Hodenkarzinom im Stadium CS II C – III

### 7.4.4.2 Chemotherapie beim Nichtseminom mit guter Prognose

Die Standardtherapie besteht aus 3 Zyklen Cisplatin/Etoposid/Bleomycin (PEB). Bei Patienten mit Kontraindikation gegen Bleomycin können auch 4 Zyklen Cisplatin/Etoposid (PE) gegeben werden. Die laufende EORTC-Studie überprüft derzeit noch einmal die Frage, ob 3 Zyklen PEB ausreichend sind; bis zum Nachweis des Gegenteils gelten 3 Zyklen PEB als Standardtherapie. Die EORTC-Studie untersucht weiterhin, ob Cisplatin auf 2 Tage verkürzt werden kann, wodurch sich der therapeutische Aufwand bei der PEB-Therapie reduzieren würde. Andere Therapieprotokolle sind bei diesen Patienten nicht indiziert bzw. zulässig. Die Überlebensrate mit dieser Standardtherapie beträgt 90% nach 5 Jahren.

### 7.4.4.3 Chemotherapie beim Nichtseminom – intermediäre Prognose

Die Überlebensrate dieser Patientengruppe beträgt 80%. Da aber die Patienten, die in die Metaanalyse eingingen, zum geringen Anteil auch zur Gruppe „advanced disease" entsprechend der Indiana-Klassifikation gehören und diese Patienten mit 4 Zyklen PEB behandelt worden sind, wird für die therapeutische Vorgabe die Gruppe „intermediäre Prognose" aufgeteilt in eine Gruppe, die der „moderate disease" entsprechend der Indiana-Klassifikation entspricht, und in eine Gruppe, die der Gruppe „advanced disease" entspricht.

- intermediäre Prognose, „moderate disease" (Indiana): die Therapie besteht in 3 Zyklen PEB, alternativ – bei Kontraindikation gegen Bleomycin – 4 Zyklen PE;
- intermediäre Prognosegruppe, „advanced disease" (Indiana): die Therapie besteht in 4 Zyklen PEB oder – bei Kontraindikation oder Ablehnung von Bleomycin aufgrund des potentiellen Risikos einer fatalen Lungentoxizität – 4 Zyklen Cisplatin/Etoposid/Ifosfamid (PEI), analog der Gruppe mit schlechter Prognose.

Da eine Fünfjahresüberlebensrate von 80% durchaus als verbesserungswürdig erscheint, untersucht das laufende Protokoll der EORTC derzeit ein intensiviertes Therapieprotokoll unter Einschluß von Cisplatin/Etoposid/Bleomycin, Vincristin und Carboplatin sowie in einem weiteren Protokoll die Kombination aus Cisplatin/Etoposid/Bleomycin und Taxol.

### 7.4.4.4 Chemotherapie beim Nichtseminom – Schlechte Prognose
Die Standardtherapie besteht aus 4 Zyklen PEB oder 4 Zyklen PEI (bei Ablehnung oder Kontraindikation gegen Bleomycin). Der Unterschied zwischen PEB und PEI ist die höhere Myelotoxizität von PEI im Vergleich zu PEB, wohingegen das PEB-Regime mit dem noch geringen, aber doch vorhandenen Risiko einer fatalen Pneumonitis assoziiert ist. Alternierende oder dosisintensivierte Protokolle unter Einsatz von hämatopoetischen Wachstumsfaktoren haben keine Verbesserung der Überlebenschance von 50% nach 5 Jahren bei dieser Patientengruppe erbracht. Auch eine Hochdosischemotherapie ist nicht in der Lage, eine Cisplatinresistenz zu durchbrechen und eine signifikante Heilungsrate zu erzielen, wenn eine primäre cisplatinhaltige Standardchemotherapie in Standarddosis nicht zu einer anhaltenden kompletten Remission geführt hat.

Aus dieser Beobachtung leitet sich das gegenwärtige Therapieprotokoll der AIO ab mit dem Versuch, durch eine primär maximal dosierte sequentielle Chemotherapie unter Ersatz von hämatopoetischen Wachstumsfaktoren und autologem Stammzellsupport die primär vorhandene intrinsische Chemotherapieresistenz zum Teil zu überwinden und v. a. die Entwicklung einer sekundären Chemotherapieresistenz zu vermeiden oder zumindest hinauszuzögern. Ein paralleler Ansatz wird in den USA von der Intergroup-Studie untersucht, in der 4 Zyklen PEB verglichen werden mit 2 Zyklen PEB, gefolgt von 2 Zyklen Hochdosis-Carboplatin/Etoposid/Cyclophosphamid.

Außerhalb von diesen Studien ist eine primäre Hochdosistherapie im Rahmen der Induktionstherapie zu keinem Zeitpunkt indiziert; sie ist reserviert für die Rezidivsituation. Eine frühe Dosiseskalation im Rahmen der Primärtherapie bei (scheinbar) schlechtem Ansprechen auf die Primärtherapie ist nicht indiziert und sollte nicht durchgeführt werden!

### 7.4.4.5 Anwendung von G-CSF

Patienten mit guter und intermediärer Prognose („moderate disease") benötigen keine prophylaktische Applikation von G-CSF; die Therapiezyklen müssen alle 22 Tage wiederholt werden ohne Therapieverzögerung mit Verzögerung nur bei Thrombozytopenie unter $100\,000/mm^3$ oder florider Infektion am Tag 22. Jeder Zyklus wird wiederholt ohne Rücksicht auf die periphere Leukozytenzahl. Es ist auch nicht erforderlich, die periphere Leukozytenzahl durch Applikation von G-CSF zu „normalisieren". Sollte im vorangehendem Zyklus allerdings eine Infektion aufgetreten sein, sollte in den darauffolgenden Zyklen G-CSF gegeben werden.

Bei intermediärer Prognose, „advanced disease" und Patienten mit schlechter Prognose sollte primär G-CSF als Prophylaxe in allen Zyklen appliziert werden; es hat sich in einer EORTC-Studie (Fossa 1995) gezeigt, daß die gesamte therapieassoziierte Letalität signifikant geringer war, wenn G-CSF prophylaktisch appliziert worden war.

### 7.4.4.6 Modifikation der Standardtherapie

- Bei deutlich eingeschränkter Nierenfunktion (GFR unter 50 ml/min) trotz Ureterschiene oder Nierenfistelung: Carboplatin/Etoposid/Bleomycin mit Dosisadaptation von Carboplatin an die Kreatininclearance (Berechnung nach AUC) sowie Reduktion von Bleomycin und Etoposid entsprechend der Kreatininclearance (s. Kap. „Dosisreduktion bei eingeschränkter Nierenfunktion" in Teil 1).
- Bei eingeschränkter Lungenfunktion sollte keinesfalls Bleomycin gewählt werden, sondern Cisplatin/Etoposid/Ifosfamid (PEI).
- Bei erheblich eingeschränktem Allgemeinzustand (Karnofsky-Index unter 50%) oder bei massiver pulmonaler Metastasierung und Beginn einer Dyspnoe oder Hämoptoe oder Lebermetastasierung mit Befall von mehr als 50% der Leber: 50% der Solldosis im 1. Zyklus, anschließend Dosissteigerung auf 100%. Eine Chemotherapie kann und soll notfalls auch in der Beatmung durchgeführt werden, insbesondere bei pulmonalen Blutungen.

### 7.4.4.7 Therapieablauf

Der Ablauf der Therapie ist in Abb. 3 dargestellt. Zunächst werden obligat 2 Zyklen Chemotherapie gegeben. Danach erfolgt die Reevaluation mit

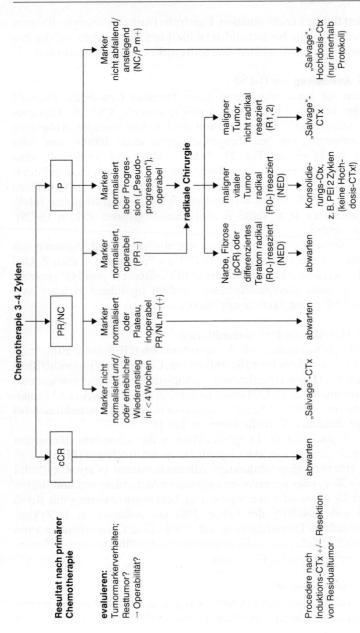

*Ctx* Chemotherapie, *cCR* klinisch komplette Remission, *pCR* pathologisch komplette Remission, *NED* tumorfrei nach Operation

**Abb. 3.** Vorgehen nach primärer (Induktions)chemotherapie beim nichtseminomatösen Hodentumor

bildgebenden Verfahren sowie die Bestimmung der Tumormarker. Bei Markerabfall und stabiler oder regredienter Tumormanifestation wird die Chemotherapie komplettiert (3–4 Zyklen insgesamt je nach Stadium). Im seltenen Fall eines diskordanten Ansprechens, d. h. Markerabfall, aber Progression im bildgebenden Verfahren, liegt wahrscheinlich ein *„growing teratoma syndrome"* vor bzw. eine sog. *Pseudoprogression.* Hier wird die Chemotherapie ebenfalls fortgesetzt. Sollten sich bei diesen Fällen aber lokale Komplikationen bilden mit Bedrohung vitaler Strukturen, sollte die Chemotherapie beendet und vorzeitig die in jedem Falle erforderliche Resektion durchgeführt werden.

Nur bei dokumentiertem Markeranstieg nach 2 Zyklen Chemotherapie ist ein frühzeitiger Wechsel der Therapie indiziert; es ist darauf zu achten, daß die Markerbestimmung nicht zwischen den Zyklen, sondern direkt vor dem nächsten Zyklus durchgeführt worden ist (durch den Tumorzellzerfall kann es bis zu 14 Tagen nach der Applikation der Chemotherapie zu einem Pseudoanstieg des Markers kommen!). Bei Markeranstieg nach 2 Zyklen liegt eine eindeutige Cisplatinresistenz vor; es muß auf ein experimentelles Therapieregime unter Einschluß einer Hochdosistherapie und neuen Zystostatika gewechselt werden, da der Wechsel auf konventionell dosierte Therapieregime mit den schon benutzten oder vergleichbaren Substanzen nicht effektiv ist. Beim Resttumor nach Abschluß der 3 bzw. 4 Zyklen und Markernormalisierung erfolgt die Resektion des Residualtumors.

Bei initial sehr hohem β-HCG kann es nach raschem Abfall zu einer residuellen Markererhöhung kommen, dem sog. Markerplateau mit β-HCG-Werten bis zu 300 ng/l als Ausdruck einer ausgedehnten Nekrose mit Resorption nekrotischer β-HCG-haltiger Tumorzellen. In diesen Fällen sollte β-HCG in 4wöchigen Abständen kontrolliert werden; in der Regel normalisiert sich der Tumormarker in 2–3 Monaten. Sollte er in dieser Zeit wieder ansteigen, liegt eine Tumorresistenz bzw. ein Rezidiv vor, das eine entsprechende Salvagetherapie erfordert, keinesfalls aber eine Operation.

### 7.4.4.8  Residualtumorresektion

*Resektion von residualen retroperitonealen Lymphknoten*
Bei allen Patienten, die nach einer Chemotherapie einen markernegativen Status erreicht haben und in den bildgebenden Verfahren Residuen über 1 cm aufweisen, soll eine Residualtumorresektion angestrebt werden. Die bisher erarbeiteten Prognosemodelle, die die Histologie des Primärtumors, die prozentuale Tumorvolumenreduktion sowie die absolute

Größe des Residualtumors herangezogen haben, sind nicht trennscharf genug, um eine Patientengruppe zu differenzieren, bei der auf eine Operation verzichtet werden kann. Bei grenzwertigen bzw. unklaren Befunden sollte 6–8 Wochen zugewartet und danach eine erneute CT-Kontrolle durchgeführt werden; bei Vorliegen einer Nekrose kommt es zu zunehmender Resorption der Nekrose mit Rückgang bzw. nach und nach Normalisierung der Restbefunde.

*Resektion von Residuen in Lunge und Leber*
Haben die bildgebenden Verfahren nach einer cisplatinhaltigen Therapie Residuen nachgewiesen, hängt das weitere Vorgehen vom Markerstatus ab. Bei negativen Tumormarkern sollte sich eine komplette Sektion aller residuellen Tumormanifestationen anschließen. Es bestehen keine prinzipiellen Unterschiede hinsichtlich der histologischen Verteilung zwischen residuellen Tumoren im Bereich des Retroperitoneums und der Lunge; bislang fehlen ausreichende Daten über die Histologie bei Residuen in der Leber. In der Lunge zeigt sich ein Muster von Nekrose/Fibrose (60%), reifem Teratom (25%) und vitalem Karzinom (15%). Nadelbiopsien eines Residualtumors können nicht als repräsentativ für die Gesamthistologie angesehen werden. Beim Vorliegen von retroperitonealen *und/oder* Lebermetastasen wird nach Möglichkeit eine einzeitige Operation durchgeführt; falls dies aus Gründen des Allgemeinzustandes nicht möglich ist, wird mit der Entfernung des retroperitonealen Resttumors begonnen.

Der Zeitpunkt der Residualtumorresektion ist frühestens 4–6 Wochen nach der letzten Chemotherapie; bei schlechtem Allgemeinzustand oder therapiebedingter Toxizität (insbesondere nach einer Hochdosistherapie) ist eine weitere Verzögerung möglich ohne negativen Einfluß auf das Gesamtergebnis.

*Resektion von Residualtumoren bei positiven Tumormarkern*
**Cave:** Patienten mit ansteigenden Tumormarkern nach einer adäquat dosierten cisplatinhaltigen Chemotherapie stellen ein besonders therapeutisches Problem dar. Einzelne Patienten scheinen in dieser Situation von einer Resektion der residuellen Tumoren zu profitieren. Dies ist grundsätzlich nur dann anzustreben, wenn mindestens 2 verschiedene, cisplatinhaltige Chemotherapieprotokolle vorausgegangen sind. Die beste Prognose (Langzeitüberleben bei ca. 20% der Patienten) bei einer in dieser Situation erfolgenden chirurgischen Intervention haben Patienten, die lediglich eine Tumormanifestation (vorzugsweise im Retroperitoneum) aufweisen und die keine erhöhten Werte von β-HCG haben. Bei Patienten mit mehr als einer Tumorlokalisation oder erhöhten Werten von β-HCG ist eine langfristige Tumorfreiheit nur in Einzelfällen zu erreichen.

**Cave:** Der *Narkosearzt muß auf die Bleomycinvorbelastung hingewiesen werden:* eine Beatmung mit hyperbarem Sauerstoff ist obsolet (Gefahr einer akuten Pneumonitis); eine Beatmung mit Raumluft ist erforderlich.

### 7.4.4.9 Konsolidierungschemotherapie

Bei Patienten, die in der Resektion lediglich Nekrosen oder ein reifes Teratom aufweisen, ist eine weitere Chemotherapie nicht indiziert. Das Standardvorgehen beim Nachweis von vitalem Karzinom im Resektat nach einer *primären* cisplatinhaltigen Chemotherapie besteht in der Applikation von 2 weiteren Zyklen einer auf Cisplatin basierenden Kombinationstherapie. Hierbei ist zu beachten, daß die Bleomycingrenzdosis von 350 mg nicht überschritten wird. Bei PEB-Vorbehandlung empfiehlt sich die Applikation von 2 Zyklen PEI oder Cisplatin/Vinblastin/Ifosfamid und umgekehrt. Eine Hochdosischemotherapie ist in dieser Situation keinesfalls indiziert, da ihr Wert nicht geprüft ist.

Die Prognose ist deutlich schlechter, wenn nach einer *Second-line-* oder *Third-line-Chemotherapie* im Resektat noch ein vitales Karzinom nachgewiesen wird. Es gibt keinen Beleg dafür, daß in dieser Situation die adjuvante Applikation einer konventionell dosierten, cisplatinhaltigen Chemotherapie die Prognose verbessert.

### 7.4.4.10 Organisatorisches zur Chemotherapie

Die Chemotherapie bei Patienten mit Hodentumoren sollte grundsätzlich nur von Ärzten durchgeführt werden, die damit, sowie mit der Erkennung und Behandlung möglicher Nebenwirkungen, ausreichende Erfahrungen haben. Patienten mit speziellen Problemkonstellationen (ausgedehnte Tumormasse, Rezidiv nach cisplatinhaltiger Standardtherapie) müssen in Zentren vorgestellt werden, die die Möglichkeit zur frühzeitigen Durchführung von dosiseskalierten Therapien haben.

### 7.4.4.11 Evaluation des Therapieergebnisses

Um die Wirksamkeit einer Chemotherapie beurteilen zu können, müssen die Tumormarker vor jedem Chemotherapiezyklus bestimmt werden. Eine abschließende Kontrolle ist 3–4 Wochen nach dem letzten Chemotherapiezyklus durchzuführen.

Mit bildgebenden CT-Verfahren sollte das Ansprechen des Tumors spätestens vor dem 3. Chemotherapiezyklus evaluiert werden. Bei Patienten mit normalisierten Tumormarkern und residuellen Tumormanifestationen ist nach der Rekonstitution der Hämatopoese die Residualtumorresektion so bald wie möglich anzustreben (d. h. in der Regel 3–4 Wochen nach dem letzten Chemotherapiezyklus); Voraussetzung ist ein adäquater Allgemeinzustand.

### 7.4.4.12 Therapie von ZNS-Metastasen

Etwa 10% der Patienten mit weit fortgeschrittener Erkrankung entwickeln ZNS-Metastasen. Für etwa 30% von ihnen ist ein Langzeitüberleben möglich, von den restlichen Patienten werden ca. 20–25% an systemischer Tumorprogression und 40–45% an der eigentlichen ZNS-Metastasierung versterben. Die günstigste Prognosegruppe bilden Patienten mit unilokulärem Herd, der bereits bei der Primärdiagnose entdeckt worden ist.

Unter kurativer Intention sollten die Chemotherapie und Strahlentherapie (in den meisten Serien 45–50 Gy Ganzschädelbestrahlung; 1,8–2,0 Gy, 5mal pro Woche) parallel eingesetzt werden. Auch beim Vorliegen von ZNS-Metastasen wird grundsätzlich die Standardtherapie gewählt; der Einsatz von Protokollen wie POMB/ACE oder anderen Hochdosismethotrexatenthaltenden Protokollen für diese Patientengruppe ist nicht gesichert und vermutlich ohne Vorteil gegenüber einer Standardtherapie plus Strahlentherapie.

Der Wert einer Operation bei unilokulärer Metastasierung (NMR präoperativ zwingend zum Ausschluß von Mikrometastasen) ist nicht gesichert; die Zeitpunkt hängt auch von der klinischen Situation und dem Ausmaß der systemischen Erkrankung ab. Für die Indikation zur Resektion auffälliger Restherde im Hirn nach abgeschlossener Chemo- und Strahlentherapie mit Markernormalisierung liegen keine Daten vor, diese sollte nur in individuellen Fällen (Resektion aller sonstigen Herde im Körper möglich, teratomhaltige Primärhistologie, zystische Veränderungen des Resttumors im Schädel-CT und operationstechnisch günstige Lokalisation) erwogen werden.

### 7.4.5 Palliative Chirurgie

Eine Indikation zu einer palliativen chirurgischen Maßnahme beim Nichtseminom besteht extrem selten; sie ist denkbar zur Stabilisierung von Metastasen insbesondere im Wirbelsäulenbereich, wenn andere Therapiemodalitäten wie eine Chemo- und Strahlentherapie nicht wirksam gewesen sind, bzw. als Initialtherapie zur Dekomprimierung und Stabilisierung bei osteolytischem Wirbelsäulenbefall.

### 7.4.6 Stellung der Strahlentherapie beim Nichtseminom

#### 7.4.6.1 Adjuvante Strahlentherapie
- Im *klinischen Stadium CSI* ist eine adjuvante Strahlentherapie der paraaortalen Lymphknoten in der Lage, die Progression im Bereich der retroperitonealen Lymphknoten nahezu komplett zu verhindern; da sie aber keinen Einfluß auf die Entwicklung von hämatogenen Metastasen hat, hingegen die chemotherapeutischen Möglichkeiten bei hämatogener Metastasierung durch die vorangegangene Strahlentherapie eingeschränkt werden, ist eine adjuvante Strahlentherapie im Stadium CSI *nicht sinnvoll und nicht indiziert.*
- Im *Stadium PSII* nach einer retroperitonealen Lymphadenektomie ist desgleichen *keine adjuvante Strahlentherapie indiziert.*

#### 7.4.6.2 Kurativ intentionierte Strahlentherapie
Eine Strahlentherapie in kurativer Intention ist nur indiziert bei ZNS-Befall und isoliertem Wirbelkörperbefall, nach Möglichkeit aber immer in Kombination mit einer Chemotherapie.
Dosis bei ZNS-Metastasen: 45–50 Gy, bei Wirbelsäulenbefall 50 Gy.

#### 7.4.6.3 Palliative Strahlentherapie
Eine palliative Bestrahlung ist sinnvoll bei
- multiplen Skelettläsionen,
- Mediastinaltumor,
- symptomatischen, therapierefraktären Tumoren,
- rezidivierten ZNS-Metastasen (bei isolierten Läsionen kurative Möglichkeit).

## 8 Indikation zur Chemotherapie

### 8.1 Auswahl der Patienten

Grundsätzlich kommen alle Patienten, bei denen eine Indikation zu einer systemischen Chemotherapie gestellt ist, für eine kurativ orientierte Chemotherapie in Betracht. Eine palliativ orientierte Therapie ist nur zu diskutieren bei mehrfach kurativ orientierten Therapieversuchen inklusive einer Hochdosischemotherapie.

*Seminom:* Stadium CSIIC–III.

*Nichtseminom:*
- klinisches Stadium I mit Gefäßinvasion: *adjuvante Chemotherapie;*
- klinisches Stadium CSIIA/B: *primäre Chemotherapie;*
- klinisches Stadium CSIIA/B nach radikaler Lymphadenektomie: *adjuvante Chemotherapie;*
- fortgeschrittenes Stadium CSIIC–III.

## 8.2 Zeitpunkt des Therapiebeginns

Eine geplante Chemotherapie muß bei seminomatösen wie bei nichtseminomatösen Hodentumoren unverzüglich begonnen werden; bei der z. T. sehr hohen Tumorverdoppelungszeit ist eine Therapieverzögerung, z. B. durch Diagnostik oder Korrektur von Organproblemen, von 1 bis maximal 2 Wochen zulässig, darüber hinaus aber möglicherweise mit einer geringeren Überlebenschance verbunden.

## 8.3 Wahl der Therapie

*Seminom:*
- bei Patienten mit guter Prognose und mit intermediärer Prognose, „moderate disease": *PEB 3 Zyklen,*
- Patienten mit intermediärer Prognose „advanced disease": *PEB 4 Zyklen oder PEI 4 Zyklen.*

*Nichtseminom:*
- adjuvante Chemotherapie im Stadium CSI (mit Gefäßinvasion) und CSIIA/B (nach RLA): *PEB 2 Zyklen;*
- primäre Chemotherapie im Stadium CSIIA/B: *PEB 3 Zyklen;*
- Patienten mit guter Prognose und intermediärer Prognose, „moderate disease": *PEB 3 Zyklen oder PEI 4 Zyklen;*
- Patienten mit intermediärer Prognose, „advanced disease" und Patienten mit schlechter Prognose: PEB 4 Zyklen oder PEI 4 Zyklen.

## 8.4 Dauer der Therapie

Eine Verlängerung der Therapie über die angegebene Zykluszahl hinaus (s. 8.3) ist nicht indiziert und nicht sinnvoll.

## 8.5 Modifikation der Standardtherapie

- Bei deutlich eingeschränkter Nierenfunktion (GFR unter 50 ml/min) trotz Ureterschiene oder Nierenfistelung: *Carboplatin/Etoposid/Bleo-*

*mycin* mit Dosisadaptation von Carboplatin an die Kreatininclearance (Berechnung nach AUC) sowie Reduktion von Bleomycin und Etoposid entsprechend der Kreatininclearance (s. Kap. „Dosisreduktion bei eingeschränkter Nierenfunktion" in Teil 1).

- Bei eingeschränkter Lungenfunktion sollte keinesfalls Bleomycin gewählt werden, sondern *Cisplatin/Etoposid/Ifosfamid* (PEI).
- Bei erheblich eingeschränktem Allgemeinzustand (Karnofsky-Index unter 50%) oder bei massiver pulmonaler Metastasierung und Beginn einer Dyspnoe oder Hämoptoe oder Lebermetastasierung mit Befall von mehr als 50% der Leber: 50% der Solldosis im 1. Zyklus, anschließend Dosissteigerung auf 100%. Eine Chemotherapie kann und soll notfalls auch in der Beatmung durchgeführt werden, insbesondere bei pulmonalen Blutungen.

## 8.6 Begleittherapie

Die erforderliche Begleittherapie für cisplatinhaltige Therapieprotokolle muß eingehalten werden. Auf eine maximale Antiemese zur Verhinderung von akutem und verzögertem Erbrechen/Übelkeit ist unbedingt zu achten.

## 8.7 Erhaltungstherapie

Über die Induktionstherapie hinaus ist keine Erhaltungstherapie erforderlich.

## 8.8 Salvagetherapie

*Operable Situation*
Im Falle eines in den bildgebenden Verfahren dokumentierten Rezidivs, das sich auf den Bereich der ehemals befallenen Lymphknoten beschränkt, ist die Therapie der Wahl die Operation, selbst wenn es im Rahmen des Rezidivs nur zu einer geringfügigen Markererhöhung gekommen ist. In den meisten Fällen handelt es sich um ein differenziertes Teratom. Dies gilt in Einzelfällen auch für Rezidive im Bereich von Lunge, Mediastinum oder Leber.

Für Patienten in einer chemotherapierefraktären Situation mit mäßig erhöhtem Marker (z. B. AFP um 300 ng/ml) kann eine chirurgische Resektion dann sinnvoll sein, wenn es sich um eine begrenzte Metastasenlokalisation handelt, die einer radikalen operativen Sanierung zugänglich ist. Bei schnell ansteigendem Marker vor einer Operation, insbesondere bei hohen HCG-Werten, ist solch ein Vorgehen ohne prognostischen Effekt.

*Inoperable, nicht lokalisierte Situation*
Patienten mit dokumentierter Progression unter einer cisplatinhaltigen Chemotherapie haben eine infauste Prognose. Ein Wechsel auf ein anderes, cisplatinhaltiges Chemotherapieprotokoll ist nicht indiziert. Eine palliative Chemotherapie mit z. B. oralem Etoposid oder Taxanen ist möglich; die objektive Remissionsrate unter Taxol beträgt ca. 20% mit kurzer Remissionsdauer. Die Aktivität von Gemcitabin und Topotecan wird derzeit untersucht. Nach Möglichkeit sollten diese Patienten im Rahmen von Phase-II-Studien behandelt werden; eine Studie der AIO schließt nicht nur neue Substanzen wie Taxol und Thiotepa, sondern auch eine Hochdosistherapie mit ein. Die Patienten sollten vorzugsweise im Rahmen dieser Studie behandelt werden.

Die Wirksamkeit der *Hochdosistherapie* wird in einer laufenden EBMT-Studie geprüft, in der 4 Zyklen Standard-PEI verglichen werden mit 3 Zyklen Standard-PEI, gefolgt von 1 Zyklus Hochdosis-Carboplatin/ Etoposid/Cyclophosphamid; diese Studie ist nur offen für Patienten mit einem 1. Rezidiv nach einer standarddosierten Chemotherapie; die Patienten erhalten die Hochdosistherapie nur, wenn sie auf die standarddosierte Salvagetherapie angesprochen haben. In der laufenden AIO-Studie wird die Wirksamkeit von standarddosiertem Taxol plus Ifosfamid und Stammzellseparation, gefolgt von hochdosiertem Carboplatin/Etoposid und Thiotepa, untersucht. Dabei ist davon auszugehen, daß die Patienten von einer Hochdosistherapie eher als von einer Standardtherapie profitieren, und sie sollten nach Möglichkeit im Rahmen einer dieser beiden Protokolle behandelt werden. Außerhalb von prospektiven Studien ist eine Hochdosistherapie auch in der Rezidivsituation nicht indiziert, da deren Wert noch nicht nachgewiesen ist.

## 8.9 Kontrolle

Um die Wirksamkeit einer Chemotherapie beurteilen zu können, müssen die Tumormarker vor jedem Chemotherapiezyklus bestimmt werden. Eine abschließende Kontrolle ist 3–4 Wochen nach dem letzten Chemotherapiezyklus durchzuführen.

Mit bildgebenden CT-Verfahren sollte das Ansprechen des Tumors spätestens vor dem 3. Chemotherapiezyklus evaluiert werden. Bei Patienten mit normalisierten Tumormarkern und residuellen Tumormanifestationen ist nach Rekonstitution der Hämatopoese die Residualtumorresektion so bald wie möglich anzustreben (d. h. in der Regel 3–4 Wochen nach dem letzten Chemotherapiezyklus); Voraussetzung ist ein adäquater Allgemeinzustand.

# 9  Nachsorge

*Evaluation des Therapieergebnisses*
Nach Abschluß der Therapie erfolgt die Nachsorge im 1. und 2. Jahr in dreimonatigen Abständen (körperliche Untersuchung, Tumormarker, Thoraxröntgen und im Wechsel Abdomen-CT und Abdomensonographie) und 3. bis 5. Jahr mit halbjährlichen Kontrollen mit körperlicher Untersuchung, Tumormarkern, Thoraxröntgen sowie Abdomen-CT/Abdomensonographie im Wechsel. Die Bestimmung von Serumtestosteron und LH wird alle 6 Monate durchgeführt.

Der Wert einer Tumornachsorge nach dem 5. Jahr ist nicht gesichert; wenn sie durchgeführt wird, sollte sie halbjährlich erfolgen.

Bei besonderer Risikokonstellation muß die Nachsorge intensiviert werden!

*Nachsorge bei Patienten*
*im Rahmen einer Watch-and-wait-Strategie (CSI)*
Patienten im Stadium I, die im Rahmen eines „watch and wait" nachgesorgt werden, sollen im 1. Jahr alle 2 Monate (körperliche Untersuchung, Tumormarker, Thoraxröntgen, Abdomensonographie, im Wechsel mit Abdomen-CT) kontrolliert werden. Im 2. Jahr beträgt das Intervall zwischen den Untersuchungen 3 Monate, im 3.–5. Jahr 4 Monate.

Bei Patienten, die initial keine kontralaterale Hodenbiopsie erhalten hatten, ist eine Hodensonographie 2mal pro Jahr im 1. und 2. sowie jährlich im 3.–5. Jahr indiziert.

# 10  Hinweise

Studien der „Interdisziplinären Arbeitsgruppe Hodentumoren" der AIO, AUO, ARO (sowie der AUO „Organgruppe Hodentumoren"):

Strahlentherapie vs. Carboplatinmonotherapie als adjuvante Therapie im Stadium CSI des Seminoms.
Auskünfte: Prof. Dr. med. Bamberg, Radiologische Univ.-Klinik, Abt. für Strahlentherapie, Hoppe-Seyler-Str. 3, 72076 Tübingen.

Carboplatinmonotherapie beim Seminom, Stadium II A/B – Phase-II-Studie.
Leitung/Auskünfte: Priv.-Doz. Dr. Diekmann, Albertinen-Krankenhaus, Urologische Abt., Süntelstr. 11 A, 22457 Hamburg;

Dr. Hartmann, Bundeswehrkrankenhaus, Urologische Abt. XI, Lesserstr. 180, 22049 Hamburg; Prof. Dr. Weißbach, Krankenhaus Am Urban, Urologische Abt., Dieffenbachstr. 1, 10957 Berlin.

Carboplatinmonotherapie vs. Cisplatin/Etoposid/Ifosfamid beim metastasierten Seminom Stadium IIC–III.
Auskunft:    Prof. Dr. Clemm, Klinik Bad Trissl, Innere Abt., 83080 Oberaudorf/Bad Trissel;
Priv.-Doz. Dr. Bokemeyer, Eberhard-Karls-Universität Tübingen, Med. Klinik, Abt. II, Otfried-Müller-Str. 10, 72076 Tübingen;
Prof. Dr. Schmoll, Universitätskliniken Halle/Saale

RLA vs. adjuvante Chemotherapie im Stadium I des nichtseminomatösen Hodentumors.
Leitung/Auskünfte: Dr. Hartmann, Prof. Dr. Weißbach, Prof. Dr. Schmoll.

EORTC/MRC-Phase-III-Studie zur Optimierung der Chemotherapie beim fortgeschrittenen Hodentumor (Seminom plus Nichtseminom) mit guter Prognose (IGCCCG-Klassifikation).
Auskunft:    Prof. Dr. Schmoll, Univ.-Klinik Halle-Wittenberg, Abt. Hämatologie/Onkologie, Ernst-Grube-Str. 40, 06120 Halle/Saale.

EORTC/MRC-Phase-II-Studie beim fortgeschrittenen Hodenkarzinom mit intermediärer Prognose (IGCCCG-Klassifikation) mit CEB + Carboplatin + Vincristin.
Auskunft:    Prof. Dr. Schmoll, Univ.-Klinik Halle-Wittenberg, Abt. Hämatologie/Onkologie, Ernst-Grube-Str. 40, 06120 Halle/Saale;
Dr. Kaiser, Städt. Kliniken Nürnberg, Abt. Hämatologie/Onkologie.

AIO/EORTC-Studie zur Optimerung der Heilungsrate beim nichtseminomatösen Hodenkarzinom mit schlechter Prognose (IGCCCG-Klassifikation und „advanced disease"; Indiana-Klassifikation): sequentielle Hochdosistherapie mit PEI plus autologem Stammzellsupport.
Auskunft:    Prof. Dr. Schmoll, Univ.-Klinik Halle-Wittenberg, Abt. Hämatologie/Onkologie, Ernst-Grube-Str. 40, 06120 Halle/Saale;

Priv.-Doz. Dr. Bokemeyer, Eberhard-Karls-Universität Tübingen, Med. Klinik, Abt. II, Otfried-Müller-Str. 10, 72076 Tübingen.

AIO-Studie: Hochdosissalvagechemotherapie mit Taxol/Ifosfamid, gefolgt von Hochdosis-Carboplatin/Etoposid/Ifosfamid beim rezidivierten und refraktären Hodenkarzinom.

Auskunft:    Prof. Dr. Siegert/Dr. Beyer, Virchow-Klinikum der Humboldt-Universität zu Berlin, Abt. Hämatologie/Onkologie, Augustenburger Platz 1, 13353 Berlin;

Prof. Dr. Schmoll, Univ.-Klinik Halle-Wittenberg, Abt. Hämatologie/Onkologie, Ernst-Grube-Str. 40, 06120 Halle/Saale.

EBMT-Phase-III-Studie: PEI-Standard × 4 vs. PEI-Standard × 2–3, gefolgt von Hochdosis-Carboplatin/Etoposid/Cylophosphamid × 1 beim 1. Rezidiv des Hodenkarzinoms.

Auskunft:    Prof. Dr. Schmoll, Univ.-Klinik Halle-Wittenberg, Abt. Hämatologie/Onkologie, Ernst-Grube-Str. 40, 06120 Halle/Saale;

Prof. Dr. Siegert/Dr. Beyer, Virchow-Klinikum der Humboldt-Universität zu Berlin, Abt. Hämatologie/Onkologie, Augustenburger Platz 1, 13353 Berlin.

AIO-Phase-II-Studie: Gemcitabinsalvagechemotherapie beim refraktären Hodenkarzinom.

Auskunft:    Priv.-Doz. Dr. Bokemeyer, Eberhard-Karls-Universität Tübingen, Med. Klinik, Abt. II, Otfried-Müller-Str. 10, 72076 Tübingen.

Phase-II-Studie: Topotecansalvagetherapie beim refraktären Hodentumor.

Auskunft:    Prof. Dr. Schmoll, Univ.-Klinik Halle-Wittenberg, Abt. Hämatologie/Onkologie, Ernst-Grube-Str. 40, 06120 Halle/Saale.

## 11 Therapieschemata

---

**Etoposid/Cisplatin**                                                    **EP**
                                                                  (Bosl 1986)

| E | Etoposid (VP-16) | 100 mg/m² | i.v. | 1-h-Infusion | Tag 1, 2, 3, 4, 5 |
| P | Cisplatin | 20 mg/m² | i.v. | 30-min-Infusion | Tag 1, 2, 3, 4, 5 |

Wiederholung Tag (22–)29, 4 Zyklen

---

**Cisplatin/Etoposid/Bleomycin**                                          **PEB**
                                                                  (Williams 1987)

| P | Cisplatin | 20 mg/m² | i.v. | 30-min-Infusion | Tag 1, 2, 3, 4, 5 |
| E | Etoposid (VP-16) | 100 mg/m² | i.v. | 1-h-Infusion | Tag 1, 2, 3, 4, 5 |
| B | Bleomycin | 30 mg | i.v. | Bolus | Tag 1, 8, 15 |

Wiederholung Tag 22, 3 bzw. 4 Zyklen

---

**Cisplatin/Etoposid/Ifosfamid**                                          **PEI**
                                                              (Harstrick et al. 1991)

| P | Cisplatin | 20 mg/m² | i.v. | 30-min-Infusion | Tag 1, 2, 3, 4, 5 |
| E | Etoposid | 75 mg/m² | i.v. | 1-h-Infusion | Tag 1, 2, 3, 4, 5 |
| I | Ifosfamid | 1,200 mg/m² | i.v. | 1-h-Infusion | Tag 1, 2, 3, 4, 5 |
| | Uromitexan | 240 mg/m² | i.v. | Bolus | Stunde 0, 4, 8 nach Ifosfamid |

Wiederholung Tag 22, 4 Zyklen

---

**Cisplatin/Vinblastin/Ifosfamid**                          (Einhorn et al. 1989)

| Cisplatin | 20 mg/m² | i.v. | 30-min-Infusion | Tag 1, 2, 3, 4, 5 |
| Vinblastin | 0,1 mg/kg | i.v. | Bolus | Tag 1, 2 |
| Ifosfamid | 1200 mg/m² | i.v. | 1-h-Infusion | Tag 1, 2, 3, 4, 5 |
| Mesna | je 12 mg/kg | i.v. | Stunde 0, 4, 8 nach Ifosfamid | Tag 1, 2, 3, 4, 5 |

Wiederholung Tag 29 bei Ansprechen 4 Zyklen

| Taxol | | | | (Bokemeyer et al. 1996) |
|---|---|---|---|---|
| Paclitaxel | 225 mg/m² | i.v. | 1-h-Infusion | Tag 1 |
| Wiederholung Tag 22 (bei Ansprechen Wiederholung bis Progression) | | | | |

## Literatur

Beyer J, Bokemeyer C, Schmoll HJ, Siegert W (1994) Treatment intensification in disseminated germ cell tumors. World J Urol 12:207–218

Birch R, Williams S, Cone A et al. (1986) Prognostik factors for favorable outcome in disseminated germ cell tumors. J Clin Oncol 4:400–407

Bokemeyer C, Schmoll HJ (1995) Treatment of testicular cancer and the development of secondary malignancies. J Clin Oncol 13(1):283–292

Bokemeyer C, Beyer J, Metzner B et al. (1996) Phase II study of paclitaxel in patients with relapsed or cisplatin-refractory testicular cancer. Ann Oncol 7:31–34

Bokemeyer C, Berger CC, Kuczyk MA, Schmoll HJ (1996) Evaluation of long term toxicity after chemotherapy for testicular cancer. J Clin Oncol (in press)

Cavalli F, Monfardini S et al. (1980) Report of the international workshop on staging and treatment of testicular cancer. Eur J Cancer 16:1367–11372

Clemm C, Gerl A, Hentrich M et al. (1995) Chemotherapy in far advanced seminoma. ECCO 8 189:Abstract 909

Derigs HG, Huber C, Schmoll HJ (1994) Stadienorientierte Therapie bei nicht-seminomatösen Hodentumoren. Dtsch Med Wochenschr 119:156–164

Dieckmann KP, Loy V (1994) Management of testicular intraepithelial neoplasia. World J Urol 12:131–135

Donohue JP, Thornhill JA, Foster RS, Rowland RG, Bihrle R, Stage I (1994) Nonseminomatous germ-cell testicular cancer – management options and risk-benefit considerations. World J Urol 12:170–177

Donohue JP, Thornhill JA, Foster RS, Rowland RG, Bihrle R (1995) Clinical stage B nonseminomatous germ cell testis cancer: The Indiana University experience (1965–1989) using routine primary retroperitoneal lymph node dissection. Eur J Cancer 31A/10:1599–1604

Einhorn LH, Williams SD, Loehrer PJ et al. (1989) Evaluation of optimal duration of chemotherapy in favorable prognosis disseminated germ cell tumors: a southeastern cancer study group protocol. J Clin Oncol 7:387–391

Fossa SD, Ous S et al. (1985) Post-treatment fertility in patients with testicular advanced seminoma. J Clin Oncol 3:1325–1332

Fossa SD, Aass N, Ous S et al. (1989) Histology of tumor residuals following chemotherapy in patients with advanced nonseminomatous testicular cancer. J Urol 142:1239–1242

Giwercman A, Maase H von der, Skakkebaek NE (1993) Epidemiological and clinical aspects of carcinoma in situ of the testis. Eur Urol 23:104–110

Giwercman ER, Rajpert-De Meyts E, Skakkebaek NE (1996) Carcinoma in situ of the testis: A new biological concept of urological relevance and implications for detection and management. In: Vogelzang N et al. (eds) (1991) Urological oncology. Liz Weyley, pp 941–952

Harstrick A, Schmoll HJ, Wilke H et al. (1991) Cisplatin, etoposide and ifosfamide salvage therapy for refractory or relapsing germ cell carcinoma. J Clin Oncol 9:1549–1555

Jaeger N, Weißbach L (1990) Indikation und Ausmaß der Salvage-Lymphadenektomie beim germinalen Hodentumor. Aktuel Urol 21:57–63

Klepp O, Olsson AM, Ous S, Nilsson S, Hoisaether PA, Tweter K (1991) Early clinical stages of nonseminomatous testis cancer. Evaluation of the primary treatment and follow-up procedure of the SWENOTECA project. Scand J Urol Nephrol 25(3):179–190

Mann K (1990) Tumormarker beim Hodenkarzinom. Urologe A 29:77–86

Mead GM (1995) International consensus prognostic classification for metastatic germ cell tumors treated with platinum based chemotherapy: final report of the international germ cell cancer coleoborative group (IGCCCY). Proc Am Soc Clin Oncol 15:Abstr 615

Mostofi FK, Sobin LH (1977) Histological typing of testis tumours. In: International histological classification of tumours, No 16. Genf World Health Organization

Mostofi FK, Sesterhenn IA (1993) Revised international histological classification of testicular tumours. Adv Biosci 91:153–158

Motzer RJ, Bosl GJ, Heelan R et al. (1987) Residual mass: an indication for fuhrter therapy in patients with advanced seminoma following systemic chemotherapy. J Clin Oncol 5:1064–1070

Oliver RTD (1987) HLA phenotype and clinical pathological behavior of germ cell tumors – possible evidence for clonal evolution from seminomas to nonseminomas. Int J Androl 10:85–99

Pont J (1990) Risk adapted treatment choice in stage I nonseminomatous testicular germ cell cancer by regarding vascular invasion in the primary tumor: a prospective trial. J Clin Oncol 8(1):16–20

Rhomberg W, Schmoll HJ, Schneider B (1995) High frequency of metalworkers among patients with seminomatous tumors of the testis: a cace-control study. Am J Ind Med 28(1):79–87

Schmidberger H, Bamberg M (1995) Therapieoptionen bei testikulären Seminomen in den frühen Stadien. Strahlenther Onkol 171:125–139

Schmoll HJ, Harstrick A, Bokemeyer C et al. (1993) Single-agent carboplatinum for advanced seminoma: A Phase II study. Cancer 72:237–243

Schmoll HJ, Weißbach L, Bamberg M (1996) Interdisziplinäre Konsensus-Konferenz zur Diagnostik und Therapie von Hodentumoren (in Vorbereitung)

Schultz SM, Einhorn LH, Conces DJ et al. (1989) Management of post-chemotherapy residual mass in patients with advanced seminoma. Indiana University experience. J Clin Oncol 7:1497

Sesterhenn IA, Weiss RB, Mostofi FK (1992) Prognosis and other clinical correlates of pathologic review in stage I and II testicular carcinoma: A report from the testicular cancer intergroup study. J Clin Oncol 10(1):69–78

Siegert W, Beyer J, Strohscheer I et al. (1994) High dose treatment with carboplatin, etoposide and ifosfamide followed by autologous stem cell transplantation in relapsed or refractory germ cell cancers. A phase I/II study. J Clin Oncol 12:1223–1231

Skakkebaek NE (1978) Carcinoma in situ of the testis: frequency and relationship to invasive germ cell tumours in infertile men. Histopathology 2:157

Steyerberg EW, Keizer HJ, Fossa SD, Sleijfer DT, Bajorn D, Donohue JP, Habbema JDF (1995) Prediction of residual retroperitoneal mass histology after chemotherapy for metastatic non-seminomatous germ-cell tumor. J Clin Oncol 13:1177–1187

Warde P, Gospodarowicz MK, Panzarella T, Catton CN et al. (1995) Stage I testicular seminoma: Results of adjuvant irradiation and surveillance. J Clin Oncol 13:2255–2262

Weißbach L, Bussar-Maatz R (1995) Können Risikofaktoren die Strategien im Stadium I des Nichtseminoms bestimmen? Aktuel Urol 26:79–88

Williams SD, Birch R, Einhorn LH et al. (1987) Treatment of disseminated germ cell tumors with cisplatin, bleomycin, and either vinblastine or etoposide. N Engl J Med 316:1435–1440

Williams SD, Stablein DM, Einhorn LH et al. (1987) Immediate adjuvant chemotherapy versus observation with treatment at relapse in pathological stage II testicular cancer. N Engl J Med. 317:1433–1488

## 34.63 Sertoli-Zelltumor

C. Bokemeyer, P. Schöffski

## 1 Epidemiologie

Sertoli-Zelltumoren gehören neben Leydig-Zelltumoren zu den Neubildungen des *spezialisierten gonadalen Stromas*. Sie entstehen ontogenetisch aus den *Sertoli-Zellen*. Sertoli-Zellen bilden die Matrix der Spermatogenese. Sie bieten den Spermatogonien mechanischen Schutz und haben nutritive Funktionen. Sertoli-Zelltumoren sind selten; im „British Testicular Tumour Panel" wurde eine Prävalenz von 1,2% aller Neoplasien angegeben. Die Erkrankung kommt in allen Altersgruppen vor, ein Altersgipfel ist nicht beschrieben. In Einzelfällen werden Sertoli-Zelltumoren als Zufallsbefund bei der Resektion von Keimzelltumoren gefunden. Die *Ätiologie* der Erkrankung ist unklar; *genetische Prädispositionen* sind nicht beschrieben. *Präventive Maßnahmen* sind nicht bekannt. Eine dem Sertoli-Zelltumor des Mannes nahestehende Erkrankung des weiblichen Ovars ist beschrieben.

## 2 Histologie

Sertoli-Zelltumoren weisen *makroskopisch* eine *ausgeprägte Variabilität* auf. Sie sind meist vom umliegenden Hodengewebe gut abgegrenzt und haben eine zystisch-tubuläre, weißliche Schnittfläche. Mikroskopisch finden sich epitheliale und bindegewebige Zellkomponenten in wechselnder Dichte. Maligne Sertoli-Zelltumoren gehen regelhaft mit Lymph- und Gefäßinvasion einher und infiltrieren häufig das Rete testis, den Nebenhoden und den Samenstrang. Eine ausführliche Übersicht über das mikroskopische und makroskopische Bild von Sertoli-Zelltumoren findet sich bei Symington u. Cameron (1976)

# 3 Stadieneinstellung

Die Stadiendefinition der Sertoli-Zelltumoren orientiert sich an der Stadieneinteilung maligner Keimzelltumoren des Hodens (s. Kap. 34.62 „Maligne Keimzelltumoren des Mannes").

# 4 Prognose

Die Mehrzahl aller Sertoli-Zelltumoren ist benigne und auf den Hoden beschränkt. Die Patienten werden durch *chirurgische Maßnahmen* geheilt. Aufgrund der geringen Fallzahl metastasierter Sertoli-Zelltumoren kann eine valide Aussage zur Prognose fortgeschrittener Stadien nicht gemacht werden (Javadpour 1989).

# 5 Diagnose

*Klinische Untersuchung* (besondere Berücksichtigung von *Virilisierungs- oder Feminisierungserscheinungen*), *Anamnese, Computertomographie* von *Thorax und Abdomen, Ganzkörperskelettszintigraphie, Blutbild, Serummehrfachanalyse, Androgen-, Östrogen-* und *Progesteronspiegelbestimmung* aus Serum und Urin. Bei allen Patienten mit skrotalen Raumforderungen wird durch Bestimmung von *AFP und β*-HCG das Vorliegen eines malignen Keimzelltumors ausgeschlossen. Die Durchführung einer *transskrotalen Biopsie* zur Diagnosesicherung ist auch beim Sertoli-Zelltumor aufgrund des hohen Lokalrezidivrisikos *kontraindiziert*.

# 6 Charakteristika der Erkrankung und Krankheitsverlauf

Sertoli-Zelltumoren manifestieren sich klinisch in der Regel als Zufallsbefund einer schmerzlosen Hodenvergrößerung. Die Mehrzahl aller Sertoli-Zelltumoren ist benigne; maligne Verlaufsformen treten bevorzugt im mittleren bis höheren Alter auf. Maligne Sertoli-Zelltumoren metastasieren in regionäre Lymphknoten, Leber, Lunge, Knochen und Gehirn. Die Erkrankung kann mit *hormonellen Störungen* und den klinischen Zeichen einer *Virilisierung oder Feminisierung* einhergehen. *Laborchemisch* können bei einem Teil der Patienten erhöhte *Östrogen- oder Testosteronspiegel* nachgewiesen werden, die als *Tumormarker* im weiteren Therapieverlauf dienen (Perito et el. 1992).

# 7 Therapiestrategie

## 7.1 Übersicht

Sertoli-Zelltumoren werden *primär chirurgisch diagnostiziert und behandelt.*

## 7.2 Stellung der Chirurgie

Die Diagnosestellung und operative Versorgung des Primärtumors erfolgt durch *hohe inguinale* Orchiektomie. Erbringt das Tumorstaging keinen Hinweis auf eine lokoregionäre oder Fernmetastasierung und normalisieren sich pathologische Hormonparameter postoperativ, ist ein *exspektatives Vorgehen* möglich. Eine prophylaktische retroperitoneale Lymphadenektomie sollte für Einzelfälle diskutiert werden. Bei radiologischem oder laborchemischem Hinweis auf einen regionären Lymphknotenbefall (Lymphknoten > 1,5 cm) erfolgt die primäre Lymphadenektomie.

Die Persistenz erhöhter Hormonmarker nach chirurgischer Primärversorgung signalisiert einen vitalen Resttumor und gibt Anlaß zum Restaging. Fernmetastasen werden – wenn technisch möglich – radikal reseziert. Operationsziel ist immer die vollständige (R0-)Resektion aller Tumormanifestationen. Es besteht keine Indikation zur palliativen Resektion im Sinne einer Tumormassenreduktion (Gabrilove et al. 1980; Bokemeyer et al. 1993).

## 7.3 Stellung der Strahlentherapie

Es besteht *keine sichere Indikation* zur adjuvanten Bestrahlung nach inguinaler Orchiektomie und/oder retroperitonealer Lymphadenektomie. Die Erfahrungen mit *postoperativer Strahlentherapie* beruhen auf publizierten Einzelfallbeobachtungen. Die Wirksamkeit einer *palliativen Bestrahlung* bei disseminiertem, technisch irresektablem Sertoli-Zelltumor ist unklar.

## 7.4 Stellung der systemischen Therapie

Es besteht keine Indikation zur Durchführung einer adjuvanten systemischen Chemotherapie nach Orchiektomie und/oder Lymphadenektomie.

Bei primär metastasierter Erkrankung ist eine systemische Chemotherapie sinnvoll; allerdings ist unklar, welche Therapie am wirksamsten ist. Eine cisplatinhaltige Therapie, z. B. PEB oder PEI (s. S. 1276), ist empfehlenswert.

## 7.5 Rezidiv- und Salvagetherapie

Patienten mit irresektablem, diffusem Befall eines Sertoli-Zelltumors können bei ausgeprägtem Therapiewunsch und gutem Allgemeinzustand empirisch mit einer *systemischen Chemotherapie* behandelt werden. Klare Richtlinien hierfür sind nicht definiert. Der Versuch einer Polychemotherapie mit Cisplatin (z. B. PEB-Regime; s. Kap. 34.62 „Maligne Keimzelltumoren des Mannes") oder einer Monotherapie mit Anthrazyklinen (Doxorubicin, 4-Epidoxorubicin) kann im Einzelfall erwogen werden.

# 34.64 Leydig-Zelltumoren

C. Bokemeyer, P. Schöffski

## 1 Epidemiologie

Leydig-Zelltumoren gehören zu den Neubildungen des *spezialisierten gonadalen Stromas.* Sie entstehen aus den *Leydig-Zellen,* deren physiologische Aufgabe die Produktion von Testosteron ist. Leydig-Zelltumoren machen 1–2% aller Hodentumoren aus. Eine Häufung maligner Fälle findet sich im Alter von 50–60 Jahren. Die meisten Fällen von Leydig-Zelltumoren sind im Erwachsenenalter aufgetreten, Fälle bei Kindern sind sehr selten. *Genetische Prädispositionen* sind nicht bekannt. Experimentell kann eine Leydig-Zellhyperplasie durch konstante Stimulation des Hodens mit luteinisierendem Hormon (LH) induziert werden (Mostofi 1973).

## 2 Histologie

Makropathologisch findet sich im Hoden häufig ein bräunlich-gelber Tumor, in dem keine Tubuli mehr gefunden werden. Eine fehlende Tumorkapsel, Tumorgröße über 5 cm, Auftreten von Satellitenherden im Hoden, Gefäßinvasion und ein hoher mitotischer Index können Anzeichen für Malignität des Tumors sein. Eindeutige histologische Kriterien der Malignität von Leydig-Zelltumoren sind nicht etabliert (Hamilton u. Horwich 1988; Fawcett 1986).

## 3 Stadieneinteilung

Die Stadieneinteilung bei Leydig-Zelltumoren orientiert sich an den Keimzelltumoren des Hodens (s. Kap. 34.62 „Maligne Keimzelltumoren des Mannes").

# 4 Prognose

Etwa 90% aller Leydig-Zelltumoren werden als *benigne* bezeichnet und sind auf den Hoden beschränkt. Die *unilaterale Orchiektomie* gilt als ausreichende Therapie für diese Patienten. In der Literatur sind bis 1993 etwa 50–100 Fälle maligner, metastasierter Leydig-Zelltumoren beschrieben worden (Bokemeyer et al. 1993; Bertram et al. 1991).

# 5 Diagnostik

*Klinische Untersuchung* (besondere Berücksichtigung von *Virilisierungs- oder Ferminisierungserscheinung*), *Anamnese, Computertomographie von Thorax und Abdomen, Skelettszintigraphie, Blutbild, Serummehrfachanalyse, Androgen-, Östrogen-* und *Progesteronspiegelbestimmungen* aus Serum und Urin. Durch die Bestimmung von *AFP* und *ß-HCG* sollte das Vorliegen eines malignen Keimzelltumors des Hodens ausgeschlossen werden. Die Durchführung einer *transskrotalen Biopsie zur Diagnosesicherung ist obsolet.*

# 6 Charakteristika der Erkrankung und Krankheitsverlauf

Leydig-Zelltumoren manifestieren sich klinisch als Zufallsbefund einer schmerzlosen Hodenvergrößerung. 90% aller Leydig-Zelltumoren sind benigne; maligne Tumoren mit metastatischem Potential sind nur bei Erwachsenen berichtet. Als metastatische Lokalisationen treten in Reihenfolge der Häufigkeit Lymphknoten-, Lungen-, Leber-, Knochen- und Nierenmetastasen auf. Bei etwa 50% der Patienten mit malignen Leydig-Zelltumoren finden sich *laborchemisch Erhöhungen der Sexualhormone.* Klinische Symptome, v.a. *Gynäkomastie,* treten bei etwa 20% der Patienten auf. Die biologische Prognose metastasierter Leydig-Zelltumoren ist variabel, die mittlere Überlebenszeit beträgt 2 Jahre (2 Monate bis 17 Jahre).

# 7 Therapiestrategien

## 7.1 Therapieübersicht

Das *chirurgische Vorgehen* stellt die wichtigste Therapiemodalität in der Behandlung von Leydig-Zelltumoren dar.

## 7.2 Stellung der Chirurgie

Die Diagnosestellung und operative Versorgung des Primärtumors erfolgt durch *hohe inguinale Orchiektomie*. Bei fehlendem Hinweis auf lokoregionäre oder Fernmetastasierung sollte die prophylaktische retroperitoneale *Lymphadenektomie* erwogen werden. Bei Vorliegen manifester Metastasierung sollte primär der Versuch einer kompletten Resektion der Metastasen durchgeführt werden; dies ist in Fällen von abdomineller Lymphknotenmetastasierung und begrenzter pulmonaler Metastasierung in Einzelfällen mit verlängertem Überleben durchgeführt worden. Eine Indikation zur alleinigen Tumormassenreduktion ist nicht gegeben.

## 7.3 Stellung der Strahlentherapie

Maligne Leydig-Zelltumoren gelten *nicht* als *strahlentherapiesensibel*. Bei symptomatischer Metastasierung ist in Einzelfällen eine palliative Indikation der Strahlentherapie gegeben.

## 7.4 Stellung der systemischen Therapie

Es gibt *keine Indikation* zu einer *adjuvanten* oder *neoadjuvanten Chemotherapie*. Nach den vorliegenden Berichten über eine *palliative Chemotherapie* bei metastasierten Tumoren findet sich kein Hinweis für die Wirksamkeit einer antrazyklinhaltigen Therapie, und nur in einem Einzelfall wurde Ansprechen auf eine cisplatinhaltige Kombinationstherapie berichtet (PEB). In Einzelfällen wurde über Tumoransprechen auf Mitotan (o,p-DDD), 4–12 g/Tag p.o., berichtet.

Da keine Standardtherapie definiert ist, empfehlen wir zunächst den Versuch eines konventionellen cisplatinhaltigen Therapieschemas (PEB, s. Kap. 34.62, „Maligne Keimzelltumoren des Mannes"). Bei Nichtansprechen Versuch mit Mitotan 4 g/Tag, gesteigert je nach Toleranz bis auf 12 g/Tag p.o.

## 7.5 Rezidiv- und Salvagetherapie

Eine systemische Rezidivtherapie ist nicht etabliert. In Einzelfällen sollte die Frage einer chirurgischen Resektabilität von Metastasen erneut geprüft werden.

# 34.65 Malignes Mesotheliom der Tunica vaginalis testis

C. Bokemeyer, P. Schöffski

## 1 Epidemiologie

Das maligne Mesotheliom ist ein seltener Tumor der *Tunica vaginalis testis*. Eine *Inzidenzangabe* ist nicht möglich, da nur wenige Fälle in der Weltliteratur beschrieben worden sind. Für die Mehrzahl der publizierten Fälle ist eine Assoziation mit *beruflicher Asbestexposition* dokumentiert. Der *Altersgipfel* liegt entsprechend im mittleren bis höheren Alter. *Genetische Prädispositionen* sind nicht bekannt. Weder beim Mesotheliom der Tunica vaginalis noch beim Pleuramesotheliom sind regelhafte spezifische chromosomale Aberrationen beschrieben. Ziel präventiver Strategien ist die Verminderung der Asbestexposition. Aufgrund der geringen Inzidenz des Mesothelioms der Tunica vaginalis testis kann zur präventiven Wirksamkeit entsprechender Maßnahmen jedoch keine Aussage gemacht werden.

## 2 Histologie

Das mikroskopische Bild des malignen Mesothelioms der Tunica vaginalis testis ist sehr variable. Eine gute Übersicht über die Histologie findet sich bei Mostofi u. Price (1973) und Antman et al. (1993). Für die histologische Abgrenzung des mesothelialen Tumors von metastatischen Adenokarzinomen der Hodenadnexe sind *histochemische, immunhistochemische und elektronenmikroskopische Zusatzuntersuchungen notwendig* (s. Kap. „Pleuramesotheliom").

## 3 Stadieneinteilung

Eine spezifische Stadieneinteilung für das seltene maligne Mesotheliom der Tunica vaginalis testis ist *nicht definiert*.

# 4 Prognose

Die Prognose des malignen Mesothelioms der Tunica vaginalis testis kann aufgrund der geringen Fallzahl nicht genau angegeben werden. Sie ist abhängig vom Stadium der Erkrankung, der Radikalität des operativen Eingriffs und vom Resektionsstatus. Sowohl die *inguinale Orchiektomie* als auch die *Orchiektomie plus retroperitoneale Lymphadenektomie* werden mit *kurativer Intention* und teils gutem Erfolg durchgeführt. In der Literatur wird die Prognose des Mesothelioms der Tunica vaginalis testis generell günstiger angegeben als die des Pleuramesothelioms. Sichere Angaben liegen hierzu jedoch nicht vor (Antman et al. 1984).

# 5 Diagnostik

*Klinischer Untersuchungsbefund, Anamnese, Asbestanamnese, Computertomographie* von *Thorax* und *Abdomen, Blutbild* und *Serummehrfachanalyse.* Bei allen Patienten mit skrotalen Raumforderungen sollte durch *Bestimmung von AFP* und *β-HCG* das Vorliegen eines malignen Keimzelltumors ausgeschlossen werden. Zur differentialdiagnostischen Abgrenzung von Adenokarzinomen der Tunica vaginalis testis ist eine *CEA*-Bestimmung sinnvoll. Die Durchführung einer *transskrotalen Biopsie zur Diagnosesicherung* ist auch beim Mesotheliom der Tunica vaginalis testis aufgrund des hohen Lokalrezidivrisikos *kontraindiziert.*

# 6 Charakteristika der Erkrankung und Krankheitsverlauf

Bei der Mehrzahl der Patienten manifestiert sich das Mesotheliom der Tunica vaginalis testis als skrotaler Tumor, der leicht als Hydrozele oder Hernie fehlinterpretiert wird. Der Verlauf des malignen Mesothelioms der Tunica vaginalis testis ist gekennzeichnet durch lokal invasives Tumorwachstum, regional nodale Streuung und Fernmetastasierung. Der mesotheliale Tumor metastasiert primär lymphogen in retroperitoneale Lymphknoten, kann aber auch mit diffusem viszeralem Befall einhergehen.

# 7 Therapiestrategie

## 7.1 Übersicht

Das Mesotheliom der Tunica vaginalis testis wird *primär chirurgisch* diagnostiziert und behandelt.

## 7.2 Stellung der Chirurgie

Die Diagnosestellung und operative Versorgung des Primärtumors erfolgt durch *hohe inguinale Orchiektomie.* Erbringt das Tumorstaging keinen Hinweis auf eine lokoregionäre oder Fernmetastasierung, ist ein *exspektatives Vorgehen* indiziert (Tumornachsorge). Bei radiologischem Hinweis auf einen regionären Lymphknotenbefall (Lymphknoten > 1,5 cm Durchmesser) erfolgt die primäre retroperitoneale Lymphadenektomie. Fernmetastasen werden, wenn technisch möglich, radikal reseziert. *Operationsziel* ist immer die vollständige (R0-)Resektion aller Tumormanifestationen. Es besteht keine Indikation zu palliativen Resektionen zur Verminderung der Tumorlast.

## 7.3 Stellung der Strahlentherapie

Es besteht *keine sichere Indikation zur adjuvanten Bestrahlung nach inguinaler Orchiektomie oder retroperitonealer Lymphadenektomie.* Die Erfahrungen mit *postoperativer Strahlentherapie* beruhen auf publizierten Einzelfallbeobachtungen. Daten aus kontrollierten klinischen Studien liegen hierzu nicht vor.

Das Mesotheliom gilt grundsätzlich als *strahlensensibler Tumor.* Bei nichtresektablem Resttumor nach Orchiektomie oder Lymphadenektomie kann im Einzelfall die Indikation zur Bestrahlung gegeben sein, ebenso bei irresektabler Fernmetastasierung. Partielle Remissionen sind nach hochdosierter Bestrahlung in der Literatur beschrieben worden.

## 7.4 Stellung der systemischen Therapie

Es besteht *keine Indikation zur adjuvanten Chemotherapie* nach inguinaler Orchiektomie oder retroperitonealer Lymphadenektomie.

## 7.5 Rezidiv- und Salvagetherapie

Patienten mit irresektablem, diffusem viszeralem Befall eines Mesothelioms der Tunica vaginalis testis qualifizieren sich bei gutem Allgemeinzustand für eine *systemische Chemotherapie.* Die *Therapiestrategie ist in der Regel palliativ.* Zum Einsatz kommen die gleichen Substanzen, die auch beim Pleuramesotheliom verabreicht werden (s. Kap. „Pleuramesotheliom"). Mit Cisplatin und Doxorubicin werden partielle Remissionen auch beim metastasierten Mesotheliom der Tunica vaginalis testis erreicht.

## 8 Therapieschemata

Siehe Kap. „Pleuramesotheliom".

# 34.66 Paratestikuläres Rhabdomyosarkom

C. Bokemeyer, P. Schöffski

## 1 Epidemiologie

Das paratestikuläre Rhabdomyosarkom entsteht aus *primitiven Muskelzellen* im Bereich des *distalen Samenstranges*. Paratestikuläre Rhabdomyosarkome treten vorwiegend bei Kindern auf, mit einem *Hauptaltersgipfel* bei etwa *5 Jahren* und einem zweiten kleineren Altersgipfel beim jugendlichen Erwachsenen. Paratestikuläre Rhabdomyosarkome machen *4–5% aller Rhabdomyosarkome* aus. Etwa 80–100 Fälle paratestikulärer Rhabdomyosarkome bei Patienten über 16 Jahren sind in der Literatur beschrieben. Eine *Inzidenzangabe* für Erwachsene ist bisher nicht möglich. Die *Ätiologie* der Erkrankung ist unbekannt, allerdings ist eine Häufung bei Patienten mit Morbus Recklinghausen beschrieben.

## 2 Histologie

Als Abstammung des paratestikulären Rhabdomyosarkoms wird entweder *undifferenziertes Mesenchym* im Hodenbereich mit rhabdomyoblastischer Differenzierung oder *embryonales Muskelgewebe* diskutiert. Der *embryonale histologische Subtyp* macht 97% der Fälle aus, selten treten der *alveoläre* und der *boytroide* Subtyp auf. Das mikroskopische Bild zeigt ein myxoides Stroma mit spindelförmigen Zellen und unterschiedlich ausgeprägter myoblastischer Differenzierung. Immunhistochemie (Myosin und Vimentin positiv) und Elektronenmikroskopie (Nachweis von Aktin- und Myosinfilamenten) sind in der Differentialdiagnose hilfreich.

## 3 Stadieneinteilung

Es gibt 2 gängige Stadiensysteme nach der TNM-Klassifikation und nach der „Intergroup Rhabdomyosarcoma Study" (IRS). Letztere bezieht sich jedoch nicht allein auf paratestikuläre Rhabdomyosarkome (Tabelle 1).

**Tabelle 1.** „International Rhabdomyosarcoma Group Staging System" für paratestikuläre Rhabdomyosarkome und therapeutisches Vorgehen

| Klinisches Stadium | Tumorstatus | Therapie |
|---|---|---|
| 1 | Tumor komplett entfernt[a] | Adjuvante Chemotherapie, keine adjuvante Bestrahlung, prophylaktisch RLA umstritten |
| 2 | Tumor entfernt, mikroskopischer Rest und/oder abdominale LK-Metastasen | Chemotherapie plus sekundäre Operation oder sekundäre Nachbestrahlung (auch bei CR) |
| 3 | Lokal makroskopischer Resttumor und/oder chirurgisch nicht-resektable Metastasen | Chemotherapie plus Bestrahlungstherapie der metastatisch betroffenen Region |
| 4 | Fernmetastasen[b] | Wie Gruppe 3 |

[a] Bei skrotaler Kontamination sind Hemiskrotektomie und lokale Nachbestrahlung notwendig.
[b] Bei erwachsenen Patienten häufiger mit KM-Infiltration.

## 4 Prognose

Mit *alleiniger Orchiektomie* wird eine Zweijahresüberlebensrate von 50% erzielt. Bei Patienten mit lokalisierter Erkrankung besteht bei adäquatem Management mit kombinierten Therapiemodalitäten ein *Langzeitüberleben* zwischen 70 und 90%. Die Prognose von erwachsenen Patienten ist insgesamt schlechter als bei Kindern.

## 5 Diagnostik

*Klinische Untersuchung, Anamnese, Computertomographie* von *Thorax und Abdomen, Skelettszintigraphie, Blutbild, Serummehrfachanalyse, LDH.* Durch Bestimmung von *AFP* und *β-HCG* sollte das Vorliegen eines germinalen Keimzelltumors ausgeschlossen werden. Eine *transkrotale Biopsie* ist *kontraindiziert*. In der amerikanischen Literatur wird die Wertigkeit der *bipedalen Lymphangiographie* noch hervorgehoben.

## 6 Charakteristika der Erkrankung und Krankheitsverlauf

Eine schmerzlose *Hodenschwellung* stellt das häufigste initiale Symptom der Erkrankung dar. Eine gehäufte *Assoziation mit einer Hydrozele* scheint vorzukommen. Eine lymphatische Metastasierung tritt bei ca. 30% der Patienten auf. Eine hämatogene Metastasierung bei der Erstdiagnose ist bei Kindern selten (5% aller Patienten), scheint jedoch bei erwachsenen Patienten häufiger zu sein, so daß eine Präsentation mit Fernmetastasierung und Knochenmarkinfiltration bei bis zu 30% der Patienten bestehen kann (Kattan et al. 1993). *Tumormarker* für die Verlaufsbeobachtung unter der Therapie *existieren nicht.*

## 7 Therapiestrategie

### 7.1 Übersicht

Die Diagnosestellung und operative Entfernung des Primärtumors erfolgt durch *hohe inguinale Orchiektomie.* Besteht kein Hinweis auf eine Fernmetastasierung, so ist im Stadium 1 eine *adjuvante Chemotherapie* indiziert. Die Rolle einer zusätzlichen Strahlentherapie z. B. als umgekehrtes Y-Feld ist bisher nicht klar erwiesen und sollte wegen der möglichen Nebenwirkungen auf das Knochenwachstum allenfalls bei postpubertären Patienten erwogen werden.

Die Notwendigkeit einer prophylaktischen und diagnostischen retroperitonealen Lymphadenektomie ist umstritten. Die IRS hat in einer Therapieempfehlung 1993 die prophylaktische retroperitoneale Lymphadenektomie noch empfohlen, um bei negativem Befund möglicherweise in der Intensität der Chemotherapie mit den potentiellen Langzeitfolgen eine Toxizitätsreduktion vornehmen zu können.

Patienten mit abdomineller Lymphknotenmetastasierung bei Diagnosestellung sollten ebenfalls kombiniert behandelt werden, beginnend mit einer Chemotherapie nach der Orchiektomie. Sichtbare Restlymphome sollten chirurgisch reseziert werden, der Wert einer weiteren Nachbestrahlung ist unklar. Für Patienten mit kompletter Remission unter Chemotherapie wird entweder eine Nachresektion des ehemaligen Tumorgebiets oder alternativ eine Strahlentherapie empfohlen. Dies ist v. a. angesichts der ungünstigeren Prognose der paratestikulären Rhabdomyosarkome im adoleszenten Alter sinnvoll (Olive et al. 1984; Shapiro u. Strother 1992).

Bei *Fernmetastasierung bei Diagnosestellung* besteht die *Indikation zur primären Chemotherapie,* wobei hier maximal bei 20% der Patienten ein Langzeitüberleben erzielt wird (s. Tabelle 1).

## 7.2 Stellung der Chirurgie

Die *radikale inguinale Orchiektomie* bestätigt die Diagnose und entfernt den Primärtumor. Die Indikation zu einer *prophylaktischen retroperitonealen Lymphadenektomie* wird kontrovers diskutiert. Eine Resektion residueller Tumorherde nach vorangegangener Chemotherapie ist sinnvoll und sollte versucht werden. Darüber hinaus scheint die Chirurgie auch eine Rolle in der Behandlung von Rezidivpatienten zu haben, insbesondere wenn sie mit einer Chemotherapie und Radiotherapie kombiniert wird.

## 7.3 Stellung der Strahlentherapie

Eine Nachbestrahlung des inguinal resezierten paratestikulären Rhabdomyosarkoms ist nicht indiziert. Eine adjuvante abdominelle Strahlentherapie zeigt keinen Vorteil gegenüber einer alleinigen Orchiektomie und wurde zugunsten der adjuvanten Chemotherapie verlassen. Eine *Nachbestrahlung abdomineller Lymphknotenmetastasen* nach vorheriger Chemotherapie und kompletter Resektion oder bei irresektablen Resttumoren ist sinnvoll und sollte insbesondere bei Patienten mit paratestikulären Rhabdomyosarkomen im Erwachsenenalter durchgeführt werden. Darüber hinaus besteht die übliche *palliative Indikation zur Strahlentherapie* bei Metastasen entsprechender Lokalisation.

## 7.4 Stellung der systemischen Therapie

Es besteht eine Indikation zur *adjuvanten Chemotherapie* im Stadium 1 des paratestikulären Rhabdomyosarkoms sowie im Stadium 2 mit abdomineller Lymphknotenmetastasierung und in allen Stadien der primären Fernmetastasierung.

Die meisten Erfahrungen liegen mit dem *VAC-Regime* vor (Vincristin, Actinomycin D, Cyclophosphamid). Eine zusätzliche Wertigkeit von Doxorubicin wurde bisher nicht nachgewiesen. Die zusätzliche Wirksamkeit von Ifosfamid ist wahrscheinlich.

Während in Amerika vorwiegend das VAC-Regime favorisiert wird, wäre es sinnvoll, die seltenen Fälle paratestikulärer Rhabdomyosarkome beim Erwachsenen analog den Studienrichtlinien zur kooperativen *Weichteilsarkomstudie* mit dem VAIA-VACA-Schema zu behandeln (Shapiro u. Strother 1992; Raney et al. 1987).

## 7.5 Rezidiv- und Salvagetherapie

Bei Rezidiv nach vorausgegangener Chemotherapie sollte ein alternatives Regime, z. B. PIAV (Cisplatin, Ifosfamid, Adriamycin, Vincristin), versucht werden, ggf. in Kombination mit einer Strahlentherapie und möglichen Resektion metastatischer Herde.

# 8 Besonderheiten

Es empfiehlt sich die Behandlung gemäß Therapieregimen wie beim Ewing-Sarkom (Kap. 34.80) oder im Rahmen der kooperativen Weichteilsarkomstudien in Deutschland.

## 34.67 Karzinom des Rete testis

C. Bokemeyer, P. Schöffski

### 1 Epidemiologie

Karzinome des Rete testis sind äußerst seltene Tumore. Bis Ende 1993 wurden in der internationalen Literatur 44 Fälle berichtet. Das *Alter* bei Diagnosestellung lag zwischen 20 und 89 Jahren, ein Altersgipfel ist nicht bekannt. *Genetische Prädispositionen* und *ätiologische Faktoren* sind ebenfalls unbekannt.

### 2 Histologie

Makropathologisch werden schlecht abgegrenzte Knoten innerhalb der Tunica albuginea am Hilus des Hodens beschrieben. Nekrosen und Tumoreinblutungen sind selten. Histologisch findet sich vorwiegend eine glanduläre oder papilläre Struktur, der Tumor wird entweder als *undifferenziertes Karzinom oder Adenokarzinom* eingeordnet (Mostofi u. Price 1973). *Immunhistochemisch* können *Cytokeratine* und vereinzelt *CEA* positiv sein.

### 3 Stadieneinteilung

Eine spezifische Stadieneinteilung existiert nicht.

### 4 Prognose

Die Prognose des Karzinoms des Rete testis entspricht der eines aggressiven Tumors mit Potential zur lokalen Ausbreitung und zur disseminierten Erkrankung. Tritt eine metastatische Erkrankung auf, so geschieht dies meistens im 1. Jahr nach Diagnose. Von den in der Literatur beschriebenen Fällen starben etwa die Hälfte der Patienten nach kurzer Zeit; langzeittumorfreies Überleben wird bei etwa 30% der Patienten erreicht.

## 5 Diagnostik

*Klinischer Untersuchungsbefund, Anamnese, Computertomographie* von *Thorax und Abdomen, Blutbild* und *Serummehrfachanalyse.* Bei allen Patienten mit skrotalen Raumforderungen sollte durch Bestimmung von *AFP* und *β-HCG* das Vorliegen eines malignen Keimzelltumors ausgeschlossen werden. Die *CEA*-Bestimmung kann differentialdiagnostisch hilfreich sein. Eine *transkrotale Biopsie ist obsolet,* es sollte stets eine *hohe inguinale Hodenfreilegung* zur chirurgischen Diagnosesicherung erfolgen.

## 6 Charakteristika der Erkrankung und Krankheitsverlauf

Etwa 60% der Patienten stellen zunächst eine schmerzlose, etwa 30% eine schmerzhafte Vergrößerung des Hodens fest. Das Wachstum ist langsam, die mittlere Zeit zwischen Beginn der Symptomatik und Diagnosestellung 2 Jahre. Eine metastatische Erkrankung tritt relativ frühzeitig im Verlauf auf und umfaßt zunächst die regionalen Lymphknoten, anschließend Lungenmetastasen, seltener Leber-, Knochen- und Nierenmetastasierung (Orozco u. Murphy 1993).

## 7 Therapiestrategie

### 7.1 Übersicht

*Ein chirurgisches Vorgehen* stellt die *einzig gesicherte Therapiemaßnahme* im Behandlungskomzept dar.

### 7.2 Stellung der Chirurgie

Alle Patienten sollten einer *hohen inguinalen radialkalen Orchiektomie* unterzogen werden. Fand eine vorherige skrotale Infiltration oder Verletzung statt, so ist auch die *Hemiskrotektomie* indiziert. Vereinzelte Fallberichte lassen eine *prophylaktische retroperitoneale Lymphknotendissektion* in Erwägung ziehen. Alternativ wird bei fehlendem radiologischem Nachweis einer Fernmetastasierung an die Primäroperation die Tumornachsorge angeschlossen.

Patienten mit metastasierter Erkrankung in den regionalen Lymphknoten oder isolierter Fernmetastasierung sollten einer möglichen kompletten chirurgischen Tumorresektion unterzogen werden. Für eine palliative Resektion zur Verminderung der Tumorlast besteht keine Indikation.

## 7.3 Stellung der Strahlentherapie

Es gibt *keine Indikation* für eine *adjuvante Strahlentherapie nach inguinaler Orchiektomie.* In der Behandlung metastasierter Erkrankungen ist nur in einem Fall von einer Wirksamkeit der Strahlentherapie berichtet worden. Diese sollte einer symptomatischen Behandlung bei vorliegender Metastasierung vorbehalten sein.

## 7.4 Stellung der systemischen Therapie

Es besteht *keine Indikation* zu einer *adjuvanten Chemotherapie.* Der Versuch einer *palliativen Chemotherapie* sollte Patienten mit symptomatischer metastasierter Erkrankung vorbehalten sein. Cyclophosphamid, 5-Fluoruracil, Actinomycin D und Methotrexat haben sich als unwirksam erwiesen. Bei ausreichendem Allgemeinzustand des Patienten wäre daher eine auf Cisplatin basierte Therapie als Behandlungsversuch zu erwägen.

*Rezidiv-* und *Salvagetherapieregime* sind nicht bekannt.

## Literatur zu den Kapiteln 34.63–34.67

Antman K, Cohen S, Dimitrov NV, Green M, Muggia F (1984) Malignant mesothelioma of the tunica vaginalis testis. J Clin Oncol 2:447–451

Antman KH, Pass HI, DeLaney T, Li FP, Corson J (1993) Benign and malignant mesothelioma. In: DeVita VT, Hellman S, Rosenberg SA (eds) (1993) Cancer: principles and practice of oncology. Lippincott, Philadelphia, pp 1489–1501

Bertram KA, Bratloff B, Hodges GF, Davidson H (1991) Treatment of malignant leydig cell tumor. Cancer 68:2324–2329

Bokemeyer C, Harstrick A, Gonnermann O, Schöber C, Kuczyk M, Poliwoda H, Schmoll H-J (1993a) Metastatic leydig cell tumours of the testis: report of four cases and review of the literature. Int J Oncol 2:241–244

Bokemeyer C, Schlick R, Harstrick A, Allhoff EP, Schmoll H-J (1993b) Maligner gemischter, gonadaler Stromazelltumor des Hodens: Fallbericht über ein interdisziplinäres Management. Akt Urol 24:103–105

Fawcett DW (1986) A textbook of histology. Saunders, Philadelphia, pp 798–802

Gabrilove JL, Freiberg EK, Leiter E, Niccolis GL (1980) Feminising and non-feminising Sertoli cell tumours. J Urol 124:757–767

Hamilton CR, Horwich A (1988) Rare tumours of the testis and paratesticular tissues. In: Williams CJ, Krikorian JG, Green MR, Raghavan D (eds) Textbook of uncommon cancer. Wiley, Oxford, pp 225–248

Javadpour N (ed) (1989) Gonadal stromal tumours of the testis. In: Javadpour N (ed) Testicular cancer, pp 383–386

Kattan J, Culine S, Terrier-Lacombe M-J, Théodore C, Droz J-P (1993) Paratesticular rhabdomyosarcoma in adult patients: 16-year experience at Institut Gustave-Roussy. Ann Oncol 4:871–875

Mostofi FK (1973) Testicular tumours. Cancer 32:1186–1201

Mostofi FK, Price EB (1973) Tumours of the male genital system. Armed Forces Inst Pathol, Washington, pp 170–173

Olive D, Flamant F, Zucker JM, Voute P, Brunat-Mentigny M, Dutou L (1984) Paraaortic lymphadenctomy is not necessary in the treatment of localized paratesticular rhabdomyosarcoma. Cancer 54:1283

Orozco RE, Murphy WM (1993) Carcinoma of the rete testis: Case report and review of the literature. J Urol 150:974–977

Perito PE, Ciancio G, Civantos F, Politano VA (1992) Sertoli-Leydig cell testicular tumor: case report and review of sex cord/gonadal stromal tumor histogenesis. J Urol 148:883–885

Raney RB, Tefft M, Lawrence W, Ragab AH, Soule EH, Beltangady M, Gehan EA (1987) Paratesticular sarcoma in childhood and adolescence: a report from the Intergroup Rhabdomyosarcoma Studies I and II, 1973–1983. Cancer 60:2337

Shapiro E, Strother D (1992) Pediatric genitourinary rhabdomyosarcoma. J Urol 148:1761–1768

Symington T, Cameron KM (1976) In: Pugh RCB (ed) Pathology of the testis. Blackwell, London, pp 259–303

## 34.68 Nierenzellkarzinom

R. Kath, A. Schlichter, K. Höffken

*Synomyme:* hypernephroides Karzinom, Hypernephrom, Grawitz-Tumor, Adenokarzinom der Niere.

Die Bezeichnung Hypernephrom beruht auf der fälschlichen Annahme von Grawitz (1883), daß Nierenzellkarzinome von der Nebenniere ausgingen.

### 1 Epidemiologie

*Häufigkeit:* Das Nierenzellkarzinom macht 2–4% aller Malignome des Erwachsenen und 85–90% aller Nierentumoren aus. Nach den Prostata- und Blasenkarzinomen sind Nierenzellkarzinome die dritthäufigsten urologischen Karzinome.

*Inzidenz:* In Europa treten etwa 30000 Neuerkrankungen pro Jahr auf. In Deutschland (Saarland) liegt die Inzidenz pro 100000 bei 12 (Männer) bzw. 10 (Frauen), in den USA bei 5 (Männer) bzw. 2,4 (Frauen). In Asien und Afrika wird eine leicht geringere Inzidenz als in den USA und Skandinavien beobachtet. Die jährliche Sterberate beträgt in Deutschland ca. 5000 Fälle [56].

*Ätiologie:* Das Nierenzellkarzinom ist ätiologisch mit hormonalen, zellulären und genetischen Faktoren in Verbindung gebracht worden, wobei der Nikotinkonsum als wichtigste exogene Noxe gilt. Bei Männern werden ca. 30% und bei Frauen ca. 25% aller Nierenzellkarzinome direkt auf einen Tabakkonsum zurückgeführt. Im Tierversuch kann durch Tabak ein Nierenzellkarzinom ausgelöst werden.

Ein Übergewicht soll insbesondere bei Frauen mit Nierenzellkarzinomen assoziiert sein. Ein Analgetikaabusus führt zu einer erhöhten Inzidenz an Nierenzellkarzinomen. Diese werden vornehmlich bei phenacetinhaltigen Analgetika im Rahmen einer analgetikabedingten Nephropathie beobachtet. Bei Dialysepatienten mit polyzystischen Nierenveränderungen ist die Wahrscheinlichkeit, ein Nierenzellkarzinom zu entwickeln, um den Faktor 30 erhöht [11]. Es wird geschätzt, daß 35–47% aller Patienten, die an einem Langzeitdialyseprogramm teilnehmen, Zystennieren entwickeln und 5,8% der Patienten mit Zystennieren an einem Nierenzellkarzinom erkranken [31]. Nach Nierentransplantation muß mit einer mehr als 7fach erhöhten Inzidenz an Nierenzellkarzinomen gerechnet werden [53]. Weitere Risikofaktoren für die Ausbildung eines Nierenzellkarzinoms sind eine Asbest- und Kadmiumexposition.

Eine Exposition mit Thorotrast, einem Kontrastmittel, das in den 20er Jahren Verwendung fand, führte zu einer erhöhten Inzidenz an Nierenzellkarzinomen. Ferner scheinen Arbeiter in der Lederindustrie besonders gefährdet. Obwohl in Tierversuchen eine Assoziation von Benzolexposition und Nierenzellkarzinomen beobachtet wurde, haben epidemiologische Untersuchungen bei Raffineriearbeitern keine eindeutige Beziehung belegen können.

*Genetische Prädisposition:* Das Nierenzellkarzinom tritt in einer sporadischen und einer familiären Form auf. Familiäre Nierenzellkarzinome sind selten (1%). Sie treten einerseits als autosomal-dominant vererbte Erkrankung und andererseits in Assoziation mit dem Hippel-Lindau-Syndrom, der autosomal-dominant vererbten polyzystischen Nierenerkrankung und der tuberösen Sklerose auf. Bei beiden familiären Formen wird gehäuft ein frühes Erkrankungsalter sowie eine bilaterale und multizentrische Beteiligung beobachtet [35]. Das Risiko für Hippel-Lindau-Patienten, ein Nierenzellkarzinom zu entwickeln, steigt mit dem Alter. Im 60. Lebensjahr beträgt es 60%.

Bei den familiären Formen des Nierenzellkarzinoms wurden gehäuft Veränderungen am Chromosom 3 nachgewiesen [29, 45]. Es wurden Stammbäume von Familien mit gehäuften Nierenzellkarzinomen beobachtet, die eine Translokation zwischen den Chromosomen 3 und 8, eine Translokation zwischen den Chromosomen 3 und 11 und einer Deletion am kurzen Arm von Chromosom 3 (3p14) aufwiesen. Alle Familienmitglieder einer Familie, die die 3;8-Translokation aufwiesen, entwickelten ein Nierenzellkarzinom, während alle Familienmitglieder, die diese Translokation nicht aufwiesen, frei von einem Nierenzellkarzinom blieben [15].

Auch bei den sporadischen Nierenzellkarzinomen scheint das Chromosom 3 beteiligt zu sein. Mehrere Studien belegen strukturelle Veränderungen am Chromosom 3. Genotypische Analysen haben die distale Region des kurzen Arms vom Chromosom 3 (3p21–26) als Region identifiziert, in der ein Gen lokalisiert ist, das mit sporadischen Nierenzellkarzinomen assoziiert ist [43]. Darüber hinaus scheinen Tumorsuppressorgene an den Chromosomen 13, 11 und 17 an der Ausbildung von Nierenzellkarzinomen beteiligt zu sein.

*Altersverteilung:* Das Altersmaximum liegt bei 50–70 Jahren [31]. Die Erkrankung, insbesondere in der hereditären Form, ist aber auch bei Kinderrn im Alter von 6 Monaten beobachtet worden.

*Geschlechtsverteilung:* Männer sind doppelt so häufig wie Frauen betroffen [10, 31].

**Prävention**

*Primäre Prävention:* Meiden von Nikotin- und Analgetikaabusus. Keine Asbest- und Kadmiumexposition. Reduktion von Übergewicht, Schutzmaßnahmen in der Lederindustrie.

*Sekundäre Prävention – Screening:* Eine engmaschige Kontrolle von Patienten mit terminaler Niereninsuffizienz durch Sonographie und Computertomographie ist angeraten, insbesondere bei Patienten mit angeborenen oder erworbenen Zystennieren.

## 2 Histologie

### 2.1 Histologische Klassifikation

Sporadische Nierenzellkarzinome sind meistens solitär und unilateral. Es liegt keine Bevorzugung einer Seite vor. 1,5% aller Nierenkarzinome sind bilateral [69]. Nierenzellkarzinome gehen vom Kortex aus. Dennoch kann das Tumorwachstum vom Inneren der Niere ausgehen. Elektronenmikroskopische Untersuchungen haben die proximale tubuläre Epithelzelle als Ursprung des Nierenzellkarzinoms identifiziert. Der durchschnittliche Durchmesser eines Nierenzellkarzinoms beträgt zum Zeitpunkt der Diagnose 7 cm. In einigen Fällen ist das gesamte Retroperitoneum ausgefüllt. Durch die weite Verbreitung der Sonographie ist jedoch in den letzten Jahren ein deutlicher Trend zum kleinen Nierentumor mit einem niedrigen Tumorstadium zu verzeichnen. Die früher übliche

**Tabelle 1.** Zuordnung von histologischem Phänotyp und Ursprungsort von Nierenzellkarzinomen aufgrund zytogenetischer und immunhistologischer Daten

| Zytologischer Phänotyp | Ursprungsort | Relative Häufigkeit [%] |
|---|---|---|
| Klarzelliges Nierenzellkarzinom | Proximales Tubulusepithel | 79 |
| Chromophiles Nierenzellkarzinom | Proximales Tubulusepithel | 10 |
| Chromophobes Nierenzellkarzinom | Distales Tubulusepithel | 5 |
| Duct-Bellini-Karzinom | Sammelrohrsystem | 1 |
| Onkozytom | Sammelrohrsystem | 5 |

Differenzierung zwischen Adenom ($<3$ cm) und Karzinom ($\geq 3$ cm) ist nicht gerechtfertigt, da allein die Größe des Nierentumors nicht auf seine Dignität und sein biologisches Verhalten schließen läßt. Für die Praxis empfiehlt sich deshalb, jede tumorsuspekte Läsion des Nierenparenchyms unabhängig von ihrer Größe als potentiell maligne zu betrachten.

Mittels immunhistologischen und zytogenetischen Untersuchungen konnte der histogenetische Ursprung der verschiedenen Formen des Nierenzellkarzinoms geklärt werden [62, 67] (Tabelle 1).

## 2.2 Grading

Die prognostische Wertigkeit der Malignitätsbestimmung beim Nierenzellkarzinom [67] ist umstritten. Bei nichtmetastatischen Stadien soll bei G III-Tumoren eine schlechtere Prognose als bei G I-Tumoren vorliegen (s. Prognosescore nach Störkel [62], Tabelle 5).

G0    Differenzierung nicht bestimmbar
G I    Gut differenziert
G II    Mäßig differenziert
G III    Schlecht differenziert

## 3 Stadieneinteilung

Die Klassifizierung erfolgt nach dem UICC/TNM-System in der Einteilung von 1992 [24] (s. nachfolgende Übersicht und Tabelle 2). Die frühere Einteilung nach Robson [50] (Tabelle 3) wurde im deutschen Sprachraum

**Tabelle 2.** Stadieneinteilung nach dem UICC-System. (Nach Hermanek et al. [25])

| UICC-Stadium | T-Stadium | N-Stadium | M-Stadium |
|---|---|---|---|
| I | T 1 | N 0 | M 0 |
| II | T 2 | N 0 | M 0 |
| III | T 1–2 | N 1 | M 0 |
| | T 3 | N 0–1 | M 0 |
| IV | T 4 | N 0–3 | M 0 |
| | T 1–4 | N 2–3 | M 0 |
| | T 1–4 | N 0–3 | M 1 |

**Tabelle 3.** Stadieneinteilung nach Robson. (Modifiziert nach Flocks u. Kadesky [50]).

| Stadium | |
|---|---|
| I | Begrenzt auf die Niere |
| II | Ausbreitung in perirenales Fettgewebe |
| III A | Ausbreitung in Nierenvene(n)/V. cava |
| III B | Lymphknoten befallen |
| III C | Vene(n) plus Lymphknoten befallen |
| IV | Infiltration benachbarter Organe oder Fernmetastasen |

weitgehend verlassen, insbesondere weil die Robson-Einteilung keine Unterscheidung zwischen Lymphknoteninfiltrationen und Nierenveneninfiltrationen erlaubt. Die Robson-Klassifikation spielt jedoch insbesondere in Nordamerika eine weiterhin bedeutsame Rolle. Viele aktuelle Publikationen aus den USA und Kanada verwenden weiterhin dieses System. In einzelnen Studien wird für das Robson-System eine bessere prognostische Trennschärfe postuliert.

**TNM-Klassifikation des Nierenzellkarzinoms**
(gekürzte Fassung nach Hermanek et al. [25])

**T    Primärtumor**

T 0    Kein Anhalt für Primärtumor

T 1    ≤ 2,5 cm, auf die Niere begrenzt

T 2    > 2,5 cm, auf die Niere begrenzt

T 3     Invasion in größere Venen, Nebenniere oder perirenales Fettgewebe
        ohne Überschreitung der Gerota-Faszie

T 3a    Invasion in Nebenniere oder perirenales Fettgewebe, aber nicht
        jenseits der Gerota-Faszie

T 3b    Invasion in Nierenvene(n) oder V. cava unterhalb des Zwerchfells

T 3c    Invasion in V. cava oberhalb des Zwerchfells

T 4     Durchbruch der Gerota-Faszie

**N      Lymphknotenmetastasen**

N 1     Solitär ≤ 2 cm

N 2     Solitär > 2 cm, < 5 cm; multipel < 5 cm

N 3     Eine oder mehrere Lymphknoten > 5 cm

**M      Fernmetastasen**

M 0     Keine Fernmetastasen nachweisbar

M 1     Nachweis von Fernmetastasen

Eine Sammelstatistik aus 5 großen Studien zeigt zum Zeitpunkt der
Diagnose in 35% der Fälle ein Stadium I, in 10% ein Stadium II, in 25%
ein Stadium III und in 30% ein Stadium IV nach Robson [46].

## 4 Prognose

Der wichtigste Einzelparameter zur Beurteilung der Prognose von Nierenzellkarzinomen ist das Stadium zum Zeitpunkt der Therapie. In Abhängigkeit von der verwendeten Stadieneinteilung kann in den Stadien I–III
nach Operation mit einer Fünfjahresüberlebensrate von 40–100% gerechnet werden (Tabelle 4). Bei Tumoren, die auf eine Niere beschränkt

**Tabelle 4.** Fünfjahresüberlebensraten beim Nierenzellkarzinom in Abhängigkeit
vom Stadium nach Robson

| Stadium I [%] | Stadium II [%] | Stadium III [%] | Stadium IV [%] | Referenz |
|---|---|---|---|---|
| 66 | 64 | 42 | 11 | Robson et al. [50] |
| 93 | 63 | 80 | 13 | Selli et al. [55] |
| 91–100 | – | – | 18 | Bassil et al. [6] |
| 88 | 67 | 40 | 2 | Golimbu et al. [23] |

sind, kann bei T1-Tumoren eine 95%ige und bei T2-Tumoren eine 92%ige Fünfjahresüberlebenswahrscheinlichkeit erwartet werden [55]. Im Stadium IV liegt die Fünfjahresüberlebensrate unter 40%, bei Lymphknotenbeteiligung im Stadium IV unter 20%. Bei Fernmetastasen betragen die Fünf- bis Zehnjahresüberlebensdaten 0–20%. Die mediane Überlebenszeit für die lokal fortgeschrittene oder metastasierte Erkrankung liegt bei 7 Monaten. Bei zusätzlicher systemischer Symptomatik (Hyperkalzämie) ist im Stadium IV lediglich eine mediane Überlebenszeit von 50 Tagen berichtet worden [17]. Im metastasierten Stadium kann eine bessere Prognose erwartet werden, wenn ein langes rezidivfreies Intervall, eine alleinige pulmonale Metastasierung oder eine solitäre Metastasierung vorliegt, ein guter Allgemeinzustand gegeben ist und der Primärtumor

**Tabelle 5.** Prognosescore beim Nierenzellkarzinom. (Nach Störkel u. Jacobi [62])

|  | Parameter | Punkte |
|---|---|---|
| Stadieneinteilung nach Robson et al. [50] | Stadium I | 1 |
|  | Stadium II | 2 |
|  | Stadium III | 4 |
|  | Stadium IV | 6 |
| Grading nach Thoenes et al. [67] | Grad 1 | 2 |
|  | Grad 2 | 1 |
|  | Grad 3 | 1 |
| Zelltyp | Klarzellig | 2 |
|  | Chromophil | 1 |
|  | Chromophob | 1 |
|  | Spindelzellig/pleomorph | 2 |
| Wachstumsmuster | Kompakt | 2 |
|  | Tubulopapillar | 1 |
|  | Zystisch | 1 |
| Alter bei Operation (Jahre) | <30 | 1 |
|  | 31–40 | 2 |
|  | 41–50 | 1 |
|  | 51–60 | 2 |
|  | 61–70 | 2 |
|  | >70 | 1 |
| *Prognosegruppe* |  |  |
| – Gute Prognose |  | 5– 9 |
| – Mittlere Prognose |  | 10–14 |
| – Schlechte Prognose |  | 15–17 |

entfernt ist [36]. Nach dem Prognosescore von Störkel [62] haben klarzellige und pleomorphe Tumoren eine schlechtere Prognose als chromophile sowie spindelzellige Tumoren und Tumoren mit kompaktem Wachstumsmuster eine schlechtere Prognose als Tumoren mit tubulärem, zystischem oder papillärem Wachstumsmuster. Ferner wird eine geringe morphologische Differenzierung als prognostisch ungünstig betrachtet (Tabelle 5). Die Tumor-DNS-Ploidie ist als prognostischer Faktor angegeben worden [33], obwohl, bezogen auf das TNM-Stadium, kein eindeutiger Unterschied in der Überlebenszeit zwischen diploiden und aneuploiden Tumoren vorzuliegen scheint.

## 5 Diagnostik

Es ist häufig schwierig, klinisch zwischen einer benignen und einer malignen Raumforderung der Niere zu unterscheiden. In einer Serie von 940 asymptomatischen Patienten mit einer Raumforderung der Niere erwiesen sich lediglich 5,5% der Raumforderungen als maligne. Zur Unterscheidung zwischen malignen und benignen Veränderungen sowie zur Ausbreitungsdiagnostik eignen sich folgende Untersuchungstechniken:
- Sonographie,
- Computertomographie,
- Arteriographie,
- Venographie,
- Kernspintomographie,
- zytologische Diagnostik (nach Zystenpunktion).

Bei Verdacht auf ein Nierenzellkarzinom mit Zysten ist eine Punktion jedoch kontrainidiziert, da eine Karzinomverschleppung durch den Punktionskanal beschrieben wurde und ein unauffälliger zytologischer Befund ein Karzinom nicht ausschließt. Zur diagnostischen Evaluation einer renalen Raumforderung empfehlen sich mitunter kurzfristige sonographische Kontrollen (Abb. 1). Läßt sich der Tumorverdacht durch die bildgebende Diagnostik nicht sicher ausschließen, sollte unmittelbar die operative Freilegung der Niere erfolgen.

### 5.1 Primärdiagnostik

*Obligatorisch*
Bei der *Anamnese* sind besonders eine schmerzlose Hämaturie, Schmerzen, Fieber und Gewichtsverlust zu berücksichtigen. Nierenzellkarzinome verursachen im Frühstadium jedoch selten Symptome.

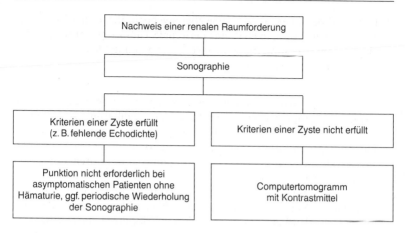

**Abb. 1.** Diagnostische Evaluierung von renalen Raumforderungen

Bei der *körperlichen Untersuchung* sollte man besonders auf einen palpablen retroperitonealen Tumor achten. Ferner können eine Hepatomegalie, ein Hypertonus, eine Feminisierung oder Virilisierung, eine Anämie oder Polyglobulie und Neuropathien vorliegen. Das plötzliche Auftreten einer Varikozele ist bei Patienten mit Nierenzellkarzinomen in bis zu 11 % der Fälle beobachtet worden. Meist ist die Varikozele links und weist auf eine Obstruktion der linken gonadalen Vene hin.

Bei klinischem Verdacht auf ein Nierenzellkarzinom haben sich folgende *Laboratoriumsuntersuchungen* bewährt: Urinanalyse, Blutbild, Kreatinin, Leberenzyme.

*Fakultativ*
Die Skelettszintigraphie ist fakultativ. Sie sollte bei sehr großen Tumoren oder bei bekannter Metastasierung als Ausgangsuntersuchung zur Vermeidung pathologischer Frakturen durchgeführt werden.

**Apparative Diagnostik**

*Obligatorisch*
- Bei Verdacht auf ein Nierenzellkarzinom ist eine Ultraschalluntersuchung obligatorisch. Die Differentialdiagnose zu einer Nierenzyste kann mit Hilfe der Ultraschalluntersuchung in 95 % der Fälle geklärt werden.
- Mittels zusätzlicher Computertomographie kann die Differentialdiagnose in nahezu 100 % gesichert werden. Die Computertomographie

kann darüber hinaus in 91% eine Nierenveneninfiltration, in 97% eine V.-cava-Infiltration, in 80% eine perirenale Tumorinfiltration, in 87% eine regionale Lymphknotenmetastasierung und in 96% eine Infiltration in adhärente Organe nachweisen.

*Fakultativ*

– Die selektive Angiographie wird nur bei speziellen Indikationen, wie einem Nierentumor in einer Einzelniere, zur Evaluierung der Möglichkeit der Tumorresektion oder Heminephrektomie angewandt.

– Die Angiographie ist darüber hinaus zu Beurteilung der renalen Venen, ebenso wie die Kavographie zur Beurteilung der inferioren V. cava bei nicht eindeutigem Computertomogramm indiziert.

– Die Kernspintomographie hat sich als wertvolle Methode zur Beurteilung von renalen Raumforderungen etabliert. Ebenso ist die Beurteilung der renalen Venen und der V. cava inferior durch die Kernspintomographie erleichtert worden.

– Zerebrale Metastasen sind relativ selten. Eine computertomographische Diagnostik sollte nur bei entsprechender Symptomatik durchgeführt werden.

### 5.2 Zusätzliche präoperative Diagnostik beim Nierenzellkarzinom

– Als präoperative Ausbreitungsdiagnostik sollte eine Thoraxröntgenuntersuchung in 2 Ebenen und ggf. ein

– Computertomogramm der Lunge und bei neurologischer Symptomatik eine Computertomographie des Schädels erfolgen.

– Die Ausscheidungsurographie ist wichtig zur Beurteilung der Lage und Funktion der kontralateralen Niere.

– Die Skelettszintigraphie sollte nur bei sehr großen Tumoren zum Ausschluß einer Metastasierung erfolgen.

## 6 Charakteristika der Erkrankung und Krankheitsverlauf

Nierenzellkarzinome wachsen zunächst lokal verdrängend und sind häufig lange klinisch stumm. Früher wurden Nierenzellkarzinome bei ca. 20% der Patienten inzidentell diagnostiziert [57]. Neuere Untersuchungen beschreiben Inzidentalome des Nierenzellkarzinoms bei 33% [1] und 60% [65] der Patienten. Bei ca. 30% liegt zum Zeitpunkt der Diagnose eine metastatische, bei 25% eine lokal fortgeschrittene und bei 45% eine lokalisierte Erkrankung vor [56]. Bei Tumoren kleiner als 3 cm ist lediglich in 4,6%, bei Tumoren größer als 10 cm in 85% der Fälle mit einer

**Tabelle 6.** Metastasierung in Abhängigkeit von der Tumorgröße. (Nach Bell [7])

| Tumorgröße [cm] | Metastasierungswahrscheinlichkeit [%] |
|---|---|
| < 3 | 4,6 |
| < 6 | 30,0 |
| < 10 | 72,0 |
| > 10 | 85,0 |

**Tabelle 7.** Metastasierungsverteilung beim Nierenzellkarzinom. (Nach Sufrin et al. [64])

| Organ | Verteilung [%] |
|---|---|
| Lunge | 55 |
| Lymphknoten | 34 |
| Leber | 33 |
| Skelett | 32 |
| Nebennieren | 19 |
| Kontralaterale Niere | 11 |
| Gehirn | 6 |
| Herz, Milz, Darm, Haut | 3–5 |
| Multiple Metastasen | 97 |
| Solitäre Metastasen | 3 |

Metastasierung zu rechnen [7] (Tabelle 6). Die Metastasierungsverteilung von Nierenzellkarzinomen ist dominant pulmonal, lymphonodulär, hepatisch und ossär (Tabelle 7). Bei solitären Metastasen hingegen sind ossäre und zerebrale Herde häufiger als pulmonale [41].

Im fortgeschrittenen Stadium sind Thromben in der V. renalis, in der V. cava, selten bis in den rechten Vorhof, typisch. Weitere typische Symptome im fortgeschrittenen Stadium sind: Hämaturie (59%), tastbarer Tumor (45%), Schmerz (41%) und alle 3 Symptome als „klassische Trias" zusammengenommen (9%) [57]. Auch bei lokalisierten Erkrankungen ist häufig mit systemischen Symptomen (paraneoplastischen Syndromen) zu rechnen (Tabelle 8) [14]. Eine nichtmetastatische rever-

**Tabelle 8.** Häufigkeit von systemischen Symptomen beim Nierenzellkarzinom. (Nach Chishol u. Roy [14])

| Symptom | Häufigkeit [%] |
|---|---|
| Erhöhte BSG | 55,6 |
| Anämie | 41,3 |
| Hypertonie | 37,6 |
| Kachexie | 34,5 |
| Fieber | 17,2 |
| Eingeschränkte Leberfunktion | 15,0 |
| Erhöhte alkalische Serumphosphatase | 14,7 |
| Hyperkalzämie | 5,7 |
| Neuromyopathie | 3,3 |
| Amyloidose | 2,1 |

sible hepatische Dysfunktion in Assoziation mit Fieber, Müdigkeit und Gewichtsverlust (Stauffer-Syndrom) bildet sich nach Entfernung des Primärtumors zurück. Andere häufige (15–40%) systemische Symptome beinhalten Anämie, Hypertension, Hyperkalzämie und Fieber. Eine Polyzytämie wird in 1–5% der Patienten mit Nierenzellkarzinom beobachtet, teilweise assoziiert mit einer Erhöhung des Reninspiegels.

Die Rate von Spontanremissionen beim Nierenzellkarzinom wird mit ca. 0,5% beziffert. Nach Nephrektomie wird eine Spontanremissionsrate der Metastasen von maximal 0,7% beobachtet. Die meisten Patienten mit Spontanremission sind männlich (80%) und haben pulmonale Metastasen.

## 7 Therapiestrategie

### 7.1 Übersicht

Die radikale Tumornephrektomie ist beim lokalisierten, nichtmetastasierten Nierenzellkarzinom die therapeutische Maßnahme der Wahl. Beim Vorliegen von regionären Lymphknotenmetastasen kann die Tumorexstirpation inklusive einer ausgedehnten Lymphadenektomie im Einzelfall auch noch kurativ sein. Bei fortgeschrittener, insbesondere hämatogener Metastasierung ist eine chirurgische Maßnahme nur noch in Einzelfällen

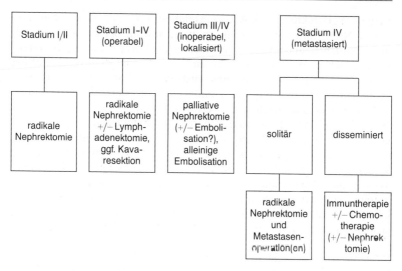

**Abb. 2.** Therapiestrategie beim Nierenzellkarzinom

im Sinne einer palliativen Therapie zur Verminderung von Symptomen sinnvoll. Hier ist eher eine arterielle Embolisation zu erwägen, insbesondere bei therapierefraktärer Makrohämaturie. Eine Operation ist bei nachgewiesener Fernmetastasierung nur im Einzelfall sinnvoll. Bei wenigen resektablen pulmonalen Metastasen ist die derzeit gängige Therapiestrategie die Tumornephrektomie und im Intervall von 4 Wochen die Thorakotomie zur Metastasenresektion.

Eine Systemtherapie (Cytokin-, Hormon- und Chemotherapie) und eine Strahlentherapie haben nur einen sehr limitierten Wert im Behandlungskonzept des Nierenzellkarzinoms. Vor jeder intensiven Therapiemaßnahme sollte wegen des individuell sehr unterschiedlichen Verlaufs des Nierenzellkarzinoms eine klare Progredienz des Tumorwachstums dokumentiert worden sein.

Die möglichen Therapiestrategien gehen aus Abb. 2 hervor.

### 7.1.1 Operative Therapie mit kurativem Ziel

*Unilateraler Tumor*
Die radikale Nephrektomie ist die Therapie der Wahl beim operablen lokalisierten Stadium (Stadium I und II). Die Indikation zur Tumorektomie, partiellen Nephrektomie oder „work bench surgery„ (extrakorporale

partielle Nephrektomie mit Autotransplantation) bei erhaltener kontralateraler Nierenfunktion ist nicht etabliert, obwohl bei kleinen (< 3 cm), meist inzidentell diagnostizierten Tumoren der Verzicht auf eine Nephrektomie durchaus gerechtfertigt werden kann, da eine Multizentrizität bei kleinen Tumoren selten beobachtet wird [39]. Die komplette Exstirpation beinhaltet die Entfernung des Tumors mit der Niere, der ipsilateralen Nebenniere, dem dazugehörigen Fettgewebe und der Gerota-Faszie. Der Wert einer gleichzeitigen ausgedehnten prophylaktischen Lymphadenektomie im Stadium I und II ist umstritten. Im Stadium III mit nachgewiesenem Lymphknotenbefall kann durch die Lymphadenektomie hingegen im Einzelfall eine Heilung erreicht werden. Die Schnittführung mit allgemein bevorzugtem subkostalem Zugang wird so gelegt, daß eine initiale Ligatur der A. renalis ohne Tumorkontakt durchgeführt werden kann. Ein interkostaler oder thorakoabdominaler Zugang sollte bei großen Tumoren und Oberpoltumoren gewählt werden.

### Bilaterale Tumoren oder Tumoren bei Einnierigkeit

Die partielle Nephrektomie beim lokalisierten Nierenzellkarzinom kann bei Patienten akzeptiert werden, wenn die Erhaltung der Nierenfunktion im Vordergrund steht (Einzelniere, beidseitige Malignität etc.). Hierbei sollte ein Sicherheitsabstand von 1 cm im gesunden Nierenparenchym (intraoperative Anfertigung von Gefrierschnitten der Resektionsränder) eingehalten werden. Die Mehrzahl der Tumoren bei Einnierigkeit kann durch eine partielle Nephrektomie beherrscht werden. In Einzelfällen ist eine extrakorporale partielle Nephrektomie („work bench surgery") mit Autotransplantation erforderlich. Dieses Vorgehen erlaubt die Entfernung von großen, zentral gelegenen Tumoren bei Einnierigkeit [68]. Von einigen Autoren wird statt einer partiellen Nephrektomie die Tumorenukleation bevorzugt. In einer Serie von Patienten mit beidseitigen Nierentumoren oder Nierentumoren bei Einnierigkeit konnte duch eine Enukleation eine 90%ige Dreijahresüberlebensrate erzielt werden. Eine Dialysebehandlung war postoperativ bei keinem der Patienten erforderlich [40]. Für die Therapieplanung sollte berücksichtigt werden, ob die Einnierigkeit aufgrund einer vorherigen Tumornephrektomie oder einer benignen Ursache vorliegt.

### Präoperative arterielle Embolisation

Eine präoperative arterielle Embolisation der Nierenarterie ist bei ausgedehnten Tumoren unter der Vorstellung durchgeführt worden, die radikale Nephrektomie zu erleichtern. Die potentiellen Komplikationen (distale Emboli, Fieber, Schmerzen) und die häufig stark ausgebildeten

Kollateralen beschränken die embolische Angioinfarzierung auf spezielle Indikationen.

### 7.1.2 Palliative Chirurgie

*Palliative Nephrektomie*
Bei nicht operabel erscheinendem Primärtumor ohne Fernmetastasen kann in Einzelfällen eine palliative Tumorentfernung zur Reduktion der Symptomatik sinnvoll sein.

Die Indikation zur Nephrektomie in metastasierten Stadien ist umstritten (endokrine Störungen, psychologische Gründe). Die Wahrscheinlichkeit einer spontanen Metastasenregression nach Nephrektomie liegt bei < 1 % [9], die Operationsmortalität hingegen bei 2–3 %. Eine Indikation ist u. U. im Rahmen einer kompletten Tumorentfernung (Primärtumor + Metastasen) gegeben. Durch dieses Vorgehen ist eine Verlängerung der Überlebenszeit nicht nachgewiesen.

*Palliative Angioinfarzierung*
Als Alternative zur palliativen Nephrektomie sollte die Chemoembolisation erwogen werden. Beim metastasierten Nierenzellkarzinom wird die Chemoembolisation (z. B. mit Alkohol) mit und ohne Nephrektomie durchgeführt. Die meisten Patienten entwickeln ein Postinfarktsyndrom mit Schmerzen, Fieber und gastrointestinalen Beschwerden unmittelbar nach der Embolisation [28].

### 7.1.3 Metastasenresektion

*Solitäre pulmonale Herde*
In einer Serie von 40 Patienten, die einer solitären Metastasektomie zugeführt wurden, überlebten 33 % länger als 5 Jahre nach Resektion eines solitären Herdes [57]. Die Prognose ist günstiger bei isolierten pulmonalen Herden. Die Entfernung von einzelnen, langsam wachsenden parenchymatösen Metastasen kann daher im Einzelfall sinnvoll sein, insbesondere wenn das Intervall zwischen dem Auftreten des Primärtumors und einer nachgewiesenen Metastase mehr als 12 Monate beträgt. Es ist aber nicht sicher, ob dadurch die Überlebenszeit insgesamt verlängert wird.

*Weitere Metastasen*
Bei solitären Hirnmetastasen ohne weitere Tumormanifestation ist eine Resektion ebenfalls sinnvoll, insbesondere dann, wenn das rezidivfreie Intervall mehr als 1 Jahr beträgt, da hierbei die Überlebenszeit nach

zerebraler Metastasektomie und anschließender Radiotherapie doppelt so lang ist wie bei Patienten, deren zerebrale Metastasen nach weniger als 1 Jahr Rezidivfreiheit auftraten [21].

### 7.1.4 Lokalrezidiv

Ein lokalisiertes Rezidiv sollte bei Operabilität einer erneuten Tumorexstirpation zugeführt werden.

### 7.1.5 Adjuvante Therapie

Der Wert einer adjuvanten Therapie (radikale Lymphadenektomie, Radiotherapie, Systemtherapie) ist nicht belegt. Die einzige prospektiv randomisierte Studie, die den Wert der aktiv spezifischen Immunotherapie (ASI) nach radikaler Nephrektomie untersuchte, hat kürzlich keinen Vorteil in der rezidivfreien Überlebenszeit und in der Gesamtüberlebenszeit für Patienten, die mit ASI behandelt werden, gezeigt [22].

### 7.1.6 Therapie im Stadium IV

Die Systemtherapie (Cytokin-, Hormon- und Chemotherapie) hat nur einen sehr limitierten Wert im Behandlungskonzept des metastasierten Nierenzellkarzinoms. Vor jeder intensiven Therapiemaßnahme sollte eine klare Progredienz des Tumorwachstums dokumentiert worden sein.

## 7.2 Stellung der Chirurgie

### 7.2.1 Kurativ orientierte Chirurgie

Im Stadium I und II und in Einzelfällen im Stadium III ist eine kurativ orientierte Chirurgie indiziert.

### 7.2.2 Palliativ orientierte Chirurgie

Eine Metastasektomie sollte bei pulmonalen, zerebralen und ossären Metastasen erwogen werden, insbesondere wenn weniger als 3 Metastasen vorliegen, ein guter Allgemeinzustand vorliegt und das rezidivfreie Intervall mehr als 12 Monate beträgt. Im metastasierten Stadium kann alternativ oder zusätzlich zu einer Systemtherapie eine Exstirpation des Primärtumors erwogen werden, wenn ein großer, aber resektabler oder symptomatischer Primärtumor vorliegt. Die Wahrscheinlichkeit einer immunologisch vermittelten Rückbildung von Metastasen nach Entfernung des Primärtumors wird häufig überschätzt (s. 7.1.2). Zudem halten die gelegentlich beobachteten Remissionen (<1%) i. allg. nicht lange an.

## 7.3 Stellung der Strahlentherapie

### 7.3.1 Primäre Strahlentherapie mit kurativem Ziel

Eine primäre kurative Strahlentherapie ist beim Nierenzellkarzinom nicht gegeben.

### 7.3.2 Adjuvante Strahlentherapie

In den frühen 50er Jahren kamen 2 retrospektive Studien zu dem Ergebnis, daß die adjuvante postoperative Bestrahlung der Nierenregion die Fünfjahresüberlebensrate verbessern kann [18, 49]. In prospektiv randomisierten Studien konnte hingegen der Wert der adjuvanten postoperativen Radiotherapie nicht dokumentiert werden. Nach radikaler Tumorexstirpation kann bei T 3- und T 4-Tumoren die Lokalrezidivrate durch eine ajduvante postoperative Bestrahlung mit 50 Gy gesenkt werden. Ein Einfluß auf die Überlebenszeit ist nicht eindeutig nachweisbar. Die Indikation ist daher fraglich, zumal durch eine adjuvante Strahlentherapie in 20% der Fälle mit therapiebedingten Nebenwirkungen gerechnet werden muß [30].

### 7.3.3 Präoperative Strahlentherapie

Der Wert einer präoperativen Radiotherapie [72] ist nicht belegt. Es wird hierdurch zwar eine Verkleinerung des Tumors und in Einzelfällen eine bessere Operabilität erreicht, möglicherweise auch eine Reduktion der Rate an Lokalrezidiven, nicht aber eine Verlängerung der Überlebenszeit.

### 7.3.4 Intraoperative Strahlentherapie

Eine Indikation zur intraoperativen Strahlentherapie ist bei der relativen Strahlenresistenz von Nierenzellkarzinomen nicht gegeben.

### 7.3.5 Additive Strahlentherapie

Eine Radiotherapie nach inkompletter Exstirpation von befallenen regionären Lymphknoten oder bei fraglicher radikaler Operation ist als

additive Maßnahme möglich. Es ist allerdings fraglich, ob die Überlebenszeit hierdurch verlängert wird. Eine additive Strahlentherapie ist somit
nicht obligat.

### 7.3.6 Palliative Strahlentherapie

Das Nierenzellkarzinom ist nur mäßig strahlentherapiesensibel. Der Wert
einer Strahlentherapie ist nicht geklärt. Allgemein akzeptierte Indikationen zur palliativen Strahlentherapie sind schmerzhafte Knochenmetastasen und symptomatische Hirnmetastasen. Eine weitere Indikation ist die
Bestrahlung des Schädels nach zerebraler Metastasektomie. Bei Kontraindikationen gegen andere Therapiemodalitäten zur Behandlung des
Primärtumors ist der Versuch einer palliativen Strahlentherapie (60 Gy in
4–6 Wochen) zu erwägen.

### 7.4 Stellung der systemischen Therapie

#### 7.4.1 Adjuvante Therapiemodalitäten

Der Wert einer adjuvanten Cytokin-, Hormon-, Chemotherapie oder
Immuntherapie ist nicht belegt; es ist nachgewiesen, daß eine adjuvante
Therapie mit α-Interferon oder Autologer Tumorvakzine (ASI) unwirksa-
mer ist als eine postoperative adjuvante Therapie.

#### 7.4.2 Palliative Systemtherapie

##### 7.4.2.1 Immuntherapie
Ein großes Spektrum an spezifischen und unspezifischen Immuntherapien
ist zur Behandlung des metastasierten Nierenzellkarzinoms angewandt
worden (s. nachfolgende Übersicht). Die klinischen Daten beruhen fast
ausschließlich auf Phase-I- und Phase-II-Studien. Unspezifische immunologische Therapieverfahren haben zu keinem eindeutig positiven Ergebnis
geführt. Hierzu zählen die aktive, nichtspezifische Immunisierung mit
BCG, die aktive spezifische Immunisierung mit abgetötetem Tumormaterial, versetzt mit Candidaantigenen oder Corynebacterium parvum als
Adjuvans intradermal gegeben, und andere Therapieverfahren. Die
wichtigsten Cytokine in der Behandlung von Nierenzellkarzinomen sind
die Interferone (IFN) und das Interleukin-2 (IL-2). Die Überlegenheit von
IL-2 allein gegenüber IFN ist nicht belegt. Gleichwohl ist IL-2 zur
Therapie des metastasierten Nierenzellkarzinoms in Deutschland und in
vielen weiteren Staaten zugelassen. In Anbetracht der höheren Toxizität

von IL-2 ist die Gabe von IL-2 als Bolus und Dauerinfusion nicht mehr zu empfehlen, während die weniger toxische niedrig- und mitteldosierte subkutane IL-2-Therapie im Rahmen von innovativen Therapiestudien gerechtfertigt scheint.

Von einer Cytokintherapie scheinen vor allem diejenigen Patienten zu profitieren, die eine geringe Tumormasse haben und einen guten Allgemeinzustand aufweisen. Metastasen in mehreren Organen und/oder Lebermetastasen scheinen ein ungünstiges prognostisches Zeichen zu sein. Ferner sollen eine niedrige BSG und LDH und eine ausreichende Neutrophilenzahl günstig bei der IL-2-Therapie sein.

**Ausgewählte immuntherapeutische Verfahren beim Nierenzellkarzinom**

- Interleukin-2 (IL-2),
- IL-2 + Lymphokin-aktivierte Killerzellen (LAK-Zellen),
- IL-2 + Cisplatin,
- Tumornekrosefaktor (TNF),
- TNF + IL-2,
- natürliches Interferon (INF), Lymphoblasten-INF, IFN-α, IFN-β, IFN-γ,
- INF + IL-2,
- IL-2 + Vinblastin,
- TNF + INF,
- IL-2 + INF + 5-Fluoruracil (5-FU),
- IL-4,
- IL-6,
- IL-12,
- Vakzination.

*Interleukin-2:* 1987 wurde von einer 35%igen objektiven Ansprechrate beim Nierenzellkarzinom mit hochdosiertem Interleukin-2 (IL-2) in Kombination mit Lymphokin-aktivierten Killerzellen berichtet [51]. Diese Ansprechrate war mehr als doppelt so hoch wie die beste damals zur Verfügung stehende Therapie. Dieser Bericht erweckte die Hoffnung, daß die Toleranz des Immunsystems gegenüber Nierenzellkarzinomen durchbrochen werden könne. Zusammenfassend sind die Ergebnisse der nachfolgenden Studien jedoch ernüchternd. Bei ca. 10–20% der Patienten mit Nierenzellkarzinom werden nach einer Therapie mit IL-2 objektive Tumorremissionen beobachtet. Die Rate an anhaltenden Remissionen ist jedoch deutlich geringer. Dennoch bildete die Beobachtung, daß ca. 5% der Erkrankten langdauernde komplette Remissionen zeigten, die Basis

**Tabelle 9.** Therapieergebnisse des fortgeschrittenen Nierenzellkarzinoms mit Interleukin-2 (IL-2) als Monotherapie in unterschiedlichen Dosierungen und Applikationsformen

| Patienten (n) | Objektive Remission [%] | Referenz |
|---|---|---|
| 54 | 22 | Rosenberg et al. [52] |
| 41 | 12 | Bukowski et al. [12] |
| 35 | 17 | Sosman et al. [59] |
| 23 | 17 | Sosman et al. [59] |
| 13 | 31 | Lissoni et al. [32] |
| 46 | 20 | Buter et al. [13] |

für die Zulassung von IL-2 beim Nierenzellkarzinom. Die optimale Dosis, Applikationsfrequenz, Applikationsart und Behandlungsdauer von IL-2 sowie die optimalen Kombinationstherapien werden nach wie vor kontrovers diskutiert. Die Ergebnissen von Studien gleichartiger Therapien sind ebenso variabel wie die von Studien mit unterschiedlichen Strategien (Tabelle 9). Die Langzeitergebnisse zeigen jedoch einige Gemeinsamkeiten. Es scheinen vorwiegend jene Patienten anzusprechen, die eine wenig fortgeschrittene Erkrankung, einen guten Allgemeinzustand sowie eine geringe Tumorlast aufweisen. Die hochdosierte Bolusinjektion von IL-2 ist die nebenwirkungsreichste Therapieform. Sie ist in den letzten Jahren daher zunehmend verlassen worden. Subkutane Applikationen und kontinuierliche Dauerinfusionen zeigen eine bessere Verträglichkeit. Die inhalative Applikation von IL-2 soll bei Patienten mit einer ausschließlichen pulmonalen Metastasierung zu besseren Ergebnissen als die systemische Therapie mit IL-2 führen [27]. Eine mittlere IL-2-Dosis wird üblicherweise mit $2–10 \cdot 10^6$ IU/m$^2$/Tag definiert. In den ersten Behandlungsstudien, in denen sehr hohe Dosen an IL-2 (z. B. $18 \cdot 10^6$ IU/m$^2$/Tag) verabreicht wurden, trat eine erhöhte Kapillarpermeabilität („capillary leak syndrome") mit extravasaler Flüssigkeitsretention und verschiedenen Organfehlfunktionen (Hypotension, Ödeme und Gewichtszunahme, manchmal mit Lungenödem und respiratorischer Insuffizienz) auf. Diese Probleme führten zu mehreren Todesfällen [42]. Die subkutane Gabe von niedrig oder mittelgradig dosiertem IL-2 wird hingegen von den meisten Patienten mit mäßigen Nebenwirkungen toleriert [2]. Bei mehr als 85% der behandelten Patienten treten allerdings klinisch signifikante unerwünschte Ereignisse während der IL-2-Behandlung auf (Fieber, Myalgie,

Schüttelfrost). Die Nebenwirkungen können meist durch die gleichzeitige Gabe von nichtsteroidalen Antirheumatika kontrolliert werden. Mehrere Fallberichte beschreiben allergische Reaktionen gegen jodhaltige Kontrastmittel nach IL-2-Behandlung.

Die Kombination von IL-2 mit Tumornekrosefaktor (TNF) und Zytostatika hat bisher keine klare Überlegenheit gegenüber einer Monotherapie mit IL-2 ergeben. Mit der Kombination aus IL-2 und TNF kann eine objektive Ansprechrate von 18% erwartet werden, basierend auf einer Zusammenfassung von 14 Studien mit 333 evaluierbaren Patienten [46].

Die initial von Rosenberg beschriebene adoptive Immuntherapie mit hochdosiertem IL-2 in Kombination mit patienteneigenen, IL-2-aktivierten Lymphozyten (LAK-Zellen) hat sich nicht durchgesetzt, da spätere klinische Studien bei Patienten mit Nierenzellkarzinomen vergleichbare therapeutische Ergebnisse durch die alleinige Gabe von IL-2 erzielten, so daß der aufwendige adoptive Transfer autologer LAK-Zellen nicht substantiell zum klinisch-therapeutischen Erfolg beiträgt.

*Interferone:* Beim Nierenzellkarzinom sind verschiedene Interferone (IFN) zur Anwendung gekommen (natürliches Leukozyten-INF, Lymphoblasten-INF-α, INF-γ). Die meisten Studien basieren auf INF-α und INF-γ. Zwischen den unterschiedlichen Darreichungsformen (iv./i.m./s.c) ergaben sich keine signifikanten Wirkungsunterschiede. Die subkutane Applikation ist mit der intramuskulären Darreichungsform aus pharmakologischer Sicht vergleichbar [38].

Die Zusammenfassung der Studienergebnisse zeigt eine objektive Ansprechrate von ca. 14% (0–29%). Die Wirksamkeit ist von der Dosis abhängig. Für niedrige Dosen ($< 5 \cdot 10^6$ IU/Tag) [19, 38, 47] liegen die Ansprechraten bei 6,7%. Aufgrund einer oft nur langsamen Tumorregredienz sollte die Behandlungsdauer mindestens 12 Wochen betragen, da in einigen Fällen der maximale Behandlungseffekt erst nach 6 Monaten oder später auftritt. Die besseren Remissionsraten werden bei einer mittleren Dosierung von $5 \cdot 10^6$ IU/Tag [44, 70] beobachtet. Eine weitergehende Erhöhung der IFN-Dosis führt zu keiner Verbesserung der Ansprechraten, aber zu einer zunehmenden Toxizität. Die Verträglichkeitsobergrenze scheint bei $12 \cdot 10^6$ IU täglich oder jeden 2. Tag subkutan oder intramuskulär zu liegen. Bei der intravenösen Applikation liegen die maximal tolerablen Dosen deutlich höher ($20$–$60 \cdot 10^6$ IU täglich).

Die in vitro beobachtete synergistische Wirksamkeit einer Kombination von verschiedenen IFN (IFN-α + IFN-γ) und IFN mit verschiedenen anderen Cytokinen und Zytostatika hat sich in klinischen Untersuchungen im wesentlichen nicht nachvollziehen lassen. Am häufigsten wurde die

**Tabelle 10.** Therapieergebnisse des fortgeschrittenen Nierenzellkarzinoms mit Interferon-α/Interleukin-2[a] bzw. IFN-α/IL-2 + 5-Fluoruracil[b]

| Patienten (n) | Objektive Remission [%] | Referenz |
|---|---|---|
| 35 | 48[b] | Atzpodien et al. [3] |
| 152 | 25[a] | Atzpodien et al. [4] |
| 34 | 38[b] | Hofmockel et al. [26] |
| 120 | 39[b] | Atzpodien et al. [5] |

Kombination aus IFN und IL-2 (s. oben unter IL-2) sowie IFN und Vinblastin untersucht. Eine Zusammenfassung aus 11 verschiedenen Studien mit IFN und Vinblastin an 431 evaluierbaren Patienten ergab eine objektive Ansprechrate von 20% [46].

Eine Kombinationstherapie aus IFN-α und IL-2, bzw. IFN-α, IL-2 und 5-FU zeigte objektive Ansprechraten von 25–48% (Tabelle 10).

*Tumornekrosefaktor (TNF):* Beim Nierenzellkarzinom ist in einer kleinen Studie mit TNF bei 2/22 Patienten ein objektives Ansprechen, verbunden mit einer erheblichen Toxizität, beobachtet worden [57]. Kombinationstherapien mit TNF und anderen immuntherapeutischen Verfahren haben keine besseren Ergebnisse gebracht [46].

### 7.4.2.2 Stellung der Chemotherapie
Das Nierenzellkarzinom ist nur gering chemotherapiesensibel. Vinblastin hat mit 16% objektiven Remissionsraten (8–25%) die größte Aktivität (Tabelle 11). Wenn auch nichtrandomisierte Studien gelegentlich höhere Remissionsraten bei Kombinationschemotherapien gezeigt haben (Tabelle 12), so ist nicht gesichert, ob die Kombinationschemotherapie der Monotherapie mit Vinblastin überlegen ist. Auch die Kombinationen von Vinblastin + INF (s. oben unter INF) und Vinblastin + Tamoxifen hat bisher keine Überlegenheit gegenüber der Monotherapie mit Vinblastin ergeben.

### 7.4.2.3 Hormontherapie
Die Beobachtung, daß die östrogeninduzierte Bildung von Nierenzellkarzinomen an syrischen Hamstern durch Progesteron verhindert wird, führte dazu, Progesteron beim metastasierten Nierenzellkarzinom einzusetzen. Die initial berichteten Remissionsraten von > 15% ließen sich in den folgenden Jahren in dieser Deutlichkeit nicht bestätigen.

**Tabelle 11.** Aktivität einer Monochemotherapie beim fortgeschrittenen Nierenzellkarzinom. (Mod. nach Richie u. Garnick [48], Fossa u. Table [20], Weißbach et al. [71], Mertens et al. [37])

| Zytostatikum | Patienten (n) | Objektives Ansprechen [%] | Streubreite [%] |
|---|---|---|---|
| Vinblastin | 296 | 16 | 8–25 |
| Chlorambucil | 37 | 16 | 14–17 |
| Mitomycin C | 28 | 14 | 11–50 |
| Hydroxyurea | 140 | 11 | 5–20 |
| Cyclophosphamid | 132 | 9 | 0–21 |
| Methylglyoxal-bis-guanylhydrazon | 54 | 7 | 0–16 |
| 6-Mercaptopurin | 73 | 7 | 0–17 |
| CCNU | 59 | 7 | 7 |
| Ifosfamid | 15 | 7 | 7 |
| Gemcitabin | 56 | 7 | 5–8 |

**Tabelle 12.** Aktivität einer Kombinationschemotherapie beim fortgeschrittenen Nierenzellkarzinom. (Mod. nach Richie u. Garnick [48])

| Kombinationstherapie mit Vinblastin | Patienten (n) | Objektives Ansprechen [%] |
|---|---|---|
| Vinblastin + CCNU | 29 | 24 |
| Vinblastin + Methyl-CCNU | 38 | 10 |
| Vinblastin + Hydroxyurea | 15 | 15 |
| Vinblastin + Medroxyprogesteronacetat | 38 | 8 |
| Vinblastin + Methylglyoxal-bis-guanylhydrazon | 15 | 6 |
| Vinblastin + 5-Fluoruracil + Medroxyprogesteronacetat | 20 | 0 |
| Vinblastin + Tamoxifen + Methotrexat + Bleomycin | 14 | 36 |
| Vinblastin + Methotrexat + Bleomycin | 14 | 36 |

Die kumulative Remissionsrate einer Hormontherapie (Gestagene, Androgene, Antiöstrogene) beträgt ca. 2%. Remissionen nach einer Hormontherapie werden vorwiegend bei Frauen beobachtet. Es ist nicht klar, ob das Ansprechen auf eine hormonelle Maßnahme von der Ausprägung der Östrogen-, Progesteron- oder Androgenrezeptoren abhängig ist, die im Nierenzellkarzinomgewebe in ca. 60% nachweisbar sind.

Bei einer Hormontherapie mit Tamoxifen wird empfohlen, eine Beurteilung des Therapieerfolges nach 6 Wochen vorzunehmen. Bei Nichtansprechen ist die Therapie zu beenden.

Der anabole Effekt einer Hormontherapie mit Gestagenen ist eine häufig erwünschte Nebenwirkung, die aber nicht die alleinige Begründung für diese Therapie sein darf.

### 7.4.2.4 Kombination Chemotherapie mit einer Hormon-/Cytokintherapie

Die bisherigen Daten zeigen keinen eindeutigen Vorteil einer Kombination der Chemotherapie mit einer Hormontherapie (z. B. Vinblastin/Tamoxifen) oder einer Chemotherapie mit einer Cytokintherapie (Vinblastin/INF oder Vinblastin/IL-2). Allerdings ließen sich erste positive Berichte [3] über eine Kombination von 5-Fluoruracil/IL-2/IFN-$\alpha$2 mit synergistischer Wirkung kürzlich mit einer objektiven Ansprechrate von 38% (mediane Dauer der Remission 12,5 Monate) bestätigen [26]. Die gewählten Dosierungen (s. 13) zeigten keine dosislimitierende Toxizität und konnten ambulant appliziert werden.

## 8 Indikation zur Systemtherapie

### 8.1 Auswahl der Patienten

#### 8.1.1 Adjuvante Systemtherapie

Der Wert einer adjuvanten Systemtherapie ist nicht belegt.

#### 8.1.2 Präoperative Systemtherapie

Der Wert einer präoperativen Systemtherapie ist nicht belegt. In Einzelfällen wird zwar eine Verkleinerung des Tumors und eine bessere Operabilität erreicht. Eine Veränderung der Überlebenszeit ist jedoch nicht nachgewiesen.

#### 8.1.3 Palliative Systemtherapie

Außerhalb von klinischen Studien besteht keine Indikation zu einer systemischen Therapie bei asymptomatischen Patienten. Im Einzelfall kann, bei dokumentierter Progredienz, entschieden werden, ob eine Therapie mit INF oder IL-2 oder Vinblastin oder eine Hormontherapie mit Tamoxifen begonnen werden kann. Für die meisten Patienten bleibt nur die symptomatische palliative Therapie. In Anlehnung an UCLA-

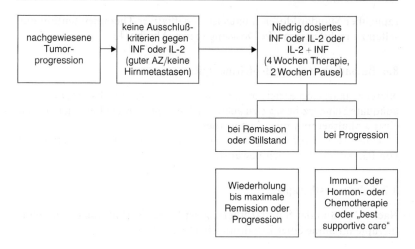

**Abb. 3.** Therapiestrategien beim metastasierten Nierenzellkarzinom

Kriterien könnte die Indikation zu einer Systemtherapie bei Patienten mit metastasiertem Nierenzellkarzinom wie in Abb. 3 dargestellt werden.

### 8.2 Zeitpunkt des Therapiebeginns

Eine Systemtherapie sollte beim metastasierten Nierenkarzinom erst bei nachgewiesener Tumorprogression erwogen werden.

### 8.3 Wahl der Therapie

Siehe Abschn. 7.4.2 bis 7.4.2.4 und Abb. 3.

### 8.4 Therapiedauer

Die palliative Systemtherapie sollte bis zur maximalen Remission fortgesetzt werden. Bei Immun- und Hormontherapieverfahren kann eine Beurteilung des Therapieerfolges frühestens nach 6 Wochen vorgenommen werden.

### 8.5 Modifikation der Standarddosis

Bei guter Verträglichkeit kann die Dosierung der IFN- oder IL-2-Dosis nach 1–2 Wochen gesteigert werden. Eine Dosissteigerung der Chemotherapie über Standarddosen hinaus ist in palliativer Therapieintention nur selten zu rechtfertigen. Zu Dosisangaben s. Abschn. 13.

### 8.6 Besonderheiten zur Begleittherapie

Nierenzellkarzinome neigen zu ossären Metastasen. Es ist auf eine adäquate Schmerztherapie zu achten. Frakturgefährdete Läsionen sollten einer Lokaltherapie zugeführt werden.

Unter IFN tritt fast regelhaft Fieber auf. Die prophylaktische Gabe von Paracetamol hat sich bewährt.

### 8.7 Erhaltungstherapie

Nach Abschluß der Standardtherapie ist keine Fortführung der Systemtherapie im Sinne einer Erhaltungstherapie indiziert.

## 9 Rezidiv-/Salvagetherapie

Für das Nierenzellkarzinom kann kein etabliertes Konzept einer Rezidivoder Salvagetherapie empfohlen werden.

## 10 Maßnahmen zur Therapiekontrolle

### 10.1 Maßnahmen nach R0-Resektion

Die Kontrolluntersuchungen nach R0-Resektion sollten sich auf regelmäßige Anamneseerhebungen und körperliche Untersuchungen beschränken, da der frühzeitige Nachweis einer Metastasierung zu keiner nachgewiesenen Lebensverlängerung führt. Die optimalen Nachsorgeintervalle werden unterschiedlich definiert. Es sollte nach den in den einzelnen Tumorzentren definierten Nachsorgepässen vorgegangen werden.

### 10.2 Maßnahmen nach palliativ orientierter Systemtherapie

Während einer palliativen Systemtherapie sollten nur wenig aufwendige Maßnahmen zur Kontrolle des Tumoransprechens gewählt werden, wie eine Sonographie des Abdomens oder eine Röntgenuntersuchung des Thorax. Das Ziel ist das Erkennen eines Tumoransprechens als Grundlage für die Weiterführung einer Therapie.

## 11 Besondere Hinweise

Auskünfte über laufende Studien erteilt
- das Datenzentrum der Arbeitsgemeinschaft für Urologische Onkologie (AUO), Urologische Universitätsklinik Essen, D-45122 Essen, Hufelandstr. 55, Tel.: 0201/723-3262, Fax: -5902;
- der Vorsitzende der AUO, Prof. Dr. L. Weißbach, Urologische Abteilung, Krankenhaus am Urban, D-10967 Berlin, Diefenbachstr. 1;
- der Sprecher der Organkommission Nierentumoren, Dr. C. Fisher, Urologische Klinik, Klinikum der Justus-Liebig-Universität, Klinikstr. 29, D-35392 Gießen, Tel.: 0641-702-7632, Fax: 7269.

## 12 Zukünftige Entwicklungen

Mit den meisten Fortschritten ist im Bereich der Immuntherapie zu rechnen. Das Nierenzellkarzinom spricht prinzipiell auf eine immunologische Therapie an. Gegenwärtig werden gentherapeutische Verfahren geprüft, bei denen eine konstitutive Cytokinexpression durch die Tumorzellen selbst anstelle einer systemischen IL-2-Applikation zu einem immunologischen Effekt führen soll [8, 24].

## 13 Therapieschemata

Eine ausführliche Beschreibung der Dosierungen und Applikationsformen ist der Übersicht in [66], [67] zu entnehmen. Die hochdosierte IL-2-Therapie und IL-2-Bolustherapie kann aufgrund der erheblichen Toxizität und der nicht nachgewiesenen überlegenen Wirksamkeit gegenüber weniger toxischen IL-2-Applikationsformen (niedrig bis mittelhoch dosierte subkutane Gabe) derzeit nicht empfohlen werden.

---

**IL-2-Monotherapie**

IL-2-Hochdosisbolus [52]:
600000–720000 IE/kg als Bolus i.v. 3mal pro Tag. 15 Dosen gefolgt von einer 9tägigen Pause. Dosisreduktion in Abhängigkeit von der Toxizität. Reevaluierung nach 6 Wochen (1 Kurs).
*Nur unter stationären Bedingungen in Zentren mit ausreichender Erfahrung, keinesfalls als Standardtherapie zu betrachten!*

---

**IL-2-Monotherapie** (Fortsetzung)

IL-2-Hochdosisdauerinfusion [73]:
$18 \cdot 10^6$ IE/m$^2$ i.v. pro Tag als 24stündige Dauerinfusion, Tag 1–5, danach
2–6 Tage Pause und Wiederholung des Zyklus. Dosisreduktion in Abhängigkeit von Toxizität.
*Nur unter stationären Bedingungen in Zentren mit ausreichender Erfahrung,
keinesfalls als Standardtherapie zu betrachten!*

IL-2-Niedrigdosisdauerinfusion [74]:
$3$–$6 \cdot 10^6$ IE/m$^2$ i.v. pro Tag als 24stündige Dauerinfusion für 96 h, danach
3 Tage Pause. Dann Wiederholung des Zyklus. Nach 4 Zyklen 2 Wochen Pause,
dann Reevaluierung (*wenig gebräuchliche Form der Monotherapie*).

IL-2 subkutan [58]:
Woche 1:
$18 \cdot 10^6$ IE/Tag absolut, Tag 1–5;
Woche 2–6:
$9 \cdot 10^6$ IE/Tag absolut, Tag 1, 2; $18 \cdot 10^6$ IE/Tag absolut, Tag 3–5;
Woche 7–8:
Behandlungspause,
ab Woche 9 Wiederholung.

---

**IL-2 + INF-Kombinationstherapie** [4]

IL-2 subkutan:
Woche 1 und 4:
$20 \cdot 10^6$ IE/m$^2$ s.c., verteilt auf 2 Gaben pro Tag, Tag 3–5;
Woche 2, 3, 5, 6:
$5 \cdot 10^6$ IE/m$^2$ s.c., Tag 1, 3, 5.

IFN-$\alpha$ subkutan:
Woche 1 und 4:
$6 \cdot 10^6$ IE/m$^2$ s.c., Tag 1;
Woche 2, 3, 5, 6:
$6 \cdot 10^6$ IE/m$^2$ s.c., Tag 1, 3, 5.

---

**IL-2 + INF-$\alpha$ + 5-Fluoruracil-Kombinationstherapie**
modifiziert nach [5] und [26]

Woche 1:
INF-$\alpha$: $5 \cdot 10^6$ IU/m$^2$ s.c., Tag 1;
IL-2: $20 \cdot 10^6$ IE/m$^2$ s.c., verteilt auf 2 Gaben pro Tag, Tag 3–5;
Woche 2–3:
INF-$\alpha$: $5 \cdot 10^6$ IU/m$^2$ s.c., Tag 1, 3, 5 jede Woche;
IL-2: $5 \cdot 10^6$ IE/m$^2$ s.c., Tag 1, 3, 5 jede Woche.

---

**IL-2 + INF-α + 5-Fluoruracil-Kombinationstherapie** (Fortsetzung)

Woche 4:
wie Woche 1;
Woche 5–8:
INF-α: $10 \cdot 10^6$ IU/m² s.c., Tag 1, 3, 5 jede Woche;
$1 \cdot 1000$ mg/m² 5-FU i.v., Tag 1 jede Woche.
Wiederholung Woche 9 mit mindestens 1 weiterem Zyklus; weitere 1–2 Zyklen bei Stabilisierung oder Tumoransprechen.
*Dieses Protokoll erlaubt eine ambulante Führung des Patienten in Zentren mit ausreichender Erfahrung.*

---

**Interferon-α-Monotherapie** [61]

$10 \cdot 10^6$ IU 3mal pro Woche s.c.; 1 Zyklus besteht aus 12 Wochen. Die ersten beiden Gaben einschleichend mit $5 \cdot 10^6$ IU.
Dosierung nebenwirkungsadaptiert. Therapie fortlaufend mindestens 12 Wochen, bis Beurteilung möglich.

---

**Tamoxifen** [60]

20 mg oral täglich fortlaufend. Evaluierung nach 8 Wochen
oder
hochdosiertes Tamoxifen (100 mg) täglich fortlaufend bis Progression.

---

**Gestagene** [24]

Megesterolacetat 160 mg oral täglich fortlaufend. Evaluierung nach 8 Wochen.

Medroxyprogesteronacetat 500 mg oral täglich fortlaufend. Evaluierung nach 8 Wochen.

---

**Vinblastinmonotherapie** [54]

Vinblastin        6 mg/m²        i.v. Bolus        Tag 1, 8, 15

fortlaufend wöchentlich. Dauer mindestens 8 Wochen, bis Beurteilung möglich.

# Literatur

1. Aso Y, Homma Y (1992) A survey on incidental renal cell carcinoma in Japan. J Urol 147:340–343
2. Atzpodien J, Korfer A, Franks CR, Poliwoda H, Kirchner H (1990) Home therapy with recombinant interleukin-2 and interferon-alpha 2b in advanced human malignancies. Lancet 335:1509–1512
3. Atzpodien J, Kirchner H, Körfer A et al. (1993) European studies of interleukin-2 in metastatic renal cell cancer. Sem Oncol 20/6 [Supp 9]:22–26
4. Atzpodien J, Lopez HE, Kirchner H et al. (1995) Multiinstitutional home-therapy trial of recombinant human interleukin-2 and interferon alfa-2 in progressive metastatic renal cell carcinoma. J Clin Oncol 13:497–501
5. Atzpodien J, Kirchner H, Poliwoda H (1996) Interleukin-2-haltige ambulante Therapie des metastasierten Nierenzellkarzinoms. Med Klinik 91:38–43
6. Bassil B, Dosoretz DE, Prout GJ (1985) Validation of the tumor, nodes and metastasis classification of renal cell carcinoma. J Urol 134:450–454
7. Bell ET (1950) Renal disease. Lea and Febiger, Philadelphia, p 435
8. Belldegrun A, Tso CL, Sakata T et al. (1993) Human renal carcinoma line transfected with interleukin-2 and/or interferon alpha gene(s): implications for live cancer vaccines. J Natl Cancer Inst 85:207–216
9. Bloom HJG (1973) Hormone-induced and spontaneous regression of metastatic renal cancer. Cancer 32:1066
10. Boring CC, Squires TS, Tong T (1993) Cancer statistics, 1993. Ca Cancer J Clin 43:7–26
11. Brennan JF, Stilmant MM, Babayan RK, Siroky MB (1991) Aquired renal cystic disease: Implications for the urologist. Br J Urol 67:342–348
12. Bukowski RM, Goodman P, Crawford ED, Sergi JS, Redman BG, Whitehead RP (1990) Phase II trial of high-dose intermittent interleukin-2 in metastatic renal cell carcinoma: a Southwest Oncology Group study. J Natl Cancer Inst 82:143–146
13. Buter J, Sleijfer D, Graaf W van der, Vries E de, Willemese P, Mulder N (1993) A progress report on the outpatient treatment of patients with advanced renal cell carcinoma using subcutaneous recombinant Interleukin-2. Semin Oncol 20 [Suppl 9]:16–21
14. Chishol GD, Roy RR (1971) The systemic effects of malignant renal tumours. Br J Urol 43:687
15. Cohen AJ, Li FP, Berg S (1979) Hereditary renal cell cancer associated with a chromosomal translocation. N Engl J Med 301:592–595
16. Currin SM, Lee SE, Walther PJ (1990) Flow cytometric assessment of deoxyribonucleic acid content in renal adenocarcinoma: does ploidy status enhance prognostic stratification over stage alone? J Urol 143:458–463
17. Fahn HJ, Lee YH, Chen MT, Huang JK, Chen KK, Chang LS (1991) The incidence and prognostic significance of humoral hypercalcemia in renal cell carcinoma. J Urol 145:248–250
18. Flocks RH, Kadesky MC (1958) Malignant neoplasms of the kidney: An analysis of 353 patients followed five years or more. J Urol 79:196–199
19. Foon K, Doroshow J, Bonnem E et al. (1988) A prospective randomized trial of alpha 2B-interferon/gamma-interferon or the combination in advanced metastatic renal cell carcinoma. J Biol Response Mod 7:540–545

20. Fossa SD, Table K (1980) Treatment of metastatic renal cancer with ifosfamide and mesnum with and without irradiation. Cancer Treat Rep 64:1103

21. Galicich JH, Sundaresan N, Arbit E, Passe S (1980) Surgical treatment of single brain metastasis: Factors associated with survival. Cancer 45:381

22. Galligioni E, Quaia M, Merlo A, Carbone A, Spada A, Favaro D, Santarosa M, Talamini R (1996) Adjuvant Immunotherapy treatment of renal carcinoma patients with autologous tumor cells and Bacillus Calmette-Guerin. Cancer 77:2560–2566

23. Golimbu M, Joshi P, Sperber A, Tessler A, Al Askari S, Morales P (1986) Renal cell carcinoma: survival and prognostic factors. Urology 27:291–301

24. Harris DT (1983) Hormonal therapy and chemotherapy of renal cell carcinoma. Semin Oncol 10:422–430

25. Hermanek KP, Scheibe O, Spiessl B, Wagner G (1992) TNM-Klassifikation maligner Tumoren. Springer, Berlin Heidelberg New York Tokyo

26. Hofmockel G, Langer W, Theiss M, Gruss A, Frohmüller HGW (1996) Immunochemotherapy for metastatic renal cell carcinoma using a regimen of Interleukin-2, Interferon-α and fluorouracil. J Urol 156:18–21

27. Huland E, Huland H, Heinzer H (1992) Interleukin-2 by inhalation: local therapy for metastatic renal cell carcinoma. J Urol 147:344–348

28. de Kernion JB (1983) Treatment of advanced renal cell carcinoma – traditional methods and innovative approaches. J Urol 130:2–7

29. King CR, Schimke RN, Arthur T, Davoren B, Collins D (1987) Proximal 3p deletion in renal cell carcinoma cells from a patient with von Hippel-Lindau disease. Cancer Genet Cytogenet 27:345–348

30. Kjaer M, Iversen P, Hvidt V, Brunn E, Skaarup P, Bech-Hansen J, Frederikson PL (1987) A randomized trial of postoperative radiotherapy versus observation in stage II and III. A study by the Copenhagen Renal Cancer Study Group. Scand J Urol Nephrol 21:285–289

31. Linehan WM, Shipley WU, Parkinson DR (1993) Cancer of the kidney and the ureter. In: de Vita VT, Hellmann S, Rosenberg SA (eds) Cancer principles and practice of oncology, 4th edn, pp 1023–1051

32. Lissoni P, Barni S, Ardizzoia A et al. (1992) Second line therapy with low-dose subcutaneous interleukin-2 alone in advanced renal cancer patients resistant to interferon-alpha. Eur J Cancer 28:92–96

33. Ljungberg B, Larsson P, Stenling R, Roos G (1991) Flow cytometric deoxyribonucleic acid analysis in stage I renal cell carcinoma. J Urol 146:697–699

34. Maas RA, Dullens HF, Den OW (1993) Interleukin-2 in cancer treatment: disappointing or (still) promising? A review. Cancer Immunol Immunother 36:141–148

35. Maher ER, Yates JR (1991) Familial renal cell carcinoma: clinical and molecular genetic aspects [editorial]. Br J Cancer 63:176–179

36. Maldazys JD, Kernion JB de (1986) Prognostic factors in metastatic renal carcinoma. J Urol 136:376–379

37. Mertens WC, Eisenhauer EA, Moore M, Venner P, Stewart D, Muldal A, Wong D (1993) Gemcitabine in advanced renal cell carcinoma. A phase II study of the National Cancer Institute of Canada Clinical Trials Group. Ann Oncol 4:331–432

38. Muss HB, Costanzi JJ, Leavitt R et al. (1987) Recombinant alfa interferon in renal cell carcinoma: a randomized trial of two routes of administration. J Clin Oncol 5:286–291
39. Nissenkorn I, Bernheim J (1995) Multicentricity in renal cell carcinoma. J Urol 153:620–622
40. Novick AC, Zincke H, Neves RJ, Topley HM (1986) Surgical enucleation for renal cell carcinoma. J Urol 135:235–238
41. O'Dea MJ, Zincke H, Utz DC, Bernatz PE (1978) The treatment of renal cell carcinoma with solitary metastasis. J Urol 120:540–542
42. Ognibne FP, Rosenberg SA, Lotze M, Skibber J, Parker MM, Shelhamer JH, Parrillo JE (1988) Interleukin-2 administration causes reversible hemodynamic changes and left ventricular dysfunction similar to those seen in septic shock. Chest 94:750–754
43. Oshimura M, Kugoh H, Koi M, Shimizu M, Yamada H, Satoh H, Barrett JC (1990) Transfer of a normal human chromosome 11 suppresses tumorigenicity of some but not all tumor cell lines. J Cell Biochem 42:135–142
44. Otto U, Conrad S, Schneider AW, Klosterhalfen H (1988) Recombinant interferon gamma in the treatment of metastatic renal cell carcinoma. Results of a phase II trial. Arzneimittelforschung 38:1658–1660
45. Pathak S, Strong LC, Ferell RE, Trindada A (1982) Familial renal cell carcinoma with a 3:11 chromosome translocation limited to tumor cells. Science 217:939–941
46. Pittman K, Selby P (1994) The management of renal cell carcinoma. Crit Rev Oncol Hematol 16:181–200
47. Quesada JR, Rios A, Swanson D, Trown P, Gutterman JU (1985) Antitumor activity of recombinant-derived interferon alpha in metastatic renal cell carcinoma. J Clin Oncol 3:1522–1528
48. Richie JP, Garnick MMB (1982) Primary renal and ureteral cancer. In: Rieselbach RE, Garnick MB (eds) Cancer and the kidney. Lea & Febiger, Philadelphia, p 662
49. Ritches EW, Griffiths IH, Sherwin SA, U GJ (1951) New growth of the kidney and ureter. Br J Urol 23:297
50. Robson CJ, Churchill BM, Anderson W (1969) The results of radical nephrectomy for renal cell carcinoma. J Urol 101:297–301
51. Rosenberg SA, Lotze MT, Muul LM et al. (1987) A progress report on the treatment of 157 patients with advanced cancer using lymphokine-activated killer cells and interleukin-2 or high-dose interleukin-2 alone. N Engl J Med 316:889–897
52. Rosenberg SA, Lotze MT, Yang JC, Aebersold PM, Linehan WM, Seipp CA, White DE (1989) Eperience with the use of high-dose interleukin-2 in the treatment of 652 cancer patients. Ann Surg 210:474–484
53. Schmidt R, Stippel D, Krings F, Pollok M (1995) Malignancies of the genitourinary system following renal transplantation. Br J Urol 75:572–577
54. Sculier JP (1989) The medical treatment of renal cancer in adults. Rev Med Bruxelles 10:190–196
55. Selli C, Hinshaw WM, Woodard BH, Paulson DF (1983) Stratification of risk factors in renal cell carcinoma. Cancer 52:899–903
56. Silverberg E, Boring C, Squires T (1991) Cancer statistics, 1991. Ca Cancer J Clin 41:9–26

57. Skillings J, Wierzbicki R, Eisenhauer E, Venner P, Letendre F, Stewart D, Weinerman B (1992) A phase II study of recombinant tumor necrosis factor in renal cell carcinoma: a study of the National Cancer Institute of Canada Clinical Trials Group. J Immonother 11:67–70

57. Skinner DG, Colvin RB, Vermillion CD (1971) Diagnosis and management of renal cell carcinom: A clinical and pathologic study of 309 cases. Cancer 28:1165–1177

58. Sleijfer DTH, Janssen RAJ, Buter J, Vries EGE de, Willemese PHB (1992) Phase II study of subcutaneous interleukin-2 in unselected patients with advanced renal cell cancer on an outpatient basis. J Clin Oncol 10:1119–1123

59. Sosman JA, Kohler PC, Hank JA, Moore KH, Bechhofer R, Storer B, Sondel PM (1988) Repetitive weekly cycles of interleukin-2. II. Clinical and immunologic effects of dose, schedule, and addition of indomethacin. J Natl Cancer Inst 80:1451–1461

60. Stahl M, Wilke H, Schmoll HJ et al. (1992) A phase II study of high dose tamoxifen in progressive, metastatic renal cell carcinoma. Ann Oncol 3:167–168

61. Steineck G, Strander H, Carbin BE et al. (1990) Recombinant leukocyte interferon alpha-2a and medroxyprogesterone in advanced renal cell carcinoma. A randomized trial. Acta Oncol 29:155–162

62. Störkel S, Jacobi GH (1989) Systematik, Histogenese und Prognose der Nierenzellkarzinome und des renalen Onkozytoms. Verh Dtsch Ges Pathol 73:321–338

64. Sufrin G, Golio A, Murphy GP (1986) Serologic markers, paraneoplastic syndromes, and ectopic hormone production in renal adenocarcinoma. In: de Kernion JB, Pavone-Macaluso M (eds) Tumor in the kidney. William & Wilkins, Baltimore

65. Takashi M, Takagi Y, Sakata T, Shimoji T, Miyake K (1994) Clinicopathological characteristics of small renal cell carcinomas. Int Urol Nephrol 26:621–629

66. Taneja SS, Pierce W, Figlin R, Belldegrun A (1994) Management of disseminated kidney cancer. Urol Clin North Am 21:625–637

67. Thoenes W, Störkel S, Rumpelt HJ (1986) Histopathology and classification of renal cell tumors (adenomas, oncocytomas and carcinomas). The basic cytological and histopathological elements and their use for diagnostics. Pathol Res Pract 181:125–143

68. Topley M, Novick AC, Montie JE (1984) Long-term results following partial nephrectomy for localized renal adenocarcinoma. J Urol 131:1050–1052

69. de Voogt HJ (1983) Bilateral renal adenocarcinoma. Urol Int 38:378–381

70. Umeda T, Niijima T (1986) Phase II study of alpha interferon on renal cell carcinoma. Summary of three collaborative trials. Cancer 58:1231–1235

71. Weißbach L, de Mulder O, Osieka R (1992) Phase II study of gemcitabine in renal cancer. Proc Am Soc Clin Oncol 11:219 (abstract 689)

72. van der Werf-Messing B (1973) Carcinoma of the kidney. Cancer 32:1056–1062

73. West WH, Tauer KW, Yannelli JR, Marshall GD, Orr DW (1987) Constant-infusion recombinant interleukin-2 in adoptive immunotherapy of advanced cancer. N Engl J Med 316:898–905

74. Whitehead RP, Wolf MK, Solanki DL, Benedetto P, Flanigan RC (1993) A phase II trial, of continuous infusion recombinant interleukin-2 (rIL-2) in patients with advanced renal cell carcinoma: a Southwest Oncology Group study. Proc Am Soc Clin Oncol 12:253 (abstract 799)

# 34.69 Harnblasenkarzinom

P. Schöffski, J. Dunst, H. W. Herr, H. Höltl, H.-J. Schmoll

## 1 Epidemiologie

*Häufigkeit:* Blasenkarzinome machen etwa 2% aller malignen Erkrankungen des Menschen aus. Für die USA wird jährlich mit mehr als 50000 Neuerkrankungen gerechnet, bei fast 10000 Todesfällen pro Jahr. Valide Häufigkeitsangaben für die Bundesrepublik Deutschland liegen nicht vor. Nach WHO-Schätzungen sind Blasenkarzinome die 11. häufigste maligne Erkrankung, bezogen auf die Neuerkrankungsrate pro Jahr. Damit ist das Blasenkarzinom der zweithäufigste urologische Tumor.

*Inzidenz:* Die Inzidenz des Blasenkarzinoms ist abhängig von ethnisch-geografischen Variablen, dem Alter und dem Geschlecht. Bei weißhäutigen Männern in den USA liegt sie bei 27/100000, bei schwarzhäutigen Männern bei 10/100000. Für Frauen wird die Inzidenz mit 9/100000 angegeben; ethnische Unterschiede der Blasenkarzinominzidenz sind beim weiblichen Geschlecht nicht beschrieben. Blasenkarzinome sind in den USA und Europa wesentlich häufiger als z. B. in den asiatischen Ländern.

*Mortalität:* Die krankheitsspezifische Mortalität variiert im internationalen Vergleich zwischen 2,4/100000 für Japan und 8,8/100000 in Südafrika. In Europa besteht die höchste Blasenkarzinomsterblichkeit in Dänemark (Männer: 9,7/100000, Frauen 2,8/100000). Niedrige Mortalitätsraten werden für Männer in Island (4,0/100000) und Frauen in Finnland (0,8/100000) angegeben. Im zeitlichen Trend ist die Mortalität nach WHO-Erhebungen in den letzten 30 Jahren annähernd gleich geblieben.

*Ätiologie:* Die berufliche Exposition mit Karzinogenen aus der Gruppe der aromatischen Amine geht mit einer deutlich erhöhten Rate an Blasenkarzinomen einher. Diese Beobachtung wird durch tierexperimentelle Untersuchungen hinreichend gestützt. Bekannte Blasenkarzinogene sind z. B. 2-Naphtylamin, 4,4-Diaminodiphenyl (Benzidin), 4-Aminodiphenyl (Xenylamin), Dichlorbenzidin, Orthodianisidin und Orthotolidin. Ein erhöhtes Risiko für die Entstehung von Blasenkarzinomen besteht insbesondere für Beschäftigte in folgenden Berufsgruppen: Farb-, Gummi-, Leder-, Kohle- und Aluminiumindustrie, Chemie-, Textil- und Druckereiarbeiter, Maler und Friseure. Blasenkarzinome können dementsprechend als berufsbedingte Erkrankungen anerkannt werden (siehe Kap. 4.4, Teil 1). Der Anteil von 2-Naphtylamin im Zigarettenrauch wird v. a. für die hohe Rate von Blasenkarzinomen bei Rauchern mitverantwortlich gemacht. Nach Schätzungen werden 40–60% aller Blasenkarzinome bei Männern und etwa 30% aller Blasenkarzinome bei Frauen allein durch das Rauchen verursacht. Das relative Risiko (RR) wird für Raucher im Vergleich zu Nichtrauchern mit 2–10 angegeben, je nach Ausmaß des Zigarettenkonsums. Der Urin von Rauchern ist mutagen im Ames-Test.

Nach Behandlung mit Phenacetin und Chlornaphazin wurde eine erhöhte Inzidenz von Urothelkarzinomen beobachtet. Auch die therapeutische Verabreichung von Oxazophosphorinen wie Cyclophosphamid oder Ifosfamid erhöht die Wahrscheinlichkeit, an einem Blasenkarzinom zu erkranken. Durch den Einsatz von Mesna kann dieses Risiko jedoch signifikant vermindert werden (s. Kap. 22.8). Chronisch-entzündliche Schädigungen der Blasenschleimhaut durch Harnwegsinfekte, Bilharziose, Urolithiasis oder Fremdkörper, z. B. die jahrelange Anwendung von Dauerkathetern, gehen mit einer auffälligen Häufung von Plattenepithelkarzinomen der Harnblase einher. Die ätiologische Relevanz von Nitrosaminen, die bei entzündlichen Veränderungen der Blasenschleimhaut im oberen Harntrakt entstehen können, ist nicht abschließend geklärt. Im Tiermodell erweisen sich Nitrosamine aber als sehr potente Blasenkarzinogene. Auch abdominelle Bestrahlung erhöht das Risiko, an einem Blasenkarzinom zu erkranken.

Im Tierversuch verursachen auch Cyclamat und Saccharin Blasenkarzinome; beim Menschen ist diese Assoziation nicht gesichert, beide Substanzen sind handelsübliche Zuckerersatzstoffe. Auch ein postulierter Zusammenhang zwischen Kaffeegenuß und der Entstehung von Blasenkarzinomen ist in epidemiologischen Studien nicht bestätigt worden.

*Genetische Prädisposition:* Familiäre Häufungen von Blasenkarzinomen mit Erstmanifestation im jüngeren Alter sind in der Literatur beschrieben; spezifische vererbbare Prädispositionen sind bei dieser Erkrankung bisher aber nicht nachgewiesen.

*Altersverteilung:* Das Blasenkarzinom ist im wesentlichen eine Erkrankung des fortgeschrittenen Alters; die höchste Anzahl an Neuerkrankungen wird im Alter zwischen 60 und 80 Jahren beobachtet. Nur 5% der Patienten sind jünger als 45 Jahre.

*Prävention:* Die wichtigsten präventiven Maßnahmen sind der Verzicht auf Zigarettenkonsum sowie die konsequente Einhaltung arbeitsmedizinischer Vorschriften zur Vermeidung einer beruflichen Exposition mit potentiellen Blasenkarzinogenen. Die Verabreichung von Mesna bei der Behandlung mit Cyclophosphamid oder Ifosfamid ist heute obligat.

Ein potentieller Effekt wird der Einnahme von Vitamin A und Milchgenuß zugeschrieben. Dieser mögliche Zusammenhang ist bisher jedoch in prospektiven Studien nicht hinreichend gesichert.

## 2  Histologie und Pathogenese

### 2.1  Übersicht

Im Tiermodell ist die Pathogenese des Blasenkarzinoms nach Exposition mit Karzinogenen gut untersucht. Initial entstehen prämaligne, nichtinvasive Vorstufen wie Hyperplasie und Dysplasie mit alterierter Proliferationsaktivität und Differenzierungskapazität. Im weiteren Verlauf entwickeln sich über das Carcinoma in situ echte invasive Tumoren der Blasenschleimhaut mit Infiltrationsneigung und Metastasierungskompetenz.

Typisch für das Urothelkarzinom ist die hohe Inzidenz oberflächlicher, nichtinvasiver Tumoren, der charakteristische multifokale Befall der Blasenschleimhaut und die damit verbundene hohe Rezidivneigung im Bereich des gesamten harnableitenden Systems. Bei diesen multifokalen Tumoren handelt es sich nach neueren molekularbiologischen Untersuchungen zumeist um echte Rezidive des Primärtumors, nicht um eigentliche Zweittumoren, teils um mikroskopischen Resttumor nach inkompletter transurethraler Resektion (sog. „Persister").

### 2.2  Histologische Subtypen und Tumorverteilung

Blasentumoren im Erwachsenenalter sind in der Mehrzahl Urothelkarzinome, weisen jedoch eine große histologische Variabilität auf. Entsprechend der Verteilung des Übergangsepithels in den ableitenden Harnwegen finden sich mehr als 90 % der Urothelkarzinome in der Harnblase selbst, die übrigen verteilen sich zu gleichen Anteilen auf das Nierenbecken und den Harnleiter, 70–75 % aller Blasenkarzinome manifestieren sich initial als oberflächliche, nichtinfiltrierende Tumoren der Mukosa, Submukosa oder Lamina propria, 30 % der Patienten haben bei Diagnosestellung ein muskelinvasives Tumorwachstum.

Adenokarzinome der Harnblase entstehen aus Residuen des Urachus oder aus Anteilen der normalen Blasenschleimhaut. Maligne Blasentumoren bei Kindern (z. B. Rhabdomyosarkome) stellen eigenständige, von den eigentlichen Blasenkarzinomen abzugrenzende Entitäten dar und gehören meist in die Gruppe der Weichteilsarkome im Kindesalter.

| Histologische Klassifikation | Häufigkeit [%] |
|---|---|
| – Urothelkarzinom | 90 |
| in situ | |
| papillär | |
| flach | |
| mit Plattenepithelmetaplasie | |
| mit adenoider Metaplasie | |
| mit Plattenepithel- und adenoider Metaplasie | |
| – Plattenepithelkarzinom | 6 |
| – Adenokarzinom | 2 |
| – Kleinzelliges Karzinom | 1 |
| – Undifferenziertes Karzinom | 1 |

| Grading (nach AJCC und UICC) | | Häufigkeit [%] |
|---|---|---|
| GX | Grad kann nicht beurteilt werden | |
| G1 | Hoher Differenzierungsgrad | 43 |
| G2 | Mittlerer Differenzierungsgrad | 30 |
| G3 | Schlechter Differenzierungsgrad | 20 |
| G4 | Undifferenziert | 7 |

## 2.3 Zytologie

Die sichere Diagnosestellung und Stadieneinteilung des Blasenkarzinoms erfordert v. a. eine Urethrozystoskopie mit transurethraler Resektion (TUR) und gesonderten Biopsien von Tumorgrund und Tumorrand. Diese Biopsien werden histologisch aufgearbeitet. Die Urinzytologie hingegen gilt als Screeningmethode bei Verdacht auf Blasenkarzinom, als Routineverfahren zur Verlaufskontrolle bei bekanntem Tumorleiden im Rahmen der Nachsorge insbesondere nach blasenerhaltenden Eingriffen und auch zur Beurteilung des Therapieerfolgs einer systemischen Chemotherapie (Hermansen et al. 1988). Besonders geeignet ist die Urinzytologie zur Diagnose von wenig differenzierten, multifokalen oberflächlichen Blasentumoren. Die Sensitivität der zytologischen Untersuchung ist abhängig von der korrekten Gewinnung und zeitgerechten Analyse des Untersuchungsmaterials. Die Blasenspülflüssigkeit kann in der Regel besser beurteilt werden als der Spontanurin.

## 2.4 DNS-Flowzytometrie

Zytologische Untersuchungen können durch DNS-Flowzytometrie sinn-
voll ergänzt werden (De Vere White et al. 1986; Hermansen et al. 1988).
DNS-Histogramme erlauben Rückschlüsse auf den Ploidiestatus, die
Wachstumsfraktion und die Proliferationsaktivität des Tumors. Die
Flowzytometrie ist ein objektives, hochautomatisiertes Verfahren, dessen
Validität und Sensitivität zur Diagnose und Verlaufskontrolle von
Blasenkarzinomen, insbesondere beim Carcinoma in situ, zunehmend
anerkannt wird. Eine Aneuploidie und ein hoher relativer Anteil von
Zellen in der S-Phase des Zellzyklus korrelieren mit zytogenetischen
Veränderungen beim Blasenkarzinom, einer erhöhten Progressions- und
Metastasierungsneigung des Tumors und der individuellen Prognose der
Erkrankung (s. Abschn. 2.5). Die Flowzytometrie hat sich als Routinever-
fahren aufgrund des technischen Aufwands jedoch noch nicht überall
durchgesetzt.

## 2.5 Neue Prognosefaktoren, zytogenetische
und molekularbiologische Befunde

Ziel der Untersuchung von Prognosefaktoren beim nichtinvasiven Harnblasenkarzinom ist es, oberflächliche Tumoren mit hoher Infiltrations-
und Metastasierungsbereitschaft frühzeitig zu erkennen, bevor es zu einer
oft inkurablen Disseminierung der Erkrankung kommt. Hieraus ergeben
sich potentielle therapeutische Konsequenzen, z. B. eine aggressive intravesikale Therapie, die frühere Indikationsstellung zur radikalen Zystektomie oder die Durchführung multimodaler Therapien. Zur Vorhersage des
biologischen Verhaltens des Tumors werden neben konventionellen
pathologischen Befunden (Staging, Grading) zunehmend eine ganze
Reihe weiterer Parameter herangezogen, deren prädiktiver Wert Gegenstand aktueller Untersuchungen ist.

In frühen Studien wurden die Tumormarker CEA oder CA 19.9, der
Nachweis des Thomsen-Friedenreich-Antigens oder die veränderte Expression der Blutgruppenantigene des AB0- und Lewis-Systems oder der
HLA-Antigene als relevante Prognosefaktoren beschrieben. Mit der
Einführung der Zytophotometrie und Flowzytometrie wurde Proliferationsmarkern besonderes Interesse zuteil, z. B. der Mitoserate, der Wachstumsfraktion, der DNS-Aneuplodierate oder dem Nachweis von PCNA-
und Ki-67-Antigen. Es folgten Untersuchungen über Wachstumsfaktoren
und ihre Rezeptoren wie z. B. EGF und EGF-Rezeptor, sowie von
Zelladhäsionsmolekülen wie E-Cadherin.

Mit zytogenetischen und molekularbiologischen Verfahren sind heute neue Prognosefaktoren eingeführt worden. Bei der Mehrzahl der Patienten sind erworbene chromosomale Aberrationen nachweisbar, insbesondere Veränderungen am langen Arm von Chromosom 9 und Deletionen der Chromosomen 1, 5, 7, 11 und 17, mit Inaktivierung des Tumorsuppressorgens p53 durch Veränderungen an Chromosom 17; darüber hinaus sind Aktivierungen von Onkogenen wie z. B. ras oder c-erb B-2/neu und Alterationen von Tumorsuppressorgenen wie CDKN2 beschrieben. Die Akkumulation von p53-Protein als Hinweis auf eine Alteration des p53-Tumorsuppressorgens gilt nach neuesten Untersuchungen als unabhängiger Prognosefaktor für den klinischen Verlauf oberflächlicher Urothelkarzinome; bei muskelinvasiven Urothelkarzinomen wird die prognostische Relevanz einer p53-Überexpression hingegen noch kontrovers diskutiert. Eine abschließende Bewertung der bisher untersuchten möglichen Prognosefaktoren für das oberflächliche Blasenkarzinom ist nicht möglich, der routinemäßige Nachweis spezifischer Marker ist noch nicht etabliert (vgl. auch Hervatin 1995; Umbas et al. 1995).

## 3 Stadieneinteilung

### 3.1 TNM-Klassifikation

Die Stadieneinteilung, Beschreibung der Tumorausbreitung und Differenzierung des Tumors erfolgt gemäß TNM-Klassifikation der UICC. Die Jewett-Marshall-Klassifikation sollte nicht mehr verwendet werden. Die klinische und pathologische TNM-Klassifikation sind identisch; es wird daher hier nur die klinische TNM-Klassifikation angegeben.

**T Primärtumor**
Der Zusatz „m" sollte bei der entsprechenden T-Kategorie verwendet werden, um multiple Läsionen anzuzeigen. Der Zusatz „is" kann zu jeder T-Kategorie verwendet werden, um das Vorhandensein eines assoziierten Carcinoma in situ anzuzeigen.

| | |
|---|---|
| TX | Primärtumor kann nicht beurteilt werden |
| T0 | Kein Anhalt für Primärtumor |
| Ta | Papilläres, nichtinvasives Karzinom |
| Tis | Carcinoma in situ |
| T1 | Tumor infiltriert subepitheliales Bindegewebe |
| T2 | Tumor infiltriert oberflächliche Muskulatur (innere Hälfte) |

T3    Tumor infiltriert tiefe Muskulatur oder perivesikales Fettgewebe

T3a   Tumor infiltriert tiefe Muskulatur (äußere Hälfte: wenn die Tiefe
      der muskulären Infiltration vom Operateur nicht angegeben ist,
      wird der Tumor als T2 klassifiziert)

T3b   Tumor infiltriert perivesikales Fettgewebe

T3bi  Mikroskopisch

T3bii Makroskopisch (extravesikaler Tumor)

T4    Tumor infiltriert Prostata, Uterus, Vagina, Becken- oder Bauch-
      wand

T4a   Tumor infiltriert Prostata, Uterus oder Vagina

T4b   Tumor infiltriert Beckenwand oder Bauchwand

**N  Regionäre Lymphknoten**

Regionäre Lymphknoten sind die Lymphknoten des kleinen Beckens,
die im wesentlichen den Beckenlymphknoten unter der Bifurkation der
Aa. communes entsprechen. Lateralität beeinflußt die N-Klassifikation
nicht.

NX    Regionäre Lymphknoten können nicht beurteilt werden

N0    Keine regionäre Lymphknotenmetastasierung

N1    Metastase in einem solitären Lymphknoten, 2 cm oder weniger im
      größten Durchmesser

N2    Metastasen in solitärem Lymphknoten, mehr als 2 cm, aber nicht
      mehr als 5 cm im größten Durchmesser, oder Metastasen in
      multiplen Lymphknoten, keine mehr als 5 cm im größten Durch-
      messer

N3    Metastasen in Lymphknoten, mehr als 5 cm im größten Durch-
      messer

**M  Fernmetastasen**

MX    Fernmetastasierung kann nicht beurteilt werden

M0    Keine Fernmetastasen

M1    Fernmetastasen vorhanden

## 3.2 Stadiengruppierung

Die klinische Stadieneinteilung der AJCC wird im folgenden der TNM-
Klassifkation gegenübergestellt:

| AJCC | Definition | TNM-Klassifikation | | |
|------|-----------|------|------|------|
| 0is | Carcinoma in situ | Tis | N0 | M0 |
| 0a | Papillärer Tumor ohne Invasion | Ta | N0 | M0 |
| I | Invasion der Lamina propria | T1 | N0 | M0 |
| II | Oberflächl. Muskelinvasion | T2 | N0 | M0 |
| III | Tiefe Muskelinvasion | T3a | N0 | M0 |
| | Invasion in das Fettgewebe | T3b | N0 | M0 |
| IV | Invasion in benachbarte Organe | T4 | N0 | M0 |
| | Invasion in pelvine Lymphknoten | T1–4 | N1–3 | M0 |
| | Lymphknoten oberhalb der Aorten- | | | |
| | bifurkation befallen | T1–4 | N0–3 | M1 |
| | Fernmetastasen | T1–4 | N0–3 | M1 |

Ein sicheres pathologisches Staging setzt prinzipiell die Durchführung einer radikalen Zystektomie mit Lymphknotendissektion voraus.

# 4 Prognose

## 4.1 Prognose initial nichtinvasiver Tumoren

Die Prognose oberflächlicher Harnblasentumoren ist abhängig von der Infiltrationstiefe, vom Differenzierungsgrad des Tumors und weiteren Faktoren (s. Abschn. 2.5). Nichtinvasive papilläre Tumoren (Ta) sind in der Regel gut differenziert, neigen nicht zur Metastasierung und haben die beste Prognose quoad vitam. So liegt die Progressionswahrscheinlichkeit für Ta G1-Tumoren bei unter 5%, die Metastasierungsrate bei unter 1%.

Oberflächliche Tumoren mit guter bis mäßiger Differenzierung (Ta/T1 G1–2) haben im Vergleich zu schlecht bis undifferenzierten (Ta/T1 G3–4) Tumoren eine deutlich geringere Rezidiv- und Metastasierungsneigung und damit eine relativ bessere Prognose.

Das Carcinoma in situ (Tis) ist eine präinvasive, jedoch rasch proliferierende Frühform des Blasenkarzinoms. Bei 15–30% der Patienten mit dieser intraepithelialen Neoplasie neigen die Tumoren zu rasch progredientem Wachstum mit einer Metastasierungsrate von etwa 20%. Es besteht die Tendenz zur Entstehung von invasiven, schlecht differenzierten Tumoren mit ungünstigem Verlauf. Bei Diagnosestellung eines Carcinoma in situ liegt oft bereits ein okkultes invasives Karzinom vor.

## 4.2 Prognose invasiver Tumoren

Die Prognose infiltrierender, muskelinvasiver Harnblasentumoren (T 2–4) ist abhängig von der Tiefe der Infiltration des Primärtumors, dem Nachweis regionärer Lymphknotenmetastasen oder Fernmetastasen, sowie dem Ausmaß der chirurgischen Resektion. Der Differenzierungsgrad des Tumors spielt hier allenfalls eine untergeordnete Rolle. Patienten mit fortgeschrittenen Blasenkarzinomen versterben überwiegend an den Folgen einer hämatogenen Metastasierung, v. a. in Lunge, Knochen und Leber.

Während bei Patienten mit muskelinvasiven Tumoren ohne Lymphknotenbefall oder Fernmetastasierung eine gute kurative Chance besteht, ist die Fünfjahresüberlebensrate für Patienten mit lymphogener Metastasierung (N 1–3), lokaler Infiltration benachbarter Organe (T 4) oder Fernmetastasierung (M 1) sehr unbefriedigend.

Die in der Literatur mitgeteilten Fünfjahresüberlebensraten (s. unten) weisen erhebliche Schwankungen auf, wobei die Selektion der Patienten eine wesentliche Rolle spielt.

**Fünfjahresüberlebensrate beim Blasenkarzinom**

| AJCC | TNM | | | Therapie | Fünfjahres-überlebensrate [%] |
|------|-----|---|---|----------|------------------|
| Tis | Tis | N0 | M0 | TUR | 47–81 |
| | | | | Partielle Zystektomie | 43–100 |
| | | | | Einfache Zystektomie | 27–88 |
| | | | | Radikale Zystektomie | 63–83 |
| I | T1 | N0 | M0 | TUR | 47–81 |
| | | | | Partielle Zystektomie | 43–100 |
| | | | | Einfache Zystektomie | 27–88 |
| | | | | Radikale Zystektomie | 63–83 |
| | | | | Strahlentherapie | 39–70 |
| II | T2 | N0 | M0 | TUR | 57–59 |
| | | | | Partielle Zystektomie | 43–80 |
| | | | | Einfache Zystektomie | 45–52 |
| | | | | Radikale Zystektomie | 50–88 |
| | | | | Strahlentherapie | 27–59 |
| III | T3a | N0 | M0 | TUR | 14–23 |
| | | | | Partielle Zystektomie | 43–80 |
| | | | | Einfache Zystektomie | 16–40 |
| | | | | Radikale Zystektomie | 26–60 |

**Fünfjahresüberlebensrate beim Blasenkarzinom** (Fortsetzung)

| AJCC | TNM | | | Therapie | Fünfjahres-überlebensrate [%] |
|---|---|---|---|---|---|
| III | T3b | N0 | M0 | TUR | 2–7 |
| | | | | Partielle Zystektomie | 0–38 |
| | | | | Einfache Zystektomie | 2–31 |
| | | | | Radikale Zystektomie | 6–40 |
| IV | T4 | N0 | M0 | | <5 |
| | T1–4 | N1–3 | M0 | | <5 |
| | T1–4 | N0–3 | M1 | | <2 |

Modifiziert nach Fair et al. 1993 und National Cancer Institute, Physicians Data Query 1995.

# 5 Diagnostik

**Obligat**
- Anamnese (Raucher? Zweittumoren? Exposition mit beruflichen Karzinogenen?).

*Labor*
- Urinuntersuchung (Hämaturie?),
- Serumanalyse (Nierenretentionswerte, alkalische Phosphatase, LDH, Transaminasen),
- Urinzytologie der Blasenspülflüssigkeit nach Zystoskopie und TUR (Grading?).

*Apparativ*
- Sonographie des Abdomens (Primärtumor? Hydronephrose? Fernmetastasen?),
- Computertumographie des Abdomens/Beckens (vor Zystektomie),
- Thoraxröntgen in 2 Ebenen (Lungenmetastasen?),
- Computertomographie des Thorax (vor Zystektomie),
- Ausscheidungsurogramm (Füllungsdefekte? Multilokuläres Wachstum?),
- bimanuelle Untersuchung in Narkose vor Zystoskopie (Fixierung der Harnblase?),
- Urethrozystoskopie mit gesonderten Biopsien von Tumorgrund und Tumorrand,

- Quadrantenbiopsie bei makroskopisch unauffälligem Befund (Dysplasie?),
- transurethrale Resektion bei makroskopisch sichtbarem Befund (Tis, Ta, T1?),
- bimanuelle Untersuchung in Narkose nach Zystoskopie/TUR (Resektionsstatus?).

**Fakultativ**

*Labor*
- Tumormarker (TPA, CEA),
- Flowzytometrie (Ploidiestatus? Wachstumsfraktion?),
- zytogenetische/molekularbiologische Untersuchungen (Prognose?; s. auch Abschn. 2.5).

*Apparativ*
- Skelettszintigraphie (bei Knochenschmerz, erhöhter alkalischer Phosphatase),
- Gadolinium-NMR des Abdomens/Beckens (z. B. bei Verdacht auf infiltratives Wachstum).

## 6  Charakteristika des klinischen Verlaufs der Erkrankung

Die Erkrankung manifestiert sich bei 80–90% der Patienten initial durch episodische Mikro- oder Makrohämaturie. Dysurische Beschwerden (Pollakisurie, Strangurie) führen bei etwa 30% der Patienten zur Diagnose eines Blasenkarzinoms. Fortgeschrittene Blasenkarzinome können mit Flankenschmerz, palpablem abdominellem Tumor, Lymphknotenvergrößerungen, Lymph- oder Venenstauung oder Knochenschmerz einhergehen. Die Metastasen (Lymphknoten, Leber, Lunge, Knochen) können je nach Lokalisation aufgrund ihres infiltrativen oder raumfordernden Charakters eine Vielfalt unspezifischer Symptome verursachen.

## 7  Therapiestrategie

### 7.1  Übersicht

Am Anfang jeder differenzierten Therapie steht die sichere Diagnose des Tumors durch eine transurethrale Resektion der Harnblase (TUR). Die

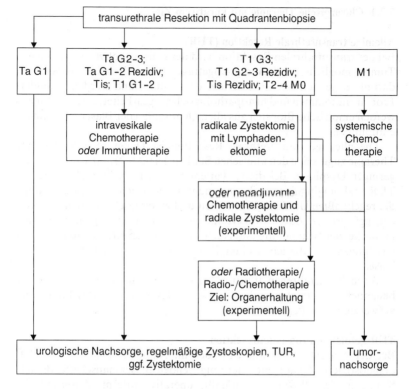

**Abb. 1.** Behandlungsstrategie für das Blasenkarzinom

weitere Therapiestrategie hängt von den im Rahmen der obligaten Staginguntersuchungen (s. Abschn. 5) erhobenen klinischen Parametern, sowie von den bei der TUR gewonnenen histologischen Befunden ab. Das Behandlungskonzept des Blasenkarzinoms ist streng stadienspezifisch. Eine Übersicht über die allgemeine Behandlungsstrategie für frühe und fortgeschrittene Stadien des Blasenkarzinoms gibt Abb. 1.

## 7.2 Stellung der Chirurgie

Die chirurgische Therapie, z. B. durch transurethrale Resektion oder Zystektomie, ist immer die Grundlage der kurativen Behandlung von Blasenkarzinomen. Nur bei ausgesprochen palliativer Situation oder spezifischen Kontraindikationen wird auf operative Maßnahmen verzichtet.

## 7.2.1 Chirurgische Therapie mit kurativem Ziel

### Alleinige transurethrale Resektion (TUR)

Bei der transurethralen Resektion wird der meist exophytisch wachsende Tumor möglichst vollständig abgetragen. Aus der Tumorbasis, der darunterliegenden Muskulatur und dem Tumorrand werden gesondert Proben entnommen und histopathologisch aufgearbeitet. Darüber hinaus werden empirische Biopsien aus allen Quadranten der Blasenschleimhaut entnommen.

Die alleinige transurethrale Resektion ist Diagnose und definitive Therapie zugleich in den klinischen Stadien Ta (G 1–2) und T 1 (G 1–2) mit geringer Dysplasie. Bei diesen Patienten wird nach Durchführung der TUR und Stagingdiagnostik eine engmaschige Nachsorge durchgeführt, die regelmäßige Urethrozystoskopien und zytologische Verlaufskontrollen, ggf. ergänzt durch flowzytometrische Untersuchungen, beinhalten muß. Ziel der Behandlung und Nachsorge in diesen Krankheitsstadien ist das tumorfreie Überleben unter Erhalt einer funktionstüchtigen Harnblase.

Auch bei erfahrenen transurethralen Resekteuren können 20% der behandelten Patienten mikroskopische Residuen am Resektionsrand aufweisen (sog. „Persister").

### TUR gefolgt von Blasenteilresektion

Bei der Blasenteilresektion wird der im Rahmen einer Staging-TUR diagnostizierte Tumor mit einer umgebenden Blasenmanschette, die alle Schichten der Blasenwand umfaßt, operativ entfernt. Aufgrund der verbesserten transurethralen Resektionsmöglichkeiten, dem meist multilokulären Befall der Blasenschleimhaut und der hieraus resultierenden diffusen Rezidivneigung der Erkrankung besteht außerhalb von klinischen Studien eine sehr selektive Indikation zu diesem Eingriff. Als mögliche Indikationen gelten solitäre T 1/T 2–Blasentumoren oder lokal begrenzte Adenokarzinome der Harnblase. In jüngster Zeit werden partielle Zystektomien vermehrt im Rahmen multimodaler, organerhaltender Studienkonzepte eingesetzt, insbesondere bei Patienten mit T 2- und T 3a-Tumoren.

### TUR gefolgt von radikaler Zystektomie

Die radikale Zystektomie mit bilateraler Lymphadenektomie gilt als das operative Standardverfahren der Tumorchirurgie bei invasiven Blasenkarzinomen. Der Eingriff wird beim Mann bei fehlender Metastasierung als radikale Zystoprostatovesikulektomie durchgeführt, bei der Frau mit einer Urethrektomie und Hysterektomie unter Mitnahme der vorderen Vaginalwand. Die Lymphadenektomie wird immer miteingeschlossen, die resezierten Lymphknoten im Schnellschnitt untersucht. Die therapeutische Wertigkeit der Lymphadenektomie ist unklar. Die radikale Zystektomie ist heute mit einer geringen Operationsletalität, jedoch noch immer mit einer deutlichen Verminderung der Lebensqualität behaftet. Das Ziel einer kontinenten Harnableitung wird trotz verbesserter operativer Möglichkeiten nicht bei allen Patienten erreicht. Darüberhinaus kann es nach der Zystektomie zu einer deutlichen Störung der Vita sexualis kommen.

Bei Patienten mit oberflächlichen Blasenkarzinomen sollte dieser Eingriff daher ausschließlich denen vorbehalten bleiben, die ein besonders hohes Risiko der Tumorprogression oder Metastasierung aufweisen. In diese Gruppe gehören insbesondere Patienten mit rezidivierenden T 1, 2 (G 2–3)-Tumoren oder einem therapieresistenten Carcinoma in situ der Harnblase (T is). Prospektiv randomisierte Studien, die in diesen Krankheitsstadien den Stellenwert der TUR und adjuvanten intravesikalen Therapie (siehe unten) mit dem Erfolg einer TUR und nachfolgender radikaler Zystektomie vergleichen, liegen bisher noch nicht vor.

Eine eindeutige Indikation zur primären radikalen Zystektomie besteht außerhalb von klinischen Studien bei Patienten mit muskelinvasiven Harnblasenkarzinomen (T2–T3b) und/oder regionaler Lymphknotenmetastasierung. Bei Patienten mit lymphogen metastasierten Harnblasenkarzinomen (N1–3) besteht bei alleiniger Zystektomie mit pelviner Lymphadenektomie aber ein hohes Rezidivrisiko.

Etwa 50% der Patienten mit muskelinvasiven Blasenkarzinomen haben nach Zystektomie in einem Zeitraum von 2 Jahren ein Rezidiv; die Mehrzahl der Rezidive findet sich außerhalb des Beckens. Bei nur etwa einem Drittel der Patienten kommt es ausschließlich zu einem pelvinen Rezidivtumor. Aus dieser Beobachtung ergeben sich multimodale experimentelle Therapieansätze, die neben lokal wirksamen Behandlungsmaßnahmen wie Operation und/oder Radiotherapie auch eine systemische Chemotherapie beinhalten können (s. Abschn. 7.5.2 und 7.5.3).

### Sekundäre Chirurgie nach Chemotherapie

Die Indikation zur Resektion von residuellen Fernmetastasen bei partieller Remission nach systemischer Chemotherapie ist unklar. Publizierte Daten liegen zu dieser Frage nicht vor. Nur im sehr seltenen Einzelfall kann die Durchführung eines solchen Eingriffs erwogen werden, insbesondere bei isolierter Restmetastasierung und sonst gutem Ansprechen auf die vorangegangene Chemotherapie.

### 7.2.2 Palliative Chirurgie

#### Symptomkontrolle

Zur Kontrolle tumorbedingter Symptome, wie z. B. rezidivierende Blutungen aus der Harnblase, eingeschränkte Blasenkapazität oder tumorbedingter Schmerz, kann die Durchführung wiederholter transurethraler Tumorresektionen oder auch einer palliativen, nichtradikalen Zystektomie angezeigt sein.

#### Zystektomie bei systemischer Metastasierung

Der Stellenwert einer Zystektomie bei bereits bestehender systemischer Metastasierung, z. B. bei disseminierten Lungenmetastasen, ist beim Blasenkarzinom sehr fraglich. Grundsätzlich sollten solche Eingriffe nur bei symptomatischen Patienten mit noch gutem Allgemeinzustand erwogen werden.

### 7.3 Intravesikale Therapie

Intravesikale Therapiemaßnahmen gelten als Therapiestandard bei der Behandlung oberflächlicher Blasenkarzinome nach TUR (vgl. Herr et al. 1990; Rübben u. Otto 1994). Ziel der intravesikalen Therapie mit Zytostatika, Vakzinen oder Zytokinen ist die Beseitigung einer minimalen Resterkrankung in der Blase, Verminderung der Rezidivhäufigkeit, Verlängerung des rezidivfreien Intervalls und Verzögerung oder Verhinderung der Progression zum muskelinvasiven Tumor. Theoretische Grundlage für adjuvante Therapiestrategien nach TUR ist die hohe Rezidivhäufigkeit oberflächlicher Blasenkarzinome, die Koinzidenz superfizieller Karzinome mit Präneoplasien (schwere Dysplasie, Carcinoma in situ), die mögliche fortgesetzte Exposition mit Karzinogenen sowie die potentielle iatrogene intrakavitäre Tumorzellaussaat im Rahmen der TUR.

Besondere Bedeutung hat die intravesikale Rezidivprophylaxe beim Carcinoma in situ (Tis) mit seiner ausgeprägten Rezidiv- und Progressionstendenz.

Die intravesikale Therapie ist indiziert im Stadium Ta (Rezidiv) und pT1 (G1–2). Patienten mit therapierefraktärem Carcinoma in situ (Tis) oder pT1 (G3-)Tumoren haben ein besonders hohes Rezidiv- und Metastasierungsrisiko und sollten nach einem kurzfristigen Therapieversuch mit intravesikaler Therapie im Falle einer Tumorprogression ohne wesentliche Verzögerung definitiv operativ versorgt werden, z. B. durch radikale Zystektomie.

## 7.3.1 Intravesikale Chemotherapie

Doxorubicin, Epirubicin, Mitomycin C, Mitoxantron und Thiotepa können bei intravesikaler Behandlung unvollständig resezierter oberflächlicher Blasenkarzinome komplette Remissionen induzieren. Aufgrund dieser Beobachtungen werden diese Substanzen heute im Rahmen der adjuvanten Therapie nach TUR sowohl zum Zeitpunkt der Erstdiagnose, aber
auch bei oberflächlichen Rezidiven eingesetzt. Die Wirksamkeit dieser
sog. „Chemorezidivprophylaxe" ist in einer Reihe prospektiv-randomi-
sierter Studien meist bei Patienten mit Ta G 1,2-Tumoren untersucht
worden. Für Doxorubicin, Mitomycin C und Thiotepa ist in ausgewählten
Untersuchungen ein Vorteil bezüglich der Rezidivrate gegenüber einer
alleinigen TUR in den Stadien pTa/pT1 nachgewiesen worden; die
Rezidivrate kann hier um etwa 20% gesenkt werden. Das krankheitsfreie
Intervall wird durch eine intravesikale Chemotherapie verlängert, die
Anzahl invasiver Zystoskopien kann deutlich vermindert werden. Bemerkenswert ist die geringe Toxizität der intravesikalen Chemotherapie, so
daß ein Therapieversuch in den oberflächlichen Krankheitsstadien klar
indiziert ist. Es gibt jedoch keinen sicheren Hinweis darauf, daß eine
intravesikale Chemotherapie die Progressionswahrscheinlichkeit des
Tumors vermindert oder die Überlebenszeit der Patienten verbessert.

Der Zeitpunkt des Therapiebeginns (unmittelbar nach TUR oder im
Intervall?), die Dauer der Behandlung (Kurzzeit- oder Langzeitrezidiv-
prophylaxe?) und die Wahl der antineoplastischen Substanz werden noch
immer kontrovers diskutiert. Die direkte Instillation im Anschluß an die
TUR bietet wahrscheinlich keinen Vorteil im Vergleich zur besser
verträglichen, zeitlich verzögerten Therapie. Eine länge Chemorezidivprophylaxe von mehr als einjähriger Dauer unterscheidet sich bezüglich
der präventiven Wirksamkeit eher nicht von einer kürzeren Behandlungsdauer. Die verfügbaren Substanzen gelten gemeinhin als wirkäquivalent.
Die Anwendung der Therapie erfolgt in der Regel 2–4 Wochen nach der
TUR zunächst im wöchentlichen oder 2wöchentlichen, später 4wöchentli-
chen Abstand bei einer Gesamtbehandlungsdauer von 6–12 Monaten mit
einer der genannten und verfügbaren Substanzen. Cisplatin gilt in der
intravesikalen Chemotherapie heute als obsolet, da bei dieser Applikationsart schwere Anaphylaxien aufgetreten sind.

## 7.3.2 Intravesikale Immun- oder Zytokintherapie

Auch Bacillus Calmette-Guerin (BCG), z.B. die Stämme BCG-Con-
naught, -Pasteur, -RIVM, -Tice und -Moreau, hat einen tumorablativen
Effekt beim oberflächlichen Urothelkarzinom der Harnblase. Aufgrund

dieser Beobachtung wird diese Vakzine im Rahmen der Rezidivprophylaxe nach TUR bei Blasenkarzinomen in den Stadien pTa, pT1 und Tis eingesetzt. In vergleichenden Studien zur Senkung der Rezidivhäufigkeit hat sich BCG als mindestens gleich wirksam erwiesen wie die intravesikale Chemotherapie. Die BCG-Therapie senkt die Rezidivinzidenz im prospektiven Vergleich mit der alleinigen TUR um 20–30% und verzögert das Wiederauftreten der Erkrankung.

In randomisierten Studien ist im Gegensatz zur intravesikalen Chemotherapie demonstriert worden, daß BCG auch die Progression beim Blasenkarzinom und die Mortalität der Patienten günstig beeinflussen kann (Herr et al. 1988; Herr et al. 1995), insbesondere in den Stadien pTa G2,3 (Rezidiv) sowie beim diffusen Carcinoma in situ. Gerade hier wird eine Überlegenheit der BCG-Therapie im Vergleich zur Chemorezidivprophylaxe postuliert. Die Anzahl der zu verabreichenden BCG-Kurse ist nicht klar definiert.

BCG-refraktäre Ta G2,3, T1- oder Tis-Tumoren sollten ohne wesentliche Verzögerung nach 2 Behandlungszyklen durch Zystektomie versorgt werden, da die Progressions- und Metastasierungswahrscheinlichkeit bei dieser Patientengruppe bei etwa 50% liegt (Herr et al. 1990).

In der fortgeschrittenen Erprobung sind Blaseninstillationen mit Interferon-α, -β und -γ, Interleukin-2 und anderen Zytokinen, sowie Kombinationen mit intravesikaler Chemotherapie. Die Wirksamkeit dieser Therapieoptionen kann noch nicht abschließend beurteilt werden.

## 7.4 Stellung der Strahlentherapie

Urothelkarzinome sind strahlensensible Tumoren. Mit einer Dosis von 55 Gy kann in 40–50% der Fälle eine komplette Remission erreicht werden. Eine Radiotherapie wird mit kurativer Intention in Kombination mit TUR, Zystektomie und/oder Chemotherapie eingesetzt (s. auch Parsons u. Million 1990; Dunst 1991; Gospordarowicz u. Warde 1992). Zahlreiche experimentelle Protokolle befassen sich mit Strategien zur organerhaltenden Behandlung von Blasenkarzinomen unter Einbeziehung der Strahlentherapie. Einen klaren Stellenwert hat die Strahlentherapie bei der palliativ-symptomatischen Behandlung fortgeschrittener Blasenkarzinome.

### 7.4.1 Strahlentherapie nach TUR

Außerhalb von klinischen Studien besteht keine Indikation zur adjuvanten Bestrahlung nach TUR oberflächlicher Blasentumoren (pTa, pT1, pTis). Im Rahmen klinischer Studien kann bei Patienten mit Blasenkarzinomen (ab pT2) die Durchführung einer definitiven Radiotherapie mit 50–55 Gy mit dem Ziel des Organerhalts erwogen werden (s. Abschn. 7.4.5).

Eine klare Indikation zur Strahlentherapie besteht in den fortgeschrittenen Krankheitsstadien bei Kontraindikationen zur radikalen Zystektomie (hohes Alter, reduzierter Allgemeinzustand) oder Ablehnung des operativen Eingriffs durch den Patienten.

### 7.4.2 Präoperative neoadjuvante Strahlentherapie vor radikaler Zystektomie

Durch präoperative Bestrahlung mit 30–40 Gy vor Zystektomie kann bei 30–50% der Patienten eine pathologisch komplette Remission erreicht werden. Die neoadjuvante Therapie senkt die Lokalrezidivrate, hat aber auf die Gesamtüberlebenszeit keinen signifikanten Einfluß. Außerhalb von klinischen Studien besteht deshalb derzeit keine Indikation zu einer präoperativen Bestrahlung beim Blasenkarzinom.

### 7.4.3 Postoperative adjuvante Strahlentherapie nach radikaler Zystektomie (R 0-Resektion)

Es besteht keine Indikation zur adjuvanten Strahlentherapie nach R0-Resektion von Blasentumoren.

### 7.4.4 Postoperative additive Strahlentherapie nach Zystektomie (R 1/2-Resektion)

Bei R1/R2-Resektion von Blasenkarzinomen kann im Einzelfall die Durchführung einer additiven Radiotherapie erwogen werden, sofern nicht durch Nachresektion Tumorfreiheit erreicht werden kann.

Möglich ist, daß durch eine postoperative Bestrahlung die lokale Tumorkontrolle verbessert werden kann. Eine klare Indikation besteht hierzu nicht, da valide Studiendaten zu dieser Frage nicht vorliegen.

### 7.4.5 TUR und perioperative Strahlentherapie oder Radio-/Chemotherapie im Rahmen organerhaltender Behandlungskonzepte

Im Rahmen multimodaler, organerhaltender Studienkonzepte kann eine Bestrahlung mit transurethraler Resektion kombiniert werden (z. B. TUR gefolgt von Bestrahlung mit 55–60 Gy mit dem Ziel der Blasenerhaltung,

bei Resttumor sofortige Salvagezystektomie). Mit diesem und vergleichbaren experimentellen Vorgehenweisen kann nach vorläufigen Erfahrungen bei einem Teil der Patienten die Blasenerhaltung gewährleistet werden
(s. auch Fair 1992; Dunst et al. 1994).

Bei fortgeschrittenen, transurethral nicht komplett resezierbaren
Tumoren werden die höchsten Blasenerhaltungsraten durch eine kombinierte Radio-/Chemotherapie erreicht (z. B. Strahlentherapie mit 55 Gy,
2 Kurse Cisplatin oder Carboplatin simultan zur Radiotherapie; vgl. z. B.
Sauer et al. 1990; Dunst et al. 1992).

Ein verläßlicher randomisierter Vergleich solcher Behandlungskonzepte mit der Standardtherapie einer radikalen Zystektomie mit Lymphadenektomie steht bezüglich der Langzeitüberlebensrate derzeit jedoch
noch aus. Eine organerhaltende Therapie setzt immer sorgfältige urologische Verlaufkontrollen, eine engmaschige Nachsorge und ggf. die
frühzeitige Durchführung einer Salvagezystektomie voraus (s. auch
7.5.2).

### 7.4.6 Palliative Strahlentherapie

Eine lokale Bestrahlung von Primärtumor, Lymphknotenmetastasen oder
Rezidiven ist bei inkurabler oder metastasierter Erkrankung sinnvoll, um
tumorbedingte Symptome (v. a. Blutung oder Schmerz) zu lindern oder
Komplikationen (Blasentamponade, Ureterkompression, Lymphödem)
zu verhindern. Wichtig ist hierbei die individuelle Dosierung in Abhängigkeit von Therapieziel, Toxizität und Gesamtprognose.

### 7.5 Stellung der systemischen Chemotherapie

### 7.5.1 Übersicht

Urothelkarzinome der Harnblase sind mäßig chemosensible Tumoren mit
einer objektiven Remissionsrate bei Monotherapie von 8–42%, bei
Polychemotherapie von 43–72%. Mit einer Monotherapie werden in der
Regel nur partielle Remissionen von kurzer Dauer (4–6 Monate) erzielt;
bei Polychemotherapie erreichen 20–30% der Patienten komplette Remissionen.

Zu den wirksamsten antineoplastischen Substanzen zur Behandlung
fortgeschrittener Blasenkarzinome gehören v. a. Carboplatin, Cisplatin,
Doxorubicin, Epirubicin, 5-Fluoruracil, Galliumnitrat, Ifosfamid,
Methotrexat, Mitomycin C, Paclitaxel, Gemcitabin, Vincristin und Vinblastin (s. unten).

Während Lymphknotenmetastasen einer Chemotherapie in der Regel gut zugänglich sind, werden bei Knochenmetastasen und Lokalrezidiven schlechte Ansprechraten beobachtet.

**Monochemotherapie beim fortgeschrittenen Urothelkarzinom** (mod. nach Yagoda u. Olsson 1993; Sternberg 1995)

|  | PR + CR [%] | 95%-Konfidenzintervall [%] |
|---|---|---|
| 5-Fluoruracil | 35 | 24–46 |
| Altretamin | 13 | 0–27 |
| Amsacrin | 12 | 4–20 |
| Bleomycin | 6 | 1–10 |
| Carboplatin | 13 | 8–18 |
| Cisplatin | 30 | 26–34 |
| Cyclophosphamid | 8 | 0–17 |
| Doxorubicin | 19 | 14–24 |
| Epirubicin | 15 | 3–27 |
| Galliumnitrat | 27 | 10–44 |
| Gemcitabin | 27 | 5–49 |
| Ifosfamid | 21 | 9–33 |
| Methotrexat | 29 | 23–35 |
| Mitomycin C | 13 | 3–23 |
| Paclitaxel | 42 | 23–63 |
| Piritrexim | 38 | 20–56 |
| Teniposid | 12 | 9–15 |
| Trimethrexat | 17 | 7–30 |
| Vinblastin | 14 | 3–25 |
| Vincristin | 14 | 3–27 |

M-VAC (Methotrexat, Vinblastin, Doxorubicin, Cisplatin), CMV (Cisplatin, Methotrexat, Vinblastin), CM (Cisplatin, Methotrexat, MV (Methotrexat, Vinblastin) und CF (Carboplatin, 5-Fluoruracil) gehören zu den wirksamsten etablierten Chemotherapiekombinationen beim Urothelkarzinom.

In einer Reihe prospektiv randomisierter Studien ist ein Teil dieser Regime mit Monotherapien verglichen worden und hat sich bezüglich der Remissionsrate und der Langzeitüberlebensdauer als vorteilhaft erwiesen (Gagliano et al. 1983; Soloway et al. 1983; Al-Sarraf et al. 1984; Khandekar et al. 1985; Troner et al. 1987; Hillcoat et al. 1989; Rhaghavan et al. 1990; Loehrer et al. 1992).

Die meisten publizierten Daten für die Polychemotherapie liegen derzeit zum M-VAC-Regime (Sternberg et al. 1985, 1986, 1988) und zu CISCA vor (Logothetis et al. 1989). Im randomisierten Vergleich hat sich M-VAC gegenüber CISCA als überlegen gezeigt (Logothetis et al. 1990) und gilt deshalb derzeit als Standardpolychemotherapie beim Blasenkarzinom. CMV (Harker et al. 1985; NCOG) ist ein besonders im Europa weit verbreitetes Regime, das als wirksame Therapiealternative zu M-VAC betrachtet wird; ein prospektiver Vergleich beider Schemata liegt bisher nicht vor.

Nur 10–20% der mit Polychemotherapien wie M-VAC oder CMV behandelten Patienten mit metastasiertem Blasenkarzinom sind krankheitsfrei nach einem medianen Beobachtungsintervall von 3–5 Jahren. M-VAC wird deshalb mit neuen wirksamen Kombinationen wie VIG (Vinblastin, Galliumnitrat, Ifosfamid, G-CSF; Einhorn et al. 1994; ECOG) oder GF (Galliumnitrat, 5-Fluoruracil; Schultz et al. 1993) verglichen. Galliumnitrat ist derzeit in den deutschsprachigen Ländern außerhalb von Studien noch nicht verfügbar. Erwartet werden für die nahe Zukunft auch vergleichende Studien mit Paclitaxel-, Docetaxel- oder Gemcitabinehaltigen Kombinationen.

Als Therapieoption bei Patienten im reduzierten Allgemeinzustand gelten gut verträgliche Regime wie CF (Carboplatin, 5-Fluoruracil; Arena et al. 1993) oder MV (Methotrexat, Vinblastin).

### 7.5.2 Neoadjuvante (präoperative) systemische Chemotherapie

Die Durchführbarkeit einer präoperativen Chemotherapie beim Blasenkarzinom ist in einer Reihe von nichtrandomisierten prospektiven Studien gesichert worden, meist in den operablen Stadien T2–T3. Im neoadjuvanten Ansatz werden mit Polychemotherapie bei akzeptabler Toxizität bei 60–80% der Patienten objektive Remissionen erreicht, darunter 20–30% pathologisch komplette Remissionen. Verschiedene Gruppen haben über ein effektives Downstaging des Tumors, eine verringerte Toxizität und eine Verbesserung der Operabilität berichtet. Zudem wird ein günstiger Effekt bezüglich okkulter Mikrometastasen postuliert. Unklar ist noch die Frage, ob die Verzögerung der definitiven Chirurgie bei neoadjuvanten Therapiekonzepten prognoserelevant ist.

Eine neoadjuvante Chemotherapie wird heute in klinischen Studien sowohl vor radikaler Zystektomie als auch im Rahmen organerhaltender Konzepte vor TUR oder partieller Zystektomie und auch in Kombination mit Strahlentherapie eingesetzt. Die meisten Daten liegen für die neoadjuvante Polychemotherapie mit M-VAC oder CMV vor (vgl. auch Scher

1990; Scher u. Splinter 1990; Splinter u. Scher 1990; Schultz et al. 1994; EORTC-Studie 30894).

## Neoadjuvante Chemotherapie vor Zystektomie

In den bisher publizierten prospektiv-randomisierten Studien, die die neoadjuvante Chemotherapie plus Zystektomie mit der Zystektomie allein verglichen haben, konnte kein Überlebensvorteil für den Chemotherapiearm demonstriert werden (s. Sternberg 1995). Die Ergebnisse von 2 weiteren, großen randomisierten Studien stehen derzeit noch aus (s. Splinter u. Scher 1990): Die EORTC und das Medical Research Council randomisieren in ihrer gemeinsamen Studie CMV vs. keine präoperative Therapie, gefolgt von Zystektomie oder definitiver Radiotherapie. Die Southwest Oncology Group vergleicht in ihrer Studie M-VAC plus Zystektomie mit der alleinigen Zystektomie (SWOG-Studie 8710/Intergroup 0080). Die Ergebnisse dieser Studien müssen noch abgewartet werden, bevor eine neoadjuvante Chemotherapie außerhalb von Studien empfohlen werden kann.

## Induktive Chemotherapie oder simultane Radio-/Chemotherapie im Rahmen organerhaltender Behandlungskonzepte

Eine induktive Chemotherapie wird mit dem Ziel der Organerhaltung im Rahmen klinischer Studien mit konventioneller TUR (Fair 1992; Sternberg et al. 1993), erweiterter TUR (Hall u. Robert, nach Sternberg 1995), partieller Zystektomie (Herr u. Scher 1994; Splinter u. Scher 1990) oder Radiotherapie (Wallace et al. 1991; Splinter u. Scher 1990; Dunst et al. 1992; vergleiche auch Abschn. 7.4.5) kombiniert. Harnblasenerhaltende Therapiekonzepte erscheinen in Hinsicht auf die Lebensqualität des Patienten sicher vorteilhaft, werden aber wegen der kurzen Nachbeobachtungszeit der wenigen bisher publizierten Studien noch kontrovers diskutiert.

Für ein blasenerhaltendes Vorgehen qualifizieren sich in den meisten Studienprotokollen nur Patienten mit solitären, kleineren Tumoren der Harnblase, die im Rahmen der primären Radio-/Chemotherapie eine bioptisch gesicherte komplette Remission erreichen. Für diese Gruppe kann die Blasenerhaltung eine sinnvolle Alternative zur radikalen Zystektomie darstellen; eine abschließende Beurteilung organerhaltender Therapiekonzepte ist aber bisher nicht möglich. Kritisch ist bei allen neoadjuvanten Therapieansätzen die Selektion der Patienten und die Radikalität der lokal wirksamen Therapiemaßnahme (vgl. auch Kaufman et al. 1993).

### 7.5.3 Adjuvante systemische Chemotherapie nach R0-Resektion

Eine Reihe prospektiver Studien hat die Effektivität einer adjuvanten systemischen Chemotherapie nach R0-Resektion durch Zystektomie untersucht (Skinner et al. 1991; Stöckle et al. 1992; Studer et al. 1994). Nach den vorliegenden Daten verlängert eine adjuvante Chemotherapie das rezidivfreie Intervall nach Zystektomie. Ein Vorteil bezüglich der Gesamtüberlebensdauer ist in den vorliegenden Studien jedoch nicht nachgewiesen worden. Ein möglicher Vorteil durch eine adjuvante Chemotherapie wird für Patienten mit pT3b, pT4- und N+-Tumoren diskutiert.

Außerhalb von Studien besteht derzeit keine gesicherte Indikation zur adjuvanten Chemotherapie nach R0-Resektion von Blasenkarzinomen durch radikale Zystektomie (vgl. Scher 1990; Sternberg 1992).

### 7.5.4 Additive Chemotherapie bei R1/2-Resektion

Es liegen keine verläßlichen Studiendaten zur Situation nach inkompletter Resektion eines Blasentumors durch Zystektomie vor. Eine zweifelsfreie Indikation zur additiven Chemotherapie besteht nicht. Die individuelle Überprüfung der Wirksamkeit einer solchen Therapie ist durch fehlende meßbare Tumorläsionen nicht möglich. Im Einzelfall, z. B. bei einem an der Beckenwand nicht radikal resezierbarem Tumor, sollte eine additive Strahlentherapie (s. Abschn. 7.4.4) erwogen werden.

### 7.5.5 Salvagetherapie

Eine besonders schlechte Prognose quoad vitam haben Blasenkarzinompatienten mit Rezidiv nach cisplatinhaltiger Polychemotherapie und solche, bei denen der Tumor unter laufender Chemotherapie progredient geworden ist. Für diese Patientengruppen ist bisher keine Standardtherapie definiert. Ohnehin qualifiziert sich nur ein kleiner Teil dieser Patienten aufgrund ihres meist reduzierten Allgemeinzustandes, des oft fortgeschrittenen Lebensalters und teils persistierender Toxizität der vorangegangenen Behandlung noch für eine intensive Salvagetherapie. Die in Studien publizierten Second-line-Therapien sind meist nur bei einer kleinen Patientenzahl mit sehr heterogener Vorbehandlung geprüft, so daß eine abschließende Bewertung derzeit noch nicht möglich ist.

Zum Einsatz kommen neben etablierten antineoplastischen Substanzen wie 5-Fluoruracil oder Carboplatin neue Substanzen wie Galliumnitrat, Docetaxel, Paclitaxel, Gemcitabin, Trimetrexat, Piritrexim oder Lobaplatin, die primär bei Patienten mit Rezidiv in Phase I- und frühen Phase II-Studien mit einigem Erfolg geprüft worden sind.

## Monotherapie

Bei Patienten im eingeschränkten Allgemeinzustand und mit ausgeprägtem Therapiewunsch kann eine Monotherapie mit konventionellen Substanzen wie Carboplatin, Epirubicin, Ifosfamid, Methotrexat oder Mitomycin C erwogen werden. Hierbei sollte den individuellen Bedürfnissen des Patienten Rechnung getragen werden, z. B. durch ambulante Therapie und adäquate Supportivmedikation.

Im Rahmen klinischer Studien werden neue Substanzen geprüft (s. auch Roth u. Bajorin 1995). Galliumnitrat, Gemcitabin, die Taxoide Paclitaxel und Docetaxel, die Antifolate Trimetrexat und Piritrexim und neue Platinderivate wie Lobaplatin haben sich als erfolgsversprechend erwiesen und werden teils bereits mit konventionellen Substanzen kombiniert.

Insbesondere für Galliumnitrat (Craxford et al. 1991), Paclitaxel (Roth et al. 1994), Docetaxel (Sadan et al. 1994) und Gemcitabin (Pollera et al. 1994; Stadler et al. 1995) sind in der Monotherapie bei teils vorbehandelten Patienten in kleinen Studien eindrucksvolle Remissionsraten berichtet worden.

## Kombinationen in der Salvagetherapie

Die Kombinationen von 5-Fluoruracil mit Interferon-α (Logothetis et al. 1991) oder 5-Fluoruracil mit Interferon-α und Cisplatin (Logothetis et al. 1992) haben bei vorbehandelten Patienten ungewöhnlich hohe Remissionsraten erbracht, die derzeit in europäischen Multizenterstudien überprüft werden (EORTC-Studie 30932). Bei ausgewählten Patienten kann außerhalb von klinischen Studien ein entsprechender Therapieversuch mit einem 5-Fluoruracil-haltigen Regime erwogen werden.

Für die Kombination von Galliumnitrat mit 5-Fluoruracil (Schultz et al. 1993) wurden hohe Remissionsraten von 50 % bei vorbehandelten Patienten berichtet. Galliumnitrat, das Salz eines Schwermetalls, ist außerhalb von klinischen Studien allerdings noch nicht verfügbar.

### 7.5.6 Kombinierte Strahlen-/Chemotherapie

Die höchsten Vollremissionsraten (bis zu 70 % pCR) wurden bei kombinierter Strahlen-/Chemotherapie beobachtet. Eine mögliche Indikation im Rahmen klinischer Studien hierzu wird bei Patienten mit infiltrieren-

den, transurethral nichtresezierbaren Blasentumoren (R 1–2 TUR) diskutiert. Ein längerfristiger Gewinn hinsichtlich Überlebenszeit oder Blasenerhaltung im Vergleich zur alleinigen Radiotherapie ist trotz besserer
initialer Remissionsraten bisher nicht bewiesen. Aggressivere Kombinationstherapien sind bei der Strahlen-/Chemotherapie gegenüber einer
Cisplatinmonotherapie ohne gesicherten Vorteil (vgl. auch Loehrer 1992).

### 7.5.7 Dosisintensivierte Polychemotherapie

**Dosisintensivierung durch hämatopoetische Wachstumfaktoren**
Polychemotherapieregime können bei Patienten mit fortgeschrittenen
Blasenkarzinomen aufgrund ihrer beträchtlichen Toxizität nicht immer
mit voller Dosisintensität verabreicht werden. So wurden in prospektiven
Studien mit M-VAC nur 25–66% der Patienten mit der vorgesehenen,
protokollgerechten Dosisintensität behandelt, teils aufgrund von Dosisreduktionen, teils durch Verlängerungen des Therapieintervalls.

G-CSF (Granulozyten-Kolonie stimulierender Faktor) und GM-CSF
(Granulozyten-Makrophagen-Kolonie stimulierender Faktor) verkürzen
die Dauer der Leukopenie und vermindern die Inzidenz von Infektionen
und Mukositis in der Granulozytopenie (Gabrilove et al. 1988). Der
Einsatz der hämatopoetischen Wachstumsfaktoren zur Verbesserung der
kumulativen Dosisintensität und Erhöhung der Remissionsrate ist beim
Blasenkarzinom in mehreren klinischen Studien untersucht worden
(Gabrilove et al. 1988; Logothetis et al. 1990; Scher et al. 1993; Testa et al.
1993; EORTC-Studie 30924). Die Dosisintensität von Cisplatin und
Doxorubicin kann durch Gabe von G-CSF oder GM-CSF bei dieser
Tumorentität um etwa 20–30% erhöht werden. Für beide antineoplasti-
schen Substanzen wird eine lineare Dosis-Wirkungs-Beziehung beim
Blasenkarzinom diskutiert.

Die klinischen Ergebnisse der bisher zu dieser Frage publizierten
Studien sind uneinheitlich und lassen keine klaren Schlußfolgerungen zu.
Übereinstimmung besteht jedoch bezüglich der deutlich höheren Toxizität
dosisintensivierter Regime im Vergleich zu ohnehin bereits nebenwir-
kungsreichen Standardregimen. Eine Reihe von Arbeitsgruppen hat
dieses Konzept aufgrund einer hohen Rate von therapiebedingten Todesfällen wieder verlassen. Die Durchführung einer dosisintensivierten
Chemotherapie mit M-VAC und hämatopoetischen Wachstumsfaktoren
durch Erhöhung der Zytostatikadosis oder Verkürzung des Therapieintervalls kann außerhalb des Rahmens klinischer Studien derzeit nicht
empfohlen werden.

## Hochdosischemotherapie mit Stammzellreinfusion

Die Erfahrungen mit Hochdosischemotherapien und autologem Stammzellsupport beschränken sich für das Blasenkarzinom auf sporadische Einzelfallbeschreibungen, die eine valide Bewertung dieses Therapieansatzes derzeit nicht zulassen. Ohnehin ist nur bei ausgewählten Patienten mit fortgeschrittenen Blasenkarzinomen aufgrund des meist höheren Alters, des oft eingeschränkten Allgemeinzustandes und häufigen Begleiterkrankungen überhaupt an ein dosiseskaliertes Therapieregime zu denken (s. Abschn. 7.5.7).

### 7.5.8 Regionale Chemotherapie

Bei alleiniger Lebermetastasierung über längere Zeit kann nach kurativer Resektion des Primärtumors im Einzelfall der Versuch einer regionalen intrahepatischen Therapie z. B. mit Doxorubicin erwogen werden. Verläßliche Studienraten liegen zu diesem Therapieansatz für Blasenkarzinome nicht vor.

### 7.5.9 Intraarterielle Chemotherapie

Das Konzept einer intraarteriellen Chemotherapie ist beim Blasenkarzinom in einer Reihe amerikanischer und japanischer Studien untersucht worden (Jacobs et al. 1989; Galetti et al. 1989; Kuriyama et al. 1992), meist im neoadjuvanten Setting. Über eine hohe Rate pathologisch bestätigter kompletter Remissionen ist berichtet worden. Die Interpretation der Ergebnisse dieser Studien ist durch ihre meist kleine Fallzahl und die methodische Vielfalt des jeweils gewählten therapeutischen Vorgehens schwierig. Prospektiv-randomisierte Studien liegen bisher nicht vor. Außerhalb von Studienkonzepten besteht deshalb keine Indikation zur intraarteriellen Therapie.

## 8 Indikation zur Chemotherapie

### 8.1 Auswahl der Patienten

Eine sichere Indikation zur primären Chemotherapie besteht bei Patienten mit
- technisch irresektablem und/oder
- metastasiertem Blasenkarzinom.
- Eine mögliche Indikation zur systemischen Chemotherapie ist die präoperative Behandlung lokal fortgeschrittener Urothelkarzinome

(s. Abschn. 7.5.2). Die Wertigkeit multimodaler Therapiestrategien bedarf weiterer klinischer Prüfung.

## 8.2 Wahl der Therapie

### 8.2.1 First-Line-Therapie

*Patienten mit uneingeschränkter Organfunktion (Niere, Leber, Herz, Nervensystem) und gutem Allgemeinzusand:*
- M-VAC (Methotrexat, Vinblastin, Doxorubicin, Cisplatin),
- CMV (Cisplatin, Methotrexat, Vinblastin).

*Patienten mit kardialen Vorerkrankungen, sonst uneingeschränkter Organfunktion (Niere, Leber, Nervensystem) und gutem Allgemeinzustand:*
- CMV (Cisplatin, Methotrexat, Vinblastin).

*Patienten im reduzierten Allgemeinzustand und mit mäßiger Belastbarkeit durch therapiebedingte Nebenwirkungen:*
- MV (Methotrexat/Vinblastin),
- CF (Carboplatin/5-FU).

*Patienten im reduzierten Allgemeinzustand und mit geringer Belastbarkeit durch therapiebedingte Nebenwirkungen:*
Monotherapie mit
- Carboplatin,
- Doxorubicin,
- Epirubicin,
- Galliumnitrat,
- Gemcitabin,
- Ifosfamid,
- Methotrexat,
- Mitomycin-C,
- Paclitaxel,
- Vinblastin.

*Patienten im deutlich reduzierten Allgemeinzustand, die nicht durch therapiebedingte Nebenwirkungen belastet werden können:*
- „best supportive care".

### 8.2.2 Salvagetherapie

Grundsätzlich sollten Second-line-Therapien nach cisplatinhaltiger Primärtherapie nur bei Patienten im guten Allgemeinzustand, mit fehlender Organtoxizität nach vorangegangener Chemotherapie und guter Therapiemotivation erwogen und durchgeführt werden.

*Patienten mit Rezidiv nach M-VAC oder bei Progression unter M-VAC:*
- klinische Studien,
- 5-FU/Interferon-α,
- 5-FU/Interferon-α/Cisplatin,
- Gemcitabin,
- Ifosfamid,
- Mitomycin,
- Paclitaxel.

*Patienten mit Rezidiv nach CMV oder bei Progression unter CMV:*
- klinische Studien,
- 5-FU/Interferon-α,
- 5-FU/Interferon-α/Cisplatin,
- Doxorubicin,
- Epirubicin,
- Gemcitabin,
- Ifosfamid,
- Mitomycin,
- Paclitaxel.

*Patienten mit Rezidiv nach CF oder bei Progression unter CF:*
- klinische Studien,
- Methotrexat/Vinblastin,
- Doxorubicin,
- Epirubicin,
- Gemcitabin,
- Ifosfamid,
- Methotrexat,
- Mitomycin,
- Paclitaxel,
- Vinblastin.

*Patienten mit Rezidiv nach MV oder bei Progression unter MV:*
- klinische Studien,
- Carboplatin/5-FU,
- Carboplatin,
- Doxorubicin,
- Epirubicin,
- Gemcitabin,
- Ifosfamid,
- Mitomycin,
- Paclitaxel,
- Vinblastin.

*Patienten mit Rezidiv nach Monotherapie oder bei Progression unter Mono-therapie:*
- klinische Studien,
- andere Monotherapie.

## 8.3 Zeitpunkt des Therapiebeginns

Bei einer Polychemotherapie sollte die Therapie ohne vermeidbare Verzögerung begonnen werden. Bei einer geplanten Monotherapie kann im Einzelfall die klinisch oder radiologisch dokumentierte Progression der Erkrankung abgewartet werden.

## 8.4 Therapiedauer

### 8.4.1 Therapiedauer bei Polychemotherapie mit M-VAC oder CMV

Bei metastasierter Erkrankung werden 2 bis maximal 6 Kurse der Polychemotherapie vorgesehen, in Abhängigkeit vom Ansprechen auf die Therapie. Das Restaging erfolgt jeweils nach 2 Zyklen. Bei „no change", partieller Remission oder kompletter Remission (WHO-Kriterien) im Zwischenstaging wird die Therapie fortgesetzt. Bei Progression wir die Therapie abgebrochen.

### 8.4.2 Therapiedauer bei sonstiger Therapie

Die Therapie wird bis zum Auftreten einer Progression der Grunderkran-kung oder bis zur Manifestation intolerabler Toxizität fortgeführt. Verlaufskontrollen sollten nach jeweils 2 Zyklen erfolgen.

## 8.5 Modifikation der Standarddosis

Eine Modifikation der Standarddosis der Chemotherapie sollte bei Polychemotherapie mit M-VAC oder CMV vermieden werden, da zumin-dest für Cisplatin und die Anthrazykline eine klare Dosis-Wirkungs-Beziehung belegt ist. Bei eingeschränkter Organfunktion oder ausgepräg-ter Toxizität muß die Dosisanpassung für individuelle Substanzen z. B. gemäß den Empfehlungen in Kap. 14.7 erfolgen. Bei sonstiger Chemothe-rapie sind Modifikationen der Standarddosis in Abhängigkeit von der subjektiven und objektiven Toxizität sinnvoll.

## 8.6 Besonderheiten der Begleitmedikation

- Richtlinien zur Antiemetikatherapie: s. Kap. 22.1,
- Richtlinien zur Begleittherapie bei Cisplatin: s. Kap. 22.6,
- Richtlinien zur Begleittherapie bei Methotrexat: s. Kap. 22.7,
- Richtlinien zur Begleittherapie bei Ifosfamid: s. Kap. 22.8.

## 8.7 Erhaltungstherapie

Es besteht keine Indikation zur Erhaltungstherapie nach systemischer Chemotherapie eines fortgeschrittenen Blasenkarzinoms.

## 9 Besondere Hinweise

Bei Verabreichung anthrazyklinhaltiger Chemotherapien (z. B. M-VAC) ist durch regelmäßige Kontrolle der linksventrikulären Auswurffraktion (Ejektionsfraktion) des Herzens durch Echokardiographie oder Szintigraphie eine kumulative Kardiotoxizität frühzeitg zu erkennen (s. auch Kap. 21.1.1).

Bei Gabe von Vincaalkaloiden, insbesondere in Kombination mit Cisplatin, ist die engmaschige neurologische Verlaufskontrolle sinnvoll, zum Ausschluß einer peripheren Neuropathie.

Patienten mit kontinenten Harnableitungen (z. B. Ileumersatzblase, Ileozökalpouch, Ureterosigmoidostomie etc.) müssen während der Chemotherapie unbedingt eine druckose Harnableitung bekommen (z. B. Dauerkatheter, Darmrohr), da es anderenfalls zu erheblichen Toxizitätsproblemen durch die Rückresorption in den Darmsegmenten kommen kann.

## 10 Neue Entwicklungen

- Blasenkarzinomprävention mit Retinoiden,
- Rezidivprophylaxe durch Antiraucherkampagnen,
- intravesikale photodynamische Therapie,
- intravesikale Laserresektion,
- Strahlensensitizer,
- systemische Chemotherapie des Carcinoma in situ,
- Chemotherapiekombinationen mit Galliumnitrat,
- Chemotherapiekombinationen mit Paclitaxel oder Docetaxel,
- Chemotherapiekombination mit Gemcitabin.

## 11 Studiengruppen

Arbeitsgemeinschaft Urologische Onkologie (AUO) der Deutschen Krebsgesellschaft (DKG), Organkomission Blasentumor, Priv.-Doz. Dr. med. Böhle (Sprecher), Lübeck.

*Studien Stand 30. 11. 95*

| | |
|---|---|
| AB01/94 | Adjuvante Therapie mit M-VEC vs. Kontrolle; |
| AB02/94 | Eurixor vs. Kontrolle beim oberflächlichen Karzinom Ta G 1; |
| AB03/94 | Photodynamische Therapie vs. BCG beim oberflächlichen Karzinom; |
| AB04/04 | Mitomycin versus BCG vs. IL-2 beim oberflächlichen Karzinom; |
| AB05/95 | Adjuvante Therapie M-VEC vs. Cisplatin/Methotrexat; |
| AB06/95 | Ifosfamid/Etoposid/G-CSF beim fortgeschrittenen Karzinom; |
| AB07/94 | V/I vs. M-VAC beim fortgeschrittenen Karzinom; |
| AB08/95 | Interferon-α/Mitomycin C vs. BCG beim oberflächlichen Karzinom mit intermediärem Risiko; |
| AB09/95 | Gemcitabine/Cisplatin beim metastasierten Karzinom. |

Genito-Urinary Tract Cancer Cooperative Group, European Organisation for Research and Treatment of Cancer (EORTC).

*Studien Stand 07. 11. 1995*

| | |
|---|---|
| EORTC 30911 | Phase III study to compare the efficacy of intravesical instillation of epirubicin, BCG or BCG + INH in intermediate and high-risk Ta–T1 papillary carcinoma of the bladder; |
| EORTC 30906 | Phase III study to compare the efficacy of intravesical instillations of BCG and epirubicin in carcinoma in situ of the bladder; |
| EORTC 30924 | Randomized phase II study of high dose intensity M-VAC chemotherapy + G-CSF vs. classic M-VAC in advanced urothelial tract tumors; |
| EORTC 30931 | Phase II study of lobaplatin in advanced urothelial tract tumors; |

EORTC 30932    Phase II study of 5-fluorouracil, cisplatin and interferon alpha in second line advanced transitional cell cancer of the urothelial tract;

EORTC 30952    Study for the ablative effect of a quarter dose of BCG on a papillary marker lesion.

# 12 Therapieschemata

## 12.1 Intravesikale Chemotherapie

| **Mitomycin C intravesikal** | (nach Rübben 1994 und Otto 1995) |
|---|---|

Mitomycin C    30–40 mg/20 ml NaCl 0,9% intravesikal, Start 2–4 Wochen nach TUR, ggf. auch früher.

Initial wöchentliche, später 4wöchentliche Therapie, fortlaufend für 6–12 Monate.

| **Doxorubicin intravesikal** | (nach Rübben 1994 und Otto 1995) |
|---|---|

Doxorubicin    50–80 mg/50 ml NaCl 0,9% intravesikal, Start 2–4 Wochen nach TUR, ggf. auch früher.

Initial wöchentliche, später 4wöchentliche Therapie, fortlaufend für 6–12 Monate.

| **Epirubicin intravesikal** | (nach Rübben 1994 und Otto 1995) |
|---|---|

Epirubicin    50–80 mg/50 ml NaCl 0,9% intravesikal, Start 2–4 Wochen nach TUR, ggf. auch früher.

Initial wöchentliche, später 4wöchentliche Therapie, fortlaufend für 6–12 Monate.

## 12.1.2 Intravesikale Immuntherapie

| BCG Pasteur/Connaught intravesikal | (nach Rübben 1994) |
|---|---|

BCG        120 mg/50 ml NaCl 0,9% intravesikal    Tag 1, 2, 3, 4, 5, 6
Beginn frühestens 1–2 Wochen nach TUR, 1(–2) Zyklen, Intervall 6 Wochen.

| BCG Tice intravesikal | (nach Rübben 1994) |
|---|---|

BCG        50 mg/50 ml $H_2O$ intravesikal    Tag 1, 2, 3, 4, 5, 6
Beginn frühestens 1–2 Wochen nach TUR, 1(–2) Zyklen, Intervall 6 Wochen.

## 12.2 Induktionschemotherapie

## 12.2.1 Monochemotherapie

| Methotrexatmonotherapie | (Natale 1981) |
|---|---|

Methotrexat    0,5–1,0 mg/kg    i.v. Bolus    Tag 1, 8, 15 usw.

Wiederholung wöchentlich, bei Ansprechen fortlaufende Therapie bis Progression.
Start mit geringerer Dosis und Dosiserhöhung, falls es die Toxizität zuläßt.

| Gemcitabinemonotherapie | (Pollera 1994) |
|---|---|

Gemcitabine    1000 mg/m$^2$    i.v.    30 min-Infusion    Tag 1, 8, 15

Wiederholung Tag 29, bei Ansprechen fortlaufende Therapie bis Progression.

| Paclitaxelmonotherapie | | | (Roth 1995) |
| --- | --- | --- | --- |
| Paclitaxel | 250 mg/m² | 24-h Infusion | Tag 1 |

Wiederholung Tag 22–29, fortlaufende Therapie bis Progression. Evtl. auch 3-h-Infusion.
**Cave:** Begleitmedikation bei Paclitaxel beachten; Verabreichung nur über spezielle Infusionsbestecke; ggf. G-CSF-Gabe.

| Vinblastinmonotherapie | | | (Blumenreich 1982) |
| --- | --- | --- | --- |
| Vinblastin | 0,1–0,15 mg/kg | i.v. Bolus | Tag 1, 8, 15 usw. |

fortlaufend wöchentlich, für mindestens 4–6 Wochen, bei Ansprechen fortlaufende Therapie bis Progression.
Start mit der geringeren Dosis, Dosissteigerung bei fehlender Toxizität.
**Cave:** Neurotoxizität.

| Mitomycin-C-Monotherapie | | | |
| --- | --- | --- | --- |
| Mitomycin C | 10–12 mg/m² | i.v. Kurzinfusion | Tag 1 |

Wiederholung Tag 29, bei Ansprechen fortlaufende Therapie bis Progression.
**Cave:** Hämolytisch-urämisches Syndrom.

| Doxorubicinmonotherapie | | | |
| --- | --- | --- | --- |
| Doxorubicin | 12–15 mg/m² (maximal 20 mg/m²) | i.v. Bolus | Tag 1, 8, 15 usw. |

fortlaufend wöchentlich, minimal 4–6 Wochen, bei Ansprechen fortlaufende Therapie bis Progression.
**Cave:** Doxorubicingrenzdosis beachten; Kontrolle der linksventrikulären Ejektionsfraktion.

---

**Epirubicinmonotherapie**

| Epirubicin | 20(–25) mg/m² | i.v. Bolus | Tag 1, 8, 15 usw. |

fortlaufend wöchentlich, minimal 4–6 Wochen, bei Ansprechen fortlaufende
Therapie bis Progression.
Cave: Epirubicingrenzdosis beachten; Kontrolle der linksventrikulären Ejektionsfraktion.

---

**Ifosfamidmonotherapie**

| Ifosfamid | 1,2 g/m² | i.v. 1-h-Infusion | Tag 1, 2, 3, 4, 5 |
| Uromitexan | je 0,4 g/m² | i.v. Bolus Std. 0, 4, 8 | Tag 1, 2, 3, 4, 5 |

Wiederholung Tag 22, bei Ansprechen fortlaufende Therapie bis Progression.
Cave: Begleitmedikation für Ifosfamid beachten (s. Kap. 22.8).

---

**Carboplatinmonotherapie**

| Carboplatin | 400 mg/m² | i.v. 15 min-Infusion | Tag 1 |

Wiederholung Tag 29, bei Ansprechen fortlaufende Therapie bis Progression.
Cave: Hämatotoxizität.

---

## 12.2.2 Polychemotherapie

**M-VAC** (Sternberg 1985)

| Methotrexat | 30 mg/m² | i.v. Bolus | Tag 1, 15, 22 |
| Vinblastin | 3 mg/m² | i.v. Bolus | Tag 2, 15, 22 |
| Doxorubicin | 30 mg/m² | i.v. Bolus | Tag 2 |
| Cisplatin | 70 mg/m² | i.v. 2-h-Infusion | Tag 2 |

Wiederholung Tag 29, bei Ansprechen für 6 Zyklen.
Cave: Nebenwirkungsreiche Therapie, Behandlung nur an erfahrenen Zentren;
Begleitmedikation beachten (s. Kap. 22.1, 22.6, 22.7).

| CMV | | | (Harker 1985) |
|---|---|---|---|
| Cisplatin | 100 mg/m² | i.v. 4-h-Infusion | Tag 2 |
| Methotrexat | 30 mg/m² | i.v. Bolus | Tag 1, 8 |
| Vinblastin | 4 mg/m² | i.v. Bolus | Tag 1, 8 |

Wiederholung Tag 22–29, bei Ansprechen 6 Zyklen.
**Cave:** Nebenwirkungsreiche Therapie, Behandlung nur an erfahrenen Zentren; Begleitmedikation beachten (s. Kap. 22.1, 22.6, 22.7).

| CF | | | (Arena 1993) |
|---|---|---|---|
| Carboplatin | 100–125 mg/m² | i.v. 30-min-Inf. | Tag 1, 2, 3 |
| 5-Fluorouracil | 500–625 mg/m² | i.v. 1-h-Infusion | Tag 1, 2, 3 |

Wiederholung Tag 29, bei Ansprechen 6 Zyklen.

| MV | | | (Ahmed 1985) |
|---|---|---|---|
| Methotrexat | 30–40 mg/m² | i.v. Bolus | Tag 1, 8, 15 |
| Vinblastin | 3– 4 mg/m² | i.v. Bolus | Tag 1 |

Wiederholung wöchentlich, mindestens 4–6 Wochen; bei Ansprechen bis zur Progression.
**Cave:** Hämatotoxizität, Neurotoxizität.

## 12.3 Rezidivchemotherapie

### 12.3.1 Rezidivmonochemotherapie (siehe auch Abschn. 12.2.1)

### 12.3.2 Rezidivpolychemotherapie

| FI | | | (Logothetis 1991) |
|---|---|---|---|
| 5-Fluoruracil | 750 mg/m² | i.v. 24-h-kont.-Inf. | Tag 1, 2, 3, 4, 5 |
| Interferon-α-2a | | s.c. | Tag 1, 2, 3, 4, 5, dann wöchentlich Tag 1, 3, 5 |

Bei Ansprechen fortlaufende Therapie bis Progression.

| FIC | | | (Logothetis 1992) |
|---|---|---|---|
| 5-Fluoruracil | 500 mg/m² | i.v. 24-h-kont. Inf. | Tag 1, 2, 3, 4, 5 |
| | | | Tag 22, 23, 24, 25, 26, 27 |
| Interferon-α-2b | 5 Mill. IU/m² | s.c. | Tag 1, 2, 3, 4, 5 |
| | | | dann wöchentlich |
| | | | Tag 1, 3, 5 |
| | | | dann |
| | | | Tag 22, 23, 24, 25, 26, 27 |
| Cisplatin | 25 mg/m² | i.v. 1-h-Inf. | Tag 1, 8, 15, 22 |

Bei Ansprechen fortlaufende Therapie bis Progression.
**Cave:** Begleittherapie bis Cisplatin beachten (s. Kap. 22.1 und 22.6).

## Literatur

Ahmed T, Yagoda A, Needles B, Scher HI, Watson RC, Geller N (1985) Vinblastine and methotrexate for advanced bladder cancer. J Urol 133/84: 602–604

Al-Sarraf M, Frank J, Smith JA et al. (1984) Phase II trial of cyclophosphamide, doxorubicine, and cisplatin (CAP) versus amsacrine in patients with transitional cell carcinoma of the urinary bladder: A Southwest Oncology Group Study. Cancer Treat Rep 69:189–195

Arena MG, Sternberg CN, Zeuli M, De Carli P, Cancrini A, Pansadoro V, Calabresi F (1993) Carboplatin and 5-fluorouracil in poor performance status patients with advanced urothelial cancer. Ann Oncol 4:241–244

Blumenreich MS, Yagoda A, Natale RB, Watson RC (1982) Phase II trial of vinblastine sulfate for metastatic urothelial tract tumors. Cancer 50/3:435–438

Broderick GA, Stone AR, de Vere White R (1990) Neobladders: clinical management and considerations for patients receiving chemotherapy. Semin Oncol 17/5:598–605

Cordon-Cardo C, Dalbagni G, Sarkis AS, Reuter VE (1994) Genetic alterations associated with bladder cancer. In: DeVita VT, Rosenberg SA (eds) Important advances in oncology. Lippincott, Philadelphia, pp 71–83

Crawford ED, Saiers JH, Baker LH, Costanzi JH, Bukowski RM (1991) Gallium nitrate in advanced bladder carcinoma: A Southwest Oncology Group Study. Urology 38/4:355–357

De Mulder P, Sternberg CN: A randomized phase II trial with 5-fluorouracil, cisplatin and interferon alpha in second line in advanced transitional cell cancer of the urothelial tract. EORTC Protocol 30932

De Vere White RW, Olsson CA, Deitch AD (1986) Flow cytometry: role in monitoring transitional cell carcinoma of bladder. Urology 28:15–20

De Wit R, Kaye SB, Roberts JT, Stoter G, Scott J, Verweij J (1993) Oral piritrexim, an effective treatment for metastatic urothelial cancer. Br J Cancer 67:388–390

Dirix LY, Van Oosterom AT (1991) Neoadjuvant and adjuvant therapy for invasive bladder tumours. Eur J Cancer 27/3:326–330

Dunst J (1991) Die Radiotherapie im interdisziplinären Behandlungskonzept des Harnblasenkarzinoms. Strahlenther Onkol 167:563–580

Dunst J, Bornhof C, Altendorf-Hofmann A, Wittekind C, Schrott KM, Sauer R (1992) Organerhaltende Therapie des invasiven Harnblasenkarzinoms. Dtsch Med Wochenschr 117:1783–1788

Dunst J, Sauer R, Schrott KM, Kühn R, Wittekind C, Altendorf-Hofmann A (1994) Organ-sparing treatment of advanced bladder cancer: a 10-year experience. Int J Radiat Oncol Biol Phys 30:261–266

Einhorn LH, Roth BJ, Dreicer R et al. (1994) Vinblastine, ifosfamide and gallium (VIG) combination chemotherapy in urothelial carcinoma. Proc Am Soc Clin Oncol 13:229

Fair WR (1991) Controversies in the management of transitional cell carcinoma of the bladder. Am Soc Clin Oncol Educational Booklet, pp 73–88

Fair WR (1992) Organ conservation in deeply invasive bladder tumors: a valid approach? World J Urol 10:8–10

Fair WR, Fuks ZY, Scher HI (1993) Cancer of the bladder. In: De Vita VT, Hellman S, Rosenberg ST (eds) Cancer principles & practice of oncology. Lippincott, Philadelphia, pp 1052–1072

Gabrilove J, Jakubowski A, Scher H et al. (1988) Effect of granulocyte colony-stimulating factor on neutropenia and associated morbidity due to chemotherapy for transitional cell carcinoma of the urothelium. N Engl J Med 318:1414–1422

Gagliano R, Levin H, El-Bolkainy MN, Wilson HE, Stephens RL, Fletcher WS, Rivkin SE et al. (1983) Adriamycin versus adriamycin plus cisdiammine dichloroplatinum in advanced transitional cell bladder carcinoma. Am J Clin Oncol 6:215–218

Galetti TP, Pontes JE, Montie J, Madendorp SV, Bukowski R (1989) Neo-adjuvant intraarterial chemotherapy in the treatment of advanced transitional cell carcinoma of the bladder: results and follow-up. J Urol 142/5:1211–1214

Gonzales-Zulueta M, Shibata A, Ohneseit PF et al. (1995) High frequency of chromosome 9p allelic loss and CDKN2 tumor suppressor gene alterations in squamous cell carcinoma of the bladder. J Natl Cancer Inst 87/18:1383–1392

Gospodarowicz MK, Warde P (1992) The role of radiation therapy in the management of transitional cell carcinoma of the bladder. Hematol Oncol Clin North Am 6/1:147–168

Harker WG, Meyers FJ, Freiha FS et al. (1995) Cisplatin, methotrexate, and vinblastine (CMV): An effective chemotherapy regimen for metastatic transitional cell carcinoma of the urinary tract. A Northern California Oncology Group Study. J Clin Oncol 3/11:1463–1470

Herr HW, Jakse G, Sheinfeld J. The T1 bladder tumor. Semin Urol 8:254–261

Herr HW, Laudone VP, Badalament RA et al. (1988) BCG therapy alters the progression of superficial bladder cancer. J Clin Oncol 6:1450–1455

Herr HW, Scher HI (1994) Neoadjuvant chemotherapy and partial cystectomy for invasive bladder cancer. J Clin Oncol 12/5:975–980

Herr HW, Schwalb DM, Zhang F et al. (1995) Intravesical BCG therapy prevents tumor progression and death from superficicial bladder cancer: ten year follow-up of a prospective randomized trial. J Clin Oncol 13:1404–1408

Hermansen DK, Reuter V, Whitmore WF, Fair WR, Melamed MR (1988) Flow cytometry and cytology as response indicators to M-VAC (methotrexate, vinblastine, doxorubicine and cisplatin). J Urol 140/6:1394–1396

Hervatin CM (1995) Untersuchungen zur prognostischen Relevanz der immunhistochemisch detektierten Überexpression des Tumorsuppressorgens p53 an Urothelkarzinomen der Harnblase. Dissertation, Medizinische Hochschule Hannover

Hillcoat BL, Raghavan D, Matthews J et al. (1989) A randomized trial of cisplatin versus cisplatin plus methotrexate in advanced cancer of the urothelial tract. J Clin Oncol 7:706–709

Housset M, Maulard C, Chretien Y et al. (1993) Combined radiation and chemotherapy for invasive transitional-cell carcinoma of the bladder: a prospective study. J Clin Oncol 11/11:2150–2157

Jacobs SC, Menashe DS, Mewissen MW, Lipchik EO (1989) Intraarterial cisplatin infusion in the management of transitional cell carcinoma of the bladder. Cancer 64:288–391

Khandhekar JD, Elson PJ, de Wys WD, Slayton RE, Harris DT (1985) Comparative activity and toxicity of cis-diamminedichloroplatinum (DDP) and a combination of doxorubicin, cyclophosphamide, and DDP in disseminated cell carcinoma of the urinary tract. J Clin Oncol 3:539–545

Kaufmann DS, Shipley WU, Griffin PP, Heney NM, Althausen AF, Efird JT (1993) Selective bladder preservation by combination treatment of invasive bladder cancer. N Engl J Med 329:1377–1382

Klän R, Maier T, Wegner HEH, Bünte S, Dieckmann KP (1994) HLA association with different stages of transitional-cell carcinoma of the bladder. Onkologie 17:523–526

Kuriyama M, Takahashi Y, Nagatani Y et al. (1992) Intra-arterial administration of methotrexate, adriamycin, and cisplatin as neo-adjuvant chemotherapy for bladder cancer. Cancer Chemother Pharmacol 30 (Suppl):S 1–4

Loehrer PJ (1992) Chemoradiotherapy in locally advanced bladder carcinoma. Semin Oncol 19 (4, Suppl 11):92–95

Loehrer PJ, Elson P, Kuebler JP et al. (1990) Advanced bladder cancer. A prospective intergroup trial comparing single agent cisplatin (CDDP) vs. M-VAC combination therapy (INT 0078). Proc Am Soc Clin Oncol 9:A511

Loehrer PJ, Einhorn LH, Elson PJ et al. (1992) A randomized comparison of cisplatin alone or in combination with methotrexate, vinblastine, and doxorubicine in patients with metastatic urothelial carcinoma: A cooperative group study. J Clin Oncol 10/7:1066–1073

Logothetis CJ, Dexeus FH, Chong C, Sella A, Ayala AG, Ro JY, Pilat S (1989) Cisplatin, cyclophosphamide and doxorubicin chemotherapy for unresectable urothelial tumors: The M.D. Anderson experience. J Urol 141:33–37

Logothetis CJ, Dexeus FH, Finn L, Sella A, Amato RJ, Ayala AG, Kilboum RG (1990) A prospective randomized trial comparing MVAC and CISCA chemotherapy for patients with metastatic urothelial tumors. J Clin Oncol 8/6:1050–1055

Logothetis CJ, Dexeus FH, Sella A et al. (1990) Escalated therapy for refractory urothelial tumors: Methotrexate-vinblastine-doxorubicine-cisplatin plus unglycosylated recombinant human granulocyte macrophage colony stimulating factor. J Natl Cancer Inst 82:667–672

Logothetis CJ, Hossan E, Sella S, Dexeus FH, Amato RJ (1991) Fluorouracil and recombinant human interferon alfa-2a in the treatment of metastatic chemotherapy-refractory urothelial tumors. J Natl Cancer Inst 83:285–288

Logothetis CJ, Dieringer P, Ellerhorst J et al. (1992) A 61% response rate with 5-fluorouracil, interferon-alpha 2b and cisplatin in metastatic chemotherapy refractory transitional cell carcinoma. Proc Am Assoc Cancer Res 33:221

Lum BL, Torti FM (1991) Adjuvant intravesicular pharmacotherapy for superficial bladder cancer. J Natl Cancer Inst 83:682–694

Macfarlane MT, Figlin RA, de Kernion JB (1993) Neoplasmas of the bladder. In: Holland JF, Frei E, Bast RC, Kufe DW, Morton DL, Weichselbaum RR (eds) Cancer medicine. Lea & Febiger, Philadelphia London, pp 1546–1559

Natale RB, Yagoda A, Watson RC, Whitmore WF, Blumenreich M, Braun DW (1981) Methotrexate: an active drug in bladder cancer. Cancer 47/6:1246–1250

National Cancer Institute. Physicians Data Query (PDQ) (1995) Bethesda MD

Parsons JT, Million RR (1988) Planned preoperative irradiation in the management of clinical stage B2-C (T3) bladder carcinoma. Int J Radiat Oncol Biol Phys 14:797–810

Parsons JT, Million RR (1990) The role of radiation therapy alone or as an adjunct to surgery in bladder carcinoma. Semin Oncol 17/5:566–582

Parsons JT, Million RR (1992) Bladder. In: Perez CA, Brady LW (eds) Principles and practice of radiation oncology. Lippincott, Philadelphia New York London Hagerstown, pp 1036–1058

Pollera CF, Ceribelli A, Crecco M, Calabresi F (1994) Weekly gemcitabine in advanced bladder cancer: a preliminary report from a phase I study. Ann Oncol 5/2:182–184

Porter AT (1990) Radiotherapy combined with chemotherapy in treatment of muscle-invasive bladder carcinoma. Semin Oncol 17/5:583–589

Raghavan D, Shiphley WU, Garnick MB, Russel PM, Richie JP (1990) Biology and management of bladder cancer. N Engl J Med 322:1129–1138

Roth BJ (1995) Preliminary experience with paclitaxel in advanced bladder cancer. Semin Oncol 22 (Suppl 6):1–15

Roth BJ, Bajorin DF (1995) Advanced bladder cancer: The need to identify new agents in the post-M-VAC (methotrexate, VBS, doxorubicin and cisplatin) world. J Urol 153/3:894–900

Roth BJ, Dreicer R, Einhorn LH et al. (1994) Paclitaxel in previously untreated advanced transitional cell carcinoma of the urothelium: a phase II trial of the Eastern Cooperative Oncology Group. Proc Am Soc Clin Oncol 13:230

Rübben H, Otto T (1994) Harnblasenkarzinom. In: Rübben H (Hrsg) Uroonkologie. Springer, Berlin Heidelberg New York Tokyo, S 79–157

Sadan S, Bajorin D, Amsterdam A, Scher H (1994) Docetaxel in patients with advanced transitional cell cancer (TCC) who failed cisplatin-based chemotherapy: a phase II trial. Proc Am Soc Clin Oncol 13:244

Sauer R, Dunst J, Altendorf-Hofmann A, Fischer H, Bornhof C, Schrott KM (1990) Radiotherapy with or without cisplatin in bladder cancer. Int J Radiat Oncol Biol Phy 19:687–691

Scher HI (1990) Chemotherapy for invasive bladder cancer: neoadjuvant versus adjuvant. Semin Oncol 17/5:555–565

Scher HI (1993) New approaches to the treatment of bladder cancer. New Engl J Med 329/19:1420–1421

Scher HI, Splinter TAW (1990) Neoadjuvant chemotherapy for invasive bladder cancer: future directions. Semin Oncol 17/:535–638

Scher HI, Seidman AD, Bajorin D et al. (1992) Escalated methotrexate, vinblastine, adriamycin and cisplatin (M-VAC) with granulocyte colony stimulating factor (G-CSF) in urothelial cancer. Proc Am Assoc Clin Oncol 11:199

Schultz PK, Herr HW, Zhang ZF et al. (1994) Neoadjuvant chemotherapy for invasive bladder cancer: prognostic factors for survival of patients treated with M-VAC with 5-year follow-up. J Clin Oncol 12/7:1394–1401

Schultz P, Bajorin D, Kelly WK et al. (1993) Combination gallium nitrate and 5-fluorouracil for platinum-resistant metastatic transitional cell carcinoma of the bladder. Proc Am Assoc Cancer Res 34:203

Seidman AD, Scher HI (1991) The evolving role of chemotherapy for muscle infiltrating bladder cancer. Semin Oncol 18/6:585–595

Serretta V, Corselli G, Pavone C, Pavone-Macaluso M (1993) Intravesical mitoxantrone in superficial bladder tumours (Ta-T1). Eur J Cancer 29A/13: 1899–1900

Skinner DG, Daniels JR, Russel CA et al. (1991) The role of adjuvant chemotherapy following cystectomy for invasive bladder cancer: a prospective comparative trial. J Urol 145:459–467

Soloway MS, Einstein A, Corder MP, Bonney W, Prout GR, Coombs J (1983) A comparison of cisplatin alone versus cisplatin, doxorubicine and cyclophosphamide in advanced urothelial cancer. Cancer 52:767–772

Soloway MS, Lopez AE, Patel J, Lu Y (1993) Results of radical cystectomy for transitional cell carcinoma of the bladder and the effect of chemotherapy. Cancer 73:1926–1931

Splinter TAW, Scher HI (eds) (1990) Neoadjuvant chemotherapy in invasive bladder cancer. Progress in clinical and biological research 353. Wiley-Liss, New York, pp 111–113

Stadler W, Kuzel T, Raghavan D (1995) A phase II study of gemcitabine in the treatment of patients with advanced transitional bladder cell carcinoma. Proc Am Soc Clin Oncol 14:241

Sternberg CN (1991) Organ conservation in T2-3 bladder cancer: the role of transurethral resection, partial cystectomy, and primary and adjuvant chemotherapy. World J Urol 10:2–7

Sternberg CN (1992) Post cystectomy adjuvant chemotherapy: a clinical routine? In: Schröder FH (ed) EORTC Genitourinary monograph 11: Recent progress in bladder and kidney cancer. Wiley Liss, New York, pp 117–124

Sternberg CN (1995) The treatment of advanced bladder cancer. Ann Oncol 6:113–126

Sternberg CN, Pansadoro V (1994) The role of systemic chemotherapy for T2–T3 or N + bladder cancer. Urology Int 1/3:5–9

Sternberg CN, De Mulder P: Randomized phase II study in advanced urothelial tract tumors of high dose intensity M-VAC + r-metHuG-CSF (filgrastim) versus classic M-VAC. EORTC Protocol 30924

Sternberg CN, Yagoda A, Scher HI et al. (1985) Preliminary results of M-VAC (methotrexate, vinblastine, doxorubicine, and cisplatin) for transitional cell carcinoma of the urothelium. J Urol 133:403–407

Sternberg CN, Yagoda A, Scher HI et al. (1986) Surgical staging and long term survival in patients with advanced transitional cell carcinoma (TCC) of the urothelium treated with M-VAC. Proc Am Soc Clin Oncol 5:390

Sternberg CN, Yagoda A, Scher HI et al. (1988) M-VAC (methotrexate, vinblastine, doxorubicin and cisplatin) for advanced transitional cell carcinoma of the urothelium. J Urol 139:461–469

Sternberg C, De Mulder P, Van Oosterom AT, Fossa SD, Giannarelli D, Soedirman JR (1993) Escalated M-VAC chemotherapy and recombinant human granulocyte macrophage colony stimulating factor (GM-CSF) in patients with advanced urothelial tract tumors. Ann Oncol 4:403–407

Sternberg C, Arena M, Calabresi F et al. (1993) Neo-adjuvant M-VAC (methotrexate, vinblastine, adriamycin, and cisplatin) for infiltrating transitional cell carcinoma of the urothelium. Cancer 72:1975–1982

Sternberg C, Yagoda A, Scher H et al. (1984) Methotrexate (MTX), vinblastine (VBL), adriamycine (ADM), and cisplatin (DDP) for transitional cell carcinoma of the urothelium. Proc Am Soc Clin Oncol 3:156

Stöckl M, Meyenburg W, Wellek S et al. (1992) Advanced bladder cancer (stages pT3b, pT4a, pN1 and pN2): Improved survival after radical cystectomy and 3 adjuvant cycles of chemotherapy. Results of a controlled prospective study. J Urol 148:302–307

Stoter G, Splinter TA, Child JA, Fossa SD, Denis L, van Oosterom AT, de Pauw M et al. for the EORTC Genito-Urinary Group (1987) Chemotherapy with cisplatin and methotrexate in advanced transitional cell cancer of the bladder. J Urol 137:663667

Studer UE, Bacchi M, Biedermann C, Jaeger P, Kraft P, Mazzucchelli C, Markwalder R (1994) Adjuvant cisplatin chemotherapy following cystectomy for bladder cancer. Results of a prospective randomized trial. J Urol 152:81–84

Testa A, Gebbia V, Carreca I, Borsellino N, Valenza R, Cannata G, Gebbia N (1993) Treatment of recurrent and/or metastatic transitional cell urinary bladder carcinoma with methotrexate, cisplatin, and high-dose epidoxorubicine with or without granulocyte colony-stimulating factor. Cancer Res Ther Contr 3:303–307

Thrasher JB, Crawford ED (1993) Current management of invasive and metastatic transitional cell carcinoma of the bladder. J Urol 149:957–972

Troner MB, Birch R, Omura GA, Williams S (1987) Phase III comparison of cisplatin alone versus cisplatin, doxorubicine, and cyclophosphamide in the treatment of bladder (urothelial) cancer: A Southeastern Cancer Study Group trial. J Urol 137:660–662

U.S. Department of Health and Human Services (1985) Cancer rates and risks. NIH Publication, Bethesda 85–691, pp 118–120

Yagoda A, Olsson C (1993) Neoplasms of the kidney, bladder and prostate. In: Calabresi P, Schein PS (eds) Medical oncology. Basic Principles and clinical management of cancer. McGraw-Hill, New York St. Louis, San Francisco Auckland, pp 900–911

Vogelzang NJ (1991) Chemotherapy of Genitourinary Cancer. In: Perry MC (ed) The chemotherapy source book. Williams & Wilkins, Baltimore Hongkong London München, pp 1008–1038

Waehre H, Ous S, Klevmark B et al. (1993) A bladder cancer multi-institutional experience with total cystectomy for muscle invasive bladder cancer. Cancer 72:3044–3051

Wallace DMA, Rhaghaven D, Kelly KA et al. (1991) Neo-adjuvant (pre-emptive) cisplatin therapy in invasive transitional cell carcinoma of the bladder. Br J Urol 67:608–615

Witte RS, Elson P, Khandekar J, Trump L (1994) An Eastern Cooperative Oncology Group phase II trial of trimetrexate in the treatment of advanced urothelial carcinoma. Cancer 73:688–692

Zietman A, Shipley WU, Kaufman DS (1993) The combination of cis-platin based chemotherapy and radiation in the management of muscle-invading transitional cell cancer of the bladder. Int J Radiat Oncol Biol Phys 27:161–170

# 34.70 Prostatakarzinom

K. Höffken

## 1 Epidemiologie

Inzidenz in Westeuropa und Nordamerika 88 pro 100000 Männer.
Bei 55jährigen: 20 pro 100000, bei 70–80jährigen 500/100000.
Prävalenz pro 100000 Männer: 400–1300.
Altersmaximum: 85 Jahre.
Ätiologie: bis heute unklar.

Prädisponierende Faktoren bewiesen: 2- bis 3faches Risiko bei Erkrankungen von Vater oder Bruder; 5faches Risiko bei Erkrankung von Vater und Bruder.

Nicht bewiesen: Umweltfaktoren, Lebens- und Ernährungsgewohnheiten, hormonelle Faktoren, sozioökonomischer Status.

## 2 Histologie

### 2.1 Histologische Klassifikation

Der überwiegende Teil der Prostatakarzinome sind Adenokarzinome, entstammend aus den peripheren azinären Drüsen. Eine definitive Beurteilung der Histologie ist nur durch eine Stanzbiopsie und ggf. Probeexzision möglich. Die häufige zytologische Diagnose via Feinnadelbiopsie erlaubt eher die Bestimmung des Gradings als eine definitive Zuordnung zu einem Wachstumstyp.

|  | Häufigkeit |
|---|---|
| Uniformes Prostatakarzinom | 44% |
| – hochdifferenziertes Adenokarzinom | 14% |
| – wenig differenziertes Adenokarzinom | 16% |
| – kribriformes Karzinom | 7% |
| – solides, undifferenziertes Karzinom | 8% |

| Pluriformes Prostatakarzinom | | 53% |
|---|---|---|
| – hoch- und wenig differenziertes Adenokarzinom | 7% | |
| – kribriformes und solides Karzinom | 6% | |
| – kribriformes Muster in anderen Typen | 25% | |
| – andere Kombinationen | 15% | |
| Seltene Formen | | 3% |
| – endometroides Karzinom | 0,2% | |
| – urotheliales Übergangsepithelzellkarzinom | 2% | |
| – Plattenepithelkarzinom | 0,3% | |
| – verschleimendes Karzinom | 0,2% | |
| – adenoidzystisches Karzinom | 0,1% | |
| – Karzinosarkom | 0,1% | |

## 2.2 Histopathologisches Grading

GX    Differenzierungsgrad kann nicht bestimmt werden
G1    Gut differenziert (leichte Anaplasie)
G2    Mäßig differenziert (mäßige Anaplasie)
G3–4  Schlecht differenziert, undifferenziert (ausgeprägte Anaplasie)

## 3 Stadieneinteilung

Klinisch gebräuchlich sind die Stadieneinteilungen nach dem TNM-System oder die amerikanische Einteilung nach Whitmore, modifiziert nach Flocks, Klein bzw. Jewett. Sie werden deswegen im folgenden angegeben. In Zukunft sollte die gemeinsame Stadieneinteilung der UICC und des American Joint Comittee of Cancer benutzt werden, die mit der TNM-Klassifikation von 1992 übereinstimmt. Sie schließt das Grading mit in die Stadiendefinition ein.

## 3.1 Klinisches TNM-Klassifikation (1992)

T     Primärtumor
TX    Primärtumor kann nicht beurteilt werden
T0    Kein Anhalt für Primärtumor
T1    Klinisch nicht erkennbarer Tumor, der weder tastbar noch in bildgebenden Verfahren sichtbar ist
T1a   Tumor zufälliger histologischer Befund („incidental carcinoma") in 5% oder weniger des resezierten Gewebes
T1b   Tumor zufälliger histologischer Befund („incidental carcinoma") in mehr als 5% des resezierten Gewebes

T1c   Tumor durch Nadelbiopsie diagnostiziert (z. B. wegen erhöhter PSA)

T2   Tumor begrenzt auf Prostata[1]

T2a   Tumor befällt eine Hälfte eines Lappens oder weniger

T2b   Tumor befällt mehr als die Hälfte eines Lappens, aber nicht beide Lappen

T2c   Tumor in beiden Lappen

T3   Tumor breitet sich durch die Prostatakapsel in extrakapsuläres Gewebe aus[2]

T3a   Einseitige extrakapsuläre Ausbreitung

T3b   Beidseitige extrakapsuläre Ausbreitung

T3c   Tumor infiltriert Samenblase(n)

T4   Tumor ist fixiert oder infiltriert andere benachbarte Strukturen als Samenblasen

T4a   Tumor infiltriert Blasenhals, Sphincter externus und/oder Rektum

T4b   Tumor infiltriert Levatormuskel und/oder ist an der Beckenwand fixiert

Anmerkungen:

[1] Ein Tumor, der durch Nadelbiopsie in einem oder beiden Lappen gefunden wird, aber weder tastbar noch in bildgebenden Verfahren sichtbar ist, wird als T1c klassifiziert.

[2] Invasion in den Apex der Prostata oder in die Prostatakapsel (aber nicht durch diese in extrakapsuläres Gewebe) wird als T2 (nicht T3) klassifiziert.

*N-Regionäre Lymphknoten*

Regionäre Lymphknoten sind die Lymphknoten des kleinen Beckens, die im wesentlichen den Beckenlymphknoten unter der Bifurkation der Aa. iliacae communes entsprechen. Lateralität beeinflußt die N-Klassifikation nicht.

*M-Fernmetastasen*

MX   Anwesenheit

MX   Das Vorliegen von Fernmetastasen kann nicht beurteilt werden

M0   Keine Fernmetastasen

M1   Fernmetastasen

M1a   Nichtregionäre(r) Lymphknoten

M1b   Knochen

M1c   Andere Lokalisation(en)

Anmerkungen: Wenn Metastasen in mehr als einer Lokalisation nachweisbar sind, soll die höchste Kategorie benutzt werden.

*pTNM: pathologische Klassifikation*
Die pT-, pN- und pM-Kategorien entsprechen den T-, N- und M-Kategorien.

**Stadiengruppierung (UICC, AJCC)**

| Stadium 0 | T 1a | N0 | M0 | G 1 |
|---|---|---|---|---|
| Stadium I | T 1a | N0 | M0 | G 2, 3–4 |
| | T 1b | N0 | M0 | jedes G |
| | T 1c | N0 | M0 | jedes G |
| | T 1 | N0 | M0 | jedes G |
| Stadium II | T 2 | N0 | M0 | jedes G |
| Stadium III | T 3 | N0 | M0 | jedes G |
| Stadium IV | T 4 | N0 | M0 | jedes G |
| | jedes T | N 1, 2, 3 | M0 | jedes G |
| | jedes T | jedes N | M 1 | jedes G |

*Kurzfassung TNM*

| | |
|---|---|
| T 1 | Weder tastbar noch sichtbar |
| T 1a | <5% |
| T 2b | >5% |
| T 1c | Nadelbiopsie |
| T 2 | Begrenzt auf Prostata |
| T 2a | < ½ Lappen |
| T 2b | > ½ Lappen |
| T 2x | beide Lappen |
| T 3 | Kapseldurchbruch |
| T 3a | Unilateral |
| T 3b | Bilateral |
| T 3c | Samenblasen |
| T 4 | Fixiert/andere Nachbarstrukturen als Samenblasen |
| T 4a | Blasenhals/Sphincter externus/Rektum |
| T 4b | Levatormuskel/fixiert an Beckenwand |
| N 1 | Solitär <2 cm |
| N 2 | Solitär >2 cm bis 5 cm, multipel <5 cm |
| N 3 | >5 cm |
| M 1a | Nichtregionäre(r) Lymphknoten |
| M 1b | Knochen |
| M 1c | Andere Lokalisation(en) |

**Stadieneinteilung des AJCC für das Prostatakarzinom (nach Whitmore, mod. nach Klein, Jewett u. Flocks 1956)**

A     Inzidentell, keine Metastasen

A 1   < 3 mikroskopische Herde in der Prostata/hochdifferenziert, monofokal

A 2   > 3 mikroskopische Herde in der Prostata/mäßig differenziert, multifokal

B     Auf die Prostata beschränkt/intrakapsulär; lymphogene Metastasen möglich

B 1   < 1,5 cm in größter Ausdehnung

B 2   > 1,5 cm in größter Ausdehnung oder in mehr als einem Lappen

C     Extrakapsulär, begrenzt auf periprostatisches Gebiet, lymphogene Metastasen häufig

D     Alle Primärtumorstadien; Metastasen obligat

D 1   Lymphknotenmetastasen < 5 cm, intrapelvin

D 2   Lymphknotenmetastasen > 5 cm, extrapelvin meist auch hämatogene Metastasen


# 4 Diagnostische Maßnahmen zur Stadieneinteilung

Die rektale Palpation (DRE), Bestimmung des prostataspezifischen Antigens im Serum und die transrektale Sonographie und ultraschallgeführte Biopsie sind Grundlage der Diagnose des Prostatakarzinom.

Zur Stadieneinteilung sind darüber hinaus erforderlich:

*Labor*
Über die Routineuntersuchungen hinaus

*obligat*
- prostatisches Antigen,
- apparative Diagnostik,
- Thoraxröntgen in 2 Ebenen, Sonographie des Abdomens,
- Computertomographie der abdominopelvinen Lymphknoten,
- transrektale Sonographie der Prostata (falls nicht vorher geschehen),
- Urographie mit Übersichtsaufnahme,
- Skelettzintigraphie,
  Kernspintomographie der Wirbelsäule (Übersichtsaufnahme);

*fakultativ*
- LWS-Röntgen in 2 Ebenen (falls Kernspintomographie nicht verfügbar).

## 5 Vorsorge

Jährliche Rektaluntersuchung und Bestimmung des PSA.
Bei Familienanamnese ab dem 40. Lebensjahr, für alle Männer ab dem
50. Lebensjahr, bei Erhöhung des PSA digital-rektale Untersuchung,
transrektale Sonographie und ggf. Biopsie.

## 6 Therapiestrategie

### 6.1 Übersicht

Für die selten anzutreffenden frühen Stadien des Prostatakarzinoms im
Stadium T1a, G1–2, N0, M0 ist die radikale Prostatektomie nach ggf.
mikroinvasiv-chirurgisch vorgenommener Lymphknotenbiopsie bei Patienten unter 70 Jahren die Therapie der Wahl mit kurativer Chance. Die
Fünfjahresüberlebensrate beträgt 90%. Bei Patienten über 70 Jahren ist
unter engmaschigen Kontrollen eine abwartende Haltung gerechtfertigt.
Bei Patienten im intermediären Stadium T1a, G3, N0, M0 und T1b–T3,
N0, M0 (unabhängig vom Malignitätsgrad) wird bei unter 70jährigen die
radikale Prostatektomie nach Lymphknotenbiopsie bzw. alternativ die
Radiotherapie eingesetzt, beide Verfahren in kurativer Absicht. Bei
älteren Patienten über 70 Jahren und solchen mit schlechtem Allgemeinzustand sind eine lokale Strahlentherapie oder eine Hormontherapie
akzeptierte Alternativen. Bei Patienten im fortgeschrittenen Stadium
(jedes T, N1, M0–1) erfolgt initial eine antiandrogene Hormontherapie.
Eine Übersicht ergibt der Therapiealgorithmus in Abb. 1.

### 6.2 Stellung der Chirurgie

#### 6.2.1 Radikale Prostatektomie (kurative Operation)

Im lokalisierten Stadium T1a, G1–2, N0, M0 wird der Tumor im Biopsat
oder Resektat gefunden. Die radikale Prostatektomie ist hier in der Regel
die kurative Therapie. Bei Patienten über 70 Jahren und einem schlechteren Allgemeinzustand kann man auch unter bioptischen Nachkontrollen
sowie einer regelmäßigen Bestimmung des PSA eine abwartende Haltung
vertreten. Voraussetzungen für eine radikale Prostatektomie sind ein
guter Allgemeinzustand mit Karnofsky-Status über 70%, Lebenserwartung ohne Karzinom mehr als 10 Jahre, Alter unter 70 Jahre, kein Befall
regionärer Lymphknoten.

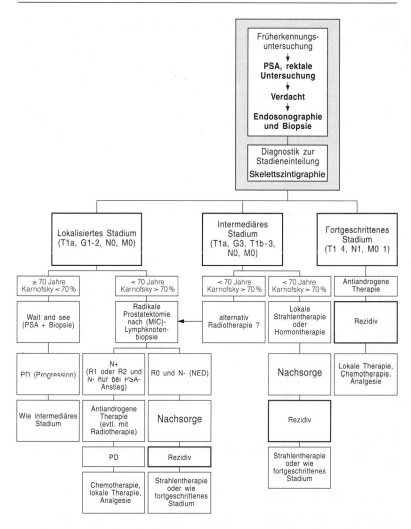

**Abb. 1.** Therapiealgorithmus des Prostatakarzinoms (Onkologe 1996, 2:206)

**Tabelle 1.** Folgen bei Operation oder Bestrahlung des Prostatakarzinoms

| | Inkonti-nenz [%] | Impo-tenz [%] | Urethra-striktur [%] | Zysti-tis [%] | Prok-titis [%] | Leta-lität [%] |
|---|---|---|---|---|---|---|
| Radikale Prostato-vesikulektomie | 5–25 | 100[a] | 7–13 | 0 | 0 | 1,5 |
| Hochvoltstrahlen-therapie | 0 | 20 | 2 | 5 | 10 | 0 |
| Interstitielle Strahlentherapie | 0 | 7 | 0 | 0 | 0–10 | 0 |

[a] Durch Entwicklung einer nerverhaltenden Operationstechnik bei Tumorstadium T 1–2, N0, M0 vermeidbar.

Im intermediären Stadium T 1a, G 3, N0, M0 oder T 1b–T 3, N0, M0 (jedes Grading) kann bei Patienten unter 70 Jahren und bei einem Karnofsky-Status über 70% als Alternative die radikale Prostatektomie und die perkutane Radiotherapie (vorher nach Möglichkeit mikroinvasiv-chirurgisch Ausschluß von Lymphknotenbefall) angesehen werden. Das definitive Vorgehen hängt nicht nur von der Tumorgröße und der Operabilität, sondern auch von den Nebenwirkungen der Therapieoptionen ab (s. Tabelle 1).

## 6.2.2 Palliative Chirurgie

Bei nicht radikal operablen Stadien hat die Chirurgie nur palliativen Charakter und ist beschränkt auf eine transurethrale Elektroresektion oder Kryotherapie. Zur ablativen Hormontherape ist eine doppelseitige Kastration möglich.

## 6.3 Stellung der Radiotherapie

Das Prostatakarzinom ist mäßig strahlensensibel mit einer eindeutigen Dosis-Wirkungs-Beziehung. Je größer der Tumor ist, um so größer ist die erforderliche Dosis für eine kurative Strahlentherapie.

## 6.3.1 Strahlentherapie mit kurativer Intention

Im intermediären Stadium ist die Strahlentherapie bei Patienten unter 70 Jahren und einem Karnofsky-Status über 70% eine Alternative zur radikalen Prostatektomie. Für die frühen Stadien T1 und T2 ist die Zehnjahresüberlebensrate für beide Therapiemodalitäten gleich. Die erforderlichen Dosen für T1-Tumoren sind 60 Gy, für T2-Tumoren 60–65 Gy und für T3-Tumoren 65–70 Gy. Bei T2- und T3-Tumoren muß die periprostatische Region mitbestrahlt werden. Auch bei Lymphknotenbefall kann eine Strahlentherapie im Einzelfall kurativ sein.

### 6.3.2 Interstitielle Strahlentherapie

Bei der Brachytherapie der Prostata wird zwischen einer dauerhaften und einer temporären Applikation von strahlenden Substanzen unterschieden, die heute überwiegend transrektal implantiert werden. Der Vorteil einer alleinigen interstitiellen oder interstitiell/perkutanen Bestrahlung ist gegenüber einer alleinigen optimierten perkutanen Radiotherapie nicht gesichert. Der Einsatz interstitieller Bestrahlungsverfahren sollte sich auf lokal begrenzte Tumoren (T1/T2) beschränken.

### 6.3.3 Additive Strahlentherapie

Nach wie vor wird die Indikation zu einer postoperativen Radiotherapie des lokal fortgeschrittenen Prostatakarzinom uneinheitlich gesehen. Es ist zwar wahrscheinlich, aber weiterhin nicht gesichert, daß die postoperative Radiotherapie zu einer höheren lokalen Tumorkontrolle führt.

### 6.3.4 Palliative Strahlentherapie

Bei Progredienz des Primärtumors mit Uretherobstruktion, bei Infiltration in das Becken oder bei lokalisierten Knochenmetastasen ist eine palliative Strahlentherapie sinnvoll und führt auch zu einer Besserung der Symptomatik. In der palliativen Therapie werden deutlich geringere Strahlendosen (z. B. 30–36 Gy) appliziert als bei der Strahlenbehandlung des primären Prostatakarzinoms. Das Problem der Nebenwirkungen stellt sich daher kaum.

### 6.4 Stellung der systemischen Therapie

Die Systemtherapie des Prostatakarzinoms kann unterteilt werden in die hormonelle und die nichthormonelle Systemtherapie. Unter die nichthormonelle Systemtherapie fallen die zytostatische Chemotherapie, die Therapie mit Substanzen, die die Wirkung wachstumstimulierender Cytokine und Hormone blockieren, die Gentherapie und die Immuntherapie.

### 6.4.1 Hormontherapie

Die systemische Therapie der ersten Wahl ist immer eine Hormontherapie. Ziel der Hormontherapie ist nicht eine Remission, sondern eine Besserung der Symptomatik, ohne Nebenwirkungen zu induzieren.

Es gibt keine sicheren prädiktiven Tests, die das Ansprechen auf eine Hormontherapie vorhersagen könnten; allerdings nimmt die Hormonsensitivität mit zunehmendem Malignitätsgrad ab. Da 60–80 % aller Patienten zumindest vorübergehend eine symptomatische oder auch objektive Besserung unter einer Hormontherapie zeigen, sollte mit dieser gegenüber der Chemotherapie nebenwirkungsärmeren Therapie zuerst begonnen werden. Der frühe Beginn mit einer Hormon- oder Chemotherapie, evtl. auch eine Kombination Hormon-/Chemotherapie, führt nach den z. Z. vorliegenden Daten nicht eindeutig zu einer Verlängerung der Überlebenszeit; die Sequenz Hormontherapie → Chemotherapie (erst bei Versagen der Hormontherapie) sollte damit weiterhin eingehalten werden.

Es gibt folgende Formen der Hormontherapie (s. auch Abb. 2)

| | |
|---|---|
| – Ablative Hormontherapie | – Orchiektomie |
| | – LH-RH-Analogon (Buserelin, Goserelin etc.) |
| | – Aromatasehemmer |
| – Additive Hormontherapie | – Östrogene |
| | – Gestagene |
| | – Antiandrogene |
| | – Antiöstrogene |
| – Kombination ablative/ additive Hormontherapie | – Orchiektomie + Antiandrogene |
| | – Orchiektomie + Östrogene |
| | – LH-RH-Analogon + Antiandrogen |
| – Kombination Hormon-/ Chemotherapie | – Estramustinphosphat (Stickstofflost/ Östradiolphosphat) |

Als primäres Standardverfahren wird immer noch die ablative Hormontherapie in Form der Orchiektomie bevorzugt, sofern keine Kontraindikationen bzw. Wünsche des Patienten gegen diesen operativen Eingriff bestehen. 70–80 % der Patienten sprechen auf diesen Hormonentzug an. Innerhalb eines Jahres kommt es bei 30 % der Patienten zu einer Progression, die z. T. durch erneute zusätzliche Hormontherapie behandelt werden kann. Nach Zulassung der Depotpräparate für LH-RH-Analoga sollte allerdings die Kastration nicht mehr das Standardverfahren der

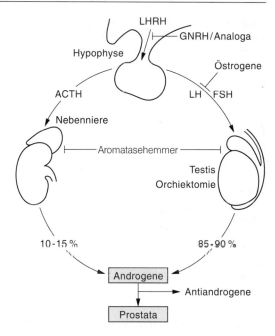

**Abb. 2.** Schema des Regelkreises der endokrinen Steuerung der Prostata und deren therapeutischer Beeinflußbarkeit

ablativen Hormontherapie darstellen. Die Orchiektomie kann umgangen werden durch eine komplette Inhibition der gonadalen Testosteronproduktion durch LH-RH-Analoga in hoher Dosierung, die zu einer hypogonadotropen Gonadeninsuffizienz führen. Wegen der subjektiven Problematik bei der operativen Kastration sollte die medikamentösen Kastration mit LH-RH-Agonisten in Zukunft der Vorzug gegeben werden; sie sollte somit Therapie der ersten Wahl sein – trotz der höheren Kosten.

Die Kombination eines LH-RH-Agonisten mit einem Antiandrogen („komplette Androgenblockade", z. B. mit Buserelin + Flutamid) erhöht nach verschiedenen Berichten die Ansprechrate und verlängert die Überlebenszeit derart behandelter Patienten. Eine Metaanalyse von 1995 konnte diese Effekte allerdings nicht sichern (Prostata Cancer Trialists' Collaborative Group 1995). Die in den Nebennieren gebildeten Androgene könnten alternativ auch mit Aromataseinhibitoren reduziert werden. Da es unter LH-RH-Agonisten zu einem vorübergehenden Anstieg (5–15 Tage) von Testosteron kommen kann, sollte anfänglich evtl. mit einem

**Tabelle 2.** Klinischer und endokriner Effekt und Verträglichkeit bei der hormonellen Behandlung des Prostatakarzinoms

| | Orchiektomie | Östrogene | LH-RH-Agonist | Antiandrogen (z. B. Flutamid) | LH-RH-Agonist + Antiandrogen |
|---|---|---|---|---|---|
| Gynäkomastie | + | ++++ | + | ++ | + |
| Libidoerhaltung | − | − | − | + | − |
| Abfall von Plasmatestosteron | + | + | + | − | + |
| Salzrentention | − | + | − | − | − |
| Thromboemboliegefahr | − | + | ? | − | ? |
| Annehmlichkeit für den Patienten | − | + | + | + | + |
| Blockade der adrenalen Androgene | − | − | − | + | + |

Antiandrogen (Flutamid) kombiniert werden. Sehr wichtig ist die konsequente Therapie ohne Therapiepause.

Die Therapie mit Östrogenen ist komplikationsreich (Tabelle 2); da Östrogene selbst keinen zytotoxischen Effekt auf die Prostatakarzinomzelle haben, die Komplikationsrate aber höher ist, sollten Östrogene als Primärtherapie nicht mehr angewendet werden; allenfalls kommen die gleich wirksamen Gestagene in Betracht. Wichtig ist die Kontrolle der Testosteronspiegel bei nicht mehr ausreichendem Ansprechen; bei Testosteronspiegel über dem Kastrationsniveau muß die Hormontherapie erweitert werden.

Sollte bei G3-Tumoren eine manifeste, symptomatische Metastasierung vorliegen, wird vielfach − wegen der geringen Chance auf eine Remission unter alleiniger Hormontherapie − eine primäre Kombinationstherapie mit Estramustinphosphat empfohlen.

### 6.4.2 Chemotherapie

Gegenüber der Hormontherapie spielte auf dem Hintergrund mäßiger Effektivität und erkennbarer Toxizität die zytostatische Chemotherapie bisher eine nachgeordnete Rolle. In letzter Zeit weisen jedoch Ergebnisse neuerer Chemotherapiestudien darauf hin, daß das Prostatakarzinom gegen diese Behandlungsform nicht so resistent ist, wie bisher angenommen wurde. Dennoch muß das Prostatakarzinom weiterhin als mäßig chemotherapiesensibel angesehen werden. Bei hormoneller Vorbehandlung ist die Ansprechrate geringer als bei unvorbehandelten Patienten. Problematisch ist unverändert die Definition einer objektiven Remission beim Prostatakarzinom.

Das Therapieziel bei der Chemotherapie des Prostatakarzinoms ist – ebenso wie bei der Hormontherapie – die Palliation mit Verbesserung der Lebensqualität und Verminderung der subjektiven Symptomatik, verbunden mit einem Minimum an therapiebedingten Nebenwirkungen. Die wirksamsten Substanzen (objektive Remissionsrate 5–10%; Ansprechrate 30–45%) sind Cisplatin, Vindesin, Methotrexat, Doxorubicin, Hydroxyharnstoff, Cyclophosphamid und Estramustin. Estramustin hat von allen Substanzen die geringste systemische Toxizität und ist vor allem geeignet bei eingeschränkter Knochenmarkreserve durch Metastasen oder unter Strahlentherapie. Weniger wirksam sind 5-Fluoruracil und Ifosfamid. Allerdings ist keine Substanz in der Lage, nach chemotherapeutischer Vorbehandlung noch eine Remission zu erzielen. Unter dem Aspekt von Praktikabilität und Toxizität ist eine orale Therapie mit Estramustin gegenüber der parenteralen Therapie mit Doxorubicin, Cyclophosphamid, Methotrexat oder Vindesin vorzuziehen.

Die Verfügbarkeit neuer zytostatischer Substanzen und die Möglichkeit einer schnellen Beurteilung der Effektivität oder Ineffektivität durch die PSA-Bestimmung lassen den Einsatz einer kombinierten Zytostatikatherapie in palliativer Absicht bei hormonresistenten Patienten als gerechtfertigt erscheinen. Insbesondere mit dem Nachweis objektiver Remissionen in mehr als 20% der behandelnden Fälle wird die Zytostatikatherapie zukünftig wieder mehr Beachtung finden.

### Adjuvante und neoadjuvante Chemotherapie

Es gibt bisher nur wenige Studien, die den Einfluß einer adjuvanten postoperativen Chemotherapie auf den Verlauf des Prostatakarzinoms untersucht haben. Bei Schwächen in der Protokollgestaltung konnten in zwei Untersuchungen bisher weder durch die adjuvante Therapie mit Cyclophosphamid und Estramustin, noch mit Cyclophosphamid und 5-Fluoruracil eine Verbesserung der Überlebensraten im Vergleich zu keiner oder nicht zytostatischer adjuvanter Therapie gezeigt werden. Während sich Versuche mehren, den Effekt und Wert einer präoperativen, neoadjuvanten *Hormonablation* zu definieren, liegen bisher keine Daten zur neoadjuvanten Chemotherapie oder Chemo-/Hormontherapie bei Patienten mit lokal fortgeschrittenem Prostatakarzinom vor. Es ist dennoch zu erwarten, daß – in Analogie zu den Verhältnissen bei Karzinomen der Mamma und des Dickdarms – in Zukunft auf Grund der zunehmenden Inzidenz eine solche Therapie auch bei Patienten mit Prostatakarzinomen in Hochrisikostadien untersucht werden wird.

### 6.4.3 Suramin und Somatostatin

Suramin und Somatostatin führen beide zu einer Blockade der Wirkung von wachstumsstimulierenden Cytokinen. Sie stellen einen interessanten therapeutischen Ansatz dar, dessen Stellenwert weiteren Untersuchungen vorbehalten bleiben muß. Derzeit befindet sich die Therapie mit beiden Substanzen noch im klinisch-experimentellen Stadium.

Suramin, ursprünglich als Antitrypanosomiakum eingesetzt, inhibiert den Plättchenwachstumsfaktor (PDGF) sowie eine Reihe von heparinbindenden Cytokinen (FGF, TGF, β, IL2, IGF1 und IGF2). Nachdem bekannt wurde, daß diese Cytokine in die Wachstumsregulation von Prostataepithelzellen involviert sind, wurde Suramin in der Therapie des hormonresistenten Prostatakarzinoms untersucht. In den initialen Phase-II-Studien stand eine Remissionsrate von 30–40% einer Rate an schweren Nebenwirkungen von 80% gegenüber. Erst durch die plasmaspiegeladaptierte Therapie konnte die Nebenwirkungsrate auf 20% gesenkt werden, so daß derzeit erneut Untersuchungen mit Suramin allein oder in Kombination mit Hydrokortison laufen.

Somatostatin und dessen Analoge (z. B. Octreotid) besitzen antiproliferative Effekte in vitro und in vivo und haben nachgewiesenermaßen antineoplastische Wirksamkeit bei einer Reihe von lymphomatösen und epithelialen Neoplasien einschließlich des Prostatakarzinoms. Neben der Reduktion tumorbedingter Schmerzen und des PSA-Spiegels ließen sich auch vereinzelt objektive Tumorrückbildungen verzeichnen, so daß auch diese Substanz als Antagonist von proliferationsvermittelnden Cytokinen weiter in klinischen Studien überprüft wird.

### 6.4.4 Gentherapie

Gentherapeutische Verfahren im derzeitlichen klinischen-experimentellen Einsatz sind vom Konzept her molekulargenetisch modifizierte immuntherapeutische Strategien. Bei einer Reihe von Tumorerkrankungen einschließlich des Prostatakarzinoms werden tierexperimentell, aber auch bereits in klinischen Untersuchungen, zytokintransfizierte (Interleukine 2, 4, 6 und 7, Interferon, TNF, koloniestimulierende Faktoren) Tumorzellen ober Fibroblasten, die devitalisierten Tumorzellen beigemischt werden, zur Vakzinierung oder zur Immuntherapie von inokkulierenden oder bereits manifesten Tumoren genutzt.

So konnten durch CSF-transfizierte Prostatakarzinomzellen der Ratte (Dunning) in entsprechenden Tiermodellen die Überlebenszeiten verlängert oder etablierte Tumoren zur Rückbildung gebracht werden. In den USA sind mittlerweile mehrere klinische Studien begonnen worden, in denen bei Patienten in Hochrisikostadien nach radikaler Prostatektomie autologe oder heterologe cytokintransfizierte Tumorzellen als Vakzine eingesetzt werden. Die Ergebnisse dieser Studien werden – wie die ähnlicher Untersuchungen beim Melanom und beim Nierenzellkarzinom – mit Spannung erwartet.

### 6.4.5 Antikörpertherapie

Ein weiterer experimenteller Therapieansatz besteht in der Möglichkcit, prostatakarzinomspezifische Antigene zu nutzen, um korrespondierende, radioaktiv markierte Antikörper an die Tumorzelle zu bringen und diese einer letalen Strahlung auszusetzen.

TAG-72 ist ein auf Prostatakarzinomzellen exprimiertes Antigen, gegen das ein entsprechender Antikörper (CC49) verfügbar ist, der mit Indium markiert wurde. Die Therapie mit diesem Radioantikörper führte zu einer Schmerzreduktion bei 60% der behandelten Patienten. Bisher konnte allerdings keine reproduzierbare Reduktion des PSA-Spiegels beobachtet werden. Dieser und andere monoklonale Antikörper gegen prostataspezifische Zelloberflächenantigene werden ihren Stellenwert in der Therapie des Prostatakarzinoms in zukünftigen Studien nachweisen müssen.

## 7 Indikation zur Hormontherapie/Chemotherapie

### 7.1 Indikation zur Hormontherapie

Eine Hormontherapie ist indiziert beim
- inoperablen, progredient wachsenden, symptomatischen Prostatakarzinom,
- nicht R0-resezierten metastasierenden, progredienten, symptomatischen Prostatakarzinom,
- Patienten mit Prostatakarzinom im intermediären Stadium.
- Nach Möglichkeit sollten die strahlentherapeutischen Möglichkeiten ausgeschöpft sein (bei fehlenden Fernmetastasen).

*Wahl der Therapie*
LH-RH-Agonist (nach Möglichkeit in Depotform) (Goserelin, Buserelin etc.).
Therapiedauer bis zur Beurteilung der Remission: mindestens 6 Wochen.
Alternative: Orchiektomie beidseits.

## 7.2 Indikation zur Chemotherapie

Die Art der Therapie muß sich nach dem Allgemeinzustand des Patienten, der Ausdehnung und der Tumormasse sowie der Knochenmarkreserve richten. Unter einer Kombination von wöchentlich Doxorubicin und 5-Fluoruracil konnten in 61% der Fälle objektive Remissionen verzeichnet werden. Ketokonazol und Doxorubicin zeigten in 55% der Fälle einen Therapieeffekt. Die Kombination von Estramustin und Etoposid führte in 52% zu einem Rückgang des PSA-Spiegels und in 50% zu einer objektiven Remission meßbarer Tumorparameter.

## 8 Therapieschemata – Induktionstherapie

### 8.1 Hormontherapie

| **Goserelin** | | | (Ahmann 1986) |
|---|---|---|---|
| Goserelin | 3,6 mg | s.c. | Tag 1 |
| Wiederholung Tag 29; ggf. mit 3mal 250 mg Flutamid per os | | | |

| **Megestrolacetat** | | | **MA** (Keller 1986) |
|---|---|---|---|
| Megastrolacetat | 80 mg | p.o. | täglich fortlaufend |
| mindestens 6 Wochen | | | |

| Medroxyprogesteronacetat | | | **MPA** (Martoni 1983) |
|---|---|---|---|
| Medroxyprogesteronacetat | 1500–4000 mg | p.o.* | täglich fortlaufend |

mindestens 4 Wochen
* Mit höherer Dosis beginnen, bei Ansprechen alle 4 Wochen reduzieren.

| **Flutamid** | | | (Labrie 1985) |
|---|---|---|---|
| Flutamid | 750–1500 mg | p.o. | täglich fortlaufend (verteilt auf 3 Tages-dosen) |

mindestens 6 Wochen

| **Fosfesterol-Tetranatrium (Honvan)** | | | |
|---|---|---|---|
| Fosfesterol-Tetranatrium | 1200 mg | i.v. | Kurzinf. Tag 1–10 |
| Erhaltungstherapie | 120–360 mg | p.o. | tgl. fortlaufend |
| oder | 300–600 mg | i.m. | 1- bis 3mal/Woche |

## 8.2 Chemotherapie

| **Estramustinphosphat** | | | |
|---|---|---|---|
| Estramustinphosphat | 11–16 mg/kg | p.o. | tgl. (auf 3 Tages-dosen verteilt) |

**Cave:** Die Kapseln werden nach den Mahlzeiten eingenommen. Estramustin-kapseln sollten nicht zusammen mit kalziumreicher Nahrung wie Milch oder Milchprodukten, Mineralwasser sowie Kalziumpräparaten eingenommen wer-den!

---

**Doxorubicin und 5-Fluoruracil** (Koch et al. 1992)

| | | |
|---|---|---|
| Doxorubicin | 15 mg/m$^2$ | i.v. wöchentlich |
| 5-Fluoruracil | 250 mg/m$^2$ | kontinuierliche Infusion |

---

**Ketokonazol und Doxorubicin** (Sella et al. 1994)

| | |
|---|---|
| Ketokonazol | 1200 mg/per os pro Tag |
| Doxorubicin | 20 mg/m$^2$ wöchentlich als 24-h-Infusion |

---

**Estramustin und Etoposid** (Plenta et al. 1994)

| | |
|---|---|
| Estramustin | 15 mg/kg/Tag per os (auf 3 Tagesdosen verteilt) |
| Etoposid | 2mal 50 mg/Tag per os über 21 Tage |

---

# 9  Erhaltungstherapie/Konsolidierungstherapie

Die minimale Therapiedauer bei Hormontherapie sollte 6–8 Wochen betragen, bevor eine Aussage über das Ansprechen gemacht werden kann.

Bei Ansprechen wird die systemische Therapie (Hormon- oder Chemotherapie) fortgeführt bis zum Nachweis der Progression.

# 10  Rezidivtherapie

Bei Nichtansprechen auf eine Hormontherapie sind die hormonellen Maßnahmen (Antiandrogen, Gestagene, evtl. Aromataseinhibitoren etc.) maximal auszuschöpfen (Kontrolle des Testosteronspiegels).

Bei Nichtansprechen auf eine weitere/erneute Hormonbehandlung oder Progression unter Hormontherapie ist eine Chemotherapie sinnvoll. Bei Progression unter Chemotherapie ist kein weiterer Therapieversuch sinnvoll, da kein Ansprechen mehr zu erwarten ist.

# 11 Therapiekontrolle/-überwachung

- Während einer Hormontherapie muß insbesondere das kardiovaskuläre Risiko beachtet und entsprechend überwacht werden.
- Die kontrollbedürftigen Werte sind die auf die Metastasierung zurückzuführenden pathologischen Werte sowie das prostataspezifische Antigen.
- Kontrolle von Kalzium.
- Bestrahlung der Mammae vor Behandlung mit Östrogenen oder Orchiektomie erforderlich; die Bestrahlung der etablierten Gynäkomastie ist unwirksam!
- Bei Estramustinphosphat und Östrogenen:
  - Behandlung der möglichen Ödemneigung,
  - Kontrolle der Leberfunktion,
  - Kontrolle der Gerinnungsparameter.

# 12 Besondere Hinweise

## 12.1 Definitionen für die Bestimmung einer objektiven Remission beim Prostatakarzinom (North American Prostatic Cancer Project; NPCP)

*Komplette Remission (alle der folgenden Kriterien)*
1. Tumormasse, wenn vorhanden, ist nicht mehr nachweisbar; keine neuen Läsionen aufgetreten.
2. Erhöhte saure Phosphatase normalisiert.
3. Normalisierung von vorher vorhandenen osteolytischen Metastasen.
4. Vorher vorhandene osteoblastische Metastasen sind im Knochenszintigramm nicht mehr nachweisbar.
5. Eine Hepatomegalie muß normalisiert werden (keine Ausdehnung unter dem Rippenbogen im Bereich des Prozessus xiphoideus während ruhiger Atmung ohne Bewegung der Leber).
6. Normalisierung zuvor eingeschränkter Leberfunktionsteste und erhöhter Leberenzyme.
7. Keine signifikante krankheitsbezogene Gewichtsabnahme (unter 10%), Veränderung der Symptomatik oder des Allgemeinzustands.
8. Kontrolle der nachgewiesenen Regressionen durch 3 unterschiedliche unabhängige Gutachter.

*Partielle Remission*
(jedes Kriterium von 1–4 allein oder/und Kriterium 5–7 zusammen)
1. Rekalzifizierung von mehr als 1 cm jeder osteolytischen Läsion.
2. Eine Reduktion von mehr als 50% in der Anzahl von Anreicherungen im Skelettszintigramm.
3. Abnahme um mehr als 50% des Durchmessers von jeder meßbaren Metastase.
4. Bei Hepatomegalie: mindestens 30%ige Reduktion der Lebergröße und mindestens 30%ige Verbesserung der Veränderungen vor Therapiebeginn.
5. Kein Auftritt neuer Lokalisationen.
6. Saure Phosphatase normalisiert.
7. Keine wesentliche Gewichtsveränderung (unter 10%) der Verschlechterung der Symptomatik oder des Allgemeinstatus.

*No Change (alle der folgenden Kriterien)*
1. Keine neue Läsion nachweisbar und keine Zunahme einer meßbaren Läsion um mehr als 25% im Durchmesser.
2. Eine erhöhte alkalische Phosphatase muß abgefallen sein, aber nicht auf den Normalwert.
3. Osteolytische Läsionen haben sich nicht verschlechtert.
4. Osteoblastische Läsionen sind im Knochenszintigramm gleich geblieben.
5. Eine Hepatomegalie hat sich nicht um mehr als 30% des Ausgangswertes verschlechtert; die Leberenzyme sind nicht um mehr als 30% angestiegen.
6. Kein eindeutige, krankheitsbezogene Gewichtsreduktion (> 10%) oder Verminderung des Allgemeinzustandes und Verschlechterung der Symptomatik.

*Progression (jedes der folgenden Kriterien)*
1. Signifikante krankheitsbezogene Verminderung des Gewichtes (über 10%), Verschlechterung der Symptomatik oder des Allgemeinzustandes.
2. Auftreten neuer Läsionen im Knochenszintigramm oder im Röntgen/ Sonogramm.
3. Vergrößerung der meßbaren Läsionen um mehr als 25% im Durchmesser.
4. Entwicklung von Anämie als Folge des Prostatakarzinoms.
5. Ureterobstruktion.

## 12.2 Studien

EORTC-Studien-Nr.: PR2, PR4, PR06, 22911, 30892, PR10, 30846, 30893, PR05, 30903, PR12, 30944, 30921, PR3, 30891.

Hierbei handelt es sich um Studien sowohl beim lokalisierten als auch beim hormonsensiblen und hormonrefraktären metastasierenden Prostatakarzinom wie auch um stadienunabhängige Studien. Die Organisation befindet sich in der Hand der EORTC, die Koordination und das Datenmanagement in verschiedenen Händen (Übersicht über die Therapiestudien bei Kath et al., Onkologe 1, 253, 1996).

## Literatur

Ahmann FR, Tucson AZ et al. (1986) Zoladex: A monthly depot LH-RH analogue for prostate cancer. Proc Am Soc Clin Oncol 5:412

Bauer HW, Altwein JE (1985) Palliative Therapie des Prostatakarzinoms. Kombination von Androgenentzug und Antiandrogenen. Palliative Therapie des Prostatakarzinoms. Klinische und Experimentelle Urologie, Bd 10. Zuckschwerdt, München Bern Wien

Chen JJ et al. (1986) Low dose aminoglutethimide treatment of metastatic prostate cancer (Stage D2) after failure of testicular androgen blockade. Proc Am Soc Clin Oncol 5:389

de Riese W, Drimalla GH, Sütig T, Aeikens S, Schindler E (1986) Indikation, Komplikationen, Früh- und Spätergebnisse nach radikaler Prostatektomie. Tumor Diagnostik & Therapie 7:33–36

Eisenberger MA, Simon R et al. (1985) A reevaluation of nonhormonal cytotoxic chemotherapy in the treatment of prostatic carcinoma. J Clin Oncol 3:827–837

Fossa SD, Müller A (1976) Treatment of advanced carcinoma of the prostate with estramustine phosphate. J Urol I 15:406–408

Garnick MB (1985) Long-term efficacy of the GnRH-Analogue, Leuprolide [(Lupron)(LEU)] in metastatic prostate cancer. An Update: Part I. Proc ASCO 4:C–382

Geller J et al. (1983) Comparison of various hormonal therapies for prostatic carcinoma. Semin Oncol 10 [Suppl 4] 4:34–41

Höffken K (1996) Nichthormonelle Systemtherapie des Prostatakarzinoms. Onkologe 2:236–240

Jewett HJ (1975) The present status of radical prostatectomy for stage A and B prostatic cancer. Urol Clin North Am 2:105–124

Keller J, White JM, Browder H, Lauper D (1986) A phase III randomized trial of megestrol acetate vs diethylstilbestrel in stage D2 prostate cancer. Preliminary results. Proc Am Soc Clin Oncol 5:421

Klein LA (1979) Medical progress: Prostatic carcinoma. N Eng J Med 300:824–833

Koch P et al. (1992) Continuous infusion 5-fluorouracil (FU) and weekly doxorubicin for hormone resistant prostate cancer. Am Soc Clin Oncol 11:207

Labrie F, Dupont A, Belanger A (1985) Complete androgen blockade for the treatment of prostate cancer. In: DeVita VT, Hellman S, Rosenberg SA (eds) Important advances in oncology. Lippincott, Philadelphia, pp 193–217

Noldus J, Huland H (1996) Die radikale Prostatektomie beim lokalisierten Prostatakarzinom. Onkologe 2:224–228

Paulson DF et al. (1982) Radical surgery versus radiotherapy for adenocarcinoma of the prostate. J Urol 138:502

Plenta KJ et al. (1994) Phase-II evaluation of oral estramustine and oral etoposide in hormone-refractory adenocarcinoma of the prostate. J Clin Oncol 12:2005–2012

Prostate Cancer Trialists Collaborative Group (1995) Maximum androgen blockade in advanced prostatic cancer: an overview of 22 randomised trials with 3283 deaths in 5710 patients. Lancet 346:265–269

Sella A et al. (1994) Phase II study of ketoconazole combined with weekly doxorubicin in patients with androgen-independent prostate cancer. J Clin Oncol 12:683–688

Smith JA, Glode LM et al. (1985) Clinical effects of gonadotropin-releasing hormone analogue in metastatic carcinoma of prostate. Urology 25:106–114

Tannock F (1985) Is there evidence that chemotherapy is of benefit to patients with carcinoma of the prostate? J Clin Oncol 3:1013–1024

Torti FM et al. (1984) Tamoxifen in advanced prostatic carcinoma. Cancer 54:739–745

Whitmore WF Jr (1963) The rationale and results of ablative surgery for prostatic cancer. Cancer 16:1119–1132

Zimmermann F, Molls M (1996) Strahlentherapie des Prostatakarzinoms. Onkologe 2:229–234

## 34.71 Peniskarzinom

C. Schöber, H.-J. Schmoll

### 1 Epidemiologie

*Häufigkeit*: In den Industriestaaten weniger als 1% aller Krebserkrankungen der männlichen Bevölkerung; in Regionen, in denen eine Zirkumzision nicht durchgeführt wird und die hygienischen Bedingungen schlecht sind, kann das Peniskarzionom bis zu 12% aller bösartigen Erkrankungen ausmachen.

*Inzidenz*: In den westlichen Industriestaaten ist bis zu einem Alter von 50 Jahren mit 1 Erkrankung pro 100000 Männer pro Jahr zu rechnen. In der Altersgruppe über 50 Jahre beträgt die Inzidenz 9/100000. Asiaten haben verglichen mit der schwarzen oder weißen Rasse ein höheres Risiko.

*Ätiologie*: Das Vorkommen von Peniskarzinomen ist eng gekoppel an das Vorhandensein der Vorhaut und der Reizeffekte des Smegmas in Kombination mit schlechter persönlicher Hygiene. 90% der Patienten haben eine Phimose. Es mehren sich Hinweise, daß Infektionen mit dem humanen Papillomavirus (HPV), v. a. dem Subtyp 16, ätiologisch eine entscheidende Rolle spielen. Ein Zusammenhang zwischen Peniskarzinomen und Geschlechtserkrankungen wie Syphilis und Condyloma venereum ist nicht gesichert. Patienten mit unzureichend behandelter Geschlechtskrankheit haben ein höheres Risiko, an einem Peniskarzinom zu erkranken.

*Altersverteilung*: Die Mehrzahl der Patienten ist älter als 50 Jahre bei Diagnosestellung.

*Primäre Prävention*: Die Zirkumzision im neonatalen Alter stellt die effektivste präventive Maßnahme dar. Gleichzeitig ist die Prävention des Peniskarzinoms Prävention des Zervixkarzinoms.

**Tabelle 1.** Histologische Klassifikation und Häufigkeit

| Histologische Klassifikation | Häufigkeit [%] |
|---|---|
| Carcinoma in situ | 1 |
| – M. Bowen | |
| – Erythroplasia Queyrat | |
| – Balanitis sclerotica obliterans | |
| – Leukoplakie | |
| Plattenepithelkarzinom | 95 |
| – gut differenziert, verhornend | |
| – nicht verhornend | |
| Basalzellkarzinom | 4 |
| Adenokarzinom | <1 |
| Kaposi-Sarkom | <1 |

## 2 Histologie

### 2.1 Histologische Klassifikation

Zu den Tumoren des Penis gehören im weiteren Sinne Läsionen mesenchymalen Ursprungs, die Proliferation des Penisepithels (Condylomata accuminata), hyperkeratotische Läsion mit Hornbildung sowie Präkanzerosen (Morbus Bowen, Erythroplasia Queyrat, Balantis sclerotica obliterans und die Leukoplakie), welche insgesamt ca. 1% ausmachen. 95% der malignen Tumore sind Plattenepithelkarzinome mit unterschiedlichem Differenzierungsgrad (Tabelle 1). Alle anderen Tumore sind selten, wie z. B. Melanome, Sarkome und Lymphominfiltrationen. Mit der steigenden Inzidenz von Aids-Patienten steigt die Zahl der Kaposi-Sarkome des äußeren Genitales

### 2.2 Grading

G 1: hohe Differenzierung,
G 2: mittlere Differenzierung,
G 3: geringe Differenzierung.

### 2.3 Zytologie

Die Feinnadelaspiration von verdächtigen Lymphknoten hat wegen hoher falsch-negativer Raten keine Bedeutung.

## 2.4 Zytogenetische und molekulargenetische Befunde

Prognostische Bedeutung hat der DNS-Gehalt und der Anteil der S-Phasenfraktion des Primärtumors. Diploide Tumoren mit niedriger S-Phasenfraktion haben eine bessere Prognose. Das Tumorsuppressorgen p 53 hat keine prognostische Bedeutung.

# 3 Stadieneinteilung

## 3.1 TMN-Klassifikation (WHO/UICC)

*T*   *Primärtumor*

Tx   Primärtumor kann nicht beurteilt werden
T0   kein Anhalt für Primärtumor
Tis   Carcinoma in situ
Ta   nichtinvasives verruköses Karzinom
T1   Tumor infiltriert subepitheliales Bindegewebe
T2   Tumor infiltriert Corpus spongiosum oder cavernosum
T3   Tumor infiltriert Urethra oder Prostata
T4   Tumor infiltriert andere Nachbarstrukturen

*N*   *Regionäre Lymphknoten*

Nx   regionäre Lymphknoten können nicht beurteilt werden
N0   keine regionären Lymphknotenmetastasen
N1   Metastasen in solitären oberflächlichen Leistenlymphknoten
N2   Metastasen in multiplen oder bilateralen oberflächlichen Leistenlymphknoten
N3   Metastasen in tiefen Leisten- oder Beckenlymphknoten (uni- oder bilateral)

*M*   *Fernmetastasen*

Mx   das Vorliegen von Metastasen kann nicht beurteilt werden
M0   keine Fernmetastasen
M1   Fernmetastasen

Die postchirurgische TNM-Klassifikation entspricht der klinischen Einteilung.

### 3.2 Stadiengruppierung (AJC/UICC)

| | | | |
|---|---|---|---|
| Stadium 0 | Tis-a | N0 | M0 |
| Stadium I | T1 | N0 | M0 |
| Stadium II | T1 | N1 | M0 |
| | T2 | N0-1 | M0 |
| Stadium III | T1-2 | N2 | M0 |
| | T3 | N0-2 | M0 |
| Stadium IV | T4 | N0-3 | M0 |
| | T0-4 | N3 | M0 |
| | T0-4 | N0-3 | M1 |

### 3.3 Stadieneinteilung nach Jackson

Vor Einführung der Stadieneinteilung gemäß WHO-Kriterien (AJC/UICC) war die Einteilung nach Jackson am gebräuchlichsten
Stadium I (A):   Tumor auf Glans und/oder Vorhaut beschränkt,
Stadium II (B):  Tumor greift auf den Penisschaft über,
Stadium III (C): Tumor mit operablen inguinalen Lymphknoten,
Stadium IV (D): Tumor mit Infiltration benachbarter Strukturen, Tumor mit inoperablen inguinalen Lymphknoten, Tumor mit Fernmetastasen.

## 4 Prognose

Aufgrund der relativen Seltenheit der Erkrankung fehlen kontrollierte Studien. Erfahrungen über das biologische Verhalten von Peniskarzinomen basieren auf retrospektiven Untersuchungen an relativ kleinen uneinheitlichen Patientengruppen.

Patienten ohne einen Lymphknotenbefall haben nach einer neueren retrospektiven Studien von Ravi eine nahezu 100%ige Überlebenswahrscheinlichkeit. Mit einer Erhöhung des Tumorstadiums geht eine Verschlechterung der Fünfjahresüberlebenswahrscheinlichkeit einher. Dies gilt für das Staging nach Jackson (Tabelle 2) als auch für die TNM-Klassifikation.

## 5 Diagnostik

Die exakte Bestimmung des Tumorstadiums ist für ein stadienadaptiertes multidisziplinäres Behandlungskonzept entscheidend.

**Tabelle 2.** Stadienabhängige Prognose des Peniskarzinoms (5 Studien, 526 Patienten)

| Stadium nach Jackson | Patienten (n) | Krankheitsfreies Fünfjahresüberleben [%] |
|---|---|---|
| I | 278 | 88 |
| II | 80 | 66 |
| III | 168 | 45 |
| IV | k.A. | <5 |

*Labor*:
Über die Routineuntersuchungen hinaus sind keine spezifischen Laboruntersuchungen erforderlich.

*Apparative Diagnostik*:
- Thoraxröntgen in 2 Ebenen,
- Sonogramm des Abdomens,
- Computertomographie des Abdomens.
- Sonographie und Kernspintomographie der Tumorregion und des Beckens haben die präoperative Stadienzuordnung verbessert. Jedoch ist auch durch diese nichtinvasiven Untersuchungen das präoperative Lymphknotenstadium nicht sicher festzulegen, so daß Einigkeit darüber besteht, daß bei Patienten mit einem Tumorstadium $\geqslant pT_2 \geqslant pG2$ eine diagnostische Leistenlymphknotenrevision erfolgen sollte.

## 6 Charakteristika der Erkrankung und Krankheitsverlauf

Leider kommen viele Patienten erst im fortgeschrittenen Stadium zum Arzt. Dies ist besonders bedauerlich, da die frühen Stadien mit einer exzellenten Prognose einhergehen. Es gibt keine charakteristischen Frühsymptome. Das Intervall zwischen Symptombeginn und Diagnosestellung kann bis zu 15 Jahren, im Mittel 5 Monate, betragen. Neben tastbaren Tumorknoten sollen Verschlußsymptome, urethrale Fisteln oder periurethrale Abzeßbildungen und eine Hämaturie an ein Peniskarzinom denken lassen.

Der lokale Lymphabfluß ist primär die Leistenregion und erst dann die tieferen Lymphknotenstationen ilikal. Wegen entzündlicher Begleitreaktion im regionären Lymphabflußgebiet ist eine klinische Unterscheidung von tumorbefallenen und entzündlich vergrößerten Lymphknoten nicht möglich. Der sichere Abschluß vom Lymphknotenmetastasen ist jedoch therapeutisch relevant.

# 7 Therapiestrategie

## 7.1 Übersicht

Zur Kontrolle des Primärtumors ist die chirurgische Resektion des Tumors grundsätzlich die Therapie der Wahl. Wegen der relativ guten Strahlenempfindlichkeit ist aber bei jungen Patienten mit Tumoren $\leqslant pT_2$ auch eine primäre Bestrahlung mit guten kosmetischen und funktionellen Langzeitergebnissen möglich. Bisher als experimentell anzusehen ist die Laserchirurgie und die Hyperthermie als Behandlung.

Auf eine prophylaktische Lymphadenektomie kann im Stadium T1 G1 verzichtet werden, da eine Metastasierung selten auftritt. Ansonsten sind bis zu 20% der palpatorisch negativen Lymphknoten histologisch positiv und wären bei einer verzögerten Lymphadenektomie zu spät erkannt worden. Daher sollte in allen anderen Tumorstadien zumindest eine Biopsie der oberflächlichen Leistenlymphknoten mit Schnellschnittuntersuchung durchgeführt werden. Bei positivem Lymphknotenbefall sollte eine inguinale beidseitige Lymphadenektomie angeschlossen werden.

Die verzögerte Lymphadenektomie erst nach klinisch sich manifestierendem tumorösen Lymphknotenbefall hat nach Johnson eine verschlechterte Überlebenswahrscheinlichkeit.

Die Chemotherapie blieb bisher den irresektablen oder metastasierten Stadien vorbehalten. Mit einer Remissionsrate von ca. 50–70% sind Methotrexat und Bleomycin die aktivsten Monosubstanzen. Da längerfristige Überlebenszeiten mit überzeugender Kontrolle des Primärtumors durch eine Kombination aus Chemotherapie mit Strahlentherapie oder nach Cisplatin/5-FU als alleinige Therapieform erzielt werden, sollten kombinierte Vorgehen bei Stadien $\geqslant$ III als neoadjuvanter Ansatz erwogen werden.

Die Strahlentherapie kann als palliative Maßnahme zu jedem Zeitpunkt eingesetzt werden. Experimentell ist das primäre Vorgehen mit intraarterieller Chemotherapie, gegebenenfalls in Kombination mit einer Strahlentherapie. Neuere Berichte belegen erfolgsversprechende Ergebnisse durch eine lokale Hyperthermie in Kombination mit Strahlen-/Chemotherapie und in niedrigen Stadien durch Laserchirurgie.

Der individuelle Therapieplan muß zusammen mit dem Patienten besprochen werden und sich an den Parametern wie Alter des Patienten, Vorbehandlung des Tumors und Wünsche bzw. Verständnis von seiten des Patienten orientieren.

Eine Orientierung für das stadienadaptierte Therapiekonzept gibt folgende Übersicht:

**Vorgehen zur Kontrolle des Primärtumors**

| Klinisches Tumorstadium | Standardtherapie | Alternative |
|---|---|---|
| Tis-T1 | Tumorexzision | 5-FU lokal, Bestrahlung, interstitielle Brachytherapie |
| T2 | Penisteilamputation | Bestrahlung |
| T3, T4 | Penisamputation (Emaskulinisation) bei R1-/R2-Resektion: additive Bestrahlung | Präoperative Strahlen-/ Chemotherapie mit Theprubicin, Cisplatin/5-FU |

**Vorgehen zur Kontrolle der Lymphknotenregion**

| Klinisches Tumorstadium | Vorgehen | | |
|---|---|---|---|
| Tis-T1, G1 | Expektans, Lymphadenektomie im Rezidiv | | |
| T1-4, G2-3 | sofortige diagnostische inguinale Lymphadenektomie | N0: | Expektanz, nur Biospsie |
| | | N1-2: | Beidseits radikale Lymphadenketomie |
| | | N3: | Bei Inoperabilität: präoperative Strahlen-/ Chemotherapie (Theprubicin und Bestrahlung; 5-FU/DDP) |

Bei klinisch fraglich befallenen Lymphknoten kann nach Abklingen eventueller entzündlicher Reaktionen eine sekundäre Lymphadenektomie bei weiterhin bestehender Lymphadenopathie nach ca. 8 Wochen angeschlossen werden.

## 7.2 Stellung der Chirurgie

### 7.2.1 Chirurgische Therapie mit kurativem Ziel

**Chirurgie des Primärtumors**

Die Ausdehnung des chirurgischen Eingriffs am Penis ist abhängig vom Tumorstadium. Im Stadium I erfolgt eine lokale Exzision des Tumors mit adäquatem Absetzungsrand, alternativ kann 5-Fluoruracil lokal, eine Lasertherapie und eine lokale Bestrahlung angewendet werden.

Die alleinige Zirkumzision ist nur bei Tumoren, die auf die Vorhaut beschränkt sind, eine Alternative. Nach Rezidiv eines Peniskarzinoms, welches lediglich durch lokale Exzision angegeben ist, sollte je nach Ausehnung einer Penisteil- oder Penisamputation erfolgen.

Im Stadium II–IV erfolgt bei distalem Sitz eine Penisteilamputation mit 2 cm Sicherheitssaum, sofern dies möglich ist. Für ausgedehntere Läsionen mit Infiltration der Basis des Penisschaftes kann nur eine totale Penektomie mit Exzision beider Corpora und einer perinealen Retrostomie einen genügend radikalen Eingriff darstellen. In solchen Fällen sollte ein neoadjuvanter Einsatz einer Chemo-/Strahlentherapie erwogen werden. Durch eine aggressive alleinige, möglicherweise multilierende chirurgische Therapie ist hierbei keine Verbesserung der Überlebenschancen erreichbar.

Zum sekundären Penisaufbau werden in den letzten Jahren plastisch-chirurgische Verfahren angewendet.

**Chirurgie der regionären Lymphknoten**

Die große Kontroverse bei der chirurgischen Behandlung des Peniskarzinoms stellt die Frage der Lymphkontendissektion dar. 40% der klinisch vergrößerten Lymphknoten sind histologisch unauffällig, wogegen jedoch – abhängig vom T-Stadium – bis zu 20% der klinisch unauffälligen Lymphknoten histologisch befallen sind. Die Lymphknotendissektion geht mit einer hohen Morbidität (Hautnekrose, Lymphödeme, Wundinfektion und Thrombophlebitis) einher und ist mit einer Mortalität von 1–3% behaftet. Diese Tatsachen müssen Grundlage einer jeden Therapieüberlegung sein.

*Therapeutische Lymphadenektomie*

Zweifellos erfordern lokale Lymphknotenmetastasen eine entsprechende chirurgische Intervention; das Ziel ist, zusammen mit der adäquaten Entfernung der Penisläsion, die Heilung. Nach beidseitiger Lymphadenektomie gelten ca. 50% der N+–Patienten als erkrankungsfrei.

Ein Befall der iliakalen Lymphknoten ist chirurgisch als wahrscheinlich nicht heilbar anzusehen. Hier sollten kombinierte neoadjuvante Therapieansätze erwogen werden.

*Prophylaktische bzw. diagnostische Lymphadenektomie*
Eine prophylaktische Lymphadenektomie bei klinisch unauffälligen Lymphknoten scheint auf die Überlebenswahrscheinlichkeit keinen Einfluß zu haben. Es wird derzeit empfohlen, eine Lymphknotenbiospie ab einem Tumorstadium $\geqslant$T2Nx$\geqslant$pG2 durchzuführen und bei positivem Befund eine Lymphadenektomie beidseits anzuschließen. Bei sekundärer, verzögerter Operation im Intervall nach Rückbildung eventueller entzündlich veränderter Lymphknoten scheint die Prognose schlechter zu sein als bei primärer Operation. Auf eine routinemäßige Lymphknotenbiopsie kann lediglich im klinischen Stadium T1G1N0 verzichtet werden, da die Wahrscheinlichkeit von Lymphknotenmetastasen sehr gering ist.

## 7.2.2 Palliative Chirurgie

Indikationen zur palliativen Chirurgie sind anhand des individuellen Krankheitsverlaufes zu jeder Zeit denkbar (Behebung einer Obstruktion oder neurologischer Komplikationen).

Bei primär irresektablem Befund sollte initial eine kombinierte Strahlenchemotherapie durchgeführt werden mit dem Ziel der lokalen Tumorkontrolle (R0-Resektion).

## 7.3 Stellung der Strahlentherapie

Generell sind Peniskarzinome als strahlenempfindlich einzustufen. Kleine oberflächliche Läsionen sind durch eine Strahlentherapie mit einer Herddosis von 60 Gy kurierbar. Die lokale Tumorkontrolle in den Stadien I–II ist mit 70–80% gut, die meisten Lokalrezidive sind durch eine Salvageoperation angehbar. Die Strahlentherapie hat den Vorteil, daß der Penis in 80% der Fälle mit gutem kosmetischem und funktionellem Ergebnis erhalten werden kann. Ernste Nebenwirkungen einer Strahlentherapie sind Nekrosen bei Überdosierungen und Fistelbildungen, Strahlenosteomyelitis des Schambeins, Strahlenzystitis und Urininkontinenz, Strahlenenteritis und Dünndarmobstruktion. Die Gesamtkomplikationsrate liegt bei 42–45%; schwere Komplikationen traten bei 13,5% in einer Serie von 37 Patienten auf.

Der Einsatz einer Brachytherapie mit 192-Iridiumdrähten kommt lediglich bei kleinen Tumoren in Frage, eine lokale Kontrolle wird in 95% der Fälle erreicht.

### 7.3.1 Kurativ orientierte Strahlentherapie

Tumorstadien $\leqslant pT_2$ können mit einer Bestrahlung von 60 Gy (40 Gy auf den gesamten Penisschaft, Boost auf die Tumorregion) geheilt werden. Die Nebenwirkungsrate ist wie oben geschildert beträchtlich, eine kosmetische und funktionelle Erhaltung des Penis gelingt in ca. 80% der Fälle. Die Entscheidung, eine definitive Strahlentherapie durchzuführen, hängt in großem Maße von den Vorstellungen und Empfindungen des Patienten ab.

Studien, die eine alleinige Chirurgie gegen die alleinige Bestrahlung in frühen Tumorstadien überprüft haben, liegen nicht vor.

Die interstitielle Strahlentherapie ist kleinen Tumorläsionen vorbehalten und zeigt ähnlich gute Ergebnisse wie die perkutane Bestrahlung.

Sollte eine Lymphadenektomie aus medizinischen Gründen nicht durchführbar sein, ist eine Bestrahlung der regionären Lymphknoten mit 50 Gy anzuschließen.

### 7.3.2 Präoperative neoadjuvante Strahlentherapie oder kombinierte Chemo-/Strahlentherapie

Die präoperative Bestrahlung bei ausgedehnten Tumorstadien führt zu einem Downstaging und kann eine sekundäre Operation ermöglichen. Größere Erfahrungsberichte liegen jedoch nicht vor. Es gibt kleine Serien an jeweils unter 10 Patienten, bei denen durch eine Kombination von Hyperthermie, Bestrahlung und Bleomycin-Chemotherapie ein Langzeitüberleben beobachtet wurde. Die Kombination aus THP und Doxorubicin, wöchentlich gegeben in Kombination zur Strahlentherapie, führte bei 3 von 5 Patienten mit fortgeschrittenem Tumorstadium zu kompletten Remissionen mit Langzeitüberleben. Da eine alleinige Kombination aus 5-FU und Cisplatin in metastasierten Stadien erfolgversprechend war, könnte sie zur Bestrahlung addiert werden. Eine generelle Empfehlung kann z. Z. noch nicht gegeben werden.

### 7.3.3 Postoperative adjuvante Strahlentherapie bei R0-Resektion

Die adjuvante Strahlentherapie führt nach R0-Resektion von Primärtumor und/oder Lymphknotenmetastasen nicht zu einer Verbesserung der lokalen Kontrolle und des Gesamtüberlebens und ist daher nicht indiziert.

### 7.3.4 Postoperative additive Strahlentherapie bei R1-Resektion

Nach R1/R2-Resektion von Primärtumor oder Lymphknoten wird in der Regel eine additive Strahlentherapie der Tumorregion (Herddosis 60 Gy) und des Lymphabflusses (50–60 Gy) angeschlossen, ohne daß der Stellenwert quoad vitam belegt wäre.

### 7.3.5 Kombinierte Strahlen-/Chemotherapie

Größere Fallberichte liegen nicht vor. Für die Primärtherapie gilt das für die präoperative kombinierte Chemo-/Strahlentherapie gesagte.

Bei metastasierten Tumorstadien mit nicht chirurgisch sanierbarem Primärtumor oder bei Rezidiv sollten Kombinationen aus Chemotherapie und Bestrahlung angewendet werden. Cisplatinhaltige Schemata, z. B. 5-FU/DDP oder DPP/MTX/BLEO, sollten bei jungen Patienten der Vorzug vor einer Monotherapie gegeben werden.

### 7.3.6 Palliative Strahlentherapie

Bei nichtresektablen Tumoren oder Rezidiven ist immer an eine Strahlentherapie allein oder in Kombination mit einer Chemotherapie zu denken. Die Strahlentherapie sollte weiter zur Kontrolle von schmerzhaften Metastasen eingesetzt werden.

## 7.4 Stellung der systemischen Therapie

### 7.4.1 Übersicht

Die beim Peniskarzinom eingesetzten Chemotherapieprotokolle zeigten höhere Remissionsraten für lokoregionale Erkrankungen als bei Patienten mit Metastasen. Dies spricht für einen frühzeitigen neoadjuvanten Einsatz einer Zytostase. Monotherapiedaten belegen eine Aktivität von Methotrexat, Bleomycin und Cisplatin. Methotrexat führte in einer Serie bei 12 von 17 Patienten (71%) zu partiellen Remissionen und scheint am aktivsten zu sein, gefolgt von Bleomycin (20–60% objektive Remission) und Cisplatin (21%). Die Remissionsdauer nach einer Monotherapie ist in der Regel nicht wesentlich länger als 6 Monate. Kombinationschemotherapien haben die Ergebnisse bei Vorliegen von Fernmetastasen nicht signifikant verbessert, in Einzelfällen, v. a. in Kombination mit Bestrahlung bei lokal fortgeschrittener Erkrankung, ist ein Langzeitüberleben beschrieben.

Eine Steigerung der Remissionsraten ist möglicherweise durch eine regionale Therapie und/oder eine Kombination mit Hyperthermie und Bestrahlung erreichbar. Insgesamt sind die Erfahrungen mit einer Chemotherapie bei einem Peniskarzinom sehr gering und uneinheitlich.

Es gibt keine Emfpehlungen für eine postoperative adjuvante oder additive alleinige Chemotherapie oder in Kombination zur Strahlentherapie.

Im Rahmen prospektiver multizentrischer Studien erscheinen neoadjuvante Therapieansätze bei Patienten mit fortgeschrittenem Lokalbefund am attraktivsten. Als effizient hat sich die neoadjuvante Therapie mit THP-Doxorubicin und Bestrahlung und die alleinige Chemotherapie mit 5-FU-Dauerinfusion mit Cisplatin erwiesen. Letztere könnte zur Bestrahlung addiert werden, um eine lokale Tumorkontrolle,auch in metastasierten Stadien, zu erreichen.

Gegenstand interessanter Therapiestudien sind neuere Ansätze von Kombinationsbehandlungen mittels Hyperthermie, Bestrahlung und/ oder Chemotherapie.

# 8 Indikation zur Chemotherapie

## 8.1 Auswahl der Patienten

Außerhalb von klinischen Studien sollte eine Chemotherapie lediglich bei Patienten mit nichtoperablem Lokalbefund, Lymphknoten- und/oder Fernmetastasen eingesetzt werden.

- Bei Patienten >65 Jahren und Fernmetastasen erscheint eine Monotherapie mit Bleomycin oder Methotrexat wegen des günstigen Nebenwirkungsprofils am erfolgversprechensten. Bei irresektablem Lokalbefund sollte eine Kombination mit einer Bestrahlung erfolgen. Sehr gute Ergebnisse sind mit wöchentlichen THP-Doxorubicin-Gaben zur Bestrahlung beschrieben.
- Bei jüngeren Patienten sollte die Chance auf ein längerfristiges, tumorfreies Überleben durch eine Kombination mit z. B. Cisplatin/5-FU, ggf. in Kombination mit Bestrahlung, gewahrt werden. Der Patient sollte einen Karnofsky-Index $\geq 60\%$ und keine Kontraindikationen zu einer Chemotherapie mit z. B. Cisplatin oder Methotrexat haben.

## 8.2 Zeitpunkt des Therapiebeginns

Bei palliativer Therapieoption sollte ein Therapiebeginn erst bei Progression oder entsprechender Tumorsymptomatik erfolgen, da die durchschnittliche Remissionsdauer bei metastasierten Tumorstadien nach einer Monotherapie bei lediglich ca. 6 Monaten liegt.

Ist die Chemotherapie Teil eines multimodalen Therapiekonzepts mit dem Ziel einer R0-Resektion und einer eventuellen Heilung, ist sie jedoch unverzüglich einzuleiten.

### 8.3 Wahl der Therapie

Bei älteren Patienten und solchen mit einem schlechteren Allgemeinzustand ist eine Monotherapie einer Polychemotherapie vorzuziehen.

– Bei jüngeren, therapiewilligen Patienten ist eine Kombinationschemotherapie, ggf. mit Bestrahlung, eher indiziert.
– Bei irresektablem Lokalbefund (Primärtumor und Lymphknotenmetastasen), auch bei gleichzeitig bestehenden Fernmetastasen und Patienten ≤65 Jahren, erscheint die Kombination aus 5-FU, Dauerinfusion und Cisplatin am erfolgversprechendsten. Eine ähnlich effektive lokale Kontrolle ist durch Theprubicin und Bestrahlung zu erreichen.
– Ältere Patienten, Patienten mit schlechtem Allgemeinzustand und Kontraindikationen zu Cisplatin sollten lediglich eine Monotherapie (MTX oder BLEO) erhalten.

### 8.4 Therapiedauer

Eine aggressive Kombinationschemotherapie mit dem Ziel einer längerfristigen Remissionsinduktion sollte maximal mit bis zu 6 Zyklen durchgeführt werden. Ist die Therapieoption lediglich palliativ, kann im Falle einer Monotherapie bis zur Progression behandelt werden.

### 8.5 Modifikation der Standarddosis

Die Anpassung an die individuelle Organfunktion des Patienten erfolgt nach den in diesem Buch ausgeführten Richtlinien zur Dosismodifikation.

### 8.6 Besonderheiten zur Begleittherapie

Der Einsatz von Antiemetika und die Steuerung der Diurese bei Einsatz von Cisplatin erfolgt nach den bekannten Richtlinien und hat die komplette Kontrolle von Nausea und Erbrechen zum Ziel.

**8.7 Erhaltungstherapie**

Eine Erhaltungstherapie ist nur bei klinischem Erfolg unter eine Monotherapie indiziert. Es sollte dann bis zur Progression, maximal jedoch für 1 Jahr behandelt werden.

## 9 Rezidiv-/Salvagetherapie

Hierzu liegen keine Erfahrungen vor. In Analogie zu Plattenepithelkarzinomen anderer Lokalisationen können dort wirkame Protokolle versucht werden. Im Rahmen von Therapiestudien sollten neue Substanzklassen oder Cisplatinderivate überprüft werden.

## 10 Maßnahmen zur Therapiekontrolle

Zur Erfassung von Hämato- und Nephrotoxizität sind wöchentliche Blutbildkontrollen und Elektrolytbestimmungen ausreichend. Sollte Bleomycin verwendet werden, muß die DLCO und die Lungenfunktion in regelmäßigen Abständen überwacht werden. Patienten, die klinisch manifeste Ergüsse haben, sollten kein Methotrexat erhalten.

## 11 Zukünftige Entwicklung

Da die Peniskarzinome in der Vielzahl der Fälle ein lokoregionäres Problem darstellen, sind innovative lokoregionäre Behandlungsansätze, wie die Hyperthermie oder die Mikrochirurgie nach Moor oder die Laserchirurgie, innerhalb von Studien weiter zu verfolgen.

Das Wissen über molekularbiologische Risikoparameter mit dem Ziel, eine individuelle, am genetischem Risiko orientierte Therapie durchzuführen, ist bei Peniskarzinomen noch sehr gering.

# 12 Therapieschemata

| Bleomycinmonotherapie | | | (Ahmed 1984) |
|---|---|---|---|
| Bleomycin | 5–30 mg | i.v. oder Bolus i.m. | 3mal/Woche fortlaufend |
| Grenzdosis von 300 mg beachten! | | | |

| Methotrexatmonotherapie | | | (Ahmed 1984) |
|---|---|---|---|
| Methotrexat | 30 mg/m$^2$ | i.v. | Bolus | Tag 1, 8, 15 usw. |
| fortlaufend wöchentlich für mindestens 4 Wochen, bei Ansprechen bis zur Progression | | | |

| Methotrexat, Bleomycin, Cisplatin | | | | |
|---|---|---|---|---|
| Bleomycin | 15–30 mg | i.v. | Bolus | Tag 1, 3, 5 fortlaufend |
| Methotrexat | 30 mg/m$^2$ | i.v. | Bolus | Tag 1, 8, 15 fortlaufend |
| Cisplatin | 50–120 mg/m$^2$ | i.v. | 6-h-Infusion | Tag 1 |
| Wiederholung Tag 22–29 | | | | |

| Cisplatin, 5-Fluorouracil | | | | (Hussein 1990) |
|---|---|---|---|---|
| Cisplatin | 100 mg/m$^2$ | i.v. | 1-h-Infusion | Tag 1 |
| 5-Fluorouracil | 960 mg/m$^2$ | i.v. | 24-h-Infusion | Tag 1–4 |
| Wiederholung Tag 29 | | | | |

| THP-Doxorubicin und Bestrahlung | | | (Tanaka 1994) |
|---|---|---|---|
| THP-Doxorubicin | 10 mg/m² | i.v.-Bolus | Tag 1, 8, 15 usw. |
| Bestrahlung | 60 Gy | | in Fraktionie-rungen 5mal/Woche |

## Literatur

Ahmed T, Sklaroff R, Yagoda A (1984) An appraisal of the efficacy of bleomycin in epidermoid carcinoma of the penis. Anticancer Res 4:289

Ash D (1989) The case for primary radiotherapy in the treatment of located carcinoma of the penis. In: Carlton CE (ed) Controversies in urology. Year Book Medical, Chicago, pp 307–310

Aynaud O, Ionesco M, Barrasso R (1994) Penile intraepithelial neoplasia. Specific clinical features correlate with histologic and virologic findings. Cancer 74:1762–1767

Bandieramonte G, Santori O, Boracchi R, Piva L, Pizzocaro G, De Palo G (1988) Total resection of glans penis surface by $CO_2$ laser microsurgery. Acta Oncol 27:575

Barasso R, De Brux J, Croissant O et al. (1987) High prevalence of papillomavirus-associated penile intraepithelial neoplasia in sexual partner of women with cervical intraepithelial neoplasia. N Eng J Med 31:916

Bayne D, Wise G (1988) Kaposi sarcoma of the penis and genitalia: a disease of our times. Urology 31:22

Blum R, Carter S, Agre K (1973) A clinical review of bleomycin: a new antineoplastic agent. Cancer 31:903

Burgers JK, Badalament RA, Drago JR (1992) Penile cancer. Clinical presentation, diagnosis and staging. Urol Clin North AM 19:247–56

Cabanas R (1977) An approach for the treatment of penile carcinoma. Cancer 39:456

Catalona W (1989) Lymphadenectomy in the management of carcinoma of the penis. In: Carlton CE (ed) Controversies in urology. Year Book Medical, Chicago, pp 311–314

Edsmyr F, Andersson L, Esposti P (1985) Combined bleomycin and radiation therapy in carcinoma of the penis. Cancer 56:12

Gajalakshmi CK, Shanta V (1993) Association between cervical and penile cancer in Madras, India. Acta Oncol 32:617–20

Hussein AM, Benedetto P, Sridhar KS (1990) Chemotherapy with Cisplatin and 5-Fluoruracil for penile and urethral squamous cell carcinomas. Cancer 65:433–438

Holy EA, Palefsky JM (1993) Factors related to risk of penile cancer: new evidence from a study in the Pacific Northwest. J Natl Cancer Inst 85:2–4

Johnson D, Lo R (1984) Management of regional lymph nodes in penile carcinoma; complications of groin dissection in penile cancer. Urology 24:308

Kawada T, Hashimotot K, Tokunga T, Saruki K, Yamanaka H (1994) Two cases of penile cancer: magnetic resonance imaging in the evaluation of tumor extension. J Urol 73:554–560

Kuroda M, Tsushima T, Nasu Y et al. (1993) Hyperthermotherapy added to the multidisciplinary therapy for penile cancer. Acta Med Okayama 47:169–74

Lenk S, Oesterwitz H, Audring H (1991) Laser surgery in superficial penile tumours. Int Urol Nephrol 23:357–363

Lubke WL, Thompson IM (1993) The case for inguinal node dissection in the treatment of T2–T4, N0 penile cancer. Semin Urol 1:80–84

Luciani L, Piscioli G, Scappini P, Pusiol T (1984) Value and role of percutaneous regional node aspiration cytology in the management of penile carcinoma. Eur Urol 10:294

Maiche AG, Pyrhonen S, Karkinen M (1991) Histological grading of squamous cell carcinoma of the penis: a new scoring system. Br J Urol 67:522–526

Malloy T, Wein A, Carpiniello V (1988) Carcinoma of penis treated with Neodymium Yag laser. Urology 31:26

Piscioli F, Scappini P, Luciani L (1985) Aspiration cytology in the staging of urologic cancer. Cancer 56:1173

Pizzocaro G, Piva L (1988) Adjuvant and neoadjuvant vincristin, bleomycin and methotrexate for inguinal metastases from squamous cell carcinoma of the penis. Acta Oncol 27:823

Roloto JE, Lynch JH (1991) Penile cancer: curable with early detection. Hosp Pract Off Ed 26:131–138

Rosa A, Iannicelli P (1993) The role of echography in cancer of the penis. Arch Ital Urol Androl 65:421–424

Ravi R (1993) Prophylactic lymphadenectomy vs observation vs inguinal biopsy in node-negative patients with invasive carcinoma of the penis. Jpn J Clin Oncol 23:53–58

Suzuki H, Sato N, Kodama T, Okano T, Isaka S, Shirasawa H, Simizu B, Shimazaki J (1994) Detection of human papillomavirus DNA and state of p53 gene in Japanese penile cancer. Jpn J Clin Oncol 24:1–6

Tanaka H, Tanaka K, Inoue T et al. (1994) Combined THP-ADM and radiation therapy in penile cancer. Nippon Hinyokika Gakkai Zasshi 85:297–301

Yu DS, Chang SY, Ma CP (1992) DNA ploidy, S-phase fraction and cytomorphometry in relation to survival of human penile cancer. Urol Int 48:265–269

# Tumoren der Haut

## 34.72 Malignes Melanom

U. R. Kleeberg (für die Arbeitsgruppe Melanom der EORTC),
H.-J. Schmoll

### 1 Epidemiologie und Pathogenese

*Häufigkeit:* In der Europäischen Union erkranken jährlich 4,2 Männer
bzw. 6,2 Frauen pro 100000 Einwohner; im Saarland lag die Inzidenz 1971
bei 2,5 und 1982 bei 4,7, in Hamburg 1990 bei ca. 10%, entsprechend einem
Anstieg in den letzten 20 Jahren bei Männern um 160% und bei Frauen um
325% (Möller-Jensen 1990; IARC 1987; HKR 1994). Die durchschnittliche jährliche Steigerungsrate beträgt ca. 7%, betrifft alle Altersgruppen,
Männer wie Frauen, und ist besonders auffallend bei hellhäutigen,
blonden, 20- bis 40jährigen. Kinder erkranken selten (Glass 1989).

*Inzidenz:* Ursprünglich ein seltener Tumor, hat die Inzidenz des kutanen
Melanoms seit den 50er Jahren dramatisch zugenommen. Sie liegt
weltweit pro Jahr zwischen 1/100000 bei Asiaten und 30/100000 bei nach
Australien emigrierten Nordeuropäern.

*Ätiologie:* Bis heute fehlt eine wirksame Behandlung des fortgeschrittenen,
metastasierten Melanoms. Entscheidend sind daher Prävention und
Frühdiagnostik. Entsprechende Programme zur Information der Bevölkerung zeigen erste Erfolge (MacKie 1992) mit einem Rückgang des
initialen Tumorstadiums.

Untersuchungen zur Ätiologie und Pathogenese lassen für die Mehrzahl der kutanen Melanome eine kausale Beziehung zwischen der
Einwirkung ultravioletter Strahlen und einer endogenen „Labilität" des
Genoms der Melanozyten annehmen. Ausgehend vom Stadium einer
zellulären Dysplasie entwickelt sich ein hochmaligner, biologisch äußerst
heterogener und früh zur Metastasierung neigender Tumor, dessen
rechtzeitige Resektion bislang das einzige kurative Konzept darstellt.

Da konstitutionelle Faktoren die steigende Inzidenz allein nicht erklären können, werden zusätzlich Einflüsse aus der Umwelt sowie Verhaltensmuster verantwortlich gemacht (Kleeberg 1988, 1992).

*Externe Risikofaktoren* betreffen
- intensive, intermittierende Sonnenexposition,
- Sonnenbrandanamnese (5 und mehr schmerzhafte Episoden vor dem 15. Lebensjahr),
- regelmäßige Freizeitsonnenexposition (mehrfach jährlich),
- Bräunungsstudioexposition (Sonnenbetten usw.),
- gehobener sozioökonomischer Status.

Die deskriptive Epidemiologie beschreibt die intermittierende, intensive Sonnenlichtexposition der hellen, empfindlichen, nävuszellnävusreichen Haut, insbesondere während der Kindheit, mit wiederholten Sonnenbränden als den entscheidenden Risikofaktor, ein Melanom zu entwickeln (Autier 1994a, b). Die einer solchen Assoziation zugrunde liegenden Pathomechanismen wie die entscheidende Wellenlänge (UV-A und UV-B), die Gesamtdosis, die Intensität und Einwirkungsdauer (Schwellenwert) der UV-Bestrahlung (UVR), die Latenzzeit, das Stadium der Karzinogenese, das durch UVR und andere limitierende Faktoren betroffen ist, sowie die Bedeutung einer speziellen Modulation durch den Wirtsorganismus für die Pathogenese und den undividuellen Krankheitsverlauf sind inzwischen in ersten Ansätzen erkennbar.

*Genetische Prädisposition:*
*Konstitutionelle, endogene Risikofaktoren* betreffen
- eine familiäre oder eigene Vorerkrankung an Melanomen,
- blondes oder rotes Haar, blaue Augen, Sommersprossen,
- hohe Nävuszellnävusdichte (NZN-Dichte) bei besonderer Empfindlichkeit, einen Sonnenbrand zu entwickeln, schlechtes Bräunen,
- Nävusdysplasiesyndrom (NDS), eine teils autosomal-dominant, teils sporadisch auftretende Häufung atypischer Nävi, die mit einer hohen, bei der familiären Form mit nahezu 100%iger Wahrscheinlichkeit zur Entwicklung eines Melanoms führt. Weitere solche Vorläufer stellen kongenitale Nävi, die Lentigo, dunkel pigmentierte Areale der Schleimhäute und Akren dar,
- primäres oder sekundäres Antikörpermangelsyndrom.

*Prävention:* Die epidemiologischen Daten erlauben es heute, mit hoher Sicherheit besondere Risikogruppen und ein spezielles Risikoverhalten zu definieren und die Bevölkerung wie die Ärzteschaft entsprechend zu sensibilisieren.

Leitlinien zum Schutz vor aktinischer Schädigung der Haut sind in der folgenden Übersicht zusammengefaßt (Tyrrell 1994).

**Schutzmaßnahmen vor aktinischen Hautschäden (variiert nach Tyrrell 1994)**

1) Sonnenschäden der Haut kumulieren. Vermeide Sonnenbrand, insbesondere in der Kindheit. Schule Kinder über die Gefahren des Sonnenbrandes und über einen ausreichenden textilen Sonnenschutz.

2) Vermeide unnötige Sonnenexposition, insbesondere zwischen 10 Uhr morgens und 3 Uhr nachmittags. Schütze Dich vor Sonnenbrand durch Hut, Hemd und Hose. Schütze exponierte Haut mit lichtschutzfaktorhaltigen Salben.

3) Die meisten protektiven Salben schützen nur vor UV-B. Um die Schädigung durch UV-A zu vermeiden, müssen sowohl gegen UV-B als auch gegen UV-A schützende Dermatika aufgetragen oder besser Kleidung getragen werden.

4) Einen minimalen Schutz erreicht man erst ab einem Lichtschutzfaktor 15. Menschen mit sehr heller Haut, Blonde und Rothaarige mit hoher Empfindlichkeit sollten einen höheren Lichtschutzfaktor wählen.

5) Lichtschutzfaktorhaltige Dermatika müssen mindestens 15–30 min vor der Exposition aufgetragen werden. Auftragung 2stündlich wiederholen, auch häufiger beim Schwitzen oder Schwimmen. Gesicht, Ohren und Nacken nicht vergessen.

6) Meide bräunende Kosmetika (Psoralene, Bergamotteöl). UV-A verstärkt hierbei den Hautschaden und kann zur Entwicklung von Melanomen und anderen Hautkrebsen beitragen. Auch eine Reihe von Medikamenten steigern die Photosensitivität, den hieraus resultierenden Hautschaden und das Tumorrisiko.

## 2 Histologie

### 2.1 Histopathologie und Zytologie

Die histologische Gewebeuntersuchung stellt beim Melanom den entscheidenden ersten Schritt sowohl zur Sicherung der Diagnose als auch für die Klassifizierung des Primärtumors und die Beurteilung der Prognose dar. Im weiteren Krankheitsverlauf kann sich dann für die Definition einer Tumorprogredienz die Aspirationszytologie als Feinnadelpunktion verdächtiger Läsionen, insbesondere von Lymphomen und viszeralen Tumoren, als hilfreich erweisen (Kleeberg 1984). Die zytomorphologischen Kriterien von Melanomzellen entsprechen denen von Tumorzellen (Polymorphie, Kernhyperchromasie, atypische mehrkernige Zellen mit

**Tabelle 1.** Die Typen des kutanen Melanoms

|  | Alters-<br>gruppe<br>(Jahre) | Häufig-<br>keit<br>[%] |
|---|---|---|
| Superfiziell spreitendes Melanom (SSM) | 50 | 60 |
| Noduläres Melanom (NM) | 55 | 20 |
| Lentigo-maligna-Melanom (LM) | 65 | 10 |
| Akral lentiginöses Melanom (ALM) | 65 | 5 |
| Seltene Sonderformen:<br>– Melanom auf Nävus<br>– maligner blauer Nävus<br>– desmoplastisches Melanom der Schleimhäute<br>– unklassifizierbares oder primär okkultes Melanom | | <5 |

Kernindentionen und Mitosen, prominente und/oder zahlreiche Nukleolen), wobei überwiegend epithelartige sog. globoide und in weniger als 10% der Fälle auch Spindelzellen, oftmals mit zytosplasmatischen Zellkerninvaginationen, beobachtet werden.

In der Hand des geübten Zytologen ist die Feinnadelaspirationszytologie eine atraumatische Methode von hohem diagnostischen Wert.

Klinisch und histologisch lassen sich die folgenden *4 Haupttypen des kutanen Melanoms* differenzieren (Tabelle 1).

Das *Aderhautmelanom* stellt, ebenso wie das primäre Melanom der Leptomeningen, biologisch – insbesondere vom Metastasierungstyp her – eine besondere Tumorentität dar.

Die *Entwicklung des Melanoms,* speziell seiner oberflächlich spreitenden Variante (SSM), wird nach Clark (1967) in 2 unterschiedliche Wachstumsphasen unterteilt:
– eine (beim SSM oft jahrelange) oberflächlich-„radiale" Wachstumsphase, der die
– „vertikale" Proliferation in die Tiefe der Haut folgt.

**Eindringtiefe nach Clark**
*Die Eindringtiefe* des Melanoms wird nach Clark (1967) in 5 Stufen (Level) unterteilt.

Level I:    Dysplastische Melanozyten in der Epidermis bis an die Epidermis-Corium-Grenze. Basalmembran nicht durchbrochen (Melanoma in situ).

Level II:   Einzelne Tumorzellen proliferieren vertikal durch die Basalmembran in das Stratum papillare.

Level III: Tumorzellen füllen und verbreitern einzelne Papillen des Stratum papillare.

Level IV: Die Tumorzellen breiten sich im Stratum reticulare zwischen den Kollagenbündeln aus.

Level V: Die Tumorzellen sind in das Fettgewebe eingedrungen.

**Dickenmessung nach Breslow**

Eine weitere Einteilung unter prognostischen Aspekten ist die *Dickenmessung nach Breslow* (1970). Dabei wird mit dem Okularmikrometer an der dicksten Stelle des histologischen Präparates senkrecht zur Oberfläche der Abstand vom Stratum granulosum der Epidermis oder der Basis des Tumorulkus bis zur tiefsten Stelle des per continuitatem invasiven Tumorzellverbandes gemessen. Die Technik sollte nicht unkritisch eingesetzt werden, so z. B. bei Tumoren mit stark verdickter Epidermis oder bei Tumorregression. Auch gilt es, eine Verwechslung von Tumorzellen und Melanophagen zu vermeiden.

## 2.2 Immunhistologie

Tumorassoziierte Antigene (TAA), speziell melanomassoziierte Antigene (MAA), können aufgrund ihrer chemischen Struktur, biologischen Funktion und/oder zellulären Verteilung klassifiziert werden. Praktisch relevant sind *Differenzierungsantigene und Progressionsantigene* neben anderen Antigenen, die mit bekannten zellulären Funktionen korrelieren. Differenzierungsantigene finden sich in allen melanozytären Läsionen, nicht aber oder nur selten in den zugehörigen malignen Tumoren. Melanozytäre Progressionsantigene finden sich vereinzelt in der horizontalen, vermehrt in der vertikalen Wachstumsphase von Melanomen und ausgeprägt in Metastasen.

Zu den *Differenzierungsmarkern* gehört das *S-100-Protein,* ein saures, kalziumbindendes Protein, isoliert aus Rinderhirnextrakten. Es findet sich insbesondere im ZNS, aber auch in Melanozyten, Langerhans-Zellen, Chondrozyten und Myoepithelien, daneben in allen Arten melanozytärer Läsionen, einschließlich des amelanotischen Melanoms, und in Metastasen. Es hat eine hohe Sensitivität, aber niedere Spezifität, ist also auch bei einer Reihe anderer Malignome nachweisbar. Die *neuronspezifische Enolase (NSE),* ein Koenzym des Glykolyseenzyms Enolase, hat eine geringe Sensitivität und Spezifität für melanozytäre Läsionen. *Melanomassoziierte Antigene* hohen Molekulargewichts *(HMW-MAA),* Chondroitinsulfat-Proteoglycane, sind von hoher Sensibilität, aber nur niederer Spezifität. *Glykoprotein 25-110* (NKI/C3-Antigen) ist nachweisbar im Zytoplasma

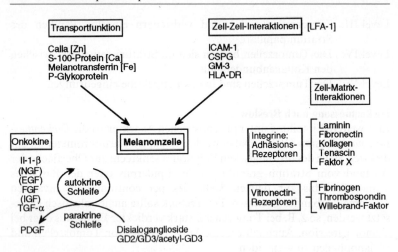

**Abb. 1.** Funktion melanomassoziierter Antigene (MAA). (Nach Kleeberg 1992)

melanozytärer Tumoren, nicht in Melanozyten, mit mäßiger Sensitivität und Spezifität. Weitere Differenzierungsantigene sind das *HMB-45-Antigen* von hoher Sensitivität und Spezifität und das *Glykoprotein 100–107* (NKI/Beteb-Antigen) von mäßiger Sensitivität und hoher Spezifität.

Zu den *progressionsassoziierten* melanozytären Antigenen *(PAMA)* gehören das *VLA-2* (A-1-43) der α-Kette des Integrins, ein Rezeptor für extrazelluläre Matrixproteine, der *Transferrinrezeptor (PAL-M1),* das *ICAM-1 (P358), HLA-DR,* ein MHC-Klasse-II-Molekül, induzierbar durch Interferon-γ, das *113-kDa-Oberflächenmolekül* (Muc 18), ein zur Immunglobulingensuperfamilie gehörendes Molekül, verwandt mit den Adhäsionsmolekülen, der Vitronectinrezeptor (A-10-33), nachweisbar in Gefäßendothelien und assoziiert mit einem hohen Metastasierungspotential von speziellen Melanomzellpopulationen.

Andere Antigene sind das proliferationsassoziierte Glycoprotein 130 kDa (Q 14), der Nervenwachstumsfaktorrezeptor (NGF-Rezeptor), das melanozytäre Antigen K-1-2 usw. (s. auch Abb. 1).

Eine prätherapeutische Differenzierung des Melanomzellphänotyps kann nützliche Informationen bezüglich der relativen oder absoluten Zytostatikaresistenz geben (Engel 1989). Die heutige Erfahrung mit dem immunhistologischen Einsatz der aufgeführten melanomassoziierten Antigene erlaubt die folgenden Schlußfolgerungen (Ruiter u. Bröcker 1994; Engel 1989; Herlyn 1988; Holzmann 1987):

- Mit der Ausnahme der Lentigo maligna legt der Nachweis des Transferrinrezeptors (PAL-M 1) beim Nachweis nur eines anderen PAMA nahe, daß es sich um einen benignen Tumor handelt.
- Der Nachweis des Transferrinrezeptors mit mehreren anderen PAMA spricht für ein Melanom.
- Das Fehlen des Q14-Glykoproteins in einer nävozellulären Läsion mit lentiginösem Wachstumsmuster spricht für eine benigne melanozytäre Proliferation.
- Eine Diskriminierung zwischen dem „juvenilen Melanom" (Spitz) und dem primären Melanom ist mit den bisherigen immunhistologischen Verfahren nicht möglich.
- Die Koexpression von 2 und mehr PAMA in kongenitalen melanozytären Nävuszellnävi weist auf ein hohes Risiko einer malignen Transformation hin.
- Die Koexpression von 4 und mehr PAMA in primären Melanomen spricht für ein hohes Risiko einer frühen Metastasierung.
- Ein Melanomzellphänotyp ohne HLA-ABC und/oder DR korreliert mit einer relativ geringen Zytostatikaresistenz.

### 2.3 Maligne Transformation des Melanozyten – molekulargenetische Befunde

Das Melanom entsteht durch die maligne Transformation von Melanozyten der Epidermis oder von Nävuszellnävi. Klinisch atypisch imponierende erworbene Nävi, histologisch durch zelluläre und/oder strukturelle Dysplasien gekennzeichnet, und kongenitale Nävi gelten als fakultative Melanomvorläuferläsionen.

Die maligne Entartung entwickelt sich aus einer Serie aufeinanderfolgender genetische Defekte in den für Proliferation und Differenzierung verantwortlichen Genen. In einer ersten Stufe erfolgt die Inaktivierung eines Tumorsuppressorgens, familiär übertragen wie beim Nävusdysplasiesyndrom (Bergman 1986), oder de novo mit der Entwicklung eines dysplastischen Melanozyten. Der zweite und für die maligne Transformation entscheidende Schritt besteht in der Aktivierung eines Onkogens. Es wird angenommen (Schrier 1994), daß es sich hierbei um UVR-induzierte Punktmutationen im N-ras-Onkogen handelt. Daneben erfolgt eine Amplifizierung des c-erb B-1-Onkogens, das für den epidermalen Wachstumsfaktor-(EGF-)Rezeptor kodiert und c-myc aktiviert, was zu einer Herabregulation der MHC-Klasse-I-Antigene führt.

**Tabelle 2.** Antigenmarker der Tumorprogression beim Melanom

| Marker | Melanozyt | NZN | DNZ | PM: Rad. | und Vert. | Metn |
|---|---|---|---|---|---|---|
| HMW-Proteoglycan (MoAk EM1–14, G7A5) | 0–(+) | + | | + | | + |
| Histokompatibilitäts-AG | | | | | | |
| HLA, Klasse I | + | + | | (+) | > | ((+)) |
| HLA, Klasse II | – | – | | – | + | + |
| Adenosindeaminase bindendes Protein | + | + | > | – | – | – |
| MAA (ME 491) | – | – | + | ++ > | + | (+) |
| GD2-Ganglioside | – | – | – | + | + | ++ |
| Zelladhäsionsproteine ICAM-1 (MoAk P3–58) | – | – | ((+)) | < + | + | ++ |

*MAA* melanomassoziierte Antigene, *MoAk* monoklonale Antikörper, *AG* Antigen, *NZN* Nävuszellnävus, *DNZ* dysplastischer Nävuszellnävus, *PM* primäres Melanom, *Rad* radiale Wachstumsphase, *Vert* vertikale Wachstumsphase, *Metn* Metastasen, *HMW* High molecular weight
< zunehmend, > abnehmend

Die resultierende Alteration des Zellphänotyps läßt sich mit Hilfe monoklonaler Antikörper (MoAk) nachweisen (Reisfeld 1988; Carrel 1991): Zum Beispiel finden sich
- Antigene spezieller neuroektodermaler Provenienz (auch typisch für Tumoren des ZNS),
- Antigene, die normalerweise nur auf T- und B-Lymphozyten exprimiert werden (wie z. B. HLA-DR, HLA-DC, Calla und diverse T-Zellantigene),
- Antigene, deren Expression durch Interferone (Carrel 1985), Retinoide und zyklisches AMP moduliert werden kann (wie z. B. HLA-DR, HLA-DC und melanomassoziierte Antigene),
- Antigene der onkologischen Transformation und Tumorprogredienz (vgl. Tabelle 2; Übersicht bei Doré und Carrel 1994).

Die melanomassoziierten Antigene (MAA) korrelieren mit den unterschiedlichen Phasen neoplastischen Wachstums von der radialen über die vertikale Wachstumsphase bis zur Metastasierung (Holzmann 1987; Herlyn 1988). Auffallend dabei ist, daß ein Teil der ca. 60 antigenen Zelladhäsionsmoleküle wie ICAM-1 (Johnson 1988) entscheidend für die Tumorzelldissemination ist. Darüber hinaus handelt es sich um Rezeptoren von Wachstumsfaktoren (s. oben; c-erb B-1), die von Melanomen, nicht aber von Melanozyten autokrin und parakrin sezerniert werden und die Tumorzellinvasion wie -dissemination fördern (z. B. EGF, FGF, TGF-$\alpha/\beta$, MGSA), Proteasen und deren Inhibitoren (z. B. Plasminogenaktivator, Kollagenase), autokriner Motilitätsfaktor und Biomodulatoren (wie z. B. Interleukin-1, Ganglioside, Chemotaxis- und Hämostasisfaktoren; Carrel 1991; Kleeberg 1992; Abb. 1).

All dies führt zu einer profunden Alteration der Tumor-Wirt-Interaktionen mit Suppression der Immunantwort. Auch dürfte die Organotropie bestimmter Metastasen (z. B. Leber beim okulären Melanom) hierin und weniger in mechanischen Phänomenen ihre Ursache haben.

## 3 Stadieneinteilung nach TNM

Entscheidend für die prognostische Einschätzung ist beim Melanom das Mikrostadium, definiert durch die histologische Begutachtung des Primärtumors. Klinische Stadien erlauben nur eine orientierende Zuordnung:

## TNM-Klassifikation (UICC/AJCC 1987 – DDG 1994)

| TNM | Tumordicke nach Breslow (mm) | Invasionslevel nach Clark | DDG 1994 | Zehnjahresüberlebensrate | Beschreibung |
|---|---|---|---|---|---|
| pT | Primärtumor, Klassifikation nach Vorlage der Histologie | | | | |
| pTX | Primärtumor nicht beurteilbar | | | | |
| pT0 | Kein Nachweis eines Primärtumors | | | | |
| pTis | – | I | = | 100% | Atypische melanozytäre Hyperplasie, Dysplasie |
| pT1 | 0,75 | II | = | 97% | Invasion in das Stratum papillare |
| pT2 | 0,75–1,5 | III | = | 90% | Invasion bis in den Grenzbereich Stratum papillare/reticulare |
| pT3 | 1,5–4,0 | IV | = | 65% | Invasion in das Stratum reticulare (UICC: pT3a: 1,5–3,0 mm und pT3b: 3,0–4,0 mm) |
| pT4 | >4,0 | V | = | 50% | Invasion in die Subkutis/Fettgewebe (UICC: pT4a: ohne Satelliten, pT4b: Satellit(en) innerhalb 2 cm um den Primärtumor) |

pTa    DDG: Satellitenmetastase (N) innerhalb von 2 cm um den Primärtumor
pTb    DDG: In-transit-Metastase (N) vor der regionären Lymphknotenstation
(Die Attribute a und b werden jedem pT1–4 hinzugefügt.)

N regionale Lymphknoten
[Bei histologischer Begutachtung nach Lymphadenektomie: pN mit Angabe der betroffenen zur Zahl der entfernten/untersuchten Lymphknoten, z. B. pN1 (1/12)]

NX    Regionale Lymphknoten nicht beurteilbar

N0    Kein Hinweis für Lymphknotenmetastasierung

N1    Lymphknotenmetastasen bis maximal 3 cm Durchmesser

Zehnjahresüberlebensrate
35%    Wenn nur ein einziger Lymphknoten befallen
20%    Wenn 2 oder 3 Lymphknoten befallen
10%    Wenn mehr als 3 Lymphknoten befallen

N2    Metastasen >3 cm Durchmesser (UICC: N2a ohne und N2b mit In-transit-Metastasen)

M    Fernmetastasen

MX    Nicht beurteilbar

M0    Kein Hinweis für Fernmetastasen

M1a    Haut/Subkutis/juxtaregionale Lymphknotenmetastasen

M1b    Viszerale und/oder ossäre Metastasen

C    *C-Faktor (C = Certainty)*

C1    Klinische Untersuchung

C2    Spezielle bildgebende Verfahren

C3    Chirurgische Exploration/Biopsie

C4    Definitive Chirurgie, histopathologische Untersuchung

C5    Autopsie

*Stadium I:*    Melanom auf die primäre Lokalisation begrenzt,
*Stadium II:*   regionale Lymphknotenmetastasen,
*Stadium III:*  Fernmetastasen.

Anders als beim Primärtumor stützt sich die Beurteilung des Lymphknotenstatus auf den klinischen Eindruck (N), ergänzt durch sonographische (ggf. computertomographische) Untersuchungen und nicht auf das histologische Ergebnis (pN).
International wird die *TNM-Klassifikation* gemäß *UICC/AJCC* bevorzugt (McCarthy 1994).

## 4 Prognose

*Prognostisch relevante Faktoren* (Garbe 1990; Häffner 1992) sind
- vertikale Tumordicke nach Breslow am histologischen Präparat (0,75 mm: ca. 97% Zehnjahresüberlebensrate (10-JÜR); 0,76–1,5 mm: ca. 90% 10-JÜR; 1,5–4 mm: ca. 65% 10-JÜR; >4 mm: ca. 50% 10-JÜR),
- Invasionsgrad nach Clark,
- histologischer Typ (ungünstig: primär noduläre Melanome),
- weitere histologische Charakteristika, wie Ulzeration und deren Ausmaß, Mitoserate, Einbrüche in Blut- oder Lymphgefäße, Mikrosatelliten sowie Nachweis und Verteilung lymphohistiozytärer Infiltrate in der peri- wie intratumoralen Region (Cochran 1994),
- Geschlecht (schlechtere Prognose für Männer),
- Tumorlokalisation [ungünstige Prognose für Melanome an Fußsohlen und Handflächen sowie an Nagelbetten, Ohren und behaartem Kopf (Sober 1983)].
- Die BANS-Region („upper back, posterior arms, posterior and lateral parts of the neck, posterior part of the scalp"; Wood 1985) war ursprünglich mit einer besonders schlechten Prognose verbunden, was sich aber in dieser Form nicht bestätigen ließ (Weinstock 1988).
- Axialer Befall des Rumpfes hat ungeachtet der Tumordicke eine schlechtere Prognose als Extremitätenmelanome (McCarthy 1994).
- Melanome des Anus, der Vulva und der Mundhöhle werden spät entdeckt und haben eine Gesamtüberlebensrate von 10–35% (McCarthy 1994).

Die *Metastasierung* des Melanoms kann sowohl primär lymphogen als auch primär hämatogen erfolgen. Ca. 60% aller Erstmetastasierungen

sind zunächst auf das regionäre Lymphabflußgebiet beschränkt. Eine regionäre Metastasierung kann auftreten als
1. Satellitenmetastase (bis 2 cm um den Primärtumor),
2. In-transit-Metastase (in der Haut bis zur 1. Lymphknotenstation),
3. regionäre Lymphknotenmetastasierung.

Die Zehnjahresüberlebenswahrscheinlichkeit beträgt bei Patienten mit Satelliten- und In-transit-Metastasen ca. 25–40%.

Patienten mit regionären Lymphknotenmetastasen zeigen beim Befall eines einzelnen Lymphknotens ein Überleben von 50% bei 5 Jahren, respektive 35% bei 10 Jahren – bei 2 oder 3 infiltrierten Lymphknoten fällt die Prognose auf 40% bei 5, bzw. 20% bei 10 Jahren. Für Patienten mit mehr als 3 befallenen Lymphknoten liegt die Überlebenszeit unter 30% nach 5, bzw. 10% nach 10 Jahren (Cochran 1989, 1994).

Bei Fernmetastasierung ist die Prognose infaust, die mediane Überlebenszeit ohne Behandlung beträgt 4–6 Monate. Bei einzelnen Patienten mit initial solitären, operablen Fernmetastasen können jahrelange Überlebenszeiten erreicht werden.

# 5 Diagnostik

Ein Melanom zu diagnostizieren, ist gelegentlich schwierig, auch für den Dermatologen wie den Pathologen. Die Auflichtmikroskopie (Dermatoskop mit 10- bis 50facher Vergrößerung) kann helfen. Die *Verdachtsdiagnose* soll aufgrund der Anamnese (Neuauftreten bzw. Wachstum oder Veränderung eines vorbestehenden Pigmentnävus), der Risikofaktoren und des Befundes (z. B. ABCDE-Regel) gestellt werden.

*ABCDE-Regel:*
(A) *A*symmetrie,
(B) *B*egrenzung unregelmäßig,
(C) *C*olorit innerhalb der Läsion variierend,
(D) *D*urchmesser größer 5 mm,
(E) *E*levation, Stufenbildung randwärts.
Je mehr dieser Kriterien vorhanden sind, desto wahrscheinlicher handelt es sich um ein Melanom.

*Potentielle Vorläufer des Melanoms* sind
– kongenitale nävomelanozytäre, insbesondere sehr großflächige Nävi,
– erworbene atypische Nävuszellnävi,
– zellulärer blauer Nävus (sehr selten),

- Naevus spilus (sehr selten),
- melanozytäre Dysplasie an Akren und Schleimhäuten,
- Naevus Ota bzw. Ito (Naevus fuscocoeruleus ophthalmomaxillaris oder acromiodeltoideus, sehr selten),
- Lentigo maligna (ein obligater Vorläufer).

Atypische Nävi bedürfen der sorgfältigen Beobachtung und im Falle von Veränderungen in Größe und Form einer prophylaktischen Resektion – insbesondere bei versteckter Lokalisation am Kopf und Perineum. Bei Kindern ist das Risiko gering, so daß nur bei wohlbegründetem Verdacht eine operative Klärung (2–3 mm freier Saum) erforderlich ist (Bono et al. 1994).

Mit dem *klinischen Bild* des atypischen Nävuszellnävus korreliert der *histologische* Befund eines *dysplastischen* Nävuszellnävus oder eines Melanoms.

## 6 Diagnostische Maßnahmen zur Stadieneinteilung

Gemäß dem Mikrostadium, ggf. ergänzt durch eine immunhistologische Diagnostik, erfolgt prognoseorientiert die klinische Diagnostik,

*Labor:*
- LDH, alkalische Phosphatase neben Routinelabor.

*Apparative Diagnostik:*
- *Lymphknotensonographie* der drainierenden Region(en) (ggf. einschließlich der juxtaregionären Lymphknotenregionen),
- *Abdomensonographie* mit Darstellung aller parenchymatösen Organe (ggf. mit Retroperitoneum bei Befall der unteren Körperhälfte)
- *Thoraxröntgen* in 2 Ebenen,
- *Computer- oder Kernspintomographie des Gehirns,* der *Thoraxorgane* und des *Abdomens, Knochen-,* (ggf. *Lymphknotenszintigraphie*) vor größeren therapeutischen, speziell operativen Interventionen,
- Lymphszintigraphie nur bei geplanter radikaler Resektion der drainierenden Lymphknoten.

# 7 Therapiestrategie

## 7.1 Stellung der Chirurgie

### 7.1.1 Primärtumor

Die suspekte Läsion wird, sofern möglich, mit einem Sicherheitsabstand von 1 cm nach allen Seiten und zur Tiefe bis auf die Faszie reseziert. Ob ein größerer Sicherheitsabstand für die Heilung des Patienten relevant ist, und wenn ja, wie breit er zu sein hat, ist seit der ersten Empfehlung von Handley (1907) bis in die jüngste Zeit umstritten. Breslow bezweifelte erstmals 1977 die Notwendigkeit einer exzessiv-radikalen Primärtherapie (5 cm Abstand, Plastik). In den 90er Jahren zeigte eine Reihe von Studienergebnissen, daß primär dünne Melanome mit einem Sicherheitsabstand von 1 cm, primär dicke Melanome mit einem bis zu 3 cm freien Saum ausreichend behandelt sind. Bei der Wahl des Sicherheitsabstandes gilt es auch, die Prognose zu berücksichtigen. Ist diese sehr ungünstig (z. B. Tumordicke >6 mm, pN2 mit mehr als 3 befallenen Lymphknoten), sind verstümmelnde Eingriffe zu meiden. Bei *dünnen Melanomen* (< 1,0 mm) finden sich in einer Literaturübersicht (Strom 1994) bei einem Sicherheitsabstand von 1 cm in 1,1 % der Fälle, bei 2 cm in 0,12 %, bei 2 und mehr cm freiem Rand in 0,53 % Lokalrezidive. Bei *dicken Melanomen* (1 mm) lag die Lokalrezidivrate bei einem Sicherheitsabstand von 3–5 cm bei 3,5 %.

Prospektive, kontrollierte und randomisierte Studien haben gezeigt, daß bei *primären Melanomen* mit einer Tumordicke bis zu 2,0 mm (nach Breslow) eine Resektion mit einer tumorfreien Manschette von 1 cm ausreicht (Cascinelli 1980; Day 1982; Veronesi 1991; Cascinelli 1993) und dadurch die Fünf- und Zehnjahresheilungsraten bzw. die krankheitsfreien Überlebenszeiten nicht kompromittiert werden (Timmons 1993; Timmons u. Thomas 1993).

Bei *intermediären Melanomen* bis 4 mm Tumordicke reicht ein *Sicherheitsabstand* von 2 cm aus (Balch 1993; O'Rourke 1993).

Mit zunehmender Tiefeninfiltration wächst das Risiko zur Entwicklung von Satellitenmetastasen (s. oben; Giannotti 1993). Bei *dicken Melanomen mit einer Tiefeninfiltration von >4 mm* liegt dieses Risiko maximal bei 7 % (Lejeune 1990). Hier konnte kein Vorteil bei Sicherheitsmanschetten von 3 cm nachgewiesen werden (Neades 1993). Muß wegen einer solchen Komplikation nachreseziert werden, so bleibt dieser spätere Eingriff angesichts der Gesamtprognose ohne Einfluß auf die Überlebenswahrscheinlichkeit, da über 80 % dieser Patienten ihrem metastasierenden

**Tabelle 3.** Empfehlungen der Arbeitsgruppe Melanom der EORTC (Konsensustreffen EORTC-MCG Saronis 1989: Lejeune 1990)

| | |
|---|---|
| Dünne Melanome (Tumordicke bis 2,0 mm): | Sicherheitsabstand 1 cm |
| Intermediäre Melanome (Tumordicke bis 4 mm): | Sicherheitsabstand 2 (– maximal 3) cm |
| Dicke Melanome (Tumordicke >4 mm): | Sicherheitsabstand 2 – maximal 3 cm |

Melanom erliegen werden (Lejeune 1990), so daß man sich gerade bei dieser prognostisch ungünstigen Patientenpopulation bezüglich „radikaler Eingriffe", insbesondere in sensiblen oder exponierten Lokalisationen, eher zurückhalten sollte. Dies gilt insbesondere für Melanome der Kopf- und Halsregion (O'Brien 1991).

Es sollte somit nach den Empfehlungen der EORTC-Arbeitsgruppe bzw. Konsensuskonferenz vorgegangen werden (Tabelle 3).

### 7.1.2 Diagnostische Lymphknotendissektion

Die elektive diagnostische Lymphadenektomie (ELND) und radikale Operationsverfahren, die das Lymphabflußgebiet zwischen Primärtumor und regionaler Lymphknotenstation mit einbeziehen, werden unter der Vorstellung propagiert, daß hierdurch dem häufigsten Weg einer metastatischen Aussaat des Primärtumors durch die Lymphgefäße zu den regionalen Lymphknoten wirksam begegnet werden könne (Snow 1892; Aigner 1986; Petris 1992; Winter 1992, 1993). Protagonisten der ELND argumentieren, daß hierdurch

– Mikrometastasen entfernt und damit Überlebensdauer und -raten verbessert werden,
– ein wesentlicher Prognosefaktor definiert wird und hierdurch
– eine Selektion der für eine adjuvante Behandlung in Betracht kommenden Patientenpopulationen ermöglicht wird.

Klinische Daten, die die ELND unterstützen, entstammen ausschließlich retrospektiven oder nichtrandomisierten Untersuchungen, während die bisher publizierten prospektiv randomisierten Studien und erste Berichte aus noch laufenden Protokollen einen statistisch signifikanten Vorteil – von einem Trand in speziellen Subgruppen abgesehen – (noch) nicht sichern lassen. Faßt man die Ergebnisse der retrospektiven, nichtrandomisierten Studien zusammen (Drepper 1993; Morton 1991; Essner 1994), dann scheint ein begrenzter Überlebensvorteil bei Männern mit intermediären Melanomen (1,5–4 mm) bei Rumpf- und akralen Melanomen zu resultieren und, widersprüchlich, bei Männern und/oder Frauen mit Gliedmaßenmelanomen. Eine retrospektive Analyse von 989 Patienten mit Kopf- und Halsmelanomen (O'Brien 1991) ließ keinen Überlebensvorteil durch eine ELND erkennen.

Aus einer Metaanalyse zur ELND, die die Ergebnisse von 17 zwischen 1959 und 1990 publizierten Studien an über 10000 Patienten zusammenfaßt, läßt sich bei allen Patienten, ungeachtet des Geschlechts, mit einer Tumordicke zwischen 0,75 und 4 mm ein geringer Überlebensvorteil durch diese prophylaktische Operation ableiten. Nichtrandomisierte Therapiestudien, bei denen elektiv lymphadenektomierte Patienten (1,5–4,0 mm) risikogleichen Kranken aus einem historischen Vergleichkollektiv gegenübergestellt wurden, scheinen die Indikation zur ELND zu unterstreichen (Garbe 1992; Rompel 1993). Allerdings erlaubt die moderne Lymphknotenfarbdopplersonographie eine weitgehende Differenzierung zwischen reaktiven und metastatischen Lymphknoten, so daß sich die Grenze vom klinisch okkulten zum sonographisch dokumentierten Stadium II verschoben hat. Zwei wichtige prospektiv randomisierte Studien der WHO-Melanomgruppe (Veronesi 1977; Veronesi 1983) und aus der Mayo-Klinik (Sim 1986) ließen für die Gesamtpopulation keine statistisch signifikanten Vorteile der elektiv im Vergleich zur therapeutisch lymphadenektomierten Patientengruppe erkennen. Spätere Reevaluationen, gestützt auf eine differenziertere Stratifizierung der Patientenpopulation, lassen allerdings für umschriebene Patientengruppen einen vorteilhaften Trend durch die ELND erkennen.

1983 wurde von der Arbeitsgruppe Melanom der EORTC im Rahmen einer prospektiven, randomisierten Studie zum Wert der hyperthermen Gliedmaßenperfusion erneut die Frage nach dem Wert einer ELND gestellt (EORTC-Protokoll 18831). Diese 1994 nach 11jähriger Laufzeit abgeschlossene Studie, die unter strengen Kautelen externer Qualitätskontrollen durchgeführt wurde, erlaubt in den bisherigen Hochrechnungen nur den Schluß, daß die Hoffnung, den Krankheitsverlauf durch eine prophylaktische Lymphadenektomie günstig zu beeinflussen, weiterhin statistisch nicht gesichert werden kann. Eine zweite, z. Z. noch laufende Studie der WHO-Melanomgruppe bei Patienten mit Rumpfmelanomen läßt 1994 noch keinen Trend erkennen, während vorläufige Hochrechnungen aus dem „Intergroup melanoma Protocol" der USA bei Patienten mit intermediären Melanomen (1–4 mm) einen Vorteil für die ELND-Gruppe andeuten.

*Zusammenfassend* ist die ELND, wenn überhaupt, dann nur bei Patienten mit primären Melanomen intermediärer Tumordicke (1,5–4 mm) vertretbar. Bei Melanomen des Stammes sollte zuvor durch eine Lymphabflußszintigraphie die drainierende(n) Lymphknotenregion(en) genauer ermittelt werden. Es ist anzunehmen, daß für selektierte Patientengruppen durch eine ELND eine marginale Anhebung der krankheitsfreien Zehnjahresüberlebenszeit von 10–15% erreicht werden kann. Jüngste Daten (Morton 1992; Essner u. Morton 1994) weisen darauf hin, daß bei einer intraoperativen Lymphknotenanalyse mit Definition des „Pförtnerlymphknotens" („sentinel node") durch Farbstoffmarkierung eine elektive Lymphadenektomie unterbleiben kann, wenn immunhistologisch keine Mikrometastasierung nachgewiesen wurde. Postoperativ wird nach ilioinguinaler Lymphadenektomie zur Vermeidung unerwünschter Folgen (thromboembolische Komplikationen, Lymphödem, Infektion) eine Antikoagulation sowie das Tragen von Kompressionsstrümpfen empfohlen (Baas 1992).

### 7.1.3 Lokoregionäre und In-transit Metastasen

#### Lokalrezidiv
Bei *Lokalrezidiven* im Bereich der Narbe ist erneut zu exzidieren, wobei – soweit möglich – die Kriterien für die Resektion des Primärtumors gelten (rTx).

#### Satelliten-/In-transit-Metastasen
Bei *Satelliten-* und/oder *In-transit-Metastasen* ist grundsätzlich in kurativer Intention zu resezieren. Angesichts der ungünstigen Prognose quoad vitam sollte eine elektive Lymphadenektomie allenfalls in Ausnahmesituationen (Kopf und Hals) erwogen werden.

Bei multiplen Herden, insbesondere aber bei rezidivierenden Satelliten- oder In-transit-Metastasen kann post operationem eine „sekundäradjuvante" hypertherme Zytostatikaperfusion der betroffenen Extremität erwogen werden (vgl. dort).

#### Lymphknotenmetastasen
Bei klinischem Nachweis einer *regionalen Lymphknotenmetastasierung* ist stets – und so früh wie möglich – eine radikale Lymphadenektomie in kurativer Intention durchzuführen. Bei rechtzeitigem Eingriff beträgt die Zehnjahresüberlebensrate in diesem Stadium noch bis zu 30% (Orfanos 1994). Die Morbidität einer kompletten (radikalen) regionalen Lymph-

knotendissektion kann durch eine adäquate postoperative Versorgung gering gehalten werden: Antikoagulation und Kompressionsverbände (-strümpfe) sind insbesondere nach inguinaler Lymphadenektomie erforderlich (Baas u. Schraffordt Koops 1992). Im Falle einer Tumorinfiltration der *femoralen* Lymphknoten wird neben deren Resektion eine radikale inguinale Lymphadenektomie empfohlen (Warso 1994). Eine Dissektion der *zervikalen* Lymphknoten sollte, je nach Lokalisation des Primärtumors (behaarter Kopf, Gesicht), auch die Entfernung der intraparotidalen Lymphknoten in Betracht ziehen (Briuele 1985).

Ob das Ausmaß der regionalen Lymphadenektomie, wie bisher angenommen, für die Heilungsrate der Patienten entscheidend ist (Warso u. DasGupta 1994) oder nur das freie Intervall beeinflußt (Singletary 1992), scheint noch nicht gesichert zu sein. Bis zum Vorliegen endgültiger Daten empfehlen die Arbeitsgruppen Melanom der WHO und EORTC eine radikale Lymphknotendissektion nach international akzeptierten Techniken mit Entfernung von wenigstens 8 Lymphknoten (üblicherweise 15 und mehr) zweier Etagen der axillären bzw. der parafemoralen/ inguinalen (ggf. iliakalen) Leistenregion (Karakousis 1981, 1986).

### 7.1.4 Operative Interventionen bei Metastasen

Da bei Patienten mit metastasiertem Melanom keine kurative systemische Behandlung zur Verfügung steht und ein – wenn auch nur kleiner – Prozentsatz dieser Patienten bezüglich der Lebensqualität und Überlebensdauer von einer Metastatektomie in kurativer Intention profitiert, muß bei jedem Patienten zunächst geprüft werden, ob eine operative Intervention möglich ist. Zu verantworten ist ein aktives Vorgehen u. U. bei solitärer Metastasierung in einem einzelnen Organ wie z. B. Haut, Darm, Lunge oder Gehirn.

#### Hirnmetastasen

Insbesondere wenn es sich um *solitäre* Herde mit begrenztem neurologischem Defizit handelt und dann, wenn die übrige systemische Metastasierung noch eine nach Monaten zu bemessende Überlebenswahrscheinlichkeit annehmen läßt, sollten Hirnmetastasen – soweit möglich – operativ entfernt werden.

Voraussetzung ist eine genaue Definition der Ausdehnung des intrazerebralen Prozesses, der Lokalisation der Metastasen, ein gutes Allgemeinbefinden und eine Überlebenswahrscheinlichkeit von mindestens 6 Monaten. Vorbereitend wird durch eine hochdosierte Kortikosteroidmedikation das peritumorale Ödem und damit das Befinden gebessert und der operative Eingriff erleichtert (z. B. Fortecortin 8 mg 8stündlich mit einem $H_2$-Blocker und nächtlicher Sedierung). Alternativ kommen eine Bestrahlung des Neurokraniums und auch eine systemische Chemotherapie in Betracht (von Heyden 1986; Jönsson 1994).

**Lungenmetastasen**
Bei nur wenigen (bis zu 4) solitären Herden erweist sich eine Resektion in kurativer Intention immer wieder als günstig für den weiteren Krankheitsverlauf, vorausgesetzt, der Patient ist bei gutem Befinden und problemlos operabel (Liènard 1994). Eine Umfrage bei den mit der Arbeitsgruppe Melanom der EORTC kooperierenden Institutionen ergab, daß durch die Resektion von pulmonalen Solitärmetastasen eine mittlere Überlebensdauer von 1 1/2 Jahren bei einer Reihe von Langzeitüberlebenden beschrieben wurde. Dies deckt sich mit einer Literaturübersicht von Liènard (1994), in der 245 Patienten aus 11 Institutionen eine mittlere Überlebenszeit von 18 Monaten erreichten, Einzelne mehr als 5 Jahre überlebten.

**Metastasen des Gastrointestinaltraktes**
Sie sind eine häufige Komplikation, die sich jedoch in der Regel erst spät manifestiert. Zu diesem Zeitpunkt besteht bei den meisten Patienten eine ausgedehnte systemische Metastasierung, insbesondere in die Leber, die operative Interventionen verbietet. Eine aufmerksame Beobachtung der Patienten und eine frühe Diagnose einer Metastasierung in Ösophagus, Magen, Gallenblase, Dünndarm und Kolon erlaubt jedoch im Einzelfall einen palliativen chirurgischen Eingriff, wobei gelegentlich lange freie Intervalle, vereinzelt auch Heilungen beobachtet werden (Pector 1994).

**Weichteilmetastasen**
Metastasen in Haut und Lymphknoten sollten grundsätzlich reseziert werden. Eine isolierte Hautmetastasierung wird als besondere Verlaufsform des Melanomes insbesondere bei Frauen beobachtet und ist oft durch einen protrahierten Verlauf mit später viszeraler Metastasierung gekennzeichnet.

### 7.2 Stellung der Strahlentherapie

Der Einsatz der Strahlentherapie ist bei besonderen Lokalisationen aus palliativer Indikation und gelegentlich zur Konsolidierung nach operativer Intervention gerechtfertigt und kann im Rahmen eines interdisziplinären Therapiekonzeptes dem Kranken von Nutzen sein.

### 7.2.1 Adjuvante (R 0-Resektion) und additive Strahlentherapie (R 1-Resektion)

Eine Indikation zur konsolidierenden Radiotherapie besteht nach kurativer Resektion von Lymphknotenmetastasen (zervikal, axillär, inguinal). Sie ist insbesondere dann sinnvoll, wenn die histologische Aufarbeitung der Präparate mit hoher Wahrscheinlichkeit eine verbliebene Mikrometastasierung (etwa eine Lymphangiosis) annehmen läßt.

### 7.2.2 Palliative Strahlentherapie

Aus strahlenbiologischer Sicht unterscheidet sich das Melanom *nicht* wesentlich in seiner Strahlenempfindlichkeit von anderen Tumoren (Trott 1978). Während die übliche Einzelfraktionierung von 2–2,5 Gy pro Tag keine nennenswerte Tumorrückbildung induziert, lassen sich durch höhere Einzeldosen von 4–6 Gy bis zu einer Gesamtdosis von 50–56 Gy bei der Mehrzahl der Patienten objektive Remissionen erreichen.

Bevorzugte Regionen für eine Bestrahlung sind das Skelett, Lymphknotenregionen, die Haut und das Gehirn. Die Bestrahlung von Hirnmetastasen wird z. Z. mit 20 Gy in 5 Fraktionen oder 30 Gy in 10 Fraktionen empfohlen (O'Sullivan 1994). Ein solches Therapieprotokoll wird in der Regel vom Patienten gut toleriert. Alternativ bietet sich die stereotaktische Einzeitbestrahlung mit 20 Gy an.

### 7.2.3 Kombinierte Strahlen-/Chemotherapie

Die Kombination einer Strahlen- mit einer systemischen Zytostatikatherapie wird mit verschiedenen Substanzen, speziell Fotemustin, Cisplatin und 5-FU, praktiziert.

Vielfältige experimentelle Arbeiten prüfen Kombinationen mit Hyperthermie, linearem Energietransfer (L.E.T.), hopoxischen Zellsensibilisatoren sowie den Einsatz thermischer Neutronen nach Gabe borierter Phenylalaninverbindungen, die selektiv von den Melanomtumorzellen aufgenommen werden („boron neutron capture therapy" – BNCT).

### 7.3 Stellung der systemischen Therapie

### 7.3.1 Adjuvante Systemtherapie

Seit den 60er Jahren wird versucht, durch eine prä-, peri- oder unmittelbar postoperativ beginnende systemische Immun- und/oder Zytostatikatherapie der verbliebenen Mikrometastasen Herr zu werden. Bei

Melanompatienten begannen 1969 erste adjuvante Therapiestudien mit einer aktiven, unspezifischen Immunstimulation durch BCG – ein auf einem Trugschluß ruhendes Therapieverfahren, das in der ersten allgemeinen Euphorie zur Gründung der Europäischen Krebsgesellschaft (EORTC) führte (Kleeberg 1986, 1994). Insbesondere bei der Behandlung des Melanoms ist es bemerkenswert, wie eine Vielzahl von „Therapiestandards" später aufgrund nüchterner, biostatistisch einwandfreier (prospektiv randomisierter) Studien zurückgenommen werden mußte. Selbstbewußt artikulierte, unizentrische Empirie, regelhaft gegründet auf retrospektive, „historische" Vergleiche unterschiedlicher Patientenkollektive, führte zu falschen Therapieempfehlungen und hat unnötige Belastung und manches Leid der Patienten zu verantworten.

Die adjuvante Immunmodulation, durch die mit spezifischen wie unspezifischen, aktiven wie passiven und adoptiven Therapiemaßnahmen versucht wurde, die Prognose zu verbessern, hat bisher ihr Ziel nicht erreicht; vermutet werden konnte allenfalls eine Verlängerung des krankheitsfreien Intervalls, andererseits aber auch eine *mögliche Stimulation des Tumorwachstums,* bedingt durch den unkontrollierten Eingriff in das fein balancierte Netz der Immunüberwachung.

Mit keiner der in Tabelle 4 aufgeführten Therapieoptionen mit der systemischen oder regionalen Gabe von Immunmodulanzien allein oder in Kombination mit Zytostatika konnten die Heilungsraten signifikant verbessert werden.

Die *aktive, unspezifische Immuntherapie* mit Bacillus Calmette-Guérin (BCG), Corynebacterium parvum, Vacciniavirus, Streptococcus hämolyticus A oder deren Komponenten oder Extrakten, intrakutan, peroral, parenteral, intralymphatisch oder intraläsional verabreicht, blieb ohne erkennbaren Effekt auf den Krankheitsverlauf (Zusammenfassung bei Kleeberg 1994). Levamisol, DNCB, Thymosin, Isoprinosin usw. enttäuschten gleichfalls.

Die *aktive spezifische Immuntherapie* mit Tumorzellen oder deren Komponenten, seit 30 Jahren in allen möglichen Varianten immer wieder versucht, läßt im Zeitalter der Gentechnologie erneut auf Erfolge hoffen, ihre Wirksamkeit ist aber bisher nicht erwiesen.

Die *passive bzw. adoptive Immuntherapie* versucht, Immunkomponenten wie Transferfaktor, Interferone oder Interleukine zu übertragen und damit zumindest das freie Intervall günstig zu beeinflussen. Günstige Trends zeichnen sich hier mit Interferonen ab. Noch sind diese Studien aber nicht abgeschlossen und die Ergebnisse nicht signifikant.

Zu laufenden Therapieprotokollen vgl. Tabelle 4.

**Tabelle 4.** Adjuvante Therapieoptionen *ohne* signifikanten Einfluß auf die krankheitsfreie oder Gesamtüberlebenszeit, geprüft in kontrollierten, randomisierten Studien bei Patienten mit prognostisch ungünstigen Melanomen der klinischen Stadien I und II

| Therapieoptionen | Substanzen | Zahl der Studien |
|---|---|---|
| Monotherapie vs. Kontrolle | DTIC | 8 |
| | MeCCNU | 2 |
| Monochemo- vs. | DTIC vs. BCG | 7 |
| +/− Immuntherapie | DTIC +/− BCG | 2 |
| | DTIC +/− MER | 1 |
| | DTIC /C. parvum | 1 |
| | DTIC +/− C. parvum | 1 |
| | Act D +/− BCG | 1 |
| Mono- vs. Polychemotherapie | MeCCNU +/− VCR | 1 |
| | DTIC/BHD | 1 |
| Poly- vs. Polychemotherapie | 5 vs. 6 Substanzen | 1 |
| Polychemotherapie vs. Kontrolle | DTIC + CPA | 1 |
| Polychemo- vs. Immuntherapie | BHD +/− BCG | 1 |
| Immuntherapie vs. Kontrolle/Placebo | BCG | 5 |
| | MER | 3 |
| | C. parvum | 3 |
| | Levamisol | 3 |
| | Transferfaktor | 2 |
| | Isoprinosin | 1 |
| | Retinoide | 1 |
| | Melanomzellen | 2 |
| Immun- vs. Immuntherapie | BCG/C. parvum | 2 |
| Immunchemotherapie | BHD +/− BCG | 1 |
| | DTIC +/− BCG | 2 |
| | DTIC +/− C. parvum | 2 |
| | DTIC +/− MER | 1 |
| | DTIC + CPA + C. parvum | 1 |
| | DTIC + BCG + Melanomzellen | 1 |

Die *adjuvante Chemotherapie* für Patienten im klinischen Stadium I und II nutzte Substanzen wie Dacarbazin (DTIC) in Mono- wie Polychemotherapieprotokollen (BCNU, Hydroxyurea, DTIC), führte aber lediglich zu einem Trend in der Verlängerung des krankheitsfreien Intervalles ohne Verbesserung der Heilungsraten.

*Kombinationen von Zytostatika und Immunmodulanzien* enttäuschen ebenfalls.

Die *adjuvante regionale Gliedmaßenperfusion* in Hyperthermie mit Melphalan, von der EORTC/WHO-Melanomgruppe in einer prospektiven, randomisierten Studie an ca. 1000 Patienten geprüft, führte lediglich zu einer signifikanten Reduktion der regionalen Lymphknotenmetastasierung und damit zu einer Verbesserung des krankheitsfreien Intervalles, zeigte aber keinen Effekt auf die Gesamtüberlebensrate der Patienten (Lejeune 1994).

## Zusammenfassung

Es muß damit ein vorläufiger Schlußstrich unter die bisherigen Versuche gezogen werden, mit Hilfe einer konventionell dosierten systemischen Zytostatika- und/oder Immuntherapie ebenso wie mit der hochdosierten regionalen Gliedmaßenperfusion das Schicksal der Melanompatienten relevant beeinflussen zu können.

Ob eine passive spezifische wie unspezifische bzw. adoptive Immunmodulation oder eine aktive spezifische Tumorzellvakzination den Durchbruch bringen wird, bleibt noch offen. Großer Optimismus ist hier nicht am Platze, weil wir es beim klinisch manifesten Melanom mit einem heterogenen Tumor zu tun haben, dessen vielfältige Zellpopulationen eine bereits erfolgreiche Karriere in der Überwindung und Täuschung der menschlichen Immunabwehr hinter sich haben.

Somit besteht außerhalb von randomisierten Studien *keine* Indikation zur adjuvanten Chemo- oder Immuntherapie (s. auch Tabelle 5).

## 7.3 Palliative Therapie

### 7.3.1 Systemische Chemotherapie/Immuntherapie

Die Behandlung von Patienten mit disseminierten Melanommetastasen bleibt weiterhin außerordentlich unbefriedigend. Das Melanom ist sowohl in vitro als auch in vivo durch eine hohe Resistenz gegenüber Zytostatika, Biomodulatoren und ionisierenden Strahlen gekennzeichnet. Diese Resistenz ist genetisch determiniert, wird aber auch durch den Wirtsorganismus moduliert, wie bessere Ansprechraten von Weichteil- und Lungen-

**Tabelle 5.** Laufende randomisierte Phase-III-Studien für Patienten mit Hochrisiko-melanom (1994)

| Organisatoren/Studienleitung | Titel |
|---|---|
| Canadian Clinical Trials Group (Can-NCIC-Me7) J. C. Quirt: Princess Margaret Hospital, Toronto, Kanada | Comparison of Levamisole vs. rIfn-gamma in high risk stage I/II patients |
| US Natl. Cancer Institute (NCI-89-C-168) J. W. Smith II: NCI Nat. Institutes of Health, Frederick/MD | Levamisole alone or in combination with rIfn-gamma in high risk stage II A–B patients |
| Mt. Sinai Med. Center Miami (NCI-V88-0479) M. K. Wallack: Mt. Sinai Med. Center, Miami Beach/FLA | Double-blind study of vaccinia oncolysate vs. vaccina alone in high risk stage II patients |
| MGH Cancer Center (MGH-M1/SEG-Int(ME1 3044504) M. C. Hoover jr: MGH, Boston/MA | BCG-tumor vaccination with vs. without cyclophosphamide vs. surgery alone in clinical stage II/III |
| Eastern Coop. Oncol. Group (ECOG-EST-1684) J. M. Kirkwood: Pittsburgh Cancer Institute, Pittsburgh/PA | rIfn-α2 vs. no adj. therapy in high risk stage I/II patients |
| EORTC-Mel. Coop. Group (EORTC-MCG 18871) AIO German Cancer Society, U. R. Kleeberg: Häm.-Onk. Praxis Altona, Hamburg | rIfn-α2 vs. rIfn-gamma vs. Iscador vs. no adj. therapy in stage I- (>3 mm) and IIB-patients |
| EORTC-Mel. Coop. Group (EORTC-MCG 18832) WHO Mel. Group NAPG/SWOG F. Lejeune: Centre Pluridisciplinaire d'Oncol., Lausanne | Isolation perfusion with L-PAM + hyperthermia in melanoma of the extremities vs. surgery alone +/− reg. lymphadenectomy in stage I (>1,5 mm) patients |
| North Centr. Can. Treat. Group (NCCTG 89705) R. J. Dalton: Duluth Clinic, Duluth/MN | Double-blind study of megestrol vs. placebo in high risk stage I/II patients |

metastasen und höhere Remissionsraten bei Frauen als bei Männern zeigen. Für den behandelnden Arzt bleibt als derzeit wichtigster Rat nur die Empfehlung, Zytostatika mit oder ohne Biomodulatoren so zurückhaltend wie irgend möglich einzusetzen:

Eine systemische Chemotherapie führt nur ausnahmsweise und bei einer streng selektierten Patientenpopulation zur Linderung von Beschwerden und einer kaum 6 Monate währenden relativen Verlängerung der Überlebenszeit im Vergleich zu den Therapieversagern. Kaum 20% der Patienten unter einer Zytostatikamonotherapie und bis zu 35% unter einer Zytostatikapolychemotherapie mit oder ohne Biomodulatoren erreichen komplette oder partielle Remissionen. Bisher ist nicht erwiesen, ob hierdurch die absolute Überlebensdauer wirklich verlängert wird oder nur eine weitere Selektion der Kranken erfolgte, die auch ohne Behandlung länger gelebt hätten. Nur gelegentlich läßt sich bei Patienten mit geringer Tumormasse eine komplette Remission einer Haut-, Lymphknoten-, Lungen- und Peritoneal-/Pleuralmetastasierung erreichen, die in seltenen Fällen allerdings viele Jahre anhalten kann.

Sämtliche verfügbaren Therapieprotokolle sind durch einen schmalen therapeutischen Index gekennzeichnet, so daß die Erfahrung des Arztes und seine Vertrautheit mit dem einen oder dem anderen Therapieprotokoll für den Patienten entscheidend ist und nicht der jüngste Bericht im Fachjournal, der eine um wenige Prozente höhere Remissionsrate verheißt. Die im *klinischen* Alltag beobachteten, dem Kranken nützlichen Remissionsraten liegen noch einmal deutlich unter denen der Studienprotokolle, für die aus wissenschaftlichen Gründen sonst gesunde, jüngere Patienten mit begrenzter meß- und evaluierbarer Tumormasse ausgewählt werden müssen (Kleeberg 1994). Das „Primum nil nocere", die Lebensqualität des Patienten sind entscheidend, und nicht die rasch vorübergehende, bei der Mehrzahl der Patienten nur wenige Wochen anhaltende Rückbildung des Tumors. Angesichts dieser Ergebnisse bedarf es eines sehr sorgfältigen Abwägens der durch die Behandlung induzierten Belastung und resultierenden Minderung der symptom- und toxizitätsfreien Überlebenszeit (Gelber u. Goldhirsch 1986). Mit den gegenwärtig zur Verfügung stehenden Behandlungsverfahren lassen sich, von seltenen Ausnahmen abgesehen (Rümke 1988), kurative Zielsetzungen bei fortgeschrittener Melanomerkrankung nicht realisieren. Das bescheidene Spektrum therapeutischer Einflußmöglichkeiten auf den weiteren Krankheitsverlauf orientiert sich also an deren *palliativer Effizienz*. Wo keine Beschwerden sind, bedarf es auch keiner Palliation!

**Tabelle 6.** Wirkung von Cytokinen bei Melanom. (Nach Kirkwood JM (1995) Melanoma, in DeVita (eds) Biologic therapy of cancer, pp 388ff.)

| | Patienten (n) | CR [%] | CR/PR [%] |
|---|---|---|---|
| Natürliches Interferon-α | 107 | Keine Angabe | 7 |
| Rekombinantes Interferon-α-2a | 332 | 6 | 16 |
| Interleukin-2 | 255 | 6 | 12 |
| Interferon-γ | 150 | 1 | 6 |
| Interferon-α + Cimetidin | 111 | 5 | 17 |
| Interferon-α + Cyclophosphamid | 17 | 0 | 6 |
| Interferon-α + Retinolsäure | 36 | 0 | 8 |
| Interferon-α + Indomethacin | 53 | 6 | 11 |
| Interferon-α + Interleukin-2 | 316 | 3 | 20 |

Die folgenden Tabellen 6–9 geben einen Überblick über die summarischen, mit Hilfe einer Zytokin-, Zytostatikamonotherapie, Polychemotherapie und Chemotherapie plus Interferon erreichbaren Ergebnisse.

**Cytokine**

Eine Subgruppe von Patienten mit fortgeschrittenem Melanom spricht auf Interferon-α an. Dies gilt insbesondere für Patienten mit Lungen-, Weichteil- oder kutanen Metastasen von geringerer Ausprägung und Progressionsdynamik. Die Remissionsrate insgesamt ist 16% inklusive 6% kompletter Remissionen (s. Tabelle 6). Es besteht eine begrenzte Dosis-Wirkungs-Relation. r-Ifn-α, 9 Mio. Einheiten täglich s.c. für 2–4 Wochen, gefolgt von 3–5 Mio. E. 3mal pro Woche (als Erhaltungstherapie) stellt eine gebräuchliche Dosierung dar. Interferon-γ ist deutlich geringer wirksam, auch wenn es in sehr geringer Dosis protrahiert gegeben wird (6% Ansprechrate inklusive 1% komplette Remissionen). Cimetidin, Cyclophosphamid, Retinolsäure oder Indomethacin verbessern die Wirksamkeit von Interferon-α nicht.

Interleukin-2 (IL-2) ist noch schwächer wirksam als Interferon-α mit 12% Remissionen, mit denen nahezu ausschließlich gerechnet werden kann, wenn IL-2 hochdosiert als intravenöse Infusion gegeben wird. Hochdosiertes IL-2 plus LAK- oder TIL-Zellen können bei einzelnen, streng selektionierten Patientengruppen mit limitierter Metastasierung und überwiegend Lungenmetastasen zu eindrucksvollen, länger anhalten-

**Tabelle 7.** Zytostatikamonotherapie: konventionell und hochdosiert mit autologer Knochenmarkreinfusion (Vergleichende Literaturübersichten bei Kleeberg u. Voigt 1986; Rümke 1988; Kleeberg 1990; Mastrangelo 1994.)

| Substanz | CR/PR [%] | Ausgewählte Literatur |
|---|---|---|
| *Standarddosis* | | |
| Dacarbazin | 23-10 | Voigt u. Kleeberg 1986; Kleeberg al. 1990 |
| Fotemustin | 30-12 | Jacquillat 1990; Kleeberg 1994 |
| Cisplatin | 15 | Rozencweig 1977; Verschraegen 1988 |
| Vindesin | 14-0 | Gralla 1979; Rümke 1988 |
| Taxol | 17-0 | Keine Angabe |
| Mitomycin C | 13 | Godfrey 1972 |
| Ifosfamid | 13 | Costanzi 1982 |
| Cyclophosphamid | 12 | Gottlieb 1970 |
| Hydroxyurea | 8 | Gottlieb 1971 |
| *Hochdosistherapie* | | |
| Melphalan | 60-20 | Lazarus 1985 |
| BCNU | 38-17 | Phillips 1983; Kleeberg 1990 |

den Remissionen führen; dies gilt aber nur für Einzelfälle. In Anbetracht der erheblichen Toxizität und der Belastung für den Patienten stellt diese Therapie keine definitive Option für Patienten dar (Rosenberg 1985; Kleeberg 1992; Keilholz 1995, persönliche Mitteilung).

Die Kombination von Interferon-α plus Interleukin-2 (i.v. oder s.c.) führt nicht zu besseren Ergebnissen als Interferon-α allein; es gibt daher *keine* Indikation für die Kombination Interferon-α plus Interleukin-2.

**Endokrine Therapie**
Seit 50 Jahren werden immer wieder Kasuistiken publiziert, die Remissionen unter endokriner Therapie beschreiben (Kleeberg 1990): Orchiektomie, Hypophysektomie, Antiandrogene, Cyproteronacetat, Diethylstilbestrol, Estramustin, Medroxyprogesteronacetat und Tamoxifen können bei bis zu 10% der Patienten, vorzugsweise bei postmenopausalen Frauen, zu einem Wachstumsstillstand führen, aber nur anekdotisch zu objektiven Remissionen.

Tamoxifen (40–160 mg p.o. tgl.; Rümke 1992), sein Derivat Toremifen (240 mg; Kleeberg 1993) und Medoxyprogesteronacetat (1000–1500 mg p.o. tgl.; Kleeberg 1990) oder Megesterolacetat können unter Berücksichtigung der Kontraindikationen und unter kritischer Verlaufsbeobachtung befristet eingesetzt werden, wobei letzteres noch den Vorzug einer roborierenden, appetitfördernden Wirkung hat.

**Chemotherapie**

Die wirksamste Monosubstanz ist *DTIC* mit einer Remissionsrate von ca. 20% einschließlich eines kleineren Anteils kompletter Remissionen. *Fotemustin* ist vergleichbar wirksam, hat – im Gegensatz zu DTIC – zusätzlich aber den Vorteil der Liquorgängigkeit und partiellen Wirksamkeit auch bei Hirnmetastasen. Mit $5\text{-HT}_3$-Rezeptorantagonisten ist Nausea und Erbrechen nach DTIC nahezu komplett unterdrückbar, so daß DTIC als auch Fotemustin heutzutage eine einfache, den Patienten wenig belastende ambulante Therapie darstellen. *Cisplatin* hat eine dem DTIC und Fotemustin vergleichbare Wirksamkeit mit 15%, aber eine höhere Toxizität. Die Wirksamkeit der *Vincaalkaloide* und von *Taxol* ist eher geringer mit 10–15% objektiven Remissionen. Eine fragliche Wirksamkeit besitzen auch noch Mitomycin C und Ifosfamid (s. Tabelle 7).

Kombinationen von DTIC, Fotemustin oder Vincaalkaloiden mit Interferon-α sind nur marginal wirksamer als die Zytostatika allein und daher nicht indiziert (s. Tabelle 8).

Die Kombinationschemotherapie auf der Basis von DTIC, Nitrosoharnstoffderivaten und Cisplatin ist etwas wirksamer als eine DTIC- oder Fotemustinmonotherapie, mit 18% objektiver inklusive 6% kompletter Remissionen. Der Unterschied liegt weniger in der Rate an objektiven Remissionen, sondern in der potentiellen Wirksamkeit auch bei ausgedehnten viszeralen Metastasen. Allerdings ist die zeitliche und körperliche Belastung für den Patienten ungleich größer als die einer ambulanten Monotherapie, so daß die Kombinationschemotherapie für wenige Fälle reserviert bleiben sollte, z. B. für jüngere Patienten mit rasch fortschreitender multilokaler und insbesondere viszeraler Metastasierung, da in diesen Fällen eine Interferon- oder DTIC-Montherapie kaum wirksam ist. Für die Kombination aus DTIC/Cisplatin/BCNU plus Tamoxifen wurden konsistent höhere Remissionsraten berichtet (52% inklusive 15% komplette Remissionen), auch bei Patienten mit schlechten Prognosefaktoren und viszeraler Metastasierung, so daß auch diese Regime neben der Kombination DTIC/Cisplatin/Vindesin unter den Therapieschemata aufgeführt wurde. Der Vorteil dieser Kombination muß allerdings bis zur Prüfung durch eine randomisierte Studie als fraglich und selektionsbedingt angesehen werden; andererseits führt Tamoxifen in dieser Kombination nicht zu einer höheren Toxizität (Tabelle 9).

**Tabelle 8.** Aktivität von Interferon (Ifn)-haltigen Zytostatikaprotokollen

| Literatur | Ifn | IU · 10⁶/m | Kombiniert mit | Patienten (n) | CR/PR/ORR [%] |
|---|---|---|---|---|---|
| McLeod et al. | α-2a | 50 (i.m.) | DTIC | 44 | 6/7/30 |
| Thomson et al. | α-2a | 3–9 (i.m.) | DTIC | 51 | 7/9/32 |
| Kirkwood et al. | α-2b | 3–100 (i.v.) | DTIC | 54 | 16/30 |
| Hersey et al. | α-2b | 9 (i.m./s.c.) | DTIC | 36 | 6/6/33 |
| Kellokumpu et al. | α-2a | 3–9 (i.m.) | Vinblastin | 10 | 0/1/10 |
| Plesnicar | α-2a | 1–2 (i.m.) | Epidoxorubicin + DTIC | 41 | 15/37 |
| Kleeberg et al. | α-2a | 6 (s.c.) | Fotemustin | 41 | 0/5/12 |
| Weiner et al. | γ | 0,3–1,0 mg/m² (i.v.) | BCNU | 13 | 0/4/31 |
| Gesamt | | | | 9028 | 2 |

**Tabelle 9.** Systemische Polychemotherapie mit Dacarbazin-haltigen Protokollen

| Kombination | Patienten (n) | CR/PR [%] |
|---|---|---|
| Dacarbazin + Nitrosoureaderivate | 233 | 19 |
| Dacarbazin + Nitrosoureaderivate + Vincristin | 599 | 26 |
| Dacarbazin + Nitrosoureaderivate + andere | 520 | 27 |
| Dacarbazin + andere Medikamente | 503 | 20 |
| Dacarbazin + Cisplatin | 78 | 22 |
| Dacarbazin + Cisplatin + Vincaalkaloide | 178 | 28 (6% CR) |
| Dacarbazin + Cisplatin + Nitrosoharnstoff + Tamoxifen | 61 (!) | 52 (15% CR) |

**Chemotherapie bei Hirn- und ZNS-Metastasierung**

Dacarbazin und Nitrosoureapräparate (BCNU, Hydroxyurea) führen gelegentlich zu objektiven Remissionen bei Patienten mit ZNS-Metastasen (Voigt 1986; Mastrangelo 1994). Reproduzierbare Remissionen lassen sich bei 11–17% dieser Patienten mit Fotemustin erreichen (Jacquillat 1990; Kleeberg 1994). Zur Zeit werden in verschiedenen in- und ausländischen Institutionen relativ toxische Kombinationstherapien mit Fotemustin und Bestrahlung des ZNS durchgeführt (Bröcker 1994).

### 7.3.3 Regionale Chemotherapie

Patienten mit lokalen sowie In-transit-Metastasen der Extremitäten sollten, sofern keine systemische Metastasierung vorliegt und diese Herde nicht mehr chirurgisch entfernt werden können, einer regionalen Zytostatikaperfusion in Hyperthermie zugeführt werden. Die objektiven Remissionsraten liegen beim Einsatz von Melphalan bei 80%, die Fünfjahresüberlebensrate schwankt bei Patienten mit Lokalrezidiven, Satelliten- und in-transit-Metastasen mit oder ohne regionale Lymphknotenmetastasierung zwischen 29 und 80% (Schraffordt Koops 1994). Selbst bei einer weit fortgeschrittenen isolierten Gliedmaßenmetastasierung lassen sich noch Fünf- und Zehnjahresüberlebensraten von 30% resp. 25% erreichen.

Ob Melphalan allein oder eine Kombination verschiedener Zytostatika vorzuziehen sind, ob eine „milde" Hyperthermie (39–40°C) signifikant bessere Ergebnisse als die Normothermie ergibt und ob sich wiederholte Perfusionen günstig auf den weiteren Krankheitsverlauf auswirken, wird derzeit noch geprüft. Sehr eindrucksvolle Ergebnisse konnten durch die Kombination einer Hochdosismelphalantherapie mit den Zytokinen γIfn und rTNFα erreicht werden (Lejeune 1994). Bei mehr als 90% der Patienten wurde hierdurch eine komplette Remission erreicht. Zur Zeit wird in einer internationalen Studie der Arbeitsgruppe Melanom der EORTC geprüft, ob die durch den Tumornekrosefaktor vermittelte systemische Toxizität (toxisches Schocksyndrom) durch forcierte Diurese, Gabe von Dopamin und Indomethazin gemindert werden kann und ggf. auch eine isolierte Perfusion parenchymatöscr Organe möglich ist (Liènard 1994).

Palliative intraarterielle Infusionstechniken verschiedener Körperregionen, verbunden mit Chemofiltration, Chemoembolisation und eingesetzt in umschriebenen Regionen wie dem Kopf-Hals-Bereich, Brustwand, kleinem Becken, aber auch für parenchymatöse Organe wie Leber und Niere, sind wenigen Expertenteams vorbehalten, können aber in ausgesuchten Fällen das Schicksal des Patienten zum Besseren wenden (Aigner 1986, 1994).

### 7.3.4 Hochdosistherapie

Mit Hochdosischemotherapie und autologer Stammzellinfusion, unter Einschluß von Melphalan, Cyclophosphamid, BCNU oder Thiotepa, wurden in kleinen Serien bei hoch selektionierten Patienten ca. 50% objektive Remissionen berichtet. Die Remissionen sind allerdings mit – median – 2–3 Monaten nur sehr kurz; längerfristig anhaltende Remissionen sind auch nach Hochdosistherapie nicht beschrieben worden, so daß diese Therapie derzeit keine sinnvolle Alternative darstellt.

Eine Hochdosistherapie ist beim metastasierten Melanom somit nicht indiziert, ebensowenig in der adjuvanten Situation.

### 7.3.5 Kombinierte Strahlen-/Chemotherapie

Ein Synergismus von Chemotherapie mit Strahlentherapie ist beim Melanom nicht zu erwarten, allerdings ein additiver Effekt, der bei palliativer Indikation ausgenutzt werden sollte. Dies gilt v. a. für schmerzhafte oder stabilitätsgefährdete Läsionen des Skelettes, Lymphknotenmetastasen, ausgedehnte kutane Infiltration oder intraspinale Raumforderungen. Multiple ZNS-Metastasen, die nicht operiert worden sind, sollten immer, auch und gerade parallel zu einer laufenden Chemotherapie bestrahlt werden.

# 8 Indikation zur Chemotherapie und Auswahl der Patienten

## 8.1 Adjuvante Chemotherapie

Es besteht z. Z. keine Indikation zu einer adjuvanten, systemischen Chemo- oder Chemo-/Immuntherapie.

*Beim Extremitätenmelanom:* Eine adjuvante Extremitätenperfusion ist nur innerhalb von kontrollierten Studien zulässig, da eine Verlängerung der Überlebenszeit hierdurch bisher nicht nachgewiesen werden konnte.

## 8.2 Neoadjuvante präoperative Chemotherapie

Bei großen Extremitätentumoren, die nicht operabel sind, ohne Lymphknoten- und/oder Fernmetastasen ist eine regionale Melphalanhochdosisperfusion plus Hyperthermie indiziert
– möglicherweise auch als Alternative zur Operation bei großen Extremitätentumoren, die eine verstümmelnde Operation erforderlich machen.

## 8.3 Palliative systemische Therapie

Eine palliative systemische Therapie ist indiziert bei
– Fernmetastasen oder
– inoperablem Rezidivtumor, besonders am Stamm ohne Möglichkeit der regionalen Perfusion oder
– inoperablen Lymphknotenmetastasen bzw. Rezidiven.

Die *Wahl der Chemotherapie* richtet sich nach den Faktoren:
– biologisches Alter (über oder unter 65 Jahre),
– Allgemeinzustand (Karnofsky-Index über oder unter 70%),
– Ausdehnung der Erkrankung (ausgedehnte massive Metastasierung vs. wenig ausgedehnte Metastasierung),
– Metastasierungstyp (kutane, noduläre oder pulmonale Metastasierung vs. viszerale und/oder Knochenmetastasierung).
– Bei sehr schlechtem Allgemeinzustand, älteren Patienten, sehr ausgedehnter Tumormasse und schweren Begleiterkrankungen sollte keine Chemotherapie durchgeführt werden, wenn nicht ein ausgeprägter Therapiewunsch besteht.

*Vorgehen:*
– Bei Patienten mit *ausgedehnterem, nichtoperablem Extremitätenbefall* mit oder ohne Satelliten oder In-transit-Metastasen im Rahmen der Primärtumorbehandlung oder beim Rezidiv besteht eine gesicherte

Indikation für eine regionale arterielle Hochdosischemotherapie mit
Hyperthermie, Melphalan, evtl. plus Interferon-$\gamma$ und TNF. Im
Gegensatz zur Systemtherapie beträgt die komplette Remissionsrate
80–90%!

Patienten, bei denen extraregionale Metastasen ausgeschlossen oder
klinisch und biologisch zu vernachlässigen sind, sollten zur regionalen
Perfusion an die entsprechenden Zentren überwiesen werden.

- Bei Patienten mit *isolierten parenchymatösen Metastasen und geringer
  Wachstumsdynamik* sollte eine Resektion der Metastasen erwogen
  werden. Dies gilt insbesondere für kutane Metastasen. Eine anschließende Chemotherapie wäre allenfalls dann indiziert, wenn deren
  Wirksamkeit präoperativ belegt werden konnte (sog. Indikatortherа-
  pie, Kleeberg 1986). In der Regel wird man mit einer Chemotherapie
  eher bis zum Wiederauftreten einer Metastasierung abwarten.
- Bei *disseminierter Metastasierung mit langsamer bis mäßiger Progressionsdynamik* und fehlender oder gering ausgeprägter viszeraler Metastasierung sowie ausreichendem Allgemeinzustand besteht grundsätzlich eine Indikation zur Systemtherapie.

- *Therapiesequenz:*
  - Bei postmenopausalen Patientinnen mit Weichteil- und Lungenme-
    tastasen sollte der erste Therapieversuch mit Tamoxifen gemacht
    werden.
  - Bei allen anderen Patienten kann zunächst der Therapieversuch mit
    Interferon-$\alpha$ gemacht werden, gefolgt von einer Monochemothera-
    pie mit DTIC.
  - Bei gleichzeitigem Vorliegen von Hirnmetastasen sollte trotz der
    höheren Kosten Fotemustin als Initialtherapie bevorzugt vor DTIC
    gegeben werden.
  - Bei ausgeprägter viszeraler Metastasierung und schneller Progres-
    sion sowie ausreichendem Allgemeinzustand bzw. Tolerabilität
    einer Polychemotherapie ist ein Versuch mit einer DTIC/Cisplatin-
    haltigen Kombination gerechtfertigt. Von den angegebenen Kom-
    binationschemotherapieschemata gilt die Kombination DTIC/Cis-
    platin/BCNU/Tamoxifen derzeit als die wirksamste Behandlung.

## 8.6 Begleit-/Supportivtherapie

Es kann nicht oft genug wiederholt werden, daß die supportive Betreuung
dieser Patienten mit adäquater Schmerztherapie (Kombination von
Antiphlogistika und Opioiden), ggf. Antiemetika, Ernährung und schließlich der terminalen Pflege die entscheidende Maßnahme darstellt.

Eine Förderung des Appetits und eine Besserung der Stimmung des Befindens läßt sich mit der Kombination von Prednison (20 mg morgens)/ Primobolan S (2mal 25 mg tgl. p.o.) oder auch mit Medroxyprogesteron-acetat (500–1000 mg tgl.) oder Megesterolacetat (160 mg tgl. p.o.) erreichen.

Eine kompetente Umsorgung des pflegebedürftigen und sterbenden Patienten mit qualifizierter Krankenpflege und einfühlsamer ärztlicher Betreuung, die insbesondere die Familienmitglieder und Freunde des Kranken bei ihrer schweren Aufgabe unterstützt, ist das beste, was wir diesen Patienten vermitteln können (Kleeberg 1991). Drei Viertel der Sterbenden sowie ihrer Angehörigen ziehen die häusliche terminale Krankenpflege dem Sterben in der Klinik vor.

## 8.7 Erhaltungstherapie

In aller Regel steht vor dem 2., spätestens 3. Therapiekurs fest, ob die Behandlung dem Patienten nutzt, ob sich eine Remission abzeichnet und ob die physische und psychische Belastung durch die Behandlung den Aufwand wert ist. Da es sich beim metastasierten Melanom um einen hochgradig therapieresistenten Tumor handelt und die derzeit verfügbaren systemischen Polychemotherapieprotokolle sämtlich mit einer nicht unerheblichen Toxizität belastet sind, ist diese Wirkung/Nutzen-Abwägung von entscheidender Bedeutung für die Lebensqualität des Patienten. Nur dann, wenn sich eine klinisch relevante, objektive Remission abzeichnet, ist die Fortführung der Behandlung mit 2 weiteren Kursen zur Konsolidierung zu verantworten. Bei Patienten mit ausgedehntem, multifokal metastasiertem Melanom kann auch eine sog. Mischreaktion („mixed response") auf die Zytostatikatherapie beobachtet werden, wie z. B. eine partielle Remission von Lungen- und/oder Weichteilmetastasen bei progredienter Leber- und/oder Hirnmetastasierung.

Eine Erhaltungstherapie nach Abschluß der Induktionstherapie ist in der Regel nicht indiziert.

## 8.8 Salvagetherapie

Kommt es nach einer Remission zu erneuter Tumorprogredienz, kann, je nach der zuvor dokumentierten Wirksamkeit, das gleiche Protokoll nochmals eingesetzt werden. Bei vorausgegangener primärer oder sekundärer Therapieresistenz ist ein Ansprechen auf ein alternatives Protokoll so gut wie ausgeschlossen.

## 11 Besondere Hinweise

### 11.1 Aderhautmelanome

Aderhautmelanome metastasieren vorzugsweise zunächst in die Leber und erweisen sich als hochgradig therapieresistent. Objektive Remissionsraten konnten in den verschiedenen von der EORTC-Arbeitsgruppe Melanom in den letzten 25 Jahren durchgeführten Phase-II-Studien mit systemischer Zytostatikamono- und/oder -polychemotherapie nicht beobachtet werden. Solche Patienten sollten im Rahmen wissenschaftlicher Studienprotokolle daher in keinem Falle mit Patienten mit metastasierenden kutanen Melanomen vermischt werden und bedürfen in Zukunft der gesonderten Evaluation.

Kasuistiken zeigen, daß durch Dosissteigerungen, etwa im Rahmen regionaler Leberperfusionen mit Zytostatika, objektive Remissionen beobachtet werden können. Eine besonders sinnvolle Option scheint die regionale Chemoembolisation mit Gelfoam/Cisplatin zu sein.

### 11.2 Metastasierendes Melanom bei Kindern

Es ist eine seltene Erkrankung, die – soweit kleinste Therapieserien und Kasuistiken in der Tat für den Krankheitsverlauf repräsentativ sind – eine im Vergleich zum Erwachsenen etwas höhere Remissionsrate unter systemischer Zytostatikapolychemotherapie erwarten läßt (Hayes 1984; Kleeberg 1990). Kombinationen von Cyclophosphamid, Vincristin und Actinomycin D wurden ebenso wie Dacarbazin eingesetzt.

### 11.3 Studien

Informationen zu den relevanten und sinnvollen Studien der *EORTC-Melanomgruppe* sind zu bekommen durch
Prof. Dr. med. U. R. Kleeberg
Hämatologisch-onkologische Praxis
Max-Brauer-Allee 52
22765 Hamburg
Tel.: 040-380212-32
Fax: 040-380212-15

*Chemoembolisation bei Lebermetastasen des Aderhautmelanoms*

Dr. E. Schmoll
Abteilung Hämatologie/Onkologie
Medizinische Hochschule Hannover
Konstanty-Gutschow-Str. 8
30625 Hannover
Tel.; 9511/532-4077

## 12 Zukünftige Entwicklungen

Die Weiterentwicklung spezifischer Immuntherapiemodulatoren, z. B. mit individuellen oder multispezifischen T-Zellklonen, möglicherweise in Kombination mit monoklonalen Antikörpern, ist eine interessante, möglicherweise potente Option der Immuntherapie; ihre Effektivität ist allerdings limitiert durch die ausgeprägte Heterogenität des Melanoms.

Eine Verbesserung der Chemotherapie durch MDR-Reversion ist angesichts der Multiresistenz nicht zu erwarten.

## 13 Therapieschemata

| Interferonmonotherapie | | | |
|---|---|---|---|
| Inferon-$\alpha$ | 5 Mio. E./m$^2$ | s.c. | 3mal/Woche fortlaufend oder Tag 1–5, wöchentlich |
| Mindestens 6 Wochen; bei Ansprechen bis Progression | | | |

| Tamoxifenmonotherapie | | | |
|---|---|---|---|
| Tamoxifen | 20 mg/m$^2$ | p.o. | Täglich fortlaufend |
| Mindestens 6 Wochen; bei Ansprechen bis Progression | | | |

---

**Medroxyprogesteronacetatmonotherapie**

| | | | |
|---|---|---|---|
| Medroxyprogesteron | 1000 mg/m² | p.o. | Täglich fortlaufend |

Mindestens 6 Wochen; bei Ansprechen bis Progression

---

**Dacarbazinmonotherapie**                                          (Pritchard 1980)

| | | | |
|---|---|---|---|
| Dacarbazin (DTIC) | 850 mg/m² | i.v. Kurzinfusion | Tag 1 |

Wiederholung Tag 22–36

---

**Dacarbazinmonotherapie**                                              (Luce 1970)

| | | | |
|---|---|---|---|
| Dacarbazin (DTIC) | 250 mg/m² | i.v. Kurzinfusion | Tag 1–5 |

Wiederholung Tag 22–29

---

**DTIC/Tamoxifen**                                                  (Cocconi 1992)

| | | | |
|---|---|---|---|
| DTIC | 250 mg/m² | i.v. Kurzinfusion | Tag 1–5 |
| Tamoxifen | 40 mg | p.o. | täglich |

Wiederholung Tag 22

---

**Fotemustinmonotherapie**                                          (Kleeberg 1994)

| | | | |
|---|---|---|---|
| *Induktionstherapie* | | | |
| Fotemustin | 100 mg/m² | i.v. Kurzinfusion | Tag 1, 8, 15 |
| *Erhaltungstherapie* | | | |
| Nach 4–6 Wochen | | | |
| Pause | 100 mg/m² | i.v. Kurzinfusion | Tag 1, 29, etc. |

fortlaufend einmal pro Monat

| DTIC/Cisplatin/Vindesin | | (Verschragen/Kleeberg, EORTC 1988) | |
|---|---|---|---|
| DTIC | 450 mg/m² | i.v. Kurzinfusion | Tag 1, 8 |
| Cisplatin | 50 mg/m² | i.v. Kurzinfusion | Tag 1, 8 |
| Vindesin | 3 mg/m² | i.v. Bolus | Tag 1, 8 |

Wiederholung Tag 29

| DTIC/Cisplatin/BCNU/Tamoxifen | | | (CDBT) (McClay 1991) |
|---|---|---|---|
| C Cisplatin | 25 mg/m² | i.v. | Tag 1–3, 22–24 |
| D DTIC | 220 mg/m² | i.v. | Tag 1–3, 22–24 |
| B BCNU | 150 mg/m² | i.v. | Tag 1 |
| T Tamoxifen | 40 mg | p.o. | täglich fortlaufend |

Tamoxifen eine Woche vorher beginnen.
Alternativ: Tamoxifen 120 mg p.o. tgl. eine Woche vor sowie jeweils in der Chemotherapiewoche.

Wiederholung Woche 7

## Literatur

Aigner KR, Müller H (1994) Arterial infusion techniques for malignant melanoma. In: Lejeune FJ, Chaudhuri PK, DasGupta TK (eds) Malignant melanoma: Medical and surgical management. McGraw-Hill, I New York, pp 249–252

Aigner KR, Link KH, Walther H (1966) Chirurgische Therapie des malignen Melanoms. In: Voigt H, Kleeberg UR (Hrsg) Malignes Melanom. Springer, Berlin Heidelberg New York Tokyo, S 119–126

Aigner KR, Walther H, Link KH, Voigt H (1986) Perfusionstherapie. In: Voigt H, Kleeberg UR (eds) Malignes Melanom. Springer, Berlin Heidelberg New York Tokyo, S 299–305

Autier P, Doré JF, Lejeune FJ et al. for the EORTC Malignant Melanoma Cooperative Group (1994) Recreational exposure to sunlight and lack of information as risk factors for cutaneous malignant melanoma: Results from an EORTC-case-control study in Belgium, France and Germany. Melanoma Res 4:79–85

Autier P, Lejeune FJ, Kölmel KF et al. for the EORTC Malignant Melanoma Cooperative Group (1994) Cutaneous malignant melanoma and exposure to sunlamps and sunbeds: An EORTC multicenter case-control study in Belgium, France and Germany. Int J Cancer 58:809–813

Baas PC, Schraffordt Koops HS et al. (1992) Groin dissection in the treatment of lower-extremity melanoma: Short-term and long-term morbidity. Arch Surg 127:281–286

Balch CM, Uris MM, Karakousis CP et al. (1993) Efficacy of 2 cm surgical margins for intermediate thickness melanoma (1–4 mm): Results of a multi-institutional randomized surgical trial. Ann Surg 218:262–269

Bergman W, Palan A, Went LN (1986) Clinical and genetic studies in 6 Dutch kindreds with the dysplastic naevus syndrome. Ann Hum Genet 50:249–258

Bleuler E (1919) Das autistisch-undisziplinierte Denken in der Medizhin und seine Überwindung. Springer, Berlin

Bono A, Bartoli C, Zurrida SM, Del Prato J, Clemente C, Cascinelli N (1994) Let's stop worrying about pigmented skin lesions in children. Eur J Cancer 30:417–418

Breslow A (1970) Thickness, cross-sectional areas and depth of invasion in the prognosis of cutaneous melanoma. Ann Surg 173:1902–1908

Carrek S, Doré JF, Ruiter DJ, Prade M, Lejeune FJ, Kleeberg UR, Rümke P, Bröcker EB (1991) The EORTC-Melanoma Group exchange program: Evaluation of a multicenter monoclonal antibody study. Int J Cancer 48:836–847

Cascinelli N, v. der Esch EP, Breslow A et al. (WHO-collaborating centers for evaluation of methods of diagnosis and treatment of melanoma) (1980) Stage I melanoma of the skin: The problem of resection margins. Eur J Cancer 16:1079–1085

Cascinelli N, Belli F, Santinami M (1993) Excision of primary melanoma. Melanoma Res 3 [Suppl. 2], Abstract 43

Clark WH, jr (1967) A classification of malignant melanoma in men, correlated with histogenesis and biologic behavior. In: Montagna W, Huf I (eds) Advances in biology of the skin. The pigmentary system, vol 8. Pergamon Press, London, pp 621–645

Coates A, Rümke P (1994) Systemic chemotherapy: New strategies. In: Lejeune FJ, Chaudhuri PK, DasGupta TK (eds) Malignant Melanoma: Medical and surgical management. McGraw-Hill, New York, pp 287–293

Cocconi G, Bella M, Calabresi F et al. (1992) Treatment of metastatic malignant melanoma with Dacarbacine + Tamoxifene. N Engl J Med 327:516–523

Cochran AJ, Lana AMA, Wen DR (1989) Histomorphometry in the assessment of prognosis in stage II malignant melanoma. Am J Surg Pathol 13:600–604

Cochran AJ, Wen DR, Farzad Z, Lana AMA, Zeng QS, Morton DL (1994) Pathological evaluation of primary and metastatic melanoma: Implications for staging, prognosis and treatment. In: Lejeune FJ, Chaudhuri PK, DasGupta TK (eds) Malignant melanoma: Medical and surgical management. McGraw-Hill, New York, pp 149–163

Costanzi JJ, Stephens R, O'Bryan R, Franks J (1982) Ifosfamid in the management of malignant melanoma: A Southwest Oncology Group Phase-II-Study. Semin Oncol [Suppl I] 9:93–95

Day CK jr, Mihm MC jr, Sober HJ et al. (1982) Narrower margins for clinical stage I malignant melanoma. N Engl J Med 306:479–481

DeVita VT (1971) Cell kinetics and the chemotherapy of cancer. Cancer Chemother Rep 2:22–33

Doré JF, Carrel S (1994) Biology of melanoma differentiation and progression. In: Lejeune FJ, Chaudhuri PK, DasGupta TK (eds) Malignant melanoma – medical and surgical management. McGraw-Hill, New York, pp 9–26

Drepper H, Köhler CO, Bastian B et al. (1993) Benefit of elective lymphnode dissection in subgroups of melanoma patients. Cancer 72:741–749

Engel E, Kleeberg UR, Dietel M, Bröcker EB, Carrel S (1989) Alteration of melanoma cell phenotype following in vitro culturing and exposure to cytostatic agents. Anticancer Res 9:873–878

Essner R, Morton DL (1994) Elective lymphnode dissection. In: Lejeune FJ, Chaudhuri PK, DasGupta TK (eds) Malignant melanoma: Medical and surgical management. McGraw-Hill, New York, pp 205–214

Garbe C (1992) Melanom: Entwicklung der Früherkennung und Definition von Risikogruppen. ZBL Haut 161:342

Garbe C, Büttner P, Bertz J et al. (1990) Die Prognose des primären malignen Melanoms – eine multizentrische Studie an 5093 Patienten. In: Orfanos CE, Garbe C (Hrsg) Das maligne Melanom der Haut. Zuckschwerdt, München, S 41–59

Gefeller O, Kleeberg UR, Kölmel KF (1994) 2. Stellungnahme (zu Beiteke U et al. (1993) Adjuvante Therapie des primären malignen Melanoms). Hautarzt 45:191–192

Gelber RD, Goldhirsch A (1986) A new endpoint for the assessment of adjuvant therapy in postmenopausal women with operable breast cancer. J Clin Oncol 4:1772–1779

Giannotti V, Chiarugi C, Martini L et al. (1993) Stage I cutaneous melanoma: Does it really need a wide excision? Melanoma Res 3 [Suppl 2], Abstract 49

Glass A, Hoover R (1989) The emerging epidemic of melanoma and squamous cell skin cancer. JAMA 262:2097–2100

Godfrey TE, Wilbur DW (1972) Clinical experience with Mitomycin C in large infrequent doses. Cancer 29:1647–1652

Gottlieb JA, Mendelsohn D, Serpick AA (1970) An evaluation of large intermittant intravenous doses of cyclophosphamide in the treatment of metastatic malignant melanoma. Cancer Chemother Rep 54:365–367

Gottlieb JA, Frei E, Luce JK (1971) Dose schedule studies with hydroxyurea in malignant melanoma. Cancer Chemother Rep 55:277–280

Gralla RJ, Tan TC, Young CW (1979) Vindesine – a review of phase II-trials. Cancer Chemother Pharmacol 2:271–274

Häffner AC, Garbe C, Büttner P, Orfanos CE, Rassner G, Burg G (1992) The prognosis of primary and metastasizing melanoma. An evaluation of the TNM-classification in 2495 patients and proposals for their revision. Br J Cancer 66:856–861

Hayes FA, Green AA (1984) Malignant melanoma in childhood: Clinical course and response to chemotherapy. J Clin Oncol 2:1229–1234

Hein DW, Moy RL (1992) Elective lymphnode dissection in stage I malignant melanoma: A metaanalysis. Melanoma Res 2:273–277

Herlyn M, Koprowski H (1988) Melanoma antigens: Immunological and biological characterization and clinical significance. Ann Rev Immunol 6:283–308

Heyden HW von (1986) Melanome und Hirnmetastasen. In: Voigt H, Kleeberg UR (Hrsg) Malignes Melanom. Springer, Berlin Heidelberg New York Tokyo, S 321-330

Hill GJ, II, Krementz ET, Hill HZ (1984) DTIC and combination therapy for melanoma. Cancer 53:1299-1305

HKR (1994) Hamburgisches Krebsregister. In: Fischer-Menzel H, Kleeberg UR (Hrsg) Krebs in Hamburg

Holzmann B, Bröcker EB, Lehmann JM et al. (1987) Tumor progression in human malignant melanoma: 5 stages defines by their antigenic phenotypes. Int J Cancer 39:466-471

IARC (1994) International Agency for Research on Cancer. Cancer Incidence in 5 continents, vol V. IARC Publication No 88, Lyon

Jacquillat CL, Khayat D, Banzet P et al. (1990) Final report of the phase II-study of the nitrosourea Fotemustine in 153 patients with disseminated malignant melanoma including brain metastasis. Cancer 66:1873-1878

Johnson JP, Stade BG, Hupke U, Holzmann B, Riethmüller G (1988) The melanoma progression associated antigen P3-58 is identical to the intercellular adhesion molecule ICAM-1. Immunobiology 178:275-279

Jönsson PE, Hafström L, Strömblad LG (1994) Surgical management of brain metastases. In: Lejeune FJ, Chaudhuri PK, DasGupta TK (eds) Malignant melanoma: Medical and surgical management. McGraw-Hill, New York, pp 253-258

Karakousis CP, Rao U (1981) Axillary node dissection in malignant melanoma. Surg Gynecol Obstet 125:507-509

Karakousis CP, Emrich LJ, Rao U (1986) Groin dissection in malignant melanoma. Am J Surg 152:491-495

Kleeberg UR (1987) Clinical trials in disseminated malignant melanoma. Anticancer Res 7:423-428

Kleeberg UR (1988) Etiology of Melanoma. Onkologie 11:254-259

Kleeberg UR (1991) Prospektive randomisierte Therapiestudie zur adjuvanten Behandlung von Patienten nach kurativer Resektion prognostisch ungünstiger Melanome der Stadien I und IIB: Aspekte der Lebensqualität. In: Schwarz R (Hrsg) Lebensqualität in der Onkologie. Zuckschwerdt, München, S 135-141

Kleeberg UR (1992) Cytokines and melanoma. Medicographia 14:25-30

Kleeberg UR (1992) Melanom. Aktueller Stand von Prävention, Diagnostik und Therapie. Der informierte Arzt – Gazette Medicale 12:1017-1024

Kleeberg UR (1994) Adjuvant treatment of melanoma. In: Lejeune FJ, Chaudhuri PK, DasGupta TK (eds) Malignant melanoma: Medical and surgical management. McGraw-Hill, New York, pp 271-286

Kleeberg UR, Voigt H (1986) Zytodiagnostik von Melanommetastasen. In: Voigt H, Kleeberg UR (Hrsg) Das maligne Melanom. Springer, Berlin Heidelberg New York Tokyo, S 110-117

Kleeberg UR, Voigt H (1986) Experimentelle Therapieansätze. In: Voigt H, Kleeberg UR (Hrsg) Malignes Melanom. Springer, Berlin Heidelberg New York Tokyo, S 127-171

Kleeberg UR, Voigt H, Erdmann H (1984) Die Zytodiagnostik von Melanommeta-stasen und ihre Bedeutung für die Wahl der Therapie. Tumor Diagn Ther 5:49–54

Kleeberg UR, Rümke P, Kirkwood JM (1990) Systemic chemotherapy of advanced melanoma. In: Rümke P (ed) Therapy of advanced melanoma. Pigment cell, vol 10. Karger, Basel, pp 91–104

Kleeberg UR, Kerekjarto M v., Kaden H et al. (1991) Supportive care of the terminally ill cancer patient at home and in a day-hospice. Onkologie 14:240–246

Kleeberg UR, Engel E, Bröcker EB et al. (1993) Effect of Toremifene in patients with metastatic melanoma: A phase II-study of the EORTC-Melanoma Cooperative Group. Melanoma Res 3:123–126

Kleeberg UR, Engel E, Israels P et al. for the EORTC-Melanoma Cooperative Group (1995) Palliative therapy of melanome patients with Fotemustine. Inverse relationship between tumour load and treatment effectiveness. A multicentre phase II trial of the EORTC-Melanome Cooperative Group (MCG). Mel Research 5:195–200

Lazarus HM, Herzig RH, Wolff SN et al. (1985) Treatment of metastatic malignant melanoma with intensive melphalan and autologous bone marrow transplantation. Cancer Treat Rep 69:473–477

Lejeune FJ (1990) Surgical management of malignant melanoma. Reg Cancer Treat 3:55–56

Lejeune FJ (1994) Isolation perfusion with L-PAM + hyperthermia in melanoma of the extremities vs. surgery alone +/− reg. lymphadenectomy in stage I (>1,5 mm) patients. Adj. trial of the EORTC-Melanoma Cooperative Group No. 18832. Interim Report V/94

Lejeune FJ, Liènard D (1994) Isolation perfusion of the limbs for in transit-melanoma metastases with cytokines and chemotherapy. In: Lejeune FJ, Chaudhuri PK, Das Gupta TK (eds) Malignant melanoma: Medical and surgical management. McGraw-Hill, New York, pp 233–240

Liènard D, Rocmans P (1994) Surgical management of pulmonary metastases. In: Lejeune FJ, Chaudhuri PK, DasGupta TK (eds) Malignant melanoma: Medical and surgical management. McGraw-Hill, New York, pp 259–263

Liènard D, Lejeune FJ, Autier P, Sales F, Ghanem G (1994) Physiological and pharmacokinetic parameters in isolation perfusion of the limbs. In:: Lejeune FJ, Chaudhuri PK, DaGupta TK (eds) Malignant melanoma: Medical and surgical management. McGraw-Hill, New York, pp 241–248

Luce JK, Thurman WG, Isaacs BL et al. (1970) Clinical trials with the antitumor agent DTIC. Cancer Chemother Rep 54:119–124

MacKie RM, Hunter JAA, Aitchison TC et al. (1992) Cutaneous malignant melanoma, Scotland 1979–1989. Lancet 339:971–975

Mastrangelo MJ (1994) Controlled studies in chemotherapy for advanced mela-noma. In: Lejeune FJ, Chaudhuri PK, DasGupta TK (eds) Malignant mela-noma: Medical and surgical management. McGraw-Hill, New York, pp 295–301

McCarthy WH, Shaw HM (1994) The influence of prognostic factors and melanoma management. In: Lejeune FJ, Chaudhuri PK, DasGupta TK (eds)

Malignant melanoma: Medical and surgical management. McGraw-Hill, New York, pp 171–185

McClay EF, Mastrangelo MJ (1988) Systemic chemotherapy for metastatic melanoma. Sem Oncol 15:569–577

Möller-Jensen O, Estéve J, Möller H, Renard H (1990) Cancer in the European Community and its member states. Eur J Cancer 26:1167–1256

Morton DL, Wen DR, Wong JK et al. (1992) Technical details of intraoperative lymphatic mapping for early stage melanoma. Arch Surg 127:392–399

Nagel GA (1993) Naturheilkunde als Metapher. Schweiz Rundschau Med 82:735–739

Neades GT, Orr DJA et al. (1993) Safe margins in the excision of primary cutaneous melanoma. Br J Surg 80:731–733

O'Brien CJ, Coates AS et al. (1991) Melanoma of the head and neck. Experience with 998 cutaneous melanomas of the head and neck over 30 years. Am J Surg 162:310–314

O'Rourke MGE, Altmann CT (1993) Cutaneous malignant melanoma recurrence after excision: Is a wide margin justified? Arch Surg 217:2–5

O'Sullivan B, Tsang R (1994) Radiation therapy of malignant melanoma. In: Lejeune FJ, Chaudhuri PK, DasGupta TK (eds) Malignant melanoma: Medical and surgical management. McGraw-Hill, New York, pp 323–336

Orfanos CE, Jung HG, Rassner G, Wolff HH, Garbe C (1994) Stellungnahme und Empfehlungen der Kommission Malignes Melanom der Deutschen Dermatologischen Gesellschaft zur Diagnostik, Behandlung und Nachsorge des malignen Melanoms der Haut – Stand 1993/94. Hautarzt (im Druck)

Pector JC (1994) Surgical management of distant metastasis: GI-tract. In: Lejeune FJ, Chaudhuri PK, DasGupta TK (eds) Malignant Melanoma: Medical and surgical management. McGraw-Hill, New York, pp 265–269

Petres J, Rompel R (1992) Weite lokale Exzision des malignen Melanoms und radikale regionäre Lymphknotendissektion – Behandlungsergebnisse bei 567 Patienten. ZBL Haut 161:350

Phillips GL, Fay JW, Herzig GP et al., Southeastern Cancer Study Group (1983) Intensive BCNU and cryopreserved autologous marrow transplantation for refractory cancer. A phase I–II study. Cancer 52:1792–1802

Pritchard KE, Quirt DH, Cowan D et al. (1980) DTIC therapy in metastatic malignant melanoma: A simplified dose schedule. Cancer Treat Rep 64:1123–1126

Reisfeld RA (1988) Antigen repertoire of human Melanoma. In: Bagnara JT (ed) Advances in pigment cell research. Liss, New York, pp 343–360

Rompel R, Garbe C, Büttner P, Teichelmann K, Petris J (1993) The role of elective lymphnode dissection in stage I malignant melanoma: Evaluation by matched pair analysis. Melanoma Res 3 [Suppl2], abstract 137

Rosenberg SK, Lotze MT, Maul LM et al. (1985) Observation on the systemic administration of autologous lymphokine-activated killer cells and recombinant Interleukin-2 to patients with metastatic cancer. N Engl J Med 313:1485–1492

Ruiter DJ, Bröcker EB (1994) Immunohistology of melanoma. In: Lejeune FJ, Chaudhuri PK, DasGupta TK (eds) Malignant melanoma. Medical and surgical management. McGraw-Hill, New York, pp 135–147

Rümke P (1988) Annual reviews 1979–1988 melanoma. In: Pinedo HM, Longo DL, Chabner BA (eds) Cancer chemotherapy and biological response modifiers. Ann 10, chapt. 23, Elsevier, Amsterdam

Rümke P, Kleeberg UR, MacKie R et al. (1992) Tamoxifen as a single agent for advanced melanoma in postmenopausal women. A phase II-study of the EORTC-Melanoma Cooperative Group. Melanoma Res 2:153–156

Schraffordt Koops H, Kroon BBR, Lejeune FJ (1994) Management of local recurrence, satellites, and in transit-metastases of the limbs with isolation perfusion. In: Lejeune FJ, Chaudhuri PK, DasGupta TK (eds) Malignant Melanoma: Medical and surgical management. McGraw-Hill, New York, pp 221–231

Schrier PI, van't Veer LJ, Bergmann W ((1994) Human melanoma genetics. Involvement of oncogenes and tumor suppressor genes. In: Lejeune FJ, Chaudhuri PK, DasGupta TK (eds) Malignant melanoma: Medical and surgical management. McGraw-Hill, New York, pp 65–80

Seigler HF, Lucas VS, Pharm N, Pickett NJ, Huang AT (1980) DTIC, CCNU, Bleomycin, and Vincristin (BOLD) in metastatic melanoma. Cancer 46:2346–2348

Sim FH, Taylor WF, Pritchard DJ, Soul EH (1986) Lymphadenectomy in the management of stage I malignant melanoma: A prospective randomized study. Mayo-Clin Proc 61:697–705

Singletary SE, Shallenberger R et al. (1992) Surgical management of groin nodal metastasis from primary melanoma of the lower extremity. Surg Gynecol Obstet 174:195–199

Snow HL (1892) Melanotic cancerous disease. Lancet 2:872–874

Sober HJ, Day CL, Fitzpatrick TP, Lew RA, Kopf AW, Mihm MC (1983) Factors associated with death from melanoma from 2–5 years following diagnosis in clinical stage I-patients. J Invest Dermatol 80:53s–55s

Storm FK, Mahvi DM (1994) Treatment of primary melanoma. In: Lejeune FJ, Chaudhuri PK, DasGupta TK (eds) Malignant Melanoma: Medical and surgical management. McGraw-Hill, New York, pp 193–203

Timmons MJ (1993) Malignant melanoma excision margins: Plastic surgery audit in Britain and Ireland, 1991, and a review. Br J Plastic Surg 46:525–531

Timmons MJ, Thomas JM (1993) The width of excision of cutaneous melanoma. Eur J Surg Oncol 19:313–315

Trott KR, Kummermehr J, Hug O, Lukacs S, Braun-Falco O (1978) Die Strahlenempfindlichkeit des amelanotischen Hamstermelanoms in vitro und in vivo. Strahlentherapie 154:571–579

Tyrrell RM (1994) Ultraviolet protection. In: Lejeune FJ, Chaudhuri PK, DasGupta TK (eds) Malignant melanoma: Medical and surgical management. McGraw-Hill, New York, pp 91–96

Veronesi U, Cascinelli N (1991) Melanoma margins. Narrow excision (1 cm margin): A safe procedure for thin melanomas. Arch Surg 126:438–441

Veronesi U, Adamus J, Bandiera DC et al. (1977) Inefficacy of immediate node dissection in stage I melanoma of the limbs. N Engl J Med 297:627–630

Verschraegen CF, Kleeberg UR, Mulder J et al. (1988) Combination of Cisplatin, Vindesine and Dacarbacine in advanced malignant melanoma. A phase II-study of the EORTC-Melanoma Cooperative Group. Cancer 62:1061–1065

Voigt H, Kleeberg UR (1986) Systemische Chemotherapie maligner Melanoma. In: Voigt H, Kleeberg UR (Hrsg) Malignes Melanom. Springer, Berlin Heidelberg New York Tokyo, S 235–298

Wannenmacher M (1986) Radiotherapie maligner Melanome. In: Voigt H, Kleeberg UR (Hrsg) Malignes Melanom. Springer, Berlin Heidelberg New York Tokyo, S 315–319

Warso MA, DasGupta TK (1994) Management of regional lymphnode metastasis. In: Lejeune, FJ, Chaudhuri PK, DasGupta TK (eds) Malignant Melanoma: Medical and surgical management. McGraw-Hill, New York, pp 215–219

Weinstock MA, Morris BT, Lederman JS, Bleicher P, Fitzpatrick TB, Sober AJ (1988) Effects of BANS-location on the prognosis of clinical stage I-melanoma: New data and metaanalysis. Br J Dermatol 119:559–565

WHO collaborating centres for evaluation of methods of diagnosis and treatment of melanoma (chairman U. Veronesi) (1983) Metastatic spread of stage I melanoma of the skin. Tumori 69:449–454

Winter H, Bellmann KP, Audring H (1992) Prognoseverbesserung in der Melanomchirurgie nach Einführung der Lymphabstromszintigraphie. ZBL Haut 161:349

Winter H, Bellmann KP, Audring H, Küchler I (1993) Improved prognosis of melanoma by continuity dissection after lymphatic outflow-szintigraphy. Melanoma Res 3 [Suppl2], abstract 183

Woods JE, Taylor WF, Pritchard DJ, Sim FH, Ivinss JC, Bergstralh EJ (1985) Is the BANS-concept for melanoma valid? Am J Surg 150:452–455

# 34.73 Maligne epitheliale Hauttumoren

C. Garbe

## 1 Epidemiologie

*Häufigkeit:* 15% aller malignen Neubildungen (ICD 173; Saarländisches Krebsregister 1990); Verhältnis von Basaliomen zu Plattenepithelkarzinomen 4:1.

*Inzidenz:* 60 pro 100000/Jahr bei Frauen und 90 pro 100000/Jahr bei Männern; schnelle Inzidenzzunahme, seit 1970 etwa eine Vervierfachung der Inzidenz.

*Ätiologie:* Initiator- und Promoterfunktion von UV-B-Licht (290–320 nm) und auch von hohen Dosen UV-A-Licht (320–400 nm). Bis zu 10fach erhöhtes Risiko für langfristig immunsupprimierte Patienten (v. a. nach Organtransplantation). Entstehung auf Narben, chronischen Ulzera, Radioderm und aus einem Naevus sebaceus (Basaliom). Multiple Hauttumoren nach Arsenintoxikation.

*Genetische Prädisposition:* Multiple Hauttumoren bei Xeroderma pigmentosum und bei Albinismus. Multiple Basaliome bei Basalzellnaevussyndrom (Goltz-Gorlin).

*Altersverteilung:* Ab 40–60 Jahren, Gipfel 70–80 Jahre.

*Primäre Prävention:* Schutz vor UV-Licht.

## 2 Histologie

### 2.1 Basaliom

Histogenetisch stammen Basaliome von den Zellen der Basalzellschicht und/oder der äußeren Wurzelscheide der Haarfollikel ab. Zum Teil zeigen sie eine Differenzierung, die an Merkmale von Adnexorganen, (Follikel, Talgdrüsen, ekkrine oder apokrine Schweißdrüsen) erinnern. Für das therapeutische Vorgehen ist die Unterscheidung zwischen *umschriebenen* und *diffusen* Wachstumsformen von Bedeutung (Tabelle 1).

**Tabelle 1.** Einteilung der Histologie des Basalioms nach Wachstumsformen

| Umschriebenes Wachstum | Diffuses Wachstum |
| --- | --- |
| Solides Basaliom | Superfizielles Basaliom (Rumpfhautbasaliom) |
| Adenoides Basaliom | Sklerodermiformes Basaliom |
| Zystisches Basaliom | Infiltrierendes Basaliom |
| Verhornendes Basaliom | Ekkrine und apokrine Epitheliome |
| Follikuläres Basaliom | |
| Fibroepitheliom | |

Basaliome wachsen invasiv und können zu ausgedehnten Gewebsdestruktionen führen (Ulcus rodens, Ulcus terebrans). Sie metastasieren aber nur in seltenen Ausnahmefällen und werden deshalb auch als „semimaligne" bezeichnet.

## 2.2 Plattenepithelkarzinom

Die Entwicklung von Plattenepithelkarzinomen in situ beginnt mit der Aufhebung der normal geschichteten Architektur der Epidermis und der Entwicklung zellulärer Atypien. Kommen diese nur herdweise vor, so wird der Befund als aktinische Keratose eingeordnet. Durchsetzen diese Veränderungen die gesamte Epidermis, so wird der Befund als *Morbus Bowen* oder *Erythroplasie Queyrat* (Übergangsschleimhäute) bezeichnet. Invasive Plattenepithelkarzinome bestehen aus atypischen epithelialen Tumorzellformationen, die über die Epidermis hinaus in die unterliegende Dermis reichen. Die Zellen neigen wie die Zellen des Stratum spinosum der Epidermis zur Verhornung und es bilden sich sog. Hornperlen. Der Differenzierungsgrad von Plattenepithelkarzinomen wird nach Broders in 4 Grade eingeteilt, die zum Prozentsatz undifferenzierter Zellen ohne Verhornungstendenz korrespondieren (Tabelle 2).

## 2.3 Sonderformen

Vom invasiven Plattenepithelkarzinom müssen histologisch epitheliale Tumoren abgegrenzt werden, die histologische Ähnlichkeiten aufweisen, aber einen eher gutartigen Verlauf nehmen. Dazu gehört das Keratoakanthom, das durch schnelles Wachstum, aber auch durch spontane Rückbildung gekennzeichnet ist. Charakteristisch sind die Ausbildung eines zentralen Hornpfropfes und die gute Abgrenzung gegenüber der

**Tabelle 2.** Histopathologie und Grading von invasiven Plattenepithelkarzinomen

|  | UICC 1987 | Broders | Anteil undifferenzierter Tumorzellen [%] |
|---|---|---|---|
| Differenzierungsgrad kann nicht bestimmt werden | GX |  |  |
| Gut differenziert | G1 | Grad I | < 25 |
| Mäßig differenziert | G2 | Grad II | < 50 |
| Schlecht differenziert | G3 | Grad III | < 75 |
| Undifferenziert | G4 | Grad IV | > 75 |

umgebenden Dermis. Abzugrenzen ist auch das verruköse Karzinom (Ackerman), das eine besonders gut differenzierte Form des Plattenepithelkarzinoms darstellt, für das zwar invasives Wachstum, aber keine Fernmetastasierung beschrieben wurde. Dieser histologischen Diagnose werden auch das Epithelioma cuniculatum, die orale floride Papillomatose und die sog. Riesencondylomata (Buschke-Löwenstein) zugeordnet.

## 2.4 Adnexkarzinome der Haut

Selten kommen Karzinome vor, die sich von den ekkrinen Schweißdrüsen (*syringoides, muzinöses* und *mikrozystisches ekkrines Karzinom, malignes ekkrines Hidradenom, malignes Zylindrom* und *ekkrines Porokarzinom*) sowie von den apokrinen Schweißdrüsen und den Talgdrüsen ableiten. Wegen des seltenen Vorkommens fehlen systematische Untersuchungen und therapeutisch sollte analog zur Behandlung von Plattenepithelkarzinomen der Haut vorgegangen werden.

## 3  Stadieneinteilung von Karzinomen der Haut (UICC 1987)

Die Klassifikation gilt nur für Karzinome der Haut. Die T-Kategorie wird aufgrund der klinischen Untersuchung, N- und M-Kategorien aufgrund der klinischen Untersuchung und bildgebender Verfahren bestimmt.

### 3.1 Klinische Stadieneinteilung (TNM)

*Primärtumor (T)*

TX    Primärtumor kann nicht beurteilt werden
T0    Kein Anhalt für Primärtumor
Tis   Carcinoma in situ
T1    Tumor 2 cm oder weniger in größter Ausdehnung.
T2    Tumor mehr als 2 cm, aber nicht mehr als 5 cm in größter Ausdehnung.
T3    Tumor mehr als 5 cm in größter Ausdehnung.
T4    Tumor infiltriert tiefe extradermale Strukturen wie Knorpel, Skelettmuskel oder Knochen.

*Anmerkung:* Im Falle multipler simultaner Tumoren wird der Tumor mit der höchsten T-Kategorie klassifiziert und die Anzahl abgrenzbarer Tumoren in Klammern angegeben, z. B. T2 (5).

*Regionäre Lymphknoten (N)*
*Definition:* Die regionären Lymphknoten entsprechen der jeweiligen Lokalisation des Primärtumors.
NX    Regionäre Lymphknoten können nicht beurteilt werden
N0    Keine regionären Lymphknotenmetastasen
N1    Regionäre Lymphknotenmetastasen

*Fernmetastasen (M)*
MX    Das Vorliegen von Fernmetastasen kann nicht beurteilt werden
M0    Keine Fernmetastasen
M1    Fernmetastasen

### 3.2 Postchirurgische Stadieneinteilung

Die pT-, pN- und pM-Kategorien entsprechen den T-, N- und M-Kategorien.

### 3.3 Stadiengruppierung (AJC/UICC)

| Stadium (AJC/UICC 1987) | TNM-Klassifikation | | |
|---|---|---|---|
| Stadium 0 | Tis | N0 | M0 |
| Stadium I | T1 | N0 | M0 |
| Stadium II | T2 | N0 | M0 |
| | T3 | N0 | M0 |

| Stadium (AJC/UICC 1987) | TNM-Klassifikation | | |
|---|---|---|---|
| Stadium III | T4 | N0 | M0 |
| | jedes T | N1 | M0 |
| Stadium IV | jedes T | jedes N | M1 |

## 4 Prognose

Basaliome der Haut metastasieren nur außerordentlich selten und die Gefahr eines letalen Ausganges besteht in der Regel nicht. Auch bei Plattenepithelkarzinomen kommen letale Ausgänge selten vor. Als prognostische Faktoren für Plattenepithelkarzinome gelten ihr horizontaler Durchmesser, ihre Eindringtiefe, ihr Differenzierungsgrad und ihre Lokalisation (Tabelle 3). Die Fünfjahresüberlebensraten für metastasierende Plattenepithelkarzinome liegen zwischen 25 und 50%.

**Tabelle 3.** Prognostische Faktoren für das Auftreten von Metastasierung bei Plattenepithelkarzinomen der Haut (Nachbeobachtung > 5 Jahre)

| Faktor | Metastasierungsrate [%] |
|---|---|
| *Horizontaler Durchmesser* | |
| < 2 cm | 9 |
| > 2 cm | 30 |
| *Eindringtiefe/Invasionslevel nach Clark* | |
| < 4 mm/I-III | 7 |
| > 4 mm/IV, V | 46 |
| *Differenzierung* | |
| Gut differenziert | 9 |
| Wenig differenziert | 33 |
| *Lokalisation/Typ* | |
| Sonnenexponierte Haut | ca. 5 |
| Äußeres Ohr | ca. 10 |
| Lippe | ca. 15 |
| Narbenkarzinom/nicht sonnenexponiert | ca. 40 |

## 5 Diagnostik

Die Diagnosestellung erfolgt aufgrund des histologischen Befundes, für dessen Sicherung an der Haut auch eine Stanzbiopsie ausreicht. Bei invasiven Plattenepithelkarzinomen werden folgende Untersuchungen im Rahmen der Ausbreitungsdiagnostik für sinnvoll erachtet: Lymphknotensonographie der drainierenden Region, Oberbauchsonographie, Thoraxröntgen.

## 6 Krankheitsverlauf

Das Basaliom der Haut entwickelt sich über Jahre bis Jahrzehnte und geht im Verlauf in ulzerierende Läsionen (Ulcus rodens) über, die auch unterliegende Gewebsstrukturen zerstören können (Ulcus terebrans). Metastasierungen sind selten (1:1000). Beim Plattenepithelkarzinom der Haut ist die Metastasierungsrate mit 5–45% höher und abhängig von den unter 4 aufgeführten Prognosefaktoren (Tabelle 3).

## 7 Therapiestrategie

### 7.1 Übersicht

Die Therapie von Basaliomen und Plattenepithelkarzinomen mit kleiner Ausdehnung bis zu 2 cm ist in der Regel unkompliziert und Heilungsraten zwischen 90 und 95% sind mit vollständiger Exzision, mit Kürettage mit scharfem Löffel sowie nachfolgender Elektrodesikkation, mit Kryo- und Lasertherapie sowie auch mit Bestrahlung beschrieben.

Größere Basaliome und Plattenepithelkarzinome können therapeutische Schwierigkeiten bieten. Die Therapie der Wahl ist hier die vollständige Exzision mit histologischer Kontrolle der Schnittränder. Ein relativ aufwendiges Verfahren dafür stellt die intraoperative Schnellschnittkontrolle der Schnittränder an Gefrierpräparaten dar (Chirurgie nach Mohs, v. a. in Nordamerika und Australien etabliert).

Sobald Basaliome und Plattenepithelkarzinome extradermale Strukturen (Muskel, Knorpel, Knochen) infiltrieren bzw. destruieren, ist eine kurative Behandlung vielfach schwierig und manchmal auch unmöglich. In erster Linie ist immer eine chirurgische vollständige Exzision des Tumors und eine plastische Versorgung der Wunde anzustreben. Bei inoperablem Befund ist eine Bestrahlung indiziert. Auch systemische

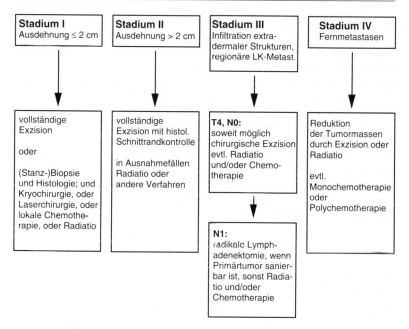

**Abb. 1.** Stadienorientierte Therapie maligner epithelialer Hauttumoren

Chemotherapien wurden in solchen Fällen erfolgreich angewendet. Intraläsionale Behandlungen mit Zytostatika (5-Fluoruracil) sowie Interferonen (Interferon-α und Interferon-β) führten ebenfalls zu vollständigen Rückbildungen, über rezidivfreie Zeiten liegen allerdings keine Mitteilungen vor.

Eine elektive Lymphadenektomie wird nicht durchgeführt; bei klinisch erkennbarem Vorliegen von Lymphknotenmetastasen wird eine radikale Lymphadenektomie der entsprechenden Lymphknotenregion empfohlen. Dieses Vorgehen erscheint aber nur sinnvoll, wenn der Primärtumor sanierbar ist. Bei Fernmetastasierung kann je nach Allgemeinzustand des Patienten auch eine Chemotherapie indiziert sein. Hier kommen Monotherapien mit Methotrexat oder 5-Fluoruracil oder Polychemotherapien mit Cisplatin, 5-Fluoruracil, ggf. mit Leucovorin in Frage (Abb. 1).

## 7.2 Stellung der Chirurgie

Die chirurgische Therapie stellt das grundlegende Vorgehen in der Behandlung von Basaliomen und Plattenepithelkarzinomen dar. Die chirurgische Exzision kann bei kleineren Tumoren mit kleinem Sicherheitsabstand (3–5 mm) vorgenommen werden. Besondere Aufmerksamkeit verlangt die chirurgische Behandlung von Basaliomen vom diffusen histologischen Wachstumstyp (s. oben), die mit größerem Sicherheitsabstand (5–10 mm) entfernt werden müssen. Für größere Tumoren stellt die chirurgische Exzision mit histologischer Schnittrandkontrolle die Therapie der Wahl dar. Für kleinere oberflächliche Tumoren, insbesondere in schwierigen anatomischen Lokalisationen (Lidbereich, Nasen-Augen-Winkel, Nase etc.) kommen als Therapiealternativen die Kryochirurgie, die Laserchirurgie mit $CO_2$-Laser und die Strahlentherapie in Betracht.

Elektive Lymphadenektomien werden bei Plattenepithelkarzinomen der Haut nicht durchgeführt, bei erkennbarem Lymphknotenbefall wird eine radiakale Lymphadenektomie vorgenommen.

### 7.3 Stellung der Strahlentherapie

Oberflächliche Basaliome und Plattenepithelkarzinome, bei denen aufgrund der anatomischen Lokalisation durch eine Exzision eine Schädigung der Funktion oder kosmetisch störende Resultate zu erwarten sind, können mit Röntgenoberflächenbestrahlung behandelt werden. Dieses trifft am häufigsten bei Basaliomen im Lidbereich, an der Nase sowie zentrofazial zu. Die Strahlendosis beträgt für kleinere Basaliome und Plattenepithelkarzinome in der Regel 70 Gy. Diese wird in Dosen von 4–5 Gy fraktioniert und 4- bis 5mal wöchentlich appliziert. Zur Schonung des umgebenden Gewebes werden Bleimasken angefertigt, die das zu bestrahlende Areal aussparen.

Bei inoperablen Tumoren ist eine Strahlentherapie (zumeist mit Elektronen, ca. 70 Gy in Fraktionen von 2 Gy) indiziert. Die alternierende Durchführung von Bestrahlung und Chemotherapie kann das objektive Ansprechen und die Überlebenswahrscheinlichkeit gegenüber der Strahlentherapie allein verbessern.

### 7.4 Stellung der Chemotherapie

Zur chemotherapeutischen Behandlung von Basaliomen und Plattenepithelkarzinomen der Haut liegen nur vergleichsweise wenig Erfahrungen vor; in der Literatur wurden diese in kleineren Serien oder kasuistisch mitgeteilt. Zumeist werden maligne epitheliale Tumoren der Haut heute frühzeitig entfernt, so daß die Stadien III und IV nur selten eintreten. Die Mehrzahl der Patienten, bei denen sich ein Stadium III oder IV maligner

Hauttumoren entwickelt, sind bereits älter als 80 Jahre und kommen für eine Chemotherapie nicht in Betracht.

Die Ansprechraten von Plattenepithelkarzinomen und Basaliomen der Haut in den klinischen Stadien III und IV auf chemotherapeutische Behandlungen sind hoch und liegen bei bis zu 80–90%. Die Behandlung ist aber nicht kurativ und die Patienten erleiden in aller Regel ein Rezidiv. Die angewendeten Behandlungsschemata orientieren sich vorwiegend an Studienergebnissen bei Plattenepithelkarzinomen im Kopf- und Halsbereich.

Im Rahmen kurativer Therapiestrategien unter Einsatz von Bestrahlung und Chirurgie ist der Stellenwert der Chemotherapie bisher nicht definiert. Die erfolgreiche Anwendung multimodaler Behandlungskonzepte wie bei Plattenepithelkarzinomen des Kopf-Halsbereiches wurde beschrieben (z. B. neoadjuvante Chemotherapie plus Bestrahlung oder Chirurgie, auch alternierende Behandlung mit Chemotherapie und Bestrahlung). Eine Indikation für eine adjuvante Chemotherapie gibt es nicht.

# 8 Indikation zur Chemotherapie

## 8.1 Chemotherapie allein

Eine Indikation zur Chemotherapie kann bei
- inoperablen sowie bei
- metastasierenden Basaliomen und Plattenepithelkarzinomen gestellt werden, wenn der Patient
- in gutem Allgemeinzustand (Karnofsky-Index > 70%) ist.

Die Zielsetzung der Chemotherapie ist palliativ, Heilungen durch die Chemotherapie sind in der Regel nicht zu erwarten. Als Standardbehandlung gilt die Monotherapie mit Methotrexat. Die Remissionsraten betragen bei Monotherapie mit Methotrexat ca. 20–40% und sind bei bei der Verwendung von Polychemotherapieschemata deutlich höher (50–90%). Hinsichtlich der Überlebenszeit scheint die Anwendung der kombinierten Schemata gegenüber der Monotherapie mit Methotrexat keine Vorteile zu bieten.

## 8.2 Wahl der Therapie

1) Unter der Zielsetzung, eine *lebensverlängernde palliative* Behandlung durchzuführen, sollte in erster Linie die *Methotrexatmonotherapie*

angewandt werden. Diese läßt sich verhältnismäßig leicht ambulant durchführen und ist von der Toxizität her mild.

2) Unter der Zielsetzung, *Tumoren zur Rückbildung* zu bringen (z. B. bei *Schmerzen* etc.), sollten kombinierte Schemata angewendet werden, die deutlich bessere Erfolgsaussichten bieten. Die Kombination
   - *Cisplatin/Doxorubicin* bietet den Vorteil, daß sie an einem einzigen Tag durchgeführt werden kann, und die Remissionsraten scheinen ähnlich hoch zu sein wie bei der Kombination
   - *Cisplatin* mit *5-Fluorurcil.* Letztere Kombination wurde v. a. bei Plattenepithelkarzinomen im Kopf-Hals-Bereich etabliert und schließt eine kontinuierliche Infusion von 5-Fluoruracil über 5 Tage ein. Die Kombination
   - *Cisplatin/5-FU/Bleomycin* hat sich bei Plattenepithelkarzinomen der Haut als besonders wirksam erwiesen, ein Vergleich mit der Zweierkombination steht allerdings aus.

3) *Neoadjuvante Therapie* mit kurativer Intention bei lokal fortgeschrittenem, inoperablem Primärtumor.

## 8.3 Multimodale Therapie

Multimodale Therapieschemata sind v. a. zur Behandlung inoperabler Primärtumoren indiziert und beruhen bei diesen Tumoren v. a. auf der Kombination von Strahlentherapie und Chemotherapie. Umfangreichere Erfahrungen liegen hier nur bei Tumoren im Kopf-Hals-Bereich vor und das Vorgehen sollte in Analogie zu den dort evaluierten Schemata gewählt werden. Offenbar hat sich die alternierende Anwendung von Chemo- und Radiotherapie der sequentiellen Anwendung als überlegen erwiesen. Eine Kombination von Cisplatin, 5-Fluoruracil und Strahlentherapie erwies sich als besonders wirksam, weitere Modalitäten sind beschrieben (Dimery 1993).

## 8.4 Lokale Chemo- und Immuntherapie

Die lokale Therapie von kleinen Basaliomen und Plattenepithelkarzinomen mit 5-Fluoruracil in Creme (Effudix) ist wirksam und gut etabliert (v. a. bei Dermatologen im angelsächsischen Sprachraum). Sie muß über zumindest 6 Wochen durchgeführt werden und führt zur Ausbildung erosiver Hautveränderungen; die Sicherung der Compliance des Patienten stellt das Hauptproblem dar.

Intraläsionale Behandlungen mit Typ-I-Interferonen ($\alpha$ oder $\beta$) führen ebenfalls zu einer Abheilung von Basaliomen und Plattenepithelkarzinomen <2cm bei Applikation von 1–3 Mio. IE 3mal wöchentlich über mindestens 3 Wochen (Abheilung erst nach ca. 6 Wochen, ggf. 2. Zyklus danach). Für größere Tumoren bestehen ebenfalls Erfolgsaussichten bei Anwendung höherer Dosen. Für große, nichtoperable Basaliome und Plattenepithelkarzinome wurde das Verfahren der Iontophorese mit Cisplatin als wirksam beschrieben (Chang 1993), das noch weiter evaluiert werden muß.

## 8.5 Experimentelle Therapien

Unter den experimentellen Therapien stellt die photodynamische Behandlung eine besonders interessante Variante dar. Photosensibilisatoren wie Porphyrine werden durch lokale oder systemische Applikation vorzugsweise im Tumorgewebe angereichert, und durch nachgehende Phototherapie wird der Tumor zerstört. Dieses Verfahren scheint besonders gewebsschonend zu sein und wird z. Z. bei epithelialen Hauttumoren entwickelt.

## 9 Maßnahmen zur Therapiekontrolle

Nachuntersuchungen zur Früherkennung von Rezidiven sollen regelmäßig vorgenommen werden:

Stadium I alle 6–12 Monate; Stadium II alle 3–6 Monate; Stadium III + IV individuell.

## 10 Studien

Zu Studien liegen keine Informationen vor.

## 11 Therapieschemata

| Methotrexatmonotherapie | | | | |
| --- | --- | --- | --- | --- |
| Methotrexat | 40 mg/m² | i.v. | Bolus | Tag 1, 8, 15 |

Fortlaufend wöchentlich bis zur Progression
*Bei Mucositis:* Leukovorin 4mal 15 mg alle 6 h

| Cisplatin/Doxorubicin | | | | (Guthrie 1990) |
|---|---|---|---|---|
| Cisplatin | 75 mg/m² | i.v. | 1-h-Infusion | Tag 1 |
| Doxorubicin | 50 mg/m² | i.v. | Bolus | Tag 1 |

Wiederholung Tag 22; 4–6 Zyklen

| Cisplatin/5-Fluoruracil | | | | (Khansur 1990) |
|---|---|---|---|---|
| Cisplatin | 100 mg/m² | i.v. | 1–2-h-Infusion | Tag 1 |
| 5-Fluorouracil | 1000 mg/m² | i.v. | kont. Infusion | Tag 1–5 |

Wiederholung Tag 22; 4–6 Zyklen

| Cisplatin/5-Fluorouracil/Bleomycin | | | | (Sadek 1990) |
|---|---|---|---|---|
| Cisplatin | 100 mg/m² | i.v. | 1–2-h-Infusion | Tag 1 |
| Bleomycin | 15 mg | i.v. | Bolus | Tag 1 |
| Bleomycin | 16 mg/m² | i.v. | kont. Infusion | Tag 1–5 |
| 5-Fluorouracil | 650 mg/m² | i.v. | kont. Infusion | Tag 1–5 |

Wiederholung Tag 22; 4–6 Zyklen

| Cisplatin/5-Fluorouracil/Bestrahlung | | | | (Merlano 1992) |
|---|---|---|---|---|
| Cisplatin | 20 mg/m² | i.v. | 1-h-Infusion | Tag 1–5 |
| 5-Fluorouracil | 200 mg/m² | i.v. | Bolus | Tag 1–5 |
| Bestrahlung | 2 Gy Elektronenstrahl | | | Tag 8–12 und Tag 15–19 |

Wiederholung Tag 22; 4 Zyklen
Bestrahlung über 3 Zyklen mit einer Gesamtdosis von 60 Gy

# Literatur

Anonymous (1993) Guidelines of care for cutaneous squamous cell carcinoma. Committee on Guidelines of Care. Task Force on Cutaneous Squamous Cell Carcinoma. J Am Acad Dermatol 28:628-631

Chang BK, Guthrie TH Jr et al. (1993) A pilot study of iontophoretic cisplatin chemotherapy of basal and squamous cell carcinomas of the skin. Arch Dermatol 129:425-427

Clark JR, Dreyfuss AI (1991) The role of cisplatin in treatment regimens for squamous cell carcinoma of the head and neck. Semin Oncol 18 [1 Suppl 3]:34-48

Dimery IW, Hong WK (1993) Overview of combined modality therapies for head and neck cancer. J Natl Cancer Inst 85:95-111

Drake LA, Ceilley RI et al. (1992) Guidelines of care for basal cell carcinoma. The American Academy of Dermatology Committee on Guidelines of Care. J Am Acad Dermatol 26:117-120

Edwards L, Berman B et al. (1992) Treatment of cutaneous squamous cell carcinomas by intralesional interferon alfa-2b therapy. Arch Dermatol 128:1486-1489

Forastiere AA, Metch B et al. (1992) Randomized comparison of cisplatin plus fluorouracil and carboplatin plus fluorouracil versus methotrexate in advanced squamous-cell carcinoma of the head and neck: a Southwest Oncology Group study. J Clin Oncol 10:1245-1251

Guthrie TH Jr, Porubsky ES et al. (1990) Cisplatin-based chemotherapy in advanced basal and squamous cell carcinomas of the skin: results in 28 patients including 13 patients receiving multimodality therapy. J Clin Oncol 8:342-346

Jacobs C (1991) Adjuvant and neoadjuvant treatment of head and neck cancers. Semin Oncol 18:504-14

Jacobs C, Lyman G et al. (1992) A phase III randomized study comparing cisplatin and fluorouracil as single agents and in combination for advanced squamous cell carcinoma of the head and neck. J Clin Oncol 10:257-263

Khansur T, Kennedy A (1991) Cisplatin and 5-fluorouracil for advanced locoregional and metastatic squamous cell carcinoma of the skin. Cancer 67:2020-2032

Kuflik EG, Gage AA (1991) The five-year cure rate achieved by cryosurgery for skin cancer. J Am Acad Dermatol 24:1002-1004

Kwa RE, Campana K, Moy RL (1992) Biology of cutaneous squamous cell carcinoma. J Am Acad Dermatol 26:1-26

Landthaler M, Ruck A, Szeimies RM (1993) Photodynamische Therapie von Tumoren der Haut. Hautarzt 44:69-74

Lang PG Jr, Maize JC (1991) Basal cell carcinoma. In: Friedman RJ, Rigel DS, Kopf AW et al. (eds) Cancer of the skin. Philadelphia, Saunders, pp 35-73

Lentz SR, Raish RJ, et al. (1990) Squamous cell carcinoma in epidermolysis bullosa. Treatment with systemic chemotherapy. Cancer 66:1276-1278

Merimsky O, Neudorfer M et al. (1992) Salvage cisplatin and adriamycin for advanced or recurrent basal or squamous cell carcinoma of the face. Anticancer Drugs 3:481-484

Merlano M, Vitale V et al. (1992) Treatment of advanced squamous-cell carcinoma of the head and neck with alternating chemotherapy and radiotherapy. N Engl J Med 327:1115-1121

Rowe DE, Carroll RJ, Day CL Jr (1992) Prognostic factors for local recurrence, metastasis, and survival rates in squamous cell carcinoma of the skin, ear, and lip. Implications for treatment modality selection. J Am Acad Dermatol 26:976-990

Sadek H, Azli N et al. (1990) Treatment of advanced squamous cell carcinoma of the skin with cisplatin, 5-fluorouracil, and bleomycin. Cancer 66:1692-1696

Silverman MK, Kopf AW et al. (1992) Recurrence rates of treated basal cell carcinomas. Part 3: Surgical excision. J Dermatol Surg Oncol 18:471-476

Silverman MK, Kopf AW et al. (1992) Recurrence rates of treated basal cell carcinomas. Part 4: X-ray therapy. J Dermatol Surg Oncol 18:549-554

Stenquist B, Wennberg AM et al. (1992) Treatment of aggressive basal cell carcinoma with intralesional interferon: evaluation of efficacy by Mohs surgery. J Am Acad Dermatol 27:656-659

Vokes EE, Weichselbaum RR et al. (1992) Favorable long-term survival following induction chemotherapy with cisplatin, fluorouracil, and leucovorin and concomitant chemoradiotherapy for locally advanced head and neck cancer. J Natl Cancer Inst 84:877-882

Wolf P, Rieger E, Kerl H (1993) Topical photodynamic therapy with endogenous porphyrins after application of 5-aminolevulinic acid. An alternative treatment modality for solar keratoses, superficial squamous cell carcinomas, and basal cell carcinomas? J Am Acad Dermatol 28:17-21

# 34.74 Merkel-Zelltumor

C. Garbe

## 1 Epidemiologie

*Inzidenz:* Ca. 0,1 pro 100000/Jahr.

*Ätiologie:* Vorkommen bevorzugt in sonnenexponierter Haut: aktinische Schädigung?

*Genetische Prädisposition:* Kongenitale ektodermale Dysplasiesyndrome.

*Altersverteilung:* Altersgipfel 60–70 Jahre.

## 2 Histologie

### 2.1 Einführung

Der Merkel-Zelltumor der Haut wurde zuerst unter dem Begriff des trabekulären Karzinoms 1972 beschrieben und wird häufig auch als kutanes neuroendokrines Karzinom bezeichnet. Die meisten Autoren nehmen an, daß er sich von der Merkel-Zelle der Haut ableitet, die die Tastempfindung an dermale Nervenendigungen weiterleitet. Die Merkel-Zelle wird dem Apud-System („*a*mine *p*recursor *u*ptake and *de*carboxylation system") zugeordnet, das auch neuroendokrine Zellen des gastrointestinalen und bronchopulmonalen Trakts umfaßt. Die Merkel-Zelle wie auch der Merkel-Zelltumor exprimieren sowohl epitheliale als auch neuroendokrine Marker, insofern kann die Diagnose immunhistologisch gesichert werden.

### 2.2 Histologie

Das Merkel-Zellkarzinom entwickelt sich als ein dermaler Tumorknoten, der sich bis ins subkutane Fettgewebe und die Muskulatur ausdehnen kann. Von der Epidermis ist der Tumor meistens durch eine Grenzzone getrennt. Drei histologische Typen des Merkel-Zellkarzinoms werden

**Tabelle 1.** Differenzierung und Prognose der 3 Typen des Merkel-Zelltumors

| Subtyp | Differenzierung | Prognose |
|---|---|---|
| Trabekulärer Typ | gut | günstig |
| Intermediärer Zelltyp | mäßig | mittel |
| Kleinzelliger Typ | gering | schlecht |

unterschieden: trabekulärer Typ, intermediärer Zelltyp und kleinzelliger Typ. Der trabekuläre Typ ist der bestdifferenzierte, während der kleinzellige Typ am wenigsten differenziert ist (Tabelle 1).

### 2.3 Immunhistologie

Merkel-Zellkarzinome lassen sich mit Antikörpern gegen neuronspezifische Enolase sowie gegen Neurofilamentprotein anfärben wie auch mit Antikörpern gegen Cytokeratinantigene der Cytokeratine 8, 18, 19 und 20. Teilweise positive Reaktionen finden sich mit Antikörpern gegen Chromogranin A, negative Reaktionen sind für das Leukocyte-common-Antigen und für das S-100-Protein beschrieben. Die Antigenexpression kann bei dem kleinzelligen undifferenzierten Typ weitgehend fehlen.

## 3 Stadieneinteilung

Eine allgemein eingeführte Stadieneinteilung existiert nicht und aufgrund des andersartigen biologischen Verhaltens des Tumors erscheint die Übernahme der Stadieneinteilung für Plattenepithelkarzinome der Haut nicht sinnvoll. In der Literatur wird zumeist folgende Einteilung unterschieden:

| | |
|---|---|
| Stadium I: | Primärtumor allein |
| Stadium II: | Lokoregionäre Metastasen |
| Stadium III: | Fernmetastasen |

## 4 Prognose

Die Fünfjahresüberlebensrate von Merkel-Zelltumoren beträgt etwa 60%. Eine retrospektive Auswertung von mehr als 300 publizierten Fällen zeigte Lokalrezidive bei etwa 40%, Lymphknotenmetastasen bei ca. 50% und Fernmetastasen mit in der Regel letalem Ausgang bei ca. 30% der Patienten. Lokalrezidive traten im Schnitt 4 Monate und Lymphknotenmetastasen im Schnitt 8 Monate nach der primären Behandlung auf. Männer haben eine ungünstigere Prognose als Frauen, weitere ungünstige prognostische Faktoren sind Lokalisation an Kopf, Hals und Stamm sowie Alter < 60 Jahre.

## 5 Diagnostik

Der klinische Befund ist uncharakteristisch, die Diagnose wird histologisch und immunhistologisch gestellt. Die Ausbreitungsdiagnostik sollte eine Lymphknotensonographie der drainierenden Region, eine Oberbauchsonographie und eine Röntgenaufnahme des Thorax umfassen. Bei Verdacht auf Metastasierung stellt zusätzlich die Somatostatinrezeptorszintigraphie eine empfindliche Nachweismethode dar.

## 6 Krankheitsverlauf

Das Merkel-Zellkarzinom gilt als ein besonders aggressiver Tumor mit hoher Rezidiv- und Metastasierungsrate in relativ kurzen Zeiträumen. Die Tumoren sind radiosensibel und können sich auch bei Vorliegen großer Tumormassen unter einer Bestrahlung vollständig rückbilden. Sie sind in der Regel auch chemosensibel und vollständige Remissionen unter Chemotherapie wurden häufig beschrieben. Allerdings kommt es sowohl nach Bestrahlung als auch nach Chemotherapie zu Rezidiven nach nicht allzu langer Zeit. Sobald Fernmetastasen auftreten, ist der Verlauf in der Regel letal.

## 7 Therapiestrategie

### 7.1 Übersicht

Die Therapiestrategie bei Merkel-Zelltumoren muß zur Zeit etwas spekulativ bleiben, da nahezu alle Berichte in der Literatur kasuistisch sind oder Sekundäranalysen kasuistisch berichteter Fälle darstellen und gezielte Studien zur Therapie bisher nicht durchgeführt wurden. Bisherige Vorschläge zur Therapie basieren auf der Kenntnis der lokalen Rezidiv-

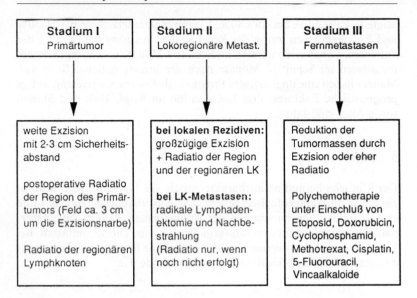

| Stadium I<br>Primärtumor | Stadium II<br>Lokoregionäre Metast. | Stadium III<br>Fernmetastasen |
|---|---|---|
| weite Exzision mit 2-3 cm Sicherheitsabstand<br><br>postoperative Radiatio der Region des Primärtumors (Feld ca. 3 cm um die Exzisionsnarbe)<br><br>Radiatio der regionären Lymphknoten | **bei lokalen Rezidiven:** großzügige Exzision + Radiatio der Region und der regionären LK<br><br>**bei LK-Metastasen:** radikale Lymphadenektomie und Nachbestrahlung (Radiatio nur, wenn noch nicht erfolgt) | Reduktion der Tumormassen durch Exzision oder eher Radiatio<br><br>Polychemotherapie unter Einschluß von Etoposid, Doxorubicin, Cyclophosphamid, Methotrexat, Cisplatin, 5-Fluorouracil, Vincaalkaloide |

**Abb. 1.** Stadienorientierte Therapie von Merkel-Zelltumoren

raten und der häufigen Lymphknotenbeteiligung einerseits und auf dem Wissen um die relativ gute Radiosensibilität und Chemosensibilität dieser Tumoren. Die Chemotherapien wurden vielfach in Anlehnung an Schemata für kleinzellige Bronchialkarzinome durchgeführt, die zusammen mit den Polypeptidhormon-bildenden Karzinomen des Gastrointestinaltraktes und den Merkel-Zellkarzinomen zu den neuroendokrinen Tumoren gehören.

Bei Vorliegen eines Primärtumors allein sollte dieser mit einem weiten Sicherheitsabstand von 2–3 cm um den primären Tumor herum exzidiert werden. Eine postoperative Bestrahlung eines Feldes, das ca 3 cm über die Exzisionsnarbe hinausreicht, mit einer Zieldosis von 50 Gy in Fraktionen von 2 Gy wird zur Verminderung von Rezidiven empfohlen. Zusätzlich soll eine Bestrahlung der ableitenden Lymphknotenregion mit derselben Dosis stattfinden. Lokoregionäre Rezidive werden ebenfalls mit Sicherheitsabstand exzidiert und eine Bestrahlung wird vorgenommen, wenn diese in der Erstversorgung nicht erfolgte. Bei regionären Lymphknotenmetastasen wird eine radikale Lymphadenektomie durchgeführt (Abb. 1). Adjuvante chemotherapeutische Behandlungen können bisher nicht empfohlen werden. Im Falle der Entstehung von Fernmetastasen wird eine chemotherapeutische Behandlung empfohlen. Wirksame Zytostatika sind Etoposid (VP-16), Cyclophosphamid, Cisplatin, Methotrexat, Doxorubicin, 5-Fluoruracil und Vincaalkaloide.

### 7.2 Stellung der Chirurgie

Bei primären Merkel-Zelltumoren sowie bei lokoregionären Metastasen ist die chirurgische Exzision die Basistherapie. Wegen der hohen Rate lokaler Rezidive sollte bei der primären Exzision ein Sicherheitsabstand von 2–3 cm eingehalten werden. Wegen der hohen Rate lymphogener Metastasierungen wurde z. T. eine elektive Lymphadenektomie versucht, systematische Auswertungen dazu liegen aber nicht vor. Stattdessen wird von der Mehrzahl der Autoren zusätzlich zur weiten Exzision eine Nachbestrahlung der primären Tumorregion sowie der regionären Lymphknoten empfohlen.

### 7.3 Stellung der Strahlentherapie

Merkel-Zelltumoren sind radiosensibel und auch große Tumormassen können oftmals noch durch eine Bestrahlung vollständig zur Rückbildung gebracht werden. Rezidive nach Bestrahlung sind allerdings nicht selten. Von der Mehrzahl der Autoren wird bei primären Tumoren eine postoperative adjuvante Bestrahlung der Tumorregion sowie der ableitenden regionären Lymphknoten empfohlen (mit einer vollen Tumordosis). Bei einem metastasierenden Merkel-Zelltumor wird die Bestrahlung im Rahmen multimodaler Therapiekonzepte neben chirurgischen Exzisionen und einer systemischen Chemotherapie zur Reduktion der Tumormassen eingesetzt.

### 7.4 Stellung der Chemotherapie

Das metastasierte Merkel-Zellkarzinom spricht auf eine systemische Chemotherapie nicht selten mit kompletten Remissionen an. Die Remissionszeiten sind allerdings in der Regel relativ kurz und Heilungen wurden nicht beschrieben. Eine adjuvante Therapieindikation ist nicht etabliert.

## 8 Indikation zur Chemotherapie

Eine systemische Chemotherapie ist indiziert, wenn Fernmetastasen des Merkel-Zelltumors vorliegen. Die Zielsetzung der Chemotherapie ist rein palliativ, deshalb bleiben ihre Toxizität und der mögliche Nutzen sorgfältig gegeneinander abzuwägen. Die Chemotherapie sollte bis zur kompletten Remission (+ 2 Zyklen) oder bis zur Tumorprogression durchgeführt werden, aber mit maximal nur 4–6 Zyklen.

## 9 Wahl der Chemotherapie

Die ausgewählten Therapieschemata orientieren sich an Behandlungskonzepten des kleinzelligen Bronchialkarzinoms. Ausgewählt wurden 2 Schemata, mit denen mehrfach komplette Remissionen beim Merkel-Zellkarzinom erreicht wurden. Die 2 Schemata weisen keine Überschneidungen auf, und sie können auch bei Tumorprogression nacheinander angewandt werden. *Therapiedauer:* bei Ansprechen maximal 6 Zyklen.

## 10 Nachsorge

Wegen des agressiven Charakters des Merkel-Zelltumors sollen die Patienten in engmaschiger Nachkontrolle verbleiben. Hier ist insbesondere auf lokoregionäre Rezidive zu achten, die beim Merkel-Zellkarzinom sehr häufig vorkommen. Es wird empfohlen, 5 Jahre lang Nachuntersuchungen in vierteljährlichen Abständen vorzunehmen. Eine Ausbreitungsdiagnostik bestehend aus Lymphknotensonographie, Oberbauchsonographie und Thoraxröntgen sollte in den ersten 3 Jahren jedes halbe Jahr, danach jährlich vorgenommen werden.

## 11 Therapieschemata

| Cyclophosphamid/Methotrexat/5-Fluoruracil | | | | (Fenig 1993) |
|---|---|---|---|---|
| Cyclophosphamid | $600\,mg/m^2$ | i.v. | Bolus | Tag 1 + 8 |
| Methotrexat | $40\,mg/m^2$ | i.v. | Bolus | Tag 1 + 8 |
| 5-Fluoruracil | $600\,mg/m^2$ | i.v. | Bolus | Tag 1 + 8 |
| Wiederholung Tag 28; bis 6 Zyklen | | | | |

| VP-16/Cisplatin/Doxorubicin/Bleomycin | | | | (Azagury 1993) |
|---|---|---|---|---|
| VP-16 | 150 mg/m² | i.v. | Bolus | Tag 1 + 2 |
| Cisplatin | 80 mg/m² | i.v. | 1–2-h-Infusion | Tag 1 |
| Doxorubicin | 50 mg/m² | i.v. | Bolus | Tag 1 |
| Bleomycin | 30 mg | i.v. | Bolus | Tag 1 |

Wiederholung Tag 22; 4–6 Zyklen

## Literatur

Andrew JF, Silvers DN, Lattes R (1991) Merkel cell carcinoma. In: Friedman RJ, Rigel DS, Kopf AW et al (eds) Cancer of the skin. Philadelphia, Saunders, pp 288–295

Ashby MA, Jones DH et al. (1989) Primary cutaneous neuroendocrine (Merkel cell or trabecular carcinoma) tumour of the skin: a radioresponsive tumour. Clin Radiol 40:85–87

Azagury M, Chevallier B et al. (1993) VP-16, cisplatin, doxorubicin, and bleomycin in metastatic Merkel cell carcinoma. Report of a case with long-term remission. Am J Clin Oncol 16:102–104

Bayrou O, Avril MF, Charet et al. (1991) Primary neuroendocrine carcinoma of the skin. Clinicopathologic study of 18 cases. J Am Acad Dermatol 24:198–207

Brierley JD, Stockdale AD, Rostom AY (1991) Merkel cell (trabecular) carcinoma of skin treated by radiotherapy. Clin Oncol R Coll Radiol 3:117–118

Fenig E, Lurie H, Sulkes A (1993) The use of cyclophosphamide, methotrexate, and 5-fluorouracil in the treatment of Merkel cell carcinoma. Am J Clin Oncol 16:54–57

Feun LG, Savaraj N, et al (1988) Chemotherapy for metastatic Merkel cell carcinoma. Review of the M.D. Anderson Hospital's experience. Cancer 62:683–685

Hasle H (1991) Merkel cell carcinoma: the role of primary treatment with radiotherapy. Clin Oncol R Coll Radiol 3:114-116

Ito Y, Kawamura K et al. (1989) Merkel cell carcinoma. A successful treatment with tumor necrosis factor. Arch Dermatol 125:1093–1095

Kwekkeboom DJ, Hoff AM et al. (1992) Somatostatin analogue scintigraphy. A simple and sensitive method for the in vivo visualization of Merkel cell tumors and their metastases. Arch Dermatol 128:818–821

Maurer J, Carduck HP et al. (1993) Behandlungsstrategien beim Merkel-Zell-Tumor. Rontgenpraxis 46:196–199

Mercer D, Brander P, Liddell K (1990) Merkel cell carcinoma: the clinical course. Ann Plast Surg 25:136–141

Morrison WH, Peters LJ et al. (1990) The essential role of radiation theapy in securing locoregional control of Merkel cell carcinoma. Int J Radiat Oncol Biol Phys 19:583–591

Pitale M, Sessions RB, Husain S (1992) An analysis of prognostic factors in cutaneous neuroendocrine carcinoma. Laryngoscope 102:244–249

Ratner D, Nelson BR et al. (1993) Merkel cell carcinoma. J Am Acad Dermatol 29:143–156

Redmond J III, Perry J, et al (1991) Chemotherapy of disseminated Merkel-cell carcinoma. Am J Clin Oncol 14:305–307

Shah IA, Netto D et al. (1993) Neurofilament immunoreactivity in Merkel-cell tumors: a differentiating feature from small-cell carcinoma. Mod Pathol 6:3–9

Sharma D, Flora G, Grunberg SM (1991) Chemotherapy of metastatic Merkel cell carcinoma: case report and review of the literature. Am J Clin Oncol 14:166–169

Shaw JH, Rumball E (1991) Merkel cell tumour: clinical behaviour and treatment. Br J Surg 78:138–142

Yiengpruksawan A, Coit DG, Thaler HT, Urmacher C, Knapper WK (1991) Merkel cell carcinoma. Prognosis and management. Arch Surg 126:1514-1519

# Sarkome

## 34.75 Osteosarkom

K. Winkler, R. Kotz

### 1 Epidemiologie

*Häufigkeit:* Osteosarkome betreffen 0,1% aller Krebserkrankungen und 2,8% der Krebserkrankungen unter 15 Jahren.

*Inzidenz:* 0,2–0,3 pro 100000 (Männer und Frauen).

*Ätiologie:* Ein eindeutiger Zusammenhang besteht mit ionisierenden Strahlen und alkylierenden Substanzen, besonders in Verbindung mit Bestrahlung. Eine virale Genese ist im Tierexperiment nachgewiesen. Zellfreie Extrakte menschlicher Osteosarkome bewirken im Hamster die Entstehung mesenchymaler Tumoren. Traumen werden oft angeschuldigt, aber es fehlen klare Hinweise auf einen kausalen Zusammenhang.

*Genetische Prädisposition:* Die Inzidenz ist 500mal höher nach hereditärem (bilateralem) Retinoblastom und auch deutlich erhöht bei Li-Fraumeni-Syndrom („cancer family syndrome").

*Altersverteilung:* Der Altersmedian liegt bei 18 Jahren mit einem ersten Altersgipfel bei 17 Jahren für Knaben und 14 Jahren für Mädchen Ein zweiter flacher Altersgipfel liegt in der 5. und 6. Lebensdekade (dabei über 50% sekundäre Tumoren, speziell bei M. Paget).

### 2 Histologie

#### 2.1 Einführung

Das Osteosarkom ist definiert als knochenbildender, maligner mesenchymaler Tumor. Die Bildung (und der Nachweis) von Tumorosteoid ist kritisch für die Abgrenzung gegenüber anderen Sarkomen (malignes fibröses Histiozytom, Fibrosarkom, Ewing-Sarkom u. a.) und ist auch das einigende Band für die morphologisch und zum Teil auch klinisch recht unterschiedlichen Formen des Osteosarkoms.

## 2.2 Tabellarische Übersicht über der Klassifikation der Osteosarkome

| Bezeichnung | relative Häufigkeit (%) | Malignitätsgrad* |
|---|---|---|
| Klassisches Osteosarkom (osteo-, chondro-, fibroplastisch, teleangiektatisch) | ca. 90 | G 3–4 |
| Kleinzelliges Osteosarkom | 1–4 | G 3–4 |
| Niedrigmalignes zentrales Osteosarkom | <2 | G 1–2 |
| Juxtakortikales Osteosarkom (parossales, periostales) | <5 | G 1–3 (4) |
| Multizentrisches Osteosarkom | sehr selten | G 3–4 |
| Kraniofaziales Osteosarkom | ca. 7 | G 2–3 (–4) |
| Sekundäre Osteosarkome | | G 3–4 |
| | | (bei M. Paget, nach Bestrahlung, nach benignen Läsionen wie aneurysmatische Knochenzyste, fibröse Dysplasie, Osteochondrom u. a.) |

\* (G 1 gut, G 2 mäßig, G 3 gering, G 4 undifferenziert; modifiziert nach Unni 1988

## 2.3 Zytogenetische, molekulargenetische Befunde

An den Chromosomen 13q, 17p, 3q und 18q wurden überzufällig häufig Gendeletionen gefunden und lassen darum dort den Sitz von relevanten Genen für die Pathogenese des Osteosarkoms vermuten. Dabei sind das Rb-Gen auf Chromosom 13q14 sowie das p53-Gen auf 17p13.1 bereits als häufig involvierte rezessive Gendefekte entschlüsselt (Fuchs et al. 1993).

Analysen des DNS-Gehaltes knochenbildender Tumoren haben ergeben, daß histologisch als gutartig klassifizierte Läsionen sowie parossale Osteosarkome stets diploid sind, während die klassischen Osteosarkome in über 90% der Fälle (aber eben nicht in 100%) nondiploid gefunden werden (Bauer 1993).

## 2.4 Histologische Regressionskriterien nach Salzer-Kuntschik

Grad I:    Keine vitalen Tumorzellen.
Grad II:   Einzelne vitale Tumorzellen oder ein vitaler Zellcluster von ≤ 0,5 cm.
Grad III:  Vitaler Tumor < 10% der Gesamttumormasse.
Grad IV:   Vitaler Tumor 10–50% der Gesamttumormasse.
Grad V:    Vitaler Tumor > 50% der Gesamttumormasse.
Grad VI:   Kein Effekt der Chemotherapie.

# 3 Stadieneinteilung

## 3.1 Stadieneinteilung (TNM)

*Primärtumor (T)*
TX:   Die Minimalerfordernisse zur Beurteilung des Primärtumors sind nicht erfüllt.
T0:   Kein Anhalt für einen Primärtumor.
T1:   Tumor auf Kortex beschränkt.
T2:   Tumor Kortex überschreitend.

*Regionäre Lymphknoten (N)*
NX:   Die Minimalerfordernisse zur Beurteilung der regionären Lymphknoten sind nicht erfüllt.
N0:   Kein Anhalt für Befall regionärer Lymphknoten.
N1:   Befall regionärer Lymphknoten.

*Fernmetastasen (M)*
MX:   Die Minimalerfordernisse zur Beurteilung von Fernmetastasen sind nicht erfüllt.
M0:   Kein Anhalt für Fernmetastasen.
M1:   Fernmetastasen vorhanden.

*Grading*
GX:   Die Minimalerfordernisse für das Grading sind nicht erfüllt.
G1:   Gut differenziert.
G2:   Mäßig differenziert.
G3:   Schlecht differenziert.
G4:   Undifferenziert.

## 3.2 Stadiengruppierung (AJC)

| Stadium (AJC) | TNM-Klassifikation | | | Grad |
|---|---|---|---|---|
| IA | T1 | N0 | M0 | G 1,2 |
| IB | T2[a] | N0 | M0 | G 1,2 |
| IIA | T1 | N0 | M0 | G 3,4 |
| IIB | T2[a] | N0 | M0 | G 3,4 |
| III | nicht definiert | | | |
| IV A | jedes T | N1 | M0 | G 1–4 |
| IV B | jedes T | jedes N | M1 | G 1–4 |

[a] Ein T2-Tumor liegt bereits vor, wenn der intraossale Tumor das Periost erreicht hat, auch ohne Penetration oder Vorbuckelung (Spanier et al. 1990).

*Anmerkung*: Die ursprünglich von Enneking (1980a) entwickelte Stadieneinteilung kennt nur 3 Stadien. Im Stadium III wird dabei nicht zwischen Lymphknoten- und Fernmetastasen unterschieden.

# 4 Prognose

Der wichtigste prognostische Faktor beim Osteosarkom ist die durchgeführte Behandlung. Bei dem hochgradig malignen (G 3/4) Osteosarkom lag die Fünfjahresüberlebensrate in der Vergangenheit nach rein chirurgischem Vorgehen unter 20%. Bei zusätzlicher Chemotherapie werden Fünfjahresüberlebensrate bis über 80% berichtet.

Als weitere wichtige prognostische Faktoren werden angegeben: das Tumorvolumen (Bieling et al. 1993), das Ausmaß des Tumoransprechens nach primärer Chemotherapie (Winkler et al. 1988) und eine stark erhöhte alkalische Phosphatase.

Patienten mit primären Lungenmetastasen haben nach aggressiver Chemotherapie und nach erfolgreicher Operation des Primärtumors sowie der Metastasen eine Fünfjahresüberlebenserwartung von ca. 50% (Winkler et al. 1989).

# 5 Diagnostik

## Labor

Mit Ausnahme der alkalischen Phosphatase tragen Blutuntersuchungen wenig bis nichts zur Klärung der Diagnose bzw. Prognose bei.

*Liebe Kundin, lieber Kunde,*

Sie halten Teil 1 des zweibändigen *Schmoll* in den Händen. Leider wird sich Teil 2 produktionstechnisch verzögern. Sie können mit dem Erscheinen aber im Mai '96 rechnen. Der Teil 2 umfaßt ca. 2000 Seiten für DM 158,– und beinhaltet die Themen *Therapie von Leukämien, Lymphomen, soliden Tumoren, regionale Chemotherapie und Begleitmaßnahmen.*

Teil 2 wird Ihnen sofort nach Erscheinen über Ihre Buchhandlung ausgeliefert.

Ihr Springer-Verlag

**Apparative Diagnostik**

Zur Bildgebung gehören *Röntgenübersichtsaufnahmen in 2 Ebenen*, die den gesamten betroffenen Knochen abbilden (Maßbandaufnahme), sowie ein CT oder besser ein MR, das ebenfalls den *gesamten tumortragenden Skelettabschnitt* mit der benachbarten Metaphyse erfaßt. Die routinemäßige Anwendung beider Schnittbildverfahren ist überflüssig, weil nach übereinstimmender Meinung in der Literatur das MR dem CT in allen entscheidenden Aspekten überlegen ist (Bloem et al. 1988; Gillepsy et al. 1988; Hogeboom et al. 1992). Wichtig ist, daß die lokale Bildgebung vor der Biopsie abgeschlossen ist, damit die Tumorgrenzen als Ausgangspunkte für die chirurgische Planung nicht verwischt werden. Der szintigraphische Befund wird durch die Biopsie kaum verfälscht, so daß diese Untersuchung besser nach der Biopsie bzw. Diagnosesicherung durchgeführt wird.

Mit Hilfe von Gadolinium als Kontrastmittel bietet die quantitative dynamische MR-Untersuchung ähnlich (Fletcher et al. 1992) wie früher bereits die quantitative $^{99m}Tc$-*MDP-Sequenzszintigraphie* (Bielack et al. 1988; Knop et al. 1990) die Möglichkeit zu frühzeitiger Erfassung des lokalen Tumoransprechens unter Chemotherapie. Angiographien sind heutzutage in der Regel entbehrlich.

**Systemische Tumorausbreitung**

Zum Ausschluß von Lungenmetastasen sind Thoraxübersichtsaufnahmen in 4 Ebenen vorteilhaft. Initial empfiehlt sich wegen der höheren Sensitivität die zusätzliche Durchführung eines Thorax-CT. Zum Ausschluß von Skelettmetastasen einschließlich der Skipläsionen wird initial auch eine Skelettszintigraphie mit $^{99m}Tc$-MDP durchgeführt.

**Apparative Diagnostik zur Überwachung
von Therapienebenwirkungen**

Wiederholte *Echokardiogramme* (FS-ratio) und *Audiogramme* zur Überwachung der Kardiotoxizität und Ototoxizität durch Doxorubicin bzw. DDP.

Vor erstmaliger Ifosfamidanwendung zum Ausschluß einer Harnwegsobstruktion: Abdomensonographie.

**Biochemische Verlaufs- und Nachsorgeuntersuchungen**

Kontrolle des Blutbildes sowie der Leber- und Nierenwerte einschließlich Untersuchungen zur Tubulusfunktion (Glukosurie, Proteinurie, fraktionale Kalzium- und Phosphatausscheidung) vor und nach jeder Chemotherapie. Nach Abschluß der Chemotherapie: gelegentliche Kontrolle abweichender Befunde. Achten auf tubuläre Verluste (Magnesium nach Cisplatin, Phosphat nach Ifosfamid).

**Bildgebung im Verlauf und bei der Nachsorge**
Zur *Kontrolle des lokalen Tumoransprechens* eignen sich: Röntgenübersichtsaufnahmen (bessere Abgrenzung und zunehmende Verkalkung des Tumors) sowie insbesondere quantitative sequenz-szintigraphische oder Gadolinium-dynamische Untersuchungen. Eine *Tumorschrumpfung* ist besonders bei stark ossifizierenden Tumoren *nicht* zu erwarten.

Zum Ausschluß eines Rezidivs müssen wiederholt Thoraxübersichtsaufnahmen (über 7 Jahre alle 2–4 Monate) sowie Kontrollen des Lokalbefundes (z. B. Röntgen- und sonographische Untersuchungen) durchgeführt werden. Zweckmäßig ist es, als Ausgangsbefund für die weitere Nachsorge einige Wochen nach endgültiger Tumoroperation einmal ein lokales CT oder MRI anzufertigen. Der routinemäßige Ausschluß von Skelettmetastasen durch wiederholte Skelettszintigraphien in der Nachsorge ist bei Abwägung aller Umstände nicht sinnvoll.

## 6 Charakteristika der Erkrankung und Krankheitsverlauf

Das Osteosarkom entwickelt sich selten im Stammskelett. Bevorzugter Sitz sind die Metaphysen der langen Röhrenknochen. Etwa 50% aller Tumoren finden sich im Kniegelenkbereich. Die zumeist jugendlichen Patienten sind ohne Krankheitsgefühl und klagen (belastungsabhängig) über Schmerzen, die häufig mit einem Bagatelltrauma ursächlich in Zusammenhang gebracht werden und nicht selten auch den Arzt auf Irrwege führen.

In der Röntgenaufnahme des Kniegelenkes werden diskrete Befunde gelegentlich übersehen oder fehlgedeutet, oder aber der metaphysär gelegene Krankheitsherd ist wegen Einengung des Bildformates auf die Kniegelenkstrukturen nicht oder nur randständig abgebildet. Seltener kommen Patienten wegen eines von ihnen bereits entdeckten indolenten Tumors zum Arzt.

Bei etwa 10% der Patienten lassen sich zum Diagnosezeitpunkt bereits Metastasen nachweisen, die in 80% der Fälle auf die Lunge beschränkt bleiben, in den übrigen Fällen das Skelett (mit)betreffen. Lymphknotenmetastasen sind sehr selten. Metastasen in Weichteilen, Hirn, Leber und anderen Organen kommen initial so gut wie gar nicht vor.

# 7 Therapiestrategie

## 7.1 Übersicht

Die Behandlung des Osteosarkoms in kurativer Intention erfordert grundsätzlich (Ausnahmen s. unten) die Durchführung von Maßnahmen zur lokalen Tumorkontrolle in der Regel durch Operation, sowie zur systemischen Tumorkontrolle mit nachgewiesener Wirksamkeit; dies ist derzeit nur möglich durch eine Chemotherapie. Dabei ist eine primäre Chemotherapie mit nachfolgender Operation (neoadjuvante Chemotherapie) zumindest aus chirurgischer Sicht vorteilhaft.

Eine Risikoadaption der Chemotherapie ist wünschenswert; nach den Erfahrungen mit der ineffizienten Salvagechemotherapie in der Studie COSS 82 (Winkler et al. 1988) sollte sie weniger in einer Herabsetzung der Chemotherapieintensität, als vielmehr im Versuch einer Verkürzung der Behandlung für Patienten mit geringem Risiko liegen.

---

*Schema der Therapiestrategie:*

IA/B    opb ─────────────→ Op.

IIA/B ⟨ inopb ─────→ präop CT/LRX (s. Text)

opb ──→ präop CT ──→ OP ──→ postop CT I

IV A/B ──────────╱    ╲ Op. mets ╱

LR: Therapieende?
SR: postop CT II
HR: postop CT exp

---

*opb* operabel (weite Resektion sicher möglich); *inopb* nicht operabel; *präop* präoperativ; *postop* postoperativ; *CT* Chemotherapie; *Op.* Operation; *LRX* Lokalbestrahlung; *mets* Metastasen; *LR* low risk (kleiner Tumor, gut ansprechend); *SR* standard risk; *HR* high risk (großer Tumor schlecht ansprechend); *I-IV/AB* chirurgische Stadien

Primäre Lungenmetastasen müssen bis zum Beweis der Unmöglichkeit operativ entfernt werden. Aus onkologischer Sicht scheint die Operation des Primärtumors vor der Metastasektomie zweckmäßig.

*Low-grade-Osteosarkome* werden in der Regel *nur operiert.*

Kraniofaziale Osteosarkome verursachen selten Fernmetastasen (Mandibulaosteosarkom 13%; Sschwart et al. 1963). Wegen des operativ häufig nicht kontrollierbaren Primärtumors (Lokalrezidivrate bei Mandibula-, Maxilla- bzw. Kalottentumoren 47%, 80% bzw. 75%; Cara 1975) ist die Mortalität gleichwohl hoch (ca. 65%, 70% bzw. 65% nach 5 Jahren; Huvos 1991). Vorbehandlung (Chemotherapie und/oder Bestrahlung) scheint deshalb eine prüfenswerte Option.

## 7.2 Stellung der Chirurgie

### 7.2.1 Resektion

Für die größtmögliche Heilungschance des Patienten ist eine Entfernung des Tumors, umgeben von gesundem Gewebe, Voraussetzung. Man kennt 4 Stufen der Operation, welche die onkologische Radikalität beschreiben (Enneking et al. 1980b):
- die intraläsionale Resektion, die für das Osteosarkom unzureichend ist,
- die marginale Entfernung des Tumors, d. h. die Entfernung des Tumors in einer Pseudokapsel, ohne den Tumor zu eröffnen. Diese Methode ist unsicher, da Tumorgewebe auch außerhalb dieser Pseudokapsel vorliegen kann und dann ein Lokalrezidiv zu erwarten ist.

*Die beiden adäquaten Methoden für das Osteosarkom sind die*
- *weite Resektion* und
- *radikale Resektion.*

Die *weite* Resektion bedeutet eine Resektion durch das befallene Kompartiment, allerdings Zentimeter vom Tumor entfernt. Die *radikale* Resektion bedeutet die komplette Entfernung des Kompartiments (z. B. bei I B-Befall des distalen Femurs die Entfernung des kompletten Femurs). Außerhalb des Kompartiments kann der Abstand allerdings nur wenige Millimeter betragen und die Operation kann trotzdem als radikal gewertet werden. Eine sichere Aussage über die Radikalität kann allerdings erst nach histologischer Analyse des Resektats getroffen werden.

Generell wird heute die weite Resektion bei der Lokalbehandlung des Osteosarkoms für ausreichend gehalten. Das Ziel der chirurgisch adäquaten Therapie kann sowohl durch Amputation als auch durch Resektion erreicht werden. Es hängt sehr von der Lage des Tumors und der Erfahrung des Behandlungszentrums ab, inwieweit extremitätenerhaltende Resektionen mit genügender Sicherheit vorgenommen werden können oder radikalere Maßnahmen wie Resektionsreplantationen, Umkehrplastik oder Amputationen vorgenommen werden müssen. Da ein Lokalrezidiv beim Osteosarkom die gleiche schlechte Prognose wie das Auftreten von Metastasen hat, ist die Verantwortung des Chirurgen enorm und eine unzweckmäßige Operation, nämlich zu knapp am Tumor, grundsätzlich abzulehnen; dies würde unnötig das Leben des Patienten gefährden. In einigen Körperregionen ist die technische Durchführung der weiten Resektion entweder sehr schwierig oder gar nicht möglich. Es handelt sich hierbei vorwiegend um Becken-, Wirbelsäulen- oder Schädel-/Gesichtsregionen.

### 7.2.2 Biopsie

Die Probeexzision kann bereits über die Möglichkeit einer Resektionsbehandlung entscheiden, wenn sie Kompartimente eröffnet oder Gefäß-Nerven-Regionen kontaminiert. Besonderes Augenmerk muß der Hämatomverhütung bei der Biopsie geschenkt werden, da es durch Hämatomverlagerungen zur Kontamination weit von der Biopsiestelle gelegener Areale kommen kann. Die Drainage der Wunde soll im Hautschnitt herausgeleitet werden und nicht durch seitliches Ausführen neue Kompartimente mit Tumorzellen kontaminieren.

### 7.2.3 Definitives operatives Vorgehen

Unter dem Aspekt der weiten Entfernung des Tumor können sowohl Resektionsbehandlungen als auch Amputationen durchgeführt werden.

*Amputation*
Eine Amputation ist heute nur noch selten notwendig (Kotz et al. 1992), meist sind es funktionsunfähige, aufgetriebene und paretische Extremitäten. Die Amputation wird 5 cm oberhalb der höchsten Tumorausdehnung geplant, so daß auch bei geringen Fehlmessungen noch ein sicherer Abstand von zumindest 2–3 cm vom Tumor resultiert.

*Resektion*
Grundsätzlich unterschieden wird zwischen Resektionsreplantationen und Resektionsrekonstruktionen.
   Die *Resektionsreplantation* (Unterarmreplantation an den Thorax an der oberen Extremität bzw. Umkehrplastik an der unteren Extremität) erhält einen Teil der distal gesunden Extremität unter Resektion des Tumors dazwischen, wobei je nach Ausdehnung des Tumors Gefäße und Nerven mitreseziert werden müssen.
   Die *Resektionsrekonstruktion* ist eine Resektion des Tumors unter Erhaltung der gesamten Länge und Funktion der Extremität, wobei zur

Überbrückung des Defektes sowohl biologisches als auch alloplastisches Material verwendet werden kann.

Die biologischen Rekonstruktionen verwenden bevorzugt autologen Knochen wie Fibula, Klavikula oder Tibiaspäne und +/− Weichteildeckung durch gestielte oder freie Lappen. Eine Alternative bei nicht ausreichendem autologen Material stellen Allografts dar (tiefgefrorene Spenderknochen und -gelenke). Die technische Entwicklung der Endoprothetik in der letzten Zeit ermöglicht es aber auch, große Strecken durch Tumorprothesen zu überbrücken, wobei es entweder spezialangefertigte, für den Patienten individuell gestaltete (Custom-made)-Prothesen gibt, oder modulare Tumorsysteme in verschiedenen Dimensionen und Längen. In der letzten Zeit werden auch zunehmend Prothesen, bei denen die Länge nachgestellt werden kann, bei Kindern mit Erfolg verwendet. Eine wichtige Entwicklung für die Funktionsverbesserung sind die Verbindungen von Muskeln und Sehnen zur Prothese, die durch Spezialkonstruktionen heute schon erzielt werden können.

Resektionen im *Beckenbereich* sind äußerst schwierig und können nur in etwa der Hälfte der Fälle „weit im Gesunden" durchgeführt werden, so daß gerade in diesen Regionen immer noch ablative Verfahren wie die Hemipelvektomie notwendig sind. Aber auch hier gelingt zunehmend durch Verwendung von Beckenteilprothesen bzw. biologischen Rekonstruktionen die Entfernung des Tumors „weit im Gesunden" unter gleichzeitiger Erhaltung der Funktion der unteren Extremität.

Im Bereich der *Wirbelsäule* gibt es in jüngster Zeit Berichte über komplette Wirbelkörperresektionen („weit im Gesunden") unter Schonung des Duralsackes mit anschließender Stabilisierung und plastischer Deckung (Tomita 1994).

### 7.2.4 Palliativeingriffe

Bei einem Lokalrezidiv ist in vielen Fällen die Amputation nicht zu umgehen, auch wenn die Prognose des Patienten aufgrund der fast obligaten Metastasierung und Chemotherapieresistenz als nahezu infaust zu bezeichnen ist. Bei manifester, inoperabler Metastasierung, ohne Ansprechen auf Chemotherapie, sollte aber die *Amputation durch andere lokale Therapiemaßnahmen ersetzt* werden, z. B. lokale Bestrahlung plus Interferon o. ä.

Sehr wichtig ist die ggf. wiederholte Resektion von Lungenmetastasen, auch wenn sie häufig nur palliativen Charakter hat. Bei konsequentem Vorgehen sind aber insbesondere bei primären, in geringerem Umfang

auch bei sekundären Lungenmetastasen definitive Heilungen erreichbar
(s. Punkt 4 und 9).

## 7.3 Stellung der Strahlentherapie

Die lokale Kontrollrate durch Strahlentherapie ist auch in Kombination
mit Chemotherapie deutlich geringer, als nach Operation. Zudem sind bei
kombinierter Radio-/Chemotherapie zum Teil erhebliche Strahlenfolgen
beschrieben worden, die zu sekundären Amputationen zwangen. Die
Strahlentherapie hat beim operablen klassischen Osteosarkom deshalb
derzeit keinen Platz (Link et al. 1993). Sie ist jedoch möglicherweise
nutzbringend einzusetzen, wenn aufgrund der Lage des Tumors eine weite
Resektion nicht möglich ist, sowie in palliativen Situationen.

### 7.3.1 Präoperative neoadjuvante Strahlentherapie
oder kombinierte Chemo-/Strahlentherapie

Prüfenswerte Option bei allen nicht weit resezierbaren Tumoren, z. B.
Tumoren des Stammskeletts, bei kraniofazialen Osteosarkomen. Bei
letzteren spricht die Langzeitüberlebensrate von ca. 70% nach präoperativer Radio- bzw. Radio-/Chemotherapie (Chambers et al. 1970; De Fries et
al. 1970; Akbiyik et al. 1981) im Vergleich zu nur 30–35% nach alleiniger
Operation (Huvos 1991) für solch eine Vorgehensweise.

### 7.3.2 Postoperative adjuvante Strahlentherapie (bei R0-Resektion)

Es besteht keine Indikation zu einer adjuvanten Strahlentherapie beim
Osteosarkom mit R0-Resektion.

### 7.3.3 Postoperative additive Strahlentherapie (bei R1-Resektion)

Die postoperative additive Strahlentherapie bei marginaler Resektion ist
als palliative Maßnahme möglicherweise von Nutzen. Zunächst sollte aber
die Möglichkeit einer Nachresektion geprüft werden.

### 7.3.4 Kombinierte Strahlen-/Chemotherapie s. unter 7.3.1

## 7.4 Stellung der systemischen Therapie

### 7.4.1 Übersicht

Die Notwendigkeit sowie die Wirksamkeit einer Chemotherapie bei Osteosarkom werden spätestens seit der kontrollierten Studie von Link et al. (1986, 1993) nicht mehr bestritten. Auch bei Osteosarkom ist die Kombinationschemotherapie einer Monotherapie überlegen. Die wirksamsten Substanzen sind hochdosiertes Methotrexat (HDMTX), Doxorubicin (DOX), Cisplatin (DDO) und Ifosfamid (IFO); weitere wirksame Medikamente sind Cyclophosphamid (CYC), Melphalan (L-PAM) und Mitomycin C (MMC). In Erprobung sind Epirubicin und Carboplatin, um die toxischen älteren Analogpräparate zu ersetzen, sowie Etoposid.

*DOX* erscheint derzeit unentbehrlich und muß früh eingesetzt werden (Winkler et al. 1988), seine Wirkung scheint abhängig von der Dosisintensität (Blaney et al. 1993). Bedenklich ist die beobachtete Kardiotoxizität (Geidel et al. 1991). Die weniger kardiotoxische kontinuierliche Infusion (48 h) ist nach den Ergebnissen der Studie COSS 86a versus COSS 86b nicht weniger wirksam als die Bolusgabe (unveröffentlichte Daten). Für Epirubicin liegen keine Vergleichsdaten bez. der Wirksamkeit bei Osteosarkom vor.

- *HDMTX:* Die Hochdosisanwendung ($6-12\,g/m^2$) ist wirksamer als die intermediäre Dosierung (unter $1\,g/m^2$). Möglicherweise muß ein kritischer Spitzenspiegel von 1000 µmol/l überschritten werden (Delepine et al. 1993; Graf et al. 1994).
  Die geringe Toxizität macht HDMTX zu einem wertvollen Bestandteil im Rahmen einer Polychemotherapie.
- *DDP:* Die Nachteile dieser Substanz mit gut belegter Wirksamkeit als Einzelmittel liegen in ihrer Nephro- und Ototoxizität.
- IFO hat unter den aufgezählten Substanzen möglicherweise die höchste Wirksamkeit bei Osteosarkom. Die simultane Gabe mit DDP ist nephrotoxisch, die sequentielle Gabe (IFO Tag 1, 2, DDP Tag 3) ist jedoch möglich. Substitutionspflichtiger und bleibender Phosphatverlust wurde in Einzelfällen beobachtet (Stevens et al. 1993).

Die Langzeitergebnisse der besten Studien liegen im Bereich von 70–80% metastasenfreiem Überleben nach 5 Jahren (Link et al. 1993; Malawer et al. 1992). Unter den Multizenterstudien wurde dies bisher nur von der Studie COSS 86 erreicht (Winkler et al. 1992, 1993). Die beschriebenen Spätfolgen verlangen Anstrengungen, dieses oder bessere Ergebnisse bei geringerer Spätmorbidität zu erzielen.

**7.4.2 Neoadjuvante (präoperative) Chemotherapie**

Vorteile einer primären Chemotherapie sind Zeitgewinn für die Vorbereitung sowie Ermöglichung und technische Erleichterung extremitätener-
haltender Operationen bei vermindertem Lokalrezidivrisiko. Darüber
hinaus gewinnt man wertvolle prognostische Informationen aus dem
Tumoransprechen und erhofft sich eine verbesserte systemische Tumorkontrolle. Befürchtete Nachteile beziehen sich auf mögliche Resistenzentwicklung und lokale oder systemische Tumorprogredienz bei Nichtansprechen. Ergebnisse der kontrolliert durchgeführten POG-Studie zur
Klärung dieser Fragen liegen noch nicht vor.

**7.4.3 Adjuvante Chemotherapie**

Wird bei gleicher Indikation und auch mit grundsätzlich den selben
Medikamenten durchgeführt wie die neoadjuvante Chemotherapie (s.
oben).

**7,4,4 Palliative Chemotherapie**

Grundsätzlich werden die gleichen bestwirksamen Medikamente eingesetzt. Ein alternativer Behandlungsversuch mit Carboplatin und Etoposid
ist möglich. Diese erfordern keine aufwendigen supportiven Maßnahmen,
sind subjektiv relativ gut verträglich und in der Tagesklinik zu applizieren,
allerdings knochenmarktoxisch und mit dem Nachteil der Alopezie
behaftet. (s. Abschn. 9)

**7.4.5 Kombinierte Chemo-/Strahlentherapie** (s. unter 7.3.5)

**7.4.6 Hochdosischemotherapie** +/− **Stammzellreinfusion**

Therapieansätze mit myeloablativer Chemotherapie und Stammzellsupport sind bisher beim Osteosarkom kaum beschrieben.

**7.4.7 Regionale Chemotherapie**

Bei optimaler systemischer Behandlung kann das lokale Tumoransprechen durch die intraarterielle Infusion von DDP nicht weiter verbessert
werden (Winkler et al. 1990).

# 8 Indikation zur Chemotherapie

## 8.1 Auswahl der Patienten

Grundsätzlich ist bei allen hochgradig malignen Osteosarkomen in allen Stadien die Durchführung einer Chemotherapie indiziert. Darüber hinaus mag auch bei höher differenzierten Osteosarkomen, bei welchen eine primäre weite Resektion (als alleinige Therapie) nicht durchführbar erscheint, der Versuch einer präoperativen Chemo-(+Radio-)Therapie angezeigt sein (s. 7.3.1).

## 8.2 Zeitpunkt des Therapiebeginns

Die Chemotherapie beginnt alsbald nach histologischer Diagnosesicherung.

## 8.3 Wahl der Therapie

Das COSS-86-Schema hat mit einer 6 Jahre metastasenfreien Überlebenserwartung von 75 % (Winkler et al. 1993) als multizentrische Studie bisher nicht übertroffene Ergebnisse gezeigt und sollte daher auch außerhalb von Studien Standardtherapie sein. Die Chemotherapie setzt sich zusammen aus den Medikamenten DOX, gefolgt von 2 HDMTX-Gaben sowie der Kombination IFO/DDP. Die zeitliche Abfolge der Therapieelemente zeigt das nachfolgende Schema:

---

*Präoperative Chemotherapie*

| Woche | 1 | 2 | 3 | 4 | 5 | 6 | 7 | 8 | 9 | 10 |
|-------|---|---|---|---|---|---|---|---|---|----|
|       | A |   | M | M | P/I |   | P/I |   | Op. | |

*Postoperative Chemotherapie*

| Woche | 11 | 12 | 13 | 14 | 15 | 16 | 17 | 18 | 19 | | | |
|-------|----|----|----|----|----|----|----|----|----|----|----|----|
|       | 20 | 21 | 22 | 23 | 24 | 25 | 26 | 27 | 28 | 29 | 30 | 31 | 32 |
|       | A |   | M | M | P/I |   | M | M | A |   | M | M |

---

*A* Doxorubicin, *M* high dose Methotrexat, *P* Cisplatin, *I* Ifosfamid

DOX wird in einer Dosis von 90 mg/m$^2$ als kontinuierliche Infusion über 48 h streng intravenös verabfolgt (zentraler Verweilkatheter). HDMTX wird in einer Dosis von 12 g/m$^2$ (max. 20 g) über 4 h gleichmäßig infundiert. Bei der Kombination IFO/DDP wird an den Tagen 1 und 2 je 3 g/m$^2$ IFO über je 60 min i. v. gegeben, und am Tag 3 folgt in einer Dosierung von 120 mg/m$^2$ DDP als Fünfstundeninfusion.

## 8.4 Therapiedauer

Die erforderliche Therapiedauer bei kurativer (neo-)adjuvanter Chemotherapie ist vermutlich von der Art der gewählten Behandlung abhängig. Sie wurde bisher aber nie systematisch untersucht. Veröffentlichte Ergebnisse basieren auf Behandlungen mit einer Dauer zwischen 5 und > 12 Monaten. Im Rahmen des aktuellen COSS-Protokolles ist eine Gesamttherapiedauer von 32 Wochen vorgesehen.

## 8.5 Modifikationen der Standarddosis

Bei Leukopenie unter 500/mm$^3$ mit septischem Krankheitsbild nach DOX bzw. DDP/IFO wird in der COSS-Studie bei der nächsten Anwendung die DOX- bzw. IFO-Dosis auf 75% reduziert. Bei HDMTX ist keine Dosisminderung vorgesehen. Bei einem deutlichen und bleibenden Absinken der FS-Ratio (z. B. unter 28%) wird auf weitere DOX-Gaben verzichtet. Bei einer Hörminderung > 30 dB im ≤ 2 kHz-Bereich wird DDP fraktioniert über 5 Tage gegeben, bei weiterem Abfall ggf. auf Carboplatin (300 mg/m$^2$, 60 min i. v., je an 2 aufeinanderfolgender Tagen) umgestellt. Bei einem deutlichen Tubulusschaden (bleibende Glukosurie und Hyperphosphaturie) muß ggf. auf weitere IFO-Gaben verzichtet werden. Bei einem Kreatininanstieg von > 3 mg/dl nach IFO/DDP werden die nachfolgenden DDP-Gaben auf 75% reduziert. Die Fortsetzung der Chemotherapie mit HDMTX bzw. IFO/DDP muß ggf. aufgeschoben werden, bis sich die Kreatininclearance wieder auf mindestens 70 ml/min/1,73m$^2$ (Nomogramm nach Körperlänge) erholt hat. Die Blutbildvoraussetzungen für die Fortführung der Chemotherapie betragen 3000 Leukozyten und 100000 Thrombozyten/mm$^3$ für die Pharmaka DOX und IFO/DDP und 1000 Leukozyten und 100000 Thrombozyten für HDMTX.

## 8.6 Besonderheiten zur Begleittherapie

Vor, während und 24 h nach **HDMTX** ist strikte Urinalkalisierung erforderlich (pH-Wert über 7,5). 24 h nach Ende der HDMTX-Infusion Beginn des Leucovorinrescue (15 mg/m$^2$ 6stündlich über 3 Tage). Bei verzögerter Ausscheidung ist entsprechend den gemessenen MTX-Serumwerten der Rescue so zu erhöhen, daß wenigstens äquimolare Konzentrationen von aktiver Folsäure und Methotrexat gegeben sind. (Einschlägiges Studium der Fachliteratur bzw. Vorgaben nach einem ausführlichen Behandlungsprotokoll sind erforderlich.)

Die **IFO**-Behandlung erfordert eine Uroprotektion mit Mesna in gleicher Dosierung, verbunden mit einer Hydrierung von 3 l/m$^2$/Tag am 3. Tag. Es genügt unter diesen Umständen, bis 48 h nach der 2. IFO-Gabe, 15 min vor der DDP-Infusion einmalig Mannitol (20%ig 40 ml/m$^2$) zu verabfolgen, um einen ausreichenden Urinfluß vor DDP sicherzustellen.

## 8.7 Erhaltungstherapie

Nicht erforderlich nach Abschluß des COSS-Protokolles.

# 9 Rezidiv-/Salvagetherapie

Für einen kurativen Zweitansatz ist wie bei der Primärbehandlung die operative Tumor- bzw. Metastasenbeseitigung Voraussetzung. Ist auch eine erneute Chemotherapie geplant, dann ist zu überlegen, ob diese präoperativ einzusetzen ist, um sich von ihrer Wirksamkeit zu überzeugen. Insbesondere bei späten und solitären Lungenmetastasen führt aber auch (u. U. wiederholte) Metastasektomie, ohne Chemotherapie, immer wieder einmal zu einer dauerhaften Heilung.

Nach aggressiver Erstbehandlung sind die Aussichten für eine erfolgreiche Rezidiv-/Salvagechemotherapie bei Osteosarkom nach aller Erfahrung allerdings begrenzt. Waren die Mittel DOX, HDMTX, DDP und IFO bereits im Einsatz, wird man bevorzugt andere, zweitrangige Substanzen versuchen wollen, wie z. B. Melphalan oder Mitomycin C. Bei sehr späten Rezidiven mag der Einsatz von Zytostatika, die bereits zur Erstbehandlung eingesetzt worden waren, versucht werden, sofern der Tumor primär darauf angesprochen hatte.

Im Rahmen der COSS-Studie wurden Rezidivpatienten zum Teil erfolgreich (7/21 CR + PR) behandelt mit der *Kombination Carboplatin +*

*VP16* (je 300 mg/m² an je 2 aufeinanderfolgenden Tagen als 60 min-Infusionen) ohne besonderen supportiven Aufwand.

## 10 Maßnahmen zur Therapiekontrolle

Die erforderlichen und allgemein üblichen Labor-sowie apparativen Untersuchungen zur Steuerung der Chemotherapie mit den bei Osteosarkom üblicherweise eingesetzten Zytostatika sind unter Punkt 5.3 bis 5.5 abgehandelt. Die Entscheidung über das einzuschlagende Operationsverfahren wird in Würdigung der topographischen Tumorausdehnung bei Therapiebeginn und des Alters des Patienten sehr wesentlich auch durch das Ansprechen des Tumors auf die präoperative Chemotherapie bestimmt. Eine Vorhersage des histologischen Ansprechens durch sequentiale Untersuchung der *Tumor-/Non-Tumor-Ratio* oder durch Gadolinium-dynamische MR-Untersuchungen zur Halbzeit der präoperativen Chemotherapie unterschätzen häufig den erreichbaren Erfolg oder zeigen noch Tumorwachstum, obwohl schließlich histologisch ein Ansprechen festgestellt wird.

## 11 Studien

Das gegenwärtig von der deutschsprachigen kooperativen Osteosarkom-Studiengruppe (COSS) verfolgte Protokoll (COSS-86-c) unterscheidet sich vom ursprünglichen COSS-86a-Protokoll in 5 Punkten:
1) Der intraarterielle CPL-Zweig wurde geschlossen,
2) die Stratifizierung nach „low" und „high risk" ist zugunsten einer optimalen einheitlichen Behandlung aller Patienten mit der IFO/DDP-Kombination verlassen. Dabei erhalten aber
3) auch die High-risk-Patienten nur noch insgesamt 4 Chemotherapiezyklen. Zur weiteren Verminderung der Kardiotoxizität ist
4) die DOX-Gabe von einer Kurz- auf eine 48 h-Dauerinfusion umgestellt. In randomisierter Form wird
5) die Wirksamkeit einer zur Verminderung der Toxizität auf 72 h verlängerten DDP-Infusion mit der konventionellen 5-h-Infusion verglichen.

*Studienleitung:*
Prof. Dr. med. K. Winkler, Abt. für Pädiatrische Hämatologie und Onkologie der Universitätskinderklinik Hamburg, Martinistr. 52, 20246 Hamburg, Tel.: 040/4717–3734 oder 4717–4270, Fax-Nr. 4717–4601.

## 12 Perspektiven

Nach Abschluß dieser Studie ist geplant, eine kontrollierte Therapieverkürzung für Low-risk-Patienten, definiert nach absolutem Tumorvolumen und histologischem Tumoransprechen, einzuführen. Darüber hinaus ist der erneute Versuch einer Salvagechemotherapie für Patienten mit großen und schlecht ansprechenden Tumoren mit einer Etoposid/Carboplatin-Kombination vorgesehen (s.7.1). Für Rezidivpatienten bestehen Überlegungen zur Intensivierung der MTX-Behandlung nach pharmakokinetischen Erkenntnissen (Graf et al. 1994) und zum Einsatz von Epirubicin.

## 13 Therapieschemata

### 13.1 Standardtherapie analog COSS-86-Studie

| Doxorubicin | | | | |
| --- | --- | --- | --- | --- |
| Doxorubicin | 45 mg/m$^2$ | i.v. | 24-h-Infusion | Tag 1, 2 |
| Woche 1, 11, 20, 29 | | | | |

| Hochdosismethotrexat | | | |
| --- | --- | --- | --- |
| Methotrexat[a] | 12 g/m$^2$(maximal 20 g) | i.v. | 4-h-Infusion | Tag 1 |
| Leucovorin | 15 g/m$^2$ | p.o. | alle 6 h, Beginn spätestens 24 h nach Ende von MTX, insgesamt 3 Tage |
| in den Wochen 3 + 4, 13 + 14, 18 + 19, 22 + 23, 27 + 28, 31 + 32 | | | |

[a] Obligate Durchführung der zusätzlichen Maßnahmen (Alkalisierung, Posthydratation, MTX-Spiegelbestimmung, Flüssigkeitsbilanz). Exakte Angaben s. Protokoll COSS-86.

| Ifosfamid/Cisplatin | | | | |
|---|---|---|---|---|
| Mesna | 1000 mg/m² | i.v. | Bolus | Tag 1 |
| Ifosfamid | 3000 mg/m² | i.v. | 1-h-Infusion | Tag 1, 2 |
| Mesna | 3000 mg/m² | i.v. | 24-h-Infusion | Tag 1, 2 |
| Cisplatin[a] | 120 mg/m² | i.v. | 5-h-Infusion | Tag 3 |

– präoperativ: Woche 5, 8
– postoperativ: Woche 5, 15, 24

[a] Zur Vermeidung einer erhöhten Toxizität: exakte Beachtung der Richtlinien für die Behandlung mit Ifosfamid und Cisplatin obligat (Prähydratation, Mannitol, forcierte Diurese, Mesna-Prophylaxe, Posthydratation). Angaben s. Protokoll COSS-86

## 13.2 Salvagetherapie

| Carboplatin/Etoposid | | | | (Winkler 1993) |
|---|---|---|---|---|
| Carboplatin | 300 mg/m² | i.v. | 1-h-Infusion | Tag 1, 2 |
| Etoposid | 300 mg/m² | i.v. | 1-h-Infusion | Tag 1, 2 |

Wiederholung Tag 29, maximal 6 Zyklen

# 14 Literatur

Akbiyik N, Alexander LL (1981) Osteosarcoma of the maxilla treated with radiation therapy and surgery. J Natl Med Asso 73:735–745

Bauer HCF (1993) Current status of DNA cytometry in osteosarcoma. Cancer Treat Res 62:150–161

Bielack S, Knop J, Delling G, Winkler K (1988) Szintigraphische Verlauskontrolle von Osteosarkomen während neoadjuvanter Chemotherapie. Nucl Med 27:237–241

Blaney SM, Smith MA, Grem JL (1993) Doxorubicin: role in treatment of osteosarcoma. Cancer Treat Res 62:55–73

Bloem JL, Taminiau AHM, Eulderink F, Heermans J, Pauweis EKJ (1988) Radiologic staging of primary bone sarcoma: MR imaging, scintigraphy, angiography and CT correlated with pathologic examination. Radiology 169:805–810

Caron AS, Haijdu SI, Strong EW (1971) Osteogenic sarcoma of the facial and cranial bones: a review of 43 cases. Am J Surg 122:719–725

Chambers RG, Mahoney WD (1970) Ostegenic sarcoma of the mandible: current management. Am Surg 36:463–471

De Fries HO, Perlin E, Leibel SA (1970) Treatment of osteogenic sarcoma of the mandible. Arch Otolaryngol 105:358–359

Delepine E, Delepine G, Des Bois JC (1193) A monocentric therapy study: an approach to optimize the results of the treatment of osteosarcoma by protocols based upon HDMTX associated with systematic conservative surgery. Cancer Treat Res 62:333–338

Enneking WF, Spanier SS, Goodmann MA (1980 a) A system for the surgical staging of musculo-skeletal tumors. Clin Orthop 153:106–120

Enneking, WF, Spanier, SS (1980 b) Current concept review. The surgical staging of musculosceletal sarcoma. J Bone Joint Surg 62:1027–1030

Fletcher BD, Hanna SL, Fairclough DL, Gronemeyer SA (1992) Pediatric musculosceletal tumors: use of dynamic, contrast enhanced MR imaging to monitor reponse to chemotherapy. Radiology 184:243–248

Fuchs N, Winkler K (1993) Osteosarcoma. Current Opin Oncol 5:667–671

Geidel S, Garn M, Grävinghoff L et al. (1991) Kardiomyopathien nach Osteosarkombehandlung. Ein Beitrag zur Kardiotoxizität von Adriamycin. Klin Pädiatr 203:257–261

Gillespy T, Manfrini M, Ruggieri P, Spanier SS, Petersson H, Springfield DS (1988) Staging of intraosseous extent of osteosarcoma: correlation of preoperative CT and MR imaging with pathologic macroslides. Radiology 167:765–768

Graf N, Winkler K, Betlemovic M, Fuchs N, Bode U (1994) Methotrexate pharmacokinetics and prognosis in osteosarcoma. J Clin Oncol 7:1443–1451

Hogeboom WR, Hoenstra HJ, Mooyart EL et al. (1992) MRI or CT in the preoperative diagnosis of bone tumor. Eur J Surg Oncol 18:67–72

Huvos AG (1991) Osteosarcoma of the craniofacial bones. In: Mitchell J (ed), Bone tumors. Diagnosis, treatment and prognosis. Saunders, Philadelphia, pp 179–200

Knop J, Delling G, Heise U, Winkler K (1990) Scintigraphic evaluation of tumor regression during preoperative chemotherapy of osteosarcoma: Correlation of 99m-Tc-methylene-diphosphonate parametric imaging with surgical histopathology. Skeletal Radiol 19:165–172

Kotz R, Ritschl P, Kropej D, Schiller C, Wurnig C, Salzer-Kuntschik M (1992) Die Grenzen der Extremitätenerhaltung – Amputation versus Resektion. Z Orthop 130:299–305

Link MP (1993) The multi institutional osteosarcoma study: an update. Cancer Treat Res 62:261–267

Link MP, Eilber F (1993) Osteosarcoma. In: Pizzo PA, Poplack DG (eds) Principles and practice of pediatric oncology, Lippincott, Philadelphia, pp 841–887

Link MP, Goorin AM, Miser AW et al. (1986) The effect of adjuvant chemotherapy on relapse-free survival in patients with osteosarcoma of the extremities. N Engl J Med 314:1600–1606

Malawer MM, Link MP, Donaldson SS (1992) Sarcomas of bone. In: De Vita VT, Hellman S, Rosenberg SA (eds) Cancer principles and practice of oncology, Lippincott, Philadelphia, pp 1509–1566

Schwartz DT and Alpert M (1963) The clinical course of mandibular osteogenic sarcoma. Oral Surg 16:769–776

Spanier SS, Schuster JJ, Vander Griend RA (1990) The effect of local extent of the tumor on prognosis in osteosarcoma. J Bone Joint Surg [Am] 72:643–652

Stevens MCG, Brandis M. (1993) Incidence and etiology of ifosfamide nephrotoxity: report of a meeting hold in Rhodos, Greece, October 3th, 1991, sponsored by Asta Medica Frankfurt, Germany, Med Pediat Oncol 21:640–644

Tomita K, Kawahara N, Toribatake Y, Tsuchiya H, Ohnari N, and Kose H (1993) Total en bloc spondylectomy for malignant vertebral tumour – innovative surgical technique of spine salvage. Limb Salvage, Current Trends. Proceedings of the 7th International Symposium, Singaporenni KK (1988) Osteosarcoma of bone. In: Unni KK (ed), Bone tumors. Churchill Livingstone, New York, pp 107–133

Winkler K, Beron G, Delling G et al. (1988) Neoadjuvant chemotherapy of osteosarcoma. results of a randomized cooperative trial (COSS-82) with salvage chemotherapy based on histological tumor response. J Clin Oncol 6:329–337

Winkler K, Bielack S, Delling G et al. (1990) Effect of intraarterial versus intravenous cisplatin in addition to doxorubicin, high-dose methotrexate and ifosfamide on histologic tumor response in osteosarcoma (study COSS-86) Cancer 66:1703–1710.

Winkler K, Bielack S, Delling G, Jürgens H, Kotz R, Salzer-Kuntschik M (1993) Treatment of osteosarcoma: experience of the cooperative osteosarcoma study group (COSS). Cancer Treat Res 62:269–277

Winkler K, Bieling P, Bielack S (1992) Die Chemotherapie des Osteosarkoms. Z Orthop 130:285–289

Winkler K, Torggler S, Beron G et al. (1989) Behandlungsergebnisse bei primär disseminiertem Osteosarkom. Verlaufsanalyse von Patienten aus den cooperativen Osteosarkom-Studien COSS-80 und COSS-82. Onkologie 12:92–96

# 34.76 Weichteilsarkome

T. Cerny, H.-J. Schmoll, J. H. Hartlapp, P. M. Schlag

## 1 Epidemiologie

*Häufigkeit:* Ca. 1% aller Malignome (für Kinder 6,5%).

*Inzidenz:* 3 pro 100000 (Männer und Frauen).

*Altersverteilung:* Adoleszenz und 45–55 Jahre.

*Ätiologie:* Die Ätiologie der sehr heterogenen Subtypen der Weichteilsarkome ist weitgehend unklar.

Eine virale Ätiologie spielt wahrscheinlich beim Kaposi-Sarkom eine Rolle: ein neues Herpesvirus, provisorisch Kaposi-Sarkom-assoziiertes Herpesvirus (KSHV) genannt, wurde sowohl bei Aids-Patienten, wie auch bei Patienten mit einem klassischen Kaposi-Sarkom endeckt (Dupin 1995; Huang 1995). Varizellen und Mumps sind weitere mögliche Risikofaktoren für die Entstehung eines Weichteilsarkoms.

Nach Bestrahlungen entwickeln sich gehäuft Fibrosarkome, maligne fibröse Histiozytome wie auch Osteosarkome (Brady 1992). Von den karzinogenen Stoffen sind Arsen und Polyvinylchlorid mit dem hepatischen Angiosarkom assoziiert, Asbest mit dem Mesotheliom. Umstritten bleiben Traumen und Narben als Ursache oder Kofaktoren für die Entstehung von Weichteilsarkomen. Das Lymphangiosarkom kann als eine Komplikation bei chronischen Lymphödemen der Arme nach operiertem Mammkarzinom auftreten.

*Genetische Prädisposition:* In Einzelfällen findet sich eine genetische Basis wie z. B. bei der autosomal-dominant vererbten Neurofibromatose von Recklinghausen, bei der sich in ca. 5–10% maligne Schwannome und auch Gliome entwickeln. Auch bei sog. Li-Fraumeni-Syndrom sind Weichteilsarkome ebenso wie Osteosarkome gehäuft. Hier wird v. a. eine Keimzellmutation des p53-Tumorsuppressorgens auf Chromosom 17 gefunden. Dies trifft gelegentlich auch auf sporadische Fälle von Patienten mit Weichteilsarkomen zu (Toguchida 1992). In Familien von Kindern mit Sarkomen sind auch andere Krebserkrankungen gehäuft (Hartley 1993).

## 2  Histologie

### 2.1  Einführung

Die meisten Sarkome sind mesodermalen Ursprungs wie die Leukämien und Lymphome; lediglich die neurogenen Sarkome und wahrscheinlich auch das Ewing-Sarkom stammen vom Ektoderm ab. Entsprechend dieser Abstammung ist die Liste der histopathologischen Subtypen lang und wenig übersichtlich. Nach dem neuesten Referenzbuch der WHO werden ca. 150 Subtypen von Weichteilneoplasien aufgeführt, davon sind ca. 30% maligne (Weiss 1993).

Für die klinische Situation ist es jedoch wesentlich zu wissen, daß in abnehmender Wichtigkeit folgende pathologische Faktoren für die Prognose relevant sind:
- histologisches Grading,
- Ausmaß der chirurgisch tumorfreien Resektionsränder,
- Größe des Primärtumors im unfixierten Präparat (> oder < 5 cm),
- histologischer Subtyp.

In zunehmendem Maße werden heute immunhistochemische Untersuchungen zur Verfeinerung der histologischen Diagnose beigezogen. Dabei finden neben gewebsspezifischen Markern auch Proliferationsantigene wie z. B. Ki-67 Anwendung. Die aufwendigere Flußzytometrie zeigt, daß benigne oder niedriggradige Sarkome meist diploid sind, wogegen höhergradige Sarkome zunehmend aneuploid sind (Stenfert 1993). Grundlage einer zuverlässigen Diagnostik ist aber weiterhin die lichtmikroskopische Beurteilung eines technisch gut angefertigten Schnittpräparates aus optimal fixiertem Tumorgewebe. Für das praktische Vorgehen ist es wichtig, daß insbesondere Osteosarkome, alveoläre und embryonale Rhabdomyosarkome, Synovialsarkome und epitheloidzellige Sarkome abgegrenzt werden können, da hier ein anderes therapeutisches Vorgehen notwendig wird.

### 2.2  Tabellarische Übersicht über die Klassifikation der Weichteilsarkome

Die häufigsten Weichteilsarkome sind Liposarkome (19%), Fibrosarkome (18%) und maligne fibröse Histiozytome (MFH; 11%) gefolgt von Synovialsarkomen (7%) und Leiomyosarkomen (7%).

Wenn man nur die Weichteilsarkome der *Extremitäten* beurteilt, dann ist die Reihenfolge wie folgt: Liposarkom, malignes fibröses Histiozytom,

Fibrosarkom und Synovialsarkom. Leiomyosarkome entstehen meist im Gastrointestinaltrakt oder in der Gebärmutter. Lipo- und Chondrosarkome sowie das MFH sind typischerscherweise Erkrankungen der 2. Lebenshälfte.

## Histologische Klassifikation der malignen Weichteilsarkome (WHO)

**I.  Fibröse Sarkome** (Fibrosarkome)
1) adultes Fibrosarkom
2) kongentiales oder infantiles Fibrosarkom
3) inflammatorisches Fibrosarkom

**II.  Fibrohistiozytäre Sarkome**(maligne fibröse Histiozytome, MFH)
1) storiform-pleomorphisches fibröses Histiozytom
2) myxoidfibröses Histiozytom
3) riesenzellfibröses Histiozytom (Riesenzelltumor der Weichteile)
4) xanthomatöses (inflammatorischer Typ) fibröses Histiozytom

**III.  Lipomatöse Sarkome** (Liposarkome)
1) gut differenziertes Liposarkom
   a) lipomähnliches Liposarkom
   b) sklerosierendes Liposarkom
   c) inflammatorisches Liposarkom
2) myxoides Liposarkom
3) rundzelliges (wenig differenziertes myxoides) Liposarkom
4) pleomorphes Liposarkom
5) entdifferenziertes Liposarkom

**IV.  Sarkome der glatten Muskulatur**
1) Leiomyosarkom
2) epitheloides Leiomyosarkom

**V.  Sarkome der skelettalen Muskulatur**
1) Rhabdomyosarkom
   a) embryonales Rhabdomyosarkom
   b) botryoides Rhabdomyosarkom
   c) spindelzelliges Rhabdomyosarkom
   d) alveoläres Rhabdomyosarkom
   e) pleomorphes Rhabdomyosarkom
2) Rhabdomyosarkom mit Gangliendifferenzierung (Ektomesenchym)

**VI.  Sarkome der Blut- und Lymphgefäße**
1) Angiosarkom und Lymphangiosarkom
2) Kaposi-Sarkom

**VII.  Perivaskuläre Sarkome**
1) Glomustumor
2) Hämangioperizytom

**VIII. Synoviale Sarkome**
1) synoviales Sarkom
   a) zweiphasiges (fibröses und epitheliales) synoviales Sarkom
   b) einphasiges (fibröses oder epitheliales) synoviales Sarkom
2) Riesenzelltumor der Nervenscheide

**IX. Mesotheliale Sarkome**
1) solitäre fibröse Sarkome der Pleura und des Peritoneums
2) diffuses Mesotheliom
   a) epitheliales diffuses Mesotheliom
   b) fibröses (spindelzelliges sarkomatöses) diffuses Mesotheliom
   c) zweiphasiges diffuses Mesotheliom

**X. Neurale Sarkome**
1) Periphere Nervenscheidentumoren (MPNST; malignes Schwannom, Neurofibrosarkom)
   a) Tritontumor (MPNST mit Rhabdomyosarkom)
   b) glanduläres MPNST (glanduläres Schwannom)
   c) epitheloides MPNST (epitheloides Schwannom)
2) Drüsenzellsarkome
3) Klarzellsarkom („Melanom der Weichteile")
4) melanozytäres Schwannom
5) gastrointestinale autonome Nerventumoren (Plexosarkom)
6) primitive neuroektodermale Tumoren (PNET)
   a) Neuroblastom
   b) Ganglioneuroblastom
   c) Neuroepitheliom (periphere neuroektodermale Tumoren)
   d) extraskelettales Ewing-Sarkom

**XI. Paraganglionäre Sarkome**
Paragangliom

**XII. Extraskelettale Knochen- und Knorpelsarkome**
1) Extraskelettäres Chondrosarkom
   a) gut differenziertes Chondrosarkom
   b) myxoides Chondrosarkom
   c) mesenchymales Chondrosarkom
2) Extraskelettales Osteosarkom

**XIII. Pluripotente mesenchymale Sarkome**
1) malignes Mesenchymom

**XIV. Verschiedene Sarkome**
1) alveoläres Weichteilsarkom
2) epitheloides Sarkom
3) extrarenaler rhabdoider Tumor
4) desmoplastischer Kleinzelltumor

**XV. Nicht klassifizierbare Sarkome**

**Tabelle 1.** Diagnostisch relevante zytogenetische Untersuchungen. (Nach Sreekantaiah et al. 1994; Shipley et al. 1993)

| Histologie | Zytologische Abnormität | Häufigkeit [%] |
|---|---|---|
| Synovialsarkom | t(X; 18)(p 1.2; q 11.2) | 90 |
| Klarzellsarkom | t(12; 22)(q 13–14; q 12–13) | 66 |
| Myxoides Liposarkom | t(12; 16)(q 13; p 11) | 77 |
| Alveoläres Rhabdomyosarkom | t(2; 13)(q 35–37; q 14) | 68 |
| Ewing-Sarkom/Askin-Tumor/ peripherer neuroepithelialer Tumor (PNET) | t(11; 22)(q 21–24; q 11–13) | 86 |
| Intraabdominaler desmoplastischer kleinzelliger Tumor | t(11; 22)(p 13; q 11.2–12) | 60 |
| Extraskelettales myxoides Chondrosarkom | t(9, 22)(q 31; q 12) | n.a. |

## 2.3 Molekulargenetische Befunde

Chromosomale Aberrationen bei Weichteilsarkomen werden häufig gefunden und können diagnostisch wertvolle Informationen liefern (Tabelle 1).

## 2.4 Grading

Die UICC und AJC schlagen die Unterteilung in gut, mäßig, wenig differenzierte und undifferenzierte Tumoren vor. Dieses Grading ist nicht zu verwechseln mit dem klinischen bzw. chirurgischen Grading, das über das histologische Grading hinaus radiologische und klinische Kriterien miteinbezieht (Grading nach Enneking 1980).

*Das Grading ist ein wichtiger Faktor, da es prognostisch relevanter ist als die histologische Subentität* (Costa 1984).

Von den verschiedenen Gradingsystemen wird zunehmend folgendes Punktesystem favorisiert (Tabelle 2).

In einer Multivariatanalyse der EORTC wurde ein anderes 3 geteiltes Gradierungssystem verwendet, wobei Grad 1 < 3 Mitosen/10 HPF, Grad 2 3–20 Mitosen/10 HPF und für die 3. Kategorie > 20 Mitosen/10 HPF definiert war. Auch mit dieser Unterteilung war das Gradierungs-

**Tabelle 2.** Definition der Gradingparameter beim Weichteilsarkom

| Parameter | Punkte |
|---|---|
| **Grad der Tumordifferenzierung** ähnlich dem ausdifferenzierten Ursprungsgewebe | 1 |
| Tumor klar einem Ursprungsgewebe zuzuordnen (z. B. alveoläres Weichteilsarkom) | 2 |
| Tumor ungewissen Ursprungs (z. B. undifferenziertes Sarkom) | 3 |
| **Tumornekrose** keine Tumornekrose (alle Schnittpräparate) | 0 |
| – weniger als 50% Tumornekrose | 1 |
| – mehr als 50% Tumornekrose | 2 |
| **Anzahl Mitosen** 0–9/10 HPF | 1 |
| 10–19/10 HPF | 2 |
| 20+/10 HPF | 3 |
| **Histologischer Grad** | Gesamtpunkte |
| Grad 1 | 2, 3 |
| Grad 2 | 4, 5 |
| Grad 3 | 6, 7, 8 |

system der wichtigste prognostische Faktor, gefolgt von Nachweis von Nekrose und in dritter Linie von der Größe des Tumors (van Unnik 1993).

Neben der Mitosehäufigkeit werden je nach Autor noch andere zytomorphologische Malignitätskriterien oder das Ausmaß der Nekrose berücksichtigt. Für die Ewing-Sarkome und Rhabdomyosarkome ist das Grading rein aufgrund der Mitosen unbefriedigend, da hier hochmaligne Prozesse bei kaum nachweisbaren Mitosen vorliegen können.

## 3 Stadieneinteilung (TNM und Grading)

Die gebräuchlichste Stadieneinteilung nach AJC (Beahrs 1992) und UICC kombiniert das TNM-System mit dem prognostisch wichtigsten Faktor, dem histologischen Grading. Das AJC-Staging korreliert gut mit der Prognose, wobei für die Stadien I–IV Fünfjahresüberlebensraten von 80, 60, 40 und 10% erwartet werden können. Das ältere Stagingsystem nach

Enneking ist nur für Extremitätensarkome (Weichteil- und Knochensarkome) zu gebrauchen. Die Einteilung der Intergroup Rhabdomyosarkoma Study (IRS) wird separat aufgeführt. Sie berücksichtigt den postchirurgischen Status, der hier ebenso relevant ist wie das Grading.

## 3.1 Stadiengruppierung (AJC 1992): Klassifikation maligner Weichteilsarkome

| Stadium | GTNM-Klassifikation | Definition |
|---------|---------------------|------------|
| I a | G1 T1 N0 M0 | Grad 1, Tumor < 5 cm Durchmesser, keine Lymphknoten- oder Fernmetastasen |
| I b | G1 T2 N0 Mo | Wie Stadium I a, jedoch Tumor ≥ 5 cm |
| II a | G2 T1 N0 M0 | Grad 2, Tumor < 5 cm Durchmesser, keine regionäre Lymphknoten- oder Fernmetastasen |
| II b | G2 T2 N0 M0 | Wie Stadium II a, jedoch Tumor ≥ 5 cm |
| III a | G3 T1 N0 M0 | Grad 3–4, Tumor < 5 cm Durchmesser, keine regionäre Lymphknoten- oder Fernmetastasen |
| III b | G3 T2 N0 M0 | Wie Stadium III a, jedoch Tumor ≥ 5 cm |
| IV a | G1–3 T1–2 N1 M0 | Primärtumor jeder Gradierung, jedoch Metastasen in regionären Lymphknoten nachgewiesen, aber keine Fernmetastasen |
| IV b | G1–3 T1–2 N0–1 M1 | Tumor jedlicher Größe oder Grades mit Fernmetastasen |

## 3.2 Definition des Resektionsgrades (R)

R0   Kein residueller Tumor
R1   Mikroskopisch residueller Tumor
R2   Makroskopisch residueller Tumor

## 3.3 Weitere Zusätze

– Bei postchirurgischer Stadieneinteilung wird ein „p" vorangesetzt (pTNM-Klassifikation).

- Bei Klassifikation nach präoperativer Chemo- oder Radiotherapie wird ein „γ" vorangesetzt, z. B. γpT1 N0 M0.
- Bei Klassifikation von Rezidivtumoren wird ein „r" vorangesetzt, z. B. rT1 N0 M0 oder rpT1 N0 M0.

## 3.4 Postchirurgische Stadieneinteilung der Intergroup Rhabdomyosarkoma Study (IRS) und der CWS-Studie (Kinderweichteilsarkome)

Stadium I    Tumor komplett entfernt (makroskopisch und mikroskopisch), regionäre Lymphknoten nicht befallen.

Stadium IIa  Tumor makroskopisch entfernt, erreicht mikroskopisch den Resektionsrand, regionäre Lymphknnoten nicht befallen.

Stadium IIb  Tumor makroskopisch entfernt, mikroskopisch frei oder noch Tumorreste vorhanden, regionäre Lymphknoten befallen und entfernt.

Stadium III  Inkomplette Resektion mit markroskopischen Tumorresten, mit oder ohne regionärem Lymphknotenbefall. Maligner Erguß in einer unmittelbar den Tumor benachbarten Körperhöhle vorhanden.

Stadium IV   Fernmetastasen bei Erkrankungsbeginn nachweisbar (einschließlich Lymphknotenmetastasen jenseits der regionären Stationen).

## 4 Prognose

Die wichtigsten prognostischen Faktoren sind das histologische Grading, das Ausmaß der operativen Radikalität, die Größe des Primärtumors im unfixierten Präparat, der histologische Subtyp und das Stadium. Nach dem AJC-Staging sind die Fünfjahresüberlebensraten für Stadien I–IV: 80, 65, 45 und 10%.

Die Hälfte aller Patienten mit Weichteilsarkomen wird nach 5 Jahren am Leben sein. Die Zehnjahresüberlebensraten sind wegen der meist unterschiedlichen Klassifikationen nur mit Vorbehalt zu interpretieren; man kann aber davon ausgehen, daß die Prognose der Liposarkome und Fibrosarkome bzw. der malignen fibrösen Histiozytome am besten ist (bei radikaler Chirurgie); besonders schlecht ist die Prognose für das Rhabdomyosarkom (das im Kapitel über kindliche Tumoren behandelt wird) und für das Angiosarkom.

# 5 Diagnostische Maßnahmen zur Stadieneinteilung

**Labor**
Über die Routineuntersuchungen hinaus:
- alkalische Phosphatase,
- LDH.

**Apparative Diagnostik**
- Die beste bildgebende Weichteiluntersuchung des Primärtumors ist die magnetische Resonanztomographie (MRI). Eine vollständige MRI-Untersuchung sollte T2-gewichtete koronale und T1-gewichtete axiale Tomographien umfassen.
- Initial in der Abklärung wird häufig zuerst eine konventionelle Röntgenuntersuchung mit Weichteiltechnik oder eine Computertomographie durchgeführt, welche v. a. differentialdiagnostisch wichtige Informationen liefern. Für die Operationsplanung sind sie jedoch der MRI unterlegen. Lediglich bei ausgeprägtem peritumoralem Ödem kann die MRI-Untersuchung die Ausdehnung des Tumors überschätzen, was bei der CT-Untersuchung nicht der Fall ist.
- Thoraxröntgen in 2 Ebenen, falls negativ, Computertomographie des Thorax zum Ausschluß von kleinen Lungenmetastasen („Spiral-CT").
- Skelettszintigraphie, bei unklaren Aktivitätsanreicherungen ergänzt durch selektive konventionelle Knochenröntgenuntersuchung.
- Bei geplanter intraoperativer Chemotherapie oder präoperativer Tumorembolisation: Angiographie oder digitale Subtraktionsangiographie (DSA).

*Fakultativ:*
- bei Vorliegen von Lugenmetastasen zusätzlich CT oder MRI des Gehirns.
- PET (Positronemissionstomographie) im Rahmen von Studienprotokollen insbesondere zur Verlaufsbeurteilung bei Chemotherapie.

## Diagnostische Biopsie
Leider werden immer noch oft bei der ersten Gewebsentnahme Tumorausschälungen versucht, welche dann die weite Exzision oder kompartimentale Chirurgie in kurativer Absicht wesentlich erschweren oder gar verunmöglichen. Deshalb muß die Biopsie von einem in der Chirurgie der Weichteilsarkome erfahrenen Chirurgen vorgenommen werden. Dabei wird eine repräsentative Inzisionsbiopsie vorgenommen, die Biopsiestelle muß dann beim definitiven chirurgischen Eingriff radikal mitexzidiert

werden. Somit wird klar, daß bereits bei der Planung der Biopsie das
spätere chirurgische und radiotherapeutische Vorgehen berücksichtigt
werden muß. Bei der Biopsie darf kein neues, nicht befallenes anatomi-
sches Kompartiment eröffnet werden.

Deshalb sollten Patienten mit Verdacht auf Weichteilsarkome bereits
zur Biopsie in das entsprechende Zentrum überwiesen werden. In geübten
Händen kann anstelle der Inzisionsbiopsie auch eine Tru-cut-Biopsie in
Lokalanästhesie durchgeführt werden. Diese Technik ist jedoch insbesondere bei Liposarkomen unbefriedigend. Die seltene Exzisionsbiopsie
kommt nur bei den kleinen (< 3 cm) und oberflächlich gelegenen Tumoren
in Frage. Im Zweifelsfall sollte immer die Inzisionsbiopsie angestrebt
werden.

Das Material wird geteilt wie folgt: 1 Teil in Formalin, 1 Teil in
Alkohol, 1 Teil Frischmaterial auf Trockeneis.

**Für die Histologie:**
- Routineparaffinschnitte (fixiert),
- Immunhistochemie (fixiertes und unfixiertes Gewebe),
- Elektronenmikroskopie (spezielle Fixation nach Absprache mit dem
  Pathologen),
- fakultative molekularbiologische bzw. molekulargenetische Untersu-
  chungen (unfixiert).

## 6  Charakteristika der Erkrankung und Krankheitsverlaufs

In der typischen Situation findet sich bei der Abklärung eine schmerzlose
Weichteilmasse, welche bei Grad-3-Tumoren in der Regel innerhalb
weniger Wochen wesentlich zugenommen, bei Grad-1-Tumoren häufig
über viele Monate oder gar Jahre sind entwickelt hat. Bei klinisch
nichtpalpablen Tumoren kommt der Patient in der Regel in einem
symptomatischen Stadium zur Beobachtung, wenn durch das Tumorwachstum Schmerzen, innere Blutungen, Gewichtsverlust oder ein funktionelles Defizit verursacht werden. Solche Symptome sind im Mittel 1–3
Monate vor Diagnosestellung bereits aufgetreten. Prinzipiell können
Weichteilsarkome in jeder Körperregion auftreten (Tabelle 3).

Als nächster Schritt wird durch die diagnostische Biopsie bereits ein
prognoserelevanter heikler Eingriff durchgeführt, der deswegen, wie im
Abschn. „Diagnostische Maßnahmen" beschrieben, fehlerfrei ablaufen
muß. Vor allem bei Liposarkomen entsteht der Eindruck, daß sie durch
eine Kapsel gut abgegrenzt seien, obwohl dann diese Pseudokapsel im

**Tabelle 3.** Anatomische Verteilung

| Sitz des Primärtumors | Inzidenz [%] |
|---|---|
| Kopf, Hals | 8 |
| Stamm | 19 |
| Retroperitoneum | 13 |
| Arme | 14 |
| Beine | 46 |

Präparat bereits durchbrochen ist. Die Staginguntersuchungen konzentrieren sich wegen des vorwiegend hämatogenen Metastasierungstyps insbesondere auf die Lungenmetastasen, die in ca. 70% bei Fernmetastasierung exklusiv vorkommen. Auch beim Vorliegen von Lungenmetastasen ist eine Therapie in kurativer Absicht prinzipiell noch möglich.

Zum Zeitpunkt der Diagnosestellung zeigen ca. 20% der Patienten bereits Fernmetastasen, meist Lungenmetastasen. In abnehmender Reihenfolge finden sich Knochen-, Leber-, Retroperitoneum- und Hirnmetastasen (Huth 1988). Besondere Verläufe finden sich beim Kaposi-Sarkom, welches als nicht mit HIV assoziierter Erkrankung vorwiegend bei älteren Männern vorkommt, wogegen die Leiomyosarkome in 65% der Fälle bei Frauen diagnostiziert werden.

Obwohl die hämatogene Metastasierung das typische Verlaufsmuster der generalisierten Erkrankung darstellt, kommen lymphogene Metastasierungen, insbesondere bei Weichteilsarkomen mit kleinzelligen Anteilen vor, wie bei Rhabdomyosarkomen, extraossärem Ewing-Sarkom, Lipo- und Angiosarkom mit kleinzelligen Anteilen, jedoch auch beim Synovialsarkom, beim Klarzellsarkom sowie beim Epitheloidsarkom. Bei diesen Weichteilsarkomen muß gegebenenfalls die Operation durch eine Lymphknotendissektion erweitert werden oder eine adjuvante Bestrahlung der Lymphknotenregionen erfolgen.

Für die Verlaufsbeurteilung eignet sich manchmal die Größenbeurteilung der Tumormanifestation schlecht, um ein Ansprechen auf die Therapie erfassen zu können. Insbesondere bei faserreichen Tumoren oder bei Tumoreinblutungen, wie sie bei rasch wachsenden Sarkomen häufig vorkommen, kann radiologisch trotz gutes Ansprechen die Tumorgröße unverändert oder sogar leicht zunehmend sein. In solchen Fällen muß der klinische Verlauf (Verschwinden von Schmerzen) oder gegebenenfalls eine mit Kontrastmittel ergänzte bildgebende Untersuchung erfolgen, damit Nekroseherde oder Einblutungen erfaßt werden können. Besonders vielversprechend scheint die neue PET-Untersuchungsmethode zu sein, welche die Vitalität und den Stoffwechsel des Tumors erfassen kann.

# 7 Therapie

## 7.1 Übersicht

Der Eckpfeiler der Therapie von Patienten mit Weichteilsarkom ist die Chirurgie, und zwar beim Primärtumor, beim Lokalrezidiv und bei Metastasen. Das optimale interdisziplinäre therapeutische Prozedere ist Gegenstand klinischer Untersuchungen und ist z. Z. nicht standardisiert: Ausmaß und Radikalität der Chirurgie, die Rolle der Strahlentherapie (präoperativ vs. postoperativ; Hochvolt vs. Neutronentherapie), die Rolle der Chemotherapie (präoperativ, intraarteriell, adjuvant) bedürfen der Wertung durch die aktuellen klinischen Studien. Die optimale chirurgische und zytostatische Therapie einschließlich der Radiotherapie des Weichteilsarkoms ist nur in erfahrenen onkologischen Zentren möglich und jeweils den neuesten Erkenntnissen angepaßt; Patienten sollten spätestens nach der histologischen Diagnose an das Zentrum überwiesen werden.

Die folgende Darstellung bezieht sich auf das derzeitige Prozedere im Rahmen größerer Studienprotokolle bzw. an onkologischen Zentren.

### 7.1.1 Initiale Therapie

Je nach Grad der Differenzierung des Tumors, seiner Größe und Lokalisation ist eine weite Exzision, eine radikale kompartimentale Resektion oder eine Amputation erforderlich. Alternativ zu einer radikalen kompartimentalen Chirurgie ist auch eine extremitätenerhaltende weite Exzision mit additiver postoperativer Radiotherapie (am ehesten mit Neutronen) möglich. Die isolierte Gliedmaßenperfusion mit u. a. TFN-α kann in primär inoperablen Situationen in spezialisierten Zentren die anderenfalls notwendige Amputation oft ersetzen; Langzeitergebnisse für diese experimentelle Therapie stehen aber noch aus.

Bei Sarkomen im Kopf- und Halsbereich sowie am Stamm, wo eine radikale Operation oft nicht möglich ist, muß die lokale chirurgische Maßnahme durch eine zusätzliche Strahlentherapie ergänzt werden. Je nach Situation kommt auch eine präoperative Embolisation in Frage.

Die lokale Rezidivrate und die Häufigkeit der Fernmetastasierung (ca. 20% aller Patienten, meist hämatogene Metastasen in der Lunge) sind bei den einzelnen histologischen Entitäten sehr unterschiedlich und im wesentlichen abhängig vom Grading und der Radikalität des definitiven Eingriffs. Bei lediglich marginaler chirurgischer Exzision ist ohne Nachbehandlung in 90% mit einem Rezidiv zu rechnen, bei kompartimentaler Exzision nur mit 10–15%.

Die Resultate der Strahlentherapie als primäre alleinige Maßnahme sind unbefriedigend. Deswegen kommt die alleinige Strahlentherapie nur in Betracht bei absoluten Kontraindikationen gegen oder wegen Verweigerung einer Operation. Die Strahlentherapie ist jedoch als neoadjuvante, adjuvante oder palliative Maßnahme eine wertvolle Therapieoption.

### 7.1.2 Lymphknotendissektion

Da die Weichteilsarkome generell selten lymphogen metastasieren, ist die Lymphadenektomie keine obligate chirurgische Maßnahme. Beim Rhabdomyosarkom und ggf. Synovialsarkom ist die Lymphknotendissektion evtl. indiziert. Ebenso metastasieren auch Synovialsarkome und das Klarzellsarkom („Melanom der Weichteile") und auch das Epitheloidzellsarkom gehäuft in die regionären Lymphknoten, die elektive Lymphknotendissektion ist aber nur selten indiziert.

Bei Verdacht auf positive Lymphknoten bzw. klinisch klar befallene Lymphknoten sollte sich die radikale Chirurgie, falls möglich, auf die Lymphknoten ausdehnen (einzeitiges Vorgehen).

### 7.1.3 Vorgehen bei primär inoperablem Tumor ohne Fernmetastasen

Bei entsprechender Indikation (s. Abschn. „Diagnostische Maßnahmen") führt die primäre systemische oder regionale Chemotherapie ± Strahlentherapie des Primärtumors bei 50% der Patienten zu einer Operabilität. Noch höher ist die sekundäre Resektabilität nach der noch experimentellen TFN-α/Melphalan/IFN-γ-Extremitätenperfusion mit >80% (Eggermont 1993).

### 7.1.4 Vorgehen bei Rezidiv

Bei Rezidiv nach primärer R0-Operation ist eine erneute chirurgische Intervention erforderlich, die radikaler sein muß als die Primärchirurgie, sofern keine Fernmetastasen vorliegen. Die Möglichkeiten einer präoperativen systemischen, lokalen und auch intraateriellen Therapie müssen vor Operation maximal genutzt werden. Bei Lokalrezidiv mit zugleich manifester Fernmetastasierung hingegen sollte die chirurgische Maßnahme so wenig aggressiv wie möglich sein, von Ausnahmefällen abgesehen, bei denen eine radikale Chirurgie aus subjektiven und objektiven Gründen doch erforderlich ist (Schmerzen, Infektionen etc.).

### 7.1.5 Fernmetastasierung

Bei primärer Fernmetastasierung muß mit einer Chemotherapie begonnen werden. Nach *partieller Remission* unter Chemotherapie sollte sich nach Möglichkeit bei hierfür geeigneten Patienten (Alter, Komorbidität etc.) eine radikale Resektion von Primärtumor und Metastasen mit dem Ziel der Tumorfreiheit (NED) anschließen. Bei sekundär nichtoperablen Metastasen muß auch eine Radiotherapie in Betracht gezogen werden. Diese Patienten haben die gleiche Chance auf eine Langzeitremission wie Patienten mit chemotherapeutisch induzierter kompletter Remission.

*Bei kompletter Remission unter Chemotherapie* sollte desgleichen eine „Second look"-Operation von Primärtumor und ehemaligen Metastasenlokalisationen durchgeführt werden. Bei Metastasierung ist nur bei 5–10% der Patienten durch eine Chemotherapie eine komplette Remnission zu erzielen; nur 10% dieser kompletten Responder wiederum sind Langzeitüberlebende. Größere Chancen nach einer partiellen oder kompletten Remission haben Patienten mit einem Karnofsky-Index über 80% oder wenn die Chemotherapie mit intensivierter Dosis durchgeführt werden kann (Steward 1993). Die andere Patienten werden mit einer Monotherapie (Doxorubicin, Epirubicin, Ifosfamid) ausreichend behandelt. Patienten über 50–60 Jahre mit einem Karnofsky-Index unter 50% haben kaum eine Chance auf eine Remission und sollten, falls kein ausdrücklicher Therapiewunsch besteht, nicht chemotherapeutisch behandelt werden.

### 7.2 Chirurgie

### 7.2.1 Übersicht

Es sind folgende chirurgische Modalitäten definiert:
- Inzisionsbiopsie: Eingriff der Wahl zur Diagnosesicherung.
- Exzisionsbiopsie: Entfernung des makroskopisch nachweisbaren Tumors einschließlich der Pseudokapsel; *obsoletes* chirurgisches Verfahren zur Behandlung eines Weichteilsarkoms!

- Weite Exzision: Entfernung des Tumors en bloc einschließlich eines
  Randes mit makroskopisch gesundem Gewebe (Sicherheitsabstand).
- Radikale Resektion.
- Kompartimentresektion: Entfernung des Tumors zusammen mit dem
  übrigen Gewebe des gesamten anatomischen Kompartiments.
- Amputation: Amputation entlang den Standardgrenzen mit ausreichendem Abstand vom Tumorbereich (Amputation über dem Knie bei
  Tumoren unterhalb des Knies; unterhalb des Knies bei Tumoren am
  distalen Ende der Beine; Hüftexartikulation oder Hemipelvektomie bei
  hochsitzenden Oberschenkeltumoren; ähnliches Vorgehen im Bereich
  der Arme).

*Die Operation von Weichteilsarkomen sollte nur in spezialisierten Zentren
erfolgen.* Grundsätzlich ist die radikale Resektion mit einem Sicherheitsabstand von 3–5 cm im Gesunden anzustreben; eine Amputation, falls
unvermeidbar, erfolgt im nächsten proximalen Gelenk; eine Amputation muß allerdings heute nur noch bei ca. <1% aller Patienten mit
Weichteilsarkom durchgeführt werden; sie sollte nur als Ultima ratio
gelten und die absolute Ausnahme darstellen. Sie sollte erst nach
Ausschöpfen der Salvagetherapie erfolgen, wenn ein multimodales Vorgehen fehlschlug.

Die bessere und prognostisch gleichwertige Alternative zu einer
Amputation ist die weite Exzision, gefolgt von Bestrahlung (Rosenberg
1982). Dies gilt insbesondere für Weichteilsarkome am Stamm, Kopf und
Hals oder bei Nähe zu Nerven, Gefäßen etc.; hier ist ebenso die
postoperative Bestrahlung erforderlich, da ein ausreichender Sicherheitsabstand anatomisch selten möglich ist.

Laufende Studien untersuchen die Frage, ob und in welchen Untergruppen (Stadium, histologische Entität) eine Amputation oder radikale
Resektion durch eine extremitätenerhaltende Chirurgie mit adjuvanter
Strahlentherapie und/oder adjuvanter oder neoadjuvanter Chemotherapie ersetzt werden kann.

### 7.2.2 Lokal operabler Tumor – keine Fernmetastasen

Standardtherapie: radikale Resektion durch Kompartimentresektion;
Alternative: weite Exzision; einfache Exzision obsolet!
    Bei Tumoren mit enger Beziehung zu Gelenken oder Knochen oder
größeren neurovaskulären Strukturen ist die weite Exzision mit Nachbestrahlung der Amputation äquivalent in bezug auf die Lokalrezidiv- und
Fernmetastasierungsrate.

Bei Sarkomen am Stamm, Kopf und Hals sowie retroperitoneal ist eine radikale Resektion zumeist nicht möglich; hier sollte nach Möglichkeit eine weite Resektion angestrebt werden, gefolgt von postoperativer adjuvanter Bestrahlung. Die Bestrahlung retroperitonealer Sarkome reduziert das Lokalrezidivrisiko, jedoch wird das Überleben nicht beeinflußt (Sindelar 1993).

### 7.2.3 Lokal operabler Tumor – mit Fernmetastasen

Bei partieller oder kompletter Remission der Metastasen unter Chemotherapie sollte eine radikale Resektion des Primärtumors und der Metastasenlokalisationen angeschlossen werden.

### 7.2.4 Lokal inoperabler Tumor – ohne Fernmetastasen

Das optimale präoperative Vorgehen ist nicht bekannt. *Möglichkeiten:*
- primäre Bestrahlung,
- primäre Bestrahlung in Kombination mit Dauerinfusion von Doxorubicin,
- primäre Bestrahlung in Kombination mit Radiosensitizern (Razoxan oder Interferon-$\beta$),
- systemische Kombinationschemotherapie ± Bestrahlung.
- Extremitätenperfusion TNF/Melphalan
  Die Extremitätenperfusion bietet die beste Möglichkeit für eine präoperative Tumorverkleinerung und erreichen einer Operabilität.

Bei Ansprechen des Primärtumors sollte eine R0-Resektion des Primärtumors angestrebt werden.

### 7.2.5 Lokal inoperabler Tumor – mit Fernmetastasen

Bei deutlichem Ansprechen auf die Chemotherapie, genauso bei kompletter Remission, sollte eine radikale Resektion von Primärtumor und Metastasen durchgeführt werden. Die Metastasenchirurgie spielt bei Weichteilsarkomen, insbesondere bei Lungenmetastasen (auch bilateral), eine wichtige Rolle, da in selektierten Fällen ein langfristiges tumorfreies Überleben möglich ist (5 Jahre tumorfreies Überleben in 20–40% der Fälle). Dabei sind auch mehrfache Eingriffe möglich (Pastorino 1990).

### 7.2.6 Lymphadenektomie

Bei klinisch negativen Lymphknoten ist eine prophylaktische, diagnostische Lymphknotendissektion nur indiziert bei Tumoren mit höherer lymphogener Metastasierungsrate (Rhabdomyosarkom, Synovialsarkom) und insbesondere aber dann, wenn der Tumor in enger Nachbarschaft zu der regionalen Lymphknotenstation liegt – zusammen mit der Primärtumorentfernung.

Bei klinisch positiven Lymphknoten ist eine radikale Lymphknotendissektion (en bloc) erforderlich, sofern keine Fernmetastasen vorliegen (beim Erwachsenen sehr selten). Bei histologischem Nachweis von Lymphknotenmetastasen: postoperative Bestrahlung der Lymphknotenregion und evtl. auch der nächsten Lymphknotenstation.

### 7.2.7 Lokalrezidiv

Bei einem Lokalrezidiv sollte bei Fehlen von Fernmetastasen eine erneute radikale Operation durchgeführt werden. Bei Extremitätentumoren und adäquater Primärchirurgie handelt es sich in der Regel um eine Amputation; bei nicht ausreichender Primärchirurgie (häufig) ist eine radikale Exzision oft möglich und dann auch ausreichend. Bei kompletter Resektion des Lokalrezidivs ist die Lebenserwartung identisch mit derjenigen bei Patienten ohne Lokalrezidiv! Aus diesem Grunde ist eine regelmäßige engmaschige Nachsorge des Patienten nach primärer Operation essentiell.

Nach Exzision des Lokalrezidivs ohne Amputation und im Falle noch vorhandener Strahlenreserve: postoperative Bestrahlung (adjuvante Chemotherapie, evtl. intraarteriell; nur im Rahmen von Studien).

Sollte eine Amputation nicht vermeidbar erscheinen, müssen zuvor die Möglichkeiten einer lokalen Therapie ausgenutzt werden → Überweisung an Zentrum für Extremitätenperfusion!

### 7.2.8 Primäre Metastasierung

Bei primärer Metastasierung: primäre Chemotherapie und Resektion der Metastasen und des Primärtumors bei deutlichem Ansprechen (PR oder gar CR, nie bei Progreß), evtl. gefolgt von weiterer postoperativer Chemotherapie. Beide Therapiemodalitäten sollten nach Möglichkeit im Rahmen von Studienprotokollen durchgeführt werden.

### 7.2.9 Metastasen als Rezidiv nach primärer Operation

Bei 50–70% der Fälle bleibt das Rezidiv primär auf die Lunge beschränkt. Bei Operabilität und auf die Lunge limitierter Metastasierung sollte eine radikale Resektion sämtlicher Lungenmetastasen angestrebt werden, da nur dadurch eine kurative Therapie möglich ist (20–40% der Patienten aber bleiben langfristig tumorfrei! Schirren 1995); anschließend evtl. adjuvante Chemotherapie, v. a. bei Grad-3-Sarkomen.

Eine Indikation zur Resektion von Lungenmetastasen außerhalb von Studienprotokollen besteht bei folgenden Situationen:
- längeres Intervall zwischen Primärtumor und Metastasierung,
- niedrigeres Grading (G 1, maximal G 2),
- langsames oder mäßig langsames Wachstum ohne rapide Zunahme der Anzahl von Metastasen (Tumorverdoppelungszeit von $\geq 60$ Tagen),
- insbesondere bei solitären Metastasen,
- CR, PR oder MR („minor response") unter Chemotherapie.

### 7.2.10 Palliative Chirurgie

Bei progredientem Tumor ist u. U. eine operative Maßnahme indiziert bei Organkomplikationen (z. B. Ileus) oder zur Schmerzpalliation (z. B. Chordotomie) oder gar Amputation in besonderen Einzelfällen bei ulzerierendem Tumor etc.

Bei fehlender Möglichkeit einer radikalen Resektion mit mikroskopisch oder makroskopisch positiven Tumorrändern muß eine Strahlentherapie angeschlossen werden. Die Möglichkeit einer zusätzlichen Chemotherapie muß im Rahmen von Studienprotokollen evaluiert werden.

Die primäre Chemotherapie mit dem Versuch, einen inoperablen Tumor operabel werden zu lassen, sollte ebenso wie die Strahlentherapie überdacht werden.

### 7.2.11 Adjuvante Therapie nach Operation

Die adjuvante Bestrahlung ist bei extremitätenerhaltenden Operationen als postoperative Maßnahme erforderlich, falls nicht primär kompartimental operiert werden konnte.

Die adjuvante Chemotherapie hingegen ist weiterhin nur im Rahmen von Studien zulässig. Insbesondere bestehen Hinweise, daß bei Patienten mit Grad-3-Tumoren einen Überlebensvorteil resultieren könnte. Ihr Stellenwert im Gesamtbehandlungskonzept des Weichteilsarkoms beim Erwachsenen ist nocht nicht ausreichend definiert. Möglicherweise ist das Extremitätenrhabdomyosarkom des Erwachsenen die histologische Subentität, die am ehesten von einer hochdosierten kombinierten adjuvanten Chemotherapie profitieren könnte, allerdings mit signifikantem Risiko einer chemotherapieinduzierten Kardiomyopathie (Kombination mit Kardioprotektiva!).

## 7.3 Stellung der Strahlentherapie

### 7.3.1 Übersicht

Weichteilsarkome sind mäßig strahlensensibel; die Strahlensensibilität nimmt in der Reihenfolge ab: Kaposi-Sarkom, Liposarkom,. Rhabdomyosarkom, Hämangiosarkom, Myxosarkom, weitere Sarkome.

Eine *alleinige* Strahlentherapie anstelle einer Operation ist insbesondere bei kleinen und distal gelegenen Tumoren eine potentiell kurative Therapie, die aber nur bei Verweigerung der Standardtherapiemodalitäten angewendet werden darf.

Die *postoperative,* selten auch *präoperative* Strahlentherapie (Sadoski 1993) als additive Maßnahme ist in das moderne Behandlungskonzept der resektablen Weichteilsarkome eingebunden, aber möglichst nur im Rahmen von Studien.

Die Möglichkeit der *Kombination* von Strahlentherapie mit Chemotherapie oder *radiosensibilisierenden Stubstanzen* (Razoxan oder Interferon-β) ist eine experimentelle therapeutische Option beim lokal fortgeschrittenem, primär inoperablem Weichteilsarkom.

Die Strahlendosis sollte hoch sein, wenn konventionelle Strahlenquellen benutzt werden (bis 70 Gy).

Eine andere experimentelle Form der Radiotherapie ist die *Brachytherapie* mit 192-Iridium oder 125-Jod allein oder kombiniert mit konventioneller Radiotherapie. Ebenso ist die intraoperative Radiotherapie v. a. bei retroperitonealen Weichteilsarkomen Gegenstand laufender Studien.

### 7.3.2 Kurativ intendierte Strahlentherapie

#### Alleinige Strahlentherapie

Eine alleinige Strahlentherapie kann erwogen werden bei
- Tumoren unter 5 cm Durchmesser der distalen Extremitäten und definitiver Verweigerung der Operation durch den Patienten oder bei
- Lokalisationen, die eine chirurgische Resektion unmöglich machen, ober bei
- Inoperabilität aus medizinischen Gründen.

In diesen Fällen – evtl. im Rahmen von Studien – erfolgt eine Kombination mit strahlensensibilisierenden Substanzen.

#### Neoadjuvante (präoperative) Strahlentherapie

Eine präoperative Strahlentherapie mit 50–60 Gy ist möglicherweise bei großen Tumoren indiziert, wodurch die Radikalität der Operation gesteigert und die Rezidivrate gesenkt wird. Nur innerhalb von Studien!

**Adjuvante (postoperative) Strahlentherapie**

*Lokaltumor*
Die lokale Rezidivrate ist abhängig von der Größe des Tumors und dem Malignitätsgrad. Eine adjuvante Strahlentherapie kann die lokale Rezidivrate senken, v. a. bei peripheren Tumoren nach weiter Exzision (d. h. ohne die Anwendung der radikalen Chirurgie mit Kompartimentresektion oder Amputation).

*Regionäre Lymphknoten*
Die Bestrahlung von regionären Lymphknoten ist möglicherweise bei histologischen Subtypen indiziert, bei denen eine lymphogene Metastasierung häufiger beobachtet wird (55–60 Gy).

*Eine klare Indikation für die adjuvante Strahlentherapie besteht bei*
- weiter Exzision oder marginaler im Sinne einer organ- bzw. extremitätenerhaltenden Chirurgie: im Bereich des Lokaltumors 55–70 Gy („shrinking field");
- bei hohem Risiko einer Lymphknotenmetastasierung, wenn keine Lymphknotendissektion durchgeführt wurde (Rhabdomyosarkom, Synovialsarkom, Angiosarkom).

**Kombinierte Strahlentherapie/Chemotherapie**
Bei primär inoperablen Lokaltumoren kann eine präoperative kombinierte Radio-/Chemotherapie eine konsekutive Operation im Gesunden ermöglichen. Die Kombination der präoperativen Chemotherapie mit hochdosiertem Ifosfamid und Radiotherapie hat ermutigende erste Resultate gezeigt („T 18-Protokoll"; Rosen 1993).
Bei primärer Metastasierung und erfolgreicher systemischer Chemotherapie kann im Falle einer partiellen Remission die sekundäre chirurgische Resektion der Metastasen und des Primärtumors sinnvoll werden; in solchen Fällen erscheint die Strahlentherapie parallel zur Chemotherapie im Bereich des Lokaltumors sinnvoll.

### 7.3.3 Palliative Strahlentherapie

Bei inoperablem Primärtumor und infauster Prognose ist zur Verkleinerung des Primärtumors, insbesondere auch zur Schmerzbehandlung, eine lokale Strahlentherapie indiziert; gleiches gilt für Organkomplikationen durch Metastasen, insbesondere im ZNS oder Skelett.

Sinnvoll ist eine Kombination mit intraläsionalem Interferon-α oder -β oder mit Razoxan (Razoxin, 2mal 1 Tbl. á 125 mg p.o.), Beginn 3 Tage vor Strahlentherapie. Während der Bestrahlung ist die 1.Tbl. 1–4 h vor der täglichen Strahlensitzung einzunehmen; zur Interferontherapie s. auch Kap. 16 „Zytokine".

## 7.4 Stellung der Chemotherapie

### 7.4.1 Übersicht

Die Weichteilsarkome sind in konventioneller Dosierung nur mäßig chemotherapiesensibel. Durch Hochdosistherapien können heute aber regelmäßig Remissionsraten von ≥ 50% erreicht werden. Grad-2- und Grad-3-Tumoren sind wesentlich chemo- und radiosensitiver als Grad-1-Sarkome. Das embryonale Rhabdomyosarkom ist für die Chemotherapie sensibler als das alveoläre und sollte entsprechend den pädiatrischen Protokollen behandelt werden.

Die wirksamsten Monosubstanzen sind Doxorubicin und Ifosfamid. Doxorubicin hat eine Ansprechrate von 15–35% mit einer kompletten Remissionsrate unter 10%. Epirubicin ist Doxorubicin nur dann ebenbürtig, falls eine äquitoxische Dosis gewählt wird. Ifosfamid hat ein Ansprechniveau von 22–47%. Weitere wirksame Substanzen sind DTIC (17% Remissionsrate), Methotrexat (18%), hochdosiertes Methotrexat (21%), Cyclophosphamid (15%) und Actinomycin D (17%). Neue Medikamente mit erwiesener Wirksamkeit beim Weichteilsarkom sind Etadrexat und Taxotere. Vor allem Taxotere hat bei mit Doxorubicin und Ifosfamid vorbehandelten Patienten eine Ansprechrate von 22% gezeigt; diese Ergebnisse konnten aber noch nicht reproduziert werden.

Bei Patienten, die eine komplette Remission erreichen, kann eine durchschnittliche Remissionsdauer von 30 Monaten erwartet werden, bei partiellen Remissionen beträgt sie nur 5–8 Monate.

Als Standardtherapie außerhalb von Studien beim inoperablen oder metastasierenden Weichteilsarkom kann die Anthrazyklin- oder Ifosfamidmonotherapie oder – in Einzelfällen – die Kombination Anthrazyklin/Ifosamid bzw. das MAID-Schema betrachtet werden (Elias 1989; Antman 1993; Edmonson 1993; Santoro 1991). Da aber die erwähnten neuen Substanzen vielversprechend sind und bei dosisintensivierten Chemotherapien im Rahmen von Studien möglicherweise auch das mediane Überleben signifikant verlängert wird, sollten Patienten möglichst im Rahmen von Studienprotokollen behandelt werden.

Patienten mit einem Karnofsky-Index über 80% mit geringer Tumormasse, mit einem Alter unter 50 Jahre, haben die beste Chance auf eine Remission. Patienten mit ausgedehnter Tumormasse und/oder schlechtem Allgemeinzustand haben nur eine kleine Chance auf eine Remission.

10% der zytostatisch induzierten kompletten Responder sind nach 6 Jahren noch tumorfrei; bei partieller Remission sollte allerdings nach Möglichkeit eine chirurgische Resektion mit dem Ziel der Tumorfreiheit (NED) angestrebt werden, da diese Patienten hiermit die gleiche Überlebenschance haben wie bei chemotherapeutisch induzierter kompletter Remission. 20% der Patienten mit CR oder NED sind nach 6 Jahren noch tumorfrei und möglicherweise geheilt, entsprechend 4% aller Patienten mit metastasierendem Weichteilsarkom nach Chemotherapie.

### 7.4.2 Neoadjuvante (präoperative) Chemotherapie

Bei primär inoperablem Weichteilsarkom mit und ohne Fernmetastasen kann eine Chemotherapie über eine partielle Remission zur Operabilität (bei 50%) und langfristigem Überleben führen (Pezzi 1990; Rosen 1993).

Möglich ist eine
- primäre Kombinationstherapie mit z. B. dosisintensiviertem Doxorubicin/Ifosfamid oder eine
- kombinierte Radio-/Chemotherapie, wobei die Chemotherapie in einer Monotherapie mit Ifosfamid, Doxorubicin oder einer Kombination beider Medikamente bestehen kann;
- Extremitätenperfusion.

Bei Extremitätentumoren kann eine interarterielle regionale Chemotherapie oder eine isolierte Extremitätenperfusion die Operabilität ermöglichen oder das Ausmaß der Operation reduzieren. Besonders vielversprechend sind die neuen Erfahrungen mit der regionalen Applikation von Tumornekrosefaktor TNF-$\alpha$, Interferon-$\gamma$ und Melphalan (Lienhard 1992; Eggermont 1993). Hier wird eine sekundäre Operabilität in >80% der Fälle erreicht. Solche Maßnahmen sollten nur an Zentren durchgeführt werden, da das Vorgehen in unerfahrenen Händen sehr risikoreich ist.

### 7.4.3 Adjuvante Chemotherapie

Da die primäre Ansprechrate der Weichteilsarkome immer noch unbefriedigend niedrig ist, ist es nicht unerwartet, daß die adjuvante Chemotherapie bisher keine überzeugenden Resultate zeigen konnte (Rosenberg 1982;

Bramwell 1994). Da es sich bei den Weichteilsarkomen zusätzlich um eine sehr heterogene Krankheitsgruppe handelt, sind nur große Fallzahlen in randomisierten Studien aussagekräftig. Durch die neuen Substanzen und insbesondere die intensivierte Chemotherapie ist durch die höhere Ansprechrate jedoch die Chance einer Wirksamkeit der adjuvanten Chemotherapie gewachsen. Insbesondere für Grad-3-Sarkome bei Patienten in gutem Allgemeinzustand muß diese Frage erneut aufgegriffen werden.

Zur Zeit darf eine adjuvante Chemotherapie beim Erwachsenen nur innerhalb von Studien durchgeführt werden, denn das Risiko an Toxizität, insbesondere der Kardiotoxizität durch Anthrazykline, muß beachtet werden. Immerhin ergab die EORTC-Studie (Bramwell 1994) mit 329 Patienten, daß die adjuvante Nachbehandlung mit dem nur mäßig wirksamen CYVADIC-Schema die Inzidenz von Lokalrezidiven signifikant verringert hat (16% vs. 31%) und daß in der nachbehandelten Gruppe Metastasen weniger häufig auftraten und auch die krankheitsfreie Überlebenszeit und die Gesamtüberlebenszeit tendentiell besser waren, jedoch insbesondere die letztere bisher statistisch nicht signifikant.

### 7.4.4 Palliative Chemotherapie

Die Patienten, welche nicht im Rahmen von Studien mit neueren Substanzen behandelt werden können, werden durch eine Standardchemotherapie therapiert. Dabei muß dann im Einzelfall entschieden werden, ob auch ein metastasenchirurgisches Vorgehen zusätzlich in Frage kommt. Als einfachste Standardchemotherapie ist die Anthrazyklinmonotherapie zu betrachten. Dabei kann sowohl Doxorubicin wie auch Epirubicin (in Äquivalenzdosis) angewendet werden. Eine ebenbürtige Therapie besteht in der Monotherapie mit Ifosfamid/Mesna. Hier gilt als Kontraindikation eine vorangehende Bestrahlung im Beckenbereich mit Einschluß der Blase wegen der Gefahr der hämorrhagischen Zystitis. Für Patienten in einem guten Allgemeinzustand kann eine studienmäßige Kombinationschemotherapie mit z. B. höher dosiertem Ifosfamid/Doxorubicin zur Anwendung kommen. Ein älteres Chemotherapieschema ist z. B. das CYVADIC-Schema (Gottlieb 1975; Santoro 1991), das aber keine Vorteile bietet. Die Frage, ob eine konventionell dosierte Kombinationstherapie der Doxorubicinmonotherapie überlegen ist, wurde wiederholt untersucht. Dabei hat der randomisierte Vergleich keinen Vorteil der Kombinationschemotherapie gegenüber der Monotherapie mit Doxorubicin gezeigt. Dies galt sowohl für die Ansprechrate wie auch für die Überlebenszeit.

Durch Dosisintensifikation mit Hilfe von hämopoietischen Wachstumsfaktoren (G- und GM-CSF) sind in den letzten Jahren v. a. mit der Kombination Anthrazyklin/Ifosfamid Ansprechraten von 45–60% erzielt worden, wobei insbesondere eine EORTC-Studie mit über 100 Patienten diese Resultate bestätigt hat (Steward 1993).

Bei Patienten mit Grad-3-Tumoren oder Tumorerkrankungen, welche biologisch eine rasche Progression zeigen, sollte nicht bis zum Auftreten von tumorassoziierten Symptomen gewartet werden. Hingegen kann bei Patienten mit nur langsamer und symptomfreier Progression auch primär exspektativ vorgegangen werden und erst bei Auftreten von Symptomen oder bei einer akzelerierten Progression behandelt werden.

Bei der Chemotherapie ist zu beachten, daß für die zur Anwendung kommenden Substanzen eine klare Dosis-Wirkungs-Beziehung besteht. Deshalb sollte insbesondere bei den ersten Chemotherapiezyklen auf die maximal verträgliche Dosis tendiert werden. Je nach Ansprechen kann dann im weiteren Verlauf das Intervall der Zyklusdauer verlängert werden. Damit läßt sich bei Patienten mit gegen Doxorubicin sensitiven Weichteilsarkomen die obere Grenze der Kumulativdosis von Doxorubicin ($550 \, mg/m^2$) etwas hinauszögern. Gegebenenfalls müssen entsprechende kardiologische Untersuchungen (Herzechographie oder szintigraphische Auswurffraktion) durchgeführt und auf eine andere Therapie gewechselt werden (Kombination mit Kardioprotektiva!). Bei schlechtem Allgemeinzustand kann auch eine wöchentliche Doxorubicintherapie gegeben werden.

Sollte der Patient eine partiell oder komplette Remission erreichen, muß die Frage der Metastasenchirurgie und, falls nicht bereits erfolgt, die Entfernung des Primärtumors erneut aufgegriffen werden.

### 7.4.5 Weitere Therapieverfahren

Bei Rezidiv im Strahlenbereich oder in Lokalisationen, bei denen eine volle Strahlentherapiedosis nicht möglich ist, und bei Fehlen anderweitiger Therapieoptionen (radikale Chirurgie) ist ein Therapieversuch mit kombinierter Radio-/Chemotherapie möglich und zwar mit Razoxan plus Strahlentherapie. In Einzelfällen wurden hiermit hervorragende Resultate erzielt.

Bei Lokalisationen, die einer intraläsionalen Injektion zugänglich sind, kann ein Versuch gemacht werden mit einer intraläsionalen Applikation von Interferon-β plus Strahlentherapie. In einer Reihe von Fällen wurden durch diese Kombination auch bei massiv vorbestrahlten und chemotherapeutisch ausbehandelten Patienten sehr gute palliative Ergebnisse erzielt, bei guter Verträglichkeit. Dies gilt insbesondere für entstellende Tumoren oder Metastasen im Gesichtsbereich oder im Bereich der Extremitäten. Die Dosierungen für Interferon und Strahlentherapie sind zu erfragen (Studienleitung s. Abschn. 9).

### 7.4.6 Hochdosischemotherapie

Bisher haben die Ergebnisse von Hochdosischemotherapieregimen unter Benutzung der Substanzen Doxorubicin und Ifosfamid enttäuscht. Die Hochdosischemotherapie ist weiterhin nur im Rahmen von Studien mit neuen Substanzen zulässig. Allerdings scheint eine Dosissteigerung von Ifosfamid auf 14–17 g/m$^2$ (7 Tage Dauerinfusion) zu einem Ansprechen zu führen, obwohl konventionelle Dosierungen unvermeidbar waren → Studien!

## 8 Indikation zur Chemotherapie

### 8.1 Auswahl der Patienten

Durch die Polychemotherapie kann bei einer disseminierten Weichteilsarkomerkrankung keine Heilung erreicht werden, von seltenen Ausnahmen abgesehen. Unter diesem Aspekt muß bei Patienten mit disseminierter Erkrankung die Aggressivität der Chemotherapie gewählt werden. Diese richtet sich über das Ausmaß der Metastasierung hinaus auch nach dem Alter und dem Allgemeinzustand des Patienten.

– Bei jüngeren Patienten (unter 50 Jahren), insbesondere mit zwar inoperabler, aber limitierter Erkrankung (z. B. retroperitoneale Tumoren, die technisch zunächst inoperabel erscheinen, nach Verkleinerung durch Chemotherapie möglicherweise operabel werden, Standardtumoren ohne relevante Fernmetastasierung etc.) und gutem Allgemeinzustand sollte eine aggressivere Kombinationstherapie gewählt werden,

– wohingegen bei älteren Patienten, insbesondere mit disseminierter Erkrankung, wenn überhaupt, nur eine Monotherapie akzeptabel erscheint.

– Bei inoperablen Extremitätentumoren sollte, um eine Amputation zu vermeiden, eine regionale Perfusion bedacht werden; dies gilt insbesondere für jüngere Patienten.

## 8.2 Zeitpunkt des Therapiebeginns

*Regionale Extremitätenperfusion bei lokal inoperabler Erkrankung:*
Bei einer lokal fortgeschrittenen Erkrankung, bei der – ohne Amputation
der Extremität – eine chirurgische radikale Therapie unter Funktionserhaltung der Extremität nicht möglich ist und bei der keine Fernmetastasen
vorliegen, sollte möglichst bald nach Diagnose- und Indikationsstellung
eine regionale Perfusionstherapie begonnen werden (Hochdosismelphal-
an/TNF-α/Inferon-γ/Hyperthermie). Die Patienten sollten frühzeitig an
das entsprechende Zentrum überwiesen werden.

*Bei Tumoren, die einer regionalen Perfusion nicht zugänglich, nicht resekta-
bel, aber nicht metastasiert sind*
besteht die Erwartung, daß durch eine chemotherapeutisch bedingte
Verkleinerung des Tumors eine radikale Resektion möglich wird; die
Systemtherapie sollte schnell nach Diagnosestellung beginnen.

*Fortgeschrittene Erkrankung mit Metastasierung, aber Patienten mit gutem
Allgemeinzustand und jüngerem Alter:*
Da für diese Patienten eine Kombinationschemotherapie gewählt wird in
der Hoffnung auf eine komplette Remission, sollte die Chemotherapie
möglichst bald nach Diagnosestellung beginnen.

*Fortgeschrittene Metastasierung, sowie zusätzlich schlechter Allgemeinzu-
stand und/oder ältere Patienten:*
Wegen des rein palliativen Aspektes der Chemotherapie sollte die
Lebensqualität im Vordergrund stehen. Die Chemotherapie kann somit
erst bei difinitiver Progression oder gar erst bei Symptomatik durch die
Erkrankung beginnen. *Ausnahme:* Grad-3-Tumoren oder Tumorerkrankungen mit biologisch schlechtem Verhalten und rascher Progression
innerhalb sehr kurzer Zeit, z. B. während der Diagnostikphase: in diesen
Fällen sollte die palliative Systemtherapie frühzeitig beginnen.

## 8.3 Wahl der Therapie

*Tumoren, die einer regionalen Perfusion zugänglich, nicht resektabel, aber
nicht metastasiert sind:*
Überweistung an ein Zentrum, in dem die regionale Perfusion mit
Hochdosismelphalan, TFN-α, Interferon-γ und Hyperthermie möglich
ist.

*Fortgeschrittene Erkrankung mit Metastasierung, jüngere Patienten mit eher gutem Allgemeinzustand:*
Kombinationsschemotherapie im Rahmen eines laufenden Protokolls, außerhalb dieser Protokolle:
- Ifosfamid/Doxorubicin,
- MAID,
- CYVADIC.

*Fortgeschrittene Metastasierung, sowie zusätzlich schlechter Allgemeinzustand und/oder ältere Patienten:*
- Doxorubicinmonotherapie oder Epirubicin alle 3 Wochen oder wöchtentlich,
- Ifosfamidmonotherapie.

*Wenn ein lokaler Prozeß im Vordergrund der Beschwerden steht: zusätzlich oder allein*
- Razoxan plus Bestrahlung,
- Inferferon-β und/oder Bestrahlung.

## 8.4 Therapiedauer

### 8.4.1 Kurativ orientierte Chemotherapie

Die Therapie sollte bis zur maximalen Remission fortgesetzt werden, gefolgt von der definitiven chirurgischen Maßnahme, wenn möglich. Die Therapiedauer beträgt in der Regel 4 bis maximal 6 Monate vor der chirurgischen Maßnahme.

### 8.4.2 Palliative Therapie

Bei Remission: weitere Therapie bis zum Progreß bzw. Beendigung vor Erreichen einer klinisch manifesten Kardiomyopathie.

Bei kompletter Remission: weitere 2 Zyklen nach Erreichen der kompletten Remission zur Konsolidierung, sofern keine Frühzeichen einer Kardiotoxizität durch Doxorubicin vorhanden ist. Sonst: Abbruch der Therapie. Monitoring mit Herzinnenraumszintigraphie oder Echokardiographie. Therapieabbruch bei einer Ejektionsfraktion in Ruhe unter 45%.

## 8.5 Modifikationen der Standarddosis

Nach Möglichkeit sollte die vorgesehene Dosis eingehalten werden, da eine klare Dosis-Wirkungs-Beziehung besteht, zumindest für die Anthrazykline. Bei rein palliativ orientierter Therapie, insbesondere bei wöchentlicher Anthrazyklinmonotherapie, ist eine Dosisreduktion entsprechend der Verträglichkeit und dem Allgemeinzustand empfehlenswert.

## 8.6 Besonderheiten zur Begleittherapie

G-CSF ist nur bei höher dosierter Therapie im Rahmen von Studien einzusetzen; bei der Standardtherapie entsprechend den Vorgaben in diesem Kapitel ist keine routinemäßige G-CSF-Medikation erforderlich.

Bei Ifosfamidtherapie: Einsatz von Mesna sowie entsprechende Diurese.

Bei DTIC-enthaltender Kombinationstherapie muß eine maximale antiemetische Prophylaxe benutzt werden, z. B. Dexamethason 20 mg i.v. plus 5-HT$_3$-Rezeptorantagonist in maximaler Dosis vor Applikation von DTIC.

## 8.7 Erhaltungstherapie

Eine Erhaltungstherapie ist nach Erreichen einer Remission mit Konsolidation (insgesamt maximal 6–8 Zyklen) nicht indiziert.

## 8.8 Rezidivtherapie

Bei primärer oder sekundärer Resistenz auf Doxorubicin und Ifosfamid sind die Remissionschancen gering bzw. die Remissionsdauern im Falle einer Remission kurz. Nach einer Remissionsdauer von mindestens 3 Monaten kann prinzipiell die gleiche Therapie noch einmal versucht werden; vorzuziehen ist jedoch ein Wechsel auf eine Phase-I- oder -II-Studie mit z. B. DTIC/Taxotere.

## 8.9 Therapiekontrolle/-überwachung

Spätestens nach 2 Therapiezyklen muß eine Reevaluation bezüglich des Ansprechens mit entsprechenden bildgebenden Untersuchungen durchgeführt werden. Dabei ist v. a. auch der klinische Eindruck wichtig, da eine Tumorreduktion trotz einem wesentlichen zytostatischen Effekt nicht immer nachweisbar ist. Nach weiteren 2 Zyklen ist jeweils die Situation erneut zu kontrollieren, und bei einem maximalen Ansprechen stellt sich dann die Frage einer Metastasenchirurgie. Für anthrazyklinhaltige Therapien gelten die gesamtdosisabhängigen Kontrollen der Herzfunktion als obligat. Für Ifosfamid sollte vor jedem Zyklus eine Kreatininclearance von mindestens 60 ml/min vorliegen. Bezüglich der Urotheltoxizität, der Nephrotoxizität sowie der ZNS-Toxizität sei auf die entsprechenden Kapitel verwiesen. Bei Patienten mit Vorbestrahlungen im Bereich des kleinen Beckens besteht eine relative Kontraindikation für die Gabe von Ifosfamid wegen der Gefahr der hämorrhagischen Blasentamponade.

## 9 Besondere Hinweise für Studien

### EORTC-Studie, Protokoll-Nr. 62931
Randomised trial of adjuvant chemotherapy with high-dose doxorubicin, ifosfamide and lenograstim in high grade soft tissue sarcoma.

*Studienleitung:* Prof. D. Crowther, Department of Medical Oncology, Christie Hospital, Manchester M20 9BX, UK. Fax 44 61 446 3109.

*Studienleitung:* Dr. J. L. Verweij, Department of Medical Oncology, Groene Hilledijk 301, 3075 Rotterdam, Holland.

*Intraläsionales Interferon-β plus Strahlentherapie*

*Studienleitung:* Dr. D. Wildfang, Abt. Strahlentherapie, Medizinische Hochschule Hannover, Tel.: 0511 532-3480/532-0.

*Adjuvante Chemotherapiestudie*

*Studienleitung:* Prof. Hartley, Städt. Kliniken, Osnabrück.

## 10 Therapieschemata

### 10.1 Induktionstherapie

| Doxorubicinmonotherapie | | | | (Schönfeld 1982) |
|---|---|---|---|---|
| Doxorubicin | 70 mg/m² | i.v. | Kurzinfusion | Tag 1 |

Wiederholung Tag 22.
In den ersten 2 Zyklen Dosissteigerung um 10 mg/m² pro Zyklus, wenn Leukozytennadir über 3000/µg; **cave:** Kardiotoxizität von Doxorubicin (kumulative Dosis von 550 mg/m²).
Bei Einsatz von Epirubicin (statt Doxorubicin): 100 mg/m² streng i.v. Tag 1.

**Doxorubicinmonotherapie wöchentlich**

| Doxorubicin | 12–15 mg/m² | i.v. | Bolus | Tag 1, 8, 15 |

usw. fortlaufend wöchentlich, mindestens 6 Wochen.

---

**Epirubicinmonotherapie wöchentlich**

| Epirubicin | 15–25 mg/m² | i.v. | Bolus | Tag 1, 8, 15 |

usw. fortlaufend wöchentlich, mindestens 6 Wochen.

---

**Ifosfamidmonotherapie** (Antmann 1989)

| Ifosfamid | 2,5 g/m² | i.v. | 24-h-Infusion | Tag 1, 2, 3, 4 |
| Mesna | 2 g/m² | i.v. | 24-h-Infusion | Tag 1, 2, 3, 4 |
| | 1 g/m² | i.v. | 12-h-Infusion | Tag 5 |

Wiederholung Tag 22.
Die Therapie kann auch als 4-h-Infusion mit fraktionierter Mesnagabe alle 4 h i.v. als ambulante Therapie gegeben werden.

---

**Ifosfamid/Doxorubicin** (Steward 1993)

| Ifosfamid | 5 g/m² | i.v. | 24-h-Infusion | Tag 1 |
| Doxorubicin | 75 mg/m² | i.v. | Kurzinfusion | Tag 1 |
| Mesna[1] | 3 g | i.v. | 24-h-Infusion | Tag 1 |
| | 1,5 g | i.v. | 12-h-Infusion | Tag 2 |

Wiederholung Tag 22.
[1] Mesna kann prinzipiell mit Ifosfamid in der gleichen Infusion, am besten in 5%iger Glukose, verabreicht werden.

| Doxorubicin/Ifosfamid/DTIC | | | | MAID-Schema (Elias 1989) |
|---|---|---|---|---|
| Mesna | 2,5 g/m² | i.v. | 24-h-Infusion | Tag 1, 2, 3, 4 |
| Doxorubicin | 20 mg/m² | i.v. | 24-h-Infusion | Tag 1, 2, 3 |
| Ifosfamid | 2,5 g/m² | i.v. | 24-h-Infusion | Tag 1, 2, 3 |
| Dacarbazin | 300 mg/m² | i.v. | 24-h-Infusion | Tag 1, 2, 3 |

Wiederholung Tag 22.
Täglich ist auf 2 l intravenöse Flüssigkeitsmenge zu achten. Dacarbazin und Doxorubicin werden als Infusion über einen zentralvenösen Katheter verabreicht.

| Cyclophosphamid/Vincristin/Doxorubicin/DTIC | | | | CYVADIC (nach Gottlieb 1975) |
|---|---|---|---|---|
| CY | Cyclophosphamid | 500 mg/m² | i.v. | Tag 1 |
| V | Vincristin | 1 mg/m² | i.v. | Tag 1, 5 |
| A | Adriamycin (Doxorubicin) | 50 mg/m² | i.v. | Tag 1 |
| DIC | Dacarbazin (DTIC) | 250 mg/m² | i.v. | Tag 1, 2, 3, 4, 5 |

Wiederholung Tag 22; **cave:** Kardiotoxizität von Doxorubicin.

## Literatur

Antman K, Crowely J, Balcerzak SP et al. (1993) An intergroup phase III randomised study of doxorubicin and dacarbazine with or without ifosfamide and mesna in advanced soft tissue and bone sarcomas. J Clin Oncol 11:1276–1285

Beahrs OH, Henson DE, Hutter RVP et al. (1992) Manual for staging of cancer (AJCC), 4. edn. Lippincott, Philadelphia

Brady MS, Gaynor JJ, Brennan MF (1992) Radiation-associated sarcoma of bone and soft tissues. Arch Surg 127:1379–1385

Bramwell V, Rouesse J, Steward W, Santoro A, Buesa J et al. (1994) Adjuvant CYVADIC dhemotherapy for adult soft tissue sarcoma reduced local recurrence but not improvement in survival. J Clin Oncol 12:1137

Coindre JM (1993) Pathology and grading of soft tissue sarcomas. Cancer Treat Res 67:1

Costa J, Wesley RA, Glatstein E, Rosenberg SA (1984) The grading of soft tissue sarcomas: results of a clinicohistopathologic correlation in a series of 163 cases. Cancer 53:530–541

Dupin N, Grandadam M, Calvez V et al. (1995) Herpesvirus-like DNA sequences in patients with mediterranean Kaposi's sarcoma. Lancet 345:761–762

Elias A, Ryan L, Sulkes A et al. (1989) Response to mesna, doxorubicin, ifosfamide, and dacarbazine in 108 patients with metastatic or unresectable sarcoma and no prior chemotherapy. J Clin Oncol 7:1208–1216

Edmonson JH, Ryan LM, Blum RH et al. (1993) Randomized comparison of doxorubicin alone versus ifosfamide plus doxorubicin or mitomycin, doxorubicin, and cisplatin against soft tissue sarcomas. J Clin Oncol 11:1269–1275

Eggermont AMM, Lienard D, Schraffordt Koops H, Lejeune FJ (1993) Treatment of irresectable soft tissue sarcomas of the limbs by isolation perfusion with high dose TFNα, gamma-interferon and melphalan. In: Fiers W, Buurman WA (eds) Tumor necrosis factor: Molecular and cellular biology and clinical relevance. Karger, Basel, pp 239–243

Gottlieb JA et al. (1975) Adriamycin used alone and in combination for soft tissue and bone sarcomas. Cancer Chemother Rep 6:271

Hartley AI, Birch JM, Blair V, Kelsey AM, Harris M, Morris Jones PH (1993) Patterns of cancer in the families of children with soft tissue sarcoma. Cancer 72:923–930

Herbert SH, Corn BW, Solin LJ, Lanciano RM, Schultz DJ, McKenna WG, Coia LR (1995) Limb-preserving treatment for soft tissue sarcomas of the extremities. Cancer 72:1230–1238

Huang YQ, Li JJ, Kaplan MH, Poiesz B, Katabira E, Zhang WC, Feiner D, Friedman-Kien AE (1995) Human herpesvirus-like nucleic acid in various forms of Kaposi's sarcoma. Lancet 345:759–761

Huth J, Eilber FR (1988) Patterns of metastatic spread following resection of extremity soft-tissue sarcomas and strategies for treatment. Semin Surg Oncol 4:20

Gaynor JJ, Tan CC, Casper ES et al. (1992) Refinement of clinicopathologic staging for localized soft tissue sarcoma of the extremity: A study of 423 adults. J Clin Oncol 10:1317–1329

Lienhard D, Ewalenko P, Delmotte JJ, Renard N, Lejeune FJ (1992) High-dose revombinant tumor necrosis factor alpha in combination with interferon gamma and melphalan in isolation perfusion of the limbs for melanoma and sarcoma. J Clin Oncol 10:50–62

Morrison HI, Wilkins K, Semenciw R, Mao Y, Wigle D (1992) Herbicides and cancer. J Natl Cancer Inst 84:1866–1874

Pastorino U, Valente M, Santoro A et al. (1990) Results of salvage surgery for metastatic sarcomas. Ann Oncol 1:269–273

Pezzi CM, Pollock RE, Evans HL, Lorigan JG, Pezzi TA, Benjamin RS, Romsdahl MM (1990) Preoperative chemotherapy for soft-tissue sarcomas of the extremities. Ann Surg 476–480

Rosen G, Eilber F, Eckardt J (1993) Präoperative Chemotherapie in der Behandlung von Weichteilsarkomen. Chirurg 64:443–448

Rosenberg SA, Tepper J, Glatstein E et al. (1982) The treatment of soft tissue sarcomas of the extremities: prospective randomized evaluations of (1) limb-sparring surgery plus radiation therapy compared with amputation and (2) the role of adjuvant chemotherapy. Ann Surg 196:305

Sadoski C, Suit H, Rosenberg A, Mankin H, Convery K (1993) Preoperative radiation, surgical margins and local control of extremity sarcomas of soft tissues. J Surg Oncol 52:223–230

Santoro A, Rursz T, Rouesse J, Steward W, Mouridsen H et al. (1991) Adriamycin (ADM) vs ADM + Ifosfamide (IFX) vs CYVADIC in advanced soft tissue sarcomas: an EORTC randomized prospective study. Eur J Cancer [Suppl 2]:2146

Schirren J, Krysna S, Bülsebruck, Zweibarth A, Schneider P, Drings P, Vogt-Moykopf I (1995) Results of surgical treatment of pulmonary metastases from soft tissue sarcoma. In: Bamberg M, Hoffmann W, Hossfeld DK (eds) Soft tissue sarcoma in adults. Recent results in cancer research, vol 138. Springer, Berlin Heidelberg New York Tokyo, pp 123–138

Shipley J, Crew J, Gusterson B (1993) The molecular biology of soft tissue sarcomas. Eur J Cancer 29A/14:2054–2058

Sindelar WF, Kinsella TJ, Chen PW et al. (1993) Intraoperative radiotherapy in retroperitoneal sarcomas: final results of a prespective, randomized, clinical trial. Arch Surg 128:402

Sreekantaiah C, Ladanyi M, Rodriguez E, Chaganti RSK (1994) Chromosomal aberrations in soft tissue tumors. Relevance to diagnosis, classification, and molecular mechanisms. Am J Pathol 144:1121–1134

Stenfert Kroese MC, Ruthers DH, Wils IS, Van Unnik JAM, Roholl PJM (1990) The relevance of the DNA index and proliferation rate in the grading of benign and malignant soft tissue tumors. Cancer 65:1782–1788

Steward WP, Verweij J, Somers R et al. (1993) Granulocyte-macrophage colony-stimulating factor allows safe Escalation of dose-intensity of chemotherapy in metastatic adult soft tissue sarcomas: A study of the European organization for research and treatment of cancer soft tissue and bone sarcoma group. J Clin Oncol 11:15–21

Toguchida J, Toshikazu Y, Dayton SH (1992) Prevalence and spectrum of germline mutations of the p53 gene among patients with sarcoma. N Engl J Med 326:1301–1308

Ueda T, Uchida A, Kodama K et al. (1993) Aggressive pulmonary metastasectomy for soft tissue sarcomas. Cancer 72:1919–1925

Van Unnik JAM, Coindre JM, Contesso C et al. (1993) Grading if soft tissue sarcomas: Experience of the EORTC Soft Tissue and Bone Sarcoma Group. Eur J Cancer 29A:2089–2093

Weiss SW, Sobin L (1993) WHO Classifkation of soft tissue tumors, 2nd edn. Springer, Berlin Heidelberg New York Tokyo

Wiklund TA, Alvegard TA, Mouridsen HT, Rydholm A, Blomquist CP (1993) Marginal surgery and postoperative radiotherapy in soft tissue sarcomas. Eur J Cancer 29:306–309

# 34.77 Sarkome des Magens

C. Bokemeyer

## 1 Epidemiologie

Sarkome des Magens entstehen aus dem mesenchymalen Magengewebe. Sie machen etwa 1 bis maximal 3% aller Malignome im Magenbereich aus. Exakte *Inzidenzdaten* existieren nicht. Magensarkome finden sich vorwiegend im mittleren und höheren Erwachsenenalter. Eine gehäufte Inzidenz wurde im Zusammenhang mit der *Neurofibromatose* berichtet. Einzelfälle wurden auch nach Bestrahlung bei Ulkuserkrankung gesehen. Experimentell treten Sarkome des Magens, allerdings seltener als Adenokarzinome, nach der Applikation von *Nitrosaminen* auf (Shiu et al. 1982; Lehnert et al. 1994).

## 2 Histologie

Grundsätzlich kann jeder mesenchymale Gewebetyp im Magenbereich Ursprungsort des Tumors sein. Mehr als 80% der Magensarkome sind allerdings *myogenen Ursprungs* (aus der Lamina muscularis mucosae oder der Lamina muscularis propria der Magenwand). In seltenen Fällen werden auch Sarkome *neurogenen Ursprungs* beobachtet. *Immunhistochemische Methoden* zur Abgrenzung von Lymphomen und Adenokarzinomen des Magens sind sinnvoll. Histologisch wird zwischen „hochmalignen" und „niedrigmalignen" Sarkomen unterschieden (Farrugia 1992).

## 3 Stadieneinteilung

Eine einheitliche Stadieneinteilung existiert nicht; es wird zwischen *lokal begrenzter, infiltrativer* und *metastasierter Krankheit* unterschieden.

## 4 Prognose

Es werden Fünfjahresüberlebensraten zwischen 32 und 68% nach kurativer Resektion des Tumors berichtet. Die *Lokalrezidivrate* beträgt etwa 50%, Patienten mit infiltrativer Erkrankung oder Metastasierung haben einen prognostisch deutlich ungünstigeren Verlauf. Insgesamt wurden in der Literatur etwa 300–350 Fälle von Magensarkomen berichtet.

## 5 Diagnostik

Zu den wesentlichen *Diagnostikverfahren* gehören die *Kontrastmitteldarstellung des Magens* und die *Endoskopie*. In der Kontrastmittelröntgendarstellung zeigen mehr als die Hälfte der Tumoren eine zentrale Ulzeration, und bei mindestens der Hälfte der Patienten wächst der Tumor intramural oder endophytisch. Die *endoskopische Biopsie ist häufig falschnegativ*, weil entweder normale Mukosa des Magens oder nekrotisches Gewebe aus dem Ulkus gewonnen werden, während der eigentliche Tumor unter der Mukosa lokalisiert ist und damit der Biopsie nicht leicht zugänglich ist. Weitere radiologische Verfahren (*CT* und *NMR*) komplettieren die Darstellung der lokalen Tumorausbreitung und dienen zum Staging bei der Fernmetastasensuche. Die Bestimmung von Tumormarkern im Serum ist nicht hilfreich.

## 6 Charakteristika der Erkrankung und Krankheitsverlauf

Sarkome des Magens können eine ausgedehnte Größe erreichen, bevor sie klinische Symptome verursachen. Hauptsymptome stellen abdominelle Schmerzen und gastrointestinale Blutungen dar. Die Tumorgröße allein gilt nicht als prognostisches Kriterium. Nach R0-Resektion von Lokaltumoren, treten bei 30–60% der Patienten Rezidive auf. Etwa die Hälfte der Patienten wird Fernmetastasen entwickeln mit vorwiegender Lokalisation in der Leber (50–70%), in der Lunge (25%) oder als Knochenmetastasen (25%). In Einzelfällen ist auch Langzeitüberleben nach der Resektion von Fernmetastasierung beschrieben. Die Fünfjahresüberlebensraten liegen im Bereich von 30–68%, die Zehnjahresüberlebensraten bei 20–50%.

# 7 Therapiestrategien

## 7.1 Therapieübersicht

Die *chirurgische Resektion* des Tumors und möglicher Metastasen stellt die entscheidende Therapiemodalität in der Behandlung von Sarkomen des Magens dar.

## 7.2 Stellung der Chirurgie

Die chirurgische Resektion des Primärtumors mit einem ausreichenden Sicherheitsabstand, der etwa mit 2 cm empfohlen wird, ist die entscheidende Therapie (Lehnert et al. 1994). Eine alleinige Tumorenukleation sollte vermieden werden. Eine Lymphknotenmetastasierung tritt bei etwa 25% der Patienten auf und ist häufig mit weiterer Fernmetastasierung assoziiert. Eine generelle Empfehlung zur prophylaktischen Lymphadenektomie bei Sarkomen des Magens wird daher als nicht sinnvoll angesehen. Bei Vorliegen begrenzter manifester Metastasierung sollte ebenfalls primär der Versuch einer kompletten Resektion der Metastasen durchgeführt werden, dann allerdings mit einer Lymphknotenresektion im Lokalgebiet kombiniert.

## 7.3 Stellung der Strahlentherapie

Sarkome des Magens gelten nicht als strahlentherapiesensibel, wobei es allerdings auch schwierig ist, in der entsprechenden Lokalisation eine ausreichend hohe Strahlendosis einzustrahlen. Für den Wert einer adjuvanten Strahlentherapie gibt es keine Hinweise. In Einzelfällen kann eine palliative Strahlentherapie erwogen werden.

## 7.4 Stellung der systemischen Therapie

Es gibt keine Indikation zu einer *adjuvanten* oder *neoadjuvanten* Chemotherapie.

Die Berichte über *palliative* Chemotherapie bei metastasierter oder lokal weit fortgeschrittener Erkrankung zeigen noch weitaus schlechtere Ergebnisse als bei der systemischen Therapie von Weichteilsarkomen anderer Lokalisationen und Histologie. Die gastrointestinalen Leiomyosarkome sind nahezu chemotherapieresistent (Bokemeyer et al. 1994). In Einzelfällen kann eine palliative Chemotherapie, insbesondere bei Vorliegen symptomatischer Metastasierung, erwogen werden. Hier sollte eine

Standardtherapie mit Anthrazyklinen eingesetzt werden, ggf. in Kombination mit Ifosfamid.

## 7.5 Rezidiv- und Salvagetherapie

Eine systemische Rezidivtherapie existiert nicht. Für Patienten mit lokalem Rezidiv oder Rezidiv mit lokalisierter Metastasierung sollte immer primär der Versuch einer chirurgischen Resektion unternommen werden.

# 8 Besonderheiten

Aufgrund der geringen Fallzahlen gibt es in Deutschland derzeit keine systematischen Therapiestudien, die speziell Sarkome des gastrointestinalen Traktes untersuchen.

## Literatur

Appelman HD, Helwig E (1976) Gastric epithelioid leiomyoma and leiomyosarcoma (leiomyoblastoma). Cancer 38:708–728

Bokemeyer C, Harstrick A, Schmoll H-J (1994) Treatment of adult soft-tissue sarcomas with dose-intensified chemotherapy and heamatopoietic growth factors. Onkologie 17:216–225

Farrugia K, Kim CH, Grant CS, Zinsmeister AR (1992) Leiomyosarcoma of the stomach. Determinations of long-term survival. Mayo Clin Proc 67:533–536

Lehnert T, Sinn H-P, Wolf O (1994) Diagnosis and surgical treatment of gastric sarcoma. Onkologie 17:391–396

Ng EH, Pollock RE, Munsell RE, Atkinson EN, Romsdahl MM (1992) Prognostic factors influencing survival in gastrointestinal leiomyosarcomas. Implications for surgical management and staging. Ann Surg 215:68–77

Shiu MH, Farr GH, Papachristou DN, Hajdu SI (1982) Myosarcomas of the stomach. Cancer 49:177–187

## 34.78 Malignes fibröses Histiozytom (MFH) des Knochens

C. Bokemeyer

### 1 Epidemiologie

*Häufigkeit:* Ein MFH wird bei ca. 5–10% aller primären malignen Knochentumoren diagnostiziert. In einer größeren Serie von 220 primären Knochentumoren wurde in 4 Fällen ein MFH innerhalb einer 4jährigen Periode diagnostiziert (Kumar et al. 1990). Eine Inzidenzangabe ist nicht möglich.

*Ätiologie:* Ätiologische Faktoren sind nicht bekannt. Vereinzelt wurde das Entstehen eines MFH auf dem Boden einer gutartigen vorbestehenden Knochenläsion beschrieben (benignes fibröses Histiozytom und osteofibröse Dysplasie; Marks u. Bauer 1989).

*Altersverteilung:* Die bisher beschriebenen Fälle des MFH des Knochens sind vorwiegend bei Erwachsenen im Alter von 20–50 Jahren aufgetreten.

### 2 Histologie

Als klassisches pathologisches Kriterium gilt die gleichförmige Anordnung der spindeligen Tumorzellen innerhalb des Knochens. Das MFH des Knochens unterscheidet sich histomorphologisch nicht vom MFH der Weichteile. Als Ursprungszellen werden Gewebe- bzw. Knochenhistiozyten angesehen. Die Diagnose MFH wurde in den letzten Jahren zunehmend häufiger gestellt.

Immunhistochemisch wurde der Nachweis des Heat-shock-Proteins HSP-27 als positiver prognostischer Faktor für das Gesamtüberleben nachgewiesen (Tetu et al. 1992).

## 3 Stadieneinteilung

Eine Stadieneinteilung ist nicht bekannt; grundsätzlich wird zwischen lokalisierten und metastasierten Tumoren unterschieden.

## 4 Diagnostik und Charakteristika der Erkrankung

Die häufigste Lokalisation des MFH des Knochens liegt in den metaphysealen Enden der langen Knochen, besonders in der Nähe des Knies. Pathologische Frakturen bei der Diagnosestellung sind häufiger als bei anderen primären Knochentumoren.

Radiologisch findet sich eine osteolytische Läsion mit ausgeprägter kortikaler Unterbrechung, geringer periostaler Reaktion und kein Hinweis für eine intratumorale Matrixbildung.

Zur radiologischen Diagnostik gehören neben konventionellen Röntgenaufnahmen, Computertomographie und NMR der lokalen Region ein komplettes radiologisches Staging zum Ausschluß einer Metastasierung. Knochenszintigraphisch wird eine vermehrte Anreicherung in der Läsion gefunden. Mehrere Autoren berichten darüber hinaus vom Nutzen einer sequentiellen Talliumszintigraphie für die Beurteilung des Tumoransprechens unter Therapie und für die Nachsorge des Patienten (Menendez et al. 1993).

Spezifische laborchemische Untersuchungen sind nicht bekannt. Erhöhungen der alkalischen Phosphatase im Serum sind ausgesprochen selten.

## 5 Therapiestrategie

### 5.1 Allgemeine Übersicht und Prognose

Das MFH des Knochens ist ein rasch metastasierender Tumor. Hauptlokalisationsort sind pulmonale Metastasen. Lymphatische Metastasierung tritt aber auch in bis zu 30 % der Fälle auf.

Die alleinige chirurgische Entfernung des Tumors führt zu krankheitsfreiem Überleben bei maximal 10–20 % der Patienten. Eine eindeutige Wertigkeit der Nachbestrahlung nach kurativer Resektion wurde bisher nicht erbracht. Die Einführung von adjuvanter bzw. neoadjuvanter Chemotherapie in Kombination mit vollständiger Tumorresektion führt zu tumorfreien Fünfjahresüberlebensraten von 60–80 % (den Heeten et al. 1985; Bacci et al. 1990).

Der Einsatz von Chemotherapie in Kombination mit Chirurgie gilt heute als international akzeptiertes Standardvorgehen beim MFH des Knochens. Das therapeutische Vorgehen ist dem bei Osteosarkomen vergleichbar, und die Fragen eines adjuvanten vs. neoadjuvanten Chemotherapiekonzeptes sind nicht endgültig geklärt.

## 5.2 Stellung der Chirurgie

Die vollständige chirurgische Resektion des Tumors ist entscheidender Bestandteil des Therapiekonzeptes. Im Rahmen neoadjuvanter Therapien sollte eine extremitätenerhaltende Operation grundsätzlich erwogen werden.

## 5.3 Stellung der Chemotherapie

Literaturberichte über insgesamt ca. 100 Patienten mit MFH des Knochens, die einer Chemotherapie unterzogen wurden, zeigen, daß dieser Tumor eindeutig als chemotherapiesensibel betrachtet werden kann. Im Rahmen neoadjuvanter Therapiekonzepte fand sich bei der Tumorresektion eine ausgedehnte Nekrose bei 50–80% der therapierten Patienten (Earl et al. 1993).

Zu den aktivsten Substanzen gehören Methotrexat, Ifosfamid, Doxorubicin und wahrscheinlich Cisplatin. Die Wertigkeit einer intraarteriellen gegenüber einer systemischen Chemotherapie wurde bisher nicht erwiesen. Nach neoadjuvanter Therapie und anschließender Tumorresektion empfiehlt sich eine adjuvante Nachbehandlung, wobei hier nicht erwiesen ist, ob es sinnvoll ist, adjuvant einen Wechsel der Zytostatika im Vergleich zum neoadjuvanten Regime vorzunehmen (Lee et al. 1993).

Auch bei Patienten mit vorhandenen Metastasen besteht eine Indikation zur Chemotherapie, ggf. gefolgt von sekundärer Metastasenresektion bei isoliertem Vorliegen von Lungenmetastasen. Rezidiv- oder Salvagetherapieregime sind nicht bekannt.

Empfohlen wird die Behandlung des MFH des Knochens analog der bei Osteosarkomen. Aufgrund der geringen Erfahrungen erscheint es sinnvoll, die Chemotherapieregime der COSS-Studiengruppe in Deutschland oder die amerikanischen Regime für Osteosarkome (Rosen-T-Protokolle) zu wählen (vgl. Kap. 34.75 „Osteosarkom").

# Literatur

Bacci G, Avella M, Picci P, Capanna R, Fontana M, Dallari D, Campanacci M (1988) The effectiveness of chemotherapy in localized malignant fibrous histiocytoma (MFH) of bone: the Rizzoli Institute experience with 66 patients treated with surgery alone or surgery + adjuvant or neoadjuvant chemotherapy. Chemotherapia 7:406–413

Bacci G, Avella M, Picci P et al (1990) Primary chemotherapy and delayed surgery for malignant fibrous histiocytoma of bone in the extremity. Tumori 76:537–542

denHeeten GJ, Schraffordt-Koops H, Kamps WA, Oosterhuis JW, Sleijfer DT, Oldhoff J (1985) Treatment of malignant fibrous histiocytoma of bone. A plea for primary chemotherapy. Cancer 56:37–40

Earl HM, Pringle J, Kemp H, Morittu L, Miles D, Souhami R (1993) Chemotherapy of malignant fibrous histiocytoma of bone. Ann Oncol 4:409–415

Kumar RV, Mukherjeej G, Bhargava MK (1990) Malignant fibrous histiocytoma of bone. J Surg Oncol 44:166–170

Lee SY, Kim SS, Jeon DG, Beak GH (1993) Malignant fibrous histiocytoma of the limbs. Int Orthop 17:173–175

Marks KE, Bauer TW (1989) Fibrous tumors of bone. Orthop Clin N Am 20:377–393

Menendez LR, Fideler BM, Mirra J (1993) Thallium-201 scanning for the evaluation of osteosarcoma and soft-tissue sarcoma. A study of the evaluation and predictability of the histological response to chemotherapy. J Bone Joint Surg [Am] 75:526–531

Tetu B, Lacasse B, Bouchard HL, Lagace R, Huot J, Landry J (1992) Prognostic influence of HSP-27 expression in malignant fibrous histiocytoma: a clinicopathological and immunohistochemical study. Cancer Res 52:2325–2328

# 34.79 Desmoide

H. Pape, I. Wildfang, U. Steinau, H.-J. Schmoll

## 1 Epidemiologie

*Häufigkeit:* Desmoide sind seltene Tumoren des muskuloaponeurotischen Systems. Sie machen 0,03% aller Neoplasien aus.

*Inzidenz:* 0,2–0,02/100000 pro Jahr

*Ätiologie:* Traumen werden als Ursache diskutiert. Sie finden sich bei ca. 25% der Patienten. Bauchhautdesmoide bei Multiparae werden auf Muskelläsionen während der Schwangerschaft zurückgeführt. Positive Hormonrezeptoren bei 33–75% der Desmoide sprechen für endokrine Einflüsse.

*Genetische Prädispositionen:* In 10–18% der Fälle treten bei der familiären adenomtösen Polyposis intestini (FAP) Desmoide innerhalb von 2 Jahren nach Bauchoperationen auf. Sie machen ~ 10% der Todesursachen aus.

*Altersverteilung:* Frauen erkranken häufiger als Männer (Frauen 1,6/ Männer 1). 70% aller weiblichen Desmoide treten im gebärfähigen Alter auf. Bei Männern liegt das Maximum zwischen der 4. und der 6. Dekade. Jüngere Patienten haben häufiger intraabdominale Tumorlokalisationen als ältere.

## 2 Histologie

### 2.1 Einführung

Makroskopisch sind Desmoide derbe, fibröse Bindegewebsgeschwülste. Sie wachsen platten- oder spindelförmig parallel zu den Muskelfasern und sind schwer von der Umgebung zu trennen. Charakteristisch ist das Einstrahlen reif erscheinender Fasern in Nachbarstrukturen, wobei unveränderte Muskelfasern eingeschlossen werden. Im uniformen Gewebe liegen zwischen Kollagenfasern einzelne spindelförmige Fibroblasten. Die Mitoseaktivität ist gering. Sie ändert sich auch bei Rezidiven nicht.

Differentialdiagnostisch ist die noduläre Fasziitis mit akut entzündlichem Zellbild und reger mitotischer Aktivität abzugrenzen. Sie verläuft klinisch völlig blande.

## 2.2 Zytologie

Zytologisch imponieren Gruppen lose zuammenhängender Spindelzellen mit ovalen, elongierten Zellkernen und einzelnen degenerierten Muskelzellen.

## 2.3 Molekulargenetik

Bezüglich der Dignität werden Desmoide heute als *niedrigradig maligne Sarkome* eingestuft. Malignitätskriterien sind: lokal infiltrierendes, organüberschreitendes Wachstum, multifokales Auftreten und vereinzelt Metastasen. Molekulargenetisch sind sie verwandt mit der familiären adenomatösen Polyposis intestini (FAP), einer genetisch fixierten Präkanzerose, die markiert ist durch eine Aberration am Chromosom 5q 21–22, das die Region des APC-Gens umfasst. Veränderungen dieses APC-Gens werden verantwortlich gemacht für die FAP und das Gardner-Syndrom, welches die Kombination von FAP, Osteomen und Desmoiden beschreibt (Miyaki 1993; Sen Gupta 1993). Klonale, karyotypische Veränderungen am Chromsom 5q sowie weitere irreguläre Chromosomenschäden können bei Desmoiden auch ohne Assoziation zum Gardner-Syndrom nachgewiesen werden (Bridge 1992).

## 2.4 Immunhistochemie

Versuche, Histologie und Klinik zu korrelieren, führten zur immunhistochemischen Markierung undifferenzierter Zellen, welche *Vimentin-positiv*, aber *Desmin- und Muskelaktin-negativ* sind und den primitiven Myofibroblasten entsprechen (Schmidt 1991). Bei 33–75% der Desmoide werden *Östrogenrezeptoren* gefunden. Ihre Spiegel sind niedriger als beim Mammakarzinom. Sie schwanken zwischen 4,9 und 44,6 fmol/mg (Wilcken 1991; Lanari 1993). Ihre prognostische Relevanz ist noch unklar.

## 3 Stadieneinteilung und Prognose

Prognosekriterien oder eine prognostisch orientierte Stadieneinteilung liegen noch nicht vor. Generell ist die Prognose gut. Die Fünfjahresüberlebenswahrscheinlichkeit bei kurativ behandelten Patienten liegt bei ca. 90%. Prognostisch sind die extra-von den intraabdominellen Manifestationen zu trennen. Während peripher gelegene Desmoide an den Extremitäten einer Lokaltherapie besser zugänglich sind, können im Schultergürtel oder in der Inguinalregion lokalisierte Tumoren, insbesondere bei rezidivierendem Wachstum mit pelviner oder thorakaler Penetration, erhebliche Therapieprobleme aufwerfen.

Gleiches gilt für Läsionen im Bereich des Retroperitoneums, wenn eine Infiltration des Mesenterialansatzes vorliegt.

Die Tumorwachstumsgeschwindigkeit ist höher bei Frauen im gebärfähigen Alter als bei älteren Frauen; generell aber wachsen die Tumoren bei Frauen schneller als bei männlichen Patienten als Hinweis auf einen möglichen hormonellen Einfluß.

## 4 Diagnostik

Metastasen sind extrem selten. Die Diagnostik beschränkt sich überwiegend auf die Erfassung der lokalen Tumorausdehnung. Im
- Ultraschall zeigen Desmoide variable Echogenität mit z. T. gut abgrenzbaren Rändern.
- Computertomographisch stellen sie sich homogen dar, nehmen kaum Kontrastmittel auf und lassen sich schlecht von der Umgebung abgrenzen.
- Im Kernspintomogramm sind sie in der T1-Wichtung iso- bis hyperintens im Vergleich zum Muskel. In der T2-Wichtung haben sie ein heterogenes Signalverhalten, z. T. isointens zum Fettgewebe oder intermediär zwischen Fett und Muskelgewebe. Die Ränder können in 78% der Fälle definiert werden.

## 5 Charakteristika der Erkrankung und Krankheitsverlauf

Symptome entwickeln sich schleichend. Zuerst bildet sich eine schmerzlose, schlecht abgrenzbare Schwellung, die erst bei Kompression der Nerven oder Gefäße schmerzhaft wird. Schmerzcharakter und -intensität hängen von der Tumorlokalisation ab. Man tastet eine derbe, druckindolente Resistenz, die den Bewegungen des Ausgangsmuskels folgt.

Nach *unzureichender* chirurgischer Resektion und evtl. adjuvanter Bestrahlung kommt es häufiger zu Rezidiven. Je nach Lokalisation führen die z. T. nicht mehr ohne Funktionsverlust operablen Rezidive zur Einschränkung der Lebensqualität.

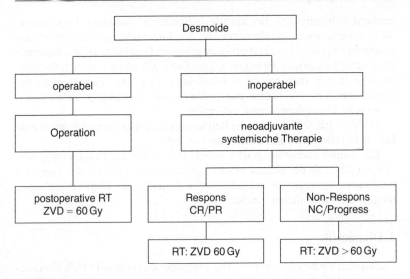

**Abb. 1.** Therapiestrategie

# 6 Therapiestrategie

## 6.1 Übersicht

Der chirurgischen Resektion kommt die entscheidende Bedeutung zu, danach auch der Bestrahlung. Chemotherapeutische Möglichkeiten sind sehr begrenzt, aber Therapieversuche mit Hormontherapie, Chemotherapie oder Zytokinen sollten bei sonst nicht behandelbaren Tumoren gemacht werden.

Eine Übersicht über die Therapiestrategie ist in der Abb. 1 zusammengestellt.

## 6.2 Stellung der Chirurgie

Operative Maßnahmen stehen im Vordergrund der Behandlung. Jedoch erschwert das oft organüberschreitende Wachstum, eine Infiltration oder Ummauerung von Nervenstämmen und Blutgefässen die radikale Tumorentfernung. Patienten mit einer R1-Resektion haben 50% der Fälle Rezidive. Eine multivariante Analyse zeigte zwei unabhängige Prognosekriterien: unzureichende Resektionsränder und Rezidive (p = 0,0002; Posner 1989).

Als adäquat gilt eine Operation weit im Gesunden, wobei minimale Sicherheitsabstände von mindestens 1–2 cm eingehalten werden sollten. Da Desmoide im Regelfall nicht diskontinuierlich in einem Muskelkompartment wachsen, ist die Entfernung von Ansatz bis Ursprung nicht erforderlich. Bis zu 90% der Lokalrezidive treten innerhalb der ersten 3 Jahre auf.

Ausgedehnte Operationen, insbesondere bei Lokalrezidiven, senken zwar die erneute Rezidivrate, führen aber zur Mutilation und Funktionsverlust, wenn nicht synchron wiederherstellungschirurgische Maßnahmen ergriffen werden.

### 6.2.1 Chirurgische Therapie mit kurativem Ziel

Jede Operation muß sorgfältig interdisziplinär geplant werden. Die Resektion sollte mit atraumatischer Technik unter Erhaltung wesentlicher motorischer und sensibler Nervenäste (Epineurektomie) und Dissektion der Hüllgewebe von Arterien und Venenstämmen erfolgen. Da im Regelfall die Entfernung von größeren Muskelabschnitten an der Extremität ohne wesentliche Funktionseinbuße toleriert werden kann, sind Kompromisse nicht erforderlich. Für den Bauchraum gilt die radikale Resektion evtl. unter Einschluß von Kolon, Pankreas und Niere als Therapie der Wahl, da Lokalrezidive mit nahezu unlösbaren chirurgischen Problemen einhergehen.

Im interdisziplinären Konzept sollten daher Onkologen, Strahlentherapeuten und ein chirugisches Team, das das gesamte Resektions- und Wiederherstellungsspektrum beherrscht, eingebunden sein.

Ein Sicherheitssaum von mindestens 1–2 cm ist anzustreben, auf jeden Fall muß eine Resektion knapp im Gesunden (R0) erfolgen.

### 6.2.2 Palliative Chirurgie

Palliative Eingriffe führen zu langanhaltenden Entlastungen, insbesondere bei Obstruktionen im Magen-Darm-Bereich oder bei Ureterkompressionen. Auch bei Rezidiven sind immer wieder operative Maßnahmen sinnvoll, besonders wenn systemische Therapiemodalitäten ausgeschöpft sind.

### 6.3 Stellung der Strahlentherapie

Die Strahlentherapie wird prä- und postoperativ adjuvant oder additiv durchgeführt. In allen Fällen muß sie sorgfältig geplant und die Sicherheitssäume großzügig kalkuliert werden. Die Zielvolumendosis sollte 50–60 Gy bei konventioneller Fraktionierung betragen. Zielvolumendosen über 60 Gy führen nicht zu besseren Kontrollraten (p = 0.67; Miralbell 1990). Dosiseffektbeziehungen sind nicht evaluiert. Radiogene Nebenwirkungen sind: Ödeme, Hautnekrosen und Fibrosen. Die Komplikationsrate steigt jenseits von 65 Gy an. Bei Rezidiven im Bestrahlungsfeld gilt die radikale Exzision und primäre Weichteilersatzplastik als Mittel der Wahl.

### 6.3.1 Postoperative additive Strahlentherapie

Retrospektive Analysen zeigen Fünfjahreskontrollraten des Lokalbereiches von 77% bei adjuvant bestrahlten Desmoiden. Ähnlich gute Ergebnisse, mit ca. 70% Kontrollrate, wurden aber auch bei primärer Strahlentherapie oder makroskopischem Tumorrest erzielt (Shermann 1990; Schmitt 1992). Diese Daten lassen darauf schließen, daß durch Kombination von Operation und Strahlentherapie die chirurgische Radikalität eingeschränkt werden kann. Gleichwohl gilt eine R0-Entfernung, insbesondere im Retroperitoneum und an den Nervenplexus, als primäres Behandlungsziel.

### 6.3.2 Präoperative primäre Strahlentherapie

Bei der primären Strahlentherapie liegt die Fünf- und Zehnjahreskontrollwahrscheinlichkeit bei 70–80%. Zentrale Rezidive sind nach einer Dosis

**Tabelle 1.** Ergebnisse der prä- und postoperativen Strahlentherapie

| Autoren | Patienten gesamt | Resektion R2/PE | Rezidivrate | Resektion R1 | Rezidivrate | Gesamtrezidivrate |
|---------|------------------|-----------------|-------------|--------------|-------------|-------------------|
| Greenberg et al. (1981) | 9 | 9 | 1 (11%) | – | – | 1 (11%) |
| Leibel et al. (1983) | 19 | 13 | 4 (31%) | 6 | 2 (33%) | 6 (32%) |
| Kiel | 17 | 10 | 2 (20%) | 7 | 2 (28%) | 4 (24%) |
| Keus u. Bartelink (1986) | 21 | 4 | 0 (0%) | 17 | 2 (7%) | 2 (10%) |
| Stockdale et al. (1988) | 29 | 21 | 5 (24%) | 8 | 2 (25%) | 7 (24%) |
| Shermann et al. (1990) | 45 | 14 | 4 (28%) | 31 | 7 (22%) | 1 (24%) |
| Miralbell et al. (1990) | 24 | 23 | 4 (17%) | 1 | 0 (0%) | 4 (17%) |
| Pape et al. (1993) | 26 | 21 | 5 (24%) | 5 | 0 (0%) | 5 (19%) |

von 50–60 Gy selten (Keus 1986). Bei makroskopischem Tumor erfolgt die Involution langsam. Zeiträume zwischen 8 und 62 Monaten bis zur kompletten Remission sind beschrieben (s. auch Tabelle 1).

### 6.3.3 Kombinierte Strahlen-/Chemotherapie

Die kombinierte Strahlen-/Chemotherapie wird immer häufiger bei primär inoperablen Tumoren des Bauchraumes eingesetzt. Informationen über Ergebnisse sind spärlich, Standardtherapien noch nicht definiert.

### 6.4 Stellung der systemischen Therapie

Berichte über eine systemische Therapie mehren sich zwar, jedoch liegen für Standardtherapieempfehlungen noch zu wenig Informationen vor. Bisher wird die systemische Therapie überwiegend bei inoperablen Tumoren des Bauchraumes angewandt. Im Wesentlichen werden 4 Gruppen von Medikamenten eingesetzt: die *nichtsteroidalen antiinflammatorischen Medikamente* (NSAID), Hormone, Zytostatika und Interferon (s. Abb. 2).

### 6.4.1 Nichtsteroidale antiinflammatorische Medikamente (NSAID)

In Tierversuchen wurde ein antiproliferativer Effekt von Indometazin nachgewiesen. Der Wirkmechanismus ist noch weitgehend ungeklärt. Eine Interferenz mit der Prostaglandinsynthese wird diskutiert (Tsukada 1991). Indometazin und sein Analogon, Sulinac, sind in Kombination mit Hormonen erfolgreich eingesetzt worden. Die objektive Remissionsrate beträgt 50 %, darüberhinaus traten bei einer Reihe von Patienten Tumorstabilisierungen auf, die für die Lebensqualität relevant waren. Eine Tumorverkleinerung tritt mit Verzögerung im Mittel nach $8 \pm 4,3$ Monaten ein (Tabelle 2).

### 6.4.2 Hormontherapie

31–75 % der Desmoide tragen Östrogenrezeptoren geringer bis mittlerer Ausprägung. Dies führte zum Einsatz von Antiöstrogenen wie Tamoxifen oder Toremifen sowie von Gestagenen. Die objektive Remissionsrate mit Tamoxifen oder Toremifen beträgt 40 %; für hochdosierte Gestagene werden sogar in 70 % der Fälle Remissionen berichtet. Ein Vergleich dieser Remissionsraten ist bei der geringen Fallzahl und fehlenden vergleichenden Studien nicht möglich. Grundsätzlich kann man nur feststellen, daß

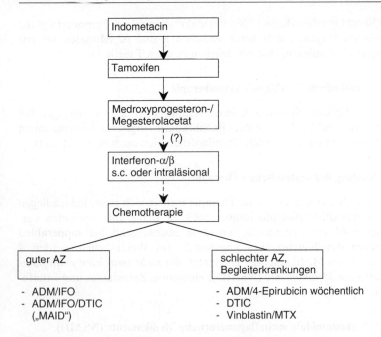

**Abb. 2.** Algorithmus für die Systemtherapie von Desmoidtumoren

Antiöstrogene oder Gestagene bei mindestens der Hälfte der Patienten eine objektive Remission induzieren und bei einem weiteren Teil der Patienten eine Minor remission oder ein No change erreichen können. Die Wirkung der Hormontherapie ist unabhängig von Östrogenrezeptoren, so daß ihre Bestimmung keine Voraussetzung für die Therapie mit Antiöstrogenen oder Gestagenen ist. Ein möglicher Wirkmechanismus, der nicht an eine Östrogenrezeptorbindung gekoppelt ist, ist die Downregulation von TGF-β, zumindest durch Tamoxifen.

Es ist offen, ob Gestagene bei Tamoxifenresistenz oder Tamoxifen bei Gestagenresistenz wirksam ist. Ein Versuch mit der alternativen Hormontherapie ist, wenn klinisch möglich, sinnvoll.

### 6.4.3 Zytokine

Es gibt nur sporadische, nichtpublizierte Beispiele für eine Wirksamkeit von Interferon-α oder -β. Da besonders Interferon-β zur Downregulation von „fibroblast-growth factor-mRNS" führt, zumindest bei Fibroblasten

**Tabelle 2.** Nichtsteroidale Medikamente und Hormone beim Desmoidtumor

| Autoren | Patienten (n) | Medikament | CR | PR | MR | PD |
|---|---|---|---|---|---|---|
| Kinzbrunner et al. (1983) | 1 | Tamoxifen 20 mg/d | 1 | – | – | – |
| Lanari (1983) | 11 | Progesteron | 6 | – | 2 | 3 |
| Klein et al. (1987) | 3/7 | Indometacin | – | – | – | 1/3 |
| Klein et al. (1987) | 3/7 | Indometacin + Tamoxifen | – | – | – | 3/3 |
| Klein et al. (1987) | 2/7 | Sulinac + Tamoxifen | – | – | 1? | 1 |
| Thomas et al. (1990) | 1 | Tamoxifen | 1 | – | – | |
| Sportiello u. Hoogerland (1991) | 1 | Tamoxifen | 1 | – | – | – |
| Umemoto et al. (1991) | 1 | Prednisolon | – | 1 | – | – |
| Waddel u. Gerner (1980) | 10 | Testolacton | – | 4 | – | – |
| Waddel u. Gerner (1980) | 8 | Indometacin oder Sulinac | – | 2 | 3 | – |
| Waddel u. Gerner (1980) | 7 | Indometacin + Testolact/Tamoxifen | – | 5 | – | – |
| Wilcken u. Tattersal (1991) | 2 | Tamoxifen | 1 | – | – | 1 |
| Wilcken u. Tattersal (1991) | 1 | Zoladex | – | 1 | – | – |
| Wilcken u. Tattersal (1991) | 1 | MPA | 1 | – | – | – |
| Tsukada et al. (1991) | 14/40 | Sulinac | 1 | 7 | 4 | 2 |
| Tsukada et al. (1991) | 3/40 | Sulinac + Tamoxifen | – | – | – | – |
| Tsukada et al. (1991) | 4/40 | Tamoxifen | – | 1 | 1 | – |
| Tsukada et al. (1991) | 4/40 | Indometacin | 1 | – | 1 | 2 |
| Tsukada et al. (1991) | 2/40 | Progesteron | 1 | 1 | – | – |
| Tsukada et al. (1991) | 1/40 | Testolacton | – | 1 | – | – |
| Hoffmann et al. (1993) | 2/7 | Indometazin + Prednisolon + Ifo + ASS | – | – | – | 2 |

und Gefäßendothelzellen, ebenso auch zu einer Reduktion von TGF-$\beta$ führen kann, ist möglicherweise ein Therapieversuch mit Interferon-$\alpha$ oder -$\beta$ sinnvoll. Aus diesem Grunde ist diese Therapieoption in den Algorithmus (Abb. 2) aufgenommen, wenn auch mit Einschränkungen, da sicher erst noch weitere Erfahrungen mit dieser Therapieform gewonnen werden müssen.

**Tabelle 3.** Zytostatika beim Desmoidtumor

| Autor | Patien-ten | Regime | CR | PR | MR |
|---|---|---|---|---|---|
| Delepine et al. (1987) | 6 | VCR/DACT/CYT | – | – | 6 |
| Gansar u. Kremertz (1988) | 4 | DACT/MUSTARD/ THIO/MTX | 1 | 1 | – |
| Giaccione et al. (1989) | 1 | ESORUBICIN | – | 1 | – |
| Goepfert et al. (1982) | 6 | ADM/DTIC | – | – | 5 |
| Hoffmann et al. (1993) | 1 | IFO | 1 | – | – |
| Hutchinson et al. (1979) | 1 | VCR/DACT/CYT | 1 | – | – |
| Khorsand u. Karakousis (1985) | 1 | ADM/DACT/VCR | 1 | – | – |
| Kitamura et al. (1991) | 1 | VCR/AZA/CYT/PRED | 1 | – | – |
| Patel et al. (1993) | 12 | ADM/DTIC(7/12) | 1 | 3 | 3 |
| Patel et al. (1993) | 12 | CYT/ADM/DTIC(4/12) | 2 | 1 | 1 |
| Patel et al. (1993) | 12 | VCR/ADM/DTIC(1/12) | 1 | | |
| Patel et al. (1993) | 12 | IFO (1) | – | – | 1 |
| Patel et al. (1993) | 12 | MTX/VINBLASTIN (3/12) | – | – | 2 |
| Seiter u. Kemeny (1993) | 1 | ADM | – | 1 | – |
| Stein (1977) | 1 | VCR/DACT/CYT | – | – | 1 |
| Tsukada et al. (1992) | 8 | ADM/VCR/CYT | 2 | 1 | – |
| | | 5FU/DACT/DTIC | – | – | – |
| Weiss u. Lackmann (1989) | 8 | VINBLASTIN/MTX | 2 | 4 | 1 |

## 6.4.4 Chemotherapie

Die Informationen zur Wirksamkeit von Zytostatika sind in der Literatur sehr marginal. Prospektive Studien zur neoadjuvanten oder palliativen Chemotherapie sind nicht durchgeführt worden. Die Ergebnisse sind sehr heterogen und ungenau berichtet. Trotz allem scheinen einige Schlußfolgerungen derzeit möglich (Tabelle 3).

Wirksamkeit haben die Alkylanzien (Ifosfamid, Cyclophosphamid), die Anthrazykline (Doxorubicin, Esorubicin), wohl auch die Vinkaalkaloide (Vincristin, Vinblastin) und möglicherweise auch DTIC und Methotrexat. Die meisten Substanzen sind entweder als Monotherapie (Doxorubicin; Ifosfamid, DTIC) oder in Form eines für Sarkome typischen Kombinationsprotokolles gegeben worden (CyVADic, Doxorubicin, Ifosfamid). Die Wahl der Therapie richtet sich somit nach den Vorgehensweisen wie bei einem Weichteilsarkom. Dabei sollten Patienten mit schlechtem Allgemeinzustand und/oder schweren Begleiterkrankungen nur eine Monotherapie bekommen, am ehesten Doxorubicin oder 4-Epirubicin wöchentlich, möglicherweise auch mit DTIC; bei Patienten im guten Allgemeinzustand und/oder geringer Comorbidität kann eine Polychemotherapie analog dem Doxorubicin/Ifosfamid- oder Doxorubicin/Ifosfamid /DTIC-Protokoll („MAID") gewählt werden (Schemata s. Kap. 38.65 „Weichteilsarkome").

## 8 Indikation zur Hormon-/Chemotherapie

### 8.1 Auswahl der Patienten

Die Indikation zur Systemtherapie mit einer antihormonellen, antiinflammatorischen oder Chemotherapie besteht dann, wenn durch lokale chirurgische Maßnahmen ±-Strahlentherapie eine Kontrolle des Tumors nicht oder nur durch erheblichen Funktionsverlust erreichbar ist. Dies gilt insbesondere für ausgedehnte Rezidive nach primärer oder sekundärer Operation.

Auch als neoadjuvante, präoperative Systemtherapie mit dem Ziel der Tumorverkleinerung und sekundären radikalen chirurgischen Resektion ±-Strahlentherapie ist die Systemtherapie einsetzbar.

Von der Lokalisation des Tumors, von zu erwartenden Funktionseinbußen durch eine aggressive Operation, vom Alter und Allgemeinzustand des Patienten sowie von Begleiterkrankungen muß die Entscheidung für die eine oder andere oder eine kombinierte Therapieform abhängig gemacht werden.

### 8.2 Zeitpunkt des Therapiebeginns

Wenn eine Indikation für die Systemtherapie gestellt ist, sollte diese Therapie unverzüglich beginnen.

### 8.3 Wahl der Therapie

Für die neoadjuvante präoperative als auch für die rein palliative Therapieintention gilt die Sequenz der Therapiewahl, wie im Algorithmus in Abb. 2 dargestellt ist. Die hier dargestellte Sequenz der Therapieoptionen gründet sich weniger auf das Ergebnis klinischer Studien oder klinischer Erfahrungen, sondern ist ein Vorschlag, basierend auf dem rationalen Verständnis der vermuteten Therapieprinzipien beim Desmoid.

### 8.3.1 Therapie mit nichtsteroidalen Antiphlogistika

Am meisten erprobt ist *Indometacin*; eine Alternative ist Acetylsalicylsäure.

### 8.3.2 Hormonelle Therapie

Wegen der geringeren Nebenwirkungsrate sollte zunächst mit *Tamoxifen* begonnen werden. Bei fehlender oder nachlassender Wirksamkeit kann ein Therapieversuch mit einem hochdosierten Gestagen, z. B. *Medroxyprogesteronacetat* oder *Megesterolacetat*, gemacht werden.

### 8.3.3 Zytokine

Wenn bei Versagen von Hormonen/Antihormonen die Progredienz der Erkrankung noch Zeit für einen erneuten Therapieversuch mit fraglicher Wirksamkeit läßt, kann auch ein Versuch mit Interferon-α oder Interferon-β, subkutan oder intraläsional gemacht werden. Die Interferonapplikation kann sinnvollerweise u. U. mit einer niedrigdosierten Bestrahlung (20Gy) kombiniert werden.

### 8.3.4 Chemotherapie

Bei Versagen der antiinflammatorischen Therapie, Hormon- und Zytokintherapie bleibt die Option der Chemotherapie; die Therapiewahl soll auch hier abgestuft werden nach der Tumorausdehnung und dem Allgemeinzustand bzw. Alter des Patienten unter besonderer Berücksichtigung seiner Begleiterkrankungen. Grundsätzlich kommt eine Therapiewahl analog zu den Sarkomen in Betracht.

*Guter Allgemeinzustand, wenig oder keine Begleiterkrankungen:*
– Doxorubicin/Ifosfamid,
– Doxorubicin/Ifosfamid/DTIC, analog dem „MAID"-Regime.

*Schlechter Allgemeinzustand, Begleiterkankungen etc.:*
– Doxorubicin oder 4-Epirubicin wöchentlich,
– DTIC-Monotherapie,
– Vinblastin/MTX.

## 8.4 Therapiedauer

Wegen der nur langsam einsetzenden Remission nach 4- bis 8 Monaten ist eine Therapie über diesen Zeitraum fortzuführen, bevor sie als unwirksam eingestuft werden kann; sollte es allerdings in den ersten 4 Wochen zu einer deutlichen Progression kommen, ist eine Weiterführung dieser Therapie nicht mehr sinnvoll.

Bei Ansprechen muß die Therapie als Dauertherapie fortgeführt werden bis zum Rezidiv oder zur Progression. Es ist unklar, ob bei einer kompletten Remission über 2–3 Jahre die Therapie abgesetzt werden kann. Bei therapieassoziierter nichttolerabler Toxizität unter einer Dauertherapie muß die Therapie beendet werden oder auf eine alternative Therapie gewechselt werden, entsprechend der Therapiesequenz in Abb. 2.

## 8.5 Adjuvante/neoadjuvante Systemtherapie

Nach neoadjuvanter Systemtherapie und nachfolgender Operation kann bei grenzwertiger Resektion oder R1-Resektion zusätzlich zu einer additiven/adjuvanten Bestrahlung die entsprechende Systemtherapie weitergeführt werden, die zur Remission geführt hat. Allerdings gibt es hierzu keine Daten, die dieses Vorgehen als sinnvoll bewiesen haben.

## 8.6 Rezidiv-/Salvagetherapie

Bei Versagen einer der Therapieoptionen in der Sequenz (s. Abb. 2) sollte auf die nächste Therapieoption übergegangen werden. Die letzte Therapieoption ist die Polychemotherapie bzw. Monochemotherapie.

## 10 Studien

Studien zur Analyse der optimalen Therapie von Desmoiden sind wegen der geringen Fallzahl der Patienten dringend erforderlich, z. Z. aber nicht etabliert.

# 11 Therapieschemata

## 11.1 Nichtsteroidale Antiphlogistika

| Indometacin | | | |
|---|---|---|---|
| Indometacin | 50–100 mg/m² | p.o. | täglich fortlaufend |

## 11.2 Hormontherapie

| Tamoxifen | | | |
|---|---|---|---|
| Tamoxifen | 20 mg/m² | p.o. | täglich fortlaufend |

| Toremifen | | | |
|---|---|---|---|
| Toremifen | 120 mg/m² | p.o. | täglich fortlaufend |

| Megesterolacetat | | | |
|---|---|---|---|
| Megesterolacetat | 100–200 mg/m² | p.o. | täglich fortlaufend |

| Interferon-α | | | | |
|---|---|---|---|---|
| Interferon-α | 5 Mio. E/m² | s.c. | intraläsional | 3mal/Woche |
| zusätzlich Bestrahlung bis 20 Gy parallel zur Interferontherapie | | | | |

| Interferon-β | | | | |
|---|---|---|---|---|
| Interferon-β | 5 Mio. E/m² | s.c. | intraläsional | 3mal/Woche |

## 11.2 Chemotherapie

Die Dosierungen für Doxorubicin/4-Epirubicin wöchentlich, DTIC-Monotherapie, Doxorubicin/Ifosfamid, Doxorubicin/Ifosfamid/DTIC finden sich in Kap. 34.76 „Weichteilsarkome".

## Literatur

Bridge AJ, Sreekantaiah Ch, Mouron BS, Neff JR, Sandberg AA, Wolmann SR (1992) Clonal chromosome abnormalities in desmoid tumors implications for histopathogenesis. Cancer 69:430-36

Delepine N, Delepine G, Desbois JC, Mathe G, Legmann F (1987) Response objective du fibrome desmoide a la chimiotherapie. Biomed Pharmacother 41:146-148

Gansar GF, Krementz ET (1988) Desmoid tumors: experience with new modes of therapy. South Med J 81:794-796

Giaccone G, Donadio M, Calciati A (1989) A Phase II study of Esorubicin in the treatment of patients with advanced sarcoma. Oncology 46:285-287

Goepfert H, Cangir A, Ayala AG, Eftekari F (1982) Chemotherapy of locally aggressive head and neck tumors in pediatric age group. Am J Surg 144:437-444

Greenberg HM, Goebel R, Weichselbaum RR, Greenberg JS, Chaffey JT, Cassaday JR (1981) Radiation therapy in the treatment of aggressive fibromatoses. Int J Radiat Oncol Biol Phys 7:305-310

Hoffmann W, Weidmann B, Schmidberger H, Niederle N, Seeber S, Bamberg M (1993) Klinik und Therapie der aggressiven Fibromatose (Desmoide). Strahlenther Onkol 169:235-241

Hutchinson RJ, Norris DG, Schnaufer L (1979) Chemotherapy: a successful application in abdominal fibromatosis. Pediatrics 63:157-159

Keus R, Bartelink H (1986) The role of radiotherapy in the treatment of desmoid tumors. Radiother Oncol 7:1-5

Khorsand J, Karakousis CP (1985) Desmoid tumors and their management. Am J Surg 149:215-218

Kiel K, Suit HD (1984) Radiation therapy in the treatment of aggressive fibromatosis (desmoid tumors) Cancer 54:2051-2055

Kinzbrunner B, Ritter S, Domingo J, Rosenthal J (1983) Remission of rapidly growing desmoid tumors after tamoxifen therapy. Cancer 52:2201-2204

Kitamura A, Kanagawa T, Yamada S, Kawai T (1991) Effective chemotherapy for abdominal desmoid tumor in a patient with Gardner's syndrome. Report of a case. Dis Colon Rectum 34:822-826

Klein WA, Miller H, Anderson M, de Coss J (1987) The use of indomethacin, sulinac and tamoxifen for the treatment of desmoid tumors associated with familial polyposis. Cancer 60:2863-2868

Lanari A (1983) Effect of progesterone on desmoid tumors (aggressive Fibromatosis) N Engl J Med 309:1523

Leibl SA, Wara WM, Hill DR, Bovill EG, De Lorimer AA, Bechstead JH, Philips TL (1983) Desmoid tumors: local control and patterns of relapse following radiation therapy. Int J Radiat Oncol Biol Phys 9:1167–1171

Miralbell R, Suit HD, Mankin HJ, Zuckerberg LR, Stracher MA, Rosenberg AE (1990) Fibromatoses: From postsurgical surveillance to combined surgery and radiation therapy. Int J Radiat Oncol Biol Phys 18:535–540

Miyaki M, Konishi M, Kikuchi et al. (1993) Coexistance of Somatic and Germ-Line Mutations of APC Gene in Desmoid Tumors from Patients with Familian Adenomatous Polyposis. Cancer Res 53:5079–5082

Pape H, Boeker H, Wurm R, Mills EED, Schmitt G (1993) Klinisches Verhalten und Therapie der Desmoide: Eigenbeobachtung an 26 Patienten und Literaturüberblick. Tumordiagn Ther 14:244–51

Patel SR, Evans HL, Benjamin RS (1993) Combination Chemotherapy in adult desmoid tumors. Cancer 72:3244–3247

Posner MC, Shiu MH, Newsome JL, Hajdu SI, Gaynor G, Brennan MF (1989) The Desmoid tumor. Not a benign disease. Arch Surg 124:191–196

Schmidt D, Klinge P, Leuschner I, Harms D (1991) Infantile desmoid-type fibromatosis. Morphological features correlate with biological behaviour. J Pathol 164:315–319

Schmitt G, Mills EE, Levin V, Smit BJ, Boecker H, Pape H (1992) Radiotherapy of aggressive fibromatosis. Eur J Cancer 28:832–835

Schröder M, Queißer W (1994) Management of desmoid tumours. Onkologie 17:376–380

Seiter S, Kemeny N (1993) Successfull treatment of a desmoid tumor with doxorubicin. Cancer 71:2242–2244

Sen-Gupta S, Van der Luijt RB, Bowles LV, Meera Khan P, Delhanty JDA (1993) Somatic mutation of APC gene in desmoid tumour in familial adenomatous polyposis. Lancet 342:552–553

Shermann NE, Romsdahl M, Evans H, Zagars G, Oswald MJ (1990) Desmoid tumors: a 20-year radiotherapy experience. Int J Radiat Oncol Biol Phys 19:37–40

Sportiello DJ, Hoogerland DL (1991) A recurrent pelvic desmoid tumor successfully treated with tamoxifen. Cancer 67:1443–1446

Stein R (1977) Chemotherapeutic response in fibromatosis of the neck. J Pediatr 90:482–483

Stockdale AD, Cassoni AM, Coe MA, Phillips RH, Newton KA, Wesdtbury G, Mackenzie DH (1988) Radiotherapy and conservative surgery in the management of musculoaponeurotic fibromatosis. Int J Radiat Oncol Biol Phys 15:851–857

Thomas S, Das Gupta S, Kapur BM (1990) Treatment of recurrent desmoid tumor with tamoxifen. Aust N Z J Surg 60:919–921

Tsukada K, Church J, Jagelman G, Fazio VW, Lavery IC (1991) Systemic cytotoxic chemotherapy and radiation therapy for desmoid in familial adenomatous polyposis. Dis Colon Rectum 34:1090–1092

Tsukada K, Church JM, Jagelman DG et al. (1992) Noncytotoxic drug therapy for intra-abdominal desmoid tumor in patients with familial adenomatous polyposis. Dis Colon Rectum 35:29–33

Umemoto SH, Makuuchi H, Amemiya T, Yamaguchi H, Oka SH, Owada T, Koizumi K (1991) Intra-abdominal desmoid tumors in familial polyposis coli: A case report of tumor regression by prednisolone therapy. Dis Colon Rectum 34 :89–93

Waddel WR, Gerner RE (1980) Indomehtacin and ascorbate inhibit desmoid tumors. Journal of Surgical Oncology 15:85–90

Waddel WR, Gerner RE, Reich MP (1983) Non steroid antiinflammatory drugs and tamoxifen for desmoid tumors and carcinoma of the stomach. J Surg Oncol 22:197–211

Weiss AJ, Lackmann RD (1989) Low dose chemotherapy of desmoid tumors. Cancer 64:1192–1194

Wilcken N, Tattersal MH (1991) Endocrine therapy for desmoid tumors. Cancer 68:1384–1388

# 34.80 Ewing-Sarkome und primitive neuroektodermale Tumore (PNET)

M. Paulussen, H. Jürgens, C. Schöber, J. Dunst, H.-J. Schmoll

## 1 Epidemiologie

*Häufigkeit:* In Deutschland sind ca. 5% aller Krebsneuerkrankungen im Kindesalter rundzellige Knochensarkome, zumeist Ewing-Sarkome. Jungen sind in einem Verhältnis von 3:2 häufiger betroffen als Mädchen. Die häufigsten Manifestationsorte sind das Becken, der Femur und die Unterschenkelknochen. Sie machen ca. 60% aller Fälle aus.

*Inzidenz:* In Deutschland ist mit 150 Neuerkrankungen/Jahr zu rechnen.

*Ätiologie:* Exogene Ursachen sind nicht bekannt.

*Altersverteilung:* Der Altersgipfel liegt zwischen dem 10. und 15. Lebensjahr.

*Primäre Prävention:* Nicht bekannt.

## 2 Histologie

### 2.1 Histologische Klassifikation

Ewing-Sarkome sind primäre Knochentumoren mit intramedullärer, in den Röhrenknochen gewöhnlich diaphysärer Ausdehnung und transkortikalem Weichteileinbruch. Histologisch imponiert ein uniformes Bild mit kleinen blauen, runden, PAS-positiven Zellen mit niedrigem Mitoseindex. Immunhistochemisch sind die mesenchymalen Marker positiv, z. B. das Vimentin. Darüber hinaus ist die Expression einer neuronalen Differenzierung charakterisiert, jedoch sehr variabel. Da NSE, Leu-7, PGP 9.5 und S 100 positiv sein können, ist eine Abgrenzung zu malignen neurektodermalen Tumoren (MPNT, PNET) unscharf. Beide Tumorentitäten werden als unterschiedliche Differenzierung desselben Malignoms angesehen. Eine einheitliche Definition liegt jedoch noch nicht vor. Aus therapeutischer Sicht werden beide Tumorentitäten gleich behandelt.

Durch einen fehlenden Nachweis des CD 53-Antigens lassen sie sich von Leukämien und Lymphomen unterscheiden. Das charakteristische Verteilungsmuster von HLA-A, -B, -C/CD 40-positiven, aber CD 9/CD 24/CD 56-negativen Zellen läßt die Abgrenzung von Rabdomyosarkomen und Neuroblastomen zu.

### 2.1.1 Histologische Verlaufsbeurteilung

Eine initiale prälokaltherapeutische Chemotherapie erlaubt ein Grading des histologischen Ansprechens, z. B. nach Salzer-Kuntschik. Der Nekrosegrad ist von prognostischer Bedeutung.

### 2.2 Grading

Es gibt keine akzeptierte histologische Unterteilung des Ewing-Sarkomes mit klinisch relevanter Bedeutung.

### 2.3 Zytologie

Eine durch Feinnadelaspiration gewonnene Zytologie ist zur Diagnosestellung nicht ausreichend. Bei Verdacht auf einen primären Knochentumor sollte sie unterbleiben, und die Wahl des bioptischen Zuganges mit erfahrenen Tumorchirurgen abgesprochen werden.

### 2.4 Zytogenetische und molekulargenetische Befunde

Zytogenetisch charakterisiert ist sowohl beim Ewing-Sarkom als auch beim PNET eine spezifische Translokation t(11;22)(q24;q12), seltener t(21;22)(q22;q12) oder noch seltener eine isolierte Deletion am Chromosom 22(q12). Am Chromosom 22 ist ein Gen beteiligt, das Ewing-Sarkomgen (EWS-Gen), dessen Funktion noch nicht geklärt ist, sowie auf Chromosom 11 das FLI-1-Gen, das zur ETS-Onkogenfamilie gehört und dessen Produkt DNS-bindende Eigenschaften aufweist und als Transkriptionsfaktor anzusehen ist. Der Nachweis z. B. der Translokation t(11;22) mittels reverser Polymerasekettenreaktion im Knochenmark oder peripheren Blut ist möglicherweise von Bedeutung für das primäre Staging und zur Therapieverlaufskontrolle.

## 3 Stadieneinteilung

Es gibt noch keine einheitliche Definition der unterschiedlichen Tumorstadien. Aufgrund der besseren Prognose und unterschiedlicher therapeutischer Ansätze wird eine primär lokalisierte Erkrankung von metastasierten Stadien abgegrenzt. Bei lokalisierten Erkrankungen korreliert die Fünfjahresüberlebenszeit mit dem Tumorvolumen.

## 4 Prognose

Bei Patienten ohne Nachweis von Lungen- oder Knochenmetastasen beträgt die Fünfjahresüberlebensrate bis zu 75%. Bei lokalisierter Erkrankung hängt die Prognose vom Tumorvolumen ab, wobei Extremitätentumoren in den meisten Studienergebnissen eine bessere Prognose als zentrale Tumoren haben. Zur Prognoseverbesserung haben interdisziplinäre Therapiekonzepte beigetragen: eine alleinige Lokaltherapie ist unzureichend und ist mit einer Fünfjahresüberlebensrate von lediglich 5% belastet.

Die Fünfjahresprognose für Patienten mit einer primären pulmonalen Metastasierung liegt bei ca. 40%, bei primär ossärer Metastasierung bei <20%. Möglicherweise sind Hochdosischemotherapiekonzepte wie eine autologe oder in ausgesuchten Fällen auch eine allogene Knochenmark- oder Stammzellretransfusion ein Weg zur Verbesserung dieser Ergebnisse.

## 5 Diagnostik

Die exakte Bestimmung des Tumorausdehnung und -lokalisation ist für ein stadienadaptiertes, multidisziplinäres Behandlungskonzept entscheidend. Die definitive Diagnosestellung hat über einen bioptischen Eingriff zu erfolgen, wobei genügend Material für Standardhistologie, zytogenetische und immunzytologische Beurteilung gewonnen werden muß.

*Labor*
Über die Routineuntersuchungen hinaus:
- NSE im Serum,
- bei jüngeren Kindern die 24-h-Katecholaminausscheidung (differentialdiagnostischen Ausschluß eines Neuroblastoms),
- LDH und Ferritin als unspezifische Tumormarker.

*Apparative Diagnostik*
- Primärtumorregion (Volumetrie, Operabilität):
  - konventionelle Röntgenaufnahmen,
  - Sonographie der Tumorregion,
  - Computertomographie,
  - Kernspintomographie,
  - 3-Phasen-Skelettszintigraphie,
- Ausbreitungsdiagnostik:
  - Thoraxröntgen in 2 Ebenen,
  - Computertomographie des Thorax,
  - Sonographie des Abdomens,
  - Skelettszintigraphie und selektives Röntgen, CT oder MR,
  - Knochenmarkbiopsie,
  - Nachweis der t(11;22)-Fusionsregion mittels PCR im Knochenmarkaspirat oder Leukaphereseproduktion.

*Fertilitätsdiagnostik*
- FSH, LH, ggf. Spermakryokonservierung bei postpubertalen Jungen.

## 6 Charakteristika der Erkrankung und Krankheitsverlauf

Klinisch stehen in der Regel meist bewegungsab- oder -unabhängige Schmerzen im Vordergrund. Die Tumorregion kann geschwollen und überwärmt sein. Bei größeren Tumoren oder bei disseminierten Erkrankungen können febrile Episoden auftreten. Die Differentialdiagnose zur Osteomyelitis muß daher berücksichtigt werden. In ca. 20% der Fälle ist bereits zum Diagnosezeitpunkt eine sichtbare Metastasierung nachweisbar. Eine lymphonoduläre Metastasierung ist extrem selten. Die systemische Ausbreitung erfolgt in der Regel hämatogen in die Lungen oder in die Knochen bzw. das Knochenmark.

## 7 Therapiestrategie

### 7.1 Übersicht

Ziel der Therapie ist die lokale Tumorkontrolle bei maximal möglicher Erhaltung der Funktion, sowie eine Verhinderung bzw. frühe Behandlung einer Mikrometastasierung. Vor Einführung der Chemotherapie in das Therapiekonzept bei Ewing-Sarkomen und PNET lag die Fünfjahresüber-

lebensrate unter 10%. Durch die Anwendung von aggressiven Polychemotherapieprotokollen konnte sie deutlich gebessert werden. Heute besteht
die Behandlung des Ewing-Sarkoms und der PNET in einem zwischen
Chirurgen, Strahlentherapeuten und Onkologen in interdisziplinärer
Kooperation festzulegenden Therapiestrategie.

Bei primär lokalisierter Erkrankung erfolgt nach bioptischer Diagnosesicherung eine neoadjuvante, systemische Kombinationsschemotherapie. Die lokale Tumorsanierung erfolgt heute in der Regel nach 2- bis
3monatiger Chemotherapie, wobei operative und radiotherapeutische
Verfahren, meist in Kombination, zur Anwendung kommen. Die zur
Induktion verwendete Chemotherapie wird postoperativ als Konsolidation fortgeführt.

Bei primär metastasierten Patienten kann eine konsolidierende myeloablative Chemotherapie mit autologer Stammzellretransfusion möglichst
unter Studienbedingungen in Erwägung gezogen werden; allerdings liegen
hierzu noch keine Ergebnisse von randomisierten Studien vor.

## 7.2 Stellung der Chirurgie

Bereits die Planung und Durchführung der Tumorbiopsie sollte an einem
mit der definitiven Versorgung von Extremitätentumoren erfahrenen
chirurgischen Zentrum erfolgen. Eine ungünstige Biopsietechnik kann die
devinitive Lokaltherapie erschweren.

Als alleinige Therapiemaßnahme ist die chirurgische Resektion des
Primärtumors unzureichend; sie ist aber der Strahlentherapie im Hinblick
auf die Sicherheit der lokalen Kontrolle überlegen. Sie sollte immer Teil
eines interdisziplinären Therapiekonzeptes sein.

### 7.2.1 Chirurgische Therapie mit kurativem Ziel

#### 7.2.1.1 Chirurgie des Primärtumors

Die operative Entfernung des Primärtumors ist das Verfahren der Wahl
zum Erreichen einer höchstmöglichen Sicherheit der lokalen Kontrolle.
Eine intraläsionale Resektion sollte sowohl bei der eventuellen Operation
bei Diagnosestellung als auch bei der definitiven chirurgischen Versorgung umgangen werden; jedoch sind ablative sowie mutilierende Eingriffe
möglichst zu vermeiden, insbesondere bei gutem Ansprechen auf die
Induktionschemotherapie.

Die Resektion des Tumorkompartimentes ist ohne erneute Tumorfrei-
legung durchzuführen. Ausmaß und Radikalität richten sich hierbei nach

der erwarteten Prognose und den Funktionseinbußen bzw. dem Ausmaß einer eventuellen Verstümmelung.

Auf eine Operation kann zugunsten einer Radiotherapie verzichtet werden bei:
- Tumoren, die initial kleiner als 2 cm sind und gut auf die Induktionschemotherapie ansprechen,
- technischer Irresektabilität,
- zentralem Tumorsitz, da diese Tumoren in der Regel irresektabel sind,
- Entscheidung des Patienten.

Eine konsolidierende Bestrahlung ist hinsichtlich der lokalen Kontrolle dann wahrscheinlich ähnlich effektiv.

Jedoch können aggressive chirurgische Methoden unter Einsatz ausgedehnter Allografts oft die einzige Chance auf eine radikale Resektion mit oft relativ gutem funktionellem Ergebnis bieten. Die Entscheidung für einen radikalen chirurgischen Eingriff sollte jedoch äußerst kritisch überdacht werden.

### 7.2.1.2 Chirurgie von Lungenmetastasen

Eine Resektion auch von multiplen Lungenmetastasen sollte erst nach Durchführung einer Chemotherapie diskutiert werden bei unzureichendem Ansprechen auf die Initialtherapie und fehlendem weiterem metastatischem Organbefall.

Konsolidierend ist eine Lungenparenchymbestrahlung auszuschließen.

### 7.2.2 Palliative Chirurgie

Indikationen zur palliativen Chirurgie sind anhand des individuellen Krankheitsverlaufes denkbar (Frakturen oder Frakturgefahr, neurologische Komplikationen).

### 7.3 Stellung der Strahlentherapie

Ewing-Sarkome und PNET sind strahlensensibel. Das Risiko eines Lokalrezidivs nach alleiniger Bestrahlung des Primärtumors ist mit 10–40% anzunehmen, die Fünfjahresüberlebensraten liegen mit alleiniger Strahlentherapie lediglich bei 15 25%. Die Bestrahlung wird daher in der Regel im Rahmen einer interdisziplinären Kooperation bei lokalisierten Erkrankungen mit kurativer Zielsetzung durchgeführt. Sie erfolgt als *alleinige definitive* lokale Therapie nach neoadjuvanter Chemotherapie bei

– Irresektabilität oder Ablehnung einer Operation anstelle einer solchen,
– Tumoren kleiner als 2 cm mit gutem Ansprechen auf die initiale Chemotherapie.

Sie kann in seltenen Fällen als einzige Therapieoption durchgeführt werden, wenn eine Chemotherapie und/oder Operation
– nicht durchführbar oder zumutbar erscheint oder
– abgelehnt wird.

In Kombination mit operativen Behandlungskonzepten ist sie indiziert als
– additive präoperative Maßnahme bei unzureichendem Ansprechen (< 50% Tumorvolumenreduktion),
– postoperative adjuvante Therapie bei R 0-Resektion,
– postoperative additive Therapie bei R 1–R 2-Operation, falls noch keine präoperative Bestrahlung erfolgte.

*Durchführung der Bestrahlung*
Der optimale Zeitpunkt zur Duchführung einer Strahlentherapie ist bisher nicht in Studien belegt. Aus theoretischen Überlegungen kann sie bereits präoperativ erfolgen, da möglicherweise die Kompartimentsanierung verbessert und eine intraoperative Tumoraussaat verhindert wird. Ergebnisse der CWS-86-Studie legen ferner nahe, daß ein Einsatz der Strahlentherapie innerhalb der ersten 10 Therapiewochen die lokale Kontrolle verbessert.

Sie sollte soweit möglich parallel zur und ohne zeitliche Verzögerung der weiterführenden Chemotherapie erfolgen.

Die Tumorherddosis beträgt mindestens 55 Gy. Die Ausdehnung des Bestrahlungsfeldes sollte das bei Diagnosestellung definierte Tumorkompartiment in seiner ursprünglichen Ausdehnung mit einem lateralen Sicherheitsabstand von 2 cm und bei Lokalisation in den Röhrenknochen longitudinal 5 cm und einen Boost auf die Tumorregion enthalten.

Bei primär pulmonal metastasierten Erkrankungen sollte eine additive Ganzlungenbestrahlung mit 14–18 Gy je nach Alter des Patienten erfolgen. Dies gilt auch bei kompletter Remission nach Durchführung einer Induktionschemotherapie im Sinne einer konsolidierenden Strahlentherapie. Bei primären ossären Metastasen ist eine Strahlentherapie der Knochenläsionen indiziert, wenn man ein kuratives Konzept inklusive Hochdosistherapie verfolgt.

Wegen der Komplexizität des Vorgehens sollte man in diesen Fällen mit der Studienleitung Kontakt aufnehmen.

### 7.3.1 Kurativ orientierte Strahlentherapie

Eine kurativ orientierte Bestrahlung *an Stelle* einer Resektion erscheint in Kombination mit einer systemischen Chemotherapie möglich bei
- einer Tumorausdehnung von < 2 cm und Ansprechen auf die Induktionschemotherapie,
- zentralem Tumorsitz,
- Entscheidung gegen eine Operation bei Irresektabilität,
- Wunsch des Patienten.

In allen anderen Fällen ist die Bestrahlung ein integrativer Bestandteil eines interdisziplinären Behandlungskonzeptes.

### 7.3.2 Präoperative neoadjuvante Strahlentherapie oder kombinierte Chemotherapie

Die präoperative kombinierte Chemo-/Strahlentherapie wird als Induktionstherapie bei
- schlechtem Ansprechen auf die initiale, alleinige Chemotherapie,
- fraglich resektablen Tumoren durchgeführt.

Sie wird aus strahlenbiologischen Gründen hyperfraktioniert akzeleriert (2mal tgl. 1,6 Gy) durchgeführt. Diese Technik ermöglicht die Weiterführung der Induktionschemotherapie ohne Verzögerung.

### 7.3.3 Postoperative adjuvante Strahltentherapie bei R 0-Resektion

Eine postoperative adjuvante Bestrahlung erfolgt ca. 6–10 Wochen postoperativ, falls nicht bereits eine Bestrahlung präoperativ durchgeführt worden ist. Die Dosis beträgt 45–50 Gy.

### 7.3.4 Postoperative additive Strahlentherapie bei R 1–2-Resektion

Nach R 1–R 2-Resektion des Primärtumors sollte postoperativ bei gutem Ansprechen (> 10 % vitale Tumoranteile in Resektat) auf die vorausgegangene Chemotherapie eine Bestrahlung mit mindestens 45 Gy, bei schlechtem Ansprechen (> 10 % vitale Tumoranteile im Resektat) mit mindestens 55 Gy erfolgen, in Kombination mit der Chemotherapie.

### 7.3.5 Kombinierte Strahlen-/Chemotherapie

In der Regel wird die Bestrahlung mit der Chemotherapie kombiniert. Es gibt jedoch keine Daten über die optimale Sequenz. Die Anwendung von hyperfraktionierten Bestrahlungsplänen ermöglicht eine gleichzeitige Applikation und führt nicht zur Verzögerung der systemischen Therapie. Siehe hierzu 7.4.

### 7.3.6 Palliative Strahlentherapie

Die Therapieindikation zur Bestrahlung sollte im Regelfall im Rahmen kurativer Ansätze gestellt werden. Sollte keine aggressive Salvagetherapie im Rahmen von Hochdosiskonzepten in Frage kommen, sollte bei Rezidiven immer an eine Strahlentherapie allein oder in Kombination mit einer Chemotherapie gedacht werden. Die Strahlentherapie sollte auch immer zur Kontrolle von schmerzhaften Metastasen eingesetzt werden.

## 7.4 Stellung der systemischen Therapie

### 7.4.1 Übersicht

Vor Einführung der Chemotherapie in das Therapiekonzept bei Ewing-Sarkomen lag die Fünfjahresüberlebensrate unter 10%. Durch die Anwendung von aggressiven Polychemotherapieprotokollen konnte sie deutlich gebessert werden. Sie sollte immer aus einem präoperativen neoadjuvanten Therapieblock allein oder in Kombination mit einer Bestrahlung und einem postoperativen adjuvanten bzw. addivtven Therapieblock bestehen.

Die wirksamsten Zytostatika in der Monotherapie sind Alkylanzien wie Cyclophosphamid und Ifosfamid, Anthrazykline z. B. Doxorubicin, ferner Etoposid, Actinomycin D und Vincristin. Derzeit kommen in der Regel Kombinationen aus 4–5 Substanzen zur Anwendung. Eine alleinige Chemotherapie ist kein ausreichendes therapeutisches Verfahren. Sie ist mit lokalen Therapiemodalitäten zu kombinieren. Im deutschsprachigen Raum sollten alle Patienten in kontrollierte klinische Studien wie die europäische Ewing-Sarkom-Studie eingebracht werden. In Tabelle 1 ist das derzeitige aktuelle Chemotherapieprotokoll der Europäischen Cooperativen Ewing-Sarkom-Studie (EICESS 92) dargestellt.

Außerhalb von Studien sollten Patienten mit lokalisierter Erkrankung und Standardrisiko mit einer Kombination aus Vincristin/Actinomy-

**Tabelle 1.** EICESS-92-Flußdiagramm

| Kurs | 1 | 2 | 3 | 4 | | 5 | 6 | 7 | 8 | 9 | 10 | 11 | 12 | 13 | 14 | |
|---|---|---|---|---|---|---|---|---|---|---|---|---|---|---|---|---|
| SR-Randomisations  VAIA → | a | b | a | b | VACA | c | d | c | d | c | d | c | d | c | d | Arm A |
|  VAIA → | a | b | a | b | VAICA | a | b | a | b | a | b | a | b | a | b | Arm B |
| HR-Randomisation  EVAIA → | e | f | e | f | EVAIA | e | f | e | f | e | f | e | f | e | f | Arm C |
| Woche | 1 | 4 | 7 | 10 | 12 | 13 | 16 | 19 | 22 | 25 | 28 | 31 | 34 | 37 | 40 | |
| Entscheidungen | I | | | | II | III | | | IV | V | | VI | | | | |

Entscheidungen:
I. Registrierung, Randomisation;
II. Restaging:
   > 50% Rückgang des Weichteilanteils: Chemotherapie weiter;
   ≤ 50% Rückgang des Weichteilanteils: Chemotherapie weiter
   plus präoperative Bestrahlung ab Woche 7;
III. Lokaltherapie: Chirurgie oder definitive Bestrahlung,
   ggf. histologisches Grading des Resektats;
IV. postoperative Bestrahlung (45/55 Gy, je nach histologischem Grad und
   Radikalität);
V. Operation, falls Vorbestrahlung;
VI. Lungenbestrahlung bei pulmonalen Metastasen.

*VACA:*  c  VCR/ADR/CYC
          d  VRC/AMD/CYC

*VAIA:*  a  VCR/ADR/IFO
          b  VCR/AMD/IFO

*EVAIA:*  e  ETO/VCR/ADR/IFO
           f  ETO/VCR/AMD/IFO

cin D/Cyclophosphamid/Doxorubicin (Adriamycin) (VACA) oder mit Ifosfamid anstelle von Cyclophosphamid (VAIA) behandelt werden.

Die Kombination von EVAIA (Etoposid zusätzlich zur oben genannten Kombination) ist bei Hochrisikopatienten (großes Tumorvolumen, schlechtes Ansprechen auf die Induktionstherapie, primär metastasierte Erkrankungen) derzeit Studiengegenstand. Der Stellenwert einer Hochdosischemotherapie mit autologem Stammzellsupport als Konsolidierung wird derzeit bei primär oder sekundär disseminierten Patienten in Studien überprüft.

### 7.4.2 Neoadjuvante Chemotherapie

Die Chemotherapie wird vorwiegend als Kombinationstherapie nach Diagnosesicherung präoperativ begonnen. Das histologische Ansprechen auf die Induktionschemotherapie ist ein entscheidender prognostischer Faktor.

### 7.4.3 Adjuvante Chemotherapie

Bei – in Unkenntnis der Histologie – erfolgter primärer Operation muß sich eine adjuvante Chemotherapie anschließen. Ist die Chemotherapie neoadjuvant eingesetzt worden, wird die Therapie postoperativ mit den gleichen Medikamenten fortgesetzt.

### 7.4.4 Palliative Chemotherapie

Die Chemotherapie sollte immer mit kurativer Zielsetzung geplant werden. Im Rezidiv nach Hochdosistherapieansätzen sollte die Wirksamkeit neuer Substanzen möglichst unter Studienbedingungen überprüft werden.

### 7.4.5 Kombinierte Chemo-/Strahlentherapie

Siehe hierzu 7.3

### 7.4.6 Hochdosischemotherapie +/− Stammzellretransfusion

Die Erfahrungen mit einer Hochdosischemotherapie mit autologer Knochenmark- oder Stammzelltransplantation sind sehr heterogen. In der Europäischen Knochenmarkregistratur sind 104 Patienten mit Ewing-Sarkom und PNET aufgelistet. Die Vortherapie und die verwandten

Schemata zur Konditionierung sind nicht einheitlich, so daß Schlüsse über das derzeit optimale Vorgehen hinsichtlich Indikationsstellung und Indikationsschema nicht gezogen werden können. Eine allogene Knochenmarktransplantation scheint der Hochdosischemotherapie mit autologer Retransfusion peripherer Stammzellen nicht überlegen zu sein. Sie kann in Einzelfällen bei primärer diffuser ossärer Metastasierung indiziert sein.

Erfolgt die Hochdosistherapie als Konsolidierung in der 1. oder 2. kompletten Remission, beträgt die Zweijahresüberlebensrate 30–40%. Diese Ergebnisse lassen hoffen, daß so behandelte Patienten eine Heilungschance haben, die mit konventionellen Therapieschemata nicht erzielbar ist. Ist die Hochdosistherapie als Intensivierung bei fehlender kompletter Remission durchgeführt worden, sinkt die Überlebenschance auf 25%, wobei sie bei Patienten mit nichtsensitiven Tumoren auf lediglich von 10% sinkt. Der Stellenwert der Hochdosischemotherapie ist derzeit nicht durch randomisierte Studienergebnisse belegt und sollte nur im Rahmen von Studien erfolgen.

### 7.4.7 Regionale Chemotherapie

Hierzu liegen keine Berichte vor. Da einige der wirksamen Substanzen wie z. B. Anthrazykline, Cisplatin und Etoposid regional gegeben Vorteile haben, kann in der Palliation ein Versuch indiziert sein. In Analogie zu den Weichteiltumoren der Extremitäten könnte zur lokalen Kontrolle ein Versuch mit isolierter Zytostatika/TNF-Perfusion indiziert sein.

## 8 Indikation zur Chemotherapie

Die Therapieintention ist primär kurativ. Wegen der Aggressivität und Komplexizität der Therapie sollten alle Patienten im Rahmen von kooperativen Studien an erfahrenen Zentren in interdisziplinärer Kooperation behandelt werden. Lediglich Patienten mit Kontraindikationen für eine Chemotherapie oder eine ausdrücklicher Entscheidung des Patienten oder der Eltern können eine Ausnahme bilden.

### 8.1 Auswahl der Patienten

Eine Chemotherapie ist grundsätzlich wegen der hohen Chemotherapieempfindlichkeit indiziert. Patienten mit einem Karnofsky-Index $\leq 60\%$ sollten gegebenenfalls mit einer 50%igen Dosisreduktion oder einer

Anthrazyklinmonotherapie behandelt werden. Einzige Ausnahme sollte die Weigerung des Patienten sein, eine solche durchführen zu lassen. Bei Patienten im Rezidiv sind kumulative Spättoxizitäten z. B. der Alkylanzien, Anthrazykline oder Vincaalkaloide zu bedenken.

## 8.2 Zeitpunkt des Therapiebeginns

Ist die Chemotherapie Teil eines multimodalen Therapiekonzeptes mit dem Ziel einer R 0-Resektion in kurativer Zielsetzung, ist sie nach erfolgter Diagnosestellung und Ausbreitungsdiagnostik unverzüglich einzuleiten.

## 8.3 Wahl der Therapie

Die Wahl der Medikamentenkombination erfolgt risikoadaptiert.
– Bei primär lokalisierter Erkrankung und fehlenden Risikofaktoren ist die Kombination aus Vincristin/Actinomycin D/Cyclophosphamid/ Adriamycin (Doxorubicin) (VACA) oder mit Ifosfamid anstelle von Cyclophosphamid (VAIA) Standard.
– Bei Patienten mit Risikofaktoren kann die Kombination EVAIA indiziert sein.
– Eine Hochdosistherapie mit Retransfusion von autologen peripheren Stammzellen kann bei
  – primär metastasierter Erkrankung,
  – ossären Metastasen,
  – Patienten mit schlechtem Ansprechen auf die Induktionstherapie im Rahmen von Protokollen erfolgen.

## 8.4 Therapiedauer

Die Gesamttherapie dauert in der Regel 10 Monate. Nach einer Induktionstherapie mit ca. 4 Zyklen einer Kombinationschemotherapie erfolgt die Lokaltherapie. Im Anschluß daran erfolgen erneut ca. 10 Zyklen der initial gewählten Therapie.

## 8.5 Modifikation der Standarddosis

Die Anpassung an die individuelle Organfunktion des Patienten erfolgt nach den in diesem Buch aufgeführten Richtlinien zur Dosismodifikation.

## 8.6 Besonderheiten zur Begleittherapie

Der Einsatz von Antiemetika nach den bekannten Richtlinien und hat die komplette Kontrolle von Nausea und Erbrechen zum Ziel. Vincaalkaloide sind beim Auftreten einer Neurotoxizität > Grad 1 nach WHO abzusetzen. Bei vorbehandelten Patienten und der Wahl eines Anthrazyklins ist eine Koadministration von Dexrazoxan zu erwägen (s. Kap. 21.1.4 „Kardiotoxizität").

Wegen der langen Therapiedauer sollte die Implantation eines zentralvenösen dauerhaften Zuganges erwogen werden.

## 8.7 Erhaltungstherapie

Eine Erhaltungstherapie ist nicht indiziert.

## 9 Rezidiv-/Salvagetherapie

Jedes Rezidiv und gegebenenfalls auch eine Metastasierung sollten lokal und systemisch angegangen werden. Die beste Prognose haben Spätrezidive nach einem krankheitsfreien Intervall von mehr als 2 Jahren (Fünfjahresüberlebensrate 40%).

Nach langem rezidivfreiem Intervall kann die Induktion mit den initial zum Einsatz gekommenen Zytostatika erfolgen, wobei hier dosislimitierende Faktoren berücksichtigt werden müssen. Nach kurzem therapiefreiem Intervall nach Chemotherapie mit dem VACA-Schemata kann eine Induktion mit der Kombination aus Ifosfamid, Carboplatin und Etoposid durchgeführt werden. Nach Vortherapie mit EVAIA oder VAIA können neue Substanzen wie Taxol möglichst unter Studienbedingungen angewendet werden. Entsprechend der klinischen Situation kann eine Konsolidierung mittels einer Hochdosischemotherapie in Erwägung gezogen werden.

Eine weitere Option wäre die Kombination aus Chemotherapie und Hyperthermie.

## 10 Maßnahmen zur Therapiekontrolle

Zur Erfassung einer Hämato- und Nephrotoxizität unter der Therapie sind mindestens wöchentliche Blutbildkontrollen und Elektrolytbestimmungen im Serum und Urin notwendig. Kontrollen der Ejektionsfraktion sollten nach den im Kap. „Kardiotoxizität" ausgeführten Richtlinien erfolgen. Spättoxizitäten können sich noch nach Jahren manifestieren. Aus diesem Grund sollten v. a. die Bestimmung der tubulären Funktionsparameter und der Ejektionsfraktion alle 6 Monate im Rahmen der Nachsorge erfolgen. Bei männlichen Patienten ist mit einer Infertilität in einem hohem Prozentsatz zu rechnen, wobei die Pubertät in der Regel ungestört abläuft. Anhaltend erhöhte FSH-Spiegel noch 2 Jahre nach Therapieende sind mit einer irreversiblen Azoospermie gleichzusetzen.

Eine Metastasierung oder Rezidive treten in 80% der Fälle innerhalb der ersten 3 posttherapeutischen Jahre auf. Aus diesem Grunde sollte während dieses Zeitraumes alle 4–6 Wochen eine Röntgenthoraxkontrolle zum Ausschluß einer pulmonalen Metastasierung und alle 3 Monate eine Skelettszintigraphie und apparative Kontrolle der Primärtumorregion und verdächtiger Areale erfolgen.

Das Risiko von Zweitmalignomen ist mit ca. 2% relativ gering.

## 11 Besondere Hinweise

*Therapiestudien:* EICESS 92.

*Leiter:* Prof. Dr. H. Jürgens, Westfälische Wilhelms-Universität, Klinik und Poliklinik für Kinderheilkunde, Pädiatrische Hämatologie/Onkologie, Albert-Schweitzer Str. 33, 48129 Münster; Tel.: 0251-83-7742 oder -7749, Fax: -7828 oder -6489.

*Referenz-Strahlentherapeut:* Prof. Dr. J. Dunst, Martin-Luther Universität Halle, Klinik für Strahlentherapie, Dryanderstr. 4–7, 06097 Halle, Tel.: 0345/557-4319, Fax: -4333.

## 12 Zukünftige Entwicklungen

Die Definition von zytogenetischen und molekularbiologischen Prognosefaktoren wird möglicherweise Entscheidungshilfen bei der Therapieplanung geben können. Der Stellenwert der bereits geschilderten therapeutischen Ansätze wie Hochdosistherapie und Hyperthermie allein oder in Kombination mit Zytokinen wird sich in klinischen Studien beweisen müssen.

# 13 Therapieschemata

| **VACA** | | | **(Jürgens 1988)** |
|---|---|---|---|
| Vincristin | 2 mg | i.v.-Bolus | Tag 1, 22 |
| Adriamycin | 20 mg/m² | i.v.-4-h-Infusion | Tag 1, 2, 3 |
| Cyclophosphamid | 1200 mg/m² | i.v.-1-h-Infusion | Tag 1, 22 |
| Actinomycin D | 0,5 mg/m² | i.v.-Bolus | Tag 22, 23, 24 |

Wiederholung Tag 43

| **VAIA** | | | |
|---|---|---|---|
| Vincristin | 2 mg | i.v.-Bolus | Tag 1, 22 |
| Adriamycin | 20 mg/m² | i.v.-4-h-Infusion | Tag 1, 2, 3 |
| (+ Mesna-Uropro-tektion) | | | |
| Ifosfamid | 2000 mg/m² | i.v.-1-h-Infusion | Tag 1, 2, 3 und 22, 23, 24 |
| Actinomycin D | 0,5 mg/m² | i.v.-Bolus | Tag 22, 23, 24 |

Wiederholung Tag 43

| **EVAIA** | | | |
|---|---|---|---|
| Etoposid | 150 mg | i.v.-1-h-Infusion | Tag 1, 2, 3 und 22, 23, 24 |
| Vincristin | 2 mg | i.v.-Bolus | Tag 1 und 22 |
| Adriamycin | 20 mg/m² | i.v.-4-h-Infusion | Tag 1, 2, 3 |
| (+ Mesna-Uropro-tektion) | | | |
| Ifosfamid | 2000 mg/m² | i.v.-1-h-Infusion | Tag 1, 2, 3 und 22, 23, 24 |
| Actinomycin D | 0,5 mg/m² | i.v.-Bolus | Tag 22, 23, 24 |

Wiederholung Tag 43

# Literatur

Bacci G, Toni A, Avella M et al. (1989) Long-term results in 144 localized Ewing's sarcoma patients treated with combined therapy. Cancer 63:1477–1486

Burdach S, Jürgens H, Peters et al. (1993) Myeloablative radiochemotherapie and hematopoietic stemcell rescue in poor-prognosis Ewing's sarcoma. J Clin Oncol 11:1482–1488

Burgert EO, Nesbit ME, Garnsey LA et al. (1990) Multimodal therapy for the management of nonpelvic localized Ewing's sarcoma of bone: Intergroup Study IESS-II. J Clin Oncol 8:1514–1524

Campanacci M (ed) (1990) Bone and soft tissue tumors. Springer, Berlin Heidelberg New York Tokyo

Deméocq F, Carton P, Patte C, Oberlin O, Sarrazin D, Lemerle J (1984) Traitment du sarcome d'Ewing par chimiothérapie initiale intensive. Press Med 13:717–721

Dockhorn-Dworniczak B, Schäfer RL et al. (1994) Molekulargenetischer Nachweis der t(11;22)(q24;q12)-Translokation in Ewing-Sarkomen und malignen peripheren neuroektodermalen Tumoren (MPNET). Pathologe 15:103–112

Dunst J, Sauer R, Burgers JMV et al. and the Cooperative Ewing's Sarcoma Study Group (1991) Radiation therapy as local treatment in Ewing's sarcoma. Results of the Cooperative Ewing's Sarcoma Studies CESS 81 and CESS 86. Cancer 67:2818–2825

Gasparini M, Lombardi F, Gianni C, Fossati-Bellani F (1981) Localized Ewing's sarcoma: results of integrated therapy and analysis of failures. Eur J Cancer Clin Oncol 17:1205–1209

Hayes FA, Thompson, EI, Meyer WH et al. (1989) Therapy for localized Ewing's sarcoma of bone. J Clin Oncol 7:208–213

Jürgens H, Exner U, Gadner H et al. (1988) Multidisciplinary treatment of Ewing's sarcoma of bone. A 6-year experience of a European Cooperative Trial. Cancer 61:23–32

Jürgens H, Winkler K, Göbel U (1992) Bone Tumors. In: Plowman PN, Pinkerton CR (eds) Paediatric oncology – clinical practice and controversies. Chapman & Hall Medical, London New York Tokyo Melbourne Madras, p 325

Jürgens H, Craft AW et al. (1992) European Intergroup Cooperative Ewing's Sarcoma Study EICESS 92 (Therapiemanual, erhältlich bei der Studienleitung)

Klingebiel T et al. (1990) CESS-CWS-Rez 90 (Therapiemanual, erhältlich bei der Studienleitung)

Nesbit ME, Gehan EA, Burgert EO et al. (1990) Multimodal therapy of primary nonmetastatic Ewing's Sarcoma of bone: a long term follow-up of the First Intergroup Study. J Clin Oncol 8:1664–1674

Paulussen M, Braun-Munzinger G, Burdach S et al. (1993) Behandlungsergebnisse beim ausschließlich pulmonal primär metastasierten Ewing-Sarkom. Eine retrospektive Analyse von 42 Patienten. Klin Pädiatr 205:210–216

Roessner A, Jürgens H (1993) Neue Aspekte zur Pathologie des Ewing-Sarkoms. Osteologie 2:57–73

Rosen G, Caparros B, Mosende C, McCormick B, Huvos AG, Marcove RC (1978) Curability of Ewing's sarcoma and considerations for future therapeutic trials. Cancer 41:888–899

Salzer-Kuntschik M, Delling D, Beron G, Sigmund R (1983) Morphological grades of regression on osteosarcoma after polychemotherapy – Study COSS 80. J Cancer Res Clin Oncol 106:21–24

Schmidt D, Herrmann C, Jürgens H, Harms D (1991) Malignant peripheral neuroektodermal tumor and its necessary distinction from Ewing's Sarcoma. A report from the Kiel pediatric tumor registry. Cancer 68:2251–2259

Zucker JM, Henry-Amar M, Sarazzin D, Blacke R, Platte C, Schweisguth O (1983) Intensive systemic chemotherapy in localized Ewing's sarcoma in childhood. A historical trial. Cancer 52:415–423

# 34.81 Ästhesioneuroblastom

H. Pape, I. Wildfang, P. R. Issing

## 1 Epidemiologie

*Häufigkeit:* Ästhesioneuroblastome sind Tumoren der Riechplakoden. Sie machen 0,2% aller Karzinome bzw. 2–3% aller Nasentumoren aus.

*Inzidenz:* 1–2/7 000 000/Jahr.

*Ätiologie:* In Tierversuchen konnten diese Tumoren durch Nitrosamine induziert werden, jedoch sind kanzerogene Stoffe oder genetische Prädispositionen nicht bekannt (Vollrath 1989).

*Altersverteilung:* Beide Geschlechter sind gleich betroffen. Die Altersverteilung entspricht einer zweigipfligen Kurve mit einem ersten Peak zwischen 11 und 20 und einem zweiten Peak zwischen 51 und 60 Jahren.

## 2 Histologie

### 2.1 Synonyme

Zahlreiche Synonyme markieren die diagnostische Unsicherheit: Ästhesionneuroblastom, neuronaler Olfaktoriustumor, Olfaktoriusneuroblastom, endonasales Neuroblastom und Riechplakodentumor.

### 2.2 Licht- und Elektronenmikroskopie

Die gefäßreichen, stromaarmen Tumoren bestehen aus dicht gelagerten, undifferenzierten Rundzellen mit undeutlichen Grenzen. Sie präsentieren 2 Zelltypen, die keratinbildenden epithelialen und die neuronalen Zellen. Letztere sind lymphozytenähnlich, rundlich bis oval und haben zahlreiche Fibrillen. Sie formieren Rosetten, was oft zu Verwechslungen mit Drüsen der Adenokarzinome führt. Man unterscheidet 2 Arten, die Homer-Wright-Rosetten mit einem winzigen und die Flexner-Rosetten mit einem großen zentralen Lumen. Beide scheinen unterschiedliche Reifungsstadien neuroektodermaler Zellen wiederzuspiegeln. Sie sind nicht spezifisch für Ästhesioneuroblastome, ihre Häufigkeit und Gestalt schwanken. Elektronenmikroskopisch ähneln die Rundzellen den Neuroblasten. Intrazelluläre neurosekretorische Granula weisen auf eine endokrine Aktivität hin. Besonders in den Flexner-Rosetten finden sich Zentriolen neben Mikrotubuli, die den Basalkörperchen olfaktorischer Zilien entsprechen.

## 2.3 Immunhistochemie

Als neurogene Marker finden sich: *neuronenspezifische Enolase* (NSE) bei ca. 85% aller Ästhesioneuroblastome, das Glykoprotein *Synaptophysin* und das *Chromogranin A* neben den *Mikrotubuli-assoziierten Proteinen* (MAP) (Artlieb 1985; Axe 1987). *IGF-1*, ein autokriner Stimulator der Hirnzellproliferation, wird gelegentlich gefunden (Sandberg 1993; Yee 1990). *Neurofilamente* werden selten nachgewiesen. Das unspezifische *S-100 Protein* markiert ca. 2/3 aller Ästhesioneuroblastome. Epithelmembranantigene werden nicht gefunden. Die Expression für *Intermediärfilamente* ist variabel. *Katecholamine* wie Epinephrin und Norepinephrin sowie ihr katalysierendes Enzym Dopamin-β-Hydroxylase werden in kleinen Mengen im Tumor und im Serum nachgewiesen (Micheau 1975).

## 2.4 Histogenese

Der histogenetische Ursprung aus der Neuralleiste gilt heute als sicher. Gemeinsame chromosomale Marker beweisen die Verwandschaft zu den Rundzelltumoren. Die reziproke Translokation t(11; 22); (q24; q12) findet sich bei 83% aller Ewing-Sarkome sowie beim PNET, den ASKIN-Tumoren und beim Ästhesioneuroblastom (Turc-Carel 1984; Stephenson 1992; Haas 1987). Sie haben auch gemeinsame Onkogene und Protoonkogene der myc-Familie sowie identische Oberflächenglykoproteine p30/32 MIC2. Man vermutet, daß diese Tumoren unterschiedliche Entwicklungsstadien der neuralen Differenzierung präsentieren (Roesner 1993).

## 2.5 Histopathologische Einteilung

Ein histopathologisches Gradingsystem hat sich noch nicht etabliert. Hyams entwickelte ein bisher noch nicht generell akzeptiertes System. Einige Analysen bestätigen seine prognostische Signifikanz, andere finden keine Korrelation zur Klinik (Foote 1993; Homzie 1989).

**Histopathologisches Stagingsystem** (Hyams 1983)

|                  | Grad I         | Grad II        | Grad III | Grad IV |
|------------------|----------------|----------------|----------|---------|
| Zytoarchitektur  | Vorhanden      | Vorhanden      | +/−      | +/−     |
| Kernpolymorphie  | Keine          | Niedrig        | Mäßig    | Hoch    |
| Mitoserate       | Keine          | Niedrig        | Mäßig    | Hoch    |
| Nekrosen         | Keine          | Keine          | Selten   | Oft     |
| Rosetten         | ± Homer-Wright | ± Homer-Wright | Flexner  | Keine   |
| Fibrillenmatrix  | Deutlich       | Vorhanden      | Gering   | Keine   |

## 3 Klinische Stadieneinteilung

Kadish entwickelte 1976 eine Stadieneinteilung, die heute allgemein übernommen wird. Die Mehrzahl wird erst im fortgeschrittenen Stadium diagnostiziert: Bei Erstdiagnose ist bei 27% der Patienten mit einer intrakranialen Ausdehnung, bei 17% mit zervikalem LK-Befall und bei 5% mit Fernmetastasen zu rechnen.

**Stadieneinteilung nach Kadish** (Kadish et al. 1976)

| Stadium   | Ausdehnung |
|-----------|------------|
| Stadium A | Begrenzung auf die Nasenhaupthöhle |
| Stadium B | Begrenzung auf Nasenhaupt- und Nebenhöhlen |
| Stadium C | Ausdehnung außerhalb Nasenhaupt- und Nebenhöhlen |

Diese Einteilung ist unzureichend, da sie weder die Infiltration in den Sinus sphenoidalis oder das Palatum cribriforme, welche die Operabilität beeinflussen, noch das Metastasierungsverhalten berücksichtigt.

## 4 Prognose

Die Prognosekriterien sind unzureichend definiert. Eine multivariate Analyse zeigt folgende Parameter: *Tumorausdehnung in die Orbita,* das *Kranium,* die *Ethmoidalzellen* sowie Befall der *zervikalen Lymphknoten.* Die Histologie korreliert nicht mit dem klinischen Verlauf (Homzie 1980). Andere Analysen demonstrieren eine prognostische Relevanz nur für die histologische Subklassifikation (p = 0,00019), während Tumorausdehnung und Therapie keinen Einfluß haben (Foote 1993). Bei der Bewertung dieser konträren Aussagen müssen die geringe Fallzahl und die heterogenen Gruppen beachtet werden.

*Überlebenswahrscheinlichkeit:* Die Fünfjahresüberlebenswahrscheinlichkeiten schwanken zwischen 75% und 100% im Stadium A, 60% und 76% im Stadium B, 41% und 65% im Stadium C und liegen bei Fernmetastasen bei 35%. Einige Patienten leben trotz lokal fortgeschrittenem Tumor noch mehrere Jahre, daher sollte jeder Tumor sorgfältig mit primär kurativer Intention behandelt werden (Pape 1990; Schwaab 1988).

## 5 Diagnostik

Folgende Basisdiagnostik:
*Obligatorisch:*
- Inspektion, Palpation,
- CT- und MRT der Kopf-Hals-Region,
- Thoraxröntgen,
- Skelettszintigraphie,
- Abdomensonographie.

Histologisch sollten bei Unsicherheiten immunhistochemische Analysen gefordert werden. Chromosomenanalysen und Bestimmung der Katecholamine sind optional.

## 6 Krankheitsverlauf

*Frühsymptome:* behinderte Nasenatmung, Rhinorrhö, Epistaxis, Kopfschmerzen, Gesichtsschwellungen und Hyposmie.

*Spätsymptome:* Visuseinschränkung, Photophobie, Exophthalmus, Stauungspapillen, Augenmuskelparese, Müdigkeit, Schläfrigkeit, Übelkeit, Erbrechen, sensitive Mißempfindungen, fokale Hirnleitungsstörungen, Störungen des hypothalamisch-hypophysären Regelkreises.

*Rezidiv- und Metastasierungsverhalten:* Lokalrezidive sind mit 44% häufig, wobei ~ 50% der Rezidive innerhalb des ersten Jahres auftreten. Die Zahl der zervikalen Lymphknotenmetastasen steigt im Verlauf der Erkrankung auf 25%, die der Fernmetastasen auf 13–20%. Zielorgane sind Knochen,

Leber, Lunge, mediastinale und abdominelle Lymphknoten sowie die Meningen. Das mittlere rezidivfreie Intervall liegt bei 33 Monaten (Pape 1990; Schwaab 1988).

## 7 Therapiestrategie

### 7.1 Übersicht

Die Therapiestrategie ist unzureichend definiert. Generell wird initial eine Operation empfohlen. Leider ist diese in den meisten Fällen nur inkomplett möglich. Ein mögliches Therapiekonzept ist in Tabelle 1 dargestellt.

### 7.2 Stellung der Chirurgie

Ästhesioneuroblastome neigen dazu, entlang des N. olfactorius das Palatum cribriforme, den Sinus sphenoidalis und die Apex orbitae zu

**Tabelle 1.** Therapiestrategie für operable Tumoren

| Stadium (Kadish) | Lokalisation | Operation | Strahlentherapie (RT) | Chemotherapie (CHT) |
|---|---|---|---|---|
| A/B | Mittlere/untere Nasenmuschel | Rhinotomie = obligat Caldwell-Luc | *Primärtumor* postop. RT = optional* ZVD: 50 Gy *zervikale LK:* RT = optional* ZVD = 50 Gy | CHT = optional** |
| B/C | Infiltration von: S. sphenoidalis, Palat. cribriforme umschrieben im Kranium | Kraniofasziale Resektion = obligat | *Primärtumor* postop. RT = obligat ZVD: 60 Gy *zervikale LK:* RT = optional* ZVD: 50 Gy | CHT = optional** |

\* Der Stellenwert der adjuvanten Strahlentherapie ist nicht definiert.
\*\* Der Stellenwert der adjuvanten Chemotherapie ist nicht definiert.

**Tabelle 2.** Übersicht über die lokalen Kontrollraten in Abhängigkeit von der Therapie (*Op.* = Operation, *RT* = Radiotherapie)

| Autor | | Stadium A | Stadium B | Stadium C | Gesamt |
|---|---|---|---|---|---|
| Elkon et al. | Op. | 5/9 (55%) | 3/6 (50%) | 1/1 (100%) | 9/16 (56%) |
| (1979) | RT | 2/5 (40%) | 4/7 (57%) | 1/5 (20%) | 7/17 (41%) |
| | Op. + RT | 7/10 (70%) | 12/20 (60%) | 7/15 (47%) | 26/45 (58%) |
| Dulguerov | Op. | 0/1 (0%) | 1/3 (33%) | 0/1 (0%) | 1/7 (14%) |
| u. Calcaterra | RT | 1/1 (100%) | 1/2 (50%) | 0/1 (0%) | 2/4 (50%) |
| (1992) | Op. + RT | 5/6 (83%) | 1/2 (50%) | 3/3 (1005) | 9/11 (83%) |

infiltrieren. Dies erklärt die hohen Rezidivraten nach einfacher Rhinotomie. Einen entscheidenden Fortschritt brachte die kombinierte kraniofaziale Resektion mit der Entfernung der obengenannten Leitstrukturen. Sie ist mit Nebenwirkungen wie Liquorfistel, Meningitis, subduralen Abszessen und Blutungen belastet (Stewart 1988).

Die Stellung der Chirurgie wird unterschiedlich beurteilt. Einige Autoren halten die *alleinige Operation* in frühen Stadien für ausreichend (Elkon 1979), andere empfehlen die *Kombination von Operation und Strahlentherapie* (Dulgerov 1992). Foote et al. (1993) fanden keinen Unterschied zwischen makroskopischer Tumorexstirpation (R1) allein oder in Kombination mit postoperativer Strahlentherapie. Die rezidivfreie Fünfjahresüberlebensrate betrug 68,2% bzw. 63,5% (p = 0,83; Foote et al. 1993). Alle Aussagen müssen vor dem Hintergrund kleiner Fallzahlen und inhomogener Gruppen kritisch gewertet werden (Tabelle 2).

Der Stellenwert der *prophylaktischen Neck dissection* ist noch ungeklärt. Sie muß vor dem Hintergrund der geringen Inzidenz zervikaler Lymphknotenmetastasen von 17% bewertet werden (Beitler 1991).

### 7.2.2 Palliative Chirurgie

Die palliative Chirurgie hat im Rezidivfall eine Bedeutung.

### 7.3 Stellung der Strahlentherapie

Ästhesioneuroblastome sind radiosensibel und radiokurabel (s. Tabelle 2). Die Feldanordnung ist kompliziert und sollte rechnergestützt geplant werden. Als Zielvolumendosis wird bei *makroskopischem Tumor* mindestens 60 Gy empfohlen. Bei *additiver Bestrahlung* in der R1-Situation sollten Enddosen zwischen 50 und 60 Gy angestrebt werden (Dulgerov 1992). Nebenwirkungen der Strahlentherapie sind: Visusminderung durch Katarakt oder Optikusatrophie und Trockenheit der Nasenschleimhäute.

### 7.3.1 Präoperative neoadjuvante Strahlentherapie oder kombinierte Chemo-/Strahlentherapie

Standardkonzepte existieren nicht. Eine initiale kombinierte Chemo-/Radiotherapie wird bei inoperablen Tumoren empfohlen, wobei die Wahl der Zytostatika und ihre Dosen erheblich variieren (Wade 1984). Die Strahlendosen schwanken zwischen 40 und 60 Gy (Feyerabend 1990).

### 7.3.2 Postoperative adjuvante oder additive Strahlentherapie

Der Stellenwert der postoperativen adjuvanten und der additiven Strahlentherapie ist nicht definiert.

### 7.3.3 Kurativ orientierte Strahlentherapie

Die kurativ orientierte Strahlentherapie sollte sorgfältig rechnergestützt geplant werden. Die Enddosis sollte ≧ 60 Gy bei konventioneller Dosierung betragen.

### 7.3.4 Palliative Strahlentherapie

Eine palliative Bestrahlung bei nicht vorbestrahlter Region ist immer indiziert. Auch bei vorbestrahlten/ausbestrahlten Regionen wurden in Einzelfällen gute Rückbildungen gesehen durch die Kombination von Low-dose-Bestrahlung mit intraläsionaler Injektion von Interferon-β und sollte daher versucht werden.

### 7.4 Stellung der systemischen Therapie

Die Indikation zur systemischen Chemotherapie ist vor dem Hintergrund der Metastasierung und der Verwandschaft mit Neuroblastomen von Interesse, ihr Stellenwert aber noch unklar.

### 7.4.1 Übersicht

**Tabelle 3.** Übersicht über angewandte Zytostatika und ihre Ergebnisse

| Autor | Patien- ten (n) | Substanzen | Ergebnis |
|---|---|---|---|
| Feyerabend (1990) | 2 | DTIC, V, C, A | 1CR; 1PR |
| Schwaab et al. (1988) | 7 | A, V, C/A, V, C, 5-FU/C, Acto-DV, BV, 5-FU/A, C | 1CR; 6PRO |
| Polonowski et al. (1990) | 1 | 5-FU, DDP | 1PR |
| Wade et al. (1984) | 4 | C, V | 2CR; 1PR |
| Herzog et al. (1988) | 2 | ACO, DDP | 1 Prog, 1 Abzeß |

*Abkürzungen:* DTIC = Dacarbazin; V = Vincristin; C = Cyclophosphamid; A = Adriamycin; 5 FU = 5-Fluoruracil; Acto-D = Actinomycin D; B = Bleomycin; DDP = Cisplatin; O = Oncovin; CR = komplette Remission; PR = partielle Remission; PRO = Progression.

### 7.4.2 Neoadjuvante, adjuvante und additive Chemotherapie

Eine kombinierte zytostatische Chemotherapie wurde nur vereinzelt durchgeführt (s. Tabelle 3). Man kann daraus ableiten, daß Ästhesioneuroblastome chemosensibel sind. Für Therapiekonzepte bedarf es weiterer Informationen.

### 7.4.3 Hochdosischemotherapie +/− Stammzellreinfusion

Bisher sind 8 Patienten mit Hochdosischemotherapie und autologer Knochenmarkreinfusion behandelt worden (Stewart 1989). Alle Patienten hatten Rezidive und waren multipel vorbehandelt worden.
*Ergebnis:* Man erreichte 2mal eine CR.; 3mal eine PR und 3mal ein NC. Fünf Patienten starben an einem erneuten Rezidiv. Die Ergebnisse rechtfertigen den Versuch auf Hochdosistherapie nur in Einzelfällen.

### 7.4.4 Regionale Chemotherapie

Eine intraarterielle Chemotherapie wurde bei einem Patienten im Rezidivfall ohne Erfolg durchgeführt (Polonowski 1990).

# 8 Indikationen und Wahl der Chemotherapie

Wegen der geringen Fallzahl in den einzelnen Berichten sind definitive Vorschläge für eine optimale Chemotherapie nicht möglich. Aufgrund der ontogenetischen Nähe zu neuroendokrinen oder PNET-Tumoren ist – bei jüngeren Patienten – der Versuch mit einer aggressiven cisplatinhaltigen Kombinationschemotherapie (PEI) oder auch mit einem PNET-Protokoll (EVAIA) indiziert. Sinnvoll wäre u. U. auch, insbesondere bei älteren oder multimorbiden Patienten, ein Versuch mit Interferon-α (3mal 5 Mio. E/ Woche s.c.) oder Doxorubicin (20 mg/m$^2$ i.v. wöchentlich).

# 9 Studien

Für das Ästhesioneuroblastom liegen derzeit leider keine Studien vor.

# Literatur

Artlieb U, Krepler R, Wiche G (1985) Expression of microtubule – associated proteins, Map-1 and Map2, in human neuroblastomas and differential diagnosis of immature neuroblasts. Lab Invest 53:6844–6891

Axe S, Kuhajda FP (1987) Esthesioneuroblastoma. Intermediate filaments, neuroendocrine, and tissue-specific antigens. Am J Clin Pathol 88:139–145

Dulguerov P, Calcaterra T (1992) Esthesioneuroblastoma: the ULCA experience 1970–1990. Laryngoscope 102:843–849

Elkon D, Hightower SI, Lim ML, Cantrell RW (1979) Esthesioneuroblastoma. Cancer 44:1087–1094

Feyerabend T (1990) Die Stellung der Radiotherapie in der Behandlung des Ästhesioneuroblastoms. HNO 38:20–23

Foote RL, Morita A, Ebersold MJ, Olsen KD, Lewis JE, Quast LM, Ferguson JA, O'Fallon M (1993) Esthesioneuroblastoma: The role of adjuvant radiation therapy. Int J Radiat Oncol Biol Phys 27:835–842

Haas OA, Chott A, Ladenstein R, Gadner H (1987) Poorley differentiated, neuron-specific enolase positive round cell tumor with two translocations t(11; 22) and t(21; 22). Cancer 60:22219–22223

Herzog J, Schmidt B, Petersen D, Schabet M (1988) Das Neuroblastom des Nervus olfactorius. Strahlentherapeutische Erfahrungen an sechs Patienten. Strahlenther Onkol 164:515–526

Homzie MJ, Elkon D (1980) Olfactory esthesioneuroblastoma- Variables predictive of tumor control and recurrence. Cancer 46:2509–2513

Hyams VJ (1983) Olfactory neuroblastoma (case 6). In: Batsakis JG, Hyams VJ, Morales AR (eds) Special tumors of the head and neck. American Society of Clinical Pathologists, Chicago, pp 24–29

Kadish S, Goodmann M, Wang CC (1976) Olfactory neuroblastoma- a clinical analysis of 17 cases. Cancer 37:1571–1576

Micheau C, Guerinot F, Bohuon C, Brugere J (1975) Dopamine -B- Hydroxylase and catecholamines in an olfactory esthesioneuroma. Cancer 35:1309–1312

Pape H, Wurm R, Schmitt G (1990) Phatogenese und Klinik der Ästhesioneuroblastome: Literaturüberblick und Analyse von 235 Fällen. Tumordiagn Ther 11:237–242

Polonowski JM, Brasnu D, Roux FX, Bassot V (1990) Esthesioneuroblastoma. Complete response after induction chemotherapy. Ear-Nose-Throat J 69:743–746

Roessner A, Jürgens H (1993) Round cell Tumors fo Bone. Path Res Pract 189:1111–1136

Sandberg-Nordqvist AC, Stahlbohm PA, Reinicke M, Collins VP, Holst H von, Sara V (1993) Characterrization of insulin like growth factor 1 in human primary brain tumors. Cancer Res 53(11):2475–2478

Schwaab G, Micheau C, Pacheco L, Domenge C, Le Guillou C, Marandas PO, Richard JM, Wibault P (1988) Olfactory esthesioneuroma: A report of 40 cases. Laryngoscope 98:872–876

Stephenson CF, Bridge JA, Sandberg AA (1992) Cytogenetic and pathologic aspects of Ewing's sarcoma and neuroectodermal tumors. Hum Pathol 23:1270–1277

Stewart FM, Frierson HF, Levine PA, Spaulding CA (1988) Esthesioneuroblastoma. In: Williams CJ, Krikorian JG, Green MR, Raghawan D (eds) Textbook of uncommon cancer. Wiley, New York, pp 631–652

Stewart FM, Lazarus HM, Levine P, Stewart KA, Tabbara IA, Spaulding CA (1989) High-Dose Chemotherapy and Autologous Marrow Transplantation for Esthesioneuroblastoma and Sinonasal undifferentiated Carcinoma. Am J Clin Oncol 12:217–221

Turc-Carel C, Philip I, Berger MP, Philip T, Lenior CM (1984) Chromosome study of Ewing's sarcoma (ES) cell lines. Consistency of a reciprocal translocation t(11;22)(q24;q12). Cancer Genet Cytogenet 12:1–19

Vollrath M, Altmannsberger M (1989) Asthesioneuroblastom: Histogenese und Diagnose. Strahlenther Onkol 165:461–467

Wade PM, Smith RE, Johns ME (1984) Response of Aesthesioneuroblastoma to chemotherapy. Report of five casesand review of the literature. Cancer 53:1036–1041

Yee D, Favoni RE, Lebovic GS, Lombana F, Powell DR, Reynold CP, Rosen N (1990) Insulin like growth factor I expression by tumors of neuroectodermal origin with thet(11;22) chemosomal translocation. A potential autocrine growth factor. J Clin Invest 86:1806–1814

# Unbekannter Primärtumor

## 34.82 Metastasen bei unbekanntem Primärtumor – CUP-Syndrom

G. Hübner, I. Wildfang, H.-J. Schmoll

### 1 Definition

Der Begriff „Metastasen bei unbekanntem Pirmärtumor" bezeichnet ein vielgestaltiges onkologisches Krankheitsbild, das sich durch eine Reihe gemeinsamer biologischer Charakteristika auszeichnet. Es sollte als eigenständiges Syndrom aufgefaßt werden, da es spezifische diagnostische und therapeutische Vorgehensweisen erfordert. Im folgenden wird es als CUP-Syndrom (*C*arzinom mit *u*nbekanntem *P*rimärtumor, *C*ancer of *U*nknown *P*rimary) bezeichnet; dieser Ausdruck hat sich in der internationalen Literatur weitgehend durchgesetzt (Nissenblatt 1981; Pasterz et al. 1985).

Definiert wird das CUP-Syndrom durch eine histologisch/zytologisch oder – wenn dieses nicht möglich ist – diagnostisch gesicherte Metastasierung eines durch Routineuntersuchungen nicht lokalisierbaren soliden Tumors.

### 2 Epidemiologie

*Häufigkeit:* 2–4% aller bösartigen Neoplasien; mit einem Anteil von 5–10% am Patientenkollektiv onkologischer Zentren (Altman u. Cadman 1986; Holmes u. Fouts 1970; Neumann 1988; Snee u. Vyramuthu 1985).

*Alter:* Erkrankungsgipfel bei 53–62 Jahren (Didolkar et al. 1977; Gaber et al. 1983; Hübner et al. 1990; Le Chevalier et al. 1988; Neumann 1988; Nystrom et al. 1979).

*Geschlecht:* Männer sind mit 56% häufiger betroffen als Frauen (44%).

## 3 Biologische Charakteristika

Die wesentlichen Charakteristika des CUP-Syndroms sind:
- atypische Wachstumskinetik
  (die Metastasen wachsen schneller als der Primärtumor),
- atypischer Metastasierungsweg,
- disseminierte Erkrankung bei Diagnosestellung in ca. 80% der Fälle,
- besonderes Spektrum wahrscheinlicher Primärtumoren,
- Identifikation des Primärtumors gelingt selten
  (ante mortem in ca. 10% der Fälle),
- schlechte Prognose (Überlebenszeit im Median 3–9 Monate),
- kleine Subgruppen mit kurativer Chance,
  (Fünfjahresüberlebensrate insgesamt 5–15%).

Typisch ist die *ungewöhnliche Wachstumskinetik:* die Metastasen wachsen wesentlich schneller als der Primärtumor, werden symptomatisch und führen zur Diagnose der malignen Erkrankung. Der Primärtumor hingegen bleibt meist asymptomatisch und kann nur selten identifiziert werden. Tierexperimentelle Daten geben Anhalt für die Vermutung, daß Veränderungen am kurzen Arm des Chromosoms 1 (1 p), wie sie für weit forgeschrittene Tumorerkrankungen typisch sind (Aktin 1986) und beim CUP-Syndrom häufig beobachtet werden (Abbruzzese et al. 1993; Bell et al. 1989), mit diesem Phänomen in Zusammenhang stehen.

Eine weitere wesentliche Besonderheit des CUP-Syndroms ist der *atypische Metastasierungsweg.* Der Analogieschluß von der Metastasenlokalisation auf den möglichen Primärtumor ist erschwert bzw. oft unmöglich ohne Kenntnis des speziellen Metastasierungsmusters beim CUP-Syndrom (Nystrom et al. 1977, 1979), das in Tabelle 1 dargestellt ist. Zum Beispiel metastasiert das Prostatakarzinom, wenn es als Primärtumor bekannt ist, in 50–75% der Fälle ossär und nur in rund 15% der Fälle viszeral. Ist das Prostatakarzinom hingegen der Primärtumor beim CUP-Syndrom, sinkt der Anteil ossärer Metastasen auf 25%, während Leber-/Lungenmetastasen in 50–75% der Fälle auftreten.

Der typische Metastasierungsweg ist aber ebenfalls möglich und muß bei der Suche nach dem Primärtumor in die Überlegungen einbezogen werden.

Bei Diagnosestellung des CUP-Syndroms liegt in gut 80% der Fälle bereits eine *disseminierte Erkrankung* vor, d. h. es finden sich Metastasen in mehr als einem Organsystem bzw. in mehr als 2 direkt benachbarten Lymphknotenstationen. Eine solitäre Metastase findet sich nur bei knapp 20% der Patienten; davon in jeweils etwa der Hälfte der Fälle

**Tabelle 1.** Metastasierungsmuster beim CUP-Syndrom vs. bekannter Primärtumor

| Primär-lokalisation | Metastasierung | Bei bekanntem Primärtumor [%] | Beim CUP-Syndrom [%] |
|---|---|---|---|
| Lunge | Skelett | 30–50 | 5–50 |
| | Lunge | 35 | 90 |
| Pankreas | Skelett | 5–10 | 30–40 |
| | Lunge | 25–40 | 30–70 |
| Prostata | Skelett | 50–75 | 25 |
| | Lunge/Leber | 15–40 | 50–75 |
| Mamma | Skelett | 35 | 50–85 |
| Schilddrüse | Skelett | 40 | 0–10 |
| | Lunge | 65 | 80–95 |
| Kolon/Rektum/Magen | Gehirn | 1–5 | 15–20 |
| Leber/Gallenwege | Skelett | 5–10 | 30 |
| | Gehirn | 0–1 | 5 |

eine solitäre Lymphknotenmetastase bzw. eine einzelne extranodale Manifestion.

Trotz der in den meisten Fällen intensiven Diagnostik werden *nur ca. 10% der dem CUP-Syndrom zugrundeliegenden Primärtumoren* ante mortem entdeckt. Selbst bei der Obduktion gelingt die Diagnose des Primärtumors nur in 75–85% der Fälle (Didolkar et al. 1977; Gaber et al. 1983; Hübner et al. 1990; Le Chevalier et al. 1988; Nystrom et al. 1979). So bleiben – je nach dem Anteil der durchgeführten Sektionen – mehr als 50% der Primärtumoren unbekannt.

Die *Verteilung der Primärtumorlokalisation* beim CUP-Syndrom (Tabelle 2) unterscheidet sich erheblich von den üblichen Tumorerkrankungen mit nachgewiesenem Primärtumor. Am häufigsten sind das Bronchial- und Pankreaskarzinom für das CUP-Syndrom verantwortlich. Alle anderen Lokalisationen treten deutlich weniger häufig auf. Die an sich häufigen Tumoren wie Mamma-, Kolon-/Rektum- oder Magenkarzinome sind nur selten ursächlicher Primärtumor beim CUP-Syndrom.

Eine wichtige Ausnahme bilden *zervikale Lymphknotenmetastasen* (**ohne** supraklavikuläre Lymphknoten). Sind sie die Erstmanifestation des CUP-Syndroms, erhöht sich die Wahrscheinlichkeit der Identifikation des Primärtumors ante mortem auf 30% (Fitzpatrick et al. 1974; Jesse et al.

**Tabelle 2.** Verteilung der Primärtumoren beim CUP-Syndrom und bei einem normalen Patientenkollektiv mit bekanntem Primärtumor (exklusive HNO-Tumoren und Ösophaguskarzinom)

| Lokalisation | Verteilung beim CUP-Syndrom [%] | Verteilung bei bekanntem Primärtumor [%] |
|---|---|---|
| Lunge | 20–30 | 15 |
| Pankreas | 20–25 | 3 |
| Leber/Gallenwege | 10–13 | 2 |
| Kolon/Rektum | 10 | 15 |
| Magen | 7–10 | 7 |
| Niere | 7–10 | 2 |
| Prostata | 3 | 10 |
| Mamma | 2 | 14 |
| Haut (malignes Melanom) | 2 | 3 |
| Andere Lokalisationen | 15 | 29 |

1973; Lefèbvre et al. 1986; Silverman u. Marks 1982). Dabei handelt es sich in 80% der Fälle um lokoregionäre Tumoren, vorwiegend Plattenepithel-karzinome aus dem HNO-Bereich. Bronchialkarzinome machen bei dieser Subgruppe etwa 17% der diagnostizierten Primärtumoren aus; auf alle anderen Lokalisationen entfallen zusammen weniger als 4% (Bataini et al. 1987; Batsakis 1981; Jesse et al. 1973; Lefèbvre et al. 1986).

## 4 Histologie

Die histologische Klassifikation der als primäre Manifestation untersuchten Metastase zeigt ein Überwiegen von Adenokarzinomen und undifferenzierten Karzinomen (Tabelle 3). Plattenepithelkarzinome machen ca. 10–20% der Fälle aus; unter Ausschluß von zervikalen Lymphknotenmetastasen sinkt ihr Anteil auf unter 10% (Altman u. Cadman 1986; Didolkar et al. 1977; Gaber et al. 1983; Holmes u. Fouts 1970; Hübner et al. 1990; Nystrom et al. 1977; Silverman u. Marks 1982; Snee u. Vyramuthu 1985).

Zur histologisch/zytologischen Diagnostik s. Abschn. 6.1.

**Tabelle 3.** Histologie dre Metastasen beim CUP-Syndrom (einschließlich zervikaler Lymphknotenmetastasen)

| Tumortyp | Häufigkeit [%] |
|---|---|
| Adenokarzinom | 35–55 |
| Undifferenziertes Karzinom | 20–40 |
| Plattenepithelkarzinom | 10–20 |
| Kleinzelliges Karzinom | 5 |
| Malignes Melanom | 2 |
| Neuroektodermaler Tumor | 1 |
| Andere Histologien | < 5 |

**Tabelle 4.** Prognostische Faktoren beim CUP-Syndrom (multivariate COX-Regressionsanalyse; *n.s.* nicht signifikant). (Nach Hübner et al. 1990)

| Faktor | p-Wert |
|---|---|
| Zahl der Metastasen ( 1 vs. > 1) | <0,001 |
| Alter | 0,005 |
| Allgemeinzustand (Karnofsky-Index 90–100% vs. <90%) | 0,026 |
| Histologie | n.s. |
| Manifestationsetage (oberhalb vs. unterhalb des Zwerchfells) | n.s. |
| Diagnose des Primärtumors ante mortem | n.s. |

## 5 Prognose

Die Prognose für Patienten mit CUP-Syndrom ist schlecht. Die mediane Überlebenszeit beträgt 3–9 Monate. Dennoch leben nach 5 Jahren noch 5–15% der Patienten (Altman u. Cadman 1986; Didolkar et al. 1977; Gaber et al. 1983; Holmes u. Fouts 1970; Hübner et al. 1990; Nystrom et al. 1977; Silverman u. Marks 1982; Snee u. Vyramuthu 1985).

Eine Übersicht über prognostische Faktoren gibt Tabelle 4. Die schlechte Prognose der Erkrankung ist v. a. ein Ausdruck der in über 80% der Fälle vorliegenden disseminierten Ekrankung. Eine „regionale Disseminierung", also eine multiple Lebermetastasierung, ein maligner Aszites oder Pleuraerguß, ist prognostisch ebenso ungünstig. Nur eine solitäre

Metastase ist mit einer signifikant besseren Überlebenswahrscheinlichkeit verknüpft.

Das Alter bei der Diagnosestellung hat eine lineare Beziehung zur Prognose. Prognostische Relevanz hat außerdem ein uneingeschränkt guter Allgemeinzustand (Karnofsky-Index 90–100%). Die Histologie der Metastase(n) haben keinen Einfluß auf die Überlebenswahrscheinlichkeit, ebenso wie die Manifestationsetage (oberhalb oder unterhalb des Zwerchfells). Für das diagnostische und therapeutische Vorgehen ist von besonderer Bedeutung, daß die Diagnose des Primärtumors ante mortem die Überlebenszeit *nicht* erhöht (Altman u. Cadman 1986; Hainsworth et al. 1992; Hübner et al. 1990; Le Chevalier et al. 1988; Snee u. Vyramuthu 1985).

Wegen seiner sehr guten Prognose verdient eine von Greco u. Hainsworth beschriebene klar abgegrenzte Subgruppe von Patienten mit CUP-Syndrom ganz besondere Beachtung (Greco et al. 1986). Es handelt sich dabei um oft weit fortgeschrittene Tumorerkrankungen eines *undifferenzierten Karzinoms* oder eines *undifferenzierten Adenokarzinoms* mit *retroperitonealen, mediastinalen oder lymphonodalen Manifestationen* bei *jüngeren, meist männlichen Patienten*. In einigen Fällen sind außerdem die *Tumormarker AFP oder β-HCG* erhöht. Diese Subgruppe setzt sich zusammen aus atypischen *extragonadalen Keimzelltumoren, primär neuroendokrinen Tumoren, hochmalignen Lymphomen* und vereinzelt *amelanotischen malignen Melanomen*. Zahlreiche Tumoren lassen sich jedoch trotz intensiver immunhistologischer und elektronenmikroskopischer Diagnostik keiner dieser Entitäten zuordnen. Bei diesen Patienten wurden objektive Remissionsraten von über 60% mit auf Cisplatin basierenden Chemotherapieregimen erzielt (Garrow et al. 1993; Greco et al. 1986; Hainsworth u. Greco 1993; Hainsworth et al. 1991, 1992; Verweij et al. 1989).

Entsprechend den prognostischen Kriterien lassen sich *3 verschiedene Gruppen* unterscheiden (Abb. 1):

Gruppe I: *Primär lokal begrenzte Manifestation:*
  a) *eine solitäre nichtlymphatische Metastase* oder
  b) *Lymphknotenmetastasierung in nur einer Lymphknotenregion.*
  Die mittlere Überlebenszeit beträgt ca. 20 Monate, die Fünfjahresüberlebensrate 30–35%.

Gruppe II: *Primär disseminierte Manifestation:*
  *Primär disseminierter Organbefall ± Lymphknotenbefall.*
  Die mittlere Überlebenszeit beträgt ca. 7 Monate, die Fünfjahresüberlebensrate knapp 5%.

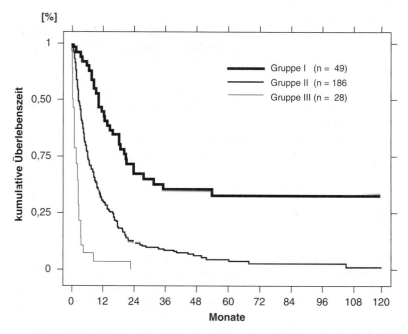

**Abb. 1.** Überlebenszeiten entsprechend den prognostischen Gruppen. Gruppe I: primär lokal begrenzte Manifestation, Gruppe II: primär disseminierte Manifestation, Gruppe III: primär infauste Prognose. (Nach Hübner et al. 1990)

Gruppe III: *Primär infauste Prognose:*
   *Primär disseminierter Organbefall ± Lymphknotenbefall **und** biologisches Alter über 60 Jahre **und** reduzierter Allgemeinzustand mit Karnofsky-Index < 50 %.*
   Die mittlere Überlebenszeit beträgt ca. 3 Monate, kein Patient lebt länger als 2 Jahre nach Diagnosestellung.

## 6 Suche nach dem Primärtumor – Wege zur Diagnose

Nach Diagnose einer Metastase, die sich nicht eindeutig einem Primärtumor oder einem malignen Lymphom zuordnen läßt, sollte eine *individueller Plan für das diagnostische Procedere* aufgestellt werden. Dabei müssen die folgenden Parameter berücksichtigt werden:

- *Histologie/Zytologie;*
- *Metastasenlokalisation* mit Kenntnis der *typischen Metastasierungswege* sowie des *besonderen biologischen Verhaltens beim CUP-Syndrom;*
- *klinische Symptomatik* einschließlich möglicher *paraneoplastischer Syndrome;*
- *Laborparameter* (insbesondere Tumormarker, LDH);
- individuelle *Patientenparameter* (Alter, Geschlecht, Allgemeinzustand, Therapiewunsch etc.).

Im folgenden werden die Erfordernisse und Limitationen für die weiterführende histologische und zytologische, klinische und laborchemische Diagnostik definiert, auf deren Grundlage eine mögliche Arbeitsdiagnose sowie eine mögliche Therapie basiert.

### 6.1 Histologische und zytologische Diagnostik

Die histologische bzw. zytologische Untersuchung *ist wegweisend* für die weitere Diagnostik und häufig auch für die Therapie. Daher muß in jedem Fall ausreichend Tumormaterial gewonnen werden, um eine endgültige zytologische oder histologische Befundung zu gewährleisten. Dabei sollte das Vorgehen zur Gewinnung entsprechenden Materials bei der insgesamt schlechten Prognose des Patienten so wenig belastend und invasiv wie möglich, aber so zielgerecht wie erforderlich sein; zytologisches Untersuchungsmaterial wird in vielen Fällen ausreichen (Mackay u. Ordonez 1993; Tabelle 5).

**Tabelle 5.** Vorgehen bei der zytologischen/histologischen Diagnostik

| | |
|---|---|
| Zervikale Lymphknoten | *Zytopunktion,* ggf. Exstirpation (*keine Probeexzision* wegen des Risikos der iatrogenen Tumorabsiedelung) |
| Sonstige Lymphknoten | *Zytopunktion,* ggf. Exstirpation |
| Retroperitoneale Tumoren | *Zytopunktion,* ultraschallgesteuert |
| Viszerale Tumoren/Metastasen | *Zytopunktion,* nur ausnahmsweise invasiveres Vorgehen (Laparoskopie) |
| Mediastinaltumor/-metastasen | Mediastinoskopie, falls möglich transbronchiale Punktion |
| Pulmonale/pleurale Metastasen | Transbronchiale oder perkutane (CT-gesteuerte) *Zytopunktion bzw. Biopsie,* ggf. Thorakoskopie |
| Ossäre Metastasen | *Jamshidi-Punktion,* Probeexzision |
| Aszites, Pleuraerguß | *Zytopunktion* |

Schon bei der Entnahme des Präparats, unbedingt aber *bei der Untersuchungsanforderung an den Pathologen* muß darauf hingewiesen werden, daß es sich vermutlich um eine Metastase bei einem unbekannten Primärtumor handelt, damit besondere Untersuchungstechniken angewendet werden können. Eine optimale Bearbeitung ist möglich, wenn die Probe der (*im Haus* befindlichen) Pathologie *nativ* (wie ein Schnellschnitt) überbracht wird. Wenn das Gewebe *eingesandt* werden muß, ist eine *ausreichende Fixierung* (Gewebe: Fixans = 1:10) und eine Inzision oder Lamellierung des Präparates (für ein besseres Eindringen des Fixans) ohne Zerstörung der anatomischen Strukturen notwendig. Insbesondere muß *in jedem Fall* die Möglichkeit *zur Steroidrezeptorenbestimmung und zur immunhistologischen bzw. immunzytologischen Untersuchung* gewährleistet sein. Außerdem sollte die Möglichkeit der Elektronenmikroskopie bedacht werden (Azar et al. 1982; Dickersin u. Scully 1993; Dvorak u. Monahan 1982; Übersendung unfixiert, wenn umgehend möglich; ansonsten Fixierung kleiner Stücke in Karnofsky-Fixans).

Um alle Möglichkeiten dieser Untersuchungstechniken auszuschöpfen, empfiehlt sich eine intensive Kommunikation zwischen behandelndem Arzt und Pathologen; *möglichst schon vor der Materialentnahme.*

Durch morphologische Charakteristika ist es dem Pathologen oft schon bei Standarduntersuchungstechniken möglich, wesentliche Hin-

**Tabelle 6.** Histologie/Zytologie und mögliche Lokalisation des Primärtumors (Auswahl)

| | |
|---|---|
| Adenokarzinom | Pankreas, Magen, Kolon, Rektum, Leber, Gallenwege, Gallenblase, Lunge, Mamma, Niere, Ovar, Schilddrüse, Prostata, Endometrium |
| – Siegelringzellen | Besonders Gastrointestinaltrakt, Ovar, selten Mamma |
| – Psammonkörper | Besonders Ovar, Schilddrüse |
| – papilläre Struktur | Besonders Schilddrüse, Ovar, Lunge |
| Plattenepithelkarzinom | HNO-Tumoren, Lunge, Cervix uteri, Penis, Anus, Ösophagus |
| Kleinzelliges Karzinom | Lunge, manche Lymphome, Hoden, Schilddrüse, neuroendokrine Tumoren, Prostata, Ösophagus, Haut, Endometrium, Ovar |
| Undifferenzierter Tumor | Lunge, Keimzelltumor, manche Lymphome, HNO-Tumoren, Weichteilsarkom, amelanotisches Melanom, Plasmozytom, neuroendokrine Tumoren |

**Tabelle 7.** Immunhistologie/-zytologie und mögliche Lokalisation des Primärtumors (Auswahl)

*Proteine des Zytoskeletts – intermediäre Filamente*

| | |
|---|---|
| – Vimentin | Sarkom;<br>selten: Lymphom, Melanom;<br>sehr selten: Karzinom (mit Koexpression von Cytokeratin) |
| – Desmin | (Weichteil)sarkom |
| – GFAP („glial fibrillary acid proteine") | Gliom |
| – Neurofilamente | Neuroendokrine Tumoren (s. unten) |
| – Cytokeratin | Karzinom;<br>selten; neuroendokrine Tumoren, Sarkom, Melanom, Mesotheliom |
| Typ II, 1–6 /I,  9–17 | Plattenepithelkarzinom |
| Typ II, 7–8 /I, 18–20 | Kolon, Leber |

*Epitheliale Membranantigene (EMA)*

| | |
|---|---|
| – z. B. HMFG („human milk fat globulin") | Mamma, (Adeno) karzinom;<br>selten: Mesotheliom |

*Hormonrezeptoren*

| | |
|---|---|
| – Östrogenrezeptor | Mamma, Endometrium, Ovar;<br>seltener: Niere, Melanom, Leber |
| – Progesteronrezeptor | Mamma, Prostata, Niere, Endometrium |
| – Kortikosteroidrezeptor | Lymphome, (Keimzelltumor) |

*CEA*

| | |
|---|---|
| | Adenokarzinom;  selten:  Urothelkarzinom, Weichteilsarkom |

*Neuroendokrine Marker*

| | |
|---|---|
| – NSE | Neuroendokrine Tumoren;<br>seltener: Mamma, Ovar, Hoden, Niere, Weichteilsarkom, Lymphom |
| – Chromogranin A | Neuroendokrine Tumoren |
| – Synaptophysin (P 38) | Neuroendokrine Tumoren |
| – Neurofilamente | Neurale Tumoren: Neuroblastom, Medulloblastom, Pinealom, Ganglioneurom |
| – CD 57 | Schwannom; (natürliche Killerzellen);<br>selten: neuroendokrine Tumoren, Phäochromozytom, Lunge (kleinzellig), Apudom |

*Schilddrüsenassoziierte Antigene*

| | |
|---|---|
| – Kalzitonin | Schilddrüse (medullär) |
| – Thyreoglobulin | Schilddrüse (papillär, follikulär), |

**Tabelle 7** (Fortsetzung)

*Melanomassoziierte Antigene*

| | |
|---|---|
| – S 100 | Melanom, Gliom, Schwannom, Liposarkom, Chondrosarkom, Histiozytosis X; selten: andere Weichteilsarkome; sehr selten: Karzinome |
| – HMB 45 | Melanom, Angiomyolipom |

*Weichteiltumorassoziierte Antigene*

| | |
|---|---|
| – Myoglobin | Gut differenziertes Rhabdomyosarkom |
| – Desmin | (Weichteil)sarkom |
| – Aktin (HHF 35) | Leiomyosarkom, Rhabdomyosarkom |
| – F. VIII-rel. Antigen (Willebrand-Faktor) | Angiosarkom, vaskuläre Tumoren |
| – CD 34 | Vaskuläre Tumoren, manche Leukämien |

*Urogenitaltumorassoziierte Antigene*

| | |
|---|---|
| – AFP | Keimzelltumor, Leber |
| – β-HCG | Keimzelltumor |
| – M2A | Seminom |
| – PSA/PAP | Prostata |
| – Uro-2, -3, -4 | Niere |
| – RC 38 | Niere |

*Lympho-/Hämatopoieseassoziierte Antigene*

| | |
|---|---|
| – LCA | Leukämien, Lymphome |
| – zytoplasmatisches IgG | B-Zelllymphome und -leukämien |
| – L26/MB1/LN2/4KB5 | B-Zelllymphome und -leukämien |
| – UCHL1/MT1/Leu-22/CD 3 | T-Zelllymphome und -leukämien |
| – LeuM1 | M. Hodgkin; selten: manche Lymphome, Chlorom |
| – Ki-1 (CD 30) | M. Hodgkin, Ki-1-Lymphom; selten: Keimzelltumor, Adenokarzinome; Melanom, Sarkom, malignes fibröses Histiozytom |
| – Lysozym/Elastase/ KiMy1P/KiMy2P | Manche Leukämien |
| – KP1 | Von Monozyten/Makrophagen/Histiozyten abstammende Neoplasien |

weise auf das Spektrum der in Frage kommender Primärtumoren zu geben (Hammer u. Orenstein 1992; s. dazu Tabelle 6). Bei den zumeist mäßig bis schlecht differenzierten Tumoren kommt allerdings der *Immunhistologie bzw. -zytologie* heute eine enorme Bedeutung zu. Auf diesem Gebiet sind in

den vergangenen Jahren rasante Fortschritte gemacht worden (Clark et al.
1989; Dorman et al. 1992; Gamble et al. 1993; Gatter et al. 1985;
Hainsworth et al. 1991; Krüger et al. 1992; Loy u. Abshier 1993; Mackay u.
Ordonez 1993; Sheahan et al. 1993). Es ist zu erwarten, daß die Zuordnung
von Metastasen beim CUP-Syndrom zu bestimmten Primärtumoren
durch diese Techniken in Zukunft wesentlich häufiger und zuverlässiger
möglich sein wird als bisher. Einen Überblick gibt Tabelle 7.


## 6.2 Basisdiagnostik

Aufgrund der biologischen Charakteristika des CUP-Syndroms ergeben
sich Anhaltspunkte für ein sinnvolles Maß an diagnostischem Aufwand.
Ziel der Diagnostik ist nicht, den Primärtumor mit allen Mitteln zu finden;
vielmehr ist es wichtig, die Behandlungsmöglichkeiten für das Spektrum
der in Frage kommenden Primärtumoren im Blick zu haben. Bei jeder
diagnostischen Maßnahme ist also v. a. nach therapeutischen Konsequenzen zu fragen. Insgesamt ergeben sich folgende Forderungen:

Die Diagnostik muß
– möglichst zeitsparend, wenig aufwendig und für den Patienten wenig
  belastend sein;
– lokalisierte von disseminierten Erkrankungsformen sicher unterscheiden;
– die potentiell heilbaren und gut behandelbaren Tumoren erfassen;
– bei disseminierter Erkrankung von den limitierten therapeutischen
  Möglichkeiten geleitet sein.

Aus diesen Überlegungen ist ein schnell und damit kostengünstig durchzu-
führendes *diagnostisches Basisprogramm* (s. Flußdiagramm in Abb. 2)
abgeleitet, das sich in der klinischen Praxis bewährt hat. Es dient dazu,
dem Arzt mittels wenig invasiver Methoden einen Überblick über den
Gesamtzustand des Patienten zu verschaffen und zu definieren, ob es sich
um einen *lokalisierten* oder *disseminierten* Prozeß handelt. Darüber hinaus
werden im Rahmen der Basisdiagnostik die Weichen für eine entsprechende weiterführende Diagnostik zum *Ausschluß potentiell kurativ oder gut
behandelbarer Tumoren* gestellt. Daran haben neben den bildgebenden
Verfahren – besonders den computertomographischen Untersuchungen
(Goerich et al. 1988; Heater et al. 1989; Rougraff et al. 1993) – die
Tumormarker wesentlichen Anteil. Eine direkten Hinweis auf den
Primärtumor geben die Marker AFP (Leber-, Keimzellkarzinom), β-
HCG (Keimzelltumor), Thyreoglobulin (Schilddrüsenkarzinom) und
PSA und PAP (Prostatakarzinom). Bestimmte Kombinationen anderer

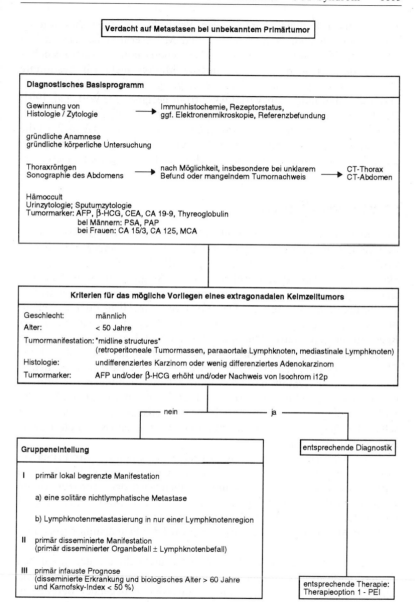

**Abb. 2.** Vorgehen beim CUP-Syndrom

Tumormarker können ebenfalls den Verdacht auf einen bestimmten
Primärtumor lenken (z. B. CA 15/3 und MCA erhöht bei gleichzeitig
normalem CEA und CA 19/9: V. a. Mammakarzinom). Zu berücksichtigen ist dabei jedoch, daß die anderen Marker nicht für bestimmte
Primärtumoren spezifisch sind. Sie geben gelegentlich wertvolle Hinweise
und sind insbesondere zur Verlaufskontrolle geeignet (De Witt et al. 1991;
Heyderman et al. 1985; Lamerz 1989; Panza et al. 1987; Ruddon 1986).
Bereits nach Abschluß des *diagnostischen Basisprogramms* (Abb. 2) ist die
Zuordnung zu den prognostischen Gruppen I–III möglich (s. Prognose
unter Abschn. 5) und weitere Untersuchungen können gezielt angeschlossen werden.

### 6.3 Weiterführende Diagnostik

Patienten mit als infaust anzusehender Prognose (Gruppe III) sollten
weitere Untersuchungen erspart werden. Bei allen anderen Patienten
wird zunächst eine Computertomographie des Schädels sowie eine
Skelettszintigraphie durchgeführt, um das Staging abzuschließen und
eine endgültige Zuordnung zu den prognostischen Gruppen zu treffen
(s. Flußdiagramm in Abb. 3). Das Vorliegen von Hirn- oder Knochenmetastasen verschlechtert die Prognose entscheidend; es bestehen in aller
Regel nur noch palliative Therapiemöglichkeiten. Daher läßt eine weitere
Diagnostik bei solchen Patienten keinen Vorteil im Hinblick auf die
Therapiemöglichkeiten erwarten. Bei den übrigen Patienten können je
nach klinischer Symptomatik fakultative Untersuchungen zur Primärtumorsuche angeschlossen werden (s. Flußdiagramm in Abb. 4). Von der
Hohlraumdiagnostik (radiologisch oder endoskopisch) ist dabei nur
selten die Diagnose eines Primärtumors zu erwarten (Nissenblatt 1981;
Nystrom et al. 1979).

Eine Wiederholung von diagnostischen Maßnahmen zur Primärtumorsuche zu einem späteren Zeitpunkt ist nicht sinnvoll und für den
Patienten belastend. Nur in wenigen Fällen wird der Primärtumor im
Laufe der Erkrankung symptomatisch; dann ist natürlich eine entsprechende Diagnostik und ggf. Therapie angezeigt.

Nach Abschluß der Untersuchungen wird der Primärtumor trotz aller
Bemühungen bei der großen Mehrzahl der Patienten weiter unbekannt
sein. In vielen Fällen ist es aber möglich, das Spektrum der möglichen
Primärlokalisationen einzuengen und ggf. eine *Arbeitsdiagnose* zu stellen.
Eine Therapieentscheidung ist auf der Basis der vorliegenden Befunde zu
treffen.

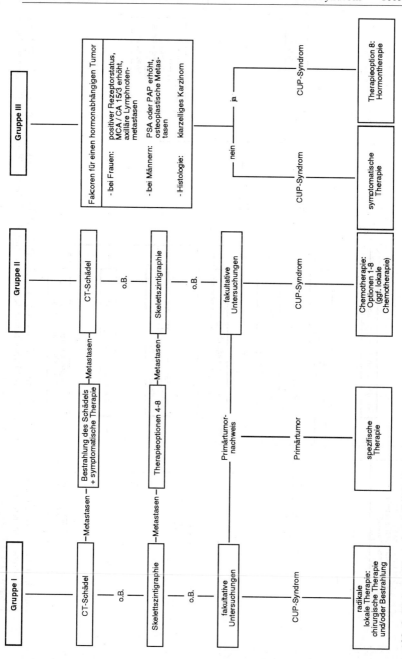

**Abb. 3.** Weiteres Vorgehen beim CUP-Syndrom

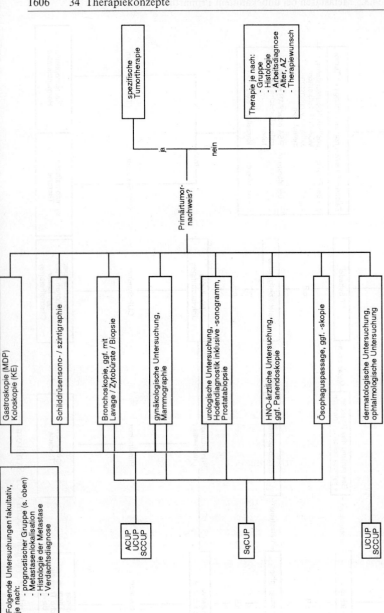

**Abb. 4.** Fakultative Diagnostik bei unbekanntem Primärtumor (*ACUP* CUP bei Adenokarzinom, *UCUP* CUP bei undifferenziertem Karzinom, *SCCUP* CUP bei kleinzelligem Karzinom, *SqCUP* CUP bei Plattenepithelkarzinom, *MDP* Magen-Darm-Passage, *KE* Kontrastmitteleinlauf)

# 7 Therapiestrategie und Wahl der Therapie

Bei der Behandlung des CUP-Syndroms kommt es entscheidend darauf an, eine Therapie auszuwählen, die die gut behandelbaren Tumoren aus dem Spektrum der möglichen Primärlokalisationen zuverlässig erfaßt. Dabei ist entsprechend der biologischen Charakteristika des CUP-Syndroms (s. Abschn. 3) zu berücksichtigen,

– daß lokalisierte Erkrankungsformen durch lokale radikale Therapie in 30% der Fälle heilbar sind,
– daß bestimmte Tumoren hormonell sehr günstig zu beeinflussen sind (insbesondere das Prostata- und das Mammakarzinom),
– daß es derzeit keine kurative Chemotherapie für metastasierte gut und mittelmäßig differenzierte Adenokarzinome gibt,
– daß als „wenig differenziertes Adenokarzinom" eingestufte Tumoren sich klinisch wie undifferenzierte Karzinome verhalten können
– und daß für bestimmt undifferenzierte Karzinome bei entsprechender Therapie eine kurative Chance besteht (s. Abschn. 5).

Die therapeutischen Möglichkeiten werden im folgenden im einzelnen besprochen.

## 7.1 Gruppe I: Primär lokal begrenzte Manifestation

Grundsätzlich gilt: Bei lokal begrenzter Erkrankung besteht mit radikaler Therapie (Tumorexstirpation und/oder Bestrahlung) im Einzelfall eine kurative Chance. Einen Überblick über die geeignete Therapie gibt Tabelle 8 für *solitäre nichtlymphatische Metastasen* und Tabelle 9 für *solitäre lymphonodale Metastasen.*

### 7.1.1 Eine solitäre nichtlymphatische Metastase

**Isolierte Hirnmetastase**
Beim Vorliegen einer isolierten Hirnmetastase wird der Primärtumor bei ungefähr der Hälfte der Patienten – und damit vergleichsweise häufig – gefunden. Die Lunge ist mit ca. 50% mit Abstand der häufigste Primärherd, es sollte daher in jedem Fall eine Computertomographie des Thorax zur Diagnostik gehören. Die Prognose ist bei Lokalisation der Metastase in einer Großhirnhemisphäre günstiger als bei anderen, insbesondere zerebellären Lokalisationen.

Die Therapie der Wahl ist die *Exstirpation der Metastase mit anschließender ZNS-Bestrahlung.* Sowohl die lokale Kontrolle als auch die

**Tabelle 8.** Gruppe I: therapeutisches Vorgehen bei einer solitären nichtlymphatischen Metastase

*Grundsätzlich:* lokale Therapie: Resektion/Bestrahlung/Chemotherapie

*Beispiele*

| | | |
|---|---|---|
| – isolierte Hirnmetastase: | stereotaktisch Gewinnung einer Zytologie | ↑ Exstirpation der Metastase und/oder ZNS-Bestrahlung |
| – isolierte Lungenmetastase: | besonders undifferenziertes Karzinom, langsam wachsend | ↑ Resektion der Metastase |
| – isolierte Lebermetastase: | besonders Adenokarzinom gut zugänglich | ↑ Resektion + Anlage eines arteriellen Ports |
| – isolierte Knochenmetastase: | schwer zugänglich | ↑ Resektion + ggf. Bestrahlung |
| | | ↑ Bestrahlung/Resektion |
| – isolierte Hautmetastase: | besonders Plattenepithelkarzinom | ↑ Exzision der Metastase |
| – gastrointestinale Lokalisation: | besonders kleinzelliges Karzinom | ↑ Resektion der Metastase |
| – isolierte Metastase eines malignen Melanoms: | jedwede Lokalisation | ↑ radikale Exzision der Metastase |

*Beispiele:* Bei Disseminierung der Erkrankung, bei Verschlechterung der Patientensituation: Revision der Arbeitsdiagnose und ggf. Umgruppierung des Patienten mit entsprechender spezifischer Diagnostik und Therapie.

**Tabelle 9.** Gruppe I: therapeutisches Vorgehen bei einer solitären Lymphknotenmetastase

---

*Grundsätzlich:* lokale Therapie: Resektion und/oder Bestrahlung

---

*Zervikale Lymphknoten*
- undifferenziertes oder Plattenepithelkarzinom → Exstirpation des Lymphknotens, großvolumige Bestrahlung (einschließlich des Epipharynx) ± radikale Neck dissection (RND)
- Adenokarzinom: → Exstirpation des Lymphknotens, anschließend Bestrahlung der entsprechenden Region

*Supraklavikuläre Lymphknoten*
- undifferenziertes oder Plattenepithelkarzinom → Exstirpation des Lymphknotens ± Bestrahlung der Tumorregion
- Adenokarzinom → Bestrahlung der Tumorregion ± Exstirpation des Lymphknotens
- kleinzelliges Karzinom: → Bestrahlung der Tumorregion ± systemische Chemotherapie

*Axilläre Lymphknoten*
- undifferenziertes oder Adenokarzinom → Exstirpation des Lymphknotens bzw. Axilladissektion (Rezeptorstatus!) anschließend Bestrahlung der Tumorregion
  - wenn Östrogenrezeptor positiv: Resektion der oberen äußeren Quadranten der ipsilateralen Mamma + Hormontherape (Option 8)
- kleinzelliges oder Plattenepithelkarzinom → Bestrahlung der Tumorregion ± Exstirpation des Lymphknotens

*Inguinale Lymphknoten*
- jegliche Histologie → Exstirpation des Lymphknotens, anschließend Bestrahlung von Leistenregion und iliakalen Lymphabflußwegen

---

*Bemerkung:* Bei Disseminierung der Erkrankung, bei Verschlechterung der Patientensituation: Revision der Arbeitsdiagnose und ggf. Umgruppierung des Patienten mit entsprechender spezifischer Diagnostik und Therapie.

---

Lebensqualität scheinen bei dieser Behandlungsform besser zu sein als bei alleiniger Bestrahlung (Chan u. Steinbok 1982; Chee 1990; Debevec 1990, Eapen et al. 1988; Merchut 1989; Patchell et al. 1990). Langzeitüberleben ist verhältnismäßig selten. Kurativ kann die Bestrahlung insbesondere beim isolierten intrakraniellen Non-Hodgkin- oder Hodgkin-Lymphom sein (s. Kap. *„M. Hodgkin"* und *„Non-Hodgkin-Lymphome"*).

**Isolierte Lungenmetastase**

Bei isoliertem intrapulmonalem Herd ist für den Pathologen im Einzelfall insbesondere bei Histologie eines undifferenzierten anaplastischen Karzinoms die Unterscheidung zwischen Primärtumor und Metastase schwierig. Immunhistologische Färbungen sind hier von besonderer Wichtigkeit.

Ist die Raumforderung operabel, ist die *chirurgische Resektion,* ggf. mit nachfolgender Bestrahlung, die Therapie der Wahl. Insbesondere bei langsam wachsenden Metastasen besteht mit diesem Vorgehen eine kurative Chance. Zeigt die histologische Aufarbeitung des Operationspräparates ein kleinzelliges Bronchialkarzinom, ist eine systemische Chemotherapie indiziert (Fer et al. 1986; s. Kap. *„Kleinzelliges Bronchialkarzinom")*.

Ist der Tumor primär nicht operabel, sollte eine primäre Bestrahlung durchgeführt werden. Bei sehr ausgedehntem Befund ist eine systemische Chemotherapie entsprechend den Therapieoptionen je nach histologischem Typ zu erwägen.

**Isolierte Knochenmetastase**

Eine singuläre Knochenmetastase ist eine seltene Manifestationsform des CUP-Syndroms. Als Primärtumoren kommen insbesondere Lungen- und Nierenzell- sowie Prostatakarzinome in Frage. Letztere sind standard- und immunhistologisch fast immer zu erkennen. Bei klarzelligem Karzinom (Verdacht auf Nierenzellkarzinom) muß die Diagnostik ein Computertomogramm des Abdomens mit Applikation von Kontrastmittel einschließen. Die Behandlung besteht in der *Resektion der Metastase, ggf. mit anschließender Bestrahlung.* In Einzelfällen ist mit diesem Vorgehen eine Heilung des Tumors zu erwarten. Bei sehr schwer zugänglichen Metastasen ist die primäre Bestrahlung indiziert (Baron et al. 1991; Rougraff et al. 1993; Shih u. Chen 1992; Tan et al. 1992).

**Isolierte Lebermetastase**

Bei einem *solitären* Leberherd ist bei langsam wachsenden Tumoren nach umfassender gastrointestinaler Primärtumorsuche die chirurgische *Resektion* zu erwägen. Gleichzeitig sollte ein arterieller Zugang (Port) in die A. hepatica für die Möglichkeit der regionalen Chemotherapie implantiert werden.

Bei *disseminierter* Metastasierung innerhalb der Leber ist die Prognose außerordentlich ungünstig (al-Idrissi 1990; Nesbit et al. 1981; Nole et al. 1993; Penn 1991). Es empfiehlt sich die einmalige regionale Chemotherapie durch Katheterisierung der A. hepatica über die A. femoralis. Bei gutem Ansprechen sollte dann die Implantation eines Ports in die A.

hepatica zur intermittierenden regionalen Chemotherapie erfolgen (s. auch Kap. *„Regionale intraarterielle Therapie bei Lebermetastasen"*).

**Extrapulmonale solitäre Metastase eines kleinzelligen Karzinoms**
- Bei *gastrointestinaler Lokalisation* kann die *Exstirpation* der Metastase gelegentlich zu langjährigem Überleben führen (Remick u. Ruckdeschel 1992; Richardson 1986).
- Bei *Lokalisation in den oberen Atemwegen* ist ein aggressives Wachstum wie bei kleinzelligen Bronchialkarzinomen zu erwarten. Einige Patienten profitieren von einer entsprechend konzipierten *systemischen Chemotherapie mit nachfolgender Bestrahlung* (Eichhorn et al. 1993; Remick u. Ruckdeschel 1992; Richardson 1986; von der Gaast et al. 1990) (s. Kap. 35.33 *„Kleinzelliges Bronchialkarzinom"*).
- Bei *anderen Lokalisationen* ist die *Resektion* der Metastase, ggf. mit anschließender *Bestrahlung/Chemotherapie* zu erwägen (Remick u. Ruckdeschel 1992; van der Gaast et al. 1990).

**Isolierte Hautmetastase**
Besonders bei der Histologie eines Plattenepithelkarzinoms besteht mit einer chirurgischen *Resektion* der Metastase eine kurative Chance. Zum Vorgehen bei malignem Melanom s. nachfolgender Abschnitt.

**Lokal begrenzte Erkrankung und Histologie eines Melanoms**
- Bei isoliertem viszeralen Befall: radikale Exzision der Metastase.
- Bei regionalem lymphonodalem Befall: radikale Lymphadenektomie, ggf. postoperative Bestrahlung (Jonk et al. 1990; Lopez et al. 1982; Reintgen et al. 1983; Santini et al. 1985; Schultz-Coulon u. Peter 1984; Velez et al. 1991; s. Kap. 35.52 *„Malignes Melanom"*).

Auch beim Rezidiv, sowohl beim viszeralen wie beim lymphatischen Befall, ist die lokale chirurgische Maßnahme wiederholbar, solange dokumentiert ist, daß die Erkrankung weiterhin lokal begrenzt bleibt.

### 7.1.2 Lymphknotenmetastasierung in nur einer Lymphknotenregion

Ist durch die Diagnostik gesichert, daß es sich um eine isolierte, ausschließlich lymphonodale Metastasierung handelt, besteht bei einer beträchtlichen Anzahl von Patienten – in Abhängigkeit von der Lokalisation und der Histologie – eine gute Prognose. Wegen der jeweiligen Besonderheiten und den unterschiedlichen möglichen Primärtumoren werden die einzelnen Lokalisationen gesondert besprochen (s. Tabelle 9).

**Regionale zervikale Lymphknotenmetastasen**
Zervikale Lymphknotenmetastasen sind ein *häufiges* Erstsymptom bei regionalen Tumoren aus dem Kopf-Hals-Bereich. In 3–9 % der Fälle kann zunächst kein Primärtumor entdeckt werden (Batsakis 1981; de Braud et al. 1989; Lefebvre et al. 1986). Männer sind mit 70–90 % deutlich häufiger betroffen als Frauen. Plattenepithelkarzinome überwiegen (ca. 50 %) vor undifferenzierten Karzinomen (ca. 35 %); Adenokarzinome sind selten. Der Primärtumor kann vergleichsweise häufig (ca. 30 % der Fälle) ante mortem diagnostiziert werden. Lokoregionäre Tumoren aus dem HNO-Bereich und der Schilddrüse finden sich bei 75 % der Patienten, Bronchialkarzinome bei 20 % (Bataini et al. 1987; Coker et al. 1977; Fitzpatrick u. Kotalik 1974; Jesse et al. 1973). Andere Primärlokalisationen spielen praktisch keine Rolle. Dementsprechend muß eine gründliche Hals-Nasen-Ohren-ärztliche Diagnostik mit Panendoskopie und multiplen Biopsien sowie, bei mangelndem Primärtumornachweis, eine Computertomographie des Thorax durchgeführt werden.

– Bei *Plattenepithel- und undifferenzierten Karzinomen* kann mit *radikaler lokaler Therapie (großvolumige Bestrahlung ± radikale Neck dissection)* bei ca. 30 % der Patienten eine Heilung erreicht werden, bei einem weiteren Teil der Patienten eine langfristige lokale Kontrolle des Tumorleidens ((Bataini et al. 1987; Coker et al. 1977; Coster et al. 1992; de Braud et al. 1989; Fitzpatrick u. Kotalik 1974; Jesse et al. 1973; Maulard et al. 1992; Wax u. Briant 1993).

– Bei *Adenokarzinom* sollte die *Exstirpation* des betroffenen Lymphknotens mit *anschließender Bestrahlung* erfolgen.

**Regionale supraklavikuläre Lymphknotenmetastasen**
Ein supraklavikulärer Lymphknotenbefall ist meist Anzeichen einer weit fortgeschrittenen Tumorerkrankung (Batsakis 1981; Coker et al. 1977; Fitzpatrick u. Kotalik 1974; Jesse et al. 1973; Silverman u. Marks 1982) und selten Ausdruck eines lokoregionären Geschehens. Adenokarzinome sind mit ca. 35 % wesentlich häufiger vertreten als bei zervikalen Lymphomen (Fitzpatrick u. Kotalik 1974), das Bronchialkarzinom ist der bei weitem häufigste Primärtumor (über 50 %). Tumoren aus dem HNO-Bereich sind ebenfalls recht häufig; darüber hinaus kommt ein sehr großes Spektrum an Primärtumoren in Frage, neben Mamma- und gastrointestinalen Karzinomen (Virchow-Drüse!) auchKeimzellkarzinome (Batsakis 1981; Fitzpatrick u. Kotalik 1974; Silverman u. Marks 1982). Die Diagnostik muß in jedem Fall ein Computertomogramm des Thorax einschließen.

Bei einer *isolierten* supraklavikulären Metastase empfiehlt sich folgendes therapeutisches Vorgehen:

- bei *undifferenziertem oder Plattenepithelkarzinom: Exstirpation* des Lymphknotens mit *anschließender Bestrahlung;*
- bei *Adenokarzinom: Bestrahlung* der Tumorregion ± Exstirpation des Lymphoms;
- bei *kleinzelligem Karzinom: Bestrahlung* der Tumorregion ± *systemische Chemotherapie* (s. Kap. *„Kleinzelliges Bronchialkarzinom"*).

**Regionale axilläre Lymphknotenmetastasen**
Bei Frauen sind axilläre Lymphknotenmetastasen in gut 75% der Fälle Ausdruck eines okkulten ipsilateralen Mammakarzinoms, dies gilt insbesondere für Adenokarzinome. Die Prognose ist gut: mit entsprechender Therapie liegt die Fünfjahresüberlebensquote über 50%; es gibt zahlreiche Langzeitheilungen. Eine ipsilaterale Mastektomie ist dabei nicht erforderlich, die Überlebenszeit ist mit brusterhaltender Therapie gleichlang (van-Oijen et al. 1993).

Eine Mammographie (auch bei Männern!) sowie eine Ultraschalluntersuchung der Mammae gehören zur diagnostischen Aufarbeitung. Bei „undifferenziertem Karzinom" ist in erster Linie an amelanotische Melanome, maligne Lymphome und Bronchialkarzinome zu denken. Das Spektrum der möglichen Primärtumoren beinhaltet aber auch gastrointestinale Tumoren, Tumoren aus dem Kopf-Hals-Bereich und selten maligne Sarkome (Baron et al. 1990; De Wit et al. 1991; Schnürch 1992; van-Oijen et al. 1993; Zola et al. 1991). Bei der Gewinnung von zytologischem bzw. histologischem Material sollte in jedem Fall *der Hormonrezeptorstatus* bestimmt sowie weitere *immunhistologische Untersuchungen* durchgeführt werden.

Therapie der Wahl ist die radikale lokale Therapie:
- bei *Frauen mit Adenokarzinom: Axilladissektion ± Resektion des oberen äußeren Quadranten* der ipsilateralen Mamma, anschließend ggf. Bestrahlung;
- bei *undifferenziertem Karzinom: Axilladissektion und postoperative Bestrahlung;*
- bei *Plattenepithelkarzinom: Bestrahlung* ± Axilladissektion.

**Regionale inguinale Lymphknotenmetastasen**
Bei dieser seltenen Manifestation des CUP-Syndroms wird mit entsprechender Diagnostik in der Mehrzahl der Fälle ein lokoregionärer Primärtumor gefunden. Bleibt der Primärtumor unbekannt, ist in erster Linie an amelanotische Melanome und atypische Metastasen eines Weichteilsarkoms zu denken. Eine kurative Chance besteht durch die *Exstirpation* der

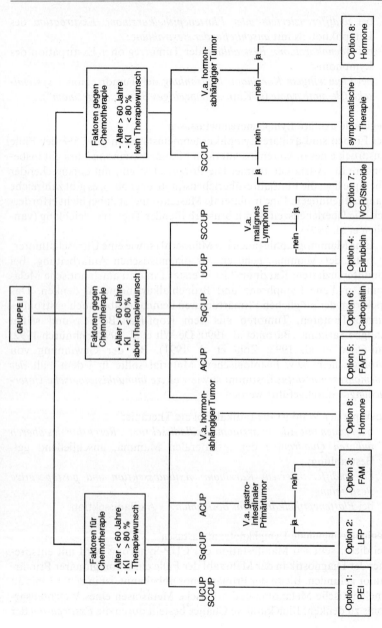

**Abb. 5.** Gruppe II: therapeutisches Vorgehen bei primär disseminierter Erkrankung (*ACUP* CUP bei Adenokarzinom, *UCUP* CUP bei undifferenziertem Karzinom, *SCCUP* CUP bei kleinzelligem Karzinom, *SqCUP* CUP bei Plattenepithelkarzinom, *KI* Karnofsky-Index)

Lymphknoten, bei ausgedehntem Befund mit postoperativer *Bestrahlung* der Leistenregion und des iliakalen Lymphabstromgebietes (Zaren u. Copeland 1978).

**Isolierte Lymphknotenmetastase eines malignen Melanoms**
Das Vorgehen wird in Abschn. 7.1.1 behandelt.

## 7.2  Gruppe II: Primär disseminierte Manifestation

Diese Form des CUP-Syndroms ist für die insgesamt schlechte Prognose der Erkrankung verantwortlich. Der Primärtumor wird bei weniger als 10% der Patienten ante mortem gefunden, das Ansprechen auf Chemo- oder Strahlentherapie ist häufig unbefriedigend. Die Therapie muß entsprechend der multiplen Metastasen systemisch sein, die entsprechende *Chemotherapie* auf das Spektrum der möglichen Primärtumoren ausge- richtet sein. Dabei ist entscheidend, daß die Therapie den chemotherapie- sensibelsten denkbaren Ausgangstumor miterfaßt.

Wesentliche Kriterien für die Auswahl der Therapie sind die histologi- sche Differenzierung des Tumors, das Alter, der Allgemeinzustand und ggf. der Therapiewunsch des Patienten. Eine Übersicht über das Vorgehen gibt das Flußdiagramm in Abb. 5 und Tabelle 10. Die vorgeschlagenen Therapieoptionen werden in Abschn. 8 ausführlich erläutert.

### 7.2.1  Undifferenziertes Karzinom und wenig differenziertes Adenokarzinom mit unbekanntem Primärtumor (UCUP)

Innerhalb der disseminierten Erkrankungsformen hat diese Patienten- gruppe die günstigste Prognose. Umfangreiche Untersuchungen von Greco u. Hainsworth zeigen, daß mit einem auf Cisplatin basierenden

**Tabelle 10.** Gruppe II: primär disseminierte, organbegrenzte Erkrankung

| | |
|---|---|
| Disseminierte Lebermetastasierung (organbegrenzte Manifestation) | → lokale Chemotherapie über A. femoralis- Katheter, bei Ansprechen Implantion eines arteriellen Ports zur intermittieren- den Chemotherapie |
| Maligner Aszites (als alleinige Tumormanifestation) | → intrakavitäre Chemotherapie (z. B. Cisplatin oder Mitoxantron intra- peritoneal) |
| Maligner Pleuraerguß (als alleinige Tumormanifestation) | → intrakavitäre Chemotherapie (z. B. Mitoxantron intrapleural) |

Chemotherapieregime insbesondere bei *retroperitonealen, mediastinalen oder lymphonodalen Manifestationen* bei *jüngeren, meist männlichen Patienten* objektive Remissionsraten von über 60% erzielt werden können mit ca. 15% Langzeitheilungen (Garrow et al. 1993; Greco et al. 1986; Hainsworth u. Greco 1993; Hainsworth et al. 1991, 1992; Verweij et al. 1989; s. Prognose in Abschn. 5).

Bei älteren Patienten mit schlechtem Allgemeinzustand ist das Therapieziel palliativ. Mit Anthrazyklinmonotherapie kann ein Fortschreiten der Erkrankung oftmals lange verzögert werden, auch objektive Remission sind in Einzelfällen erreichbar (Option 4: Epirubicinmonotherapie).

Dabei kann die Diagnose „wenig" oder „schlecht differenziertes Adenokarzinom" den behandelnden Arzt hinsichtlich seiner Arbeitsdiagnose in die Irre führen, da sich derart klassifizierte Tumoren häufig klinisch wie undifferenzierte Karzinome verhalten und auch entsprechend therapiert werden sollten.

*Therapeutisches Vorgehen:*
- Patienten in gutem Allgemeinzustand mit biologischem Alter < 60 Jahre: Option 1: PEI (Cisplatin, Etoposid, Ifosfamid);
- männliche Patienten in mäßigem oder auch schlechtem Allgemeinzustand mit Alter < 50 Jahre: Option 1: PEI (Cisplatin, Etoposid, Ifosfamid);
- Patienten in mäßigem Allgemeinzustand mit biologischem Alter > 60 Jahre und Hinweise auf einen hormonabhängigen Tumor: Option 8: Hormontherapie;
- Patienten in mäßigem Allgemeinzustand mit biologischem Alter > 60 Jahre: Option 4: Epirubicinmonotherapie.

### 7.2.2 Mäßig und gut differenziertes Adenokarzinom mit unbekanntem Primärtumor (ACUP)

Wenig und schlecht differenzierte Adenokarzinome können sich klinisch wie undifferenzierte Karzinome verhalten und sollten auch so behandelt werden.

Bei Patienten mit mäßig und gut differenzierten Adenokarzinomen ist das Therapieziel palliativ. Eine Therapie ist *erst gerechtfertigt, wenn Beschwerden* seitens des Tumorleidens einsetzen. In der Vergangenheit wurde vorwiegend das bei vielen Adenokarzinomen wirksame FAM-Regime (Option 3: 5-Fluoruracil, Adriamycin, Mitomycin) eingesetzt. Mit dieser Therapie liegen die objektiven Remissionsraten zwischen 10 und 30%, komplette Remissionen kommen nur vereinzelt vor (Goldberg et al.

1986; McKeen et al. 1980; Rudnick et al. 1981). Etwas schlechtere Ergebnisse (objektive Remissionen 5–20%) können auch mit einer Monotherapie mit 5-Fluoruracil erreicht werden (Option 5; Markman 1982; Moertel et al. 1972; Shildt et al. 1983).

Mit Biomodulatoren, insbesondere mit Folinsäure in Kombination mit 5-Fluoruracil ± Cisplatin, wurden in den letzten Jahren sehr günstige Ergebnisse mit über 50% objektiven Remissionen insbesondere bei gastrointestinalen Tumoren erzielt (Köhne-Wömpner et al. 1994; Lenzi et al. 1993; Stahl et al. 1991; Vanhoefer et al. 1994; Wilke et al. 1994). Die Ansprechraten bei Bronchial- und Pankreaskarzinomen, die dem CUP-Syndrom recht häufig zugrunde liegen, sind allerdings deutlich ungünstiger.

Besonderes Augenmerk verdienen Patienten mit *Hinweisen auf einen hormonabhängigen Tumor,* da hier oft mit einer gut verträglichen Hormontherapie (Option 8) eine langfristige Palliation erreicht werden kann:
- bei *Männern:* erhöhtes *PSA bzw. PAP; osteoplastische* Skelettmetastasen: *Hormontherapie* wie beim metastasierenden *Prostatakarzinom* (s. Kap. 35.27 *„Prostatakarzinom");*
- bei *Frauen: positiver Rezeptorstatus* bei der immunhistologischen Untersuchung; erhöhtes *CA 15/3 oder MCA; axilläre Lymphknotenmetastasen: Hormontherapie* wie beim metastasierenden rezeptorpositiven Mammakarzinom (s. Kap. 35.11 *„Mammkarzinom");*
- Histologie eines *klarzelligen* Adenokarzinoms: *Hormontherapie* ggf. kombiniert mit Interferon wie beim metastasierenden *Nierenzellkarzinom* (s. Kap. 35.32 *„Nierentumoren").*

Sind solche Hinweise nicht vorhanden, empfiehlt sich folgendes therapeutisches Vorgehen:
- Patienten mit der *Arbeitsdiagnose gastrointestinaler Primärtumor,* gutem Allgemeinzustand und biologischem Alter < 60 Jahre: Option 3: LFP (Leukovorin, 5-Fluoruracil, Cisplatin)
- Patienten *ohne Hinweise auf einen gastrointestinalen Primärtumor* in guten Allgemeinzustand mit biologischem Alter < 60 Jahre: Option 4: FAM (5-Fluoruracil, Adriamycin, Mitomycin);
- Patienten im mäßigen Allgemeinzustand und/oder mit biologischem Alter > 60 Jahre: Option 5: FA/FU (Folinsäure/5-Fluoruracil).

Diese Empfehlungen bedürfen der Überprufung in kontrollierten prospektiven Therapiestudien.

### 7.2.3 Kleinzelliges Karzinom mit unbekanntem Primärtumor (SCCUP)

Wichtigste Differentialdiagnose beim kleinzelligen Karzinom mit unbekanntem Primärtumor ist, insbesondere bei Lymphknotenmetastasen, ein hochmalignes Lymphom. Die immunhistologische Abklärung ist hier entscheidend, da bei Lymphomen mit entsprechender Chemotherapie eine kurative Chance besteht. Im Zweifelsfall kann ein Behandlungsversuch mit Vincristin und Steroiden differentialtherapeutisch erwogen werden. Bei multiplen Metastasen eines „echten" kleinzelligen Karzinoms kann mit aggressiver Chemotherapie häufig eine objektive Remission mit allerdings meist kurzer Remissionsdauer erreicht werden.

*Therapeutisches Vorgehen:*
- Patienten in gutem Allgemeinzustand mit biologischem Alter < 60 Jahre: Option 1: PEI (Cisplatin, Etoposid, Ifosfamid);
- Patienten in mäßigem Allgemeinzustand mit biologischem Alter > 60 Jahre und *Hinweis auf ein malignes Lymphom:* Option 7: Vincristin/ Steroide.
  Bei überraschend gutem Ansprechen ist an ein *malignes Lymphom* zu denken und die Therapie dementsprechend zu modifizieren und forzuführen.
- Patienten im mäßigen Allgemeinzustand mit biologischem Alter > 60 Jahre *ohne Hinweis auf malignes Lymphom: Option 4: Epirubicinmonotherapie.*

### 7.2.4 Plattenepithelkarzinom mit unbekanntem Primärtumor (SqCUP)

Die Prognose ist bei der Arbeitsdiagnose eines Tumors im Kopf-Hals-Bereich oder im Ösophagus deutlich günstiger als bei einem Bronchialkarzinom. Gute Wirksamkeit ist insbesondere mit Kombinationen aus Cisplatin bzw. Carboplatin und 5-Fluoruracil zu erwarten. Aufgrund pharmakologischer Daten kann von der Biomodulation mittels Leukovorin eine Steigerung der Wirkung erwartet werden (Peters et al. 1993).

*Therapeutisches Vorgehen:*
- Patienten im guten Allgemeinzustand mit biologischem Alter < 60 Jahre: Option 3: LFP (Leukovorin, 5-Fluoruracil, Cisplatin);
- Patienten im mäßigen Allgemeinzustand und/oder mit biologischem Alter > 60 Jahre: Option 6: Carboplatinmonotherapie.

### 7.2.5 Multiple Metastasen eines malignen Melanoms mit unbekanntem Primärtumor

Ist die Diagnose des malignen Melanoms gesichert, ist ein Vorgehen wie bei metastasiertem Melanom mit bekanntem Primärtumor zu wählen (s. Kap. *„Malignes Melanom"*).

### 7.2.6 Maligne Ergüsse in Körperhöhlen (Pleuraerguß/Aszites) mit unbekanntem Primärtumor

Manifestiert sich ein CUP-Syndrom durch einen malignen Pleuraerguß oder malignen Aszites, ist die Prognose eher ungünstiger einzuschätzen als bei anderen disseminierten Erkrankungsformen. Therapeutisch kann mit lokaler Instillation von Zytostatika oftmals eine wirkungsvolle Palliation erreicht werden (s. Tabelle 10).

*Therapeutisches Vorgehen:*
– *maligner Pleuraerguß: vollständige* Drainage des Ergusses (ggf. mit multiplen Punktionen), anschließend *Instillation von Mitoxantron* (s. auch Kap. 35.76 *„Therapie maligner Pleuraergüsse"*);
– *maligner Aszites:* Instillation von Zytostatika (z. B. Mitoxantron; alternativ Cisplatin) intraperitoneal (s. Kap. *„Intraperitoneale Chemotherapie„*).

### 7.2.7 Multiple Lebermetastasen mit unbekanntem Primärtumor

Siehe oben.

### 7.2.8 Symptomatische Therapie bei multiplen Metastasen mit unbekanntem Primärtumor

Zusätzlich zu den bisher genannten therapeutischen Maßnahmen besteht gerade bei Patienten mit CUP-Syndrom häufig ein großer Bedarf an symptomatischer Therapie zur Linderung von tumorbedingten Beschwerden:
– ausreichende *Schmerztherapie* (medikamentös; *Bestrahlung von Knochenmetastasen;* analgetische Bestrahlung);
– angemessene Behandlung von *Infektionen;*
– (chirurgische) Behandlung pathologischer Frakturen;
– Behandlung eines Subileus/Ileus (medikamentös; ggf. chirurgisch);
– Behandlung von malignen Ergüssen (z. B. Pleurapunktion bei Dyspnoe; Aszitespunktion/-drainage bei massivem Aszites);

– ausreichende *Ernährung* (ggf. mittels Duodenalsonde/PEG; ggf. i.v. mittels implantiertem venösen Portsystem oder Broviac-Katheter).

## 7.3 Gruppe III: Primär infause Prognose

Bei primär disseminiertem Organbefall ± Lymphknotenbefall **und** biologischem Alter über 60 Jahre **und** reduziertem Allgemeinzustand mit Karnofsky-Index < 50 % ist die Prognose der Patienten i. allg. infaust. Sind nach Abschluß des *diagnostischen Basisprogramms* (s. Abb. 2) kurativ behandelbare Tumoren ausgeschlossen, sollten *keine ausgedehnte oder invasive Diagnostik* und auch *keine belastenden Therapiemaßnahmen* durchgeführt werden.

In dieser Situation sollten alle Therapiemaßnahmen unter dem Aspekt der reinen Palliation gesehen werden, dabei tritt eine *sorgfältige symptomatische Therapie* mit dem Ziel einer möglichst guten Lebensqualität für den Patienten in den Vordergrund.

Nur in 2 Situationen ist der Versuch einer gegen den Tumor gerichteten Chemotherapie sinnvoll, da diese Therapien für die Patienten sehr gut verträglich sind:

– bei Patienten mit einem *kleinzelligen Karzinom* und *Lymphknotenmetastasierung*: Option 7: Vincristin/Steroide.
   Bei überraschend gutem Ansprechen ist an ein *malignes Lymphom* zu denken und die Therapie dementsprechend zu modifizieren und fortzuführen;

– bei Patienten mit *Hinweisen auf einen hormonabhängigen Tumor*: Option 8: Hormontherapie.

## 8 Therapieoptionen und Therapieschemata

### 8.1 Therapieoptionen

*Option 1* (aggresive Chemotherapie): Kombinationstherapie mit Cisplatin/Etoposid/Ifosfamid (PEI).

Eine Wirksamkeit ist zu erwarten bei *undifferenzierten Karzinomen, wenig differenzierten Adenokarzinomen und kleinzelligen Karzinomen:*

– Keimzelltumor,
– Ovarialkarzinom,
– Bronchialkarzinom (kleinzellig und nicht kleinzellig),
– Mammakarzinom,
– HNO-Tumoren,

- Ösophaguskarzinom (Plattenepithelkarzinom und kleinzellig),
- Lymphom,
- Urothelkarzinom (Blase, Nierenbecken),
- andere metastasierende Plattenepithelkarzinome.

*Option 2* (weniger aggressive Chemotherapie): Kombinationstherapie mit Leukovorin/5-Fluorouracil/Cisplatin (LFP). Eine Wirksamkeit ist zu erwaten bei *mittel- und gutdifferenzierten Adenokarzinomen,* besonders im *Gastrointestinaltrakt,* und bei *Plattenepithelkarzinomen:*
- kolorektale Tumoren,
- Magenkarzinom,
- Ösophaguskarzinom (bsd. Plattenepithelkarzinom);
- HNO-Tumoren,
- andere metastasierende Plattenepithelkarzinome.

*Option 3* (weniger aggressive Chemotherapie): Kombinationstherapie mit 5-Fluoruracil/Adriamycin/Mitomycin (FAM). Eine Wirksamkeit ist zu erwarten bei *mittel- und gutdifferenzierten Adenokarzinomen:*
- Mammakarzinom,
- Bronchialkarzinom (nicht kleinzellig),
- Pankreaskarzinom,
- Schilddrüsenkarzinom,
- gastrointestinale Karzinome (Magen, Kolon/Rektum),
- Ovarialkarzinom,
- Prostatakarzinom.

*Option 4* wenig aggressive Chemotherapie): Monotherapie mit Epirubicin.
Eine Wirksamkeit ist zu erwarten bei *undifferenzierten Karzinomen* und *mäßig differenzierten Adenokarzinomen.*

*Option 5* (wenig aggressive Chemotherapie): Kombinationstherapie mit Folinsäure/5-Fluoruracil (FA/FU).
Eine Wirksamkeit ist zu erwarten mit *mittel- und gutdifferenzierten Adenokarzinomen,* besonders im *Gastrointestinaltrakt.*

*Option 6* (wenig aggressive Chemotherapie): Monotherapie mit Carboplatin.
Eine Wirksamkeit ist zu erwarten bei *Plattenepithelkarzinomen, kleinzelligen und undifferenzierten Karzinomen.*

*Option 7* (sehr wenig aggressive Chemotherapie): Vincristin/Steroide.
Eine Wirksamkeit ist zu erwarten bei *malignen Lymphomen.*

*Option 8:* Hormontherapie.
Eine Wirksamkeit ist zu erwarten bei Hinweisen auf
- *Mammakarzinom:* Tamoxifen/Megestrolacetat/Medroxyprogesteron-
  acetat;
- *Prostatakarzinom:* LHRH-Analoga/Flutamid;
- *Nierenzellkarzinom:* Tamoxifen (+ Interferon).

## 8.2 Therapieschemata

### Option 1: PEI

| Cisplatin/Etoposid/Ifosfamid | | | | | |
|---|---|---|---|---|---|
| P | Cisplatin | $20\,mg/m^2 > 1\,h$ | i.v. | ½ h-Inf. | Tag 1, 2, 3, 4, 5 |
| E | Etoposid | $100\,mg/m^2 > 1\,h$ | i.v. | 1 h-Inf. | Tag 1, 2, 3, 4, 5 |
| I | Ifosfamid | $1200\,mg/m^2 > 1\,h$ | i.v. | 1 h-Inf. | Tag 1, 2, 3, 4, 5 |
| Wiederholung Tag 29 | | | | | |

### Option 2: LFP

| Leukovorin/5-Fluoruracil/Cisplatin | | | | | |
|---|---|---|---|---|---|
| L | Leukovorin | $500\,mg/m^2$ | i.v. | 2 h-Inf. | Tag 1, 8, 15, 22, 29, 36 |
| F | 5-Fluoruracil | $2\,g/m^2$ | i.v. | 24 h-Inf. | Tag 1, 8, 15, 22, 29, 36 |
| P | Cisplatin | $50\,mg/m^2$ | i.v. | ½ h-Inf. | Tag 1, 15, 29 |
| bei Ansprechen Wiederholung ab Tag 50 | | | | | |

### Option 3: FAM

| 5-Fluoruracil/Adriamycin/Mitomycin | | | | | |
|---|---|---|---|---|---|
| F | 5-Fluoruracil | $400\,mg/m^2$ | i.v. | Bolus | Tag 1, 2, 3; 21, 22, 23 |
| A | Adriamycin (Doxorubicin) | $40\,mg/m^2$ | i.v. | Bolus | Tag 2, 22 |
| M | Mitomycin C | $10\,mg/m^2$ | i.v. | Bolus | Tag 1 |
| Wiederholung Tag 57 | | | | | |

## Option 4: Epirubicinmonotherapie

| Epirubicinmonotherapie | | | | |
|---|---|---|---|---|
| Epirubicin | 25 mg/m² | i.v. | Bolus | Tag 1, 8, 15, 22, usw. fortlaufend |
| mindestens 4 Wochen | | | | |

## Option 5: Folinsäure/5-Fluoruracil (FA/FU)

| Folinsäure/5-Fluoruracil | | | | |
|---|---|---|---|---|
| Folinsäure | 500 mg/m² | i.v. | Bolus | Tag 1, 8, 15, 22 |
| 5-Fluoruracil | 2600 mg/m² | i.v. | 24-h-Inf. | Tag 1, 8, 15, 22 |
| bei Ansprechen Wiederholung ab Tag 36 | | | | |

## Option 6: Carboplatinmonotherapie

| Carboplatinmonotherapie | | | | |
|---|---|---|---|---|
| Carboplatin | 400 mg/m² | i.v. | 15-min-Inf. | Tag 1 |
| Wiederholung Tag 22 | | | | |

## Option 7: Vincristin/Steroide (VCR/Steroide)

| Vincristin/Steroide | | | | |
|---|---|---|---|---|
| Vincristin | 2 mg | i.v. | Bolus | Tag 1, 8 |
| Prednison | 3mal 20 mg/m² | p.o. | | Tag 1–14 |
| bei gutem Ansprechen: Therapie wie bei malignem Lymphom | | | | |

**Option 8: Hormontherapie**

| Hormontherapie | |
|---|---|
| V. a. Mammakarzinom | Tamoxifen/Megestrolacetat/ Medroxyprogesteronacetat |
| V. a. Prostatakarzinom | LHRH-Analoga ± Flutamid |
| V. a. Nierenzellkarzinom | Tamoxifen (+ Interferon) |

## 9 Ausblick

Immer muß bedacht werden, daß es sich beim CUP-Syndrom um eine hochmaligne Tumorerkrankung handelt, bei der die Überlebenszeit des Patienten mit oder ohne Therapie in der Regel schlecht ist. Die Einteilung des Patienten in eine der 3 prognostischen Untergruppen führt aber dazu, daß einerseits eine Eskalation der Diagnostik vermieden wird, andererseits die spezifische Therapie in den einzelnen Gruppen der Lebensqualität und der Lebenserwartung sowie den spezifischen Charakteristika des CUP-Syndroms Rechnung trägt.

Wichtigstes Prinzip dabei ist eine gute Betreuung des Patienten in den für ihn selbst als verzweifelt erlebten Situation. Die besonderen biologischen Charakteristika dieses hochmalignen Krankheitsbildes müssen einerseits erkannt werden, andererseits muß für den Patienten das Optimum durch die vorgegebenen Therapiestrategien sowie durch die von der eigenen Erfahrung und auch von der Intuition geleiteten Therapie erreicht werden.

## Literatur

Abbruzzese JL, Lenzi R, Raber MN, Pathak S, Frost P (1993) The biology of unknown primary tumors. Semin Oncol 20:238–243

al-Idrissi HY (1990) Combined 5-fluorouracil, adriamycin and mitomycin C in the management of adenocarcinoma metastasizing to the liver from an unknown primary site. J Int Med Res 18:425–429

Altman E, Cadman E (1986) An analysis of 1539 patients with cancer of unknown primary site. Cancer 57:120–124

Atkin NB (1986) Chromosone 1 aberrations in cancer. Cancer Genet Cytogenet 21:279–285

Azar HA, Espinoza CG, Richman AV, Saba SR, Wang TY (1982) „Undifferentiated" large cell malignancies: An ultrastructural and immunocytochemical study. Hum Pathol 13:323–333

Baron MG, de-la-Gandara I, Espinosa E, de-Paredes ML, Zamora P, Mondejar JL (1991) Bone metastases as the first manifestation of a tumour. Int Orthop 15:373–376

Baron PL, Moore MP, Kinne DW, Candela FC, Osborne MP, Petrek JA (1990) Occult breast cancer presenting with axillary metastases. Updated management. Arch Surg 125:210-214

Bataini JP, Rodriguez J, Jaulerry C, Brugere J, Ghossein NA (1987) Treatment of metastatic neck nodes secondary to an occult epidermoid carcinoma of the head and neck. Laryngoscope 97:1080–1084

Batsakis JG (1981) The pathology of head and neck tumors: the occult primary and metastases to the head and neck. Head Neck Surg 3:409–423

Bell CW, Pathak S, Frost P (1989) Unknown primary tumors: establishment of cell lines, identification of chromosomal abnormalities, and implications for a second type of tumor progression. Cancer Res 49:4311–4315

Chan RC, Steinbok P (1982) Solitary cerebral metastasis: the effect of craniotomy on the quality and the duration of survival. Neurosurgery 11:254–257

Chee CP (1990) Brain metastasis of unknown origin. Singapore Med J 31:48–50

Clark WC, Nicoll JA, Coakham H (1989) Monoclonal antibody immunophenotyping of solitary cerebral metastases with unknown primary sites. Br J Neurosurg 3:591–595

Coker DD, Casterline PF, Chambers RG, Jaques DA (1977) Metastases to lymph nodes of the head and neck from an unknown primary site. Am J Surg 134:517–522

Coster JR, Foote RL, Olsen KD, Jack SM, Schaid DJ, DeSanto LW (1992) Cervical nodal metastasis of squamous cell carcinoma of unknown origin: indications for withholding radiation therapy. Int J Radiat Oncol Biol Phys 23:743–749

de Braud F, Heilbrun LK, Ahmed K et al. (1989) Metastatic squamous cell carcinoma of an unknown primary localized to the neck. Advantages of an aggressive treatment. Cancer 64:510–515

De Wit R, Hoek FJ, Bakker PJM, Veenhof CHN (1991) The value of MCA, CA 15-3, CEA and CA-125 for discrimination between metastatic breast cancer and adenocarcinoma of other primary sites. J Intern Med 229:463–466

Debevec M (1990) Management of patients with brain metastases of unknown origin. Neoplasma 37:601–606

Dickersin GR, Scully RE (1993) Role of electron microscopy in metastatic endometrial stromal tumors. Ultrastruct Pathol 17:377–403

Didolkar MS, Fanous N, Elias EG, Moore RH (1977) Metastatic carcinomas from occult primary tumors. A study of 254 patients. Ann Surg 186:625–630

Dorman AM, Chin D, Leader M (1992) Specificity of colon specific antigen and colon ovarian tumour antigen. J Clin Pathol 45:932–933

Dvorak AM, Monahan RA (1982) Metastatic adenocarcinoma of unknown primary site: diagnostic electron microscopy to determine the site of tumor origin. Arch Pathol Lab Med 106:21–24

Eapen L, Vachet M, Catton G et al. (1988) Brain metastases with an unknown primary: a clinical perspective. J Neurooncol 6:31–35

Eichhorn JH, Young RH, Scully RE (1993) Nonpulmonary small cell carcinomas of extragenital origin metastatic to the ovary. Cancer 71:177–186

Fer MF, Abrams PG, Oldham RK et al. (1986) Poorly differentiated lung cancer. In: Fer MF, Greco FA, Oldham RK (eds) Poorly differentiated neoplasms and tumors of unknown origin. Grune & Stratton, Orlando, pp 271–292

Fitzpatrick PJ, Kotalik JF (1974) Cervical metastases from an unknown primary tumor. Radiology 110:659–663

Gaber AO, Rice P, Eaton C, Pietrafitta JJ, Spatz E, Deckers PJ (1983) Metastatic malignant disease of unknown origin. Am J Surg 145:493–497

Gamble AR, Bell JA, Ronan JE, Pearson D, Ellis IO (1993) Use of tumour marker immunoreactivitiy to identify primary site of metastatic cancer. BMJ 306:295–298

Garrow GC, Greco FA, Hainsworth JD (1993) Poorly differentiated neuroendocrine carcinoma of unknown primary tumor site. Semin Oncol 20:287–291

Gatter KC, Alcock C, Heryet A, Mason DY (1985) Clinical importance of analysing malignant tumours of uncertain origin with immunohistological techniques. Lancet 1:1302–1305

Goerich J, Beyer-Enke SA, Mueller M, Gueckel F, Probst G, van Kaick G (1988) Die Wertigkeit der Computertomographie bei der Suche nach unbekanntem Primärtumor. Rofo Fortschr Geb Röntgenstr Neuen Bildgeb Verfahr 149:277–279

Goldberg RM, Smith FP, Ueno W, Ahlgren JD, Schein PS (1986) 5-fluorouracil, adriamycin, and mitomycin in the treatment of adenocarcinoma of unknown primary. J Clin Oncol 4:395–399

Greco FA, Vaughn WK, Hainsworth JD (1986) Advanced poorly differentiated carcinoma of unknown primary site: recognition of a treatable syndrome. Ann Intern Med 104:547–553

Hainsworth JD, Greco FA (1993) Poorly differentiated carcinoma and poorly differentiated adenocarcinoma of unknown primary tumor site. Semin Oncol 20:279–286

Hainsworth JD, Johnson DH, Greco FA (1992) Cisplatin-based combination chemotherapy in the treatment of poorly differentiated carcinoma and poorly differentiated adenocarcinoma of unknown primary site: results of a 12-year experience. J Clin Oncol 10:912–922

Hainsworth JD, Wright EP, Johnson DH, Davis BW, Greco FA (1991) Poorly differentiated carcinoma of unknown primary site: clinical usefulness of immunoperoxidase staining. J Clin Oncol 9:1931–1938

Hammar SP, Orenstein JM (1992) Metastatic neoplasms of unknown primary origin: an overview. Ultrastruct Pathol 16:3–5

Heater K, MacMahon H, Vyborny CJ (1989) Occult and lung carcinoma presenting with dysphagia. The value of computed tomography. Clin Imaging 13:122–126

Heyderman E, Chapman DV, Richardson TC, Calvert I, Rosen SW (1985) Human chorionic gonadotropin and human placental lactogen in extragonadal tumors. An immunoperoxidase study of ten non-germ cell neoplasms. Cancer 56:2674–2682

Holmes FF, Fouts TL (1970) Metastatic cancer of unknown primary site. Cancer 26:826–820

Hübner G, Tamme C, Wildfang I, Schöber C, Schmoll H-J (1990) Management of patients with carcinoma of unknown primary (CUP–Syndrome). J Cancer Res Clin Oncol [Suppl, part I]:116–190

Jesse RH, Perez CA, Fletcher GH (1973) Cervical lymph node metastasis: unknown primary cancer. Cancer 31:854–857

Jonk A, Kroon BB, Rumke P, Mooi WJ, Hart AA, van-Dongen JA (1990) Lymph node metastasis from melanoma with an unknown primary site. Br J Surg 77:665–668

Köhne-Wömpner CH, Schmoll J-J, Wilke H et al. (1994) Weekly high dose infusional 5-fluorouracil (FU) plus leucovorin vs. FU plus α-interferon in advanced colorectal cancer. Ann Oncol 5 [Suppl 8]:0219

Krüger R, de-Leon F, Maihoff J (1992) Der Wert der Immunhistochemie bei der histologischen Routinediagnostik von Metastasen mit unbekannten Primärtumor. Pathologe 13:65–72

Lamerz R (1989) Klinische Relevanz von Tumormarkern. Wien Klin Wochenschr 101:464–472

Le Chevalier T, Cvitkovic E, Caille P et al. (1988) Early metastic cancer of unknown primary origin at presentation. A clinical study of 302 consecutive autopsied patients. Arch Intern Med 148:2035–2039

Lefèbvre JL, Adenis L, Coche-Dequeant B, Depadt G, Buisset E (1986) Cervical adenopathies of unknown primary site. Radiographics 6:314–317

Lenzi R, Raber MN, Frost P, Schmidt S, Abbruzzese JL (1993) Phase II study of cisplatin, 5-fluorouracil and folinic acid in patients with carcinoma of unknown primary origin. Eur J Cancer 29A:1634–1634

Lopez R, Holyoke ED, Moore RH, Karakousis CP (1982) Malignant melanoma with unknown primary site. J Surg Oncol 19:151–154

Loy TS, Abshier J (1993) Immunostaining with HAM56 in the diagnosis of adenocarcinomas. Mod Pathol 6:473–475

Mackay B, Ordonez NG (1993) Pathological evaluation of neoplasms with unknown primary tumor site. Semin Oncol 20:206–228

Markman M (1982) Metastatic adenocarcinoma of unknown primary site: analysis of 245 patients seen at The Johns Hopkins Hospital from 1965–1979. Med Pediatr Oncol 10:569–574

Maulard C, Housset M, Brunel P et al. (1992) Postoperative radiation therapy for cervical lymph node metastases from an occult squamous cell carcinoma. Laryngoscope 102:884–890

McKeen E, Smith F, Haidak D et al. (1980) Fluorouracil (F), adriamycin (A) and mitomycin (M), FAM, for adenocarcinoma of unknown origin. Proc ASCO 21:358

Merchut MP (1989) Brain metastases from undiagnosed systemic neoplasms. Arch Intern Med 149:1076–1080

Moertel CG, Reitemeier RJ, Schutt AJ, Hahn RG (1972) Treatment of the patient with adenocarcinoma of unknown origin. Cancer 30:1469–1472

Nesbit RA, Tattersall MH, Fox RM, Woods RL (1981) Presentation of unknown primary cancer with metastatic liver disease – management and natural history. Aust N Z J Med 11:16–19

Neumann G (1988) Bösartige Neubildungen mit sekundärem, nicht näher oder nicht bezeichnetem Sitz – ihre Bedeutung für die Todesursachenstatistik. Öff Gesundheitswes 50:13–19

Nissenblatt MJ (1981) The CUP syndrome (carcinoma unknown primary). Cancer Treat Rev 8:211–224

Nole F, Colleoni M, Buzzoni R, Bajetta E (1993) Fluorouracil plus folinic acid in metastatic adenocarcinoma of unknown primary site suggestive of a gastrointestinal primary. Tumori 79:116–118

Nystrom JS, Weiner J; Heffelfinger-Juttner J, Irwin LE, Bateman JR, Wolf RM (1977) Metastatic and histologic presentations in unknown primary cancer. Semin Oncol 4:53–58

Nystrom JS, Weiner JM, Wolf RM, Bateman JR, Viola MV (1979) Identifying the primary site in metastatic cancer of unknown origin: inadequacy of roentgenographic procedures. JAMA 241:381–383

Panza N, Lombardi G, De Rosa M, Pacilio G, Lapenta L, Salvatore M (1987) High serum thyreoglobulin levels. Diagnostic indicator in patients with metastases from unknown primary sites. Cancer 60:2233–2236

Pasterz R, Savaraj N, Burgess M, Legha S, Benjamin R, Schwarz B (1985) Analysis of prognostic factors in patients with metastatic carcinoma of unknown primary (MCUP). Proc ASCO 4:151

Patchell RA, Tibbs PA, Walsh JE et al. (1990) A randomized trial of surgery in the treatment of single metastases to the brain. N Engl J Med 322:494–500

Penn I (1991) Hepatic transplantation for primary and metastatic cancers of the liver. Surgery 110:726–734

Peters GJ, Hoekman K, van Groeningen CJ et al. (1993) Potentiation of 5-Fluororacil induced inhibition of thymidylate synthase in human colon tumors by leucovorin is dose dependent. Adv Exp Med Biol 338:613–616

Reintgen DS, McCarty KS, Woodard B, Cox E, Seigler HF (1983) Metastatic malignant melanoma with an unknown primary. Surg Gynecol Obstet 156:335–340

Remick SC, Ruckdeschel JC (1992) Extrapulmonary and pulmonary small-cell carcinoma: tumor biology, therapy, and outcome. Med Pediatr Oncol 20:89–99

Richardson RL (1986) Small cell carcinomas of extrapulmonary origin. In: Fer MF, Greco FA, Oldham RK (eds) Poorly differentiated neoplasms and tumors of unknown origin. Grune & Stratton, Orlando, pp 323–342

Rougraff BT, Kneisl JS, Simon MA (1993) Skeletal metastases of unknown origin. A prospective study of a diagnostic strategy. J Bone Joint Surg Am 75:1276–1281

Ruddon RW (1986) Immunologic and biochemical markers in the diagnosis and management of poorly differentiated neoplasms and cancers of unknown primary. In: Fer MF, Greco FA,Oldham RK (eds) Poorly differentiated neoplasms and tumors of unknown origin. Grune & Stratton, Orlando, pp 75–100

Rudnick S, Tremont S, Staab E (1981) Evaluation and therapy of adenocarcinoma of unknown primary (ACUP). Proc ASCO 22:379

Santini H, Byers RM, Wolf PF (1985) Melanoma metastatic to cervical and parotic nodes from an unknown primary site. Am J Surg 150:510–512

Schnürch HG (1992) Tumormetastasen in axillären Lymphknoten bei unbekanntem Primärtumor. Gynäkologe 25:109–116

Schultz-Coulon HJ, Peter HH (1984) Melanommetastasen im Halsbereich bei unbekanntem Primärtumor. Laryngol Rhinol Otol (Stuttg) 63:17–20

Sheahan K, O'Keane JC, Abramowitz A et al. (1993) Metastatic adenocarcinoma of an unknown primary site. A comparison of the relative contributions of morphology, minimal essential clinical data and CEA immunostaining status. Am J Clin Pathol 99:729–735

Shih LY, Chen TH, Lo WH (1992) Skeletal metastasis from occult carcinoma. J Surg Oncol 51:109–113

Shildt RA, Kennedy PS, Chen TT, Athens JW, O'Bryan RM, Balcerzak SP (1983) Management of patients with metastatic adenocarcinoma of unknown origin: a Southwest Oncology Group study. Cancer Treat Rep 67:77–79

Silverman C, Marks JE (1982) Metastatic cancer of unknown origin: epidermoid and undifferentiated carcinomas. Semin Oncol 9:435–441

Snee MP, Vyramuthu N (1985) Metastatic carcinoma from unknown primary site: the experience of a large oncology centre. Br J Radiol 58:1091–1095

Stahl M, Wilke H, Preusser P et al. (1991) Etoposide, leukovorin and 5-fluorouracil (FLF) in advanced gastric carcinoma – final results of a phase-II study in elderly patients or patients with cardiac risk. Onkology 14:314–318

Tan JL, Lo NN, Tan SK (1992) Surgical treatment of metastatic long bone disease. Singapore Med J 33:355–358

van der Gaast A, Verweij J, Prins E, Splinter TA (1990) Chemotherapy as treatment of choice in extrapulmonary undifferentiated small cell carcinomas. Cancer 65:422–424

van-Ooijen B, Bontenbal M, Henzen-Logmans SC, Koper PC (1993) Axillary nodal metastases from an occult primary consistent with breast carcinoma. Br J Surg 80:1299–1300

Vanhoefer U, Wilke H, Weh H et al. (1994) Weekly high-dose 5-fluorouracil/folic acid is active in chemotherapeutically pretreated gastric cancer. Ann Oncol 5 [Suppl 8]: P 398

Velez A, Walsh D, Karakousis CP (1991) Treatment of unknown primary melanoma. Cancer 68:2579–2581

Verweij J, von de Gast A, von de Burg ME, Henzen-Logmans SC, Stoter G (1989) Phase 2 study of bleomycin, etoposide and cisplatin for patients with metastatic (adeno)carcinoma of unknown primary (CUP). Proc Natl Acad Sci USA 8:A1139

Wax MK, Briant TD (1993) Surgery and postoperative radiotherapy in the management of extensive cancer of the cervical lymph nodes from an unknown primary. J Otolaryngol 22:34–38

Wilke H, Vanhoefer U, Fink U et al. (1994) Weekly high-dose fluorouracil/folinic acid plus biweekly Cisplatin or high-dose fluorouracil/folinic acid plus alternating cisplatin/epidoxorubicin for gastric cancer. Ann Oncol 5 [Suppl 8]. P 397

Zaren HA, Copeland EM 3d (1978) Inguinal node metastases. Cancer 41:919–923

Zola P, Volpe T, Luparia E, Rumore A, Katsaros D, Sismondi P (1991) Localization and management of occult breast lesions. Eur J Gynaecol Oncol 12:63–68

# Tumoren bei HIV-Infektion

## 34.83 HIV-assoziierte Tumorerkrankungen

P. S. Mitrou, D. Huhn

Wie andere Patienten mit angeborenen, erworbenen oder iatrogenen Immundefekten weisen die HIV-Infizierten eine gegenüber der übrigen Bevölkerung hohe Rate an malignen Tumoren auf. Das epidemische Kaposi-Sarkom und maligne Non-Hodgkin-Lymphome sind mit Sicherheit mit der HIV-Infektion assoziiert, während der Zusammenhang zwischen HIV-Infektion und Morbus Hodgkin sowie soliden Tumoren nicht allgemein anerkannt wird.

### 1 Non-Hodgkin-Lymphome bei HIV-Infizierten

#### 1.1 Häufigkeit

Non-Hodgkin-Lymphome (NHL) treten bei 2,5–5% aller HIV-Infizierten in den verschiedenen Stadien der HIV-Infektion auf. Sie können als Erstsymptom des Aids erkannt werden, treten jedoch bevorzugt bei fortgeschrittener HIV-Infektion bzw. Immundefizienz auf.

#### 1.2 Histologie

Im Gegensatz zu den nicht HIV-infizierten Patienten kommen bei HIV-Infektionen fast ausschließlich hochmaligne Lymphome der B-Zellreihe vor. T-Zellymphome bilden eine kleine Minderheit. Die histologische Klassifikation erfolgt nach der in jedem Lande üblichen Klassifikation für nicht HIV-assoziierte Lymphome. Die häufigsten histologischen Formen nach der Kiel-Klassifikation sind das immunoblastische Lymphom und das lymphoblastische Lymphom vom Burkitt-Typ, gefolgt vom zentro-

blastischen Lymphom. Wir wissen jedoch, daß sowohl aufgrund histo-
morphologischer Kriterien als auch aufgrund des biologischen Verhaltens
die Kiel-Klassifikation für diese Lymphome nicht adäquat ist. Im Rahmen
der prospektiven Studien der AIO-Arbeitsgruppe „HIV-assoziierte
Tumoren" wurde eine neue Klassifikation dieser Tumoren vorgenommen,
die noch nicht publiziert worden ist

## 1.3 Stadieneinteilung

Die Stadieneinteilung erfolgt nach den Richtlinien für NHL nicht HIV-
infizierter Patienten. Die HIV-assoziierten NHL zeigen jedoch bestimmte
Besonderheiten. Sie treten bei *40–50% der Patienten primär extranodal
ohne Lymphknotenbefall* auf, besonders im *zentralen Nervensystem* und im
*Gastrointestinaltrakt*. Bei 80% der Patienten ist ein Befall parenchymatö-
ser Organe nachweisbar, die somit dem Stadium IV zuzuordnen sind.

## 1.4 Diagnostik

Die Diagnostik muß die bereits erwähnten Besonderheiten dieser Tumorgruppe berücksichtigen. Stereotaktische Biopsien und Liquoruntersuchungen stehen im Vordergrund zur Diagnose der Lymphome im ZNS,
endoskopische Untersuchungen bei der Diagnose primär gastrointestinal
auftretender Tumoren. Bei nodaler Manifestation gelten die gleichen
Richtlinien wie bei den Non-Hodgkin-Lymphomen nicht HIV-infizierter
Patienten.

## 1.5 Therapiestrategien

Die Behandlung der HIV-assoziierten Non-Hodgkin-Lymphome muß das
Stadium der HIV-Infektion bzw. das Ausmaß der Immunsuppression und
der damit verbundenen Symptome berücksichtigen. Bei den Studien der
AIO-Arbeitsgruppe „HIV-assoziierte Tumoren" wurden 2 Risikogruppen
definiert in Abhängigkeit vom Stadium der HIV-Infektion. Als *prognostisch ungünstig* wurden eingestuft Patienten mit CD 4-Zahlen unter 50/µl,
einem Allgemeinzustand nach WHO von 3 oder 4 und solche mit
vorangegangenen oder aktuellen opportunistischen Infektionen. Diese
Patienten zeigen aufgrund der fortgeschrittenen HIV-Infektion eine
schlechte Prognose, unabhängig vom Tumorstadium.
1) *Behandlung der fortgeschrittenen Stadien I E–IV B:*
    Wie oben aufgeführt, sind diese am häufigsten vertreten und werden als
    erste diskutiert (s. auch Tabelle 1). Bei Patienten mit schlechter Pro-

**Tabelle 1.** Therapiestrategie bei HIV-assoziierten Non-Hodgkin-Lymphomen

| Tumorstadium | Stadium der HIV-Infektion | Therapie außerhalb von Studien |
|---|---|---|
| I A, B | „good risk", „poor risk" | Radiotherapie involved field |
| I E-IVB | „good risk" | Chemotherapie, 6 Zyklen |
| | „poor risk" | Palliative Chemotherapie (Reduziertes CHOP, Vincristin + Prednison) oder keine Therapie |
| ZNS-Lymphome | „good risk | Intrathekale Gabe von Methotrexat + Ara-C + Prednison + Schädelbestrahlung + Bestrahlung der Neuroachse bei Meningeosis |
| | „poor risk" | Intrathekale Gabe von Zytostatika oder Schädelbestrahlung oder keine Therapie |

gnose kann nur eine palliative Chemotherapie empfohlen werden mit einem reduzierten CHOP-Protokoll oder Vincristin und Prednison. Im Einzelfall kann die Therapie unterbleiben. Die Entscheidung kann bei diesen Patienten nur individuell gefällt werden. Ihre mediane Lebenserwartung liegt bei 5–6 Monaten. Bei Patienten mit guter Prognose ist die Behandlung mit dem Protokoll CHOP zu empfehlen Die Rate kompletter Remissionen liegt bei knapp 70%, die mediane Lebenserwartung bei 2 Jahren. Die Verwendung von Wachstumsfaktoren erfolgt iniividuell und kann die Behandlung wesentlich erleichtern.

2) *Stadium I A und B:*
   Empfohlen wird eine Radiotherapie involved field. Bei großer Tumormasse mit einem Durchmesser über 5 cm sollte bei Patienten mit guter Prognose eine Chemotherapie vorangehen (2–3 Zyklen CHOP).

3) Problematisch ist die Behandlung der *Lymphome des Zentralnervensystems,* die häufig mit einer schlechten immunologischen Lage einhergehen. In der Regel liegt eine Meningeosis vor. Bei Patienten mit guter Prognose: Bestrahlung des Schädels und intrathekale Gabe von Zytostatika. Bei einer Meningeosis ist die zusätzliche Bestrahlung der Neuroachse notwendig, wenn die Leukozytenzahl dies erlaubt. Bei Patienten mit schlechter Prognose sind die Therapiemöglichkeiten sehr begrenzt, die Therapieform muß individuell erfolgen (s. Tabelle 1).

## 2 Morbus Hodgkin

Es ist umstritten, ob es einen Zusammenhang zwischen der HIV-Infektion und des M. Hodgkin besteht. Die Häufigkeit des M. Hodgkin wird unterschiedlich angegeben und beträgt zwischen 6 und 27% aller lymphatischer Neoplasien bei HIV-infizierten Patienten. Wie die Non-Hodgkin-Lymphome tritt er vorwiegend im Stadium III und IV auf, der histologische Subtyp Mischform wird am häufigsten angetroffen.

Die Stadieneinteilung und die Therapie erfolgen nach den üblichen Kriterien bzw. Richtlinien für Patienten ohne HIV-Infektion. Wie bei den Non-Hodgkin-Lymphomen kann der fortgeschrittene Immundefekt einen limitierenden Faktor darstellen.

## 3 Solide Tumoren

Bei HIV-infizierten Kranken sind verschiedene solide Tumoren beschrieben worden wie Hodenkarzinome, Lungenkarzinome und andere, die jedoch keine erhöhte Inzidenz gegenüber der Nicht-HIV-Population aufweisen. Lediglich für Plattenepithelkarzinome am anorektalen Bereich ist eine erhöhte Inzidenz beschrieben worden. Für alle diese Tumorkrankheiten gelten unter Berücksichtigung der immunologischen Lage des Kranken die gleichen Therapierichtlinen wie bei den nicht HIV-infizierten Patienten.

## 4 Klinische Studien

Wegen der vielen oben angesprochenen Probleme der Behandlung maligner Lymphome HIV-infizierter Patienten muß jedem Arzt, der sich mit ihrer Behandlung befaßt, empfohlen werden, diese in Studien einzubringen. Dies um so mehr, als die Therapie bei Patienten in guter immunologischer Lage erfolgversprechend ist.

Zur Zeit führt die Arbeitsgruppe „HIV-assoziierte Tumoren" prospektive Studien durch.

*Studienleitung:*    Prof. Dr. D. Huhn, Freie Universität Berlin, Klinikum Charlottenburg, Spandauer Damm 130, 14050 Berlin. Tel.: 030/30352533, Telefax: 30353765)

**EORTC-Studie 70931 zu HIV-assoziierten NHL**

*Studienleitung:*    Priv.-Doz. Dr. M. Schrappe, Medizinische Klinik 1, Universität Köln, Josef-Stelzmann-Str. 9, 50924 Köln, Tel.: 0221/4378-5860 (Studiensekretariat/Telefonrandomisation)

**Phase-II-Studie der Deutschen Studiengruppe zu den HIV-assoziierten NHL**

*Studienleitung:*    Prof. Dr. D. Huhn, Medizinische Kliniken der Universität, Spandauer Damm 110, 14059 Berlin, Tel.: 030/ 3035-2533

**EORTC-Studie zum HIV-assoziierten M. Hodgkin**

*Studienleitung:*    Dr. U. Tirelli, Centro di Riferimento Oncologico, Via Pedemontana Occidentale, 33081 Aviano, Italy, Tel.: (0039)-434-659-1, Fax: (0039)-434-652-997; Information auch über Priv.-Doz. Dr. M. Schrappe, Universität Köln, Tel.: 0221-478-5860

# Literatur

Ahmede T, Wormser GP, Stahl RE et al. (1987) Malignant lymphomas in a population at risk for acquired immune deficiency syndrome. Cancer 60:719–723

Bermudez MA, Grant KM, Rodvien R, Mendes F (1989) Non-Hodgkin's lymphoma in a population with or at risk for acquired immunodeficiency syndrome. Indications for intensive chemotherapy. Am J Med 86:71–76

Biggar RJ (1990) Cancer in acquired immunodeficiency syndrome. An epidemiological assessment. Semin Oncol 17:251–260

Carbone A, Tirelli U, Vaccher E et al. (1991) A clinopathologic study of lymphoid neoplasias associated with human immunodeficiency virus infection in Italy. Cancer 68:842–852

Dancis A, Odajnyk C, Krigel RL et al. (1984) Association of Hodgkin's and Non-Hodgkin's lymphomas with the acquired immunodeficiency syndrome (AIDS). Proc Am Soc Clin Oncol 3:61

Errante D, Zagonel V, Vaccher E et al. (1994) Hodgkin's disease in patients with HIV infection and in the general population: Comparison in clinicopathological features and survival. Ann Oncol 5 [Suppl 2]:37–40

Formenti SC, Gill PS, Lean M et al. (1989) Primary central nervous system lymphoma in AIDS. Results of radiation therapy. Cancer 63:1101–1107

Gill PS, Meyer PR, Pavlova Z, Levine AM (1986). B cell acute lymphocytic leukemia in adults. Clinical, morphologic, and immunologic findings . J Clin Oncol 4:737–743

Gill PS, Levine AM, Krailo M et al. (1987) AIDS-releated malignant lymphoma. Results of prospective trials. J Clin Oncol 5:1322–1328

Hoover DR, Saah AJ, Bacellar H et al. (1993) Clinical manifestations of AIDS in the era of pneumocystis prophylaxis. NE J Med 329:1922–1926

Italian Cooperative Group for AIDS releated tumors (1988) Malignant lymphomas in patients with or at risk for AIDS in Italy. J Nat Cancer Inst 80:855–860

Joachim HL, Cooper MC, Hellmann GC (1985) Lymphomas in men at high risk for acquired immune deficiency syndrome (AIDS). Cancer 56:2831–2842

Joshi VV, Kauffmann S, Oleske JM et al. (1987) Polyclonal lymphoproliferative disorder with prominent pulmonary involvement in children with acquired immune deficiency syndrome. Cancer 595:1455–1462

Kaplan LD, Abrams DI, Feigal E et al. (1989) AIDS-associated non-Hodgkin's lymphoma in San Francisco. J A M A 261:719–724

Kaplan MH, Susin M, Pahwa SG et al. (1987) Neoplastic complications of HTLV-III infection. Lymphomas and solid tumors. Am J Med 82:389–395

Kaplan LD, Kahn JO, Crowe S et al. (1991) Clinical and virologic effects of recombinant human granulocyte-macrophage colony stimulating factor in patients receiving chemotherapy for human immunodeficiency virus-associated Noh-Hodgkin's lymphoma: Results of a randomized trial. J Clin Oncol 9:929–940

Knowles DM, Chamulak GA, Subar M et al. (1988) Lymphoid neoplasia associated with the acquired immune deficiency syndrome (AIDS). Ann Intern Med 108:744–753

Levine AM (1990) Lymphoma in acquired immuno deficiency syndrome. Semin Oncol 17:104–112

Lowenthal DA, Straus DJ, Campbell SW et al. (1988) AIDS-releated neoploasia. The Memorial Hospital experience. Cancer 61:2325–2337

Mitrou PS, Serke M, Pohl C et al. (1991) Mit der HIV-Infektion assoziierte maligne Lymphome. Dtsch Med Wochenschr 116:1217–1223

Monfardini S, Vaccher E, Fo R et al. (1990) AIDS-associated non-Hodgkin's lymphoma in Italy: Intravenous drug users versus homosexual men. Ann Oncol 1:203–211

Pluda JM, Venzon DJ, Tosato G et al. (1993) Parameters effecting the development of non-Hodgkin's lymphoma in patients with severe human immunodeficiency virus infection receiving antiretroviral therapy. J Clin Oncol 11:1099–1107

Prior E, Goldberg AF, Conjalka MS et al. (1986) Hodgkin's disease in homosexual men. An AIDS-releated phenomenon? Am J Med 81:1085–1088

Ree HJ, Strauchen JA, Khan AA et al. (1991) Human immunodeficiency virus-associated Hodgkin's disease. Cancer 67:1614–1621

Rosenblum ML, Levy RM, Bredesen DE et al. (1988) Primary central nervous system lymphomas in patients with AIDS. Ann Neurol 23 [Suppl]:13–16

Scheidegger C, Heinrich B, Popescu M et al. (1991) HIV-assoziierte Lymphome. Dtsch Med Wochenschr 116:1129–1135

Schoeppel SL, Hoppe RT, Dorfmann RF et al. (1985) Hodgkin's disease in homosexual men with generalized lymphadenopathy. Ann Intern Med 102:68–70

Serrano M, Bellas C, Campo E, Ribera J et al. (1990) Hodgkin's disease in patients with antibodies to human immunodeficiency virus. A study of 22 patients. Cancer 65:2248–2254

Spector BD, Perry GS, Kersey JH (1978): Genetically determined immunodeficiency disease (GDID) and malignancy. Report from the immunodeficiency cancer registry. Immunol Immunopathol 11:12–29

Ziegler JL, Beckstead JA, Volberding PA et al. (1984) Non-Hodgkin's lymphoma in 90 homosexual men. Relation to generalized lymphadenopathy and the acquired immunodeficiency syndrome. New Engl J Med 311:565–570

# Leukämien und Lymphome im Kindesalter

## 34.84 Akute myeloische Leukämie im Kindesalter

U. Creutzig

### 1 Epidemiologie

*Inzidenz:* 0,6/100000 unter 15jährige pro Jahr (altersstandardisiert auf die Wohnbevölkerung der Bundesrepublik Deutschland 1987, ermittelt aus den Jahren 1987–1991).

Die akute myeloische Leukämie (AML) ist bei Kindern, im Gegensatz zu Erwachsenen, selten. Nur 15%–20% der akuten Leukämien sind myeloischer Herkunft. Es gibt keinen deutlichen Altersgipfel wie bei der akuten lymphatischen Leukämie (ALL). Lediglich bei Kindern unter 2 Jahren ist die Inzidenz geringfügig erhöht.

*Altersverteilung:* Medianes Alter (bei unter 15jährigen):7,75 Jahre.

*Verhältnis von Mädchen zu Jungen:* 1:1,2 (Haaf HG, et al. 1993).

*Ätiologie:* Wie bei Erwachsenen ist die Ätiologie der AML bei Kindern in den meisten Fällen unbekannt. Zu den bekannten ätiologischen Faktoren gehören: Exposition mit Benzolderivaten, Pestiziden, Alkylanzien und Bestrahlung. Nach Exposition der Eltern mit Pestiziden und Lösungsmitteln, oder von Müttern mit Marihuanagenuß in der Schwangerschaft, wurde ein erhöhtes AML-Risiko bei jungen Kindern gefunden (Robison et al. 1989).

*Genetische Prädisposition:* Kinder mit M. Down (Trisomie 21) haben ein 11faches Risiko, an einer akuten Leukämie zu erkranken. Ein Viertel dieser Leukämien sind myeloischer Herkunft, sie treten bevorzugt in den ersten 2 Lebensjahren auf und können häufig dem FAB-Typ M7 (akute Megakaryozytenleukämie) zugeordnet werden (Rosner u. Lee 1972; Zipursky et al. 1987). Weitere Besonderheiten von akuten myeloischen Leukämien bei Kindern sind in der nachfolgenden Übersicht aufgeführt.

**Besonderheiten der AML im Kindesalter**

1. Verhältnis AML zu ALL = 1:5.
2. Kein typischer Altersgipfel mit Ausnahme der Neonatalperiode.
3. Akute monozytäre Leukämie (FAB-Typ 5) bevorzugt bei Kindern unter 2 Jahren.
4. Genetische Erkrankungen, die mit einem erhöhten Risiko für eine AML assoziiert sind: Down-Syndrom, Fanconi-Anämie, Bloom-Syndrom, Kostman-Granulozytopenie, Schwachman-Syndrom, Klinefelter-Syndrom, Neurofibromatose.
5. Bei Neugeborenen mit M. Down sind transitorische myeloproliferative Erkrankungen mit dem morphologischen Bild einer AML häufig.
6. Extramedullärer Befall von ZNS und Haut ist bei unter 2jährigen häufig.
7. Myelodysplastische Syndrome als Vorstadium der AML sind bei Kindern selten (1/100 Leukämien).
8. Veränderungen an den Chromosomen 5 und 7 sind selten.
9. AML als sekundäre Leukämien sind selten.

## 2 Histologie und Zytologie
(siehe Kapitel 34.1)

Die Häufigkeitsverteilung der morphologischen Subtypen nach der FAB-Klassifikation und von chromosomalen Aberrationen bei der AML im Kindesalter sind in Tabelle 1a und b angegeben.

### 2.1 Molekulargenetische Befunde

Molekulargenetische Methoden zum Nachweis von minimalen residualen Leukämiezellen haben inzwischen einen festen Stellenwert in der Diagnostik der ALL und der chronisch-myeloischen Leukämie (Morgan u. Jansen 1989). Bei dem Subtyp der AML FAB M3 (akute Promyelozytenleukämie) ist das Genrearrangement zusätzlich für die Wahl der Therapie von Bedeutung. Am Bruchpunkt der für die akute Promyelozytenleukämie typischen Translokation 15;17 ist das Gen für den Retinoidsäurerezeptor α (RARα) betroffen (Kakizuka et al. 1991). Die Translokation des RARα-Gens auf den Lokus PML auf dem Chromosom 15 führt zur Synthese eines PML-RARα-Fusionsproteins, das krankheitsspezifisch ist und wahrscheinlich die normale Differenzierung der Zellen blockiert. Durch hohe Dosen von Retinoiden kann diese Blockade überwunden

**Tabelle 1a.** Häufigkeit der FAB-Subtypen bei der AML im Kindesalter[a]

| FAB-Typ | n | [%] |
|---|---|---|
| M0 | 17 | 6 |
| M1 | 30 | 10 |
| M2 | 84 | 27 |
| M3 | 15 | 5 |
| M4 | 67 | 22 |
| M5 | 70 | 23 |
| M6 | 8 | 3 |
| M7 | 17 | 6 |
| Basophilenleukämie | 1 | 0,3 |
| Gesamt | 309 | |

[a] Daten der Studie AML-BFM-87.

**Tabelle 1b.** Häufigkeit chromosomaler Aberrationen bei der AML im Kindesalter[a]

| Karyotyp | n | [%][b] |
|---|---|---|
| normal | 27 | 20 |
| t (8; 21) | 23 | 17 |
| t (15; 17) | 5 | 4 |
| inv (16) | 9 | 7 |
| t (9; 11) | 16 | 12 |
| del 11q | 8 | 6 |
| +8[b] | 16 | 12 |
| −5/5q− | 1 | 1 |
| −7/7q− | 6 | 4 |
| Zufällige Aberration | 43 | 32 |
| Gesamt | 134 | |

[a] Daten der Studie AML-BFM-87.
[b] Summe wegen Vorkommen von kombinierten Aberrationen über 100%.

werden und eine Ausdifferenzierung erfolgen. Dieser Mechanismus wird bei der akuten Promyelozytenleukämie bereits therapeutisch genutzt.

Inzwischen wurde auch der Bruchpunkt der häufigen Translokation 8;21 kloniert, die vorwiegend beim FAB-Typ M2 gefunden wird, und das Fusionsgen identifiziert (AML 1/MTG8 [ETO]; Kozu et al. 1993). Ob sich

**Tabelle 2.** Therapieübersicht und Ergebnisse von Pädiatrischen AML-Studien

| Studie Rekrutierungszeit (Literatur) | Induktion (Dauer, Tage) | ZNS-Prophylaxe | Postremissions-Therapie | KMT | Patienten (Alter, Jahre) | CR (%) | EFI (SD) (%) (5 Jahre) | EFS (SD) (%) |
|---|---|---|---|---|---|---|---|---|
| CCG-213 1983–1989 (Lange et al. (1993)) | DNR, Ara-C (3 + 7) vs. Denver | i.th. Ara-C | 4× HD-Ara-C/Asp +/– Dauertherapie (18 Mon.) | vs. allog. KMT | 565 (<21) | 78 | 42 ( 6) | |
| POG-8498-2 1986–1988 (Ravindranath et al. 1991) | DNR, Ara-C, TG (3 + 7 + 7) | i.th. Ara-C | 2× HD-Ara-C seq. intens. Chemotherapie (12 Mon.) | | 145 (<21) | 85* | 42 (14) (3 Jahre) | 34 (11) |
| St. Jude 1980–1983 (Dahl et al. 1990) | DNR, Ara-C (3 + 7) ×2 | i.th. MTX | seq. intens. Chemotherapie (12 Mon.) | vs. allog. KMT | 87 (<20) | 75 | 31 ( 7) vs. 43 (13) | 26 (10) |
| VAPA 1976–1980 (Grier et al. 1990) | VC, ADR P, Ara-C ×2 | – | seq. intens. Chemotherapie (14 Mon.) | | 61 (<18) | 74 | 45 ( 8) | 38 ( 6) |
| AIEOP 1987–1990 (Amadori et al. 1993) | DNR, Ara-C (3 + 7) DNR, Ara-C (2 + 5) | i.th. Ara-C + P | DNR, Ara-C, TG | vs. allog. vs. autol. KMT | 161 (<14) | 79 | 31 ( 5) | 25 ( 4) |

| BFM-87 1987–1992 (Creutzig et al. 1993) | DNR, Ara-C, VP (3 + 8 + 3) | i.th. Ara-C +/− Schädel-bestrahlung | Konsolidierung (6 Wo) mit 7 Zytostatika + 2× HD-Ara-C/VP + Dauertherapie (12 Mon.) | 309 (<17) | 75 | 47 ( 6) | 35 ( 5) |

* einschließlich Patienten mit M2A-Befund (= 5–15% Blasten im Knochenmark).

Abkürzungen: Denver = Ara-C, DNR, VP, TG, Dexamethason (5 Tage); Ara-C = Cytosin-Arabinosid; HD-Ara-C = hochdosiertes Cytosin-Arabinosid; ADR = Adriamycin (Doxorubicin); Asp = Asparaginase; AZ = Azacytidin; DNR = Daunorubicin; MTX = Methotrexat; P = Prednison; VP = VP-16/213 (Etoposid); TG = Thioguanin; CR = komplette Remission; EFI = ereignisfreies Intervall; EFS = ereignisfreies Überleben; SD = Standardabweichung; i.th. = intrathekal; KMT = Knochenmarktransplantation

damit auch hier Möglichkeiten eröffnen, durch PCR-Analyse den Therapieerfolg zu kontrollieren, ist noch unklar, denn das AML1/ETO-
Rearrangement blieb bei Patienten in Langzeitremission nachweisbar,
ohne daß ein Rezidiv folgte (Jäger 1994).

## 3 Stadieneinteilung
(siehe Kapitel 34.1 „AML des Erwachsenen")

## 4 Prognose

Die Wahrscheinlichkeit des Überlebens über mindestens 5 Jahren liegt bei
Einsatz einer intensiven Chemotherapie zwischen 40 % und 50 % (Creutzig
et al. 1990; Grier et al. 1990; Lampkin et al. 1990). Etwa 80 % der Kinder
erreichen eine Vollremission. Die Wahrscheinlichkeit für eine anhaltende
Vollremission von 5 Jahren (ereignisfreies Intervall) liegt zwischen 30 %
und 50 % (s. Tabelle 2).

In den meisten pädiatrischen Studien wird die Intensität der Behandlung nicht nach Risikogruppen stratifiziert. Die deutschen AML-BFM-87
und −93 (Berlin-Frankfurt-Münster)-Studien 1987 und 1993 bilden hier
eine Ausnahme (Tabelle 3).

Die Risikodefinition beruht auf den Ergebnissen der Studien AML-
BFM-83 und −87 (Creutzig et al. 1990). Neben der *morphologischen
Subtypisierung* war die *initiale Blastenreduktion*, meßbar am Blastenanteil
im Knochenmark am Tag 15, von prognostischer Bedeutung.

**Tabelle 3.** Modifizierte Risikodefinitionen für die Studie AML-BFM-93 (nach den
Ergebnissen der Studien AML-BFM-83 und -87, *EFI* ereignisfreies Intervall
(Wahrscheinlichkeit der anhaltenden Vollremission)

| | Korrespondierender Karyotyp | Prognose EFI von 5 Jahren |
|---|---|---|
| Standardrisiko | | |
| FAB M1/M2 Auer-positiv | t (8; 21) | |
| FAB M3 | t (15; 17) | 0,74 (SE 0,05) |
| FAB M4 Eo | inv (16) | |
| Zusätzlich: Blasten im KM am Tag 15 ⩽ 5 % (*außer bei M3*) | | |
| Hochrisiko: alle anderen | | 0,48 (SE 0,04) |

Die *spezifischen Chromosomenaberrationen* t(15;17), t(8;21) und Inversion 16 erwiesen sich ebenfalls als prognostisch günstig. Aus praktischen Gründen kann die Chromosomenanalyse nicht für die Therapiestratifizierung herangezogen werden, da das Ergebnis nicht sofort verfügbar ist und die Untersuchung nicht bei allen Patienten gelingt. Da aber eine gute Übereinstimmung zwischen den morphologischen Entitäten FAB M2 mit Auer-Stäbchen und t(8;21), M3 und t(15;17), sowie M4 mit Eosinophilen und Inversion 16 besteht, werden diese prognostischen Merkmale indirekt bei der Einteilung in Risikogruppen berücksichtigt.

Kinder mit den FAB-Typen M0 und M7 haben eine besonders ungünstige Prognose mit einer Wahrscheinlichkeit von 21% für das ereignisfreie Überleben nach 5 Jahren (eigene Ergebnisse).

Das *Risiko für Frühtod* bei Diagnosestellung oder in den Tagen danach durch intrakranielle Blutung und/oder Leukostase (intravaskuläre Stase der Blasten in den kleinen Gefäßen) ist bei Kindern mit Hyperleukozytose (Leukozytenzahl > 100000/mm³) mit über 30% besonders hoch. Insbesondere sind Patienten mit monozytärer Leukämie und gleichzeitiger Hyperleukozytose (70% Letalität) gefährdet (Creutzig et al. 1987). Bei Patienten mit akuter Promyelozytenleukämie besteht bereits bei niedrigeren Leukozytenwerten das Risiko einer *disseminierten intravasalen Gerinnung*, verursacht durch prokoagulatorische Substanzen, die aus den abnormen Granula der Blasten freigesetzt werden.


## 5 Diagnostik

Grundlage für die Diagnose der akuten myeloischen Leukämie, insbesondere zur Abgrenzung von der akuten lymphatischen Leukämie, ist weiterhin der morphologische Befund anhand eines Knochenmarkaspirats, zusammen mit den üblichen zytochemischen Spezialfärbungen Peroxidase, unspezifische Esterase, PAS und saure Phosphatase (Bennett et al. 1976, 1985b). Die zusätzliche Immunphänotypisierung bestätigt die so gestellte Diagnose, kann aber in den seltenen Fällen von undifferenzierten und megakaryozytären Leukämien (FAB M0/M7) für die Diagnose einer myeloischen Leukämie entscheidend sein (Bennett et al. 1985a). Zytogenetische Untersuchungen können zusätzliche Informationen für die Therapiestratifikation geben; molekularbiologische Untersuchungsmethoden sind bisher nur in Einzelfällen geeignet, den Therapieerfolg zu kontrollieren.

## 6 Charakteristika der Erkrankung und Krankheitsverlauf

Die klinischen Symptome der AML sind häufig ebenso uncharakteristisch wie die der ALL. Die Symptome Anämie, Infektion und Blutung lassen sich aus den quantitativen und qualitativen Störungen der Erythropoese, Granulopoese und Thrombopoese ableiten.

Die Symptome Leber-, Milz- und Lymphknotenvergrößerungen sind auf die Infiltration dieser Organe durch leukämische Blasten zurückzuführen. Der Befall des Zentralnervensystems (ZNS), der bei 5–10% der Patienten initial auftritt, kann neurologische Symptome und Hirndruckzeichen, wie Kopfschmerzen, Übelkeit und Erbrechen, evtl. Sehstörungen und Meningismus, verursachen, jedoch auch symptomlos sein. Spezifische Infiltrationen betreffen die Gonaden (schmerzlose Hodenschwellung), die Nieren (sonographisch nachweisbare Infiltrate) oder die Haut (z. B. kleinknotige Infiltrationen bei monozytären Leukämien) und die Schleimhäute (Gingivainfiltrationen).

Nach den ersten 4–8 Wochen der intensiven Anfangstherapie erreichen ca. 80% der Kinder mit AML eine Vollremission, die nach den bisherigen Ergebnissen bei etwa der Hälfte dieser Patienten über mehr als 5 Jahre anhält. Spätere Rezidive sind die Ausnahme.

Bei Remission im Knochenmark kann es durch den extramedullären Befall zur erneuten Aussaat von Leukämiezellen und damit zum Rezidiv kommen. Da heute eine systemische Kontrolle der AML bei Kindern möglich ist, aber nur wenige Zytostatika z. B. das ZNS (bedingt durch die Blut-Hirn-Schranke) mit ausreichenden Spiegeln erreichen, ist eine Rezidiventstehung z. B. aus okkulten Herden im ZNS denkbar.

## 7 Therapiestrategie

### 7.1 Übersicht

Mit der Leukämietherapie wird eine vollständige Eliminierung des leukämischen Zellklons mit anschließender Restitution der normalen Hämatopoese angestrebt. Die Behandlungsmodalitäten der AML im Kindesalter leiten sich sowohl aus den Grundsätzen der Behandlung des Erwachsenen mit AML her, als auch, besonders in Deutschland, aus denen der kindlichen ALL (Riehm et al. 1980). Dies betrifft die Auswahl der Zytostatikakombinationen für die Induktions-, Konsolidierungs- und Erhaltungstherapie, wie auch die prophylaktische ZNS-Behandlung in

Form einer Schädelbestrahlung und intrathekaler Cytosin-Arabinosid-Gabe.

In der Bundesrepublik Deutschland werden ca. 90% der Kinder mit AML innerhalb der kooperativen AML-BFM-Studie behandelt.

Die Standardtherapie nach dem aktuellen Protokoll AML-BFM-93 beginnt mit einer 8tägigen Induktion, die auch bei Nichterreichen einer Remission nach 2- bis 3wöchiger Pause von einer 6wöchige Konsolidierungstherapie oder einem zweiten Intensivblock ergänzt wird. Anschließend erfolgt bei Hochrisikopatienten entweder

– die allogene Knochenmarktransplantation (KMT), sofern ein Geschwisterspender verfügbar ist,

– oder 2 weitere Konsolidierungs-/Intensivierungsblöcke.

Alle Patienten erhalten eine Schädelbestrahlung und eine anschließende Erhaltungstherapie von einjähriger Dauer.

In anderen Therapiestudien bei Kindern ist die Induktion grundsätzlich ähnlich. Sie wird häufig durch einen zweiten gleichartigen Zyklus, besonders bei Nichterreichen der kompletten Remission, ergänzt. Anschließend folgen als Postremissionstherapie Konsolidierungs- oder Intensivierungsblöcke mit oder ohne Erhaltungstherapie.

Die in der Bundesrepublik Deutschland übliche 6wöchige Konsolidierungstherapie mit 7 verschiedenen Zytostatika weicht von der nur wenige Tage dauernden Blocktherapie in anderen Studien ab. Sie hat das Ziel, eine Kreuzresistenz zu vermeiden und durch die kontinuierliche Anwendung von Zytostatika auch langsam proliferierende Blasten zu erreichen.

Der Einsatz der *allogenen KMT,* ggf. auch der autologen KMT nach Erreichen der Vollremission, ist in den meisten Studien üblich. Als *ZNS-Prophylaxe* werden intrathekal Zytostatika gegeben, während eine Schädelbestrahlung nur in wenigen Studien erfolgt.

### 7.2 Stellung der Strahlentherapie

Die Strahlentherapie wird bei folgenden Indikationen eingesetzt:

– *ZNS-Befall und ZNS-Prophylaxe:* Schädelbestrahlung in Kombination mit intrathekaler Chemotherapie;

– *extramedulläre Infiltrate, insbesondere leukämiebedingte Tumoren:* additive lokale Bestrahlung.

## 7.3 Stellung der systemischen Therapie

### Übersicht

Das Vorgehen der Chemotherapie bei Kindern mit AML entspricht grundsätzlich dem bei Erwachsenen. Auf die abweichend davon in der Bundesrepublik eingesetzte 6wöchige Konsolidierungstherapie mit 7 verschiedenen Zytostatika wurde bereits hingewiesen.

### Intensivierung

Der Stellenwert der Intensivierung innerhalb der BFM-Studien ist noch nicht erwiesen. Es hat sich jedoch gezeigt, daß bei Kindern der Hochrisikogruppe, die mit einer Intensivierung behandelt wurden, tendenziell seltener Rezidive auftraten.

### Erhaltungschemotherapie

Die Stellung der Erhaltungschemotherapie bei Erwachsenen und Kindern mit AML ist umstritten. In der pädiatrischen CCG-213P-Studie wurde der Wert einer Erhaltungschemotherapie kontrolliert geprüft mit dem Ergebnis, daß die Fortsetzung der Chemotherapie bei aggressivem HD-ARA-C-Timing keine Rolle spielte, während sie bei größeren Pausen zwischen den HD-ARA-C-Zyklen notwendig war (Woods et al. 1990). In den POG-Studien (1981–1991; Steuber et al. 1991) wurden im zyklischen Wechsel Chemotherapiekurse bis zu einer Gesamtdauer von 2 Jahren eingesetzt. Die Ergebnisse der CCG- und POG-Studien liegen mit einem ereignisfreien Intervall von 42% nach 3–5 Jahren in den besten Gruppen unter denen der BFM-Studien (Tabelle 2). Die Studien sind jedoch schwer vergleichbar, weil die Therapieelemente erheblich variieren, z. B. beim Einsatz der ZNS-Prophylaxe.

### Allogene KMT in erster CR

Die allogene KMT in erster CR ist eine wirksame Form der Konsolidierung, bei der durch die Konditionierung (Hochdosischemotherapie) und dem Graft-versus-leukemia-Effekt die vollständige Elimination der leukämischen Zellen angestrebt wird. Nach Rückgang der transplantationsbedingten Mortalität in den letzten 10 Jahren sind die Raten des rückfallfreien Überlebens nach KMT deutlich angestiegen, z. B. von 43% auf 82% bei Kindern, die in französischen KMT-Zentren behandelt wurden (Michel et al. 1992). Beim Vergleich mit der alleinigen Chemotherapie ist jedoch zu berücksichtigen, daß eine stabile Vollremission vorliegen muß und daß die KMT für Patienten mit Frührezidiven oder mit schweren Begleitkomplikationen nicht zur Verfügung steht. Ein objektives Bild wird eher durch Analysen erreicht, die prospektiv die Ergebnisse vom Zeitpunkt der Diagnose nach dem „Intent-to-treat-Prinzip" vergleichen. Ljungmann et al. (1993) konnten bei Erwachsenen mit AML zeigen, daß sich beim Vergleich allogene vs. autologe KMT vs. alleinige Chemotherapie der Unterschied im Therapieergebnis dann deutlich zugunsten der allogenen KMT auswirkte, wenn die tatsächlich gegebene Therapie vom Zeitpunkt der Diagnose aus betrachtet wurde, während nach Erreichen der Remission keine signifikanten Unterschiede mehr bestanden.

Durch die myeloablative Therapie und durch immunologische Komplikationen ist mit signifikanten Langzeitmorbiditäten zu rechnen. Dies ist ein Grund dafür, daß in der Studie AML-BFM-93 *nur für Kinder der Hochrisikogruppe eine Transplantation in erster Vollremission* vorgesehen ist. Das Konditionierungsschema enthält keine Ganzkörperbestrahlung, um die besonders bei Kindern zu erwartenden Langzeitfolgen (Wachstumsdefizit, Sterilität, Katarakt, Zweitmalignome) zu vermeiden. Die Konditionierung erfolgt mit Busulfan/Cyclophosphamid.

### Autologe KMT

Bisher wird die autologe KMT bei der Behandlung der AML in erster oder zweiter Vollremission unterschiedlich bewertet. Sie entspricht einer intensiven Chemotherapie (= Konditionierung) mit anschließendem Rescue durch die autologe Markinfusion. Unter der Annahme, daß das autologe Mark noch Leukämiezellen enthält, erscheint ein Reduktion dieser Zellen durch das sog. „Purging" sinnvoll. Als Methoden des Purgings kommmen chemotherapeutische Substanzen (z. B. 4-Hydroperoxycyclophosphamid) oder monoklonale Antikörper in Frage. Nach den bisherigen Ergebnissen ist ein Vorteil des Purgings nur bei bestimmten Subgruppen zu erkennen (Labopin u. Gorin 1992). In der POG-Studie 8821 liegt das ereignisfreie Intervall nach 3 Jahren nach autologer KMT mit Purging im gleichen Bereich wie bei alleiniger Chemotherapie (Ravindranath et al. 1994).

In der Studie AML-BFM-93 ist die autologe KMT in erster CR nicht vorgesehen.

**Schädelbestrahlung**

Die Schädelbestrahlung war wie bei der ALL im Kindesalter ein fester Bestandteil in den ersten AML-BFM-Studien. In der Studie AML-BFM-87 wurde prospektiv geprüft, ob auf die prophylaktische Schädelbestrahlung verzichtet werden kann, wenn 2 Intensivierungsblöcke mit hochdosiertem ARA-C und VP 16 nach der Konsolidierung eingefügt werden. Nachdem die Zwischenanalyse gezeigt hatte, daß der Verzicht auf die prophylaktische Schädelbestrahlung zu vermehrten systemischen und ZNS-Rezidiven führt, wurde die Schädelbestrahlung für alle Patienten wieder eingeführt (Creutzig et al. 1993).

## 8 Indikation zur Chemotherapie

Die Indikation zur Chemotherapie besteht grundsätzlich bei allen Kindern. Die Durchführung sollte wegen der Seltenheit der Erkrankung und der mit der Therapie verbundenen hohen Toxizität nur an pädiatrisch-onkologischen Zentren mit den Möglichkeiten der adäquaten Supportivtherapie erfolgen.

### 8.1 Auswahl der Patienten

Kinder und Jugendliche bis zum Alter von 17 Jahren, die die Kriterien der AML nach FAB (Bennett et al. 1976, Bennett et al. 1985a, b) erfüllen, sind Studienpatienten. Kinder mit M. Down oder ähnlichen schweren Grund- oder Begleiterkrankungen, Patienten mit Zweitmalignomen, Hybridleukämien oder bekannter MDS-Vorphase werden von der Studie ausgeschlossen, können jedoch als Beobachtungspatienten nach dem Protokoll behandelt werden.

### 8.2 Zeitpunkt des Therapiebeginns

Die Therapie beginnt, wenn möglich, am Tag der Diagnose. Patienten mit großer Leukämiezellmasse und Blutungsgefährdung erhalten eine Austauschtransfusion und als Vortherapie eine langsame Zytoreduktion mit Thioguanin und Cytosin-Arabinosid.

## 8.3  Wahl der Therapie

Nach den Vorgaben der Studie AML-BFM-93 werden die Patienten in Standard- und Hochrisikopatienten unterteilt (s. Tabelle 3) und entsprechend nach dem dafür vorgesehenen Protokoll behandelt.

## 8.4  Therapiedauer

Bei allen Patienten, die eine Vollremission erreichen, ist eine Gesamttherapiedauer von 18 Monaten vorgesehen. Ausnahme: Kinder, die eine allogene KMT in erster Vollremission erhalten.

## 8.5  Modifikation der Standarddosis

Säuglinge (Kinder < 12 Monate oder < 10 kg) erhalten eine Dosierung der Zytostatika nach Körpergewicht und nicht nach Körperoberfläche. Die auf Quadratmeter bezogenenen Dosisangaben sind für die Berechnung nach Kilogramm durch 30 zu dividieren.

Während der 6wöchigen Konsolidierungstherapie wird bei Leukopenie unter $600/mm^3$ und/oder Infektionen die Therapie unterbrochen und damit die Gesamtdauer der Therapiephase verlängert.

## 8.6  Besonderheiten zur Begleittherapie

Die umfangreiche supportive Therapie sieht eine infektiologische Überwachung, eine antimikrobielle Prophylaxe sowie eine frühzeitige Behandlung von Infektionen und Blutungskomplikationen vor. Die Beschreibung der Maßnahmen im einzelnen würde den Rahmen dieser Darstellung überschreiten, es sei deshalb auf das aktuelle Studienprotokoll verwiesen.

## 8.7  Erhaltungstherapie

Der Stellenwert und die beste Form der Erhaltungstherapie sind bisher bei Kindern und Erwachsenen mit AML nicht geklärt. In den BFM-Studien wird eine Erhaltungstherapie von etwa 12 Monaten durchgeführt. Die Reduzierung der Gesamttherapiedauer von 24 Monaten in der Studie AML-BFM-83 auf 18 Monate in der Studie AML-BFM-87 hat nicht zu einer erhöhte Rezidivrate geführt.

## 9 Rezidiv-/Salvagetherapie

Für die Wahl der Rezidivtherapie ist die Dauer der Erstremission von entscheidender Bedeutung (Stahnke et al. 1992). Es werden unterschieden:
- Frührezidive mit einer Erstremissionsdauer < 6 Monate,
- Rezidive mit Erstremissionsdauer zwischen 6 und 18 Monaten,
- Spätrezidive > 18 Monate Erstremissionsdauer,
- isolierte ZNS-Rezidive oder isolierte Rezidive anderer Organe,

Bei Frührezidiven sind die Möglichkeiten der kurativen Therapie begrenzt. Diese Patienten können innerhalb von Pilotstudien mit neuen Zytostatika (Kombinationen) behandelt werden. Bei Kindern mit einer Erstremissionsdauer von über 6 Monaten wird versucht, mit einer intensiven Doppelinduktion (Mitoxantron/hochdosiertes VP-16 und Hochdosis Ara-C/Mitoxantron) eine 2. Remission zu erreichen. Als remissionserhaltende Therapie wird anschließend eine allogene oder autologe KMT durchgeführt. Bei der autologen KMT wird durch eine Konditionierung mit Busulfan/VP-16 und „purging" des autologen Knochenmarks eine Elimination residualer Blasten angestrebt (s. Protokoll AML-REZ-BFM-93).

## 10 Maßnahmen zur Therapiekontrolle

### 10.1 Supportive Maßnahmen

Die supportiven Maßnahmen entsprechen grundsätzlich denen bei Erwachsenen mit AML (s. dort).

### 10.2 Remissionsbeurteilung

Nach internationalen Kriterien (Cheson et al. 1990) besteht eine *komplette Remission (CR)* bei regenerierendem oder normozellulärem Knochenmark mit < 5% Blasten (das Kriterium peripher > 1500/mm$^3$ Neutrophile und > 100000/mm$^3$ Thrombozyten kann wegen fortgesetzter Chemotherapie nur eingeschränkt bewertet werden). Ein Organbefall darf nicht mehr nachweisbar sein. Eine CR kann frühestens nach 3–4 Wochen beurteilt werden. Am Tag 15 nach Beginn der Induktion wird das Ansprechen auf die Therapie erkennbar. Bei gutem Ansprechen sind < 5% Blasten im hypoplastischen Knochenmark zu erwarten.

Ein *Rezidiv* liegt bei Reinfiltration des Knochenmarks mit >5% eindeutigen Blasten vor (bei zweifelhaften Befunden Kontrolle nach 2–3 Wochen) oder eindeutigen leukämischen Infiltrationen an anderer Stelle.

*ZNS-Befall:* >10 Zellen/mm³ im Liquor, nachgewiesene Blasten in der Zytozentrifuge und/oder intrakranielle Infiltrate resp. neurologische Ausfälle.

*Extramedullärer Organbefall:* leukämische Infiltrate außerhalb von Leber, Milz und ZNS.


## 11 Besondere Hinweise

**Studie: AML-BFM-93 für die akute myeloische Leukämie bei Kindern.**
*Studienkoordinatoren* Deutschland, alte Bundesländer: Prof. Dr. J. Ritter, Priv.-Doz. Dr. Ursula Creutzig, Universitäts-Kinderklinik, Albert-Schweitzer-Str. 33, 48129 Münster, Tel. 0251/83 77 29; neue Bundesländer: Prof. Dr. J. Hermann, Universitätsklinik für Kinder und Jugendliche, Postfach, 07740 Jena, Tel. 03641/63 84 26, Österreich: Prof. Dr. H. Gadner, St. Anna-Kinderspital, Kinderspitalgasse 6, A-1090 Wien IX, Tel. 0043/1 483 577.


## 12 Zukünftige Entwicklungen

Eine weitere Steigerung der Intensität der Chemotherapie ist bei der AML nur in begrenztem Maße zu erwarten. Die Entwicklung geht eher dahin, die Behandlung zu optimieren:
1) durch Berücksichtigung der *pharmakokinetischen Eigenschaften* sowie der *Interaktion von Zytostatika.* An einem In-vitro-Modell für die zellulären Pharmakokinetik des ARA-C zeigten sich bei der T-ALL und bei der AML niedrigere ARA-C-CTP-Retentionen als bei den non-T-All, die darauf hinweisen, daß der Einsatz von kontinuierlichen ARA-C-Infusionen bei diesen Leukämien günstiger sein könnte als die derzeit üblichen hochdosierten Kurzinfusionen (Boos et al. 1994);
2) durch das neue Prinzip einer *Ausdifferenzierung der leukämischen Blasten*, wie es bereits bei akuten Promyelozytenleukämien eingesetzt wird. Wie in Abschn. 2.1 dargestellt, gelingt es, den Differenzierungsblock, der durch das PML-RARα-Fusionsgen verursacht wird, durch Gabe von All-Trans-Retinolsäure (ATRA) zu überwinden. Durch den alleinigen Einsatz von ATRA konnten hohe Remissionsraten erreicht

werden (Warrell et al. 1991), während anhaltende Remissionen unter alleiniger Gabe von ATRA selten waren. Aus diesem Grund werden heute bei der akuten Promyelozytenleukämie Chemotherapie und ATRA kombiniert gegeben. Ein weiterer Vorteil der initialen ATRA-Therapie liegt darin, daß durch die Ausdifferenzierung die schweren, bei der akuten Promyelozytenleukämie üblicherweise vorhandenen Gerinnungsstörungen deutlich reduziert werden können (Fenaux et al. 1992);

3) durch den Einsatz von *hämatopoetischen Wachstumsfaktoren* zur Verkürzung der Neutropeniephase nach den intensiven Chemotherapieblöcken (supportiver Effekt), aber auch zur Konditionierung oder zur Erreichung eines *„Primingeffekts"* für die antileukämische Chemotherapie. Nach GM-CSF-Gabe vor Beginn der Chemotherapie wird ein „In-vivo-Recruitment" der leukämischen Zellen in die chemosensitiven Phasen des Zellzyklus angestrebt. Die ersten klinischen Ergebnisse mit dieser Strategie werden noch kontrovers beurteilt (Büchner et al. 1993; Estey et al. 1992);

4) durch *Immuntherapie* mit Einsatz von Interleukin-2. Bei Nachweis von lymphokinaktivierten Killerzellen, die in vitro in Gegenwart von Interleukin-2 produziert werden, konnten deutlich längere Remissionszeiten erreicht werden (Archiambaud et al. 1991). Dieser Ansatz wird derzeit in klinischen Studien bei Erwachsenen mit AML verfolgt;

5) durch *molekulargenetische Untersuchungen*. Bereits heute ist das Genarrangement bei einigen Subtypen der ALL und AML bekannt. Die klinische Bedeutung dieser Befunde könnte darin liegen, daß beim Nachweis von „minimal residual disease" mit Hilfe der PCR-Technik, patientenangepaßt die Therapie je nach Ergebnis intensiviert oder ggf. beendet werden kann. Eine weitere Möglichkeit, die in Zukunft an Bedeutung gewinnen wird, ist die Gentherapie, z. B. durch Blockade eines überaktiven oder pathologischen Gens durch Antisenseoligonucleotide (Calabretta 1991).

## 13 Therapieschemata

### 13.1 Therapiestudie AML-BFM-93
#### für die akute myeloische Leukämie bei Kindern

Das Therapiekonzept der Studie AML-BFM-93 basiert auf den Erfahrungen und Ergebnissen der 3 vorangegangenen Studien und auf den Ergebnissen der kooperativen AML-Studien bei Erwachsenen (Büchner et al. 1985 u. 1990).

*Studienleitung:* Prof. J. Ritter, Priv.-Doz. Dr. U. Creutzig, Univ.-Kinderklinik, 48129 Münster, Telefon 0251/836486.

In der Studie wird geprüft

1. Idarubicin vs. Daunorubicin in der Induktion:
   randomisierter Vergleich der ADE-Induktion (entsprechend Studie AML-BFM-87) mit AIE (Ersatz des Daunorubicins durch Idarubicin).
2. randomisierter Vergleich einer Doppelinduktion (AD(I)E/HAM*) mit dem bisherigen zeitlichen Vorgehen bei Patienten der Hochrisikogruppe mit dem Ziel, das initiale Ansprechen und die Qualität der Remission zu verbessern. Der 2. Induktionsblock mit HAM* (nur 2mal Mitoxantron) wird im 1. Randomisationsarm (HR1) mit nachfolgender Konsolidierung gegeben; im 2. Arm (HR2) erfolgt die Intensivierung mit HAM* nach der 6wöchigen Konsolidierung.

Patienten der Standardrisikogruppe erhalten die Konsolidierung entsprechend der Studie AML-BFM-87 und nur einen Intensivierungsblock mit HD-Ara-C und VP-16 (Therapiezweig SR).

Die Patienten der Hochrisikogruppe werden nach HAM*/-Konsolidierung (Therapiezweig HR1) bzw. Konsolidierung/HAM* (Therapiezweig HR2) ebenfalls mit einem Block HD-Ara-C/VP-16 behandelt.

Anschließend erfolgt bei allen Patienten eine Schädelbestrahlung und eine Erhaltungstherapie bis zu einer Gesamtbehandlungsdauer von 18 Monaten.

Die allogene HLA-identische Knochenmarktransplantation in 1. CR ist nur bei Patienten der HR-Gruppe vorgesehen.

Die Studie strebt mit einer risikoangepaßten Behandlung an, das initiale Ansprechen und die Qualität der Remission bei Patienten der HR-Gruppe zu erhöhen und die therapiebedingte Toxizität bei Patienten der Standardrisikogruppe zu reduzieren.

### 13.2 Therapieplan

**Vorphase**

Die Vorphasentherapie ist bei Patienten mit primären Leukozytenwerten über 50000/mm$^3$ und/oder großer Tumorzellmasse vorgesehen.

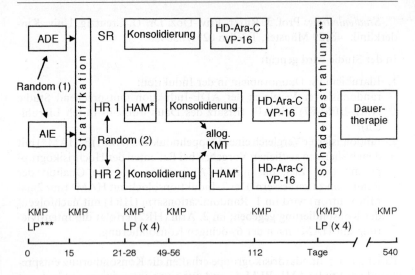

HAM*:        nur 2mal Mitoxantron

**:          1- < 2 Jahre - 15 Gy; > 2 Jahre - 18 Gy

***:         Ara-C intrathekal Tag 1 und in Konsolidierung 4mal,
             während/nach der Schädelbestrahlung 4mal

Risikogruppen:

SR:          FAB M 1 / M 2 Auer-Stäbchen; M 3 alle; M 4 E0
             (zusätzlich Blasten Tag 15 < 5 %, nicht bei M 3)

HR:          alle anderen Patienten

**Abb. 1.** Therapieplan nach der Studie AML-BFM-93

| Cytosin-Arabinosid/6-Thioguanin | |
|---|---|
| Cytosin-Arabinosid | $40\,mg/m^2$ i.v. pro Tag täglich |
| 6-Thioguanin | $40\,mg/m^2$ p.o. pro Tag täglich |

Dauer: bis zum Abfall der Leukozytenwerte um mindestens 50%; bei fehlender Blastenreduktion Beginn der Induktionstherapie spätestens nach 7 Tagen. Bei Blutungsgefahr (vorwiegend Patienten mit Hyperleukozytose) primäre Austauschtransfusion, Einzelheiten dazu im Therapieprotokoll.

**Induktionstherapie**

Bei Diagnosestellung erfolgt für alle Patienten die Randomisation ADE (Ara-C/Daunorobicin/Etoposid) versus AIE (ARA-C/Idarubicin/Etoposid)

**Induktion mit ADE**

| Cytosin-Arabinosid/Daunorubicin/Etoposid | |
|---|---|
| Cytosin-Arabinosid | 100 mg/m²/Tag<br>Dauerinfusion<br>über 48 h, Tag 1 morgens<br>bis Tag 3 morgens |
| Cytosin-Arabinosid | 100 mg/m² alle 12 h, 12mal 30 min.-i.v.-Infusion,<br>Tag 3 morgens bis Tag 8 abends |
| Etoposid | 150 mg/m²/i.v., 120 min-Inf. Tag 6–8 24stündlich<br>6 h vor Ara-C-Infusion |
| Daunorubicin | 30 mg/m² i.v., Tag 3–5 12stündlich,<br>vor Ara-C, Infusionsdauer 30 min |
| Cytosin-Arabinosid i.th. | in altersabhängiger Dosierung (s. Tab. 4), Tag 1<br>oder bereits bei der diagnostischen Lumbalpunktion, bei Hyperleukozytose und peripheren Blasten, LP erst nach Blastenreduktion |

**Induktion mit AIE**
Idarubicin wird im 2. Randomisationsarm in der Induktion anstelle von Daunorubicin gegeben

| Cytosin-Arabinosid/Idarubicin/Etoposid | |
|---|---|
| anstelle von Daunorubicin | |
| Idarubicin | 12 mg/m² i.v., 30 min-Infusion Tag 3–5 24stündlich<br>vor Ara-C |
| Cytosin-Arabinosid, Etoposid und Cytosin Arabinosid intrathekal wie in der Induktion mit ADE | |

Patienten der Hochrisikogruppe werden am Tag 15 randomisiert in den Therapiezweig:

---

HR1 = HAM* plus Konsolidierung
oder
HR2 = Konsolidierung plus HAM*

---

## HAM* als Induktion II im Therapiezweig HR1

---

**Hochdosiertes Cytosin-Arabinosid/Mitoxantron = HAM***

| | |
|---|---|
| Hochdosiertes Cytosin–Arabinosid | $3 \, g/m^2$ i.v. 3-h-Infusion (alle 12 h), Tag 1 bis Tag 3 abends |
| Mitoxantron | $10 \, mg/m^2$/Tag i.v. 30 min-Infusion Tag 3, 4 |

---

## Konsolidierungstherapie

---

**Prednision, Thioguanin, Vincristin, Doxorubicin, Cytosin-Arabinosid, Cytosin-Arabinosid intrathekal**

*Phase I*

| | |
|---|---|
| Prednison | $40 \, mg/m^2$ p.o. täglich, Tag 1–28, anschließend über 9 Tage ausschleichend |
| Thioguanin | $60 \, mg/m^2$ p.o. täglich, Tag 1–28 abends |
| Vincristin | $1,5 \, mg/m^2$ i.v. (max. Einzeldosis 2,0 mg), Tag 1,8,15,22 |
| Doxorubicin | $30 \, mg/m^2$ i.v.-Kurzinfusion, Tag 1, 8, 15, 22 |
| Cytosin-Arabinosid | $75 \, mg/m^2$ i.v.-Injektion, Tag 3, 4, 5, 6/10, 11, 12, 13/17, 18, 19, 20/24, 25, 26, 27 |
| Cytosin-Arabinosid i.th. | in altersabhängiger Dosierung (s. Tab. 4), Tag 1, 15 |

---

*Phase 2*

**Thioguanin, Cytosin-Arabinosid, Cyclophosphamid, Cytosin-Arabinosid intrathekal**

| | |
|---|---|
| Thioguanin | 60 mg/m² p.o. täglich, Tag 29–43 |
| Cytosin-Arabinosid | 75 mg/m² i.v., Tag 31, 32, 33, 34, 38, 39, 40, 41 |
| Cyclophosphamid | 500 mg/m² i.v., Tag 29 und 43 |
| Cytosin-Arabinosid i.th. | in altersabhängiger Dosierung, Tag 29, 43 |

Therapiesteuerung in Phase 2: Richtwerte für die Gabe von Thioguanin, Cytosin-Arabinosid: Leukozyten > 600/mm³; für Cyclophosphamid: Leukozyten > 800/mm³, Thrombozyten > 40000/mm³

---

### Intensivierung mit HAM* im Therapiezweig HR2

Im Therapiezweig HR2 wird nach der 6-wöchigen Konsolidierung, wenn keine allogene HLA-identische KMT vorgesehen ist, nach 2- bis 4wöchiger Therapiepause eine Intensivierung mit HAM* durchgeführt.

### Intensivierungstherapie mit HD-Ara-C/VP-16

Alle Patienten (Standard- und Hochrisikogruppe), die eine Vollremission erreicht haben und bei denen keine allogene KMT geplant ist, erhalten einen Intensivierungsblock mit HD-Ara-C und VP-16.

**Hochdosiertes Cytosin-Arabinosid und Etoposid**

| | |
|---|---|
| Cytosin-Arabinosid | 3g/m² als 3-Std. Infusion, alle 12 Std., Tag 1 morgens bis Tag 3 abends |
| Etoposid | 120 min-i.v.-Infusion, 125 mg/m²/Tag, an den Tagen 2, 3, 4, 5 – 6 h vor Cytosin–Arabinosid (Beginn vor 3. Gabe!) |

**ZNS-Therapie**

Prophylaktische Behandlung: Ara-C wird intrathekal in altersabhängiger Dosierung gegeben:
1) Initial bei der ersten diagnostischen Lumbalpunktion,
2) während der Konsolidierung an den Tagen 1,15,29 und 43,
3) während/nach der Schädelbestrahlung an den Tagen 1,8,15,21 (s. Tabelle 4)

Alle Patienten erhalten eine Schädelbestrahlung (Ausnahme: KMT-Patienten ohne initialen ZNS-Befall) 4 Wochen nach Beendigung der Intensivierung mit HD-Ara-C/VP-16.

**Tabelle 4.** Dosierung für die intrathekale Ara-C-Gabe und Schädelbestrahlung bei „prophylaktischer" und „therapeutischer" ZNS-Behandlung

| Alter (Jahre) | Ara-C intrathekal (mg) | Schädelbestrahlung | |
|---|---|---|---|
| | | „prophylaktisch" (Gy) | „therapeutisch" |
| < 1 | 20 | erst nach Alter > 1 Jahr[a] | |
| > 1–2 | 26 | 15 | 18 |
| > 2–3 | 34 | 18 | 24 |
| > 3 | 40 | 18 | 24 |

[a] Bei Säuglingen keine Schädelbestrahlung, sondern Überbrückung bis zum Alter von 12 Monaten mit 4wöchigen intrathekalen Ara-C-Gaben nach Liquorsanierung.

**Erhaltungstherapie**

Die Erhaltungstherapie beginnt bei entsprechenden Leukozyten- und Thrombozytenwerten (s. unten) 4 Wochen nach Beendigung der Intensivierung mit HD-Ara-C/VP-16, parallel mit der Schädelbestrahlung.

| Thioguanin/Cytosin-Arabinosid | |
|---|---|
| Thioguanin | 40 mg/m$^2$ p.o. täglich abends |
| Cytosin-Arabinosid | 40 mg/m$^2$ subkutan alle 4 Wochen an 4 aufeinanderfolgenden Tagen |

*Therapiesteuerung für Thioguanin:*

| | |
|---|---|
| Leukozytenwerte | ($> 3000/\text{mm}^3$ 150% Dosis) |
| | $> 2000/\text{mm}^3$ 100% Dosis |
| | $> 1000–2000/\text{mm}^3$ 50% Dosis |
| | $< 1000/\text{mm}^3$ 0% Dosis |

Therapiesteuerung für Cytosin-Arabinosid:

| | |
|---|---|
| Leukozytenwerte | $> 2000/\text{mm}^3$ und |
| Thrombozytenwerte | $> 80000/\text{mm}^3$ andernfalls zunächst 1 Woche Pause mit Thioguanintherapie |

**Allogene Knochenmarktransplantation**

Indikation: Patienten der Hochrisikogruppe mit HLA-A, B, DR-identischem Geschwisterspender.

Zeitpunkt: Bei HR1-Patienten nach Phase 1, bei HR2-Patienten nach der gesamten Konsolidierungsphase nach einer Erholungspause von 2–4 Wochen.

Konditionierung vor KMT: Busulfan/Cyclophosphamid (Einzelheiten s. Therapieprotokoll).

# Literatur

Amadori S, Testi AM, Aricò M et al. (1993) Prospective comparative study of bone marrow transplantation and postremission chemotherapy for childhood acute myelogenous leukemia. J Clin Oncol 11:1046–1054

Archimbaud E, Bailly M, Dore JF (1991) Inducibility of lymphokine activated killer (LAK) cells in patients with acute myelogenous leukaemia in complete remission and its clinical relevance. Br J Haematol 77:328–334

Bennett JM, Catovsky D, Daniel MT, Flandrin G, Galton DAG, Gralnick HR, Sultan C, French-American-British (FAB) Cooperative Group (1976) Proposals for the classification of the acute leukaemias. Br J Haematol 33:451–458

Bennett JM, Catovsky D, Daniel MT, Flandrin G, Galton DAG, Gralnick HR, Sultan C (1985 a) Criteria for the diagnosis of acute leukemia of megakaryocyte lineage (M7). A report of the French-American-British Cooperative Group. Ann Intern Med 103:460–462

Bennett JM, Catovsky D, Daniel MT, Flandrin G, Galton DAG, Gralnick HR, Sultan C (1985 b) Proposed revised criteria for the classification of acute myeloid leukemia. Ann Intern Med 103:626–629

Boos J, Schiller M, Pröbsting B, Creutzig U, Ritter J (1994) Intracellular retention of cytosine-arabinoside-triphosphate in leukemic blast cells from children. Ann Hematol 68 [Suppl. I]:A23(Abstract)

Büchner T, Hiddemann W, Löffler H et al. (1990) Long-term results in adult AML: maintenance versus no maintenance, and double versus standard induction. Blood 74, Suppl. 1:105

Büchner T, Hiddemann W, Rottmann R et al. (1993) GM-CSF in chemotherapy for newly diagnosed AML: Multiple course priming and longterm administration compared to chemotherapy alone. In: Büchner T, Hiddemann W, Wörmann B, Schellong G, Ritter J (eds) Acute Leukemias IV. Springer, Berlin, Heidelberg, New York, pp 138–141

Büchner T, Urbanitz D, Hiddemann W, et al. (1985) Intensified induction and consolidation with or without maintenance chemotherapy for acute myeloid leukemia (AML): Two multicenter studies of the German AML Cooperative Group. J Clin Oncol 3:1583–1589

Calabretta B (1991) Inhibition of proto-oncogene expression by antisense oligodeoxynucleotides. Biological and therapeutic implications. Cancer Res 51:4505–4510

Cheson BD, Cassileth PA, Head DR, et al. (1990) Report of the National Cancer Institute-sponsored workshop on definitions and response in acute myeloid leukemia. J Clin Oncol 8:813–819

Creutzig U, Ritter J, Budde M, Sutor A, Schellong G (1987) Early deaths due to hemorrhage and leukostasis in childhood acute myelogenous leukemia: Associations with hyperleukocytosis and acute monocytic leukemia. Cancer 60:3071–3079

Creutzig U, Ritter J, Schellong for the AML-BFM Study Group G (1993) Does cranial irradiation reduce the risk for bone marrow relapse in acute myelogenous leukemia (AML): unexpected results of the childhood AML Study BFM-87. J Clin Oncol 11:279–286

Creutzig U, Ritter J, Schellong G (1990) Identification of two risk groups in childhood acute myelogenous leukemia after therapy intensification in the study AML-BFM-83 as compared with study AML-BFM-78. Blood 75:1932–1940

Dahl GV, Kalwinsky DK, Mirro J, Jr. et al. (1990) Allogeneic bone marrow transplantation in a program of intensive sequential chemotherapy for children and young adults with acute nonlymphocytic leukemia in first remission. J Clin Oncol 8:295–303

Estey E, Thall PF, Kantarjian H et al. (1992) Treatment of newly diagnosed acute myelogenous leukemia with granulocyte-macrophage colony-stimulating factor (GM-CSF) before and during continuous-infusion high-dose ara-C + daunorubicin: Comparison to patients treated without GM-CSF. Blood 79:2246–2255

Fenaux P, Castaigne S, Chomienne C, Dombret H, Degos L (1992) All trans retinoic acid treatment for patients with acute promyelocytic leukemia. Leukemia 6:64–67

Grier HE, Gelber RD, Clavell LA, Camitta BM, Link MP, Garcea MJ, Weinstein HJ (1990) Intensive sequential chemotherapy for children with acute myelogenous leukemia. Haematol Blood Transf 33:193–197

Haaf HG, Kaatsch P, Michaelis J (1993) Jahresbericht 1991 des Deutschen Kinderkrebsregisters Mainz. Technischer Bericht, Institut für Medizinische Statistik und Dokumentation, Mainz

Jäger U (1994) Detection of AML1/ETO rearrangements in acute myeloid leukemia with a translocation t(8;21). Ann Hematol 86 [Suppl. I]:A54 (Abstract)

Kakizuka A, Miller WII, Jr., Umesono K et al. (1991) Chromosomal translocation t(15;17) in human acute promyelocytic leukemia fuses RARα with a novel putative transcription factor, PML. Cell 66:663–674

Kozu T, Miyoshi H, Shimizu K et al. (1993) Junctions of the AML1/MTG8(ETO) fusion are constant in t(8;21) acute myeloid leukemia detected by reverse transcription polymerase chain reaction. Blood 82:1270–1276

Labopin M, Gorin NC (1992) Autologous bone marrow transplantation in 2502 patients with acute leukemia in Europe: a retrospective study. Leukemia 6, [Suppl]:95–99

Lampkin B, Wells R, Woods W et al. (1990) Preliminary results: Transplantation (BMT) vs intensification chemotherapy (ITF) and maintenance chemotherapy (M) vs no M in childhood acute non-lymphocytic leukemia (ANL). Proc Am Soc Clin Oncol 9:216

Lange B, Woods W, Lampkin B et al. (1993) Childrens Cancer Group transplant trials for acute myeloid leukemia in children: A cross-study analysis of CCG-251, CCG-213, CCG-2861, and CCG-2891. In: Büchner T, Hiddemann W, Wörmann B, Ritter J, Schellong G (eds) Acute Leukemias IV. Springer, Berlin, Heidelberg, New York, pp 724–733

Ljungmann P, de Witte T, Verdonck L, et al. (1993) Bone marrow transplantation for acute myeloblastic leukaemia: an EBMT Leukaemia Working Party prospective analysis from HLA-typing. Br J Haematol 84:61–66

Michel G, Gluckman E, Blaise D et al. (1992) Improvement in outcome for children receiving allogeneic bone marrow transplantation in first remission of acute myeloid leukemia: A report from the Groupe d'Etude des Greffes de Moelle Osseuse. J Clin Oncol 10:1865–1869

Morgan GJ, Jansen JW (1989) Polymerase chain reaction for detection of residual leukemia. Lancet I:928–929

Ravindranath Y, Yeager A, Krischer J, Steuber CP, Pole G, Camitta B, Weinstein H, for the POG (1994) Intensive consolidation chemotherapy (ICC) vs purged autologous bone marrow transplantation (ABMT) early remission for treatment of childhood acute myeloid leukemia (AML): Preliminary results of Pediatric Oncology Group. ASCO (Abstract)

Riehm H, Gadner H, Henze G, Langermann H-J, Odenwald E (1980) The Berlin childhood acute lymphoblastic leukemia therapy study, 1970–1976. Am J Pediatr Hematol Oncol 2:299–306

Robison LL, Buckley JD, Daigle AE, Wells R, Benjamin D, Arthur DC, Hammond GD (1989) Maternal drug use and risk of childhood nonlymphoblastic leukemia among offspring: An epidemiologic investigation implicating marijuana (a report from the Children's Cancer Study Group). Cancer 63:1904–1911

Rosner F, Lee SL (1972) Down's syndrome and acute leukemia: myeloblastic or lymphoblastic? Report of forty-three cases and review of the literature. Am J Med 53:203–218

Stahnke K, Ritter J, Schellong G, Beck JD, Kabisch H, Lampert F, Creutzig U (1992) Rezidivbehandlung bei akuter myeloischer Leukämie im Kindesalter. Eine retrospektive Analyse der in der Studie AML-BFM-83 aufgetretenen Rezidive. Klin Pädiatr 204:253–257

Steuber CP, Civin C, Krischer J et al. (1991) A comparison of induction and maintenance therapy for acute nonlymphocytic leukemia in childhood: Results of a Pediatric Oncology Group Study. J Clin Oncol 9:247–258

Warrell RP, jr., Frankel SR, Miller WHjr et al. (1991) Differentitation therapy of acute promyelocytic leukemia with tretinoin. Engl J Med 324:1385–1393

Woods WG, Ruymann FB, Lampkin BC et al. (1990) The role of timing of high-dose cytosine arabinoside intensification and of maintenance therapy in the treatment of children with acute non-lymphocytic leukemia. Cancer 66:1106–1113

Zipursky A, Peeters M, Poon A (1987) Megakaryoblastic leukemia and Down's syndrome: A review. Prog Clin Biol Res 246:33–56

# 34.85 Akute lymphoblastische Leukämie im Kindesalter

M. Schrappe, H. Riehm

## 1 Epidemiologie

*Häufigkeit:* Die akute lymphoblastische Leukämie (ALL) ist mit 30% die häufigste maligne Erkrankung des Kindesalters.

*Inzidenz:* 33 Erkrankungen/1 Mio. Einwohner < 15 Jahre.

*Ätiologie:* Spontane somatische Mutationen oder präexistierende Keimbahnmutationen sind als wahrscheinlichste Ursache bei der Mehrzahl der Fälle anzunehmen.

*Genetische Prädisposition:* Bereits seit längerer Zeit ist die erhöhte Inzidenz von ALL bei Patienten mit strukturellen Chromosomenanomalien bekannt (z. B. bei Trisomie 21, Bloom-Syndrom, Fanconi-Anämie).

*Prävention:* Wirksame Maßnahmen der Früherkennung oder Prävention sind bislang unbekannt.

*Altersverteilung:* Die Inzidenz ist am höchsten im Alter zwischen 2 und 5 Jahren. Verhältnis von Jungen zu Mädchen: 1,2:1,0. Das mediane Erkrankungsalter beträgt 4,7 Jahre.

### 1.1 Einführung

In den letzten 20 Jahren hat sich die Prognose von Kindern und Jugendlichen mit akuter lymphoblastischer Leukämie (ALL) dramatisch verbessert (Riehm et al. 1990). Die Einführung einer intensiven Induktions- und Reinduktionstherapie unter Einsatz eines breiten Spektrums leukämiewirksamer Zytostatika zur Vermeidung von Resistenzen, der Einsatz effektiver Supportivmaßnahmen, aber auch die konsequente Entwicklung kooperativer Behandlungsansätze im Rahmen von kontrollierten Multizenterstudien waren die Schrittmacher bei dieser Entwicklung (Riehm et al. 1980; Henze et al. 1982; Schrappe et al. 1987; Riehm et al. 1987; Reiter et al. 1992). Die Anwendung zentraler Therapieelemente aus der BFM-Strategie war auch die Basis für die verbesserte Therapie der

ALL im Erwachsenenalter (Hoelzer et al. 1984). Auch im Ausland wurden Elemente der BFM-Therapie für ALL in großen randomisierten Studien geprüft und für wirksam befunden (Tubergen et al. 1993; Gaynon et al. 1993).

Mittlerweile ist es dank der Fortschritte auf molekulargenetischem und immunologischem Gebiet zwar zuverlässiger möglich, die Ätiologie der Erkrankung zu verstehen und die Diagnose präzise zu stellen, doch haben die gleichzeitig durchgeführten Risikofaktoranalysen und modifizierten Therapieansätze es nicht vermocht, die Gesamtheilungsrate über ein Niveau von 70–80% für eine unselektionierte Gesamtpopulation von ALL-Patienten im Alter von <18 Jahren zu heben (Rivera et al. 1991; Schorin et al. 1994). Bestimmte Risikokriterien sind eindeutig zu identifizieren – Säuglinge, prä-prä-B-Phänotyp, Translokationen wie z. B. t(9;22) bzw. die BCR/ABL-Rekombination, hohe initiale Zellmasse, schlechtes Therapieansprechen –, doch ereignen sich derzeit noch die meisten Rezidive in den Kollektiven, die bei Diagnose nicht durch besondere Risikofaktoren auffällig waren.

Die Darstellung des Themas kann sich hier nur auf Eckpunkte im Bereich der Diagnostik und Therapie beschränken. Das beschriebene Management von Kindern mit ALL entspricht den Vorgaben des Therapieprotokolls ALL-BFM 90 der BFM-Studiengruppe, der sich die meisten Kinderkliniken Deutschlands und Österreichs angeschlossen haben. Es sei aber auch auf das ebenfalls inzwischen gut erprobte und erfolgreiche Protokoll der CoALL-Studiengruppe (Leitung: Prof. Dr. G. Janka-Schaub, Hamburg) verwiesen.

Die beschriebenen Therapieelemente können *nur in Abteilungen und Kliniken mit ausgewiesener Erfahrung in pädiatrisch-onkologischer Behandlung* zur Anwendung kommen. Einzelne Therapieelemente sind potentiell außerordentlich toxisch. Nur die exakte Einhaltung bestimmter Verfahrensregeln, die hier nicht ausreichend ausführlich dargestellt werden können, gewährleistet eine sichere Applikation.

## 2 Diagnose und Charakterisierung

Die hier verwendeten Definitionen sind mit den der internationalen BFM-Gruppe angeschlossenen Studiengruppen erarbeitet worden (van der Does van den Berg et al. 1992), beziehen aber auch einige der Konventionen des „Rome Workshop" (Mastrangelo et al. 1986) ein.

Folgende Untersuchungen sind im Rahmen der Primärdiagnostik obligat und zentral durchzuführen:

- Zytologie und Zytochemie (Riehm, Hannover)
- Immunologie (Ludwig, Berlin-Buch)
- Zytogenetik (Lampert und Harbott, Gießen)
- Molekulargenetik (Bartram, Ulm)
- Impulszytophotometrie (Hiddemann, Göttingen)
- Cytokinrezeptoren (Welte, Hannover)

## 2.1 Zytologie

Die Diagnose kann aus peripherem Blut (PB) und/oder Knochenmark (KM) gestellt werden: Die Präsenz unreifer Lymphoblasten im peripheren Blut oder ein Anteil solcher Zellen von mindestens 25% unter den Knochenmarkzellen reicht zur Diagnosestellung, wenn sich die Blasten nach der FAB-Klassifikation als L1-, L2- oder L3-Typ beschreiben lassen (Bennctt et al. 1976).

## 2.2 Zytochemie

Die Zytochemie hat durch die Einführung der immunologischen Nachweismethoden etwas an Bedeutung verloren, ist aber gerade bei zweifelhaften Fällen hilfreich. Sind > 3% der Blasten Myeloperoxidase positiv, so ist eine AML zu diagnostizieren. Auch eine positive Esterasereaktion schließt eine ALL aus und ist hinweisend für eine monozytäre Leukose. Die Lymphoblasten sind in ca. 50% der Falle PAS-positiv. Der Nachweis der sauren Phosphatase in > 50% der Blasten kann ein Hinweis auf eine T-ALL sein.

## 2.3 Immunphänotypisierung

Positiver Antigennachweis gilt nur bei Expression bei > 20% (bei Oberflächenmarkern) bzw. bei > 10% der Blasten (bei zytoplasmatischen Markern), wie in Tabelle 1 definiert (Ludwig et al. 1993)

## 2.4 Abgrenzung zur AML

Leukämiezellen mit einer FAB-L1-, -L2- oder M1-Morphologie können neben lymphatischen Merkmalen auch myeloische Differenzicrungsmcrkmale aufweisen. Folgende Konstellationen sind definierbar:
- *ALL mit atypischer Markerexpression:*
  Immunologischer Phänotyp wie bei common-ALL oder T-ALL und ein zusätzlicher myeloischer Marker (auf > 20% der Leukämiezellen).

**Tabelle 1.** Definition zur Immunphänotypisierung der ALL (van der Dose, van den Berg et al. 1992) und Inzidenzen in der Therapiestudie ALL/NHL-BFM 86 mit 1039 Patienten (*cy* zytoplastmatisch; SIgM Oberflächen(Surface)-Immunoglobulin IgM)

| ALL-Subtyp | Markerkonstellation[a] | Inzidenz[b] | |
|---|---|---|---|
| | | n | [%] |
| **B-Precursor-cell-ALL** | | 841 | 80,9 |
| – Prä-prä-B-ALL | TdT und CD 19 positiv | 51 | 4,9 |
| – Common ALL | TdT, CD 19 und CD 10 positiv cyIgM negativ | 635 | 61,1 |
| – Prä-B-ALL | TdT, CD 19 und cyIgM positiv, CD 10 +/−, SIgM negativ | 155 | 14,9 |
| **B-ALL** | CD 19 positiv, SIgM positiv (mit ϰ- oder λ-Leichtketten-restriktion), CD 10 +/− | 41 | 3,9 |
| **T-ALL** | | 126 | 12,1 |
| – Early T-ALL | TdT positiv, CD 7 und cyCD 3 positiv, CD 1 und Surface-CD 3 negativ | 40[c] | |
| – Intermediate T-ALL | TdT positiv, CD 1 und CD 7 positiv | 48 | |
| – Mature T-ALL | TdT +/−, Surface-CD 3 und -CD 7 positiv, CD 1 negativ | 12 | |
| **AUL** | Unklassifizierbar; unabhängig von HLA-DR-, TdT- oder CD 34-Reaktion; CD 53 und CD 45 positiv, ohne Nachweis von B-, T- oder myeloischen Antigenen | 2 | 0,2 |

[a] Myeloische Marker wurden insgesamt bei 5% der Patienten identifiziert.
[b] Ein Patient hat einen „Mixed-lineage-Immunphänotyp"; bei 28 Patienten wurde kein Immunphänotyp bestimmt.
[c] Die Angaben zu T-ALL-Subtypen beziehen sich nur auf die im Referenzlabor untersuchten Patienten (n = 100).

– *Akute hybride Leukämie, lymphatisch:*
  Immunologischer Phänotyp wie prä-prä-B-ALL und ein myeloischer Marker oder Phänotyp wie common-ALL oder präT/T-ALL und mindestens 2 myeloische Marker (auf > 20% der Leukämiezellen).
  Beide Konstellationen werden als ALL akzeptiert.

*Nicht als ALL akzeptiert* werden Patienten, deren Leukämiezellen folgende phänotypische Konstellationen aufweisen:

- *Akute Doppel-Leukämie* mit zwei getrennten Blastenpopulationen, die jede für sich durch einen eindeutig myeloischen bzw. lymphatischen Phänotyp charakterisiert ist.
- *Akute Hybrid-Leukämie,* myeloisch: Phänotyp wie AML, zusätzlich Expression des common-ALL Antigens (CD 10) und/oder des frühen B-Zellmarkers CD19.
- *Akute myeloische Leukämie mit atypischer Markerexpression:* Phänotyp wie AML, zusätzlich TdT pos oder CD7 oder CD4 oder CD2.

Patienten mit diesen Konstellationen werden in der Therapiestudie AML-BFM geführt.

## 2.5 Abgrenzung zu NHL und B-ALL

Der Nachweis von Lymphoblasten im peripheren Blut oder mit > 25% im KM schließt ein Lymphom aus. Patienten mit < 25% Blasten im KM werden als NHL in der Studie NHL-BFM 90 behandelt. *Ausnahme:* Patienten mit B-ALL werden nicht nach dem Therapieschema der Non-B-ALL, sondern nach dem für B-Neoplasien, Zweig R3, vorgesehenen Therapieplan aus Studie NHL-BFM 90 behandelt.

## 2.6 Zytogenetik und Molekulargenetik

Der zytogenetische Befund ist für die rasche Artdiagnose in der Regel nicht verfügbar, aber für die weitere Therapie und prognostische Beurteilung von Bedeutung. Hier ist besonders die Philadelphia-Chromosom-positive ALL mit der t(9;22)-Translokation zu erwähnen, deren molekulargenetisches Äquivalent, die BCR-ABL-Rekombination, jetzt dem Nachweis durch die Polymerasekettenreaktion (PCR) zugänglich ist. Die t(9;22)- und die t(4;11)-Translokation werden derzeit als Qualifikationsmerkmale für eine Hochrisikotherapie einschließlich allogener Knochenmarktransplantation (KMT) angesehen. Der Nachweis von Hyperdiploidie (> 50 Chromosomen) könnte sich als prognostisch günstiger Parameter herausstellen (Harbott et al. 1993).

## 2.7 Impulszytophotometrie (ICP)

Diese Methode dient der Bestimmung des DNS-Gehalts der Blastenpopulation. In verschiedenen Studien einschließlich der BFM-Studien hat sich ein erhöhter DNS-Index (> 1,16) als ein prognostisch besonders günstiger

**Tabelle 2.** Organmanifestation der ALL. (Nach Schrappe et al. 1987)

| Organbefall | Häufigkeit [%] |
|---|---|
| ZNS | 2,5 |
| Thymus | 10,3 |
| Niere | 17,5 |
| Skelett | 24,4 |
| Splenomegalie (> 4 cm)[a] | 31,8 |
| Hepatomegalie (> 4 cm)[a] | 38,5 |
| Lymphknoten | 41,6 |

[a] Organvergrößerung unter dem Rippenbogen in der Medioklavikularlinie.

Parameter identifizieren lassen (Hiddemann et al. 1986). Diese Methode hilft nicht bei der sofortigen Artdiagnose, ist aber sowohl an PB als auch an KM anwendbar und liefert rasch Ergebnisse.

## 2.8 Zytokinrezeptoren

Der Nachweis von Zytokinrezeptoren mit immunologischen und molekularbiologischen Methoden dient der Ursachenforschung, aber auch als Basis für einen Einsatz von z. B. G-CSF in der Therapie der ALL (Welte et al. 1993).

## 3 Stadieneinteilung

Für eine disseminierte Systemerkrankung wie die ALL ist eine Stadieneinteilung nicht möglich. Trotzdem sind Aussagen über den Umfang der Manifestation möglich (Tabelle 2).

## 4 Prognose

Die Prognose wird trotz intensivierter und risikoadaptierter Therapie im wesentlichen von der Leukämiezellmasse bei der Diagnose bestimmt. Die BFM-Gruppe entwickelte daher ein Modell, das diese Zellmasse nicht nur anhand der peripheren Blastenzahl, sondern auch anhand der Hepatosplenomegalie beschreibt (Langermann et al. 1982). Der daraus abgeleitete BFM-Risikofaktor berechnet sich nach der Formel:

$$RF = 0,2 \cdot \log (Bl + 1) + 0,06 \text{ Le} + 0,04 \text{ Mi}$$

(Le bzw. Mi beziehen sich auf die Leber- bzw. Milzvergrößerung, gemessen in cm unter dem Rippenbogen).

Der Risikofaktor bildet zusammen mit dem Ansprechen auf die initiale Therapie („Prednison-Response") das wichtigste Stratifizierungskriterium (s. Abschn. 7). Grundsätzlich ist aber auch die Leukozytenzahl im peripheren Blut zur Abschätzung des Rezidivrisikos und zur Stratifizierung geeignet.

Die globale Wahrscheinlichkeit für ereignisfreies Überleben (pEFS) beträgt für eine unselektionierte Patientenpopulation mit ALL vom Non-B-Typ (< 18 Jahre) 72%, wie in der Life Table (Abb. 1) dargestellt ist.

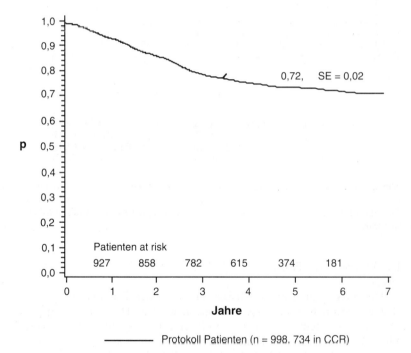

**Abb. 1.** Wahrscheinlichkeit des ereignisfreien Überlebens (Life-table-Analyse) aller 998 Non-B-ALL-Patienten der Therapiestudie ALL/NHL-BFM 86. ″/″ markiert den letzten in die Studie aufgenommenen, in CCR befindlichen Patienten (SE = Standardfehler)

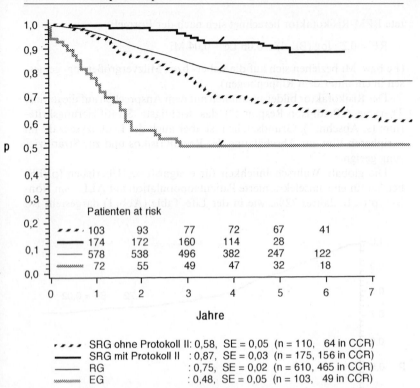

Patienten at risk

| | | | | | | |
|---|---|---|---|---|---|---|
| ⁓ ⁓ ⁓ 103 | 93 | 77 | 72 | 67 | 41 | |
| ── 174 | 172 | 160 | 114 | 28 | | |
| ── 578 | 538 | 496 | 382 | 247 | 122 | |
| ∾∾∾ 72 | 55 | 49 | 47 | 32 | 18 | |

Jahre

⁓ ⁓ ⁓  SRG ohne Protokoll II: 0,58,  SE = 0,05  (n = 110,   64 in CCR)
────  SRG mit Protokoll II  : 0,87,  SE = 0,03  (n = 175, 156 in CCR)
────  RG                             : 0,75,  SE = 0,02  (n = 610, 465 in CCR)
∾∾∾∾  EG                             : 0,48,  SE = 0,05  (n = 103,   49 in CCR)

**Abb. 2.** Wahrscheinlichkeit des ereignisfreien Überlebens in den stratifizierten Gruppen (Zweig SRG geteilt dargestellt, mit und ohne Reinduktionstherapie Protokoll II). Die Unterschiede im Ergebnis der einzelnen Zweige sind signifikant (p ≤ 0,003)

Die Prognose für Patienten mit B-ALL liegt bei 78 ± 6% (Reiter et al. 1992).

Derzeit gelingt trotz der Risikoadaptation der Therapie noch keine Kompensation der höheren Rezidivrate in den sog. (Hoch)risikogruppen. Die Therapieintensität und -komposition selbst hat einen wesentlichen Einfluß auf das Ergebnis (Henze et al. 1990; Riehm et al. 1990; Abb. 2). In der Studie ALL/NHL-BFM 86 wurde deutlich, daß die Reinduktionstherapie (Protokoll II) auch bei Standardrisikopatienten mit intensivierter Konsolidierungstherapie (HD-MTX) einen wesentlichen Beitrag zur Remissionserhaltung leistet.

**Tabelle 3.** Alter, Leukämiezellmasse und biologische Charakteristika: Wahrscheinlichkeit des ereignisfreien Überlebens (pEFS) in Untergruppen der Therapiestudie ALL/NHL-BFM 86 (Patienten ohne Reinduktionstherapie in SRG ausgeschlossen, n = 100; SE = Standardfehler)

| Untergruppe | Patienten | | 6-Jahres-pEFS [%] (SE) |
|---|---|---|---|
| | n | [%] | |
| Alle | 888 | 100 | 74 (2) |
| Jungen | 493 | 55,5 | 71 (2)* |
| Mädchen | 395 | 44,4 | 79 (2) |
| Alter (Jahre) | | | |
| < 1 | 33 | 3,7 | 36 (8)* |
| 1–5 | 509 | 57,3 | 81 (2)** |
| 6–9 | 175 | 19,7 | 71 (4) |
| ≥ 10[a] | 171 | 19,2 | 65 (4) |
| WBC ($10^3/\mu l$) | | | |
| < 10 | 385 | 43,3 | 85 (2) |
| 10–< 20 | 134 | 15,1 | 82 (3)* |
| 20–< 50 | 173 | 19,5 | 65 (4) |
| 50–< 200 | 137 | 15,4 | 64 (4)* |
| ≥ 200 | 59 | 6,6 | 41 (6) |
| Zytologie (FAB) | | | |
| L1 | 735 | 82,7 | 76 (2)** |
| L2 | 153 | 17,3 | 67 (4) |
| DNS-Index | | | |
| < 1,16 | 289 | [77,5][b] | 71 (3)* |
| ≥ 1,16 | 84 | [22,5] | 89 (3) |
| PRED-Response[c] | | | |
| < 1000 Blasten | 793 | 89,3 | 78 (2)* |
| ≥ 1000 Blasten | 95 | 10,7 | 48 (5) |

* p < 0,01; ** p < 0,05 (Log-rank-Test): Vergleich mit der jeweils schlechteren Komplementärgruppe.

[a] In der Gesamtgruppe (n = 998, Non-B-Patienten) waren 122 Patienten 10–14 Jahre und 68 Patienten 15–18 Jahre alt.

[b] Angaben zum DNS-Index nur von 373 Patienten verfügbar.

[c] Zahl der leukämischen Blasten im PB (pro μl) an Tag 8 der Therapie.

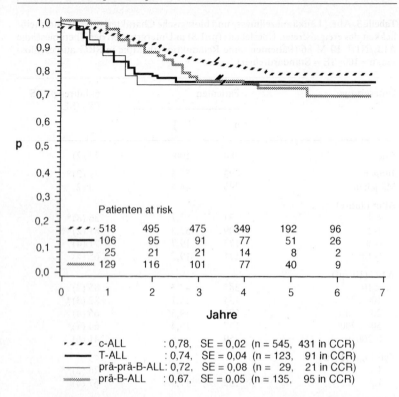

| | | | | | |
|---|---|---|---|---|---|
| Patienten at risk | | | | | |
| 518 | 495 | 475 | 349 | 192 | 96 |
| 106 | 95 | 91 | 77 | 51 | 26 |
| 25 | 21 | 21 | 14 | 8 | 2 |
| 129 | 116 | 101 | 77 | 40 | 9 |

Jahre

| | | | | |
|---|---|---|---|---|
| c-ALL | : 0,78, | SE = 0,02 | (n = 545, | 431 in CCR) |
| T-ALL | : 0,74, | SE = 0,04 | (n = 123, | 91 in CCR) |
| prä-prä-B-ALL: | 0,72, | SE = 0,08 | (n = 29, | 21 in CCR) |
| prä-B-ALL | : 0,67, | SE = 0,05 | (n = 135, | 95 in CCR) |

**Abb. 3.** Therapieergebnis der Non-B-ALL-Patienten in Studie ALL/NHL-BFM 86, getrennt nach Immunphänotypen: Patienten im Alter unter 1 Jahr ausgeschlossen. p > 0,08 in allen Vergleichen. Patienten des Therapiezweigs SRG, die keine Reinduktionstherapie erhielten, sind hier nicht eingeschlossen

Patienten mit schlechtem Ansprechen auf die 7tägige Prednison-Vorphase (Therapiezweig EG) haben trotz intensivierter Konsolidierungstherapie (mit Ifosfamid, Mitoxantron, ARA-C) nach wie vor eine unbefriedigende Prognose, die noch unter 50 % liegt. Patienten mit einem unvollständigen Response nach den ersten 4 Wochen Induktionstherapie setzen sich durch eine erheblich ungünstigere Prognose vom Gesamtkollektiv ab (Janka-Schaub et al. 1992).

Darüber hinaus hängt die individuelle Prognose von bestimmten biologischen Merkmalen ab, von denen einige in Tabelle 3 genannt werden.

**Tabelle 4.** Therapieergebnisse bei 998 Non-B-ALL-Patienten: Therapiestudie ALL/NHL-BFM 86 [mittlere Beobachtungszeit 5 Jahre (3,4–6,9); Reind. = Reinduktionstherapie]

| | Alle | Therapiezweige | | | |
|---|---|---|---|---|---|
| | | SRG Keine Reind. | SRG Reind. | RG | EG |
| Patienten | 998 | 110 | 175 | 610 | 103 |
| Frühtod[a] | 6 | 0 | 1 | 4 | 1 |
| Keine Remission | 7 | 0 | 0 | 0 | 7 |
| Rezidive | 233 | 44 | 16 | 135 | 38 |
| | (23%) | (40%) | (9%) | (22%) | (37%) |
| Tod in CCR[c] | 13[b] | 1 | 1 | 5 | 6[b] |
| Zweittumor | 3 | 0 | 1 | 1 | 1 |
| LFU[d] | 2 | 1 | 0 | 0 | 1 |
| In 1. Remission | 734 | 64 | 156 | 465 | 49 |
| | (73%) | (58%) | (89%) | (76%) | (47%) |

[a] Tod innerhalb der ersten 40 Tage.
[b] Davon 2 an toxischen Komplikationen bei KMT.
[c] CCR: kontinuierliche Vollremission.
[d] LFU: Lost-to-follow-up (aus Nachsorge).

Die Einteilung und Auswertung nach immunologischen Subtypen (Abb. 3) läßt kein signifikant schlechteres Ergebnis für einen der Subtypen erkennen, allerdings sind die Säuglinge (<1 Jahr) von der Analyse ausgeschlossen. Säuglinge unter 1 Jahr sind durch eine Vielzahl von negativen Faktoren gekennzeichnet: Die Inzidenz der prognostisch ungünstigen prä-prä-B-ALL beträgt 50%, die Koexpression myeloischer Marker wird etwa 4mal häufiger beobachtet. Die Translokation t(4;11) kann bei ca. einem Viertel der Patienten <1 Jahr gefunden werden: 8 der insgesamt 11 Fälle (335 Patienten untersucht) mit t(4;11) wurden in der kleinen Gruppe von 34 Säuglingen diagnostiziert (Schrappe et al. 1992).

Die Inzidenz früher negativer Ereignisse sowie die Verteilung der Komplikationen und Rezidive sind in Tabelle 4 dargestellt.

## 5 Diagnostik

Die Labor- und apparative Initialdiagnostik muß darauf abzielen, rasch eine möglichst präzise Diagnose zu stellen, die Organbeeinträchtigung

oder evtl. Funktionsverluste abzuschätzen und frühe Komplikationen
(z. B. Nierenversagen oder Blutung) durch unnötige, zeitraubende und
belastende Diagnostik zu vermeiden.

**Labor**
Differentialblutbild, Elektrolyte, Kreatinin, Harnstoff, LDH, Harnsäure,
Transaminasen, CRP. Großer Gerinnungsstatus; Virologie.

**Apparativ**
Obligat: Thoraxröntgen, Sonographie (Hals, Mediastinum, Abdomen),
CCT, EKG, Echokardiogramm. Fakultativ: Skelettszintigraphie.

**Diagnose des ZNS-Befalls**
Die Lumbalpunktion (LP) ist *obligat* vor Beginn der zytoreduktiven
Vorphase. Nur bei klinisch kritischen Patienten wird die diagnostische LP
zurückgestellt. Als initialer ZNS-Befall wird gewertet:
- Zellzahl $> 5$ /mm$^3$ und eindeutig Lymphoblasten. Voraussetzung ist
  ein nichtblutiger Liquor.
- Raumforderung im CCT/NMR im Gehirn oder im Bereich der
  Meningen.

Liegt eine Hirnnervenlähmung vor, jedoch ohne Nachweis von Lymphoblasten im Liquor und ohne umschriebene intrazerebrale Raumforderung
im CCT, gilt dies nicht als initialer ZNS-Befall.

Wenn nach blutiger Punktion der Liquor Lymphoblasten enthält,
erhält der Patient 2 zusätzliche intrathekale MTX-Gaben in Phase 1 von
Protokoll I, wird jedoch nicht als initial ZNS-positiv gewertet (erhält also
keine höhere Strahlendosis). In Zweifelsfällen soll die Studienleitung
konsultiert werden.

**Diagnose des Skelettbefalls**
Methoden zur Erfassung eines Skelettbefalls sind:
- Skelettszintigraphie: findet sich eine pathologische Mehranreicherung,
  wird durch
- konventionelles Röntgen geklärt, ob eine knöcherne Läsion vorliegt;
  besteht eine solche Läsion, wird der Befund durch
- MRT dokumentiert.

**Diagnose des Hodenbefalls**
Beim Auftreten der typischen Symptomatik mit kurzfristig aufgetretener
schmerzloser Hodenschwellung ohne Entzündungszeichen wird auf eine

Biopsie verzichtet. Eine entzündlich oder vaskulär bedingte Erkrankung des Hodens muß jedoch ausgeschlossen sein. Im Zweifelsfall muß eine Hodenbiopsie durchgeführt werden. Eine primäre Orchiektomie ist nicht vorgesehen.

# 6 Charakteristik und Verlauf der Erkrankung

Der Verlauf der Erkrankung hängt von der initialen Befundkonstellation, aber auch ganz wesentlich vom initialen Ansprechen auf die Therapie ab. Patienten mit hoher initialer Zellmasse sind besonders gefährdet, nicht zuletzt durch das Zellzerfallssyndrom. Andere Patienten sind durch eine früh auftretende Sepsis in Gefahr. Die Zellreduktion sollte daher mit steigenden Prednisondosen vorsichtig eingeleitet werden; der möglichen Hyperurikämie sollte durch Gabe von Allopurinol, Alkalisierung und großzügige Hydrierung vorgebeugt werden.

## 6.1 Therapieansprechen und Remission

### 6.1.1 Prednison-Response

Nach 7tägiger Prednison-Exposition ist am 8. Protokolltag die Leukämie-zellzahl/mm³ im peripheren Blut zu bestimmen; als Tag 1 zählt der Tag der ersten Prednisongabe. Die exakte Zellzahl wird nach Auswertung der „Tag 8-Präparate" in der Studienzentrale festgelegt. Als Prednisone-poor-Response (PRED-PR) wird die Situation bezeichnet, wenn am Tag 8 die periphere Blastenzahl > 1000/mm³ ist. Analog ist der Prednisone-good-response (PRED-GR) definiert für eine Blastenzahl von < 1000/mm³ am Tag 8.

### 6.1.2 KM-Kontrolle an Tag 15

Diese Kontrolle wurde erst in der Studie ALL-BFM 90 eingeführt, um zusätzlich zum Prednisonresponse an Tag 8 einen weiteren Responseparameter zu erhalten. Auch hier erfolgt die zentrale Bewertung in der Studienzentrale. Therapeutische Konsequenzen werden derzeit nicht gezogen.

### 6.1.3 Remissionsstatus am Protokolltag 33

Vor Beginn der Phase 2 von Protokoll I ist obligat das Erreichen der Remission durch eine Knochenmarkpunktion (KMP) zu belegen. Darüber hinaus muß hier erneut die klinische und bildgebende Überprüfung lokalisierter Infiltrate (z. B.Thymustumor) erfolgen.

Die vollständige Remission gilt als erreicht, wenn:
- < 5% Blasten im KM zu identifizieren sind und eine normale oder gering verminderte Zellularität im KM vorliegt;
- keine lokalisierten Leukämieinfiltrate feststellbar sind;
- bei der therapeutischen Lumbalpunktion am Tag 29 keine Leukämiezellen im Liquor zu identifizieren sind.

Ist nach Phase 1 von Protokoll I (Tag 33) noch keine vollständige Remission erreicht, wird der Patient als Non-Responder dem Zweig HRG zugeordnet und die Remissionsbewertung nach jedem HR-Block wiederholt, bis die Remission erreicht ist oder der Patient ausscheidet. Ist nach dem 3. HR-Block eine Remission erreicht, wird der Patient als Late-Responder eingestuft.

### 6.1.4 Monitoring „minimal residual disease"

In regelmäßigen Intervallen wird während der Intensivtherapie, während der Dauertherapie und nach Abschluß KM entnommen, um mit Hilfe von initial angefertigten individuellen Gensonden prospektiv zu untersuchen, ob sich die Remission auch mit molekulargenetischen Methoden belegen läßt, oder ob Hinweise auf eine Persistenz von Blasten vorliegen.

### 6.2 Diagnose des Rezidivs

*Isoliertes KM-Rezidiv:* > 25% Lymphoblasten im KM.

*Isoliertes ZNS-Rezidiv:* > 5/mm$^3$ Zellen im Liquor und morphologisch eindeutig identifizierbare Lymphoblasten. Bei einer intrakraniellen Raumforderung im CCT/MRT ohne Blasten in Liquor, Blut oder KM ist zur Diagnose des isolierten ZNS-Rezidivs die bioptische Sicherung erforderlich.

*Isoliertes Hodenrezidiv:* uni- oder bilaterale schmerzlose harte Hodenschwellung (Hodenvolumen > 2 „deviation scores", gemessen mit Prader-Orchidometer). Zur Diagnose des isolierten Hodenrezidivs ist die bioptische Sicherung erforderlich.

*Isolierte Infiltrate an anderen Lokalisationen:* Beweis durch Biopsie erforderlich.

*Kombinierte Rezidive:* simultaner Befall von 2 oder mehr Kompartimenten/Lokalisationen. Bei kombinierten Rezidiven gilt das KM als mitbefallen, wenn es $\geq 5\%$ Lymphoblasten aufweist.

# 7 Therapiestrategie

## 7.1 Stratifizierung und Definition der Therapiezweige

Der in Abb. 4 dargestellte Therapieplan demonstriert die Einteilung der Patienten mit Non-B-ALL in 3 Gruppen:

Entsprechend werden ca. 28% der Patienten dem Zweig SRG, 61% dem Zweig MRG und 11% dem Zweig HRG zugeordnet.

*SRG:* – RF $<0,8$
– Leukämiezellen $< 1000/mm^3$ im peripheren Blut am Tag 8 nach 7tägiger Prednisongabe
– Keine prä-T/T-ALL (oder Mediastinaltumor)
– Kein initialer ZNS-Befall
– Keine Translokation t(9,22) und keine BCR-ABL-Rekombination
– Vollständige Remission am Tag 33 (M1)
Alle 6 Kriterien müssen für die Einstufung erfüllt sein.

*MRG:* – RF $\geq 0,8$
– Leukämiezellen $< 1000/mm^3$ im peripheren Blut am Tag 8 nach 7tägiger Prednisongabe
– Keine Translokation t(9;22) und keine BCR-ABL-Rekombination
– Vollständige Remission am Tag 33
Alle 4 Kriterien müssen für die Einstufung erfüllt sein.

*HRG:* – Leukämiezellen $\geq 1000/mm^3$ im peripheren Blut am Tag 8 nach 7tägiger Prednisongabe (Prednison-poor-Response = PRED-PR)
– Translokation t(9;22) und/oder BCR-ABL-Rekombination
– Keine vollständige Remission am Tag 33
Jedes Kriterium allein qualifiziert zum Therapiezweig HRG.

Patienten mit B-ALL werden entsprechend der Strategie für B-NHL des Protokolls NHL-BFM 90 behandelt (Reiter et al. 1992).

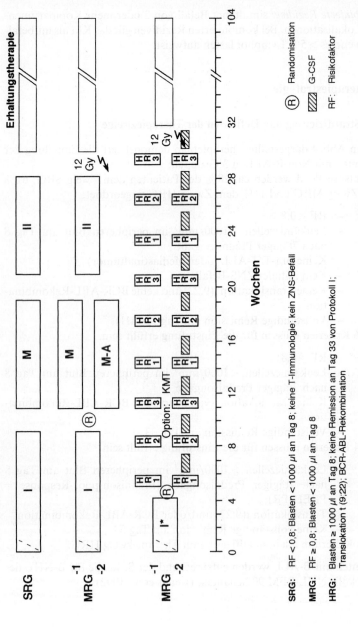

**SRG:** RF < 0,8; Blasten < 1000 µl an Tag 8; keine T-Immunologie; kein ZNS-Befall

**MRG:** RF ≥ 0,8; Blasten < 1000 µl an Tag 8

**HRG:** Blasten ≥ 1000 µl an Tag 8; keine Remission an Tag 33 von Protokoll I;
Translokation t (9;22); BCR-ABL-Rekombination

Ⓡ Randomisation

▨ G-CSF

RF: Risikofaktor

Abb. 4. Therapiestrategie für Non-B-ALL-Patienten (Konzept der Studie ALL-BFM 90). Erläuterungen im Text

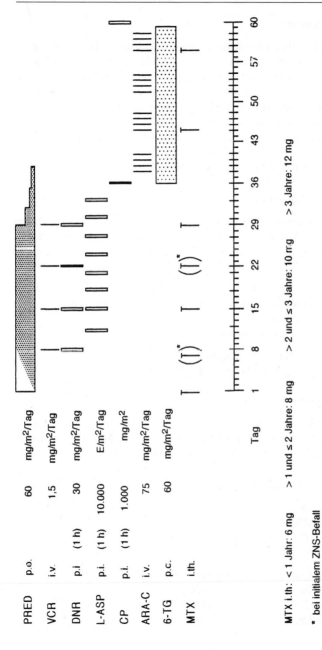

Abb. 5. Induktionstherapie: Protokoll I

## 7.2 Therapieelemente

Entsprechend des Übersichtsplanes (Abb. 4) werden die Therapieelemente Protokoll I, M bzw. M-A und II bei SRG- und MRG-Patienten eingesetzt (Abb. 5-7). Das randomisierte Element M-A prüft den therapeutischen Nutzen von L-Asparaginase (Abb. 6). Patienten des Zweigs HRG erhalten nach der 1. Phase von Protokoll I 9 Therapieblöcke, die in ca. 3wöchigen Intervallen verabreicht werden (Abb. 8a–c). In Zweig HRG-2 erhalten die Patienten im Intervall G-CSF. Die vorläufige Bewertung dieser randomisierten Untersuchung läßt erkennen, daß die neutropenischen und fieberhaften Episoden im G-CSF-Zweig seltener auftreten (Welte et al. 1993).

## 7.3 Allogene Knochenmarktransplantation

Nur im Therapiezweig HRG ist die allogene KMT *bei vorhandenem (Geschwister)spender* eine Option. Die KMT sollte frühestens nach dem 3. und spätestens nach dem 6. HR-Block durchgeführt werden. Qualifikationskriterien zur allogenen KMT innerhalb der HRG-Gruppe sind:

*Alle Patienten grundsätzlich mit:*
- Translokation t(9;22) und/oder BCR-ABL Rekombination
- Translokation t(4;11)
- eindeutig > 5% Blasten im KM am Tag 33

*Alle Patienten mit PRED-PR (Tag 8) mit:*
- Nachweis myeloischer Marker auf ≥ 20% der Blasten
- RF ≥ 1,7
- immunologischem Typ prä-T oder T

Patienten, die nur durch einen Prednison-poor-response zur HRG-Gruppe qualifiziert sind, aber keinen dieser Negativfaktoren aufweisen, sind *nicht zur allogenen KMT in erster Remission* qualifiziert.

## 7.4 Prophylaktische Schädelbestrahlung

Therapiezweig SRG:     keine
Therapiezweig MRG:     12 Gy
Therapiezweig HRG:     12 Gy
Kinder im 1. Lebensjahr erhalten keine Schädelbestrahlung.

*Therapeutische Schädelbestrahlung bei initialem ZNS-Befall*
Alter    < 1 Jahr                    keine
Alter    ≥ 1 und < 2 Jahre          18 Gy
Alter    ≥ 2 Jahre                  24 Gy

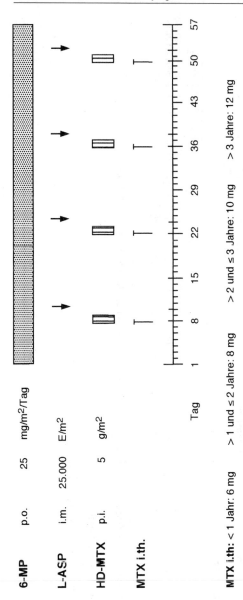

**Abb. 6.** Konsolidierungstherapie: Protokoll M-A. Die i.m.-L-Asparaginaseinjektion erfolgt 54 h nach Beginn der MTX-Infusion. In Protokoll M ist die insgesamt 4malige Gabe von L-Asparaginase ersatzlos gestrichen. Der Citrovorumfaktorrescue beginnt bei regelrechtem MTX-Spiegelverlauf zur Stunde 42 nach Beginn der MTX-Infusion (30 mg/m²), 2 weitere Gaben erfolgen jeweils 6 h später mit 15 mg/m²

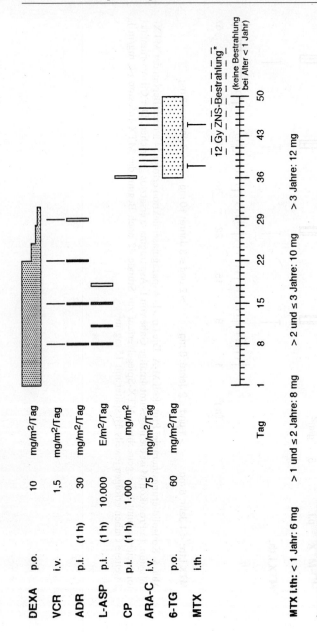

Abb. 7. Reinduktionstherapie: Protokoll II

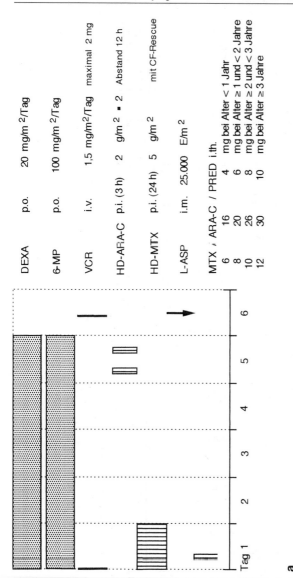

| | | |
|---|---|---|
| DEXA | p.o. | 20 mg/m²/Tag |
| 6-MP | p.o. | 100 mg/m²/Tag |
| VCR | i.v. | 1,5 mg/m²/Tag   maximal 2 mg |
| HD-ARA-C | p.i. (3 h) | 2   g/m²  ▪ 2   Abstand 12 h |
| HD-MTX | p.i. (24 h) | 5   g/m²   mit CF-Rescue |
| L-ASP | i.m. | 25.000   E/m² |

MTX / ARA-C / PRED  i.th.

| | | | |
|---|---|---|---|
| 6 | 16 | 4 | mg bei Alter < 1 Jahr |
| 8 | 20 | 6 | mg bei Alter ≥ 1 und < 2 Jahre |
| 10 | 26 | 8 | mg bei Alter ≥ 2 und < 3 Jahre |
| 12 | 30 | 10 | mg bei Alter ≥ 3 Jahre |

**Abb. 8 a–c.** Intensivierungselemente HR-1, HR-2 und HR-3 für Patienten des Therapiezweigs HRG

a

| DEXA | p.o. | 20 mg/m$^2$/Tag | |
| 6-TG | p.o. | 100 mg/m$^2$/Tag | |
| VDS | i.v. | 3 mg/m$^2$ | maximal 5 mg |
| DNR | p.i. (24 h) | 50 mg/m$^2$ | |
| HD-MTX | p.i. (24 h) | 5 g/m$^2$ | mit CF-Rescue |
| IFO | p.i. (1 h) | 400 mg/m$^2$/Tag | mit MESNA |
| L-ASP | i.m. | 25.000 E/m$^2$ | |

| MTX | ARA-C | PRED i.th. | |
|---|---|---|---|
| 6 | 16 | 4 | mg bei Alter < 1 Jahr |
| 8 | 20 | 6 | mg bei Alter ≥ 1 und < 2 Jahre |
| 10 | 26 | 8 | mg bei Alter ≥ 2 und < 3 Jahre |
| 12 | 30 | 10 | mg bei Alter ≥ 3 Jahre |

Tag 1   2   3   4   5   6

\* nur bei initialem ZNS-Befall

b

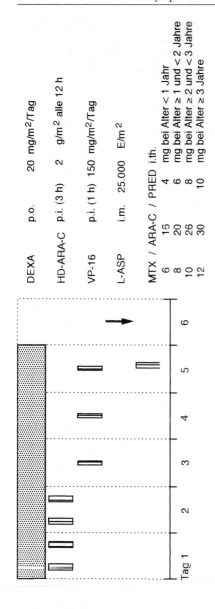

DEXA p.o. 20 mg/m²/Tag

HD-ARA-C p.i. (3 h) 2 g/m² alle 12 h

VP-16 p.i. (1 h) 150 mg/m²/Tag

L-ASP i.m. 25.000 E/m²

MTX / ARA-C / PRED i.th.

| | | | |
|---|---|---|---|
| 6 | 15 | 4 | mg bei Alter < 1 Jahr |
| 8 | 20 | 6 | mg bei Alter ≥ 1 und < 2 Jahre |
| 10 | 26 | 8 | mg bei Alter ≥ 2 und < 3 Jahre |
| 12 | 30 | 10 | mg bei Alter ≥ 3 Jahre |

Tag 1 2 3 4 5 6

c

Patienten mit ZNS-Befall erhalten zusätzlich intrathekal MTX an Tag 8 und 22 in Protokoll I. Sofern die Patienten dem Therapiezweig HRG angehören, erhalten sie an Tag 5 jedes Therapieelementes HR-2 eine zusätzliche intrathekale Applikation von MTX/ARA-C/PRED.

## 7.5 Therapie bei Vorliegen eines Mediastinaltumors

Patienten mit einem Mediastinaltumor werden stets dem Therapiezweig MRG zugeordnet, auch dann, wenn der RF $< 0,8$ ist. Bildet sich der Mediastinaltumor bis zum Tag 33 auf $< 30\%$ der Ausgangsgröße (Bemessungsgrundlage: maximale Breite über BWK 5) zurück, wird die Therapie nach Phase 2 von Protokoll I fortgesetzt. Ist eine Woche nach Ende von Protokoll I im CT/MRT eine Reststruktur feststellbar, wird diese reseziert und auf vitale Leukämieinfiltrate unter Zuhilfenahme molekulargenetischer Untersuchungsmethoden untersucht. Finden sich keine vitalen Leukämieinfiltrate, wird die Therapie nach Therapiezweig MRG zu Ende geführt. Finden sich vitale Infiltrate, erfolgt die Fortsetzung der Therapie nach Therapiezweig HRG. Der erste Block HR-1 entfällt.

Bildet sich der Mediastinaltumor bis zum Tag 33 nur unvollständig zurück (Resttumor $> 30\%$ der initialen Größe) oder wird er nach anfänglicher Rückbildung wieder größer, wird der Patient dem Therapiezweig HRG zugeordnet. Eine bandförmige retrosternale Reststruktur am Therapietag 33 reicht jedoch als Qualifikation zum Therapiezweig HRG nicht aus.

## 7.6 Einseitiger/doppelseitiger initialer Hodenbefall

Die unilaterale oder bilaterale Orchiektomie ist nicht vorgesehen. Der Hodenbefall qualifiziert nicht für einen intensiveren Therapiezweig. Bei vollständiger Normalisierung der Hodengröße, des Tastbefundes und des sonographischen Befundes nach Protokoll M erfolgt keine zusätzliche Hodenbestrahlung.

## 7.7 Initialer Skelettbefall

Der Skelettbefall qualifiziert *nicht für einen intensiveren Therapiezweig*. Der Ausgangsbefund und die Verlaufsbeobachtungen sind durch MRT zu dokumentieren. Bei Kontrolle am Tag 33 ist eine vollständige Rückbildung des röntgenologisch erkennbaren Knochendefektes noch nicht zu erwarten. Finden sich auch nach erneuter Kontrolle Hinweise auf Leukämieinfiltrate, wird empfohlen, eine Curettage des Defekts und eine

Auffüllung mit Spongiosa durchzuführen. Enthält das curettierte Material histologisch *vitale Infiltrate,* wird die Therapie nach dem Therapiezweig HRG unter Fortfall des ersten Blocks HR-1 fortgesetzt.

## 7.8 Erhaltungstherapie

Die Dauertherapie wird mit 6-Mercaptopurin ($50\,\mathrm{mg/m^2}\,\mathrm{KOF/Tag}$) und Methotrexat ($20\,\mathrm{mg/m^2}\,\mathrm{KOF}$ 1mal pro Woche) p.o. bis zu einer Gesamttherapiedauer von 24 Monaten einheitlich für alle Therapiezweige durchgeführt. Sie beginnt bei Therapiezweig SRG und MRG 2 Wochen nach Abschluß von Protokoll II. In Therapiezweig HRG beginnt die Dauertherapie nach erfolgter Regeneration des KM, 4 Wochen nach dem letzten Block HR-3. Die Therapie wird anhand der Leukozyten- bzw. Lymphozytenzahl gesteuert: Angestrebt wird eine Leukozytenzahl von $2000$–$3000/\mathrm{mm^3}$ und eine Lymphozytenzahl von $> 300/\mathrm{mm^3}$.

## 7.9 Rezidivtherapie

Die Erfolgsaussichten einer Rezidivtherapie hängen v.a. vom Zeitpunkt des Rezidivs ab, in zweiter Linie aber auch vom Manifestationsort (Bührer et al. 1993; Henze et al. 1991). Die Patienten mit sehr frühem Rezidiv profitieren angesichts ihrer fatal schlechten Prognose am meisten von der allogenen Knochenmarktransplantation, während Patienten mit späten Rezidiven auch durch Chemotherapie allein noch eine relativ gute Heilungschance besitzen.

# 8 Studien

**ALL-BFM 90**
*Studienleitung:* Prof. Dr. H. Riehm
*Studiensekretär:* Dr. M. Schrappe, Abteilung Kinderheilkunde IV, Pädiatrische Hämatologie und Onkologie, Medizinische Hochschule Hannover, 30623 Hannover, Tel.: 0511/532–9117 oder –3221, Fax: 0511/532–9029

**CO-ALL**
*Studienleitung:* Frau Prof. Dr. G. Janka-Schaub, Pädiatrische Hämatologie und Onkologie, Universitätsklinik Eppendorf, Martinistrasse 52, 20251 Hamburg, Tel.: 040/4717–1

**ALL-REZ BFM 90:**
*Studienleitung:*    Prof. Dr. G. Henze, Universitätsklinikum Rudolf-Virchow/Wedding, Kinderklinik, Abt. Pädiatrische Hämatologie und Onkologie, Reinickendorfer Strasse 61, 13347 Berlin, Tel.: 030/4505–1225 oder –1235, Fax: 030/4505–1925 oder –1926

## Literatur

Bennett JM, Catovski D, Daniel MT, Flandrin G, Galton DAG, Gralnick HR, Sultan C (1976) Proposals for the classification of the acute leukaemias. French-American-British (FAB) cooperative group. Br J Haematol 33:451–458

Bührer C, Hartmann R, Fengler R et al. (1993) Superior prognosis in combined compared to isolated bone marrow relapses in salvage therapy of childhood acute lymphoblastic leukemia. Med Pediatr Oncol 21:470–476

Gaynon PS, Steinherz PG, Bleyer WA et al. (1993) Improved therapy for children with acute lymphoblastic leukemia and unfavorable presenting features: a follow-up report of the Childrens Cancer Group Study CCG-106. J Clin Oncol 11:2234–2242

Harbott J, Ritterbach J, Ludwig W-D, Bartram CR, Reiter A, Lampert F (1993) Clinical significance of cytogenetic studies in childhood acute lymphoblastic leukemia: Experience of the BFM trials. Recent Results Cancer Res 131:123–132

Henze G, Langermann H-J, Fengler R et al. (1982) Therapiestudie BFM 79/81 zur Behandlung der akuten lymphoblastischen Leukämie bei Kindern und Jugendlichen: intensivierte Reinduktionstherapie für Patientengruppen mit unterschiedlichem Rezidivrisiko. Klin Pädiatr 194:195–203

Henze G, Fengler R, Reiter A, Ritter J, Riehm, H (1990) Impact of early intensive reinduction therapy on event-free survival in children with low-risk acute lymphoblastic leukemia. Hematol Bluttransfusion 33:483–488

Henze G, Fengler R, Hartmann R, Kornhuber B, Janka-Schaub G, Niethammer D, Riehm H (1991) Six-year experience with a comprehensive approach to the treatment of recurrent childhood acute lymphoblastic leukemia (ALL-REZ BFM 85). A relapse study of the BFM group. Blood 78:1166–1172

Hiddemann W, Wörmann B, Ritter J et al. (1986) Frequency and clinical significance of DNA aneuploidy in acute leukemia. Ann N Y Acad Sci 468:227–240

Hoelzer D, Thiel E, Löffler H et al. (1984) Intensified therapy in acute lymphoblastic and acute undifferentiated leukemia in adults. Blood 64:38–47

Janka-Schaub GE, Stührk H, Kortum B et al. (1992) Bone marrow blast count at day 28 as the single most important prognostic factor in childhood acute lymphoblastic leukemia. Hematol Bluttransfus 34:233–237

Langermann H-J, Henze G, Wulf M, Riehm H (1982) Abschätzung der Tumorzellmasse bei der akuten lymphoblastischen Leukamie im Kindesalter: prognostische Bedeutung und praktische Anwendung. Klin Pädiatr 194:209–213

Ludwig W-D, Harbott J, Bartram CR et al. (1993) Incidence and prognostic significance of immunophenotypic subgroups in childhood acute lymphoblastic leukemia: Experience of the BFM study 86. Recent Results Cancer Res 131:269–282

Mastrangelo R, Poplack DG, Bleyer WA, Riccardi R, Sather H, D'Angio GJ (1986) Report and recommendations of the Rome Workshop concerning poor-prognosis acute lymphoblastic leukemia in children: Biologic bases for staging, stratification, and treatment. Med Pediatr Oncol 14:191–194

Reiter A, Schrappe M, Ludwig WD et al. (1992) Favorable outcome of B-cell acute lymphoblastic leukemia in childhood: A report of three consecutive studies of the BFM-Group. Blood 80:2471–2478

Riehm H, Gadner H, Henze G, Langermann H-J, Odenwald E (1980) The Berlin childhood acute lymphoblastic leukemia therapy study, 1970–1976. Am J Pediatr Hematol Oncol 2:299–306

Riehm H, Reiter A, Schrappe M et al. (1987) The in vivo response on corticosteroid therapy as an additional prognostic factor in childhood acute lymphoblastic leukemia (therapy study ALL-BFM 83). Klin Pädiatr 199:151–160

Riehm H, Gadner H, Henze G et al. (1990) Results and significance of six randomized trials in four consecutive ALL-BFM trials. Hematol Bluttransfus 33:439–450

Rivera GK, Raimondi SC, Hancock ML et al. (1991) Improved outcome in childhood acute lymphoblastic leukaemia with reinforced early treatment and rotational combination chemotherapy. Lancet 337:61–66

Schorin MA, Blattner S, Gelber RD et al. (1994) Treatment of childhood acute lymphoblastic leukemia: Results of Dana-Farber Cancer Institute/Children's Hospital Acute Lymphoblastic Leukemia Consortium Protocol 85–01. J Clin Oncol 12:740–747

Schrappe M, Beck J, Brandeis WE et al. (1987) Die Behandlung der akuten lymphoblastischen Leukämie im Kindes-und Jugendalter: Ergebnisse der multizentrischen Therapiestudie ALL-BFM 81. Klin Pädiatr 199:133–150

Schrappe M, Reiter A, Gadner H, Graf N, Lampert F, Ludwig WD, Riehm H (1992) Improved survival for infants of less than one year of age with non-B-ALL: Results of trial ALL-BFM 86. Med Pediatr Oncol 20:372 (abstract)

Tubergen DG, Gilchrist GS, O'Brien RT, Coccia PF, Sather HN, Waskerwitz MJ, Hammond GD (1993) Improved outcome with delayed intensification for children with acute lymphoblastic leukemia and intermediate presenting features: a Childrens Cancer Group shase III trial. J Clin Oncol 11:527–537

van der Does van den Berg A, Bartram CR, Basso G et al. (1992) Minimal requirements for the diagnosis, classification, and evaluation of the treatment of childhood acute lymphoblastic leukemia (ALL) in the „BFM-Family" Cooperative Group. Med Pediatr Oncol 20:497–505

Welte K, Mempel K, Reiter A et al. (1993) A randomized phase III study of recombinant human granulocyte colony-stimulating factor (r metHuG-CSF) in childhood high risk acute lymphoblastic leukemia. Blood 82 [Suppl.1]:194a (abstract)

## 34.86 Morbus Hodgkin im Kindesalter

G. Schellong

## 1 Epidemiologie

*Häufigkeit:* Anteil an allen Malignomen bei unter 15jährigen: 4,6% (Michaelis et al. 1993).

*Inzidenz:* Bei unter 15jährigen 0,6/100 000.
Verhältnis Mädchen : Knaben 1:1,7 (unter 10 Jahre 1:3,4, über 10 Jahre 1:1,2).

*Ätiologie:* Nicht bekannt.

*Genetische Prädisposition:* Nicht bekannt.

*Altersverteilung:* Unter 1 Jahr gar nicht, danach während des ganzen Kindes- und Jugendlichenalters zunehmend (bis zu einem Maximum bei 25 Jahren).

## 2 Histologie

Die 4 *histologischen Subtypen* (s. Kap. „Morbus Hodgkin", Abschn. 2) entsprechend der *Rye-Klassifikation* verteilen sich bei 325 Kindern und Jugendlichen der deutsch-österreichischen Studie HD-90 wie folgt:

|  | *Häufigkeit* |
|---|---|
| – Lymphozytenreicher Typ (LP) | 9,1% |
| – Noduläre Sklerose (NS) | 67,3% |
| – Gemischte Zellularität (MC) | 23,3% |
| – Lymphozytenarmer Typ (LD) | 0,3% |

Unter einer stadienangepaßten kombinierten Chemo-Radiotherapie haben diese Subtypen keine prognostische Bedeutung.

## 3 Stadieneinteilung

Von den meisten pädiatrischen Arbeitsgruppen wird die *Ann-Arbor-Klassifikation* (s. Kap. „Morbus Hodgkin", Abschn. 3) ohne die späteren Ergänzungen verwendet. International besteht weitgehend Übereinstimmung darin, daß die – mit oder ohne Laparotomie ermittelten – *Ausbreitungsstadien* die beste Grundlage für die Zuordnung der Patienten zu den Therapiegruppen darstellen. Es werden jeweils mehrere Stadien zu Risiko– (d. h. Therapie-)gruppen zusammengefaßt. Dabei werden teilweise noch zusätzliche prognostische Faktoren herangezogen wie z. B. Tumormasse, Zahl der befallenen Lymphknotengruppen bei einem gegebenen Stadium, BSG u. a. Das System der Stratifizierung hängt jeweils von dem verwendeten Therapiekonzept sowie den besonderen Erfahrungen und Einschätzungen der einzelnen Arbeitsgruppen ab.

## 4 Prognose

Die Prognose ist heute bei den einzelnen Krankheitsstadien nicht mehr sehr unterschiedlich, wenn grundsätzlich eine stadienangepaßte Kombinationsbehandlung mit abgestufter Chemo- und Radiotherapie eingesetzt wird, wie dies bei Kindern heute international weitgehend akzeptiert ist (s. unten). Selbst beim Stadium IV lassen sich Langzeitüberlebensraten von über 80% bei Verwendung einer geeigneten Chemotherapie in Kombination mit niedrig dosierter Strahlentherapie erreichen. Bei den übrigen Stadien liegt der heutige Standard bei über 90%.

## 5 Diagnostik

### 5.1 Maßnahmen zur Diagnosestellung

Die *Diagnose* des M. Hodgkin und die *Subtypisierung* werden durch *histologische Untersuchung* eines repräsentativen Lymphknotens (oder ggf. eines anderen befallenen Gewebes) gestellt. Nadelbiopsie und Schnell- oder Gefrierschnitte sind nicht ausreichend. Für die histologische Subtypisierung ist die Rye-Klassifikation international akzeptiert (vgl. Abschn. 2 und Kapitel „Morbus Hodgkin" Abschn. 2).

## 5.2 Maßnahmen zur Ermittlung der Krankheitsausbreitung (Staging)

Das *Ziel* der Untersuchungen zur Erfassung der Krankheitsausbreitung ist abhängig vom verwendeten Therapiekonzept. Bei grundsätzlicher Verwendung einer Kombination von Chemo- und Radiotherapie entfällt, anders als bei alleiniger Radiotherapie, die Notwendigkeit, Regionen mit nur mikroskopisch nachweisbarem Befall zu erfassen. Nach den Erfahrungen der deutschen pädiatrischen Studien reicht es aus, Lymphknoten bzw. extralymphatische Herde mit einer Länge von mehr als 1,5 cm zu erfassen, um sie in die Involved-field-Strahlentherapie einzubeziehen.

Die im folgenden aufgeführten diagnostischen Maßnahmen sind *obligat,* soweit nicht Einschränkungen angegeben sind:
- Exakte *Anamnese* unter Einschluß des zeitlichen Ablaufes, der Allgemeinsymptome, evtl. Medikamenteneinnahmen usw.
- Gründliche direkte *Untersuchung* mit Protokollierung aller tastbaren Lymphknoten mit Angabe der Größe in cm(!), Leber- und Milzgröße (Angabe in cm unter dem Rippenbogen) und HNO-ärztlicher Untersuchung mit Inspektion des Rachendaches.
- *Labor:* ganzes Blutbild, Blutsenkung, Routinelaboruntersuchungen unter Einschluß von GOT, GPT, ⟨gamma⟩ GT, AP und Kreatinin.
- *Sonographie* des Halses, der Supra- und Infraklavikularregion, der Axillen, des Abdomens und der Leisten mit Protokollierung der Befunde, einschließlich Größenangaben von Lymphknoten in cm(!), Milz u. a.
- *Röntgenübersichtsaufnahmen* des Thorax in 2 Ebenen.
- *Computertomographie* (CT) der Supraklavikularregionen und des ganzen Thorax (mit Kontrastmittel und 1-cm-Schichten in Weichteil- und Lungentechnikausspielung). Wichtig ist auch, daß direkte Tumorinfiltrationen in nichtlymphatische Nachbarorgane wie Perikard, Lungen, Pleura oder Thoraxwand (E-Stadien) und eine disseminierte Aussaat z. B. in die Lungen (Stadium IV) erkannt und voneinander unterschieden werden.
- Bei B-Symptomatik und/oder definitivem Stadium III und IV: 1–2 *Knochenbiopsien* aus dem Beckenkamm (Jamshidi-Nadel oder offene Biopsie bei Laparotomie). Eine Knochenmarkzytologie aus Aspiraten reicht nicht aus.
- Bei *Verdacht auf Skelettbefall:* Szintigraphie; Röntgenaufnahmen verdächtiger Skeletteile; Skelettbiopsie wenigstens eines Herdes.
- Bei *besonderen Indikationen*, z. B. bei Weichteil-und/oder Skelettbefall: Kernspintomogramm.

- Bei *definierter Indikation* (s. unten): Explorative Laparotomie mit Leber- und Lymphknotenbiopsien *ohne* Splenektomie unter Einhaltung der gegebenen Richtlinien (s. Abschn. 5.3 und 5.4).

## 5.3 Explorative Laparotomie

### 5.3.1 Stellenwert

Was für die diagnostischen Stagingmethoden allgemein gilt (s. Abschn. 5.2), trifft auch für die explorative Laparotomie zu: Bei grundsätzlich kombinierter Chemo-Radiotherapie kann in Kauf genommen werden, daß Herde, die nur mikroskopisch erkennbar sind, unentdeckt bleiben. Die Indikation zur explorativen Laparotomie kann infolgedessen erheblich eingeschränkt werden. *Vor allem kann auf die Splenektomie verzichtet werden, ohne daß ein Verlust wichtiger Informationen in Kauf genommen werden muß.* Es ist nicht mehr gerechtfertigt, bei Kindern das Risiko der häufig tödlichen Postsplenektomiesepsis einzugehen. In den deutschen Therapiestudien von 1978 bis 1990 betrug die Infektionsmortalität bei den splenektomierten Patienten (unter 16 Jahren) 3,4% (11/328) im Vergleich zu 0,3% (1/339) bei den Nichtsplenektomierten.

Der *Milzbefall* kann mit ausreichender Zuverlässigkeit (Wahrscheinlichkeit > 90%) diagnostiziert werden, wenn wenigstens eines der folgenden Kriterien erfüllt ist:
- strukturelle Auffälligkeiten in den bildgebenden Verfahren,
- intraoperative Feststellung von knotigen Veränderungen der Milz,
- Vergrößerung der Lymphknoten am Milzhilus und/oder Pankreasschwanz (> 1,5cm).

Bei Anwendung dieser Kriterien bleibt bei 5–10% der Patienten ein geringfügiger Befall der Milz unentdeckt. Dies ist jedoch bedeutungslos, wenn eine wirksame Chemotherapie vorgesehen ist, auch wenn die Milz nicht in die Bestrahlung einbezogen wird (Schellong et al. 1986 a, b, c).

Die *Ziele der explorativen Laparotomie ohne Splenektomie* bei Anwendung einer Kombinationstherapie sind:
- Sicherung oder Ausschluß eines klinischen Verdachts auf infradiaphragmalen Befall. Nach den Ergebnissen der Studie HD-90 kann bei einem Drittel der Patienten mit auffälligen abdominellen Befunden in den bildgebenden Verfahren ein abdomineller Befall ausgeschlossen werden.
- Exakte Erfassung der Ausdehnung des infradiaphragmalen Befalls im Hinblick auf die Festlegung der Felder für die Involved-field-Bestrah-

lung. Für die Gonadenbelastung ist insbesondere wichtig, Klarheit über Befall oder Nichtbefall der Iliakalregionen zu haben, damit ggf. eine oder beide Seiten von der Bestrahlung ausgenommen werden können.
- Nachweis oder Ausschluß eines Leberbefalls, der klinisch oder mit Leberblindpunktion nur unzuverlässig zu diagnostizieren ist.

Viele pädiatrische Arbeitsgruppen verzichten nicht nur auf die Splenektomie, sondern auf die explorative Laparotomie überhaupt. Hierdurch gehen jedoch wesentliche Informationen verloren (s. oben), was sich bei einem Teil der Patienten in einer Zuordnung zu einem zu hohen Stadium und einer unnötigen Mitbestrahlung der Iliakalregionen auswirkt.

Das *Risiko* der explorativen Laparotomie besteht v. a. in dem Auftreten eines Obstruktionsileus infolge narbiger Verwachsungen innerhalb von Wochen oder Monaten nach der Operation. Relaparotomien wurden bei 5% der Patienten erforderlich, die im Rahmen der Studie HD-90 initial laparotomiert worden waren.

### 5.3.2 Indikation und Durchführung

*Indikation* zur Laparotomie ist in den deutsch-österreichischen Studien ein hinreichender Verdacht auf einen infradiaphragmalen Befall aufgrund der Befunde in den bildgebenden Verfahren. Dabei sind als auffällig zu bewerten:
- fragliche oder eindeutige Vergrößerung abdomineller Lymphknoten (> 1,5cm)
- strukturelle Auffälligkeiten (Herde) in Milz oder Leber
- eindeutige Vergrößerung der Milz (eine nur fragliche Vergrößerung reicht als Kriterium nicht aus)

Ist keines dieser Kriterien erfüllt, ist von einer Laparotomie abzusehen und entsprechend dem klinischen Stadium (I oder II) zu behandeln.

*Durchführung:* Notwendig ist eine sorgfältige Dokumentation des Situs im Hinblick auf vergrößerte Lymphknoten und Veränderungen an den Organen, insbesondere Milz und Leber, sowie die Gewinnung von Biopsiematerial aus allen Lymphknotenstationen, in denen normal große oder vergrößerte Lymphknoten sicht- oder tastbar sind. Die Befunde sind zu protokollieren, am besten durch Diktat während der Operation. Wenn allerdings Lymphknoten in einer Region so klein sind, daß sie weder sicht- noch tastbar sind, soll die Suche nicht forciert werden und eine Entnahme unterbleiben.

Nach Eröffnen des Peritonealraumes sollen zunächst Leber und Milz inspiziert werden. Eine Splenektomie hat zu unterbleiben. Danach erfolgt

**Tabelle 1.** Biopsien bei der Staginglaparotomie (sofern jeweils Lymphknoten sichtbar oder palpabel sind)

| Reihenfolge | Lymphknoten (LK)-Region bzw. Organ |
| --- | --- |
| 1 | LK Milzhilus |
| 2 | LK Pankressschwanz |
| 3 | LK Omentum |
| 4 | LK Mesenterium |
| 5 | LK Iliakalregion rechts |
| 6 | LK Iliakalregion links |
| 7 | LK Aortenregion (Bifurkation) |
| 8 | LK Aortenregion (Nierenarterienabgang) |
| 9 | LK Aortenregion (Truncus coeliacus bzw. subphrenisch) |
| 10 | LK Magenkurvatur |
| 11 | LK Leberpforte |
| 12 | Linker Leberlappen: Keilexzision |
| 13 | Rechter Leberlappen: Keilexzision oder Punktion |

nach einem festgelegten Plan die Inspektion und Palpation der übrigen Lymphknotengruppen des Abdomens und Retroperitonealraums (Tabelle 1) sowie die Durchführung repräsentativer Biopsien. Schließlich soll eine keilförmige Probeexzision aus dem Leberrand jeweils rechts und links des Ligamentum falciforme hepatis entnommen werden (statt einer der Keilexzisionen kann eine Feinnadelbiopsie mit einer 1,6-mm-Menghini-Nadel durchgeführt werden).

*Ovaropexie:* Bei makroskopisch eindeutigem Befall von Iliakallymphknoten ist das jeweils gleichseitige Ovar an der Rückseite des Uterus zu fixieren, und zwar soweit kaudal, wie es ohne stärkere Dehnung der Adnexen möglich ist. Nahtstellen mit Clips markieren! Ergibt sich die Notwendigkeit der Iliakalbestrahlung erst aus der Histologie bzw. wurde bei klinischem Befall keine Laparotomie durchgeführt, sollte unmittelbar vor der infradiaphragmalen Bestrahlung in Absprache mit dem Radiotherapeuten die Ovaropexie vorgenommen werden.

## 6 Charakteristika der Erkrankung und Krankheitsverlauf

Der M. Hodgkin ist eine von lymphatischen Organen ausgehende neoplastische Erkrankung, die sich zunächst im lymphatischen System ausbreitet, im weiteren Verlauf aber auch infiltrativ, lymphogen und hämatogen extralymphatische Organe und Strukturen befällt. Die Erkrankung manifestiert sich bei Kindern nicht anders als bei Erwachsenen. In schleichendem Beginn entwickeln sich schmerzlose, zunächst örtlich begrenzte Lymphome, die meist ihren Ausgang von zervikal-supraklavikulären Lymphknoten, Thymus oder mediastinalen Lymphknoten nehmen, selten auch von anderen peripheren Lymphknoten oder von abdominellen lymphatischen Geweben. Die weitere Ausbreitung erfolgt in der Regel zunächst über die Lymphwege in die jeweils benachbarten Lymphknotenregionen. Insbesondere von den mediastinalen und hilären Lymphomen wächst die Lymphogranulomatose häufiger infiltrativ in extralymphatische Organe ein (Lungen, Pleura, Perikard, Thoraxwand). Darüber hinaus wird in 10–18% der Fälle auch eine disseminierte Ausbreitung beobachtet, u. a. in die Lungen, die Leber, das Knochenmark und das Skelett.

Gelegentlich führt ein Mediastinaltumor durch Kompression von Trachea, Bronchien und Gefäßen zu einer bedrohlichen vaskulären oder respiratorischen Insuffizienz. In solchen Fällen stellt eine Narkose ein erhebliches vitales Risiko dar.

*Allgemeinsymptome* finden sich bei etwa 30–45% der erkrankten Kinder, am häufigsten Fieber, Appetitlosigkeit, Gewichtsverlust, Nachtschweiß. Anamnestisch bestehen derartige Erscheinungen manchmal bereits seit Monaten. Periodisches Fieber (Typ Pel-Ebstein) und Hautjucken werden bei Kindern nur selten beobachtet. Die Milz ist bei ca. 15–20% der Patienten tastbar, die Leber nur ausnahmsweise vergrößert.

*Laboratoriumsbefunde:* Spezifische laborchemische Veränderungen gibt es nicht. Öfters ist die Blutsenkungsgeschwindigkeit beschleunigt. Die in der Literatur aufgeführten Laborbefunde wie Lymphozytopenie, Eosinophilie, Anämie, Erhöhung von $\alpha_2$-Globulinen, Fibrinogen, Haptoglobin und Kupfer sowie Erniedrigung des Serumeisens kommen überwiegend bei fortgeschrittenen Stadien vor. Für die anzustrebende Frühdiagnose sind sie ohne Bedeutung. Dasselbe trifft auch für die häufiger beschriebene Störung der zellulären Immunität zu.

Ohne geeignete Therapie führt die Erkrankung im Laufe von Monaten bis Jahren infolge zunehmender Ausbreitung durch Organinsuffizienzen und Kachexie zum Tode.

# 7 Therapiestrategie

## 7.1 Übersicht

In der pädiatrischen Onkologie haben sich die Behandlungsprinzipien gegenüber den bei erwachsenen Patienten üblichen Strategien abweichend entwickelt. Dies hängt vorwiegend mit der unterschiedlichen Bewertung der Therapiespätfolgen zusammen, die ja in der Nutzen-Risiko-Analyse für junge Menschen besonders stark ins Gewicht fallen (Brämswig et al. 1990b; Donaldson 1990; Oberlin u. MacDowell 1992). Insbesondere werden die Risiken der Strahlentherapie mit hohen Dosen (36–44 Gy) und auf große Felder höher eingeschätzt, insbesondere:

- solide Tumoren, die nach 10–20 Jahren mit zunehmender Häufigkeit auftreten und überwiegend in den früheren Strahlenfeldern lokalisiert sind (Meadows et al. 1989),
- späte Todesfälle durch koronare Herzerkrankungen (Hancock et al. 1993),
- Wachstumsstörungen im Bereich der Weichteile des Halses, des Schultergürtels und der weiblichen Brust sowie des Schulterskeletts nach Bestrahlung vor oder während der Pubertät (Kaplan 1982, Grulich et al. 1990).

Von verschiedenen pädiatrischen Arbeitsgruppen wurde mit Erfolg versucht, die Strahlendosen bis auf 20–30 Gy zu reduzieren und nur die nachweisbar betroffenen Regionen („involved fields") in die Bestrahlung einzubeziehen. Dies ist jedoch nur möglich, wenn die Radiotherapie mit einer Chemotherapie kombiniert wird. Bei der Wahl der Zytostatikakombination muß dann natürlich beachtet werden, daß die Risiken für Spätfolgen gleichfalls so gering wie möglich gehalten werden. Hierbei sind insbesondere sekundäre Leukämien (Meadows et al. 1989; Henry-Amar et al. 1992) und testikuläre Funktionsstörungen mit Azoospermie (Brämswig et al. 1990 a) zu berücksichtigen, aber auch Kardiomyopathien durch Anthrazykline und pulmonale Störungen durch Bleomycin.

Die hier dargestellte Strategie (Abb. 1) basiert vorwiegend auf dem aktuellen Stand der Erkenntnisse, die durch die seit 1978 durchgeführten deutsch-österreichischen Therapiestudien bei Kindern und Jugendlichen gewonnen worden sind. Die Prinzipien sind:

- Die Patienten werden nach den Stadien der Ann-Arbor-Klassifikation *3 Risikogruppen* zugeordnet.
- Alle Patienten erhalten zunächst eine *risikoangepaßte Chemotherapie*, die in den 3 Therapiegruppen aus 2, 4 bzw. 6 Blöcken besteht. Für die Wahl der Zytostatika ist einerseits die nachgewiesene Wirksamkeit zur

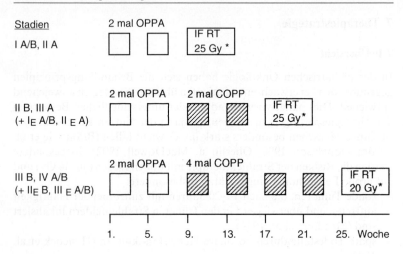

**Stadien**

I A/B, II A — 2 mal OPPA — IF RT 25 Gy *

II B, III A (+ I$_E$ A/B, II $_E$ A) — 2 mal OPPA — 2 mal COPP — IF RT 25 Gy*

III B, IV A/B (+ II$_E$ B, III $_E$ A/B) — 2 mal OPPA — 4 mal COPP — IF RT 20 Gy*

1.    5.    9.    13.    17.    21.    25. Woche

* Auf Regionen mit inkompletter Remission bei Bestrahlungsbeginn:
  Erhöhung auf 35 bzw. 30 Gy.

**Abb. 1.** Therapieschema auf der Basis der deutsch-österreichischen DAL-Studien

Kontrolle des M. Hodgkin, andererseits die Kenntnis der jeweiligen Langzeitfolgen maßgebend. Grundlage ist die langjährig bewährte, hocheffektive Kombination OPPA bzw. OPPA/COPP. Für Jungen in den Stadien I A/B und II A wird eine Modifikation empfohlen, die das Risiko einer testikulären Schädigung weitgehend reduziert und sich bereits in der gegenwärtig (1994) laufenden Studie HD-90 bewährt hat.

– Die *Strahlentherapie* schließt sich an die Chemotherapie an und wird als Involved-field-Radiotherapie nur auf die anfangs befallenen Felder appliziert. Die Dosen betragen dabei in Abhängigkeit von der vorangegangen Chemotherapie 25, 25 bzw. 20 Gy.

Im Falle eines signifikanten Lymphomrestes nach der Chemotherapie soll die Dosis auf das entsprechende Feld auf 30–35 Gy erhöht werden.

## 7.2 Stellung chirurgischer Maßnahmen

Im Rahmen des eigentlichen Therapiekonzepts sind operative Maßnahmen nicht vorgesehen, weil sie keinen nachweisbaren Nutzen bringen. Erst recht sind risikoreiche und verstümmelnde Eingriffe kontraindiziert.

Andererseits sind die *diagnostischen chirurgischen Maßnahmen,* insbesondere die *Staginglaparotomie,* ein Teil der Gesamtstrategie und beeinflussen durch ihre Ergebnisse sehr wohl die individuelle Therapie (s. Abschn. 5).

### 7.3 Stellung der Strahlentherapie

Die Radiotherapie nimmt in der Behandlung des M. Hodgkin bei Kindern nach wie vor eine wesentliche Rolle ein, wenngleich sie im Vergleich zu ihrer früheren schwergewichtigen Rolle erheblich reduziert wurde. Durch den gemeinsamen Einsatz kann jede einzelne der beiden Behandlungsmodalitäten so zurückgenommen werden, so daß das Risiko für Spätfolgen geringer zu halten ist als mit dem viel höhere Gesamtdosen erfordernden alleinigen Gebrauch von Radio– *oder* Chemotherapie.

Die Strahlentherapie kann *auf die zum Zeitpunkt der Diagnose nachweisbar befallenen Gebiete beschränkt* werden, wobei Dosen von 20–25 Gy ausreichen, wenn eine gute Regression unter der vorangegangenen Chemotherapie eingetreten ist. Nur für Felder mit signifikantem Restlymphom (> 20 % des Ausgangsvolumens) ist lokal eine höhere Dosis (30–35 Gy) indiziert.

In den deutschen Therapiestudien seit 1978 und in der internationalen SIOP-Studie für Stadium IV wurden auch die befallenen extralymphatischen Organe (außer Knochenmark) in die Bestrahlung mit einbezogen, und es ist wahrscheinlich, daß die herausragenden Langzeitresultate dieser Studien auch damit zusammenhängen. Die für die einzelnen Organe spezifischen Toleranzgrenzen für die Dosierung müssen natürlich berücksichtigt werden: Für die Bestrahlung großer Lungenabschnitte und der Niere wurden 12 Gy, für die Leber 15 Gy festgelegt. Darüber hinaus konnte gezeigt werden, daß auf eine Bestrahlung initial befallener Lungen ganz verzichtet werden kann, wenn die pulmonalen Lymphomherde nach den ersten beiden Chemotherapieblöcken im Lungen-CT nicht mehr nachweisbar sind.

Unter der sich im letzten Jahrzehnt immer stärker verdichtenden Erkenntnis, daß die Strahlentherapie bei Kombinationen mit einer genügend effektiven Chemotherapie für die Vernichtung von etwaigen Mikroherden in nicht erkennbar befallenen Gebieten überflüssig ist, wurden in der Studie HD-90 die Grenzen der Strahlenfelder bei der Involved-field-Bestrahlung noch enger dem individuellen Befallsmuster angepaßt und weniger schematisch festgelegt. Das bedeutet, daß z. B. bei vielen Patienten ein unteres Halsfeld (ein- oder beidseitig) anstatt des ganzen und/oder ein oberer Anteil des Mediastinums anstatt des ganzen bestrahlt wurden. Die Mitbestrahlung der Achsel- und Iliakalfelder war schon zuvor drastisch reduziert worden, weil sie nur relativ selten involviert sind.

Diese erhebliche Reduzierung der Strahlenfelder ist zum gegenwärtigen Zeitpunkt allerdings nur unter folgenden Voraussetzungen gerechtfertigt:
– Die verwendete Chemotherapie muß effektiv genug sein.
– Die Diagnostik mit bildgebenden Verfahren muß einem guten Standard entsprechen.
– Die Planung und Durchführung der Strahlentherapie muß einem hohen Standard entsprechen.
– Die Patienten sollten in einer kooperativen Studie behandelt werden, in der eine laufende Qualitätskontrolle der Diagnostik und Therapie gewährleistet ist.

### 7.4 Stellung der Chemotherapie

Im Rahmen moderner Therapiekonzepte mit kurativer Intention kommen der Chemotherapie beim M. Hodgkin folgende Funktionen zu:
– Vernichtung von Mikroherden in nicht erkennbar befallenen Regionen (bei Verzicht auf Radiotherapie dieser Felder).
– Reduzierung der Größe der Lymphommasse bzw. deren Vernichtung in erkennbar befallenen Regionen (gemeinsam mit der Radiotherapie).

Von den zahlreichen Chemotherapiekombinationen, die in den verschiedenen pädiatrischen Gruppen verwendet wurden und werden, sind v. a. die folgenden zu nennen: MOPP, ABVD, MOPP/ABVD, ChlVPP, OPPA/COPP.

Ein Vergleich der Nutzen-Risiko-Relationen der verschiedenen Konzepte ist nur unvollständig möglich, weil Spätfolgenuntersuchungen außer in den deutsch-österreichischen Studien nicht auf bestimmte Therapiestudienkollektive bezogen wurden. Grundsätzlich sind für die Abschätzung neben den Überlebensraten folgende Aspekte wichtig:
– Welche Langzeittoxizitäten sind von den jeweiligen Zytostatika bekannt und welche Inzidenzrisiken sind bei verschiedenen kumulativen Dosen zu erwarten?
– Welche Risiken sind von der außerdem applizierten Radiotherapie (Dosierung, Felder) zu erwarten, und wie wirken sich unterschiedliche Dosierungen und Feldgrößen aus?

*Die Vorteile der in Abschn. 7.1 empfohlenen Therapiestrategie* unter Verwendung der abgestuften OPPA bzw. OEPA/COPP-Chemotherapie sind:

- Die Effektivität gegenüber dem M. Hodgkin ist im Vergleich zu anderen Zytostatikakombinationen besonders groß.
- Die Radiotherapie kann auf eine rein lokale Bestrahlung mit Standarddosen von 20–25 Gy reduziert werden.
- Die Rate an sekundären Leukämien ist im Vergleich zu den Mustargen enthaltenden Kombinationen äußerst gering.
- Der bisher einzige Nachteil ist wie bei allen Procarbazin enthaltenden Kombinationen eine langfristige testikuläre Funktionsschädigung, die je nach Zahl der Blöcke etwa 30%, 45% bzw. 60–65% der behandelten männlichen Patienten betrifft (Brämswig et al. 1990).

Zumindest bei den lokalisierten Stadien (Therapiegruppe 1), möglicherweise in Zukunft auch in den anderen Gruppen, kann Procarbazin in den OPPA-Blöcken durch Etoposid ersetzt werden (OEPA), wodurch die Inzidenzrisiken für testikuläre Schäden deutlich vermindert werden.

## 8 Indikationen zur Chemotherapie

Es wird auf Abschn. 7 verwiesen, insbesondere auf den Abschn. 7.1. Entsprechend der dort dargestellten Strategie
- werden praktisch alle Patienten mit einer Chemotherapie behandelt. Einzige Ausnahme ist ein Stadium I mit nur 1–2 befallenen Lymphknoten, die bei der Biopsie komplett entfernt wurden. In einer solchen Situation, in der meist als histologischer Subtyp das noduläre Paragranulom gefunden wird, ist es gerechtfertigt, ohne jegliche Therapie abzuwarten,
- wird regelmäßig unmittelbar nach Abschluß der diagnostischen Untersuchungen (Staging) mit der Therapie begonnen,
- wird jeder Patient entsprechend seinem Ausbreitungsstadium einer der 3 Therapiegruppen zugeteilt,
- liegt die Dauer der Chemotherapie fest: 2 Zyklen OPPA oder OEPA in Gruppe 1; 2 Zyklen OPPA plus 2 Zyklen COPP in Gruppe 2; 2 Zyklen OPPA plus 4 Zyklen COPP in Gruppe 3.

**Therapiegruppe 1**

| | |
|---|---|
| *Stadien:* | IA, IB, IIA (48% aller Patienten). |
| *Chemotherapie:* | 2 OPPA-Zyklen bei Mädchen, 2 OEPA-Zyklen bei Jungen. |
| *Radiotherapie:* | Involved-fields, 25 Gy. Bei signifikantem Lymphomrest nach der Chemotherapie Erhöhung auf 30–35 Gy auf das entsprechende Feld. |

Zu erwartende *Langzeitergebnisse:* Überleben > 97%, ereignisfreies Überleben > 92%.

Risiko für das spätere Auftreten von *sekundären Leukämien* bei Patienten ohne Rezidiv 0,4%.

Risiko für bleibende *Spermatogenesestörung:* < 5% der männlichen Patienten.

**Therapiegruppe 2**

*Stadien:* IIB, IIIA, zusätzlich $I_EA/B$, $II_EA$ (22% aller Patienten).

*Chemotherapie:* 2 Zyklen OPPA plus 2 Zyklen COPP.

*Radiotherapie:* Involved-fields, 25 Gy, bei signifikantem Lymphomrest nach der Chemotherapie Erhöhung auf 30–35 Gy auf das entsprechende Feld.

Zu erwartende *Langzeitergebnisse:* Überleben > 95%, ereignisfreies Überleben > 90%.

Risiko für *sekundäre Leukämien* bei Patienten ohne Rezidiv < 1%.

Risiko für *Spermatogenesstörung:* bei ca. 45% der männlichen Patienten.

Für Knaben dieser Risikogruppe kann zur Zeit noch keine gleichwertige Chemotherapiealternative mit geringerem Risiko für langfristige testikuläre Störungen empfohlen werden, da die Nachbeobachtungszeit der in Studie HD-90 mit OEPT/COPP behandelten männlichen Patienten noch nicht für eine endgültige Beurteilung ausreicht.

**Therapiegruppe 3**

*Stadien:* IIIB, IVA, IVB, zusätzlich $II_EB$, $III_EA/B$ (30% aller Patienten).

*Chemotherapie:* 2 Blöcke OPPA plus 4 Blöcke COPP.

*Radiotherapie:* Involved-fields, 20 Gy; initial befallene Leber 15 Gy; initial befallene Lunge und Niere 12 Gy nur dann, wenn die Herde nach den ersten beiden Chemotherapieblöcken in diesen beiden Organen noch nicht verschwunden waren. Bei signifikantem Lymphomrest nach Ende der Chemotherapie Erhöhung der Strahlendosis auf das entsprechende Feld um 10 Gy (auf extralymphatische Organe nur, wenn die Organtoleranz dies zuläßt).

Zu erwartende *Langzeitergebnisse:* Überleben > 90%, ereignisfreies Überleben > 85%.

Risiko für *sekundäre Leukämien* bei Patienten ohne Rezidiv nach 15 Jahren: 1%.

Risiko für *Spermatogenesestörung:* 60–65% der männlichen Patienten.

Für Knaben dieser Risikogruppe kann zu Zeit noch keine gleichwertige Chemotherapiealternative mit geringerem Risiko für langfristige testikuläre Störungen empfohlen werden (s. Therapiegruppe 2).

Die Realisation des Therapieplanes bereitet in der Regel keine Probleme. In seltenen Fällen zwingt eine schwere periphere Neuropathie oder Obstipation dazu, Vincristin durch Vinblastin zu ersetzen. Dosisreduktionen sind so gut wie nie notwendig.

## 8.1 Begleittherapie

Im Rahmen der deutschen Therapiestudien wird seit vielen Jahren empfohlen, für die Dauer der Therapie Cotrimoxazol als Infektionsprophylaxe zu verabfolgen. Die Notwendigkeit und Effektivität einer solchen Medikation wurde allerdings bisher nicht geprüft.

## 8.2 Erhaltungstherapie

Eine *Erhaltungstherapie* ist beim M. Hodgkin nutzlos und deshalb kontraindiziert, zumal sie die kumulativen Gesamtdosen der verwendeten Zytostatika massiv erhöht und damit auch das Risiko für unerwünschte Langzeitfolgen.

## 9 Salvagetherapie

### 9.1 Indikation

Bei kaum einer anderen malignen Erkrankung ist die Chance für den Patienten, auch nach einem Versagen der Primärbehandlung noch durch eine Second-line-Therapie (hier Salvagetherapie genannt) dauerhaft geheilt zu werden, so groß wie beim M. Hodgkin. Die entsprechenden Indikationen – Progression unter der Therapie, schlechtes Ansprechen, Rezidiv – sind unter den modernen Strategien der Primärtherapie bei Kindern und Jugendlichen selten geworden (10–15% aller Patienten). Für die Salvagebehandlung stehen nach einer limitierten, risikoadaptieren Chemotherapie wirksame Zytostatika zur Verfügung, gegen die eine Kreuzresistenz unwahrscheinlich ist. Darüberhinaus kann die Radiotherapie nach einer Low-dose-involved-field-Bestrahlung ein zweites Mal eingesetzt werden. In einer prospektiven Salvagetherapiestudie der deutsch-österreichischen Pädiatrischen Studiengruppe betrug die prospektive Rate für ereignisfreies Überleben nach 6 Jahren 74% und für Überleben 88%.

Die Indikation einer Salvagetherapie darf nur gestellt werden, wenn das Versagen der Primärbehandlung absolut sicher ist. Vergrößerungen von Residualbefunden oder Neuauftreten von verdächtigen Strukturen in den bildgebenden Verfahren sind immer mehrdeutig und bedürfen einer histologischen Abklärung. Außerdem ist für die in den Therapieplan einzubeziehende Involved-field-Bestrahlung ein sorgfältiges klinisches Staging erforderlich.

## 9.2 Chemotherapie

Bei der Wahl der Zytostatikakombinationen muß die Primärtherapie berücksichtigt werden. Es sind sowohl mögliche Kreuzresistenzen als auch kritische kumulative Gesamtdosen einzelner Medikamente im Hinblick auf Langzeittoxizitäten zu berücksichtigen. Es ist jedoch nicht notwendig, auf alle Zytostatika zu verzichten, die in der Ersttherapie eingesetzt wurden.

Nach den eigenen Erfahrungen in den deutsch-österreichischen Studien haben sich als besonders wirksam erwiesen:

- *nach 2 x OPPA oder OEPA in der Ersttherapie:*
  IEP (Ifosfamid, Etoposid, Prednison) im Wechsel mit ABVD (Doxorubicin (Adriamycin), Bleomycin, Vinblastin, Dacarbazin) und COPP (insgesamt 4–6 Blöcke);
- *nach 2 x OPPA oder OEPA plus 2–4 COPP in der Ersttherapie:*
  IEP alternierend mit ABVD (insgesamt 5–6 Blöcke), evtl. bei Residuen in ursprünglich bestrahlten Regionen und/oder langsamer Regression der Lymphome zusätzlich 2 Blöcke CEP (CCNU, Etoposid, Prednimustin) nach der 2. Strahlentherapie.

## 9.3 Radiotherapie

Auch im Rahmen der Salvagetherapie sollte die Radiotherapie als lokale Bestrahlung der beim Rezidiv befallenen Regionen eingesetzt werden, i. allg. nach Abschluß der Chemotherapie, spätestens aber nach 6 Blöcken. Standarddosis für primär nicht bestrahlte Lymphknotenregionen sollten 25–30 Gy sein, wenn eine gute Rückbildung unter der Chemotherapie erfolgt ist, andernfalls eine höhere Dosis. Für die früher bestrahlten Felder können je nach der bereits applizierten Dosis i. allg. nur niedrigere Dosen verwendet werden (15–30 Gy), wobei eine kumulative Gesamtmenge von 45–55 Gy nach Möglichkeit nicht überschritten werden sollte. Kritische Organe wie Rückenmark, Nieren, Lungen usw. müssen rechtzeitig geschützt werden.

### 9.4 Hochdosischemotherapie

Der Stellenwert der Hochdosischemotherapie mit anschließender autologer Knochenmarktransplantation oder Stammzellreinfusion ist im Rahmen des Gesamtkonzepts der Therapie des M. Hodgkin noch nicht geklärt und wird derzeit bei Erwachsenen erprobt. Bei der günstigen Gesamtprognose mit der konventionellen Therapie auch nach Versagen der Primärbehandlung hat die mit höheren Risiken verbundene Prozedur i. allg. in der 1. Remission von Kindern und Jugendlichen keinen Platz. Ausnahmen sind Patienten, bei denen schon während der Primärtherapie eine Progression der Erkrankung eintritt oder die ein sehr schlechtes Ansprechen zeigen. Auch nach sehr frühen Rezidiven (innerhalb von 6 Monaten nach Ende der Therapie) kann eine Hochdosistherapie erwogen werden, da die Prognose nach konventioneller Salvagetherapie etwas schlechter ist als bei späteren Rezidiven. Voraussetzung in allen Fällen ist jedoch, daß die Erkrankung noch chemotherapiesensibel ist und eine Remission (wenigstens eine gute Teilremission) erreicht wird. Bei Chemotherapieresistenz ist die Prognose auch nach Hochdosischemotherapie ungünstig.

Bezüglich der Gesamtstrategie zur Vorbereitung und Durchführung der Hochdosis-Chemotherapie mit autologer Knochenmarktransplantation oder Stammzellersatz wird auf Kap. 38.6 „Morbus Hodgkin" verwiesen.

## 10 Maßnahmen zur Therapiekontrolle

### 10.1 Kontrollen während der Chemotherapie

*Wöchentlich:* Untersuchung, Blutbild.
   *Alle 2 Wochen:* Blutsenkung, Enzyme, Kreatinin.
   *Alle 4 (-8) Wochen* (jeweils vor Beginn eines neuen Zyklus): Röntgenaufnahme des Thorax, wenn initial ein Mediastinal- oder Lungenbefall vorlag; sonographische Kontrollen ursprünglich pathologischer oder auffälliger Befunde.

*Alle 8 Wochen* (jeweils vor Beginn eines neuen Zyklus): CT-Kontrolle von anfangs im CT auffälligen Befunden (bei Thorax-CT mit Lungenfenster).

## 10.2 Kontrollen vor, während und nach der Strahlentherapie

*Vor Beginn der Bestrahlung:* Untersuchung, Blutbild, Blutsenkung, Enzyme, Kreatinin; Röntgenaufnahme des Thorax im Liegen, Kontrolle der anfangs pathologischen Befunde (Sonographie, Röntgen, CT, ggf. Szintigramm).
*Wöchentlich:* Untersuchung, Blutbild.
*6–8 Wochen nach Beendigung der Strahlentherapie:* körperliche Untersuchung, Blutbild, Blutsenkung, Enzyme, Kreatinin; Röntgenaufnahme des Thorax, Kontrolle der initial pathologischen Befunde (Sonographie, Röntgenaufnahmen, Computertomographie, ggf. Szintigraphie usw.).

## 11 Besondere Hinweise

Seit 1978 werden nahezu alle Kinder mit M. Hodgkin und ein Teil der Jugendlichen bis zu 18 Jahren aus der Bundesrepublik Deutschland sowie ein großer Teil derjenigen aus Österreich im Rahmen kontinuierlich aufeinanderfolgender kooperativer Therapiestudien behandelt. Diese Studien werden bislang innerhalb der „Deutschen Arbeitsgemeinschaft für Leukämieforschung und -therapie im Kindesalter" (DAL) organisiert und von der Studie HD-95 an innerhalb der „Gesellschaft für Pädiatrische Onkologie und Hämatologie" (GPOH).

**Studie DAL-HD-90 (Patientenaufnahme Oktober 1990 bis März 1995)**
*Studienleitung:* Prof. Dr. Günther Schellong, Univ.-Kinderklinik, Albert-Schweitzer-Str. 33, D-48129 Münster, Telefon: 0251–83-6493, Telefax: 0251–83-6495.
*Koordinierende Strahlentherapeuten:* Prof. Dr. Richard Pötter, Allgem. Krankenhaus Wien, Währinger Gürtel 18–20, A-1090 Wien, Telefon: 0043–1-40400-2692, Telefax: 0043–1-40400-2690.
Priv.-Doz. Dr. Wolfgang Wagner, Paracelsus-Strahlenklinik, Lürmannstr. 38/40, D-49076 Osnabrück, Telefon: 0541–64096, Telefax: 0541–681137.

**Studie GPOH-HD-95**
**(Patientenaufnahme April 1995 bis voraussichtlich 1999)**
*Studienleitung:* Dr. Wolfgang Dörffel, II. Kinderklinik/Klinikum Berlin-Buch, Wiltbergstr. 50, D-13125 Berlin-Buch, Telefon: 030–9401-2359, Telefax: 030–9401-4520.
*Koordinierende Radiotherapeutin:* Dr. Ursel Rühl, Städt. Krankenhaus Moabit, Turmstr. 21, D-10559 Berlin, Telefon: 030–3976-3601, Telefax: 030–3976-4999.

## 12 Zukünftige Entwicklungen

Derzeit sind keine Entwicklungen in Sicht, die hoffen lassen, daß in absehbarer Zeit neue therapeutische Ansätze zu den beiden bewährten Methoden Chemo- und Radiotherapie hinzukommen werden. So wird es auch in der überschaubaren Zukunft Aufgabe der kooperativen Studien bleiben, die Behandlungsstrategien unter Verwendung der vorhandenen Mittel weiter mit dem Ziel zu optimieren, Langzeitfolgen der Therapie und Heilungschancen in eine noch günstigere Relation zu bringen und außerdem die flächendeckende Qualitätskontrolle von Diagnostik und Therapie sicherzustellen.

## 13 Therapieschemata

| **OPPA:** Modifikation ohne Dosislimitierung bei Procarbazin (Studie DAL-HD-90) | | | (Schellong 1978) |
|---|---|---|---|
| Oncovin (Vincristin) | 1,5 mg/m² i.v. Bolus (max. Einzeldosis 2,0 mg) | | Tag 1, 8, 15 |
| Procarbazin | 100 mg/m² p.o. (in 2–3 Einzeldosen) | | Tag 1–15 |
| Prednison | 60 mg/m²/d p.o. (in 3 Einzeldosen) | | Tag 1–15 |
| Doxorubicin | 40 mg/m² i.v. Kurzinfusion | | Tag 1, 15 |

**OEPA (Therapiestudie HD-90)**            (Schellong 1990)

| | | | | |
|---|---|---|---|---|
| Oncovin (Vincristin) | 1,5 mg/m² | i.v. | Bolus | Tag 1, 8, 15 |
| | (max. Einzeldos. 2,0 mg) | | | |
| Etoposid | 125 mg/m² | i.v. | Kurzinfusion | Tag 3–6 |
| Prednison | 60 mg m² | p.o. | | Tag 1–15 |
| | (in 3 Einzeldosen) | | | |
| Adriamycin | 40 mg/m² | i.v. | Kurzinfusion | Tag 1, 15 |

**COPP**            (Morgenfeld 1972; Schellong 1979)

| | | | | |
|---|---|---|---|---|
| Cyclophosphamid | 500 mg/m² | i.v. | Kurzinfusion | Tag 1, 8 |
| Oncovin (Vincristin) | 1,5 mg/m² | i.v. | Bolus | Tag 1, 8 |
| | (max. Einzeldosis 2,0 mg) | | | |
| Procarbazin | 100 mg/m² | p.o. | | Tag 1–15 |
| | (in 2–3 Einzeldosen) | | | |
| Prednison | 40 mg/m² | p.o. | | Tag 1–15 |
| | (in 3 Einzeldosen) | | | |

**IEP**            (Schellong u. Hörnig-Franz 1993)

| | | | | |
|---|---|---|---|---|
| Ifosfamid | 2000 mg/m² | i.v. | 24-h-Infusion | Tag 1–5 |
| (+ Mesna) | | | | |
| Etoposid | 120 mg/m² | i.v. | Kurzinfusion | Tag 1–5 |
| Prednison | 100 mg/m² | p.o. | | Tag 1–5 |
| | (in 3 Einzeldosen) | | | |

**ABVD**            (Bonnadonna 1975)

| | | | | |
|---|---|---|---|---|
| Adriamycin | | | | |
| (Doxorubicin) | 25 mg/m² | i.v. | Bolus | Tag 1, 15 |
| Bleomycin | 10 mg/m² | i.v. | Bolus | Tag 1, 15 |
| Vinblastin | 6 mg/m² | i.v. | Bolus | Tag 1, 15 |
| Dacarbazin | 375 mg/m² | i.v. | Kurzinfusion | Tag 1, 15 |

| CEP | | | (Santoro 1982) |
|---|---|---|---|
| CCNU | 80 mg/m² | p.o. | Tag 1 |
| Etoposid | 100 mg/m² | p.o. | Tag 1–5 |
| Prednimustin | 60 mg/m² | p.o. | Tag 1–5 |

## Literatur

(Weitere Referenzen s. Kap. „Morbus Hodgkin")

Bonnadonna G et al. (1975) Combination chemotherapy of Hodgkin's disease with adriamycin, bleomycin, vinblastin, and imidazole carboxamide versus MOPP. Cancer 36:252–259

Brämswig JH, Heimes U, Heiermann E, Schlegel W, Nieschlag E, Schellong G (1990a) The effect of different cumulative doses of chemotherapy on testicular function: Results in 75 patients treated for Hodgkin's disease during childhood or adolescence. Cancer 65:1298–1302

Brämswig JH, Hörnig-Franz I, Riepenhausen M, Schellong G (1990b) The challenge of pediatric Hodgkin's disease: Where is the balance between cure and long-term toxicity? A report of the West German multicenter studies DAL-HD-78, DAL-HD-82 and DAL-HD-85. Leukemia and Lymphoma 3:183–193

Donaldson SS (1990) Hodgkin's disease in children. Semin Oncol 17:736–748

Grulich M, Schöntube M, Dörffel W (1990) Bestrahlungsfolgen bei Kindern mit Lymphogranulomatose. Pädiatr Grenzgeb 2:115–117

Hancock SL, Donaldson SS, Hoppe RT (1993) Cardiac disease following treatment of Hodgkin's disease in children and adolescents. J Clin Oncol 11:1208–1215

Henry-Amar M, Pellae-Cosset B, Bayle-Weisgerber C, Hayat M, Cosset JM, Carde P, Tubiana M (1989) Risk of secondary acute leukemia and preleukemia after Hodgkin's disease: The Institut Gustave-Roussy experience. Recent Results Cancer Res 117:270–283

Meadows AT, Obringer AC, Lansberg P, Marrero O, Lemerle J (1989) Second malignant neoplasms following childhood Hodgkin's disease: Treatment and splenectomy as risk factors. Med. Pediat. Oncol 17:477–484

Michaelis J, Kaatsch P, Haaf HG (1993) Jahresbericht 1992 des deutschen Kinderkrebsregisters, Mainz

Morgenfeld M et al. (1972) Treatment of malignant lymphoma with cyclophosphamide, vincristine, procarbazine and prednisone combination. XIV Internat. Congr. Hematolog. Sao Paulo (abstract No 578), Brasil

Oberlin O, McDowell HP (1992) Hodgkin's disease. In: Plowman PN, Pinkerton CR (eds) Pediatric oncology – clinical practice and controversies. Chapman & Hall Medical, London

Oberlin O, Leoerger G, Pacguemeul H et al. (1992) Low-dose radiation therapy and reduced chemotherapie in childhood Hodgkin's disease: The experience of the French Society of Pediatric Oncology: Med Ped Oncol 17:477–484

Santoro A et al. (1982) Thirdline chemotherapy with CCNU, etoposide and prednimustine (CEP) in Hodgkin's disease resistant to MOPP and ABVD. Proc ASCO 1:C-165

Schellong G (1979) Die kooperative Therapiestudie HD-78 für den Morbus Hodgkin bei Kindern und Jugendlichen. Monatsschr Kinderheilk 127:487

Schellong G, Brämswig J, Ludwig R et al. (1986a) Kombinierte Behandlungsstrategie bei über 200 Kindern mit Morbus Hodgkin: Abgestufte Chemotherapie, Involved-Field-Bestrahlung mit erniedrigten Dosen und selektive Splenektomie. Ein Bericht der kooperativen Therapiestudie DAL-HD-82. Klin Pädiatr 198:137–146

Schellong G, Lietzke S, Strauch S, Kuhne B, Schneider B (1986b) Bedeutung sonographischer, computertomographischer und klinischer Befunde für die Erkennung eines Abdominalbefalls beim Morbus Hodgkin im Kindesalter – Eine retrospektive statistische Analyse bei 145 Patienten der Therapiestudie DAL-HD-82. Klin Pädiatr 198:147–154

Schellong G, Waubke-Landwehr AK, Langermann HJ, Riehm HJ, Brämswig J, Ritter J (1986c) Prediction of splenic involvement in children with Hodgkin's disease. Significance of clinical and intraoperative findings. A retrospective statistical analysis of 154 patients in the German therapy study DAL-HD-78. Cancer 57:2049

Schellong G, Brämswig J, Hörnig-Franz I (1992) Treatment of children with Hodgkin's disease – Results of the German Pediatric Oncology Group. Ann Oncol 3:73–76

Schellong G, Hörnig-Franz I (1993) Salvage therapy results in childhood Hodgkin's disease. In: Zander AR, Barlogie B (eds) Autologous bone marrow transplantation for Hodgkin's disease, non-Hodgkin's lymphoma and multiple myeloma. Springer, Berlin, Heidelberg New York Tokyo, pp 8–10

Schellong G, Brämswig J, Hörnig-Franz I, Schwarze EW, Pötter R, Wannenmacher M (1994) Hodgkin's disease in children: Combined modality treatment for stages IA, IB and IIA. Ann Oncol 5 [Suppl. 2]:113–115

# 34.87 Maligne Non-Hodgkin-Lymphome im Kindesalter

M. Schrappe, A. Reiter

## 1 Epidemiologie

*Häufigkeit.* Das maligne Non-Hodgkin-Lymphom (NHL) ist mit einem Anteil von 6,5% der Diagnosen von krebskranken Kindern unter 15 Jahren der vierthäufigste solide Tumor im Kindesalter bzw. hinter ALL, Hirntumoren, Neuroblastom und Nephroblastom das fünfthäufigste Malignom dieser Altersgruppe.

*Inzidenz:* Jährlich ist mit ca. 8 Neuerkrankungen auf 1 Mio. Kindern < 15 Jahren zu rechnen (Haaf et al. 1992).

*Ätiologie:* Eine Assoziation der kindlichen Lymphome mit pathogenen Viren ist in Mitteleuropa nur sporadisch festzustellen, im Gegensatz zum in Afrika endemisch auftretenden Burkitt-Lymphom, das in 95% der Fälle virale DNS des Ebstein-Barr-Virus im Tumor enthält.

*Altersverteilung:* Geschlechtsverhältnis: Mädchen : Jungen = 1 : 2,6. Alter: Median 9,1 Jahre; Verteilung: < 3 Jahren eher selten, > 3 Jahre kein eindeutiger Altersgipfel.

## 2 Histologie

### 2.1 Pathohistologie

Die *histologische* Einteilung der NHL-BFM 90-Studie orientiert sich an der aktualisierten Kiel-Klassifikation (Stansfeld et al. 1988); sie ist der Working Formulation (1982) gegenübergestellt:

| Kiel-Klassifikation (Stansfield et al. 1988) | Abkür- zung | Working Formulation |
|---|---|---|
| Lymphoblastisches Lymphom | LB | ML, lymphoblastic |
| Malignes Lymphom vom Burkitt-Typ | Burkitt | ML, small non-cleaved cell |

| Kiel-Klassifikation (Stansfield et al. 1988) | Abkürzung | Working Formulation |
|---|---|---|
| Zentroblastisches Lymphom | CB | ML, diffuse large cell, non-cleaved cell |
| Zentroblastisch-zentro-zytisches Lymphom | CB/CC | ML, follicular, predominantly small cleaved cell |
| Immunoblastisches Lymphom | IB | ML, large cell, immunoblastic |
| Sklerosierendes mediastinales B-Zellymphom | SMBL | kein korrespondierender Terminus |
| Großzelliges anaplastisches Lymphom | LCAL | kein korrespondierender Terminus |
| Pleomorphes T-Zellymphom, mittelgroßzellig | PTL MG | ML, diffuse large cell, immunoblastic, polymorphous |
| Pleomorphes T-Zellymphom, kleinzellig | PTL | ML, large cell, immunoblastic, polymorphous |
| T-Zonenlymphom | TZol | ML, diffuse mixed, small and large cell |
| „Andere niedrigmaligne Lymphome" NHL, nicht weiter klassifizierbar | NHL, nwk | |

## 2.2 Immunzytologie

Die für die Zuordnung wichtigen *Immunphänotypen* sind im folgenden zusammengefaßt.

| Immunphänotyp | Positiv | Negativ |
|---|---|---|
| *prä-prä-B* | TdT und CD 19 | CD 10, c, sIg |
| *common-ALL-Typ* | TdT, CD 19/CD 20, CD 10 | c, sIg |
| *prä-B* | TdT, CD 19/CD 20, CD 10, cμ | sIg |
| *B* | CD 19/CD 20, sIg | |
| *Frühe T* | TdT, CD 7, cCD 3 | CD 1, sCD 3 |
| *Intermediäre T (kortikale T)* | TdT, CD 1 | |
| *Reife T* | sCD 3 | CD 1 |

cμ zytoplasmatisch μ-Kette nachweisbar, *sIg* membrangebundenes Immunglobulin, *cCD 3* CD 3, zytoplasmatisch, *sCD3* CD 3, membrangebunden

## 2.3 Zytogenetik und Gruppierung der NHL-Entitäten

Schließlich wird eine *zytomorphologische Einteilung*, basierend auf der FAB-Klassifikation, vorgenommen. Zusammen mit dem klinischen Muster lassen sich diese Kriterien für die präzise Stratifizierung eines jeden Patienten einsetzen, diese schließt auch die bisher bekannten charakteristischen *Zytogenetikbefunde* ein, die sich aber fast ausschließlich auf Patienten mit B-Zell-NHL beziehen. Drei Therapiegruppen sind zu unterscheiden:

- Non-B-NHL
- B-NHL
- LCAL

| Kriterien | Therapiegruppen | | |
| --- | --- | --- | --- |
| | Non-B-NHL | B-NHL | LCAL |
| *Zytogenetik* | | t (8; 14), t (2; 8) t (8; 22) | |
| *Immunphänotyp* | prä-B commonALL-Typ prä-prä-B T-Linie | B, sIg positiv (monoklonal) | CD 30 T-Linie ± B-Linie ± |
| *Histologie* (Kiel-Klassifikation) | Lymphoblastisch Immunoblastisch T PTL NHL-T, nwk | Burkitt-Typ Zentroblastisch CB-CC Immunoblastisch B SMBL NHL-B, nwk | Großzelliges anaplastisches Lymphom (LCAL) |
| *Zytomorphologie* (FAB) | L 1, L 2 | L 3 | Nicht klassifizierbar nach FAB |
| *Typische Lokalisation* | Thymus | Darm, Mesenterium | |

*sIg* membrangebundenes Immunoglobulin

## 3 Stadieneinteilung

Die Stadieneinteilung erfolgt modifiziert nach der St. Jude-Klassifikation (Murphy 1980):

*Stadium I:* Eine einzelne nodale oder extranodale Tumormanifestation ohne lokale Ausbreitung, mit Ausnahme von mediastinalen und/oder ausgedehnten abdominalen und/oder epiduralen Lokalisationen.

*Stadium II:* Mehrere nodale und/oder extranodale Manifestationen auf derselben Seite des Zwerchfells mit oder ohne lokale Ausbreitung mit Ausnahme von mediastinalen, ausgedehnten abdominalen und/oder epiduralen Lokalisationen.

*Sonderregelung bei B-NHL und LCAL, Stadium II:*

*Stadium II-R (reseziert):* makroskopisch vollständig entfernt.

*Stadium II-NR (nicht reseziert):* makroskopisch nicht vollständig entfernt.

*Stadium III:* Lokalisationen auf beiden Seiten des Zwerchfells; alle thorakalen Manifestationen (Mediastinum, Thymus, Pleura); alle ausgedehnten abdominalen Manifestationen, Epiduralbefall.

*Stadium IV:* Unabhängig von allen anderen Lokalisationen bei gesichertem Primärbefall des Knochenmarks (<25%), des ZNS und/oder bei multifokalem Skelettbefall.

*B-ALL:* >25% L 3-Lymphoblasten im Knochenmark.

- Die Modifikation der St. Jude-Klassifikation liegt in der Zuordnung der Patienten mit multifokalem Knochenbefall – auch ohne Knochenmarkbefall – zum Stadium IV.
- Patienten mit FAB-L1- oder FAB-L2-Zytomorphologie und >25% Blasten im Knochenmark werden als Non-B-ALL z. B. nach dem ALL-BFM-Programm behandelt.
- Ein *ZNS-Befall* wird bei Nachweis von eindeutigen Lymphoblasten im Liquor und/oder bei zerebraler Raumforderung und/oder einer Hirnnervenlähmung ohne extrazerebrale Ursache diagnostiziert.

### 3.1 Definition von Risikogruppen bei B-NHL/B-ALL

Die Risikogruppeneinteilung bei B-NHL/B-ALL erfolgt nach den Kriterien *Resektabilität, Lokalisation, Tumormasse* und *KM-/ZNS-/Knochenbefall:*

*Risikogruppe 1:* Primär makroskopisch vollständig resezierte Lymphommanifestationen

*Risikogruppe 2:* Primär nicht oder unvollständig resezierte Lymphommanifestationen, bei denen eines der beiden folgenden Kriterien zutrifft:
- ausschließlich extraabdominaler Befall,
- abdominaler Befall und LDH < 500 U/l vor Beginn der Chemotherapie.

*Risikogruppe 3:* Primär nicht oder unvollständig resezierte Lymphommanifestationen, bei denen mindestens eines der folgenden Kriterien zutrifft:
- abdominaler Befall und LDH > 500 U/l vor Beginn der Chemotherapie,
- ZNS-Befall,
- KM-Befall,
- multilokulärer Skelettbefall,
- B-ALL (> 25% Blasten im Knochenmark).

### 3.2 Risikogruppeneinteilung bei Non-B-NHL

Hier hat sich die alleinige *stadienorientierte Zuordnung* bewährt: Patienten im Stadium I und II bilden die Risikogruppe SRG, Patienten im Stadium III und IV die Risikogruppe RG.

## 4 Verlauf und Prognose

Die Prognose bei sachgerechter, intensiver und der Entität angepaßter Therapie hat inzwischen ein sehr hohes Niveau erreicht: Basierend auf den Daten von 303 Patienten (< 18 Jahre), die von Oktober 1986 bis März 1990 im Rahmen der Studie ALL/NHL-BFM 86 mit Non-Hodgkin-Lymphom registriert und behandelt wurden, errechnet sich in der Life-table-Analyse nach einer mittleren Beobachtungszeit von 5 Jahren für die Therapiegruppen Non-B-NHL und B-NHL/LCAL die Wahrscheinlichkeit für ereignisfreies Überleben (pEFS) mit 80%(+2%). Unterschiede bestehen zwischen Non-B-NHL einerseits und B-NHL und LCAL andererseits bezüglich der Rezidivkaskade: Letztere rezidivieren ggfs. früh (B-NHL:75% der Rezidive in den ersten 8 Monaten; LCAL: alle Rezidive in den ersten 7 Monaten nach Erreichen der Remission), während bei Non-B-NHL auch Rezidive nach 3 Jahren noch möglich sind (Abb. 1).

Die stadienbezogene Auswertung derselben Studie ergibt, daß Patienten mit Non-B-NHL durch die hier beschriebene Therapie ein vom

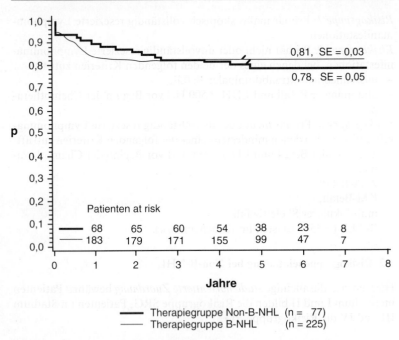

**Abb. 1.** Wahrscheinlichkeit des ereignisfreien Überlebens für die Therapiegruppen Non-B-NHL und B-NHL (Therapiestudie ALL/NHL-BFM 86)

klinischen Stadium nahezu unabhängiges Therapieergebnis haben, während sich für Patienten mit B-NHL Unterschiede registrieren lassen (Tabelle 1).

Bei 21 der 36 Rezidive war der initiale lokale Tumormanifestationsort involviert. 4 der insgesamt 5 ZNS-Rezidive ereigneten sich bei Patienten mit initialem ZNS-Befall. Die *ZNS-Prophylaxe* erscheint somit für alle Entitäten adäquat zu sein. Patienten mit B-NHL mit hoher initialer Zellmasse und disseminierter Erkrankung sind besonders durch initiale Komplikationen als auch durch (frühe) Rezidive gefährdet. Im Kontrast dazu sind die Patienten mit begrenzter Erkrankung so hervorragend behandelbar, daß für die Nachfolgestudie NHL-BFM 90 – wie in diesem Kapitel dargestellt – eine sehr kurze Chemotherapie in der Risikogruppe R1 (nur noch 2 statt 3 Therapieblöcke) bzw. eine verkürzte, aber gleichzeitig intensivierte Chemotherapie in der Risikogruppe 2 (4 statt 6 Blöcke, aber AA/BB statt A/B) angebracht erschien. Vorläufige Zwischenergebnisse aus der Studie NHL-BFM 90 lassen erkennen,

**Tabelle 1.** Ergebnisse der Studie ALL/NHL-BFM 86: Patientenrekrutierung vor 01.10.86 bis 31.03.90 (*CCR* anhaltende Erstremission, *LFU* nicht mehr in Beobachtung)

| Therapie-gruppe | Stadium | Patien-ten (n) | Früh-tod | Non-respon-der[a] | Rezidiv-rate [%] | Tod in CCR | Zweit-tumor | LFU in CCR | CCR |
|---|---|---|---|---|---|---|---|---|---|
| | Gesamt | 303 | 8 | 9 | 11,9 | 6 | 1 | 25 | 71,9 |
| Non-B-NHL | Gesamt | 77 | 3 | 2 | 15,6 | 1 | | 3 | 72,7 |
| | I/II | 6 | | | 33,3 | | | | 66,6 |
| | III | 52 | 2 | 2 | 15,4 | | | | 76,9 |
| | IV | 19 | 1 | | 10,5 | 1 | | 3 | 63,1 |
| B-NHL | Gesamt | 226 | 5 | 7 | 10,6 | 5 | 1 | 22 | 71,7 |
| | I/II-R | 43 | | | | 1 | | 5 | 86,0 |
| | II-NR | 32 | | | 9,4 | | | 3 | 81,2 |
| | III | 87 | 3 | 4 | 13,8 | 2 | 1 | 9 | 64,4 |
| | IV-ZNS –[b] | 16 | | 1 | 12,5 | 1 | | 3 | 56,2 |
| | IV-ZNS +[c] | 7 | | 1 | 28,6 | | | | 57,1 |
| | B-ALL | 41 | 2 | 1 | 12,2 | 1 | | 2 | 73,2 |

[a] In Gruppe Non-B-NHL und B-NHL ist je noch 1 Nonresponder in CR.
[b] Stadium IV ohne ZNS-Befall.
[c] Stadium IV mit ZNS-Befall.

daß diese Therapieanpassung an das stadienabhängige Rezidivrisiko ohne Einschränkung gelungen ist.

## 5 Diagnostik

Alle klinischen und technischen Untersuchungsmodalitäten sind auszuschöpfen, die eine präzise Artdiagnose ermöglichen und eine exakte Stadieneinteilung zulassen: neben der körperlichen Untersuchung die Analyse von Blut, Knochenmark (KM) und Liquor, die Bestimmung der Laktatdehydrogenase (LDH) im Serum, die (abdominelle) Sonographie, Thoraxröntgen, kraniale, ggfs. auch thorakale und abdominelle Computertomographie (evtl. ergänzt durch NMR) und die Skelettszintigraphie.

Für die exakte Charakterisierung des Lymphoms sind *obligat*:
- Histologie
- Immunhistochemie

Optimale Ergebnisse lassen sich insbesondere bei der Untersuchung von *fixiertem und frischem (unfixiertem) Tumormaterial* erzielen. Wünschenswert und bei der Diagnosebestätigung oft hilfreich ist die zytogenetische Untersuchung, aber auch die molekulargenetische Analyse zum Nachweis von Genrearrangements (z. B. T-Zellrezeptor oder „immunglobuline heavy chain").

Kann die Artdiagnose durch zytomorphologische, immunologische und zytogenetische Untersuchungen von KM oder Zellen aus Ergüssen (z. B. Pleuraerguß) gestellt werden, soll auf ein chirurgisches Vorgehen verzichtet werden.

## 6 Therapiestrategie

Seit ca. 20 Jahren werden in Deutschland Kinder und Jugendliche (bis zu 18 Jahren einschließlich) mit Non-Hodgkin-Lymphomen (NHL) im Rahmen der kooperativen BFM-Multicenter-Studien behandelt. Der letzten Therapiestudie NHL-BFM 90 hatten sich 91 Kliniken aus Deutschland, Österreich und der Schweiz angeschlossen. Somit ist das hier in Grundzügen beschriebene Behandlungsprogramm NHL-BFM 90 trotz des Studiencharakters zum festen Bestandteil onkologisch-pädiatrischer Krankenversorgung geworden. International sind die Behandlungsergebnisse anerkannt und denen der besten Studiengruppen ver-

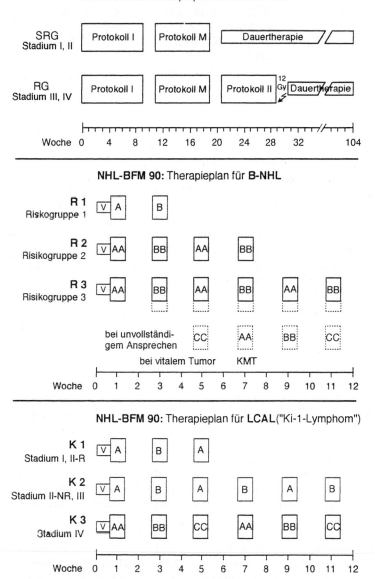

**Abb. 2.** Therapiepläne für die 3 NHL-Entitäten

gleichbar (Müller-Weihrich et al. 1984; Patte et al. 1991; Schwenn et al. 1991; Reiter et al. 1992). Es muß jedoch betont werden, daß die Anwendung der hier beschriebenen, z. T. potentiell sehr toxischen Therapieelemente ausschließlich in Kliniken mit pädiatrisch-onkologischer Erfahrung unter kontrollierten Bedingungen erfolgen sollte.
Die Therapiepläne für die 3 NHL-Entitäten sind in Abb. 2 dargestellt.

## 6.1 Non-B-NHL

Die eingesetzten Therapieelemente entsprechen denen der Therapiestudie ALL-BFM 90 zur Behandlung der akuten lymphoblastischen Leukämie (ALL) im Kindes- und Jugendalter vom Non-B-Typ. Die exakten Dosierungen sind in Kapitel 34.85 „Akute lymphatische Leukämie im Kindesalter" aufgeführt. Patienten im Stadium III und IV erhalten im Anschluß an die Induktions- und Konsolidierungstherapie mit Protokoll I und Protokoll M eine Reinduktion mit Protokoll II und direkt im Anschluß eine prophylaktische Schädelbestrahlung mit 12 Gy. Die Intensität der Erhaltungstherapie mit oral verabreichtem 6-Mercaptopurin (50 mg/m$^2$ KOF/Tag) und Methotrexat (20 mg/m$^2$ KOF 1mal pro Woche) wird an den peripheren Leukozytenwerten orientiert und bis zu einer Gesamttherapiedauer von 24 Monaten durchgeführt.

## 6.2 B-NHL und LCAL

Die Therapie dieser beiden Entitäten versucht, der hohen Proliferationsrate durch eine bereits initial hohe Dosisintensität Rechnung zu tragen. Eine besonders sorgfältige Überwachung ist zu fordern, um die denkbaren Komplikationen (z. B. Zellzerfallsyndrom, Mukositis) früh zu erkennen. Bei enger ambulanter Anbindung und ausreichend gutem Zustand des Patienten kann zwischen den Therapieblöcken auch ein häuslicher Aufenthalt ermöglicht werden.
Beispielhaft sind die Elemente AA und BB in Abb. 3 dargestellt, die bei Patienten der Risikogruppen R2, R3 bzw. K3 zum Einsatz kommen.
In der zytoreduktiven Vorphase vor Beginn des ersten Blockelements wird Dexamethason (DEXA) und Cyclophosphamid (CP) verwendet: DEXA: 2 Tage mit 5 mg/m$^2$ KOF/Tag, 3 Tage mit 10 mg/m$^2$ KOF/Tag; Cyclophosphamid 200 mg/m$^2$ KOF/Tag an Tag 1 und 2. Das Element A bzw. B unterscheidet sich vom Element AA bzw. BB durch den Verzicht auf Vincristin, eine 10fach geringere MTX-Dosis und durch die Konzentrierung der i. th.-Dreifachinjektion mit MTX, ARA-C und Prednison

(PRED) auf Tag 1 des Blocks. Die Elemente A und B kommen nur bei B-NHL-Patienten der Risikogruppe R1 sowie bei Patienten mit LCAL im Stadium I-III (Risikogruppen K1 und K2) zum Einsatz. Bei Patienten mit ZNS-Befall wird in den Blöcken AAz und BBz nach Implantation eines Ommaya-Reservoirs MTX und PRED täglich für 4 Tage intraventrikulär injiziert, am 5. Tag Ara-C ebenfalls intraventrikulär.

## 6.3 Strahlentherapie

Auf die prophylaktische oder therapeutische Schädelbestrahlung kann bei LCAL und B-NHL bei Einsatz einer intensivierten systemischen und lokalen Chemotherapie verzichtet werden. Patienten mit Non-B-NHL im Stadium III/IV erhalten eine prophylaktische kraniale Bestrahlung von 12 Gy. Die lokale („involved field") Strahlentherapie ist für keine der Entitäten Bestandteil der Therapie.

## 6.4 Remissionsbewertung

Das Ergebnis der Remissionsbewertung nach den ersten 2 Blöcken ist bei B-Neoplasien entscheidend für die Fortführung der Therapie; daher ist mit größter Sorgfalt vorzugehen. Patienten mit einem Resttumor nach den ersten 2 Blöcken AA und BB werden nachfolgend mit Element CC behandelt. Wenn nach Einsatz von Element CC noch vitaler Tumor nachweisbar ist, wird eine autologe KMT durchgeführt. Patienten, die nach Block CC keinen oder einen avitalen Resttumor aufweisen, werden mit konventioneller Therapie weiterbehandelt.

## 6.5 Stellung der Chirurgie

Der operative Primäreingriff dient in erster Linie der Diagnosesicherung. Eine vollständige primäre Resektion darf *nur unter folgenden Voraussetzungen* stattfinden:
– Die übrige Diagnostik schließt weitere Lymphommanifestationen außer der zur Resektion vorgesehenen aus.
– Das Operationsrisiko ist kalkulierbar, der Umfang der Operation erlaubt einen Chemotherapiebeginn nach ca. 5 Tagen.
– Die Resektion ist mit keinem Funktionsverlust verbunden. Als wesentlicher Funktionsverlust ist anzusehen: Verlust größerer intestinaler Abschnitte mit Folgen für die Resorption; Verlust ganzer Organe: Niere, Milz, Nebenniere, Pankreas, Uterus, beider Adnexen, beider Hoden, Auge.

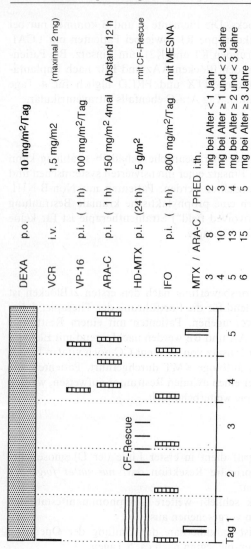

| DEXA | p.o. | 10 mg/m²/Tag | |
| VCR | i.v. | 1,5 mg/m² | (maximal 2 mg) |
| VP-16 | p.i. ( 1 h) | 100 mg/m²/Tag | |
| ARA-C | p.i. ( 1 h) | 150 mg/m² 4mal | Abstand 12 h |
| HD-MTX | p.i. (24 h) | 5 g/m² | mit CF-Rescue |
| IFO | p.i. ( 1 h) | 800 mg/m²/Tag | mit MESNA |

MTX / ARA-C / PRED i.th.

| | | | |
|---|---|---|---|
| 3 | 2 | 8 | mg bei Alter < 1 Jahr |
| 4 | 3 | 10 | mg bei Alter ≥ 1 und < 2 Jahre |
| 5 | 4 | 13 | mg bei Alter ≥ 2 und < 3 Jahre |
| 6 | 5 | 15 | mg bei Alter ≥ 3 Jahre |

**Abb. 3a, b.** Therapiepläne NHL-BFM 90-Studie für Patienten der Risikogruppen R2, R3 bzw. K3. **a** Block AA, **b** Block BB

| | | | |
|---|---|---|---|
| DEXA | p.o. | 10 mg/m²/Tag | |
| VCR | i.v. | 1,5 mg/m2 | (maximal 2 mg) |
| ADR | p.i. ( 1 h) | 25 mg/m²/Tag | |
| HD-MTX | p.i. (24 h) | 5 g/m² | mit CF-Rescue |
| CP | p.i. ( 1 h) | 200 mg/m²/Tag | mit MESNA |

MTX / ARA-C / PRED i.th.

| | | | |
|---|---|---|---|
| 3 | 8 | 2 | mg bei Alter < 1 Jahr |
| 4 | 10 | 3 | mg bei Alter ≥ 1 und < 2 Jahre |
| 5 | 13 | 4 | mg bei Alter ≥ 2 und < 3 Jahre |
| 6 | 15 | 5 | mg bei Alter ≥ 3 Jahre |

CF-Rescue

Tag 1   2   3   4   5

b

Die *operative Massenreduktion* („debulking") hat bei der Therapie des kindlichen Non-Hodgkin-Lymphoms *keine Bedeutung bzgl. der Kurativchance* (Reiter et al. 1994). Ausgedehnte Eingriffe verzögern lediglich den Beginn der Chemotherapie.

### 6.6 Supportivtherapie

Wichtig ist die gute klinische Überwachung des Patienten, aber auch ein adäquates infektiologisches „Monitoring" (Abstriche, Titer, CRP, Blutkulturen). Alle Patienten erhalten von Beginn bis 6 Wochen nach Ende der Intensivtherapiephase eine orale antibiotische und antimykotische Infektionsprophylaxe mit Colistin (oder Paromomycin), Amphothericin B und Cotrimoxazol. Bei den besonders intensiv behandelten B-NHL/ALL-Patienten sind weitere prophylaktische und pflegerische Maßnahmen (z. B. Nahrungsmittelauswahl) zu beachten. Bei Anzeichen einer systemischen Infektion ist die breite intravenöse Antibiotikatherapie zügig einzuleiten.

## 7 Rezidivtherapie

Die Mehrheit der Rezidive ereignet sich lokal; dies gilt gleichermaßen für Non-B-NHL- und B-NHL/ALL-Rezidive. Patienten mit Rezidiv eines Non-B-NHL werden nach der Rezidivstudie ALL-BFM-REZ, der Therapiestudie für Rezidive einer ALL im Kindesalter (< 18 Jahre), behandelt (Leiter: Prof. Dr. G. Henze, Universitätskinderklink Berlin). Für Patienten mit Rezidiv einer Neoplasie steht kein einheitliches, etabliertes Protokoll zur Verfügung. Nur in einzelnen Fallen gelingt eine 2. Remission.

## 8 Studien

**NHL-BFM 90**
*Studienleitung*: Priv.-Doz. Dr. A. Reiter
*Studiensekretär*: Dr. M. Schrappe, Abt. Pädiatrische Hämatologie und Onkologie, Zentrum Kinderheilkunde und Humangenetik, Medizinische Hochschule Hannover, 30625 Hannover, Tel.: 0511/532–9123 oder -3221, Fax: 0511/532–9120 oder -9029

**Rezidive der ALL im Kindesalter**
*Studienleitung*: Prof. Dr. med. G. Henze, Univ.-Klinikum Rudolf-Virchow. Kinderklinik, Abt. Hämatologie/Onkologie, Reinickendorferstrasse 61, 13347 Berlin, Tel.: 030/4505-1225 oder -1235, Fax: 030-4505-1925 oder -1926

# Literatur

Haaf HG, Kaatsch P, Michaelis J (1992) Jahresbericht 1992 des Deutschen Kinderkrebsregisters. Institut für Medizinische Statistik und Dokumentation, Universität Mainz

Murphy SB (1980) Classification, staging and end results of treatment in childhood Non-Hodgkin's lymphoma: dissimilarities from lymphomas in adults. Semin Oncol 7:332-339

Müller-Weihrich S, Beck J, Henze G et al. (1984) BFM-Studie 1981/83 zur Behandlung hochmaligner Non Hodgkin-Lymphome bei Kindern: Ergebnisse einer nach histologisch-immunologischem Typ und Ausbreitungsstadium stratifizierten Therapie. Klin Padiatr 196:135-142

Patte C, Philip T, Rodary C et al. (1991) High survival rate in advanced-stage B-cell lymphomas and leukemias without CNS involvement with a short intensive polychemotherapy: Results from the French pediatric oncology society of a randomized trial of 216 children. J Clin Oncol 9:123-132

Reiter A, Schrappe M, Ludwig WD et al. (1992) Favorable outcome of B-cell acute lymphoblastic leukemia in childhood: A report of three consecutive studies of the BFM Group. Blood 80:2471-2478

Reiter A, Zimmermann W, Zimmermann M, Schweinitz D von, Riehm H, Mildenberger H (1994) The role of initial laporotomy and second-look surgery in the treatment of abdominal B-cell non Hodgkin's lymphoma of childhood. A report of the BFM Group. Eur J Pediatr Surg 4:74-81

Schwenn MR, Blattner SR, Lynch E, Weinstein HJ (1991) HiCOM: A 2 month intensive chemotherapy regimen for children with stage III and IV Burkitt's lymphoma and B-cell acute lymphoblastic leukemia. J Clin Oncol 9:133-138

Stansfeld AG, Diebold J, Kapancy Y et al. (1988) Updated Kiel classification. Lancet I: 292-293

Writing Committee for the Non-Hodgkin's Lymphoma Pathologic Classification Project (1982) National Cancer Institute sponsored study of classifications of non-Hodgkin's lymphomas. Summary and description of a 'Working Formulation for clinical usage. Cancer 49:2112-2135

# 34.88 Langerhanszellhistiozytose (Histiozytosis X)

H. Gadner

## 1 Epidemiologie

*Inzidenz:* 0,2–1,0/100000 Kinder und Jahr.

*Genetische Prädisposition:* Ein familiäres Vorkommen ist nicht gesichert.

*Altersverteilung:* Betroffen sind alle Altersgruppen. Über 75% der Fälle manifestierten sich vor dem 10. Lebensjahr. Knaben erkranken doppelt so häufig wie Mädchen.

*Ätiologie:* Die Ätiologie ist unbekannt, die Pathogenese unklar. Ein interzellulärer Kommunikationsdefekt zwischen T-Zellen und Makrophagen mit Zytokinimbalance wird als Ursache angenommen.

## 2 Histologie

Die Bezeichnung Langerhanszellhistiozytose (LCH) ersetzt eine Reihe von Synonyma, die zur Beschreibung verschiedener klinischer Krankheitsbilder verwendet wurden (z. B. Histiozytosis X, eosinophiles Granulom, Hand-Schüller-Christian-Erkrankung, Abt-Letterer-Siwe-Syndrom, Hashimoto-Pritzker-Syndrom) (Writing Group 1987).

Es handelt sich um eine reaktive Proliferation von histiozytären Zellen vom Langerhans-Typ, die zusammen mit Lymphozyten, Plasmazellen, Eosinophilen, Fibroblasten und (gelegentlich) Riesenzellen charakteristische Infiltrate bilden. Obwohl eine klonale Zellproliferation bei klinisch schweren Verläufen beobachtet wurde, fehlen Hinweise für ein malignes Geschehen.

## 3 Stadieneinteilung

Die verschiedensten Gewebe und Organe können betroffen sein. Auf Vorschlag der „Histiocyte Society" wird zwischen *lokalisierter* Krankheitsmanifestation (*„single system disease"*) und *disseminiertem* Befall mehrerer Organe (*„multi system disease"*) unterschieden (Tabelle 1).

**Tabelle 1.** Einteilung der Langerhans-Zellhistiozytose[a]

| *„single system disease"* | |
|---|---|
| Einfacher Befall: | – monostotischer Knochenbefall,<br>– isolierter Hautbefall,<br>– solitäre Lymphknotenbeteiligung. |
| Multipler Befall: | – polyostotischer Knochenbefall,<br>– multipler Lymphknotenbefall. |
| *„multi system disease"* | |
| Multiple Organbeteiligung: | – mit oder ohne Organfunktionsstörung. |

[a] Quelle: International LCH Study Group by permission of the Histiocyte Society

**Tabelle 2.** Kriterien der Organdysfunktion. (Mod. nach Lahey 1975)

*1) Leberfunktionsstörung:*
- Hypoproteinämie (Gesamteiweiß <5,5 g/dl)
  und/oder Hypoalbuminämie (<1,5 g/dl);
- Ödeme, Aszites;
- Hyperbilirubinämie (>1,5 g/dl, nicht infolge Hämolyse);
- Gerinnungsstörung (PTZ <50%).

*2) Lungenfunktionsstörung:*
- Tachypnoe und/oder Dyspnoe, Zyanose, Husten;
- Pneumothorax, Pleuraerguß.

*3) Störung des hämatopoetischen Systems:*
- Anämie (Hb <10 g/dl, nicht infolge Eisenmangels oder Infektion);
- Leukozytopenie (<4,0 · $10^9$/l), Granulozytopenie (<1,5 · $10^9$/l),
  Thrombozytopenie (<100 · $10^9$/l).

*PTZ* Thromboplastinzeit

## 4 Prognose

Die Prognose der *lokalisierten LCH*, z. B. bei solitärem oder multiplem Knochenbefall, isoliertem Hautbefall oder bei solitärem Lymphknotenbefall, ist unabhängig von der angewandten Therapie exzellent. Spontane Regressionen sind möglich.

Bei *disseminierter Erkrankung* wurden Variablen wie Alter unter 2 Jahren, eine hohe Anzahl befallener Organe und das Vorhandensein von Organdysfunktionen in Leber, Lunge und/oder Knochenmark (Tabelle 2)

**Tabelle 3.** Histopathologische Kriterien zur Diagnosesicherung. (Nach The Writing Group of the Histiocyte Society 1987)

---

*1) Mutmaßliche Diagnose („presumptive"):*
- Lichtmikroskopie.

*2 Diagnose:*
- Lichtmikroskopie und zusätzlich 2 oder mehr positive Färbungen auf:
    - ATPase,
    - S-100 · Protein,
    - α-D-Mannosidase,
    - Peanut-Lection.

*3) Gesicherte Diagnose („definite"):*
- Lichtmikroskopie und
- Birbeck-Granula im Elektronenmikroskop und/oder
- positive Färbung auf CD 1/a in der betroffenen Zelle.

---

als prognostisch ungünstig erkannt (Lahey 1975). Die Todesrate bei Kindern unter 2 Jahren sowie Patienten jenseits des 60. Lebensjahres mit Organdysfunktion beträgt über 50%.

Bei *chronischem fortschreitendem und rekurrierendem Verlauf* entwickeln sich in 50% der Fälle bleibende Krankheitsfolgen, hauptsächlich orthopädische Beeinträchtigungen, Hörstörungen und Diabetes insipidus (bis zu 50%), gefolgt von neuroendokrinologischen, neuropsychologischen und neurologischen Defektzuständen. Andere Folgewirkungen betreffen Wachstum, chronische Lungenfunktionsstörungen und Leberzirrhose.

## 5 Diagnostik

Von der „Histiocyte Society" wurden 3 unterschiedliche histopathologische Vertrauensebenen zur Diagnosesicherung vorgeschlagen (Tabelle 3). Durch die Biopsie ist in jedem Fall eine definitive Diagnose (evtl. unter Einbeziehung eines Referenzpathologen) anzustreben (The Writing Group of the Histocyte Society 1987). Biopsien aus möglichst unterschiedlichen Geweben (auch Knochenmark) sind wünschenswert. Außerdem ist eine Gewebeasservierung für wissenschaftliche Fragestellungen enorm wichtig (z. B. Zytokinkonzentration im befallenen Gewebe, Klonalitätsmerkmale).

Zwischen einem standardisierten obligatorischen Untersuchungsprogramm, das bei jedem Verdach auf LCH initial durchzuführen ist

**Tabelle 4.** Obligatorische Untersuchung und Nachsorgeprogramm. (Nach The Writing Group of the Histocyte Society 1989)

*Klinisch:*

*Komplette Anamnese:* Fieber, Schmerzen, Empfindlichkeit, Gedeihstörung, Appetitlosigkeit, Diarrhöe, Polydipsie, Polyurie, Aktivitätsnieveau.

*Komplette Klinik:* Messung von Temperatur, Körperlänge, Körpergewicht, Kopfumfang, Exantheme der Haut und Kopfhaut, Purpura, Blutungen, Ohrausfluß, periorbitale Veränderungen, Lymphadenopathie, Läsionen an Gaumen und Gingiva, Gebiß, Weichteilschwellungen, Dyspnoe, Tachypnoe, interkostale Einziehungen, Leber- und Nierengröße, Aszites, Ödeme, Ikterus, neurologische Untersuchung, Papillenödem, kraniale Nervenausfälle, zerebelläre Störung.

| | Follow-up-Untersuchungen bei | | |
| --- | --- | --- | --- |
| | Organbefall | kein Organbefall | isoliertem Knochenbefall |
| *Laborbefunde* | | | |
| Hämoglobin und/oder Hämatokrit | monatlich | 6monatlich | keine |
| Weißes Blutbild und Differentialblutbild | monatlich | 6monatlich | keine |
| Thrombozyten | monatlich | 6monatlich | keine |
| Leberfunktionsproben (SGOT, SGPT, alkalische Phosphatase, Bilirubin, Gesamteiweiß und Albumin) | monatlich | 6monatlich | keine |
| Gerinnungswerte (PTT, TPZ, Fibrinogen) | monatlich | 6monatlich | keine |
| Harn, Osmolalität (nach nächtlichem Durstversuch) | 6monatlich | 6monatlich | keine |
| *Röntgenologische Untersuchung* | | | |
| Thoraxröntgen (a.p. und seitlich) | monatlich | 6monatlich | keine |
| Radiologischer Skelettstatus | 6monatlich | keine | 1mal nach 6 Monaten |

(Tabelle 4), und fakultativen Untersuchungsrichtlinien, die nur bei bestimmten Indikationen zur Anwendung kommen sollen (Tabelle 5), ist zu unterscheiden (The Writing Group of the Histiocyte Society 1989).

**Tabelle 5.** Untersuchungen bei spezifischer Indikation. (Nach The Writing Group of the Histiocyte Society 1989)

| Untersuchung | Indikation |
|---|---|
| Knochenmarkaspiration und Biopsie | Anämie, Leukozytopenie oder Thrombozytopenie |
| Lungenfunktionstests | Pathologisches Thoraxröntgen, Tachypnoe, interkostale Einziehungen |
| Lungenbiopsie, nach vorangegangener bronchoalveoläre Lavage (wenn möglich) Lungenbiopsie nicht erforderlich | Bei Patienten mit pathologischem Thoraxröntgenbefund zum Ausschluß einer opportunistischen Infektion, wenn Chemotherapie geplant ist |
| Dünndarmpassage und Biopsie | Unklare chronische Diarrhöe oder Gedeihstörung, Malabsorption |
| Leberbiopsie | Leberfunktionssörung, einschließlich Hypoproteinämie nicht infolge Proteinverlustes bei Enteropathie, zur Abgrenzung einer LCH der Leber von einer Zirrhose |
| Schädel-CT oder besser -MRT, Hypothalamus-Hypophysen-Axe mit i.v.-Kontrastmittelanreicherung | Hormonelle, visuelle oder neurologische Auffälligkeiten |
| Zahnröntgen (Panorama); (Mandibula und Maxilla) | Orale Beteiligung |
| Endokrinologische Untersuchungen | Kleinwuchs, Wachstumsstörungen, Daibetes insipidus, Hypothalamussyndrom, Milchfluß, frühzeitige oder verspätete Pubertät, Auffälligkeiten im CT oder MRT von Hypothalamus/Hypophyse |
| HNO-Konsilium, Audiogramm | Eitrige Sekretion aus dem Ohr, Taubheit |

*CT* Computertomographie, *MRT* Magnetresonanztomographie

## 6 Charakteristika der Erkrankung und Krankheitsverlauf

Das *klinische Erscheinungsbild* der LCH ist sehr variabel und reicht von einzelnen oder mehreren Manifestationen in einem Organ bis zu disseminierten Formen mit multiplem Organbefall. Die Symptome sind abhängig von Lokalisation und Ausbreitung der Erkrankung. Sie umfassen lokalisierte Schwellungen, Schmerzen, Hautausschläge und Allgemeinsymptome, wie Fieber, Unruhe und Gedeihstörungen. Das am *häufigsten befallene Organ* ist das Skelettsystem (82%, vorwiegend Schädel). Eine Hautbeteiligung wird in ca. 30–40% der Fälle beobachtet. Die Mehrzahl der Patienten mit disseminierter Erkrankung zeigt auch andere Organmanifestationen unter Einschluß von Weichteilen, Leber, Milz, Lunge, Knochenmark, Lymphknoten, Schleimhäuten und Zentralnervensystem (Grois et al. 1993). Der *Krankheitsverlauf* ist oft nicht vorhersehbar. Er kann akut, subakut oder chronisch sein. Progressive und stabile Verläufe sind ebenso möglich wie rekurrierende Formen und spontane Regressionen.

# 7 Therapiestrategie

## 7.1 Übersicht

Eine Reihe retrospektiver Therapiestudien hat gezeigt, daß eine stadienabhängige Therapie sinnvoll ist. Bei *lokalisierter LCH* („single system disease") sind meistens lokale Therapiemodalitäten ausreichend. Bei *disseminierter Erkrankung* mit multiplem Organbefall („multi system disease") haben sich systemische Behandlungsmaßnahmen mit Zytostatika als wirksam erwiesen. Bislang konnte kein bestimmtes Behandlungselement oder -regime den unvorhersehbaren Verlauf der Erkrankung, insbesondere die Todesrate bei schwerst betroffenen jungen Kindern, zweifelsfrei günstig beeinflussen.

## 7.2 Stellung der Chirurgie

Isolierte Knochenläsionen bedürfen oft nach erfolgter Biopsie und evtl. chirurgischer Ausräumung (Curettage) keiner weiteren Therapie. Wenn das Risiko einer spontanen Fraktur besteht oder die Läsionen Schmerzen bzw. inakzeptable Deformitäten verursachen, ist eine Spongiosaauffüllung der kurettierten Läsion mit anschließender Ruhigstellung (Gipsverband, Halskrawatte oder äußere Stabilisierung) nötig. Die chirurgische Entfernung ist auch das *Mittel der Wahl* zur Behandlung cines *isolierten Lymphknotenbefalls* oder ciner *nodulären Hautmanifestation*.

## 7.3 Stellung der Radiotherapie

Die lokale Bestrahlung ist unter besonderen Bedingungen angezeigt, z. B. wenn chirurgische Lokalmaßnahmen schwierig oder mit ausgeprägter Funktionseinbuße verbunden wären oder wenn die Lokalisation und die Folgen der Erkrankung die Funktion eines kritischen Organs gefährden (z. B. Umscheidung des N. opticus oder Rückenmarkkompression bei Vertebra plana). Eine Strahlendosis von 6–10 Gy (150–200 cGy/Tag) wird als ausreichend angesehen. Bei Diabetes insipidus ist die Strahlentherapie umstritten und nur bei inzipienter Symptomatik eventuell erfolgsversprechend.

## 7.4 Stellung der topischen und systemischen Therapie

### Topische Behandlung bei „single system disease"

Bei leichtem Zugang eines isolierten Knochenherdes und/oder bereits bekannter Diagnose ist die intraossäre intraläsionale Kortikoidinjektion (40–200 mg Depot Methylprednisolon) eine erfolgreiche Methode (Egeler et al. 1992). Ein disseminierter Hautbefall spricht bei geringer Ausprägung auf topische Kortikoide gut an. Bei schwerem Hautbefall mit Exkoriationen und Verkrustungen kann der äußerliche Einsatz einer 20%igen Nitrogenmustargenlösung notwendig werden (Sheehan et al. 1991). Therapierefraktäre Hautmanifestationen können nach Ausschluß einer anderen Organmitbeteiligung auch erfolgreich mit PUVA-Photochemotherapie behandelt werden. Beide Therapieformen sind allerdings wegen ihrer potentiellen Karzinogenität nur für einen kurzfristigen Einsatz geeignet.

### Systemische Behandlung bei „single system disease"

Eine systemische Chemotherapie bei lokalisierter LCH ist dann indiziert, wenn die Lokalbehandlung nicht ausreichend war oder nicht durchführbar ist. Bei isoliertem Lungenbefall (meist bei Erwachsenen), multifokalen Skelettmanifestationen mit/ohne Weichteilbeteiligung oder bei behandlungsrefraktärem schweren Hautbefall ist eine milde systemische Behandlung mit Kortikoiden (40 mg/m²/Tag für 4–6 Wochen p. o.) allein oder in Kombination mit Vinblastin (6 mg/m²/Woche i. v.) gewöhnlich erfolgreich. Aggressivere Behandlungsformen sind nicht angezeigt.

### Systemische Behandlung bei „multi system disease"

Bei multiplem Organbefall mit subjektiven Beschwerden wie Fieber, Schmerzen, Bewegungsunfähigkeit und Gedeihstörung sowie Befall le-

benswichtiger Organe kann ein abwartendes Verhalten („wait and see")
nicht empfohlen werden. Auch eine Kortikoidmonotherapie (40–60 mg/
m²/Tag über einen mehrwöchigen Zeitraum) ist nicht ausreichend.
Generell wird ein rascher Beginn einer zytostatischen Therapie propagiert
mit dem Ziel, eine schnelle Rückbildung der Krankheitssymptome zu
erreichen. Dadurch soll die Todesrate verringert, die Rückfallgefahr
reduziert und Spätfolgen der Krankheit, besonders die Manifestation
eines Diabetes insipidus, verhindert werden, wie die multizentrische DAL-
HX 83-Studie in der Bundesrepublik Deutschland und in Österreich
gezeigt hat (Gadner et al. 1994).

Unter den Zytostatika haben sich besonders die Vinkaalkaloide
Vincristin und Vinblastin und die Antimetaboliten 6-Mercaptopurin,
Methotrexat und Cytosin-Arabinosid bewährt. Kürzlich wurde das
Epipodophyllotoxin Etoposid auch bei der LCH erfolgreich eingesetzt
(Ceci et al. 1988). Wegen seiner guten Liquorgängigkeit wird dem
Etoposid eine besondere Rolle bei der Kontrolle der Erkrankung im
Zentralnervensystem zugesprochen (z. B. Vorbeugung eines Diabetes
insipidus). Das beobachtete Risiko der Entwicklung einer sekundären
akuten myeloischen Leukämie (ca. 1% nach hohen Dosen von Etoposid) legt jedoch eine kritische Anwendung nahe (Ladisch et al. 1994).
Alkylierende Substanzen, wie Cyclophosphamid oder Chlorambucil,
und Anthrazykline, sollten heute (obwohl wirksam) wegen der Gefahr
von Spätfolgen (Zweitmalignome, Infertilität) nicht mehr verwendet
werden.

Der günstige Einfluß von Thymushormonen auf den Krankheitsverlauf konnte nicht überzeugend und reproduzierbar belegt werden (Osband
et al. 1981). Auch bedürfen jüngste Mitteilungen über einen erfolgreichen
Einsatz von Interferon-alpha bei chronisch rekurrierender LCH (Bellmunt et al. 1992) und von Cyclosporin A bei „multi system disease"
(Mahmoud et al. 1991) einer weiteren Bestätigung durch größere prospektive Studien.


## 8 Indikation zur Chemotherapie

Da die wirksamste Behandlungsform bei disseminierter LCH noch nicht
feststeht, wurde von der „Histiocyte Society" im April 1991 eine erste
internationale LCH-I-Studie eröffnet, nach der alle Patienten mit LCH
zentral erfaßt und einer einheitlichen umfassenden Diagnostik und
randomisierten Therapie zugeführt werden sollen (Abb. 1). Zielsetzungen
der Studie sind: der prospektive Vergleich der Wirksamkeit zweier

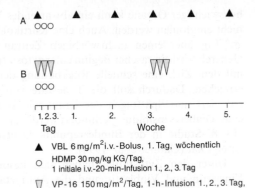

**Abb. 1.** Therapieschema der LCH-I-Studie (*A* Therapiearm A, *B* Therapiearm B; *VBL* Vinblastin, *HDMP* Methylprednisolon, *VP-16* Etoposid)

unterschiedlicher Behandlungsformen hinsichtlich Ansprechen, Versagensrate und Frequenz von therapieinduzierten Nebeneffekten bzw. Häufigkeit von krankheitsbedingten bleibenden Folgen.

### 8.1 Auswahl der Patienten

Patienten mit definitiver Diagnose und multiplem Organbefall („multi system disease") werden in die Studie aufgenommen.

### 8.2 Zeitpunkt des Therapiebeginns

Die Chemotherapie soll unmittelbar nach Sicherung der Diagnose bzw. Randomisierung begonnen werden.

### 8.3 Wahl der Therapie

Nach zentraler Randomisierung werden die Patienten dem Therapiearm A oder B der LCH-I Studie zugeführt (Abb. 1). Therapiearm A besteht aus wöchentlicher i. v.-Gabe von 6 mg/m² Vinblastin. 3 Injektionen werden zu einem dreiwöchigen Behandlungskurs zusammengefaßt. Insgesamt sind 8 Kurse vorgesehen. Um einen raschen initialen Behandlungserfolg zu erzielen (Rückbildung subjektiver Beschwerden), wird die erste Vinblastingabe mit einer 3tägigen hochdosierten Methylprednisoloninfusion (30 mg/kg KG in 20 min) verabreicht.

Patienten des Therapiearmes B erhalten an 3 aufeinanderfolgenden Tagen je 150 mg/m² Etoposid als Kurzinfusion (1 h). Dieser Behandlungs-

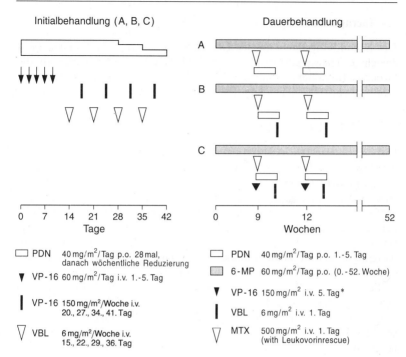

**Abb. 2.** Therapieschema der DAL-HX/83-Studie (*A* Patienten mit multifokalem Knochenbefall, *B* mit Weichteilbefall ohne Organdysfunktion, *C* mit Organdysfunktion; *PDN, VP-16* Etoposid, *VBL* Vinblastin, *6*-Mp 6-Mercaptopurin, *MTX* Methotrexat)

kurs wird in 3wöchigem Abstand insgesamt 8 mal wiederholt. Auch in diesem Therapiearm wird Etoposid während des ersten Behandlungskurses mit hochdosiertem Methylprednisolon kombiniert.

Bei rekurrierenden Erkrankungsformen kann nach Entscheidung des behandelnden Arztes auch das DAL-HX 83-Protokoll (Gadner et al. 1994) für multifokalen Knochenbefall (Arm A), für Weichteilbefall ohne Organdysfunktion (Arm B) und für Patienten mit Organdysfunktion (Arm C) eingesetzt werden (Abb. 2).

## 8.4 Therapiedauer

Die Behandlungsdauer in der LCH-I Studie beträgt 24 Wochen (je 8 3wöchige Therapiezyklen). In der DAL-HX 83-Studie wurde an die 6wöchige Initialbehandlung eine Dauertherapie bis zu einer Gesamttherapiedauer von 52 Wochen angeschlossen.

## 8.5 Modifikation der Standarddosis

Unkontrollierte Dosisreduktionen und Behandlungsverzögerungen sind zu vermeiden. Bei Säuglingen erfolgt die Dosisberechnung nach kg Körpergewicht (Vinblastin 0,2 mg/kg, Etoposid 5 mg/kg). Vor Beginn eines jeden Behandlungskurses sollte die absolute Neutrophilenzahl größer als $10 \cdot 10^9/l$ und die Plättchenzahl mindestens $100 \cdot 10^9/l$ betragen. Eine Verschiebung des Therapiebeginns ist einer Dosisreduktion vorzuziehen. Eine Panzytopenie bei Behandlungsbeginn (auch im Säuglingsalter) ist keine Indikation für eine Therapiereduktion. Der nachfolgende Kurs kann evtl. um eine Woche verschoben werden (volle Dosis). Sollte im Laufe der Behandlung ein Transaminasenanstieg um das 5fache des Normalwertes zu beobachten sein, wird die Dosis bis zur Normalisierung der Werte um 50% reduziert. Bei schwerer Mukositis und Gastroenteritis ist die Therapie vorübergehend auszusetzen.

## 8.6 Erhaltungstherapie

Die Wertigkeit der Erhaltungstherpie bei LCH ist nicht zweifelsfrei geklärt. Notwendig erscheint eine angemessene Dauer der Therapie. In der LCH-I-Studie wird eine 24wöchige Behandlung vorgeschrieben, unabhängig von der Geschwindigkeit des Ansprechens. Bei rekurrierender Erkrankung ist eine Erhaltungstherapie nach erneuter Initialbehandlung anzuraten.

## 9 Salvagetherapie

Wenn kein Ansprechen auf die Behandlung festzustellen ist oder eine eindeutige Progression sichtbar ist, ist eine Umstellung der Therapie auf den Salvage- oder alternativen Behandlungsarm vorgesehen. Patienten der LCH-I Studie, die nach 2 Behandlungskursen als Nonresponder („worse") einzustufen sind, sind höchst lebensbedroht und profitieren von der Umstellung auf einen anderen Chemotherapiearm nicht. Obwohl die Rolle der Knochenmarktranplantation bei therapierefraktären Verläufen nicht ausreichend erforscht ist (Greinix et al. 1992), sollten diese Patienten (bei vorhandenem passendem Familienspender) unverzüglich dieser experimentellen Behandlung oder (bei fehlendem Familienspender) einer kombinierten immunsuppressiven Therapie mit Antithymozytenglobulin plus Cyclosporin A zugeführt werden (s. Salvageprotokoll LCH-I-S der „Histiocyte Society").

Patienten, die erst später im Laufe der Protokolltherapie als Nonresponder einzustufen sind, können durchaus ein Ansprechen auf eine Behandlungsumstellung (alternativer Therapiearm LCH-I-Studie, DAL-HX 83-Studie) zeigen. Auch der Einsatz von Cyclosporin A mit Prednison oder Vinblastin kann erwogen werden. Aggressive Chemotherapien sollten nach heutiger Einschätzung wegen der zu erwartenden Verschlechterung der Lebensqualität der Patienten und Lebensbedrohung durch Toxizität und Nebenwirkungen chronischer Art nicht angewandt werden.

## 10 Maßnahmen zur Therapiekontrolle

Der Therapieerfolg ist nach festgelegten Richtlinien in regelmäßigen Intervallen (nach 2, 4 und 8 Behandlungszyklen) zu evaluieren. Nach Therapieabschluß sind 3monatliche Untersuchungen während der ersten 2 Jahre, 6monatliche während der folgenden 2 Jahre und einjährige in der Folgezeit vorgesehen (Tabelle 4).

Da bei der LCH im Gegensatz zu malignen Erkrankungen nicht von kompletter Remission und Rezidiv gesprochen werden kann, waren neue *Definitionen des Krankheitsstatus* und des Therapieresponses notwendig. Auf Vorschlag der „Histiocyte Society" wird zwischen *aktiver Erkrankung* („active disease") und *nichtaktiver Krankheit* („non active disease") unterschieden. Der aktive Krankheitsstatus inkludiert 3 Kategorien: 1) Regression, 2) stabile Krankheit mit Persistenz der Symptome und Zeichen und 3) Progression. Die nichtaktive Erkrankung ist definiert durch das Verschwinden aller Symptome und Zeichen („no evidence of disease"). Zur Beurteilung des Ansprechens auf eine definierte Therapie wurden nach allgemeinem Konsens die Kategorien „better", „intermedia te" und „worse" eingeführt (Abb. 3).

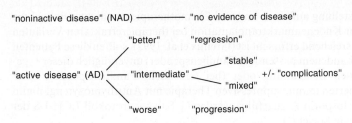

**Abb. 3.** Korrelation von Erkrankungsstadium und Ansprechen

# 11 Besondere Hinweise

## Studienbezeichnung

1) LCH-I-Studie: erste internationale Langerhanszell-Histiozytose Studie der „Histiocyte Society",
2) DAL-HX 83-Therapiestudie: abgeschlossene erste prospektive multizentrische Studie im deutschen Sprachraum,
3) LCH-I-S-Studie: Salvage-Therapiestudie der „Histiocyte Society" für Studienpatienten der LCH-I-Studie).

*Studienleitung:* Prof. Dr. H. Gadner, St. Anna Kinderspital, Kinderspitalgasse 6, A-1090 Wien.
Tel. (43–1)-40170/250 (H. Gadner)
Tel. (43–1)-40170/476 (Büro)
Fax (43–1)-40170/430

*Referenzpathologe:* Prof. Dr. D. Harms, Institut für Paidopathologie, Klinikum der Christian-Albrechts-Universität, Michaelisstraße 11, Postfach 4324, D-24105 Kiel. Tel. (0431)-597/3451, Fax (0431)-597/3428

# 12 Therapieschemata

Die Behandlungsprotokolle der Studien LCH-I und DAL-HX 83 sind in Abb. 1 und 2 wiedergegeben. Therapieprotokolle (auch für die LCH-I-S-Studie) können in der Studienzentrale angefordert werden.

# Literatur

Bellmunt J, Albanell J, Salud A, Espanol T, Morales S, Sole-Calvo LA (1992) Interferon and disseminated Langerhans' cell histiocytosis. Med Pediatr Oncol 20:336–337

Broadbent V, Pritchard J (1985) Histiocytosis X – current controversies. Arch Dis Child 60:605–607

Broadbent V, Davies EG, Heaf D et al (1984) Spontaneous remission of multisystem histiocytosis X. Lancet X: 253–254

Ceci A, Terlizzi M, Colella R, Balducci D, Toma MG, Zurlo MG, Macchia P, Mancini A, Indolfi P, Locurto M, Calculli G, Cristiani M, Castello M (1988) Etoposide in recurrent childhood Langerhans' cell histiocytosis: An Italian cooperative study. Cancer 62:2528–2531

Dunger DB, Broadbent V, Yeoman E, Seckl JR, Lightman SL, Grant DB, Pritchard J (1989) The frequency and natural history of diabetes insipidus in children with Langerhans' cell histiocytosis. N Engl J Med 321:1157–1162

Egeler RM, Nesbit ME (1994) Langerhans' cell histiocytosis and other histiocytic disorders. Crit Rev Oncol Hematol (in press)

Egeler RM, Thompson RC Jr, Vote PA, Nesbit ME Jr (1992) Intralesional infiltration of corticosteroids in localized Langerhans' cell histiocytosis. J Pediatr Orthop 12:811–814

Gadner H, Grois N (1993) The histiocytosis syndromes. In: Fitzpatrick TB, Eisen AZ, Wolff K, Freedberg IM, Austen KF (eds) Dermatology in general medicine vol II. McGraw-Hill, New York, pp 2003–2017

Gadner H, Heitger A, Grois N, Gatterer-Menz I, Ladisch S (1994) A treatment strategy for disseminated Langerhans' cell histiocytosis. Med Pediatr Oncol

Greinix HT, Storb R, Sanders JE, Petersen FB (1992) Marrow transplantation for treatment of multisystem progressive Langerhans' cell histiocytosis. Bone Marrow Transplant 10:39–44

Grois N, Barkovich AJ, Rosenau W, Ablin AR (1993) Central nervous system disease associate with Langerhans' cell histiocytosis. Am J Pediatr Hematol Oncol 15:245–254

Komp DM (1981) Long-term sequelae of histiocytosis X. Am J Pediatr Hematol Oncol 3:165–168

Komp DM, Perry MC (1991) The histiocytic syndromes. In: Yarbro JW (ed) Seminars in Oncology, vol 18. Saunders, Philadelphia

Ladisch S (1983) Histiocytosis. In: Willoughby MLN, Siegel SE (eds) Hematology and oncology pediatrics, vol I. Butterworth's International Medical Reviews, London, pp 95–109

Ladisch S, Gadner H, Arico M, Broadbent V, Grois N, Jakobson, Komp DM, Nicholson S (1994) LCH-I: A randomized trial of etoposide versus vinblastine in disseminated Langerhans' cell histiocytosis. Med Pediatr Oncol

Lahey ME (1975) HistiocytosisX-an analysis of prognostic factors. J Pediatr 87:184–189

Mahmoud HH, Wang WC, Murphy SB (1991) Cyclosporine therapy for advanced Langerhans' cell histiocytosis. Blood 77:721–725

Osband ME, Lipton JM, Lavin P, Levey R, Vawter G, Greenberger JS, McCaffrey RP (1981) Histiocytosis X: Demonstration of abnormal immunity, T-Cell histamine H2-receptor deficiency, and successful treatment with thymic extract. N Engl J Med 304:146–153

Osband ME, Pochedly C (1987) Histiocytosis X. Hematology/Oncology Clinics of North America 1:1–165

Sheehan MP, Atherton J, Broadbent V, Pritchard J (1991) Topical nitrogen mustard: An effective treatment for cutaneous Langerhans' cell histiocytosis. J Pediatr 119:317–321

The Writing Group of the Histiocyte Society (1987) Histiocytosis syndromes in children. Lancet I:208–209

The Writing Group of the Histiocyte Society (1989) Histiocytosis syndromes in children: II. Approach to the clinical and laboratory evaluation of children with Langerhans' cell histiocytosis. Med Pediatr Oncol 17:492–495

# Solide Tumoren im Kindesalter

## 34.89 Keimzelltumoren im Kindesalter

U. Göbel, G. Calaminus, R.-J. Haas

### 1 Epidemiologie

*Häufigkeit:* Die relative Häufigkeit von Keimzelltumoren der zwischen 1980–1992 in das deutsche Kinderkrebsregister gemeldeten Patienten beträgt 3,7%.

*Inzidenz:* 0,6/100000 pro Jahr. Da die Meldungen an das Kinderkrebsregister von 0,22 im Jahr 1980 auf 0,6 im Jahr 1992 angestiegen sind, ist neben einer vollständigeren Erfassung auch eine echte Zunahme anzunehmen.

*Ätiologie:* Aufgrund der beobachteten Zunahme der Erkrankungsfälle an Keimzelltumoren wurden in Großbritannien Untersuchungen zur Ätiologie durchgeführt, die eine Assoziation zu Einflüssen durch Schwerindustriestandorte vermuten lassen.

*Genetische Prädisposition:* Risikoangaben bei bekannten genetischen Einflüssen sind nicht bekannt, allerdings besteht eine starke Assoziation zwischen Gonadoblastomen und beidseitigen Dysgerminomen des Ovars. Vereinzelt wurden die Erkrankungen Dottersacktumor und Osteosarkom bei den gleichen Patienten beobachtet.

*Altersverteilung:* Es besteht ein Altersgipfel im 1. Lebensjahr (2,5 pro 100000 Kinder) mit einer starken Abnahme bis zum Alter von 4 Jahren. Ein zweiter flacher Altersgipfel besteht zwischen dem 8. und 14. Lebensjahr (0,3 pro 100000 Kinder).

*Geschlechtsdisposition:* Die altersstandardisierte Inzidenz aller Keimzelltumoren beträgt bei Jungen 0,5 und bei Mädchen 0,7 pro 100000 Kinder. Damit sind Keimzelltumoren neben dem osteogenen Sarkom die einzigen bösartigen Erkrankungen, die bei Mädchen häufiger auftreten als bei

Jungen. Bei Zählung ausschließlicher hochmaligner Tumorentitäten besteht ein geringfügiges Überwiegen von Jungen.

*Lokalisationen:* Bei Kindern treten Keimzelltumoren am häufigsten in den Ovarien auf, gefolgt von der Steißbeinregion, den Hoden und der Pinealisregion des Gehirns (Abb. 1.)

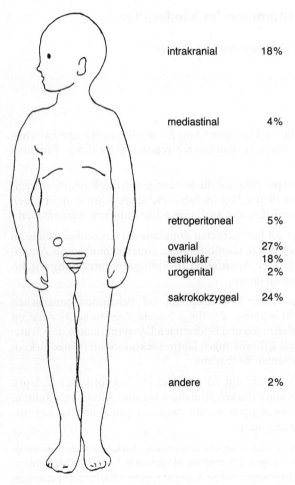

| | |
|---|---|
| intrakranial | 18% |
| mediastinal | 4% |
| retroperitoneal | 5% |
| ovarial | 27% |
| testikulär | 18% |
| urogenital | 2% |
| sakrokokzygeal | 24% |
| andere | 2% |

**Abb. 1.** Lokalisation von 766 Keimzelltumoren im Kindesalter

# 2 Histologie

## 2.1 Einführung

Keimzelltumoren im Kindesalter haben das gleiche histologische Muster wie bei Erwachsenen, unabhängig davon, ob die Primärlokalisation im Kopf, den Hoden, den Ovarien oder anderen Körperregionen ist, auch wenn dies in den entsprechenden WHO-Klassifikationen für Hirn-, Ovarial- und Hodentumoren nicht als deckungsgleich zum Ausdruck kommt. Hinsichtlich der histologischen Tumorentitäten und der molekulargenetischen bzw. molekularbiologischen Untersuchungen sei deshalb auf die entsprechenden Kap. „Maligne Keimzelltumoren der Frau" und „Maligne Keimzelltumoren des Mannes" verwiesen. Einschränkend ist jedoch zu erwähnen, daß das sogenannte Carcinoma in situ ausschließlich im Hoden beschrieben worden ist.

## 2.2 Häufigkeitsverteilung der histologischen Diagnosen unter Berücksichtigung der Lokalisation

Bei Kindern und Jugendlichen sind etwa 20% der Keimzelltumoren aus mehr als einer histologischen Entität zusammengesetzt. Bei diesen gemischten Keimzelltumoren hat es sich nach klinischen Gesichtspunkten als nützlich erwiesen, den Tumor nicht nach dem mengenmäßig größten Anteil, sondern nach der Komponente mit der höchsten Malignität einzuordnen. Unter Berücksichtigung aktueller Therapieprotokolle hat das embryonale Karzinom die ungünstigste Prognose, gefolgt von Dottersacktumoren, Germinomen (Seminome, Dysgerminome) und immaturen Teratomen. Reine Choriokarzinome (extra graviditate) sind extrem selten und können deshalb hinsichtlich ihrer Malignität nicht sicher eingeordnet werden; bei gemischten Keimzelltumoren stellen sie keinen erkennbaren Risikofaktor für Rezidive dar. Teratome gelten allgemein nicht als maligne Tumoren, obwohl sie eine Rezidivrate bei Kindern je nach ihrem Unreifegrad von 5% (Grad 0 nach Gonzales Crussi) bis 35% (Grad III nach Gonzales Crussi) aufweisen. Rezidivierende Teratome enthalten bei Kindern in mehr als 50% der Fälle hochmalignes Gewebe; meist handelt es sich dann um Dottersacktumorgewebe oder selten auch um embryonales Karzinom.

Teratome kommen bei Kindern am häufigsten in der Steißbeinregion und den Gonaden vor, während Germinome vorzugsweise intracranial und in den Ovarien auftreten. Die Häufigkeitsverteilungen unter Berücksichtigung der Histologie und Lokalisation werden durch das Alter modifiziert. So werden die Teratome der Steißbeinregion vorzugsweise bei Geburt oder in den ersten Lebensmonaten diagnostiziert, während die Teratome des Ovars bei Mädchen zwischen 6 und 14 Jahren auftreten. Intrakraniale Keimzelltumoren werden vereinzelt schon bei Geburt als letale riesengroße Teratome beobachtet, hauptsächlich treten sie jedoch erst nach dem 9. Lebensjahr auf. Dysgerminome des Ovars haben ihren Häufigkeitsgipfel bei 15 Jahren (Streubereich: 5 bis < 20 Jahre), während nichtgerminomatöse maligne Keimzelltumoren auch im Kleinkindalter beobachtet werden.

## 2.3  Übersicht über Histologie, Grading, Markerproduktion und Therapiesensitivität

|  | Histologisches Grading | AFP | HCG | Sensitiv für | |
|---|---|---|---|---|---|
|  |  |  |  | Bestrahlung | Chemotherapie |
| Seminom/Germinom | maligne | – | (+) | +++ | +++ |
| Embryonales Karzinom | maligne | + | – | ? | +++ |
| Chorionkarzinom | maligne | – | +++ | ? | +++ |
| Dottersacktumor | maligne | +++ | – | ? | +++ |
| Teratom, matur/immatur | benigne/potentiell maligne | [(+)] | [(+)] | ? | ? |

## 2.4  Zytologie

Zytologische Untersuchungen sind bei intracranialen Tumoren im Liquor von diagnostischer (Germinome) und prognostischer (nichtgerminomatöse maligne Keimzelltumoren) Bedeutung. Bei Ovarialtumoren ist die zytologische Untersuchung von Aszites oder Peritonealflüssigkeit diagnostisch wichtig, ohne daß jedoch eine prognostische Bedeutsamkeit im Rahmen der aktuellen Therapieprotokolle gesichert ist: Das Vorhandensein von Aszites ist als ebenso ungünstig zu werten wie der positive Nachweis maligner Zellen.

## 3 Stadieneinteilung

Ovarialtumoren s. Kap. „Maligne Keimzelltumoren der Frau"
Testikuläre Tumoren s. Kap. „Maligne Keimzelltumoren des Mannes"
Intracraniale Tumoren s. Kap. „Hirntumoren im Kindesalter"
Extragonadale Tumoren s. Kap. „Weichteilsarkome im Kindesalter"

## 4 Prognose

In früheren Jahren war die Prognose wesentlich von der *Histologie,* der *Primärlokalisation* und dem *Ausbreitungsstadium* abhängig. Die ungünstigste Prognose hatten beispielsweise die nichtgerminomatösen malignen Keimzelltumoren des Kopfes (Überlebensrate: 5%), gefolgt von denen der Steißbeinregion (Überlebensrate: 5–10%), während die gonadalen Keimzelltumoren (Überlebensrate: 60 bzw. 80%) bei Kindern und Jugendlichen dann eine gute Prognose hatten, wenn sie bei Diagnosestellung auf das Ursprungsorgan begrenzt waren. Unter den aktuellen Cisplatin-orientierten Kombinationsprotokollen konnte die Prognose für die verschiedenen Lokalisationen und Histologien soweit verbessert werden, daß die Langzeitüberlebensraten 50% bei Hirntumoren und 95% bei Hodentumoren trotz hochmaligner Histologie überschreiten.

Als wesentlicher unabhängiger Prognosefaktor im Rahmen der aktuellen Therapieprotokolle erweist sich die *vollständige Resektion des Primärtumors.* Die Remissionswahrscheinlichkeit bei organüberschreitenden Tumoren mit hochmaligner Histologie und vollständiger Resektion beträgt 95% gegenüber 66% bei unvollständiger Resektion. Die Tumoren der Steißbeinregion lassen sich mit 31% weniger gut vollständig resezieren als die des Ovars mit 60%. Die Resektabilität organüberschreitender Tumoren kann durch eine *präoperative Chemotherapie* günstig beeinflußt werden, sodaß gleichzeitig durch die Vermeidung verstümmelnder Eingriffe die Lebensqualität verbessert und durch die Verringerung der Lokalrezidive das rezidivfreie Überleben erhöht werden. Eine gesonderte Metastasenchirurgie ist im allgemeinen nicht erforderlich, es sei denn, daß nach präoperativer Chemotherapie residuales Gewebe nachweisbar ist.

# 5 Diagnostik

**Tumormarker $\alpha_1$-Fetoprotein (AFP)**
**und humanes Choriongonadotropin (HCG)**
Bei Verdacht auf einen bösartigen Keimzelltumor kann durch bildgebende Verfahren und den Nachweis erhöhter Tumormarker die Diagnose
maligner Keimzelltumorkomponenten klinisch gestellt werden. Bei Kleinkindern ist die Aussagekraft des AFP wegen seiner physiologischen
Erhöhung eingeschränkt (Abb. 2). Jenseits des 2. Lebensjahres werden
Erhöhungen des AFP von $\geqslant 50$ ng/ml als beweisend für Dottersacktumorgewebe oder embryonales Karzinom angesehen, sofern keine Leber-
erkrankung mit Zeichen der Regeneration besteht. In sehr seltenen Fällen
können auch große immature Teratome zu einer signifikanten Erhöhung
des AFP (bis 250 ng/ml) führen. Bei intrakranialen Keimzelltumoren mit
Markersekretion können die Marker im Blut und/oder Liquor erhöht
sein, so daß eine Bestimmung in beiden Flüssigkeiten bei dieser Lokalisation erforderlich ist, um die diagnostischen Möglichkeiten vollständig zu
nutzen.

**Bildgebende Verfahren**
In Ergänzung zu den standardmäßigen Röntgenaufnahmen haben *Sonographie, Computertomographie* und *Kernspintomographie* die früher üblichen Darstellungsverfahren (Kontrasteinläufe, Lymphographie, Pneum-
encephalographie) verzichtbar werden lassen. Skelettszintigraphien sind
nur bei klinischem Verdacht auf Knochenmetastasen (Häufigkeit 3%)
indiziert. Die Immunszintigraphie gegen AFP-produzierendes Gewebe
hat sich bisher noch nicht klinisch durchsetzen können.

**Klinisch-chemische Parameter**
Die routinemäßig anzufertigenden Untersuchungen des hämatologischen
und klinisch-chemischen Labors weisen im allgemeinen keine tumorassoziierten Veränderungen auf. Eine Erhöhung der LDH kann bei großen
Tumoren auftreten, ist bei Kindern jedoch eine ausgesprochene Rarität.

# 6 Charakteristika der Erkrankung und Verlauf

Klinisch fallen die Patienten mit Keimzelltumoren durch die äußerlich
sichtbare Tumorschwellung (Steißbeinregion, Hoden) oder Verdrängungserscheinungen (Obstipation, Miktionsbeschwerden, Zunahme des
Bauchumfanges) oder Ausfallserscheinungen bei Hirntumoren (Diabetes

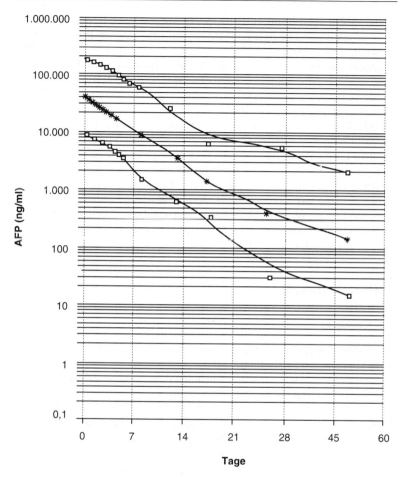

**Abb. 2.** Physiologische Abnahme des AFP (Halbwertzeit 5 Tage) bei Säuglingen bis zum 2. Lebensmonat entsprechend der Abnahme bei Kindern mit malignen AFP-sezernierenden Keimzelltumoren unter erfolgreicher Therapie; Mittelwert (*) und 95,5% Intervall (□)

insipidus, Parinaudsyndrom) bzw. Hirndrucksymptomatik auf. Ovarialtumoren können durch Stieldrehung oder Spontanruptur bei raschem Tumorwachstum die Symptome eines akuten Abdomens hervorrufen; häufig werden die Patientinnen dann unter der Verdachtsdiagnose einer akuten Appendizitis oder eines akuten Abdomens unklarer Ursache notfallmäßig laparatomiert. Bei Kindern mit malignen Keimzelltumoren ist ohne adäquate Therapiemaßnahmen mit einer raschen Progredienz zu rechnen, sodaß sie innerhalb von wenigen Monaten versterben. Die Tumorausbreitung erfolgt lokal infiltrierend, lymphogen und hämatogen bzw. bei intraabdominalen Tumoren über die Aszitesflüssigkeit. Bei Kindern sind Knochenmetastasen selten (3%). Hirnmetastasen sind nur in Einzelfällen beschrieben worden.

Intrakraniale maligne Keimzelltumoren haben eine unterschiedliche metastatische Potenz: Bei *Germinomen* findet sich in bis zu 60% eine positive Liquorzytologie, das Auftreten von spinalen Metastasen beträgt dagegen nur etwa 20%; Shuntmetastasen über eine Liquordrainage sind ungewöhnlich und nur als kasuistische Einzelfälle bekannt. Dagegen haben maligne *nichtgerminomatöse* Keimzelltumoren selten eine positive Liquorzytologie, aber unabhängig hiervon eine hohe Potenz zur Metastasierung über den Liquor in das Rückenmark oder als Shuntmetastase in den Extrakranialraum.


# 7 Therapiestrategie


## 7.1 Übersicht

Die Behandlung der Keimzelltumoren wird stratifiziert nach Lokalisation, Histologie und Stadium.

*Intrakraniale Keimzelltumoren* nehmen dabei aufgrund ihrer Lage eine besondere Stellung ein. *Germinome* werden nach histologischer Diagnose primär kraniospinal bestrahlt. *Maligne nichtgerminomatöse Keimzelltumoren* erhalten nach klinischer Diagnose anhand bildgebender Verfahren und der Tumormarkererhöhung (AFP, HCG) eine präoperative Chemotherapie, an die sich die operative Entfernung (bei residualem Tumor) und die kraniospinale Bestrahlung anschließen (siehe Abb. 3).

*Extrakraniale Tumoren:* Bei organbegrenzten extrakranialen Tumoren ist die vollständige Resektion die primäre Behandlung.

Bei *Lokalisation im Hoden* erhalten die Patienten nach hoher inguinaler Orchiektomie bei Histologie „Dottersacktumor" oder „embryonales Karzinom" eine „Watch-and-wait" Strategie, während die sehr seltenen Chorionkarzinome und Seminome des Hodens der Stadien Ia-IId sowie alle anderen malignen Tumoren der Stadien Ib-IId adjuvant 2 Kurse Chemotherapie erhalten. Nach einer Evaluation wird über eine Fortsetzung der Chemotherapie entschieden. Maligne Hodentumoren der Stadien III und IV werden nach Operation und 2 Kursen Chemotherapie einem erneuten Staging unterzogen und erhalten bei residualem Tumor eine Salvagetherapie oder bei kompletter Remission einen dritten Chemotherapiekurs entsprechend der Initialtherapie (Abb. 4).

*Maligne nichttestikuläre Keimzelltumoren* werden unabhängig von der Lokalisation und Histologie einheitlich behandelt. Für regionale Erkrankungen wird postoperatives Staging zur Grundlage der Therapiestrategie, während bei primär nicht resezierbaren Tumoren der präoperativen Chemotherapie der Vorzug gegeben wird (Abb. 5).

- Patienten mit pathologischem Stadium Ia werden nach der Resektion nur sorgfältig und engmaschig (mindestens alle 4 Wochen) nachbeobachtet.
- Patienten mit pathologischem Stadium > Ia und II (mikroskopisch Tumorränder frei) erhalten 2 Kurse Chemotherapie.
- Patienten mit residualem Tumor (marginale Resektion) Stadium II und III erhalten 3 Kurse Chemotherapie.
- Patienten mit inkompletter Resektion oder Stadium III („bulky disease") und IV und favorisierter präoperativer Chemotherapie erhalten 4 Chemotherapiekurse.
- Für die Risikogruppe Stadium III und IV ist bei residualer Erkrankung nach Abschluß der 4 Kurse Chemotherapie eine Hochdosischemotherapie mit peripherer Stammzellseparation vorgesehen.

*Teratome:* Eine besondere histologische Entität bildet die Gruppe der **Teratome,** die entsprechend dem Immaturitätsgrad von benigne (Grad 0) bis potentiell maligne (Grad 1–3) eingestuft werden. Die Stratifizierung der Therapie wird nach den *Risikoparametern Resektion, primäre Lokalisation* und *histologischem Grading* vorgenommen. Patienten mit inkompletter Resektion und Immaturität Grad 2 und 3 werden ebenso wie komplett resezierte Steißbeinteratome mit Immaturitätsgrad 3 nach Randomisation mit 2 Kursen Chemotherapie behandelt oder ausschließlich engmaschig überwacht. Hierdurch soll die Effektivität einer intensiven Chemotherapie bei diesen Patienten mit hohem Rückfallrisiko gesichert werden. Die verabreichte Chemotherapie setzt sich zusammen aus Cisplatin, Etoposid und Ifosfamid.

### 7.2 Stellung der Chirurgie

Die Stellung der Chirurgischen Intervention ist definiert durch die primäre Tumorhistologie und das präoperative Stadium.

### 7.2.1 Chirurgische Therapie mit kurativem Ziel

Patienten mit intrakranialen Tumoren werden bei primärer Resektabilität und negativen Tumormarkern zunächst operiert. Ist eine vollständige Resektion nicht möglich, sollte nach Schnellschnitt bei Diagnose „Teratom" möglichst viel Tumorgewebe entnommen werden und bei Diagnose „Germinom" eine aussagekräftige Biopsie das Ziel sein. Bei Hodentumoren ist unabhängig vom Stadium die unilaterale Orchiektomie der erste therapeutische Schritt. Bei organbegrenzten Tumoren ist die vollständige Resektion die primäre Behandlung. Extrakraniale Tumoren des Stadiums Ia werden nach der Resektion unabhängig von Primärsitz und Histologie nach der vollständigen Entfernung nur nachbeobachtet. Bei organüberschreitenden malignen Keimzelltumoren erfolgt die chirurgische Intervention erst nach präoperativer Chemotherapie, um eine vollständige Tumorresektion zu ermöglichen.

Bei Tumoren der Steißbeinregion ist die komplette en bloc-Resektion von Tumor und Steißbein wesentlich, um die Lokalrezidivrate zu senken.

### 7.2.2 Palliative Chirurgie

Eine Indikation für eine palliative chirurgische Intervention wird nur bei akuten tumorbedingten Organfunktionsstörungen (z. B. Ileus) als gegeben angesehen, wenn durch einen relativ geringen Eingriff diese Funktionsstörungen zu beheben oder zumindest zu verbessern sind. Bei progressiver Erkrankung unter der empfohlenen Chemotherapie sind operative Eingriffe unter Berücksichtigung der kurzen Lebenserwartung nur selten hilfreich.

### 7.3 Stellung der Strahlentherapie

Die Strahlentherapie ist etabliert in der Behandlung der germinomatösen Keimzelltumoren. Reine Germinome können durch eine Strahlentherapie, wie auch durch eine Chemotherapie kurativ behandelt werden, während bei nichtgerminomatösen Keimzelltumoren die Bedeutung der Strahlentherapie noch immer Gegenstand aktueller Diskussionen ist. Unstrittig ist der Wert der Bestrahlung bei Germinomen und speziell intrakranialer Lokalisation. *Intrakraniale Keimzelltumoren germinomatösen Ursprungs* werden dementsprechend ausschließlich bestrahlt, wobei es sich um eine kombinierte kraniospinale Radiotherapie handelt, um Tumorabsiedlungen im Spinalkanal mitzuerfassen. *Intrakraniale, maligne nichtgerminomatöse Keimzelltumoren* erhalten eine primäre Chemotherapie, die durch eine kraniospinale Bestrahlung ergänzt wird.

### 7.3.1 Präoperative neoadjuvante Strahlentherapie oder kombinierte Chemo/Strahlentherapie

Von der Therapieoption einer präoperativen Strahlentherapie oder einer gleichzeitigen Kombinationsbehandlung aus Chemo- und Strahlentherapie wird bei kindlichen Keimzelltumoren in der Regel kein Gebrauch gemacht.

### 7.3.2 und 7.3.3 Postoperative adjuvante oder postoperative additive Strahlentherapie

Bei malignen intrakranialen nichtgerminomatösen Keimzelltumoren wird an die präoperative Chemotherapie bzw. Resektion immer eine kraniospinale Bestrahlung mit 30 Gy und einem Tumorboost von 20 Gy angeschlossen.

Bei rein germinomatösen intrakranialen Keimzelltumoren erfolgt nach Diagnosesicherung (bevorzugt durch Tumorresektion oder Biopsie) eine kraniospinale Bestrahlung mit 24 Gy und 16 Gy Tumorboost.

- Die Gruppe der *intrakranialen Teratome* nimmt eine Sonderstellung ein. Teratome werden als gering chemo- und strahlensensibel eingestuft, wobei nach dem Grad der Unreife eine Steigerung des Ansprechens auf diese Therapie vermutet werden kann. Aus diesem Grund wird die Radiotherapie bei dieser Tumorentität nur bei unvollständiger Resektion eingesetzt. Unvollständig resezierte intrakraniale Teratome Grad 0 und 1 erhalten 50 Gy als Tumorfeldbestrahlung, während Teratome Grad 2 und 3 nach adjuvanter Chemotherapie kraniospinal mit 30 Gy bestrahlt werden und eine Aufsättigung der Tumorregion auf 50 Gy erhalten.

- Bei allen *extrakranialen Keimzelltumoren* ist die Bestrahlung nicht mehr primärer Therapiebestandteil, da durch die verfügbaren Chemotherapieregime eine hohe Remissionswahrscheinlichkeit mit geringer Toxizität erreicht werden kann.

### 7.3.4 Kurativ orientierte Strahlentherapie

s. Abschn. 7.3

### 7.3.5 Kombinierte Strahlentherapie/Chemotherapie

s. Abschn. 7.3

### 7.3.6 Palliative Strahlentherapie

Eine palliative Strahlentherapie ist in der Behandlung kindlicher Keimzelltumoren nicht etabliert, jedoch in den Fällen möglich, in denen bei Tumorprogredienz unter Therapie und/oder Inoperabilität eine Verbesserung des klinischen Zustandes durch Bestrahlung bei geringer direkter Nebenwirkung der Bestrahlung erhofft wird. Dies ist vor allem bei intrakranialen Keimzelltumoren möglich.

## 7.4 Stellung der systemischen Therapie (Hormon-/Chemotherapie)

Die chemotherapeutische Behandlung der nichttestikulären Keimzelltumoren besteht aus den Medikamenten Cisplatin, Etoposid, Ifosfamid (PEI), während Keimzelltumoren des Hodens mit der Kombination Cisplatin, Vinblastin, Bleomycin (PVB) bzw. Bleomycin, Etoposid und Cisplatin (BEP) behandelt werden.

### 7.4.2 Neoadjuvante (präoperative) Chemotherapie

*Intrakraniale* maligne Keimzelltumoren erhalten nach Diagnose mittels Tumormarkererhöhung 2 Kurse PEI, daran schließen sich bei Ansprechen des Tumors und/oder Tumormarkerabnahme weitere 2 Kurse PEI an. Erst dann erfolgen die Tumorresektion und eine kraniospinale Bestrahlung, die durch eine Aufsättigung der Tumorregion ergänzt wird.

*Extrakraniale* maligne nichttestikuläre Keimzelltumoren des Stadiums III und IV erhalten ebenso nach Diagnosestellung durch Tumormarker eine präoperative Chemotherapie (4 Kurse PEI). Daran schließt sich die verzögerte Tumorresektion an.

### 7.4.3 Adjuvante Chemotherapie bei R0-Resektion

*Maligne Keimzelltumoren des Hodens:* Nach hoher inguinaler Orchiektomie erhalten Patienten mit intraoperativem Stadium IB 2 Kurse PVB. Bei Histologie eines Choriokarzinoms oder Seminoms wird dies schon im Stadium > IA angewandt. Bei anderer Histologie erfolgt keine weitere Therapie. Daran schließt sich eine Reevaluation des Tumorgebietes an. Bei unauffälligem Befund wird ein 3. Kurs verabreicht; sollte sich noch vitaler Tumor in der explorativen Laparatomie finden, wird eine Salvagetherapie mit 3 Kursen PEI eingeleitet.

*Extrakraniale nichttestikuläre maligne Keimzelltumoren:* Organbegrenzte Tumoren (Stadium IA und II) erhalten nach vollständiger

Resektion 2 Kurse PEI, ebenso wie komplett resezierte Teratome der Steißbeinregion Immaturitätsgrad 3.

### 7.4.3 und 7.4.4 Adjuvante Chemotherapie bei R1-Resektion

*Intrakraniale Keimzelltumoren:* Bei der Histologie Teratom mit Immaturitätsgrad 2 und 3 erfolgt bei unvollständiger Resektion eine postoperative Chemotherapie mit 2 Kursen PEI, an die sich eine Bestrahlung (siehe 7.3.3.) anschließt. Extrakraniale testikuläre Keimzelltumoren: Bei klinischem Stadium II erhalten die Patienten postoperativ 2 Kurse PVB, bei Stadium III und IV erhalten alle malignen Keimzelltumoren des Hodens 2 Kurse BEP auf die nach Reevaluation und negativem Befund ein 3. Kurs BEP folgt. Bei vitalem Tumor wird eine Salvagetherapie mit 3 Kursen PEI eingeleitet.

*Nichttestikuläre maligne Keimzelltumoren:* Bei marginaler Resektion im Stadium II und III erhalten die Patienten postoperativ 3 Kurse PEI. Darauf folgt eine Reevaluation, die über eine Weiterführung der Therapie (Überleitung in die Hochrisikogruppe und Behandlung wie Stadium III und IV) entscheidet.

### 7.4.5 Palliative Chemotherapie

Eine Indikation für eine palliative Chemotherapie gibt es für die beschriebenen kindlichen Keimzelltumoren nicht. Die verwendeten Chemotherapien werden primär immer mit einer *kurativen Intention* verabreicht.

### 7.4.6 Kombinierte Chemo-/Strahlentherapie

s. Abschn. 7.3.1

### 7.4.7 Hochdosischemotherapie +/− Stammzellreinfusion

Die Option einer myeloablativen Chemotherapie mit Stammzellrescue ist bei Hochrisikopatienten mit nichttestikulären malignen Keimzelltumoren Stadium III und IV dann gegeben, wenn nach 4 Kursen PEI und verzögerter Resektion noch vitales Tumorgewebe nachgewiesen wird. Für Patienten mit großen Tumoren und initial verzögerter Abnahme der Tumormarker sollte deshalb nach dem 1. oder 2. Kurs PEI eine periphere Stammzellseparation durchgeführt werden um im Fall eines inkompletten Tumoransprechens und Behandlung mit der myeloablativen Hochdosischemotherapie (HD-Etoposid, HD-Carboplatin) eine Stammzellreinfusion durchführen zu können.

### 7.4.8 Regionale Chemotherapie

Diese Therapieoption steht bei kindlichen Keimzelltumoren nicht zur Diskussion.

## 8 Indikation zur Chemotherapie

Maligne Keimzelltumoren des Kindesalters sind aufgrund ihrer hohen Proliferationsrate extrem chemosensibel. In den letzten Jahren haben sich weltweit auch in Anlehnung an die Erfahrungen in der Behandlung Erwachsener Cisplatinorientierte Therapieregime mit großem Erfolg etabliert. Die Indikation zur Chemotherapie stellt sich für alle malignen Keimzelltumoren unabhängig von der Lokalisation mit Stadium $> IA$; Patienten mit Stadium Ia werden nach vollständiger Resektion nur nachbeobachtet. Eine Ausnahme bilden die Hirntumoren, die aufgrund ihrer besonderen Problematik eine seperate Gruppe bilden und entsprechend der Tumorentität bestrahlt oder mit präoperativer Chemotherapie und Bestrahlung behandelt werden. Die spezifischen Therapiestrategien sind unter 7.4.2., 7.4.3. und 7.4.4. sowie 7.4.7. detailliert ausgeführt.

### 8.1 Auswahl der Patienten

Die vorgestellten Therapieregime sind im Rahmen von etablierten Therapieprotokollen definiert und stehen für die Behandlung aller Patienten mit den beschriebenen Histologien zur Verfügung.

### 8.2 Zeitpunkt des Therapiebeginns

Sofort nach Diagnosestellung, sei es nach Operation bei nicht-Tumormarker-sezernierenden Tumoren oder organbegrenzten Tumoren bzw. nach Diagnose durch Tumormarker bei organüberschreitenden Tumoren ist eine chemotherapeutische Behandlung entsprechend den o. g. Empfehlungen einzuleiten. Es ist darauf zu achten, daß das Intervall zwischen Operation und Behandlungsbeginn bzw. den nachfolgenden Chemotherapiekursen möglichst kurz ist, um eine erneute Tumorprogression oder Tumorresistenzentwicklung möglichst zu verhindern.

### 8.3 Wahl der Therapie

Die zu verabreichende Therapie richtet sich nach dem Tumorstadium, der Histologie und der Lokalisation entprechend den o. g. Ausführungen.

## 8.4 Therapiedauer

Die beschriebenen Therapiezyklen haben jeweils eine Spanne von 3 Wochen (Tag 1 = Tag 22). Somit beträgt die Therapiedauer je nach Stadium zwischen 2 Monaten bis maximal 4–5 Monate.

## 8.5 Modifikation der Standarddosis

Cisplatin ist unter engmaschiger Kontrolle der Nierenfunktion und des Gehörs zu verabreichen. Bei einer Verminderung der Kreatininclearance um mehr als 30% oder Absinken unter 50 ml/min., ebenso bei Kreatininanstieg auf > 1.2 mg/dl vor dem nächstfolgenden Therapiekurs, ist das therapiefreie Intervall um eine Woche zu verlängern und im nächsten Kurs Cisplatin auf 3 Tage zu reduzieren. Bei weiterhin eingeschränkter Nierenfunktion ist gegebenenfalls auf Cisplatin ganz zu verzichten. Auch bei auftretenden massiven Hörstörungen (Abnahme der Hörfunktion um mehr als 50 Dezibel bei 2000 Hertz) ist der Verzicht von Cisplatin in Erwägung zu ziehen. Ifosfamid kann ebenso zu Nierenfunktionsstörungen mit renalem Verlust von Glucose, Aminosäuren, Magnesium und Phosphor führen. Magnesium und Phosphor sind unter Therapie deshalb engmaschig zu kontrollieren. Bei Patienten mit Hirntumoren und initial schlechtem Zustand (Karnofsky/Lansky Index < 60) ist die Ifosfamiddosis auf 1g/m$^2$ zu reduzieren, da diese Patientengruppe durch tumorbedingte Ausfälle, wie z. B. massive Entgleisungen des Wasser-und Elektrolythaushaltes besonders gefährdet sein können.

## 8.6 Besonderheiten zur Begleittherapie

Der Einsatz von G-CSF zur schnelleren Rekonstitution der Myelopoese ist nach dem 2. Kurs PEI bei der Behandlung von nichttestikulären Keimzelltumoren anhand der peripheren Blutwerte nach dem 1. Behandlungskurs zu prüfen (Dosis von 250 µg/m$^2$ bis zum Leukozytenanstieg). Für die Verabreichung der Zytostatika ist eine gute Diurese Vorraussetzung. Als *Flüssigkeitsmenge* sind 50–80 ml pro kg KG anzusetzten (z. B. gegeben als 1 + 1 Lösung). Ausserdem erfolgt eine Zugabe von 5 mg Furosemid pro 500 ml Flüssigkeit sowie Zugabe von Kaliumchlorid 7.45% und Calciumgluconat 10%. Die orale Substitution von Magnesium in einer Dosierung von 180 mg/m$^2$ Tag 1 bis Tag 21 wird generell empfohlen. Als *Antiemetikum* hat sich der Einsatz von Ondansentron in einer Dosis von 4–12 mg/24 h während des gesamten Therapiekurses bewährt. *Cisplatin* wird als 1stündige Infusion in Kombination mit einer Mannit Diurese verabreicht. Das Mannit sollte dabei 30 min vor Cisplatin und 0,30 und 60 min nach Beginn der Platininfusion verabreicht werden. *Etoposid* wird je nach zu applizierender Gesamtmenge über 2–4 Stunden infundiert. Da das Medikament in einem großen Flüssigkeitsvolumen gelöst ist, erfolgt während der Infusionszeit keine zusätzliche Flüssigkeitstherapie. Der Abstand zwischen der Etoposidgabe und dem Beginn der Cisplatininfusion sollte 2 Stunden betragen. *Ifosfamid* wird als ca. 20stündige Infusion verabreicht. Parallel dazu erfogt eine Uroprotection mit MESNA in äquivalenter Dosis, die MESNA-Gabe wird noch über 2 Tage nach der letzten Ifosfamidinfusion fortgesetzt.

Die bei den Hodentumoren eingesetzten Medikamente Vinblastin und Bleomycin sind im Bezug auf ihre andersartige Toxizität zu erwähnen. *Vinblastin* kann Gefäßveränderungen hervorrufen während *Bleomycin* vor allem wegen seiner Pulmotoxizität zu überwachen ist. Bleomycin wird bei Kindern unter 1 Jahr garnicht verabreicht, und unter einem Lebensalter von 2 Jahren nur in halber Dosis gegeben. Das Bleomycin selbst wird dabei als 24 Stunden Infusion appliziert, um toxische Spitzenspiegel zu vermeiden. Die Vinblastingabe erfolgt als Kurzinfusion über 60 min.

## 8.7 Erhaltungstherapie

Nach Induktionstherapie wird keine Erhaltungstherapie gegeben.

### 8.7.1 Neoadjuvante Chemotherapie

siehe Abschn. 7.4.2

### 8.7.2 Adjuvante Chemotherapie

siehe Abschn. 7.4.2. bis 7.4.4

### 8.7.3 Kurativ orientierte /palliative Therapie

siehe Abschn. 7.4.2 bis 7.4.7

# 9 Rezidiv-/Salvage-Therapie

## 9.1 Indikation

### Lokales Rezidiv

Die Indikation zu einer Rezidivtherapie stellt sich bei allen Patienten, die nach Beendigung der protokollgemäß durchgeführten Therapie ein *lokales Rezidiv* entwickeln, bei malignen Tumoren meist schon früh sichtbar am schnellen Wiederanstieg vorher normaler Tumormarker (AFP, HCG), oder bei Auftreten von *Metastasen,* die ebenfalls oft nur durch eine Tumormarkererhöhung auffallen. Bei *Auftreten isolierter Metastasen* hat sich eine hochdosierte Etoposidtherapie (600 mg/m$^2$ Tag 1–3) als in Einzelfällen erfolgreich erwiesen. Alternativ kann bei Lokalrezidiven nach Diagnose mittels Tumormarkererhöhung und bildgebenden Verfahren zunächst eine präoperative Chemotherapie mit den Medikamenten Vincristin 1 mg/m2 Tag 1, MTX 100 mg/m$^2$ als Bolus und 200 mg/m$^2$ über 12 h und Leukovorin-Rescue, Bleomycin 15 mg/m$^2$ Tag 2–4 und Cyclophosphamid 500 mg/m$^2$ Tag 4 nach Ende der Bleomycininfusion verabreicht werden. Als gleichwertig ist die Kombination Etoposid (VP-16) 120 mg/m$^2$ Tag 1–4, Actinomycin-D 0.5 mg/m$^2$ Tag 2–4 und Cyclophosphamid 500 mg/m$^2$ Tag 4 anzusehen. Nach einem Kurs sollte die operative Revision erfolgen und die Chemotherapie bei guter Verträglichkeit postoperativ mit 2 Kursen fortgesetzt werden.

### Salvagetherapie

Als Salvagetherapie ist bei *Hodentumoren* eine Therapie mit 3 Kursen PEI vorgesehen. Für extrakraniale maligne Keimzelltumoren ist im Stadium III und IV nach präoperativer Chemotherapie und Nachweis von vitalem Tumor im Resektat eine hochdosierte Chemotherapie mit Carboplatin 200 mg/m$^2$ Tag 1–3 und Etoposid 600 mg/m$^2$ Tag 1–3 vorgesehen. Da bisher wenig Erfahrung mit der myeloablativen Therapie und Stammzellrescue bzw. Knochenmarkstransplantation bei Keimzelltumoren im Kindsalter besteht, ist die beschriebene Therapieoption zunächst nur auf die oben beschriebene Indikation beschränkt.

# 10 Maßnahmen zur Therapiekontrolle

Bei organbegrenzten vollständig resezierten Tumoren maligner Histologie und Stadium IA erfolgt eine engmaschige Nachbeobachtung mit zunächst wöchentlicher Tumormarkerbestimmung und bildgebender Diagnostik

entsprechend dem Primärtumorsitz (wenn möglich sonographisch) 1×
monatlich. Während der Chemotherapie sind engmaschig die Funktionen
der Nieren und des Gehörs zu kontrollieren. Zur Dokumentation des
Tumoransprechens sind nach Behandlungsbeginn bei sezernierenden
Tumoren zunächst 2 mal wöchentlich die Tumormarker zu bestimmen.

## 11 Besondere Hinweise

Die dargestellten Therapieschemata beziehen sich auf die aktuellen
Studien der *Deutschen Gesellschaft für Pädiatrische Onkologie und Hämatologie* „MAHO" 95 für Hodentumoren und „MAKEI" 94 für nichttestikuläre Keimzelltumoren.

*MAHO-Studienleitung:* Prof. Dr. R.J. Haas, Klinikum Innenstadt der
LMU, Dr. von Haunersches Kinderspital, Abt. Hämatologie/Onkologie.

*MAKEI-Studienleitung:* Prof. Dr U. Göbel , Klinik für Pädiatrische
Hämatologie und Onkologie, Heinrich-Heine Universität Düsseldorf
Postfach 101007, 40001 Düsseldorf.

## 12 Zukünftige Entwicklungen

Als Hauptziel in der Behandlung kindlicher Keimzelltumoren ist eine
Reduktion der Gesamttherapie anzusehen, um bei hoher Behandlungseffektivität die Therapienebenwirkungen zu minimieren. Im Sinne dieser
Intention sind die vorgestellten Therapieregime entwickelt.

## 13 Therapieschemata

| PEI | | | | (MAKEI 95) |
| --- | --- | --- | --- | --- |
| Cisplatin | $20\,mg/m^2$ | i.v. | 1-h-Inf. | Tag 1–5 |
| Etoposid | $100\,mg/m^2$ | i.v. | 2–4-h-Inf. | Tag 1–3 |
| Ifosfamid | $1500\,mg/m^2$ | i.v. | 1-h-Inf. | Tag 1–5 |
| Wiederholung Tag 22, 3–4 Zyklen | | | | |

| **PVB** | | | | (MAHO 94) |
|---|---|---|---|---|
| Cisplatin | 20 mg/m² | i.v. | 1-h-Inf. | Tag 4–8 |
| Vinblastin | 3 mg/m² | i.v. | Bolus | Tag 1 + 2 |
| Bleomycin | 15 mg/m² | i.v. | Bolus | Tag 1–3 |
| Wiederholung Tag 22, 3–4 Zyklen | | | | |

| **BEP** | | | | (MAHO 94) |
|---|---|---|---|---|
| Bleomycin | 15 mg/m² | i.v. | Bolus | Tag 1–3 |
| Etoposid | 80 mg/m² | i.v. | 2–4-h-Inf. | Tag 1–3 |
| Cisplatin | 20 mg/m² | i.v. | 1-h-Inf. | Tag 4–8 |
| Wiederholung Tag 22, 3 4 Zyklen | | | | |

| **POMB-ACE** | | | | |
|---|---|---|---|---|
| **POMB** | | | | |
| Vincristin | 1 mg/m² | i.v. | Bolus | Tag 1 |
| Methotrexat | 100 mg/m² | i.v. | Bolus | Tag 1 |
| gefolgt von | | | | |
| Methotrexat | 200 mg/m² | i.v. | 12-h-Inf. | Tag 1 |
| Leucovorin | 15 mg/m² | p.o. | 24-h nach Infusionsende | |
| Bleomycin | 15 mg/m² | i.v. | 24-h-Inf. | Tag 2 + 3 |
| Cyclophosphamid | 500 mg/m² | i.v. | 1-h-Inf. | Tag 4 |
| Wiederholung: Tag 14 (21), insgesamt 2×; dann –> Wechsel auf ACE (Tag 14 nach 2. POMB-Zyklus) | | | | |
| **ACE** | | | | |
| Etoposid | 120 mg/m² | i.v. | 1-h-Inf. | Tag 1–4 |
| Adriamycin | 0,5 mg/m² | i.v. | Bolus | Tag 2, 3, 4 |
| Cyclophosphamid | 500 mg/m² | i.v. | Bolus | Tag 4 |
| anschließend: Tag 14 (-18-21) POMB/ACE alternierend bis Tumormarker normalisiert; anschließend weiter POMB/ACE für 12 Wochen (= 3 Zyklen) zur Konsolidierung | | | | |

# Algorithmen zur Therapie von testikulären und nichttestikulären Keimzelltumoren

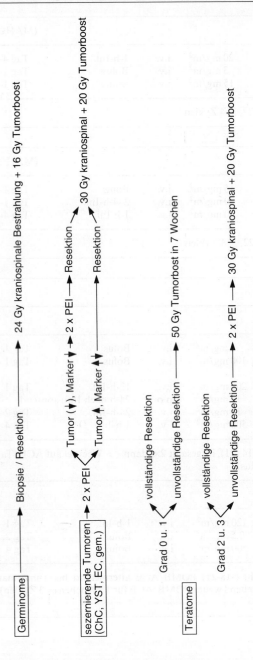

**Abb. 3.** Therapiestrategie für intrakraniale Keimzelltumoren (MAKEI 95)

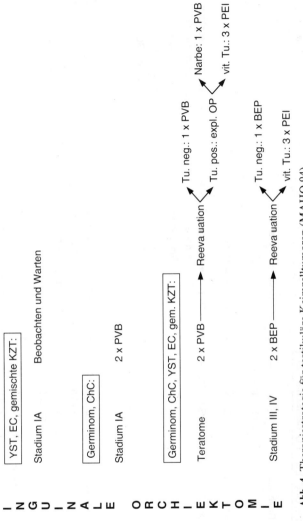

**Abb. 4.** Therapiestrategie für testikuläre Keimzelltumoren (MAHO 94)

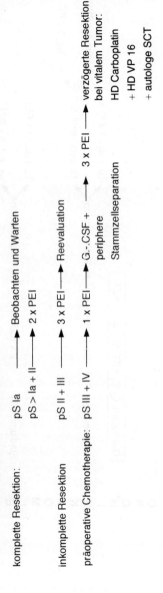

Germinome, ChC, EST, EC, gemischte KZT:

| | | |
|---|---|---|
| komplette Resektion: | pS Ia | ⟶ Beobachten und Warten |
| | pS > Ia + II | ⟶ 2 x PEI |
| inkomplette Resektion | pS II + III | ⟶ 3 x PEI ⟶ Reevaluation |
| präoperative Chemotherapie: | pS III + IV | ⟶ 1 x PEI ⟶ G.-CSF + periphere Stammzellseparation ⟶ 3 x PEI ⟶ verzögerte Resektion bei vitalem Tumor: HD Carboplatin + HD VP 16 + autologe SCT |

Teratome

komplette Resektion:

| | | |
|---|---|---|
| Ovar | Grad 0 - 3 | ⟶ Beobachten und Warten |
| EGT | Grad 0 - 3 | ⟶ Beobachten und Warten |
| Steiß | Grad 0 - 2 | ⟶ Beobachten und Warten |
| | Grad 3 | ⟶ 2 x PEI |

inkomplette Resektion:

| | | |
|---|---|---|
| Ovar | Grad 1 - 3 | ⟶ 2 x PEI |
| EGT | Grad 0 | ⟶ Beobachten und Warten |
| | Grad 1 - 3 | ⟶ 2 x PEI |
| Steiß | Grad 0 - 3 | ⟶ 2 x PEI |

**Abb. 5.** Therapiestrategie für nichttestikuläre Keimzelltumoren (KZT) (MAKEI 95)

# Literatur

Baranzelli MC, Flamant F, De Lumley L, Le Gall E, Lejars O (1993) Treatment of non-metastatic, non-seminomatous malignant germ cell tumours in childhood: Experience of the „Société Francaise d Ancologie Pediatrique" MGCT 1985–1989 Study. Med Pediat Oncol 21:395–401

Bokemeyer C, Harstrick A, Schöffski P, Schmoll H-J, Poliwoda H (1992) Keimzelltumoren des Hodens. Dtsch med Wschr 117:1532–1537

Calaminus G, Bamberg M, Baranzelli MC, Benoit Y, Cordero di Montezemolo L, Fossati-Bellani F, Jürgens H, Kühl HJ, Lenard HG, Lo Curto M, Mann JR, Patte C, Pearson A, Perilongo G, Schmidt D, Schober R, Göbel U (1994) Intracranial Germ Cell Tumors: A Comprehensive Update of the European Data. Neuropediatrics 25:26–32

Göbel U, Calaminus G, Haas JR, Engert J, Bökkerink JPM, Gadner H, Jürgens H, Harms D (1988) Protochemotherapie of non-testicular malignant non-seminomatous germ cell tumors (NSGCTs) in children and adolescents: results of the GPO-trials MAKEI 83/86. In: Jacquillat CL, Weil M, Khayat D (ed.) Neo Adjuvant Chemotherapy Colloque INSERM/John Libbey Eurotext Ltd. Vol. 169:473–478

Haas RJ, Schmidt P, Göbel U, Harms D (1993) Therapie testikulärer Keimzelltumoen: Aktueller Stand der MAHO-Studien Klin Pädiatr 205:225–230

Harms D, Jänig U (1986) Germ cell tumours of childhood. Virchows Arch (Pathol Anat) 409:223–239

Hitchins RN, Newlands ES, Smith DB, Begent RHJ, Rustin GJS, Bagshawe KD (1989) Long-term outcome in patients with germ cell tumours treated with POMB/ACE chemotherapy: comparison of commonly used classification systems of good and poor prognosis. Br J Cancer 59:236–242

Jennings M, Gelman R, Hochberg F (1985) Intracranial germ cell tumors: Natural history and pathogenesis. J Neurosurg 63:155–167

Mann J R, Pearson D, Barett A, Raafat F, Barnes JM, Wallendszus KR (1989) Results of the United Kingdom Children's Cancer Study Group's Malignant Germ Cell Tumor Studies. Cancer 63:1657-1667

# 34.90 Weichteilsarkome im Kindes- und Jugendalter

J. Treuner

## 1 Einführung

*Epidemiologie:* Im Mainzer Kindertumorregister machen die im Kindes- und Jugendalter vorkommenden Weichteilsarkome ca. 8% aller malignen Erkrankungen aus, damit rangieren sie nach den Leukämien, Lymphomen, ZNS-Tumoren und den Neuroblastomen an vierthäufigster Stelle. In bezug auf die Histologie gilt es, ca. 15 verschiedene Formen zu unterscheiden, welche sich biologisch unterschiedlich verhalten. Das Spektrum der verschiedenen histologischen Formen verteilt sich in umgekehrt proportinaler Weise zu jenen des Erwachsenenalters, wobei Überlappungen, besonders im Jugendalter, vorkommen. So sind die im Kindesalter häufig vorkommenden Rhabdomyosarkome im Erwachsenenalter selten, und umgekehrt sind die im Erwachsenenalter häufig vorkommenden malignen fibrösen Histiozytome und Liposarkome im Kindesalter rar.

## 2 Histologie

### 2.1 Histologische Untergruppen und Verteilung

Die histologische Verteilung der im Kindes- und Jugendalter vorkommenden Weichteilsarkome ist, wie sie sich aus den 2 nationalen Therapiestudien CWS-81 und CWS-86 ergibt, in Abb. 1 in Form eines Säulendiagrammes dargestellt. Die im Kindes- und Jugendalter häufigsten Weichteilsarkome sind: das Rhabdomyosarkom (RMS) mit ca. 60%, die extraossären Ewing-Sarkome (EES) und/oder die malignen, primär neuroektodermalen Tumoren (PNET) mit ca. 8%, die Synovialsarkome (SS) mit 7%, die Neurofibrosarkome (NFS, maligne Schwannome) mit 4%, die Fibrosarkome (FS) mit 3%, die Leiomyosarkome (LMS) mit 2%, die malignen fibrösen Histiozytome (MFH) mit 2%, die unklassifizierten Sarkome (US) mit 2%, die undifferenzierten Sarkome (UDS) mit 1%, und 10% entfallen auf weitere, sehr seltene Sarkome wie Hämangiosarkome, Klarzellsarkome, Alveolärsarkome, Epitheliodzellsarkome u. a.

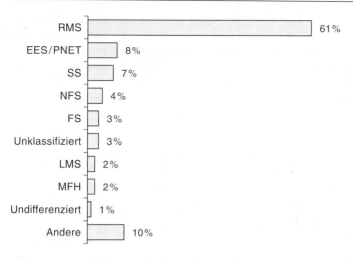

**Abb. 1.** Säulendiagramm der im Kindes- und Jugendalter vorkommenden Weichteilsarkome

In dieser Verteilung sind die nicht chemotherapiesensiblen Sarkome etwas unterrepräsentiert, da die Therapiestudien in erster Linie die chemotherapiesensiblen Sarkome beinhalten. Trotzdem spiegelt dies die Verteilung der malignen Weichteilsarkome im Kindesalter wider. Die Abweichungen im Verhältnis zu den im Mainzer Kindertumorregister registrierten Patienten sind nur unwesentlich.

*Rhabdomyosarkome* (RMS) lassen sich histogenetisch von der quergestreiften Muskulatur ableiten. Daher können entsprechend dem Differenzierungsgrad Antigene der Skelettmuskulatur wie Myoglobin, Troponin T oder Titin neben Aktin- und Desminfilamenten in derartigen Tumoren nachgewiesen werden. Aufgrund histologischer Kriterien lassen sich sog. alveoläre von embryonalen RMS abgrenzen. Die *alveolären RMS* sind insgesamt weniger gut differenziert und weisen in der Regel einen sog. Kohäsivitätsverlust der kleinen zytoplasmaarmen Tumorzellen auf, der das alveoläre Muster des Tumors hervorruft. Wenn dieser Kohäsivitätsverlust bei einem alveolären RMS nicht vorhanden ist, spricht man von einer „soliden" Variante.

*Embryonale RMS* sind in der Regel höherdifferenziert und zeigen in einem Teil der Fälle sogar eine Querstreifung in den Tumorzellen. Das histologische Muster ist sehr variabel, jedoch ist allen embryonalen RMS die Expression der oben genannten myogenen Antigene in unterschiedlichem Ausmaß gemeinsam. Subtypen des embryonalen RMS mit Assoziationen zu einer günstigeren Prognose unter der heutigen Therapie sind der botryoide Typ, der in Hohlorganen wie Harnblase, Vagina, Nase, Ohr und Gallenwegen auftreten kann, sowie der Spindelzelltyp, der zumindest in der paratestikulären Lokalisation ein günstiges biologisches Verhalten zeigt.

*Leiomyosarkome* sind überwiegend aus spindelzelligen Tumorzellen aufgebaut, die in Bündeln oder Strängen angeordnet sind. Neben zytologischen Unterschieden können Leiomyosarkome immunhistochemisch durch den Nachweis einer starken Expression von einer Isoform des Aktins, die in der glatten Muskulatur vorkommt, von anderen spindelzelligen Tumoren, wie spindelzelligen RMS, unterschieden werden. Neben einer hochdifferenzierten Form mit einer Assoziation zu einer günstigeren Prognose wird ein wenig differenzierter Typ unterschieden, der durch eine hohe Kern- und Zellpolymorphie gekennzeichnet ist.

*Synovialsarkome* sind bevorzugt in den Extremitäten auftretende Tumoren. Die Bezeichnung Synovialsarkom ist irreführend, da diese Tumoren histogenetisch nicht auf die Synovalis zurückzuführen sind, sondern ihr Ursprung ist bisher unbekannt. Die größere Zahl dieser Tumoren zeigt einen biphasischen Aufbau mit einer epithelialen und einer mesenchymalen Komponente. In seltenen Fällen treten auch monophasische Tumoren auf, die entweder nur aus der mesenchymalen oder (sehr selten) der epithelialen Komponente bestehen.

Die *Ewing-Tumoren* gehören zu den sog. klein-, rund- und blauzelligen Tumoren des Kindesalters. Gemeinsam ist diesen Tumoren die Translokation (11; 22) sowie die Expression des mic2-Gens. Aufgrund morphologischer Kriterien können diese Tumoren in die klassischen Ewing-Sarkome, die atypischen Ewing-Sarkome und die malignen peripheren neuroektodermalen Tumoren (MPNT bzw. PNET) unterteilt werden. Die klassischen Ewing-Sarkome weisen die typische Zytologie der Ewing-Tumoren auf und exprimieren allenfalls schwach die neuronenspezifische Enolase (NSE). Atypische Ewing-Sarkome exprimieren eindeutig ein neurales Antigen, wie z. B. NSE, S-100-Protein oder andere, oder sind durch den Nachweis der mic-2-Expression als Ewing-Tumor charakterisiert, weisen aber nicht die typische Ewing-Tumorzytologie auf. Die malignen peripheren neuroektodermalen Tumoren (PNET) sind durch die Expression von zumindest 2 neuralen Antigenen oder durch den morphologischen Nachweis von sog. Homer-Wright-Rosetten, die eine neurale Differenzierung anzeigen, definiert. In einer Studie konnte gezeigt werden, daß zumindest die Unterscheidung zwischen klassischen Ewing-Sarkomen und malignen peripheren neuroektodermalen Tumoren eine prognostische Bedeutung hat.

*Maligne fibröse Histiozytome* (MFH) sind im Kindesalter selten auftretende Tumoren, die einen Sammelbegriff für Tumoren darstellen, die durch einen hohen Polymorphiegrad der Tumorzellen, Riesenzellbildung sowie eine Expression von histiozytären Antigenen und Antigen der glatten Muskulatur charakterisiert sind. Aufgrund des heutigen Wissensstandes ist der Ursprung dieser Tumoren auf Myofibroblasten zurückzuführen, so daß der Name MFH irreführend ist. Zumindest im Erwachsenenalter entsteht ein Teil dieser Tumoren auch durch sog. „Dedifferenzierung" beispielsweise aus Liposarkomen. Ein sog. angiomatoides MFH und ein inflammatorisches MFH können von der Gruppe der MFH unterschieden werden, die eine Assoziation zu einer besseren Prognose aufweisen.

## 2.2 Histologie und Klassifikation

Obgleich sich die verschiedenen Weichteilsarkome überall im Körper manifestieren können, neigen einige Tumorhistologen zu gewissen Lokalisationen: So finden sich RMS vorwiegend im Kopf-Hals-Bereich, im Urogenitalbereich, an den Extremitäten und retroperitoneal. Synovialsarkome manifestieren sich meist an den Extremitäten, ebenso neigen Neurofibrosarkome und Fibrosarkome sowie maligne fibröse Histiozytome zu Manifestationen an den Extremitäten.

In bezug auf die genannten 7 Lokalisationsgruppen ist die Verteilung von Histologie und Lokalisation, wie wir sie in den 2 abgelaufenen Therapiestudien CWS-81 und CWS-86 registriert haben, in Tabelle 1 dargestellt.

## 2.3 Molekulargenetische Befunde

Typische Chromosomenanomalien bei Weichgewebsmalignomen sind:

| | |
|---|---|
| – Alveoläres Rhabdomyosarkom | t(2; 13) (q37; q14) |
| – Ewing-Sarkom und MPNT/PNET | t(11; 22) (q24; q12) |
| – Synovialsarkom | t(x; 18) (p11; q11) |
| – Myxoides Liposarkom | t(12; 16) (q13; q11) |

**Tabelle 1.** Verteilung der Histologie und Lokalisation verschiedener Weichteilsarkome

|  | RMS (n = 381) [%] | EES/PNET (n = 49) [%] | SS (n = 45) [%] | FS/NFS (n = 44) [%] |
|---|---|---|---|---|
| Orbita | 12 | – | – | – |
| K/H-np | 9 | 6 | 2 | 16 |
| K/H-p | 25 | 6 | – | 11 |
| UG-BP | 12 | – | – | – |
| UG-nBP | 16 | – | – | – |
| Extremitäten | 11 | 27 | 82 | 48 |
| Andere | 14 | 61 | 16 | 25 |

Darüber hinaus wird z. Z. ein vermuteter Zusammenhang zwischen der Ploidie und der Prognose bei einzelnen Subtypen untersucht. Zusammenfassend geht dabei wohl ein diploider oder gar triploider Chromosomensatz i. allg. mit einer deutlich verschlechterten Prognose einher.

# 3  Stadieneinteilung

## 3.1  TNM-Klassifikation

**Tumor**

T 0    Kein Anhalt für Primärtumor

T 1    Tumor auf Ausgangsorgan oder -gewebe beschränkt mit
    T 1 a: Größter Tumordurchmesser $\leq 5$ cm
    T 1 b: Größter Tumordurchmesser $> 5$ cm

T 2    Tumor nicht auf Ausgangsorgan oder -gewebe beschränkt mit
    T 2 a: Größter Tumordurchmesser $\leq 5$ cm
    T 2 b: Größter Tumordurchmesser $> 5$ cm

T X    Inadäquate Information über Ausdehnung des Primärtumors (wie T 2 zu bewerten)

**Lymphknoten**

N 0    Kein Anhalt für Befall der regionären Lymphknoten

N 1    Befall der regionären Lymphknoten

N X    Inadäquate Information über Lymphknotenstatus (wie N 0 zu bewerten)

**Metastasen**

M0   Kein Anhalt für Fernmetastasen oder Befall richtregionärer Lymphknoten

M1   Fernmetastasen oder Befall nichtregionärer Lymphknoten

MX   Inadäquate Information über Metastasenstatus (wie M0 zu bewerten)

## 3.2 Intergroup Rhabdomyosarcoma Study

Stadium I:   Tumor primär komplett entfernt, kein Anhalt für mikroskopischen Rest

Stadium II:   Tumor primär komplett entfernt, Verdacht auf mikroskopische Reste

Stadium III:   Makroskopische Reste bei primärer Biopsie oder Teilresektion

Stadium IV:   Fernmetastasen bei Erkrankungsbeginn nachweisbar (einschl. Lymphknotenmetastasen jenseits der regionären Lymphknotenstationen)

## 3.3 Société Internationale d'Oncologie Pédiatrique (SIOP)

**TNM-Staging**

| Stage I:   | T1a, T1b | N0, NX | M0 |
| Stage II:  | T2a, T2b | N0, NX | M0 |
| Stage III: | Jedes T  | N1     | M0 |
| Stage IV:  | Jedes T  | Jedes N | M1 |

**PTNM („post surgical histopathological classification")**
**pT = Primärtumor**

pT0   Kein Hinweis auf einen Tumor in der histologischen Gewebeaufarbeitung.

pT1   Tumorausdehnung begrenzt auf Ausgangsorgan oder -gewebe, und Tumor ist vollständig entfernt mit histologisch freien Rändern.

pT2   Tumorausdehnung nicht begrenzt auf Ausgangsorgan oder -gewebe, aber Tumor ist vollständig entfernt mit histologisch freien Rändern.

pT3   Tumorausdehnung begrenzt oder nicht begrenzt auf Ausgangsorgan oder -gewebe, aber Tumor ist nur unvollständig entfernt:
pT3a   mit Vorhandensein mikroskopischer Tumorreste,

pT 3 b  mit Vorhandensein makroskopischer Tumorreste oder
lediglich durchgeführter Biopsie,

pT 3 c  mit Vorliegen einen malignen Ergusses unabhängig von
der Resttumorgröße.

pT X  Die Ausdehnung der lokalen Infiltration kann nicht bestimmt
werden.

**pN = Regionäre Lymphknoten**

pN 0  Kein Hinweis auf einen Tumor in der histologischen Gewebeaufarbeitung der regionären Lymphknoten.

pN 1  Befall der regionären Lymphknoten:

pN 1 a  wobei die befallenen Lymphknoten als vollständig entfernt angesehen werden dürfen,

PN 1 b  wobei die befallenen Lymphknoten nicht als vollständig
entfernt angesehen werden können.

pN X  Die Ausdehnung der regionären Infiltration kann nicht bestimmt werden, d. h. es wurde keine pathologische Untersuchung der regionären Lymphknoten durchgeführt, oder es
gibt nur inadäquate Informationen zu den pathologischen Befunden.

## 4 Prognoseparameter

### 4.1 Histologische Verteilung und Lokalisation

Der Lokalisation der Weichteilsarkome kommt eine große prognostische
Bedeutung zu. Dies liegt daran, daß mit der Lokalisation bestimmte
histologische Formen unterschiedlichen biologischen Verhaltens korrelieren und andererseits die Tumorgröße und Tumorausdehnung von der
Lokalisation beeinflußt werden. So werden z. B. Tumoren, die oberflächlich liegen, eher diagnostiziert und sind demgemäß kleiner als Tumoren,
die in Körperregionen verborgen sind und lange Zeit keine Symptome
verursachen. Als Beispiele können hier die Orbita-RMS oder die retroperitonealen Rhabdomyosarkome angeführt werden.

Der 3. Faktor, der sehr wahrscheinlich in die prognostische Relevanz
der Lokalisation eingeht, ist die Resektabilität der Tumoren, wobei die
Resektabilität von der Größe des Tumors und der Tumorausdehnung in
bezug auf die Nachbarorgane bestimmt ist. Aus prognostischer Sicht
wurden im Rahmen einer internationalen Vereinbarung im Hinblick auf
die Vergleichbarkeit der verschiedenen Therapiestudien für kindliche

Weichteilsarkome 7 Lokalisationen definiert, denen auch unterschiedliche prognostische Bedeutungen zukommen:

Orbita, Kopf/Hals nicht parameningeal (K/H-np), Kopf/Hals mit parameningealem Sitz (K/H-p), Blase/Prostate (UG-BP), urogenital nicht Blase/Prostata (UG-nBP), Extremität und restliche Lokalisationen (andere) als eine Gruppe zusammengefaßt.

## 4.2 Resektabilität

Die Resektabilität hängt zum einen von der Lokalisation der Weichteilsarkome ab, zum anderen wird sie von der Chemotherapieempfindlichkeit und/oder Radiotherapiesensibilität sowie dem Alter des Patienten bestimmt. So wird man ein Weichteilsarkom, welches strahlenempfindlich ist, im Säuglingsalter eher chirurgisch resezieren müssen, während man ein solches beim älteren Kind oder Jugendlichen auch radiotherapeutisch behandeln könnte.

Da die meisten im Kindesalter vorkommenden Weichteilsarkome chemotherapiesensibel sind, gilt als Therapiestandard heute, primär keine verstümmelnden Operationen anzustreben. Unter verstümmelnden Eingriffen müssen verstanden werden:

Enukleation eines Auges, Amputation einer Extremität, bleibender Anus praeter, Entfernung von Vagina oder Prostata, Zystektomie.

Unter diesen genannten Kriterien eines primär nicht verstümmelnden Vorgehens ergibt sich für die beschriebenen Lokalisationen und die

**Tabelle 2.** Verteilung der Weichteilsarkome für die verschiedenen Lokalisationen und primär postchirurgischen Stadien

|            | Stadium I | Stadium II | Stadium III |
|------------|-----------|------------|-------------|
| Orbita     | 4         | 10         | 34          |
| K/H-np     | 16        | 18         | 24          |
| K/H-p      | 1         | 9          | 111         |
| UG-BP      | 4         | 7          | 36          |
| UG-nBP     | 42        | 9          | 10          |
| Extremitäten | 65      | 45         | 35          |
| Andere     | 29        | 31         | 89          |
| Gesamt     | 161       | 129        | 339         |

primär postchirurgischen Stadien eine Verteilung, wie sie in Tabelle 2 dargestellt ist.

Die postchirurgischen Stadien sind nach den Kriterien der IRS (Intergroup Rhadomyosarcoma Study) definiert. Die primär disseminierten Sarkome sind hierbei ausgeklammert und sollen gesondert am Ende des Kapitels betrachtet werden. Letztlich spiegelt Tabelle 2 die primär postchirurgische Einstellung zur Frage wider, was resektabel ist und/oder was man resezieren will.

Wie aus Tabelle 2 zu ersehen ist, sollten z. B. Orbita-RMS primär möglichst nur biopsiert oder teilreseziert werden. Ebenso limitiert die Lokalisation Kopf/Hals parameningeal meist eine primär komplette Tumorentfernung. Andererseits sind Extremitäten-RMS häufiger einer primär kompletten oder einer Entfernung bis auf mikroskopische Tumorreste zugänglich.

## 4.3 Tumorausdehnung

Der Tumorgröße in Zusammenhang mit der Lokalisation kommt ebenfalls eine wesentliche Bedeutung zu, da sie einerseits in die primäre Resezierbarkeit eingeht und andererseits auch die Metastasierungsrate beeinflußt.

In die Tumorausdehnung gemäß dem TNM-System gehen verschiedene Parameter ein:
- *Wachstumstendenz:* in die Nachbarorgane infiltrierend oder nicht, gemäß T 1/T 2-Klassifikation;
- *Tumorgröße:* T a oder T b, d. h. kleiner, gleich oder größer als 5 cm im Durchmesser;
- *Tumorinfiltration* in die regionalen Lymphknoten und
- *Metastasierung* zum Zeitpunkt der Diagnosestellung.

Alle diese Parameter sind von großer prognostischer Relevanz, und die Beschreibung der Tumoren nach diesem System spiegelt das biologische Verhalten der Sarkome wider. Die Klassifizierung nach diesen Kriterien ist jedoch nicht einfach, da häufig präoperativ nicht abzugrenzen ist, ob der Tumor einem T 1- und T 2-Stadium zugeordnet werden muß. Aus diesem Grund verwendet z. B. die SIOP-Therapiestudie eine Kombination aus prä- und postoperativen T-Klassifikationen zur Risikogruppierung mit Stratifizierung der Therapie. T 1-Tumoren, die auf das Ursprungsorgan beschränkt sind, sind eher resezierbar, neigen seltener zur Metastasierung und besitzen letztendlich eine bessere Prognose als die bereits in Nachbarorgane infiltrierten T 2-Tumoren.

Vergleicht man die primär postchirurgische Stadieneinteilung der IRS mit der TNM-Beschreibung prä- und postoperativ der SIOP-Studie, so ergibt sich für die primär postchirurgischen Stadien I kein prognostischer Unterschied zwischen T 1 und T 2, während für die primär nicht komplett resezierbaren Sarkome (IRS-Studie II oder III) ein prognostischer Unterschied zwischen den T 1- und T 2-Tumoren besteht.

## 4.4 Chemotherapieansprechen

Nach den Erkenntnissen der CWS-81-Studie besitzt die initiale Chemotherapieresponse bei primär nicht resezierbaren Tumoren bezogen auf die Zeit der Behandlung eine große prognostische Relevanz. Dieser Chemotherapieresponsezeitfaktor war anderen prognostischen Faktoren, wie der Tumorgröße, überlegen. So wurde die Chemotherapieresponse als Stratifizierungsfaktor bezüglich der Therapie bei den primär nicht resezierbaren Sarkomen verwandt. Gemäß dem Grad des Ansprechens pro Zeit auf die initiale Chemotherapiephase erfolgte anschließend die Adaptierung der weiteren Therapiemaßnahmen zur lokalen Tumorkontrolle. Die Chemotherapieresponse ist mittels Sonographie, Computertomographie oder MRT heute gut erfaßbar und kann auf das initiale Tumorvolumen bezogen angegeben werden. In den Grad der Chemotherapieresponse gehen in erster Linie die Tumorgröße und die Histologie des Tumors ein, aber auch die Intensität der Chemotherapie. So wurden z. B. mit dem Austausch von Ifosfamid gegen Cyclophosphamid in der CWS-86-Studie höhere Responseraten erzielt (s. Tabelle 3).

Die Chemotherapieempfindlichkeit sowie die Strahlensensibilität der Tumoren variiert zwischen den verschiedenen Histologien, und auch innerhalb einer Entität gibt es individuelle Unterschiede der Chemotherapie- bzw. Strahlentherapieempfindlichkeit.

**Tabelle 3.** Vergleich der CWS-81 gegenüber der CWS-86-Studie bezüglich des Chemotherapieansprechens

|  | Gut ($\geq 2/3$) [%] | Schlecht ($< 2/3$) [%] | Nicht (NR) [%] |
|---|---|---|---|
| CWS-81 | 68 | 54 | 38 |
| CWS-86 | 74 | 60 | 50 |

Vereinfacht lassen sich die Weichteilsarkome gemäß der Chemotherapieempfindlichkeit in 3 Gruppen einteilen:

- *Chemotherapiesensible Sarkome:*
Rhabdomyosarkome, extraossäre Ewing-Sarkome bzw. PNET, Synovialsarkome, undifferenzierte und nichtklassifizierte Weichteilsarkome.

- *Mäßig chemotherapieempfindliche Sarkome:*
maligne fibröse Histiozytome, Liposarkome, Leiomyosarkome, Hämangiosarkome, Klarzellsarkome und alveoläre Sarkome.

- *Nicht oder selten chemotherapieempfindliche Sarkome:*
Fibrosarkome, Neurofibrosarkome (maligne Schwannome); ausgenommen hiervon ist das kongenitale Fibrosarkom, welches sich im 1. Lebensjahr manifestieren kann und gut auf die Chemotherapie anspricht.

# 5 Therapiestrategie

## 5.1 Übersicht

Jeder Tumor im Kindes- und Jugendalter, dessen Herkunft nicht durch ein Trauma oder durch eine Infektion erklärbar ist, sollte bis zum Beweis des Gegenteils als ein maligner Tumor angesehen werden. Damit soll gesagt werden, daß mit größter Sorgfalt und ohne Zeitverlust eine Abklärung erfolgen muß, um die Natur des Tumors zu bestimmen. Es gibt zwar mehr benigne als maligne Tumoren, jedoch geht das Übersehen einer malignen Erkrankung oder die Verzögerung der Diagnosestellung und Therapie fast immer mit einer ungünstigeren Prognose einher, während eine frühe Erkennung bessere Heilungschancen bietet und den Patienten weitaus weniger in bezug auf die Therapiemaßnahmen belastet.

Für viele der Weichteilsarkome gilt, daß sie einer multimodalen Therapie zugeführt werden müssen, d. h. daß Chemotherapie, Radiotherapie und chirurgische Maßnahmen aufeinander abgestimmt sein sollen und die individuelle Situation des Patienten sowie die Histologie des Tumors berücksichtigt werden muß.

Die Schwierigkeiten der Behandlung der Weichteilsarkome im Kindesalter ergeben sich aus den unterschiedlichen Lokalisationen, den verschiedenen Altersinzidenzen, der lokalen und/oder systemischen Tumorausdehnung bei Diagnosestellung und der verschiedenen Chemotherapieempfindlichkeit der Sarkome. Letztendlich wird die Behandlungsmöglichkeit der Sarkome von der Lokalisation, der Tumorgröße und der

Tumorausdehnung gemäß dem TNM-System, der Resektabilität, der Response auf die Chemotherapie sowie der Strahlenempfindlichkeit der Sarkome bestimmt. Die genannten Faktoren sind miteinander verknüpft, sie bedingen sich teilweise und sind in ihrem Stellenwert bezüglich der Therapiemodalitäten nur grob isoliert voneinander zu betrachten.

### 5.2 Stellung der Chirurgie

Zu entscheiden ist primär, ob der Tumor ohne Verstümmelung und ohne schweren funktionellen oder kosmetischen Verlust komplett reseziert werden kann. Diese Frage wird von der Histologie des Tumors und letztlich von der primären Chemotherapieempfindlichkeit mitbestimmt. Für die Weichteilsarkome im Kindes- und Jugendalter können die Regeln gelten:

- Alle Tumoren, die primär komplett ohne Verstümmelung reseziert werden können, sollen unabhängig von ihrer Histologie primär reseziert werden.
- Tumoren, die primär nur um den Preis einer Verstümmelung oder eines bleibenden schweren kosmetischen Defektes reseziert werden können, sollten, wenn sie als chemotherapiesensibel gelten, eine präoperative Chemotherapie erhalten.
- Chemotherapiesensible Sarkome, die auf die zytostatische Behandlung ungenügend ansprechen und auch unter Zuhilfenahme einer simultanen Radiotherapie keinen ausreichenden Tumorrückgang zeigen, müssen – soweit möglich – dann auch um den Preis von schweren bleibenden Defekten reseziert werden.
- Die nicht oder nur mäßig chemotherapiesensiblen Sarkome sollten immer, soweit möglich, primär entfert werden, auch wenn dies nur bis auf mikroskopische Reste möglich ist. Hierzu zählen Leiomyosarkome, maligne fibröse Histiozytome, Liposarkome, Hämangiosarkome, Epitheloidzellsarkome und Klarzellsarkome. Sollten diese Tumoren primär nicht reseziert werden können, ist ein präoperativer Chemotherapieversuch in Kombination mit einer Radiotherapie indiziert.
- Neurofibrosarkome, Fibrosarkome und maligne fibröse Histiozytome sollen immer primär komplett reseziert werden; eine Ausnahme besteht hierbei für das kongenitale Fibrosarkom, welches chemotherapiesensibel ist.

## 5.3 Stellung der Strahlentherapie

### 5.3.1 Adjuvante Strahlentherapie

Patienten mit Tumoren jeglicher Histologie, bei denen der Tumor primär komplett, d. h. ohne Verdacht auf mikroskopische Reste entfernt werden konnte, bedürfen keiner Radiotherapie mit Ausnahme der alveolären RMS und der Synovialsarkome.

### 5.3.2 Additive Strahlentherapie

Bei Patienten nach primärer Tumorentfernung bis auf mikroskopische Reste sollte eine additive Radiotherapie erfolgen, sofern nicht durch die Second-look-Operation ein sicheres tumorfreies Stadium erreicht werden kann. Auch das alveoläre RMS und das Synovialsarkom sollten bestrahlt werden.

### 5.3.3 Präoperative Strahlen-/Chemotherapie

Bei ungenügendem Ansprechen oder bei bestimmten Risikolokalisationen sollte zur präoperativen Chemotherapie simultan eine präoperative Radiotherapie erfolgen. Hierdurch können höhere Remissionsraten und nachfolgend bessere Überlebenwahrscheinlichkeiten erreicht werden. Die Radiotherapiedosis sollte zwischen 45 und 55 Gy liegen, adaptiert an das Alter des Patienten, und bei sehr gutem Ansprechen bei chemotherapie-sensiblen Sarkomen (Tumorrückgang > 2/3 des ursprünglichen Tumor-volumens) scheint eine Radiotherapiedosis von 32 Gy simultan zur Chemotherapie appliziert, ausreichend. Ausgenommen sind hier wiederum die alveolären RMS und die Synovialsarkome, die eine höhere Strahlendosis benötigen.

### 5.3.4 Palliative Strahlentherapie

Eine palliative Strahlentherapie ist bei anders nicht zu beherrschenden Metastasenlokalisationen, bei Schmerzen, Kompressionsgefahr etc. immer möglich und sinnvoll. Die Strahlendosis sollte zwischen 45 und 60 Gy liegen. Zu denken ist in einer palliativen Situation auch an eine Kombination mit intraläsionaler Interferon-α- oder -β-Applikation parallel zur Strahlentherapie (s. Kap. „Zytokine").

## 5.4 Stellung der Chemotherapie

Für die chemotherapiesensiblen Sarkome gilt, daß eine adjuvante Chemotherapie bei den primär resezierten Sarkome indiziert ist. Inwieweit für die nicht chemotherapiesensiblen Sarkome eine adjuvante Chemotherapie gemäß einem histologischen Grading relevant sein kann, bedarf noch der Prüfung.

Für die chemotherapiesensiblen Sarkome, die eine präoperative Chemotherapie erhalten, gilt eine Therapiestratifizierung nach initialer Chemotherapie, wobei der Grad der Chemotherapieresponse, die Tumorgröße und die Tumorausdehnung sowie das Ergebnis der Second-look-Operation über die weiteren Therapiemodalitäten (Radiotherapie und/oder Intensivierung der Chemotherapie) entscheiden.

Nach dem derzeitigen Stand sind die Chemotherapiekombinationen der 1. Wahl Ifosfamid/Cyclophosphamid, Doxorubicin, Vincristin und Actinomycin D. Als Alternativkombinationen bei ungenügendem Ansprechen gelten Cisplatin/Carboplatin und VP-16. Die präoperative Chemotherapiephase sollte nicht länger als 10–12 Wochen dauern; die postoperative Chemotherapiephase oder die primär adjuvante Chemotherapie richten sich nach der primären Risikogruppierung.

## 6 Stellung und Ergebnisse der Systemtherapie

### 6.1 Lokalisierte Weichteiltumoren (Stadien I–III)

In Tabelle 4 sind die Fünfjahresüberlebensraten für Protokollpatienten mit lokalisiertem RMS, wie sie sich aus der CWS-81- und der CWS-86-Studie ergeben haben, aufgelistet.

Die Gesamtüberlebenswahrscheinlichkeiten dieser Patientengruppen für 5 Jahre betrugen in der CWS-81 72% (±8%) und in der CWS-86 80%

Tabelle 4. Fünfjahresüberlebensraten für Patienten mit lokalisiertem RMS

|  | Stadium I [%] | Stadium II [%] | Stadium III [%] |
|---|---|---|---|
| CWS-81 | 93 | 85 | 61 |
| CWS-86 | 100 | 88 | 70 |

**Tabelle 5.** Fünfjahresüberlebensraten für Patienten mit RMS in Abhängigkeit von der Lokaliksation

|  | CWS-81 (n = 133) [%] | CWS-86 (n = 165) [%] |
|---|---|---|
| Orbita | 80 | 91 |
| K/H-np | 88 | 77 |
| K/H-p | 52 | 67 |
| UG-BP | 68 | 89 |
| UG-nBP | 100 | 100 |
| Extremitäten | 68 | 91 |
| Andere | 64 | 54 |
| Gesamt | 72 | 80 |

**Tabelle 6.** Fünfjahresüberlebensraten von Kindern und Jugendlichen in Abhängigkeit vom Tumortyp

|  | Anzahl | Überleben [%] |
|---|---|---|
| RMS | 381 | 72 |
| EES/PNET | 49 | 53 |
| SS | 45 | 84 |
| NFS | 25 | 60 |
| FS | 19 | 63 |
| Unklassifiziert | 16 | 94 |
| LMS | 15 | 87 |
| MFH | 11 | 91 |
| Undifferenziert | 8 | 63 |
| Sonstige | 60 | 78 |
| Gesamt | 629 | 72 |

($\pm 8\%$) mit p = 0,055 (angegeben sind jeweils die 95%-Konfidenzintervalle).

Tabelle 5 zeigt die Fünfjahresüberlebensrate für Protokollpatienten mit RMS in Abhängigkeit von der Lokalisation. Als Risikolokalisationen müssen angesehen werden: parameningealer Sitz, Extremitätentumor und retroperitoneale Weichteilsarkome.

Tabelle 6 gibt die Überlebensraten von Kindern und Jugendlichen mit lokalisierten Weichteilsarkomen in der CWS-81- und CWS-86-Studie für die verschiedenen Histologien wieder. Hierbei ist hervorzuheben, daß die alveolären RMS und die peripheren malignen neuroektodermalen Tumoren prognostisch ungünstiger sind und einer invasiven Therapie benötigen.

## 6.2 Primär disseminierte Weichteilsarkome (Stadium IV)

Der Anteil der primär disseminierten Weichteilsarkome liegt bei 10–15% und variiert mit der Histologie der Tumoren. Es metastasieren z. B. alveoläre RMS primär und sekundär häufiger als embryonale RMS.

**Tabelle 7.** Fünfjahresüberlebenszahlen von Kindern und Jugendlichen in Abhängigkeit vom Tumortyp und der primären Metastasierung

| | n | Verhältnis lokalisiert zu metastasiert (Stadien I–III) (Stadium IV) |
|---|---|---|
| FS | (19) | 19 : 0 |
| MFH | (11) | 11 : 0 |
| NFS | (25) | 12 : 1 |
| SS | (48) | 11 : 1 |
| RME | (329) | 10 : 1 |
| Unklassifiziert | (20) | 9 : 1 |
| LMS | (17) | 8 : 1 |
| Undifferenziert | (11) | 5 : 1 |
| Sonstige | (76) | 4 : 1 |
| EES/PNET | (49) | 3 : 1 |
| RMA | (98) | 2 : 1 |
| Gesamt | (720) | 6 : 1 |

Ferner haben Synovialsarkome eine hohe Spätmetastasierungstendenz. Ein Vergleich der Histologien und der primären Metastasierungsraten im Vergleich zu den lokalisierten Weichteilsarkomen gibt Tabelle 7 wieder. Die Behandlung der primär wie auch der sekundär disseminierten Weichteilsarkome ist bis heute wenig erfolgreich. Es ist davon auszugehen, daß maximal 10–30% der primär disseminierten Weichteilsarkome eine Heilungschance besitzen. Über den Wert einer hochdosierten Chemotherapie einschließlich autologer Knochenmarktransplantation gibt es noch keine sicheren Angaben, bisher sind jedoch die Therapieversuche in dieser Richtung nicht erfolgreich gewesen. Obgleich ein großer Teil der primär metastasierenden Weichteilsarkome auf eine Chemotherapie anspricht und ca. 50% auch in eine klinisch komplette Remission kommen, rezidivieren die meisten Erkrankungen innerhalb der ersten 1–2 Jahre.

Das derzeitige Behandlungskonzept für primär disseminierte Weichteilsarkome beinhaltet eine intensive Chemotherapie bestehend aus 6 Medikamenten, die alternierend gegeben werden. Dies sind Carboplatin, Epirubicin, Ifosfamid, Actinomycin-D/Ifosfamid und Etoposid (VP-16). Sofern damit eine klinisch komplette Remission erreicht wird, können Patienten einer autologen Knochenmarktransplantation zugeführt werden. Eine solche Behandlungsstudie läuft im Rahmen der SIOP in Europa nach den gleichen Kriterien. Die Daten dieser Studie werden gemeinsam registriert und ausgewertet. Eine abschließende Analyse hierzu liegt noch nicht vor.

## 7 Indikation zu und Vorgehen bei der kombinierten Therapie

Bei sachgemäßer Behandlung haben lokalisierte Weichteilsarkome gute Überlebenschancen zwischen 70 und 80% (Abb. 2), während die primär disseminierten Weichteilsarkome eine sehr ungünstige Heilungschance besitzen. Die Behandlungsstrategie für die lokalisierten Weichteilsarkome beinhaltet ein multimodales Therapiekonzept mit ausgewogenem und risikoadaptiertem Vorgehen von Chemotherapie, Chirurgie und Radiotherapie.

### 7.1 Konzept der aktuellen CWS-Studie

Das aktuelle CWS-96-Konzept beinhaltet im wesentlichen alle bereits im vorangehenden formulierten Forderungen an die 3 Behandlungsmodalitäten:

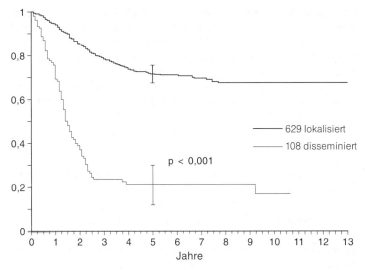

**Abb. 2.** Überlebenszeiten lokalisierter und disseminierter Weichteilsarkome

1. *Chirurgie:* Vollständige Resektion immer, wenn ohne Verstümmelung möglich, ansonsten erst bei bewiesener Therapieresistenz auf Chemo- und Radiotherapie.
2. *Radiotherapie:* Bestrahlung immer, sofern Tumor nicht zweifelsfrei komplett entfernt werden konnte, wobei im Falle eines sehr guten Chemotherapieansprechens des Tumors die Dosis von 45 auf 32 Gy reduziert werden kann.
3. *Chemotherapie.* Differenzierte Chemotherapieregime, je nach Thera- piebedarf und Prognose, wobei 3 Risikogruppen identifiziert werden konnte:
   a) Low-risk: Patienten mit günstiger Histologie (RME, UDS) ohne Lymphknotenbefall (N0), bei denen der Tumor organbegrenzt war (T 1) und komplett entfernt werden konnte (IRS Stadium I), werden nur mit Vincristin und Actinomycin D (VA) über 22 Wochen behandelt.
   b) Standard-risk: Patienten mit günstiger Histologie (RME, UDS) ohne Lymphknotenbefall (N0), bei denen der Tumor nicht organ- begrenzt war (T 2), aber komplett entfernt werden konnte (IRS Stadium I), oder die noch Tumorreste haben (IRS-Stadien II und III), der Tumor jedoch in einer der Lokalisationen Orbita, Urogeni-

tale (nicht Blase/Prostata) oder im Kopf-Hals-Bereich nichtparameningeal gelegen war, werden mit Ifosfamid, Vincristin und Actinomycin D (IVA) über 27 Wochen behandelt.

c) High-risk: Hier findet sich der große Rest aller Tumoren, d. h. hier befinden sich die

– Patienten mit günstiger Histologie (RME, UDS) ohne Lymphkontenbefall (N0), bei denen der Tumor nicht komplett entfernt werden konnte (IRS-Stadien II und III) und der Tumor in einer der Lokalisationen Kopf/Hals parameningeal, im Urogenitale, in Blase, Prostata, Extremitäten oder anderswo gelegen war,

– alle Patienten mit ungünstiger Histologie (RMA, EES, PNET, SS),

– alle Patienten mit initialem Lymphknotenbefall (N1) und

– alle Patienten mit bereits initial vorhandenen Metastasen (M1).

Therapeutisch sollen diese, bis auf wenige Ausnahmen, in der CWS-96 zwischen dem etablierten Behandlungsregime mit 3 Zyklen VAIA (Vincristin, Actinomycin D, Ifosfamid und Doxorubicin) und einer intensivierten Therapie mit Carboplatin, Epirubicin, Vincristin, Actinomycin D, Ifosfamid und Etoposid/VP-16 (CEVAIE), jeweils über 27 Wochen, randomisiert werden. Ausnahmen davon sind die Synovialsarkome, die nur mit VAIA, und die metastasierten Tumoren (M1), die nur mit CEVAIE und einer nachfolgenden oralen Dauertherapie mit Trofosfamid, Idarubicin und VP-16 über insgesamt 1 Jahr oder einer doppelten Hochdosischemotherapie behandelt werden sollen. Die Randomisierung wurde notwendig, um sich der Standortbestimmung, die die Chemotherapie in der Behandlung dieser Hochrisikopatienten einnimmt, annähern zu können. Konkret sollten die Fragen beantwortet werden, welche Rolle die Chemotherapie in der lokalen Kontrolle wirklich spielt und ob eine weitere Intensivierung der Chemotherapie überhaupt einschneidende Vorteile in der Prognose dieser Tumoren erbringen kann (Abb. 3).

## 7.2 Hochdosistherapie

Die Hochdosischemotherapie für Weichteilsarkome wird im Rahmen der HD-CWS-96-Studie koordiniert (Studienleiter: Priv.-Doz. Dr. T. Klingebiel, Tübingen). Vornehmlich 2 Indikationen lassen sich für diese Therapieform im Kreis der Weichteilsarkomtherapie nennen:

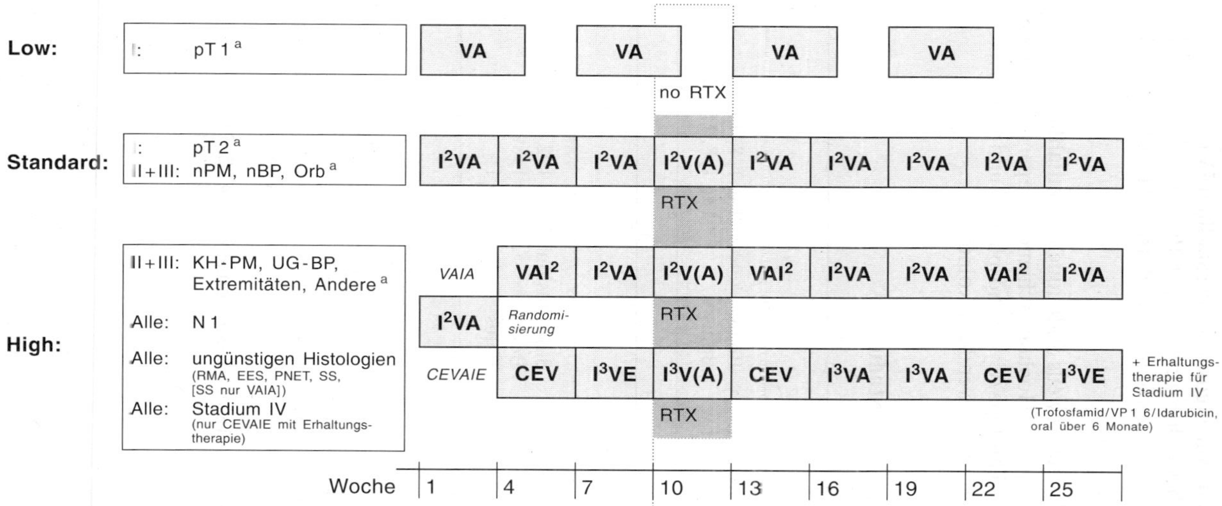

**Low:**

| : | pT 1 [a] |
|---|---|

**Standard:**

| VA | VA | VA | VA | VA |
|---|---|---|---|---|

| : | pT 2 [a] |
|---|---|
| II + III: | nPM, nBP, Orb [a] |

I²VA | I²VA | VAI² | I²VA | I²V(A) | I²VA | I²VA | I²VA | I²VA

no RTX

RTX

**High:**

| II + III: | KH - PM, UG - BP, Extremitäten, Andere [a] (RMA, EES, PNET, SS, (SS nur VAIA)) |
|---|---|
| Alle: | N 1 |
| Alle: | ungünstigen Histologien |
| Alle: | Stadium IV (nur CEVAIE mit Erhaltungs- therapie) |

VA/A → I²VA (Randomi- sierung)

I²VA | VAI² | I²VA | I²V(A) | VAI² | I²VA | I²VA | I²VA | VAI² | I²VA

CEVAIE → I³VA

I³VE | CEV | I³VE | I³V(A) | CEV | I³VA | I³VA | I³VA | CEV | I³VE

RTX

+ Erhaltungs- therapie für Stadium IV

(Trofosfamid/VP 1 6/Idarubicin, oral über 6 Monate)

| Woche | 1 | 4 | 7 | 10 | 13 | 16 | 19 | 22 | 25 |
|---|---|---|---|---|---|---|---|---|---|

| | | | | 0 Gy | | 32 Gy | | 45 Gy |
|---|---|---|---|---|---|---|---|---|
| **Günstige** (RME, US [N1-N3]) | | | | R0 (p-R 0/SL-R 0) | | CR GR | | R 1 PR |
| **Ungünstige** (RMA, EES, PNET, SS) | | | | nur p-R 0 | | | | SL-R 0, R 1 jeder Respon- der alle N 1 |

**Regime: VA:** Vincristin (1,5 mg/m²), Actinomycin D (1,5 mg/m²)

**I²VA:** Ifosfamid (2 mal 3 g/m²), Vincristin (1,5 mg/m²), Actinomycin D (1,5 mg/m²)

**I³VA:** wie oben, nur Ifosfamid (3 mal 3 g/m²)

**VAI²:** Vincristin (1,5 mg/m²), Doxorubicin (2 mal 40 mg/m²), Ifosfamid (2 mal 3 g/m²)

**CEV:** Carboplatin (500 mg/m²), Epirubicin (150 mg/m²), Vincristin (1,5 mg/m²)

**PVE:** Ifosfamid (3 mal 3 g/m²), Vincristin (1,5 mg/m²), ETO [VP 16] (3 mal 150 mg/m²)

[a] nur günstige Histologie (RME, US) und N 0.

**Abb. 3.** Studienkonzept CWS-96 für RMS-artige Weichteilsarkome

1. Teile der metastasierten Weichteilsarkome (Stadium IV)
2. Rezidivpatienten mit besonders ungünstiger Prognose [systemisches Rezidiv, keine Lokaltherapie verfügbar, ungünstige Histologie (RMA, EES/PNET, SS)].

Standardisiert soll dabei nach jeweils individueller Initialtherapie und Stammzellasservation eine 2fache Hochdosischemotherapie mit Melphalan/Etopsoid (VP-16), bzw. Thiotepa/Cyclophosphamid und jeweils nachfolgender Stammzellrescue zur Anwendung kommen.

## 8 Therapieschemata der CWS-Studie

| VA | | | | |
|---|---|---|---|---|
| Vincristin | 1,5 mg/m² | i.v. | Bolus | Tag 1, 8, 15, 22 |
| Actinomycin D | 1,5 mg/m² | i.v. | Bolus | Tag 1, 8, 15, 22 |

| I²VA | | | | |
|---|---|---|---|---|
| Ifosfamid | 3000 mg/m² | i.v. | 3-h-Infusion | Tag 1, 2 |
| Vincristin | 1,5 mg/m² | i.v. | Bolus | Tag 1, 8[a], 15[a] |
| Actinomycin D | 1,5 mg/m² | i.v. | Bolus | Tag 1 |

| VAIA | | | | |
|---|---|---|---|---|
| Ifosfamid | 3000 mg/m² | i.v. | 3-h-Infusion | Tag 1, 2; 22, 23; 43, 44 |
| Vincristin | 1,5 mg/m² | i.v. | Bolus | Tag 1, 8[a], 15[a], 22, 29[a], 36[a], 43 |
| Adriamycin (Doxorubicin) | 40 mg/m² | i.v. | 2–3-h-Infusion | Tag 22, 23 |
| Actinomycin D | 1,5 mg/m² | i.v. | Bolus | Tag 1, 43 |

**CEVAIE**

I$^3$VA

| Ifosfamid | 3000 mg/m$^2$ | i.v. | 3-h-Infusion | Tag 1, 2, 3 |
| Vincristin | 1,5 mg/m$^2$ | i.v. | Bolus | Tag 1, 2[a], 3[a] |
| Actinomycin D | 1,5 mg/m$^2$ | i.v. | Bolus | Tag 1 |

CEV

| Carboplatin | 500 mg/m$^2$ | i.v. | 1-h-Infusion | Tag 22 |
| Epirubicin | 150 mg/m$^2$ | i.v. | 6-h-Infusion | Tag 22 |
| Vincristin | 1,5 mg/m$^2$ | i.v. | Bolus | Tag 22, 29[a], 36[a] |

I$^3$VE

| Ifosfamid | 3000 mg/m$^2$ | i.v. | 3-h-Infusion | Tag 43, 44, 45 |
| Vincristin | 1,5 mg/m$^2$ | i.v. | Bolus | Tag 43 |
| Etoposid | 150 mg/m$^2$ | i.v. | 2–4-h-Infusion | Tag 43, 44, 45 |

[a] In den *ersten 2* Blöcken der Standard- und High-risk-Behandlung ist eine VCR-Intensivierung mit 1,5 mg/m$^2$ Vincristin an Tag 1 der Wochen 2, 3, 5 und 6 vorgeschrieben.

# 34.91 Hirntumoren im Kindesalter

J. E. A. Wolff, H. Jürgens, J. Kühl, P. Krauseneck,
M. Bamberg

## 1 Einleitung

Im Kindesalter ist das Gehirn ist die häufigste Lokalisation solider Tumoren. Die *Inzidenz der Summe aller Hirntumoren* pro 100000 Kinder/ Jahr ist 2,7, die Hälfte davon sind Astrozytome niedriggradiger Malignität. Der häufigste Gard-IV-Tumor ist das Medulloblastom.

**Auszug aus der WHO-Klassifikation** (Kleihues 1993)

|       |                                            | *Grad* |
|-------|--------------------------------------------|--------|
| 1     | Tumoren aus neuroepithelialem Gewebe       |        |
| 1.1   | Astrozytische Tumoren                      |        |
| 1.1.1 | Astrozytom                                 | II     |
| 1.1.2 | Anaplastisches (malignes) Astrozytom       | III    |
| 1.1.3 | Glioblastom                                | IV     |
| 1.1.4 | Pilozytisches Astrozytom                   | I      |
| 1.1.5 | Pleomorphes Xanthoastrozytom               | II, III |
| 1.1.6 | Subependymales Riesenzellastrozytom        | I      |
| 1.2   | Oligodendrogliale Tumoren                  |        |
| 1.2.1 | Oligodendrogliom                           | II     |
| 1.2.2 | Anaplastisches Oligodendrogliom            | III    |
| 1.3   | Ependymale Tumoren                         |        |
| 1.3.1 | Ependymom                                  | II     |
| 1.3.2 | Anaplastisches (malignes) Ependymom        | III    |
| 1.3.3 | Myxopapilläres Ependymom                   | I      |
| 1.3.4 | Subependymom                               | I      |
| 1.4   | Gemischte Gliome                           |        |
| 1.4.1 | Oligo-Astrozytom                           | II     |
| 1.4.2 | Anaplastisches Oligo-Astrozytom            | III    |
| 1.5   | Chorioid-Plexus-Tumoren                    |        |
| 1.5.1 | Chorioid-Plexus-Papillom                   | I      |
| 1.5.2 | Chorioid-Plexus-Karzinom                   | III, IV |
| 1.6   | Neuroepitheliale Tumoren unsicheren Ursprungs |     |
| 1.6.1 | Astroblastom                               |        |

Die meisten Erkenntnisse liegen in der pädiatrischen Onkologie für das *Medulloblastom* vor. Dieser Tumor wird daher im folgenden ausführlich dargestellt. Die anderen wichtigen kindlichen Hirntumoren werden danach im Vergleich dazu dargestellt.

## 2 Medulloblastom

### 2.1 Epidemiologie

*Inzidenz:* 0,6 pro 100000 Kinder/Jahr.

*Alter:* 0–50 Jahre; Altersmaximum: 6 Jahre.

*Geschlechtsverhältnis:* männlich:weiblich = 1,7:1.

*Syndrome mit Medulloblastom (selten):* Turcot-Syndrom (mit intestinaler Polyposis), Gorlin-Syndrom (multiple Epitheliome), Taybi-Rubinstein-Syndrom (kraniomandibuläre Dysmorphie), Hippel-Lindau-Erkrankung (Angiomatose des Auges), Neurofibromatose Typ 1, Blooms-Syndrom (Zwergwuchs und Telangiektasien).

### 2.2 Histologie

Das Medulloblastom ist ein zellreicher kleinzelliger primitiver neuroektodermaler Tumor der hinteren Schädelgrube (Kleihues 1993), er wird dem WHO Grad IV zugeordnet.

**Varianten:**

*Desmoplastische Variante:* häufig; dichtes interzelluläres Netzwerk von Retikulinfasern und recht scharf abgegrenzte reticulinfreie, weniger zelldichte Areale („pale islands"). Etwas bessere Prognose.

*Medullomyoblastom:* sehr selten; Differenzierungsmerkmale von Myozyten, häufiger Rhabdomyozyten als Leiomyozyten.

*Melanotisches Medulloblastom:* sehr selten; Herde epithelialer melaninhaltiger Zellen.

*Großzelliges Medulloblastom:* selten, tritt vor dem 3. Lebensjahr auf; relativ große Kerne mit Nucleolus und entweder rhabdoide oder wenig differenzierte mesenchymale, medulloepitheliomartige, adenokarzinomartige oder plattenepithelkarzinomartige Herde. Diese Variante ist noch nicht in die WHO-Klassifikation aufgenommen, sie hat eine besonders schlechte Prognose.

## 2.2.1 Zytogenetik

Uneinheitlich: am häufigsten findet sich ein Verlust der Heterozygotie des kurzen Armes von Chromosom 17, zumeist durch ein Isochromosom 17q (prognostisch ungünstig). Dabei scheint der Verlust von p53 nicht von großer pathogenetischer Bedeutung zu sein, die entscheidende molekularbiologische Veränderung scheint dem Ende des Chromosoms näher zu sein als dieses Gen.

## 2.2. Molekularbiologie

Trotz intensiver Suche sind bisher weder die Ursprungszelle „Medulloblast" noch die molekularen Ereignisse, die zur Entwicklung von Medulloblastomen führen, bekannt. In Einzelfällen wurde die Beteiligung folgender Gene beschrieben: c-myc (Badiali 1991), erb-B1 (Wasson 1990), Mutation oder Verlust von p53 (Scheurlen 1993).

## 2.3 Stadieneinteilung

### Primärtumor
Meist in der Mittellinie des Kleinhirns, selten in den Kleinhirnhemisphären. Häufig Infiltration in die Penduculi cerebelli, in Hirnstamm und Meningen.

### Metastasenlokalisation
– Rückenmark bei einem Viertel der Patienten; meist umschrieben als sogenannte „Abtropfmetastasen", oft multipel an spinalen Nervenwurzeln, aber auch diffus als Meningiosis.
– Supratentorieller Subrachnoidalraum seltener, meist frontobasal.
– Extraneurale Metastasen in Knochen, Lymphknoten, Lunge, Abdomen bei ca. 7% der Patienten.

### Stadieneinteilung der Medulloblastome nach Chang (1969)
Die Einteilung nach *Chang* wird häufig zitiert, ist jedoch nicht allgemein anerkannt, sie dient mehr der vergleichenden Beschreibung in Studien. Eine *WHO-Stadieneinteilung* existiert nicht. Die jüngere *MAPS-Klassifikation* orientiert sich an prognostischen Faktoren.
T1   Tumor von weniger als 3 cm Größe im Dach des 4. Ventrikels oder in einer zerebellären Hemisphäre
T2   Tumor von mehr als 3 cm Größe mit Infiltration einer benachbarten Struktur oder mit teilweisem Ausfüllen des 4. Ventrikels

T3a    Tumor von mehr als 3 cm Größe mit Infiltration von 2 benachbarten Strukturen oder mit vollständigem Ausfüllen des 4. Ventrikels

T3b    Infiltration in den Boden des 4. Ventrikels oder in den Hirnstamm und Ausfüllen des 4. Ventrikels

T4    Ausdehnung durch den Aquädukt in den 3. Ventrikel und/oder kaudalwärts in das obere Halsmark

M0    Keine Metastasen, keine Tumorzellen im Liquor cerebrospinalis

M1    Mikroskopisch Tumorzellen im Liquor cerebrospinalis, keine makroskopischen soliden Metastasen

M2    Makroskopische Metastasen in dem zerebralen/zerebellären Subrachnoidalraum oder in den ersten 3 Ventrikeln

M3    Spinale Metastasen

M4    Metastasen außerhalb des zentralen Nervensystems

**MAPS-Klassifikation der Medulloblastome** (Laurent, 1985)

|  |  | *Prognosescore* |
|---|---|---|
| Metastasen: | Kein Hinweis | 0 |
|  | Metastasen vorhanden | 1 |
| Alter: | > 3 Jahren | 0 |
|  | < 3 Jahren | 1 |
| Pathohistologie: | Undifferenzierter Tumor | 0 |
|  | Differenzierter Tumor | 1 |
| Surgery (Operation): | Totalentfernung | 0 |
|  | Subtotale Entfernung | 1 |

Die Punkte werden addiert, eine Gesamtpunktzahl > 3 deutet auf eine schlechte Prognose. Die Kritik an dieser Stadieneinteilung richtet sich insbesondere gegen die Einschätzung der Pathohistologie. Die schlechte Prognose einer glialen Differenzierung (GFAP-positiver Tumoren) wurde bestätigt, neuronal differenzierte Tumoren werden aber häufig auch mit besserer Prognose beschrieben.

**Prognostische Faktoren sind außerdem:**
- Geschlecht: schlechtere Prognose bei männlichen Patienten;
- Länge der Anamnese: günstigere Prognose bei längerer Anamnese;
- Lokalisation: bessere Prognose bei Lage in den Kleinhirnhemisphären;
- Zytogenetik: schlechtere Prognose bei Isochromosom 17q;
- DNS-Ploidie: schlechtere Prognose bei Aneuploidie.

## 2.4 Prognose

In multizentrischen Studien wird eine rezidivfreie Überlebenszeit von 5 Jahren um 50% berichtet. Selten können Rezidive auch noch bis 10 Jahre nach Diagnosestellung auftreten. Unter den prognostischen Faktoren läßt sich bisher nur das Vorhandensein von primären makroskopischen Metastasen einheitlich quantifizieren: die Prognose ist dann um ca. 20% schlechter.

## 2.5 Diagnostik

### Labordiagnostik

- $\alpha_1$-Foetoprotein, $\beta$-HCG (Differentialdiagnose: Keimzelltumor des Corpus pineale).
- *Keine Lumbalpunktion!* (Gefahr der unteren Einklemmung auch dann, wenn keine Symptomatik eines erhöhten intrakraniellen Drucks besteht); Untersuchung des Ventrikelliquors (Zellzahl, Zellart) erfolgt während der Operation.
- Knochenmarkpunktion.

### Apparative Diagnostik:

*präoperativ obligat:* Kernspintomographie und/oder Computertomographie des Kopfes ohne und mit Kontrastmittel;

*postoperativ obligat:*
- Kernspintomographie oder Computertomographie ohne und mit Kontrastmittel sofort postoperativ (spätestens nach 48 h);
- Kernspintomographie der Wirbelsäule ohne und mit Kontrastmittel;

*fakultativ:*
- Skelettszintigraphie (Knochenmetastasen);
- Thoraxröntgen, Thorax-CT;
- akutisch evozierte Hirnstammpotentiale (BERA, Verlängerung Abstand Welle 4 bis Welle 5 bei Hirnstamminfiltration);
- somatosensible evozierte Potentiale (SSEP) und Magnetstimulation (Beteiligung langer Bahnen durch Hirnstamminfiltration oder spinale Metastasen);
- EEG (Ausgangsbefund vor Chemotherapie);
- Sonographie des Abdomens (abdominelle Metastasen);

*nach experimenteller Beurteilung des Tumormetabolismus durch:*
- SPECT: $\alpha$-Methyltyrosinszintigraphie;
- PET: Glukosestoffwechsel.

## 2.6 Charakteristika der Erkrankung, Krankheitsverlauf

*Vorgeschichte:* Ein Tag bis mehrere Monate, zumeist weniger als 4 Wochen.

*Symptomatik:* Kleinhirnschädigung (Dysmetrie, Rumpfataxie – Romberg-Stehversuch, Extremitätenataxie - Finger-Nase-Versuch, Intentionstremor, pathologisches Reboundphänomen, Dysdiadochokinese, muskuläre Hypotonie, pathologischer Nystagmus und abgehackte explosive Sprache); Zeichen des erhöhten intrakraniellen Druckes (beim Säugling: pathologische Zunahme des Kopfumfanges, gespannte Fontanelle, Sonnenuntergangsphänomen und Allgemeinsymptome wie Nahrungsverweigerung; beim Erwachsenen: Kopfschmerzen, Nüchternerbrechen, Abduzensparesen und Stauungspapillen). Zeichen einer weiter fortgeschrittenen Erkrankung mit Hirnstamminfiltration oder Kompression des Hirnstamms durch den erhöhten intrakraniellen Druck können Kopfschiefhaltung, Nackensteifigkeit, Ausfälle weiterer Hirnnerven und Ausfälle der langen Bahnen (positives Babinski-Phänomen, Steigerung der Muskeleigenreflexe) sein.

## 2.7 Therapiestrategie

### 2.7.1 Übersicht

Das Gesamtkonzept der Behandlung eines Medulloblastoms ist kurativ und schließt die therapeutischen Modalitäten 1) Operation, 2) Radiotherapie und 3) Chemotherapie ein. Eine Reihenfolge entspricht der üblichen Einschätzung der Wertigkeit der einzelnen Modalitäten. Die Zeit, die zwischen Diagnosestellung und Beginn der Therapie liegt, ist prognostisch wichtig.

### 2.7.2 Stellung der Neurochirurgie

#### Neurochirurgische Therapie mit kurativem Ziel

*Resektion.* Die höchste therapeutische Wertigkeit wird der operativen Entfernung zugeschrieben. Der Zusammenhang zwischen der Vollständigkeit der Tumorentfernung und der Prognose wurde vielfach bestätigt. Bei der Radikalität der Operation muß soweit gegangen werden, daß der Tumor mindestens subtotal reseziert wird, möglichst aber keine Funktionseinbußen entstehen. Die geringen prognostischen Unterschiede zwischen subtotaler und totaler Entfernung rechtfertigen keine Behinderung als Folge der Operation (Caputy 1987). Medulloblastome, die den Boden des 4. Ventrikels infiltrieren, sind auch makroskopisch nicht vollständig entfernbar.

*Ventilimplantation.* Der Zeitpunkt einer Ventilimplatation wird kontrovers beurteilt: Häufig besteht zum Zeitpunkt der Diagnosestellung ein Hydrocephalus occlusus, man kann zunächst den Liquor über eine externe Drainage ableiten und in einer zweiten Operation den Tumor operieren. Wegen der Infektionsgefahr durch die externen Ableitung, der kortikalen Läsion und der Gefahr der inneren Herniation durch den Tentoriumschlitz nach oben wird empfohlen, bereits in der ersten Operation den Tumor zu entfernen. Etwa ein Drittel der Patienten benötigt dennoch langfristig ein liquorableitendes System. Da während der Tumoroperation zunächst entlastet wird, stellt sich diese Notwendigkeit häufig erst später – u. U. erst nach 3 Wochen – heraus.

**Palliative Chirurgie**
Bei Rezidivwachstum mit Verschlußhydrozephalus ist eine Ventilimplantation indiziert. Bei solitären Spinalmetastasen oder drohender Kompression kann auch die Resektion einer Abtropfmetastase sinnvoll sein.

### 2.7.3 Stellung der Strahlentherapie

Der Radiotherapie wird eine ähnliche hohe Effektivität wie der Operation zugeschrieben. Sie wird als obligater Bestandteil des kurativen Gesamtkonzeptes postoperativ bei Patienten eingesetzt, die das 3. Lebensjahr vollendet haben. Sie bietet einen relativ guten Schutz vor Rezidiven des Primärtumors und subklinischen Liquormetastasen. Der spinale Liquorraum wird von dorsal, der zerebrale von seitlich opponierenden Feldern bestrahlt. Die Planung muß insbesondere die Lamina cribrosa unter dem Frontalhirn, die mittlere Schädelgrube, die sich seitlich der Hypophyse tief absenkt, und den kaudale Ende des spinalen Durasackes einschließen, das dort 1,2–1,8 cm breiter ist als zervikal. Der Gesichtsschädel wird vollständig aus dem Bestrahlungsfeld ausgeblendet. Die präzise Applikation der Strahlenbehandlung erfordert eine stabile und reproduzierbare Patientenlagerung. Als kraniospinale Dosis werden 35 Gy in täglichen Einzeldosen von z. B. 1,6 Gy an 5 Tagen pro Woche empfohlen. Die hintere Schädelgrube sollte dann mit weiteren

20 Gy in täglichen Einzeldosen von 2 Gy an 5 Tagen pro Woche auf 55 Gy augesättigt werden. Der Boost muß die ganze hintere Schädelgrube mit dem Hirnstamm bis zum Clivus umfassen.

### 2.7.4 Stellung der Chemotherapie

Die Rolle der Chemotherapie in der Medulloblastombehandlung ist noch nicht endgültig zu beurteilen. Ein signifikanter Unterschied der Überlebenskurven ist bisher nur in Untergruppen mit primär hohem Rezidivrisiko nachweisbar. Die bisherigen 4 großen randomisierten Studien (SIOP I: Bloom 1982, Tait 1990; SIOP II: Bailey, mündliche Mitteilung 1993; CCSG: Evans 1990; POG: Krischer 1991) verwendeten jedoch sehr milde chemotherapeutische Konzepte, so daß die Wirksamkeit einer intensiven Chemotherapie bisher nicht randomisiert untersucht wurde. Für die Wirksamkeit sprechen aber so viele Argumente, daß ein Verzicht auf diese Modalität auch bei der primären Medulloblastomtherapie heute nicht mehr sinnvoll erscheint. Die besten Ergebnisse aus einer Einzelinstitution werden aus dem Childrens Hospital of Philadelphia berichtet und beinhalten eine Behandlung mit Cisplatin, CCNU und Vincristin als adjuvante Chemotherapie (Packer 1988, 1991). Mehrere Einzelinstitutionen berichten über einen sprunghaften Anstieg der Überlebenszahlen, nachdem die Chemotherapie eingeführt wurde. In der deutschen HIT 88/89 Studie (Kühl 1988) sprachen 60% der Patienten mit evaluierbarem Resttumor auf eine intensive neoadjuvante Chemotherapie an. Dieses Ansprechen war hochsignifikant prognostisch günstig.

Bei Kindern unter 3 Jahren können die Spätfolgen einer kompletten Medulloblastombestrahlung so eingreifend sein, daß viele Arbeitsgruppen derzeit eine intensive Chemotherapie favorisieren, um entweder auf die Bestrahlung zu verzichten oder sie erst nach dem 3. Lebensjahr durchführen zu müssen (Duffner 1993).

### 2.8 Indikation zur Chemotherapie

Trotz des Fehlens eindeutiger reproduzierter Beweise aus randomisierten Studien erscheint nach dem gegenwärtigen Wissensstand eine adjuvante Chemotherapie bei allen Kindern mit Medulloblastom notwendig. Sie sollte unter Studienbedingungen erfolgen. Eine Chemotherapie erscheint dabei unerläßlich, wenn prognostisch ungünstige Faktoren vorliegen oder andere Modalitäten unvollständig ausgeschöpft wurden. Das trifft zu insbesondere bei

- Tumorinfiltration außerhalb des Kleinhirns,
- Metastasen,
- großem postoperativcm Resttumor (> 1,5 cm),
- unvollständige, unterbrochene oder verspätete Radiotherapie.

## 2.8.1 Standardtherapie für Kinder ab 3 Jahren

Operation-Radiotherapie-Chemotherapie (Kühl 1988).

*Während der Radiotherapie:* Vincristin 1,5 mg/m$^2$ (maximal 2 mg) i.v. einmal pro Woche über 6–8 Wochen.
**Cave:** Polyneuropathie.

*Nach der Radiotherapie nur unter Studienbedingungen:*

| DDP | 70 mg/m$^2$ | i.v. | 6-h-Infusion | Tag 1 |
|-----|-------------|------|--------------|-------|
| CCNU | 75 mg/m$^2$ | p.o. | | Tag 1 |
| VCR | 1,5 mg/m$^2$ | i.v. | Bolus | Tag 1, 8, 15 |

Vincristinhöchstdosis 2 mg. **Cave:** Audiogramm, Kreatininclearence, Blutbild.

Wiederholung alle 6 Wochen, d. h. Tag 42, 8 Zyklen.

## 2.8.2 Sandwichchemotherapie

(zwischen Operation und Radiotherapie) für Kinder ab 3 Jahren – gemäß GPOH-Studie HIT 91, nur unter Studienbedingungen (Kühl 1988)

| **A** Woche 3 post Op. | IFO | 3 g/m$^2$ | i.v. | 24-h-Infusion | Tag 1, 2, 3 |
|---|---|---|---|---|---|
| | VP16 | 150 mg/m$^2$ | i.v. | 1-h-Infusion | Tag 4, 5, 6 |
| **B** Woche 5 + 6 post Op. | MTX | 5 g/m$^2$ | i.v. | 24-h-Infusion | Tag 1 |
| | Leucovorin | | p.o. | ab Stunde 42 | |
| **C** Woche 7 post Op. | DDP | 40 mg/m$^2$ | i.v. | 1-h-Infustion | Tag 1, 2, 3 |
| | ARAC | 400 mg/m$^2$ | i.v. | 30-min-Infusion | Tag 1, 2, 3 |

ARA-C = Cytosin-Arabinosid, DDP = Cisplatin, IFO = Ifosfamid, MTX = Methotrexat, VP16 = Etoposid

Nach Durchführung eines derartigen Zyklus schließt sich eine Evaluation an. Bei Nichtansprechen (weniger als 50 % Größenverminderung) oder bei Rezidivwachstum erfolgt sofort eine Radiotherapie, anderenfalls wird der Zyklus wiederholt und danach bestrahlt.

### 2.8.3 Standardtherapie für Kinder unter 3 Jahren. Operation – Chemotherapie – reduzierte Strahlentherapie

Kinder unter 3 Jahren sollten nicht kraniospinal bestrahlt werden. Daher verbietet sich die Sandwichchemotherapie. Etablierte Alternativen existieren nicht. Es liegen geringe, vorläufige gute Ergebnisse auch ohne Bestrahlung vor; gegenwärtig wird daher ein ähnliches, aber intensiviertes und verlängertes Protokoll in ausgewählten Zentren der GPOH in Pilotstudien untersucht. Es beginnt mit der Implantation eines kontinuierlichen Zugangs zum Liquorsystem (z. B. Rickham-Reservoir) und eines dauerhaften zentralen venösen Zugangs (z. B. Port-a-Cath-Katheter). Die Chemotherapie ist ähnlich dem Protokoll der Sandwichchemotherapie, beinhaltet aber zusätzlich intrathekales Methotrexat. Die Dosen der einzelnen Substanzen werden an das Säuglings- und Kleinkindesalter angepaßt. Das aktuelle Protokoll kann bei dem Studienleiter J. Kühl (Würzburg) erfragt werden. Eine Radiotherapie kann sich anschließen, ist dann aber abhängig von dem Alter des Kindes nach Ende der Chemotherapie und der letzten Staginguntersuchung. Sie sollte im Vergleich zur Bestrahlung größerer Kinder reduziert sein und nicht ohne Rücksprache mit einem studienassoziierten strahlentherapeutischen Referenzzentrum geplant werden.

### 2.8.4 Erhaltungs-/Konsolidierungstherapie

Bei Resttumor nach Sandwichtherapie und Bestrahlung kann das folgende Schema angeschlossen werden. Häufig ist wegen der Gefahr einer zunehmenden Hörstörung Cisplatin gegen Carboplatin auszutauschen.

| Konsolidierungstherapie | | | | |
|---|---|---|---|---|
| Carboplatin | 400 mg/m$^2$ | i.v. | 4-h-Infusion | Tag 1 |
| VCR | 1,5 mg/m$^2$ | i.v. | Bolusinjektion | Tag 1, 8, 15 |
| CCNU | 75 mg/m$^2$ | p.o. | | Tag 1 |
| Vincristinhöchstdosis 2 mg **Cave:** Audiogramm, Kreatininclearence, Blutbild. | | | | |
| Wiederholung Tag 42; 8 Zyklen. | | | | |

## 2.9 Rezidivtherapie

Bei einer lokalisierten Spätmetastase oder einem Rezidivtumor nach unvollständiger Primärbehandlung kann eine erneute kurativ intendierte Therapie gerechtfertigt sein. Sie sollte wie die Primärbehandlung alle 3 Modalitäten Operation, Bestrahlung und Chemotherapie beinhalten. Bei erneuter Bestrahlung sind einschränkende Organtoleranzen nach vorangegangener Bestrahlung zu berücksichtigen. Bei der Auswahl der Zytostatika sollte Substanzen der Vorzug gegeben werden, die nicht bereits Bestandteil der Primärbehandlung waren. Eine intensive myeloablative Chemotherapie mit nachfolgender Knochenmarktransplantation wird diskutiert.

Zumeist ist die Rezidivtherapie palliativ, dies relativiert die Aggressivität der eingesetzten Maßnahmen.

## 2.10 Therapiekontrolle/Überwachung

Die Überwachung der laufenden Therapie ist vom gewählten Therapieregime abhängig und kann beinhalten: Blutbild, Elektrolyte, Hörtest, Serummagnesium und Kreatininclearence (vor und nach Cisplatin), EEG, Leberwerte (vor und nach MTX), Urinstatus, Phosphatreabsorption (vor und nach IFO).

Der Rehabilitationserfolg ist auch durch die neurologisch supportive Therapie bestimmt. Die meisten Patienten bedürfen einer kontinuierlichen krankengymnatischen Therapie. Häufig ist eine neuroophthalmologische und logopädische Betreuung notwendig. Zumeist wird die Reversibilität postoperativer neurologischer Ausfälle unterschätzt. Ein postoperativer Mutismus (Posterior-Fossa-Syndrom) verschwindet zumeist weitgehend unter der Therapie innerhalb eines halben Jahres.

## 2.11 Besondere Hinweise

*Kontaktadressen:*

P.D. Dr. J. Kühl, Universitätskinderklinik, Josef-Schneider-Str. 2, 97080 Würzburg, Fax: 0931-201-2242;

P.D. Dr. J. Wolff, Universitätskinderklinik, 48129 Münster/Westfalen, Fax 0251/837941;

Prof. Dr. M. Bamberg, Abteilung für Strahlentherapie, Universitätsklinik Tübingen, Hoppe-Seyler-Str. 3, 72076 Tübingen, Fax 07071-29-5894.

## 3 Supratentorielle primitive neuroektodermale Tumoren

Im Vergleich zu Medulloblastomen sind sie insgesamt selten, häufiger bei Säuglingen, häufiger mit zerebralen Anfällen verbunden. Therapie wie Medulloblastome, aber deutlich schlechtere Prognose.

## 4 Niedriggradige Astrozytome (Grad I oder Grad II WHO)

Niedriggradige Astrozytome sind häufiger als Medulloblastome, die Indikation zur Chemotherapie entsteht aber selten. Bei den häufigen Astrozytomen bei Neurofibromatose Typ 1 spielt der Verlust der Genfunktion des NF 1-Gens, das perizentromerisch auf Chromosom 17 lokalisiert ist (17 q 11.2), eine Rolle. Es kodiert das ca. 360 Aminosäuren große Protein Neurofibromin, das mit der ras-GTPase interagiert. Ein Verlust oder eine Mutation von Neurofibromin könnte so zu einer Erhöhung von ras-GTP und einer Wachtumsbeschleunigung spezifischer Zelltypen führen.

*Lokalisation.* hintere Schädelgrube, supratentoriell in der Mittellinie oder am 2. und 8. Hirnnerven (Neurofibromatose).

*Wachstum:* sehr langsam, fast nie metastasierend, aber häufig infiltrierend.

*Therapie:* An erster Stelle steht die *Operation.* Bei vollständiger Entfernung (MR innerhalb von 48 h): zunächst 3-, dann 6-monatige MR-Kontrollen. Bei subtotaler Resektion oder wenn wegen der Lokalisation keine sinnvolle Operation möglich ist: 3 Monate MR-Kontrollen. Keine Therapie, solange der Tumor nicht wächst.

Bei dokumentiertem Tumorwachstum (Bildgebung oder Klinik): Reoperation, wenn möglich. Danach bei wachsendem Resttumor bei Kindern nach Vollendung des 3. Lebensjahres: Bestrahlung mit 54 Gy bei erweiterter Tumorregion bei Einzeldosen von 1,8 Gy wöchentlich. Bei jüngeren Kindern Chemotherapie unter Studienbedingungen.

| Vincristin | 1,5mg/m² | i.v. | wöchentlich | Woche 1–10 |
| Carboplatin | 550 mg/m² | i.v. | 1-h-Infusion | Woche 1, 4, 7, 10 |

Vincristin: Höchstdosis 2 mg, Reduktion auf 0,05 mg/kg bei Körpergewicht unter 10 kg.
Carboplatin: Reduktion auf 18 mg/kg bei Körpergewicht unter 10 kg.
Danach: alle 4 Wochen einmal Vincristin und Carboplatin bis Woche 52 (insgesamt 11 Zyklen).

Das Protokoll wurde von G. Perilongo und D. Walker der SIOP vorgeschlagen, ist noch nicht publiziert und wird in Deutschland betreut von: Dr. A. Gnekow, Oktaviastr. 4, 86199 Augsburg, Tel.: 0821/9 16 26.

*Prognose:* gut (5 Jahre rezidivfreies Überleben um 70%).

## 5 Atrozytäre Tumoren hoher Malignität (WHO Grad III und IV = Glioblastom)

Diese Tumoren sind im Kindesalter selten. Sie kommen spontan als auch vereinzelt sekundär nach Schädelbestrahlung (Leukämiebehandlung) und familiär vor. Zahlreiche chromosomale Veränderungen wurden beschrieben. Häufig sind die Chromosomen 9, 10, 13, 17, 22 betroffen. Die Zahl der chromosomalen Veränderungen nimmt mit dem Grad der Malignität zu. Auf Proteinebene nimmt mit der Malignität die Expression des Epidermal-Growth-Faktor-Rezeptors zu und die von Interferon-α und -β ab.

*Lokalisation:* zumeist supratentoriell in den Großhirnhemisphären.

*Wachstum:* relativ langsam, sehr selten metastasierend, erhebliche Infiltrationsneigung über lange Strecken entlang den Leitungsbahnen.

*Therapie:* Wie beim Medulloblastom werden die therapeutischen Modalitäten in der Reihenfolge ihrer Wertigkeit folgendermaßen eingeschätzt: 1) Operation und Radiotherapie, 2) Chemotherapie. Dabei ist nur die Einschätzung von Operation und Radiotherapie durch ausreichende Daten unterstützt. Wegen der starken Infiltrationsneigung kann nie von einer vollständigen Resektion ausgegangen werden. Wegen der geringen Metastasierungsneigung beschränkt sich die Bestrahlung auf das Tumorbett mit 2 cm Randsaum bei gleicher Dosis (55 Gy). Die chemotherapeutischen Protokolle sind für Grad III bei Kindern identisch mit denen der Medulloblastombehandlung. Für Grad IV wurde eine experimentelle

Studie unter dem Namen HIT-GBM am 15.07.95 begonnen. Sie besteht aus einer raschen Folge von verschiedenen Phase-II-Studien. Das jeweils aktuelle Protokoll kann bezogen werden von: P. D. J. Wolff, Kinderonkologie Universität Münster, Albert-Schweitzer-Str. 33, 48129 Münster, Fax: 0251/837941, Tel.: 0251/837789.

*Prognose:* Bei Einsatz aller therapeutischen Modalitäten können bei Grad-III-Tumoren Fünfjahresüberlebensraten von 50% erreicht werden. Die Fünfjahresüberlebensrate bei Grad-IV-Tumoren grenzt an 0%.

## 6 Ependymome

Lokalisation in Ventrikelnähe, häufiger infratentoriell. Histologische Klassifikation schwierig (Referenzzentrum!). Metastasierungsneigung über den Liquor cerebrospinalis besonders bei infratentoriellen Tumoren höherer Malignität.

### Therapie

Grad I und II: wie niedriggradige Astrozytome.

Grad III und IV infratentoriell: wie Medulloblastome.

Grad III und IV supratentoriell ventrikulär oder paraventrikulär: wie Medulloblastome, die Indikation zur spinalen Bestrahlung ist aber nur relativ.

Grad III und IV supratentoriell ohne Kommunikation zum Liquorraum: wie Medulloblastome, Bestrahlung aber nur „involved field" analog der High-grade-Gliome.

## 7 Keimzelltumor

*Lokalisation:* Corpus pineale, Hypothalamus, Hypophyse.

$\alpha_1$-*Foetoprotein* und $\beta$-HCG präoperativ im Blut und Liquor sind prognostisch und therapeutisch entscheidend und müssen vor der Operation vorliegen. Einzelheiten und Therapie s. Kap. 35.73.6 „Keimzelltumoren im Kindesalter".

# 8 Kraniopharyngeome

7% der kindlichen Hirntumoren. Hypophysentumoren meist ohne relevante Proliferationsneigung. Raumforderung durch Zysten mit aktiver Produktion.

*Symptome:* bitemporale Hemianopsie, Hormonmangelsyndrome (Minderwuchs), Kopfschmerz.

*Therapie:* 1) Operation. 2) Bei unvollständiger Operation bei Kindern über 3 Jahren: Nachbestrahlung. Bei jüngeren Kindern: 3monatige Kontrollen (Perimetrie, MR).

Über die *Chemotherapie* gibt es keine ausreichenden Daten. Sie sollte nur bei den seltenen proliferierenden Tumoren bei Nachweis von Tumorprogression nach Ausschöpfung der anderen therapeutischen Modalitäten erwogen werden. Behandlung dann wie bei einem Karzinom.

# Literatur

Baldini M, Pession A, Basso G et al. (1991) N-myc and c-myc oncogenes amplification medulloblastoma. Tumori 77(2):118-121

Bamberg M (1993) Zentralnervensystem. In: Dold U, Hermanek P, Höffken K, Sack K (Hrsg) Praktische Tumortherapie, 4. Aufl. Thieme, Stuttgart, S 565–594

Bloom HJG, Thorton H, Schweisguth O (1982) SIOP medulloblastoma and high grade ependymoma therapeutic clinical trail: preliminary results (1975–1981). In: Raybauld C, Clement R, Lebreuli G, Bernard JL (eds) Pediatric oncology. Excerpta Medica, Amsterdam Oxford Pincerton, pp 309–322

Caputy AJ, Mc Cullough DC, Manz HJ, Paterson K, Hammock MK (1987) A review of the factors influencing the prognosis of medulloblastoma. The importance of cell differentiation. J Neurosurg 66:80–87

Chang CH, Housepian EM, Herbert C (1969) An operative staging system and a megavolt radiotherapeutic technique for cerbellar medulloblastoma. Radiology 93:1351–1359

Duffner PK, Horowitz ME, Krischer JP et al. (1993) Postoperative chemotherapy and delayed radation in children less than three years of age with malignant brain tumor [see comments]. N Engl J Med 328(24:1725–1731

Evans AE, Jenkin RDT, Sposto R (1990) The treatment of medulloblastoma. Results of a prospective randomized trail of radiation therapy with and without CCNU, vincristine, and prednisone. J Neurosurg 75:72–78

Kleihues P, Burger PD, Scheithauer BW (1993) The new WHO classification of brain tumors. Brain Pathol 3:255–268

Krischer JP, Ragab AH, Kun L et al. (1991) Nitrogen mustard, vincristine, procarbazine, and prednisone as adjuvant chemotherapy in the treatment of medulloblastoma. A Pediatric Oncology Group study. J Neurosurg 74(6):905–909

Kühl J (1988) Chemotherapie bei Hirntumoren im Kindesalter – Literaturübersicht und Pilotprotokoll. Klin Pädiatr 200:214–218

Laurent JP, Chang CH, Cohen ME (1985) A classificationsystem for primitive neuroectodermal tumors (medulloblastoma) of the posterior fossa. Cancer 56 [7 Suppl]:1807–1809

Packer RJ, Siegel KR, Sutton N et al. (1988) Efficacy of adjuvant chemotherapy for patients with poor-risk medulloblastoma: A preliminary report. Ann Neurol 24:503–511

Packer RJ, Sutton LN, Goldwein JW et al. (1991) Improved survival with the use of adjuvant chemotherapy in the treatment of medulloblastoma. J Neurosurg 74(3):433–440

Scheurlen W, Petrasch K, Huppertz HI, Kuhl J (1993) Expression of mutant p53 protein in metastasizing medulloblastoma and PNET: a prognostic marker? [letter]. Am J Pediatr Hematol Oncol 15(1):137–138

Tait DM, Thorton-Jones, Bloom HJG, Lemerle J, Morris-Jones P (1990) Adjuvant chemotherapy for medulloblastoma: The first multi-centre control trail of the International Society of Pediatric Oncology (SIOP I). Eur J Cancer 26:464–469

Wasson JC, Saylor RL, Zelzer P et al. (1990) Oncogene amplification in pediatric brain tumors. Cancer Res 50(10):2987–2990

# 34.92 Neuroblastom

F. Berthold

## 1 Epidemiologie

*Inzidenz:* Das Neuroblastom ist das häufigste extrakranielle solide Malignom im Kindesalter (Inzidenz 1,1/100000 Kindern unter 15 Jahren). Als embryonaler Tumor tritt es ganz überwiegend im Säuglingsalter (Inzidenz 6,0/100000 Säuglinge) und in der Kleinkinderzeit (1,7/100000 1- bis 4jährige Kinder) auf. Berichte von Neuroblastomen im Erwachsenenalter liegen vor, sind aber extrem selten.

*Altersverteilung:* Das mediane Alter bei der Diagnose liegt bei 23 Monaten. Alter und Ausbreitungsstadium korrelieren eng miteinander, d. h. ältere Kinder haben in der Regel weiter ausgebreitete Tumoren (medianes Alter bei Stadium 1: 7 Monate, Stadium 2: 9 Monate, Stadium 3: 18 Monate, Stadium 4: 32 Monate).

## 2 Biologie, Histologie, Zytologie und Molekularbiologie

### 2.1 Definition

Das Neuroblastom stammt embryologisch von Zellen der Neuralleiste ab. Die Bevorzugung der Tumorlokalisation im Bereich des Grenzstranges und von Paraganglien wie dem Nebennierenmark und dem Zuckerkand-Organ hängt damit zusammen. Der Nachweis von erhöhten Katecholaminmetaboliten im Urin bei mehr als 80% der Patienten weist auf den sympathogenen Ursprung des Tumors hin. Ein kleinerer Teil weist (auch) Stoffwechselcharakteristika des Parasympathikus auf.

### 2.2 Histologie

Das Neuroblastom gehört zu den klein-, rund- und blauzelligen Tumoren im Kindesalter. Als neuroektodermaler Tumor exprimiert es typischerweise neuronspezifische Enolase (NSE) und Neurofilamente, seltener

**Tabelle 1.** Histologisches Grading des Neuroblastoms. (Nach Hughes et al., mod. nach Harms, 1979)

| Malignitätsgrad | Histologisches Bild |
|---|---|
| Grad 1 | Ganglioneuroblastom:<br>Grad 1 a: diffuses Ganglioneuroblastom: diffuse Mischung von unreifen, ausreifenden und reifen Zellelementen;<br>Grad 1 b: Ganglioneuroblastom vom Kompositionstyp: Ganglioneurom mit wechselnd großen Arealen undifferenzierten Neuroblastomgewebes („abrupter Übergang" zwischen beiden Tumorkomponenten) |
| Grad 2 | Mischbild aus undifferenzierten Zellen und mindestens einigen Zellen mit partieller Differenzierung in Ganglienzellen (vesikuläre Kerne mit erkennbarem Nukleolus, Zytoplasma-Kern-Relation angestiegen, zytoplasmatische Fortsätze). |
| Grad 3 | Undifferenziertes, klein- und rundzelliges Tumorgewebe. |
| Anaplasie | Nebeneinanderbestehen von typischem Neuroblastomgewebe (Grad 1, 2, 3) und Tumoranteilen ohne histologische Neuroblastomkriterien, die aber große und polymorphe Zellkerne mit sehr vielen und häufig atypischen Mitosen enthalten. |

**Tabelle 2.** Risikogruppen des Neuroblastoms nach Alter und histologischem Grading. (Nach Joshi et al. 1992)

| Risiko | Alter | Histologischer Grad |
|---|---|---|
| Niedrig | Jedes | Grad 1: Mitoserate[a] niedrig *und* Verkalkungen vorhanden. |
| | ≤ 1 Jahr | Grad 2: Mitoserate niedrig *oder* Verkalkungen vorhanden. |
| Hoch | > 1 Jahr | Grad 2: Mitoserate niedrig *oder* Verkalkungen vorhanden. |
| | Jedes | Grad 3: Mitoserate hoch, keine Verkalkungen vorhanden. |

[a] > 10 Mitosen/10 HPF (high power field)

auch Chromogranin A und HNK-1. Gliale Elemente gelten als reaktiv und exprimieren das S-100-Protein. Das Grading erfolgt in Abhängigkeit von vorliegenden Differenzierungselementen (Hughes et al.) oder Proliferationsparametern (Joshi et al. 1992; Tabellen 1 und 2).

## 2.3 Zytologie

Nach heutigem Stand sind aus Tumorgewebe nicht nur Diagnose und Grading, sondern der prognostischen Bedeutung wegen auch molekulargenetische Charakteristika zu bestimmen. Feinnadelpunktionen des Tumors zur Gewinnung zytologischen Materials können diese Aufgaben nicht leisten und sind daher kontraindiziert.

## 2.4 Biologische Varianten und Molekularbiologie

– *Neuroblastom mit günstiger Prognose:*
  Hierzu gehören Patienten mit lokalisiertem Neuroblastom im Säuglings- oder frühen Kleinkindesalter. Mit begrenzter Therapie (Operation ± kurzdauernde Chemotherapie) erreicht man Heilungsraten von über 80%.
  Molekulargenetisch fehlen Deletionen am Chromosom 1p und Nmyc-Amplifikationen. Die DNS liegt meist in polyploider Form vor.
– *Neuroblastom mit schlechter Prognose:*
  Hierzu gehören Klein- und Schulkinder mit metastasierter Erkrankung und einige Patienten mit lokalisiertem Tumor (überwiegend Stadium 3). Trotz intensivster Therapie (Operation, langdauernde Chemotherapie, Bestrahlung, Knochenmarktransplantation) liegt die Fünfjahresüberlebensrate nur bei etwa 20%.
  Die Tumorzellen zeigen häufig 1p-Deletionen, Nmyc-Amplifikationen und euploide DNS.
– *Neuroblastom mit Spontanregression:*
  Bei Säuglingen mit begrenztem Primärtumor (Stadien 1 und 2), ausgeprägter, z. T. bedrohlicher Lebermetastasierung und geringer Infiltration von Knochenmark und Haut (Stadium 4S) kommt es nach Tumorprogredienz im 1. Lebenshalbjahr regelmäßig zur spontanen Regression aller Tumoren ab 2. Lebenshalbjahr. Polyploide DNS ist charakteristisch für die Tumorzellen. Nmyc ist nicht amplifiziert und Chromosom-1p-Deletionen fehlen.
  Die 2- bis 3fach höhere Inzidenz von Neuroblastomen in Regionen mit Neuroblatomscreening im Alter von 6 Monaten spricht dafür, daß auch eine unbekannte Zahl von lokalisierten Neuroblastomen im Säuglingsalter (Stadien 1–3) ohne Therapie regredieren kann.
– *Neuroblastom mit Spontanreifung:*
  Die Ausreifung von Neuroblastomen zu benignen Ganglioneuromen ist sehr selten (< 1%), aber in der Literatur zweifelsfrei belegt.
  Klinische oder molekularbiologische Charakteristika fehlen für diese Gruppe bisher.

– *Familiäres Neuroblastom:*
Multifokale Primärtumoren, frühes Manifestationsalter und autosomal-dominantes Vererbungsmuster gelten als typisch für diese sehr seltene Sonderform (in Deutschland bei 2 Familien von 1200 Patienten).

Bislang ist unklar, mit welcher Regelhaftigkeit die verschiedenen Neuroblastomtypen ineinander übergehen können.

## 3 Stadieneinteilung

Die 1988 auf internationaler Ebene vereinbarte Stadieneinteilung (International Neuroblastoma Staging System, INSS) hat sich weltweit durchgesetzt. 1993 wurden einige Präzisierungen hinzugefügt. 13% der Patienten gehören zum Stadium 1, 12% Stadium 2, 21% zum Stadium 3, 46% zum Stadium 4 und 8% zum Stadium 4S.

Stadium 1:     Lokalisierter Tumor mit makroskopisch kompletter Entfernung mit oder ohne in situ belassenem mikroskopischem Resttumor. Unmittelbar am Tumor anhängende Lymphknoten dürfen tumorinfiltriert sein.

Stadium 2a:    Unilateraler Tumor mit makroskopisch inkompletter Entfernung; ipsi- und kontralaterale Lymphknoten sind histologisch negativ.

Stadium 2b:    Unilateraler Tumor mit regionalen ipsilateralen Lymphknoteninfiltraten; die kontralateralen Lymphknoten sind histologisch negativ.

Stadium 3:     Bilateraler nichtresektabler Tumor. Tumor und/oder Lymphknoten infiltrieren über die Mittellinie (erreichen die Wirbelkante der Gegenseite).

Stadium 4:     Nachweis von Fernmetastasen.

Stadium 4S:    Primärtumor wie beim Stadium 1 oder 2. Fernmetastasen begrenzt auf Leber, Haut und/oder Knochenmark ($<10\%$ Tumorzellen), nur im Säuglingsalter.

## 4 Prognose

Für das Neuroblastom sind viele Risikofaktoren beschrieben worden. Unbestritten ist der überragende Einfluß des Stadiums auf die Prognose. Die deutsche Arbeitsgruppe (GPOH) verwendet simple, voneinander un-

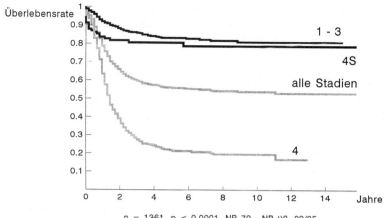

Abb. 1. Überlebensraten von Kindern mit Neuroblastom abhängig vom Stadium

abhängige Faktoren für die Risikobeschreibung (Stadium 3: LDH, Resektabilität des Primärtumors, Alter; Stadium 4: LDH, Resektabilität des Primärtumors, Leukozytenzahl, Histologie; Stadium 4S; Allgemeinzustand, Resektabilität des Primärtumors). Andere Einteilungen bevorzugen molekulargenetische Größen (del 1p, Nmyc, trkA, H-ras, CD 44, Ploidie), wobei die Abhängigkeit dieser Faktoren voneinander bislang nicht geklärt ist.

Die Überlebensrate beträgt für alle Patienten 12 Jahre nach Diagnose $53 \pm 2\%$, variiert aber für die einzelnen Stadien erheblich (Abb. 1).

## 5 Diagnostik

### 5.1 Diagnosekriterien

Nach internationaler Übereinkunft (INSS) ist die Diagnose „Neuroblastom" gesichert bei

- zweifelsfreier histologischer Diagnose oder
- Nachweis zytologisch oder immunzytologisch charakteristischer Tumorzellnester im Knochenmark und erhöhter Katecholaminmetaboliten im Urin oder Serum.

In begründeten Ausnahmefällen kann die Diagnose Neuroblastom auch klinisch gestellt werden, wenn alle folgenden Kriterien erfüllt sind:
1) Typisch lokalisierter und strukturierter Tumor (Sonographie, CT, MRT),
2) eindeutige szintigraphische Anreicherung von mIBG im Tumorgebiet,
3) eindeutig erhöhte Katecholaminmetaboliten im Serum oder Urin.

### 5.2 Molekularbiologie

Zur Erfassung individueller Risiken ist es heute unverzichtbar, Tumorgewebe auch molekularbiologisch untersuchen zu lassen;
- Chromosom 1p 36.1-2-Deletion;
- Nmyc-Amplifikation;
- DNS-Ploidie;
- Überexpression von trk A, H-ras, CD 44.

### 5.3 Radiologische Untersuchungen

Bei klinischem Verdacht auf ein Neuroblastom sind als Übersichtsverfahren Sonographie (Abdomen, Hals) bzw. Thoraxröntgen geeignet. Erst bei Bestätigung sind dann MRT oder CT zur genaueren Lokalisation (präoperativ), zum Nachweis des für die Stadieneinteilung wichtigen Überschreitens der Mittellinie und zum Ausschluß eines intraspinalen Anteils notwendig. Typischerweise findet man einen verdrängend wachsenden Tumor in charakteristischer Lokalisation (paravertebral oder von der Nebenniere ausgehend) mit stippchen- oder ringförmigen Verkalkungen und kräftiger, inhomogener Kontrastmittelanreicherung.

### 5.4 mIBG- und Tc-Szintigraphie

mIBG reichert sich über die Katecholaminrezeptoren selektiv im Neuroblastomgewebe an und ist heute ein unverzichtbares diagnostisches Verfahren. Da die mIBG-Szintigraphie nicht zwischen Knochenmark- und Knochenbefall unterscheiden kann, ist bei Metastasen im Skelettbereich zusätzlich ein Knochenszintigramm notwendig.

**Tabelle 3.** Tumormarker beim Neuroblastom

| Tumormarker | Material | Pathologische Werte [%] | Nutzen für | | |
|---|---|---|---|---|---|
| | | | Diagnose | Verlauf | Prognose |
| Vanillinmandelsäure, Homovanillinsäure, Dopamin | Urin (Serum) | 81 | + | + | (+) |
| Neuronspezifische Enolase | Serum | 70 | (+) | + | (+) |
| LDH | Serum | 62 | – | – | ⊦⊦ |
| Ferritin | Serum | 37 | – | – | + |

Knochenmetastasen sind definiert als deckungsgleiche Nuklidanreicherungen im mIBG- und Tc-Szintigramm oder durch röntgenologischen Nachweis von Osteolysen in Gebieten der mIBG-Anreicherung.

### 5.5 Tumormarker

Die verschiedenen Tumormarker sind beim Neuroblastom von unterschiedlicher Relevanz für die Diagnose, Prognose und zur Verlaufsbeurteilung. Die Referenzwerte sind alle stark altersabhängig. Pathologische Werte findet man in höheren Stadien häufiger (Tabelle 3).

### 5.6 Knochenmarkdiagnostik

Das Knochenmark ist beim Neuroblastom der häufigste Metastasierungsort. Aufgrund des fokalen Ausbreitungsmusters ist der Nachweis erschwert. Vier Punktionsstellen und der Einsatz hochsensitiver Verfahren (Immunzytologie) sind deshalb unverzichtbar.

Charakteristischerweise findet man große Tumorzellnester mit eng adhärenten Zellen. Die Kernform wird stark von der Umgebung beeinflußt (pflastersteinartiges Bild), das Chromatin ist fein und das Zytoplasma basophil und nichtgranuliert. Wichtige Oberflächenmarker sind z. B. das Gangliosid GD2, das Neuralzelladhäsionsmolekül NCAM und der Tetanustoxinrezeptor.

# 6 Charakteristika der Erkrankung und Krankheitsverlauf

## 6.1 Tumorlokalisation

Die Primärtumoren verteilen sich anatomisch entlang dem Grenzstrang und im Nebennierenbereich (49% adrenal, 28% abdominal nichtadrenal, 13% thorakal, 4% zervikal). Metastasen kommen nur selten von thorakalen (8%) und praktisch nie von zervikalen Neuroblastomen.

Die Metastasen finden sich bei Kindern mit disseminierter Erkrankung überwiegend im Knochenmark (81%) und Knochen (68%), seltener in entfernt liegenden Lymphknoten (22%), in der Leber (19%), im ZNS (8%) und in der Haut (8%). Primäre Lungenmetastasen sind so selten, daß ihr Vorhandensein die Diagnose Neuroblastom in Frage stellt.

## 6.2 Symptome

Aufgrund seines bevorzugten Wachstums in den großen Körperhöhlen bleibt das Neuroblastom relativ lange asymptomatisch. Besonders in den niederen Stadien wird es nicht selten zufällig entdeckt (Stadium 1: 48%, Stadium 2: 29%, Stadium 3: 16%). Häufigste Symptome sind Schmerzen (34%), Fieber (28%) und ungenügende Gewichtszunahme (21%), wobei die Symptomatik mit größerer Tumormasse bzw. Metastasierung zunimmt. Andere Symptome sind selten, dafür aber so charakteristisch, daß beim Auftreten jedes dieser Zeichen ein Neuroblastom ausgeschlossen werden muß. Hierzu gehören:
– Querschnittssymptomatik (4,3%) durch intraspinalen Tumoranteil (Sanduhrtumor),
– therapieresistenter Durchfall (4,0%) durch Bildung von vasointestinalem Peptid in reiferen Tumorzellen,
– Ataxie-Opsomyoklonus-Syndrom (2,8%),
– Ptosis, Miosis, Enophtalmus (Horner-Syndrom; 1,7%) durch Befall von zervikalen Ganglien.

# 7 Therapiestrategie

## 7.1 Übersicht

Die Behandlung erfolgt entsprechend der Stadien und Risikogruppen. Sie umfaßt die chirurgische Entfernung des Primärtumors, eine aggressive Polychemotherapie in Blockform, eine Radiotherapie von Tumorbett und

Knochenmetastasen und eine autologe Knochenmarktransplantation. Abbildung 2 zeigt das gegenwärtig empfohlene Behandlungsschema. Aufgrund der Seltenheit der Erkrankung im Erwachsenenalter, der Komplexität und der Aggressivität der Therapie sollen Patienten mit einem Neuroblastom nur in einem spezialisierten pädiatrisch-onkologischen Zentrum behandelt werden.

- Bei Patienten mit Stadium 1 wird nur der Tumor operativ entfernt.
- Kinder mit Neuroblastom des Stadiums 2 und mit niederem Risiko des Stadiums 3 (3-A, 3-B) erhalten im Anschluß an die Operation noch 4 Blöcke Chemotherapie und ggf. noch eine 2. Operation.
- Patienten des Stadiums 3 mit hohem Risiko (3-C, 3-D) und des Stadiums 4 erhalten neben der operativen Tumorentfernung 8 Blöcke Hochdosischemotherapie, die Bestrahlung von Primärtumorbett und Knochenmetastasen und wahlweise eine autologe Knochenmarktransplantation oder eine orale Dauertherapie über 1 Jahr.
- Bei Säuglingen im Stadium 4S wird die spontane Regression abgewartet. Nur bei sehr schlechtem Allgemeinzustand und drohender Atem- oder Niereninsuffizienz aufgrund der Lebergröße erfolgt eine niedrigdosierte interventionelle Chemotherapie zur Regressionseinleitung.

### 7.2 Stellung der Chirurgie

**Kurative Chirurgie**
Die Stadieneinteilung ist chirurgisch determiniert und die Entfernbarkeit des Primärtumors für alle Stadien von zentraler Bedeutung. Die makroskopisch komplette Resektion des Neuroblastoms im Stadium 1 erlaubt den Verzicht auf weitere Therapieelemente. Bei den Stadien 3, 4 und 4S geht die Resektabilität des Primärtumors als unabhängige Variable in die Risikoeinschätzung mit ein. Es ist gleich, ob die Tumorentfernung initial bei Diagnosestellung, nach vorausgehender tumorverkleinernder Chemotherapie oder erst bei einer Zweit- oder Drittoperation erreicht wurde. Wichtig ist nur das erreichte beste Ergebnis. Dies ermöglicht auch ein Downstaging, was z. B. im Stadium 3 mit einer erheblichen Chemotherapiereduktion einhergehen kann. Grundsätzlich darf die erstrebte Radikalität aber nicht das Kind gefährden oder eine Verstümmelung bewirken, d. h. der – meist kleine – Patient gehört in erfahrene kinderchirurgische Hände.

Chirurgische Sondersituationen kommen beim Stadium 4S (Bauchdeckenerweiterung durch Patches) und beim Sanduhrtumor zur Beseitigung einer rasch progredienten Querschnittssymptomatik (Laminektomie) vor.

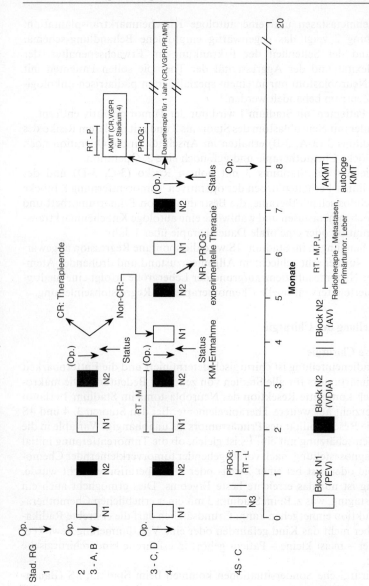

**Abb. 2.** Therapieübersicht nach dem GPOH-Protokoll NB 90 für Kinder und Jugendliche mit Neuroblastom

**Palliative Chirurgie**

Palliative chirurgische Eingriffe kommen beim Neuroblastom nur in Einzelfällen vor.

## 7.3 Stellung der Strahlentherapie

Es ist experimentell und klinisch belegt, daß das Neuroblastom ein strahlensensibler Tumor ist. Nicht nachgewiesen ist jedoch bisher, ob die Radiotherapie einen Beitrag zur Verbesserung der Überlebenschance leisten kann. Sie wird systematisch z. Z. bei Patienten mit einer Prognose von weniger als 50% für ein ereignisfreies Überleben (Stadien 3-C und 3-D, Stadium 4) eingesetzt.

### 7.3.1 Bestrahlung des Primärtumors

Bei den genannten Patientengruppen erfolgt postoperativ eine adjuvante (R0-Resektion) bzw. additive (R1-Resektion) Bestrahlung auf das Tumorbett bzw. auf Tumorreste nach Abschluß der Hochdosischemotherapie. Die Tumorherddosis schwankt altersabhängig zwischen 24 und 30 Gy.

### 7.3.2 Bestrahlung der Knochenmetastasen

Knochenmetastasen (Definition s. oben) werden parallel zu den Chemotherapieblöcken 3 und 4 mit 24–30 Gy (altersabhängig) strahlentherapiert. Insgesamt dürfen nicht mehr als 4 Skelettherde bestrahlt werden, wobei die Darmbeinschaufeln bei geplanter autologer Knochenmarktansplantation bis zur Markentnahme auszusparen sind.

### 7.3.3 Radiotherapie der Leber bei Stadium 4S

Diese Modalität hat sich wegen zu verzögerter Wirkung bei bedrohlicher Lebervergrößerung nicht bewährt.

### 7.3.4 Ganzkörperbestrahlung bei autologer Knochenmarktransplantation (AKMT)

Es gibt keinen Hinweis dafür, daß eine myeloablative Therapie mit Ganzkörperbestrahlung einer rein chemotherapeutischen Konditionierung überlegen wäre. Da die Nebenwirkungen der Ganzkörperbestrahlung bei Kleinkindern aber gravierend sein können, sollte darauf ganz verzichtet werden.

### 7.3.5 mIBG-Therapie

Der therapeutische Einsatz von $^{131}$I-mIBG im Rahmen der Therapiestudie NB 85 hat zu einer Progressionsverzögerung beim Stadium 4 um 9 Monate (Median) geführt, jedoch keine Verbesserung der Überlebensraten gebracht. Neue Therapieansätze (höhere Dosis, „front-line" sind noch experimentell.

## 7.4 Stellung der Chemotherapie

### 7.4.1 Übersicht

Das Neuroblastom ist primär ein chemotherapiesensitiver Tumor (mit einer Responserate von 80–90% sogar beim Stadium 4). Die hohe Rezidivrate beim Stadium 4 weist auf Resistenzmechanismen hin, deren Bedeutung im einzelnen (z. B. MDR) aber noch unklar ist. International ist der Trend zur Erhöhung der Dosisintensität unverkennbar. Nach dem GPOH-NB90-Protokoll erhalten 79% der Kinder und Jugendlichen eine Hochdosischemotherapie und 58% eine Dauertherapie/ AKMT. Da die Toxizität der Behandlung hoch und die erforderliche Supportivtherapie komplex ist und kindgerecht sein muß, sollte eine solche Therapie nur in einem damit erfahrenen kinderonkologischen Zentrum durchgeführt werden. Einzelheiten können hier auch nicht annähernd wiedergegeben werden und sind dem jeweils gültigen Therapieprotokoll zu entnehmen.

### 7.4.2 Hochdosischemotherapie

Abbildung 3 zeigt die Struktur der Chemotherapieblöcke N1 und N2, die alle Patienten des Stadiums 2, 3 und 4 erhalten. Es ist v. a. mit langanhaltenden Knochenmarkdepressionen und Fieber unter Neutropenie zu rechnen.

### 7.4.3 Myeloablative Chemotherapie mit AKMT

Eine myeloablative Therapie mit autologer Knochenmark- oder peripherer Stammzellrekonstruktion ist einer alleinigen Hochdosischemotherapie überlegen (NB 85, p = 0,0013). Die myeloablative Behandlung besteht aus Melphalan (120 mg/m$^2$), Etoposid (50 mg/kg KG) und Carboplatin (500 mg/m$^2$). Die Behandlungsergebnisse mit AKMT unterscheiden sich allerdings nicht von denen, die durch eine einjährige Dauertherapie erzielt werden.

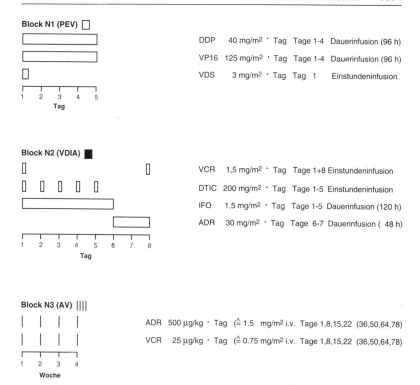

**Abb. 3.** Struktur der Chemotherapieblöcke N1, N2 und N3 im GPOH-Protokoll NB 90

### 7.4.4 Dauertherapie

Die 12monatige, ambulant durchführbare Dauertherapie als Alternative zur AKMT scheint nach gegenwärtigem Stand (2/95) mindestens gleichwertige Überlebensraten zu produzieren. Abb. 4 zeigt die Struktur der verwendeten Zyklen.

## 8  Besondere Hinweise

Nach der „Multizentrischen therapiebegleitenden Studie zur Behandlung von Kindern und Jugendlichen mit Neuroblastom (Neuroblastomstudie NB 90)" werden derzeit 93% aller Patienten des Bundesgebietes einheitlich behandelt (lt. Prof. Dr. J. Michaelis, Kindertumorregister Mainz).

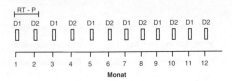

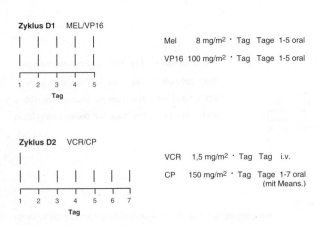

**Abb. 4.** Dauerchemotherapie im GOPH-Protokoll NB 90

*Kontaktadresse:* Prof. Dr. F. Berthold (Studienleiter), Klinik und Poliklinik für Kinderheilkunde der Universität zu Köln, Joseph-Stelzmann-Str. 9, 50924 Köln, Tel.: 0221/478–4380, Fax.: 0221/478–4689.

## 9 Zukünftige Entwicklungen

1. Neuroblastomscreening
   In ausgewählten Regionen der Bundesrepublik wird derzeit untersucht, ob regelmäßige Früherkennungsuntersuchungen mittels Nachweises erhöhter Katecholamin-Metabolit-Ausscheidung im Urin in der Lage sind, die Häufigkeit der Spätstadien zu reduzieren und damit die Neuoblastommortalität zu senken.
2. Monoklonale Antikörper gegen das Gangliosid GD2 können in beschränktem Ausmaß auch bei fortgeschrittener Erkrankung Remissionen erzielen. Ob sich durch Fusion mit Interleukin 2 oder Kopplung mit Immuntoxinen (Ricin A) Wirkungssteigerungen erzielen lassen, wird derzeit geprüft.

3. Eine europäische Verbundstudie untersucht derzeit, ob Reifungsinduktion durch Retinsäure auch in Patienten induzierbar ist und zu höheren Überlebensraten führt.

## 10 Therapieschemata

Die Abb. 3 und 4 geben die Struktur der Chemotherapieblöcke nach dem Neuroblastomprotokoll NB 90 wieder.* Zu ihrer Anwendung bedarf es aber der Kenntnis des Gesamtprotokolls mit seinen detaillierten Ausführungsrichtlinien (beim Studienleiter erhältlich)

## Literatur

Berthold F, Burdach S, Kremens B et al. (1990) The role of chemotherapy in the treatment of children with neuroblastoma stage IV: The GPO (German Pediatric Oncology Society) experience. Klin Pädiatr 202:262–269

Brodeur GM, Pritchard J et al. (1993) Revisions of the international criteria for neuroblastoma diagnosis, staging and response to treatment. J Clin Oncol 11:1466–1477

Harms D, Wilke H (1979) Neuroblastom-Grading. Klin Pädiatr 191:228–233

Joshi VV, Cantor AB, Altshuler G et al. (1992) Age-linked prognostic categorization based on a new histologic grading system of neuroblastomas. A clinicopathologic study of 211 cases from the Pediatric Oncology Group. Cancer 69:2197–2211

Pochedly C (ed) (1990) Neuroblastoma: tumor biology and therapy. CRC Press, Boca Raton Ann Arbor Boston

Schwab M, Tonini GP, Bénard J (eds) Human neuroblastoma: recent advances in clinical and genetic analysis. Harwood Academ Publ, Haarwood

---

* Die Durchführung der kooperativen therapiebegleitenden Studie (Neuroblastomstudie NB 90) wird von der Deutschen Krebshilfe gefördert (AZ. M 37/91/Be 2, M 99/91/Be 3).

## 34.93 Nephroblastom

P. Gutjahr

## 1 Epidemiologie

*Häufigkeit:* Nephroblastome (Wilms-Tumoren) kommen weltweit relativ konstant und gleichmäßig verteilt vor. 11% aller Fälle werden bei den üblichen Vorsorgeuntersuchungen im Kindesalter (meist U 3–U 6) bei asymptomatischen Kindern diagnostiziert.

*Inzidenz:* In Deutschland erkranken etwa 100 Kinder pro Jahr neu (6% der Malignome in der Pädiatrie), entsprechend einer Inzidenz von 0,8/ 100000 Kindern unter 16 Jahren pro Jahr.

*Ätiologie:* Exogene ätiologische Noxen sind nicht mit Sicherheit nachgewiesen.

*Genetische Prädisposition:* Ausfall des Wilms-Tumor-Suppressorgens WT 1 auf Chromosomenbande 11p13 prädisponiert zum Wilms-Tumor. Seltener ist der Heterozygotieverlust auf 11p15. Ein dritter, seltener Genort wurde bei 1% der Wilms-Tumorpatienten bekannt. Klinisch besteht ein Risiko für Wilms-Tumoren bei Patienten mit Wiedemann-Beckwith-Syndrom, Drash-Syndrom, Hemihypertrophie, Aniridie sowie verschiedenen sehr seltenen und noch nicht immer klassifizierten Fehlbildungssyndromen. Überlebende nach Nephroblastom sind zu gegebener Zeit genetisch zu beraten.

*Altersverteilung:* Der Altersmedian liegt bei 3 Jahren (bilaterale Wilms-Tumoren 1,5 Jahre). 2% werden bei Neugeborenen diagnostiziert (erste 4 Lebenswochen), dabei handelt es sich praktisch immer um die benigne Variante „kongenitales mesoblastisches Nephrom". 2% kommen bei Erwachsenen vor (Differentialdiagnose zum Nierenzellkarzinom).

## 2 Histologie

| Klassifikation | Häufigkeit [%] |
|---|---|
| - Triphasischer blastemischer „Standardtyp" | 80 |
| - Benigne Varianten | 7 |
|   - kongenitales mesoblastisches Nephrom | |
|   - zystisches (partiell differenziertes) Nephrom | |
| - Hochmaligne Varianten | 13 |
|   - Klarzelltyp: sog. „knochenmetastasierender Wilms-Tumor" | |
|   - anaplastische Nephrome | |

## 3 Stadieneinteilung

Die TNM-Klassifikation der Wilms-Tumoren hat sich bislang nicht weltweit durchgesetzt. Am besten bewährt hat sich die *Klassifikation der Nationalen Wilms-Tumorstudie der USA* (D'Angio et al. 1989). Sie kennt **5 Stadien:**

I:  komplett resezierter Tumor, histologisch freie Resektionsränder, keine Ruptur, keine Lymphknoten befallen.

II:  Tumorausdehnung über Niere hinaus, vollständige Entfernung möglich; z. B. Ausdehnung durch Pseudokapsel hindurch.

IIa:  ohne paraaortalen Lymphknotenbefall.

IIb:  mit paraaortalem Lymphknotenbefall.

III:  nichthämatogener Residualtumor im Abdomen; intraoperative oder frühere Tumorruptur; peritoneale Tumoraussaat; Tumor nicht komplett entfernt; Lymphknoten außerhalb der paraaortalen Kette infiltriert.

IV:  hämatogene Fernmetastasen (meist Lunge; selten Leber, Gehirn, Skelett).

V:  bilateraler Wilms-Tumor (synchron oder metachron)

## 4 Prognose

Nach adäquater Therapie überleben über 90% der Kinder im Stadium I/II dauerhaft tumorfrei, 80% in Stadium III und etwa 50% in Stadium IV, 75% in Stadium V (bilateraler Wilms-Tumor).

Die Heilung der benignen Varianten ist ausschließlich ein operatives Problem und muß demnach grundsätzlich 100% erreichen können.

Bei den sog. hochmalignen Varianten sind die Heilungschancen in den Stadien II-IV deutlich eingeschränkt. Im Stadium V kommen hochmaligne Varianten kaum vor. Bei rezidivfreiem Verlauf über 3 Jahre kann von einer Dauerheilung ausgegangen werden. Ein metachroner kontralateraler Wilms-Tumor ist bei jüngerem Ersterkrankungsalter auch nach 10 und mehr Jahren möglich, aber sehr selten.

Bei lokal-abdominalem Rezidiv und anderweitigen Rezidiven unter laufender Langzeitchemotherapie ist die Prognose ungünstig.

Primär metastatische Erkrankungen (in der Regel pulmonale Metastasen) sind in 50% der Fälle dauerhaft heilbar, bei neu auftretenden Metastasen nach Behandlungsbeginn ist die Prognose sehr ungünstig.


## 5 Diagnostik

Häufigstes *Erstsymptom* ist die – asymptomatische – *Abdominalschwellung*; sie betrifft 60% der Kinder. Etwa 10% der Wilms-Tumoren werden bei den Vorsorgeuntersuchung der Säuglinge und Kleinkinder in U3–U6 diagnostiziert. Hämaturie (20%) und abdominaler Schmerz (10%) sind seltenere Erstsymptome.

Bei Risikopatienten für einen Wilms-Tumor (s. oben) ist die *engmaschige Vorsorgeuntersuchung* wichtig: z. B. Kinder mit sporadischer Aniridie, Wiedemann-Beckwith-Syndrom, Hemihypertrophie u. a.: klinische und sonographische Untersuchung alle 4 Wochen über mehrere Jahre.

Die Tumoren sind palpatorisch derb, meist oberflächlich glatt, prall. Die Sonographie zeigt eine „leberähnliche" Echotextur, im typischen Fall mit geringen oder fehlenden echoarmen Bezirken, im Falle des zystisch partiell differenzierten Nephroms mit riesigen echoarmen Bezirken und geringen echoreichen, fadenförmigen Zystenwandstrukturen. Die Abgrenzung gegenüber Leber- und Nebennierentumoren gelingt meist gut; diese sind die klassische Differentialdiagnose zum Wilms-Tumor bei großer abdominaler Raumforderung.

*Obligat* ist das anschließende *MRT*, auch zur Abklärung eventueller kontralateraler Nierenveränderungen (ausnahmsweise stattdessen CT). CT zusätzlich zu MRT ist nicht erforderlich. DSA und Kavographie sind individuell ggf. indiziert, gehören aber nicht zum Routine-Work-up.

Spezifische Tumormarker existieren nicht.

*Laborchemisch* sind die Nierenfunktion zu überprüfen und sekundäre Erkrankungen abzuklären (Leberfunktion, Gerinnung, Infektionen).

Bei nachgewiesener Wilms-Tumor-verdächtiger Raumforderung ist das CT des Thorax obligat.

Eine Skelettszintigraphie sollte bei operativ nachgewiesenem histologischem Klarzelltyp („Knochenmetastasierender Wilms-Tumor") erfolgen.

## 6 Charakteristika der Erkrankung und Verlauf

Der typische, d. h. häufigste Wilms-Tumor ist der lokoregional beschränkte Typ, der histologisch den triphasischen Aufbau ohne Anaplasie zeigt und der durch Operation und Chemotherapie dauerhaft geheilt werden kann. Jedoch ändern verschiedene Variable wie Alter, Stadium, histologischer Subtyp und gewählte Therapie (auch Reihenfolge der Therapiemodalitäten) die Heilungschancen derart, daß es Untergruppen der Wilms-Tumoren mit hoher Dauerheilungsrate (90% oder mehr, häufig) gibt; aber auch mit sehr geringer Heilungschance (15%, selten): z. B. anaplastische Wilms-Tumoren der Stadien III und IV, Wilms-Tumoren bei Erwachsenen im Stadium III oder IV.

## 7 Therapiestrategie

### 7.1 Übersicht

Die Primärbehandlung aller Wilms-Tumoren erfolgt in kurativer Absicht, unabhängig von Stadium, Alter, histologischem Subtyp.

In den Stadien I und II (klinisch-radiologisches Stadium) sollte die primäre *Tumornephrektomie* erfolgen, anschließend *Chemotherapie.*

Kinder unter 2 Jahren sollten – von seltenen Ausnahmen abgesehen – immer primär operiert werden.

Bei Kindern mit größeren, wahrscheinlich oder sicher nur durch Resektion von Nachbarorganen primär resektablen Tumoren oder sicheren Fernmetastasen (ca. 30% der Patienten) sollte eine zytostatische Behandlung präoperativ erfolgen, auch bei Kindern mit primärem Tumorthrombus in der V. cava inferior und bei primären Lebermetastasen. Die zytostatische Behandlung erfolgt in allen Fällen von malignen Wilms-Tumoren postoperativ, je nach Stadium mit 2 (Vincristin, Actinomycin D) oder 3–4 Mitteln (zusätzlich Doxorubicin oder Cisplatin + Etoposid).

Eine additive *Radiotherapie* ist bei Kindern mit vermutetem oder sicherem abdominalem Residualtumor durchzuführen sowie bei Kindern mit pulmonalen Metastasen zu erwägen, auch wenn diese in den bildgebenden Verfahren z. B. nach präoperativer Chemotherapie gut regredient erschienen.

## 7.2 Operation

Die Operation erfolgt überwiegend primär über eine quere Oberbauchlaparotomie oder einen Suprakostalschnitt. Ist eine Radikaloperation primär wenig wahrscheinlich, sollte eine Vorbehandlung erfolgen. Eine unangemessene Radikalität (Mitnahme verschiedener Nachbarorgane, Splenektomie, Zwerchfell- oder Leberresektion etc.) ist praktisch nie erforderlich, wenn die Therapiestrategie vorab geeignet abgestimmt wird.

## 7.3 Radiotherapie

Die Radiotherapie spielt (gegenüber früher) praktisch keine Rolle mehr in der präoperativen Therapie; postoperativ ist ihre Anwendung limitiert auf etwa 50% der Fälle:
– höheres Stadium: III und IV, ggf. V bei fehlender Operation an einer der beiden Nieren;
– höhere Malignität: Anaplasie, Klarzelltyp der Stadien II–IV;
– bei makroskopischem Residualtumor.

## 7.4 Chemotherapie

Die höchste Wirksamkeit haben die Medikamente *Vincristin* und *Actinomycin D*. Als 3. Medikament wurde über Jahre Adriamycin auch in der Wilms-Tumorbehandlung empfohlen. Seine Anwendung sollte nur noch mit großer Zurückhaltung erfolgen, da mit der Kombination *Etoposid + Carboplatin* eine für Wilms-Tumoren vermutlich effektivere, aber (langfristig) weniger toxische Kombination existiert, die sich v. a. im Stadium-IV-Standardtyp, ggf. Stadium-III-Standardtyp bewährt.

## 7.5 Vorgehen

Da Wilms-Tumoren in allen großen Therapiestudien in rund 80% der Fälle geheilt werden, orientiert sich die Therapie inzwischen an möglichen Begleiterscheinungen und Spätfolgen. In der Nationalen Wilms-Tumor-Studie der USA (D'Angio et al. 1989), wo nach Möglichkeit immer primär operiert wird, wurde eine Rate von 20% schwerer postoperative Komplikationen beschrieben (Ritchey et al. 1992; Green et al. 1993). An der Wilms-Tumor-Studie der Internationalen Gesellschaft für Pädiatrische Onkologie (SIOP) (Tournadet et al. 1993) wird bemängelt, daß eine generelle präoperative Therapie erfolgt und daß viele der erfolgreich präoperativ behandelten Kinder mit „Downstaging" postoperativ „unterbehandelt" werden.

Unter Zusammenfügung all dieser Erfahrung, zusammen mit denjenigen aus der deutschen Wilms-Tumor-Studie, kann *für die häufigsten Situationen die nachfolgende Indikation und Wahl der Therapie uneingeschränkt empfohlen werden* (Gutjahr 1993).

## 8 Indikation und Wahl der Therapie

– *Benigne Wilms-Tumorvarianten* (7% der Fälle): primäre Operation.
– *Stadium I, „günstige" Histologie* (25% der Fälle): primäre Operation; postoperative Chemotherapie für 3–6 Monate, 5 Tage lang alle 6 Wochen, mit Vincristin + Actinomycin D;
– *Stadium II, „günstige" Histologie* (25% der Fälle): gleiche Therapie wie Stadium I. In Ausnahmefällen ist eine präoperative Chemotherapie bzw. eine postoperative Radiotherapie zu erwägen. Die Chemotherapie kann ggf. über 6 und bis zu 9 Monaten sinnvoll sein.
– Alle übrigen Situationen (hochgradig maligne Varianten, 15% der Fälle; initiale pulmonale Metastasen, 10%; initiale Lebermetastasen, 5%; bilaterale Wilms-Tumoren, 5% u. a.) sollten ganz der individuellen Situation angemessen und möglichst unter Beratung durch ein ausgewiesenes Zentrum behandelt werden.

## 9 Nachsorge

In der *Nachsorge* erscheint die ambulante Kontrolluntersuchung alle 4 Wochen im 1., alle 8 Wochen im 2., alle 12 Wochen im 3. Jahr nach Behandlungsbeginn sinnvoll (allgemeine Untersuchung, Blutdruck, Abdominalsonographie, Urinuntersuchung, Blutbild, Thoraxröntgen; in größeren Abständen Nierenfunktionsprüfung, weitere Untersuchung je nach Ausmaß der initialen Therapie (z. B. Hörprüfung in Vierteljahresabständen nach Carboplatin; Lungenfunktion einmal halbjährlich, wenn bilaterale Bestrahlung erfolgte usw.).

## 10 Studien

*Studie:* Nephroblastom-Studie SIOP 93-01/GPOTT

*Studienleitung:* Priv.-Doz. Dr. N. Graf, Universitätskinderklinik, 66421 Homburg/Saar, Tel.: 06841/164020/162257, Fax: 06841/164063

# Literatur

D'Angio GJ et al.(1989) The treatment of Wilms'tumour: results of the third National Wilms' Tumour Study. Cancer 64:349–360

Green DH et al.(1993) The treatment of children with unilateral Wilms'Tumor. J Clin Oncol 11:1009–1010

Gutjahr P (1993) Wilms-Tumor (Nephroblastom) In: Gutjahr P. (Hrsg) Krebs bei Kindern und Jugendlichen. 3. neubearb. Aufl. Deutscher Ärzte-Verlag, Köln, S 329

Ritchey ML et al. (1992) Surgical complications after nephrectomy for Wilms'-Tumor. Surgery Gynecol Obstet 175:507–514

Tournade MF et al. (1993) Results of the Sixth International Society of Pediatric Oncology Wilms'Tumor trial and study: a risk-adapted therapeutic approach in Wilms'Tumor. J Clin Oncol 11:1014–1023

# 34.94 Seltene Tumoren im Kindesalter

W. Havers

## 1 Retinoblastom

Das Retinoblastom ist ein maligner embryonaler Tumor der Netzhaut, der überwiegend im Säuglingsalter oder bei Kleinkindern diagnostiziert wird. Der Tumor tritt sporadisch oder familiär gehäuft, uni- oder bilateral auf. Nur bei frühzeitiger Diagnose kann unifokales von multifokalem Tumorwachstum an der Netzhaut unterschieden werden. Die molekulargenetischen Fortschritte der letzten Jahre haben das Retinoblastom zu einem wichtigen Tumormodell in der Erforschung der Kanzerogenese werden lassen.

### 1.1 Epidemiologie und Molekulargenetik

Das Retinoblastom ist der häufigste intraokulare Tumor im Kindesalter und tritt mit einer *Inzidenz* von etwa 1 auf 16000 Neugeborene auf. Die überwiegende Mehrzahl der Retinoblastome wird *vor dem 4. Lebensjahr* diagnostiziert; etwa 60% sind stets einseitig, unifokal und nicht hereditär. Sie entstehen infolge *somatischer Mutationen* in einer Retinazelle mit Verlust beider Retinoblastomgene. Die *hereditären Retinoblastome* haben einen Anteil von etwa 40%. Infolge Keimzellmutation oder Transmission des defekten Allels von einem betroffenen Elternteil fehlt allen Retinazellen bereits ein funktionstüchtiges Retinoblastomgen. Eine zusätzliche somatische Mutation führt zur Tumorentstehung; die Krankheit ist meist *multifokal und häufig bilateral* (Abb. 1).

Der Retinoblastomlokus (RB1) liegt auf dem proximalen Teil des Chromosomen 13, Region 1 Band 4. Das Genprodukt ist ein nukleäres Phosphoprotein, das an der Regulation des Zellzyklus beteiligt ist. Durch molekulargenetische Untersuchungen gelingt es heute in vielen Fällen, das Erkrankungsrisiko von Geschwistern erkrankter Kinder oder von Nachkommen in Familien, in denen ein Retinoblastom aufgetreten ist, zu benennen.

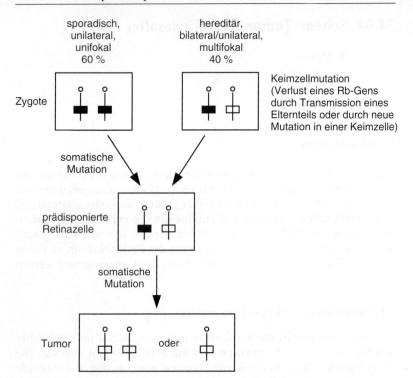

**Abb. 1.** *Genetische Formen des Retinoblastoms.* Ein intaktes Allel des Retinoblastomlokus fehlt bei der hereditären Form des Retinoblastoms bereits in der Zygote und damit in allen Retinazellen. Der Verlust oder die Veränderung des verbliebenen normalen Allels führt zur Tumorentstehung. Bei der sporadischen Form des Retinoblastoms treffen 2 Mutationsereignisse die gleiche teilungsfähige Retinazelle

## 1.2 Diagnostik und Klinik

Schielstellung und ein heller Schimmer in der Papille durch die grauweiße Geschwulst (Leukokorie) sind häufig die ersten Symptome. Der Tumor ist in diesem Stadium in den allermeisten Fällen auf die Netzhaut beschränkt oder nur oberflächlich in die Aderhaut oder in die vorderen Augenabschnitte vorgewachsen. Sehr selten hat der Tumor bei Diagnosestellung den Augapfel durchwachsen oder ist entlang des Nervus opticus in das Zentralnervensystem vorgewachsen. Die Diagnose des Retinoblastoms wird in der Regel durch die direkte *Ophthalmoskopie* gestellt. Ultraschalluntersuchung oder in seltenen Fällen auch die Computertomographie können bei der Diagnosestellung helfen. Therapeutischen Interventionen müssen ohne eine vorausgegangene histologische Untersuchung erfolgen.

### 1.3 Therapie

Bei den *unilateralen Retinoblastomen* wird man in der Regel eine Enukleation des tumortragenden Auges vornehmen. Lediglich wenn der Tumor frühzeitig diagnostiziert wird und Makula und Papille tumorfrei sind, kann eine bulbuserhaltende Therapie erwogen werden. Die meisten bilateralen Retinoblastome sind unterschiedlich groß. In der Regel muß ein tumortragendes Auge entfernt werden und das Auge mit dem geringeren Tumorwachstum kann bulbuserhaltend behandelt werden.

Zu den fokalen, *bulbuserhaltenden Therapieverfahren* zählen die *Lichtkoagulation* und die *Kryotherapie*. Außerdem können kleine Tumoren, besonders in der Peripherie, mit einem *radioaktiven Kontaktstrahler* behandelt werden. Die Kontaktstrahler verbinden den Vorteil einer hohen Strahlendosis im Tumorbereich mit einer geringen Strahlenbelastung der umgebenden Gewebe. Immer wenn das Tumorwachstum soweit fortgeschritten ist, daß die genannten lokalen bulbuserhaltende Verfahren nicht mehr angewendet werden können, ist eine *perkutane Strahlentherapie* indiziert, mit der über ein temporales Feld die gesamte Netzhaut unter weitgehender Schonung der Linse bestrahlt wird. Die Zielvolumendosis liegt zwischen 40 und 50 Gy. Bildet sich unter der perkutanen Strahlentherapie der Tumor zurück, wird nicht selten zusätzlich eine Licht- oder Kryokoagulation angewendet.

Die Behandlung des tumortragenden Auges mit Chemotherapie wird heute nur selten durchgeführt, da sehr gute Behandlungserfolge ohne Einsatz einer systemischen Chemotherapie erzielt worden sind. Bei Auftreten von Metastasen oder bei *Tumorwachstum, das den Bulbus überschreitet*, ist die Chemotherapie in der Lage, komplette Remissionen zu erzielen. Erfolgversprechende Substanzen sind, ähnlich wie beim Neuroblastom, *Alkylanzien, Platinderivate, und Epipodophyllotoxine.*

Kinder mit hereditärem Retinoblastom erkranken überzufällig häufig in ihrem weiteren Leben an einem *malignen Zweittumor.* Es ist heute unstrittig, daß die perkutane Radiotherapie und wahrscheinlich auch die Kombination von Chemotherapie und Radiotherapie das Auftreten von Zweittumoren begünstigt. Deshalb ist bei der Planung einer Therapie auch stets der Aspekt der Zweittumorentstehung zu berücksichtigen. Bereits 25 Jahre nach Diagnosestellung sind mehr Menschen mit Retinoblastom wegen ihres Zweittumors gestorben als durch das Retinoblastom.

## 1.4 Prognose

Die rezidivfreie Überlebenswahrscheinlichkeit nach 5 Jahren liegt bei Kindern mit Retinoblastom um 90%. Patienten mit unilateralem Retinoblastom haben eine geringgradig bessere Prognose. Die Größe des intraokularen Tumors hat offensichtlich keine Auswirkungen auf die Überlebenswahrscheinlichkeit. Jedoch ist ein histologisch definiertes invasives Tumorwachstum, wie Einwachsen des Tumors in den N. opticus oder massiver Aderhauteinbruch, mit einem häufigeren Auftreten von Metastasen und damit einer deutlichen Verschlechterung der Prognose verbunden. Für Patienten mit beidseitigem Retinoblastom gilt ein zweites prognostisches Kriterium: die Erhaltung der Sehkraft. Sie hängt wesentlich von der Größe und Lokalisation des Tumors an der Netzhaut und der Art und Qualität der Behandlung ab. Bei etwa 80% der Kinder mit bilateralem Retinoblastom konnte in den letzten Jahrzehnten ein Auge erhalten werden, von diesen hatten etwa 80% einen brauchbaren Restvisus. Diese Erfolge sind nur durch eine sehr individualisierte Therapie zu erzielen, die eine enorme Erfahrung des behandelnden Augenarztes und des Strahlentherapeuten voraussetzt. Die Behandlung der Kinder mit Retinoblastom sollte daher stets nur an wenigen, ausgewiesenen Behandlungszentren erfolgen.

## 2 Hepatoblastom

### 2.1 Epidemiologie

Lebertumoren sind im Kindesalter relativ selten. Nur 1–1,5% der Tumoren des Kindesalters entstehen primär in der Leber. Von 174 Lebertumoren, die bis zum Jahre 1992 im Deutschen Kinderkrebsregister erfaßt worden sind, waren 132 Hepatoblastome. Wie das Nephroblastom tritt auch das Hepatoblastom in Assoziation mit dem Beckwith-Wiedemann-Syndrom und mit einer Hemihypertrophie auf.

### 2.2 Klinik

Kinder mit Hepatoblastom sind in der Regel jünger als 2 Jahre. Der Tumor wird meist mehr zufällig als *große abdominelle Raumforderung* gefunden. Leberfunktionsstörungen, Gewichtsabnahme, Erbrechen oder Bauchschmerzen sind seltener Anlaß zur Entdeckung des Lebertumors. Der Tumor ist meist unifokal und wächst häufiger im rechten Leberlappen. Regionale Lymphknoten sind selten betroffen; Metastasen treten am häufigsten *in der Lunge* auf. Palpatorisch kann eine Abgrenzung zum rechtsseitigen Wilmstumor oder zum Neuroblastom schwierig sein. Die Diagnose gelingt in der Regel ausreichend gut durch die Ultraschalluntersuchung und/oder das Computertomogramm. Die Gefäßversorgung des Tumors kann im Magnetresonanztomogramm dargestellt werden.

Ein sehr zuverlässiger Laborparameter zur Bestätigung der Verdachtsdiagnose Hepatoblastom ist das alpha 1-Fetoprotein, das bei mehr als zwei Drittel aller Kinder mit Hepatoblastom deutlich erhöht ist. Eine besondere Bedeutung erhält dieser Tumormarker auch in der Beurteilung des Ansprechens einer präoperativen Chemotherapie und in der Nachsorge. Gelegentlich ist auch das *β-HCG* bei Kindern mit Hepatoblastomen im Serum erhöht.

## 2.3 Therapie

In mehreren Untersuchungen hat sich gezeigt, daß ausschließlich Kinder, deren Tumor chirurgisch radikal entfernt werden konnte, eine gute Aussicht auf Heilung haben. Jedoch sind noch nicht einmal 50% aller Tumoren primär operabel. Erzwungene Resektionen von eigentlich inoperablen Tumoren führen jedoch zu häufigen Metastasen und Lokalrezidiven und sind deshalb so weit wie möglich zu vermeiden.

Nachdem gezeigt werden konnte, daß Hepatoblastome in der Regel chemotherapiesensibel sind, wird heute *von einer primären radikalen Tumorresektion Abstand* genommen, wenn diese wegen der Größe des Tumors nicht oder nur unter Inkaufnahme zusätzlicher Risiken möglich ist. Diese Kinder erhalten eine *präoperative Chemotherapie* mit den Substanzen Ifosfamid, Cisplatin und Doxorubicin. Mit dieser Strategie konnte in einer multizentrischen Studie der Deutschen Gesellschaft für pädiatrische Hämatologie und Onkologie (Lebertumorstudie HB 89) eine Resektionsrate von 90% erreicht werden. Im Rahmen der Studie erhalten Kinder, deren Tumor primär reseziert werden kann, eine *postoperative adjuvante Chemotherapie* mit denselben Substanzen.

Die Art der chirurgischen Intervention richtet sich nach Größe und Lokalisation des Tumors. Überschreitet der Tumor nicht die Grenze zwischen rechtem und linkem Leberlappen, wird er mit ausreichendem Sicherheitsabstand durch eine Lappenresektion entfernt. Chirurg und

Kinderonkologe sollten nach exakter intraoperativer Präparation und Exploration entscheiden, ob bei großen Tumoren eine radikale Resektion durch Erweiterung des Eingriffs möglich ist oder ob die Operabilität nach Einsatz oder Fortführung der Chemotherapie in einer Zweit- oder Drittlaparotomie besser zu erreichen ist. Lediglich in Einzelfällen wie bei einem multifokalen Hepatoblastom oder bei völlig unzureichender Tumorreduktion durch Chemotherapie kann eine Lebertransplantation indiziert sein.

## 2.4 Prognose

Durch Einführung der modernen Strategie zur Behandlung des Hepatoblastoms hat sich die Prognose der Kinder mit diesem seltenen Lebertumor deutlich verbessert. Auch wenn abschließende Zahlen noch fehlen, kann davon ausgegangen werden, daß etwa *60–70 % aller Kinder geheilt* werden können. Die überwiegende Zahl der Kinder hat trotz der ausgedehnten Leberteilresektionen keine bleibenden Leberfunktionsstörungen zu erwarten, da der verbliebene Leberrest eine enorme Erholungsfähigkeit und Wachstumspotenz hat, so daß bereits wenige Monate nach der Resektion das Volumen der Leber eine altersentsprechende Größe hat.

## 3 Nasopharynxkarzinom (Schmincke-Tumor)

### 3.1 Epidemiologie und Pathologie

Das Nasopharynxkarzizom gehört zu den seltenen epithelialen malignen Tumoren des Kindesalters. In USA und Europa liegt sein Anteil bei noch nicht einmal 1 % aller kindlichen Malignome, während das Nasopharynxkarzinom in Asien und Afrika zu den häufigeren Tumoren des Kindesalters zählt. Bei Kindern und Jugendlichen kommen ausschließlich undifferenzierte Karzinome mit lymphoidaler Infiltration (Typ Schmincke) vor, die eine enge Assoziation zum Epstein-Barr-Virus aufweisen. Das EBV-Genom läßt sich regelmäßig im Tumorgewebe nachweisen.

### 3.2 Klinik

Behinderte Nasenatmung, Hörminderung, Nasenbluten und Kopfschmerzen sind die häufigsten Symptome des Nasopharynxkarzinom. Die meisten Patienten haben bei Diagnose bereits eine Vergrößerung der Halslymphknoten, deren histologische Untersuchung nicht selten zur

Entdeckung des Tumors führt. Hohe IgA-Titer gegen das Viruscapsidantigen des Epstein-Barr-Virus sind spezifisch für das Nasopharynxkarzinom, so daß der IgA-Titer als Tumormarker verwendet werden kann. Nicht selten werden bei der Diagnosestellung bereits Fernmetastasen in Lunge, Leber, Knochen oder Knochenmark gefunden.

### 3.3 Diagnostik

Die Computertomographie des Gesichtsschädels und des Halses gehört zu den obligaten Untersuchungsverfahren. Oft wird erst durch die bildgebende Diagnostik das Ausmaß des Tumorwachstums erkennbar. Wegen der frühzeitigen Metastasierung ist eine weitergehende Untersuchung mit CT der Lunge und des Abdomens, Knochenszintigraphie und gegebenenfalls Liquor- und Knochenmarkuntersuchungen erforderlich.

### 3.4 Therapie

Die *Strahlentherapie ist die wichtigste therapeutische Maßnahme* auch für Kinder und Jugendliche mit Nasopharynxkarzinom. Derzeit werden Strahlendosen zwischen 60 und 70 Gy empfohlen, nach denen 70% der Patienten mit lokalisiertem Tumorwachstum 5 Jahre rezidivfrei überleben. Große therapeutische Probleme bereiten Patienten mit ausgedehntem lokalem Tumorwachstum bei Diagnosestellung und Patienten mit Fernmetastasen. Für sie gilt eine rezidivfreie Langzeitüberlebensrate von etwa 20–30%.

Aus diesem Grunde ist in den vergangenen Jahren zunehmend versucht worden, mit einer *Kombinationsbehandlung aus Chemotherapie und Radiotherapie* die Prognose dieser Patienten zu verbessern. Im Rahmen einer kürzlich begonnenen Behandlungsstudie für Kinder und Jugendliche mit Nasopharynxkarzinom der Deutschen Gesellschaft für Pädiatrische Onkologie erhalten Patienten der *Hochrisiko-Gruppe Methotrexat, Cisplatin und 5-Fluorouracil* vor der Strahlentherapie. Nach ersten Erfahrungen aus der Literatur – allerdings wurde stets nur über eine kleine Zahl von Patienten berichtet – besteht die Hoffnung, die Fernmetastasierungsrate deutlich zu senken und auch die lokale Tumorkontrolle zu verbessern.

Aufgrund der Assoziation zwischen Epstein-Barr-Virus und Nasopharynxkarzinom ist in Einzelfällen versucht worden, die antitumorale Wirkung des *Interferon-*β in der Behandlung einzusetzen. In der Tat fand sich bei mit Bestrahlung und/oder Chemotherapie vorbehandelten Patienten nach systemischer Therapie mit β-Interferon noch eine Ansprechrate von etwa 20%. Aus diesem Grunde wird in der oben erwähnten Behandlungsstudie im Anschluß an die Bestrahlung eine Therapie mit β-Interferon für ein halbes Jahr als adjuvante Therapie vorgeschlagen.

## 3.5 Spätfolgen

Aufgrund der Tumorlokalisation und der hohen Strahlendosis ist mit einer Vielzahl von *Spätfolgen*, insbesondere mit Störungen der Hormonsekretion, zu rechnen. Die Schilddrüse und die Hypophyse müssen häufig in das Bestrahlungsfeld einbezogen werden, so daß eine systematische Nachsorge im Hinblick auf endokrinologische Langzeitfolgen in dieser Patientengruppe zwingend erforderlich ist. Wegen der hohen Strahlendosen sind außerdem Bindegewebsfibrosen, Muskelatrophie, Klavikulaverkürzungen, Gesichtsasymmetrie und Visuseinschränkungen zu befürchten.

# 4 Schilddrüsentumoren

## 4.1 Pathologie

Die Schilddrüsentumoren des Kindes und Jugendlichen können in Adenome und Karzinome unterteilt werden. Wie die Adenome können auch die bösartigen Tumoren Hormone sezernieren, in der Mehrzahl sind sie jedoch hormonell inaktiv. Lediglich die medullären Karzinome, deren Ursprung die C-Zellen der Schilddrüse sind, produzieren regelmäßig Kalzitonin. Medulläre Schilddrüsenkarzinome können familiär auftreten und kommen in Verbindung mit dem Syndrom multipler endokriner Neoplasien (II A und II B) gehäuft vor.

## 4.2 Klinik

Das häufigste Symptom, das zur Diagnose eines Schilddrüsenkarzinoms führt, ist ein vergrößerter *Halslymphknoten*, der häufig schon viele Monate besteht. Manchmal wird durch Biopsie des Lymphknotens das Schilddrüsenkarzinom diagnostiziert, ohne daß die Schilddrüsenerkrankung bis dahin entdeckt worden wäre. Relativ selten führt ein tastbarer Schilddrüsenknoten zur Diagnose der bösartigen Erkrankung. In Tabelle 1 sind die wichtigsten klinischen Merkmale der histologischen Formen des Schilddrüsenkarzinoms zusammengefaßt.

**Tabelle 1.** Schilddrüsenkarzinome im Kindes- und Jugendalter

| Typ | Häufig-keit [%] | Alter bei Diagnose | Metastasen (Häufigkeit bei Diagnose) | Hormonelle Aktivität |
|---|---|---|---|---|
| Papillär | 70 | < 7 Jahre | Regionale Lymph-knoten (50%), Lunge (20%) | |
| Follikulär | 20 | > 7 Jahre | Regionale Lymph-knoten, lokal invasiv | gelegent-lich $T_3$, $T_4$ |
| Anaplastisch | Selten | Jedes Alter | Häufig, aggressives Tumorwachstum | |
| Medullär | 5–10 | Jedes Alter | Lokal invasiv, regionale Lymph-knoten, Lunge, Knochen | Kalzitonin |

## 4.3 Therapie

Die *operative Entfernung* des Tumors ist die Therapie der ersten Wahl bei Schilddrüsenkarzinomen im Kindes- und Jugendalter. Außer bei diffuser bilateraler Erkrankung und beim medullären Schilddrüsenkarzinom kann dabei auf eine vollständige Thyreoidektomie verzichtet werden. Auch bei der Entfernung der regionalen Lymphknoten sollte zurückhaltend vorge-gangen werden. Häufig lassen sich befallene Lymphknoten mit [131]I markieren und sind dadurch vom Chirurgen besser aufzufinden.

Nach der Operation ist bei jedem Tumorwachstum jenseits der Schilddrüse eine *Radiojodtherapie* angezeigt. Da sich bei der Mehrzahl der Kinder bei intensiver Initialdiagnostik bereits Metastasen finden, wird eine generelle Radiojodtherapie beim papillären und follikulären Schild-drüsenkarzinom diskutiert.

Postoperativ bzw. nach der Behandlung erhalten alle Patienten eine *Substitution* mit Schilddrüsenhormonen, um die Produktion von TSH zu unterdrücken, das einen Wachstumsdruck auf den Tumor ausübt.

## 4.4 Prognose

Die differenzierten Schilddrüsenkarzinome haben nach adäquater Therapie eine Heilungsrate von etwa 80%. Auch Rezidive können häufig noch erfolgreich behandelt werden, so daß bei der Erstbehandlung eine allzu aggressive Therapie vermieden werden sollte.

# 5 Genetische Tumorsyndrome

### Allgemeine Grundlagen

Chromosomenveränderungen können typisch, in einigen Fällen sogar spezifisch für eine maligne Erkrankung sein und sind offensichtlich mit der Entstehung oder Entwicklung des malignen Prozesses eng verbunden. Die gesunden Körperzellen sind bei Patienten mit sporadischen Tumoren ohne genetischen Veränderungen. Im Gegensatz dazu tragen Menschen mit einem genetischen Tumorsyndrom den *genetischen Defekt als Grundlage für die Tumorentstehung in allen Körperzellen*. Dieser Zusammenhang zwischen Erbgut des Menschen und seiner Tumorkrankheit ist bei einer Reihe von Krankheitsbildern, Syndromen oder hereditären Erkrankungen in den letzten Jahrzehnten durch die formale Genetik und die Zytogenetik und in jüngerer Zeit durch die molekulare Genetik aufgedeckt worden. Die pathophysiologischen Zusammenhänge bei der Entstehung des Tumors, der nicht bei allen Merkmalsträgern auftritt, sind nicht bekannt. Darüber hinaus sind Krankheiten beschrieben worden, bei denen die genetische Störung zu einer Prädisposition für Malignome führt, die durch den Einfluß exogener Noxen ausgelöst werden.

Grundsätzlich lassen sich 3 verschiedene Gruppen von genetischen Tumorsyndromen unterscheiden:
– familiäre Häufung von Krebskrankheiten,
– Tumorerkrankung als Symptom eines komplexen Syndroms,
– Tumorerkrankung bei DNS-Reparaturdefekt.

### 5.1 Familiäre Häufung von Krebskrankheiten

Zu den sehr seltenen Familien mit vielzähligen und unterschiedlichen Krebskrankheiten zählt das Li-Fraumeni-Syndrom. Die ersten 4 „Krebsfamilien", die mit einem Li-Fraumeni-Syndrom beschrieben worden sind, wurden über 13 Jahre weiter beobachtet. Während dieser Zeit traten

16 Malignome bei 10 der 31 Familienmitglieder auf, während in einer gleich großen Gruppe der Normalbevölkerung mit einer Häufigkeit von 0,5 Erkrankungen gerechnet werden mußte.

## 5.2 Tumorerkrankung als Symptom eines komplexes Syndroms

Zu den häufigeren genetischen Tumorsyndromen zählen Krankheitsbilder, bei denen die Krebserkrankung ein Symptom eines komplexen Syndroms ist. Zu den Symptomen des Beckwith-Wiedemann-Syndroms gehören z. B. eine große Zunge und Veränderung der Ohrmuschel, eine Omphalozele, ein Riesenwuschs oft mit Hemihypertrophie, Hypoglykämien im Neugeborenenalter und bei einer großen Zahl der Kinder mit diesem Syndrom ein Nephroblastom. Die frühzeitige Erkennung dieses und ähnlicher Syndrome ist deshalb die Voraussetzung für Screeninguntersuchungen, mit denen der Tumor rechtzeitig entdeckt werden kann, so daß eine erfolgreiche Therapie bei der Mehrzahl der betroffenen Syndromträger möglich ist.

Das hereditäre Retinoblastom, über das an anderer Stelle ausführlich berichtet wird, ist ein genetisches Tumorsyndrom, für das heute detaillierte genetische Befunde vorliegen. Kinder mit einer Rb1-Genmutation in ihren Körperzellen haben eine Tumorprädisposition, die bei Verlust des zweiten normalen Allels zur Tumorentstehung in der Netzhaut führt. Die genetische Veränderung ist darüber hinaus mit einem deutlich erhöhten Risiko verbunden, an nichtokuläre Tumoren, insbesondere Osteosarkom oder Weichteilsarkomen zu erkranken. Geht der Verlust der normalen genetischen Information über den Rb1-Locus hinaus und erfaßt einen größeren Teil des kurzen Arms des Chromosom 13, entsteht ein komplexes Dysmorphiesyndrom, in dem das Retinoblastom nur ein „Symptom" darstellt (13 q-Deletionssyndrom).

## 5.3 Krankheiten bei DNS-Reparaturdefekt

Zu einer dritten Gruppe der genetischen Tumorsyndrome gehören Krankheiten mit DNS-Reparaturdefekten, wie die Ataxia teleangiectatica, die Fanconi-Anämie oder das Bloom-Syndrom. Diese Krankheiten sind zytogenetisch durch eine Chromosomeninstabilität charakterisiert. Daraus resultiert eine deutlich erhöhte Wahrscheinlichkeit der Krebsentstehung, auch durch eine stark erhöhte Empfindlichkeit gegenüber schädigenden Noxen, wie Röntgenstrahlen oder chemischen Substanzen.

**Tabelle 2.** Krankheitsbilder mit hereditärer Tumorprädisposition im Kindesalter

| Syndrom mit hereditärer Tumorprädisposition | Genort | Tumorkrankheit |
|---|---|---|
| Familiäre Polyposis des Kolons/Gardner-Syndrom | 5q21 | Karzinome, Hepatoblastom u. a. |
| Multiple endokrine Neoplasie Typ 2 | 10p | Schilddrüsenkarzinom, Phäochromozytom |
| WAGR-Syndrom (Wilms-Tumor, Aniridie, Genitalfehlbildung, Retardierung) | 11p13 | Wilms-Tumor |
| Beckwith-Wiedemann-Syndrom | 11p15 | Wilms-Tumor, Hepatoblastom |
| Wilms-Tumor (hereditär) | 11p13 | |
| Multiple endokrine Neoplasie Typ 1 | 11q13 | Adenome endokriner Drüsen, malignes Schwannom u. a. |
| Ataxia teleangiectatica | 11q22 | Leukämie, Lymphome u. a. |
| Retinoblastom (hereditär) | 13q14 | |
| Neurofibromatose Typ 1 | 17q11 | Sarkome, Gliome u. a. |
| Li-Fraumeni-Syndrom | 17p13 | Sarkome, Brustkrebs, Hirntumoren, Leukämie u. a. |
| Bloom-Syndrom | 19q13 | Leukämie, Darmkrebs u. a. |
| Fanconi-Anämie | 20q | Leukämie, Karzinome u. a. |
| Down-Syndrom | 21 | Leukämie |
| Neurofibromatose Typ 2 | 22q11 | Akustikusneurinom, Meningeom u. a. |
| Klinefelter-Syndrom | XXX | Keimzelltumoren, Brustkrebs |

Typische genetische Tumorsyndrome sind in Tabelle 2 zusammengefaßt. Für viele der Tumoren, die im Rahmen von genetischen Tumorsyndromen auftreten, gilt, daß sie deutlich therapierefraktärer sind als vergleichbare Tumoren bei sonst gesunden Menschen. Die rechtzeitige Entdeckung eines Tumorsyndroms durch die Anamnese oder den klinischen Befund eines Kindes ist für die Prävention und für das frühzeitige Aufdecken von Tumoren von entscheidender Bedeutung.

# Literatur

Eng C, Li FP, Abramson DH, Ellsworth RM, et al. (1993) Mortality from second tumors among long-term survivors of retinoblastom. J Natl Cancer Inst 85:1121–1128

Gutjahr P (1993) Krebs bei Kindern und Jugendlichen. Deutscher Ärzte-Verlag, Köln

Haaf HG, Kaatsch P, Michaelis J (1993) Jahresbericht 1992 des Deutschen Kinderkrebsregisters. Institut für Medizinische Statistik und Dokumentation der Universität, Mainz

Havers W, Alberti W, Messmer EP, Rath B, Höpping W (1986) Retinoblastoma. In: Riehm H (ed) Malignant neoplasias in childhood and adolescence. Monogr Paediat, vol XX. Karger, Basel

Höpping W, Havers W, Passarge E (1988) Retinoblastom. In: Bachmann K-D, Ewerbeck H, Kleihauer E, Rossi E, Stalder G (Hrsg) Pädiatrie in Praxis und Klinik. Fischer, Stuttgart New York

Horsthemke B (1992) Genetics and Cytogenetic of retinoblastoma. Cancer Genet Cytogenet 33, 1–7

Mertens R, Lassay L, Heimann G (1993) Kombinierte Behandlung des Nasopharynxkarzinoms bei Kindern und Jugendlichen – Konzept einer Studie. Klin Pädiatr 205:241–248

Pizzo PA, Poplack DG (1993) Principles and practice of pediatric oncology, 2nd ed. Lippincott, Philadelphia

Schweinitz D von, Bürger D, Weinel P, Mildenberger H (1992) Die Therapie maligner Lebertumoren des Kindesalters. Klin Pädiatr 204:214–220

## 34.95 Regionale Chemotherapie von Lebermetastasen

A. Schalhorn, M. Lorenz, E. Schmoll

### 1 Einleitung

Die regionale Chemotherapie mit Infusion der Zytostatika direkt in die A. hepatica führt besonders für die fluorierten Pyrimidine 5-Fluorouracil (5-FU) und Fluordesoxyuridin (FUDR) zu hohen regionalen Konzentrationsvorteilen um den Faktor 50–100 bzw. 100–200 (Collins, 1984). Bei Substanzen wie Doxorubicin, Mitomycin C oder Cisplatin ist der Vorteil unter der regionalen Therapie deutlich geringer. Die regionale Chemotherapie (HAI = „hepatic artery infusion") gewinnt besonders bei isolierten Lebermetastasen kolorektaler Karzinome an Interesse. Bei isolierten Lebermetastasen anderer solider Tumoren ist i. allg. keine Indikation für eine regionale Chemotherapie gegeben. Beim lokal fortgeschrittenen hepatozellulären Karzinom ist die Bedeutung der HAI noch unklar. Hier hat sich die Chemoembolisation mit z. B. Lipiodol und Doxorubicin/ Epirubicin ± Cisplatin ± Mitomycin C durchgesetzt. Es liegen bisher aber noch keine randomisierten Studien vor, die die Überlegenheit der Chemoembolisation im Vergleich zur HAI sicher belegen.

Extrahepatische Tumormanifestationen, auch Lymphknotenbefall im Hilusbereich, schließen eine regionale Chemotherapie i. allg. aus. Im folgenden wird nur auf die regionale Chemotherapie von isolierten kolorektalen Lebermetastasen eingegangen.

### 2 Intraarterielle FUDR-Infusion

Besonders durch Berichte von Balch u. Urist (1984) wurde das Interesse auf die regionale Chemotherapie mit Infusion von FUDR über die A. hepatica gelenkt. Unter Verwendung total implantierbarer Pumpen wird FUDR kontinuierlich über einen Zeitraum von 14 Tagen infundiert. Nach einer 2wöchigen therapiefreien Pause, in der der Katheter nur mit Heparin-Kochsalz gespült wird, wird die Therapie wieder aufgenommen. Die in den frühen Arbeiten angegebene FUDR-Tagesdosis von 0,3 mg/kg KG/Tag (Balch u. Urist 1984) führt mit zunehmender Therapiedauer zu einer ausgeprägten hepatobiliären Toxizität (Hohn et al. 1989; Kemeny et al. 1987). Besonders problematisch ist eine biliäre Sklerose, die sich meist auch nach Beendigung der regionalen FUDR-Therapie nicht ausreichend zurückbildet (Kemeny et al. 1987; Hohn et al. 1989). Durch Reduktion der FUDR-Tagesdosis auf 0,2 mg/kg KG kann das Risiko der hepatobiliären Toxizität gesenkt werden (Chang et al. 1987; Lorenz et al. 1992). Möglicherweise führt die begleitende i. a.-Infusion von 20 mg Dexamethason zusätzlich zum FUDR zu einer leichten Reduktion des Bilirubin-, AP- und SGPT-Anstieges (Kemeny et al. 1992). Auch unter Dexamethason wurde aber immer noch bei 57% der Patienten ein Anstieg der AP um > 100% des Ausgangswertes beobachtet (Kemeny et al. 1992).

Versuche, die FUDR-bedingten Nebenwirkungen durch Änderung der FUDR-Dosis und deren Applikationsart bei gleicher Effektivität zu vermindern, enttäuschten bisher leider. So führte z. B. die monatliche 5-Tages-Infusion von 1,7 mg/kg KG FUDR pro Tag zwar zu einem weitgehenden Verschwinden der hepatobiliären Toxizität, leider kam es aber auch zu einem weitgehenden Verlust der Wirksamkeit (Lorenz et al. 1992).

Auf jeden Fall bedarf jede i. a.-FUDR-Therapie einer engmaschigen Kontrolle der Leberwerte und gegebenenfalls einer Dosisreduktion bzw. einer Therapieunterbrechung. Selbst unter Dexamethason konnten während des 6. Zyklus im Mittel nur 28% der Solldosis infundiert werden (Kemeny et al. 1992).

Bei Patienten mit isolierten Lebermetastasen kolorektaler Karzinome wurde in 5 größeren randomisierten Studien, die in Tabelle 1 dargestellt sind, die 14tägige regionale FUDR-Therapie mit einer systemischen Chemotherapie verglichen (Chang et al. 1987; Hohn et al. 1989; Kemeny et al. 1987, 1990, 1993b; Martin et al. 1990; Rougier et al. 1990). Unter der regionalen Chemotherapie lagen die Remissionsraten mit 42–62% (Mittel 51%) signifikant über denen der systemischen Therapie (4mal FUDR; 1mal 5FU) mit 14–21% (Mittel 16%). Obwohl die mediane Überlebenszeit in allen Studien unter der regionalen Therapie mit 13–20 Monaten um 1–9 Monate länger als unter der systemischen Therapie (10–15 Monate) war, konnten bisher (noch) keine signifikanten Unterschiede zugunsten der regionalen Therapie gesichert werden. In der Studie von Chang et al. (1987) überlebten nach 2 Jahren 22% (regionale Therapie) bzw. 15%

**Tabelle 1.** Regionale vs. systemische Chemotherapie isolierter kolorektaler Lebermetastasen. Mit Ausnahme des systemischen Armes der Studie von Rougier (5-FU) wurde in beiden Therapiearmen mit FUDR behandelt.

| | | Pat. (n) | Remissionen | | Mediane ÜLZ (Mon.) | |
|---|---|---|---|---|---|---|
| | | | HAI (%) | systemisch (%) | HAI | systemisch |
| Kemeny | 1990 | 163 | 52 | 20 | 17 | 12 |
| Hohn | 1989 | 143 | 42 | 10 | 17 | 16 |
| Chang | 1987 | 64 | 62 | 17 | 20 | 11 |
| Martin | 1990 | 74 | 54 | 21 | 13 | 10,5 |
| Rougier | 1990 | 168 | 49 | 14 | 16 | 10 |
| Mittel | | | 51% | 16% | 16 | 11 |

(systemische Therapie) der Patienten. Bei Wertung der Ergebnisse ist aber zu berücksichtigen, daß in einem Teil der Studien Patienten bei hepatischem Progreß aus der systemischen in die regionale Therapie überwechseln konnten, wodurch die Ergebnisse der systemischen Therapie zumindest teilweise positiv beeinflußt und damit die Studienergebnisse verfälscht werden konnten.

Die systemische 5-FU-Gabe zusätzlich zur regionalen FUDR-Therapie scheint deren Effektivität an kleiner Fallzahl nicht entscheidend zu verbessern (Lorenz et al. 1989). Mit Remissionsraten von 50% (i. a.) und 65% (i. a. + i. v.) und einer medianen Überlebenszeit von 16 bzw. 19 Monaten wurden aber ähnliche Ergebnisse wie in den oben erwähnten Studien erzielt.

Die bisherigen Studien weisen viele methodische Mängel auf. Daher wurde 1991 von der Arbeitsgemeinschaft Lebermetastasen eine randomisierte Studie initiiert, die bei inoperablen isolierten Lebermetastasen kolorektaler Karzinome 2 regionale Therapien (FUDR oder Folinsäure/5-FU) mit einer systemischen Folinsäure/5-FU-Therapie vergleicht (s. unten).

Der Befall der Lymphknoten im Leberhilus verschlechtert die Prognose entscheidend. Während bei den Lymphknoten-negativen Patienten die mediane Überlebenszeit unter der regionalen Chemotherapie 27 Monate beträgt, sinkt sie bei Befall der hilären Lymphknoten auf nur 17 Monate ab (Chang et al. 1987) und unterscheidet sich damit kaum mehr vom Spontanverlauf.

## 3 Intraarterielle 5-Fluoruraciltherapie ± Folinsäure

Während die FUDR-Dauerinfusion die Implantation teuerer Pumpen erforderlich macht, kann 5-Fluoruracil (5-FU) über wesentlich preiswertere und leicht implantierbare Portsysteme infundiert werden. Mit einer alleinigen intrarteriellen 5-FU-Infusion über 1–2 h sahen wir nur in Einzelfällen im CT und/oder im Sonogramm gesicherte Remissionen. Etwas besser sind die Ergebnisse, wenn 5-FU über 5 Tage kontinuierlich infundiert wird. Bei ambulanter Durchführung dieser Therapie berichteten Schlag et al. (1988) über Remissionsraten von 25%.

Die in der systemischen Therapie vielfach untersuchte Modulation der 5-FU-Wirkung durch Folinsäure scheint sich auch in der regionalen Chemotherapie zu bestätigen. Im Rahmen einer Studie der ART (Arbeitsgemeinschaft Regionale Tumortherapie) behandelten wir regional über die A. hepatica mit Folinsäure und 5-FU. An 5 Tagen wird Folinsäure jeweils als Kurzinfusion, gefolgt von einer anschließenden 2-h-Infusion mit 5-FU gegeben (s. Abschn. „Therapieschemata"). Bei sehr guter Verträglichkeit konnten wir in 48% der Fälle mittels CT eine Remission sichern. Nimmt man auch den CEA-Abfall hinzu, sprachen 68% der Patienten an (Link et al. 1993). Mit 19 Monaten war die mediane Überlebenszeit aller Patienten relativ hoch, Patienten mit Remission überlebten median 25 Monate.

Im Rahmen der Studien der Arbeitsgemeinschaft Lebermetastasen erwies sich auch eine 5tägige Dauerinfusion mit 5-FU (1000 mg/m$^2$/Tag) in Kombination mit einer Kurzinfusion von Folinsäure (200 mg/m$^2$/Tag) als effektiv: Mit Remissionsraten von 56% und einer medianen Überlebenszeit von 24 Monaten wurden in einer Pilotphase vergleichsweise günstige Ergebnisse erzielt. Im Rahmen einer randomisierten Studie wird diese Therapie mit der regionalen FUDR- und mit einer systemischen 5-FU-Therapie verglichen.

Im Gegensatz zur intraarteriellen FUDR-Therapie führt die Folinsäure/5-FU-Kombination praktisch nicht zur hepatobiliären Toxizität. Wegen der im Vergleich zu FUDR geringeren hepatischen Extraktion von 5-FU (Schalhorn u. Kühl 1992) kommt es immer auch zu einem Übertritt von 5-FU in den systemischen Kreislauf, ein Befund, der im Rahmen des Gesamttherapiekonzepts durchaus erwünscht ist. Wichtig ist, daß die im Protokoll vorgesehenen Infusionszeiten eingehalten werden, da bei zu rascher Infusion höherer 5-FU-Dosen auch unter der regionalen Therapie so hohe systemische Spiegel auftreten können, daß im Einzelfall mit toxischen Nebenwirkungen gerechnet werden muß (Schalhorn et al. 1990). Bei Vorgehen wie in den Therapieschemata angegeben, sind systemische

Nebenwirkungen auf Knochenmark und Schleimhäute i. allg. selten. Ein Problem der regionalen Folinsäure/5-FU-Therapie liegt darin, daß unabhängig von möglichen technischen Problemen mit dem Port bzw. Katheter selbst Gefäßveränderungen in der Leber auftreten. Diese führen dazu, daß 5-FU nicht mehr die Leber perfundiert, sondern über Kollateralen z. B. zum Magen abströmt. Eine weitere Fortführung der regionalen Chemotherapie ist dann nicht mehr möglich.

Bei technischen Problemen mit dem Portsystem und/oder bei Beschwerden muß entweder nuklearmedizinisch oder angiographisch die Funktion des Ports und die regelrechte Durchblutung der Leber geprüft werden. Eine regelmäßige Testung ist nach jeweils 3 Zyklen erforderlich.

## 4 Progression unter einer systemischen Chemotherapie

Kommt es unter einer systemischen Chemotherapie zu einem alleinigen hepatischen Progreß, stellt sich die Frage der regionalen Chemotherapie. Nach einer neueren randomisierten Studie von Kemeny et al. (1993a) konnten bei diesen Patienten mit FUDR oder FUDR plus Mitomycin C und BCNU immerhin noch in 33–47 Wochen eine Remission und eine mediane Überlebenszeit von 14–19,1 Monaten erzielt werden. Nach diesen Ergebnissen wird man zumindest in Einzelfällen eine regionale Chemotherapie in Betracht ziehen können, wenn isolierte Lebermetastasen kolorektaler Karzinome unter einer systemischen Chemotherapie progredient sind.

## 5 Progression unter/nach einer regionalen Chemotherapie

Kommt es nach einer vorherigen Remission nach einer Therapiepause erneut zu einem alleinigen hepatischen Progreß, kann die primär erfolgreiche regionale Therapie wieder aufgenommen werden. Bei Progreß unter einer laufenden regionalen Chemotherapie wird man durch einen Wechsel auf ein anderes regionales Therapieprotokoll nur noch in einem Teil der Fälle eine Remission erzielen. Allgemein akzeptierte Standardprotokolle existieren derzeit noch nicht. Möglicherweise bietet sich hier die Kombination aus Folinsäure/5-FU mit Interferon-α und Spherex an, die derzeit im Rahmen einer ART-Studie geprüft wird (s. unten). In Einzelfällen scheint auch der Versuch einer regionalen Hochdosis-5-FU-Infusion in Kombination mit Folinsäure in Anlehnung an das von Ardalan et al. (1991) für die systemische Therapie angegebene Protokoll gerechtfertigt zu sein.

## 6 Stellung der regionalen Chemotherapie im Therapiekonzept

Nach den oben genannten randomisierten Studien mit FUDR bestehen an der höheren Effektivität der regionalen FUDR-Chemotherapie in bezug auf die Remissionsraten keine Zweifel. Nachdem die Remissionsraten unter Folinsäure/5-FU im gleichen Bereich wie unter FUDR liegen (Lorenz et al, 1989; Link et al., 1993), kann auch für Folinsäure/5-FU die höhere Effektivität der regionalen Applikation als gesichert gelten. Auch wenn wir immer wieder Patienten mit sehr lang anhaltendem Ansprechen unter der A. hepatica-Infusion sehen, ist die regionale Chemotherapie isolierter kolorektaler Lebermetastasen immer noch kein Standard, da für die Gesamtheit der Patienten immer noch kein Lebensgewinn bewiesen werden konnte. Die Entscheidung über die regionale Therapie muß daher individuell unter Berücksichtigung des Allgemeinzustandes des Patienten, seiner Motivation, des Krankheitsverlaufs und der technischen Gegebenheiten (in ca. 1/3 der Fälle ist wegen Gefäßanomalien eine Port- oder Pumpenimplantation nicht möglich!) erfolgen.

Gründe für die regionale Chemotherapie sind z. B. Verlaufsformen mit länger anhaltendem isoliertem Leberbefall. Stellt sich im Rahmen der Operation heraus, daß isolierte inoperable Lebermetastasen vorliegen, empfehlen wir die Implantation eines Portsystems zur regionalen Chemotherapie. Wichtig ist auch der individuelle Patientenwunsch, der im Einzelfall durchaus die Entscheidung mitbestimmt. Bereits beim präoperativen Aufklärungsgespräch muß der Patient darauf hingewiesen werden, daß die heute zur Verfügung stehenden Port/Pumpen-Kathetersysteme immer noch störanfällig sind und daß häufig im Verlaufe der regionalen Chemotherapie auch Gefäßveränderungen (z. B. Thrombose der A. hepatica) auftreten, die dann eine Fortsetzung der regionalen Therapie unmöglich machen. Nach eigenen Erfahrungen kann die regionale Therapie in der Mehrzahl der Fälle wegen Katheter- und/oder Gefäßproblemen nur für 6–12 Zyklen durchgeführt werden.

Nach Campbell et al. (1993) und nach eigenen Erfahrungen ist eine große operative Erfahrung des Chirurgen eine ganz entscheidende Voraussetzung für eine gute und langdauernde Funktionsfähigkeit der Pumpen- bzw. der Portsysteme. Nach Abbruch der regionalen Chemotherapie tritt leider in der überwiegenden Mehrzahl der Patienten nach 3–12 Monaten ein Progress auf. Implantierbare Pumpen mit kontinuierlichem Heparinfluß sichern den arteriellen Zugang länger, verursachen aber auch wesentlich höhere Kosten. Es bleibt abzuwarten, ob neue kleinere Pumpen sich durchsetzen und über eine längere Therapiedauer zu einem längeren Überleben führen.


## 7 Wahl der Therapie

Entscheidet man sich für eine regionale Chemotherapie, ist Folinsäure/5-FU entsprechend dem ART-Protokoll oder dem Protokoll der Frankfurter Arbeitsgemeinschaft Lebermetastasen (s. Abschn. „Therapieschemata") derzeit ein Standard, an dem sich andere Therapien messen müssen. Wegen der Toxizität sehen wir außerhalb von Studien derzeit keine Indikation für die im Absschn. „Therapieschemata" dargestellte FUDR-Therapie. Für die alleinige regionale 5-FU-Therapie sehen wir wegen deren geringen Effektivität keine Indikation. Kommt es unter einer regionalen Chemotherapie zu einem alleinigen hepatischen Progreß, kann im Einzelfall ein neues Studienprotokoll der ART unter Verwendung von Folinsäure/5-FU plus Interferon-α und Spherex (abbaubare Stärkepartikel) zur Anwendung kommen.


## 8 Durchführung der regionalen Chemotherapie

Die folgenden Durchführungsbestimmungen sind grundlegende Voraussetzung für jede Form einer regionalen Chemotherapie von Lebermetastasen:

- Nuklearmedizinische oder angiographische Überprüfung der Port- bzw. Pumpenfunktion und der Durchgängigkeit der A. hepatica vor dem ersten Therapiezyklus. Danach alle 3 Zyklen und bei Portproblemen und/oder klinischen Beschwerden (z. B. Magenschmerzen bei Fehlperfusion des Magens).
- Sorgfältige Lokalisation und Markierung der Port- oder Pumpenmembran. Bei der Pumpe mit zentraler Membran gegebenenfalls Benutzung einer Schablone oder Bestimmung des Schnittpunktes von 2 aufeinander stehenden Pumpendurchmessern.
- Verwendung von Huber-Nadeln, um Beschädigungen der Portmembran zu vermeiden.
- Nachfüllen einer Pumpe: Hautdesinfektion, sterile Handschuhe, steriles Lochtuch! Niemals den Restinhalt zu aspirieren versuchen. Über Dreiwegehahn und Verbindungsschlauch tritt der Restinhalt der Pumpe in eine leere Perfusorspritze ohne Stempel über. Anschließend Füllen der Pumpe mittels Perfusorspritze, Überleitungsschlauch und

Dreiwegehahn. Spritze und Schlauchsystem müssen luftleer sein.
Zugabe von Heparin zu jeder Pumpenfüllung!
- Therapie über Port: Gute Fixierung der Hubernadel Voraussetzung.
  Verwendung luftleerer Spritzen und Überleitungssysteme.
- Entfernung der Nadel: Port- oder Sideport immer erst mit 3–5 ml
  Heparin/Kochsalz durchspülen. Niemals aspirieren! Ziehen der Nadel
  mit leichtem Überdruck oder mit geschlossenem Dreiwegehahn.

## 9 Nebenwirkungen der regionalen Chemotherapie

Wie bereits aus den oben erwähnten Arbeiten ersichtlich, unterscheiden
sich die Toxizitäten von FUDR und 5-FU erheblich.

### FUDR

Systemische Nebenwirkungen sind bei 0,3 mg/kg KG/Tag über 14 Tage
weitgehend zu vernachlässigen. Die hepatobiliäre Toxizität mit chemi-
scher Hepatitis und biliärer Sklerose kann aber erheblich sein und zwingt
oft zur Therapieunterbrechung und anschließender Dosisreduktion und
u. U. sogar zum völligen Abbruch der regionalen FUDR-Therapie.
Einzelheiten finden sich bei Hohn et al. (1989), Kemeny et al. (1987, 1992)
und Lorenz et al. (1992).

### 5-Fluoruracil

Die hepatobiliäre Toxizität spielt bei der regionalen 5-FU-Therapie
keine Rolle. Im Gegensatz zu FUDR ist im Einzelfall auch unter der
regionalen Applikation mit typischen systemischen 5-FU-Wirkungen
(Stomatitis und Diarrhö, seltener auch Knochenmarkschädigung) zu
rechnen, besonders wenn höhere 5-FU-Dosen (15 mg/min) über kurze
Zeiträume ($\leq 2$ h) infundiert werden. Angaben zur Dosisanpassung im
Abschn. „Therapieschemata"! Bei Stenose oder Verschluß der A. hepatica unter 5-FU-Einwirkung ist die Entwicklung von Kollateralen z. B.
zum Magen mit daraus resultierenden Oberbauchschmerzen und Gastritis möglich.

### Probleme durch Port, Pumpen und Katheter

Katheterverschluß im Einzelfall durch Urokinase lysierbar. Defekte an
den Membranen und/oder dem Katheter zwingen i. allg. zu einer operativen Revision. Lokale Entzündungen durch Paravasate können als Folge
von Nadeldiskonnektion und/oder Membran- oder Katheterdefekten
auftreten. Besondere Vorsicht bei Infusion von Anthrazyklinen und

Mitomycin C, da deren Paravasate zu schweren Gewebsnekrosen führen würden.

## 10  Regionale adjuvante Chemotherapie?

Bei bis zu maximal 3–4 isolierten Lebermetastasen kolorektaler Karzinome ist heute deren Resektion anzustreben. Auch wenn mit diesem Vorgehen Fünfjahresüberlebensraten von 20–30% erzielt werden können, erleidet die Mehrzahl der Patienten nach 10–12 Monaten (median) ein Rezidiv, das häufig auf die Leber beschränkt ist. Ob eine regionale Therapie (V. portae, A. hepatica, intraperitoneal) die Prognose verbessern kann, wird in verschiedenen laufenden Studien untersucht. Verbindliche Ergebnisse liegen noch nicht vor. Relativ günstige Ergebnisse einer eigenen Phase-II-Studie lassen auf einen günstigen Einfluß einer regionalen adjuvanten Therapie mit Folinsäure/5-FU hoffen (Lorenz et al., 1993). Wegen der Bedeutung der Fragestellung sollten daher möglichst viele Patienten nach vollständiger Resektion von isolierten kolorektalen Lebermetastasen in die laufende Phase-III-Studie der Arbeitsgemeinschaft Lebermetastasen der Deutschen Krebsgesellschaft aufgenommen werden, die eine regionale Folinsäure/5-FU-Therapie mit einem Kontrollarm ohne Chemotherapie vergleicht. (s. unten).

## 11  Laufende Therapiestudien

Wegen der vielen offenen Fragen zur klinischen Relevanz der regionalen Chemotherapie und zum optimalen Therapieprotokoll sollten möglichst viele Patienten in Studien aufgenommen werden. In der BRD laufen derzeit folgende Studien:

**Inoperable isolierte Lebermetastasen kolorektaler Karzinome**
– *Arbeitsgemeinschaft Lebermetastasen der Deutschen Krebsgesellschaft* Multizentrische Phase-III-Studie zur Bedeutung der regionalen Chemotherapie:
  Systemische Folinsäure/5-FU-Therapie vs. regionale FUDR- oder regionale Folinsäure/5-FU-Therapie.
  Priv.-Doz. Dr. med. M. Lorenz, Klinik für Allgemeinchirurgie der Johann Wolfgang Goethe-Universität, Theodor-Stern-Kai 7, 60590 Frankfurt am Main, Tel. 069/63011, Fax 069/63017452.

- *Arbeitsgemeinschaft Regionale Tumortherapie (ART) multizentrische Phase-II-Studie:*
Regionale Chemotherapie mit Folinsäure/5-FU in Kombination mit Spherex und Interferon-α in der Primär- oder Sekundärtherapie isolierter kolorektaler Lebermetastasen.
Dr. E. Schmoll, Abteilung Hämatologie und Onkologie, Medizinische Hochschule Hannover, Konstanty-Gutschow-Str.8, 30625 Hannover, Tel. 05115324077, Fax 0511/5323691.

**Kurative Resektion isolierter ($\leq 6$) Lebermetastasen**
- *Frankfurter Arbeitsgemeinschaft Lebermetastasen*
Multizentrische Phase-III-Studie zur Bedeutung der adjuvanten Chemotherapie:
Postoperative regionale Folinsäure/5-Fluoruracil-Therapie vs. Kontrolle
Priv.-Doz. Dr. M.Lorenz, Klinik für Allgemeinchirurgie der Johann Wolfgang Goethe-Universität, Theodor-Stern-Kai 7, 60590 Frankfurt am Main, Tel. 063/63011, Fax 069/63017452

## 12 Therapieschemata

| **Folinsäure/5-FU** (über Port- oder Pumpensystem) | | | | ART-Protokoll |
|---|---|---|---|---|
| Folinsäure | 170 mg/m² | i.a. | 15-min-Kurzinf. | Tag 1–5 |
| direkt anschließend | | | | |
| 5-Fluoruracil | 600 mg/m² | i.a. | 2-h-Infusion | Tag 1–5 |
| Wiederholung alle 3–4 Wochen | | | | |

*Dosisanpassung von 5-Fluoruracil:* 5-FU-Dosisanpassung nach der im Intervall beobachteten Toxizität nach WHO bei jedem Folgezyklus erforderlich! In der Mehrzahl der Fälle ist eine Steigerung der 5-FU-Tagesdosis möglich.
*WHO°0* Steigerung der 5-FU-Tagesdosis um 100 mg/m²
*WHO°1* 5-FU-Tagesdosis unverändert
*WHO°2* Reduktion der 5-FU-Tagesdosis um 100 mg/m²
*Infusionsdauer darf nicht verkürzt werden!*

**Folinsäure/5-Fluoruracil**
Protokoll der Frankfurter Arbeitsgruppe Lebermetastasen

| Folinsäure | $200\,mg/m^2$ | i.a. | 15-min-Kurzinf. | Tag 1–5 |
| anschließend | | | | |
| 5-Fluoruracil | $1000\,mg/m^2$ | i.a. | 24-h-Inf. | Tag 1–5 |

Wiederholung alle 4 Wochen

---

**FUDR-Dauerinfusion (nur über Pumpe)**

| Fluordesoxyuridin (FUDR) | 0,3 (0,2) mg/kg KG/Tag | über 14 Tage |
| Dexamethason | 20 mg | zusätzlich zu jeder |
| | | FUDR–Pumpenfüllung |

14 Tage Spülung mit physiologischer Kochsalzlösung
Wiederholung der Therapie ab Tag 28
Zugabe von 10.000 E Heparin zu jeder Pumpenfüllung
Reduktion der FUDR-Dosis bei hepatotoxischen Nebenwirkungen

## Literatur

Ardalan B, Chua L, Tian E, et al. (1991) A phase II study of weekly 24-hour infusion with high-dose fluorouracil with leucovorin in colorectal carsinoma. J Clin Oncol 9:625–630

Balch CM, Urist MM (1984) Intraarterielle Chemotherapie mit einer implantierbaren Infusionspumpe bei Lebermetastasen colorectaler Tumoren und Hepatomen. Chirurg 55:485–493

Campbell KA, Burns RC, Sitzman JV, et al. (1993) Regional chemotherapy devices: effect of experience and anatomy on complications. J Clin Oncol 11:822–826

Chang AE, Schneider PZ Sugarbaker PH, Simpson C, Culnane M, Steinberg SM (1987) A prospective randomized trial of regional versus systemic continuous 5-fluorodeoxyuridine chemotherapy in the treatment of colorectal liver metastases. Ann Surg 206:685–693

Collins T (1984) Pharmacologic rationale for regional drug delivery. J Clin Oncol 2:498–504

Hohn DC, Stagg RJ, Friedman MA, et al. (1989) A randomized trial of continuous intravenous versus hepatic intraarterial floxuridine in patients with colorectal cancer metastatic to the liver: The Northern California Oncology Group Trial. J Clin Oncol 7:1646–1654

Kemeny N, Daly J, Reichman B, Geller N, Botet J, Oderman P (1987) Intrahepatic or systemic infusion of fluorodeoxy-uridine in patients with liver metastases from colorectal carzinoma. Ann Intern Med 107:459–465

Kemeny N, Seiter K, Niedzwiecki D, et al. (1992) A randomized trial of intrahepatic infusion of fluorodeoxyuridine with dexamethasone versus fluorodeoxyuridine alone in the treatment of metastatic colorectal cancer. Cancer 69:327–334

Kemeny N, Cohen A, Seiter K, et al. (1993 a) Randomized trial of hepatic arterial floxuridine, mitomycin, and carmustine versus floxuridine hepatic arterial floxuridine, mitomycin, and carmustine versus floxuridine in previously treated patiens with liver metastases from colorrectal cancer. J Clin Oncol 11:330–335

Kemeny N, Lokich JJ, Anderson N, Ahlgren JD (1993 b) Recent advances in the treatment of advanced colorectal cancer. Cancer 71:9–18

Link KH, Kreuser ED, Safi F, Ullrich J, Schalhorn A, Schmoll E, Beger HG (1993) Die intraarterielle Chemotherapie mit 5-FU und Folinsäure im Therapiekonzept bei nicht resektablen kolorektalen Lebermetastasen. Tumordiagn Ther 14:224–231

Lorenz M, Hottenrott C, Inglis R, Kirkowa-Reimann M (1989) Prevention of extrahepatic disease during intraarterial floxuridine of colorectal liver metastases by simultaneous systemic 5-fluorouracil treatment. Jpn J Cancer Chemother 16:3662–3671

Lorenz M, Hottenrott C, Maier P, Reimann M, Inglis R, Encke A (1992) Continuous regional treatment with fluoropyrimidines for metastases from colorectal carcinomas: influence of modulation with leucovorin. Semin Oncol 19 [Suppl 3]:163–170

Lorenz M, Hottenrott C, Encke A (1993) Adjuvante, regionale Chemotherapie nach Resektion von Lebermetastasen kolorektaler Primärtumoren. Zentralbl Chir 118–279–289

Martin KJ, O'Connell MJ, Wieand HS, et al. (1990) Intraarterial floxuridine vs systemic fluorouracil for hepatic metastases from colorectal cancer. Arch Surg 125:1022–1027

Rougier P, Laplanche A, Huguier M, Hay JM, Ollivier JM, Escat J, Salmon R, Julien M, Audy JCR, Gallot D, Gouzi JL, Pailler JL, Elisa D, Lacaine F, Roos S, Rotman N, Luboinski M, Lasser P (1992) Hepatic arterial infusion of floxuridine in patients with liver metastases from colorectal carcinoma: Long-term results of a prospective study. J Clin Oncol 10:1112–1118

Schalhorn A, Kühl M (1992) Clinical pharmacokinetics of fluorouracll and folinic acid. Semin Cncol 19, Suppl 3:82–92

Schalhorn A, Peyerl G, Heinlein W, Wilmanns W (1990) Regional therapy with 5-fluorouracil: dependence of systemic concentrations on the infusion rate. In: Jakesz R, Rainer H (eds) Progress in regional cancer therapy. Springer, Berlin Heidelberg New York Tokyo, pp 70–75

Schlag P, Hohenberger P, Schwarz V, Herfarth C (1988) Intraarterielle 5-Fluorouracil-Chemotherapie bei Lebermetastasen kolorektaler Karzinome. Med Klin 83:705–709

## 34.96 Therapie maligner Pleuraergüsse

K.-M. Deppermann, E.-D. Kreuser

### 1 Ätiologie und Symptomatik

40% aller Pleuraergüsse werden durch maligne Tumoren hervorgerufen. Während maligne Pleuraergüsse bei Männern am häufigsten durch Bronchialkarzinome (49%) und maligne Lymphome (21%) verursacht werden (Johnston 1985), treten sie bei Frauen am häufigsten bei Mammakarzinomen (37%) und gynäkologischen Tumoren (20%) auf (Tabelle 1). 15% der Patienten mit Bronchialkarzinomen weisen bereits bei der Diagnosestellung einen Pleuraerguß auf. Bei anderen Primärtumoren tritt dieser meist erst im Rahmen der Dissemination auf. Die klinische Symptomatik wird durch die Geschwindigkeit der Ergußentstehung, lokale Entzündungsreaktionen sowie durch das Ausmaß des Ergusses verursacht. Die häufigsten Symptome sind Luftnot, Husten und pleuritische Beschwerden, bedingt durch pulmonale Kompression, Irritationen der Pleurablätter und Entzündungsreaktionen an der parietalen Pleura. Über 20% aller Patienten mit malignen Ergüssen sind asymptomatisch (Hausheer u. Yarbro 1985).

### 2 Diagnostik

Neben der klinischen Symptomatik ergeben sich weitere Hinweise auf einen Pleuraerguß durch die körperliche Untersuchung und die Thorax-Röntgen-Aufnahme als radiologische Standarddiagnostik. Die weiterführende Diagnostik besteht in der Sonographie und der Computertomographie des Thorax.

Das diagnostische Vorgehen bei einem Pleuraerguß unklarer Genese umfaßt zunächst die Pleurapunktion mit biochemischer, zytologischer und mikrobiologischer Untersuchung sowie der Zelldifferenzierung des Pleurapunktats. Bei der Differenzierung in Exsudat und Transsudat sind neben der Bestimmung des Gesamtproteins im Pleuraerguß die Bestimmung von LDH, spezifischem Gewicht, Cholesterin und Bilirubin hilfreich (Tabelle 2). Ein Chylothorax kann durch die Bestimmung der Tri-

**Tabelle 1.** Ätiologie maligner Pleuraergüsse hinsichtlich des Primärtumors und des Geschlechts. (Mod. nach Johnston 1985)

| Patient gesamt [%] | | Männer [%] | | Frauen [%] | |
|---|---|---|---|---|---|
| Bronchialkarzinome | 35,6 | Bronchialkarzinome | 49,1 | Mammakarzinome | 37,4 |
| Lymphome | 15,9 | Lymphome | 21,1 | Gynäkologische Tumoren | 20,3 |
| Mammakarzinome | 14,8 | Unbekannte Primärtumoren | 10,9 | Bronchialkarzinome | 15,3 |
| Unbekannte Primärtumoren | 10,2 | Gastrointestinale Tumoren | 7,0 | Unbekannte Primärtumoren | 9,1 |
| Gynäkologische Tumoren | 8,1 | Urogenitale Tumoren | 6,0 | Lymphome | 8,0 |
| Gastrointestinale Tumoren | 5,9 | Melanome | 1,4 | Gastrointestinale Tumoren | 4,3 |
| Melanome | 2,1 | Mesotheliome | 1,0 | Melanome | 3,2 |

**Tabelle 2.** Differenzierung des Pleuraergusses in Transsudaten und Exsudaten. (Mod. nach Loddenkemper 1992)

| Parameter | Transsudat | Exsudat |
|---|---|---|
| Gesamteiweiß (GE) | <30 g | >30 g |
| GE-Pleura/GE-Serum | <0,5 | >0,5 |
| Spezifisches Gewicht | <1016 | >1016 |
| Laktatdehydrogenase | <200 /l | >200 U/l |
| LDH-Pl/LDH-Serum | <0,6 | >0,6 |
| Leukozytenzahl | <1000/ml | >1000/ml |
| Erythrozytenzahl | <10000/ml | >10000/ml |
| Cholesterin | <60 mg/dl | >60 mg/dl |
| Bili-Pl/Bili-Serum | <0,6 | >0,6 |

glyzeride diagnostiziert werden. Bei jeder diagnostischen Punktion eines Pleuraergusses unklarer Genese sollte ein Differentialzellbild angefertigt werden. Bei Lymphomen und Leukämien sollte zusätzlich eine Phänotypisierung mittels Durchflußzytometrie erfolgen. Ein diagnostisches Flußdiagramm definiert das Procedere in der Differentialdiagnose von Pleuraergüssen (Abb. 1). Die Diagnose eines malignen Pleuraergusses wird erst durch den Nachweis von malignen Zellen in der Zytologie oder der Histologie gesichert. Liegt ein Exsudat vor und führen die zytologischen Untersuchungen nicht zum eindeutigen Nachweis maligner Zellen, müssen invasivere diagnostische Verfahren (Abb. 1) wie bei Verdacht auf einen malignen oder spezifischen (Teil)prozeß die Thorakoskopie durchgeführt werden. Die Sensitivität der zytologischen Untersuchung beträgt bei einmaliger Punktion 50%, nach wiederholten Punktionen 70%. In Kombination mit der blinden Pleurastanze wird die Sensitivität bis auf 84% gesteigert. Die Thorakoskopie mit Inspektion der Pleura und gezielten Gewebeentnahmen steigert die diagnostische Sicherheit auf 90%. Außerdem können die Voraussetzungen für eine optimale Pleurodesebehandlung durch gezieltes und vollständiges Absaugen der Ergußflüssigkeit und genaue Plazierung der Thoraxdrainage verbessert werden (Hausheer u. Yarbro 1985; Moores 1991; Keller 1993; Lynch 1993; Miles u. Knight 1993).

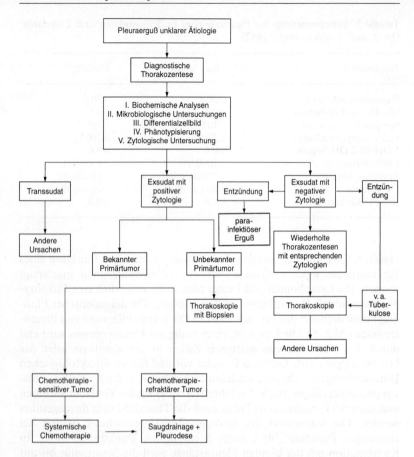

**Abb. 1.** Diagnostisches und therapeutisches Flußdiagramm bei der Differentialdiagnose von Pleuraergüssen

# 3 Therapeutisches Management

Maligne Pleuraergüsse werden in der Regel unter palliativen Gesichtspunkten therapiert, weshalb Invasivität des Verfahrens, Effektivität, Nebenwirkungen und Kosten ausgewogen sein sollten.

## 3.1 Systemische Therapie

Eine systemische Chemotherapie ist bei allen kleineren malignen Pleuraergüssen, insbesondere bei chemotherapiesensitiven Primärtumoren wie kleinzelligen Bronchialkarzinomen, Mammakarzinomen und malignen Lymphomen indiziert. Die Zytostatikatherapie wird am Primärtumor orientiert.

## 3.2 Lokale Maßnahmen

### 3.2.1 Drainage

Die Anlage einer Drainage sollte bei allen malignen Pleuraergüssen, bei denen eine systemische Chemotherapie nicht wirksam ist, erfolgen. Die kontinuierliche Drainage des Pleuraraumes mit Hilfe einer Saugdrainage ist der erste Schritt der Pleurodesebehandlung. Der Pleuraraum sollte möglichst vollständig entleert werden. Die Ergußmengen sollten weniger als 100–200 ml/24 h betragen, um optimale Voraussetzungen für einen Pleurodeseerfolg zu schaffen. Die alleinige Drainageanlage führt bereits in 45% der Fälle zum Sistieren des Ergusses, die Kombination mit einer fibroseinduzierenden Substanz erhöht jedoch den Therapieerfolg auf 60–80%.

### 3.2.2 Pleurodeseverfahren

Die Pleurodese hat zum Ziel, eine Fibrosierung der Pleurablätter zu induzieren, um eine weitere Ergußbildung zu verhindern. Die meisten intrapleural applizierten Substanzen führen über eine Fibroblastenproliferation zur Sklerosierung der Pleurablätter.

Eine Pleurodese sollte bei allen Patienten mit ausgeprägten Pleuraergüssen, vor allem bei chemotherapierefraktären Tumoren, durchgeführt werden. Eine wesentliche Voraussetzung für den Therapieerfolg ist die Ausdehnung der Lunge nach Drainierung der Ergußflüssigkeit.

**Historische Substanzen**

In der Vergangenheit wurden eine Vielzahl verschiedener Substanzen untersucht (Tabelle 3), die aufgrund geringer Effektivität oder aber erheblichen Nebenwirkungen heute verlassen worden sind.

**Etablierte Substanzen**

Bleomycin, Tetracyclin, Mitoxantron, Fibrin und Talkum gehören zu den etablierten, eine Pleurodese induzierenden Substanzen mit Erfolgsraten

**Tabelle 3.** Pleurodeseverfahren und Substanzen

| Substanzen | Effektivität [%] | Bemerkungen |
|---|---|---|
| **Allgemeine Verfahren** | | |
| Pleurapunktion | 0–4 | Akutmaßnahme |
| Pleuradrainage | 22–67 | Voraussetzung für effektive Pleurodese |
| Radioisotope | 30–59 | Strahlenschutzbedingungen |
| Strahlentherapie | 70–80 | Bei Mediastinaltumoren |
| Pleurektomie | 98 | Bei Versagen konventioneller Verfahren und gutem Allgemeinzustand des Patienten |
| **Historische Substanzen** | | |
| Quinacrin | 67–90 | Aufgrund häufiger und starker Nebenwirkungen heute nicht mehr verwendet |
| Stickstofflost | 44–52 | |
| 5-Fluoruracil | 37–66 | |
| NaOH | 56 | |
| Thiotepa | 37–60 | |
| **Etablierte Substanzen** | | |
| Tetracyclin | 54–86 | Lokale Schmerzen |
| Bleomycin | 64–87 | Temperaturen |
| Fibrin | 77 | Keine Nebenwirkungen |
| Mitoxantron | 75–90 | Myelotoxizität |
| Talkum | 91–98 | Technische Voraussetzungen notwendig, starke lokale Schmerzen |
| **Experimentelle Ansätze** | | |
| Interferon-α | 20 | Bisher nur in kleinen Studien überprüft |
| Interferon-β | 28 | |
| Interferon-γ | – | |
| Markiertes $^{131}$I | 70 | |
| Interleukin-2 | 22 | |
| Gentherapie | | |

zwischen 54 und 98 % (Tabelle 3). Diese Substanzen sind am häufigsten untersucht worden und ihre Wirksamkeit ist durch randomisierte Studien belegt (Fentiman et al. 1986; Gust u. Fabel 1989; Groth et al. 1991; Ruckdeschel et al. 1991; Kreuser 1992; Walker-Renard et al. 1994).

**Tetracyclin.** Die Instillation von Tetracyclin-Hydrochorid gilt als Therapie der 1. Wahl zur Behandlung maligner Pleuraergüsse. Die Remissionsraten liegen zwischen 54 und 86%. An Nebenwirkungen treten bei etwa 50% der Patienten teils heftige Pleuraschmerzen auf, weshalb eine vorherige lokale und evtl. systemische Schmerztherapie zu empfehlen ist. Tetracyclin-Hydrochlorid wird in einer Dosierung von 10–20 mg/kg KG in 50 ml Volumen appliziert. Es ist im Vergleich zu allen anderen Skerosierungssubstanzen am preisgünstigsten. Andere Tetracyclinderivate wie z. B. Doxycyclin oder Minocyclin wiesen ähnliche Remissions- und Nebenwirkungsraten auf, wobei der pH-Wert nicht entscheidend zu sein scheint. (Mansson 1988; Hatta et al. 1990). Minocyclin wurde in einer Dosis von 300 mg appliziert und erreichte eine Erfolgsrate von 86%, wobei allerdings nur ein sehr kleines Patientenkollektiv behandelt wurde. Die Erfolgsrate von Doxycyclin lag bei 72%. Die Dosierung betrug 500 mg, mußte aber häufiger wiederholt appliziert werden. Beide Tetracyclinderivate unterschieden sich hinsichtlich der Nebenwirkungen nicht wesentlich von Tetracyclin-Hydorchlorid.

**Bleomycin.** Bei einer Pleurodesebehandlung mit Bleomycin treten seltener und weniger starke pleurale Schmerzen, dafür aber häufiger Temperaturen auf als bei Tetracyclinen. Die Erfolgsraten bei Bleomycin und Tetracyclinen sind vergleichbar. Die Instillationsdosis für Bleomycin beträgt 60 mg. Eine höhere Dosis ist aufgrund der beobachteten Kumulation der Substanz nicht zu empfehlen. Tetracycline sind im Vergleich zum Bleomycin erheblich kostengünstiger.

**Mitoxantron.** Mitoxantron wird in einer Dosis von 30 mg appliziert. Lokale Nebenwirkungen sind selten, dagegen können aufgrund der systemischen Wirkung Neutropenien auftreten. Die Remissionsraten werden zwischen 75 und 90% angegeben. Kürzlich wurde jedoch in einer Vergleichsstudie zwischen Mitoxantron und alleinige Thoraxdrainage kein signifikanter Unterschied in der Erfolgsrate gefunden (Groth et al. 1991).

**Fibrin.** Der Fibrinkleber wirkt ebenfalls sklerosierend. Die Wirksamkeit des Fibrinklebers ist vergleichbar mit der von Tetracyclin und Bleomycin. Die Instillation von Fibrin verursacht kaum Nebenwirkungen, ist aber erheblich teurer als Tetracyclin und Bleomycin (Gust u. Fabel 1989).

**Talkum.** Mit Talkum sind sehr hohe Remissionsraten um 90% berichtet worden. Die Substanz muß aber während der Thorakoskopie mit einem Sprühgerät auf die Pleuraoberfläche aufgebracht werden. Die Talkumpleurodese verursacht starke lokale Schmerzen. Auch wurde vereinzelt über die Entwicklung eines „acute respiratory distress syndromes"

(ARDS) und Pneumonien nach Talkuminstillation berichtet. Die Gefahr der Entwicklung von Pleuramesotheliomen nach Jahren aufgrund von Asbestverunreinigungen des Talkums besteht, ist bei Patienten aber mit einer medianen Überlebenszeit von weniger als 1 Jahr eher von geringer klinischer Relevanz.

Zusammenfassend kann festgehalten werden, daß die Substanzen der 1. Wahl bei der Pleurodese Tetracyclinderivate wie Tetracyclin-Hydrochlorid, Doxycyclin oder Minocyclin sind. Als Therapie der 2. Wahl kommt Bleomycin und als Therapie der 3. Wahl Fibrin und Thrombin oder Mitoxantron in Betracht. Sind die technischen Vorrausetzungen mit Thorakoskopie und Sprühgerät gegeben, so kommt auch eine Talkumpleurodese in Betracht. Die starken lokalen Schmerzen machen jedoch eine intensive Schmerztherapie erforderlich. Ist der Erguß weiter therapierefraktär oder liegen gekammerte Ergüsse vor, sind chirurgische Verfahren wie pleuroperitonealer Shunt oder die Pleurektomie zu erwägen.

**Experimentelle Therapieansätze**
Als experimentelle Therapieansätze bei der Pleurodese wurde in den letzten Jahren die intrapleurale Applikation von Zytokinen untersucht (Tabelle 3). Dabei führte die Instillation von Interferon-$\alpha$, -$\beta$ oder -$\gamma$ nur zu einem geringen Therapieerfolg. Die Instillation von Interferon-$\beta$ mit ansteigenden Dosen (5–20 Mio. Einheiten) bis zu maximal 3 Applikationen führte in 27% der Fälle zu kompletten, in 10% zu partiellen Remissionen. Ob eine synergistische Wirkung von 5-Fluorouracil und Interferon bei der Pleurodese maligner Ergüsse vorliegt, müssen weitere Studien zeigen. Eine intrapleurale Immunotherapie mit Interleukin-2 zeigte ebenfalls nur eine geringe Erfolgsrate von 22% (Astoul et al. 1991, Viallat et al. 1993, Yasumoto et al. 1987). Etwas höher (42%) lag die Ansprechrate mit der intrapleuralen Applikation von Mitomycin C, welches auf aktivierten Kohlepartikeln adsorbiert war (Hagiwara et al. 1987). Ein weiterer experimenteller Ansatz ist die Gabe von tumorassoziierten Antikörpern mit radioaktivem [131]I (Pectasides et al. 1986).

### 3.2.3 Technische Durchführung der Pleurodese

Das therapeutische Flußdiagramm (Abb. 2) zeigt die einzelnen Phasen der Pleurodese. Der erste Schritt besteht in der Anlage der Thoraxdrainage. Diese sollte im 3.–5. ICR der mittleren bis hinteren Axillarlinie unter ausreichender lokaler Anäesthesie in sitzender Position erfolgen. Der Erguß und die angrenzenden anatomischen Strukturen (Lunge, Pleura

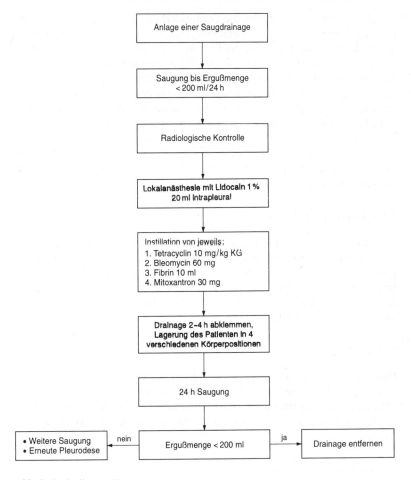

**Abb. 2.** Technik der Pleurodese

parietalis, Zwerchfell) sollten sonographisch dargestellt werden. Die Wahl der Kathetergröße sollte von der Beschaffenheit des Ergusses abhängig gemacht werden. Bei Ergußbildungen mit hohem Eiweißanteil oder hämorrhagischen Ergüssen sollten größerlumige Katheter verwendet werden, so daß das Risiko einer schnellen Obstruktion des Katheters vermindert werden kann. Die Drainage sollte in den dorsobasalen Pleuraraum platziert werden.

Als zweiter Schritt erfolgt die kontinuierliche Saugung mit 20–40 cm H$_2$O des Pleuraraumes. Die Ergußmenge/24 h wird in einem Verlaufsprotokoll dokumentiert. Beträgt die Ergußmenge weniger als 100–200 ml in 24 h, so erfolgt die Instillation der Pleurodesesubstanz. Zuvor sollte ausreichend Lokalanästhetikum, z. B. 20 ml Lidocain 1%, in den Pleuraraum eingegeben werden. Die Saugung wird über 2–4 h abgeklemmt. Der Patient sollte möglichst unter krankengymnastischer Anleitung in verschiedene Körperpositionen gebracht werden, um eine gleichmäßige Verteilung des Sklerosierungsmittels zu gewährleisten.

Der 3. Schritt besteht wiederum in der kontinuierlichen Saugung über 24 h. Beträgt die Ergußmenge weniger als 200 ml, so wird die Drainage entfernt. Andernfalls wird eine zweite Pleurodese vorgenommen.

### 3.2.4 Pflege der Drainage

Eine häufige Ursache im Versagen einer Pleurodesetherapie liegt in der ungenügenden Pflege der Pleuradrainage. Diese sollte bei kleinlumigen Kathetern (z. B. Pleuracath nach Matthys) 2mal täglich mit 10 ml physiologischer Kochsalzlösung gespült werden. Täglich sollten alle Konnektionsstellen und die Punktionsstelle inspiziert werden und ein Verbandswechsel erfolgen.

### 3.3 Strahlentherapie

Durch mediastinale Tumoren, insbesondere maligne Lymphome, können maligne Pleuraergüsse und Chylothorace auftreten. Die Verlegung des Ductus thoracicus oder aber andere mediastinale, lymphatische Abflußstörungen können mit externer Bestrahlung häufig effektiv behandelt werden.

### 3.4 Chirurgische Verfahren

#### Pleuroperitonealer Shunt

Kommt es nicht zu einer kompletten Ausdehnung der Lunge, ist die Anlage eines pleuroperitonealen Shunts zu erwägen. In die Verbindung zwischen Pleuraraum und Peritoneum ist eine manuelle Pumpe geschaltet. In der Regel muß die Shuntanlage in Vollnarkose erfolgen, so daß nur Patienten mit gutem Allgemeinzustand und günstiger Prognose für diese Behandlung in Frage kommen. Ein Vorteil ist die kurze Hospitalisierungsdauer der Patienten. Ein Nachteil dürfte die potentielle Möglichkeit der

Implantationen von Metastasen im Abdomen sein (Little et al. 1988; Keller 1993).

## Pleurektomie

Sollten alle konventionellen Pleurodeseverfahren versagen und eine pleuroperitoneale Shuntanlage nicht möglich sein, so ist bei ausgewählten Patienten in gutem Allgemeinzustand die operative Pleurektomie zu erwägen. Der Therapieerfolg liegt über 90%. Jedoch ist bei diesem Verfahren mit einer hohen perioperativen Mortalität und potentiell schwerwiegenden Komplikationen wie pulmonalen Lecks, Blutungen und Empyemen in 20–30% der Fälle zu rechnen.

## 3.5 Beurteilung des Therapieerfolgs

Als kompletter Therapieerfolg gilt, wenn innerhalb von 30 Tagen ein Ergußrezidiv nicht aufgetreten ist. Ein partieller Therapieerfolg liegt vor, wenn innerhalb von 30 Tagen weniger als 50% des Ausgangsvolumens nachgelaufen ist aber keine Ergußpunktion notwendig wird. Ein Therapieversagen liegt vor, wenn mehr als 50% des Ausgangsvolumens nachgelaufen ist oder eine symptomatische Entlastungspunktion notwendig wird.

## Literatur

Astoul P, Viallat JR, Laurent JC, Brandely M, Boutin C (1991) Intrapleural recombinant IL-2 in passive immunotherapy for malignant pleural effusion. Chest 103:209–213

Fentiman IS, Rubens RD, Hayward IL (1986) A comparison of intracavitary talc and tetracyclin for the control of pleural effusions secondary to breast cancer. Eur J Cancer Clin Oncol 22:1079–1081

Groth TR, Gatzemeier V, Häussinger K, Heckmayr M, Magnussen H, Neuhauss R Pavel JV (1991) Intrapleural palliative treatment of malignant pleural effusions with mitoxantrone versus placebo (pleural tube alone). Ann Oncol 23:213–215

Gust R, Fabel H (1989) Fibrinkleber-Pleurodese bei rezidivierendem malignen Pleuraerguß. Pneumologie 43:85–87

Hagiwara A, Takahashi T, Lee R, Ueda T, Takeda M, Itoh T (1987) Chemotherapy for carcinomatous peritonitis and pleuritis with MMC-CII, mitomycin C adsorbed on activated carbon paricles. Cancer 59:245–251

Hatta T, Tsubota N, Yoshimura M, Yanagawa M (1990) Effect of intrapleural administration of minocycline on postoperative air leakage and malignant pleural effussion. Kyobu Geka 43(4):283–6

Hausheer FH, Yarbro JW (1985) Diagnosis and treatment for malignant pleural effusion. Semin Oncol 12(1):54–75

Johnston WW (1985) The malignant pleural effusion. A review of cytopathologic diagnoses of 584 specimens from 472 consecutive patients. Cancer 56:905–909

Keller SM (1993) Current and future therapy for malignant pleural effusion. Chest 103:63–67

Kreuser ED (1992) Pathophysiologie, Häufigkeit und Therapie maligner Pleuraergüsse. Zentbl Chir 117:91–96

Little AG, Kadowaki MH, Ferguson MK, Staszek VM, Skinner DB (1988) Pleuroperitoneal shunting. Ann Surg :443–450

Loddenkemper R (1992) Diagnostik der Pleuraergüsse. Aktuelle Diagnostik & Therapie. Dtsch med Wschr 117:1487–1491

Lynch TJ (1993) Management of maligant pleural effusions. Chest 103:385–389

Mansson, T (1988) Treatment of malignant pleural effusion with doxicycline. Scand J Infect Dis [Suppl 53] (29):29–34

Miles DW, Knight RK(1993) Diagnosis and management of malignant pleural effusion. Cancer Treatment Rev 19:151–168

Moores DW (1991) Malignant pleural effusion. Semin Oncol 18 [1, Suppl. 2]:59–61

Pectasides D, Stewart S, Courtenay-Luck N et al. (1986) Antibody-guided irradiation of malignant pleural and pericardial effusions. Br J Cancer 53:727–732

Rosso R, Rimoldi R, Salvati F et al. (1988) Intrapleural natural beta interferon in the treatment of malignant pleural effusions. Oncology 45(3):253–256

Ruckdeschel JC, Moores D, Lee JY (1991) Intrapleural therapy for malignant pleural effusions. Chest 100:1528–1535

Viallat JR, Boutin C, Rey F, Astoul P, Farisse P, Brandely M (1993) Intrapleural immunotherapy with escalating doses of interleukin-2 in metastatic pleural effusions. Cancer 71(12):4067–4071

Walker-Renard PB, Vaughan LM, Sahn SA (1994) Chemical pleurodesis for malignant pleural effusion. Ann Intern Med 120:56–64

Yasumoto K, Miyazaki K, Nagkashima A, Ishida T, Kuda T, Yano T, Sugimachi K, Nomoto K (1987) Induction of lymphokine-activated killer cells by intrapleural instillations of recombinant interleukin-2 in patients with malignant pleurisy due to lung cancer. Cancer Res 47:2184–2187

# 34.97 Therapie maligner Perikardergüsse

K.-M. Deppermann, E.-D. Kreuser

## 1 Häufigkeit und Symptomatik

Eine Infiltration des Myokards oder Perikards mit Entwicklung eines Perikardergusses wird bei 5% aller malignen Tumoren beobachtet (Skhvatsabaja 1986). 20% aller Perikardergüsse werden durch maligne Grunderkrankungen hervorgerufen. Am häufigsten finden sich maligne Perikardergüsse bei Bronchialkarzinomen, Mammakarzinomen, akuten Leukämien, malignen Lymphomen, aber auch beim malignen Melanom, gastrointestinalen Tumoren und Sarkomen (Kralstein u. Frihman 1987; Hancock 1990). Eine myokardiale oder perikardiale Beteiligung bei Autopsien fand sich in 35% der Fälle beim Bronchialkarzinom und in 25% beim Mammakarzinom (Buck et al. 1987). Der maligne Erguß entsteht durch eine Metastasierung oder durch eine Infiltration per continuitatem mit Obstruktion lymphatischer Gefäße oder Behinderung des venösen Abflusses. Primäre Tumoren des Herzens mit malignem Perikarderguß wie Mesotheliome, Fibrosarkome oder Hämangiosarkome sind sehr selten. Die wichtigsten Differentialdiagnosen von Perikardergüssen umfassen Ergußbildungen durch Infektionen oder als Folge einer Strahlenbehandlung (Missri u. Schechter 1988) (Tabelle 1).

**Tabelle 1.** Differentialdiagnose von Perikardergüssen unklarer Genese. (Mod. nach Celermajer et al. 1991

| Grunderkrankung | Häufigkeit [%] |
| --- | --- |
| Maligne Tumoren | 23 |
| Bestrahlung | 14 |
| Virusinfektionen | 14 |
| Urämie | 12 |
| Kollagenosen | 12 |
| Idiopathisch | 7 |
| Tuberkulose | 5 |
| Andere | 14 |

Husten, Palpitationen, periphere Ödeme, thorakale Schmerzen und Belastungsdyspnoe gehören zu den initialen Symptomen. Die zunehmende Einschränkung des Herzminutenvolumens kennzeichnet die weiteren Beschwerden und Symptome wie Orthopnoe, Zyanose und Synkopen. Die gravierendste Symptomatik ist die Herzbeuteltamponade.

Die klinische Symptomatik scheint von der Größe der perikardialen Metastasen abhängig zu sein. Bei größeren Metastasen haben etwa 70 % der Patienten klinische Symptome, bei kleineren nur 27 %.

## 2 Diagnostik

Die klinische Untersuchung zeigt eine Stauung der Jugularvenen, eine Tachykardie sowie einen paradoxen Puls. Häufig ist eine Perikardreiben zu hören. Bei einer Perikardtamponade stehen die Hypotonie und Zyanose im Vordergrund. Die 2-D-Echokardiographie ist das diagnostische Verfahren der Wahl. Radiologischer Hinweis ist die Verbreiterung der Herzsilhouette und elektrokardiographisch die Niedervoltage. Eine invasive Diagnostik mit Punktion sowie mikrobiologische und zytologische Untersuchungen sind abhängig von der Grunderkrankung, der Größe des Ergusses, den hämodynamischen Auswirkungen und dem klinischen Verlauf der Ergußentwicklung.

Die biochemischen Analysen umfassen die Bestimmung von Glukose, Gesamteiweiß, Cholesterin und Triglyzeriden. Bei der mikrobiologischen Untersuchung sollten Anaerobier, Aerobier, Mykoplasmen, Chlamydien, Pilze, Mykobakterien eingeschlossen werden. Ein Differentialzellbild sowie die zytologische Untersuchung auf maligne Zellen muß bei jeder Perikardpunktion erfolgen. Bei akuten Leukämien und malignen Lymphomen sollte auch eine Phänotypisierung der Tumorzellen mittels Durchflußzytometrie erfolgen.

Sollte durch diese Maßnahmen die Ätiologie des Ergusses noch nicht geklärt sein, so kann in einzelnen Fällen die Durchführung einer Perikadioskopie mit gezielter Biopsie erwogen werden (Pass 1992).

## 3 Therapie

### 3.1 Systemische Therapie

Die Prognose von Patienten mit malignen Perikardergüssen ist vom Allgemeinzustand, der Art des Primärtumors und der Möglichkeit einer systemischen Chemotherapie abhängig. Bei chemotherapiesensitiven Tumoren wie Mammakarzinom, kleinzelligem Bronchialkarzinom oder akuten Leukämien sollte rasch eine am Primärtumor orientierte Chemotherapie erfolgen. Aufgrund der drohenden Gefahr einer Perikardtamponade bei progredienter Ergußbildung sollte die systemische Chemotherapie aber immer mit lokalen Therapiemaßnahmen kombiniert durchgeführt werden.

### 3.2 Perikardiozentese

Die Therapie der Wahl ist die Perikardiozentese mit Anlage eines Katheters und konsekutiver Ergußdrainierung. Die alleinige Perikardiozentese kann schon ein Nachlaufen des Ergusses verhindern (Celermajer et al. 1991; Gatenby et al. 1991). Eine Perikardese mit fibroseinduzierenden Substanzen scheint jedoch die Remissionsraten zu erhöhen (Tabelle 2). Mehrere Substanzen sind intraperikardial zur Anwendung gekommen (Tabelle 2). Allerdings fehlen randomisierte Studien, so daß die Effek-

**Tabelle 2.** Fibroseinduzierende Substanzen für die Perikardese

| Medikamente | Bemerkungen |
| --- | --- |
| **Historische Substanzen** | |
| Nitrogen Mustard | Aufgrund von häufigen und starken Neben- |
| Thiotepa | wirkungen heute nicht mehr empfohlen |
| Quinacrin | |
| **Radioisotope** | |
| Gold | Hohe Erfolgsraten, jedoch aufgrund der |
| Phosphor | Strahlenschutzbedingungen heute |
| Yttrium | nicht mehr empfohlen |
| **Zytostatika** | |
| Carboplatin | Sehr wirksam in Einzelfällen; |
| Cisplatin | Studien mit höheren Fallzahlen liegen für |
| Vinblastin | diese Substanzen nicht vor |
| 5-Fluoruracil | |
| Mitoxantron | |
| **Etablierte Substanzen** | |
| Bleomycin | Dosierung:  30 mg in 20–30 ml |
| Tetracyclin | Dosierung: 500 mg in 20–30 ml |

tivität und Toxizität verschiedener Verfahren nicht exakt definiert werden können. Die früher eingesetzten Substanzen wie Nitrogen Mustard, Thiotepa oder Quinacrin werden aufgrund der häufigen und schweren Nebenwirkungen heute nicht mehr verwendet.

Die größten Erfahrungen liegen mit der Instillation von *Tetracyclin* (500 mg) und *Bleomycin* (30 mg) vor (Shepherd et al. 1985; van der Gaast et al. 1989). Beide Substanzen scheinen gleich wirksam zu sein. Eine Sklerosierungsbehandlung führte zu Remissionsraten von 70–80%, im Median von 120 Tagen. Der Vorteil von Bleomycin liegt in der geringeren lokalen Schmerzentwicklung. Bleomycininduziertes Fieber läßt sich mit nichtsteroidalen Antiphlogistika kontrollieren, z. B. Paracetamol 500 mg vor Perikardiozentese. Ebenfalls wirksam scheint die Applikation von Cisplatin (20 mg/Tag über 5 Tage) zu sein. Mit dieser Substanz liegen jedoch nur begrenzte Erfahrungen vor (Koester u. Winkelmann 1994).

**Praktische Durchführung der Perikardiozentese**

Der Patient wird in eine halbaufrechte Position gelagert und der Erguß über eine subxiphoidale, seltener interkostale Anlotung mittels 2-D-Echokardiographie dargestellt. Es erfolgt die subxiphoidale Punktion im Winkel von 45° in Richtung auf die linke Schulter des Patienten und Einlage des Pigtailkatheters mit Hilfe der Seldinger-Technik. Die korrekte Lage der Punktionskanüle und auch des Pigtailkatheters wird durch Einspritzen von Kontrastmittel unter Durchleuchtung kontrolliert. Die Ergußflüssigkeit wird nun fraktioniert über 24 h abgelassen, wobei nicht mehr als 500 ml in 6 h abgesaugt werden sollten. Nach echokardiographischer Kontrolle der vollständigen Ergußentleerung sollte zur Reduktion der Schmerzen, insbesondere bei der Applikation von Tetracyclin, die Instillation von 10 ml 1,5%iger Lidocainlösung durchgeführt werden. Danach erfolgt die Gabe von entweder Bleomycin in einer Dosierung von 30 mg in 20–30 ml oder 500 mg Tetracyclin in 20–30 ml Volumen.

Der Katheter wird über 2–4 h abgeklemmt. Anschließend erfolgt die Ergußabsaugung über 24 h. Beträgt die Ergußmenge in 24 h weniger als 25 ml, kann der Katheter entfernt werden. Bei Nachlaufen des Ergusses erfolgt am 3. Tag eine erneute Instillation der Sklerosierungssubstanz. Die Katheterentfernung wird unter echokardiographischer Kontrolle durchgeführt.

## 3.3 Strahlentherapie

Vor allem bei malignen Lymphomen kann durch eine externe Strahlentherapie ein Perikarderguß erfolgreich behandelt werden. Die empfohlene Strahlendosis beträgt 30 Gy fraktioniert über 2–3 Wochen.

Die lokale Instillation von$^{32}$P- oder$^{90}$Y-Kolloid kann ebenfalls zu Remissionen führen, wird aber wegen der notwendigen Strahlenschutzbedingungen nicht mehr empfohlen (Tabelle 2).

## 3.4 Chirurgische Verfahren

Chirurgische Optionen sind vom Allgemeinzustand des Patienten, dem Ausmaß der Grunderkrankung sowie der Prognose des Patienten abhängig. Die chirurgischen Möglichkeiten umfassen die pleuroperikardiale Fensterung und die komplette Perikardektomie. Das chirurgische Vorgehen sollte das geringste perioperative Risiko und die größten Erfolgsaussichten beeinhalten. Die chirugischen Verfahren kommen bei therapierefraktären Perikardergüssen oder konstriktiven, hämodynamisch wirksamen Veränderungen zur Anwendung. Da die perioperative Mortalität und Komplikationsrate nicht von dem Ausmaß der Perikardektomie abhängig ist, sollte soviel Perikard wie möglich reseziert werden, um postoperative Rezidive zu vermeiden und ein besseres funktionelles Resultat zu erzielen. (Krause et al. 1991; Ready et al. 1992; Okamoto et al. 1993).

## Literatur

Buck M, Ingle JN, Guiliani ER, Gordon JR, Therneau TM (1987) Pericardial effusion in women with breast cancer. Cancer 60:263

Celermajer DS, Boyer MJ, Bailey BP, Tattersall MH (1991) Pericardiocentesis for symptomatic malignant pericardial effusion: a study of 36 patients. Med J Aust 154(1):19–22

Gaast A van der, Kok TC, Hoogerbrugge N, Linden TAW van der, Splinter (1989) Intrapericardial instillation of bleomycin in the management of malignant pericardial effusion. Eur J Cancer Clin Oncol 25:1505–1506

Gatenby RA, Hartz WH, Kessler HB (1991) Percutaneous catheter drainage for malignant pericardial effusion. J Vasc Interv Radiol 2(1):151–155

Hancock EW (1990) Neoplastic pericardial disease. Cardiol Clin 8:673–682

Koester WM, Winkelmann M (1994) Intrapericardial cisplatin therapy of malignant pericardial effusions. Eur J Cancer 30 A(1):131–132

Kralstein J, Frihman W (1987) Malignant pericardial disease: diagnosis and treatment. Am Heart J 113:785–790

Krause TJ, Margiotta M, Chandler JJ (1991) Pericardio-peritoneal window for malignant pericardial effusion. Surg Gynecol Obstet 172(6):487–488

Missri J, Schechter D (1988) When pericardial effusion complicates cancer. Hosp Prac 23:277–281

Okamoto H, Shinkai T, Yamakido M, Saijo N (1993) Cardiac tamponade caused by primary lung cancer and the management of pericardial effusion. Cancer 71:93–98

Pass HI (1992) Treatment of pleural and pericardial effusions. In: Cancer. Principles & Practice of Oncology. Lippincott, Philadelphia, pp 2317–2327

Ready A, Black J, Lewis R, Roscoe B (1992) Laparascopic pericardial fenestration for malignant pericardial effusion. Lancet 339:1609

Shepherd FA, Ginsberg JS, Evans WK, Scott JG, Oleksiuk F, (1985) Tetracycline sclerosis in the management of malignant pericardial effusion. J Clin Oncol 3:1678–1682

Skhvatsabaja LV (1986) Seconary lesions of the heart and pericardium in neoplastic disease. Oncology 43:103

## 34.98 Intraperitoneale Chemotherapie

J. Preiß

## 1 Aszites

Der Begleitaszites bei malignen Erkrankungen ist ein Problem, das eine starke Beeinträchtigung der Lebensqualität hervorrufen kann und dann eine Therapie obligat erforderlich macht. Ursache des Aszites ist eine Peritonealkarzinose – in der Regel mit dem Nachweis von malignen Zellen im Erguß – oder eine tumorbedingte Leberfunktionsstörung (venöse oder lymphatische Abflußstörung) ohne Tumorzellen. Eine Besonderheit ist der Chylaskos durch direkte Tumorarrosion der Cisterna chyli oder deren zu- oder abfließenden großen Lymphgefäße.

Das Auftreten des Aszites kann unterschiedlich schnell geschehen, in Spätphasen ist die tägliche Menge von mehreren Litern nicht ungewöhnlich. Häufig ist der Aszites auch das erste Anzeichen der malignen Erkrankung.

## 2 Klinik

Klinische Symptome sind Zunahme des Leibesumfanges, Motiliätsstörungen des Darmes, Dyspnoe durch Zwerchfellhochstand und verminderte Bauchatmung. Ein Begleiterguß in der Pleurahöhle bei lymphatischen Verbindungen zwischen Abdomen und Pleura ist nicht selten.

Die häufigsten Tumoren, bei denen ein Aszites durch eine Peritonealkarzinose auftreten kann, sind:
– Ovarialkarzinome,
– Endometriumkarzinome,
– Primäre und sekundäre Lebertumoren,
– Magenkarzinome,
– Kolonkarzinome,
– Pankreaskarzinome.

Die Diagnose wird klinisch und sonographisch gestellt, die Bestätigung erfolgt zytologisch, wobei sich die Tumorzellen häufig an Fibringerinnsel anlagern. Der Nachweis durch einen hohen Tumormarker im Aszites (Aszitesspiegel >> Serumspiegel) ist ebenfalls möglich.

## 3 Therapie

Zur Therapie stehen verschiedene Möglichkeiten zur Auswahl. Diuretika (Aldosteronantagonisten) sind nur bei hepatischer Abflußbehinderung sinnvoll, bei zytologischem Tumorzellnachweis sind diese wie auch alle anderen diuretischen Maßnahmen selten erfolgreich. Weitere Möglichkeiten sind in der Übersicht aufgelistet. Die intraperitoneale Zytostatikaapplikation ist am besten untersucht und hat bei einigen Tumoren (Ovarialkarzinom, Magenkarzinom) einen guten palliativen Effekt zumindest auf die Aszitesbildung gezeigt. Ungelöst ist das Verteilungsproblem, da häufig trotz fehlenden Verwachsungen keine homogene Verteilung erreicht wird. Da Mitoxantron das peritoneale Mesothel blau färbt, kann dies im Rahmen eines „second look" einfach überprüft werden. Es finden sich regelmäßig ungefärbte Anteile, in denen Resttumoren und/oder Tumorrezidive nachweisbar sind (Mc Clay et al. 1992; Link et al. 1992).

Der rekombinante Tumornekrosefaktor (rTNF) hatte in Studien Erfolge gezeigt, ist aber derzeit nicht verfügbar. Die interne Strahlentherapie mit radioaktivem Kolloid setzt eine nuklearmedizinische Station mit Möglichkeit der Dekontamination voraus. Probleme können entstehen, wenn die Therapie versagt und rasch nachlaufender Aszites abgelassen werden muß, da dabei die Strahlenschutzbestimmungen schwer einzuhalten sind. Der peritoneovenöse Shunt ist nur als letzte palliative Maßnahme einzusetzen, da das Ventil durch Tumorzellen verstopft und durch den Shunt vitale Tumorzellen in den Kreislauf gelangen. Bei begrenzter Lebenserwartung geht jedoch die Palliation des Aszites vor.

### Therapie des malignen Aszites

- (Aldosteronantagonisten – nur bei zytologisch negativem Aszites),
- Zytostatikaapplikation.
- Zytokine (rekombinanter TNF),
- interne Radiotherapie ($^{90}$Y-Kolloid),
- Peritoneovenöser Shunt.

## 4 Indikation und Technik der zytostatischen Therapie

Bei der adjuvanten Therapie von Ovarialkarzinomen oder Mesotheliomen nach kompletter operativer Tumorentfernung oder effektiver Debulking-therapie erfolgt die intraperitoneale Chemotherapie in kurativer Intention. Da die Penetrationstiefe der Zytostatika nur wenige Zellschichten umfaßt und auch bei mehrfacher Therapie 1 cm nicht überschreitet, können größere Tumorknoten nicht effektiv zerstört werden und die Therapie bleibt immer palliativ. Gleiches gilt für eine feinknotiger Peritonealkarzinose anderer Tumorentitäten (Magenkarzinom, kolorektale Karzinome) (Los et al. 1990).

Eine weitere wichtige Indikation ist die palliative Therapie des Aszites – zur Erhaltung der Mobilität und Verbesserung des Allgemeinbefindens der Patienten (s. Übersicht).

**Indikationen zur zytostatischen Therapie**

1) Adjuvante Therapie (Ovarialkarzinome – pT1c/2c N0 M0).
2) Palliative Therapie (kleinknotige Peritonealkarzinose ohne weitere Tumorlokalisation).
3) Supportive Therapie des Aszites.

## 5 Technik der intraperitonealen Zytostatikaapplikation

### 5.1 Zugang

1) Bei manifestem Aszites erfolgt zur Entlastung (Diagnostik) eine Punktion am „linken" McBurney-Punkt, aus Sicherheitsgründen unter sonographischer Kontrolle, um Darmverletzungen zu vermeiden. Der Aszites wird möglichst vollständig abgelassen, obwohl dabei erhebliche Eiweißmengen verloren gehen; in wenigen Fällen gelingt es mit einmaligem Ablassen eine anhaltende Reduktion der Neubildung des Aszites zu erreichen.
2) In der adjuvanten Therapie (s. Tabelle 1) ohne Aszites wird die Peritonealhöhle über ein für diesen Zweck implantiertes Portsystem oder mit einer Verres-Nadel punktiert.

### 5.2 Spülung

Bei Gabe von Zytostatika mit hoher Eiweißbindung (Mitoxantron, Cisplatin, Taxol) erfolgt eine Spülung des Peritonealraumes über den

**Tabelle 1.** Substanzen und Dosierungen bei intraperitonealer Zytostatikatherapie

| Zytostatikum | Tumor | Dosis ( mg/m²) | Zeit | Referenz |
|---|---|---|---|---|
| Mitoxantron | Ovarialkarzinom, Mammakarzinom | 5– 25 | 4–24 | Dufour et al. 1993 |
| Cisplatin[a] | Ovarialkarzinom, Magenkarzinom | 100– 120 | 2–12 | Howell et al. 1991 |
| Carboplatin | Ovarialkarzinom, Magenkarzinom | 300– 600 | 6–12 | Markman 1991 |
| Taxol | Ovarialkarzinom | 135– 175 | 2–4 | Markman et al. 1992 |
| Cytarabin | Ovarialkarzinom, Mesotheliom | 500–6000 | 2–4 | Markman et al. 1991 |
| 5-Fluor-uracil | Kolorektale Karzinome | 1000–2000 | 2–4[b] | Shugarbaker et al. 1985 |
| Bleomycin | Plattenepithel-karzinom | 30– 90 | 6–24 | Piver et al. 1988 |
| Etoposid | Ovarialkarzinom | 350– 700 | 4 | Malmström et al. 1993; O'Dwyer et al. 1991 |

[a] Durch parallele Gabe von Natrium-Thiosulfat (3 g/m² Bolus i. v. und anschließend 6 h Infusion mit 2 g/m² pro Stunde) kann die systemische Toxizität verringert werden oder die i.p.-Cisplatin-Dosis erhöht werden (100–200 mg/m²) (Guastalla et al. 1994).

[b] Die Gabe von 5-FU kann 4-stündlich mehrfach wiederholt werden, um einen langfristig hohen Spiegel in der Peritonealhöhle zu erreichen (9 · 4 Stunden = 36 Stunden) (Walton et al. 1989).

liegenden Zugang mit 2–4 l NaCl 0,9 % (auf 30°C anwärmen). Bei fehlender Eiweißbindung (5-Fluoruracil, Cytarabin) kann diese Spülung entfallen.

## 5.3 Kontrolle der Verteilung

Da Verwachsungen eine gleichmäßige Verteilung des Zytostatikums im Abdomen verhindern, wird vorher auf verschiedene Weise eine Kontrolle durchgeführt:
1) Instillation von 100 ml Kontrastmittel in 1–2 l NaCl 0,9 % und CT-Kontrolle mit großem Schnittabstand (ca 4–8 Schnitte).

2) Instillation von 10 mCi$^{99m}$Te-markiertem Albumin → Szintigraphie.
3) Sonographie unter Lageänderung (etwas unsicherer)

## 5.4 Applikation

Das Zytostatikum wird über die liegende Drainage appliziert, in der Regel in 1–2 l einer 0,9 % NaCl-Lösung (30°–35 °C), und für einen Zeitraum von 2–24 h im Abdominalraum belassen. Danach wird die Lösung abgelassen (in der Regel weniger als bei der Instillation, da die NaCl-Lösung zum Teil resorbiert wurde) und die Drainage entfernt. Die Zeitdauer der Therapie bis zum Ablassen des Instillates richtet sich nach der peritonealen Clearance und der Penetration in den Tumor; frühzeitiges Ablassen verringert die systemische Resorption und Toxizität.

Die Wahl des Zytostatikums für die intraperitoneale Applikation richtet sich nach dem Primärtumor. Eine Cisplatin- oder Carboplatin-therapie beim Ovarialkarzinom ist in der Regel erfolgreich nach vorausge-gangenem Reponse auf eine i. v.-Therapie mit der gleichen Substanz. Bei Versagen der i. v.-Therapie ist eher Mitoxantron anzuwenden (Nicoletto et al. 1990).

## 6 Komplikationen

Komplikationen treten auf beim Zugang zur Peritonealhöhle (Blutungen, Darmverletzungen), unter Therapie (chemische oder auch bakterielle Peritonitis) und im Verlauf bei dauerhaft implantiertem Zugang mit Tenkhoff-Katheter und subkutanem Port (Verstopfung durch Fibrin oder Adhäsionen).

## Literatur

Dufour P, Bergerat JP, Barats JC et al. (1993) Intraperitoneal mitoxantron as consolidation treatment for patients with ovarian carcinoma in pathological complete remission. Cancer 73:1865–1869

Guastalla JP, Vermorken JB, Wils JA et al. (1994) Phase II trial for intraperitoneal cisplatin plus intravenous sodium thiosulfat in advanced ovarian carcinoma patients with minimal residual disease after Cisplatin-based chemotherapy – a phase II study of the EORTC Gynecological Cancer Cooperative Group. Eur J Cancer 30A:45–49

Howell SB Kirmani S, Mc Clay EF et al. (1991) Intraperitoneal cisplatin-based chemotherapy for ovarian carcinoma. Semin Oncol 18 [Suppl 3]:5–10

Link KH, Hepp G, Staib L et al. (1992) Intraperitoneale regionale Chemotherapie (IPRC) mit Mitoxantron. In: Heidemann E, Kaufmann M, Schmidt W (Hsg): Aktuelle Onkologie Bd 66 – Neue Konzepte in der systemischen und lokoregionalen Therapie mit Novantron. Zuckschwerdt, München, S 18–32

Los G, Mc Vie JG (1990) Experimental and clinical status of intraperitoneal chemotherapy. Eur J Cancer 26:755–762

Malmström H, Rasmussen S, Simonsen E (1993) Intraperitoneal high-dose Cisplatin and Etoposid with systemic thiosulfat protection in second-line treatment of advanced ovarian cancer. Gynecol Oncol 49:166–171

Markman M (1991) Intraperitoneal chemotherapy. Semin Oncol 18:248–254

Markman M, Reichman, B, Hakes T et al. (1992) Impact on survival defined favorable responses to salvage intraperitoneal chemotherapy in small-volume residual ovarian cancer. J Clin Oncol 10:1479–1484

Markman M, Hakes T, Reichman B (1991) Intraperitoneal cisplatin and cytarabin in the treatment of refractory or recurrent ovarian carcinoma. J Clin Oncol 9:204–210

Mc Clay EF, Howell SB (1992) Intraperitoneal therapy in the management of patients with ovarian cancer. Hematol-Oncol Clinics North Am 6:915–926 (1992

Nicoletto MO, Padrini R, Ferrazzi E et al. (1993) Phase I-II intraperitoneal mitoxantrone in advanced pretreated ovarian cancer. Eur J Cancer 29A:1242–1248

O'Dwyer PJ, LaCreta FP, Daugherty P et al. (1991) Phase I pharmacokinetic study of intraperitoneal Etoposide. Cancer Res 51:2041–2046

Piver MS, Lel SB, Marchetti DL et al. (1988) Surgically documented response to intraperitoneal cisplatinum, cytarabin and bleomycin after intravenous cisplatin-based chemotherapy in advanced ovarian adenocarcinoma. J Clin Oncol 6:1679–1684

Shugarbaker PH, Gianola FJ, Speyer JL et al. (1985) Prospective randomized trial of intravenous v intraperitoneal 5-FU in patients with advanced primary colon or rectal cancer. Semin Oncol 12:101–111

Walton LA, Blessing JA, Homsley HD (1989) Adverse effects of intraperitoneal fluorouracil in patients with optimal residual ovarian cancer after second look laparotomy: a Gynecologic Oncology Group Study. J Clin Oncol 4:466–470

# 34.99 Intravesikale Therapie

J. Preiß

## 1 Indikation

Die Indikation zur intravesikalen Therapie nach transurethraler Resektion (TUR) oberflächlicher Harnblasenkarzinome ergibt sich aus der hohen Rezidivrate. Die entscheidenden prognostischen Faktoren dieser Tumore sind Tumorstadium (Ta, T1, Tis), Grading, Tumormultiplizität (mTis), Epitheldysplasie bei multiplen Biopsien und Ansprechen auf die Therapie; weniger wichtig ist die Lokalisation innerhalb der Blase (Debruyne et al. 1993). Die intravesikale Therapie erfolgt nach inkompletter Resektion oder zur Prophylaxe nach kompletter Resektion.

Aufgrund der vorliegenden Studien (Hall 1994) wird die Therapie *empfohlen bei*
1) multiplen Tumoren in situ (mTis) und multiplen nichtinvasivem Tumoren (mTa),
2) rezidivierenden papillären rT1 G1/2- oder rTa-Tumoren,
3) T1 G3-Tumoren (als Alternative zur radikalen Zystektomie!).

Nicht vertretbar ist sie bei isolierten und kleinen Ta-Tumoren und T1-G1-Tumoren (< 5% Rezidive). Umstritten ist sie bei T1 G3-Tumoren, da diese sehr häufig rasch progredient und metastasierend sind. Hier ist möglicherweise die Zystektomie primär indiziert oder aber zwingend erforderlich bei mangelndem Erfolg der intravesikalen Therapie.

## 2 Therapie

Viele Substanzen wurden in Studien überprüft, bewährt haben sich die Zytostatika Thiotepa, Doxorubicin/Epirubicin und Mitomycin sowie als Immuntherapie BCG (abgeschwächter Stamm von Mycobacterium bovis). Die Ansprechraten randomisierter Studien sind in Tabelle 1 dargestellt. Es ergibt sich ein großer Vorteil für die Immuntherapie mit BCG, es ist aber zu berücksichtigen, daß in dieser Kontrollgruppe nur ein sehr geringer Response nach TUR zu sehen war: 30% vs. 50% in den Studien

**Tabelle 1.** Prophylaktische intravesikale Instillationstherapie nach TUR

| Medikament | Patienten (n) | Rezidivfrei [%] | | |
|---|---|---|---|---|
| | | Kontrolle | Therapie | Gewinn [%] |
| Thiotepa | 757 | 58 | 56 | 8 |
| Doxorubicin/Epirubicin | 860 | 59 | 69 | 10 |
| Mitomycin | 880 | 46 | 58 | 12 |
| BCG | 318 | 30 | 72 | 42 |

**Tabelle 2.** Intravesikale Instillationstherapie nach inkompletter TUR

| Medikament | Patienten (n) | CR [%] | PR [%] | NC/PD [%] |
|---|---|---|---|---|
| Thiotepa | 231 | 38 | 24 | 38 |
| Doxorubicin/Epirubicin | 366 | 33 | 31 | 35 |
| Mitomycin | 236 | 48 | 57 | 28 |
| BCG | 401 | 71 | – | 29 |

unter Einsatz von Zytostatika. Dieser Unterschied war in den Studien bei inkompletter Resektion nicht so deutlich nachweisbar, obwohl die Rate der kompletten Remissionen unter BCG-Therapie höher war (Tabelle 2) und die Zeit bis zur erneuten Progression verlängert wurde (Herr 1992). In einer aktuellen Studie der SWOG war die Therapie mit BCG der mit Doxorubicin deutlich überlegen (Lamm et al. 1991).

Während der Wirkmechanismus der zytostatischen Therapie geklärt ist und ihre Limitierung nur in der geringen Penetration in die Blasenschleimhaut und den Tumor liegt, die aber auch für die fehlende systemische Toxizität verantwortlich ist, ist das Verständnis der BCG-Aktion noch unvollständig. Gesichert ist, daß nach Instillation im Urin rasch Anti-BCG-Antikörper vom IgG- und IgA-Typ auftreten, im Serum vorwiegend vom IgG-Typ. Weiterhin kommt es zu einer Infiltration der BCG in die Blasenschleimhaut mit Granulombildung und Infiltration von Granulozyten und T-Lymphozyten. Postuliert wird, daß im Rahmen dieser „Entzündung" neben den Mykobacterien auch Tumorzellen in den Granulomen abgebaut werden und daß dabei Tumorzellepitope freigesetzt werden, die als „fremd" erkannt werden und zur Autoimmunisierung gegen Tumorzellen führen (van der Sloot et al. 1992).

Insgesamt ist die Therapie mit BCG der zytostatischen Therapie überlegen. Lediglich die deutlich erhöht *Toxizität* unter der BCG spricht für den primären Einsatz der intravesikalen Chemotherapie und der Gabe von BCG erst bei Versagen der zytostatischen Therapie.

Unter BCG-Instillation kommt es zu einer heftigen entzündlichen Blasenreaktion mit den entsprechender Nebenwirkungen (Schmerzen, Dysurie, Pollakisurie, Hämaturie) 6–24 h nach der Instillation sowie bei einem Teil der Patienten zu Allgemeinsymptomen. Bei ca. 25% treten vorübergehend Grippesymptome auf, deutlich seltener schwere Beschwerden mit Fieber (3%), Pneumonitis, Hepatitis (0,7%) oder Arthralgien (0,5%), die mit einer Isoniacidtherapie erfolgreich vermieden werden können, ohne daß es zu einem Wirkverlust kommt. Eine Dosisreduktion ist nicht sinnvoll. Lokale Langzeitnebenwirkungen sind Ureterobstruktion, Epididymoorchitis und Blasenwandsklerose (0,2–0,4%). Nicht gegeben werden sollte die BCG-Therapie bei aktiver Tuberkulose und bei immunsupprimierten Patienten (HIV-Infektion).

Nebenwirkung der Zytostatikainstillation ist eine chemische Zystitis (15–20%); systemische Nebenwirkungen mit Myelodepression treten nicht auf.

## 3 Durchführung der Therapie

| Medikament | Einzel-dosierung (mg) | Konzentration (NaCl 0,9%; mg/ml) | Intervall (Wochen) | Therapie-dauer |
|---|---|---|---|---|
| Epirubicin | 40– 80 | 1 | 2 | 6 Monate |
| Mitomycin | 20– 40 | 1 | 2 | 6 Monate |
| Thiotepa | 30– 60 | 1 | 2 | 6 Monate |
| BCG-Pasteur | 120–150 | 2 | 1 | 6 Wochen |
| BCG-Connaught | 40–120 | 2 | 1 | 6 Wochen |

Der Zeitraum der Instillation beträgt in der Regel 2 h , die Patienten sollten 6 h vor und während der Therapie nichts trinken, um die Urinproduktion niedrig zu halten.

## 4 Experimentelle Therapie

Neben den oben angegebenen Zytostatika wurden überprüft: Cisplatin, Etoposid, 4-Hydroxycyclophosphamid, zum Teil (Cisplatin) in Verbindung mit Hyperthermie, weiterhin Interferon, Interleukin-2, rekombinantem Tumornekrosefaktor-(rTNF-)α und Levamisol.

Die interkavitäre Radiotherapie hat sich aus Gründen des Strahlenschutzes nicht bewährt.

## Literatur

Debruyne FMJ, van der Meijden APM, Witjes JA (1993) Intravesical instillation therapy: alternative treatments. In: Ackermann R, Diehl V (eds) Malignancies of the genitourinary tract. Springer, Berlin Heidelberg New York Tokyo, pp 119–125

Hall RR (1994) Superficial bladder cancer. Br Med J 308:910–913

Herr HW (1992) Intraversical therapy. Hematol Oncol Clin North Am 6:117–127

Lamm DL, Blumenstein BA, Crawford DE, et al. (1991) A randomized trial of intravesical doxorubicin and immunotherapy with Bacille Calmette Guerin (BCG) for transitional cell carcinoma of the bladder. N Engl J Med 325:1205–1209

Rübben H (1994) Uroonkologie. Springer, Berlin Heidelberg New York Tokyo

Van der Sloot E, Kuster S, Böhle A et al. (1992) Towards an understanding of the mode of action of Bacillus Calmette Guérin-therapy in bladder cancer treatment, especially with the regard to the role of fibronectin. Eur J Chem Clin Biochem 30:503–511

# 34.100 Intratumorale Zytokintherapie

O. Gründel, I. Wildfang, H.-J. Schmoll

## 1 Einleitung

Trotz bislang erzielter Erfolge in der onkologische Therapie hat der überwiegende Anteil der Behandlungen palliativen Charakter. Insbesondere unilokale, therapierefraktäre Tumoren wie Lymphknoten- oder Weichteilmetastasen, die den Patienten mit Schmerzen, kosmetischen Problemen und Funktionsbeeinträchtigungen belasten, stellen ein großes therapeutisches Problem dar. In einigen Fällen bietet sich hier, neben pflegerischen und analgetischen Maßnahmen, eine lokale, intratumorale Zytokintherapie an. Diese kann durch Regression der behandelten Metastase zur Analgetikareduktion, zur Funktionserhaltung oder -besserung sowie zu einer Verbesserung der sozialen Situation des Patienten durch den kosmetischen Effekt führen.

## 2 Intratumorale Interferontherapie

### 2.1 Wirkungsmechanismen der Interferone

Interferone werden nach ihren biologischen Eigenschaften in 2 Typklassen eingeteilt und haben neben den bekannten antiviralen und immunmodulatorischen Wirkungen auch antiproliferative, antiangiogenetische und differenzierungsinduzierende Effekte. Während natürliche β- und γ-Interferone glykosyliert sind, haben die α-Interferone keine Zuckerreste. Die Glykosylierung spielt eine wesentliche Rolle für die Gewebeständigkeit und Pharmakokinetik der Interferone. Da die antiproliferative Wirkung der Interferone von der applizierten Dosis und der Dauer der Einwirkung auf das Gewebe abhängt, hat das natürliche Interferon-β aufgrund seiner höheren Lipophilie und der längeren Gewebsständigkeit Vorteile gegenüber dem Interferon-α (bis zu 24 h meßbare Wirkspiegel im Gewebe beim Interferon-β). Infolgedessen sind die systemischen Interferonspiegel nach intratumoraler Interferon-β-Gabe kaum nachweisbar im Gegensatz zum Interferon-α (s. Abb. 1), was einen entscheidenden Einfluß

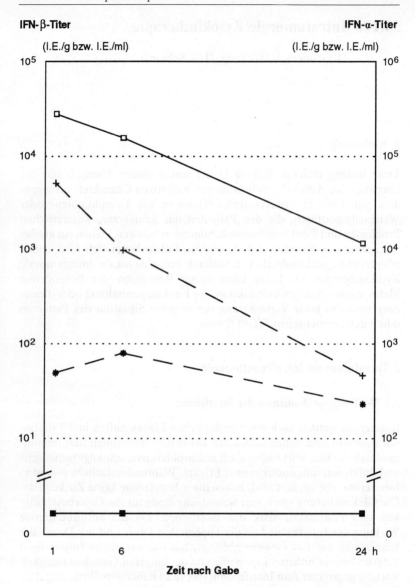

**Abb. 1.** Mittlere Serum- und Gewebekonzentrationen nach einmaliger intratumo-raler Gabe von 6 Mio. I.E. rekombinantem Interferon-α bzw. 1 Mio. I.E. natürlichem Interferon-β.
□——□ β-IFN Gewebespiegel; ■——■ β-IFN Serumspiegel; +———+ α-IFN Gewebespiegel; *———* α-IFN Serumspiegel

**Tabelle 1.** Zusammenfassung von Ergebnissen intratumoraler Interferontherapien (eigene Literaturrecherche)

| Tumor | IFN-Typ | Patientenzahl | CR/PR [%] |
|-------|---------|---------------|-----------|
| Basalzellkarzinom | α | 157 | 71 |
| | β | 22 | 90 |
| | γ | 23 | 35 |
| Malignes Melanom | α | 53 | 47 |
| | β | 79 | 58 |
| | γ | 86 | 58 |
| HNO-Tumoren | α | 30 | 67 |
| | β | 33 | 42 |
| Mammakarzinom | α | 27 | 91 |
| | β | 23 | 52 |
| Zervixkarzinom | α | 22 | 73 |
| | β | 21 | 57 |
| Blasenkarzinom | γ | 7 | 57 |
| Dosierung/Applikation | α | 0,1–10 Mio. I.E. | |
| | β | 0,9–3 Mio. I.E. | |
| | γ | 4–12 Mio. I.E. | |

auf das Auftreten von Nebenwirkungen hat. Das Interferon-γ hat eine dem Interferon-β ähnliche Gewebsständigkeit, seine Wirkungen sind aber weniger direkt antiproliferativ, als vielmehr durch eine multimodale immunstimulierende Wirkung zu erklären.

Die in die systemische Interferonmonotherapie gesetzten Hoffnungen bei fortgeschrittenen soliden Tumoren führten bislang aber nur zu enttäuschenden Resultaten, da in vivo antitumorale Wirkspiegel in der Regel nicht erreicht werden können. Daher gingen die Überlegungen schon früh dahin, Interferone intratumoral zu applizieren (Ikic 1981; Rosso 1985; von Wussow 1986; Haase 1988; Remy 1988). In präklinischen Untersuchungen konnte Kimoto (1987) zeigen, daß allein die intratumorale Applikation von Interferon in der Lage war, bei Magen- und Mammakarzinom-tragenden Nacktmäusen das Tumorwachstum effektiv zu inhibieren. Obwohl seit den frühen 80er Jahren Interferone auch in der intratumoralen Tumortherapie verwendet wurden, ist eine Interpretation der bisherigen Ergebnisse nur bedingt möglich, da die verwendeten Interferone, Dosierungen, Applikationsschemata wie auch die behandel-

**Tabelle 2.** Ergebnisse der unizentrischen Studie „natürliches Interferon-β intratumoral bei Metastasen solider Tumoren" (Hannover, 1987–1992)

| Histologie | Patienten-zahl | Tumorgröße (cm) | CR/PR [%] |
|---|---|---|---|
| HNO-Tumoren | 16 | 4–12 | 25 |
| Mammakarzinom | 14 | 4–12 | 64 |
| Weichteilsarkome | 8 | 4–13 | 56 |
| Kolorektale Karzinome | 8 | 5–14 | 78 |
| Andere | 14 | 4–15 | 41 |
| Insgesamt | 60 | 4–15 | 50 |

ten Tumorentitäten sehr heterogen sind und somit keinen Vergleich erlauben (s. Tabelle 1). Eigene Ergebnisse zeigen in Übereinstimmung mit Literaturdaten ein objektives Ansprechen von 50% der mit natürlichem Interferon-β behandelten Metastasen solider Tumoren (s. Tabelle 2). Eine bevorzugte Wirksamkeit bei bestimmten Histologien konnte bislang nicht nachgewiesen werden. Generell kann man feststellen, daß die intratumorale Interferontherapie eine effektive, nebenwirkungsarme Modalität in der Behandlung lokaler Tumorprobleme darstellt.

## 2.2 Indikationen für die intratumorale Interferontherapie

Patienten, die für eine intratumorale Interferontherapie in Frage kommen, sollten seitens anderer etablierter Therapieverfahren als therapierefraktär gelten. Der zu behandelnde Tumor muß einer lokalen Injektion zugänglich sein und für den Patienten ein analgetisches, funktionelles oder kosmetisches Problem darstellen. Erfahrungsgemäß handelt es sich dabei um Patienten mit Tumoren im Gesichts-, Hals- und oberen Thoraxbereich, aber auch mit Lokalisationen in der Gesäßregion, der Leiste oder Axilla sowie Skelettsystem. Zu diesen Tumoren gehören insbesondere Hals-, Nasen-, Ohren- und Mammakarzinome, aber auch Weichteilsarkome, Plattenepithelkarzinome des Anus und Zervixkarzinome. Schwere internistische Begleiterkrankungen (Herz-, Niereninsuffizienz), ZNS-Metastasen, neurologische Erkrankungen, Schwangerschaft, Gerinnungsstörungen sowie eine bekannte Interferonallergie stellen relative bzw. absolute Kontraindikationen für die intratumorale Interferontherapie dar.

## 2.3 Wahl, Dosierung und Applikation des Interferons

Die intratumorale Interferontherapie ist eine noch nicht zugelassene Indikation für Interferone. Da auch die Kosten dieser Therapie nicht unerheblich sein können, ist es bis zu einer endgültigen Zulassung in den meisten Fällen notwendig, bei der betreffenden Krankenkasse die Frage der Kostenübernahme abzuklären.

Die meisten Erfahrungen hinsichtlich der intratumoralen Therapie liegen mit natürlichem Interferon-β vor, das neben rekombinantem Interferon-γ und rekombinantem und natürlichem Interferon-α heute in Deutschland zur Verfügung steht. Rekombinantes Interferon-β ist derzeit nur über Import zu beziehen. Aufgrund der therapeutischen Breite ist dem natürlichen Interferon-β bei geringen Nebenwirkungen und vergleichbarer antitumoraler Wirksamkeit der Vorzug zu geben.

Die Therapie sollte 3mal wöchentlich über mindestens 4 Wochen, besser 6 Wochen, erfolgen in einer Dosis von 5 Mio. I.E. pro Applikation. Nach einer Evaluation des Therapieerfolgs sollte die Therapie als Erhaltungstherapie mit 1mal 5 Mio. I.E. pro Woche bis zur kompletten Remission oder bis zum erneuten Progreß fortgeführt werden. Als Therapieerfolg ist zum einen die Verkleinerung des behandelten Tumors um mindestens 50 % und/oder eine Halbierung der Analgetikagaben zu werten.

Die Applikation des Interferons erfolgt über eine geeignete Nadel, z. B. eine 21-gg.- oder 23-gg.-Nadel. Bei zu erwartenden Schmerzen (Spannungsschmerz oder durch das Interferon selbst) stellt die vorherige Gabe von 0,5–1,5 ml Lidocain 2 % eine geeignete Analgesie dar. Das zu applizierende Interferon wird in Abhängigkeit von der Tumorgröße in 0,5–3 ml Aqua bidest. gelöst und über die zur Analgesie verwendete Nadel verabfolgt. Das Interferon sollte in das Zentrum der Läsion gegeben werden. Bei großen Tumoren hat sich die Infiltration aus mehreren Richtungen, über die Woche, als praktikabel erwiesen („mercedessternförmig"). Eine Fraktionierung der täglichen Dosis bei großen Tumoren in mehrere Tumorbezirke bringt keinen Vorteil hinsichtlich der Regression des Tumors und birgt die Gefahr, den antiproliferativen Effekt durch zu geringe Dosen pro Tumorvolumeneinheit abzuschwächen.

## 2.4 Nebenwirkungen

Nebenwirkungen treten bei sachgerechter Applikation kaum auf und sind in den überwiegenden Fällen Fieber, grippeähnliche Symptome sowie selten leichte Appetitlosigkeit und Übelkeit. Eine Prämedikation von 500–

1000 mg Paracetamol kann in den meisten Fällen das Fieber und die
Grippesymtome verhindern. In einzelnen Fällen kann es zu einer passageren Erhöhung der Transaminasen kommen. Auch bei längerer Anwendung wurden bislang keine psychoneurologischen Nebenwirkungen (An-
triebslosigkeit, Apathie, Depression) gesehen, die bei systemischen Inter-
ferongaben einen Behandlungsabbruch erzwingen können. Das Auftreten
von Interferonantikörpern nach intratumoraler Applikation ist bekannt.
Ob damit allerdings ein Wirkungsverlust verbunden ist, kann abschließend nicht beurteilt werden.

## 2.5 Komplikationen und ihre Bewältigung

Komplikationen ergeben sich meistens durch exulzerierte, blutende und/
oder infizierte Tumoren. Diese stellen aber nur selten eine Einschränkung
der Behandlung dar. Exulzerierte und/oder blutende Tumoren sollten
durch Injektion über intakte Hautareale erreicht werden. Bei Patienten,
die auf diese Therapie ansprechen, kann man so oft einen Blutungsstopp
und eine beginnende Epithelialisierung erreichen. Infizierte Tumoren sind
durch geeignete lokale Maßnahmen (z. B.: Säuberung mit $H_2O_2$ 3%,
Leukase N-Kegel, sterile Wundverbände mit Polyvidonjodsalben) zu
behandeln.

## 3 Intratumorale Interferontherapie in Kombination
## mit lokaler Bestrahlung

Interferone können die Wirkung ionisierender Strahlen verstärken. Dieser
Effekt ist seit Anfang der 80er Jahre bekannt und hat schon zu einigen
klinischen Untersuchungen geführt (Holsti 1985; McDonald 1993). Während die meisten Protokolle die systemische Gabe (s.c. bzw. i.v.) des
Interferons durchführten, gibt es auch erste Erfahrungen mit der intratumoralen Interferon-β-Therapie in Kombination mit Bestrahlung (Veröffentlichung in Vorbereitung). Dabei lagen die Ansprechraten (CR/PR)
bei einem histologischen heterogenem Patientengut (21 Patienten, Alter
19–80 Jahre, Tumordurchmesser 3–25 cm) bei 57%, ohne daß es zu
nennenswerten Nebenwirkungen, besonders im Strahlenfeld, gekommen
wäre. Basierend auf diesen Daten wird demnächst eine Phase-II-Studie
aktiviert werden zur kombinierten intratumoralen Interferon-/Strahlen-
therapie bei inoperablen Sarkomen.

## 4 Intratumorale Applikation anderer Zytokine

Trotz der Vielzahl der Zytokine bieten sich aufgrund ihrer physiologischen Wirkungen nur wenige für die intratumorale Therapie an. In der onkologischen Therapie wurden bislang nur Tumornekrose-faktor-$\alpha$ (TNF-$\alpha$) und Interleukin-2 (IL-2) intratumoral verabfolgt. Alle bislang durchgeführten Untersuchungen sind als experimentell anzusehen und sollten wegen fehlender Erfahrungen hinsichtlich Ansprechraten, Dosierungen und Nebenwirkungen vorerst nur innerhalb von Studien getestet werden.

Durch lokale TNF-$\alpha$-Gaben bei soliden Tumoren unterschiedlicher Histologie konnte Watanabe (1994) bei 15 Patienten 1 CR, 1 PR und 2 MR erreichen. Kahn (1989) erzielte durch die intratumorale Behandlung des Kaposi-Sarkoms mit TNF-$\alpha$ bei 15/16 Patienten eine Tumorverkleinerung. In der lokalen Behandlung von Lebermetastasen unterschiedlicher Genese mit TNF-$\alpha$ kam es bei 8/15 Patienten zu einem Wachstumsstopp (Ijzermans, 1991). In einer neueren Arbeit ermittelte Vlock (1994) die maximal tolerable Dosis für intratumoral verabfolgtes IL-2 bei 36 Patienten mit HNO-Plattenepitelkarzinomen mit 2 Mio. I.E. pro Applikation. Bei nur 2 Patienten wurde ein Ansprechen gesehen (PR) sowie eine Stimulation des Immunsystems, wie sie auch durch systemische Gabe erreicht wird. Insgesamt gibt es für die beschriebenen Zytokine derzeit keine gesicherte Anwendung im Bereich der intratumoralen Therapie. Inwieweit sie in der Zukunft zu einem festen Bestandteil einer lokalen Therapie werden, läßt sich derzeit nicht abschätzen.

## 5 Hinweise

Auskünfte über Indikationen, Durchführung und Therapieschema der intratumoralen Interferontherapie sowie über die Phase-II-Studie „Intratumorale Interferon-/Strahlentherapie bei inoperablen Weichteilsarkomen" sind erhältlich bei Frau Dr. I. Wildfang, Abt. Strahlentherapie (Tel.: 0511-5323591), Medizinische Hochschule Hannover, Postfach, 30623 Hannover.

# Literatur

Gründel O et al. (1994) Development of radiosensitizing effects of Interferons on a squamous cell line of head and neck (HTB 43). 13th Annual Meeting and Teaching Courses of the European Society for Therapeutic Radiology and Oncology. Radiother Oncol 32 [Suppl 1]:68

Haase KD et al. (1988) Lokale Interferontherapie metastatisch bedingter Osteolysen. Tumordiagn Ther 9:96–99

Habif DV et al. (1995) Regression of skin recurrences of breast carcinomas treated with intralesional injections of natural interferons alpha and gamma. Cancer Invest 13:165–172

Holsti LR et al. (1987) Enhancement of radiation effects by alpha interferon in the treatment of small cell carcinoma of the lung. Int J Radiat Oncol Biol Phys 13:1161–1166

Hündgen M (1988) Pharmakologie der Interferone alpha, beta und gamma. In: Schmoll HJ, Schöpf E (Hrsg) Lokale und systemische Tumortherapie mit Interferonen. Aktive Immunologie, Bd 5. Zuckschwerdt, München Bern Wien San Francisco, S 5–16

Ikic D et al. (1981a) Application of human leukocyte interferon in patients with urinary bladder papillomatosis, breast cancer and melanoma. Lancet 9:1022–1024

Ikic D et al. (1981b) Application of human leukocyte interferon in patients with tumours of the head and neck. Lancet 9:1025–1027

Ijzermans JN et al. (1991) Local treatment of liver metastases with recombinant tumour necrosis factor (rTNF): a phase I study. Neth J Surg 43:121–125

Kahn JO et al. (1989) Intralesional recombinant tumor necrosis factor-alpha for AIDS-associated Kaposi's sarcoma: a randomized, double-blind trial. J Acquir Immune Defic Syndr 2:217–223

Kimoto Y et al. (1987) Interferon treatment of human stomach and breast carcinoma xenografts in nude mice. J Interferon Res 7:345–356

McDonald S et al. (1993) Combined Betaseron R (recombinant human interferon beta) and radiation for inoperable non-small cell lung cancer. Int J Radiat Oncol Biol Phys 27:613–619

Remy W et al. (1988) Örtliche/intratumorale Interferon-Behandlung von Basaliomen. In: Hofschneider PH (Hrsg) Ergebnisse der Beta-Interferon-Therapie bei chronisch-aktiver Hepatitis B, Multipler Sklerose und Krebserkrankungen. Aktiv Immunologie, Bd. 3. Zuckschwerdt, München Bern Wien, S 83–96

Rosso et al. (1985) Antitumoral activity of human fibroblast interferon administered intranodularly. Oncology 42:86–88

Vlock DR et al. (1994) Phase Ib trial of the effect of peritumoral and intranodal injections of interleukin-2 in patients with advanced squamous cell carcinoma of head and neck: an Eastern Cooperative Oncology Group trial. J Immunother Emphasis Tumor Immunol 15:134–139

Watanabe N et al. (1994) Recombinant tumor necrosis factor causes regression in patients with advanced malignancies. Oncology 51:360–365

Wildfang I et al. (1994) Intralesional beta-interferon-therapy for refractory metastases from solid tumors. 13th Annual Meeting and Teaching Courses of the European Society for Therapeutic Radiology and Oncology. Radiother Oncol 32 [Suppl 1]:342

Wildfang I et al. (1994) Intratumoral interferon-treatment in combination with local radiotherapy in 6 patients with soft-tissue sarcomas. 13th Annual Meeting and Teaching Courses of the European Society for Therapeutic Radiology and Oncology. Radiother Oncol 32 [Suppl 1]:664

Wildfang I et al. (1995) Intraläsionale Therapie mit β-Interferon bei Metastasen solider Tumoren. Intern Prax 35:81–86

# 34.101 Lokale Therapie von primären Lebertumoren

M. Gebel, E. Schmoll

## 1 Tumornekrolyse durch Perkutane Äthanol Injektion (PEI)

Durch regelmäßige Bestimmung des α-Fetoproteins (AFP), das bei 60–75% der Patienten mit hepatozellulärem Karzinom (HCC) erhöht ist, und eine regelmäßige Lebersonographie bei Patienten mit chronischer Hepatitis kann heute frühzeitig die Diagnose gestellt werden. Bei 84% der Patienten ist der Tumor bei der Erstdiagnose kleiner als 5 cm. Die morphologische Sicherung kleiner HCC durch die ultraschallgezielte Feinnadelpunktion kann wegen der in diesem Stadium noch sehr guten Differenzierung schwierig sein. Hierfür mußten zusätzliche morphologische Kriterien entwickelt werden (Kondo et al,1989). Die natürliche Überlebenzeit bei sehr kleinem HCC („minute HCC", kleiner als 3 cm) beträgt im 1. Jahr 90,7%, im 2. Jahr 55% und im 3. Jahr 12,8% (Ebara et al. 1986).

## 2 Rationale

Die *Rationale* für die perkutane Tumornekrolyse gründet sich auf folgende Überlegungen:
1) Das HCC wächst regional und metastasiert erst spät.
2) 84% der HCC werden in einem frühen Stadium diagnostiziert.
3) Äthanol diffundiert bevorzugt in den Tumor; Aktion über osmotische Effekte und Proteindenaturierung; keine Systemtoxizität; keine Toleranzentwicklung.
4) Kein Verlust von funktionellem Parenchym, bedeutsam bei Patienten mit eingeschränkter Lebersynthese- und Entgiftungsleistung.

## 3 Durchführung

Die Durchführung der PEI setzt Beherrschung der *Sonographie* und der *ultraschallgezielten Punktionstechniken* vorraus. Das Spritzen- und Nadelmaterial muß für die Anwendung von 90–98% Äthanol geeignet sein. Die *Gerinnungsparameter* des Patienten sollten akzeptabel sein (Quick-Wert über 40%, Thrombozyten über 30000, PTT unter 60 s, subaquale Blutungszeit unter 4 min). Entgegen zahlreicher Literaturangaben empfiehlt sich eine Lokalanästhesie und Verabreichung von Morphinanalogen (z. B. 50 mg Dolantin i. v.) vor Beginn der Injektion, da regelmäßig kurzdauernde, aber heftige Schmerzen während der Injektion auftreten. Während der ultraschallgezielten Punktion des Tumors werden 1–10 ml, bei großen Tumoren auch bis zu 50 ml 98%igem Äthanol je nach Tumorgröße und Verteilung des Äthanols instilliert. Diese Prozedur wird in 2- bis 3tägigen Abständen bis zur vollständigen Lyse des Tumors wiederholt. Hierzu können 3–15 Behandlungen notwendig sein. Wenn in der Nachbeobachtungszeit, wie bei über 60% der Patienten zu erwarten ist, weitere Tumoren auftreten, können diese in derselben Weise erfolgreich behandelt werden. *Erfolgskriterien* sind Tumornekrolyse, Größenabnahme, Kapselbildung, Abfall bzw. Normalisierung des AFP und zytologisch wiederholt fehlender Nachweis von Tumorzellen. Aus Untersuchungen von Leberresektaten bei Beginn der Entwicklung der PEI weiß man, daß auch in der histologischen Aufarbeitung bei bis zu 75% der behandelten Tumoren keine vitalen Tumorzellen mehr nachweisbar waren.

# 4 Ergebnisse

Die Ergebnisse der PEI des HCC (kleiner als 3 cm) nähern sich mittlerweile der natürlichen *Überlebenszeit* der Zirrhosepatienten ohne HCC und sind den Ergebnissen bei resezierten Patienten überlegen. Die 1-, 2-, 3-, 4- und 5-Jahre-Überlebenszeiten erreichen 93%, 81%, 65%, 52% und 28% in einer Studie, in der auch 20% Child-C-Patienten enthalten waren (Ebara et al. 1990). Die Ergebnisse der japanischen Autoren wurden von europäischen Autoren bestätigt (Livraghi 1993). Die Dreijahresüberlebenszeit (HCC kleiner als 5 cm) betrug in diesen Studien 71%, lag aber in ähnlicher Größenordnung wie bei der Leberresektion und Chemoembolisation. Auch bei großen HCC (über 5 cm) vermag die PEI die Überlebenszeit zu verlängern (Gebel, 1990). Die Fünfjahresüberlebenszeit beträgt in diesem Kollektiv 15% (Gebel 1994, nicht publiziert).

## 5 Komplikationen

Schwere *Komplikationen* oder Todesfälle bedingt durch die PEI wurden bisher nicht publiziert. Berichtet wurden regelmäßig über unter der Injektion auftretende *Schmerzen* und Einzelfälle mit *Cholangitis, Blutung* und intermittierender *Pfortaderthrombose*.

Die PEI setzt voraus, daß der Lebertumor gut abgrenzbar ist. In Fällen mit großem oder disseminiertem, infiltrativ wachsendem HCC wurde versuchsweise eine perkutane flächenhafte Infiltrationstherapie mit *Interferon-β* durchgeführt (Gebel 1993). Hierunter kam es zur symptomatischer Besserung insbesondere bei schmerzhafter Zwerchfellinfiltration und tendenziell zu einer Lebensverlängerung bei „stable disease". Unter Berücksichtigung von Kosten und Aufwand kann diese Therapie aber nur in Einzelfällen und unter Studienbedingungen in Erwägung gezogen werden.

## 6 Weitere Möglichkeiten der PEI

Die PEI bei Lebermetastasen anderer Primärtumoren ist Gegenstand von Studien. Für diesen Einsatz gibt es noch keine gesicherten Indikationen. Nach ersten Ergebnissen kämen Karzinoidmetastasen für eine solche Therapie in Betracht (Livraghi 1993). Die Instillation von Chemotherapeutika in Lebermetastasen wurde verlassen, da keine überzeugenden klinischen Ergebnisse erzielt werden konnten.

## 7 Zusammenfassung

Zusammenfassend läßt sich feststellen, daß die PEI eine komplikationsarme, kostengünstige, minimalinvasive Therapie des kleinen (kleiner als 5 cm) HCC darstellt, die gesichert die Überlebenszeit der Patienten bedeutend verlängert. Ihre Ergebnisse sind in Übereinstimmung mit allen Autoren mit denen der Leberresektion und Chemoembolisation vergleichbar. Ihr Vorteil besteht im besonderen darin, daß sie eingesetzt werden kann, wenn Leberresektion, Transplantation oder Chemoembolisation nicht mehr in Frage kommen oder nicht durchführbar sind. Die PEI ist daher gerade unter den zuletzt genannten Bedingungen zu empfehlen, wenn die Voraussetzungen zur Durchführung einer derartigen Therapie gegebenen sind.

# Literatur

Ebara M, Ohto M, Shinagawa T, Sugiura N, Kimura K, Matsutani S, Morita M, Saisho H, Tsuchiya Y, Okuda K (1986) Natural history of minute hepatocellular carcinoma smaller than three centimeters complicating cirrhosis. Gastroenterology 90:289–298

Ebara M, Ohto M, Sugiura N, Kita K, Yoshikawa M, Okuda K, Kondo F, Kondo Y (1990) Percutaneous ethanol injection for the treatment of small hepatocellular carcinoma study of 95 patients. J Gastrohepatol 5:616–626

Gebel M, Lange P, Wagner S, Schmidt FW (1990) Ultraschall-gezielte transkutane Therapie großer hepatozellulärer Karzinome mit Äthanol und Interferon. Ultraschall Klin Prax 5:221 (abstract)

Gebel M, Lange P, Wagner S, Schmoll E, Schmidt FW (1993) Transkutane intraläsionale Behandlung fortgeschrittener hepatozellulärer Karzinome mit Interferon beta. In: Unger E, Stelzer A, Musch E (Hrsg) Biotechnologie, biologische Eigenschaften und klinische Anwendung von Interferonen. Zuckschwerdt, München (Aktuelle Immunologie Bd 10, S 35–39)

Kondo F, Wada K, Nagato Y, Nakajima T, Kondo Y, Hirooka N, Ebara M, Ohto M, Okuda K (1989) Biopsy diagnosis of well-differentiated hepatocellular carcinoma based on new morphologic criteria. Hepatology 9:751–755

Livraghi T (1993) Ultrasound guided percutaneous ethanol injection therapy of hepatic tumors and metastases. Z Gastroenterol 31:260–264

## 34.102 Extremitätenperfusion beim malignen Melanom

W. Hohenberger

### 1 Einleitung

Die isolierte Extremitätenperfusion wird ganz überwiegend zur Behandlung von In-transit-Metastasen des malignen Melanomes an den Extremitäten eingesetzt. Für diese Indikation ist sie das effektivste Verfahren. Auch zur Therapie maligner Weichteiltumoren kommt sie zur Anwendung, wobei bei diesen Tumoren die Indikation zur Extremitätenperfusion noch nicht klar umrissen ist.

Das Prinzip der Extremitätenperfusion besteht darin, daß in dem vom zentralen Kreislauf separierten Perfusionskreislauf Zytostatika in hoher Dosierung eingesetzt werden können, ohne daß es hierbei zu systemischen Nebenwirkungen kommt. Die zusätzliche Erwärmung des Perfusates mit Temperaturen bis zu 42 °C im Gewebe potenziert den zytotoxischen Effekt v. a. von alkylierenden Substanzen. Aus diesem Grund wird in den meisten Zentren hyperterm perfundiert.

### 2 Indikation

#### 2.1 Prophylaktische adjuvante Extremitätenperfusion

Die Extremitätenperfusion kann adjuvant oder therapeutisch eingesetzt werden. Die prophylaktische adjuvante Perfusion erfolgt unter der Vorstellung, daß mit zunehmender Tumordicke mit ansteigender Häufigkeit, die bei Melanomen mit einer Dicke von mehr als 5 mm 8 % beträgt, nach der Exzision des Primärtumors In-transit-Metastasen auftreten, die zum Zeitpunkt der Ersttherapie klinisch noch nicht faßbar sind. Bei Melanomen unter 1 mm Dicke werden faktisch nie In-transit-Metastasen beobachtet. Deshalb wurde in der Vergangenheit ab einer Tumordicke von 1,5 mm (entsprechend pT3-Melanomen) prophylaktisch perfundiert. Alle bisher vorliegenden Daten konnten jedoch den Vorteil der adjuvanten Extremitätenperfusion nicht klären, so daß aus dieser Indikation Extremitätenperfusionen nur im Rahmen von Studien durchgeführt werden sollten.

## 2.2 Therapeutische Extremitätenperfusion

Im Gegensatz zur prophylaktischen ist die therapeutische Extremitäten-perfusion klar indiziert. Sie ist das beste Verfahren zur Behandlung manifester In-transit-Metastasen und bietet bei Beschränkung der Meta-stasierung auf eine Extremität einen kurativen Behandlungsansatz. Dane-ben kann dieses Verfahren auch aus rein palliativen Gesichtspunkten indiziert sein.

## 3 Technischer Ablauf

Die Extremitätenperfusion beinhaltet
- die Isolierung der Extremität vom zentralen Kreislauf durch Kanülie-rung der zentralen Gefäße (überwiegend A. und V. iliaca externa bzw. A. und V. axillaris), passagere Okklusion potentieller Kollateralgefäße und Kompression von Haut und Muskelweichteilgefäßen durch Anle-gen eines Gummitourniquets in unmittelbarer Höhe des Kanülierungs-niveaus,
- die Unterhaltung einer extrakorporalen Zirkulation unter Zusatz von Zytostatika mittels Rollerpumpe und Oxygenator einschließlich der Möglichkeit, das Perfusat und die Extremität durch Wärmeaustausch-verfahren zu erwärmen, sowie
- das Monitoring von Temperatur im Perfusat und in der Extremität sowie verschiedener Parameter im Perfusat wie $O_2$-Sättigung, Hämato-krit usw.
  In früheren Jahren wurden zudem zur Objektivierung eines eventuellen Lecks in den zentralen Kreislauf dem Perfusat ein Nuklid zugesetzt und intraoperativ die Aktivitäten mittels Gammakamera über dem Herzen gemessen.

Da die Hyperthermie den Effekt v. a. alkylierender Substanzen potenziert, wird in den meisten Zentren hypertherm perfundiert, d. h. bis zu einer maximalen Gewebetemperatur von 42,0 °C. Beim Einsatz von Platinsal-zen ist bei diesen Temperaturen allerdings mit einer erhöhten Toxizität zu rechnen, so daß bei der Verwendung dieser Zytostatika i. a. Gewebetem-peraturen von 40 °C nicht überschritten werden.
  In der Vergangenheit wurde überwiegend die Perfusion über 1 h aufrechterhalten. Neuere Untersuchungen haben jedoch gezeigt, daß erst nach dieser Zeit die maximale Gewebekonzentration von Zytostatika eintritt und auch noch über längere Zeit trotz der verkürzten Halbwerts-

zeit bei diesen Temperaturen aufrechterhalten bleibt. Deshalb perfundieren wir jetzt über 90 min.

Neben den angeführten Parametern wie Temperatur und Perfusionsdauer beeinflussen noch eine ganze Reihe weiterer Faktoren das Perfusionsergebnis, wie Flußdaten, Zusammensetzung des Perfusates, Art und Kombination von Zytostatika sowie deren Applikationsmodus. Im Detail stehen Untersuchungen zum Einfluß der verschiedenen Parameter auf die Remission von In-transit-Metastasen noch aus.

## 4 Zytostatika

Melphalan (Alkeran) ist das am häufigsten in der Perfusionsbehandlung eingesetzte Zytostatikum. Es wird sowohl als Mono-als auch in Kombinationstherapie angewendet, scheint jedoch anderen Substanzen nach Langzeitbeobachtung zumindest gleichwertig zu sein. Die Dosierung hängt vom Volumen der zu perfundierenden Gliedmaße ab, welches durch Immersion in ein Wasserbad bestimmt wird (10 mg/l Gewebevolumen am Bein, 13 mg/l Gewebevolumen am Arm).

Die weiteren in Frage kommenden Zytostatika bzw. deren Kombinationen sind nachfolgend aufgelistet:
- Melphalan,
- Actinomycin,
- TSPA,
- Thiotepa,
- Mitomycin C,
- Cisplatin,
- Stickstofflost,
- Etoposid,
- Dacarbazin,
- Methotrexat,
- Vincristin.

In jüngster Zeit werden auch Extremitätenperfusionen unter Verwendung von Tumornekrosefaktor und Interferon-$\gamma$ im Perfusat eingesetzt. Die besten Ergebnisse hierzu wurden von Liénard (1993) mit einer kompletten Remissionsrate von 92% mitgeteilt. Allerdings traten postoperativ 7 Fälle eines akuten Lungenversagens auf und 2 Patienten verstarben, nach Angaben der Autoren, ohne Bezug zu den verwendeten Medikamenten. Von anderen konnten diese guten Ergebnisse allerding nicht nachvollzogen werden, so daß eine Wertung derzeit noch nicht möglich erscheint.

# 5 Postoperative Komplikationen

Bei einem relevanten Leck von Zytostatika aus dem Perfusions- in den zentralen Kreislauf treten auch die spezifischen systemischen Nebenwirkungen der verwendeten Zytostatika auf, hierbei am häufigsten Brechreiz, daneben ist in diesen Fällen auch mit einer gewissen Knochenmarkdepression zu rechnen, die jedoch so gut wie nie beobachtet wird.

Die häufigste Nebenwirkung ist langfristig die vermehrte Schwellneigung der Extremität, die von manchen bei etwa 10% der Patienten beobachtet wird. In der umfangreichen Serie der Erlanger Klinik traten tödliche Komplikationen insgesamt bei 1% der Patienten auf, hierbei am häufigsten tödlich verlaufende Lungenembolien. Weitere Nebenwirkungen sind nachfolgend aufgelistet.

Folgende Komplikationen können nach Extremitätenperfusion auftreten (Göhl 1993, bei 342 Patienten):
- Nachblutungen                                         0,3%
- Arterielle Thrombose                                  0,9%
- Persistierende Schwellneigung                         8,2%
- Neurologische Störungen                               1,5%
- Ausgedehnte Muskelnekrosen (Amputationen)   0,3%
- Todesfälle                                            1,2%

# 6 Langzeitergebnisse

Patienten mit lokoregionär metastasierenden malignen Melanomen der Extremität stellen ein heterogenes Krankengut dar. Dies beruht auf den unterschiedlichsten Befallsmustern und deren Kombinationen von Satelliten-, In-transit- und regionären Lymphknotenmetastasen. Es empfiehlt sich deshalb, entsprechend der M. D. Anderson-Klassifikation eine Unterteilung in Gruppen von
- isolierten Satelliten- oder In-transit-Metastasen,
- isolierten Lymphknotenmetastasen und solche
- mit weit fortgeschrittenem regionalen Befall, wobei sowohl In-transit-, als auch Lymphknotenmetastasen zusammen vorliegen.

Innerhalb dieser Gruppen werden Fünfjahresüberlebensraten zwischen 29% und 52% angegeben. Das Behandlungsziel der therapeutischen Perfusion ist zunächst jedoch das Erreichen einer kompletten Remission, deren Rate in der Literatur zwischen 7% und 81% liegt (Tabelle 1).

**Tabelle 1.** Ansprechraten nach hyperthermer Extremitätenperfusion mit Melphalan bei Patienten mit malignen Melanomen (nach Kroon 1988 sowie Hohenberger 1990)

| Autor | Anzahl der Patienten | |
|---|---|---|
| | gesamt | CR |
| Hansson (1977) | 14 | 3 (21%) |
| Rosin (1980) | 80 | 21 (26%) |
| Jönsson (1983) | 15 | 1 (7%) |
| Lejeune (1983) | 23 | 15 (65%) |
| Storm (1985) | 26 | 21 (81%) |
| Vaglini (1985) | 32 | 18 (56%) |
| Kroon (1987) | 18 | 7 (39%) |
| Cavaliere (1987) | 72 | 26 (36%) |
| Hohenberger (1990) | 72 | 35 (49%) |

CR = Komplette Remission

## 7 Alternativverfahren zur herkömmlichen Extremitätenperfusion

Alternativverfahren zur regionalen Chemotherapie für Extremitätenmelanome sind:

– intraarterielle regionale Chemotherapie mit lokaler, externer Hyperthermie, auch in Kombination mit einer Hämofiltration („intraarterial infusion chemotherapy"; Krementz et al. 1993; Muchmore et al. 1993). Die Hämofiltration (auch Chemofiltration) soll die Toxizität der nach Applikation systemisch zirkulierenden Zytostatika minimieren,

– intraarterielle regionale Chemotherapie mit Tourniquetokklusion der Extremität („tourniquet infusion chemotherapy"; Jönsson u. Ingvar 1993). Für eine Zeitdauer von 15 min wird durch das an der Basis der Extremität angelegte Tourniquet die arterielle Perfusion auf unter 50% gesenkt und der venöse Flow komplett geblockt.

– isolierte Extremitäteninfusion („isolated limb infusion", „ILI"; Thompson et al. 1993).

Die genannten Methoden zeichnen sich dadurch aus, daß sie im Vergleich zur hyperthermen, isolierten Extremitätenperfusion technisch wesentlich weniger aufwendig und damit auch weniger kostspielig sind. Allerdings wurden mit den genannten Verfahren bisher nur in vereinzelten Fällen auch komplette Remissionen beschrieben. Weiterhin lassen diese kleinen Patientenzahlen eine Wertung derzeit noch nicht zu.

# 8 Kliniken und Einrichtungen, an denen Extremitätenperfusionen durchgeführt werden

Nach Rückfrage bei allen in Frage kommenden Kliniken werden in den nachfolgend aufgelisteten Extremitätenperfusionen durchgeführt:

Freie Universität Berlin
Universitätsklinikum Rudolf Virchow
Prof. Dr. P. Neuhaus
13353 Berlin

Chirurgische Klinik der Ruhr-Universität
St.-Josef-Hospital
Prof. Dr. v. Zumtobel
44791 Bochum

Universitätsklinik Erlangen-Nürnberg
Chirurgische Klinik
Prof. Dr. F. P. Gall
91054 Erlangen

Universitätsklinikum Essen
Zentrum II: Abt. für Allgemeine Chirurgie
Prof. Dr. F. W. Eigler
45147 Essen

Justus-Liebig-Universität Gießen
Klinik für Allgemein- und Thoraxchirurgie
Prof. Dr. K. Schwemmle
35385 Gießen

Georg-August-Universität Göttingen
Klinik und Poliklinik für Allgemeinchirurgie
Prof. Dr. Peiper
37075 Göttingen

Martin-Luther-Universität Halle-Wittenberg
Klinik für Allgemeine Chirurgie
Prof. Dr. A. Gläser
06097 Halle/S.

Universität Hamburg
Universitäts-Krankenhaus Eppendorf
Abt. für Allgemeinchirurgie
Prof. Dr. C. E. Brölsch
20246 Hamburg

Universitätsklinik Heidelberg
Chirurgische Klinik
Prof. Dr. C. Herfarth
69120 Heidelberg

Universitätskliniken des Saarlandes
Abt. für Allgemeine, Abdominal- und Gefäßchirurgie
Prof. Dr. G. Feifel
66424 Homburg

Universität zu Köln
Klinik und Poliklinik für Chirurgie
Prof. Dr. Dr. H. Pichlmaier
50931 Köln

Johannes-Gutenberg-Universität Mainz
Klinik und Poliklinik für Allgemein- u. Abdominalchirurgie
Prof. Dr. T. Junginger
55101 Mainz

Universitätsklinikum Regensburg
Klinik und Poliklinik für Chirurgie
Prof. Dr. W. Hohenberger
93042 Regensburg

Eberhard-Karls-Universität
Neuklinikum Schnarrenberg
Abt. Allgemeinchirurgie
Prof. Dr. H. D. Becker
72076 Tübingen

Chirurg. Univ.-Klinik und Poliklinik
Prof. Dr. A. Thiede
97080 Würzburg

## Literatur

Göhl J, Hohenberger W (1993) Die regionale hypertherme Perfusion – Therapiekonzept und Langzeitergebnisse. Z Herz-Thorax-Gefäßchir 7:46

Hohenberger W, Meyer Th, Göhl J (1994) Extremitätenperfusion beim malignen Melanom. Chirurg, 65 (3)

Krementz ET, Ryan RF, Muchmore JH, Carter RD, et al. (1992) Hyperthermic regional perfusion for melanoma of the limbs. In: Balch CM, Houghton AN, Milton GW, Soober AJ, Song SJ (eds) Cutaneous melanoma. Lippincott, Philadelphis, pp 403

Krementz ET, Muchmore JH, Sutherland CM (1993) Intra-arterial infusion chemotherapy for melanoma (Abstract). Melanoma Res 3 [Suppl. 1]:94

Muchmore JH, Krementz ET, Carter RD, Beg MH (1993) Salvage treatment for patients with limb melanoma failing isolated regional perfusion (Abstract). Melanoma Res 3 [Suppl. 1]:31

Thompson JF, Waugh RC, Saw RPM, Kam P (1993) Isolated limb infusion (ILI) with melphalan for recurrent limb melanoma (Abstract). Reg Cancer Treatment [Suppl. 1]:51

# 34.103 Chemotherapie und Hyperthermie

R. D. Issels

## 1 Einführung

Der klinische Einsatz einer Thermochemotherapie, d. h. Hyperthermie in Kombination mit Chemotherapie, findet zunehmend Eingang in ein interdisziplinäres onkologisches Behandlungskonzept. Neben einer direkten zytotoxischen Wirkung der Hyperthermie besteht im hyperthermierten Tumorgewebe zusätzlich ein chemosensibilisierender Effekt. Neuere experimentelle Ergebnisse deuten darauf hin, daß durch Hyperthermie eine Änderung der antigenen Eigenschaften von Tumorzellen induziert wird.

Derzeit wird in onkologischen Zentren der BRD die Hyperthermie in Kombination mit Chemotherapie und/oder Strahlentherapie zur Verbesserung der lokalen Tumorkontrolle und zur Verlängerung des rezidivfreien Überlebens in Therapiestudien eingesetzt.

## 2 Grundlagen

### 2.1 Temperaturtoleranz

Die Ergebnisse einer in der letzten Dekade intensivierten thermobiologischen Grundlagenforschung zeigen, daß eine Temperaturerhöhung auf $> 42,5-45\,°C$ per se einen direkten zytotoxischen Effekt zur Folge hat. Dieser Effekt folgt in Abhängigkeit von der jeweiligen Temperatur und der Einwirkungsdauer einem Dosis-Wirkungs-Prinzip und ist bei allen bisher untersuchten Zellinien einheitlich nachweisbar. Aus den Dosis-Wirkungs-Kurven ergibt sich, daß der zytotoxische Effekt – gemessen an dem klonogenen Wachstum von Zellen – unterhalb dieses Temperaturbereichs („break-point-temperature") deutlich abnimmt. Die mit Temperaturen von $< 42,5\,°C$ behandelten Zellen verhalten sich gegenüber einer kontinuierlichen Temperatureinwirkung zunehmend resistent, d. h. sie entwickeln nach einer bestimmten Zeit eine Thermotoleranz. Dieses Phänomen ist reversibel, und der Thermotoleranzstatus der Zellen klingt nach Absetzen der Wärmeexposition nach 48–72 h wieder ab (Hahn 1982).

Für menschliche Tumorzellinien konnte gezeigt werden, daß eine sehr unterschiedliche Hitzeempfindlichkeit per se besteht. Bei klinisch relevanten Temperaturen (41 °C) ist trotz fortdauernder Hitzexposition die Rate des Absterbens im Vergleich zu tierischen Zellen höher (Armour et al. 1993). Das Phänomen der Thermotoleranz wird auch durch eine Hyperthermie bei Temperaturen > 42,5 °C induziert, benötigt aber dann für die Expression ein hyperthermiefreies Zeitintervall von 6–12 h bei 37 °C. Auch diese nach fraktionierter Hyperthermie auftretende Form der Thermotoleranz ist nach dem oben angegebenen Zeitintervall deutlich herabgesetzt.

## 2.2 Biochemische Ereignisse

In Tumorzellen wird unter Hyperthermiebedingungen die Proteinsynthese zunächst gehemmt und nach einer Erholungsphase auf ein bevorzugtes Proteinmuster, die sog. „Heat-shock-Proteine" (HSP), beschränkt. Von besonderer Bedeutung für das Tumorgewebe ist die Induktion der Synthese von HSP 70 (Molekulargewicht 70000) und HSP 27 (Molekulargewicht 27000) (Fuller et al. 1994).

Obwohl die Steigerung der zellulären Syntheserate von HSP zeitlich mit der Thermotoleranzexpression zusammentrifft, wird ihre funktionelle Bedeutung für das Phänomen der Thermotoleranz und deren Spezifität kontrovers diskutiert, da auch nichtthermische Streßfaktoren (z. B. Zytostatika) die Synthese von HSP beeinflussen können und die Resistenz gegenüber Zytostatika mit der Induktion von HSP korreliert.

Die klinische Bedeutung derartiger Markerproteine für die Beurteilung a priori einer Thermoempfindlichkeit bzw. Chemoresistenz von Tumorgewebe oder für den Temperatureffekt einer erfolgten Hyperthermiebehandlung ist Gegenstand der Forschung.

Unabhängig von „Screeningmethoden" zur Thermoempfindlichkeit bzw. Thermotoleranz im Tumorgewebe wird die Hyperthermie derzeit klinisch bei fraktionierter Anwendung in einem zeitlichen Intervall von 2–3 Tagen (z. B. 2mal pro Woche) in den Chemotherapiezyklus integriert, um einen induzierten Thermotoleranzeffekt möglichst gering zu halten.

Die genannte Expression von HSP in Tumorgeweben führt nach neueren Ergebnissen zu einer spezifischen Immunantwort (Udono et al. 1993). Der Nachweis einer hitzeinduzierten Oberflächenexpression von HSP 70 auf menschlichen Sarkomzellen (Multhoff et al. 1995) steht hier im Einklang mit dem Konzept einer Modulation der Antigenpräsentierung unter Streßbedingungen (Shrivastava et al. 1993) und der Aktivierung von Effektorzellen (Multhoff et al. 1995).

Die Thermoempfindlichkeit der Zellen ist in hohem Maße von externen Milieufaktoren wie pH-Wert, $O_2$- und Nährstoffversorgung abhängig. So weisen Zellen mit niedrigem pH-Wert eine größere Empfindlichkeit gegenüber einer Wärmebehandlung auf. Gleiches gilt auch für hypoxische Zellen und Zellen mit Nährstoffverarmung. Da sich solche Milieufaktoren bei soliden Tumoren in Abhängigkeit von ihrer Größe, Durchblutung und Wachstumsgeschwindigkeit ändern, ist das Tumorgewebe für die Effektivität der Hyperthermie – in ähnlicher Weise wie für die Strahlen- und Chemotherapie – ein heterogenes Gewebe.

## 3 Grundlagen der Thermochemotherapie

Thermobiologische Phänomene und deren Interaktion mit der Strahlenwirkung wurden im In- und Ausland seit den 70er Jahren bevorzugt in Forschungsstätten der Radiobiologie bearbeitet. In den Strahlenkliniken wurde das biologische Verständnis und das technologische Wissen frühzeitig in erste klinische Anwendungen umgesetzt. Durch den Nachweis einer synergistischen Wirkung von Hyperthermie und Zytostatika (Dewey 1984) erfährt dieses Forschungsgebiet erst in den letzten Jahren im Bereich der internistischen Onkologie einen Aufschwung.

Präklinische Ergebnisse, die auf Untersuchungen in Zellkulturen oder in Tiermodellen beruhen, beschreiben die Effekte einer Temperaturerhöhung auf die Wirkungsweise von verschiedenen Zytostatika (Tabelle 1). Auffallend ist, daß für antimetabolisch wirksame Zytostatika (5-Fluoruracil, Methotrexat) keine oder eine nur geringe Wirkungssteigerung unter hyperthermen Bedingungen beobachtet wird (unabhängige Wirkung). Für alkylierende Substanzen (Cyclophosphamid, Ifosfamid) und Nitrosoharnstoffverbindungen (BCNU) sowie DNS-quervernetzende Zytostatika

**Tabelle 1.** Interaktion zwischen Hyperthermie und Zytostatika

| Unabhängig | Additiv | Synergistisch |
|---|---|---|
| – Vincristin | – Doxorubicin | – Cisplatin |
| – 5-Fluoruracil | – Mitoxantron | – Carboplatin |
| – Methotrexat | – Cyclophosphamid | – Mitomycin C |
| – Actinomycin D | – Ifosfamid | |
| – Cytarabin | – Melphalan | |
| – VP-16 | – BCNU | |

(Cisplatin) tritt ein weitehend linearer Anstieg der Wirkung mit Erhöhung der Temperatur (additiver Effekt) oder eine exponentielle Zunahme der zytostatischen Effektivität (synergistische Wirkung) auf.

Die Aktivierung von $O_2$-Radikalen, die Beeinflussung des Polyaminstoffwechsels und eine Änderung im zellulären Redoxstatus (Glutathionsystem) sind biochemische Mechanismen, aufgrund derer die Zellen auf eine Hyperthermie empfindlicher reagieren. Inwieweit die Wirkung von Zytostatika mit derartigen Mechanismen interferiert, ist Gegenstand der Forschung.

# 4 Physikalische Grundlagen und technische Möglichkeiten für die Tiefenhyperthermie

Seit Mitte der 80er Jahre werden Hyperthermiesysteme in der Klinik eingesetzt, die ständig verbessert werden. Neben der nichtinvasiven Energieankopplung wird die Wärme bei den Perfusionsverfahren mittels eines extrakorporalen Kreislaufsystems zugeführt, wobei in Abhängig von der technischen Anordnung eine Extremitäten-, Organ- oder Ganzkörperhyperthermie erreicht wird. Bei der Perfusion von regionalen Körperabschnitten (z. B. Extremitäten) oder der Ganzkörperperfusion wird überwärmtes Blut dem Körper zugeführt und über die Wärme über das Blut als Energieträger in das Tumor- bzw. Normalgewebe abgegeben.

Im Gegensatz zu diesen invasiven Perfusionsmethoden ist es möglich, die Wärme von außen gezielt auf den Tumor bzw. die tumortragende Region zu applizieren (Hand et al. 1986). Die Erzeugung der Hyperthermie mit elektromagnetischen Wellen findet derzeit eine zunehmende Anwendung in der Klinik für eine regionale Hyperthermie von tiefliegenden Tumoren. Bei dieser Methodik erfolgt die Überwärmung durch eine Energieabsorption im Feldbereich des Hyperthermieapplikators, während die Blutperfusion im Tumor und Normalgewebe durch Abtransport von Wärme der Hyperthermie entgegenwirkt (Wärmekonvektion). Aufgrund der unterschiedlichen Perfusionsverhältnisse kommt es zu einem heterogenen Temperaturprofil, das für das jeweilige Tumorgewebe charakteristisch ist.

Ein technischer Fortschritt, der die regionale Tiefenhyperthermie in den letzten Jahren erst ermöglichte, konnte durch die Verwendung kapazitiver (Rf-8 Thermotron, Japan) und radiativer (BSD 2000, USA) Antennen erzielt werden. Für eine Tiefenhyperthermie werden meist mehrere Antennen verwendet, wobei die Antennen kreisförmig um den Körper des Patienten angeordnet sind („annular phased array system",

APAS). Durch die Antennenkonfiguration läßt sich eine Fokussierung der Wellen auf die Mitte der Antennenöffnung erreichen. Der Durchmesser des Fokus ist frequenzabhängig und beträgt bei 60 MHz ca. 10–15 cm; bei 100 MHz ca. 5–8 cm. Durch Phasen- und Amplitudenverschiebung wird eine Fokussierung der Welleneinstrahlung auf exzentrisch gelegene, d. h. außerhalb der Körperachse liegende Tumoren erreicht (Turner 1984).

Auch die Ganzkörperhyperthermie läßt sich mittlerweile ohne invasive Perfusionsmethoden mit Hilfe neuerer Verfahren kontrolliert durchführen (Robins et al. 1993).

# 5 Thermometrie

Ein wichtiger Bestandteil der regionalen Tiefenhyperthermie ist die Messung der Temperaturverteilung im Tumor und umliegenden Normalgewebe, um eine effektive Feldeinstellung überprüfen zu können. Obwohl eine nichtinvasive Temperaturmessung in tiefliegenden Geweben derzeit Gegenstand der Forschung ist, scheint die Erfassung behandlungsinduzierter Veränderungen mittels Magnetresonanzbildgebung während der Hyperthermie zur Kontrolle konsekutiver Behandlungen in Zukunft realisierbar. Für die invasive Temperaturmessung werden 1–2 dünne Kunststoffkatheter in den Tumor implantiert, in die Thermistoren für die Temperaturmessung eingeführt werden. Diese Temperaturfühler lassen sich entlang des Katheters automatisch („thermal mapping") verschieben, und auf diese Weise wird ein „Temperaturprofil" entlang der Verlaufsstrecke des Katheters erhalten. Die Hohlkatheter (Durchmesser 0,9–1,3 mm) werden nach Möglichkeit entweder unter CT-Kontrolle perkutan oder während einer Inzisionsbiopsie (bei der Histologiegewinnung) bzw. intraoperativ implantiert und nach außen geleitet. Die Verweildauer dieser Katheter erstreckt sich über den Gesamtzeitraum der Kombinationsbehandlung mit Hyperthermie und Chemotherapie (maximal 12 Wochen).

Neben der direkten Thermometrie im Tumorgewebe wird häufig bei soliden Tumormanifestationen, die topographisch-anatomisch eine Beziehung zu Hohlräumen aufweisen (z. B. Blase, Rektum, Zervix, Ösophagus, Magen) ein endoluminaler Thermistor gelegt. Die Temperaturmessung in dem paratumoralen Hohlraum dient dabei als indirekte Referenzmessung während der Hyperthermiebehandlung für das Tumorgewebe.

# 6 Klinische Behandlungsmöglichkeiten und Ergebnisse

## 6.1 Hyperthermie plus Strahlentherapie

Aufgrund der Forschungsentwicklung der Hyperthermie aus dem Bereich Radiobiologie liegen klinische Ergebnisse (Phase-I–III-Studien) in größerem Umfang für die Kombination von Hyperthermie mit Strahlentherapie vor. Im Bereich der Oberflächenhyperthermie wurde eine Effektivitätssteigerung der Strahlentherapie mit akzeptabler Komplikationsrate in einer Vielzahl von nichtrandomisierten, klinischen Studien nachgewiesen (Overgaard 1989). Die Ergebnisse der Thermoradiotherapie oberflächlicher Tumoren zeigen, daß für verschiedene Tumorlokalisationen die Tumoransprechrate (CR + PR)[1] bei konstanter Strahlendosis um den Faktor 1,5 durch die Hyperthermie gesteigert wird. In kontrollierten Studien wurde die Abhängigkeit der lokalen Tumorkontrolle unter Stratifizierung verschiedener Kriterien (z. B. Tumorgröße, Strahlendosis, Fraktionierung der Hyperthermie) von der erreichten Tumortemperatur untersucht.

Die European Society für Hyperthermic Oncology (ESHO) konnte mittlerweile 2 randomisierte, multizentrische Studien für lokal fortgeschrittene Tumoren (Mammakarzinom und Melanom) mit exakten Richtlinien für die Qualitätskontrolle der angewandten Hyperthermietechnik und Temperaturmessung abschließen. Die Ergebnisse der randomisierten *Melanomstudie* (ESHO Protocol 3-85) zeigen für die Kombination von Strahlentherapie mit lokaler Hyperthermie gegenüber der alleinigen Strahlentherapie einen statistisch signifikanten Vorteil in bezug auf die Tumoransprechrate (CR + PR; Overgaard et al. 1995).

Eine regionale Tiefenhyperthermie (RHT) für solide Tumoren im Bereich des Abdomens und Beckens sowie für tiefliegende Extremitätentumoren wurde erst in den letzten Jahren durch die technologische Entwicklung entsprechender Hyperthermiegeräte klinisch ermöglicht. Sowohl die RF-Systeme mit kapazitiver Ankopplung (Egawa et al. 1988) als auch der Antennenarray (Oleson et al. 1986) sind grundsätzlich für eine Tiefenhyperthermie geeignet, wobei sich in Europa zunehmend der Antennenarray als Hyperthermiesystem klinisch durchgesetzt hat. Die Flexibilität der Feldanpassung für exzentrisch gelegene Tumoren sowie die Verfügbarkeit verschiedener Applikatorgrößen für die Behandlung von Erwachsenen und Kindern haben mit diesem System den Anwendungsbereich in der Tiefenhyperthermie erweitert. Interessant erscheint auch die Entwicklung von Ultraschalltiefenhyperthermiegeräten mit

---

[1] CR = komplette Remission; PR = partielle Remission.

**Tabelle 2.** Regionale Hyperthermie in Kombination mit Chemotherapie

| Autor | Studie | Tumorart | Patienten (n) | Vorbehandlung | RHT | Chemotherapie | Ergebnis |
|---|---|---|---|---|---|---|---|
| Davies et al. (1990) | Phase I | HNO-Karzinom (lokal fortgeschritten) | 5 | CDDP + 5 FU refraktär | BSD 434 MHz | CDDP + 5 Fu i.v. | 2 CR |
| Kakehi et al. (1990) | Phase II | Magenkarzinom (lokal fortgeschritten) | 33 | keine | Thermotron 27 MHz | Mitomycin + 5 FU i.v. | 3 CR + 10 PR |
| Hamazoe et al. (1991) | Phase II | Lebermetastasen (isoliert) | 10 | keine | Thermotron 27 MHz | CDDP + 5 Fu i.v. | 5 PR |
| Rigatti et al. (1991) | Phase I | Blasenkarzinom | 12 | keine | Sb-TS 100 915 MHz | Mitomycin (intravesikal) | gute Verträglichkeit, Phase II geplant |
| Leopold et al. (1993) | Phase I | Ovarkarzinom (peritoneale Metastasen) | 15 | CDDP refraktär | BSD 82 MHz | CDDP (intraperitoneal) | MTD: 80–120 mg/m², CDDP |
| Rietbroek (1994) | Phase II | Zervix-/Blasenkarzinom (lokal fortgeschritten) | 12 | keine | EMS 70 MHz | CDDP i.v. | 1 CR + 4 PR |
| Issels et al. (1990) | Phase II (RHT-86) | Sarkome (lokal fortgeschritten) | 38 | Op. + Rad. ± XT | BSD 60–110 MHz | VP16 + IFO i.v. | 6pCR + 4PR + 4 FHR |

| | | | | | | | |
|---|---|---|---|---|---|---|---|
| Issels et al. (1991) | Nacherhebung | – | 65 | – | – | VP 16 + IFO i.v. | 9 pCR + 4 PR + 8 FHR |
| Romanowski et al. (1993) | Phase II | Pädiatrische Sarkome (lokal fortgeschritten) | 34 | Op. + Radiat. ± XT | BSD 60–110 MHz | VP16 + IFO VP16 + IFO/Carboplatin i.v. | 7 CR, „best response", Dauer: 7–64 Monate |
| Issels et al. (1995) | Phase II (RHT-91) | Hochrisiko-weichteilsarkome | 73 | Op. + Radiat. | BSD 80–110 MHz | VP16 + IFO + ADR (= EIA) i.v. | 7 CR + 13 PR + 15 FHR, Median: 18 Monate, Überleben: 64% |

mehreren justierbaren Energieübertragungsköpfen zur fokussierten Feldeinstellung sowie einer gleichzeitigen Bildgebung für bestimmte Tumorlokalisationen (Shimm et al. 1988).

### 6.2 Hyperthermie plus Chemotherapie

In Tabelle 2 sind klinische Erfahrungsberichte und erste Studienergebnisse (Phase I–II) der letzten Jahre *zur regionalen Tiefenhyperthermie in Kombination mit Chemotherapie* bei soliden Tumoren zusammengefaßt.

Die technische Durchführung und beobachtete Nebenwirkungsrate im Rahmen der RHT plus Chemotherapie scheint demnach in den verschiedenen Anwendungsbereichen vertretbar. Remissionen werden bei Patienten mit lokal fortgeschrittenen Tumoren und bei chemovorbehandelten Patienten beobachtet, wobei aufgrund niedriger Fallzahlen und Heterogenität in den meisten Fällen keine signifikanten Schlußfolgerungen möglich sind.

### 6.2.1 Sarkome

Die Ergebnisse bei Sarkomen im Erwachsenenalter lassen sich in folgender Weise zusammenfassen: In einer Phase-II-Studie (RHT-86) bei 38 auswertbaren Patienten mit lokal fortgeschrittenen Weichteil- und Knochensarkomen, die sich gegenüber einer vorausgegangenen Operation, Bestrahlung und/oder Chemotherapie refraktär verhielten, konnte mit RHT und simultaner Chemotherapie (Ifosamid/Etoposid-Kombination) eine lokale Ansprechrate von 37% erzielt werden. In bezug auf die erreichten Temperaturparameter im Tumor zeigten die Responder und Nonresponder einen signifikanten Unterschied ($p < 0,001$; Issels et al. 1990). Diese Interimsanalyse der RHT-86-Studie konnte später an insgesamt 65 Patienten bestätigt werden, wobei bei Responderpatienten auch eine langfristige Tumorkontrolle erzielt wurde (Issels et al. 1991). In der Folgestudie (RHT-91) wurden 73 Patienten mit Hochrisikoweichteilsarkomen im Erwachsenenalter (Tumorgröße $> 8$ cm, Rezidive, Grad II/III, extrakompartimental) einheitlich mit EIA (Etoposid 250 mg/m$^2$ + Ifosfamid 5 g/m$^2$ + Doxorubicin 50 mg/m$^2$) plus RHT präoperativ behandelt. Nach Resektion wurde die Therapiekombination adjuvant fortgesetzt und durch eine – falls möglich – Strahlentherapie komplettiert. Im Median 18 Monate nach Therapiebeginn (2–47 Monate) leben noch 60 von 73 Patienten (Stand Oktober 1994).

Aufgrund dieser Ergebnisse wird im Rahmen der ESHO und EORTC in einer multizentrischen, randomisierten Studie (RHT-95) der Stellen-

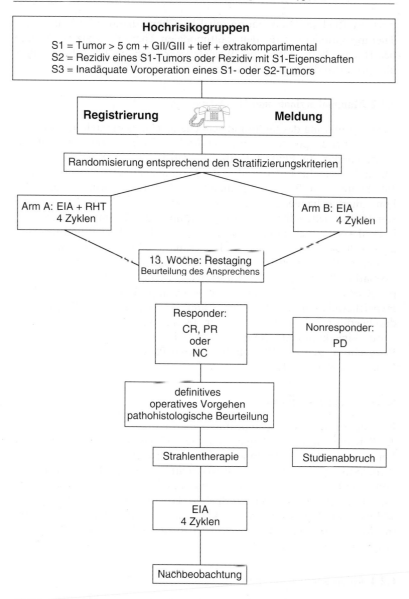

**Abb. 1.** Multimodaler Therapieansatz bei Hochrisikoweichteilsarkomen im Erwachsenenalter (RHT-95-Studie)

wert der RHT in Kombination mit EIA-Chemotherapie im Sinne einer Therapieoptimierung für den multimodalen Therapieansatz (s. Abb. 1) bei Hochrisikopatienten mit Weichteilsarkomen im Erwachsenenalter überprüft (Studienleitung München).

### 6.2.2 Mammakarzinom und HNO-Tumoren

Eine Erweiterung des multimodalen Therapiekonzepts stellt die Kombination einer Hyperthermie mit der Radio-/Chemotherapie bei soliden Tumoren dar. In Phase-I-II-Studien wurde ein derartiger trimodaler Therapieansatz für Lokalrezidive des Mammakarzinoms (Bornstein et al. 1992) untersucht. Bei den vorbehandelten 29 Patienten wurde in 53% der kombiniert behandelten Tumormanifestationen eine komplette Remission (CR) erzielt, wobei Cisplatin ($40 \, mg/m^2$) oder Bleomycin ($15 \, mg/m^2$) in 1mal wöchentlicher Gabe mit einer lokalen Hyperthermie und anschließender Strahlentherapie (30–45 Gy Gesamtdosis) kombiniert wurde.

Bei lokal fortgeschrittenen HNO-Tumoren wurde 1mal wöchentlich Cisplatin ($20 \, mg/m^2$) als Kurzinfusion unmittelbar vor der Strahlentherapie (Gesamtdosis 70 Gy) über 7 Wochen appliziert, wobei eine lokale Hyperthermie nur jeweils in der 1. und 2. Woche nach der Bestrahlung durchgeführt wurde. Bei 72% der 18 nichtvorbehandelten Patienten wurde eine komplette Remission erreicht, wobei bei einer mittleren Beobachtungszeit von 18 Monatne 2 dieser Patienten ein Rezidiv erlitten (Amichetti et al. 1993).

### 6.2.3 Ösophaguskarzinom

Eine japanische Arbeitsgruppe führte ein trimodales Therapiekonzept bei 33 Patienten mit Ösophaguskarzinom präoperativ durch, wobei im Vergleich zur Kontrollgruppe 21 Patienten mittels eines intraluminalen Applikators (13, 56 MHz) 2mal wöchentlich eine lokale Hyperthermie kombiniert mit jeweils 5 mg Bleomycin während der Dauer der Strahlentherapie (Gesamtdosis: 30 Gy) erhielten. Trotz der beobachteten pathohistologischen Regression im Resektat durch die präoperative Therapie (n = 6) fand sich kein Überlebensvorteil beim Vergleich beider Patientengruppen (Matsuda et al. 1993).

### 6.2.4 Kolon-Rektum-Karzinom

Aufbauend auf den Phase-II-Ergebnissen der Essener Arbeitsgruppe mit regionaler Tiefenhyperthermie und Strahlentherapie bei kolorektalen

Rezidivtumoren (Feldmann et al. 1993) wird derzeit eine randomisierte multizentrische Studie zur Wirksamkeit einer präoperativen hyperthermen Radio-/Chemotherapie vs. alleiniger Radio-/Chemotherapie bei primären lokal fortgeschrittenen Rektumkarzinomen (T3, T4) sowie Rezidiven durchgeführt. Dabei wird eine systemische Chemotherapie (300 mg/m$^2$ 5-Fluoruracil + 50 mg/m$^2$ Leucovorin, Tag 1–5 bzw. Tag 22–26) mit einer Strahlentherapie über 5 Wochen (Gesamtdosis 45 Gy) mit/ohne regionaler Tiefenhyperthermie (1 RHT/Woche) vor der chirurgischen Resektion appliziert und in Abhängigkeit von dem Resektionsergebnis eine systemische Chemotherapie mit lokaler Aufsättigung der Strahlendosis fortgeführt (Studienleitung Berlin).

### 6.2.5 Therapierefraktäre metastasierte Tumoren

Der Stellenwert der *Ganzkörperhyperthermie in Kombination mit systemischer Chemotherapie* bei Patienten mit Metastasen wird derzeit in Phase-I–II-Studien untersucht. Nachdem bereits in präklinischen Untersuchungen gezeigt werden konnte, daß der therapeutische Index von bestimmten Zytostatika in vivo (z. B. Ifosfamid, Carboplatin) unter hyperthermen Bedingungen gesteigert wird (Wiedemann et al. 1993; Cohen et al. 1990), sind die ersten Ergebnisse aus klinischen Studien vielversprechend. Die Knochenmarktoxizität von Carboplatin (480 mg/m$^2$) wird in Kombination mit Ganzkörperhyperthermie (41,8 °C) nicht verstärkt und bei mit Carboplatin vorbehandelten Patienten wurden Remissionen beobachtet (Robins et al. 1993). Ebenso konnte mit der Kombination von Ifosfamid (5 g/m$^2$) plus Carboplatin (300 mg/m$^2$) unter Ganzkörperhyperthermiebedingungen bei 6 von 19 Patienten mit therapierefraktären Sarkomen bzw. Teratomen eine partielle Remission erreicht werden (Wiedemann et al. 1994). Derzeit wird bei Patienten mit metastasierten therapierefraktären Sarkomen eine Kombination von ICE (Ifosfamid 5 g/m$^2$, Carboplatin 300 mg/m$^2$ und Etoposid 100 mg/m$^2$) mit Ganzkörperhyperthermie von derselben Arbeitsgruppe im Rahmen einer Phase-II-Studie untersucht (Wiedemann et al. 1995).

## 7 Zentren für Hyperthermie in der BRD

In Tabelle 3 sind die klinischen Zentren an verschiedenen Kliniken der BRD für regionale Tiefenhyperthermie und Ganzkörperhyperthermie genannt, bei denen Rückfragen über Therapieindikation und Studienbeteiligung erfolgen kann.

**Tabelle 3.** Klinische Zentren für Hyperthermie in der BRD

| Stadt | Klinik | Ansprechpartner |
|---|---|---|
| Berlin | Klinikum Rudolf Virchow<br>Augustenburger Platz 1<br>13353 Berlin | |
| | Abteilung Innere Medizin und Poliklinik Hämatologie und Onkologie<br>Tel. 030/3035-3341<br>Fax 030/3035-3765 | Prof. Dr. Huhn<br>OA Prof. Dr. Riess |
| | Strahlenklinik und Poliklinik<br>Tel. 030/4505-2402<br>Fax 030/4505-2078 | Prof. Dr. Felix<br>OA Priv.-Doz. Dr. Wust |
| | Robert-Rössle-Klinik<br>Abt. für Chirurgie und Chirurgische Onkologie<br>Lindenberger Weg 80<br>13122 Berlin<br>Tel. 030/94006-400<br>Fax 030/94006-404 | Prof. Dr. Schlag<br>und Mitarbeiter |
| Düsseldorf | Universitäts-Kinderklinik Düsseldorf<br>Abt. für Hämatologie und Onkologie<br>Moorenstr. 5<br>40225 Düsseldorf<br>Tel. 0211/311-7680<br>Fax 0211/311-6206 | Prof. Dr. Göbel<br>Dr. Wessalowski |
| Essen | Universitätsklinikum Essen<br>Hufelandstr. 55<br>45122 Essen | |
| | Strahlenklinik<br>Tel. 0201/723-2320 | Prof. Dr. Sack<br>OA Dr. Stuschke |
| | Kinderklinik<br>Tel. 0201/723-2259<br>Fax 0201/723-5924 | Prof. Dr. Havers<br>Dr. Romanowski |
| Erlangen | Universitäts-Strahlenklinik Erlangen<br>Universitätsstr. 27<br>91054 Erlangen<br>Tel. 09131/854080<br>Fax 09131/859335 | Prof. Dr. Sauer<br>OA Priv.-Doz.<br>Dr. Seegenschmiedt |

**Tabelle 3** (Fortsetzung)

| Stadt | Klinik | Ansprechpartner |
|-------|--------|-----------------|
| München | Klinikum Großhadern<br>Marchioninistr. 15<br>81366 München | |
| | Medizinische Klinik III<br>Tel. 089/7095-4767<br>Fax 089/7095-8876 | Prof. Dr. Wilmanns<br>OA Priv.-Doz. Dr. Issels |
| | Chirurgische Klinik<br>Tel. 089/7095-3560<br>Fax 089/7095-8893 | Prof. Dr. Schildberg<br>OA Priv.-Doz. Dr. Jauch |
| Lübeck | Medizinische Universität Lübeck<br>Ratzeburger Allee 160<br>23538 Lübeck | |
| | Klinik für Strahlentherapie und<br>Nuklearmedizin<br>Tel. 0451/500-6187<br>Fax 0451/500-3324 | Prof. Dr. Richter<br>OA Dr. Feyerabend |
| | Klinik für Innere Medizin<br>Tel. 0451/500-2670<br>Fax 0451/500-6008 | Prof. Dr. Wagner<br>Priv.-Doz. Dr. Wiedemann |
| Tübingen | Radiologische Universitätsklinik<br>Abt. Strahlentherapie<br>Hoppe-Seyler-Str. 3<br>72076 Tübingen<br>Tel. 07071/29-2165<br>Fax 07071/29-5894 | Prof. Dr. Bamberg<br>OA Dr. Jany |
| | Universitäts-Kinderklinik<br>Abt. Kinderheilkunde I<br>Rümelinstr. 19–23<br>72076 Tübingen<br>Tel. 07071/29-5770 | Prof. Dr. Niethammer<br>Priv.-Doz. Dr. Klingebiel |

# Literatur

Amichetti M, Graiff C, Felin G, Pani G, Bolner A, Maluta S, Valdagni R (1993) Cisplatin hyperthermia and radiation (trimodal therapy) in patients with locally advanced head and neck tumors: A phase I–II study. Int J Radiat Oncol Biol Phys 26:801–807

Armour EP, McEachern D, Wang Z, Corry PM, Martinez A (1993) Sensitivity of human cells to mild hyperthermia. Cancer Res 53:2740–2744

Bornstein BA, Zouranjian PS, Hansen JL, Fraser SM, Gelwan LA, Teicher BA, Svensson GK (1992) Local hyperthermia radiation therapy and chemotherapy in patients with local-regional recurrence of breast carcinoma. Int J Radiat Oncol Biol Phys 25:79–85

Davis RK, Gibbs FA, Sapozink D, Farver M, Harker G (1990) Thermochemotherapy in inoperable head and neck cancer. Otolaryngol Head Neck Surg 103:897–901

Dewey WC (1994) Arrhenius relationships from the molecule and cell to the clinic. Int J Hyperthermia 10:457–483

Egawa S, Tsukiyama I, Akine Y, Kajiura Y, Ogino T, Yamashita K (1988) Hyperthermic therapy of deep seated tumors: comparison of the heating efficiencies of an annular array applicator and a capacitively coupled radiofrequency system. Int J Radiat Oncol Biol Phys 14:521–528

Feldmann HJ, Sack H (1993) Strahlentherapie in Kombination mit regionaler Hyperthermie bei lokal fortgeschrittenen Beckentumoren. Med Tech 4:9–15

Fuller KJ, Issels RD, Slosman DO, Guillet JG, Soussi T, Polla BS (1994) Cancer and the Heat Shock Response. Eur J Cancer 30:1884–1891

Hahn GM (1982) Hyperthermia and cancer. Plenum Press, New York London

Hamazoe R, Murakami A, Hiraoka Y, Maeta M, Kaibara N (1991) A phase II pilot study of the combined application of hyperthermia and intra-hepato-arterial chemotherapy using cisplatinum and 5-fluorouracil. J Surg Oncol 48:127–132

Hand JW, James RJ (1986) Physical techniques in clinical hyperthermia. Research Studies Press, Letchworth, pp 98–140

Issels RD, Prenninger S, Nagele A et al. (1990) Ifosfamide plus etoposide combined with regional hyperthermia in patients with locally advanced sarcomas: A phase II study. J Clin Oncol 11:1818–1829

Issels RD, Mittermüller J, Gerl A et al. (1991) Improvement of local control by regional hyperthermia combined with systemic chemotherapy (ifosfamide plus etoposide) in advanced sarcomas: updated report on 65 patients. J Cancer Res Clin Oncol 117:141–147

Issels RD, Rahman S, Pihusch R et al. (1995) Neoadjuvant systemic chemotherapy combined with regional hyperthermia in advanced or recurrent soft tissue sarcoma: Results of the RHT-91 study. Fifth Int Congr on Anti-Cancer Chemotherapy, Paris

Kakehi M, Ueda K, Mukojima T, Hiraoka M, Seto O, Akanuma A, Nakatsugawa S (1990) Multi-institutional clinical studies on hyperthermia combined with radiotherapy or chemotherapy in advanced cancer of deep-seated organs. Int J Hyperthermia 6:719–740

Leopold KA, Oleson JR, Clarke-Pearson D et al. (1993) Intraperitoneal cisplatin and regional hyperthermia for ovarian carcinoma. Int J Radiat Oncol Biol Phys 27: 1245–1251

Matsuda H, Baba K, Kitamura K, Toh Y, Ikeda Y, Sugimachi K (1993) Hyperthermo-chemo-radiotherapy for patients with early carcinoma of the esophagus. Hepatogastroenterology 40: 217–221

Multhoff G, Botzler C, Wiesnet M, Müller E, Meier T, Wilmanns W, Issels RD (1995) A stress-inducible 72 kDa heat shock protein (HSP 72) is expressed on the cell surface of human tumor cells, but not on normal cells. Int J Cancer 61: 1–8

Multhoff G, Botzler C, Wiesnet M, Eissner G, Issels RD (1995) CD3 negative large granular lymphocytes recognize a heat inducible immunogenic determinant associated with the 72 KD heat shock protein (HSP 72) on human sarcoma cells. Blood

Oleson JR, Sim DA, Conrad J, Fletcher AM, Gross EJ (1986) Results of a phase I regional hyperthermia device evaluation: microwave annular array versus radiofrequency induction coil. Int J Hyperthermia 2: 327–336

Overgaard J, Gonzales DG, Hulshof MCCM, Arcangeli G, Dahl O, Mella O, Bentzen SM (1995) Hyperthermia as an adjuvant to radiation therapy of recurrent or metastatic melanoma. A multi-centre randomized trial by the European Society for Hyperthermic Oncology. Lancet

Rietbroek RD (1994) Hyperthermia in combination with chemotherapy: a new perspective. Eur Cancer 2: 6–8

Rigatti P, Lev A, Colombo R (1991) Combined Intravesical Chemotherapy with Mitomycin C and Local Bladder Microwave-Induced Hyperthermia as a Preoperative Therapy for Superficial Bladder Tumors. Eur Urol 20: 204–210

Robins HI, Cohen JD, Schmitt CL et al. (1993) Phase I clinical trial of carboplatin and 41.8 °C whole body hyperthermia in cancer patients. J Clin Oncol 11: 1787–1794

Romanowski R, Schött C, Issels RD et al. (1993) Regionale Hyperthermie mit systemischer Chemotherapie bei Kindern und Jugendlichen: Durchführbarkeit und klinische Verläufe bei 34 intensiv vorbehandelten Patienten mit prognostisch ungünstigen Tumorerkrankungen. Klin Pädiatr 205: 249–256

Shimm DS, Hynynen KH, Anhalt DP, Roemer RB, Cassady JR (1988) Scanned focussed ultrasound hyperthermia: initial clinical results. Int J Radiat Oncol Biol Phys 15: 1203–1208

Srivastava PK (1993) Peptide-binding heat shock proteins in the endoplasmic reticulum: role in immune response to cancer and in antigen presentation. Advance Cancer Res 62: 153

Turner PF (1984) Regional hyperthermia with an annular phased array. IEEE Trans Biomed Eng 31: 106–115

Udono H, Srivastava PK (1993) Heat shock protein 70-associates peptides elicit specific cancer immunity. J Exp Med 178: 1391–1396

Wiedemann GJ, Siemens IIJ, Weiss C, Wagner T (1993) Effects of temperature on the therapeutic efficacy and pharmacokinetics of ifosfamide. Cancer Res 53: 4268–4272

Wiedemann GJ, d'Oleire F, Knop E et al. (1994) Ifosfamide and carboplatin combined with 41.8°C whole-body hyperthermia in patients with refractory sarcoma and malignant teratoma. Cancer Res 54:5346–5350

Wiedemann GJ, Gutsche M, Mentzel M et al. (1995) Ifosamide Carboplatin and etoposide combined with 41.8°C whole-body hyperthermia in patients with refractory cancer. Cancer Res 55

# 34.104 Die chirurgische Therapie von Lungenmetastasen

J. Schirren, S. Krysa, W. Richter, S. Trainer, C. Trainer,
H. Bülzebruck, I. Vogt-Moykopf

## 1 Einleitung

Das Schicksal des onkologischen Patienten entscheidet sich nicht nur am Primärtumor, sonder auch an der Fernmetastasierung, von der etwa 30% aller Patienten betroffen sind. Allgemein wird die Fernmetastasierung als prognostisch sehr ungünstig angesehen. Die Lungenmetastasierung ist von besonderer Bedeutung, da die Lunge entsprechend einer Metastasierungs- und Kaskadentheorie (Bross et al. 1986; Walter 1984) neben der Leber das erste Filterorgan darstellt, in dem die erste Selektion der Tumorzellen stattfindet und von dem aus die weitere Metastasierung erfolgt (Fidler u. Hart 1981). Manche Tumoren, wie die Hodenkarzinome oder die Nierenzellkarzinome, haben eine besondere Neigung zur Metastasierung in die Lunge, bei anderen Tumoren ist die Metastasierung sogar fast ausschließlich auf die Lunge beschränkt (osteogene Sarkome, Weichteilsarkome). Die chirurgische Intervention mit potentiellkurativer Zielsetzung muß demgemäß im Stadium der Metastasierung im ersten Generalisierungsorgan erfolgen, bevor es zu einer Metastasierung in andere Organe gekommen ist. Dennoch handelt es sich bei den Patienten, die einer Operation zugeführt werden, verglichen mit dem Gesamtkollektiv aller Patienten mit metastasierendem Leiden, um ein hochselektioniertes Krankengut.

Bedingt durch die Optimierung der Chemotherapie ist es zu einer Erweiterung der Indikationsstellung hinsichtlich der Art der zu operierenden Metastasen gekommen. Nicht nur Mehrfachmetastasen, auch rezidivierende Metastasen (Martini et al. 1971; Morton et al. 1983) lassen sich onkologisch-chirurgisch kombiniert sinnvoll behandeln.

Je nach Sensibilität der Metastasen auf Chemo- und Radiotherapie, nimmt die Operation eine unterschiedliche Bedeutung im interdisziplinären Konzept ein. Während sie bei hochpotenter chemotherapeutischer Verfügbarkeit (Hodenkarzinome, Osteosarkome) adjuvanten Charakter annehmen kann, stellt sie bei fehlender Sensibilität die einzige Behandlung mit Aussicht auf Heilung oder Lebensverlängerung dar.

## 2  Voraussetzungen zur Metastasektomie

1) Die Metastasen müssen lokal resektabel erscheinen.
2) Der Primärtumor muß unter Kontrolle sein.
3) Extrapulmonale Metastasen sollten ausgeschlossen oder in Ausnahmefällen zumindest chirurgisch angehbar sein.
4) Das allgemeine funktionelle Operationsrisiko muß vertretbar sein.

## 3  Indikation zur Operation

1) *Solitäre* oder vereinzelte Metastasen: Klassische Indikation insbesondere bei fehlenden therapeutischen Alternativen
2) *Multiple* Metastasen, sofern alle Metastasen resektabel erscheinen: Eine gute Prognose zeigen hier die chemotherapiesensiblen Tumoren, während bei fehlender Chemosensibilität multiple Metastasen häufig nur unter palliativen Gesichtspunkten reseziert werden können. Die neuen laserchirurgischen Verfahren haben hier die Indikationsstellung erweitern können (Branscheid et al. 1992).
3) *Rezidivierende* Metastasen: Sofern eine allgemeine Metastasierung ausgeblieben ist, stellen insbesondere die Sarkommetastasen im interdisziplinären Gesamtkonzept eine Indikation zu Reeingriffen dar.
4) Resektion zur *Tumormassenreduktion*: Basierend auf der Vorstellung eines reziproken Verhältnisses zwischen Tumormassen und Therapieerfolg wird sie in Kombination mit einer hochpotenten Chemotherapie angewandt.
5) *Resttumorentfernung* nach Chemotherapie: Sprechen bestimmte Tumorzellpopulationen, meist hochdifferenzierte Zelleinheiten, nicht auf die Chemotherapie an, so ist die Indikation zur operativen Entfernung dieser gegeben.
6) Entfernung von *Narbengewebe*: Sie wird durchgeführt bei kompletter Remission nach Chemotherapie, da im Narbengewebe vereinzelte Tumorzellen persistieren und zu Rezidiven führen können.
7) *Palliativeingriffe* zur Vermeidung oder Behebung von Komplikationen: Als Beispiel seien die Brustwandinfiltration, die Tumorblutung, der endobronchiale Tumoreinbruch oder die Pleuritis carcinomatosa genannt.
8) *Diagnostische Thorakotomie* zur Rezeptoranalyse oder zur Überprüfung der chemotherapeutischen Wirksamkeit.

## 4 Zeitpunkt der Operation

Den optimalen Zeitpunkt für die Operation zu finden, ist oft schwierig, da eine sichtbare Metastasierung der Beginn einer diffusen Generalisation sein kann. Empfehlenswert ist von daher eine Wartezeit von 2 Monaten nach Erstdiagnose einer Lungenmetastasierung. Haben sich im Restaging die Metastasen in der Anzahl nicht und in der Größe nur unwesentlich geändert, steht die Indikation zur Operatoin. Damit wird die Gefahr des „overtreatment" gering gehalten. Ein sofortiges Vorgehen ist nur gerechtfertigt bei Tumorkomplikation oder im Falle von Progression oder fehlender weiterer Remission bei vorausgegangener Chemotherapie.

## 5 Diagnostik

Die Computertomographie ist die nichtinvasive Methode mit der höchsten Sensivität. Auch kleinere pleuranahe Herde können gut erkannt werden. Jedoch verbleibt auch mit den modernsten Methoden der Spraltechnik eine große Unsicherheit bezüglich der Anzahl der Metastasen. Nur bei etwa 40 % aller Patienten entspricht die präoperativ ermittelte Anzahl der postoperativ bestätigten. Die intraoperative Palpation beider Lungen ist jedoch die sensitivste Metastasensuche, da auch kleinste Metastasen, die sich der Auflösekapazität der Computertomographie entziehen, getastet werden können.

Ein exaktes präoperatives Staging ist obligat. Dazu gehört eine ausführliche *Lungenfunktionsanalyse* mit *Bestimmung der Blutgase*, eine *Computertomographie*, die *Bronchoskopie* und bei vorausgegangener Chemotherapie auch die Überprüfung der moykardialen Leistung (*Herzechographie*).

Der Metastasenausschluß andernorts sollte sich insbesondere an den Prädelektionsstellen der Metastasierung der verschiedenen Primärtumoren orientieren. Eine *Abdomensonographie* und eine *Knochenszintigraphie* sind dabei unverzichtbar.

## 6 Zugangswege und Eingriffsarten

1) Die *mediane Sternotomie* ist der Zugang der Wahl. Sie bietet – auch bei einseitiger Metastasierung – den Vorteil der Inspektion und Palpation beider Lungen sowie die Erweiterungsmöglichkeit zur Laparotomie.

2) Die *laterale Thorakotomie* wird angewandt bei Brustwandinfiltrationen dorsal, bei linkszentralen Tumoren mit notwendiger Bronchoplastik und häufig bei Reeingriffen. Bei multiplen beidseitigen Metastasen erfolgt die zweiseitige laterale Thorakotomie zur besseren Einsatzfähigkeit des Lasers. Ebenso wird ein zweiseitiges bilaterales Vorgehen bei Hochrisikopatienten bevorzugt.

3) Die *transversale Thorakotomie* ermöglicht simultanes Vorgehen bei zentralem beidseitigem Tumorsitz, Bronchoplastiken beidseits, die gute Erreichbarkeit dorsaler Regionen und bietet bei Frauen ein gutes kosmetisches Ergebnis.

Die Resektion erfolgt nach sorgfältiger Palpation in belüftetem und entlüftetem Zustand beidseits möglichst organsparend; dabei ist die atypische Sementresektion der Eingriff der Wahl. Bei zentral gelegenem Metastasensitz ist die Lobektomie anzuwenden. Häufig sind hier parenchymsparende Resektionen durch den Einsatz des Lasers möglich, (Branscheid et al. 1992). Bei endobronchialem Tumorsitz werden bronchoplastische Verfahren als parenchymsparende Eingriffe durchgeführt. Die Pneumonektomie stellt keinen metastasentypischen Eingriff dar. Die mediastinale Lymphadenektomie ist in der Metastasenchirurgie ebenso unabdingbarer Bestandteil der Operation wie in der Primärtumorchirurgie der Lunge.

# 7 Prognose

Die Fünfjahresüberlebenszeit aller Lungenmetastasen operierter Patienten beträgt 30–40%. Es muß jedoch streng beachtet werden, daß es sich um kein einheitliches Kollektiv handelt, sondern viele prognosebeeinflussende Faktoren zusammenfließen (Vogt-Moykopf et al. 1995): *Histologie des Primärtumors, Tumorverdopplungszeit, metastasenfreies Intervall, Anzahl der Lokalisation der Metastasen, Radikalität des Eingriffs, Lymphknotenbefall* sowie *zusätzliche prä- und postoperative Therapieformen.* Darüber hinaus sind diese Faktoren nicht allgemein prognoserelevant, sondern streng abhängig von der Histologie des Primärtumors (Vogt-Moykopf et al. 1985). Während bei der Resektion der Hodenkarzinommetastasen in Verbindung mit einer hocheffizienten Chemotherapie Fünfjahresüberlebenszeiten von über 60% erzielt werden, liegt die mediane Überlebenszeit von Patienten mit Melanommetastasen nach chirurgischer Therapie nur bei wenigen Monaten (Tabelle 1). Die Entscheidung zur Operation ist jedoch stets interdisziplinär zu treffen und wird immer – unbeachtet

**Tabelle 1.** Fünf- und Zehnjahresüberlebenswahrscheinlichkeit in Abhängigkeit vom Primärtumor (Thoraxklinik Heidelberg, 01.01.1973–31.12.1991, n = 729)

| | Fünfjahres- überlebenszeit [%] | Zehnjahres- überlebenszeit [%] | Mediane über- lebenszeit (Tage) |
|---|---|---|---|
| Mammakarzinome | 31 | 28 | 1014 |
| Hodenkarzinome | 62 | n.d. | n.d. |
| Nierenzellkarzinome | 32 | 24 | 785 |
| Melanome | * | * | 316 |
| Kolorektale Karzinome | 37 | 17 | 981 |
| Osteosarkome | 25 | 9 | 523 |
| Weichteilsarkome | 22 | 10 | 457 |

* Dreijahresüberlebensrate 12%

bestehender prognostischer Faktoren – eine Individualentscheidung für jeden einzelnen Patienten bleiben.

## Literatur

Branscheid D, Krysa S, Wollkopf G (1992) Does ND-YAG laser extend the indication for resection of pulmonary metastases? Eur J Cardiothorac Surg 6:590–597

Bross IDJ, Blumenson LE (1976) Metastatic sites that produce generalized cancer: Identification and kinetics of generalizing sites. In: Weiss: Fundamtenal aspect sof metastasis. Elsevier/North Holland, Amsterdam, New York, pp 359–375

Fidler IJ, Hart JR (1981) The origin of metastatic heterogenity in tumors. Eur J Cancer 17:487–494

Martini N, Huvos AG, Mike V (1971) Multiple pulmonary resections in the treatment of osteogenic sarcoma. Ann Thorac Surg 12:271–280

Morton DL, Joseph WL, Ketcham AS (1973) Surgical resection and adjunctive immunotherapy for selected patients with multiple pulmonary metastases. Ann Surg 178:360–366

Schirren J, Trainer S, Krysa S, Bülzebruck H, Schneider P, Brings P, Vogt-Moykopf I (1994) Metastasenchirurgie der Lunge im interdisziplinären Konzept. Onkologie 17:439–448

Vogt-Moykopf I, Krysa S, Bülzebruck H, Schirren J (1985) Surgery for pulmonary metastases – the Heidelberg Experience. Current perspectives in thoracic oncology. Chest Surg Clin North Am 4:85–112

Walther HE (1984) Krebsmetastasen. Karger, Basel

# 34.105 Therapie von Skelettmetastasen

W. F. Jungi

## 1 Bedeutung und Häufigkeit

Das Skelett ist die zweit- bis dritthäufigste Lokalisation von Fernmetastasen maligner knochenmarkfremder Tumoren: bis zu 60% aller autopsierter Tumorpatienten zeigen Knochenmetastasen, von denen weniger als die Hälfte zu Lebzeiten bekannt war. Bei ca. 10% der Tumorpatienten kommt es zu pathologischen Frakturen, bei 5% zu einem Querschnittsyndrom infolge Wirbelmetastasen. Die Häufigkeit ist von Tumor zu Tumor verschieden (Tabelle 1). Prostata-, Lungen-, Mamma- und Nierenkarzinome liegen 80% aller Skelettmetastasen zugrunde.

## 2 Pathogenese der Knochenmetastasen

Die Metastasierung erfolgt nicht zufällig, sondern infolge verschiedener hochselektiver hämodynamischer, hämostaseologischer und immunologischer Prozesse.

Tabelle 1. Häufigkeit von Knochenmetastasen bei verschiedenen Tumoren

| Primärtumor | Häufigkeit [%] |
|---|---|
| Mamma | 61,0 |
| Prostata | 49,2 |
| Lunge | 33,5 |
| Niere | 25,0 |
| Schilddrüse | 20,0 |
| Leber | 17,3 |
| Pankreas | 14,4 |
| Magen | 11,9 |
| Uterus | 11,4 |
| Blase | 12,0 |

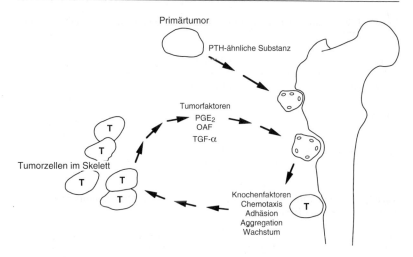

**Abb. 1.** Mechanismen des Tumorzellwachstums und der Knochendestruktion.
[Nach Manishen WJ et al. (1986) Am J Pathol 123:39–45]

Knochenmetastasen entstehen fast ausschließlich hämatogen. Selten infiltrieren Tumoren direkt in den Knochen (maligne Lymphome, Prostatakarzinome, HNO-Tumoren). Der Knochen kann erster Ort hämatogener Metastasen sein oder erst später im Verlauf der „Metastasierungskaskade" (Bross) nach anderen Organ befallen werden. Dies hängt vom Ort des Primärtumors bzw. dem Metastasierungstyp ab. Von besonderer Bedeutung ist das von Batson entdeckte vertebrale Blutgefäßsystem.

Die eigentliche Knocheninfiltration erfolgt praktisch nie nur mechanisch, d. h. durch Druck sich vermehrender Tumorzellen, sondern beruht auf einem komplexen humoralzellulären Zusammenspiel. Tumorzellen sezernieren lokal wirkende osteoklastenaktivierende, aber auch knochenaufbaufördernde Subtanzen (vgl. Abb. 1).

Skelettmetastasen finden sich v. a. im gut durchbluteten roten Knochenmark des Achsenskeletts, besonders in der Wirbelsäule, mit besonderer Bevorzugung der Lendenwirbel und der untersten Brustwirbelsäule (Tabelle 2). Nur selten werden die distalen Extremitäten unterhalb von Ellenbogen oder Knie betroffen. Echte solitäre Knochenmetastasen sind selten (unter 10%), sie sind meist multipel.

**Tabelle 2.** Verteilung der Lokalisation von Knochenmetastasen. (Nach Dominok u. Knoch 1971)

| Lokalisation | Häufigkeit [%] |
|---|---|
| Wirbelsäule | 61,8 |
| Femur | 10,4 |
| Rippen | 9,5 |
| Schädel | 8,8 |
| Becken | 4,7 |
| Andere Lokalisation | 4,8 |

**Tabelle 3.** Typen von Knochenmetastasen einzelner Organkarzinome. (Nach Dominok u. Knoch 1971)

| Organ | Osteosklerotische Metastasen [%] | Osteolytische Metastasen [%] | Gemischte Metastasen [%] |
|---|---|---|---|
| Prostata | 65,1 | 18,2 | 16,7 |
| Pankreas | 47,1 | 47,1 | 5,8 |
| Magen | 44,9 | 46,4 | 8,7 |
| Mamma | 40,4 | 46,1 | 13,5 |
| Lunge | 37,3 | 58,4 | 6,9 |
| Kolon | 31,6 | 47,4 | 21,0 |
| Gallenblase/-wege | 29,4 | 58,8 | 11,8 |
| Niere | 26,2 | 69,5 | 4,3 |
| Ovar | 25,0 | 75,0 | – |
| Leber | 10,0 | 90,0 | – |

## 3 Histologisches Bild der Knochenmetastasen

Knochenmetastasen sind Knochenmarkmetastasen! Die Tumorzellen infiltrieren zuerst die Sinusoide des Knochenmarks. Erst später wird die Kortikalis angegriffen. Vier verschiedene Typen werden unterschieden.
1) osteolytische Metastasierung (Osteoklasie),
2) osteoblastische Metastasierung (Osteosklerose),
3) gemischte osteolytisch-osteoblastische Herde,
4) indifferente Herde mit diffuser Infiltration und geringem Knochenumbau.

Die relative Verteilung der Typen bei den verschiedenen Tumoren zeigt Tabelle 3.

## 4 Komplikationen

### 4.1 Schmerz

Knochenmetastasen verursachen die häufigsten Tumorschmerzen. Mechanische Ursachen sind Periostreiz, erhöhter intraossärer Druck, Reizung endostaler Schmerzrezeptoren, aber auch Nerveneinklemmung, Fraktur, Ischämie, Nekrose, Obstruktion. Wesentlich wichtiger ist der humorale, vorwiegend prostaglandinvermittelte Knochenschmerz. Die Häufigkeit von Schmerzen bei Skelettmetastasen wird i. a. überschätzt. Nur 30% aller Tumorpatienten haben Schmerzen, terminal 60%. Sie sind typischerweise lokalisiert, über längere Zeit anschwellend bis zur Unverträglichkeit, nachts und bei Wärme verstärkt sowie durch Beklopfen auslösbar.

### 4.1 Fragilität

Eine Frakturgefahr besteht weniger bei osteoblastischen als bei osteolytischen Metastasen. Mikrofrakturen sind universell. Eigentliche pathologische Makrofrakturen treten bei 10–15% aller Patienten mit radiologisch nachweisbaren Skelettmetastasen auf. Je nach Lokalisation sind sie mehr oder weniger folgenschwer. Besonders fatal sind sie im oberen Femur sowie in der Wirbelsäule, während Frakturen der Rippen oder des Schlüsselbeins zwar sehr schmerzhaft sind, aber den Patienten weniger gefährden. Besonders gefürchtet ist die spinale Kompression durch epidurale Ausbreitung von Herden in den Wirbelkörpern (s. Kap. 34.111 „Kompression des Spinalkanals").

### 4.2 Hyperkalzämie

Siehe Kap. 34.110

### 4.3 Knochenmarkverdrängung

Typisch sind Zytopenie, insbesondere Anämie (aplastisch und/oder hämolytisch) und das typische erythro-leukämoide Blutbild. Fatal ist die seltene Knochenmarknekrose.

# 5 Untersuchungsmethoden

Die meisten Knochenmetastasen werden aufgrund von Schmerzen oder pathologischen Frakturen entdeckt. Eine Früherfassung asymptomatischer Skelettmetastasen, z. B. durch regelmäßige Skelettszintigraphie im Rahmen der Nachsorge, ist für den Patienten meist ohne Gewinn.

## 5.1 Klinische Untersuchung

Metastatisch befallene Knochenabschnitte sind klopfdolent. In fortgeschrittenen Stadien kommt es zur Deformation und Kompression benachbarter Organe, insbesondere des Rückenmarks.

## 5.2 Laboruntersuchung

Langsamer Abfall von Hämoglobin oder Thrombozyten weckt den Verdacht auf eine beginnende Knochenmetastasierung. Das periphere Blutbild zeigt die erwähnten unreifen Formen der roten und weißen Reihe.

Relativ frühzeitig kommt es zum Anstieg der alkalischen Phosphatase, bei Prostatakarzinom auch der sauren, tartratgehemmten Phosphatase, und je nach Tumor auch zum Anstieg der Tumormarker. Das Serumkalzium steigt erst bei fortgeschrittener ausgedehnter Skelettmetastasierung an.

Ein besonders sensibler Parameter ist die Messung der Ausscheidung von Kalzium oder Hydroxyprolin über 24 h.

## 5.3 Bildgebende Verfahren

Die Skelettszintigraphie hat eine sehr hohe Sensitivität, aber eine geringe Spezifität bei der Früherkennung von Knochenmetastasen. Sie ist die beste Methode zur Erfassung der Ausdehnung der Metastasierung.

Röntgenaufnahmen sollen gezielt aufgrund von Schmerzlokalisation oder Szintigraphiebefund angefertigt werden, vor einer Schmerzbestrahlung oder Operation. Metastasen werden radiologisch erst sichtbar, wenn der Kalkgehalt um mehr als 50% vermindert bzw. eine Metastase eine Größe von 1 cm erreicht hat. Röntgenaufnahmen erlauben eine bessere Verlaufsbeurteilung als Szintigramme. Röntgen und Szintigraphie ergänzen sich. Die Computertomographie hat eine noch höhere Aussagekraft als konventionelle Röntgenaufnahmen, wird aber in dieser Indikation selten angewendet. Die Magnetresonanztomographie und Myelographie sind oft entscheidend bei Verdacht auf eine Rückenmarkkompression.

## 5.4 Direkter Nachweis

Die Knochenmarksaspiration oder -biopsie erlaubt eine histologische oder zytologische Sicherung der Metastase, sie wird v. a. im Rahmen der Stadienabklärung maligner Lymphome, beim Myelom oder bei unbekanntem Primärtumor eingesetzt.

# 6 Behandlung

## 6.1 Lokale Maßnahmen

Angesichts der Tatsache, daß Knochenmetastasen meist disseminiert sind, sind lokale Maßnahmen allein meist nur kurz erfolgreich. Zur Verfügung stehen:

### 6.1.1 Perkutane Bestrahlung

Diese wird v. a. und mit großen Erfolg zur lokalen Schmerztherapie eingesetzt. Dosen von 15–40 Gray, fraktioniert über 2–3 Wochen, oder höheren Einzeldosen führen in bis zu 90% der Fälle zur raschen und anhaltenden Schmerzlinderung. Eine weitere Indikation stellen eine drohende Rückenmarkkompression oder Frakturgefahr dar.

### 6.1.2 Orthopädisch-chirurgische Maßnahmen

Bei drohender oder bereits eingetretener Fraktur infolge Osteolyse in Wirbelsäule oder Extremitäten ist eine chirurgische Dekompression bzw. Stabilisierung anzustreben. Bei Rückenmarkkompression kommen eine Laminektomie oder Spondylektomie mit dorsaler oder dorsoventraler Stabilisierung in Frage. Frakturen an Humerus oder Femur werden nach osteosynthetischen Prinzipien behandelt.

## 6.2 Systemische Maßnahmen

Dazu gehören direkt tumorhemmende und indirekt die Tumorwirkung auf den Knochen hemmende Mittel.

### 6.2.1 Direkte antitumoröse Behandlung

Knochenmetastasen sprechen, wenn auch oft im unterschiedlichen Ausmaß, auf die gleichen tumorhemmenden Medikamente an wie Metastasen anderer Lokalisation. Besonders gut und lang wirken oft endokrine Methoden z. B. beim metastasierenden Mamma- oder Prostatakarzinom, auch Zytostatika führen in vielen Fällen zu raschen subjektiver und objektiver Verbesserung. Eine weitere Möglichkeit besteht in nuklearmedizinischer Behandlung in Form intravenöser Gabe radioaktiver Isotope (z. B. $^{32}$P oder $^{89}$Sr).

### 6.2.2 Hemmung der Osteoklastenaktivität

Die zur Osteolyse, damit auch zur Frakturgefahr und Schmerzen führende gesteigerte Osteoklastenaktivität kann durch verschiedene Maßnahmen gehemmt werden:

*Biphosphonate:* Verschiedene Analoga des physiologisch vorkommenden Pyrophosphats wirken als Kristallgift für das Wachstum und die Auflösung von Kalziumphosphatkristallen bzw. Hydroxylapatit. In niedrigen Dosierungen hemmen sie die durch Osteoklasten hervorgerufene pathologische Knochenresorption und werden deshalb zur Behandlung von Knochenmetastasen und insbesondere der Hyperkalzämie, in neuerer Zeit auch bei Osteoporose und M. Paget eingesetzt. Die oralen Präparate (Clodronat und Etidronat) werden nur minimal resorbiert. Zu bevorzugen ist daher die intravenöse Applikation, für die neben Clodronat v. a. Pamidronat zur Verfügung steht. Mit Dosen von 30–90 mg Pamidronat alle 2–4 Wochen als mehrstündige intravenöse Infusion lassen sich in der Mehrheit der Fälle gute und oft lang anhaltende subjektive und objektive Remissionen erzielen.

*Fluoride:* Natriumfluorid hemmt ebenfalls den pathogenischen Knochenabbau, hat aber mehr Nebenwirkungen.

*Anabolika:* Diese Abkömmliche androgener Hormone kommen kaum mehr zum Einsatz.

*Nichtsteroidale Antirheumatika:* Acetylsalicylsäure und die zahlreichen nichtsteroidalen Antirheumatika hemmen die Prostaglandinsynthease und sind damit potente Analgetika gerade bei Knochenmetastasen. Für Auswahl und Dosierung vgl. Teil 1, Kap. 22.14 „Schmerztherapie".

## 7 Prognose und Ausblick

Knochenmetastasen haben in verschiedener Hinsicht eine besondere Bedeutung: Sie sind prognostisch relativ günstig und führen selten direkt zum Tod, sind aber kaum je heilbar. Die Lebensqualität der oft jahrelang überlebenden Patienten wird durch Schmerzen und Frakturgefahr beeinträchtigt, das Leben durch hyperkalzämische Episoden bedroht. Knochenmetastasen müssen daher in interdisziplinärer Zusammenarbeit abgeklärt und behandelt werden. Lokale und systemische, direkt tumorhemmende und symptomatische Maßnahmen müssen nahtlos ineinander greifen und oft kombiniert eingesetzt werden.

## Literatur

Coleman RE, Purohit OP (1993) Osteoclast inhibition for the treatment of bone metastases. Cancer Treat Rev 19(1):79–103

Dominok GW, Knoch HG (1971) Knochengeschwülste und geschwulstähnliche Knochenerkrankungen. Fischer, Jena

Mundy GM (1995) Bone remodeling and its disorders. Martin Dunitz, London

Krempien B, Manegold C (1993) Prophylactic treatment of skeletal metastases, tumor-induced osteolysis and hypercalcemia in rats with the biphosphonate C12MBP. Cancer 72(1):91–98

Malawer MM, Delaney TF (1993) Treatment of metastatic cancer to bone. In: Devita VT, Hellmann S, Rosenberg SA (eds) 4th ed. Cancer: Principles and practice of oncology. Lippincott, Philadelphia, pp 2225–2245

Porter AT, Chisholm GD (1993) Palliation of pain in bony metastases. Semin Oncol 20/3 [Suppl 2]:1

Rubens RD, Fogelman I (1991) Bone metastases, diagnosis and treatment. Springer, London

# 34.106 Hirnmetastasen

R. Herrmann, M. Bamberg

## 1 Einleitung

Das Gehirn ist eine bevorzugte Lokalisation von Metastasen der häufig vorkommenden Krebskrankheiten, wie Bronchial- und Mammakarzinomen. Es wird geschätzt, daß Hirnmetastasen bei mehr als 25% aller Krebskranken entstehen. Anteilmäßig am häufigsten findet man parenchymatöse Hirnmetastasen beim malignen Melanom, Bronchialkarzinom, Mammakarzinom und Nierenkarzinom.

## 2 Biologie der Hirnmetastasen

Für Hirnmetastasen gelten die gleichen Grundsätze wie für andere Tumormetastasen. Hirnmetastasen entstehen am häufigsten hämatogen und in der Regel nicht als erste Metastasenlokalisation, sondern im Gefolge von Lungen- und/oder Lebermetastasen. Die Lokalisationsverteilung der Hirnmetastasen ist abhängig von den Durchblutungsverhältnissen. Ca. 80% der Metastasen treten supratentoriell auf, die Mehrzahl davon im Frontallappen. Die klinische Symptomatik entsteht durch Druck auf gesundes Hirngewebe entweder durch die Metastase(n) selbst oder durch das in unterschiedlicher Ausprägung vorhandene peritumorale Ödem.

## 3 Klinik

Die durch Hirnmetastasen verursachten Symptome sind unspezifisch. Differentialdiagnostisch müssen andere neoplastische Raumforderungen, Infektionen, vaskuläre Veränderungen, metabolische Veränderungen oder paraneoplastische Syndrome in Erwägung gezogen werden. Die häufigsten Symptome von Hirnmetastasen sind Kopfschmerzen, Schwäche, mentale Veränderungen, Gehstörungen und Anfälle. Bei der klinischen Untersuchung finden sich häufig eine Halbseitensymptomatik, gestörte Wahrnehmung, Ataxie und ein Papillenödem.

## 4 Diagnostik

Mit der Computertomographie unter Verwendung von Kontrastmitteln wird die weit überwiegende Mehrzahl symptomatischer Hirnmetastasen nachgewiesen. Die *Magnetresonanztomographie ist zwar sensitiver,* sie steht jedoch nicht in gleichem Maße zur Verfügung. Weitere diagnostische Verfahren [(Angiographie, Szintigraphie, Positronenemissionstomographie (PET)] sind im Regelfalle zum Nachweis der Hirnmetastasen oder zu deren Lokalisation nicht erforderlich. Eine Liquorpunktion kann bei erhöhtem intrakraniellem Druck gefährlich sein und sollte deshalb nur dann durchgeführt werden, wenn ein begründeter Verdacht auf eine zusätzliche meningeale Beteiligung besteht und wenn durch fachneurologische Untersuchung und Computertomographie ein gesteigerter Hirndruck ausgeschlossen ist. Eine, *zumeist stereotaktische Biopsie* ist dann erforderlich, wenn ein Primärtumor nicht bekannt ist oder Zweifel bestehen an der Diagnose, z. B. wegen eines langen rezidivfreien Intervalls.

## 5 Therapiestrategie

Die Therapie der Hirnmetastasen ist abhängig von verschiedenen Faktoren:
- Lokalisation des Primärtumors,
- Ausmass der extrakraniellen Tumormanifestationen,
- Art und Ausmaß der Vorbehandlung,
- Anzahl der Hirnmetastasen, insbesondere solitär vs. multipel,
- Zustand des Patienten.

Unter einer Therapie mit *Glukokortikoiden* und/oder Osmotherapie bessert sich die neurologische Symptomatik bei etwa 70% der Patienten. Eine wesentliche Verlängerung der Überlebenszeit ist jedoch nicht zu erreichen. Eine *operative Entfernung* ist zu erwägen bei *solitären* Metastasen, insbesondere dann, *wenn die extrakraniellen Tumormanifestationen im Hintergrund stehen.* Die *Strahlentherapie* ist die wichtigste und wirksamste Maßnahme zur Behandlung von Hirnmetastasen. Der Typ des Primärtumors spielt jedoch auch hier eine Rolle; Metastasen von Hypernephromen und Melanomen sprechen z. B. deutlich weniger gut an als solche von Mammakarzinomen. Der Einsatz der Chemotherapie bei Hirnmetastasen ist noch nicht generell etabliert. Es wird beobachtet, daß unter laufender Chemotherapie Hirnmetastasen manifest werden können trotz günstigem

Einfluß der Therapie auf extrakranielle Manifestationen. Dies deutet darauf hin, daß bei kleinen Metastasen eine wirksame Blut-Hirn-Schranke bzw. Blut-Tumor-Schranke existiert. Andererseits wird gerade bei für eine Chemotherapie empfindlichen Tumoren mit grösseren, klinisch manifesten Hirnmetastasen eine Wirksamkeit der Chemotherapie beschrieben, welche in etwa derjenigen entspricht, die auch bei extrakraniellen Metastasen zu erwarten ist.

**Therapiekonzept**
Zur Behandlung des Hirnödems: s. Kap. 34.112

1) Bei Patienten mit weit fortgeschrittener systemischer Erkrankung, deren Lebenserwartung auch ohne Hirnmetastasen wenige Wochen beträgt, ist durchaus eine ausschließliche antiödematöse Behandlung möglich.

2) Solitäre Hirnmetastasen solider Tumoren sollten dann operiert werden, wenn eine generelle Operabilität besteht und wenn von seiten des Grundleidens die Prognose nicht kurzfristig schlecht ist. An die Operation kann sich eine adjuvante Ganzhirnbestrahlung zur Zerstörung von intrazerebralen Mikrometastasen in einer Dosis von 30 Gy in 3 Wochen (5mal 2 Gy/Woche) anschließen. Dies wird umso eher in Frage kommen, je besser die Prognose von seiten der extrakraniellen Metastasen ist. Bei Inoperabilität von solitären Hirnmetastasen schließt sich an die Ganzhirnbestrahlung eine lokale Boosttherapie an, die als kleinfeldrige Bestrahlung bis zu einer Gesamtdosis von 50 Gy oder als stereotaktische Einzeitbestrahlung an Linearbeschleunigern („Radiochirurgie") mit 15–20 Gy erfolgen kann (Sturm et al. 1987). Die interstitielle stereotaktische Bestrahlung mit 192-Iridium als Permanentimplantation oder Brachytherapie wird nur noch vereinzelt durchgeführt.

3) Patienten mit multiplen Hirnmetastasen erhalten in der Regel eine Ganzhirnbestrahlung mit 30 Gy in 2 Wochen (5mal 3 Gy/Woche) unter begleitender Glukokortikoid-Gabe (Gelber et al. 1981). Bei prognostisch günstigen Faktoren kann die Gesamtdosis in Einzelfällen auf 39 Gy erhöht werden. Hiermit ist bei 60–80% der Patienten eine deutliche Rückbildung der Metastasen zu erwarten mit einer medianen Remissionsdauer von ca. 6 Monaten.

4) Eine Chemotherapie von Hirnmetastasen ist indiziert bei systemisch nicht vorbehandeltem kleinzelligem Bronchialkarzinom (Kristensen et al. 1992) und bei Keimzelltumoren (Rustin et al. 1986). Bei Verwendung der auch sonst üblichen Chemotherapieschemata sind die Tumorrückbildungsraten gleich hoch wie bei ausschließlich extrakra-

nieller Metastasierung und der Strahlentherapie nicht unterlegen. Eine Chemotherapie von Hirnmetastasen ist ferner zu erwägen bei Patientinnen mit Mammakarzinom (Kreuser et al. 1991), deren extrakranielle Metastasen progredient sind und die nichtextensiv zytostatisch vorbehandelt sind. Auch hier entsprechen die Rückbildungsraten der Hirnmetastasen denen der extrankraniellen Metastasen.

5) Eine prophylaktische Bestrahlung des Hirnschädels bei kleinzelligem Bronchialkarzinom ist nur bei „limited disease" und Vollremission nach Chemotherapie indiziert. Damit kann die Häufigkeit des Auftretens von Hirnmetastasen vermindert werden. Eine signifikante Verlängerung der Überlebenszeit wird jedoch nicht erreicht. Zur Vermeidung radiogener Spätneurotoxizität sollte eine Einzeldosis von 2 Gy bei einer Gesamtdosis von 30 Gy nicht überschritten werden.

# 6 Literatur

Gelber RD, Larson M, Borgelt BB, Kramer S (1981) Equivalence of radiation schedules for the palliative treatment of brain metastasis in patients with favorable prognosis. Cancer 48:1749–1753

Kreuser ED, Herrmann R, Krauseneck P et al. (1991) Systemische Therapie zerebraler Metastasen beim Mammakarzinom. Dtsch Med Wochenschr 116:1203–1207

Kristensen CA, Kristjansen PEG, Hansen HH (1992) Systemic chemotherapy of brain metastases from small-cell lung cancer: A review. J Clin Oncol 10:1498–1502

Rustin GJS, Newlands ES, Bagshawe KD et al. (1986) Successful management of metastatic and primary germ cell tumors in the brain. Cancer 57:2108–2113

Sturm V, Kober B, Hover KH et al. (1987) Stereotactic percutaneous single dose irradiation of brain metastases with a linear accelerator. Int J Radiat Oncol Biol Phys 13:279–282

# 34.107 Paraneoplastische Syndrome

K. Possinger

## 1 Definition

Tumorzellen können durch Freisetzung von Wirkstoffen *endokrinologische, hämotologische, nephrologische, neurologische oder dermatologische Krankheitsbilder* hervorrufen. Diese *paraneoplastischen Syndrome* können dem klinisch faßbaren Tumorgeschehen vorausgehen. Rückbildungen paraneoplastischer Veränderungen sind Zeichen einer effektiven Tumortherapie, ihr erneutes Auftreten Hinweis auf ein Malignomrezidiv.

## 2 Paraneoplasieformen

### 2.1 Endokrinologische paraneoplastische Syndrome

#### 2.1.1 Paraneoplastisches Cushing-Syndrom

Das paraneoplastisch bedingte Cushing-Syndrom wird durch *ektope* Produktion von adrenokortikotropem Hormon (ACTH) oder Prohormonen wie Proopiokortin, Proopiomelanokortin oder big-ACTH hervorgerufen. Das Promolekül kann in verschiedene biologisch aktive Fragmente gespalten werden, deren Aktivität der Wirksamkeit von ACTH, MSH, β-LPH, β-Endorphin und/oder Met-Enkephalin entsprechen kann. Während das klinische Bild des M. Cushing durch Vollmondgesicht, Stammfettsucht, Stiernacken, Diabetes mellitus, Hypertonus, Osteoporose, Striae rubrae und Hirsutismus gekennzeichnet ist, fehlen diese Symptome bei über der Hälfte der paraneoplastisch bedingten Cushing-Syndrome. Gründe hierfür sind der rasche tumorbedingte Krankheitsverlauf und eine gegenüber dem normalen ACTH veränderte biologische Aktivität der auslösenden Wirkstoffe.

Leitsymptome des paraneoplastischen Cushing-Syndroms sind
– hypokaliämische Alkalose,
– Hyperglykämie,
– verminderte Glukosetoleranz,

- Ödeme,
- Hochdruck,
- Hyperpigmentierung,
- Muskelschwäche.

Der Befund einer *hypokaliämischen Alkalose bei gleichzeitiger Muskelschwäche* sollte als wichtiges *Signalsymptom* gewertet werden. Die Freisetzung der Opioidpeptide β-LPH, β-Endorphin und Met-Enkephalin erklärt die beim paraneoplastischen Cushing-Syndrom häufig beobachtete morphinähnliche Symptomatik wie inadäquate Analgesie, Katatonie, Kachexie und Anorexie.

Die Abgrenzung vom hypophysär-hypothalamischbedingten Cushing-Syndrom ist durch Nachweis eines erhöhten Plasmakortisolspiegels ohne Tagesrhythmik und durch einen negativen Dexamethasonsuppressionstest möglich.

Als zugrundeliegende Tumoren finden sich überwiegend *Bronchialkarzinome* – insbesondere kleinzellige – seltener *Thymome* und *Pankreaskarzinome*.

### 2.1.2 Paraneoplastische Osteoarthropathie

Die hypertrophe Osteoarthropathie (Pierre-Marie-Bamberger-Syndrom) tritt neben chronisch entzündlichen Lungenaffektionen insbesondere bei peripheren *Lungentumoren* und *Pleuramesotheliomen* auf. Die Genese ist weitgehend ungeklärt. Die Freisetzung vasoaktiver Gewebshormone scheint jedoch von wesentlicher Bedeutung.

Die klinischen Zeichen, wie
- Trommelschlegelfinger,
- schmerzhafte Gelenkschwellungen,
- Weichteilverdickung der Akren,
- Knochenschmerzen und
- periphere therapieresistente Ödeme,

können der klinischen Tumormanifestation um Monate vorausgehen. Die operative Tumorentfernung führt in der Regel zur völligen Rückbildung der osteoarthropathischen Veränderungen.

### 2.1.3 Schwartz-Bartter-Syndrom (ektope Adiuretinproduktion, SIADH)

Eine ektope (inadäquate) Adiuretinsekretion kann bei *Lungentumoren, Pankreaskarzinomen* und *Melanomen* auftreten.

Die klinische Symptomatik ist gekennzeichnet durch
- Kopfschmerzen,
- Schwindel,
- Übelkeit, Erbrechen,
- zunehmende Desorientierung,
- Auftreten bulbärparalytischer Syndrome und
- Krämpfe.

Auslösend ist eine ADH-bedingte *Wasserintoxikation mit Hyponatriämie, Hypoosmolalität des Serums* (unter 270 mosmol/l), *Hyperosmolalität des Urins* (über 700 mosmol/l) und vermehrte Natriurie bei normaler Nieren- und Nebennierenfunktion. Die trotz Hyponatriämie verstärkte Natriurie wird durch eine vermehrte Filtration und verminderte Aldosteronsekretion bei erhöhtem Plasmavolumen hervorgerufen.

Ist die klinische Symptomatik durch die operative Entfernung des Tumors nicht zu beeinflussen, so ist ein Behandlungsversuch mit *Lithium* sinnvoll. Eine drastische *Flüssigkeitskarenz* führt ebenfalls zu einer Normalisierung des Plasmavolumens.

### 2.1.4 Paraneoplastische Hyperkalzämie

Paraneoplastische Hyperkalzämie finden sich insbesondere bei *Lungen-, Nieren-, Mamma-, Ovar- und Pankreastumoren.*

Die Hyperkalzämiesymptomatik ist gekennzeichnet durch *renale, gastrointestinale, kardiale, neurologische und psychische Veränderungen.* So finden sich als wesentliche Symptome Polyurie, Polydipsie, Exsikkose, Erbrechen, Darmatonie, QT-Zeitverkürzung im EKG, Adynamie, Hyporeflexie und in ausgeprägteren Fällen schließlich Gedächtnisstörungen, Verwirrtheit und Koma.

Zur Genese, Diagnostik und Therapie der tumorassoziierten Hyperkalzämie s. Kap. 34.110 „Hyperkalzämie".

### 2.1.5 Paraneoplastische Hypoglykämie

Große *mesenchymale,* häufig retroperitoneal gelegene *Tumoren* können mit paraneoplastischen Hypoglykämien einhergehen. Die klinische Symptomatik entspricht der von Insulinomen oder Insulinüberdosierungen.

Die Genese der paraneoplastischen Hypoglykämien ist unklar, möglicherweise kommt es zu einer verstärkten Glukoseutilisation in großen Tumoren oder einer vermehrten Freisetzung von IGF („insulin like growth factor"). Typisch ist eine Erniedrigung der Insulinspiegel im Blut.

Symptomatische Behandlungsmaßnahmen mit Glukokortikoiden, Glukagon oder Diazoxid können passager Besserung bringen.

### 2.1.6 Apudome

Eine besondere Gruppe endokrin aktiver Tumore bilden die unter dem Begriff „Apudome" zusammengefaßten neuroendokrinen Tumoren. Das APUD-Konzept faßt normale und neoplastische Zellformationen zusammen, die durch gemeinsame biochemische, zytochemische und ultrastrukturelle Eigenschaften gekennzeichnet sind. Die Zellen haben die Fähigkeit, *aromatische Amine* (A) zu *synthetisieren,* deren *Vorstufen* (Precursor = P) *aufzunehmen* (Uptake = U) und zu *decarboxylieren* (D). Daraus resultiert die Abkürzung APUD. Ein allen diesen Zellen gemeinsamer biochemischer Marker ist eine intrazelluläre *„neuronspezifische" Enolase.* Es wird postuliert, daß entwicklungsgeschichtlich der gemeinsame Ursprung dieser Gewebe die Neuralleiste ist. Aus diesei entstehen durch ventrale Abwanderung die Anlagen für das Bronchialsystem, die paraspinalen Ganglien, Magen, Darm und Pankreas.

Es gibt eine Vielzahl von allerdings selten auftretenden Tumoren mit allen Abstufungen zwischen benigne und maligne und nachweisbarer Produktion und Sekretion endokrin aktiver Substanzen. Jedoch können keineswegs alle APUD-Tumoren – wie z. B. das Inselzellkarzinom des Pankreas – als echte Paraneoplasien, charakterisiert durch *ektope* Hormonbildung, angesehen werden.

Die vielfältige Symptomatik des Karzinoidsyndroms wird durch Serotonin- und Bradykininfreisetzung bedingt. So finden sich Flushreaktionen (90 %), Diarrhö (77 %), Abdominalkoliken (50 %), Asthma (19 %), Ödeme (19 %) und Zyanose (18 %). Als Marker dient die Bestimmung der 5-Hydroxyindolessigsäure, einem Serotoninabbauprodukt, im Urin.

### 2.1.7 Seltene endokrine paraneoplastische Syndrome

Bei anaplastischen *Bronchialkarzinomen, malignen Hoden-* oder *Lebertumoren* können *Gynäkomastie, Galaktorrhö* oder *Pubertas praecox* Zeichen einer ektopen Sektretion von Prolaktin oder Choriongonadotropin sein.

Selbstverständlich müssen vor der Diagnose einer paraneoplastischen Gynäkomastie andere Entstehungsmöglichkeiten, wie z. B. Adenohypophysentumoren, Testestumoren, Hypogonadismus, femisierende Nebennierentumoren, Urämie, chronische Dialyse und Einnahme von Medikamenten (Desoxykortikosteron, Spironolacton, Digitalis, α-Methyl-DOPA, Amphetamin, Reserpin, Chlorpromazin) ausgeschlossen werden.

## 2.2 Paraneoplastisches Fieber

Fieber muß bei Patienten mit malignen Erkrankungen bis zum Beweis des Gegenteils als infektbedingt oder medikamenteninduziert angesehen werden. Wenn keine anderen Ursachen nachweisbar sind, ist an ein tumorassoziiertes Fieber zu denken, hervorgerufen durch Substanzen, die von Tumorzellen selbst oder unter der Einwirkung von Mediatoren aus Leukozyten, Kupffer- und anderen Zellen freigesetzt werden. Besonders häufig ist dies der Fall beim *M. Hodgkin* und *Nierenzellkarzinom*. Das Fieber verschwindet bei erfolgreicher Behandlung der Grunderkrankung.

## 2.3 Hämatologische paraneoplastische Syndrome

### 2.3.1 Paraneoplastische Veränderungen der Erythropoese

**Polyglobulie**
Die paraneoplastisch bedingte Polyglobulie (Erythrozytose) findet sich am häufigsten bei *Nierenzellkarzinomen* (35%), *Hepatomen* (19%) und *zerebralen Hämangioblastomen (15%)*. *Weiterhin kann sie bei Tumoren der Nebennierenrinde, des Ovars, des Uterus, der Lunge* und des *Thymus auftreten.*

Als auslösende Faktoren werden diskutiert
– die direkte Produktion von Erythropoietin im Tumor,
– eine durch den Tumor bedingte lokale Hypoxämie,
– die Sektretion eines Mediators, der zur ektopischen Erythropoietinbildung führt,
– die Veränderung des Metabolismus von Erythropoietin durch den Tumor.

Da nicht alle Patienten mit Polyglobulie erhöhte Erythropoietinspiegel aufweisen, müssen noch andere Mechanismen existieren. So wurden bei Nebennieren- und virilisierenden Ovarialtumoren Androgene und ACTH mit erythropoietischem Effekt nachgewiesen.

**Aplastische Anämie („pure red cell aplasia")**
Die sog. „pure red cell aplasia" mit schwerer Anämie findet sich überwiegend bei *Thymomen,* aber auch bei *Magen- und Mammakarzinomen, Adenokarzinomen unklaren Ursprungs* und *lymphoproliferativen Erkrankungen* vom T-Zelltyp.

Als auslösende Faktoren werden eine T-Zell-vermittelte Unterdrückung der Erythropoese und ein Fehlen von Knochenmarkrerythropoietin diskutiert.

Neben der operativen oder strahlentherapeutischen Behandlung der Grunderkrankung kann die Gabe von Cyclophosphamid die Änamie bessern.

### Autoimmunhämolytische Anämien

Autoimmunhämolytische Anämien vom Wärme- oder Kälteantikörpertyp treten mit einer Inzidenz von 10–20% bei *B-Zell-lymphoproliferativen Erkrankungen* auf. In wenigen Fällen findet man eine autoimmunhämolytische Anämie auch bei Karzinomen der *Lunge,* der *Nieren,* der *Mamma,* des *Ovars* und des *Gastrointestinaltrukts.* Pathogenetisch wird u. a. eine Anlagerung von Antigen-Antikörper-Komplexen, die im Rahmen der immunologischen Antitumorreaktionen gebildet wurden, an die Erythrozytenmembran mit nachfolgender Hämolyse diskutiert. Beim sog. *Evan's-Syndrom* kommt es neben der autoimmunhämolytischen Anämie zusätzlich zur Immunthrombozytopenie.

### Mikroangiopathische hämolytische Anämie

Die mikroangiopathische hämolytische Anämie ist charakterisiert durch das Auftreten von *fragmentierten roten Blutzellen.* In etwa der Hälfte der Fälle geht eine mikroangiopathische hämolytische Anämie mit einer disseminierten intravasalen Koagulation (DIC) einher.

Zugrunde liegen häufig *Mucin produzierende Adenokarzinome des Gastrointestinaltraktes.* Pathogenetisch geht man davon aus, daß die Invasion von Tumorzellen zu Endothelläsionen führt, die nachfolgend Ablagerungen von Thrombozyten und Fibrin induzieren. Die hieraus resultierende Beeinträchtigung der Mikrostrombahn führt zu Scherkräften mit Fragmentation der Erythrozyten. Gleichzeitig kommt es zur Aktivierung von Thrombozyten und Kontaktfaktoren der plasmatischen Gerinnung. Klinisch kann es bis zum Vollbild der thrombotisch-thrombozytopenischen Purpura (M. Moschcowitz) wie auch zu Bildern eines hämolytisch-urämischen Syndroms kommen.

### 2.3.2 Paraneoplastische Veränderungen der Leukozytopoese

### Leukozytose

Eine paraneoplastisch bedingte Leukozytose findet man bevorzugt bei unbehandelten oder rezidivierenden *Hodgkin-* und *Non-Hodgkinlymphomen* und *Karzinomen der Lunge, des Magens, des Pankreas* sowie auch bei *Weichteilsarkomen.*

Pathogenetisch sind sie auf zytokinvermittelte Mechanismen zurückzuführen, da erhöhte Konzentrationen hämatopoietischer Wachstumsfaktoren (G-CSF, GM-CSF) in Überständen von Tumorzellinien entsprechender Patienten nachgewiesen werden konnten.

## Leukozytopenie

Die Leukozytopenie bzw. Granulozytopenie als paraneoplastisches Syndrom ist sehr selten und nur kasuistisch bei *lymphoproliferativen Erkrankungen des T-Zellsystems* beschrieben. Es wird vermutet, daß abnormale
T-Zellen direkt mit der Granulozytenproduktion interferieren.

Kortikosteroide und Zytostatika können zu einer Normalisierung
führen.

### 2.3.3 Paraneoplasien mit Veränderungen der Megakaryopoese

**Thrombozytose**
Bei etwa einem Drittel unbehandelter Karzinompatienten finden sich
erhöhte Thrombozytenwerte. Sie scheinen auf einer vermehrten Inkretion
von Thrombopoietin zu beruhen. Auch eine vermehrte Proliferation von
Megakaryozyten unter dem indirekten Einfluß von übergeordneten
Wachstumfaktoren, wie Interleukin 1 und 3, wird diskutiert.

**Thrombozytopenie**
Bei *M. Hodgkin, immunoblastischen Lymphomen sowie Karzinomen der
Lunge, der Mamma, des Rektums* und der Gallenblase wurde ein „*ITP-
ähnliches*" Syndrom beschrieben.

Trotz des Namens „ITP-ähnliches Syndrom" konnte ein zugrunde-
liegender Immunmechanismus nicht nachgewiesen werden. Bei Tumorpatienten, die im Vergleich zu den Granulozyten eine inadäquat
niedrige Zahl von Thrombozyten aufweisen, muß an die Möglichkeit
eines „ITP-ähnlichen Syndroms" gedacht werden, besonders wenn es
sich bei der Grundkrankheit um ein lymphoproliferatives Syndrom
handelt.

Die Gabe von Steroiden ist in der Regel ineffektiv. Nach Splenektomie
wurden Normalisierungen der Thrombozytenzahlen berichtet.

### 2.3.4 Hyperkoagulabilität als paraneoplastisches Syndrom

Bei Patienten mit *Lungen-* (28%), *Pankreas-* (18%), *Magen-* (17%), *Kolon-*
(16%), *Ovar-* (7%), *Uterus-* (7%) und *Prostatatumoren* (7%) finden sich
vermehrt paraneoplastisch bedingte Hyperkoagulabilitätszustände mit

*tiefen Beinvenenthrombosen, Thrombophlebitis migrans* und *nichtbakteriellen thrombotischen Endokarditiden.*

Schwere *disseminierte intravaskuläre Koagulopathien* mit generalisierter Blutungsneigung treten überwiegend bei der akuten *Promyelozytenleukämie* auf.

Pathogenetisch ist von besonderer Bedeutung, daß die Aktivität von Gewebsthromboplastin im Tumorgewebe größer als in normalem, analogem Gewebe ist. Weiterhin kann unabhängig vom Faktor VII, direkt Faktor X durch eine als „cancer procoagulant A" (CPA) bezeichnete Serinprotease aktiviert werden.

## 2.4 Neurologische paraneoplastische Syndrome

### 2.4.1 Zerebrale Syndrome

#### Subakute zerebellare Degeneration
Ein subakutes, progressives bilaterales Kleinhirnversagen mit *Ataxie* von Armen und Beinen, *Dysarthrie* und *Hypotonie* kann bei Patienten mit *Bronchialkarzinomen* auftreten. Histologisch findet man in diesen Fällen eine Destruktion der Purkinje-Zellen sowie spinozerebellärer Strukturen. Auslösend dürfte eine *antizerebelläre Antikörperproduktion* sein.

#### Demenz
Die paraneoplastisch bedingte Demenz tritt ebenfalls vorwiegend bei *Bronchialkarzinomen* auf und ist durch eine vermehrte Freisetzung angiogener Peptide (Fibroblastenwachstumfaktor, Tumornekrosefaktor, transformierende Wachstumfaktoren $\alpha$ und $\beta$, Interleukin-1-$\beta$) aus dem Tumorgewebe sowie durch eine Proliferation von Endothelzellen (Angioendotheliomatose) bedingt.

Ein Ansprechen auf hochdosierte Steroide, Chemotherapie und Strahlentherapie ist möglich.

#### Limbische Enzephalitis
Die limbische Enzephalitis präsentiert sich meist als *agitierter Verwirrtheitszustand* bei *Bronchialkarzonomen* und *M. Hodgkin.* Weitere Merkmale sind eine rasch fortschreitende Demenz, ein Nachlassen der Merkfähigkeit und Verhaltensstörungen wie Angst, Aggressivität, paranoid-halluzinatorische Psychosen, Enthemmung und depressive Verstimmung. In der Regel ist das EEG im Sinne einer Allgemeinveränderung gestört. Temporale Herdbefunde sind möglich.

Das Syndrom bessert sich nach einer erfolgreichen Chemotherapie.

**Optische Neuritis**
Bei Patienten mit *Lungen-* und *Zervixkarzinomen* kann es zum Auftreten
einer uni- oder bilateralen optischen Neuritis mit Skotomen, Abnahme
der Sehkraft und einem Papillenödem kommen. Antiretinale Antikörper
konnten als auslösende Faktoren nachgewiesen werden.

## 2.4.2 Spinale Syndrome

**Subakute, nekrotisierende Myelopathie**
Die subaktute, nekrotisierende Myelopathie beginnt unter dem Bild einer
*akuten oder subakuten Querschnittslähmung* meist in Höhe des Thorakal-
marks und schreitet nach kranial und kaudal fort. Die Nekrotisierung
betrifft sowohl die graue als auch die weiße Substanz des Rückenmarks.
Sie führt zum Bild der Para- und Tetraplegie und zum Tod innerhalb von
Wochen bis Monaten. Zellzahl und Eiweiß im Liquor können erhöht sein.
Betroffen sind vorwiegend Patienten mit *Lymphomen* und *Lungentumoren.*

**Subakute Vorderhorndegeneration**
Die beim *M. Hodgkin* und bei *Non-Hodgkin-Lmyphomen* auftretende
subakute Vorderhorndegeneration verläuft etwas günstiger. Klinisch
kommt es zu einer langsam zunehmenden *motorischen Schwäche* der
Extremitäten, die bis zur schlaffen Para- bzw. Tetraplegie gehen kann.
   Histologisch findet man einen Schwund der Vorderhornzellen.

## 2.4.3 Polyneuropathie

**Sensomotorische (aufsteigende) Polyneuropathie**
Die Symptome der sensomotorischen Polyneuropathie sind uncharakteristisch und können auch bei Polyneuropathien anderer Ursache beobachtet werden. Eine eindeutige Zuordnung zur Paraneoplasie ist deshalb nicht
möglich.
   Eine aufsteigende akute Polyneuropathie (Guillain-Barré-Syndrom)
wurde verschiedentlich im Zusammenhang mit *Hodgkin- und Non-
Hodgkin-Lymphomen* beschrieben.

**Sensorische Neuropathie**
Die reine sensorische Neuropathie („Ganglionitis") mit *Degeneration der
Hinterhornganglien* ist häufig mit Tumoren der *Lunge, des Larynx, des
Ösophagus* sowie mit *Lymphomen* und *Thymomen* assoziiert. Auch eine
Neuropathie des autonomen Nervensystems mit entsprechenden Sympto-
men wie neurogener Blase, defekter Peristaltik, Hypotension u. a. wird

überwiegend beim kleinzelligen Bronchialkarzinom beobachtet. Bei der *paraproteinämischen Polyneuropathie* handelt es sich um eine Mitbeteiligung des peripheren Nervensystems im Rahmen einer *monoklonalen Gammopathie.* Es kann auch zur Mononeuritis multiplex als Ergebnis einer tumorbedingten, auf das periphere Nervensystem beschränkten Vaskulitis kommen.

### 2.4.4 Neuromuskuläre Paraneoplasien

**Dermatomyositis, Polymyositis**

Bis zu 30% der Patienten mit Dermatomyositis oder Polymyositis weisen eine maligne Systemerkrankung auf. Klinisch kommt es im Verlauf von Wochen bis Monaten zu einer *zunehmenden Schwäche der proximalen Muskulatur.* Die Muskelenzyme und die Blutsenkungsgeschwindigkeit sind erhöht. In der Muskelbiopsie sieht man Muskelfasernekrosen und geringgradige entzündliche Veränderungen. Das EMG ist pathologisch. Meist wird das Karzinom innerhalb eines Jahres nach Auftreten der Myopathie manifest.

**Myasthenia gravis**

Eine paraneoplastisch bedingte Myasthenia gravis kann bei *malignen Thymomen,* in selteneren Fällen auch bei Karzinomen des *Pankreas,* der *Mamma,* der *Prostata,* der *Ovarien* und der Zervix auftreten.

Die cholinerge Reizübertragung wird an den neuromuskulären Synapsen durch Antikörper gegen Acetylcholinrezeptoren blockiert. Hierdurch kommt es klinisch zu an Intensität langsam zunehmenden Ermüdungslähmungen, die mit Mestinon und Immunsuppressiva behandelt werden können.

**Pseudomyasthenie (Lambert-Eaton-Syndrom)**

Die Pseudomyasthenie (Lambert-Eaton-Syndrom) manifestiert sich als belastungsabhängige *mukuläre Schwäche:* bei wiederholter Muskelinnervation nimmt die Kraft zunächst zu, bevor es dann zum Leistungabfall kommt. Diese Erscheinung ist elektromyographisch bei repetitiver Reizung gut zu erkennen.

Weitere Charakteristika sind durch eine Beteiligung des autonomen Nervensystems bedingt, nämlich Mundtrockenheit, verminderte Schweißsekretion und Obstipation. Therapeutisch erzielt man bei Lambert-Eaton-Syndrom mit *Guanidin* eine Besserung dieser Symptomatik.

Im Gegensatz zur Myastehnia gravis, die auf einer immunologisch bedingten postsynaptischen Schädigung beruht, wird das Lambert-Eaton-

Syndrom durch eine *präsynaptische,* wahrscheinlich toxisch bedingte Läsion hervorgerufen. Es findet sich bei etwa 1% aller Patienten mit *Lungenkarzinom* und *lymphoproliferativen Erkrankungen.*

## 2.5 Dermatologische paraneoplastische Syndrome

### 2.5.1 Acanthosis nigricans maligna

Die Acanthosis nigricans maligna ist charakterisiert durch *Hyperpigmentierung, Hyperkeratose* und *Papillarhypertrophie.* Betroffen sind insbesondere Hautareale im Bereich der Achseln, des Nackens, des Nabels, der Genitalien, der Lippen und die Mundschleimhaut. Männer und Frauen werden gleich häufig betroffen.

Wichtig ist die Abgrenzung zur Acanthosis nigricans benigna. Hinweise hierfür liefern Anamnese und körperliche Untersuchung: akanthotische Hautveränderungen, die schon seit der Geburt bestehen oder in der Folgezeit bis zur Pubertät entstanden sind, sind in der Regel benigne; ebensowenig weisen entsprechende Hautveränderungen bei Cushing-Syndrom, Akromegalie, Stein-Leventhal-Syndrom oder in intertriginösen Hautabschnitten bei adipösen Patienten auf das Vorliegen eines bösartigen Tumors hin.

Tritt die Acanthosis nigricans allerdings im Erwachsenenalter auf, so ist sie in nahezu 100% der Fälle mit einem *malignen Tumor* vergesellschaftet. Besonders häufig finden sich Adenokarzinome des Magens (64%).

### 2.5.2 Akrokeratose Bazex

Diese *psoriasiforme Dermatose* tritt überwiegend symmetrisch am *Nasenrücken,* den *Ohrmuscheln* und den *Fingerspitzen* auf und zeigt zentropetales Fortschreiten.

Betroffen werden Männer mit Karzinomen der oberen Luft- und Verdauungswege oder mit Karzinommetastasen im Bereich der zervikalen oder mediastinalen Lymphknoten. Eine Abgrenzung gegenüber der Psoriasis ist aufgrund der unscharfen Begrenzung der erythematosquamösen und keratotisch veränderten Hautbezirke möglich. Differentialdiagnostisch müssen weiterhin ein Ekzem sowie der Lupus erythematosus chronicus discoides ausgeschlossen werden.

## 2.5.3 Hypertrichosis lanuginosa et terminalis aquisita

Die Hypertrichosis lanuginosa et terminalis aquisita ist eine seltene paraneoplastische Erkrankung, bei der im Gesicht, an den Ohren, an Rücken und Beinen *seidige, flaumähnliche Lanugohaare* auftreten. Frauen sind etwa 3mal häufiger betroffen als Männer.

Differentialdiagnostisch müssen nichtlanuginöse Hypertrichosen, die z. B. bei der Porphyria cutanea tarda oder als Nebenwirkungen verschiedener Medikamente (Kortikosteroide, Diphenylhydantoin, Diazoxid) auftreten können, abgegrenzt werden.

## 2.5.4 Erythema gyratum repens

Charakteristisch für das Erythema gyratum repens sind *bandförmige, gerötete Hautbezirke* am Stamm und den proximalen Extremitäten, die an eine „Zebraheut" erinnern. Das Erythema gyratum weist ebenfalls wie die Akrokeratose Bazex eine Tumorinzidenz nach nahezu 100% auf.

## 2.5.5 Nekrolytisches migrierendes Erythem

Das nekrolytische migrierende Erythem tritt bei $\alpha_2$-*Zellkarzinomen des Pankreas* auf. Im Bereich der Achselhöhlen, des Gesäßes und der Leisten finden sich zentrifugal ausbreitende *Erytheme,* die rasch *nekrolytisch* werden, sich grau verfärben, um dann krustig unter Abschuppung und Hyperpigmentierung abzuheilen. Das kutane Geschehen verläuft schubförmig in etwa 2wöchigen Abständen.

Typisch ist die deutliche Erhöhung des Glukagonspiegels im Blut, eine diabetische Stoffwechsellage sowie eine ausgeprägte Hypalbuminämie.

## Literatur

Anderson NE et al. (1988) Autoantibodies in paraneoplastic syndromes associates with small-cell lung cancer. Neurology 38:1391–1398

Anderson NE et al. (1988) Paraneoplastic cerebellar degeneration: clinical immunological correlations. Ann Neurol 24:559–567

Ennis CG et al. (1973) On the etiology of hypertrophic pulmonary osteoarthropathy in bronchogenic carcinoma: Lack of relationship to elevated growth hormone levels. Aust NZ J Med 3:157–161

Hennerici M, Toyka KV (1990) Paraneoplastische Syndrome am Nervensystem. Internist 31:499–504

Herzberg JJ (1990) Paraneoplastische Syndrome in der Dermatologie. Kutane Paraneoplasien. Internist 31:595–512

Krieger DT, Martin JB (1981) Brain peptides. N Engl J Med 304:876–885
Müller OA, von Werder K (1990) Paraneoplastische Endokrinopathien. Internist 31:492–498
Newson-Davis J (1985) Lambert-Eaton myasthenic syndrome. Semin Immunopathol 8:129–140
Pongratz D, Müller-Felber W (1990) Paraneoplastische Myopathien. Internist 31:513–519
Rickles FR, Edward RL (1983) Activation of blood coagulation in cancer: Trousseau's syndrome revisited. Blood 62:14–31
Silling-Engelhardt G, Hiddemann W (1990) Paraneoplasien des hämatopoetischen Zellsystems. Internist 31:520–525
Zurborn KH, Bruhn HD (1990) Paraneoplastische Hämostasestörungen. Internist 31:526–531

# Notfallindikationen in der Onkologie

## 34.108 Gerinnungsstörungen bei Tumorpatienten

E. Hiller

### 1 Einleitung

Enge Zusammenhänge zwischen Neoplasien und dem Gerinnungssystem wurden schon von Armand Trousseau vor mehr als einem Jahrhundert beschrieben (Trousseau 1865). Seither wurde durch eine große Zahl von Publikationen in der Tat belegt, daß das Gerinnungssystem bei Tumorerkrankungen aktiviert ist. Vieles ist jedoch auch heute noch über die biologische Bedeutung einer solchen Aktivierung unklar. Einige Autoren gehen von einem klinisch letztendlich nicht bedeutsamen Epiphänomen einer Erkrankung, die oft multiple Organsysteme involviert, aus, während andere argumentieren, daß die Gerinnungsaktivierung eine grundlegende Voraussetzung in der Pathogenese des Tumorwachstums und der Metastasierung darstellt. Dies hat in der Vergangenheit sogar zu therapeutischen Interventionen durch Antikoagulanzien mit der Zielsetzung einer Hemmung des Tumorwachstums geführt.

### 2 Pathophysiologie von Gerinnungsstörungen bei Tumorpatienten

Während wir bei Patienten mit soliden Tumoren in der Regel einen lang anhaltenden Zustand der Hyperkoagulabilität, bei einem Teil der Fälle zur Thromboembolie führend, vorfinden, ist der Verlauf von Patienten mit Systemerkrankungen des hämatopoetischen Systems viel haufiger mit Blutungen assoziiert. Auch für Tumorpatienten gelten die grundsätzlichen pathophysiologischen Überlegungen Virchows für die Thromboseentstehung, nämlich Veränderungen der Gefäßwand, der Blutströmung und der Blutzusammensetzung (Virchow-Trias).

## 2.1 Veränderungen der Gefäßwand

Die normalen, thromboseresistenten Eigenschaften der Gefäßwand können bei einigen Tumoren durch direkten Einbruch von Tumorgewebe, wie z. B. beim Nierenzellkarzinom, geschädigt werden (Hedderich et al. 1987), ähnliche Manifestationen findet man auch bei fortgeschrittenen Hodenkarzinomen oder Nebennierenrindenkarzinomen. In solchen Fällen kann es neben der Endothelschädigung auch zu einer direkten Verlegung der unteren Hohlvene und damit zum mechanischen Abflußhindernis kommen. Darüber hinaus können die an Endothelzellen adhärierenden Tumorzellen durch den Einriß von interzellulären Verbindungen zur Desintegration der glatten Endothelzelloberfläche mit Exposition der extrazellulären Matrix führen. Verletzte Endothelzellen und exponierte Subendothelien begünstigen die Adhäsion und Aggregation von Blutplättchen. Die daraus resultierende Plättchenaktivierung mit Freisetzung von prokoagulatorischen Plättchensubstanzen (z. B. Serotonin, Thromboxan, ADP) ist ein Teilfaktor der Aktivierung des Gerinnungssystems. Die Endothelverletzung führt aber auch zur Aktivierung des Kontaktsystems der plasmatischen Gerinnung, indem insbesondere Präkallikrein und Faktor XII in ihre aktivierten Formen überführt werden. Schließlich ist das Endothel auch eine Produktionsstätte des Plasminogenaktivators (tPA), seines Inhibitors (PAI) und des Prostacyclins ($PgI_2$), einer Substanz des Prostaglandinstoffwechsels, die die Plättchenaggregation hemmt. Die Interaktionen zwischen Tumorzellen und Gefäßendothel sind somit sehr komplex; neben der Freisetzung von prokoagulatorischen Aktivitäten kommt es auch zur Freisetzung dazu antagonistisch wirkender Substanzen. In der Bilanz dürften jedoch die prokoagulatorischen Substanzen, wie z. B. Thromboxan $A_2$ und PAI, überwiegen (Abb. 1).

## 2.2 Blutströmung

Die oft krankheitsbedingte Immobilisation und Bettruhe führen zum Ausfall der Muskelpumpe und dadurch zu Veränderungen der Blutströmung im Sinne einer venösen Stase. Auch Hyperviskositätssyndrome bei Paraproteinämien (z. B. M. Waldenström), myeloproliferativen Erkrankungen (z. B. Polycythaemia vera) und Leukämien mit hohen Zellzahlen können zu Mikrozirkulationsstörungen und damit auch zur venösen Abflußstörung führen. Durch die venöse Stase kommt es zur verzögerten Elimination aktivierter Gerinnungsfaktoren.

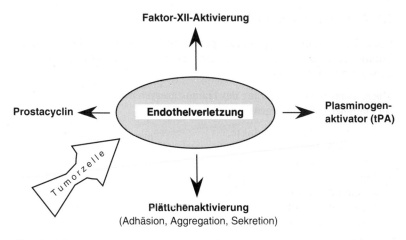

**Abb. 1.** Folgen einer Endothelverletzung nach Tumoreinbruch

## 2.3 Blutzusammensetzung

Bei einer Vielzahl von Karzinompatienten findet man, wahrscheinlich im Rahmen der allgemeinen Akute-Phase-Reaktion, Erhöhungen einzelner Gerinnungsfaktoren (z. B. Faktor V, VII, VIII und Fibrinogen). Da diese Faktoren schon im Normalzustand im Überschuß vorhanden sind, ist es relativ unwahrscheinlich, daß sie wesentlich die Thrombophilie bei malignen Erkrankungen begünstigen. Hingegen scheint die oben schon erwähnte eingeschränkte Elimination (Clearance) aktivierter Gerinnungsfaktoren, aber auch die Synthesestörung von Inhibitoren der plasmatischen Gerinnung (AT III, Protein C und S) nach tumorbedingter Leberparenchymschädigung, eine wichtige Rolle bei der Entstehung der Thrombophilie zu spielen. So kommt es u. a. bei Patienten mit malignen Erkrankungen im Rahmen der tumorbedingten Akute-Phase-Reaktion zum Anstieg des C4b-BP, des Bindungsproteins für Protein S, was nachfolgend zum Abfall des freien Proteins S und damit zu einer verminderten Kofaktorfunktion für Protein C führt (Kemkes-Mathes 1992). Auch eine Verminderung des endothelständigen Thrombomodulins unter dem Einfluß von IL-1 und TNF, mit der Folge einer verminderten Protein-C-Aktivierung, wurde beschrieben. Schließlich scheint auch eine Erhöhung des Extrinsic Pathway Inhibitors (EPI) als Folge des zytokinaktivierten Endothels zur Hyperkoagulabilität beizutragen (Lindahl et al. 1989).

## 2.4 Weitere Aktivierungsfaktoren

Über die Virchow-Trias hinaus gibt es einige, besonders bei malignen Tumoren charakteristische Pathomechanismen, die das Hämostasesystem aktivieren (s. Übersicht).

**Mechanismen der Aktivierung des Hämostasesystems bei malignen Erkrankungen**

- Tumorfreisetzungsprodukte,
  - Gewebsthromboplastin;
- Faktor-X-Aktivatoren (CPA);
- Makrophagen-Monozyten-Aktivierung,
  - Gewebsthromboplastin u. a.;
- Lupusantikoagulans;
- Plättchenaktivierung;
- Thrombozytose.

### 2.4.1 Tumorfreisetzungsprodukte

Aus vielen Tumoren werden latent und chronisch sog. „cancer procoagulants" freigesetzt, die entweder dem Gewebsthromboplastin (Gewebefaktor, „tissue factor") entsprechen und das extrinsische Gerinnungssystem über den Faktor VII aktivieren oder einer Cysteinprotease entsprechen, die den Faktor X direkt aktivieren kann (Abb. 2). Gewebsthromboplastin

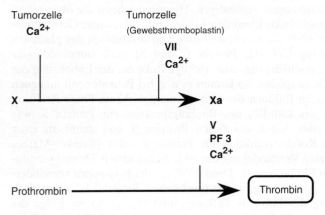

**Abb. 2.** Aktivierung des plasmatischen Gerinnungssystems über das extrinsische System und direkt über Faktor X

ließ sich in intakten Tumorzellen und Extrakten von Tumoren und Tumorzelllinien nachweisen (Rickles et al. 1988). Die Konzentration ist meist größer als im normalen analogen Gewebe. Besonders hohe Konzentrationen von Gewebsthromboplastin fand man in den Promyelozyten der akuten Promyelozytenleukämie, aber auch in den Karzinomzellen des Magens, des Kolons und des Rektums. Im Rahmen des Tumorwachstums und der Tumorausbreitung muß man von einer kontinuierlichen Einschwemmung von Thromboplastin ausgehen.

Von Gordon u. Cross (1981) wie auch von anderen Arbeitsgruppen wurde berichtet, daß Muzin aus Bronchialsekret, aus Speichel und aus Zystenflüssigkeit, aber auch aus schleimbildenden Adenokarzinomen des Gastrointestinaltrakts, in der Lage ist, unabhängig vom Faktor VII, d. h. nicht über das extrinsische System, direkt den Faktor X zu aktivieren. Die Faktor-X-Aktivierung geht von einer Serinprotease aus, die als „cancer procoagulant A" (CPA) bezeichnet wird und durch Diisopropyl fluorphosphat (DFP) hemmbar ist (Gordon u. Cross 1981).

### 2.4.2 Zytokine

Tumorzellen oder auch durch Tumorzellen vermittelte Zytokine, wie der Tumornekrosefaktor (TNF), führen zur Stimulierung des Makrophagen-Monozyten-Systems, was zur Freisetzung hoher Konzentrationen gerinnungsaktivierender Substanzen führt. Am bedeutsamsten dürfte hier die Freisetzung des Gewebethromboplastins (s. oben) sein, aber auch andere Aktivatoren, wie ein Prothrombinasekomplex und direkte Aktivatoren von Faktor X, wurden beschrieben (Edwards et al. 1981).

### 2.4.3 Lupusantikoagulans

Bei einigen Tumoren wurde ein Lupusantikoagulans gefunden. Hierbei handelt es sich um ein Immunglobulin, welches die Phospholipide der Gerinnungskaskade bindet und dadurch zur Verlängerung der aktivierten partiellen Thromboplastinzeit führt. Paradoxerweise führt diese Verlängerung der PTT jedoch nicht zu Blutungen, sondern zu Thrombosen. Insgesamt 17% der Patienten, bei denen ein Lupusantikoagulans nachgewiesen wurde, hatten maligne Erkrankungen (Hiller 1992).

### 2.4.4 Plättchenaktivatoren

Die Plättchen zirkulieren normalerweise in einem inaktiven Zustand, unterliegen aber nach Stimulation verschiedenen morphologischen und biochemischen Veränderungen. Bekannte Plättchenaktivatoren sind Thrombin, Prostaglandine, ADP und Adrenalin. Offensichtlich gibt es jedoch auch in menschlichen Tumoren und Tumorzellextrakten thrombozytenaggregationsauslösende Aktivitäten (Batisda u. Ordinas 1988).

### 2.4.5 Thrombozytose

Bei einer Vielzahl maligner Erkrankungen, besonders bei Tumoren des Gastrointestinaltrakts, kann eine Thrombozytose beobachtet werden, d. h. Thrombozytenwerte, die deutlich über dem oberen Normbereich von 300000/µl liegen. Nach der Literatur findet man bei 30–50% der Patienten mit malignen Erkrankungen eine Thrombozytose (Schneider 1988). Auch bei nichtproliferativen Syndromen können die Thrombozyten gelegentlich 1 Mio./µl überschreiten. Bei Patienten mit myeloproliferativen Erkrankungen sind die Plättchen oft sowohl pathologisch gesteigert als auch funktionell beeinträchtigt. Dies führt besonders bei Patienten mit Polycythaemia vera und essentieller Thrombozythämie zu einer erhöhten Inzidenz thrombotischer Komplikationen im arteriellen und venösen System. Besonders gefürchtet sind Thrombosen der Mesenterialvenen und der Gehirnarterien. Aus diesem Grunde sind häufig eine Zytoreduktion und eine Therapie mit Plättchenaggregationshemmern notwendig. Plättchenaggregationshemmer können wiederum zu schweren Blutungskomplikationen führen. Im Gegensatz zu Patienten mit myeloproliferativen Erkrankungen ist die *Plättchenfunktion bei* Patienten mit soliden Karzinomen *normal* und *trotz Thrombozytose sind keine besonderen therapeutischen Maßnahmen erforderlich.*

Es muß davon ausgegangen werden, daß die Thrombophilie von Tumorpatienten nicht nur von einem der o. g. Mechanismen ausgelöst wird, sondern von verschiedenen Mechanismen, Thrombozyten und plasmatisches Gerinnungssystem betreffend, die sich addieren und bei einem Teil der Patienten zu thrombotischen Komplikationen führen.

## 3 Klinische Manifestationen und deren Inzidenz

Die relative Häufigkeit und die klinischen Manifestationen von Thromboembolien und Blutungen stehen in Abhängigkeit von Ort und Art des Primärtumors. Grundsätzlich findet man bei *hämatologischen* Systemerkrankungen (Leukämien), besonders aufgrund der Thrombozytopenie, mehr *Blutungen*, während *solide* Tumoren sehr viel häufiger durch *Thromboembolien* kompliziert werden. Die Zahlenangaben zur Häufigkeit

**Tabelle 1.** Inzidenz von Thrombosen bei bestimmten malignen Tumoren. (Nach Rickles und Edwards 1983)

| Primärtumor | Fälle (n) | [%] |
|---|---|---|
| Lunge | 158 | 27,9 |
| Pankreas | 104 | 18,4 |
| Magen | 96 | 17,0 |
| Kolon | 89 | 15,7 |
| Ovar/Uterus | 41 | 7,2 |
| Prostata | 40 | 7,1 |

von klinisch relevanten Ereignissen sind oft schwer einzuordnen, da viele der publizierten Zahlen pathologisch-anatomischen Statistiken entnommen wurden. Es ist wahrscheinlich, daß die Pathologen im Sektionssaal tiefe Beinvenenthrombosen und Lungenembolien sehen, die als terminales Ereignis kurz vor dem Tod entstanden sind und klinisch letztendlich ohne Bedeutung waren. Die Zahl der Thrombosen und *Lungenembolien,* die im Verlauf der Monate oder Jahre des Tumorleidens komplizierend auftreten, liegt nach Angaben mehrerer Autoren in der Größenordnung von *15%,* wobei die Zahlen je nach Tumorlokalisation und -histologie zwischen 1% und ca. 30% variieren (Rickles u. Edwards 1983). Besonders Patienten mit *muzinproduzierenden Adenokarzinomen des Gastrointestinaltrakts* sowie mit Pankreas-, Ovarial- und Bronchialkarzinomen haben ein, wie in Tabelle 1 erkennbar ist, deutlich erhöhtes Thromboembolierisiko. Meist treten tiefe Beinvenenthrombosen und Lungenembolien bei fortgeschrittener Tumorerkrankung auf, wobei zusätzliche Faktoren, wie Bettruhe, massiver Gewebszerfall unter Chemo- oder Strahlentherapie, Herzinsuffizienz, operative Eingriffe und ein höheres Lebensalter, zusätzlich auslösende Faktoren sind.

In den Fällen, in denen eine *direkte Einwirkung des Tumors* ursächlich als Grund für eine Thromboembolie ausgeschlossen werden kann, also wenn z. B. keine tumorbedingte Kompression der V. cava inferior vorliegt, müßte man streng genommen von einem paraneoplastischen Syndrom sprechen, da der Tumor nur indirekt, z. B. durch Freisetzung von Wirkstoffen, die prokoagulatorischer, fibrinolytischer oder proteolytischer Natur sind, das Hämostasesystem beeinflußt, so daß es zu Gerinnungsstörungen im Sinne von thrombotischen oder Blutungskomplikationen kommen kann (Hiller 1993). Unter diesen Umständen müßte man die Mehrzahl der im Rahmen eines Tumorleidens auftretenden Hämostasestörungen als *Paraneoplasien* bezeichnen. Grenzt man jedoch den Begriff ein, so versteht man unter einer paraneoplastischen Hämostasestörung thromboembolische oder *Blutungsereignisse, die entweder dem klinisch erkennbaren Tumorleiden Wochen, Monate oder Jahre vorausgehen oder zumindestens als Erstmanifestation* eines im Rahmen der Durchuntersuchung erkennbaren Tumors auftreten. Die häufigste, das Hämostasesystem betreffende, paraneoplastische Komplikation ist die tiefe Venenthrombose mit der möglichen Folge einer Lungenembolie. So fanden Prandoni et al. (1992) bei 5 von 153 Patienten (3,3%) mit idiopathischer Thrombose zum Zeitpunkt der Klinikaufnahme und bei weiteren 11 von 145 Patienten (7,6%) im Rahmen einer 2jährigen Nachbeobachtung ein Krebsleiden. Hingegen fand sich bei 107 Patienten mit sekundärer Thrombose bei der initialen Durchuntersuchung keine Neoplasie, erst nach 2jähriger Nachbeobachtung kam es dann bei 2 von 105 Patienten (1,9%) mit sekundärer Thrombose zu einer Neoplasie. Ähnliche Zahlen, die alle in demselben Prozentbereich liegen, werden auch von anderen Autoren berichtet (Aderka et al. 1986; Minar et al. 1982; Monreal et al. 1991). Auch bei der „idiopathischen Lungenembolie" muß davon ausgegangen werden, daß bei einem Teil der Betroffenen eine Neoplasie aufgedeckt werden kann. Gore et al. (1982) berichten, daß bei 6 von 88 Patienten mit angiographisch gesicherter Lungenembolie im Verlauf der nächsten 2 Jahre eine maligne Erkrankung diagnostiziert wurde, das entsprach 6,8%, während es bei der Vergleichsgruppe, bei der eine Lungembolie ausgeschlossen werden konnte, in keinem Fall zu einem Malignom innerhalb von 2 Jahren kam.

Während tiefe Beinvenenthrombosen und Lungenembolien zu den häufigen paraneoplastischen Syndromen gehören, gibt es einige seltene, aber ganz charakteristische paraneoplastische Hämostasestörungen (s. Übersicht). Hierzu zählt in erster Linie die Thrombophlebitis migrans, die schon 1865 von Trousseau (Trousseau 1865) in Assoziation mit einem Magenkarzinom beschrieben wurde. Im angloamerikanischen Schrifttum wird daher auch die *Thrombophlebitis migrans* als Trousseau-Syndrom bezeichnet (Silverstein u. Nachmann 1992). Im Gegensatz zu den häufigeren tiefen Venenthrombosen kommt es bei der Thrombophlebitis migrans zu wechselnden, rezidivierenden Thrombophlebitiden nicht nur der Beine, sondern auch der Ober- und Unterarme, der Thoraxvorderseite und des Abdomens. Innerhalb von Tagen kann es zu spontanen Rückbildungen kommen. Die intensive Tumorsuche führt früher oder später meist zur Diagnose eines gastrointestinalen Tumors (Patterson u. Ringenberg 1990). Bei einer Antikoagulanzientherapie kommt es in der Regel nicht zu einer Besserung oder Rückbildung.

**Häufige und seltene Hämostasestörungen infolge eines paraneoplastischen Prozesses**

*Häufige paraneoplastische Hämostasestörungen:*
- tiefe Beinvenenthrombose,
- Lungenembolie,
- Blutung,
- arterielle Thrombose,
- Thrombophlebitis migrans.

*Seltene paraneoplastische Hämostasestörungen:*
- digitale und zerebrale mikrovaskuläre arterielle Thrombosen (z. B. mit Gangrän),
- nichtbakterielle Endokarditis (NBTE),
- Lebervenenthrombose, Pfortaderthrombose,
- zerebrale Embolien,
- Myokardinfarkt,
- kutane und viszerale Infarkte,
- Sinusvenenthrombose,
- akute disseminierte intravaskuläre Gerinnung (DIG).

Auch das *Budd-Chiari-Syndrom* und die *Pfortaderthrombose* können als paraneoplastische Hämostasestörung, besonders in Assoziation mit myeloproliferativen Erkrankungen sowie mit bestimmten soliden Tumoren, auftreten. In einer Serie von 253 Patienten mit Lebervenenthrombose hatten 12% der Patienten ein myeloproliferatives Syndrom (meist eine Polycythaemia vera) und 7% eine paroxysmale nokturnale Hämoglobinurie (PNH) (Mitchell et al. 1982). Bei einem Teil der Patienten ging dem Lebervenenverschluß oder der Pfortaderthrombose keine klinisch erkennbare, myeloproliferative Erkrankung voraus. Bei solchen Patienten wurde eine spontane Koloniebildung von Vorläuferzellen in vitro beschrieben (Valla et al. 1985). Bei soliden Tumoren ließen sich vermehrt bei hepatozellulären Karzinomen und Karzinomen der Niere und Nebennierenrinde Lebervenenthrombosen beobachten (Patterson u. Ringenberg 1990).

Schließlich soll im Rahmen der paraneoplastischen Syndrome noch auf die *nichtbakterielle thrombotische Endokarditis (NBTE)* hingewiesen werden, die besonders mit muzinproduzierenden Adenokarzinomen assoziiert ist (Min et al. 1980; Ondrias et al. 1985). Die NBTE kann sehr früh bei Patienten mit noch nicht nachweisbaren, okkulten Karzinomen, aber auch später bei bereits fortgeschrittenen, metastasierten Karzinomen auftreten. Charakteristischerweise kommt es zu aseptischen, endoluminalen Vegetationen des Herzens, die häufig, aber nicht immer, auf vorgeschädigten Herzklappen lokalisiert sind. Morbidität und Mortalität der NBTE sind Folgen der Klappeninsuffizienz wie auch peripherer, arterieller Embolien, die zu Myokardinfarkt, Apoplexie, aber auch ischämischer Nekrose peripherer Organe führen. Bei einem neu aufgetretenen Herzgeräusch sollte die Verdachtsdiagnose eine NBTE bei okkultem Tumorleiden mit einschließen.

Weitere, in der Übersicht aufgeführte paraneoplastische Hämostasestörungen sind die *primäre Sinusvenenthrombose* (Hickey et al. 1982), *Mesenterialgefäßinfarkte* (Rayner et al. 1987 und Shulkin et al. 1987) und *iatrogene Thrombosen*, d. h. der Verschluß zentraler Venenkatheter (V. jugularis, V. subclavia, Hickmann-Katheter; Lohkich u. Becker 1983). Auslösend bei den Verschlüssen der Venenkatheter sind neben der vorbestehenden Hyperkoagulabilität auch oft bestimmte Chemotherapeutika, wie z. B. Dacarbazin oder eine Hormontherapie (Patterson u. Ringenberg 1990).

Schließlich ist auch die *disseminierte intravasale Gerinnung* (DIG) mit generalisierter Thrombose bzw. Blutungsneigung als paraneoplastische Komplikation vieler solider Tumoren und hämatologischer Systemerkrankungen beschrieben worden, wenn sie auch zahlenmäßig ein eher seltenes Ereignis ist und gewöhnlich nur in fortgeschrittenen Krankheitsstadien auftritt. Eine Sonderstellung nimmt allerdings die akute Promyelozytenleukämie (APL) ein, die nach verschiedenen Untersuchern in 50–100% der Fälle zur akuten DIG mit z. T. bedrohlichen Blutungen führen kann (Colman u. Rubin 1990). Auslösender Triggermechanismus der DIG ist die Freisetzung von Gewebsthromboplastin und fibrinolytisch wirksamen Enzymen (Plasmin, Elastase) aus den Granula der pathologischen Promyelozyten (Gralnick u. Abrell 1973; Hiller u. Jochum 1984). Die Blutungen sind somit die Folge einer DIG mit Verbrauch von Gerinnungsfaktoren (Verbrauchskoagulopathie), die durch eine zusätzliche Hyperfibrinolyse (Plasmin, Elastase) kompliziert wird. Da darüber hinaus krankheitsbedingt immer eine Thrombozytopenie vorliegt, werden die intervenierenden, therapeutischen Maßnahmen, z. B. mit Heparin, kontrovers diskutiert (Rodeghiero et al. 1990). Bei nichtpromyelozytären Leukämien ist die Inzidenz der DIG wesentlich niedriger und wird auf 2% geschätzt.

Bei der Mehrzahl der soliden Tumoren in fortgeschrittenen Krankheitsstadien liegt eine kompensierte oder überkompensierte, chronische DIG vor, die meist nur durch charakteristisch veränderte Labortests erkennbar ist. Man findet dann eine verkürzte PTT, ein erhöhtes Fibrinogen und eine hohe Thrombozytenzahl und spricht im angloameri-

kanischen Schrifttum daher auch von einer chronischen DIG. Typischerweise sind dann auch die Fibrin-/Fibrinogenspaltprodukte bzw. die D-
Dimere erhöht, erklärbar durch eine lokale, im Tumor stattfindende
Fibrinolyse. Die chronische DIG ist zunächst nur ein erkennbares
Laborphänomen und nicht therapiebedürftig. In seltenen Fällen, meist
ausgelöst durch eine Infektion, Sepsis oder Blutung, kann jedoch die
chronische DIG dekompensieren und den Verlauf einer akuten DIG
annehmen. Bei fortgeschrittenem Tumorleiden ist die akute DIG meist ein
lebensbedrohliches und trotz therapeutischer Interventionen terminales
Ereignis.

*Blutungen* bei malignen Erkrankungen sind am häufigsten durch
Thrombozytopenien (Knochenmarkbefall, chemotherapiebedingt) oder
in seltenen Fällen auch durch Thrombozytopathien bedingt. Weitere,
gefürchtete Blutungsursachen sind auf Gefäßarrosionen durch den Tumor zurückzuführen, z. B. im Gastrointestinal- oder im Urogenitaltrakt.
Einige seltene Blutungsursachen, die unter den Begriff „paraneoplastische
Hämostasestörung" fallen, sind auf die Paraproteine zurückzuführen, die
gelegentlich Blutplättchenfunktionen inhibieren, und zwar im Sinne einer
Plättchenfaktor-3-Freisetzungsstörung bzw. einer Plättchenaggregations-
störung durch Bindung des Paraproteins an Plättchenglykoprotein IIIa
(Ey u. Goodnight 1990). Dadurch kommt es zur Störung der Fibrinogen-
bindung. Darüber hinaus kann die Umwandlung von Fibrinogen zu
Fibrin oder die Fibrinpolymerisation inhibiert werden. Auch Komplexbil-
dungen zwischen Paraproteinen und verschiedenen Gerinnungsfaktoren,
Thrombin und Willebrand-Faktor führen zu entsprechenden Aktivitäts-
minderungen (Hyman u. Westrick 1986).


## 4  Labordiagnostik bei malignen Erkrankungen

Die in der Klinik üblichen, globalen Gerinnungstests eignen sich wohl zur
möglichen Voraussage von Blutungen, aber wenig zur Voraussage einer
thromboembolischen Komplikation. Mangelzustände der Gerinnungsin-
hibitoren Antithrombin III, Protein C und Protein S kommen in der Regel
bei Patienten mit malignen Erkrankungen nicht häufiger vor als bei
gesunden Personen, sieht man einmal von erworbenen Mangelzuständen
bei schweren Leberparenchymerkrankungen oder einer Asparaginasetherapie ab. Bei der Mehrzahl der Patienten mit malignen Erkrankungen liegt
ein Zustand einer chronischen, disseminierten, intravasalen Koagulation
(DIG) vor, die kompensiert oder sogar überkompensiert ist. Unter diesen
Umständen sind dann die üblichen DIG-Parameter normal oder sogar

denen der akuten DIG entgegengesetzt, indem man eine verkürzte PTT, einen hohen Fibrinogenwert und hohe Thrombozytenzahlen findet (Colman u. Rubin 1990). In vielen Fällen sind die Fibrinogenspaltprodukte bzw. die D-Dimere erhöht, bedingt durch die lokale Fibrinolyse im Tumor. Wenn allerdings zuvor erhöhte Fibrinogen- und Thrombozytenwerte abfallen und anscheinend „normal" werden, kann sich u. U. eine drohende DIG ankündigen. Die akute DIG mit Verlängerung der Gerinnungszeiten der globalen Tests, niedrigen Plättchenzahlen, niedrigem AT III und hohen Titern von Fibrinogenspaltprodukten ist ein seltenes Ereignis und bedarf meist eines zusätzlichen, auslösenden Anlasses.

Für wissenschaftliche Fragestellungen wurden in den letzten 10 Jahren neue Testsysteme zur Früherkennung der Thrombophilie etabliert. Da die aktiven Gerinnungsfaktoren in ihrer Labilität und schnellen Elimination aus der Zirkulation nur schwer zu quantifizieren sind, wurden sensitive und spezifische Radioimmuno- und Enzymimmunoassays entwickelt, um die stabileren Peptide messen zu können, die als Beiprodukt während der sequentiellen Aktivierung von Zymogenen in der Gerinnungskaskade entstehen. Erhöhte Spiegel dienen dann als *Marker einer In-vivo-Aktivierung des Gerinnungssystems.* Einige dieser Thrombophiliemarker sind in der nachfolgenden Übersicht zusammengestellt. Sie dienen sowohl zum Nachweis der Entstehung von Thrombin als auch zum Nachweis einer Aktivierung der Thrombozyten und der Fibrinolyse. Verschiedene Autoren haben gezeigt, daß ganz besonders das Fibrinopeptid A (FPA) eng mit dem klinischen Verlauf verknüpft ist, indem man hohe Spiegel bei großer Tumormasse („bulky disease") und eine Normalisierung bei klinischer Remission findet. Wieder ansteigende Spiegel weisen auf ein entstehendes Rezidiv hin (Colman u. Rubin 1990; Luzzatto u. Schafer 1990).

**Aktivierungspeptide, die einen präthrombotischen Zustand anzeigen**

- Fibrinopeptid A (FPA),
- F1+2-Fragment,
- Thrombin-Antithrombin-III-Komplex (TAT),
- Bβ-1-42-Fragment,
- D-Dimere,
- β-Thromboglobulin (β-TG),
- Plättchenfaktor 4 (PF4).

# 5 Therapie von Gerinnungsstörungen bei malignen Erkrankungen

Die therapeutischen Maßnahmen bei Gerinnungsstörungen maligner Erkrankungen haben im Falle von Blutungen zur Zielsetzung, fehlende Gerinnungsfaktoren oder Blutkomponenten zu ersetzen. Bei thromboembolischen Komplikationen soll durch die Gabe von Antikoagulanzien der thrombotische Prozeß unterbunden werden. Alle getroffenen Maßnahmen haben jedoch so lange nur palliativen Charakter, so lange die Grundkrankheit nicht kausal behandelt wird.

## 5.1 Blutungen mit Thrombozytopenie

Was die Behandlung von Blutungen mit Thrombozytopenie bei hämatologischen Systemerkrankungen anbelangt, wird auf die entsprechenden Kapitel im speziellen Teil verwiesen. Es soll hier jedoch festgehalten werden, daß die Indikation zur therapeutischen und prophylaktischen Thrombozytentransfusion bei hämatologischen Systemerkrankungen unbestritten ist, wenn auch die magische Zahl 20000/µl als Grenze zur prophylaktischen Thrombozytentransfusion heute nicht mehr aufrecht erhalten werden sollte (Beutler 1993). Auch was die prophylaktische Heparinisierung bei Leukämiepatienten bei der Induktionstherapie anbetrifft, ist man heute wesentlich zurückhaltender als vor 2 Jahrzehnten geworden. Kontrollierte Studien zum Stellenwert der Heparintherapie auch bei der Promyelozytenleukämie gibt es nicht. Kasuistische Berichte weisen bei der Promyelozytenleukämie darauf hin, daß auch eine großzügige Thrombozytensubstitution, wie die antifibrinolytische Therapie, unter Umständen die gefürchtete Blutung verhindert (Rodeghiero et al. 1990). Eine niedrigdosierte Heparintherapie (z. B. 500 IE/h) zur Remissionsinduktion während der ersten Tage bei der Promyelozytenleukämie oder der akuten lymphatischen und nichtlymphatischen Leukämie mit hoher Leukämiezellzahl ($> 30000/µl$) ist heute jedoch nach wie vor vertretbar. Trotz der beobachteten Erniedrigung des Faktor XIII bei der akuten Leukose erbrachte eine Studie keinen Vorteil hinsichtlich Schweregrad von Blutungen, Transfusionsbedarf oder Anzahl der erreichten Remissionen, wenn der Faktor XIII großzügig substituiert wurde (Rasche et al. 1982).

## 5.2 DIG

Auch bei der manifesten, akuten DIG ist man heute, was Heparin anbelangt, auf Distanz gegangen. Neben der unerläßlichen, kausalen

Therapie der Grundkrankheit wird zunehmend auf Substitution der verbrauchten Inhibitoren, Faktoren und Blutkomponenten zurückgegriffen. Lediglich bei einer protrahierten, chronischen Form dürfte die niedrigdosierte Heparintherapie nach wie vor einen Stellenwert haben.

### 5.3 Thrombophilie/Thromboembolie

Wegen der andauernden Thrombophilie bzw. des erhöhten Thromboembolierisikos von Patienten mit soliden Tumoren könnte man aus theoretischen Erwägungen eine allgemeine Thromboseprophylaxe mit niedigdosiertem Heparin empfehlen. Im Gegensatz zu der Situation von chirurgischen Patienten, bei denen das Thromboserisiko in den ersten 10 Tagen besonders hoch ist, müßte man bei Tumorpatienten oft über einen Krankheitsverlauf von vielen Monaten die Behandlung durchführen, da nicht voraussehbar ist, wann im Verlauf der Erkrankung ein thromboembolisches Ereignis eintreten wird. Dieses Vorgehen ist weder praktikabel, noch würde es von der Mehrzahl der Patienten akzeptiert werden. Aus diesem Grunde ist die *generelle Thromboembolieprophylaxe von Tumorpatienten abzulehnen.* Dennoch gibt es auch bei Tumorpatienten bestimmte Risikosituationen, in denen eine Thromboseprophylaxe durchgeführt werden sollte:

#### 5.3.1 Operation

Alle Patienten mit malignen Erkrankungen, die einer Operation unterzogen werden, sind Hochrisikopatienten, vergleichbar mit Patienten, die ein künstliches Hüftgelenk oder Kniegelenk erhalten. Sowohl was unfraktioniertes Heparin als auch niedermolekulares Heparin anbelangt, sollten höhere Dosen verabreicht werden (z. B. 3mal 5000 E Heparin oder Fragmin forte bzw. Clexane 40 s.c. etc.).

#### 5.3.2 Immobilisation

Bettlägerige oder aus anderen Gründen immobilisierte Tumorpatienten benötigen eine tägliche Thromboembolieprophylaxe mit Heparin.

#### 5.3.3 Tumoren im kleinen Becken mit Strahlentherapie

Patienten mit tumorösen Prozessen im kleinen Becken (Uteruskarzinom, Ovarialkarzinom), die einer Strahlentherapie unterzogen werden, haben ein hohes Thromboserisiko und bedürfen während der Therapie einer Thromboseprophylaxe.

### 5.3.4 Zentral liegender Venenkatheter

Bei zentral liegenden Venenkathetern ist eine niedrigdosierte Heparinisierung, entweder durch Venenkatheter oder subkutan, erforderlich.

### 5.4 Therapie der Thromboembolie

Was die Therapie eingetretener Thromboembolien bei Tumorpatienten anbelangt, *unterscheidet sie sich nicht grundsätzlich* von der Behandlung von Nichttumorpatienten. Aufgrund des Tumorleidens wird jedoch eine Fibrinolysetherapie bei Patienten mit hohem Blutungsrisiko (intraluminale oder gefäßarrodierende Tumoren) oder bei verkürzter Lebenserwartung nicht indiziert sein. Auch wird man mit der Gabe von oralen Antikoagulanzien (z. B. Marcumar bei fortgeschrittenem Tumorleiden, kurzer Lebenserwartung, Lebermetastasierung oder hohem Blutungsrisiko) sehr zurückhaltend sein. In diesen Fällen kommt anstatt des 2- bis 3mal täglich zu verabreichenden, subkutanen, unfraktionierten Heparins ein niedermolekulares Heparin in einer höheren Dosierung, als zur Prophylaxe üblich, in Betracht.

### Literatur

Aderka D, Brown A, Zelikovski A et al. (1986) Idiopathic deep vein thrombosis in an apparently healthy patient as a premonitory sign of occult cancer. Cancer 57:1846–1849

Batisda E, Ordinas A (1988) Platelet contribution to the formation of metastatic foci: the role of cancer cell-induced platelet activation. Haemostasis 18:29–36

Beutler E (1993) Platelet transfusions: The 20000/µl trigger. Blood 81:1411–1413

Colman RW, Rubin RN (1990) Disseminated intravascular coagulation due to malignancy. Semin Oncol 17:172–186

Edward RL, Rickles FR, Cronlund M (1981) Mononuclear cell tissue factor generation. J Lab Clin Med 98:917–928

Ey FS, Goodnight SH (1990) Bleeding disorders in cancer. Semin Oncol 17:187–197

Gordon SG, Cross BA (1981) A factor X-activating cysteine protease from malignant tissue. J Clin Invest 67:1665–1672

Gore JM, Appelbaum JS, Greene HL (1982) Occult cancer in patients with acute pulmonary embolism. Ann Intern Med 96:556–560

Gralnick HR, Abrell E (1973) Studies on the procoagulant and fibrinolytic activity of promyelocytes in acute promyelocytic leukemia. Br J Haematol 24:84–99

Hedderich GS, O'Connor RJ, Reid FC et al. (1987) Caval tumor thrombus complicating renal cell carcinoma: A surgical challenge. Surgery 102:614–619

Hickey WF, Garnick MB, Henderson IC, Dawson DM (1982) Primary cerebral thrombosis in patients with cancer – a rarely diagnosed paraneoplastic syndrome. Am J Med 73:740–750

Hiller E (1992) Das Lupus-Antikoagulans. Arzneimitteltherapie 12:375–378

Hiller E (1993) Paraneoplastische Hämostasestörungen. In: Rüther U, Nunnensick C (Hrsg) Paraneoplastische Syndrome. Tumor Diagnostik Verlag, Leonberg, S 139–151

Hiller E, Jochum M (1984) Plasma levels of human granulocytic elastase alpha$_1$-proteinase inhibitor complex (E-alpha$_1$-PI) in leukemia. Blut 48:269–275

Hyman BT, Westrick MA (1986) Multiple myeloma with polyneuropathy and coagulopathy. Arch Intern Med 146:993

Kemkes-Mathes B (1992) Acquired protein S deficiency. Clin Invest 70:529–534

Lindahl K, Sandset PM, Abildgaard U, Andersson TR, Harbitz TB (1989) High plasma levels of extrinsic pathway inhibitor and low levels of other coagulation inhibitors in advanced cancer. Acta Clin Scand 155:389–393

Lohkich JJ, Becker B (1983) Subclavian vein thrombosis in patients treated with infusion chemotherapy for advanced malignancy. Cancer 52:1586–1589

Luzzatto G, Schafer AJ (1990) The prethrombotic state in cancer. Semin Oncol 17:147–159

Min KW, Gyorki F, Sato C (1980) Mucin producing adenocarcinomas and nonbacterial thrombotic endocarditis. Cancer 45:2374–2382

Minar E, Ehringer H, Marosi L et al. (1982) Akute Venenthrombose. Lokalisation, Ausdehnung und Ätiologie mit besonderer Berücksichtigung der Paraneoplasie. Dtsch Med Wochenschr: 1303–1309

Mitchell MC, Boitnott JK, Kaufman S et al. (1982) Budd-Chiara syndrome: Etiology, diagnosis and management. Medicine 61:199–218

Monreal M, Lafoz E, Casals A (1991) Occult cancer in patients with deep venous thrombosis. Cancer 67:541–545

Ondrias F, Slugen J, Valach A (1985) Malignant tumors and paraneoplastic endocarditis. Neoplasma 32:135–140

Patterson WP, Ringenberg QS (1990) The pathophysiology of thrombosis in cancer. Semin Oncol 17:140–146

Prandoni P, Lensing AWA, Büller HR (1992) Deep vein thrombosis and the incidence of subsequent symptomatic cancer. N Engl J Med 327:1128–1133

Rasche H, Haghon F, Gans W et al. (1982) Blutgerinnungsfaktor-XIII-Substitution bei akuter Leukämie. Ergebnisse einer randomisierten und kontrollierten Studie. Dtsch Med Wochenschr 49:1882–1886

Rayner DC, Hoag GN, Khan TA (1987) Renal carcinoma with hypercoagulability. Br J Urol 59:96

Rickles FR, Edwards RL (1983) Activation of blood coagulation in cancer: Trousseaus's syndrome revisited. Blood 62:14–31

Rickles FR, Hancock WW, Edwards RL et al. (1988) Antimetastatic agents. I. Role of cellular procoagulants in the pathogenesis of fibrin deposition in cancer and the use of anticoagulants and/or antiplatelet drugs in cancer treatment. Semin Thromb Hemost 14:88–94

Rodeghiero F, Avvisati G, Barbui T, Mandelli F (1990) Early deaths and antihemorrhagic treatments in acute promyelocytic leukemia. A GIMEMA retrospective study in 268 consecutive patients. Blood 75:2112–2117

Schneider W (1988) Hämatologische oder hämostascologische „Paraneoplasien" als Prognosefaktoren? Klin Wochenschr 66:103–109

Shulkin BL, Shapiro B, Sisson JC (1987) Pheochromocytoma, polycythemia, and venous thrombosis. Am J Med 83:773–776

Silverstein RL, Nachman RL (1992) Cancer and clotting – Trousseau's warning. N Engl J Med 327:1163–1164

Trousseau A (1865) Phlegmasia alba dolens. Clinique medicale de l'Hotel-Dien de Paris, London. New Sydenham Society 3:94

Valla D, Casadevalle N, Lacombe C et al. (1985) Primary myeloproliferative disorder and hepatic vein thrombosis. A prospective study of erythroid colony formation in vitro in 20 patients with Budd-Chiari syndrome. Ann Intern Med 103:329–334

# 34.109 Obere Einflußstauung –
# Vena-cava-superior-Syndrom (VCSS)

A. Harstrick, H.-J. Schmoll

## 1 Definition und Epidemiologie

Das Vena-cava-superior-Syndrom (VCSS) wird durch eine Flußbehinderung in der Vena cava superior hervorgerufen. Auslösende Faktoren für die Abflußbehinderung sind entweder eine Thrombose der V. cava oder eine Kompression von außen. Über 80% der Fälle von VCSS werden durch einen malignen Prozeß im Mediastinum hervorgerufen. An der Spitze steht hier mit *70% das Bronchialkarzinom* (4% aller Bronchialkarzinome führen im Verlauf der Erkrankung zu einem VCSS), gefolgt von *hochmalignen Non-Hodgkin-Lymphomen* (1–2% aller NHL führen zum VCSS), *Thymomen, mediastinalen Keimzelltumoren* sowie Metastasen in den mediastinalen Lymphknoten (v. a. bei Mamma-Karzinom). In 50–60% der Fälle ist das Vena-cava-superior-Syndrom das erste Symptom eines bis dahin unbekannten Tumorleidens (v. a. beim kleinzelligen Bronchialkarzinom). Die wichtigste nichtonkologische Ursache für ein VCSS sind durch zentrale Venenkatheter oder Schrittmacherkabel induzierte Thrombosen der V. cava. Eine durch Katheter induzierte Thrombose muß daher bei allen onkologischen Patienten, die wegen ihrer malignen Grunderkrankung über längere Zeit einen zentralen Venenkatheter gehabt haben, differentialdiagnostisch in Betracht gezogen werden.

## 2 Symptomatik

Die Symptomatik des VCSS entwickelt sich in der Regel langsam und progredient, sehr selten akut. Die Verlegung der Strombahn der V. a cava superior und/oder Thrombose führt zu einer Drucksteigerung in den Venen des Kopfes, der oberen Extremitäten und der Thoraxappertur mit nachfolgender Symptomatik:
- *dilatierte Venen* im Kopf-, Hals- und Thoraxbereich (50%),
- *Plethora*, zervikovasziales Ödem (56%),
- *Ödem* der oberen Extremität (8%),
- selten *ZNS-Symptomatik* infolge intrakranieller Drucksteigerung,

Häufig treten zusätzlich Symptome durch den progredienten mediastinalen Tumor auf:
- *Dyspnoe/Tachypnoe* (65%),
- *Reizhusten* (24%),
- *thorakale Schmerzen* (20%),
- *Dysphagie* (9%).

## 3 Diagnostik

Nur in wenigen Ausnahmefällen muß beim Vena-cava-superior-Syndrom *unverzüglich eine Therapie eingeleitet werden*, und zwar bei bedrohlicher Obstruktion der Atemwege mit beginnender respiratorischer Insuffizienz. In allen anderen Fällen sollte vor Beginn einer jeglichen Therapie (auch Steroidtherapie!) wegen der weitreichenden therapeutischen Konsequenzen eine *histologische Diagnostik* durchgeführt werden. Wenig invasive diagnostische Maßnahmen sind Sputumzytologie, Bronchoskopie mit Biopsie, Probeexzision von palpablen supraklavikulären oder zervikalen Lymphknoten sowie CT-gesteuerte Punktion. Erst wenn diese Maßnahmen nicht zu der Klärung der Histologie führen, sollten invasive Maßnahmen wie Mediastinoskopie oder in Ausnahmefällen sogar eine Probethorakotomie erwogen werden. Entgegen älteren Befürchtungen sind auch diese invasiven diagnostischen Eingriffe bei Vena-cava-superior-Syndrom nicht mit einer erhöhten Komplikationsrate assoziiert. Insgesamt sollten jedoch nicht mehr als 3 bis maximal 5 Tage bis zur Einleitung der Therapie vergehen.

An bildgebenden Verfahren ist neben der konventionellen Röntgenaufnahme des Thorax ein hochauflösendes Computertomogramm mit Kontrastmittelbolus zur Beurteilung der lokalen Verhältnisse notwendig. Bei dieser Untersuchung muß besonders auf eine Infiltration der Nachbarorgane, insbesondere der Trachea, Bronchien und des Spinalkanals geachtet werden, um drohenden lokalen Komplikationen gegebenenfalls gezielt vorbeugen zu können.

## 4 Therapie

### 4.1 Chirurgie

Für die primäre Chirurgie besteht beim Vena-cava-superior-Syndrom mit Ausnahme der Histologiegewinnung keine Indikation. *Nie sollte der*

*Versuch unternommen werden, einen mediastinalen, mit Vena-cava-superior-Syndrom einhergehenden Tumor komplett zu resezieren,* da diese Eingriffe praktisch niemals zu einer kompletten Entfernung des Tumors führen, häufig aber mit einer hohen Rate an schweren Komplikationen einhergehen.

### 4.2 Strahlentherapie

Die Strahlentherapie mit initial hohen Strahlendosen (3–4 Gy/Tag für die ersten 3–4 Tage), gefolgt von einer konventionellen Fraktionierung (1,5–2 Gy/Tag) bis zu einer Gesamtdosis von 50–70 Gy – je nach Histologie – ist eine hocheffektive Maßnahme beim Vena-cava-superior-Syndrom. Sie ist indiziert:

– als sofortige Notfalltherapie bei allen Patienten mit VCSS und Obstruktion der Atemwege (auch vor einer histologischen Diagnose),
– bei Patienten, bei denen trotz intensiver Bemühungen eine histologische Diagnose nicht herbeigeführt werden kann,
– als Therapie der Wahl bei Patienten mit nichtkleinzelligem Bronchialkarzinom,
– als initiale Therapie bei allen Patienten mit mediastinalen Lymphknotenmetastasen, die von wenig chemotherapiesensiblen Primärtumoren ausgehen (z. B. Nierenzellkarzinom),
– als konsolidierende Maßnahme bei Patienten mit kleinzelligem Bronchialkarzinom und hochmalignem Non-Hodgkin-Lymphom, bei denen initial eine Chemotherapie durchgeführt wurde.

### 4.3 Chemotherapie

Neuere Studien weisen darauf hin, daß eine initiale Chemotherapie bei Patienten mit kleinzelligem Bronchialkarzinom, hochmalignem Non-Hodgkin-Lymphom und Keimzelltumoren der primären Strahlentherapie zumindest ebenbürtig oder sogar überlegen ist. In über 70 % der Patienten führt eine aggressive Chemotherapie bei diesen Entitäten zu einem raschen (innerhalb von 7–14 Tagen) Rückgang des VCSS. Bei männlichen, unter 50 Jahre alten Patienten mit undifferenziertem Karzinom und nicht nachweisbarem Primärtumor (UCUP, „undifferentiated carcinoma of unknown primary"), bei denen das Vorliegen eines primären Keimzelltumors nicht auszuschließen ist, ist eine primäre cisplatinhaltige Chemotherapie (z. B. PEI) indiziert.

Gegenüber einer sofortigen Strahlentherapie liegt der Vorteil der initialen Chemotherapie darin, daß nach Ansprechen auf die Chemotherapie das Strahlenfeld bei der konsolidierenden Bestrahlung deutlich verkleinert werden kann und so weniger Lungengewebe bestrahlt werden muß.

Sollte eine initiale Chemotherapie bei den oben genannten Tumorentitäten nicht nach spätestens 14 Tagen zu einer Besserung des VCSS führen, besteht auch hier die Indikation zur Einleitung einer Strahlentherapie.

### 4.4 Allgemeine Maßnahmen

Neben den spezifischen Therapiemaßnahmen können einige flankierende Maßnahmen bei allen Fällen von VCSS eingesetzt werden:
– *O$_2$-Zufuhr,*
– *Lagerung* des Patienten mit erhöhtem Oberkörper,
– vorsichtige Gabe von *Diuretika* (eine zu forcierte Diurese ist wegen der steigenden Thrombosegefahr zu vermeiden),
– *Glukokortikoide* (z. B. Prednison 100 mg p.o. oder Dexamethason 3mal 8 mg p.o.) führen zu einer Reduktion der entzündlichen Schwellung und vermindern die inflammatorische Reaktion nach Strahlentherapie.

Der Wert einer prophylaktischen Antikoagulation mit Heparin ist bislang nicht eindeutig gesichert, allerdings kann eine Heparintherapie zumindest bei Patienten mit im Vordergrund stehender Thrombose erwogen werden. Über eine thrombolytische Therapie beim tumorbedingten Vena-cava-superior-Syndrom liegen keine Erfahrungen vor; angesichts des in der Regel ausgedehnten Tumorleidens erscheint eine thrombolytische Therapie bei diesen Patienten kontraindiziert.

### Literatur

Armstrong BA, Perez CA, Simpson JR, Hederman MA (1987) Role of irradiation in the management of superior vena cava syndrome. Int J Radiat Oncol Biol Phys 13:531ff.

Nieto AF, Doty DB (1986) Superior vena cava obstruction: Clinical syndrome, etiology and treatment. Curr Probl Cancer 10:442ff.

Sculier JP, Evans WK, Feld R et al. (1986) Superior vena cava obstruction in small cell lung cancer. Cancer 57:847ff.

Yedlicka JW, Schultz K, Moncada R, Flisak M. (1989) CT findings in superior vena cava obstruction Sem Roentgenol 24:84–90

# 34.110 Hyperkalzämie

K. Possinger

## 1 Vorkommen

Tumorassoziierte Hyperkalzämien treten im Verlauf von Tumorerkrankungen bei bis zu 30% der Patienten auf. Bei Plasmozytompatienten finden sich hyperkalzämische Episoden in etwa 50% der Fälle. Patienten mit metastasierten Bronchial-, Nierenzell-, Prostata- oder Mammakarzinomen entwickeln in etwa 10% Hyperkalzämien. Ein Zusammenhang zwischen dem Ausmaß einer Knochenmetastasierung und der Häufigkeit und Ausprägung einer Hyperkalzämie besteht nicht. Ihr Auftreten ist nicht an Skelettmetastasen gebunden.

## 2 Pathophysiologie

Tumorzellen bedingen die Freisetzung von Zytokinen, die an der Niere eine vermehrte Kalziumrückresorption und im Skelettsystem eine gesteigerte Kalziummobilisierung bedingen. Während Osteolysen vorwiegend durch die tumorzellbedingte Freisetzung von TGF-α, Interleukin-1 und -6, Prostaglandinen, Interferon-α und anderen Zytokinen hervorgerufen werden, beruht die tumorassoziierte Hyperkalzämie sowohl auf der vermehrten Inkretion von Zytokinen als auch auf der gesteigerten Sekretion des mit dem Parathormon verwandten Peptids PTH-rP. PTH-rP zeigt lediglich für die ersten 13 Aminosäuren eine Homologie mit dem Parathormon. Die übrige Peptidsequenz differiert gänzlich. PTH-rP bindet an Parathormonrezeptoren von Osteoblasten und tubulären Nierenzellen. Die Osteoblasten stimulieren durch die Ausschüttung von Zytokinen, insbesondere TGF-α, die Osteoklasten und induzieren so die Knochenresorption und die Kalziummobilisierung. Die Osteoklasten besitzen selbst keine Rezeptoren für PTH-rP. Durch Ankoppelung von PTH-rP an Nierenzellparathormonrezeptoren kommt es zu einer Steigerung der renalen tubulären Kalziumrückresorption und Vermehrung der Phosphatausscheidung. Bis zu 40% der Patienten mit tumorassoziierter Hyperkalzämie weisen einen erhöhten PTH-rP-Spiegel auf. Er kann nur durch eine tumorzellvernichtende Therapie gesenkt werden. Symptomatische Maßnahmen zur Senkung erhöhter Kalziumspiegel beeinflussen den PTH-rP-Spiegel nicht. Eine längerfristige Hyperkalzämiebeherrschung ist deshalb nur durch eine gezielte Antitumortherpaie möglich.

## 3 Symptomatik

Der Schweregrad einer Hyperkalzämie ist abhängig von Serumkalziumgehalt. Da der größte Teil des Serumkalziums allerdings proteingebunden vorliegt und tumorassoziierte Hyperkalzämien häufig von Hypalbuminämien begleitet werden, kann die tatsächliche Schwere der Hyperkalzämie durch die alleinige Messung des Serumkalziums unterschätzt werden. Im Idealfall sollte deshalb das ionisierte Kalzium gemessen werden. Ist dies nicht möglich, so sind Nomogramme zu verwenden, die zur Bestimmung des sog. „korrigierten" Kalziumspiegels den Protein- bzw. Albuminspiegel berücksichtigen.

Erste klnische Zeichen einer Hyperkalzämie sind Polyurie, Polydipsie und Müdigkeit. Bei weiterem Kalziumanstieg können folgende Symptome hinzutreten:

- *Gastroinsteninale Symptomatik:* Übelkeit, Erbrechen, Obstipation, abdominelle Schmerzen durch peptische Ulzera oder Pankreatitis.
- *Kardiale Symptomatik:* Arrhythmien, verkürzte QT-Dauer im EKG, Digitalisüberempfindlichkeit.
- *Renale Symptomatik:* Polyurie, Polydipsie, Nykturie, Exsikkose.
- *Neurologische Symptomatik:* Müdigkeit, Muskelschwäche, Hyporeflexie, Verwirrtheit, Bewußtseinstrübung, Depression, Verhaltensstörungen, Koma.

## 4 Therapie

### Prinzip
- Steigerung der Urinkalziumausscheidung,
- Hemmung der Knochenresorption bzw. Kalziummobilisierung,
- Reduktion der enteralen Kalziumresorption.

### Methoden
- Rehydratation,
- forzierte Diurese mit NaCl 0,9% und sog. Schleifendiuretika,
- Bisphosphonate,
- Kalzitonin,

- Mithramycin (Plicamycin) und Phosphatinfusionen nur in Ausnahmefällen,
- Kortikosteroide,
- Vermeidung kalziumhaltiger Nahrung,
- bei Nierenversagen: Dialyse.

**Wirkmechanismus**

- Die *Rehydratation* ist die wichtigste primäre Therapiemaßnahme, um das inbesondere intravasal fehlende Flüssigkeitsvolumen zu ersetzen. Des weiteren muß die Urinkalziumausscheidung durch Ingangbringen und Forzieren der Diurese und Hemmung der Kalziumrückresorption im proximalen Tubulus maximal gesteigert werden. *Physiologische Kochsalzlösung* erfüllt beide Bedingungen. Zur Steigerung der Urinkalziumausscheidung kann *Furosemid* verabreicht werden. Dringend erforderlich: Kontrolle des Serumkaliumspiegels.
- *Kalzitonin* hemmt sehr rasch die tubuläre Kalziumrückresorption und bedingt zusätzlich eine Hemmung der Osteoklastentätigkeit.
- Die Wirkung der *Bisphosphonate* beruht auf der ausgeprägten Hemmung der Osteoklastentätigkeit und damit der Knochenresorption. Bisphosphonate sind Pyrophosphatanaloge, die ein C-Atom anstelle des $O_2$-Atoms aufweisen. Diese P-C-P-Bindung ist resistent gegenüber enzymatischer Hydrolyse. Bisphosphonate weisen eine hohe Affinität zu Metallionen wie z. B. zu Kalzium und Magnesium auf. Sie hemmen das Wachstum und die Aggregation von Kalziumkristallen und verhindern gleichzeitig die Auflösung von Hyroxyapatitkristallen. Sie wirken toxisch auf Osteoklasten, hemmen die Entwicklung der Osteoklastenvorläuferzellen und beeinträchtigen die Chemotaxis der Osteoklasten auf ihrem Weg zu den Orten aktiver Knochenresorption. Bisphosphonate sollten bei hyperkalzämischen Zuständen prinzipiell parenteral verabreicht werden, da die Resorption nach oraler Gabe bei etwa 1% liegt. Die Bisphosphonatdosis muß dem Schweregrad der Hyperkalzämie angepaßt werden. Pamidronat erwies sich in randomisierten Studien sowohl dem Etidronat als auch dem Clodronat überlegen. Es zeigte sich auch signifikant wirksamer als Mithramycin.
- *Mithramycin* hemmt die Knochenresorption. Aufgrund der ausgeprägten Nebenwirkungen (hämorrhagische Diathese, Thrombozytopenie, Hepatotoxizität) sollte die Substanz nur als letzte Behandlungsmöglichkeit eingesetzt werden.
- Eine *Phosphatinfusion* ist zwar effektiv, sollte allerdings wegen der erheblichen Nebenwirkungen (Hypotension, Nierenversagen, Gewebskalzifizierung) nicht mehr angewandt werden.

- *Glukokortikoide* mindern die Resorption von Kalzium aus dem Darm. Eingesetzt werden sollten sie wegen ihrer antineoplastischen Aktivität lediglich bei malignen Lymphomen und Plasmozytomen.
- *Diätetische Maßnahmen* beinhalten die Restriktion von Milch und Milchprodukten.
- Bei Aussicht auf erfolgreiche Behandlung der Grunderkrankung kann bei Nierenversagen eine *Dialyse* in Betracht gezogen werden.

**Therapeutisches Vorgehen**

1) Bei Serumkalziumwerten von 2,6–3,0 mmol/l:
   - diätetische Kalziumrestriktion,
   - vermehrte orale Flüssigkeitszufuhr (3–4 l),
   - Furosemid 80 mg/Tag p.o.,
   - Kaliumsubstitution (20–60 mmol/l Kaliumchlorid p.o.).
2) Bei Serumkalziumwerten von 3,0–3,5 mmol/l:
   - Infusion von 4000 ml NaCl 0,9%,
   - Substitution von Kaliumchlorid (80 mmol/l/Tag),
   - Infusion von Pamidronat 30–60 mg (15 mg/h),
   - Furosemid i.v. bis zu 80 mg alle 2–4 h.
3) Bei Serumkalziumwerten > 3,5 mmol/l:
   - NaCl 0,9% 4–5 l i.v./24 h,
   - Substitution von Kaliumchlorid 100 mmol/l/Tag,
   - Furosemid i.v. bis zu 80 mg alle 2–4 h,
   - Pamidromatinfusion 60–90 mg (15 mg/h),
   - Kalzitonin 1–2 µg/kg KG s.c. alle 4 h.
4) Bei *zunehmendem Nierenversagen* evtl. Dialyse.

## Literatur

Blind E, Raue F, Meinel T, Wuster C, Ziegler R (1993) Levels of parathyroid hormonerelated protein (PTHrP) in hypercalcemia of malignancy are not lowered by treatment with the bisphosphonate BM 21.0955. Horm Metab Res 25:40–44

Bonjour JP, Rizzoli R (1992) Antiosteolytic agents in the management of hypercalcemia. Ann Oncol 3:589–590

Dodwell DJ, Howell A, Daley M, Yates PT, Hoggarth CR (1992) Infusion rate and pharmacokinetics of intravenous pamidronate in the treatment of tumour-induced hypercalcaemia. Postgrad Med J 68:434–439

Fleisch H (1991) Bisphosphonates. Pharmacology and use in the treatment of tumour-induced hypercalcaemic and metastatic bone disease. Drugs 42:919–944

Mundy GR, Wilkinson R, Heath DA (1983) Comparative study of available medical therapy for hypercalcaemia of malignancy. Am J Med 74:421–432

Possinger K, Beykirch M, Wilmanns W (1992) (Pamidronic acid: a new diphosphonate) Pamidronsaeure – ein neues Diphosphonat. Arzneimitteltherapie Drug Res 10:71–74

Thuerlimann B, Waldburger R, Senn HJ, Thiebaud D (1992) Plicamycin and pamidronate in symptomativ tumor-related hypercalcemia: a prospective randomized crossover trial. Ann Oncol 3:619–623

Ralston SH (1992) Medical management of hypercalcaemia. Brit J Pharmacol 34:11–20

Warrell RP Jr (1990) Hypercalcemia and bone metastases in breast cancer. Current Opin Oncol 2:1097–1103

# 34.111 Kompression des Spinalkanals

A. Harstrick, H.-J. Schmoll

## 1 Epidemiologie und Ätiologie

Die Kompression des Spinalkanals mit drohendem oder beginnendem *Querschnittssyndrom* stellt *immer einen Notfall* dar, der *sofortige Diagnostik und unverzügliche Therapie* erfordert. Auch bei Patienten mit fortgeschrittener Tumorerkrankung sollte mit allen Mitteln versucht werden, eine manifeste Querschnittslähmung zu verhindern, da sie eine *schwerwiegende Beeinträchtigung der Lebensqualität* darstellt. Ein diagnostischer oder therapeutischer Nihilismus ist hier auch bei Patienten mit nur begrenzter Lebenserwartung keinesfalls gerechtfertigt.

In den meisten Fällen wird die Kompression des Spinalkanals durch einen von ventral auf das Knochenmark drückenden Tumor, ausgehend von einer Metastase im Wirbelkörper oder von Tumor- und Knochenfragmenten nach Wirbelkörpersinterung, hervorgerufen. Bei einigen Tumorentitäten mit ausgedehnten paraspinalen Lymphknotenmetastasen (Lymphome, Neuroblastome, Hodentumoren) kann es zum Einwachsen des Tumors durch die Foramina intervertebralia ohne ossäre Destruktion kommen. Intraspinale Metastasen sind relativ selten und kommen v. a. beim Bronchialkarzinom und beim Mammakarzinom vor. Die verschiedenen Bereiche der Wirbelsäule werden mit unterschiedlicher Häufigkeit betroffen – in 10% die HWS, in 70% die BWS und in ca. 20% die LWS.

Lungenkarzinome sind die häufigste Ursache für eine Kompression des Spinalkanals (16%), gefolgt von Mammakarzinomen (12%), Lymphomen (11%), Myelomen (9%) und Sarkomen (8%). Auch wenn bei den meisten Patienten die Kompression des Spinalkanals erst nach längerem Verlauf der Tumorerkrankung auftritt, so kann sie in bis zu 10% auch die erste Manifestation eines bis dahin unerkannten Tumorleidens sein.

## 2 Symptomatik

Für eine erfolgreiche Therapie, d. h. eine Verhinderung von manifesten neurologischen Ausfällen, ist eine *frühzeitige Diagnose* notwendig. Dazu muß man die Frühsymptome kennen und in regelmäßigen Abständen die Patienten gezielt danach befragen. Die wichtigsten Symptome sind:

- *Schmerzen*, oft in einem Wirbelkörper lokalisiert, die durch statische Belastung, Husten oder Drehbewegungen verstärkt werden,
- *muskuläre Schwäche* und schnelle Ermüdbarkeit,
- symmetrische, seltener einseitige *Parästhesien* und Sensibilitätsstörungen,
- *Sphinkterinsuffizienz* von Blase und Rektum,
- *motorische Ausfälle* (Spätsymptom!), die häufig rasch zur Paraplegie fortschreiten.

## 3 Diagnostik

Bei Verdacht auf eine beginnende Kompression des Spinalkanals sind die ersten diagnostischen Maßnahmen eine ausführliche neurologische Untersuchung mit genauer Dokumentation des neurologischen Status (wichtiger Ausgangsbefund zur Verlaufsbeobachtung) sowie eine Röntgenaufnahme der Wirbelsäule (ca. 70% der Fälle gehen mit ossären Destruktionen einher). Für eine adäquate lokale Therapie ist eine möglichst genaue Darstellung der lokalen Verhältnisse einschließlich eventueller paraspinaler Tumormanifestationen notwendig. Hierbei ist zu berücksichtigen, daß es sich beim *metastatischen Befall der Wirbelsäule häufig um ein multifokales Geschehen* handelt, so daß nach Möglichkeit eine Darstellung der gesamten Wirbelsäule angestrebt werden sollte, um Komplikationen an anderen, derzeit klinisch oligosymptomatischen Stellen vorbeugen zu können. Die sensibelste Methode ist hier die *Kernspintomographie*. Die Kernspintomographie ermöglicht eine Darstellung der gesamten Wirbelsäule und ist mit Gadoliniumkontrastmitteldarstellung sehr sensitiv in der Unterscheidung von epiduralen Tumormassen und Diskusherniation. Darüber hinaus erlaubt sie die Detektion von extra- und intramedullären, intraduralen sowie epiduralen Raumforderungen. Nur bei negativer Kernspintomographie und persistierender neurologischer Symptomatik sind weitere Untersuchungen, in erster Linie CT ± Myelographie, indiziert.

## 4 Therapie

### 4.1 Allgemeines

Bei der Kompression des Spinalkanals ist von entscheidender Bedeutung, daß nach erfolgter Diagnostik *unverzüglich eine adäquate Therapie* eingeleitet wird, bevor es zu einer irreversiblen Schädigung der Nervenbahnen gekommen ist. Der neurologische Status vor Einleitung der Therapie ist der entscheidende prognostische Faktor für den späteren Therapieerfolg (nur ca. 10% der Patienten mit bereits manifester Paraplegie werden nach Therapie wieder ambulant führbar sein, gegenüber 80% bei noch nicht eingetretener Paraplegie). Patienten mit bereits manifester Störung der Sphinkterfunktion von Blase und Rektum haben ebenfalls eine schlechtere Prognose.

Im Prinzip stehen drei Therapieoptionen zur Verfügung, die je nach lokalem Befund, Tumorentität, Vorbehandlung und Gesamtprognose des Patienten differenziert eingesetzt werden sollten:
- *Chirurgie*, als Laminektomie zur dorsalen Druckentlastung oder als Resektion des befallenen Wirbelkörpers mit gleichzeitiger Stabilisierung,
- *Strahlentherapie*,
- *Chemotherapie* bei ausgewählten, hoch chemotherapiesensiblen Tumoren, v. a. bei Kindern.

### 4.2 Chirurgie

Die Chirurgie ist die effektivste Modalität, wenn es um eine rasche Druckentlastung des Myelons geht. Sie ist daher primär indiziert bei:
- Patienten mit rasch progredienter neurologischer Symptomatik,
- Patienten mit Wirbelkörperfraktur, bei denen eine Kompression des Rückenmarks durch in den Spinalkanal verschobene Knochenfragmente besteht,
- Patienten mit neurologischer Verschlechterung unter Strahlentherapie oder Rezidiv nach vorangegangener Strahlentherapie,
- Patienten mit ausgeprägter Instabilität der Wirbelsäule,
- Patienten mit epiduralen Metastasen.

Da in der Regel keine komplette Ausräumung des Tumors durch die Chirurgie erfolgt, sollte bei allen operierten Patienten eine Nachbestrahlung der betroffenen Regionen durchgeführt werden. Zwei Operationsverfahren stehen zur Verfügung: die Wirbelkörperresektion und die Laminektomie.

## Wirbelkörperresektion mit Stabilisierung

Bei allen Fällen von Kompression des Spinalkanals, der ein metastatisch befallener Wirbelkörper zugrunde liegt (über 80% aller Fälle), ist die Resektion des betroffenen Wirbelkörpers mit nachfolgender Stabilisierung der Wirbelsäule die einzige kausale Therapie. Neuere Studien von Sundaresan und Siegal (Sundaresan 1991; Siegal u. Siegal 1985, 1989) belegen, daß die aggressive Resektion des befallenen Wirbelkörpers einer Laminektomie überlegen ist, wenn die lokalen Voraussetzungen für eine Stabilisierung gegeben sind (nicht möglich bei Destruktion mehrerer benachbarter Wirbelkörper). *Daher sollte die Wirbelkörperresektion bei allen geeigneten Patienten vor einer Laminektomie angestrebt werden.*

## Laminektomie

Bei der Laminektomie wird eine *Dekompression des Knochenmarks durch Entfernung der Wirbelbögen* in Höhe des befallenen Wirbels sowie der angrenzenden Wirbel angestrebt. Die Laminektomie ist eine adäquate Maßnahme bei Tumoren, die von den Wirbelbögen oder den Dornfortsätzen ausgehen. Bei der Mehrzahl der Fälle liegt jedoch eine ventrale Kompression vor. Hier führt die dorsale Druckentlastung nur in ca. 20% der Fälle zu einer neurologischen Besserung. Bei einigen Patienten kann es durch eine Verstärkung der Wirbelsäuleninstabilität sogar zu einer erheblichen Verschlechterung der neurologischen Funktionen nach Laminektomie kommen.

### 4.3 Strahlentherapie

Die Strahlentherapie ist ebenfalls eine effektive Therapie bei Metastasierung in der Wirbelsäule, v. a. wenn sie vor der Manifestation von neurologischen Ausfällen eingesetzt wird. Eine Indikation für eine primäre Strahlentherapie besteht bei:
- metastatischem Befall von Wirbelkörpern ohne wesentliche neurologische Ausfälle oder Instabilität,
- bei sehr strahlensensiblen Tumoren (Lymphome, Myelom, Seminom) auch bei neurologischen Ausfällen (erst bei Verschlechterung der neurologischen Befunde unter Bestrahlung sollte bei diesen Entitäten die Chirurgie eingesetzt werden),

– als konsolidierende Maßnahme nach inkompletter Resektion oder Laminektomie.

Bestrahlungstechnik: Ausdehnung des Strahlenfeldes auf je 1–2 Wirbelkörper ober- und unterhalb der Läsion. Beginn in der Regel mit hohen Einzeldosen (3 Gy/Tag für 3–4 Tage); dann konventionelle Fraktionierung.

### 4.4 Chemotherapie

Nur in Ausnahmefällen besteht die Indikation für eine alleinige primäre Chemotherapie. Sie kann vor allem bei Kindern, bei denen eine Bestrahlung zu schwerwiegenden Beeinträchtigungen des Wachstums führen würde und bei sehr chemotherapiesensiblen Tumoren (Ewing-Sarkom, Rhabdomyosarkom, Lymphom) unter engmaschiger neurologischer Kontrolle eingesetzt werden.

### 4.5 Allgemeine Maßnahmen

Experimentelle Daten weisen darauf hin, daß Glukokortikoide durch eine Reduktion des intraspinalen Ödems einen vorübergehenden palliativen Effekt haben können. Mittlerweile konnten diese experimentellen Daten in einer randomisierten klinischen Studie belegt werden, in der Patienten, die initial höhere Dosen von Dexamethason (96 mg/Tag über 4 Tage, dann schrittweise Reduktion) zu Beginn der Bestrahlung erhielten, eine signifikant bessere neurologische Funktion zeigten, als Patienten, die nur bestrahlt wurden. Daher sollte parallel zu jeder Bestrahlung eine *kurze, hochdosierte Dexamethasontherapie* eingeleitet werden, z. B. 100 mg/Tag i.v. für ca. 1 Woche, dann Reduktion auf 12–24 mg/Tag p.o. fortlaufend.

### Literatur

Hagenan C, Grosh W, Currie M et al. (1987) Comparison of spinal magnetic resonance imaging and myelography in cancer patients. J Clin Oncol 5:1663–1669

Maranzano E, Latini P, Checcaglini F et al. (1991) Radiation therapy in metastatic cord compression: A prospective analysis of 105 consecutive patients. Cancer 67:1311–1317

Portenoy RK, Lipton RB, Foley KM (1987) Back pain in the cancer patient: An algorithm for evaluation and management. Neurology 37:134–138

Siegal T, Siegal TZ (1985) Surgical decompression of anterior and posterior malignant epidural tumors compressing the spinal cord: A prospective study. Neurosurgery 17:424–432

Siegal T, Siegal TZ (1989) Current considerations in the management of neoplastic spinal cord compression. Spine 14:223–228

Soelberg-Sørensen P, Helweg-Larsen S, Mouridsen H, Hansen HH (1994) Effect of high-dose dexamethasone in carcinomatous metastastic spinal cord compression treated with radiotherapy: a randomised trial. Eur J Cancer 30 A:22–27

Sundaresan N, Digiacinto GV, Hughes JEO, Cafferty M, Vallejo A (1991) Treatment of neoplastic spinal cord compression: Results of a prospective study. Neurosurgery 29:645–650

# 34.112 Intrakranielle Drucksteigerung/Hirnödem

A. Harstrick, H.-J. Schmoll

## 1 Vorkommen

Die intrakranielle Drucksteigerung ist die *häufigste neurologische Komplikation bei Tumorpatienten*. Da ein erhöhter intrakranieller Druck rasch zu einer Beeinträchtigung der Vitalfunktionen führen kann, ist eine unverzügliche Diagnostik und Therapie indiziert.

Die häufigste Ursache sind Hirnmetastasen, v. a. bei Bronchialkarzinomen, Mammakarzinomen, Nierenzellkarzinomen und malignen Melanomen, gefolgt von einer diffusen Infiltration der Meningen durch Leukämie- oder Lymphomzellen und in selteneren Fällen primäre Hirntumoren. Das Risiko, im Verlauf einer Tumorerkrankung Hirnmetastasen zu entwickeln, steigt mit der Erkrankungsdauer. Da immer wirksamere palliative Therapieverfahren für außerhalb des ZNS gelegene Tumormanifestationen zur Verfügung stehen, ist in der Zukunft mit einem weiteren Anstieg der Häufigkeit von Hirnmetastasen zu rechnen.

## 2 Symptomatik

Die Symptomatik kann in Abhängigkeit von der Lokalisation, der Ausprägung des perifokalen Ödems und der Geschwindigkeit des intrakraniellen Druckanstiegs sehr unterschiedlich sein. Die häufigsten Symptome sind:
- Kopfschmerzen,
- periphere muskuläre Schwäche oder fokale Krampfanfälle,
- psychische Veränderungen, Gereiztheit, Vergeßlichkeit, Antriebsstörung,
- Nackensteifigkeit (v. a. bei Infiltration der Meningen),
- generalisierte Krampfanfälle.

## 3 Diagnostik

Bei klinischem Verdacht auf eine intrakranielle Drucksteigerung sind folgende Notfalluntersuchungen unverzüglich einzuleiten:
- *eingehende neurologische Untersuchung* (einschließlich Augenhintergrund) und Dokumentation eventueller neurologischer Defizite als Ausgangsbefund für eine Verlaufsbeobachtung,
- *CT des Schädels,* wenn verfügbar besser NMR, da diffuse Infiltrationen der Meningen und Metastasen im Bereich der Schädelbasis hier besser zu erkennen sind,
- *Überwachung der Vitalparameter,* insbesondere Atmung, Puls, Blutdruck (Bradykardie oder Blutdruckanstieg können erste Zeichen einer beginnenden Hirnstammeinklemmung sein).

## 4 Therapie

### 4.1 Allgemeine Maßnahmen

- *Hochlagerung des Oberkörpers,*
- *Flüssigkeitsrestriktion.*

### 4.2 Antiödematöse Maßnahmen

- *Dexamethason:* Beginn mit 40 mg i.v./Tag, je nach Erfolg langsame Dosisreduktion,
- *Mannitolinfusion:* z. B. Osmosteril 20% 1–2 ml/kg KG 3mal täglich (zentraler Venenkatheter indiziert, da stark venenreizend),
- *Harnstoffinfusion* (nur indiziert, falls Mannitol unwirksam): Dosierung 1 g/kg KG über 1 h (z. B. Harnstofflösung 30%).

Kontraindikationen für Mannitol und Harnstoffinfusionen sind Herzinsuffizienz, intrakranielle Blutung und Niereninsuffizienz.

### 4.3 Strahlentherapie

Bei *allen Hirnmetastasen*, unabhängig von der histologischen Entität, besteht die *definitive Indikation zur palliativen Schädelbestrahlung.* Die Wirkung auf Hirnmetastasen ist häufig wesentlich besser als auf Metastasen des gleichen Primärtumors an anderen Lokalisationen. Darüber hinaus reduziert die Bestrahlung relativ rasch das perifokale Ödem und damit häufig die intrakranielle Drucksteigerung. Beginn mit großen

Einzeldosen (3–5 Gy/Tag). Da es *bei Bestrahlungsbeginn* zu einer *vorüber-gehenden Verstärkung des Ödems* kommen kann, ist eine zeitgleiche hochdosierte *Dexamethasontherapie* (2mal 20 mg i.v. oder p.o.) immer indiziert.

## 4.4 Chirurgie

Bei einzelnen Patienten besteht die Indikation zur Resektion von Hirnme-tastasen. In die Entscheidung zur Chirurgie müssen die Gesamtprognose des Patienten sowie die zu erwartenden neurologischen Defizite einbezo-gen werden. Im einzelnen ist ein *neurochirurgisches Vorgehen* möglich und sinnvoll

- bei unbekanntem Primärtumor und isolierter intrazerebraler Lokalisa-tion,
- bei isolierter Hirnmetastase bei wenig strahlensensiblen Tumoren (nichtkleinzellige Bronchialkarzinome, Nierenzellkarzinome),
- bei drohender oder manifester Verlegung der Ventrikeldrainage mit ausgeprägtem Hydrozephalus; hier entweder Resektion der obliterie-renden Metastase oder Drainage, bis eine Strahlentherapie wirksam werden kann.

Nach Resektion von Hirnmetastasen ist immer eine Bestrahlung des ZNS angezeigt, sofern nicht bereits eine Bestrahlung der Operation vorausge-gangen ist.

## Literatur

Cairncross JG (1989) Central nervous system emergencies. In: Wittes RE (ed) Manual of oncologic therapeutics, Lippincott, Philadelphia, p 437–441

# 34.113 Tumorlysesyndrom

A. Harstrick, H.-J. Schmoll

## 1 Definition und Pathogenese

Das Tumorlysesyndrom stellt keine einheitliche Krankheitsentität dar, sondern ist ein Sammelbegriff für einige charakteristische metabolische Entgleisungen, die einzeln oder in Kombination auftreten können. Unbehandelt können die metabolischen Veränderungen rasch zur vitalen Gefährdung des Patienten führen, so daß eine unverzügliche Therapie immer notwendig ist.

Dem Tumorlysesyndrom liegt eine rasche, massive Freisetzung von intrazellulärem Material als Folge eines ausgedehnten Tumorzellzerfalls zugrunde. Dies führt zu *Hyperurikämie mit konsekutiver Uratnephropathie, Hyperphosphatämie mit konsekutiver Hypokalzämie, Hyperkaliämie, Hypoglykämie bis hin zum hypoglykämischen Koma* und seltener zu *disseminierter intravasaler Gerinnung.* Die gefährlichsten Komplikationen sind akutes Nierenversagen infolge einer Uratnephropathie und Herzrhythmusstörungen bis zum plötzlichen Herztod infolge einer Hyperkaliämie und Hypokalzämie (cave: Digitalis!).

Das Tumorlysesyndrom wird am häufigsten bei der Therapie von *Leukämien* (v. a. wenn diese mit einer hohen Zellzahl einhergehen) und *Lymphomen,* aber auch bei *Keimzelltumoren, Mammakarzinomen, kleinzelligen Bronchialkarzinomen, Merkel-Zelltumoren* sowie verschiedenen kindlichen Tumoren beobachtet. Eine aggressive Chemotherapie mit sehr schneller und ausgedehnter Tumorzellzerstörung führt bei den oben genannten Entitäten besonders häufig zum Tumorlysesyndrom; jedoch sind auch Fälle nach alleiniger Kortikoidtherapie, Hormontherapie sowie intrathekaler Methotrexatgabe beschrieben worden. Sehr selten tritt ein Tumorlysesyndrom auch spontan auf, v. a. beim Burkitt-Lymphom. Zusätzliche Risikofaktoren für die Entwicklung eines Tumorlysesyndroms sind fortgeschrittenes Alter, eingeschränkte Nierenfunktion, sehr hohe LDH-Werte sowie Exsikkose.

## 2 Symptomatik

Die Symptome des Tumorlysesyndroms sind variabel und uncharakteristisch und können nur dann richtig interpretiert werden, wenn bei gefährdeten Patienten an die Möglichkeit eines Tumorlysesyndroms gedacht wird. Im Vordergrund stehen Übelkeit, Tachykardie, Oligurie, Herzrhythmusstörungen, Lethargie, abdominelle Schmerzen, Muskelkrämpfe und Flüssigkeitsretention.

## 3 Diagnostik

Hinsichtlich der Entwicklung eines Tumorlysesyndroms gefährdete Patienten müssen in der Initialphase einer antineoplastischen Therapie engmaschig überwacht werden. Täglich, bei besonders kritischen Patienten auch noch engmaschiger sollten folgende Werte kontrolliert werden:

- Harnsäure,
- Kalium,
- Kalzium,
- Kreatinin,
- Phosphat,
- Glukose,
- Quick und PTT.

Zur besseren Steuerung der Flüssigkeitszufuhr ist eine Ein-/Ausfuhrbilanz sowie eine tägliche Gewichtskontrolle notwendig. Bei Oligo-/Anurie sollte ein Sonogramm zum Ausschluß eines postrenalen Exkretionshindernisses durchgeführt werden; ein Ausscheidungsurogramm oder ein CT mit Kontrastmittel sind wegen der Gefahr der zusätzlichen Nierenschädigung in dieser Situation kontraindiziert.

## 4 Therapie

### 4.1 Prophylaxe

Patienten, die aufgrund ihrer Allgemeinsituation (Alter, Exsikkose, Nierenfunktionsstörung) und ihrer Tumorerkrankung (große Tumormasse, sensible Tumoren) ein erhöhtes Risiko für ein Tumorlysesyndrom haben, sollten bereits zu Beginn einer antineoplastischen Therapie eine prophylaktische Behandlung erhalten:

- *Allopurinol:* 300–900 mg/Tag p.o. (vermindert die Bildung von Harnsäure durch Hemmung der Xanthinoxidase; Beginn 24–48 h vor Einleitung der Chemotherapie. Cave: Dosisreduktion von 6-Mercaptopurin). Dosisreduktion bei Nierenfunktionsstörung!
- *forcierte alkalische Diurese:* Gabe von Halbelektrolytlösung + 50–100 mmol Natriumbikarbonat pro Liter Infusionslösung (beste Löslichkeit von Harnsäure bei Urin-pH-Werten von 7,0–7,5). Cave: Überwässerung. Angestrebte Urinausscheidung > 3000 ml/Tag.

## 4.2 Therapie des manifesten Tumorlysesyndroms

Bei einem manifesten Tumorlysesyndrom erfolgt neben den oben genannten, allgemeinen Maßnahmen eine gezielte Therapie, die sich an den im Vordergrund stehenden metabolischen Entgleisungen orientiert:

- *Kaliumsenkung:* Gabe von Kationenaustauschkomplexen (z. B. Resonium); falls erfolglos Glukose-Insulin-Infusion (200 ml Glukose 20% + 20 I. E. Insulin über 2 Std. intravenös; Kaliumabfall ca 1 mmol/l).
- *Kalziumsubstitution:* intravenös in Form von Kalziumgluconat, v. a. bei schweren Muskelkrämpfen und/oder Herzrhythmusstörungen.
- *Intermittierende Hämodialyse:* frühzeitiger Beginn der Dialyse bei klinischen Zeichen der Überwässerung oder konservativ nicht zu beherrschenden Elektrolytentgleisungen. Die Prognose der uratbedingten Nierenfunktionsstörung ist bei frühzeitiger Einleitung der intermittierenden Hämodialyse gut.
- *Vermeidung zusätzlicher renaler Schädigungen:* Verzicht auf nephrotoxische Sustanzen (Aminoglykoside, Salicylate, Kontrastmittel); Dosisreduktion von renal eliminierten Zytostatika beachten.

## Literatur

Garnick MB, Mayer RJ (1978) Acute renal failure associated with neoplastic disease and its treatment. Semin Oncol 5:155–165

Simmonds HA, Cameron JS, Morris GS, Davies PM (1986) Allopurinol in renal failure and the tumour lysis syndrome. Clin Chim Acta 160:189–195

Boles JM, Dutel JL, Briere J, et al (1984) Acute renal failure caused by extreme hyperphosphatemia after chemotherapy of an acute lymphblastic leukemia. Cancer 53:2425–2429

## 34.114 Chemotherapieinduziertes hämolytisch-urämisches Syndrom

E. J. Borghardt

### 1 Definition

Es handelt sich beim chemotherapieinduzierten hämolytisch-urämischen Syndrom (c-Hus) um einen Symptomenkomplex aus mikroangiopathischer hämolytischer Anämie, Thrombozytopenie und Nierenversagen als Komplikationen nach Mono- oder Kombinationschemotherapie mit Mitomycin C (Borghardt 1986). Bei rasch progredienter Entwicklung liegt die Letalität innerhalb der ersten 8 Wochen nach Beginn des Syndroms bei über 50 % (Lesesne 1989; Borghardt 1990).

### 2 Häufigkeit

In Deutschland wurden in den letzten Jahren durchschnittlich 8–12 Fälle pro Jahr zentral erfaßt. Dies befindet sich in Übereinstimmung mit den Daten des Nationalen Registers der USA (Lesesne 1989). Allerdings repräsentieren diese Zahlen nicht die vermutete Inzidenz von bis zu 5 % aller systemisch mit Mitomycin C behandelter Patienten (Lesesne 1989; Valavaara 1985).

### 3 Ätiologie

Seit der Erstbeschreibung gilt u. a. die *systemische Gabe von Mitomycin C* als wichtigster ätiologischer Faktor bei dem chemotherapieinduzierten hämolytisch-urämischen Syndrom (Kraus 1979, Rabadi 1982). Häufig entwickelt sich das Syndrom *Wochen bis Monate nach Abschluß* einer nicht selten erfolgreichen Mitomycinbehandlung mit Tumorreduktion; eine eindeutige Dosisabhängigkeit konnte allerdings bisher nicht nachgewiesen werden. Pathogenetisch entscheidend für das c-Hus ist eine Läsion des vaskulären Endothels, vorrangig im Bereich der Nieren, aber auch in anderen Organen, bedingt wahrscheinlich durch Zytostatikametaboliten, evtl. freie Radikale (Moake 1994). Hieraus resultieren Thrombozytenaggregationen in den kleinen Arterien und Arteriolen. Die Lumeneinengung im Gefäßbereich der Mikrozirkulation führt durch Scherkräfte zur Zerstörung zirkulierender Erythrozyten (Fragmentozytenbildung). Die Produktion von Anti-Endothelzell-Antikörpern als Reaktion auf das veränderte Gefäßendothel wird als zusätzliches pathogenetisches Substrat diskutiert. In einem hohen Prozentsatz finden sich zirkulierende IgG-Immunkomplexe mit fraglich trhombozytenaggregierenden Eigenschaften im Patientenserum (Cantrell 1982; Borghardt 1986; Lesesne 1989).

## 4 Klinik

Typischerweise entwickeln die Patienten zunächst eine *hämolytische Anämie* und eine fortschreitende *Thrombopenie*. Sehr rasch tritt dann auch eine progrediente *Niereninsuffizienz* bis zur Dialysepflichtigkeit auf. Parallel stellt sich fast immer eine zunehmend schwerere *Hypertonie* ein, sowie häufig eine nicht kardial bedingte Lungenstauung. Im fortgeschrittenen oder therapierefraktären Stadium kommt es zu kardialen *Dekompensationszeichen* und *neurologischen Auffälligkeiten* (Benommenheit, Ataxie, Somnolenz).

## 5 Diagnostik

Beweisend für das Vorliegen eines c-Hus ist der gleichzeitige Nachweis einer *Coombs-negativen hämolytischen Anämie mit Fragmentozyten im Blutausstrich,* hoher *LDH* und *Haptoglobinabfall,* einer *Thrombozytopenie* und steigender *Nierenretentionswerte.*

Eine *Knochenmarkbiopsie* sollte in den Frühstadien differentialdiagnostisch eine Tumorinfiltration bzw. eine therapiebedingte Hypoplasie des blutbildenden Systems ausschließen.

Gerinnungsparameter, insbesondere das Fibrinogen, sind zu Beginn der Erkrankung häufig normal. Niedrige $C_3$-, $C_4$-Werte zeigen eine rasche Progredienz an [Komplementverbrauch bei hohen zirkulierenden Immunkomplexspiegeln (c-Ic)?] und sind prognostisch ungünstig. Der fehlende Nachweis von c-Ic ($C_1q$-Test) ist kein Ausschluß für eine Plasmaaustausch- oder Immunabsorptionsbehandlung.

## 6 Therapie

Solange es klinisch vertretbar erscheint, muß grundsätzlich auf die *Transfusion* von Erythrozytenkonzentraten wegen der Gefahr der transfusionsbedingten Exazerbation des c-Hus *verzichtet werden.* Konventionelle medikamentöse Therapieansätze orientieren sich entweder an einer möglichen *Thrombozytenaggregationshemmung,* z. B. durch Heparin, Aspirin bzw. Dipyridamol, oder an einer *unspezifischen Beeinflussung der Immunmechanismen* des Syndroms durch Gabe von *Kortikosteroiden* oder *Immunsuppressiva.* Deneben kommen *symptomatische Behandlungen* (Antihypertensiva, Dialysebehandlungen) zum Einsatz. Durch keinen dieser Therapieansätze ist bei kompletter Ausbildung des c-Hus der fulminante Verlauf aufzuhalten.

Eine Therapieverbesserung ist in Einzelfällen durch wiederholte *Plasmaseparationsbehandlungen* zu erzielen (Shepard 1987; Bell 1991; Rock 1991; Neild 1994). Die derzeit effektivste Behandlung besteht in einem *extrakorporalen Immunabsorptionsverfahren,* bei dem pro Behandlungszyklus die bis zu 3fache Menge des Plasmavolumens über *Protein-A-Säulen* gegeben wird, wobei *selektiv IgG und IgG-Immunkomplexe absorbiert* werden. Der Patient erhält in einem On-line-Verfahren sein „gereinigtes" Plasma ohne zusätzliche Gabe von Frischplasma zurück. Etwa 70–80% der Patienten können so derzeit erfolgreich behandelt werden (Borghardt 1986, 1993; Korec 1986; Snyder 1990). Zu dieser Fragestellung wird eine Studie durchgeführt.

*Studienzentrale:* Dr. med. E.J. Borghardt, Abteilung Hämatologie-Onkologie (Tumorzentrum Hannover) – Deister-Süntel-Kliniken, 31848 Bad Münder, Tel.: 05042/602-210, bzw. Sekretariat der Fa. Medac, Gesellschaft für Klinische Spezialpräparate mbH, Fehlandtstraße 3, 20354 Hamburg, Tel.: 949/3509020.

## Literatur

Bell WR, Braine HG, Ness PM et al. (1991) Improved survival in thrombotic thrombocytopenic purpura – hemolytic uremic syndrome. N Engl J Med 325:398–403

Borghard EJ, Nagel GA (1986) Behandlung des tumorassoziierten hämolytisch-urämischen Syndroms mit Protein A-Immunabsorotion. In: Nagel GA, Sauer R, Schreiter HW (Hrsg) Aktuelle Onkologie, Bd 28. Zuckschwerdt, München, S 241–247

Borghardt EJ, Kirchertz EJ, Helmchen U (1990) Protein A immunadsorption in cancer associated hemolytic uremic syndrome. J Cancer Res Clin Oncol 116 [Suppl 1]:481

Borghardt EJ, Kirchertz EJ (1993) Protein A immunadsorption in cancer associated hemolytic uremic syndrome. Transfus Med 3 [Suppl 1]:21

Cantrell JE, Phillips FM, Smith FP, Schein PS (1982) Immune complex analysis and plasmapheresis in cancer related thrombotic thrombocytopenic purpura (TTP)/hemolytic uremic syndrome (HUS). Blood 60:175a

Korec S, Schein PS, Smith FP et al. (1986) Treatment of cancer-associated hemolytic uremic syndrome with staphylococcal protein A immunoperfusion. J Clin Oncol 4:210-215

Krauss S, Sonoda T, Soloman A (1979) Treatment of advanced gastrointestinal cancer with 5-fluorouracil and mitomycin-c. Cancer 43:1598-1603

Lesesne JB, Rothschild N, Erickson B et al. (1989) Cancer-associated hemolytic-uremic syndrome: Analysis of 85 cases from a national registry. J Clin Oncol 7/6:781-789

Moake JL(1994) Haemolytic-uraemic syndrome: basic science. Lancet 343:393-397

Rock GA, Shumak KH, Buskard NA et al. (1991) Comparison of plasma exchange with plasma infusion in the treatment of thrombotic thrombocytopenic purpura. N Engl J Med 325:393-397

Shepard KV, Bukowski RM (1987) The treatment of thrombotic thrombocytopenic purpura with exchange transfusion, plasma infusions and plasma exchange. Semin Hematol 24:178-193

Snyder HW, Mittelman A, Cochran SK et al. (1990) Successful treatment of cancer chemotherapy-associated thrombotic thrombocytopenic purpura/hemolytic uremic syndrome (TTP/HUS) with protein A immunoadsorption. Blood 76 [Suppl I]:476a

Valavaara R, Nordman E (1985) Renal complications of mitomycin-c therapy with special reference to the total dose. Cancer 55:47-50

## 35 Empfehlungen zur Bewertung meßbarer und nichtmeßbarer Tumorparameter

**Zweidimensional meßbare Erkrankung**
- Flächenmaß; a × b (multiple Läsionen; Summe aller Produkte).

**Eindimensional meßbare Erkrankung**
- Bei diffuser Organmetastasierung: Longitudinaldistanz;
- Bei Lebermetastasierung: Distanzmessung zum Leberunterrand in 3 Körperlinien (Summe I, II und III):
  I: Medioklavikularlinie rechts – Rippenbogen,
  II: Medioklavikularlinie links – Rippenbogen,
  III: Sagittalebene – Processus xiphoideus.

**Nicht meßbare Erkrankung**
- Maligner Aszites,
- maligner Pleuraerguß,
- Lymphangiosis carcinomatosa,
- Peritonealkarzinose,
- diffuse kutane Tumorinfiltration,
- intraabdominell palpable, aber nicht meßbare Tumormassen,
- diffuse zerebrale Metastasierung,
- diffuse spinale Metastasierung,
- diffuse ossäre Metastasierung,
- Hirnmetastasen mit ausgeprägter perifokaler Ödembildung.

# 36 Empfehlungen zur Bewertung der Tumorremission

(Mod. nach World Health Organisation)

| | Meßbare Erkrankung | Nichtmeßbare Erkrankung | Skelett-metastasierung |
|---|---|---|---|
| Complete Remission (CR) (Voll-remission) | Vollständiger Rückgang sämtlicher Tumorbefunde für mindestens 4 Wochen | Vollständiger Rückgang sämtlicher Tumorbefunde für mindestens 4 Wochen | Vollständige Rückbildung sämtlicher Tumorbefunde (radiologisch und/oder szintigraphisch) für mindestens 4 Wochen |
| Partial Remission (PR) (Teil-remission) | $\geq 50\%$ Verkleinerung der Tumordimensionen* für mindestens 4 Wochen, keine neuen Metastasen, keine Progression einer Läsion | $\geq 50\%$ Verkleinerung der Tumorbefunde für mindestens 4 Wochen, keine neuen Metastasen, keine Progression einer Läsion | Größenreduktion osteolytischer Läsionen, Rekalzifizierung osteolytischer Läsionen, radiologische Dichteabnahme osteoblastischer Läsionen für mindestens 4 Wochen |
| No Change (NC) (Krankheits-stillstand) | $<50\%$ Verkleinerung der Tumordimensionen*, $<25\%$ Vergrößerung der Tumordimensionen von einer oder mehreren Läsionen für mindestens 4 Wochen | $<50\%$ Verkleinerung der Tumorbefunde, $<25\%$ Vergrößerung der Tumorbefunde; unveränderter Befund (Stable Disease = SD) für mindestens 4 Wochen | Unveränderter Befund (Stable Disease = SD) für mindestens 4 Wochen, frühestens feststellbar 8 Wochen nach Therapiebeginn oder -modifikation |
| Progressive Disease (PD) (Progression) | $\geq 25\%$ Vergrößerung der Tumordimensionen* von einer oder mehreren Läsionen oder Auftreten neuer Läsionen | $\geq 25\%$ Vergrößerung der Tumorbefunde oder Auftreten neuer Läsionen | Größenzunahme der ossären Läsionen (radiologisch) oder Auftreten neuer Läsionen |
| No Evidence of Disease (NED) (Krankheits-freiheit) | Tumorfreiheit durch sekundäre Chirurgie nach Chemotherapie | | |

* Summe der Quadrate der senkrecht aufeinanderstehenden Durchmesser

# 37 Empfehlungen zur Bewertung des Allgemein-zustands des Patienten (Mod. nach Karnofsky Performance Status und Zubrod-/ECOG-/WHO-Skala)

| Karnofsky Performance Status | | Zubrod-ECOG-WHO-Skala |
|---|---|---|
| 100 | Normalzustand, keine Beschwerden, keine manifeste Erkrankung | |
| 90 | Normale Leistungsfähigkeit, geringe Krankheitssymptome | 0 — Volle Aktivität, normales Leben möglich |
| 80 | Normale Leistungsfähigkeit auch bei Anstrengung, geringe Krankheitssymptome | |
| 70 | Eingeschränkte Leistungsfähigkeit, arbeitsunfähig, selbstversorgend | 1 — Eingeschränkte Aktivität, leichte Arbeit möglich |
| 60 | Eingeschränkte Leistungsfähigkeit, braucht gelegentlich fremde Hilfe | |
| 50 | Eingeschränkte Leistungsfähigkeit, braucht krankenpflegerische/ärztliche Betreuung, nicht dauerhaft bettlägerig | 2 — Selbstversorgung möglich, nicht arbeitsfähig, nicht bettlägerig, muß < 50% der Tageszeit ruhen |
| 40 | Patient ist bettlägerig, braucht spezielle Pflege | |
| 30 | Patient ist schwerkrank, Krankenhauspflege ist notwendig | 3 — Selbstversorgung sehr eingeschränkt, > 50% der Tageszeit ruhebedürftig, Pflege/Hilfe notwendig |
| 20 | Patient ist schwerkrank, Krankenhauspflege und supportive Therapie erforderlich | |
| 10 | Patient ist moribund, Krankheit schreitet rasch fort | 4 — Bettlägerig und völlig pflegebedürftig |
| 0 | Patient ist tot | |

# Literatur

Karnofsky DA, Abelman WH, Craver LF, Burchenal JH (1948) The use of the nitrogen mustards in the palliative treatment of carcinoma. With particular reference to bronchogenic carcinoma. Cancer 1:634–655

Karnofsky DA, Burchenal JH (1949) The clinical evaluation of chemotherapeutic agents in cancer. In: MacLeod CM (ed) Evaluation of chemotherapeutic agents. New York Academy of Medicine, New York, pp 191–205

## 38 Empfehlungen zur Klassifizierung und Graduierung der Toxizität

(Nach WHO 1979; jeweils höchste Toxizität des Zyklus bewerten)

| | 0 | 1 | 2 | 3 | 4 |
|---|---|---|---|---|---|
| **Knochenmark** | | | | | |
| Hämoglobin (g/100 ml) | $\geq 11,0$ | 9,5–10,9 | 8,0–9,4 | 6,5–7,9 | $\leq 6,5$ |
| Leukozyten ($\cdot 10^9$/l) | $\geq 4,0$ | 3,0–3,9 | 2,0–2,9 | 1,0–1,9 | $\leq 1,0$ |
| Granulozyten ($\cdot 10^9$/l) | $\geq 2,0$ | 1,5–1,9 | 1,0–1,4 | 0,5–0,9 | $\leq 0,5$ |
| Thrombozyten | $\geq 100$ | 75–99 | 50–74 | 25–49 | $\leq 25$ |
| **Blutungen** | Keine | Petechien | Geringfügiger Blutverlust | Beträchtlicher Blutverlust | Gravierender Blutverlust |
| **Gastro-intestinaltrakt** | | | | | |
| Bilirubin | $< 1,25 \cdot N^a$ | $1,25–2,5 \cdot N^a$ | $2,6–5 \cdot N^a$ | $5,1–10 \cdot N^a$ | $> 10 \cdot N^a$ |
| SGOT/SGPT | $< 1,25 \cdot N^a$ | $1,25–2,5 \cdot N^a$ | $2,6–5 \cdot N^a$ | $5,1–10 \cdot N^a$ | $> 10 \cdot N^a$ |

[a] Normalwert.

| | 0 | 1 | 2 | 3 | 4 |
|---|---|---|---|---|---|
| Alkalische Phosphatase | $< 1{,}25 \cdot N^a$ | $1{,}25{-}2{,}5 \cdot N^a$ | $2{,}6{-}5 \cdot N^a$ | $5{,}1{-}10 \cdot N^a$ | $> 10 \times N^a$ |
| Mundschleimhaut | Keine Veränderungen | Rötungen, Wundsein | Rötung, Erosionen, kleine Geschwüre; feste Speisen möglich | Geschwüre; Flüssignahrung erforderlich | Enterale Ernährung nicht möglich |
| Nausea, Erbrechen | Nicht vorhanden | Nausea | Erbrechen (vorübergehend) | Behandlungsbedürftiges Erbrechen | Therapierefraktäres Erbrechen |
| Diarrhöe | Nicht vorhanden | Vorübergehend, < 2 Tage | Mäßig, > 2 Tage | Beträchtlich, Therapie erforderlich | Massiv, mit Hämorrhagie/Dehydratation |
| **Niere** | | | | | |
| Harnstoff-N (µmol/l) | $< 1{,}25 \cdot N^a$ | $1{,}25{-}2{,}5 \cdot N^a$ | $2{,}6{-}5 \cdot N^a$ | $5{,}1{-}10 \cdot N^a$ | $> 10 \cdot N^a$ |
| Kreatinin (µmol/l) | $< 1{,}25 \cdot N^a$ | $1{,}25{-}2{,}5 \cdot N^a$ | $2{,}6{-}5 \cdot N^a$ | $5{,}1{-}10 \cdot N^a$ | $> 10 \cdot N^a$ |
| Proteinurie | Keine | $\leq 3$ g/l | 3,1–10 g/l | $> 10$ g/l | Nephrotisches Syndrom |
| Hämaturie | Keine | Mikroskopisch | Beträchtlich | Beträchtlich + Gerinnsel | Obstruktion |
| **Lunge** | Keine Veränderungen | Diskrete Veränderungen/Symptome | Belastungsdyspnoe | Ruhedyspnoe | Vollständige Bettruhe erforderlich |
| **Fieber**[b] | Nicht vorhanden | Fieber $\leq 38$°C | Fieber 38°C–40°C | Fieber $> 40$°C | Fieber mit Blutdruckabfall |

| | 0 | 1 | 2 | 3 | 4 |
|---|---|---|---|---|---|
| **Allergie** | Nicht vorhanden | Ödem | Bronchospasmus, parenterale Therapie nicht erforderlich | Bronchospasmus, parenterale Therapie erforderlich | Anaphylaktische Reaktion, Schock |
| **Haut** | Keine Veränderungen | Erythem | Trockene Desquamation, Vesikulation, Pruritus | Feuchte Desquamation, Ulzeration | Exfolative Dermatitis, Nekrose, chirurgische Therapie erforderlich |
| **Haare** | Keine Veränderungen | Minimaler Haarverlust | Mäßiger Haarverlust, fleckförmige Alopezie | Vollständige Alopezie, reversibel | Volständige Alopezie, irreversibel |
| **Infektion**[b] | Keine | Geringfügig | Mäßig | Beträchtlich | Massiv mit Blutdruckabfall |
| **Herz** | | | | | |
| Rhythmus | Keine Veränderungen | Sinustachykardie, > 110/min in Ruhe | Unifokale supraventrikuläre ES, Vorhofarrhythmie | Multifokale supraventrikuläre ES | Ventrikuläre Tachykardie |
| Funktion | Keine Veränderungen | Asymptomatisch, pathologischer EKG-, US-Befund | Vorübergehende symptomatische Dysfunktion, keine Therapie erforderlich | Symptomatische Dysfunktion, auf Therapie ansprechend | Symptomatische Dysfunktion, therapierefraktär |
| Perikarditis | Keine Veränderungen | Asymptomatischer Erguß | Symptomatischer Erguß, Punktion nicht erforderlich | Tamponade, Punktion erforderlich | Tamponade, operative Entlastung erforderlich |

[b] Therapiebedingt, *nicht* tumorbedingt oder aus anderer Ursache.

### Neurotoxizität

| | 0 | 1 | 2 | 3 | 4 |
|---|---|---|---|---|---|
| Bewußtsein | Keine Veränderungen | Vorübergehende Lethargie | Somnolenz, <50% der Wachstunden | Somnolenz, >50% der Wachstunden | Koma |
| Periphere Nerven | Keine Veränderungen | Parästhesien und/oder abgeschwächte Sehnenreflexe | Ausgeprägte Parästhesien und/oder mäßige Muskelschwäche | Gravierende Parästhesien und/oder beträchtliche Einschränkung der Motorik | Lähmungen |
| Obstipation[b] | Nicht vorhanden | Diskret | Mäßig | Auftreibung des Leibes, Subileus[c] | Auftreibung des Leibes, Erbrechen, Ileus[c] |
| Schmerz[b] | Nicht vorhanden | Diskret | Mäßig | Gravierend | Therapierefraktär |

[b] Therapiebedingt, *nicht* tumorbedingt oder aus anderer Ursache.
[c] Nicht durch narkotisierende Medikamente bedingter Ileus.

# 39 Empfehlungen zur Klassifizierung und Graduierung unerwünschter Ereignisse und Laborwertanomalien nach den „Common Toxicity Criteria"

(National Cancer Institute/Phase-I/II-Studiengruppe der Arbeitsgemeinschaft Internistische Onkologie)

Die „Common Toxicity Criteria" des National Cancer Institute, adaptiert von der Phase-I/II-Studiengruppe der Arbeitsgemeinschaft Internistische Onkologie, sollten für die Klassifizierung der Toxizität einer Chemotherapie im Rahmen klinischer Studien bevorzugt angewendet werden. Sie zeichnen sich gegenüber den WHO-Kriterien durch eine detailliertere Erfassung nicht-hämatologischer Toxizität, d. h. Organtoxizität, aus. Es sollte immer die höchste Toxizität im jeweiligen Behandlungszyklus unter Angabe der Dauer der unerwünschten Arzneimittelwirkung angegeben werden.

| | Schweregrad[1] | | | | |
|---|---|---|---|---|---|
| | 0[1] | 1 | 2 | 3 | 4 |
| **1   Laborwerte** | | | | | |
| *Hämatopoese* | | | | | |
| 1.1  Hämoglobin (g/100 ml) | $\geq$ 11,0 | 10,0–10,9 | 8,0– 9,9 | 6,5– 7,9 | < 6,5 |
| 1.2  Leukozyten ($\cdot 10^9$/l) | $\geq$ 4,0 | 3,0– 3,9 | 2,0– 2,9 | 1,0– 1,9 | < 1,0 |

| | Schweregrad[1] | | | | |
|---|---|---|---|---|---|
| | $0^1$ | 1 | 2 | 3 | 4 |
| 1.3 Granulozyten ($\cdot 10^9$/l) | $\geq$ 2,0 | 1,5– 1,9 | 1,0– 1,4 | 0,5– 0,9 | < 0,5 |
| 1.4 Thrombozyten ($\cdot 10^9$/l) | $\geq$ 100,0 | 75,0–99,9 | 50,0–74,9 | 25,0–49,9 | < 25,0 |
| 1.5 Lymphozyten ($\cdot 10^9$/l) | $\geq$ 2,0 | 1,5– 1,9 | 1,0– 1,4 | 0,5– 0,9 | < 0,5 |
| *Blutgerinnung* | | | | | |
| 1.6 Fibrinogen | Normal | $0,99 \cdot N - 0,75 \cdot N$ | $0,74 \cdot N - 0,50 \cdot N$ | $0,49 \cdot N - 0,25 \cdot N$ | $\leq 0,24 \cdot N$ |
| 1.7 Prothrombinzeit | Normal | $1,01 \cdot N - 1,25 \cdot N$ | $1,26 \cdot N - 1,50 \cdot N$ | $1,51 \cdot N - 2,00 \cdot N$ | $> 2,00 \cdot N$ |
| 1.8 Partielle Thromboplastinzeit | Normal | $1,01 \cdot N - 1,66 \cdot N$ | $1,67 \cdot N - 2,33 \cdot N$ | $2,34 \cdot N - 3,00 \cdot N$ | $> 3,00 \cdot N$ |
| *Nierenfunktion* | | | | | |
| 1.9 Kreatinin | Normal | $N - 1,5 \cdot N$ | $1,5 \cdot N - 3,0 \cdot N$ | $3,1 \cdot N - 6,0 \cdot N$ | $> 6,0 \cdot N$ |
| 1.10 Proteinurie (g/l) | Keine | < 3 | 3–10 | > 10 | Nephrotisches Syndrom |
| 1.11 Harnstoff (mg %) (mmol/l) | < 20 < 7,5 | 21–30 7,6–10,9 | 31–50 11–18 | > 50 > 18 | – – |
| *Leberfunktion* | | | | | |
| 1.12 Bilirubin | Normal | – | $N - 1,5 \cdot N$ | $1,5 \cdot N - 3,0 \cdot N$ | $> 3,0 \cdot N$ |
| 1.13 Transaminasen (SGOT/SGPT) | Normal | $N - 2,5 \cdot N$ | $2,6 \cdot N - 5,0 \cdot N$ | $5,1 \cdot N - 20,0 \cdot N$ | $> 20,0 \cdot N$ |
| 1.14 Alkalische Phosphatase | Normal | $N - 2,5 \cdot N$ | $2,6 \cdot N - 5,0 \cdot N$ | $5,1 \cdot N - 20,0 \cdot N$ | $> 20,0 \cdot N$ |

*Stoffwechsel*

| | 0 (normal) | 1 (gering) | 2 (mäßig) | 3 (schwer) | 4 (lebensbedrohlich) |
|---|---|---|---|---|---|
| 1.15 Hyperglykämie (mg/dl) | < 116 | 116–160 | 161–250 | 251–500 | > 500 oder Ketoazidose |
| (mmol/l) | < 6,4 | 6,4– 8,8 | 8,9– 13,8 | 13,9– 27,8 | > 27,8 oder Ketoazidose |
| 1.16 Hypoglykämie (mg/dl) | > 64 | 55– 64 | 40– 54 | 30– 39 | < 30 |
| (mmol/l) | > 3,6 | 3,1– 3,6 | 2,2– 3,0 | 1,7– 2,1 | < 1,7 |
| 1.17 Amylase | Normal | N – 1,5 · N | 1,5 · N – 2,0 · N | 2,1 · N – 5,0 · N | > 5,1 · N |
| 1.18 Hyperkalzämie (mg/dl) | < 10,6 | 10,6– 11,5 | 11,6– 12,5 | 12,6– 13,5 | > 13,5 |
| (mmol/l) | < 2,65 | 2,65– 2,87 | 2,88– 3,12 | 3,13– 3,37 | > 3,37 |
| 1.19 Hypokalzämie (mg/dl) | > 8,4 | 8,4– 7,8 | 7,7– 7,0 | 6,9– 6,1 | ≤ 6,0 |
| (mmol/l) | > 2,1 | 2,1– 1,95 | 1,94– 1,75 | 1,74– 1,51 | ≤ 1,50 |
| 1.20 Hypomagnesiämie (mmol/l) | > 1,4 | 1,4– 1,2 | 1,1– 0,9 | 0,8– 0,6 | ≤ 0,5 |
| 1.21 Hyponatriämie (mmol/l) | > 135 | 131–135 | 126–130 | 121–125 | ≤ 120 |
| 1.22 Hypokaliämie (mmol/l) | > 3,5 | 3,1– 3,5 | 2,6– 3,0 | 2,1– 2,5 | ≤ 2,0 |

Normalbereichsabweichungen bei weiteren Laborparametern sind bezüglich ihrer klinischen Relevanz wie folgt zu klassifizieren

## 2 Gastrointestinaltrakt

| | Schweregrad | | | | |
|---|---|---|---|---|---|
| | 0 | 1 | 2 | 3 | 4 |
| 2.1 Übelkeit | Keine | Leichte (Nahrungsaufnahme möglich) | Mittlere (Nahrungsaufnahme reduziert) | Schwere (keine Nahrungsaufnahme möglich) | – |
| 2.2 Erbrechen | Keines | 1mal/Tag | 2- bis 5mal/Tag | 6- bis 10mal/Tag | > 10mal/Tag oder parenterale Substitution |
| 2.3 Diarrhö | Keine | Leicht vermehrt (2–3 Stühle/Tag) | Vermehrt (4–6 Stühle/Tag) oder nächtliche Stühle, oder mäßige Krämpfe | Stark vermehrt (7–9 Stühle/Tag) oder Inkontinenz, oder schwere Krämpfe | ≥ 10 Stühle/Tag oder blutige Diarrhöen |
| 2.4 Stomatitis | Keine | Geringes Wundsein, Erytheme oder schmerzlose Ulzera | Schmerzhafte Erytheme, Ödeme oder Ulzera, feste Speise möglich | Schmerzhafte Erytheme, Ödeme oder Ulzera, Flüssignahrung erforderlich | Enterale oder parenterale Ernährung erforderlich |
| 2.5 Ösophagitis/ Dysphagie | Keine | Geringes Wundsein, Erytheme oder schmerzlose Ulzera | Schmerzhafte Erytheme, Ödeme oder Ulzera oder mäßige Dysphagie. Analgetika nicht erforderlich | Schmerzhafte Erytheme, Ödeme oder Ulzera oder mäßige Dysphagie. Keine feste Nahrungsaufnahme möglich oder Analgetika erforderlich | Enterale oder parenterale Ernährung, kompletter Verschluß oder Perforation |

| | 0 | 1 | 2 | 3 | 4 |
|---|---|---|---|---|---|
| 2.6 Gastritis/Ulkus | Keine | Leichte, durch Antazida therapierbar | Erfordert forcierte oder konservative Therapie | Therapieresistent, erfordert operatives Vorgehen | Perforation oder Blutung |
| 2.7 Dünndarmobstruktion | Keine | – | Intermittierend, keine Intervention erforderlich | Nichtoperative Intervention erforderlich | Operation erforderlich |
| 2.8 Intestinale Fistel | Keine | – | Vorhanden, keine Intervention | Vorhanden, nichtoperative Intervention erforderlich | Operation erforderlich |
| 2.9 Obstipation | Keine | Leichte | Mäßiggradige | Starke | Ileus > 96 h |
| 2.10 Schleimhauterkrankungen | Keine | Erythem oder geringer Schmerz, nicht behandlungsbedürftig | Fleckige und serosanguinöse Absonderung oder Schmerzen ohne Narkotikabedarf | Konfluent fibrinöse Mukositis, Ulzeration oder Narkotika zur Schmerzbehandlung | Nekrose |
| **3 Herz/Kreislaufsystem** | | | | | |
| 3.1 Arrhythmien | Keine | Flüchtig, nicht therapiebedürftig | Wiederkehrend oder persistierend, nicht therapiebedürftig | Therapiebedürftig | Monitoring erforderlich oder ventrikuläre Tachykardie oder Fibrillation |
| 3.2 Funktion | Unauffällig | Abfall der linksventrikulären Ejektionsfraktion um <20% des Ursprungsvolumens | Abfall der linksventrikulären Ejektionsfraktion um ≥20% des Ursprungsvolumens | Geringe kongestive Herzinsuffizienz, auf Therapie ansprechend | Erhebliche kongestive Herzinsuffizienz, therapiefraktär |

| | Schweregrad | | | | |
| | 0 | 1 | 2 | 3 | 4 |
|---|---|---|---|---|---|
| 3.3 Ischämie | Keine | Unspezifische T-Wellenabflachungen | Asymptomatische ST- und T-Wellenveränderung → Ischämie | Angina ohne Infarktevidenz | Akuter Infarkt |
| 3.4 Perikard | Unauffällig | Asymptomatischer Erguß, keine Intervention erforderlich | Perikarditis (Reiben, Brustschmerzen, EKG-Veränderungen) | Symptomatischer Erguß, Drainage erforderlich | Tamponade, Drainage dringend erforderlich |
| 3.5 Sonstiges | – | Gering | Mäßiggradig | Schwer | Lebensbedrohlich |
| 3.6 Hypertonie | Keine | Vorübergehender Anstieg um >20 mmHg (D) oder auf >150/100 mmHg, nicht therapiebedürftig | Wiederkehrender oder persistierender Anstieg um >20 mmHg (D) oder auf >150/100 mmHg, nicht therapiebedürftig | Therapie erforderlich | Hypertensive Krise |
| 3.7 Hypotonie | Keine | Nicht therapiebedürftig (vorübergehende Therapie der orthostatischen Hypotension möglich) | Erfordert Flüssigkeitsersatz oder andere Therapie, jedoch keine stationäre Behandlung | Erfordert stationäre Behandlung, jedoch Normalisierung innerhalb 48 h nach Abbruch der Medikation | Erfordert stationäre Behandlung, keine Normalisierung innerhalb 48 h nach Abbruch der Medikation |

| | | | | | |
|---|---|---|---|---|---|
| 3.8 | Phlebitis/Thrombose/Embolie | Keine | – | Oberflächliche Phlebitis | tiefe Venenthrombose | Infarzierung (zerebrale/hepatische/pulmonale/andere oder Lungenembolie |
| 3.9 | Ödeme | Keine | Nur abendlich | Während des gesamten Tages | Während des gesamten Tages, therapiebedürftig | Generalisierte Anasarka |

**4  Lunge/Atmungsorgane**

| | | | | | |
|---|---|---|---|---|---|
| 4.1 | Dyspnoe | Keine | Asymptomatisch, jedoch mit Veränderungen im Lungenfunktionstest | Dyspnoe unter starker Belastung | Dyspnoe unter normaler Belastung | Ruhedyspnoe |
| 4.2 | $O_2$- und $CO_2$-Partialdruck | $pO_2 > 85$ mmHg und $pCO_2 \leq 40$ mmHg | $pO_2$ 71–85 mmHg oder $pCO_2$ 41–50 mmHg | $pO_2$ 61–70 mmHg, $pCO_2$ 51–60 mmHg | $pO_2$ 51–60 mmHg oder $pCO_2$ 61–70 mmHg | $pO_2 \leq 50$ mmHg oder $pCO_2 \geq 70$ mmHg |
| 4.3 | Lungenfunktion (*Vorsicht*: Bezug auf Vorstudienwert) | $> 90\%$ des Ausgangswertes | 76–90% des Ausgangswertes | 51–75% des Ausgangswertes | 26–50% des Ausgangswertes | $\leq 25\%$ des Ausgangswertes |
| 4.4 | Lungenfibrose | Keine | Röntgenologische Veränderungen, beschwerdefrei | – | Röntgenologische Veränderungen mit Symptomen | – |
| 4.5 | Lungenödem | Keines | Röntgenologische Veränderungen, beschwerdefrei | – | Röntgenologische Veränderungen mit Gabe von Diuretika | Intubation erforderlich |
| 4.6 | Pneumonie (nichtinfektiöse) | Keine | Röntgenologische Veränderungen | Steroide erforderlich | Sauerstoff erforderlich | Assistierte Beatmung erforderlich |

| | Schweregrad | | | | |
|---|---|---|---|---|---|
| | 0 | 1 | 2 | 3 | 4 |
| 4.7 Pleuraerguß | Keiner | Vorhanden | – | – | – |
| 4.8 ARDS (akute respiratorische Insuffizienz) | Keine | Geringe | Mäßiggradige | Schwere | Lebensbedrohliche |
| 4.9 Husten | Keiner | Gering, Linderung durch nicht rezeptpflichtige Medikamente | Erfordert rezeptpflichtige Antitussiva | Unkontrollierter Husten | – |
| **5   Niere und Blase** | | | | | |
| 5.1 Hämaturie | Keine | Nur mikroskopisch sichtbar | Beträchtlich, keine Gerinnsel | Beträchtlich, mit Gerinnsel | Beträchtlich, Transfusion erforderlich |
| 5.2 Hämorrhagische Zystitis | Keine | Blut mikroskopisch sichtbar | Blut makroskopisch sichtbar | Blasenspülung erforderlich | Zystektomie oder Transfusion erforderlich |
| 5.3 Inkontinenz | Keine | Beim Husten, Niesen etc. | Spontan, Kontrolle möglich | Unkontrolliert | – |
| 5.4 Dysurie | Keine | Geringer Schmerz | Schmerzen oder Brennen beim Wasserlassen. Kontrollierbar z. B. durch Pyridium | Nicht kontrollierbar durch Pyridium | – |

| | | | | | |
|---|---|---|---|---|---|
| 5.5 | Harnverhaltung | Keine | Restharn > 100 ml oder Schwierigkeiten beim Wasserlassen oder Katheter gelegentlich notwendig | Katheter zur Entleerung erforderlich | Chirurgischer Eingriff (TUR oder Dilatation) erforderlich | – |
| 5.6 | Vermehrter Harndrang | Keiner | Vermehrter oder nächtlicher Harndrang bis zu 2mal des Normalen | Vermehrt > 2mal des Normalen, jedoch weniger als stündlich | Starker Harndrang, stündlich oder mehr, oder Katheterisierung erforderlich | – |
| 5.7 | Blasenkrämpfe | Keine | – | Vorhanden | – | – |
| 5.8 | Ureterobstruktion | Keine | Unilateral, kein Eingriff erforderlich | Bilateral, kein Eingriff erforderlich | Inkomplett bilateral, jedoch Shuntimplantation, Nephrotomie oder Operation erforderlich | Komplette bilaterale Obstruktion |
| 5.9 | Fistel | Keine | – | – | Vorhanden | – |
| 6 | **Neurologische Symptome** | | | | | |
| 6.1 | Sensorium | Normal | Verlust der tiefen Sehnenreflexe, milde Parästhesien | Geringer oder mäßiger objektiver sensibler Verlust, mäßiggradige Parästhesien | Schwerer objektiver sensibler Verlust oder Parästhesien mit Funktionseinbußen | – |
| 6.2 | Motorik | Normal | Subjektive Schwäche | Objektive Schwäche ohne signifikante Funktionseinbußen | Objektive Schwäche, Funktionseinbußen | Paralyse |

| | Schweregrad | | | | |
|---|---|---|---|---|---|
| | 0 | 1 | 2 | 3 | 4 |
| 6.3 Bewußtsein | Klar, wach | Leichte Somnolenz oder Agitiertheit | Mäßiggradige Somnolenz oder Agitiertheit | Starke Somnolenz, Agitiertheit, Dysorientierung oder Halluzinationen | Koma, Anfälle, toxische Psychose |
| 6.4 Koordination | Normal | Leichte Dyskoordination, Dysdiadochokinese | Intensionstremor, Dysmetrie, undeutliche Sprache, Nystagmus | Lokomotorische Ataxie | Zerebelläre Nekrose |
| 6.5 Gemütslage | Normal | Leichte Ängstlichkeit oder Depressionen | Mäßiggradige Angstzustände oder Depressionen | Schwere Angstzustände oder Depressionen | Selbstmordabsichten |
| 6.6 Kopfschmerzen | Keine | Leichte | Mäßige bis starke, jedoch vorübergehend | Anhaltende und starke | – |
| 6.7 Verhaltensänderungen | Keine | Veränderung, keine negative Konsequenz für sich selbst oder für die Familie | Negativer Einfluß auf sich selbst oder auf die Familie | Gefährdet sich oder andere | Psychotisches Verhalten |
| 6.8 Schwindel/Vertigo | Keiner | Vorhanden, jedoch kontrollierbar | Schwer kontrollierbar | Nicht kontrollierbar, arbeitsunfähig | – |
| 6.9 Geschmack | Normal | Leicht veränderter Geschmack, z. B. metallisch | Deutlich veränderter Geschmack | – | – |

| | | | | | |
|---|---|---|---|---|---|
| 6.10 Schlafstörungen | Keine | Kontrollierbar durch gelegentliche Einnahme von Tabletten | Kontrollierbar durch häufige Einnahme von Tabletten | Schlafstörungen trotz Medikation | — |
| **7 Endokrines System** | | | | | |
| 7.1 Libido | Normal | Herabgesetzt | Gestört | Schwer gestört | — |
| 7.2 Amenorrhoe (nur bei Frauen angeben) | Keine | Ja | — | — | — |
| 7.3 Gynäkomastie (nur bei Männern angeben) | Keine | Geringe | Deutliche und schmerzhafte | — | — |
| 7.4 Hitzewallungen | Keine | Geringe oder <1 pro Tag | Mäßiggradige und $\geq 1$ pro Tag | Hochgradig und häufig, beeinträchtigt das normale Leben | — |
| 7.5 Cushingoid | Nein | Gering | Verstärkt | — | — |
| **8 Sinnesorgane** | | | | | |
| 8.1 Gehör | Normal | Nur audiometrisch meßbarer asymptomatischer Hörverlust | Tinnitus | Beeinträchtigender Hörverlust, Korrektur mit Hörhilfe | Nicht korrigierbare Ertaubung |
| 8.2 Sehvermögen | Normal | — | — | Symptomatischer subtotaler Sehverlust | Erblindung |
| 8.3 Konjunktivitis/Keratitis | Keine | Erythem oder Chemosis, keine Steroide oder Antibiotika erforderlich | Steroide oder Antibiotika erforderlich | Kornealulzeration oder Sichttrübung | — |

| | Schweregrad | | | | |
|---|---|---|---|---|---|
| | 0 | 1 | 2 | 3 | 4 |
| 8.4 Trockenes Auge | Nein | – | Erfordert artifizielle Tränenflüssigkeit | – | Enukleation erforderlich |
| 8.5 Glaukom | Keines | – | – | Ja | – |
| **9 Haut/Allergien** | | | | | |
| 9.1 Lokal | Kein | Schmerz | Schmerz und Schwellung mit Inflammation oder Phlebitis | Ulzeration | Plastische Chirurgie erforderlich |
| 9.2 Epidermis | Normal | Gestreute makuläre oder papulöse Eruption oder asymptomatisches Erythem | Gestreute makuläre oder papulöse Eruption oder Erythem mit Pruritus oder andere assoziierte Symptome | Generalisierte Symptomatik, makulöse, papulöse oder vesikuläre Eruption | Exfoliative Dermatitis oder ulzerierende Dermatitis |
| 9.3 Allergie | Keine | Vorübergehendes Fieber < 38°C | Urtikaria, Fieber ≥ 38°C, leichter Bronchospasmus | Serumkrankheit, Bronchospasmus, parenterale Medikation erforderlich | Anaphylaxie |
| **10 Allgemeine Symptome** | | | | | |
| 10.1 Appetit | Normal | Gering vermindert | < 1 Woche vermindert | > 1 Woche vermindert | Völlige Appetitlosigkeit |
| 10.2 Gewichtszunahme | < 5,0% | 5,0–9,9% | 10,0–19,9% | ≥ 20,0% | – |

| | Normal | Gering | Mäßig | Schwer | Lebensbedrohlich |
|---|---|---|---|---|---|
| 10.3 Gewichtsabnahme | | <5,0% | 5,0–9,9% | 10,0–19,9% | ≥20,0% |
| 10.4 Blutungen (klinische) | Keine | Geringe, keine Transfusion | Erheblicher Blutverlust, 1–2 Transfusionen | Erheblicher Blutverlust, 3–4 Transfusionen | Massiver Blutverlust, >4 Transfusionen |
| 10.5 Alopezie | Keine | Minimal | Mäßig fleckig | Komplett, reversibel | Komplett, irreversibel |

**11 Fieber/Infektion/grippeähnliche Symptome**

| | Normal | Gering | Mäßig | Schwer | Lebensbedrohlich |
|---|---|---|---|---|---|
| 11.1 Körpertemperatur | Normal | 37,1–38,0°C | 38,1–40,0°C | >40,0°C weniger als 24 h | >40,0°C mehr als 24 h oder verbunden mit Hypotension |
| 11.2 Infektion | Keine | Geringe, nicht behandlungsbedürftig | Mäßiggradige, Antibiotika p.o. | Schwere, antibiotische, antimykotische Behandlung i.v. | Lebensbedrohliche |

*Grippeähnliche Symptome*

| | Normal | Gering | Mäßig | Schwer | Lebensbedrohlich |
|---|---|---|---|---|---|
| 11.3 Schüttelfrost | Keiner | Geringer oder kurzer | Ausgeprägter und lang anhaltender | – | – |
| 11.4 Myalgie/Arthralgie | Keine | Geringe | Bewegungseinschränkung | Arbeitsunfähig | – |
| 11.5 Schweiß | Normal | Gering und gelegentlich | Häufig und naßgeschwitzt | – | – |

**12 Weitere Befunde**

Weitere Befunde sind bezüglich ihrer klinischen Relevanz wie folgt zu klassifizieren:

| Normal | Gering | Mäßig | Schwer | Lebensbedrohlich |
|---|---|---|---|---|
| | | | | |

[1] Bezeichnung des Schweregrades: „Normal" bezeichnet einen Wert innerhalb des validierten Normalbereiches des jeweiligen Labors. „N" bezeichnet den Normalbereichsgrenzwert.

# Literatur

Phase-I/II-Studiengruppe der Arbeitsgemeinschaft Internistische Onkologie (1994) Standard-Arbeitsanweisungen (Standard Operating Procedures, SOP) der Phase-I/II-Studiengruppe der Arbeitsgemeinschaft für Internistische Onkologie (AIO) in der Deutschen Krebsgesellschaft. Onkologie 17:311–338

Winograd G, Renard J, Dodion P (1987) Standard Operating Procedures for disease oriented Phase II studies with a new anticancer drug. EORTC New Drug Development Office, Amsterdam

# 40 Europäischer Kodex gegen den Krebs*

P. Boyle[1], M. Kornacker[2], V. Diehl[2]

In der Europäischen Union wurden 1990 schätzungsweise 1 292 000 neue Krebsfälle (ausgenommen nichtmelanomatöse Hautkrebserkrankungen) diagnostiziert [29]: Diese Erkrankungen waren auf beide Geschlechter fast gleich verteilt, 647 000 neue Krebsfälle wurden bei Männern und 645 000 bei Frauen angenommen.

Trotz der gleichen Gesamtinzidenz gab es deutliche Unterschiede im Organbefall. Während Männer vor allem durch Bronchial- (141 500 Fälle), Kolon- und Rektumkarzinome (80 200), Prostatakarzinome (76 100) und Magenkarzinome (46 700) betroffen waren, erkrankten Frauen am häufigsten an Brustkrebs (157 000 Fälle), Kolon- und Rektumkarzinomen (89 200), Bronchial- (33 900) und Magenkarzinomen (33 800).

Im Gegensatz zum Magenkarzinom, das eine sinkende Inzidenz aufweist, und dem Bronchialkarzinom des Mannes, dessen Auftreten sich in einigen Ländern zu stabilisieren scheint, steigt das Erkrankungsrisiko der anderen Krebsformen noch immer. Auch innerhalb der Europäischen Union ist das Bild unterschiedlich. Im Vergleich zu den nördlichen Ländern existiert in Portugal, Spanien, Italien und Griechenland für viele häufige Krebsformen eine niedrigere Erkrankungswahrscheinlichkeit (Ausnahme ist das Magenkarzinom) [20].

Mit 1,2 Mio. neuen Fällen pro Jahr ist Krebs eine bedeutende Belastung für das Gesundheitswesen der europäischen Gemeinschaft. Berücksichtigt man außerdem die große Zahl der jedes Jahr in Zentral- und Osteuropa neu diagnostizierten Fälle, so wird die paneuropäische Dimension dieses Gesundheitsproblems erkennbar. Das Krebsrisiko wird mit zunehmendem Lebensalter immer größer [12]. Zwischen der 4. und 8. Lebensdekade steigt die Inzidenz um das 100fache. Selbst wenn man

---

* Nachdruck aus: *Medizinische Klinik* 91 (1996), 262–267.
[1] Abteilung für Epidemiologie und Biostatistik, Europäisches Institut für Onkologie, Mailand, Italien.
[2] Klinik I für Innere Medizin, Universität zu Köln.

die altersspezifischen Krebsarten von 1980 zugrunde legt, ist für die ersten beiden Jahrzehnte des 21. Jahrhunderts ein Anstieg der Krebsinzidenz zu erwarten. Dies ergibt sich aus der veränderten Bevölkerungsstruktur: Immer mehr Männer und Frauen erreichen ein immer höheres Lebensalter. Aus dem „Babyboom" nach dem 2. Weltkrieg resultierte die erste europäische Generation, die die Vorteile der modernen Medizin ohne Kriegseinflüsse erfahren konnte. Diese Generation wird anfang des nächsten Jahrtausends ein Alter erreicht haben, in dem Krebs eines ihrer hauptsächlichen Gesundheitsprobleme ist. Die absoluten Fallzahlen werden dramatisch steigen: Für das Prostatakarzinom erwartet man bis zum Jahr 2020 eine Zunahme der Neuerkrankungen um 50% [3].

## Krebsbekämpfung

Die Krebsletalität kann durch verbesserte Heilung von malignen Erkrankungen oder noch besser durch Verhinderung einer klinisch relevanten Krebserkrankung gesenkt werden.

Konzepte zur Krebsbekämpfung setzen an 3 Punkten an:

### Primäre Prävention

Primäre Krebsvorbeugung basiert auf den Ergebnissen epidemiologischer Studien: Unter den Risikofaktoren, die mit Krebs assoziiert sind („risk factors"), müssen diejenigen identifiziert werden, die ursächlich an der Krebsentstehung beteiligt sind („risk determinants"). Das Vermeiden der ursächlichen Faktoren führt dann zu einem verminderten Krebsrisiko.

Es gibt zahlreiche Hinweise für die Vermeidbarkeit von Krebs. Weltweit haben verschiedene Bevölkerungsgruppen ein unterschiedliches Risiko, an bestimmten Krebsformen zu erkranken [39], und dieses Risiko wandelt sich im Laufe der Zeit in vorhersagbarer Weise [18]. Auswanderer verlieren das Krebsrisikoprofil ihrer Ursprungsländer oft innerhalb einer Generation und haben dann die gleichen Erkrankungsrisiken wie die Bewohner ihrer neuen Heimat [23]. So haben die nach Kalifornien ausgewanderten Japaner die hohe Magenkarzinominzidenz ihrer Heimat ausgetauscht gegen die hohe Inzidenz an Brust- und kolorektalen Karzinomen des Einwanderungslandes [24]. Auch soziale Gruppen, die sich nur in ihrem Lebensstil unterscheiden, haben ein abweichendes Krebsrisiko (zum Beispiel die Sieben-Tags-Adventisten und die Mormonen [11]).

Aufgrund dieser Ergebnisse wird geschätzt, daß 80–90% aller Krebsarten in westlichen Ländern in irgendeiner Weise „umweltbedingt" sind

[15], wobei der Begriff Umwelt ein weites Spektrum von diätetischen, sozialen und kulturellen Bedingungen einschließt. Obwohl noch nicht alle vermeidbaren Ursachen erkannt wurden, scheinen für ungefähr die Hälfte der Krebstodesfälle solche Risikodeterminanten zu existieren. Dies unterstreicht die Bedeutung der Primärprävention maligner Erkankungen.

## Sekundäre Prävention

Die Frühdiagnose von Krebs führt zu einer deutlich höheren Heilungsrate. Das Beachten von Erkrankungssymptomen ist wichtig. Oft treten solche Symptome erst in einem fortgeschrittenen Stadium auf. Im Rahmen eines „screening" werden diagnostische Verfahren eingesetzt, die die Wahrscheinlichkeit einer Krebserkrankung bei einem asymptomatischen Individuum bestimmen. Das Erkennen von bösartigen Erkrankungen in einem frühen, symptomlosen Stadium kann die Letalität senken.

## Tertiäre Prävention

Im Rahmen einer tertiären Prävention läßt sich die Krebsletalität durch kurative therapeutische Maßnahmen und durch eine Verhinderung von Rezidiven nach kompletter Remission senken.

Bis jetzt sind jedoch nur wenige Tumoren gut behandelbar. Dazu zählen das Hodenkarzinom [7], der Morbus Hodgkin [8], die kindlichen Leukämien, der Wilms-Tumor und das Chorionkarzinom [14]. Die Therapieergebnisse für die häufigen soliden Tumoren im Erwachsenenalter aber sind noch immer enttäuschend.

## Europäischer Kodex gegen den Krebs

Im Kampf gegen den Krebs als eine der häufigsten vorzeitigen und vermeidbaren Todesursachen wurde der „Europäische Kodex gegen den Krebs" eingeführt. Dieser Kodex ist eine Serie von Empfehlungen, die auf dem derzeit verfügbaren Wissen über die Krebsvorsorge basiert. Es soll eine Senkung von Inzidenz und Letalität von bösartigen Erkrankungen erreicht werden. Der Kodex wurde vor 6 Jahren in Europa eingeführt und 1994 durch ein Komitee europäischer Krebsexperten überarbeitet. Die Neufassung [5] berücksichtigt die Erfahrungen vieler Organisationen und Experten.

**Ein gesunder Lebensstil kann viele Krebserkrankungen verhindern und Ihr Wohlbefinden verbessern.**

Empfehlungen zur Verringerung des Krebsrisikos dürfen nicht die Rate anderer Erkrankungen erhöhen, sondern sollen im Gegenteil zu einer Verbesserung der allgemeinen Gesundheit führen. Die 10 Punkte des Kodex sollen die europäische Bevölkerung zu einer Änderung ihres Lebensstils motivieren und so Krebserkrankungen und andere Gesundheitsprobleme reduzieren.

Die einzelnen Empfehlungen werden im folgenden vorgestellt.

**1. Rauchen Sie nicht. Raucher, hören Sie so schnell wie möglich auf, und rauchen Sie nicht in Gegenwart anderer. Wenn Sie nicht rauchen, fangen Sie es erst gar nicht an.**

25–30% aller Krebserkrankungen in entwickelten Ländern werden als tabakbedingt angesehen [40]. Studien aus Europa, Japan und Nordamerika zeigen, daß 83–92% der Bronchialkarzinomerkrankungen bei Männern und 57–80% bei Frauen durch das Zigarettenrauchen bedingt sind [5]. 80–90% der Tumoren in Ösophagus, Larynx und Mundhöhle stehen mit dem Tabakkonsum in Zusammenhang, der sowohl allein als auch in Verbindung mit Alkohol eine Rolle spielt. Tumoren der Blase, des Pankreas, der Nieren und der Zervix werden durch das Tabakrauchen begünstigt [45, 28], und selbst für eine Assoziation zwischen Zigarettenrauchen und Leukämien und kolorektalen Tumoren gibt es Hinweise [10, 26]. Aufgrund der langen Latenzperiode basieren die heute auftretenden tabakabhängigen Malignome auf dem Rauchverhalten von vor über 20 Jahren. Entsprechend werden sich zukünftige Änderungen des Zigarettenkonsums erst verzögert in einer gesunkenen Letalität an tabakbedingten Krebsfällen bemerkbar machen.

Für die negativen gesundheitlichen Effekte des Passivrauchens („environmental tobacco smoking") gibt es klare Hinweise. Aufgrund der existierenden epidemiologischen Daten erklärte die United States Environmental Protection Agency das Passivrauchen als ein gesichertes Karzinogen für den Menschen [46]. Nichtrauchende Ehefrauen von Rauchern haben ein erhöhtes Bronchialkarzinomrisiko. Auch das Herzinfarktrisiko scheint durch das Passivrauchen erhöht, und Kinder von Rauchern leiden häufiger und schwerer an Asthma bronchiale [2].

Tabak tötet auf vielfältige Weise. Neben verschiedenen Tumoren verursacht der Tabakkonsum Herzerkrankungen, Schlaganfälle, chronische Bronchitis und andere Erkrankungen des Respirationstraktes. Raucher im mittleren Alter (zwischen 35 und 69 Jahren) haben eine 3mal höhere Todesrate als Nichtraucher. Die Hälfte der regelmäßigen Zigarettenraucher wird schließlich aufgrund des Rauchens sterben. Viele sind nicht einmal besonders starke Raucher, sie haben jedoch schon in ihrer Jugend mit dem Rauchen begonnen. Die Hälfte der tabakbedingten Todesfälle ereignet sich im mittleren Alter (35–69. Lebensjahr) und führt somit zu einem Verlust von ungefähr 20–25 Lebensjahren; die andere Hälfte tritt nach dem 70. Lebensjahr ein [40]. Wird das Rauchen jedoch gestoppt, bevor eine ernsthafte Erkrankung aufgetreten ist, nähert sich die Überlebenskurve wieder der der Nichtraucher, selbst wenn mit dem Rauchen erst im mittleren Lebensalter aufgehört wird [16].

Weltweit sterben jedes Jahr 3 Mio. Menschen durch den Tabak, in der zweiten Hälfte dieses Jahrhunderts hat es bereits mehr als 60 Mio. Tote durch das Rauchen gegeben. In den meisten Ländern stehen die schlimmsten Auswirkungen der „Tabakseuche" noch bevor, vor allem in den Entwicklungsländern und bei den Frauen der industrialisierten Regionen. Wenn die jungen Raucher von heute mittlere oder hohe Lebensalter erreicht haben, muß mit 10 Mio. Tabaktoten pro Jahr gerechnet werden. Ungefähr 500 Mio. der heutigen Weltbevölkerung werden durch Tabak sterben, 250 Mio. dieser Todesfälle werden sich vorzeitig im mittleren Alter ereignen [28].

Der erste Punkt des europäischen Kodex gegen den Krebs lautet deshalb:

*Rauchen Sie nicht. Rauchen ist die am ehesten vermeidbare Todesursache des Menschen.*

*Raucher: Hören Sie so schnell wie möglich auf. Selbst wenn Sie erst im mittleren Alter aufhören, nähert sich Ihr Erkrankungsrisiko wieder dem eines Nichtrauchers.*

*Rauchen Sie nicht in Gegenwart anderer. Ihr Rauchen schädigt die Gesundheit Ihrer Mitmenschen.*

*Wenn Sie nicht rauchen, experimentieren Sie nicht mit Tabak. Wenn Sie einmal mit dem Rauchen angefangen haben, ist es schwierig, wieder aufzuhören.*

**2. Wenn Sie Alkohol trinken, egal ob Bier, Wein oder Spirituosen, reduzieren Sie die Trinkmenge.**

Sowohl der Genuß von Alkohol als auch das Rauchen begünstigen Tumoren des oberen Verdauungstraktes und der oberen Atemwege. Beide Faktoren wirken dabei synergistisch. Verglichen mit Nichtrauchern und Abstinenzlern ist das relative Risiko für diese Neoplasien bei starken

Rauchern und Trinkern um das 10- bis 100fache erhöht [31]. Das Risiko für orale, pharyngeale und laryngeale Malignome ist bei Verzicht auf Alkohol und Tabak in den entwickelten Ländern sehr niedrig. Alkohol erhöht dieses Risiko, selbst bei Nichtrauchern. Weniger die Art des alkoholischen Getränkes als vielmehr die Menge des aufgenommenen Äthanols scheint für das Krebsrisiko eine Rolle zu spielen.

Der Zusammenhang zwischen Alkohol und dem hepatozellulären Karzinom [42] läßt sich in epidemiologischen Studien weniger klar nachweisen: Den meisten alkoholbedingten Lebertumoren geht eine, wiederum alkoholbedingte, Leberzirrhose voraus, die viele Betroffene zu einer Reduktion der Trinkmenge veranlaßt. Der Genuß von Alkohol wurde auch mit Tumoren des Dickdarms [22] und mit Brustkrebs in Verbindung gebracht [23]. Diese schwache und noch umstrittene Korrelation könnte angesichts der Häufigkeit beider Tumoren dennoch von gesundheitspolitischer Relevanz sein.

Ein Grenzwert für die tägliche Alkoholmenge läßt sich nur schwer festlegen. Faktoren wie Geschlecht, Alter und Art der Nahrungszusammensetzung würden einen solchen Wert modifizieren. Empfehlungen zum Alkoholkonsum müssen außerdem die J- bzw. U-förmige Kurve berücksichtigen, die die Beziehung zwischen Alkoholkonsum und kardiovaskulären Erkrankungen, kardiovaskulärer Letalität und Gesamtmortalität beschreibt [41]: Ein geringer, regelmäßiger Alkoholkonsum reduziert die Wahrscheinlichkeit von kardiovaskulären Ereignissen, erst bei Überschreiten einer bestimmten Trinkmenge steigt das kardiovaskuläre Risiko wieder an [17].

Unter Abwägung der unterschiedlichen Risiken kann man den täglichen Konsum von 2–3 Gläsern alkoholischer Getränke (Bier, Wein oder Spirituosen) akzeptieren, das entspricht 20–30 g Äthanol pro Tag. Frauen sollten aufgrund der gesteigerten Brustkrebsrate bei Einnahme auch kleiner Alkoholmengen [49] nicht mehr als die Hälfte dieser Mengen zu sich nehmen.

**3. Essen Sie mehr Obst und Gemüse. Essen sie häufiger Getreideprodukte mit einem hohen Ballaststoffanteil.**

Das sinkende Krebsrisiko bei häufigem Verzehr von Obst und Gemüse ist durch zahlreiche epidemiologische Daten belegt. Rohkost scheint einen besonders günstigen Effekt zu haben. Eine mit rohem und frischem Gemüse (vor allem Blattgemüse, Kohlgewächsen, Möhren) und Obst angereicherte Diät zeigt eine deutliche negative Korrelation zur Krebsinzidenz. Am stärksten ist der Effekt auf epitheliale Tumoren vor allem des

Verdauungs- und Respirationstraktes (Lunge, Larynx, Oropharynx, Ösophagus, Magen, Kolon, Rektum, Pankreas) [43]. Der Verzehr von frischem Obst und Gemüse beeinflußt auch andere chronische Erkrankungen positiv.

Obst und Gemüse enthalten eine Reihe potentiell antikarzinogen wirksame Stoffe mit komplementären oder überlappenden Wirkungsmechanismen [44]. Die genaue Rolle der beteiligten Moleküle ist jedoch noch nicht geklärt, so daß Empfehlungen zur Einnahme von Vitaminen oder Mineralstoffen in der Krebsvorsorge nicht möglich sind.

Obst und Gemüse sollten mit jeder Mahlzeit eingenommen werden. Das National Cancer Institute der USA beteiligt sich an der „5 a day – for better health"-Kampagne [21], die den Verzehr von mindestens 5 obst- und gemüsehaltigen Mahlzeiten am Tag propagiert. Eine exaktere Empfehlung kann beim derzeitigen Erkenntnisstand nicht gegeben werden.

**4. Vermeiden Sie Übergewicht. Steigern Sie Ihre körperlichen Aktivitäten. Begrenzen Sie den Verzehr von fettreichen Nahrungsmitteln.**

Übergewicht ist eine bedeutende Ursache von Morbidität und Mortalität und ist mit einem erhöhten Krebsrisiko assoziiert. Die Rolle der einzelnen Determinanten des Körpergewichts, z. B. der körperlichen Aktivität und der Energieaufnahme, muß aber noch geklärt werden. Die American Cancer Society hat eine Kohorte von 1 Mio. Personen untersucht und dabei die Daten von 750000 Freiwilligen analysiert, die in einem vierseitigen Fragenbogen unter anderem Angaben zu Körpergröße und Körpergewicht gemacht haben. In dieser Studie wurde eine erhöhte Sterblichkeit der Übergewichtigen an Tumoren des Kolons und Rektums, der Prostata, des Corpus und der Cervix uteri, der Gallenblase und der weiblichen Brust festgestellt. Frauen und Männer mit einem Übergewicht von mindestens 40% hatten eine relative Mortalität für Krebserkrankungen von 1,55 bzw. 1,33 [33].

In einer 2. Kohortenstudie wurde in Dänemark die Krebsinzidenz von 44000 übergewichtigen Personen mit der der Durchschnittsbevölkerung verglichen. Die Übergewichtigen hatten eine um 16% erhöhte Inzidenz. Am häufigsten von Tumoren betroffen waren Corpus uteri, Pankreas, Prostata, Kolon, Ösophagus, Leber und, bei Frauen über dem 70. Lebensjahr, die Brustdrüse. Jüngere übergewichtige Frauen hatten eine erniedrigte Brustkrebsinzidenz [35].

Die Steigerung der körperlichen Aktivität senkt das Risiko für kolorektale und evtl. auch für andere Tumoren [32].

Ein Fettanteil der Nahrung von mehr als 40 % der Kalorienzahl scheint ein Risikofaktor für das Auftreten von kolorektalen Tumoren [4], Prostatakarzinomen [6] und in geringerem Maße auch für Tumoren von Pankreas, Ovar und Uterus zu sein. Die Hypothese, daß ein erhöhter Fettkonsum zu einem gesteigerten Brustkrebsrisiko führt, konnte in den großen Fallkontroll- und Kohortenstudien noch nicht verifiziert werden. Die verschiedenen Fettarten (mit gesättigten, einfach und mehrfach ungesättigten Fettsäuren) haben wahrscheinlich einen unterschiedlichen Einfluß auf das Krebsrisiko. Interessanterweise zeigen Daten aus den Mittelmeerländern, daß eine Deckung des Energiebedarfs durch einen hohen Anteil von einfach ungesättigten Fettsäuren nicht schädlich, sondern in bestimmten Fällen sogar günstig sein könnte [34].

Die Zusammenhänge zwischen den 3 Faktoren Übergewicht, Bewegungsmangel und erhöhtem Fettanteil der Nahrung sind nur zum Teil geklärt. Alle 3 Faktoren stellen einen unabhängigen Krebsrisikofaktor dar und sollten deshalb vermieden werden. Eine exakte Quantifizierung ist aber nicht möglich: Was heißt „zu schwer"? Wieviel körperliche Aktivität ist richtig? Wieviel Fett im Essen ist noch akzeptabel? Diese Fragen werden erst in einigen Jahren zu beantworten sein.

**5. Vermeiden Sie übermäßige Sonnenbestrahlung und Sonnenbrand, vor allem in der Kindheit.**

Die Inzidenz des malignen Melanoms nimmt stark zu. Der wichtigste ätiologische Faktor ist die übermäßige Sonnenbestrahlung [37]. Ungeklärt ist bis jetzt die Frage, welche Form der Sonnenexposition am schädlichsten ist. Die Beobachtung, daß zumindest in Nordeuropa Büroarbeiter eher von Melanomen betroffen sind als ihre draußen arbeitenden Kollegen, spricht für eine intermittierende Sonnenexposition als wichtigste Ursache für das Melanom [47]. Fallkontrollstudien belegen diese Annahme. Der ständige Wechsel von weißer Haut im Winter, roter Färbung im Frühjahr und braunem Teint im Sommer scheint das eigentlich Gefährliche zu sein. Daten aus Australien zeigen aber auch, daß die kumulative Gesamtdosis des Sonnenlichts eine Rolle spielt [27]. So sind Hautläsionen wie das Basaliom und die aktinische Keratose, die in Abhängigkeit von der kumulativen Sonnenexposition entstehen, signifikante Risikofaktoren für das maligne Melanom. Ungeklärt sind die Vor- oder Nachteile von Sonnenschutzpräparaten: Die Blockade der UV-B-Strahlen könnte eine verstärkte UV-A-Exposition ermöglichen.

Die Sonnenbestrahlung ist besonders in der Kindheit und Jugend gefährlich. Studien über australische und israelische Einwanderer und ihre

Nachkommen haben besonders für die dort geborenen Nachfahren ein deutlich größeres Melanomrisiko gezeigt [30]. Außerdem haben Fallkontrollstudien den Sonnenbrand bei Kindern unter 15 Lebensjahren als besonders riskant identifiziert [37]. Und schließlich hat die einzige prospektive Studie zu diesem Thema, die US Nurses' Health Study, die Rolle der übermäßigen Sonnenexposition in Kindheit und Jugend bei der Melanomentstehung belegt [48]. Der europäische Kodex sollte deshalb speziell das Problem des Sonnenschutzes für die Kinder berücksichtigen.

Die sich daraus ableitenden Empfehlungen sind eindeutig: *Vermeiden Sie Sonnenbrand! Reduzieren Sie Ihre Sonnenexposition oder, einfacher ausgedrückt: Werden Sie nicht braun! Zu den Sonnenschutzpräparaten können keine klaren Aussagen gemacht werden: Die UV-B-Blockade könnte eine erhöhte Dosis von underen gefährlichen Wellenlängen bedingen. In der Kindheit ist die Sonnenexposition besonders gefährlich. Die Empfehlung zur Senkung der kumulativen UV-Dosis sollte künstliche UV-Quellen wie Sonnenbänke und UV-Lampen mit einschließen.*

**6. Wenden Sie strenge Richtlinien an, um die Exposition mit krebserzeugenden Substanzen zu vermeiden. Befolgen Sie alle Gesundheits- und Sicherheitshinweise im Umgang mit krebserzeugenden Substanzen.**

Einer der größten Erfolge der modernen Epidemiologie war die Identifikation von industriellen Karzinogenen und ihre weitestgehende Entfernung aus dem Arbeitsbereich. Die jetzt existierenden strengen gesetzliche Auflagen zwingen die Arbeitgeber zu maximalen Sicherheitsvorkehrungen. Nicht mehr als 4% aller Krebsfälle werden als berufsbedingt angesehen. die Empfehlung des europäischen Kodex wirbt um verantwortliches Verhalten in 3 Richtungen: Die Gesetzgeber müssen neue Studienergebnisse in Regularien umsetzen, die die Exposition mit kanzerogenen Stoffen minimieren. Die Arbeitgeber, die Betriebsärzte und die öffentliche Hand müssen für die Einhaltung dieser Regularien an den Arbeitsplätzen sorgen. Und nicht zuletzt müssen die Arbeitnehmer und alle Bürger die entsprechenden Sicherheitsbestimmungen zur Minimierung der Karzinogenexposition befolgen. Die Wichtigkeit gerade dieses Punktes wird oft unterschätzt. Die Prävention von berufsbedingten Krebserkrankungen erfordert die Mitarbeit jedes einzelnen und erfordert die Kooperation aller Betroffenen.

**7. Gehen Sie zum Arzt, wenn Sie eine Schwellung, ein Geschwür, das nicht heilt (auch im Mund), einen Pigmentfleck mit veränderlicher Form, Farbe oder Größe oder eine abnorme Blutung bemerken.**

**8.  Gehen Sie zum Arzt, wenn Sie längere anhaltende Beschwerden haben, wie zum Beispiel chronischen Husten oder anhaltende Heiserkeit, veränderte Stuhlgewohnheiten, Probleme beim Wasserlassen oder einen ungeklärten Gewichtsverlust.**

Die in diesen beiden Empfehlungen beschriebenen Symptome können bei Krebserkrankungen vorkommen und sind von jedermann leicht zu erkennen. Die Überlebensraten bei Malignomen sind besser, wenn die Krankheit in einem frühen, lokalisierten Stadium entdeckt wird. Mit diesen beiden Empfehlungen soll ein Übersehen von potentiellen Warnzeichen und damit eine verzögerte ärztliche Behandlung verhindert werden. Die erwähnten Zeichen und Symptome sind keineswegs spezifisch. Wenn aber eines von ihnen bemerkt wird, sollte unverzüglich ein Arzt aufgesucht werden.

**9.  Lassen Sie regelmäßig einen Abstrich vom Gebärmutterhals machen. Nehmen Sie an organisierten Programmen gegen den Gebärmutterhalskrebs teil.**

In vielen Entwicklungsländern gehört das Zervixkarzinom zu den häufigsten Tumoren, es mach dort 25% aller Krebsfälle bei Frauen aus [38]. In den industrialisierten Ländern ist die Erkrankung weniger häufig. Vor dem Beginn der großen Screeningprogramme erkrankten in den nordeuropäischen Ländern jedes Jahr 15–30 von 100000 Frauen [25], und noch heute beträgt in Ost- und Zentraleuropa die altersangepaßte jährliche Inzidenzrate 15–25/100000 Frauen.

Das Screening auf Zervixkarzinome reduziert die Inzidenz von invasiven Stadien. Eine Ausrottung der Erkrankung ist noch nicht möglich, ein unauffälliger Abstrich ist in maximal 90% der Fälle richtig-negativ. Erfolgreiche Programme zeichnen sich durch eine hohe Teilnehmerinnenrate, Qualitätskontrolle der zytologischen Diagnostik und Überweisung der diagnostizierten Fälle in adäquate Behandlung aus. Eine hohe Teilnahmerate wird durch persönliche Einladung der Frauen, vor allem in Kombination mit Information durch die Medien, erreicht. Auch ein kostenloses Angebot der medizinischen Dienste erhöht die Teilnahmerate. Die Qualitätskontrolle muß alle Schritte des Programmes umfassen und die Evaluation des Anteils der erkannten Krebsfälle und der falschpositiven und falsch-negativen Ergebnisse beinhalten. Das Screening sollte ab dem 25. Lebensjahr beginnen und all 3–5 Jahre bis zum 60. Lebensjahr wiederholt werden.

**10. Untersuchen Sie Ihre Brust regelmäßig. Nehmen Sie an Mammographieprogrammen teil, wenn Sie älter als 50 Jahre sind.**

Die Senkung der Brustkrebsletalität in der Europäischen Union kann vor allem durch sekundäre Prävention, d. h. durch eine frühzeitige Diagnose, erreicht werden. Dies ermöglicht eine Behandlung von kleinen und wenig ausgebreiteten Karzinomen, die eine bessere Prognose haben.

Randomisierte Untersuchungen aus den USA, Schweden und Schottland an über 250 000 Frauen zeigen, daß ein regelmäßiges Mammographiescreening zwischen dem 50. und 70. Lebensjahr die Brustkrebsletalität senkt [1, 36]. Bei Screeningprogrammen mit hohem Standard, die einen großen Teil der Bevölkerung erreichen, wird die mögliche Letalitätssenkung auf 30 % geschätzt [36].

Bis jetzt gibt es noch keine Hinweise, daß ein Screening für Frauen ab dem 70. Lebensjahr vorteilhaft ist. Auch für Frauen vor dem 50. Lebensjahr gibt es keine eindeutigen Daten, die statistische „power" der durchgeführten Studien reicht für eine separate Analyse dieser Altersgruppe nicht aus. Zur Zeit hat das Mammographiescreening für prämenopausale Frauen also nur experimentellen Charakter. Da aber jüngere Patientinnen durch den Brustkrebs relativ mehr Lebensjahre verlieren, besteht gerade für diese Altersgruppe ein großer Forschungsbedarf.

Noch können nicht alle Frauen der Europäischen Union an Mammographieprogrammen teilnehmen, aber in allen Mitgliedsländern sind inzwischen zumindest Pilotstudien angelaufen.

Wenn dieser Punkt des Kodex befolgt wird, wird die Brustkrebsinzidenz nicht ab-, sondern zunehmen. Der Hauptnutzen wird eine Senkung der Brustkrebsletalität sein. Nebeneffekte sind eine Reduktion des Auftretens von größeren, metastasierten Tumoren und der vermehrte Einsatz von „Lumpektomien" und anderer weniger eingreifender Therapieverfahren. Auch bei Screeningprogrammen auf Brustkrebs hängt der Erfolg von der Qualität der diagnostischen Verfahren (Mammographie), der Kontrolle aller Stufen des Screeningprozesses und dem Standard der eingebundenen Behandlungszentren ab.

## Diskussion

Ziel des „Europäischen Kodex gegen den Krebs" ist eine Verhaltensänderung der Bevölkerung: Eine Übernahme der Richtlinien soll die Inzidenz und Letalität von Krebs-, aber auch von anderen Erkrankungen senken. Obwohl noch andere Punkte von den Experten diskutiert wurden, bestand nur für die beschriebenen 10 Empfehlungen ein breiter wissenschaftlicher Konsens. Unklar ist, wie viele Krebsfälle verhindert werden könnten, wenn die gesamte europäische Bevölkerung die 10 Regeln befolgen würden: Eine Reduktion um 50–75 % scheint realistisch.

Entscheidend für den Erfolg ist es, die Bevölkerung von der Notwendigkeit einer Verhaltensänderung zu überzeugen. Die meisten Personen, Gesundheitserzieher eingeschlossen, werden von der „Antitabakbotschaft" gelangweilt sein, auch wenn der Verzicht auf den Nikotinkonsum die wichtigste Maßnahme zur Vermeidung eines vorzeitigen Krebstodes ist. Noch viel Überzeugungsarbeit ist nötig, um diese Botschaft zu vermitteln. Deshalb sind viele Punkte des Kodex nicht einfach Verbote, sondern positive Aussagen. So sollte betont werden, daß es nie zu spät ist, um mit dem Rauchen aufzuhören, und auch die positiven Aussagen zur Diät („Essen Sie mehr Obst und Gemüse") und zur Teilnahme an Screeningprogrammen können in den Vordergrund gestellt werden.

Ärzte spielen eine bedeutende Rolle im Kampf gegen den Krebs. Sie müssen den europäischen Kodex gegen den Krebs kennen, die Bevölkerung über seine Existenz und Bedeutung informieren und seine Umsetzung unterstützen. Außerdem erfüllen Mediziner eine wichtige Vorbildfunktion. Wenn Wissenschaftler und Kliniker mit gutem Beispiel vorangehen und die einzelnen Punkte des Kodex befolgen, wird es breiten Bevölkerungsschichten leichter fallen, die Wichtigkeit der Empfehlungen zu verstehen und ihr Verhalten entsprechend zu ändern.

Die wichtigsten Maßnahmen zur Krebsbekämpfung umfassen Elemente der primären und sekundären Prävention. Die Einhaltung der 10 Empfehlungen des europäischen Kodex gegen den Krebs wird die Krebsinzidenz um mindestens 40 % senken. Bedingt durch die hohe Letalität der tabakassoziierten Tumoren (Lunge, Ösophagus und Pankreas), wird die Krebsmortalität noch stärker sinken.

In Ergänzung zu den Empfehlungen muß die Suche nach verbesserten Therapien weitergehen: Diese Verbesserungen können sowohl zu einer größeren Überlebensrate als auch zu einer erhöhten Lebensqualität führen. Fortschritte in der Kontrolle von Krebserkrankungen können nur durch die Kombination von primärer, sekundärer und tertiärer Prävention erzielt werden. Den größten Einfluß aber hat das Individuum: Jeder einzelne ist für seinen Lebensstil verantwortlich.

Folgende Personen sei für ihren Beitrag zur Neufassung des europäischen Kodex gegen den Krebs gedankt: U. Veronesi, M. Tubiana, F. E. Alexander, F. Calais da Silva, L. J. Denis, J. M. Freire, M. Hakama, H. Hirsch, R. Kroes, C. La Vecchia, P. Maisonneuve, J. M. Martin-Moreno, J. Newton-Bishop, J. J. Pindborg,

R. Saracci, C. Scully, B. Standaert, H. Storm, S. Blanco, R. Malbois, N. Bleehen, M. Dicato und S. Plesnicar.

Die Erstellung des europäischen Kodex gegen den Krebs wurde durch einen Zuschuß der Europäischen Kommission an die Europäische Schule für Onkologie (Mailand, Italien) unterstützt. Diese Arbeit wurde durch die Associazione Italiana per la Ricerca sul Cancro (AIRC) gefördert.

# Literatur

1. Alexander FE, Anderson T, Brown HK et al. (1994) The Edinburgh randomised Trial of Breast Cancer Screening: results after 10 years of follow-up. Br J Cancer 70:542–548
2. Boyle P (1993) The hazards of passive- and active-smoking. N Engl J Med 328:1708–1709
3. Boyle P (1994) The evolution of an epidemic of unknown origin. In: Denis L (1994) Prostate cancer 2000. Springer, Berlin Heidelberg New York Tokyo, p 5–11
4. Boyle P (in press) Guest Editorial: Progress in preventing death from colorectal cancer. Br J Cancer
5. Boyle P, Maisonneuve P (in press) Lung cancer and tobaco smoking. Lung Cancer
6. Boyle P, Zardize DG (1993) Risk factors for prostate and testicular cancer. Eur J Cancer 29:1048–1055
7. Boyle P, Kaye SB, Robertson AG (1987) Changes in testicular cancer in Scotland. Eur J Clin Oncol 23:827–830
8. Boyle P, Soukop M, Scully C, Robertson AG, Burns HJ, Gillis CR, Kaye SB (1988) Improving prognosis of Hodgkin's disease in Scotland. Eur J Cancer Clin Oncol 24:229–234
9. Boyle P, Veronesi U, Tubiana M et al. (1995) European School of Oncology advisory Report to the European Comission for the „Europe Against Cancer Programme" – European Code Against Cancer. Eur J Cancer 31 A:1395–1405
10. Brown LM, Gibson R, Blair A, Burmeister LF, Schuman LM, Cantor KP, Fraumeni Jr. JF (1992) Smoking and risk of leukemia. Am J Epidemiol 135:763–768
11. Cairns J, Lyon LJ, Skolnick M (1980) Cancer incidence in defined populations. Banbury Report 4, Cold Spring Harbour Laboratory, New York
12. Cook PJ, Doll R, Fellingham SA (1969) A mathematical model for the age distribution of cacer in man. Int J Cancer 4:93–112
13. Cunningham D, Findlay M (1993) The chemotherapy of colon cancer can no longer be ignored. Eur J Cancer 29:2077–2079
14. De Vita Jr. VT, Hellman S, Rosenberg SA (1993) Cancer, Principles and practice of oncology. Lippincott, Philadelphia
15. Doll R, Peto R (1982) The causes of cancer. Oxford University Press, Oxford
16. Doll R, Peto R, Wheatley K, Gray R, Sutherland I (1994) Mortality in relation to smoking: 40 years' observations on male British doctors. BMJ 309:901–911

17. Doll R, Peto R, Hall E, Wheatley K, Gray R (1994) Mortality in relation to consumption of alcohol: 13 years' observation on male British doctors. BMJ 309:911–918

18. Doll R, Fraumeni JF, Muir CS (1994) Trends in cancer incidence and mortality. Cancer Surv 19/20

19. Early Breast Cancer Trials Collaborative Group (1991) Systematic treatment of early breast cancer by hormonal, cytotoxic or immune therapy. Lancet 339: 1–15, 71–85

20. Estéve J, Kricker A, Ferlay J, Parkin DM (1993) Facts and figures of cancer in the European Community. IARC, Lyon

21. Foerster SB, Kizer KW, Disogral LK, Bal DG, Krieg BF, Bunch KL (1995) California's „5 a day – for better health!" campaign: an innovative population-based effort to effect large-scale dietary changer. Am J Prev Med 11: 124–131

22. Franceschi S, La Vecchia C (1994) Alcohol and the risk of cancers of the stomach and colon-rectum. Dig Dis 12:276–289

23. Grulich AE, McCredie M, Coates M (1995) Cancer incidence in Asian migrants to New South Wales, Australia. Br J Cancer 71:400–408

24. Haenszel W, Kurihara M (1968) Studies of Japanese migrants I. Mortality from cancer and other diseases among Japanese in the United States. J Nat Cancer Inst 40:43–68

25. Hakama M, Magnus K, Petterson F, Storm H, Tulinius H (1991) Effect of the organized screening in the Nordic countries on the risk of cervical cancer. In: Miller AB, Chamberlain J, Day NE, Hakama M, Porok P (1991) Cancer Screening. Cambridge University Press, Cambridge

26. Heineman EF, Zahm SH McLaughlin JK, Vaught JB (1994) Increased risk of colorectal cancer among smokers: results of a 26-year follow-up of US veterans and a review. Int J Cancer 59:728–738

27. Holman CDJ, Armstrong BK (1984) Cutaneous malignant melanoma and indicators of total accumulated exposure to the sun: an analysis separating histogenic types. J Nat Cancer Inst 73:75–82

28. IARC Monograph on the evaluation of the carcinogenic risk of chemicals to humans (1986) vol. 38: Tobacco smoking. IARC, Lyon

29. Jensen OM, Esteve JH, Moller H, Renard H (1990) Cancer in the European Community and its member states. Eur J Cancer 26:1167–1256

30. Khlat M, Vail A, Parkin M, Green A (1992) Mortality from melanoma in migrants to Australia: variation by age at arrival and duration of stay. Am J Epidemiol 135:1103–1113

31. La Vecchia C, Boyle P, Franceschi et al. (1991) Smoking and cancer with emphasis on Europe. Eur J Cancer 27:94–104

32. Lew EA, Garfinkel L (1979) Variations in mortality by weight among 750,000 men and women. J Chron Dis 32:563–576

33. Longnecker MP, Gerhardsson le Verdier M, Frumkin H, Carpenter C (1995) A case control study of physical activity in relation to risk of cancer of the right colon and rectum in men. Int J Epidemiol 24:42–50

34. Martin-Moreno JM, Willet WC, Gorgojo L et al. (1994) Dietary fat, olive oil intake and breast cancer risk. Int J Cancer 58:774–780

35. Moller H, Mellemgaard A, Lindving K, Olsen JH (1994) Obesity and cancer risk: a Danish record-linkage study. Eur J Cancer 30A:344–350
36. Nystrom L, Rutquist LE, Wall S et al. (1993) Breast cancer screening with mammography: overview of Swedish randomised trials. Lancet 341:973–979
37. Osterlind A, Tucker MA, Stone BJ, Jensen OM (1988) The Danish case-control study of cutaneous malignant melanoma. II. Importance of UV-light exposure. Int J Cancer 42:319–324
38. Parkin DM (ed) (1986) Cancer occurence in developing countries. IARC, Lyon
39. Parkin DM, Muir CS (1992) Cancer incidence in five continents. Comperability and quality of data. IARC Sci Publ 120:45–173
40. Pet R, Lopez AL, Boreman J, Thun M, Health Jr. C (1992) Mortality from tobacco in developed countries: indirect estimation from national vital statics. Lancet 339:1268–1278
41. Poikolainen K (1995) Alcohol and mortality: a review. J Clin Epidemiol 48:455–465
42. Saunders JB, Latt N (1993) Epidemiology of alcoholic liver disease. Baillieres Clin Gastroenterol 7:555–579
43. Steinmetz KA, Potter JD (1991) Vegetables, fruit, and cancer. I. Epidemiology. Cancer Causes Control 2;325–357
44. Steinmetz KA, Potter JD (1991) Vegetables, fruit, and cancer. II. Mechanisms. Cancer Causes Control 2:427–442
45. U.S. Department of Health and Human Services (1982) The health consequences of smoking. Cancer. A report of the Surgeon General of the Public Health Service, U.S.G.P.O., Washington
46. U.S. Environmental Protection Agency (1992) Respiratory health effects of passive smoking: lung cancer and other disorders. Office of Health and Environmental Assessment, Office of Research and Development, U.S. Environmental Protection Agency, EPA/600/6–90/006F, Washington
47. Vagerö D, Ringbäck G, Kiviranta H (1986) Melanoma and other tumours of the skin among office, other indoor and outdoor workers in Sweden 1961–1979. Br J Cancer 53:507–512
48. Weinstock MA, Colditz GA, Willett WC, Stampfer MJ, Bronstein BR, Mihm Jr. MC, Speizer FE (1989) Nonfamilial cutaneous melanoma incidence in women associated with sun exposure before 20 years of age. Pediatrics 84:199–204
49. Willet WC, Stampfer MJ, Colditz GA, Rosner BA, Hennekens CH, Speizer FE (1987) Moderate alcohol consumption and the risk of breast cancer. N Engl J Med 316:1174–1180

# Sachverzeichnis